Eric Leibing,
Wolfgang Hiller,
Serge K. D. Sulz (Hg.)

Lehrbuch der Psychotherapie

für die Ausbildung zur/zum Psychologischen Psychotherapeutin/en und für die ärztliche Weiterbildung

Band 3: Verhaltenstherapie

CIP-MEDIEN
im
Psychosozial-Verlag

Herausgeber

Prof. Dipl.-Psych. Dr. rer. nat. Eric Leibing
Psychologischer Psychotherapeut, Leitender Psychologe der Klinik für Psychosomatische Medizin und Psychotherapie, Universitätsmedizin Göttingen, Leiter der Psychotherapeutischen Ambulanz für Studierende (PAS) und der Psychotherapeutischen Sprechstunde für Mitarbeiterinnen und Mitarbeiter der Universität Göttingen, Humboldtallee 38, D-37073 Göttingen, E-Mail: eleibin@gwdg.de

Prof. Dipl.-Psych. Dr. rer. nat. Wolfgang Hiller
Psychologischer Psychotherapeut, Leiter der Abteilung Klinische Psychologie, Psychologisches Institut, Universität Mainz, Wallstr. 3, D-55122 Mainz, E-Mail: hiller@uni-mainz.de

Prof. Dr. med. Dr. phil. Dipl.-Psych. Serge K. D. Sulz
Katholische Universität Eichstätt-Ingolstadt, Facharzt für Psychiatrie und Psychotherapie, Facharzt für Psychosomatische Medizin und Psychotherapie, Psychologischer Psychotherapeut, Kinder- und Jugendlichenpsychotherapie, Nymphenburger Str. 155, D-80634 München, E-Mail: serge.sulz@ku.de, www.serge-sulz.de

Bibliografische Information der Deutschen Nationalbibliothek
Die Deutsche Nationalbibliothek verzeichnet diese Publikation in der Deutschen Nationalbibliografie; detaillierte bibliografische Daten sind im Internet über <http://dnb.d-nb.de> abrufbar.

2., überarbeitete und erweiterte Neuauflage 2019
der Originalausgabe von 2003 (CIP-Medien München)

E-Mail: info@psychosozial-verlag.de
www.psychosozial-verlag.de

Umschlagabbildung: Paul Klee, *Zeichen in Gelb*, 1937 (Ausschnitt)
ISBN 978-3-86294-071-4

Inhalt

1 Theorie und Praxis der Diagnostik

2 Rahmenbedingungen der Psychotherapie, Setting, Patient-Therapeut Interaktion

3 Behandlungskonzepte und Techniken

3.1 *Gesprächsführung in der Verhaltenstherapie* 87

JÜRGEN HOYER, FRANK JACOBI UND ERIC LEIBING

3.2 *Prozessuale und inhaltliche Therapiestrategien* 105

SERGE K. D. SULZ

3.3 Verhaltenstherapeutische Interventionen 125

JUDITH SIEGL UND SASCHA WENDLER

3.4 Biofeedback 163

ALEXANDRA MARTIN UND JENNIFER SCHMIDT

3.5 Die Dritte Welle der Verhaltenstherapie 171

KAI G. KAHL, LOTTA WINTER, ULRICH SCHWEIGER UND VALERIJA SIPOS

4 Anwendungen – Störungsspezifische Interventionen

4.7.2 Körperdysmorphe Störung 329

Ulrich Stangier und Viktoria Ritter

4.7.3 Dissoziative Störungen 339

Harald J. Freyberger und Carsten Spitzer

4.8 Essstörungen 347

Manfred M. Fichter

4.9 Sexuelle Funktionsstörungen *357*

Heike Anderson-Schmidt, Jörg Signerski-Krieger

Überarbeitet nach einem Text von Werner Scholz

4.10 Psychische Störungen bei Patienten mit medizinischen Krankheitsfaktoren

4.10.1 Schmerzstörung 373

Paul Nilges und Joachim Korb

4.10.2 Verhaltenstherapie neurologischer Erkrankungen 387

Kerstin Paetow und Bernd Leplow

4.10.3 Kardiovaskuläre Erkrankungen 399

Eric Leibing, Heinz Rüddel und Thomas Meyer

4.12 Andere psychotherapeutisch relevante Störungsbilder

5 Therapie in besonderen Settings und mit besonderen Patientengruppen

5.1 Krisenintervention *477*

ROLF LEIBBRAND UND WOLFGANG HILLER

5.2 Therapie mit Paaren *487*

KURT HAHLWEG

5.3 Gruppentherapie 499

Valerija Sipos und Ulrich Schweiger

6 Anhang

Vorwort

Dieses Buch ist Teil einer inzwischen fünfbändigen Reihe, welche sich an den verbindlichen Vorgaben des Psychotherapeutengesetzes und der daraus abgeleiteten Ausbildungs- und Prüfungsverordnung für den übergreifenden Teil der Ausbildung (Bd. 1 – 3) und speziell für die Kinder- und Jugendlichenpsychotherapie (Band 4 und 5) orientiert. Äquivalent ist es auch für die Weiterbildung von Ärzten und Ärztinnen im Bereich der Verhaltenstherapie hervorragend geeignet. Grundkenntnisse der Klinischen Psychologie aus dem Studium werden zwar vorausgesetzt, die zentralen Grundlagen der Psychotherapie werden jedoch im Grundlagenband (Band 1) auch gesondert vermittelt.

Das vorliegende Buch war in seiner ersten Auflage (2003) die erste praxisorientierte und umfassende Darstellung der Verhaltenstherapie, wie sie im Rahmen der vertieften Ausbildung zum Psychologischen Psychotherapeuten an den staatlichen anerkannten Ausbildungsinstituten vermittelt wird. In der jetzt vorliegenden vollständigen Neubearbeitung (2019) wurden alle Kapitel – teilweise grundlegend – überarbeitet und auf den aktuellen Stand gebracht, sowie einige Kapitel – etwa zur dritten Welle der VT und zu ADHS im Erwachsenenalter – neu hinzugefügt.

Es wird damit ein umfassender Gesamtüberblick über den aktuellen wissenschaftlichen Stand und die praktische Anwendung der Verhaltenstherapie gegeben, daher ist dieses Buch als „Ausbildungsbegleiter" bestens geeignet. Für Details und Spezialfragen zu einzelnen Themen wird auch auf weiterführende Literatur (etwa Therapiemanuale) verwiesen.

Bei der Darstellung wurde neben einer guten Strukturierung, auch anhand von „Merke"-Sätzen, insbesondere auf die „Umsetzung in die klinische Praxis" geachtet. Hierzu gibt es neben praktischen Fallbeispielen auch Antworten zu häufigen Fragen, wie sie im Verlauf der Ausbildung häufig auftreten. Zudem werden Beispiele möglicher Prüfungsfragen gegeben.

Das Buch ist damit neben der Vorbereitung auf die staatliche Prüfung auch zum schnellen „Nachschlagen" bei der Planung und Nachbereitung von Therapiestunden ideal.

Unser herzlicher Dank gilt allen Autoren und Autorinnen für ihr Engagement, ihre Kooperationsbereitschaft und vor allem ihre Geduld, ferner allen Beteiligten des Verlages und den vielen angehenden Therapeuten und Therapeutinnen für ihre konstruktiven Rückmeldungen.

Göttingen, Mai 2019 Eric Leibing
Mainz, Mai 2019 Wolfgang Hiller
München, Mai 2019 Serge K. D. Sulz

1 Theorie und Praxis der Diagnostik

1.1 Verhaltenstherapeutische Diagnostik

1.1.1 Verhaltensbeschreibung

Max Leibetseder

1

1 Einleitung

In der Verhaltenstherapie wird angestrebt, ein problematisches Verhalten durch die Anwendung psychologischen und psychophysiologischen Grundlagenwissens systematisch und methodengeleitet zu verändern (Birbaumer, 1988). Diese Methoden können nur dann differenziert eingesetzt werden, wenn das kritische Verhalten genau beschrieben und erklärt wurde (Reinecker, 1994a). Haynes und O`Brien (1990, S. 654) definieren die funktionale Analyse eines Verhaltens als Identifikation der bedeutsamen, kontrollierbaren und verursachenden Beziehungen. Aus seinen spezifischen Merkmalen und den Annahmen über die jeweils auslösenden bzw. aufrechterhaltenden Bedingungen lassen sich Pläne zur Veränderung dieses Verhaltens ableiten (vgl. Kanfer und Phillips, 1975).

Maßgebliche Informationen über die Konstituierung eines Verhaltens werden aus Beobachtungen, davon angefertigten Protokollen und aus Verhaltensberichten gezogen (Reinecker, 1994b; Schulte und Kemmler, 1976). Diese Daten sind das Resultat zweier Prozesse: Sie bestehen einerseits aus den Reaktionen der beobachteten Person und andererseits auf den Urteilstendenzen des Beobachters selbst. Der Hof-Effekt, Positions-Effekte, der Milde- und der Strenge-Effekt, Kontrast- und Ähnlichkeitsfehler und die implizite Persönlichkeitstheorie des Beobachters beeinflussen seine Explorationsstrategien.

Verhaltensdaten sollten jedoch den testtheoretischen Gütekriterien genügen.

Auch Erklärungen problematischen Verhaltens müssen sich an wissenschaftlichen Kriterien orientieren. Kausale Annahmen über die ein Verhaltensproblem auslösenden und aufrechterhaltenden Bedingungen sind wegen der Vielzahl in Betracht kommender Variablen und ihrer Wechselwirkungen theoretisch und empirisch kaum zu rechtfertigen (Reinecker, 1994a). Ein Verhalten kann jedoch, im Rahmen deduktiv-nomologischer Argumentation, dann als erklärt gelten, wenn dieses aus allgemeinen Gesetzesannahmen (G) und spezifizierenden Antezedensbedingungen (A) ableitbar ist. Die jeweilige Kombination aus Gesetzesannahmen und spezifizierenden Bedingungen wird als Explanans, das zu erklärende Verhalten als Explanandum bezeichnet. (Reinecker, 1983; Schulte, 1982; Westmeyer, 1998).

Das seiner Mutter gegenüber aggressive Verhalten eines Jungen (Explanandum) beispielsweise ließe sich mit dem Lerngesetz des operanten Konditionierens (G) erklären, welches besagt, dass die Darbietung eines positiven Verstärkers unmittelbar nach Verhaltensausführung die Auftretenswahrscheinlichkeit dieses Verhaltens erhöht. Für die situationsspezifische Anwendung dieses Gesetzes sind zusätzliche Annahmen, d. h. Antezedensbedingungen einzuführen: A1. auf aggressives Verhalten folgt eine Zuwendung durch die Mutter; A2. mütterliche Zuwendung ist ein positiver Verstärker für den Jungen. Daraus folgt: Die Wahrscheinlichkeit seines aggressiven Verhaltens steigt.

Das die Problematik des Kindes verstärkende Zuwendungsverhalten der Mutter (Explanandum) wäre seinerseits mit dem Gesetz der negativen Verstärkung (G) zu erklären, demzufolge die Wahrscheinlichkeit für jene Verhaltensweise steigt, durch welche ein aversiver Reiz beendet werden konnte. Auf die konkrete Situation spezifisch angewendet, wäre anzunehmen: A1. Zuwendung der Mutter bedingt Beendigung der Aggression des Kindes; A2. Beendigung der Aggression des Kindes ist ein negativer Verstärker für die Mutter. Daraus folgt: Es steigt die Wahrscheinlichkeit, auf aggressives Verhalten des Jungen mit Zuwendung zu reagieren.

Die Entscheidung über die Angemessenheit einer Verhaltenserklärung und davon abgeleiteter therapeutischer Pläne sollte im Rahmen eines heuristischen Verhandlungsmodells getroffen werden (Westmeyer, 1987, 2000).

> **!** **Merke:** Die funktionale Analyse eines Verhaltens besteht in der Identifikation der bedeutsamen, kontrollierbaren und verursachenden Beziehungen. Um einen hohen Standard für die Beschreibung und Erklärung eines Verhaltensproblems sicherzustellen, sind präzise formulierte Instrumente, konkrete Fragetechniken und ständige professionelle Diskurse erforderlich.

2 Modelle der Verhaltensanalyse

2.1 Beschreibung des problematischen Verhaltens

2.1.1 Gliederung von Problembereichen, Erwartungen und Motiven

In den ersten Gesprächen einer Problemanalyse findet zunächst eine für beide Seiten (für Th. und für Kl.) grundsätzliche Orientierung statt (Bartling et al., 2016).

1

Dabei gilt es zu klären,
- an welchen Inhalten und
- innerhalb welcher Rahmenbedingungen gearbeitet werden soll;
- was Kl. veranlasst hat, sich in eine Therapie zu begeben, und
- welche Erwartungen bzgl. des Therapieverlaufes,
- der Zielerreichung und
- der jeweiligen Rollen bestehen.

Einer Therapieentscheidung geht in der Regel ein längerfristiger Bewertungsprozess des/r Kl. voraus. Dieser pflegt maßgeblich auf jene Reize oder Situationen gegründet zu sein, welche für diese Person hohe negative Valenz besitzen, wie emotionaler oder physischer Leidensdruck, soziale Kritik auf Grund von Verhaltensauffälligkeiten oder Hilflosigkeitsannahmen nach wiederholt erfolglosen eigenen Problemlöseversuchen. Lernpsychologischem Verständnis nach handelt es sich dabei um ein Vermeidungsverhalten zur Verminderung dieser aversiven Situationen. Diesen zur Aufnahme einer Therapie positiv motivierenden Anlässen stehen die Gewinne aus einer Störung als negativ motivierende Ereignisse gegenüber. Ein „äußerer" Gewinn eines Verhaltensproblems kann in positiven materiellen und sozialen Konsequenzen bestehen (z.B. besondere Aufmerksamkeit oder Zuwendung); ein „innerer" Gewinn kann sich aus möglichen selbstwertdienlichen Folgen ergeben. Diese störungsbedingten Nutzenaspekte wirken der Änderungsmotivation eines/r Kl. entgegen (Kanfer et al., 2000; Schulte, 1996b).
Was die Rollenstrukturierung betrifft, sollte der Arbeitscharakter dieser Allianz deutlich gemacht werden. Der/die Th. fungiert als professionelle/r Helfer/in mit entsprechendem Wissen und Können, welches dem/der Kl. im Rahmen einer zeitlich begrenzten Interaktion zur Verfügung steht, um sich künftig bei Problemen selbst helfen zu können. Th. übernimmt die Verantwortung für den technisch-fachlichen Ablauf des Veränderungsprozesses und überprüft kontinuierlich die diagnostischen bzw. therapeutischen Hypothesen. Kl. sollte die Bedingungen der Therapie und ihre Methoden akzeptieren können und die Effektivität eigenen Handelns an der Realität überprüfen. Ihm/ihr ist ein „Recht auf Widerstand" und damit letztendlich auch auf Abbruch der Therapie einzuräumen (Kanfer et al., 2012).
Analog zu einem „medizinischen" Krankheitsmodell wird seitens der Kl. oft eine rapide Veränderung ihrer Symptomatik erwartet, im Wesentlichen ohne dafür einen eigenen Verhaltensaufwand erbringen zu müssen. Diese Therapieannahmen und die Zuschreibung einer eigenen passiven Rolle können zwar zunächst – als Hinweise auf den Leidensdruck oder auf Attitüden der Hilflosigkeit – diagnostisch belangvoll sein, sie sollten aber bereits frühzeitig und ggf. während des gesamten Therapieverlaufes kontinuierlich bearbeitet werden (Kanfer et al., 2012).
Nach Klärung dieser Voraussetzungen können persönliche Daten von Kl. erhoben und eine diagnostische Klassifikation des Problemverhaltens vorgenommen werden. Laireiter und Baumann (2000) referieren einen systematischen Überblick dazu.

> ! **Merke:** Eine Problemanalyse beginnt mit einer grundsätzlichen Orientierung über die zu bearbeitenden Themen und einer Klärung der Erwartungen und der Rahmenbedingungen.

In den nächsten Schritten soll die Problematik strukturiert werden. Es gilt zu klären (Bartling et al., 2016),
- an wie vielen Problemen gearbeitet werden soll,
- wie weitreichend, d.h. mit welchen Bedingungen und Folgen aus anderen, möglicherweise nicht erwähnten Lebensbereichen ein Thema vernetzt ist und
- ob tatsächlich ausschließlich mit dem/der Kl. gearbeitet werden muss oder ob durch die Definition des Problems nicht auch andere beteiligte Personen zu identifizieren und in die Therapie mit einzubeziehen sind; eine Frage, welche vor allem dann zu stellen ist, wenn Interaktionspartner die Verhaltensstörungen von Kl. bedingen oder aufrechterhalten oder als Modellpersonen dafür fungieren.

Wie verwoben Themen sein können, zeigt das Bespiel eines Kl., der wegen sozialer Ängste und Isolation in Therapie kommt. Er erwähnt, auf sein Vermeidungsverhalten gegenüber sozialen Angeboten mit selbst abwertenden inneren Dialogen zu reagieren, und stets Alkohol zu konsumieren. Das Trinkverhalten sei nun seinerseits zu einem gravierenden Problem geworden, das Kontrollen durch andere Familienmitglieder, von ihm daraus gefolgerte Geringschätzung und berufliche Schwierigkeiten nach sich ziehe.

Die Probleme von Kl. sollten, nach ihrer Darlegung unter diesen Gesichtspunkten, in eine therapierelevante Abfolge gebracht werden. Diese richtet sich (vgl. Bartling et al., 1998, S. 30-31)
- nach ihrer Beeinträchtigung und Belastung für Kl.,
- nach dem äußeren Druck und den negativen Folgen eines Aufschubs,
- den Erfolgsaussichten bzw.
- der Realisierbarkeit zum gegebenen Zeitpunkt,
- nach dem Grad der Angstbesetztheit und
- nach der funktionalen Vor- bzw. Übergeordnetheit eines Themas.

> ! **Merke:** Die komplexen Themen eines/r Kl. müssen strukturiert, d. h. in einzelne Probleme unterteilt und als solche in eine Reihenfolge gebracht werden, in der sie therapeutisch bearbeitet werden können. Für jedes einzelne Problem ist zunächst eine eigene Verhaltensanalyse zu erstellen.

Nun ein Beispiel, an dem die weitere Vorgangsweise gezeigt werden soll:

Herr Z., 31 Jahre, ledig, kaufmännischer Angestellter, konsultiert eine psychotherapeutische Ambulanz, welche ihm von der Krisenabteilung der Psychiatrie empfohlen worden sei. Diese habe er in Begleitung seines Bruders wegen einer Alkoholintoxikation freiwillig aufgesucht und sei dort vier Wochen stationär aufgenommen gewesen. Er sei entgiftet und hinsichtlich seines körperlichen Zustandes abgeklärt worden. Bereits dreimal sei er – jedoch ohne längerfristigem Erfolg – bemüht gewesen, sein Alkoholproblem im Rahmen von Entziehungskuren zu bewältigen. Zuletzt habe er, bereits am Morgen damit beginnend, täglich wenigstens eine Flasche Wodka getrunken. Während seines jetzigen stationären Aufenthaltes seien ihm weitere Probleme wie sein geringer Selbstwert, seine Isolation, seine sozialen Ängste und familiäre und berufliche Schwierigkeiten deutlich geworden. Er müsse befürchten, nach seinem

Krankenstand gekündigt zu werden, da er unterlassen habe, seinen Arbeitgeber von diesem in Kenntnis zu setzen. Derzeit wohne er – in des Wortes doppelter Bedeutung, wie er sich ausdrückte – in eisigen Verhältnissen auf dem Bauernhof seines Vaters, den aber bereits sein älterer Bruder mit seiner Familie bewirtschafte. Der Kl. werde von den anderen Familienmitgliedern verachtet und wiederholt darauf angesprochen, sich eine eigene Wohnung zu suchen. Zwei weitere Geschwister, ein älterer Bruder und eine ebenfalls ältere Schwester, hätten bereits Familien gegründet und würden nicht mehr zu Hause wohnen. Seine Mutter sei 1980 an den Folgen einer Gehirnblutung verstorben.

Das Alkoholproblem sei gegenwärtig kein aktuelles Thema, denn er sei völlig abstinent und besuche wöchentlich die Gruppensitzungen in der Psychiatrie. Als beträchtliche Belastung empfinde er jedoch seine soziale Angst und seine Isolation. Zumindest teilweise erscheine ihm sein Alkoholkonsum mit seinen Ängsten zusammenzuhängen, zumal er nach von ihm selbst zurückgewiesenen sozialen Angeboten, abwertende Selbstgespräche führe, dabei erhebliche innere Unruhe empfinde und ziemlich prompt einige Gläser Wodka trinke. Außerdem befürchte er berufliche Schwierigkeiten, da er sich in Gesprächen, in Konflikten, unter Leitungsdruck etc. massiv beeinträchtigt fühle. Allem zu Grunde liege aber seines Erachtens eine schwere Selbstwertstörung.

Er sei bereits in der Krisenstation auf eine Verhaltenstherapie vorbereitet worden und erwarte sich von dieser praktikable Anweisungen, um „die Ängste wegzubekommen und um selbstbewusster zu werden". Er stellte sich vor, zunächst sechs Monate lang einmal pro Woche zu einer einstündigen Sitzung zu kommen. Er würde „alles tun, was da empfohlen wird".

Verdeutlicht wurde ihm in diesem Zusammenhang aber, dass Übungen und therapeutische Anregungen zwar wichtig seien, dass der Th. aber vor allem weiterführende und konstruktive Fragen (Beck et al., 1981; Cormier und Cormier, 1985) zu stellen versuchen werde, deren Antwort er, der Kl., durch eigene kleine „Experimente" erkunden und entscheiden sollte. Auswirkungen seiner Verhaltensänderungen müssten dann von ihm beobachtet und bewertet werden.

Ein strukturiertes Interview (Wittchen und Pfister, 1997) zur differenziellen Beurteilung der vorliegenden Verhaltensprobleme ergab, dass diese als „Alkoholabhängigkeit" und als „soziale Phobie" zu klassifizieren sind.

So weit wurden die Voraussetzungen für die anschließende differenzierte Analyse einer Verhaltensweise erarbeitet. Diese sollte jedoch stets, auch bei Berichten mit evident erscheinender Verursachung, durchgeführt werden. Bartling et al. (2008, S. 27) formulieren die Devise:

> **!** **Merke:** Nicht gleich auf dem ersten Gleis abfahren

Im Modell von Vogel und Schulte (1991) wird angenommen, dass sich ein therapeutischer Prozess auf der Basis von Entscheidungen entwickelt. Große Bedeutung wird dabei den Absichten beigemessen. Diese stellen globale, auf das automatisierte und implizite Wissen einer Person gegründete Zielmomente dar und werden durch den Aufforderungscharakter der jeweiligen Situation aktiviert. Stets ist zwischen mehreren miteinander konkurrierenden Absichten zu wählen. Zeitlicher, emotionaler und motivationsbedingter Druck oder die augenfällige Korrespondenz zwischen einer Absicht und einer Situation vermögen dabei ein sog. hypervigilantes Muster in Gang zu setzen (Janis und Mann, 1979, 1982). Nach nur geringfügiger Exploration werden Erklärungen für ein problematisches Verhalten formuliert, bedeutsame Schlussfolgerungen daraus gezogen (Russo und Schoemaker, 1989) oder Entscheidungen getroffen, welche den Verlauf einer Therapie längerfristig prägen können. Suchprozesse, Prozeduren der Aufnahme und Bewertung neuer Informationen oder eine differenzierte Analyse der Alternativen und ihrer Attribute werden durch diese spontanen Aktionen empfindlich irritiert (Janis und Mann, 1979, 1982).

Das jeweilige Verhalten des/r Th. in derartigen Situationen sollte in darüber stattfindenden Metaentscheidungen (Leibetseder, 2001; Russo und Schoemaker, 1989) reflektiert werden. Kritisch zu hinterfragen wäre beispielsweise,

- ob die Entscheidung des/r Th. überhaupt notwendig bzw. aktuell erforderlich ist;
- ob sie von ihm/r getroffen werden sollte;
- welche persönlichen Voraussetzungen oder Einschränkungen gegeben sind;
- ob die zeitlichen Grenzen willkürlich festgelegt wurden oder real vorgegeben sind;
- ob Aspekte davon delegiert oder gesondert bearbeitet werden sollten;
- ob weitere Informationen oder Ratschläge eingeholt werden sollten;
- ob hinreichend Zeit für die Entscheidung besteht;
- inwieweit die wichtigen Aspekte der problematischen Situation berücksichtigt wurden;
- ob intuitiv oder analytisch entschieden wurde;
- welche Folgerungen aus Rückmeldungen in ähnlichen Situationen gezogen werden können;
- inwieweit diese auch tatsächlich berücksichtigt wurden;
- wie sich eine andere, in Entscheidungen kompetente Person verhalten hätte;
- welche Einflussnahmen auf Affekte oder andere Entscheidungen erwartet wurden.

2.1.2 Beschreibung der Komponenten des problematischen Verhaltens

a) Zunächst soll die zur Disposition stehende und in diesem Sinne **kritische Verhaltensweise (= V bzw. R)** genau beschrieben werden. Drei Aspekte sind dabei herauszuarbeiten (Schulte, 1976, S. 81f):

- ihre Topographie und Intensität,
- ihre Frequenz und deren Oszillationen und
- der Typ der Symptomatik, dem die Verhaltensweise auf Grund ihrer Frequenz zuzuordnen ist.

Mit „Topographie und Intensität" ist die „Erscheinungsform" der jeweiligen Verhaltensweise gemeint. Diese soll in ihren

- **m**otorischen,
- **e**motionalen,
- **v**erbalen bzw. **k**ognitiven und
- **ph**ysiologischen

1

Komponenten beschrieben werden (vgl. Kanfer et al., 2012; Reinecker, 1994b). Kombinationen dieser Ebenen führen zu unterschiedlichen Reaktionsmustern, welche je nach Situation differenziell aktiviert werden können und therapeutisch eventuell unterschiedlich zu bearbeiten sind (Reinecker, 1994b, S. 60f). Daraus ergeben sich auch Hinweise auf den jeweiligen Schwierigkeitsgrad einer Situation und auf den Erfolg bislang praktizierter Bewältigungsmechanismen einer Person.
Die in diesen Merkmalsebenen erfasste kritische Verhaltensweise soll auch bezüglich

- ihrer Auftretenshäufigkeit pro Zeiteinheit und
- deren Schwankungen

protokolliert werden. Erstens kann damit ihre Grundrate erhoben und zweitens kann aus den Änderungen ihrer Auftretenshäufigkeit der Zusammenhang mit den spezifischen und relevanten Situationsmerkmalen erschlossen werden.

Unser in seiner Angst- und Alkoholproblematik bereits oben eingeführter Kl. beschreibt seine Zustände folgendermaßen: „Ich fühle mich unsicher und aufgeregt, werde zappelig, verkrampfe mich, fühle mein Herz klopfen und denke ständig: ‚Jetzt darfst du ja keinen Fehler machen' oder ‚Warum schon wieder ich?' „Ich glaube, ich bin zu langsam, ich schaffe das nicht, vielleicht sage ich was Unpassendes oder gebe eine falsche Auskunft'. Dann beginne ich zu stottern und spreche überhaupt so zaghaft und leise. Ständig überlege ich dabei, was die anderen denken werden, wenn ich so stottere, oder ich finde gar keine Antwort; ich delegiere, wenn möglich, das Gespräch z. B an Kollegen oder breche es schnell ab." Danach gefragt, ob er immer so reagiere, antwortete er, manchmal sei „das besonders arg; da schau ich schon, ob ich bemerkt werde und ob andere Personen herschauen, ich bekomme Hitzewallungen und Schwindelgefühle; ich habe dabei das Gefühl, alle würden mich anschauen. Wenn es geht, verlasse ich so schnell wie möglich den Raum". Manchmal hingegen empfinde er zwar Unsicherheit, aber nicht diese erwähnte Unruhe und Erregung, er sei aufgeregt, könne aber dennoch reden, ohne zu stottern, und ein Gespräch zu Ende führen; er könne sich dann auch in seinen Gefühlen beherrschen, wobei er zu sich sage: „Siehst du, es geht ja, die Person kennst du ja, da brauchst du dich nicht zu schämen." Einladungen zu geselligen Zusammenkünften mit Bekannten, Nachbarn etc. oder Restaurantbesuche lehne er ab. Seine sportlichen Aktivitäten wie Laufen oder Rad fahren betreibe er nur am Abend, wenn er sicher sein könne, nicht erkannt und gegrüßt zu werden.
Folgende **Komponenten seines kritischen Verhaltens** werden von unserem Kl. berichtet: **e**motional: Unsicherheit, Unruhe, Aufgeregtheit; **ph**ysiologisch: Hitzewallungen, Beschleunigung der Herzschlagrate, Schwindelempfindungen, Schwitzen, Erröten, **k**ognitiv: Selbstverbalisationen wie die Aufforderung, keine Fehler zu machen, die Erwartungen anderer mit einzubeziehen, den eigenen Verhaltensablauf zu kommentieren; **v**erbal: Stottern, Sprechen mit leiser Stimme, Abbrechen eines Gesprächs, seine Fortsetzung an andere zu delegieren; **m**otorisch: Anspannen der Muskulatur, schnelle, kleine Bewegungen (zappelig), Verlassen des Raumes mit möglichst schnellen Bewegungen.

Hinsichtlich ihrer Frequenz vermag nun eine Verhaltensweise aus vier Gründen auffällig und in diesem Sinne symptomatisch zu werden:

1. weil sie gänzlich unangemessen ist, (z. B. Angst vor Lift),
2. weil sie, obgleich angemessen, zu häufig auftritt, (z. B. Waschzwang),
3. weil sie, an sich zwar angemessen, aber zu selten auftritt, (verbale Kommunikation bei Mutismus),
4. weil sie gänzlich fehlt.

Diese auf seine Häufigkeit gegründete Einordnung eines kritischen Verhaltens ist deswegen bedeutsam, weil sich damit Hinweise für die therapeutische Veränderungsrichtung ergeben, wie z. B. die Entwicklung eines alternativen resp. die Konstruktion neuen Verhaltens bei Typ 1 und 4, oder die Verminderung bzw. Erhöhung seiner Auftretensrate bei Typ 2 und 3.

Das symptomatische Verhalten unseres Kl., des Herrn Z., ist dem Typ 1 zuzuordnen und als „unangemessen" einzustufen. Therapeutische Bemühungen werden wohl der Entwicklung alternativen Reagierens gewidmet sein müssen.

! **Merke:** Eine problematische Verhaltensweise wird beschrieben: hinsichtlich ihrer Topographie und ihrer Intensität und hinsichtlich ihrer Frequenz bzw. deren Oszillationen. Je nach ihrer Häufigkeit wird sie einem Typ der Symptomatik zugeordnet.

b) Im nächsten Schritt sollen die dem problematischen Verhalten unmittelbar vorausgehenden (= S) und nachfolgenden Bedingungen (= C) herausgearbeitet und in zeitlich geordneten Reiz-Reaktionsfolgen (= S-R/V-Ketten) dargestellt werden. Prinzipiell kommen bei der Situationsanalyse Merkmale in Betracht (Bartling et al., 2008) wie:

- problemrelevante Aspekte einer Situation (*z. B. Leistungsdruck*),
- räumliche, zeitliche, materielle Anordnungen (*z. B. die Beschaffenheit eines Zimmers*),
- Verhaltensweisen anderer (*z. B. ein Kommunikationsangebot*) und
- eigene Affekte, Gedanken und Verhaltensweisen (*z. B. Erinnerung an eine traumatische Episode*).

Situationen, welche auf ein Verhalten folgen, können je nach Entstehungsort und Zeitpunkt in

- externe (e),
- interne (i),
- kurz (k) – und
- langfristig (l) wirkende Konsequenzen

eingeteilt werden. Mit welchen spezifischen vorhergehenden oder nachfolgenden Reizmerkmalen welches Muster von Reaktionskomponenten tatsächlich zusammenhängt, kann nur über die situativ bedingten Änderungen seiner jeweiligen Auftretenshäufigkeit entschieden werden (s. o).

Unser Kl. berichtet, dass seine Ängste dann auftreten, wenn er in Anwesenheit seines Chefs Auskünfte erteilen müsse, ein Telefonat zu übernehmen habe, wenn er öffentliche Lokale wie Kaffeehäuser, Restaurants etc. zu betreten gedenke oder wenn er einen Autobus oder einen Zug zu benutzen beabsichtige; hier erlebe er seine Ängste besonders intensiv; als weniger schwierig empfinde er ein Gespräch mit Kollegen oder Bekannten. Wenn es ihm gelungen sei, derartige Situationen zu vermeiden oder abzukürzen, fühle er sich erleichtert. Zu Hause, in seinem Zimmer, denke er jedoch an diese, von ihm so genannten Misserfolge, er bezeichne sich als unfähig, lebensuntüchtig, empfinde Hass gegen sich und trinke hastig einige Gläser Wodka.

Sein Bericht soll nun in eine Abfolge von Reizen/Situationen und Reaktionen gebracht werden:

a) Zunächst eine Situation im Dienst

S1:

Anfrage durch eine andere Person in Anwesenheit des Chefs
Signal eines neben ihm befindlichen Telefons

R1=V1:

kog. – „Warum denn immer ich?", „Wenn ich nur nichts Falsches sage", „Ich kann das nicht"

R2=V2:

emo.– Unruhe, Aufregung
phy. – erhöhter Herzschlag, Schwitzen, Hitzewallungen, Erröten
kog. – „Was denkt sich der bloß, wenn ich stottere?"
ver. – stottert, spricht leise
mot.– verkrampft sich, macht schnelle, kleine Bewegungen

R3=V3:

ver. – ersucht Kollegen, das Gespräch weiterzuführen
mot.– verlässt die Situation

C:

i./k. Erleichterung; Abnahme der Angst
i./k. Hass sich selbst gegenüber; Selbstabwertungen, Alkoholkonsum
i./l. Aufrechterhaltung seiner sozialen Defizite; Isolation
e./k. abwertende Äußerungen von seinen Geschwistern

b) Ein Restaurantbesuch als eine andere prototypische und Angst auslösende Situation, kann gleichermaßen in eine Abfolge von Reiz- und Reaktionsmerkmalen aufgelöst werden. Die Situation **(S)** wird durch andere, zumeist unbekannte Personen bestimmt. Herr Z. reagiert darauf mit Selbstverbalisationen wie „Ich werde von allen angeschaut und beobachtet", „Was werden sich die bloß über mich denken?" **(V1/kog.)**, woraus sich Schwindelgefühle, Herzrasen **(V2/phys.)**, innere Unruhe und hohe Angst **(V2/emo)** entwickeln. Er verlässt möglichst schnell den Raum **(V2/mot.)**. Anschließend empfindet er zwar einerseits Erleichterung, wertet sich aber andererseits dieses „Misserfolges" wegen ab **(K i. k.)** bzw. wird durch andere abgewertet **(K e. k. und l.)**.

> **!** **Merke:** Nach der Beschreibung des problematischen Verhaltens muss seine Verknüpfung mit vorausgehenden und nachfolgenden Reizen erhoben und in eine zeitliche Abfolge gebracht werden. Dieser Zusammenhang wird in sog. S-R-Ketten dargestellt.

c) Bei der Ausformung eines Verhaltensproblems spielen auch sog. **Organismus-Variablen (O)** eine wichtige Rolle. Darunter werden sowohl relativ überdauernde (z. B. Gehirnschädigungen) als auch kurzzeitige organische Funktionsstörungen (z. B. Folgen eines erhöhten Alkoholkonsums) subsumiert (Schulte, 1976). Bartling et al. (2008; Bartling und Echelmeyer, 1996) unterscheiden außerdem Variablen, welche den Wahrnehmungsprozess (WP) betreffen und solche, welche sich auf die innere Verarbeitung (IV) beziehen. Der Realisierung einer Verhaltensweise gehen demnach Mechanismen der Reizauswahl und der Reizbewertung voraus. Dem Wahrnehmungsprozess wird zugerechnet,

- welche Attribute einer Situation entnommen und
- wie global oder differenziert diese aufgefasst werden.

Zu den Prozessen der inneren Verarbeitung werden gezählt

- die Interpretation und Ursachenzuschreibung von Situationsmerkmalen,
- die Bewertung dieser Aspekte durch einen Vergleich mit eigenen Bedürfnissen, Ansprüchen und Zielen und
- die Handlungsvorbereitung durch die Abschätzung der eigenen und der Kompetenz der anderen.

> **!** **Merke:** Unter Organismus-Variablen werden kurz- und langfristige Funktionsänderungen und Prozesse der Reizauswahl und der Reizbewertung subsumiert.

d) **Selbstkontrolle**

Als Selbstkontrolle werden alle jene Bemühungen einer Person aufgefasst, die Wahrscheinlichkeit oder die Intensität einer problematischen Verhaltensweise zu verändern. An ihrem für die Selbstkontrolle erbrachten Verhaltensaufwand lässt sich erkennen, welche Aktionen zu Verbesserungen oder zu Verschlechterungen des kritischen Verhaltens geführt hatten und welche ohne Einfluss geblieben waren.

Den Berichten unseres Kl. ist zu entnehmen, dass er während der Konversation mit bekannten Personen gleichzeitig andere innere Dialoge mit sich zu führen vermag wie mit unbekannten oder in sozialen Situationen mit Leistungsanforderungen. Durch Sätze wie „Du brauchst dich nicht zu schämen" oder „Siehst du, es geht ja" etc. erhöht er offenbar die Chance, derartige Situationen durchzuhalten.

> **!** **Merke:** Unter Selbstkontrolle sind sämtliche eigeninitiierten Versuche zu verstehen, ein symptomatisches Verhalten zu modifizieren.

3 Prüfungsfragen: Verhaltensbeschreibung

1. Nach welchen Gesichtspunkten kann eine Problematik strukturiert und in eine therapierelevante Abfolge gebracht werden? (s. 1.1)
2. Hinsichtlich welcher Komponenten kann ein problematisches Verhalten erfasst werden? (s. 1.2)
3. Inwiefern vermag ein Verhalten hinsichtlich seiner Auftretenshäufigkeit symptomatisch zu werden? (s. 1.2)
4. Erläutern Sie bitte, wie ein Verhalten als Reiz – Reaktionsfolge dargestellt werden kann. (s. 1.2)
5. Was versteht man unter Organismus-Variable? (s. 1.2)
6. Was versteht man unter Selbstkontrolle? (s. 1.2)

1.1 Verhaltenstherapeutische Diagnostik

1.1.2 Verhaltenserklärung

Max Leibetseder

1 Horizontale Verhaltenserklärung

Nach der Beschreibung eines problematischen Verhaltens und der mit ihm zeitlich korrespondierenden Situationen folgt nun die Erklärung, was in zwei Schritten geschieht:

a) Zunächst soll eine Gleichung erstellt werden, in der die spezifischen Reiz- und Reaktionsmerkmale zu einer zeitlich geordneten, d.h. „horizontalen" Sequenz verknüpft sind.

Diese Gleichung hat formal folgende Gestalt:

S	*WP*	*IV*	*V*	*C*	*KV*
intern, extern	Attribute einer Situation, Differenziertheit	Situationserwartung, Kompetenzerwartung, Ergebniserwartung, Folgeerwartung	physiologisch, emotional, verbal, motorisch	kurzfristig, langfristig, intern, extern, +, $\not{+}$, -, $\not{-}$	Quotenverstärkung, Intervallverstärkung

(Gleichung 1; vgl. Barting et al., 1998, S. 43f.)

- **S** steht für Merkmale einer vorausgehenden Situation
- **WP** und **IV** für die Prozesse der Wahrnehmung und der inneren Verarbeitung
- **V** symbolisiert die Komponenten der problematischen Verhaltensweise
- **C** steht für die Merkmale der nachfolgenden Situation mit vier Valenzausprägungen (Darbietung eines positiven oder negativen Reizes = C^{+} oder C^{-}; Entfernung eines positiven oder negativen Reizes = $\not{C}^{\not+}$ oder $\not{C}^{\not-}$)
- **KV** symbolisiert die Kontingenzverhältnisse = Verstärkungspläne

Als Beispiel die Verhaltensgleichung für das problematische Verhalten unseres Kl. in seiner Arbeitstelle:

S (extern)	*WP*	*IV*	*V*	*C*
Anfrage, Chef zugegen;	„immer ich"	„Nur nichts Falsches sagen"	emo. Unruhe	i./k. Abnahme der Angst
		„Ich kann das nicht"	phy. Herzschlag,	i./k. Selbstabwertungen
			Erröten, Schwitzen,	
			Hitzewallungen	i.k. Alkoholkonsum
Telefonsignal			kog. „Was der sich denkt?"	
			ver. stottert,	i./l. Aufrechterhaltung
			spricht leise	seiner sozialen Defizite
			ersucht Kollegen,	
			weiterzusprechen	
			mot. verlässt die Situation	e./k. Abwertungen
				von seinen Geschwistern

Diese Gleichung könnte sich umgangssprachlich folgendermaßen anhören: Herr Z ist in der Arbeit. Sein Chef ist gerade anwesend, als sich jemand an Herrn Z. wendet. Er kennt diese Person nicht (S extern). Als sie eben zu sprechen beginnt, wird ihm bewusst, schon wieder wird er angesprochen, warum ist es denn immer nur er (WP), der angesprochen wird. Es fällt ihm schwer, einem anderen zuzuhören, während er gleichzeitig mit sich beschäftigt ist. So recht und schlecht gelingt ihm das, auch mit geteilter Aufmerksamkeit. Fast unwirklich empfindet er die Situation, denn gleichzeitig, während er vernimmt, was die Person von ihm möchte, kreisen in ihm Sätze wie „Nur ja nichts Falsches sagen, nur ja nicht", „Ich kann das nicht", „Ich glaub, ich kann das nicht" (IV). Er verspürt Unruhe, sein Herz beginnt zu rasen (V phys.), leise stottert er eine Antwort (V verbal), befürchtet, was der sich wohl denkt (V kog.), wenn er so stottert, er verkrampft sich, schaut sich um, da sieht er seinen Kollegen! Der soll weitersprechen und Auskunft geben! Schnell verlässt Herr Z. den Raum (V mot). Er wird ziemlich bald ruhiger, seine Angst lässt Gott sei Dank nach. Für kurze Zeit fühlt er sich besser ($\not{C}^{-}$ i./k.). Dann aber beginnt er an sich zu zweifeln (C^{-} i./k.), denn so gut war das doch nicht, einfach wegzulaufen, irgendwie versagt er in solchen Situationen immer, und wenn das so weitergeht, wird er noch völlig isoliert sein. Er beschimpft sich regelrecht dafür. Nach Dienstschluss beschäftigt ihn das Problem immer noch, bis nach Hause.

b) In einem zweiten Schritt sollen allgemeine Gesetzesannahmen über jene Bedingungen formuliert werden, durch welche das problematische Verhalten ausgelöst und aufrechterhalten wird. Zwei Hypothesen kommen dazu in Betracht: Nach der **Hypothese des klassischen Bedingens** würde das symptomatische Verhalten durch die vorausgehenden Reizmerkmale (S) ausgelöst werden; nach der **Hypothese des instrumentellen Bedingens** würde das symptomatische Verhalten durch die verstärkende Wirkung der nachfolgenden Reizmerkmale (C) aufrechterhalten werden (vgl. Kanfer und Phillips, 1975; Kanfer und Saslow, 1976; Schulte, 1976); dieses Verhalten wird als **operant** bezeichnet, während ein durch konditionierte Stimuli aktiviertes Verhalten als **respondent** bezeichnet wird.

Lernen vollzieht sich nach der Theorie des klassischen Konditionierens vor einem evolutionären Hintergrund, denn bestimmte Reize sind dazu disponiert, bestimmte Reaktionen eines Organismus auszulösen. Diese Reize sind in der Regel mit einem seiner emotionalen oder motivationalen Programme verknüpft. Es besteht also eine genetisch festgelegte Kombination zwischen einem unkonditionierten Stimulus (UCS) und einer unkonditionierten Reaktion (UCR). In dieses Muster können nun jedoch neutrale Stimuli (NS) eingebaut werden. Sofern diese mit dem unkonditionierten Reiz zeitlich gekoppelt sind, können sie ihrerseits, ohne der gleichzeitigen Applikation des unkonditionierten Reizes, die unkonditionierte Reaktion auslösen. Der entsprechende neutrale Reiz ist damit zu einem konditionierten Stimulus (CS) geworden; jenes Verhaltensprogramm, das durch einen konditionierten Stimulus aktiviert zu werden vermag, stellt eine konditionierte Reaktion (CR) dar.

Nach der instrumentellen Konditionierungstheorie entscheiden nicht die einem Verhalten vorausgehenden, sondern die nachfolgenden, d.h. die kontingenten Reize, welche der spontan emittierten Reaktionen aufrechterhalten wird. Folgende Wirkungen verhaltenskontingenter Reize sind möglich (vgl. Schulte, 1996, S.144):

1. Die Reaktion zieht die Darbietung eines angenehmen Stimulus oder positiven Verstärkers nach sich. Über diesen Mechanismus der positiven Verstärkung wird die Wahrscheinlichkeit eines Annäherungsverhaltens erhöht.
2. Ein unangenehmer Reiz oder negativer Verstärker wird entfernt oder abgeschwächt. Über diesen Mechanismus der negativen Verstärkung wird die Wahrscheinlichkeit eines Vermeidens- oder Fluchtverhaltens erhöht.
3. Die Reaktion zieht einen unangenehmen Reiz oder negativen Verstärker nach sich. Über diesen Mechanismus der Strafe/Typ1 wird die Wahrscheinlichkeit der jeweiligen Verhaltensweise erniedrigt.
4. Ein angenehmer Reiz oder positiver Verstärker wird reaktionskontingent entfernt. Über diesen Mechanismus der Strafe/Typ2 wird die Wahrscheinlichkeit der jeweiligen Verhaltensweise erniedrigt.

Nicht nur die Valenz reaktionskontingenter Stimuli, auch ihre Häufigkeit oder das zeitliche Muster ihres Eintretens bzw. ihres Ausbleibens beeinflusst die Verknüpfung von Reizen und Reaktionen. Ein Verstärkungsplan definiert, in welchen Zeitintervallen oder in welcher Häufigkeit die kontingenten Stimuli auftreten bzw. auftreten sollen (Kanfer und Phillips, 1975; Kanfer und Saslow, 1976). Bei Intervallplänen erfolgt die Verstärkung/Bestrafung nach einer fixen oder variablen zeitlichen Spanne auf das gezeigte Verhalten; bei Quotenplänen erfolgt die Konsequenz erst nach einer bestimmten Anzahl von emittierten Reaktionen. Ob ein Stimulus verhaltensrelevant ist – genauer, ob er als Belohnung oder als Bestrafung für ein Verhalten gelten kann, ist nur über die Erhöhung oder Verminderung der Auftretenshäufigkeit des jeweiligen Verhaltens entscheidbar (Schulte, 1996).

Der Theorie klassischen Bedingens zufolge müsste Herr Z. irgendwann einmal eine ihn physisch oder psychisch bedrohende Situation erlebt und darauf mit Angst reagiert haben. Ein unkonditionierter, nämlich der bedrohliche Reiz (UCS) hatte zu einer unkonditionierten, im gegebenen Falle zu einer Angstreaktion (UCR) geführt. „Zufällig" dürften sich in dieser Situation auch andere Personen befunden haben. Bislang waren Menschen für ihn nicht bedrohlich gewesen und fungierten deswegen gewissermaßen als „neutrale Stimuli" (NS). Auf Grund ihrer gleichzeitigen Anwesenheit während der bedrohlichen Stimulation wurden sie aber ihrerseits zu Signalen für bedrohliche Situationen. Seine Angstreaktion vermochte nunmehr auch durch Personen ausgelöst zu werden. Diese waren somit zu konditionierten „Reizen" (CS) und das durch sie aktivierte Verhalten war zur konditionierten Reaktion (CR) geworden.

Nach der Theorie des operanten Bedingens hingegen müsste Herr Z. in einem sozialen Kontext einmal „zufällig" Angst erlebt haben. Sich aus dieser Situation zu entfernen oder sie zu vermeiden, musste jedoch schnell zur Beendigung bzw. zur Verhinderung der als aversiv empfundenen Angstreaktion ($\not{C}^{-}$ i./k.) geführt haben. Soziale Situationen waren damit aber zu Hinweisreizen oder diskriminativen Stimuli (SD) für sein Vermeidungsverhalten geworden. Dieser Theorie nach wird also die Kombination aus sozialer Situation und Vermeidungsreaktion durch die negative Verstärkungswirkung der Konsequenzen aufrechterhalten.

Durch drei Fragen lässt sich klären, ob das kritische Verhalten als respondent oder als operant aufzufassen ist (Schulte, 1976, 1996, S.147; vgl. Reinecker, 1994b).

(1) Steht ein angeborenes, reflexartiges Verhalten wie eine Kontraktion der glatten Muskulatur oder eine Tätigkeit von Drüsen zur Disposition? Nein: respondentes Verhalten unwahrscheinlich. Handelt es sich dabei um Kontraktionen der quer gestreiften Muskulatur? Ja: Hinweis auf operantes Verhalten.
(2) Erfolgt das Verhalten in 100 % der Beobachtungen auf den vorausgehenden Stimulus? Nein: respondentes Verhalten unwahrscheinlich.
(3) Verändern die dem Verhalten unmittelbar nachfolgenden Reize dessen Auftretenshäufigkeit? Nein: respondentes Verhalten; ja: operantes Verhalten.

Eine Entscheidung zwischen diesen beiden Lernmechanismen ist für die differenzielle Zuordnung therapeutischer Methoden wichtig. Bei respondentem Verhalten oder bei unangemessenem Verstärkungswert von Reizen (z. B. soziale Anerkennung durch eine „idealisierte" Person) sind konfrontative Techniken indiziert; bei unangemessener positiver Verstärkung unerwünschten Verhaltens, bei unzureichender positiver Verstärkung oder unangemessener Bestrafung erwünschten Verhaltens ist eine operante Löschung bzw. eine operante Verstärkung erforderlich; Änderungen der Kontingenzverhältnisse müssen bei unangemessener Verhaltensabhängigkeit (Deprivation oder Sättigung) und bei unangemessener Situationsabhängigkeit der Verstärkung erwogen werden (Schulte, 1996b, S.149f; vgl. Reinecker, 1990a).

Ist das Verhaltensmuster unseres Kl. als respondent oder als operant aufzufassen? Es setzt sich aus unterschiedlichen Merkmalen zusammen: z. B. V phys. wie Erröten, Steigerung der Herzschlagrate, Transpiration, Hitzewallungen oder V mot. bzw. verb.: Er stottert, spricht leise, berücksichtigt die Erwartungen seines Gesprächspartners, geht, nachdem er das Gespräch delegieren konnte, aus dem Raum etc. Sowohl reflexartig ablaufende vegetative als auch willkürlich gesteuerte Verhaltenskomponenten sind hier vernetzt. Die vegetativen Reaktionsmerkmale treten zu 100 % und stets auf vorhergegangene Reizapplikationen hin auf; die motorischen oder verbalen Anteile seines Verhaltens hingegen sind seltener zu beobachten und hängen von den Änderungen der nachfolgenden internen Reizbedingungen ab. Wir haben somit ein Muster mit sowohl respondenten als auch operanten Anteilen vor uns. Die Angstreaktion des Kl. wird demnach einerseits durch soziale Signale ausgelöst und andererseits durch die anschließenden Verstärkungsbedingungen aufrechterhalten.

Dieser Ansatz entspricht dem Modell von Mowrer (1960), in dem Phobien durch eine Kombination klassischen und instrumentellen Bedingens erklärt werden. Angstreaktionen auf ursprünglich neutrale Reize werden klassisch konditioniert, während das anschließende Vermeidungsverhalten durch operante Verstärkung aufrechterhalten wird. Es verhindert eine Konfrontation mit dem Angstreiz und damit auch eine Löschung der Angstreaktion. Der therapeutische Zugang besteht diesem Modell zufolge aus graduierter Annäherung an soziale Situationen und gleichzeitiger Verhinderung des bisherigen Vermeidungs- bzw. Fluchtverhaltens.

! **Merke:** In der horizontalen Verhaltensanalyse wird ein symptomatisches Verhalten als Funktion vorausgehender und nachfolgender Bedingungen aufgefasst. Schritt 1: Erstelle die Verhaltensgleichung mit den spezifischen Merkmalen der vorausgehenden Situation, den Komponenten des symptomatischen Verhaltens und den spezifischen Merkmalen der nachfolgenden Situation. Schritt 2: Erkläre das symptomatische Verhalten durch allgemeine Lerngesetze (z. B. im Rahmen der Theorie klassischen oder instrumentellen Bedingens oder durch ein Modell, in welchem beide Ansätze kombiniert werden können).

2 Kognitive Verhaltenserklärungen

Bisher waren S und C bzw. KV die maßgeblichen Variablen der Verhaltensgleichung zur Erklärung des problematischen Verhaltens. Nunmehr interessieren die Variablen WP und IV. Sie symbolisieren die inneren Prozesse einer Person und werden aus deren Vorstellungen und inneren Dialogen erschlossen. Ihre darin enthaltenen Annahmen müssen nicht grundsätzlich „falsch" sein; sie sind aber „für diese spezielle Person und nur dann ungünstig, wenn sie ein bestimmtes Therapieziel erreichen möchte" (Schulte, 1996b, S.150). Diese inneren Prozesse entsprechen ihren Erwartungen über die Zusammenhänge zwischen (1) Reizen, (2) eigenem Verhalten, (3) den Ergebnissen dieses Verhaltens und (4) den aus diesen wiederum resultierenden Folgebedingungen (Schulte, 1996b, S. 150ff; vgl. Leibetseder, 2001). Charakteristisch für derartige Sätze sind Bewertungswörter (z. B. schön, schrecklich etc.) und die ihnen immanenten subjektiven Ansprüche und Normen der Person (z. B. ich muss unbedingt die beste Klassenarbeit schreiben, sonst bin ich nicht intelligent), durch die Emotionen ausgelöst oder verstärkt werden.
Diese Annahmen sind in Abbildung 1 schematisch dargestellt.

Eine **Situationserwartung** enthält die Annahme über das Ausmaß, in welchem eine Situation autonom, d. h. unabhängig vom eigenen Verhalten, auf eine bestimmte Änderung zustrebt. Im Rahmen dieser Erwartungshaltung ist eine Person auf die Eigendynamik einer Situation eingestellt und tendiert dazu, einen Zusammenhang zwischen den Reizmerkmalen einer Situation (1) und denen eines Ergebnisses (3) anzunehmen (z. B. „Gleich wird etwas passieren").
In der **Kompetenzerwartung** kommt ihre Annahme zum Ausdruck, in der gegebenen Situation zu einem bestimmten Verhalten fähig oder nicht fähig zu sein. Unterstellt wird ein Zusammenhang zwischen den Merkmalen einer Situation (1) und den Komponenten einer Handlung (2). Hier sind handlungserleichternde oder -erschwerende Bedingungen formuliert (z. B. „Ich kann das nicht"). Diese Annahme geringer Selbstwirksamkeit oder eigener Inkompetenz würde einer Hilflosigkeitsattitüde entsprechen.

Abbildung 1: Verschiedene Arten von Erwartungen (nach Schulte, 1996. S. 152)

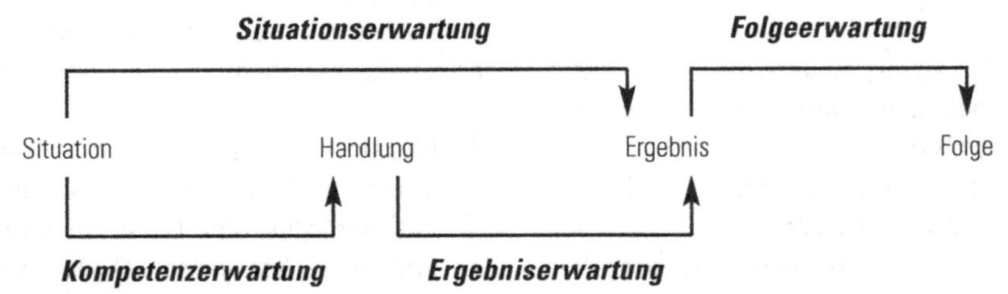

In einer **Ergebniserwartung** kommt zum Ausdruck, in welchem Ausmaß das eigene Verhalten bestimmte Konsequenzen nach sich zu ziehen vermag, was der Annahme eines Zusammenhanges zwischen eigenem Handeln (2) und seinem Ergebnis (3) entspricht (z. B. „Ich erreiche das nicht").

Eine **Folge- oder Kontingenzerwartung** beinhaltet, ob bzw. inwieweit aus einem Verhaltensergebnis weitere Situationsänderungen resultieren; angenommen wird hier ein Zusammenhang zwischen Ergebnismerkmalen (3) und Merkmalen darauf folgender Situationen (4) („Damit habe ich eine gute Voraussetzung für ... x"). Diese Kognition würde der Attitüde des Optimismus oder Pessimismus entsprechen.

Lassen sich diese Erwartungen in den inneren Dialogen unseres Kl. identifizieren bzw. aus ihnen erschließen? Zunächst der Satz „Warum denn immer ich?" Diese Situationserwartung enthält die Annahme, speziell er werde in einer sozialen Situation angesprochen, und dies, ohne dazu einen Beitrag zu leisten, wie z. B. auf sich aufmerksam zu machen. Sein anderer Satz „Wenn ich nur ja nichts Falsches sage" stellt eine Ergebniserwartung dar; er beinhaltet seine Ansprüche und Bewertungen dabei, denn implizit heißt dieser Satz: „Meine Auskunft muss unbedingt richtig sein". Die geringe Kompetenzerwartung des Kl. zeigt sich in den Sätzen „Ich kann das nicht" oder „Ich bin ein Versager".

In der funktionellen Verhaltensgleichung muss nun berücksichtigt werden, dass zwischen den Merkmalen der vorausgehenden und der nachfolgenden Situation einerseits und den Organismusvariablen andererseits Rückmeldeprozesse bestehen. Dies ist in Abbildung 2 dargestellt.

Abbildung 2: Rückmeldeprozesse (Kanfer et al. 2012, S. 206)

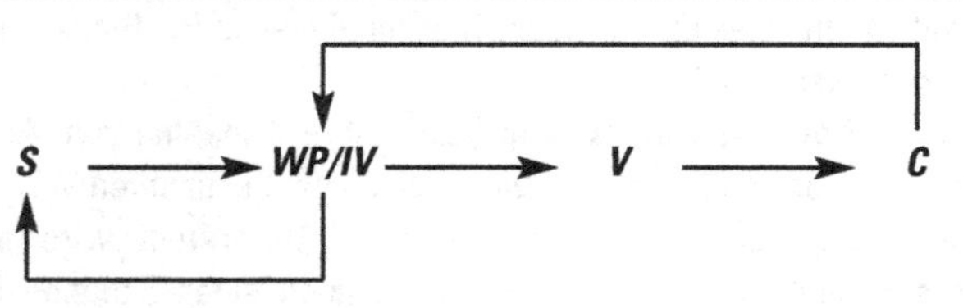

Erwartungen prädisponieren zu einer Voreinstellung auf kritische Situationen und werden durch die Ergebnisse eines Verhaltens, also reaktionskontingent, belohnt oder bestraft. Sie werden als verdeckte verbale Reaktionen aufgefasst und als „coverants" (= covert und operant) bezeichnet (Kanfer und Phillips, 1975, S.480 ff). Diese Voreinstellung wird als Bestätigungstendenz oder „confirmation bias" bezeichnet, womit die Bevorzugung jener Informationen gemeint ist, die mit einer Erwartung übereinstimmen. In einer Situation werden selektiv die erwartungsentsprechenden Aspekte wahrgenommen, welche ihrerseits wiederum jene Erwartung bestätigen, die den Auswahlprozess bestimmt hatte (Hager und Weißmann, 1991).

In dem Satz „Warum denn immer ich?" kommt die Annahme unseres Kl. zum Ausdruck, in sozialen Situationen würde stets und – verglichen mit anderen Personen, wie wir unterstellen wollen – speziell er ausgewählt, beachtet, angesprochen, bewertet etc. (warum denn **immer/nur** ich?). Umgekehrt lässt sich daraus aber folgern, er würde soziale Situationen bereits mit dieser Voreinstellung betreten. Hinweisreize, welche geeignet sind, diese zu bestätigen, würden von ihm mit größerer Wahrscheinlichkeit registriert werden als neutrale oder widersprechende Situationsmerkmale (Bördlein, 2000; Mineka und Sutton, 1992; McNally, 1994). Er würde also nicht berücksichtigen, wie oft andere Personen angesprochen werden, wie oft er nicht beachtet wird, wie unterschiedlich die an ihn gerichteten sozialen Signale sein können oder an welche Eigenschaften seiner Persönlichkeit sie adressiert sind.

Bei der Analyse der Erwartungen muss zwischen **dysfunktionalen Kognitionen** und **irrationalen Überzeugungen** unterschieden werden, je nachdem, ob die betreffende Person „akzeptieren kann, dass die sich ... aufdrängenden" Gedanken „im Hinblick auf das Therapieziel ungünstig ... und durch funktionale Kognitionen zu ersetzen" sind oder ob sie subjektiv von der Richtigkeit ihrer Annahmen überzeugt ist und meint „dass alternative, für die Zielerreichung angemessene Gedanken doch ‚falsch' wären" (Schulte, 1996, 158f). Das wesentliche Kriterium zur Unterscheidung zwischen den Kategorien „dysfunktionale Gedanken" und „irrationale Überzeugungen" ist somit die Flexibilität der betreffenden Person. Eine Annahme ist als dysfunktionaler Gedanke einzustufen, sofern die betreffende Person deren Angemessenheit nicht als subjektive Gewissheit empfindet und anders lautenden Erklärungen gegenüber zugänglich ist. Eine Annahme ist als irrationale Überzeugung einzustufen, sofern die betreffende Person deren Angemessenheit als subjektive Gewissheit empfindet und anders lautenden Erklärungen gegenüber unzugänglich ist. Irrationale Überzeugungen sind das Resultat von „Denkfehlern", wie z. B. von Übergeneralisierungen oder dichotomem Denken (Beck et al., 1981). Bei dysfunktionalen Gedanken ist ein Selbstverbalisationstraining und bei irrationalen Überzeugungen eine kognitive Umstrukturierung indiziert.

Die Äußerung unseres Kl., mit einer Auskunft überfordert zu sein, stellt einen dysfunktionalen Gedanken dar, denn Herr Z. ist – so bleibt zu ergänzen – von seiner intellektuellen Leistungsfähigkeit durchaus überzeugt und betont immer wieder den ihn hemmenden Effekt derartiger Sätze. Seine Annahme, keine Fehler machen zu dürfen, ist als eine irrationale Überzeugung aufzufassen. Er vertritt die Meinung, dies von sich erwarten zu müssen, seine Arbeit sei sonst schlecht, weswegen er seinen Arbeitsplatz verlieren würde. Dieser Anspruch habe sich außerdem bewährt, denn er habe alle Kurse im zweiten Bildungsweg mit Auszeichnung abgeschlossen, ferner würde er bei „unsinnigen Aussagen" verlacht und nicht für wert befunden werden, ein öffentliches Lokal zu betreten.

! **Merke:** Aus den inneren Dialogen werden die verhaltensrelevanten Kognitionen identifiziert und jene Wörter analysiert, die Bewertungen und Ansprüche ausdrücken. Anschließend wird geklärt, welcher Erwartung sie zuzurechnen sind und ob sie als dysfunktionale Gedanken oder als irrationale Überzeugungen aufzufassen sind, je nach der subjektiven Überzeugung der betroffenen Person und ihrer Zugänglichkeit für alternative Annahmen.

3 Vertikale Verhaltensanalyse und die Analyse von Schemata

Die zeitliche Abfolge der spezifischen Merkmale und Komponenten einer Reiz-Reaktionsverbindung war bislang als horizontale Sequenz angeordnet und durch lernpsychologische Gesetze interpretiert worden. Menschliches Handeln kann aber auch als Funktion verhaltenssteuernder Motive und Bedürfnisse aufgefasst werden. Diese „hinter" einem Verhalten wirkende Motivstruktur einer Person systematisch zu erschließen, wird im Rahmen der **Vertikalen Verhaltensanalyse** (Caspar, 1995, 1996b; Caspar und Grawe, 1982; Grawe, 1980, 1982) angestrebt. Die grundlegende Analyseeinheit ist der Plan, zu dem eine „Zielkomponente" und eine „Mittelkomponente" verknüpft werden.

Nehmen wir zwei Sätze aus den Protokollen unseres Kl.: (1) „Vermeide es, Fehler zu machen, indem du Auskünfte an deinen Kollegen delegierst", (2) „Vermeide es, Fehler zu machen, um geschätzt zu werden". Im Satz (1) wird formuliert, dass das Ziel „keine Fehler = sei perfekt" mit dem Mittel „delegiere Auskünfte" erreicht werden soll. Satz (2) zeigt, dass das Ziel von Satz (1), nämlich „keine Fehler = sei perfekt", seinerseits ein Mittel für das übergeordnete Ziel „erreiche Wertschätzung" darstellen kann.

Jeder Plan ist zugleich Ziel eines vorgereihten, spezifischeren Unterplanes und Mittel für einen nachgereihten, abstrakteren Oberplan. Ein Plan kann sich auf mehrere Oberpläne beziehen und/oder auf mehrere Unterpläne gegründet sein. Verhalten wird hier als Funktion hierarchisch angeordneter Pläne aufgefasst; insofern findet nun seine „vertikale" Analyse statt (Reinecker-Hecht und Baumann, 1998).

Die Extraktion der Pläne beginnt bei beliebigen – beobachteten oder berichteten – Verhaltensweisen, introspektiven Angaben, biografischen Episoden und Ereignissen, Berichten anderer etc. Diese werden zusammengefasst und unter einem übergeordneten intentionalen Begriff subsumiert. Die begrifflichen Etiketten dieser Hierarchiestufe werden wieder auf Grund gemeinsamer intentionaler Aspekte zu einem Oberbegriff gebündelt usw., bis letztlich eine Ebene allgemein verbindlicher Bedürfnisse erreicht ist (wie z. B. „lebe", „habe Selbstwert" „Automie", „Hedonismus", Orientierung, Kontrolle", „Bindung" etc.). Diese Prozedur orientiert sich an zwei Fragen: (1) „bottom – up": Durch die Frage *wozu?* werden von der Verhaltensbasis aus die stets abstrakteren Zielaspekte der Pläne erschlossen, und (2) „top – down": Durch die Frage *womit, wodurch?* wird auf die stets spezifischeren Mittelaspekte bis zur Verhaltensbasis rückgeschlossen. Im Rahmen einer vertikalen Verhaltensanalyse können einerseits zu überprüfende Annahmen über weitere, bisher noch nicht zur Diskussion gestandene Verhaltensweisen abgeleitet werden, zum anderen muss je nach erweiterter Datengrundlage auch die Struktur der Pläne stets modifiziert werden.

Den bisherigen Berichten unseres Kl. und aus Ergänzungen dazu können mehr oder weniger „beliebig" folgende Handlungen, Empfindungen, Episoden, Ereignisse etc. entnommen werden, auf die eine vertikale Verhaltensanalyse gegründet werden soll. Herr Z. berichtete, exzessiv Alkohol getrunken und deswegen früher den Unterricht in der Schule versäumt zu haben. Zwar habe er heimlich getrunken, aber dennoch sei dies in der Familie offenkundig geworden. Mehrfach habe er deswegen eine Klinik aufgesucht. Er habe nicht gewagt, seinen Chef von seinem letzten Aufenthalt zu informieren. Gegenwärtig sei er völlig abstinent. In nunmehr ambulanter Therapie, schilderte er große Ängste im sozialen Bereich. Er würde, wenn sich jemand an ihn wende und eine Auskunft wünsche, entweder sehr leise sprechen, furchtbar stottern und sich völlig verkrampfen oder die Fortsetzung des Gespräches an jemand anderen weitergeben. Anschließend beschimpfe er sich als totalen Versager, der zu überhaupt nichts tauge und nicht einmal wert sei, sich in eine Gesellschaft oder ein Lokal zu begeben, weil ihn alle für unfähig halten müssten, auch nur einen vernünftigen Satz von sich zu geben. Man müsse sich für ihn schämen. Zwar betreibe er gerne Sport, aber nur am Abend, wenn ihn, der Dunkelheit wegen, niemand mehr erkennen würde. Er sei sich bewusst, dass seine sämtlichen Probleme auf seinem geringen Selbstbewusstsein beruhen würden. Während des Gespräches fiel auf, dass Herr Z. häufig zustimmte und Fragen des Th. pauschal bejahte. Auf die Frage nach seinen Fähigkeiten erwähnte er seine schulischen Erfolge und sich generell für intelligent und für sprachlich begabt zu halten.

Abbildung 3: Zusammenfassung der Daten zu intentionalen Konzepten

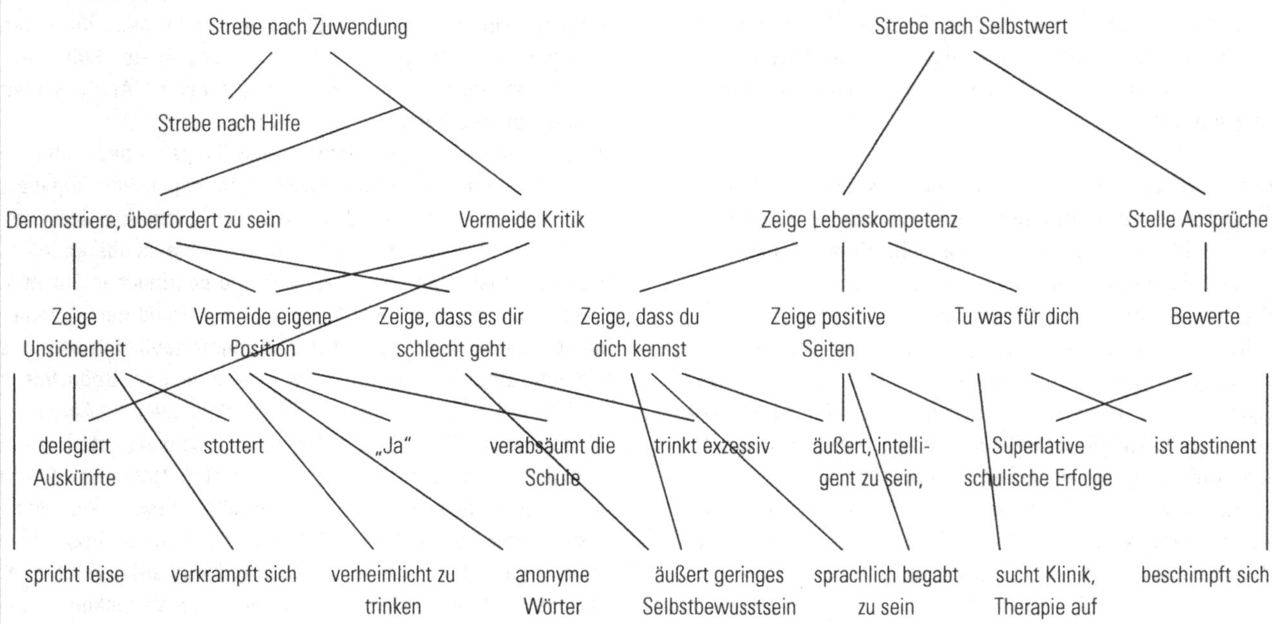

In Abbildung 3 ist skizziert, wie diese Daten des Kl. zu intentionalen Konzepten zusammengefasst werden können. Seine Verhaltensweisen wie „leise zu sprechen", „zu stottern", „sich zu verkrampfen", „eine Auskunft zu delegieren" können auf der ersten Ebene der Pläne zu *„Zeige Unsicherheit"* zusammengefasst werden. „Ja zu sagen", sein „Trinkverhalten zu verheimlichen", den „Schulbesuch zu verabsäumen", „anonymisierende Wörter" wie „man", „alle", „Formulierungen im Passiv" etc. ergeben die Etikette *„Vermeide, eine eigene Position zu beziehen"*. „Exzessiv zu trinken" und „dieses zu signalisieren" ergibt den Plan *„Zeige, dass es dir schlecht geht"*. Unter dem Begriff „Verheimliche, dass es dir schlecht geht" sind Verhaltensweisen zu subsumieren wie „versäumt die Schule", „trinkt heimlich", „betreibt Sport in der Dunkelheit". Die Annahme geäußert zu haben, seine gesamte Problematik sei auf sein geringes Selbstbewusstsein gegründet, kann als Hinweis für den Plan aufgefasst werden *„Zeige, dass du über dich Bescheid weißt"*. „Bekundet, intelligent zu sein", „berichtet sprachliche Fähigkeiten", „berichtet schulischen Erfolg" könnten neben den „Kenntnissen über sich", der Etikette *„Zeige positive Seiten"* untergeordnet werden. „Sport zu betreiben", „eine Klinik aufgesucht zu haben", „sich in Therapie zu begeben", konstituieren den Oberbegriff *„Tu etwas für dich"*. Des Weiteren können „beschimpft sich" und „verwendet Adjektive im Superlativ" dem Plan „Bewerte" zugeordnet werden. „Zeige Unsicherheit", „Vermeide eine eigene Position zu beziehen", „zeige dass es dir schlecht geht" ergibt auf der zweiten Hierarchieebene *„Demonstriere, überfordert zu sein"*. Der Plan „Zeige Lebenskompetenz" ergibt sich aus „Zeige, dass du über dich Bescheid weißt", „Zeige positive Seiten" und „Tu etwas für dich". Aus „Bewerte" und dem Verhalten, „Fehler zu vermeiden", ergibt sich *„Stelle Ansprüche"*. Nun zur nächsten Hierarchieebene. „Demonstriere, überfordert zu sein" vermag den übergeordneten Begriff *„Strebe nach Hilfe"* zu bedingen. Auf oberster Ebene können Sätze wie „Zeige Lebenskompetenz" und „Stelle Ansprüche" zu *„Strebe nach Selbstwert"* zusammengefasst werden; „Strebe nach Hilfe" kann als Hinweis für *„Strebe nach Zuwendung"* gelten.

Diese hierarchische Struktur der Pläne gilt es nun zu interpretieren. In der maßgeblichen **Schemaanalyse** (Grawe, 1998; Grawe et al., 1994, 1996; Heiniger et al., 1996) wird von zwei grundlegenden Richtungen problemlösender Aktivitäten ausgegangen: Unter Assimiliation werden jene Verhaltensweisen zusammengefasst, eine Situation an eigene Schemata anzupassen; nicht assimilierbare Umgebungsinformation löst hingegen Handlungen aus, die eigenen Schemata an die Situationsbedingungen zu akkommodieren. Zu unterscheiden sind „positive emotionale – oder Selbstschemata", die selbstwertdienliche Ziele und Strategien der Annäherung repräsentieren, von „negativen emotionalen Schemata", die der Vermeidung aversiv bewerteter Stimuli dienen. Probleme einer Person ergeben sich:

a) aus Konflikten zwischen diesen Schemata, wobei zwischen Annäherungs-/Annäherungskonflikt, Annäherungs-/Vermeidenskonflikt und Vermeidens-/Vermeidenskonflikt unterschieden werden muss, je nach dem ob Inkongruenzen zwischen zwei Selbstschemata, einem Selbstschema und einem negativen emotionalen Schema oder zwischen zwei negativen emotionalen Schemata bestehen;
b) aus sozialer Bedrohung oder Blockierung der Selbstschemata und
c) auf Grund instrumenteller Überforderung. Die betreffende Person verfügt nicht über jene Verhaltensweisen, die erforderlich wären, um die kritischen Reize an ein Schema zu assimilieren oder ein eigenes Schema einer Situation anzupassen.

Eine Planstruktur wird nach folgenden Gesichtspunkten analysiert:

- Wie lauten die Selbstschemata und
- wie lauten die Vermeidensschemata?

- Welchen Plänen wird das problematische Verhalten zugeordnet?
- Zu welchen anderen Plänen stehen diese in Beziehung?
- Gibt es Inkongruenzen zwischen den Plänen, d. h., erhöht oder vermindert ein Plan die Realisierungschancen eines anderen neben- oder übergeordneten Planes? Beinhalten deren sprachliche Etiketten zumindest teilweise begriffliche Gegensätze (z. B. „Bleibe abhängig" vs. „Werde unabhängig/selbständig")? „bottom – up" wird also geklärt, ob die Ziele in einem konsistenten Verhältnis zueinander stehen.
- Werden die Realisierungschancen eines Planes durch einen untergeordneten Plan auf „sinnvolle" Weise erhöht oder vermindert? Damit ist gemeint, ob die Verwirklichung eines Planes hohe „Kosten" und Defizite für die Verwirklichung anderer Pläne nach sich zieht (Bartling et. al., 2016) „top – down" wird geklärt, ob Ziele durch adäquate Mittel erreicht werden.
- Ist die Zielsetzung rational und realistisch? Dieser Aspekt berücksichtigt generelle Ansprüche und solche mit Absolutheitscharakter in den Etikettierungen der Pläne (Bartling et. al., 2016).

Zwei generelle Selbstschemata liegen der Planstruktur unseres Kl. zu Grunde: a) „Strebe nach Zuwendung" und b) „Strebe nach Selbstwert". Diesen trachtet er durch positive emotionale Schemata zu erreichen, wie z. B. Lebenskompetenz zu zeigen, positive Aspekte seiner Persönlichkeit zu betonen, Ansprüche zu stellen etc. Das Schema, nach Zuwendung zu streben, ist einerseits in dem negativen emotionalen Plan verankert, Kritik zu vermeiden; andererseits wird es durch den emotional positiv bewerteten Annäherungsplan bedingt, seine Hilfsbedürftigkeit zu demonstrieren.

In diesem Ausschnitt der Planhierarchie zeigen sich folgende Konflikte: Die Pläne „Demonstriere, überfordert zu sein" und „Vermeide Kritik" einerseits und „Stelle Ansprüche" und „Bewerte" andererseits bilden einen Annäherungs-/Vermeidenskonflikt. Ein Annäherungs-/Annäherungskonflikt besteht zwischen den Plänen „Zeige Lebenskompetenz" und „Demonstriere, überfordert zu sein". Auf der untersten Ebene der Pläne zeigt sich ein weiterer Annäherungs-/Annäherungskonflikt; dieser existiert zwischen jenen Schemata, die ihn auffordern, sowohl zu zeigen als auch zu verheimlichen, dass es ihm schlecht geht.

Was die instrumentelle Realisierung von Zuwendung betrifft, wird deutlich, dass diese durch Konsequenzen erworben werden, welche den Selbstwert mindern. Zum Beispiel ist der Plan „Demonstriere Überforderung" nicht kompatibel mit dem Schema „Strebe nach Selbstwert". Das Schema „Strebe nach Zuwendung" auf diese Weise verwirklichen zu wollen, erscheint wenig sinnvoll.

Die wesentlichen Punkte einer vertikalen Verhaltens- und Schemaanalyse werden in so genannten Frames zusammengefasst. Diese sind Listen von differenziellen Aspekten, die für ein intentionales oder Selbstschema und für ein Vermeidens- oder Konfliktschema charakteristisch sind.

- Ein Frame für ein intentionales Schema sollte enthalten: eine Bezeichnung, mit welcher das Schema zu etikettieren ist; eine Ziel- und eine Handlungskomponente; exemplarische Kognitionen; Emotionsangaben; exemplarische Situationen, von denen das Schema aktiviert wird.
- Ein Frame für ein Vermeidensschema sollte enthalten: eine Bezeichnung, mit welcher das Schema zu etikettieren ist; eine Zielkomponente, mit der die aversiven Stimuli und Emotionen bezeichnet werden, die jemand zu vermeiden trachtet; eine Annäherungs- oder Wunschkomponente, die nicht realisierbar erscheint; Vermeidenspläne und das Vermeidensverhalten; Kognitionen und Emotionen während des Verhaltensablaufes; sofern gegeben, Ansätze des Annäherungsverhaltens; exemplarische Situationen.

Ein Frame unseres Kl. hat folgende Gestalt:

Bezeichnung: Vermeide Kritik
Vermeidungsziel: Abwertung, Abwendung, Peinlichkeit, Scham
Wunschkomponente: Lob
Pläne: Vermeide Fehler, vermeide, dich festzulegen
Kognitionen: Das kann ich nicht, wie peinlich
Emotionen: Unsicherheit und Angst
Vermeidensverhalten: Stottern, leises Sprechen, nach Hilfe suchen
Annäherungsverhalten: Lernaufwand; Bemühungen, die ihm übertragenen Aufgaben akribisch zu erfüllen
Situationen: Arbeitsplatz, Anwesenheit des Chefs, Anfrage durch unbekannte Personen

> **!** **Merke:** In einer vertikalen Verhaltensanalyse werden die ein Verhalten bestimmenden Motive einer Person erfasst, indem beobachtete oder berichtete Handlungen nach einem gemeinsamen Ziel zu jeweils allgemeineren Plänen oder Schemata zusammengefasst werden. Diese werden je nach Wirkrichtung als Annäherungspläne oder als Vermeidenspläne interpretiert und hinsichtlich ihrer Konfliktmächtigkeit in der Planhierarchie analysiert

Die Ergebnisse aus den einzelnen Modellen, durch welche die zur Disposition stehende problematische Verhaltensweise unseres Kl. betrachtet wurde, lassen sich verknüpfen: a) Die durch soziale Situationen ausgelöste Angstreaktion des Herrn Z. wurde durch klassische Konditionierung gelernt. b) Das anschließende Vermeidensverhalten wurde durch operante Konditionierung erworben. c) Durch operante Konditionierung hatte er die Überzeugung erworben, speziell er werde in diesen Situationen zu sozialen Aktivitäten aufgefordert, welche ihn überbeanspruchen würden, oder er würde abgewertet. Diese Kognitionen sind als irrationale Überzeugungen einzustufen. Seine ebenfalls operant konditionierten Selbstverbalisationen während eines Verhaltensablaufes sind als dysfunktionale Gedanken einzustufen. Es handelt sich dabei um Situations- bzw. um Ergebniserwartungen. d) Sein Vermeidungsverhalten kann dem Bedürfnis nach Zuwendung zugeordnet werden. Es ist in sich inkonsistent und unverträglich mit selbstwertdienlichen Plänen.

1

4 Genese der problematischen Verhaltensweise

Folgende Fragen sind im Rahmen einer lernpsychologisch orientierten Exploration von Bedeutung (Kanfer et al., 2012, S. 208; Schulte, 1967, S. 88):

- Unter welchen Reizbedingungen trat das problematische Verhalten erstmals auf?
- Durch welche Komponenten war dieses gekennzeichnet?
- Gab es Personen in der Umgebung, die gleiche oder ähnliche Verhaltensweisen zeigten?

Durch diese drei Fragestellungen soll herausgearbeitet werden, ob die symptomatische Verhaltensweise durch klassische oder durch operante Konditionierung erworben wurde und ob Modell-Lernen stattfand.

Unser Kl. berichtete, bereits in seinem 6. Lebensjahr erhebliche Ängste vor der Schule empfunden zu haben. Der Lehrer sei eine furchterregende Persönlichkeit gewesen. Schreiattacken und Schläge für geringe Fehler oder Unzulänglichkeiten seien in seinen Unterrichtsstunden üblich gewesen. Der Kl. habe erbrechen müssen und versucht, den Schulbesuch zu verweigern. Trotz ihrer Offensichtlichkeit seien seine Ängste weder vom Lehrer noch von den Eltern beachtet worden. Zu Hause habe seit jeher ein „eisiges Klima" geherrscht. Es sei nämlich nur das Notwendigste gesprochen worden; jedes Familienmitglied sei stets seiner eigenen Wege gegangen. Besonders deprimierend sei für ihn damals gewesen, die ständige Verschlechterung des Gesundheitszustandes seiner an multipler Sklerose erkrankten Mutter miterleben gemusst zu haben.
Diesem tragischen Bericht lassen sich zwei Mechanismen entnehmen: 1. Die reflexartigen Reaktionen des Kindes (UR) auf die Praktiken des Lehrers (US) sprechen für eine klassische Konditionierung der Angst, zumal diese vermutlich durch ursprünglich neutrale Kontexte wie die „Schule" (NS1=CS1) oder die „soziale Umgebung der Klasse" (NS2=CS2) aktiviert (CR) werden konnte. Dies stimmt mit der ersten Bedingungshypothese überein. 2. Der kommunikative Modus in der Familie, nur das Notwendigste zu sprechen, sich zurückzuziehen etc., könnte eine Modellfunktion für das Sprach- und Sozialverhalten des Kl. darstellen.

Der nächste Schritt einer lernpsychologisch orientierten Exploration betrifft weitere, zeitbedingte Veränderungen im Reiz-Reaktionsrepertoire von Kl. Folgende Fragestellungen sind relevant:

- Haben sich Komponenten der problematischen Verhaltensweise verändert?
- Haben sich Merkmale der vorausgehenden Situation verändert?
- Haben sich Merkmale der nachfolgenden Situation verändert?

In diesen drei Punkten wird herausgearbeitet, ob eine Habituation, eine Reizgeneralisierung, eine Reizdiskriminierung oder eine Generalisierung bzw. Diskriminierung von Reaktionen stattfand.

- Für eine Habituation spricht die sukzessive Abnahme einer Reaktionsbereitschaft nach wiederholter Darbietung eines Reizes. Dieser muss nicht, wie bei seiner Löschung, durch Verstärkung erworben worden sein; als zu Grunde liegender Mechanismus wird hier die sensorische Adaptation an einen Stimulus angenommen (Reinecker, 1994b).
- Für eine Reizgeneralisierung spricht, wenn die gleiche Verhaltensweise durch zunehmende und stets weniger ähnliche,
- für eine Diskriminierung hingegen, wenn sie nur noch durch immer weniger vorausgehende Reize ausgelöst werden kann.
- Für eine „Symptomverschiebung" spricht, wenn die gleichen Verstärker nach Löschung einer symptomatischen Verhaltensweise durch ein anderes symptomatisches Reaktionsmuster erreicht werden,
- für eine Reaktionsgeneralisierung, wenn mehrere Verhaltensweisen durch gleiche Konsequenzen verstärkt werden (vgl. Reinecker, 1994b).

Er habe sich vor den Sanktionen des Lehrers zwar immer gefürchtet, dennoch seien diese allmählich zur Tagesordnung geworden. Wenn irgend möglich, habe er jedoch – vor allem in späteren Jahren – den Schulbesuch vermieden. Er habe sich in der Klasse nie als völliger Außenseiter gefühlt, denn zumindest ein oder zwei Freunde habe er stets gehabt.
Seine Mutter sei an den Folgen einer Gehirnblutung verstorben, als er 15 Jahre alt war. Etwa zu dieser Zeit habe er seine Lehre als Großhandelskaufmann abgebrochen. Ihm sei alles zu viel geworden, denn er habe den ganzen Tag durchgearbeitet und nicht gewagt, auch nur eine kurze Pause einzulegen. Diese Arbeitsgesinnung sei ihm zu Hause stets vermittelt worden. Aus dem gleichen Grund habe er auch seine Sehprobleme verschwiegen, die nach Meinung seines Vaters erst ab einem bestimmten Alter glaubhaft seien. Mit anderen Kollegen habe er zwar schon, aber doch eher wenig und nur selten gesprochen. Allein zu arbeiten habe er immer bevorzugt. Gleichzeitig sei er jedoch dem parallel stattfindenden Unterricht ferngeblieben. Als dies anlässlich der halbjährlichen Schulnachricht seinen älteren Geschwistern bekannt geworden sei, habe er sich sehr geschämt, zumal er von ihnen in seinem persönlichen Wert angegriffen worden sei. Erst sein wiederholtes Schuldeingeständnis habe diese Anwürfe zu vermindern vermocht. Sein Vater habe aber stillschweigend eingewilligt, dass er weder eine Schule noch eine Arbeitsstelle besuchte, und habe ihn im eigenen landwirtschaftlichen Betrieb beschäftigt. Trotz dieser Entlastung vom beruflichen Stress habe er sich nicht wohl gefühlt, da er sich immer geschämt habe, anderen seine Situation zu erklären, oder befürchtet habe, sich ihren Einwänden gegenüber rechtfertigen zu müssen. Er habe begonnen, sich zurückzuziehen, z.B. den Besuch von Gaststätten zu vermeiden, Sport erst abends zu betreiben, wenn ihn der Dunkelheit wegen niemand erkennen und auf seine Situation ansprechen könne etc.
Deutlich wird aus dieser Passage, dass sich Herr Z. an die beängstigenden schulischen Bedingungen adaptiert hatte. Seine unregelmäßige Teilnahme am Unterricht dürfte allerdings seine Ängste nach dem Muster eines intermittierenden Verstärkungsplanes aufrechterhalten haben.
Seine Angstreaktion und sein Vermeidungsverhalten blieben nicht auf die Schule beschränkt; sie konnten auch durch Arbeitssituationen, öffentliche Lokale etc. ausgelöst werden. In der Genese seiner Angst hatte eine Reizgeneralisierung stattgefunden.

Das Vermeidungsverhalten wurde sowohl über negative als auch über positive Verstärkungen, also operant konditioniert (z. B. Verminderung von Angst durch sozialen Rückzug, durch die Arbeit zu Hause, Zuwendung und Hilfestellung durch den Vater etc.). Dies stimmt mit der zweiten Bedingungsannahme überein. Die ebenfalls operante Konditionierung seiner Kognitionen wird an den Mechanismen positiven und negativen Verstärkens seiner Anpassung an familiäre Ansprüche und seiner Bekundung ersichtlich, mit der Kritik an seiner Person übereinzustimmen. Dadurch konnte er Zuwendung bekommen oder zumindest erreichen, nicht weiter abgewertet zu werden. Sein Vermeidungsverhalten und seine – auch verbalen – Reaktionen, Zustimmung zu bekunden, werden teilweise durch die gleichen Konsequenzen, nämlich durch Zuwendung, aufrechterhalten. Dies spricht für eine Reaktionsgeneralisierung.

Bisher wurde die Lerngeschichte eines symptomatischen Verhaltens als Abfolge differenzieller Bedingungen dargestellt, durch welche dieses ausgelöst bzw. beibehalten wird. Nun wird das symptomatische Verhalten im Kontext seiner sozialen Konsequenzen betrachtet. Diese sollen zur Überprüfung der jeweiligen Planstruktur verwendet werden. Pläne und Schemata werden somit als „repetitive Muster" aufgefasst, die auf die Herstellung bestimmter Beziehungskonstellationen ausgerichtet sind. In diesem Sinne „stellen sie gleichzeitig Produkte und Produzenten der Entwicklungsgeschichte und gegenwärtigen Lebenssituation dar" (Grawe et al., 1996, S. 211f).

Folgende Aspekte sind für eine schematheoretisch orientierte Exploration von Belang:
- Handlung des/r Kl.
- Reaktion der Bezugsperson
- Reaktion von Kl. auf die Reaktion der Bezugsperson
- Reaktion der Bezugsperson auf die Reaktion des/r Kl.
- Welche Pläne werden durch die Bezugsperson belohnt? Dies ist ein Hinweis auf die instrumentelle Funktion eines Planes (Caspar, 1996a).
- Welche Pläne werden durch die Bezugsperson bestraft? Dies bedeutet, dass diese Pläne bedroht oder blockiert sind (Caspar, 1996a).

Der vertikalen Verhaltensanalyse können wir entnehmen, dass es dem Kl. gelingt, Kritik zu vermeiden, indem er vermeidet, eine eigene Position zu beziehen. Das Konzept „Vermeide Kritik" dient dabei sowohl seinem Streben nach Zuwendung als auch seinem Streben nach Selbstwert. Der Plan „Vermeide, eine eigene Position einzunehmen" ist unvereinbar mit dem Plan „Zeige Lebenskompetenz".
Der an den Schemata und Plänen orientierten Exploration können wir entnehmen, dass sich der Kl. in verschiedenen Situationen im Widerspruch, im Protest, in der Darstellung eigener Meinungen, Probleme, Ängste etc. versucht hatte. Seine Eltern, die Lehrperson und seine Geschwister reagierten entweder mit Missachtung seines Verhaltens oder mit Geringschätzung seiner Person; stimmte er anschließend ihrer Kritik zu, erhielt er Zuwendung. Indem er Probleme und normabweichendes Verhalten verheimlichte, konnte er ihre negativen Reaktionen vermeiden. Angepasstes Verhalten wurde belohnt, der Lebenskompetenz zuzuordnende Aktionen wurden bestraft.
„Zeige Lebenskompetenz" ist folglich ein sozial blockierter Plan. Die häufig auftretende Verhaltenstendenz unseres Kl., jede soziale Diskrepanz zu minimieren, z. B. Ja zu sagen, vermutlich auch gegen seine Überzeugung, anderen Recht zu geben, ihren Abwertungen seiner Person zuzustimmen etc., sollte jedoch in einem eigenen Plan verankert werden. Dieser könnte lauten *„Passe dich vollkommen an"* und wäre jener **instrumentelle Plan,** durch welchen der Kl. positive Rückmeldungen erreichen und die Fortsetzung negativer Rückmeldungen beenden kann.
Ziel seiner Ängste wäre demnach nicht, soziale Situationen zu vermeiden, sondern streng zu kontrollieren, in welchem Ausmaß er sich diesen anzunähern bzw. zuzulassen gedenkt, in diese mit einbezogen zu werden. Dies ist jener Annäherungs-/Vermeidenskonflikt, durch welchen Schüchternheit gekennzeichnet ist (Asendorpf, 1989). Bestehende soziale Interessen und Annäherungsbemühungen (= „Zeige Lebenskompetenz", „Passe dich vollkommen an") werden gleichzeitig durch Angst vor fremden Personen (= „Passe dich vollkommen an") und vor Abwertung (= „Vermeide, eine eigene Position zu beziehen") oder als nicht hinreichend empfundene Wertschätzung reglementiert. Daraus ergibt sich ein anderes funktionales Verständnis von der Problematik des Kl.: diese wäre nicht als eine soziale Phobie, sondern als soziale Gehemmtheit aufzufassen.

! **Merke:** Das Modell über die Ätiologie der problematischen Verhaltensweise dient zur Überprüfung des funktionalen Bedingungsmodells. In einer lerntheoretisch orientierten Exploration werden die Reizbedingungen und die Komponenten des Verhaltens während seines erstmals problematischen Auftretens erfasst, um zwischen seiner klassischen oder operanten Konditionierung zu entscheiden. Die Entwicklung der problematischen Verhaltensweise zu erkunden bedeutet anschließend der Frage nachzugehen, ob Generalisierung oder Diskriminierung des maßgeblichen Reizrepertoires bzw. ob eine Generalisierung oder Diskriminierung im Reaktionsrepertoire stattfand. Schematheoretische Exploration der problematischen Verhaltensweise bedeutet, ihre kommunikativen Konsequenzen zu den verhaltenssteuernden Plänen in Beziehung zu setzen

5 Prüfungsfragen: Verhaltenserklärungen

1. Was versteht man unter horizontaler Verhaltenserklärung? (s.1)
   a) Wie ist ein Verhalten unter der Hypothese des klassischen Bedingens und
   b) wie nach der Hypothese des instrumentellen Bedingens zu erklären? (s.1)
2. Stellen Sie bitte das Konzept einer kognitiven Verhaltenserklärung dar. (s. 2)
3. Worin unterscheiden sich dysfunktionale Kognitionen von irrationalen Überzeugungen? (s. 2)
4. Stellen Sie bitte das Konzept der vertikalen Verhaltensanalyse dar. (s. 3)
5. Nach welchen Gesichtspunkten wird eine Planstruktur analysiert? (s. 3)
6. a) Welche Aspekte werden bei der lerntheoretischen Exploration einer problematischen Verhaltensweise herausgearbeitet?
   b) Welche Aspekte werden bei der schematheoretischen Exploration herausgearbeitet? (s. 4)

1.1 Verhaltenstherapeutische Diagnostik

1.1.3 Zielanalyse und Therapieplanung

MAX LEIBETSEDER

1 Zielanalyse

Nach der Beschreibung und Erklärung der Problematik soll nun eine Vereinbarung über die anzustrebenden Ziele getroffen werden. Deren Analyse hat folgende Themen zum Gegenstand: a) die Motivation und die Erwartung von Kl., b) persönliche und soziale Bedingungen, c) persönliche und soziale Folgen der Änderung und d) eine Definition angestrebter Verhaltens- oder Merkmalsänderungen der vorausgehenden bzw. nachfolgenden Situationen.

Ad a) Vor der Planung und Durchführung einer Therapie sollten die Motivation und die Erwartungshaltung des/r Kl. erkundet werden. Existiert ein Veränderungswunsch oder besteht ein Klärungsbedürfnis, sollen Zusammenhänge besser verstanden werden? Stellen die erschlossenen Zielkomponenten der Schemata auch die Oberziele für die angestrebte Veränderung dar? (Grawe et al., 1996).

Ad b) Hier geht es vor allem um die Berücksichtung von Modellpersonen, welche eine ähnliche Symptomatik zeigen (Schulte, 1976), und um die Beleuchtung persönlicher Kompetenzen und Ressourcen des/r Kl. (Grawe et al., 1996). Welche Selbstkontrollmechanismen können mit eingeplant werden? Über welche Fähigkeiten verfügt der/die Kl.?

Eine vom Kl. explizit angegebene Ressource stellt seine sprachliche Fähigkeit dar. Er verfüge über einen umfangreichen Wortschatz und über ein differenziertes begriffliches Verständnis. Es wird zu überlegen sein, inwieweit dieses therapeutisch nutzbringend eingesetzt werden kann.

Ad c) Nach Klärung der Motivation und der tatsächlichen Erwartungshaltung des/r Kl. und nutzbarer Veränderungsvoraussetzungen müssen die Konsequenzen einer Zielerreichung antizipiert werden. Janis und Mann (1979) fassen die für eine Entscheidung relevanten Aspekte zu einem so genannten Bilanzbogenmodell zusammen. Vorteile und Nachteile einer Zielerreichung für sich und andere werden mit den Vor- und Nachteilen der Beibehaltung der Problematik für sich und andere verglichen. In gleicher Weise werden positive den negativen, auf den Selbstwert bezogenen Kognitionen gegenübergestellt. Damit lässt sich systematisch ein Bild über vorwegzunehmende Konsequenzen der Therapie anfertigen.

Die Vorteile von ihm selbst bestimmter Bewertungen könnten für unseren Kl. z. B. in geringeren sozialen Ängsten, zunehmender Selbstsicherheit und in einer anderen Freizeitgestaltung bestehen. Ein Nachteil für seinen Bruder könnte im Verlust seines Einflusses auf den Kl. bestehen. Schwierigkeiten für beide könnten sich aus der zunehmenden Konfliktbereitschaft des Kl. ergeben etc.

Ad d) Schließlich sollte bestimmt werden, welche Verhaltensweisen des/r Kl. bzw. der Bezugspersonen und/oder welche Reizbedingungen verändert werden sollten. Ziele sollen positiv und nicht als bloße Negation des Ist-Zustandes formuliert werden. Dafür kann eine so genannte goal attainment scale (vgl. Roecken und Weis, 1987) erstellt werden. Mit dieser werden individuell und spezifisch die angestrebten Veränderungen formuliert. Gleichzeitig kann durch graduiert abgegebene Urteile (von -2 = wesentlich schlechter als erwartet bis 2 = wesentlich besser als erwartet) die therapiebedingte Abweichung vom bisherigen Verhalten gemessen werden.

Für den Kl. könnte eine Zielerreichungsskala folgendermaßen aussehen: Einem Wert von 2 entspricht, 4 x pro Woche 2 bis 3 Stunden mit Freunden etwas zu unternehmen (Kinobesuch, Schwimmen, Tanzen), einem Wert von 1 entspricht, dieses nur 2x pro Woche zu verwirklichen etc., einem Wert von –2 entspricht, dieses nur alle 2 Wochen 1 x zu verwirklichen.

2 Therapieplanung

2.1 Variablen und Methoden der Veränderung

Auf das funktionale Bedingungsmodell und die Ergebnisse der Zielanalyse gegründet, soll nun der therapeutische Plan erstellt werden. Drei komplexe Fragen sind dabei wichtig (vgl. Schulte, 1976):

a) In welche Richtung soll die Veränderung erfolgen? Die Antwort ergibt sich aus dem Typ der Symptomatik.
   Typ 1 – Änderung der Topographie oder Abbau
   Typ 2 – Reduktion
   Typ 3 – Förderung
   Typ 4 – Aufbau
b) An welcher Variable des Bedingungsmodells (S, O [= WP, IV, Pläne], V, C, K,) soll
c) welches Veränderungsprinzip zur Anwendung kommen?

Zu einem therapeutischen Plan müssen verknüpft werden: Ansatzpunkt und Richtung der Veränderung (a und b), Veränderungsprinzipien (c) und deren Konkretisierung in umsetzbare Handlungsanweisungen (Bartling et al., 2008).

Der Therapieplan unseres Kl.: **Ansatzpunkt der Veränderung** sind seine irrationalen Überzeugungen (= O-Variable, WP/IV) und dysfunktionalen Gedanken (= **V kog.-Variable**), deren **Topografie geändert** werden soll (**Typ 1**). In der zweiten Verhaltensgleichung wurde verdeutlicht, dass diese seine selektive Einstellung auf eine Situation und seine Bewertung der fokussierten Merkmale determinieren. Sie aktivieren seine Ansprüche und seine Angst, zu versagen und sozial disqualifiziert zu sein. Die Planhierarchie enthält die Schemata, Ansprüche zu stellen, Lebenskompetenz zu demonstrieren und Überforderung zu demonstrieren.

Das Veränderungsprinzip besteht aus einem einzigen semantischen Schritt: Situationen vor und nach emittierten Verhaltensweisen sollen in seinen inneren Dialogen nicht in bewertenden, sondern in beschreibenden Begriffen und in funktionalen Zusammenhängen abgebildet werden.

Dies müsste bedingen: a) eine Verminderung jener Sätze, mit welchen er sich selbst bisher abwertete, b) eine Verminderung aversiver Emotionen, wie z. B. Hassempfindungen sich selbst gegenüber, und von Ängsten, durch andere abgewertet zu werden (Staats, 1975; vgl. Reinecker, 1983), c) auf die Situation und nicht auf die eigene Person bezogene Vorhersagen und d) eine Erhöhung der Wahrscheinlichkeit, soziale Situationen aufzusuchen.

> **!** **Merke:** Der Therapieplan besteht aus:
> Ansatzpunkt und Richtung der Veränderung, dem Veränderungsprinzip und dessen Konkretisierung

2.2 Veränderungsannahmen

Zunächst muss angenommen werden, dass durch die systematische Änderung der sprachlichen Repräsentation von Situationen und Ereignissen eine globale Verbesserung der Problematik des Kl. erreicht werden konnte. Diese Verbesserung müsste sein Kontaktverhalten, seine Konzentration und seine Stimmung betreffen. Seine Ängstlichkeit, seine Unsicherheit und sein irrationales Misstrauen müssten geringer werden. Letztlich müssten auch seine in konkreten sozialen Situationen auftretenden Ängste geringer werden.

2.3 Überprüfung der Veränderungsannahmen

Mit dem Modell zur Erklärung eines symptomatischen Verhaltens ließen sich jene Variablen identifizieren, auf die sich die therapeutische Intervention gründen sollte, und jene Methoden bestimmen, mit welchen diese zu modifizieren sein würden. Aus dem Satz zu verändernder Variablen und auf sie anzuwendender Methoden ließen sich wiederum Annahmen über die in einer Therapie angestrebten Effekte formulieren. Nun geht es um den Nachweis der tatsächlichen Wirksamkeit des therapeutischen Vorgehens, indem diese Veränderungsannahmen überprüft werden.

Die drei möglichen methodischen Zugänge sind (Grawe und Braun, 1994):
a) die Prä/Postmessung
b) die direkte Veränderungsmessung
c) die Prozessmessung

Ad a) Die Wirksamkeit einer Therapie kann durch einen Vergleich von Werten auf generellen oder symptomspezifischen Fragebögen vor und nach der therapeutischen Intervention überprüft werden. Postuliert wird, dass die Differenz der beiden Messwerte als überzufällig anzusehen ist bzw. die in der „Unschärfe" des Tests begründete Differenz übersteigt. Überprüft wird diese Hypothese z. B. durch die kritische Differenz oder durch den „reliable change"-Index (siehe das Beispiel unten).

Ad b) Die Überprüfung von therapiebedingten Veränderungen kann sich auch auf dafür speziell konstruierte änderungssensitive Tests gründen, mit denen die Kl. selbst deren Ausmaß beurteilen (siehe das Beispiel unten).

Ad c) Veränderungen während des therapeutischen Prozesses können durch Verlaufsmessungen eines therapierelevanten Merkmals erfasst werden. Dazu formulierte Verlaufshypothesen müssen im Rahmen spezieller Untersuchungsdesigns und einer entsprechenden Einzelfallstatistik (siehe das Beispiel unten) entschieden werden (vgl. Julius et al. 2000; Kern, 1997; Kratochwill und Levin, 1992; Petermann, 1978, 1982, 1996; Plessen, 1982; Reinecker, 1982, 1983, 1993).

Der therapeutische Prozess unseres Kl. wurde durch änderungssensitive Instrumente, durch Angst- und klinisch relevante Fragebögen und durch tägliche Einschätzungen seiner „Angst in sozialen Situationen" auf einem 10-stufigen Item überprüft. In unserer ersten Veränderungsannahme wurde eine globale Verbesserung des Zustandes des Kl. postuliert. Diese zufallskritisch abzusichern, beansprucht der „Veränderungsfragebogen des Erlebens und Verhaltens" (Zielke und Kopf-Mehnert, 1978). Ein hier erreichter Veränderungswert von x=217 liegt über der für das 0,1%-Signifikanzniveau geforderten und normierten Marke von x=200. Dieses Ergebnis spricht für die hohe Wahrscheinlichkeit einer positiven Veränderung des Befindens des Kl. während des therapierelevanten Beobachtungszeitraumes. Die zweite Veränderungsannahme bezog sich auf die Aspekte „Kontaktstörung", „Verstimmungsstörungen" und „Konzentrationsstörungen". Änderungen in diesen Merkmalsebenen wurden durch einen Vergleich der Selbsturteile vor und nach der Therapie mit der „Kieler Änderungssensitiven Symptomliste" erfasst (Zielke, 1979). Auch die mit diesem Instrument gemessenen Änderungen ließen sich auf allen hier postulierten Aspekten zufallskritisch auf dem 1%-Niveau absichern (soziale Kontaktstörungen vorher T=61, nachher T=40; Verstimmungsstörungen vorher T=67, nachher T= 49; Konzentrationsstörungen vorher T=52, nachher T= 37). Es lag nahe, in der dritten Veränderungsannahme eine Verminderung seiner habituellen Angstneigung, seiner Unsicherheit, seiner Tendenz zu phobischen Ängsten und seiner irrationalen Überzeugungen zu postulieren Durch einen Vergleich der Messwerte vor und nach der Therapie auf dem State-Trait-Angstinventar, Dimension X2, dem generellen Merkmal „Ängstlichkeit" (Laux et al., 1981) und auf den Dimensionen „Unsicherheit", „Angstneigung", „Phobische Angst" und „Paranoides Denken" aus dem SCL-90R (Franke, 1995) wurde diese Hypothese überprüft. Dazu wurde der RC(reliable change)-Index von Christensen und Mendoza (1986) berechnet. Dieser setzt die Differenz der Messwerte vor (x1) und nach (x2) der Therapie zum Standardmessfehler der Differenzen (s diff.) der jeweiligen dysfunktionalen Population in Beziehung, welcher sich seinerseits aus deren Streuung (s1) und der Test-Retest-Reliabilität des Instrumentes (rtt) bestimmen lässt. Die Formel lautet: RC = x2 – x1/s diff., wobei s diff. = $s1\sqrt{2(1\text{-}rtt)^2}$. Für die Dimension „Ängstlichkeit" lautet der Index RC= 4,03; für die Dimensionen „Unsicherheit" beträgt er RC=7, 31; für „Angstneigung" RC= 4,16; für „Phobische Angst" RC= 4,35 und „Paranoides Denken" lautet er RC=3,55. Jeder dieser Werte übersteigt die für das 1%-Niveau erforderliche Signifikanzschranke von z=2,58. Dies spricht für überzufällige Änderungen auf den bezeichneten Dimensionen zwischen dem Messzeitpunkt vor und dem nach der Therapie. In der vierten Veränderungsannahme wurde eine Abnahme der Einstufungen sozialer Ängste des Kl. während der „diagnostischen Phase", der „Phase der therapeutischen Intervention" und der „Übungsphase" postuliert. Im Rahmen des varianzanalytischen Modells von Shine und Bower (1971) wurde diese Vorhersage überprüft. Während der Abfolge der einzelnen Sitzungen innerhalb jeder der drei therapeutischen Phasen (Faktor A; n= 0,41 n. sig.) waren keine Unterschiede in den Angsteinschätzungen nachweisbar; systematische Unterschiede zeigten sich aber zwischen diesen Phasen (Faktor B; F=20,2; df=2,3; sig. 5%). Die Summen der gemittelten Angsteinschätzungen betragen für die „diagnostische Phase" SM/d.=13,42, für die „Phase der therapeutischen Intervention" SM/th.=9,93 und für die „Übungsphase" SM/ü.=4,48. Dies entspricht unserer Vorhersage.

Faktisch konnte in dieser Therapie erreicht werden, dass der Kl. einem Schachklub beitrat, regelmäßig Tanzveranstaltungen besuchte, an Wochenenden mehrere seiner früheren Freunde traf, einige Bewerbungsgespräche bzgl. einer neuen Arbeitsstelle führte, einen ihm seit über einem Jahr geschuldeten Geldbetrag einforderte, seine sportlichen Aktivitäten am Tag und nicht in der Dunkelheit ausübte etc. Noch ist die Therapie nicht abgeschlossen, da er sich eine eigene Wohnung suchen und ferner lernen möchte, sich in Konflikten zu behaupten und allfällige Probleme an seinem nächsten Arbeitsplatz zu bewältigen.

3 Kritik

Schulte (1993) legte seinen Untersuchungen zu Grunde, dass eine individuelle Verhaltensdiagnose nur dann zu rechtfertigen ist, wenn die daraus gefolgerten spezifischen Behandlungspläne bessere Ergebnisse zeitigen als generelle Standardprogramme. Zu fordern sei mit anderen Worten eine „Treatment-Nützlichkeit" der individuellen Problemanalyse. Diese Frage wurde exemplarisch im Rahmen einer Behandlung von Phobien und Panikstörungen untersucht. Die Effektivitätswerte folgender drei Stichproben wurden verglichen: Die erste Stichprobe wurde mit einem individuell angepassten Konzept behandelt; bei der zweiten Stichprobe wurde mit einem standardisierten Therapiemanual gearbeitet; jede Person der dritten Stichprobe erhielt ein standardisiertes Manual über eine Behandlung, die zuvor mit jemandem aus der ersten Gruppe durchgeführt worden war. Diese Behandlung war zwar für eine Person aus der ersten, nicht aber für die korrespondierende Person aus der dritten Gruppe individuell geplant worden.

Die erste Gruppe, bei der auf Grund vorhergegangener Verhaltensdiagnose das Behandlungsprogramm individuell angepasst worden war, rangierte allerdings in ihren Effektivitätswerten hinter jenen Gruppen, bei der ein generelles oder individuelles Standardprogramm zur Anwendung gebracht worden war. Die Treatment-Nützlichkeit der Verhaltensdiagnostik scheint zumindest bei Angststörungen fraglich zu sein.

Schiepek und Kaimer (1987) merken kritisch an, dass eine Verhaltensdiagnose deswegen zwangsläufig ein unvollständiges oder unangemessenes Bild von der Problematik ergeben müsse, weil der Prozess, sie zu erstellen, auf bislang nicht explizit mit einbezogenen psychologischen Voraussetzungen beruhe. Einige Beispiele:

- Die Ergänzung der Verhaltensgleichung um jeweils weitere komplexe Variablen beschränke deren Praktikabilität.
- Mit linear angeordneten Wenn-dann-Relationen, seien vernetzte und rückwirkende Vorgänge kaum zu erfassen. Komplexen Problemstellungen angemessener sei ein Denken in systemischen Mustern.
- „Wirklichkeit" werde erst in einem Prozess der Informationsverarbeitung konstruiert. Dies gelte auch für die Erfassung psychischer und sozialer Merkmale und deren diagnostische Zuordnung. Zwei mit der „Konstruktion von Wirklichkeit" befasste Systeme würden auch bei der Erstellung einer Verhaltensdiagnose interagieren. Ein Anspruch auf Objektivität könne nicht erhoben werden. Die Verhaltensdiagnose sei ein befristetes Bild, welches „sich die Beteiligten über sich selbst und ihre Umwelt mittels eines Systemmodells schaffen" (Schiepek und Kaimer, 1987, S. 115).

Umfassende Analysen von Verhaltensdiagnosen nach Maßstäben der Reliabilität und Validität wurden bislang noch nicht erarbeitet (Caspar, 1996b, S. 18.): „Verschiedene und durchaus widersprüchliche Fallkonzeptionen können zu Therapieerfolgen führen, und in der Interaktion mit Patienten erfüllen sich viele Prophezeiungen selber ...". Dennoch sollte daraus nicht die Legitimation für diagnostische Ad-hoc-Urteile abgeleitet werden; gesucht sind hingegen übergeordnete, integrative Konzepte.

4 Prüfungsfragen: Zielanalyse und Therapieplan

1. Welche Themen sollen bei der Zielanalyse berücksichtigt werden? (s. 1)
2. Welche Komponenten enthält ein Therapieplan? (s. 2.1)
3. Welche methodischen Zugänge zur Überprüfung von Veränderungsannahmen kennen Sie? (s. 2.3)

1

5 Literatur

- Asendorpf J: Soziale Gehemmtheit und ihre Entwicklung. Berlin, Heidelberg, New York, London, Paris: Springer, 1989
- Bartling G, Echelmeyer L: Von der Klassik zur Moderne: Problemanalyse nach dem „Münster–Leitfaden" In: Reinecker HS, Schmelzer D (Hrsg.): Verhaltenstherapie, Selbstregulation, Selbstmanagement. Göttingen, Bern, Toronto, Seattle: Hogrefe Verlag für Psychologie, 1996, 165-184
- Bartling G, Echelmeyer L, Engberding M: Problemanalyse im therapeutischen Prozess. Leitfaden für die Praxis. 6. überarbeitete Aufl. Stuttgart: Kohlhammer, 2016
- Beck AT, Rush AJ, Shaw BF, Emery G: (Kognitive Therapie der Depression. München, Wien, Baltimore: Urban und Schwarzenberg, 1981
- Birbaumer N:. Verhaltenstherapie und Gehirnforschung: eine glückliche Verbindung. Verhaltensmodifikation und Verhaltensmedizin, 1988;9:71-95
- Bördlein C: Die Bestätigungstendenz. Warum wir (subjektiv) immer Recht behalten. Skeptiker 2000;13:132-138
- Caspar F: Plan Analysis. Toward Optimizing Psychotherapy. Seattle, Toronto, Göttingen, Bern: Hogrefe und Huber, 1995
- Caspar F: Beziehungen und Probleme verstehen: eine Einführung in die psychotherapeutische Plananalyse. Bern, Göttingen, Toronto, Seattle. Huber, 1996a
- Caspar F : Was ist aus der guten alten Verhaltensanalyse geworden? In: Caspar F (Hrsg.): Psychotherapeutische Problemanalyse. Tübingen: DGVT-Verlag, 1996b, 7-43
- Caspar F, Grawe K: Vertikale Verhaltensanalyse. Forschungsberichte aus dem Psychologischen Institut der Universität Bern, 1982
- Christensen L, Mendoza JL: A method of assessing change in a single subject: An alteration of the EC–Index. Behav Ther 1986;17:305–308
- Cormier WH, Cormier LS: Interviewing Strategies for Helpers. Monterey: Brooks/Cole, 1985
- Franke G: Die Symptom-Checkliste von Derogatis. Deutsche Version. Göttingen: Beltz-Verlag, 1995
- Grawe K: Die diagnostisch – therapeutische Funktion der Gruppeninteraktion in verhaltenstherapeutischen Gruppen. In: Grawe K (Hrsg.): Verhaltenstherapie in Gruppen. Wien, München, Baltimore: Urban und Schwarzenberg, 1980, 88-223
- Grawe K: Implikationen und Anwendungsmöglichkeiten der Vertikalen Verhaltensanalyse für die Sichtweise und Behandlung psychischer Störungen. Forschungsberichte aus dem psychologischen Institut der Universität Bern, 1982
- Grawe K: Psychologische Therapie. Göttingen, Bern, Toronto, Seattle: Hogrefe, 1998
- Grawe K, Braun U: Qualitätskontrolle in der Psychotherapiepraxis. Z Klin Psychol 1994;23:242-267
- Grawe K, Donati R, Bernauer F: Psychotherapie im Wandel. Von der Konfession zur Profession. 3. Aufl. Göttingen, Bern, Toronto, Seattle: Hogrefe, 1994
- Grawe K, Grawe-Gerber M, Heiniger B, Ambühl H, Caspar F: Schematheoretische Fallkonzeption und Therapieplanung. In: Caspar F (Hrsg.): Psychotherapeutische Problemanalyse. Tübingen: DGVT-Verlag, 1996, 189-224
- Hager W, Weißmann S: Bestätigungstendenzen in der Urteilsbildung. Göttingen: Hogrefe, 1991
- Haynes SN, O`Brien WH: Functional Analysis in Behavior Therapy. Clin Psychol Rev 1990 ;10 :649-668
- Heiniger B, Grawe-Gerber M, Ambühl H, Grawe K, Braun U: Schematheoretische Fallkonzeption und Therapieplanung. In: Caspar F (Hrsg.): Psychotherapeutische Problemanalyse. Tübingen: DGVT-Verlag, 1996, 225-268
- Janis IL, Mann L: Decision Making. New York: The Free Press, 1979
- Janis IL, Mann L: A Theoretical Framework for Decision Counseling. In: Janis IL (ed.): Counseling on Personal Decisions: Theory and Research on Short-Term Helping Relationships. New Haven, London: Yale University Press, 1982, 47-72
- Julius H, Schlosser RW, Goetze H: Kontrollierte Einzelfallstudien. Göttingen, Bern, Toronto, Seattle: Hogrefe, 2000
- Kanfer FH, Phillips JS: Lerntheoretischen Grundlagen der Verhaltenstherapie. München: Kindler, 1975
- Kanfer FH, Saslow G: Verhaltenstheoretische Diagnostik. In: Schulte D (Hrsg.): Diagnostik in der Verhaltenstherapie. 2. durchgesehene Aufl. München, Berlin, Wien: Urban und Schwarzenberg, 1976, 24-59
- Kanfer FH, Reinecker H, Schmelzer D: Selbstmanagement-Therapie. 5. korrigierte und durchgesehene Aufl. Berlin, Heidelberg, New York: Springer, 2012
- Kern HJ: Einzelfallforschung. Weinheim: Psychologie Verlags Union, 1997
- Kratochwill TR, Levin JR: Single-Case Research Design and Analysis. New Jersey, Hove, London: Lawrence Erlbaum Associates, 1992
- Laireiter A-R, Baumann U: Dokumentation von Verhaltenstherapie. In: Margraf J (Hrsg.): Lehrbuch der Verhaltenstherapie. Band 1. Berlin, Heidelberg, New York: Springer, 2000, 663-688
- Laux L, Glanzmann P, Schaffner P, Spielberger CD: Das State-Trait-Angstinventar. Weinheim: Beltz Testgesellschaft, 1981
- Leibetseder M: Selbstreflexion – Lernen durch Einsicht in eigene psychische Funktionen. Integrative Therapie 2001; 27, 173-190
- McNally RJ: Cognitive Bias in Panic Disorder. Current Directions in Psychological Science, 1994 ;3 :129-132
- Mineka S, Sutton SK: Cognitive Biases and the Emotional Disorders. Psychol Sci 1992;3 :65-69
- Mowrer OH : Learning theory and behavior. New York: Wiley, 1960
- Plessen U: Verlaufs- und Erfolgskontrolle im psychotherapeutischen Prozess. Göttingen: Hogrefe, 1982
- Petermann F: Veränderungsmessung. Stuttgart, Berlin, Köln, Mainz: Kohlhammer, 1978
- Petermann F: Einzelfalldiagnose und klinische Praxis. Stuttgart, Berlin, Köln, Mainz: Kohlhammer, 1982
- Petermann F: Einzelfallanalyse. 3. verbesserte Aufl. München, Wien: Oldenburg, 1996
- Reinecker H: Grundlagen, Versuchsplanung und Auswertungsmöglichkeiten von Einzelfallanalysen. Z Klin Psychol Psychother 1982;30:120-140
- Reinecker H: Grundlagen und Kriterien verhaltenstherapeutischer Forschung. Salzburg: AVM-Verlag, 1983
- Reinecker H: Einzelfallanalyse. In: Roth E (Hrsg.): Sozialwissenschaftliche Methoden. München: Oldenburg, 1993, 267-281
- Reinecker H: Forschungsprobleme in der Klinischen Psychologie. In: Reinecker H (Hrsg.): Lehrbuch der Klinischen Psychologie. 2. überarbeitete und erweitetere Aufl. Göttingen, Bern, Toronto, Seattle: Hogrefe Verlag für Psychologie, 1994a, 25-44
- Reinecker H: Grundlagen der Verhaltenstherapie. 2. überarbeitete Aufl. Weinheim: Psychologie Verlags Union, 1994b
- Reinecker-Hecht C, Baumann U: Klinisch-psychologische Diagnostik: Allgemeine Gesichtspunkte. In: Baumann U, Perrez M (Hrsg.): Klinische Psychologie – Psychotherapie. 2. vollständig überarbeitete Aufl. Bern, Göttingen, Toronto, Seattle: Hans Huber, 1998, 100-116
- Roecken S, Weis J: Erfahrungen bei der Anwendung von Goal Attainment Scaling (GAS) in der Evaluation einer psychiatrischen Übergangseinrichtung. Z Klin Psychol 1987;16:158-173
- Russo JE, Schoemaker PJH: Decision Traps. New York, London, Toronto, Syndey, Tokio, Singapur: Simon und Schuster, 1989

- Schiepek G, Kaimer P: Von der Verhaltensanalyse zur systemischen Diagnostik. In: Caspar F (Hrsg.): Problemanalyse in der Psychotherapie. München: Steinbauer und Rau, 1987, 108-132
- Schulte D: Ein Schema für Diagnose und Therapieplanung in der Verhaltenstherapie. In: Schulte D (Hrsg.): Diagnostik in der Verhaltenstherapie. 2. durchgesehene Aufl. München, Berlin, Wien: Urban und Schwarzenberg, 1976, 75-27
- Schulte D: Psychodiagnostik zur Erklärung und Modifikation von Verhalten. In: Pawlik K (Hrsg.): Diagnose der Diagnostik. 2. unveränderte Aufl. Stuttgart: Klett-Cotta, 1982, 149-176
- Schulte D: Lohnt sich ein Verhaltensanalyse? Verhaltenstherapie 1993;3: 5-13
- Schulte D: Therapieplanung. Göttingen, Bern,Toronto, Seattle: Hogrefe Verlag für Psychologie, 1996
- Schulte D, Kemmler L: Systematische Beobachtung in der Verhaltenstherapie. In: Schulte D (Hrsg.): Diagnostik in der Verhaltenstherapie. 2. durchgesehene Aufl. München, Berlin, Wien: Urban und Schwarzenberg, 1976, 152-195
- Shine LC, Bower SM: A one-way analysis of variance for single-subject design. Educational and Psychological Measurement 1971;31:105-113
- Staats AW: Social behaviorism. Illinois: The Dorsey Press, 1975
- Vogel G, Schulte D: Der Prozeß therapeutischer Entscheidungen. In: Schulte D (Hrsg.): Therapeutische Entscheidungen. Göttingen, Toronto, Zürich: Hogrefe, 1991, 151-180
- Westmeyer H: Möglichkeiten der Begründung therapeutischer Entscheidungen. In: Caspar F (Hrsg.): Problemanalyse in der Psychotherapie. München: Steinbauer und Rau, 1987, 20-31
- Westmeyer H: Therapieplanung in der Verhaltenstherapie: Einige Anmerkungen aus methodologischer Sicht. In: Reinecker H, Fiedler P (Hrsg.): Therapieplanung in der modernen Verhaltenstherapie. Lengerich, Berlin, Düsseldorf, Leipzig, Riga, Scottsdale, Wien, Zagreb: Pabst Science Publishers, 1997, 123-130
- Westmeyer H: Wissenschaftstheoretische Grundlagen der Klassifikation, Ätiologie und Diagnostik. In: Baumann U, Perrez M (Hrsg.): Lehrbuch Klinische Psychologie – Psychotherapie. Bern, Göttingen, Toronto, Seattle: Hans Huber, 1998, 33-45
- Westmeyer H: Wissenschaftstheoretische Aspekte. In: Margraf J (Hrsg.): Lehrbuch der Verhaltenstherapie. Band 1. Berlin, Heidelberg, New York: Springer, 2000, 31-47
- Wittchen H-U, Pfister H: DIA-X. Interview. Frankfurt: Swets, 1997
- Zielke M: Kieler Änderungssensitive Symptomliste. Weinheim: Beltz Testgesellschaft, 1979
- Zielke M, Kopf-Mehnert C: Veränderungsfragebogen des Erlebens und Verhaltens. Weinheim: Beltz Testgesellschaft, 1978

1.2 Fallkonzeption des Individuums und der Familie

1

Serge K. D. Sulz

1 Einleitung

In diesem Kapitel wird dargelegt, wie ein Therapiefall konzipiert werden kann, wie Störungs- und Therapiewissen sich mit den explorierten anamnestischen und diagnostischen Informationen über den individuellen Menschen zu einem Störungsbild, zu Therapiezielen und zu therapeutischen Entscheidungen im Sinne einer Therapieplanung zusammenfügen. Damit verbindet dieses Kapitel das Thema Verhaltensdiagnostik mit den Kapiteln über Therapiemethoden und den Kapiteln über spezifische Störungen. Ziel ist es, den gesamten Prozess der therapievorbereitenden Schritte als eine fließende Abfolge nahtlos ineinander übergehender konzeptioneller Einheiten abzubilden.

Kognitiv-behaviorale Fallkonzeption beruft sich heute auf nahezu alle Disziplinen der Psychologie (Lern-, Emotions-, Motivations-, Persönlichkeits-, Wahrnehmungs-, Gedächtnis-, Sozial- und Familienpsychologie) und bezieht die Erkenntnisse der Neurobiologie ein. Die moderne Hirnforschung hat in den letzten dreißig Jahren so viel neue Erkenntnisse gebracht, dass eine Psychotherapie, die diese nicht in ihre Störungs- und Therapietheorien einbezieht, sich der notwendigen wissenschaftlichen Basis entzieht, die zugleich Rechtfertigung für ihre eigene Existenz sein sollte. Die Lernpsychologie ist nur eine von vielen psychologischen Bereichen, die sich mit der Erklärung des menschlichen Erlebens und Verhaltens befassen. Aus diesem Grunde sei hier noch einmal kurz der wissenschaftliche, insbesondere der neurobiologische Hintergrund beleuchtet, vor dem klinisch-psychotherapeutisches Diagnostizieren und Konzeptualisieren abläuft.
Das Kapitel besteht aus zwei Teilen, der Fallkonzeption des Individuums und der Fallkonzeption der Familie jeweils mit Theorie und Praxis.

2 Fallkonzeption des Individuums – Theorie und Praxis

2.1 Theoretische Grundlagen zur Fallkonzeption

2.1.1 Neurobiologische Grundlage psychologischer Funktionen

Wahrnehmung
Häufige gemeinsame Erregung von Nervenzellen führt dazu, dass diese zusammengebunden werden zu einer neuronalen Gruppe im Sinne eines *reentrant mapping*. Die so entstandene Bahnung führt zu immer leichter stattfindender gemeinsamer Erregung. Die Erregung einer Zelle führt zu rascher Miterregung der anderen Zellen der neuronalen Gruppe. Ein Reiz, der die Aktivierung einer neuronalen Gruppe bewirkt, wird immer rascher wiedererkannt – erinnert. So kann Gedächtnis beschrieben werden. Oder bei einer bestimmten Reizkonfiguration wird ein Schema aktiviert, und bei Übereinstimmung der Reizempfindung mit dem Schema wird diese assimiliert. Oder Reizempfindungen werden durch aktive Wahrnehmung zu einer Gestalt zusammengefügt – die Konstruktion der Wirklichkeit durch unsere Wahrnehmung ist lange bekannt. Nur mit Hilfe des Gedächtnisses kann dieser Prozess des Wiedererkennens ablaufen. Die neuronalen Gruppen wirken sich psychologisch als Erwartungen aus, mit denen die Reizempfindungen, die die vorgefundene Welt hervorrufen, verglichen werden. Oder als theoretische Konstrukte über die Welt (Kelly, 1955) – jede Wahrnehmung ist der Versuch, diese theoretische Konstruktion der Welt zu bestätigen.

Gedächtnis
Sowohl die Neuropsychologie als auch die Hirnforschung sehen heute das Gedächtnis als zentrale psychologische Funktion an. Im Gedächtnis wird eine Selektion des Wahrgenommenen mit subjektiver Bedeutung versehen abgespeichert. Die Erinnerung ist ein neuer aktiver Prozess, der von der gegenwärtigen Situation abhängt, und das Erinnerte ist wiederum eine Selektion des im Gedächtnis Gespeicherten, nunmehr mit der heutigen subjektiven Bedeutungsgebung versehen. Schacters (1987) Unterscheidung von explizitem und implizitem Gedächtnis ist für die Psychotherapie von großer Bedeutung. Während das explizite Gedächtnis bewusst als bedeutsam abgespeicherte Informationen enthält – meist mit sprachlicher und gedanklicher Bewertung versehen, ist das implizite Gedächtnis nicht bewusst Wahrgenommenes, das reflexhaft in Erinnerung tritt, wenn mit ihm assoziierte Reizempfindungen auftreten. Dies können Gefühle, Gerüche, Bewegungsabläufe, Körperhaltungen und anderes szenische Material sein, das nicht mit Sprache verknüpft ist, nicht mit bewusster Bedeutung versehen wurde. Entsprechend kann es nicht *top-down* (über kortikale Funktionen wie sprachlich gefasste Erinnerungen und kognitive Vorstellungen) ins Bewusstsein gebracht werden – in der Therapiestunde also nicht durch rein kognitives Bearbeiten wachgerufen werden. Vielmehr muss – *bottom-up* – der nonverbale Stimulus gesetzt werden, der damit assoziiert ist und das entsprechende neuronale Erregungsmuster aktiviert.

Lernen

Am Tiermodell wurde festgestellt, dass Lernprozesse z. B. im Rahmen der klassischen Konditionierung, mit einer lang anhaltenden Steigerung der Synapsenaktivität postsynaptischer Zellen des entorhinalen Cortex, die zum Hippocampus ziehen, führen – als Langzeitpotenzierung LTP. Sie sind dadurch gekennzeichnet, dass sie sehr schnell aufgebaut werden. Es wurde auch die entgegengesetzte Reaktion festgestellt: Langzeitdepression (LTP). Ein ipsilateraler Reiz im entorhinalen Cortex führt im Gyrus dentatus zu einer lang anhaltenden Unterdrückung der Synapsenaktivität. Dies wird sowohl mit dem Abbau der Gedächtnisspur (Löschen) in Verbindung gebracht als auch mit einer zweiten Art des Lernens. Nicht nur im Zusammenhang mit der Kompensation von verletzungsbedingten Ausfällen von Hirnfunktionen, sondern auch mit Lernprozessen wurde eine morphologische Plastizität des Gehirns festgestellt. Das Gehirn verändert sich durch Lernen und Erfahrung. Sowohl eine Festigung bestimmter Synapsen und eine Rückbildung konkurrierender Synapsen als auch eine Neubildung von Synapsen sind die Folge von Lernprozessen. Auf die Entstehung von LTP hin vermehren sich sowohl Schaftsynapsen als auch eine Art von Spine-Synapsen, bzw. deren Spines verdicken sich, so dass der elektrische Widerstand verringert wird. In der Unterscheidung von episodischem Gedächtnis (Erinnern persönlicher Vergangenheit), semantischem Gedächtnis (Wissen), Priming (Wiedererkennen) und prozeduralem Gedächtnis (Fertigkeiten), klassischem Konditionieren und nicht assoziativem Lernen können diesen verschiedene Prozesse und Orte zugewiesen werden: Limbisches System, Zwischenhirn, Temporallappen und Frontalhirn sind besonders beteiligt.

Denken

Kuhl (2001) greift bisher beschriebene Varianten von Kognitionen auf und unterscheidet vier Formen: Das analytische Denken umfasst bewusste, logische sequenzielle verbalisierbare fokussierende Prozesse des Problemlösens und Planens. Das holistische Fühlen (im Gegensatz zu Gefühlen) besteht in ganzheitlichem, implizitem, parallel viele Informationen verwertendem und berücksichtigendem Vergegenwärtigen. Das elementare Intuieren ist ein impliziter, eher nonverbal bildhafter, sensomotorischer, ganzheitlicher Prozess. Das Empfinden ist die elementare explizite diskrepanzsensitive, modalitätsspezifische, kontextabstrahierende fokussierende Objekterkennung.

	Verhalten	**Erleben**
Hochinferent	Denken	Fühlen
Elementar	Intuition	Empfinden

Denken und Empfinden sind im Cortex linkshemisphärisch, Fühlen und Intuieren sind rechtshemisphärisch lokalisiert. Dabei sind Denken und Fühlen jeweils präfrontal (in verschiedenen Hemisphären) und Empfinden und Intuition jeweils parietal zu lokalisieren.

Emotionen

LeDoux's (1996) Untersuchungsergebnisse legen nahe, dass es eine schnelle emotionale Reaktion aufgrund der Reizverarbeitung in der Amygdala gibt, die als erstes Bewertungsergebnis der Wahrnehmung einer Situation ein sofortiges Reagieren ermöglicht. Zudem folgt später nach der kognitiven Informationsverarbeitung im Großhirn eine zweite emotionale Reaktion, die das Ergebnis der bewussten gedanklichen Interpretation der Situation ist.

Bedürfnisse

Verhalten, das der Bedürfnisbefriedigung dient, d. h. instrumentell eingesetzt wird, um ein unbefriedigtes Bedürfnis zu stillen, wird durch das dopaminerge System im Stammhirn gesteuert. Bedürfnisbefriedigung reduziert die Transmitteraktivität, Misserfolgsmeldungen führen zu deren Beibehaltung. Ist ein Bedürfnis befriedigt bzw. ein Wunsch erfüllt, so entsteht ein emotionaler Zustand der Genugtuung, Sättigung, Zufriedenheit, Freude oder des Glücks. Dieser emotionale Zustand ist eng mit einem sich neu einstellenden Körpergefühl verknüpft, das wiederum im Gedächtnis gespeichert wird und als Bedürfnisbefriedigung wiedererkannt wird. Dieses körperliche Korrelat ist bewusst wahrnehmbar. Damit ist es ein somatischer Marker, der Indikator und Motivator sein kann (Damasio, 1990). Wir wissen, dass das Erleben von Bedürfnisbefriedigung auch durch bloße Imagination möglich ist. Auch dann stellt sich der wahrnehmbare somatische Marker ein. Dies bedeutet, dass durch häufiges Imaginieren von Bedürfnisbefriedigung eine Bahnung im Gehirn erfolgt, die lernpsychologisch einer Verstärkung entspricht. Diagnostisch sind somatische Marker wertvoll, da sie sich unwillkürlich einstellen und dadurch reliabler sind als rein sprachlich-kognitiv abgefragte Wünsche und Wunscherfüllungen, die einer sekundären gedanklich-analytischen Verarbeitung des Cortex entsprechen. Aktuelle Bedürfnisse führen zu instrumentellem Verhalten, das der Bedürfnisbefriedigung dient. Dieses wird durch das Erreichen des Befriedigungszustandes mit seinen positiven emotionalen und somatischen Merkmalen verstärkt – neurobiologisch werden die neuronalen Bahnen und synaptischen Verknüpfungen durch oben beschriebene morphologischen Vorgänge gefestigt.

Konsequenzen für die Praxis der Fallkonzeptualisierung

Es gibt zahlreiche neuropsychologische und -biologische Aspekte, die in Diagnostik und Therapieplanung der Berücksichtigung bedürfen. Die am Tiermodell gewonnenen Erkenntnisse, dass traumatische und deprivierende Erfahrungen der frühen Kindheit die Entwicklung des Gehirns und seiner Funktionen massiv beeinträchtigen, ist für die Psychotherapie fast sensationell: Lernerfahrungen beeinflussen Morphologie und Funktion des Gehirns. So kommt es bei emotionaler Deprivation nicht zu einer Reduktion der angeborenen Vielzahl von Synapsen mit Festigung der ausgewählten synaptischen Verbindungen, die bestimmte Prozesse bahnen. Ebenso überraschend ist, dass das Gehirn auch im Erwachsenenalter durch massive oder oft wiederholte Erfahrungen und Handlungen noch morphologische Änderungen erfährt – ob dies nun Gehirnareale von Taxifahrern aufgrund ihres kognitiven Stadtplans oder von Geigern durch extensiven Gebrauch von Fingern der linken Hand ist, oder von Patienten mit posttraumatischer Belastungsstörung, bei denen der Hippocampus eine Volumenminderung erfährt, oder von Tinnituspatienten, bei denen der Bereich der Frequenz des Tinnitusgeräuschs sich auf Kosten benachbarter Frequenzen vergrößert. Dass immer wieder alte Verhaltensmuster ablaufen und neue sich so schwer etablieren lassen, wird durch diese neurobiologischen Erkenntnisse nachvollziehbar. Dies führt zu der Konsequenz, dass durch sehr häufiges Üben alternativer, konkurrierender Reaktionsabläufe die bestehenden pathologischen Bahnungen reduziert werden können. Einfaches Lernen und oftmaliges Üben bekommt dadurch in der Psychotherapie einen neuen Stellenwert.

Unmittelbar auf die psychotherapeutische Praxis übertragbar sind die Erkenntnisse der Gedächtnisforschung, dass über Kognition und Sprache, d.h. über ein Sprechen über ein Thema, die vermutlich wesentlichsten Erinnerungen nicht abrufbar sind. So bleibt die eigentliche emotionale Bedeutung eines Sachverhalts oder die wirkliche Art einer zwischenmenschlichen Beziehung im Dunkeln, wenn man sich auf den kognitiv-sprachlichen Modus in der therapeutischen Interaktion beschränkt. Ein Beispiel dafür ist das Arbeiten mit dem Problemlöseparadigma. Logisch konsequent wird ein Problem des Patienten definiert, werden Ziele formuliert und mit Prioritäten entsprechend der gefundenen Vor- und Nachteile versehen. Danach wird der Weg vom Problem zum Ziel analytisch denkend konstruiert und quasi algorithmisch entschieden. Bittet man den Patienten anschließend, sich dieses Vorgehen und die Zielerreichung bildlich vorzustellen und die entstehenden Szenen emotional auf sich wirken zu lassen, so spürt er oft, dass er das nicht will, sondern dass ein zuvor als irrational abgetanes Ziel ihm das gibt, was er sich eigentlich wünscht. Ähnlich ist es mit Erinnerungen. Nur wenn es gelingt, durch Herstellen eines z. B. imaginativen oder realszenischen Rekonstruierens, evtl. unter Zuhilfenahme möglichst vieler Sinne (visuell, auditiv, haptisch, propriozeptiv, olfaktorisch), die Situation der Vergangenheit wachzurufen, kommt die situative Erinnerung und die mit ihr verbundene Gefühlsqualität zustande. Im Bewusstsein angelangt, kann sie nun gedanklich verarbeitet und sprachlich gefasst werden. Dadurch wird sie künftig auch top-down zugänglich und durch Neubewertung aus heutiger, erwachsener Sicht ihrer pathogenen, fixierenden Wirkung enthoben. Verhaltenstherapie gibt sich nicht mit kognitiver Umstrukturierung von Gedächtnisinhalten zufrieden. Sie verschafft neue, oft emotional intensive bzw. bedeutsame korrigierende Erfahrungen, die einerseits wieder im impliziten rechtshemisphärischen Gedächtnis gespeichert werden, andererseits in den folgenden Therapiesitzungen kognitiv betrachtet, gewertet und sprachlich gefasst werden, so dass sie auch dem explizit analytischen linkshemisphärischen Gedächtnis zugänglich sind.

2.1.2 Verhaltenstheoretische Grundlagen der Fallkonzeption

Mash und Hunsley (1990) betonen als Besonderheit der behavioralen Fallkonzeption die Auswahl von Messverfahren im maßgeschneiderten Einsatz für einen spezifischen Patienten in einer spezifischen Situation (idiografischer Ansatz gegenüber dem nomothetischen Ansatz der traditionellen Diagnostik). Dies impliziert oft die Verwendung improvisierter und unstandardisierter Formen der Datenerhebung ohne Kenntnis der Reliabilität und Validität, was den Vergleich wissenschaftlicher Therapiestudien erschwert.

Lazarus (1976) fordert in seiner verhaltensdiagnostischen BASIC-ID-Heuristik ebenfalls die ständige Berücksichtigung aller wichtigen Verhaltensdimensionen:

- B Behavioral (Dauer, Häufigkeit, Intensität, Antezedenzien und Konsequenzen des Verhaltens)
- A Affective (insbesondere: welche Ereignisse führen zu intensiven emotionalen Reaktionen?)
- S Sensory (sensorische Erfahrung und körperliche Beschwerden)
- I Imagery (Vorstellung, innere Bilder)
- C Cognitive (Kognitionen, Überzeugungen, Attributionen)
- I Interpersonal (Interaktionen, Beziehungen, sozialer Kontext)
- D Drugs (körperlicher Status mit somatischen Erkrankungen und eventueller Medikation oder anderer ärztlicher Behandlung)

Für die Auswahl von Ziel-Verhaltensweisen wurden als Kriterien vorgeschlagen (Mash und Terdal, 1988):

1. Ist das Verhalten für den Patienten oder andere körperlich gefährdend oder gefährlich?
2. Ist das Verhalten aversiv für andere Menschen?
3. Wird das Verhalten nach der Behandlung durch andere aufrechterhalten?
4. Fällt das Verhalten in das Behandlungsrepertoire des Therapeuten?
5. Ist das Verhalten relativ leicht zu ändern?
6. Wird das Verhalten eine therapeutisch hilfreiche Generalisierung entfalten?
7. Ist das Verhalten ein frühes Element komplexerer Verhaltensketten?
8. Vermeidet das Verhalten einen Problemfokus in der Behandlung?
9. Verschafft das Verhalten einen Zugang zu natürlicher Verstärkung in der sozialen Umwelt des Patienten?
10. Ist das Verhalten grundlegend für die körperliche und psychische Entwicklung eines Menschen?

Barlow (1986) betont, dass das Fokussieren einzelner Verhaltensweisen statt der Betrachtung ganzer Klassen von Verhaltensweisen oder statt der Berücksichtigung von Kovariationen verschiedener Verhaltensweisen zu unteroptimalen Therapiestrategien führt.

Kanfer (1985) weist darauf hin, dass die zur Entstehung einer psychischen Störung führenden Faktoren andere sind als die die Krankheit aufrechterhaltenden. Deshalb sind letztere therapeutisch bedeutsamer.

Kanfer et al. (2012) haben ein Diagnosemodell vorgestellt, das als rekursives Prozessmodell auch während des therapeutischen Prozesses eine ständige Reflexion der diagnostischen Fragen verlangt (7-Phasenmodell):

1. Eingangsphase: Schaffung günstiger Ausgangsbedingungen
2. Aufbau von Änderungsmotivation und vorläufige Auswahl von Änderungsbereichen
3. Verhaltensanalyse und funktionales Bedingungsmodell
4. Vereinbarung therapeutischer Ziele
5. Planung, Auswahl und Durchführung spezieller Methoden
6. Evaluation therapeutischer Fortschritte
7. Endphase: Erfolgsoptimierung und Abschluss der Therapie

Vor dem Hintergrund von Kanfers Selbstregulationsmodell haben Kanfer et al. (2012) ein differenziertes „dynamisches" Verhaltensmodell vorgeschlagen. Es enthält Erweiterungen um eine Feedforward-Schleife (der Organismus als Selbstregulationssystem beeinflusst die Wahrnehmung der Situation und ihrer Wirkung auf die Person) und um zwei Feedback-Schleifen. Die Erste ist der Vergleich der Reaktion mit inneren Standards, die Zweite ist ein korrigierendes Feedback durch die Konsequenzen von seiten der Umwelt. Darüber hinaus werden

- Alphavariablen (Einwirkung der externen Umwelt)
- Betavariablen (innere, von der Person selbst erzeugte Prozesse wie Denken, Wahrnehmen, Erinnern, Bewerten sowie selbst erzeugte Inhalte (Ziele, Wünsche, Pläne) und
- Gammavariablen (genetische und biologische Einflüsse) unterschieden.

Die Situation S enthält demnach Alphavariablen, der Organismus O Beta- und Gammavariablen, die Reaktion R bzw. das Verhalten V und die Konsequenz K jeweils Alpha-, Beta- und Gammavariablen.

Die heutige klinische Verhaltensanalyse (Hayes et al., 2003; Jacobson und Christensen, 1992, 1996; Kohlenberg et al., 2000; Linehan, 1996, 2016) bezieht zunehmend verbal-kognitive Verhaltenssteuerungsmöglichkeiten in ihre Überlegungen ein. Anstatt durch reale Erfahrungen wirksames instrumentelles Verhalten aufzubauen, übernehmen verbal-kognitive Regeln die Steuerung des Verhaltens. Nicht mehr Verstärkung und Bestrafung durch Umweltereignisse allein sorgen für Aufrechterhalten oder Vermeiden von Verhalten, sondern implizite Verhaltensregeln, die nicht nur den Prinzipien der operanten und klassischen Konditionierung folgen. Die Bezugsrahmentheorie (Hayes et al., 2003) geht davon aus, dass Kontextbedingungen menschlichen Verhaltens das Aufrechterhalten dysfunktionaler Reiz-Reaktions-Konseqenz-Ketten erklären. Sie bestehen in

1. der kognitiven Fusion einer Bezeichnung mit dem bezeichneten Objekt, d. h., dass der Gedanke, einen Herzinfarkt zu haben, die gleichen emotionalen Auswirkungen hat wie ein realer Herzinfarkt;
2. der Bewertung von subjektiven Erlebnissen durch als positiv oder negativ empfundene Gefühle und Gedanken;
3. die Vermeidung von unangenehmen subjektiven Erlebnissen (wie auch Gefühlen und Gedanken) und
4. die Begründung der Vermeidung (z. B. „Meine Angst ließ nicht zu, dass ich den Urlaub antrat").

Unangenehme Gedanken und Gefühle lösen Verhaltensweisen aus, die zu deren Verschwinden führen sollen. Dies bewirkt, dass die eigentlich adaptive Funktion von Gefühlen verloren geht, das Verhalten in zunehmendem Maße durch Vermeidungen bestimmt wird und damit Verhaltensrepertoire und Möglichkeiten, neue Erfahrungen zu machen, erheblich eingeschränkt werden. Die Intentionalität des Menschen ist im Unterschied zum Tier, das sich an Lust und Unlust orientiert, ohne diese generalisierten Vermeidungen auf wünschenswerte Ziele, Werte und Sinnerfüllung ausgerichtet. Wer das unvermeidbar Unlustvolle in seinem Leben nicht akzeptieren lernt (**Akzeptanzprinzip**, siehe Hayes et al., 2003; Jacobson und Christensen, 1996; Linehan, 1996, 2016) bleibt dem Prinzip der Unlustvermeidung verhaftet und kann keine Bereitschaft und kein Engagement aufbringen, um sein Leben und seine Beziehungen entsprechend seinen Werten zu gestalten. Stattdessen wird ständig versucht, Kontrolle über die unangenehmen Gedanken und Gefühle zu erringen – durch Vermeiden, Unterdrücken oder Ausagieren, und genau dies verhindert die Löschung der aufrechterhaltenden Kontingenzen.

Die klinische Verhaltensanalyse führt das Konstrukt der **etablierenden Operation** (EO) ein (Hayes et al., 2003). Diese ist zweifach gekennzeichnet:

a) Sie legt fest, welche Ereignisse Verstärkerwirkung haben;
b) Sie löst Verhaltensweisen aus, die früher zu entsprechenden Verstärkungen geführt haben.

Sie unterscheidet sich von diskriminativen Stimuli (SD), da sie unabhängig von der Erreichbarkeit von Verstärkung ist. So ist z. B. der Mangel an Geborgenheit, d. h. das Vorliegen eines unbefriedigten Bedürfnisses, etablierende Operation dafür, dass Geborgenheit verstärkend wirkt.

Liegt die Verstärkung nicht außerhalb der Person, sondern in der Person, wird von **automatischer Verstärkung** gesprochen, da ein Verhalten unmittelbar einen positiven psychischen bzw. körperlichen Zustand hervorruft, so direkt und ohne äußere Möglichkeit der Einflussnahme, dass ein Automatismus entsteht, der einer prompten Selbstverstärkung entspricht. Klinisch bedeutsam ist die automatische negative Verstärkung, d. h. die intrapersonelle Verstärkung, die einen negativen psychischen oder somatischen Zustand beendet oder vermeidet. Etablierende Operationen können sowohl zur Stimulus- als auch zur Organismus-Variable des SORKC-Schemas gehören.

Das **Konzeptlernen** als Verbindung von Diskriminationslernen und Generalisierung ist ein wichtiger Aspekt des sprachlichen Lernens. Dabei wird ein Verhalten beim Vorliegen eines Elements einer Klasse von Ereignissen verstärkt und beim Vorliegen eines Elements einer anderen Ereignisklasse gelöscht. Tritt ein Ereignis ein, das zu der ersten Ereignisklasse gehört, dem aber nie zuvor begegnet wurde, so erfolgt bei stattgefundenem Konzeptlernen das Verhalten, und dieses neue Ereignis wirkt verstärkend.

Das **generalisierte Imitieren** ist ein weiterer Begriff der modernen klinischen Verhaltensanalyse. Anfänglich wird Imitieren sozial verstärkt. Dann kommt es zu einer allgemein zunehmenden Neigung zum Imitieren, die ohne jegliche weitere äußere Verstärkung erfolgt – ein Beispiel für automatische Verstärkung, z. B. durch die Selbstbewertung als gelungene Nachahmung und nachfolgende Selbstverstärkung, als vielleicht zentrales Grundprinzip des Sprechenlernens.

Das **regelgeleitete Verhalten** (Hayes et al., 2003) ist ein Ergebnis sprachlicher Verarbeitung von Erfahrungen. Ohne zahlreiche Trainingsdurchläufe wird durch sprachliche Vermittlung eventuell bei nur einmaliger Erfahrung gelernt. Es werden sprachliche Regeln aufgestellt, die das Verhalten weitgehend determinieren. Ein Verhalten wird allein dadurch aufrechterhalten, dass es dazu führt, eine Regel einzuhalten, auch wenn es nicht verstärkt wird oder sogar bestrafende Konsequenzen folgen wie Versagen im Beruf, Unbeliebtheit, eheliches Unglück oder quälende Symptombildung. Sprache und sprachliche Regeln verhindern so, dass reale Erfahrungen sich auf künftiges Verhalten auswirken können.

2.2 Praxis der Fallkonzeptualisierung des Individuums

2.2.1 Analyseebenen

Die aus der empirischen psychologischen Forschung und der Verhaltenstheorie und -therapie resultierenden Kernvariablen nähern sich an. Sie entsprechen den Erkenntnissen der Hirnforschung über die Arbeitsweise des Gehirns. Damit beinhaltet die Fallkonzeption

- Motivationsanalyse (Bedürfnis – Verstärkung, Angst – Vermeidung, Aggression – Angriff)
- Kognitionsanalyse
- Emotionsanalyse
- Entwicklungsanalyse
- Persönlichkeitsanalyse
- Wertanalyse
- Konfliktanalyse
- Ressourcenanalyse
- Situationsanalyse
- Symptomanalyse mit Achse I- und II-Diagnostik
- Verhaltensanalyse des Individuums
- Funktionale Fallkonzeption der Familie

Ein Funktionsmodell der Psyche (Abb. 1) macht das Zusammenwirken der Reaktionsebenen deutlich.

Abbildung 1: Funktionsmodell der Psyche

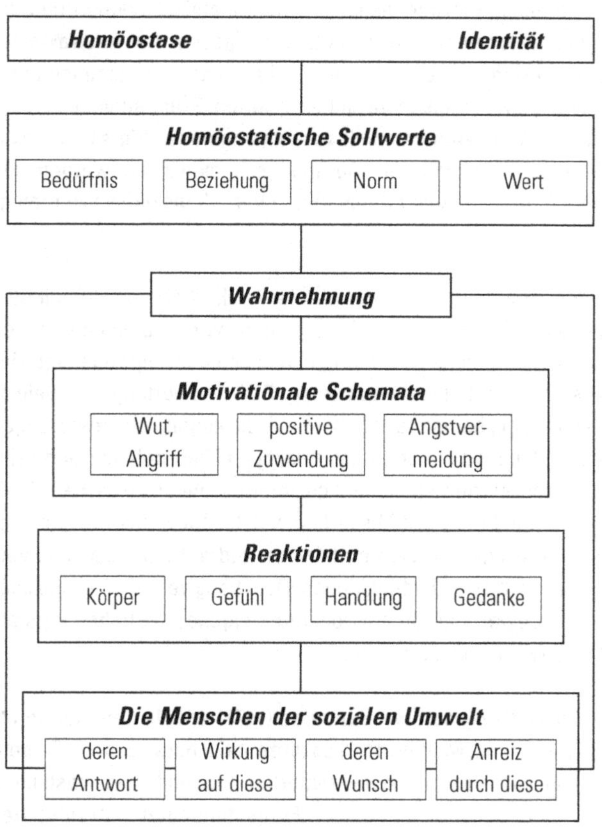

Motivationsanalyse

Motivationale Grundtendenzen in Beziehungen wie zentrale Beziehungsbedürfnisse (positive Annäherungstendenzen) sind sowohl wichtige Parameter der Konflikte und Probleme, die zu psychischen und psychosomatischen Störungen führen, als auch Determinanten der Persönlichkeit eines Menschen (Benjamin, 2001, Grawe, 1998). Hierzu gehören auch Vermeidungstendenzen, die als zentrale Beziehungsangst (Sulz 1994) oder als *pathogenetic beliefs* (Weiss et al., 1986) das Beziehungsgeschehen steuern können.

Annäherungstendenzen

Bedürfnisse in Beziehungen gehören zu den produktiven Bedürfnissen im Gegensatz zu den sinnlich-vitalen. Das Bindungsbedürfnis ist nach Bowlby (1975) ein angeborener Mechanismus, der das Überleben des Kleinkindes sichern soll.

Dollard und Miller (1950) gehen davon aus, dass die Befriedigung sozialer Bedürfnisse in der Kindheit wichtiger Faktor in der Entwicklung der Persönlichkeit ist und dass fehlende Befriedigung zu Störungen in der Persönlichkeit führt.

Bewusstseinsqualitäten der Lust und Unlust steuern Verhalten als instrumentellen Umgang mit den Bedürfnissen.

Epsteins (1993) Persönlichkeitstheorie enthält das Postulat von vier Grundbedürfnissen (nach Orientierung und Kontrolle, nach Lustgewinn und Unlustvermeidung, nach Bindung und nach Selbstwerterhöhung). Der Mensch entwickelt eine persönliche Theorie der Realität, die sich u. a. aus intentionalen Postulaten zusammensetzt, die ihm vorgeben, was er tun und was er unterlassen muss, um diese Bedürfnisse zu befriedigen. Diese Realitätstheorie ist das Selbst des Menschen. Sie ist vorbewusst, also nicht Inhalt des wachen Bewusstseins und der bewussten Kognitionen. Sie entspricht den persönlichen Konstrukten Kellys (1955), den Grundannahmen Becks (1976), den Überlebensregeln (Sulz 2014, 2017b) und den motivationalen Schemata (Grawe, 1998). Diesen vorbewussten Teil der Psyche nennt er das *experiental system* im Gegensatz zum bewussten rationalen System. Diese Einteilung entspricht der Unterscheidung von autonomer und willkürlicher Psyche von Sulz (1994, 2017a-c) und der Einteilung Grawes (1998) in „implizit" und „explizit".

Die zentralen Bedürfnisse (Belohnungs- und Verstärkungssystem) eines Menschen (Epstein, 1993; Grawe, 1998; Sulz, 2014; 2017a, b; Sulz und Müller, 2000) steuern sein Beziehungsverhalten. Er versucht, diese Bedürfnisse bzw. eines dieser Bedürfnisse in seinen wichtigen Beziehungen zu befriedigen. Ein großer Teil seiner Transaktionen dient der Befriedigung seiner zentralen Selbst- bzw. Beziehungsbedürfnisse, z. B. Geborgenheit, Sicherheit, Zuneigung, Wertschätzung.

In der Literatur werden immer wieder folgende sechs Faktoren genannt:

Zugehörigkeitsbedürfnisse:

1. Bindung: Willkommensein; Geborgenheit/Wärme; Schutz, Sicherheit, Zuverlässigkeit; Liebe, Zuneigung
2. Selbstwert: Beachtung, Aufmerksamkeit; Empathie, Verständnis; Wertschätzung, Bewunderung, Lob

Selbst- bzw. Differenzierungsbedürfnisse:

3. Autarkie, Autonomie: selbst machen, selbst können; Selbstbestimmung, Freiraum; Grenzen gesetzt bekommen
4. Orientierung: gefordert und gefördert werden; ein Vorbild, jemand zur Idealisierung haben
5. Identität: Intimität, Hingabe, Erotik; ein Gegenüber zur Auseinandersetzung

1

Homöostasebedürfnisse:

6. Homöostase: keine ängstliche Bezugsperson, keine bedrohliche Bezugsperson; keine bedrohliche Außenwelt; Aggressionsfreiheit; gleich starke Eltern; Schuldfreiheit; Missbrauchsfreiheit

Vermeidungstendenzen

Zentrale Ängste und Vermeidungstendenzen sind der zweite motivationale Bereich (Grawe, 1998; Hayes et al., 2003; Kuhl, 2001). Hier geht es um das in der Hirnforschung beschriebene Bestrafungssystem. Auf die Frage: „Was wäre in der Beziehung zu der Ihnen wichtigen Bezugsperson das Schlimmste, was Ihnen passieren könnte?" oder „Was fürchten Sie am meisten in dieser Beziehung?", gibt es einige wenige typische Antwortkategorien (Vernichtungsangst, Trennungsangst, Kontrollverlustangst, Angst vor Verlust der Zuneigung und vor Ablehnung, Angst vor Gegenaggression und Angst vor Hingabe), die der zentralen Angst bzw. generalisierten Vermeidungstendenz entsprechen (Sulz und Müller, 2000). Da das Vermeidungsmotiv in der Psychotherapie eine dominierende Rolle spielt, ist das Eingehen auf dessen individuelle Ausgestaltungsmöglichkeiten von großer Bedeutung. In der Theorie Epsteins gleicht es dem Bedürfnis nach Unlustvermeidung.

Angriffstendenzen

Zentrale überdauernde Aggressions- und Wuttendenzen lassen sich ebenso gut explorieren. Wenn wir wissen, welche Handlungstendenz ein Patient im Falle großer Wut in Schach halten und unterdrücken muss, werden einige Verhaltensweisen verständlich, die weder durch den Versuch der Bedürfnisbefriedigung noch der Angstvermeidung erklärbar sind.

Die Frustration von Bedürfnissen führt nach Dollard und Millers (1950) Hypothese zu Aggression. Banduras (1976) Untersuchungen bestätigten dies. Gelernte Hemmungen können diese auf Frustration folgende Aggression unterdrücken. Es geht hier nicht um aggressive Menschen, sondern um diejenigen, die nicht aggressiv oder gar aggressionsgehemmt sind. Sie ersticken Wut möglichst von vornherein, anstatt einen zivilisierten und auch für sie selbst förderlichen Umgang damit zu erlernen. Wut und der Umgang mit Wut geben für das Verständnis von psychosomatischen und psychischen Störungen sowie von dysfunktionalen Persönlichkeitszügen hilfreiche Heuristiken, die zu konkreten Therapiezielen und Therapiemaßnahmen führen (Gottwik, 1998; Sulz, 2014, 2017a-c). Sulz und Müller (2000) korrelierten das Ausmaß von Angst- und Wutaussagen mit dysfunktionalen Persönlichkeitszügen nach ICD-10. Die Varianz der Persönlichkeitsskalen (Sulz et al., 1998) konnte korrelationsstatistisch zu einem hohen Prozentsatz durch diese beiden motivationalen Variablen erklärt werden. Daraus ergeben sich die in Tabelle 1 wiedergegebenen Zusammenhänge (Neurotizismus ist der Summenwert über alle Persönlichkeitsskalen und korreliert hoch mit dem Neurotizismus-Score der Skalen zur Erfassung der prämorbiden Persönlichkeit.

Therapie intendiert, den Menschen dahin zu bringen, dass das bisherige Diktat übergeneralisierter Motivationstendenzen reduziert wird. Der bislang bedürfnis- und angstgesteuerte Mensch soll zum Steuermann seiner Motive werden, z. B. den für die Durchsetzung seiner Selbstinteressen notwendigen Ärger nutzen und gegen die Interessen anderer Menschen abwägen können, u. a. mit Hilfe persönlicher Werte.

Kognitionsanalyse

Wir können von Beck (1976) ausgehen und die dysfunktionalen automatischen Gedanken des Patienten in konkreten Situationen untersuchen, um unerwünschte Gefühle, Stimmungen und Verhaltensweisen nachvollziehen zu können:

Situation – automatischer Gedanke – Gefühl (z. B. Angst, Ärger) – inkompetentes Verhalten.

Oft entdeckt der Patient die teilweise nur sehr kurz auftretenden automatischen Gedanken erst durch eine systematische Selbstbeobachtung. Beck (1976) geht davon aus, dass latente kognitive Schemata in der realen Situation manifest werden und die automatischen Gedanken entstehen lassen. Auf abstrakterem Niveau sind, so Becks Annahme, die situationsbezogenen automatischen Gedanken zu generalisierten Grundannahmen über das Funktionieren der Welt zusammengefasst. Sie sind oft dysfunktional und müssen therapeutisch modifiziert werden, um dem Patienten neue Erlebens- und Verhaltensweisen zu ermöglichen.

Oder wir gehen von Kanfer (Kanfer et al., 2012) aus, der mit dem Fokus der Selbstveränderung den verhaltensanalytischen Betrachtungen sein Selbstregulationsmodell zugrunde legt. Der Dreierschritt Selbstbeobachtung, Selbstbewertung und Selbstverstärkung beinhaltet wie bei Beck die kognitiven Bewertungen einer Situation. Neben dem selektiven Wahrnehmen und Erinnern konzentriert er sich auf die internale versus externale Attribution von Erfolg und Misserfolg, auf die Zuverlässigkeit, mit der Erfolge wiederholt werden können, und auf unrealistische versus erreichbare Zieldefinitionen. Damit eng verknüpft ist die kognitive Bewertung, ob ein konkretes eigenes Verhalten verstärkungswürdig ist oder nicht.

Schließlich können wir Banduras (1977) soziale Lerntheorie als heuristisches Modell der Fallkonzeption heranziehen. Er geht davon aus, dass es zwar weiterhin notwendig ist, bestimmte Fragestellungen mit Hilfe des einfachen funktionalen Verhaltensmodells zu analysieren (Umweltdeterminismus), d. h., das Verhalten als Funktion der Umwelt zu betrachten: V = f(U). Er hält die Umkehrung dieser Funktion (persönlicher Determinismus) aber für ebenso bedeutend: U = f(V). Gerade die Selbststeuerung wird durch diese Funktion

Tabelle 1: Ausmaß von Angst und Wut bei den Persönlichkeitszügen

	Keine Wut	*Wenig Wut*	*Mittlere Wut*	*Große Wut*
Keine Angst	schizoid			
Wenig Angst		zwanghaft		
Mittlere Angst			histrionisch, passiv-aggressiv	narzisstisch
Große Angst		selbstunsicher, dependent	Borderline	Neurotizismus

treffend beschrieben: Die von der Umwelt gesetzten Kontingenzen sind eine Funktion des Verhaltens. Soziale Lernprozesse benötigen zu ihrer Erklärung beide Funktionen. Das Modell des reziproken Determinismus bildet so soziales Lernen ab:

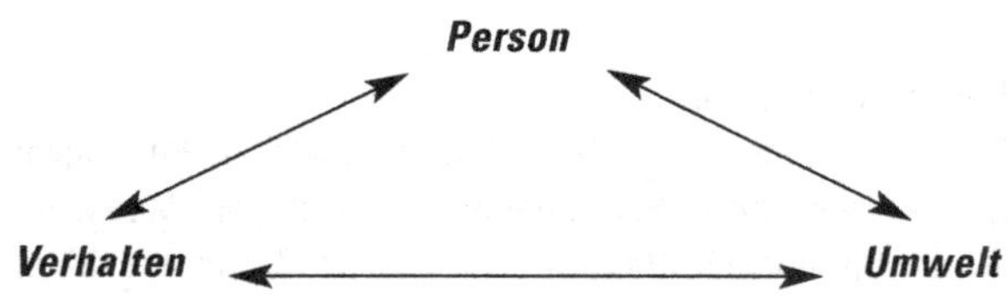

Dabei ist entscheidend, dass ein Ereignis mehrere Funktionen gleichzeitig haben kann. Dieses Modell sieht Selbststeuerung des Menschen als Verhaltensbedingung in Konkurrenz zur Umwelt. „Dank der Fähigkeit zur reziproken Einflussnahme sind die Menschen zumindest partiell die Architekten des eigenen Geschicks" (Bandura ,1977). Banduras Theorie ist eine Erweiterung des Selbstregulations- bzw. Selbststeuerungsansatzes. Zentral sind sein kognitiver Ansatz der Selbstwirksamkeit und seine interaktionelle These des reziproken Determinismus. Von Kanfer unterscheidet ihn das Verlassen des epistemologischen Ansatzes der Lern- und Verhaltenspsychologie, der die Gedächtnisformation als assoziativ postuliert. Liotti und Reda (1981) weisen darauf hin, dass der kognitive Ansatz probabilistisch und teleologisch ist. Während der behaviorale Ansatz kausalistisch und kasuistisch sei und als Grundmechanismus die automatische Bildung von Assoziationen annehme, sei beim kognitiven Ansatz der Grundmechanismus die Bildung von Hypothesen, Erwartungen und Einstellungen.

Die Analyse der Kognitionen führt nach dem Erfassen kognitiver Schemata sensu Piaget (1961) zu einer impliziten Überlebensregel (Sulz, 2011, 2017a-c). Während Beck das Selbst- und das Weltbild zu einer Grundannahme über das Funktionieren der Welt im Sinne einer Wenn-dann-Aussage logisch verknüpft und Grawe und Caspar (1984) mit dem Oberplan den aus dieser Schlussfolgerung resultierenden Imperativ formulieren, verbindet die Überlebensregel beides zu einer Verhaltensregel im Sinne von Hayes et al. (2003). Sie kann folgenden Satzbau haben:

Dysfunktionale Überlebensregel

Nur wenn ich immer …	(z. B. mich schüchtern zurückhalte)
und wenn ich niemals …	(z. B. vorlaut und frech bin)
bewahre ich mir …	(z. B. die Zuneigung der mir wichtigen Menschen)
und verhindere …	(z. B. deren Unmut und Ablehnung).

Der Name Überlebensregel weist darauf hin, dass die Psyche einen Verstoß gegen diese Regel für nicht verträglich mit dem emotionalen Überleben in wichtigen Beziehungen hält (Sulz, 2011, 2013). Beck et al. (1995) haben persönlichkeitsspezifische Grundannahmen formuliert. Sulz hat diesen entsprechende Überlebensregeln der Persönlichkeitstypen nach ICD-10 beschrieben (Sulz, 2013). In der Therapie wird versucht, den übergeneralisierten Einfluss dieser Regeln auf das Verhalten zu minimieren, damit der Mensch freieren Zugang zu adaptiven Bewältigungsmöglichkeiten schwieriger Situationen hat.

Emotionsanalyse

Da Emotionen wesentlich die Bedeutungsgebung in sozialen Beziehungen determinieren und auch die primären Motivatoren sozialen Handelns sind, gibt ihre Erfassung Aufschluss sowohl über die emotionale Selbstregulation als auch über die Beziehungsregulation (Sulz und Lenz, 2000). Die klinische Emotionsforschung belegt die therapeutische Relevanz von emotionalen Prozessen. Da jedes Gefühl Motivator eines Verhaltens ist in dem Sinne, dass jedem Gefühl ein Verhalten zugeordnet werden kann, wird ein Verhalten wahrscheinlicher, wenn das zugehörige Gefühl aktiv verfügbar ist. Umgekehrt entspricht ein stark eingeschränktes Gefühlsrepertoire einem defizitären Verhaltensrepertoire. Wie Menschen ihr Gefühlsrepertoire massiv einschränken, lässt sich eruieren, wenn stereotype dysfunktionale Arten des Umgangs mit Gefühlen exploriert werden:

Dysfunktionaler Umgang mit Gefühlen

- Ich kann nichts gegen mein Gefühl tun, es ist so intensiv und beherrscht mich.
- Ich nehme einfach kein Gefühl wahr, obwohl ich weiß, dass ich Grund zu diesem Gefühl habe.
- Ich habe das Gefühl nur ganz schwach.
- Vorsorglich passe ich gut auf, dass keine Situation kommt, in der ich dieses Gefühl habe.
- Ich nehme ein ganz anderes Gefühl wahr als das zur Situation eigentlich passende.
- Ich reagiere eher körperlich als mit den Gefühlen.
- Ich lenke mich ab, sage mir, dass es keinen Grund für dieses Gefühl gibt.
- Ich lasse mir nichts anmerken, reagiere eher sachlich oder zurückhaltend.
- Mein Gefühl geht in eine Stimmung oder Verstimmung über, die einige Zeit anhält.
- Ich bleibe sehr lange in einem starken Gefühl hängen und komme nicht mehr daraus heraus.
- Ich empfinde mich selbst fremd oder unwirklich.
- Ich verstumme völlig. Man merkt mir nicht an, dass ich alle Ereignisse trotzdem sehr wach wahrnehme.
- Ich werde völlig bewegungslos, als ob ich erstarrt wäre.

Gelingt es in der Therapie, Gefühlen ihre adaptive Funktion zurückzugeben, so ist der Weg zu funktionalem Erleben und Verhalten bereitet.

Wertanalyse

Die Werte und Normen, die ein Mensch internalisiert hat, haben nichts mit den Geboten und Verboten der Überlebensregel zu tun. Es lassen sich folgende Wertedimensionen differenzieren:

Persönliche Werte

- Intellektuelle Freiheit – geistige Unabhängigkeit
- Überlegenheit, Leistung
- Sicherheit / materielle Sicherheit
- Glauben/Spiritualität
- Familie und Partnerschaft

1

- Soziale Akzeptanz und Anerkennung
- Etwas erleben und Schönes genießen
- Frieden in der Welt
- Körperliche Fitness
- Selbstverwirklichung
- Sinn
- Altruismus (gebraucht werden)
- Toleranz
- Gewissenhaftigkeit
- Arbeit
- Bildung
- Weisheit

Inwiefern diese Werte handlungsleitend sind, erfahren wir aus der individuellen Art des Umgangs mit Werten: wenig ausgeprägte Orientierung an Werten (zu wenig), konflikthafte Orientierung an Werten (ambivalent), gelungene Wertorientierung (genug), Wert als Überlebenskampf (zu viel). Funktionale Verhaltenstherapieansätze gehen davon aus, dass die Aktivierung persönlicher Werte zu Wünschenswertem im Sinne von Heckhausen (1987) die für die Therapie benötigte Änderungsmotivation herstellt. Der zunächst bedürfnisgeleitete Mensch wird durch die Behandlung (wieder) zum wertorientierten Menschen (Hayes et al., 2003, Hauke, 2013).

Ressourcenanalyse

Die Ressourcen eines Menschen sind gerade dann wichtig, wenn es Probleme zu lösen oder gar Krankheiten zu behandeln gilt (Grawe 1998). Die Ressourcen eines Menschen als latentes und manifestes Repertoire an Eigenschaften und Fähigkeiten, an Möglichkeiten des Schöpfens aus materiellen und immateriellen Reserven, um Lebensqualität herzustellen und zu sichern, sind die Habenseite, die seine Lebenstüchtigkeit ausmachen. Eine systematische Ressourcenanalyse beleuchtet in Anlehnung an Grawe (1998) folgende Ressourcenquellen (Sulz, 2011, 2017b):

Ressourcenquellen:
Lebensbereiche, Ziele, Pläne, Wünsche, Träume, Phantasien, Erinnerungsschatz, Beziehungen zu wichtigen Menschen, Werte, Spiritualität, Genuss und Lust, Spaß und Aktivitäten, Interessen, Körper, Liebenswürdigkeit (Beliebtheit bei anderen Menschen), Persönlichkeit und Fähigkeiten, Errungenschaften, Bedürfnisse und Wünsche, gemeisterter Belastungen, Gefühle, Überzeugungen und Erwartungen, Motive

Was Ressource für einen Menschen ist, lässt sich anhand der somatischen Marker (Damasio, 1990) diagnostisch zuverlässig explorieren. Es reicht auch hier nicht, sprachlich-kognitive Stellungnahmen zu erfassen, sondern es muss z. B. über Imaginationen und Erinnerungen der Zugang zum impliziten/prozeduralen Gedächtnis aufgebaut werden.

Spezifischer auf die therapeutischen Aufgaben konzentriert ist eine Analyse der Person- und Umweltvariablen. Hier werden die in der Person und in der Umwelt auffindbaren Ressourcen erfasst, die für die Behandlung utilisiert werden können oder müssen.

Persönliche Ressourcen

- Funktionalität der Emotionsregulation (ein Gefühl wahrnehmen, benennen, seine Ursache erkennen, seine Situationsadäquatheit prüfen, die Gefühlsintensität modulieren können, aus dem Gefühl heraus verhandeln oder handeln können, ein Gefühl da sein lassen können, ohne gleich handeln zu müssen)
- Fähigkeit zur Selbstwahrnehmung (Introspektion = innere Prozesse wie Gefühle und Intentionen wahrnehmen können, Selbstreflexion = innere Prozesse gedanklich betrachten und beurteilen können, Identität = sich als zeitlich konstant bleibendes Wesen kennen)
- Fähigkeit zur Selbststeuerung (Impulssteuerung, Antizipation der Wirkung von Impulsen, Selbstwertregulation, verlieren können, Ambivalenzfähigkeit, Ausdauer, Flexibilität)
- Fähigkeit zur sozialen Wahrnehmung (Gefühle des anderen wahrnehmen, empathisch sein können, Nähe und Distanz angemessen einhalten können)
- Fähigkeit zur Kommunikation (Wahrnehmungen, Gefühle und Bedürfnisse mitteilen können)
- Fähigkeit zur Abgrenzung (den anderen als Person mit eigenen Wünschen und Zielen (an-)erkennen und sich vor Übergriffen wirksam schützen können, streiten können)
- Fähigkeit zur Bindung (sich emotional in einer dauerhaften Beziehung binden können, auch in Abwesenheit die innere Bindung aufrechterhalten können [Objektkonstanz])
- Fähigkeit zum Umgang mit Beziehungen (als abgegrenztes Individuum einen Ausgleich zwischen eigenen und anderen Interessen herstellen können, z. B. durch Vereinbarungen und Regeln)
- Fähigkeit, sich aus einer zu Ende gegangenen Bindung lösen zu können
- Fähigkeit zur Utilisierung von Ressourcen (Begabungen, Kenntnisse, Kreativität, soziales Umfeld)
- Fähigkeit zur Bewältigung krisenhafter Situationen (wirksame Bewältigungsstrategien, neue Bewältigungsstrategien erfinden können)
- Leidenskapazität (unvermeidbar Schmerzliches ertragen können, Unabänderliches akzeptieren können)

Analog können die in der Umwelt des Patienten vorfindbaren Ressourcen identifiziert werden:

Umwelt-Ressourcen

- Eingebundensein in ein stabiles berufliches Umfeld (sicherer Arbeitsplatz, gutes Klima, angemessenes Einkommen, die Arbeit macht Spaß, gibt ein Gefühl von Selbsteffizienz)
- Eingebundensein in ein stabiles privates Umfeld (tatsächlich vorhandene Beziehungen (Art, Qualität und Zahl), intakte Partnerschaft, stützende Familie, gute Freunde, die Freud und Leid mittragen, befriedigende Freizeitgestaltung, zufriedenstellende Wohnverhältnisse)
- reale Chancen zur Reduktion pathogener Umweltfaktoren (aus dem negativ beeinflussenden Umfeld herauskönnen (z. B. Drogen- oder Alkoholszene), wieder einen Arbeitsplatz finden, sich die benötigte Wohnung leisten können, Partner ist bzw. Eltern sind durch neue angemessene Verhaltensweisen beeinflussbar, eine bisher unversöhnliche Feindschaft ist überwindbar)
- reale Chancen zur Entwicklung einer positiven Lebensperspektive (eine Partnerschaft ist vorstellbar, ein Freundeskreis kann geschaffen werden, Familiengründung ist realisierbar, berufliches Vorankommen ist möglich)

Erfolgreiche Therapien sind nicht problem- und defizitorientiert, sondern konzentrieren sich auf das Mobilisieren und Utilisieren von Ressourcen. Grawe (1998) interpretiert in diesem Lichte empirische Wirksamkeitsvergleiche von kognitiver Therapie (Beck, 1976) und interpersonaler Psychotherapie IPT nach Klerman et al. (1984). So profitierten von der kognitiven Therapie am meisten solche Patienten, die nur wenig kognitive Störungen hatten, aber deren Stärke im kognitiven Bereich lag. Dagegen waren die Therapieerfolge der IPT am größten bei Patienten, deren Kompetenzen vor allem im interpersonellen Bereich lagen. Grawe sieht die Wirkung beider Therapien entgegen ihrer expliziten Problemorientierung deshalb darin, dass sie die Ressourcen der Patienten utilisierten, die kognitive Therapie die kognitiven Ressourcen und die IPT die interpersonellen Ressourcen. Diese Ergebnisse sprechen nicht dafür, dass die Störungstheorien zugleich gültige Therapietheorien sind.

Analyse der gestörten Persönlichkeit

Psychische und psychosomatische Erkrankungen gehen oft mit Störungen der Persönlichkeit einher, so dass diese als Risikofaktoren berücksichtigt werden müssen.
Die beiden wichtigsten kognitiv-behavioralen Persönlichkeitstheorien sind die von Mischel (1972) und Millon (1996). Mischel (1972) weist in seiner Persönlichkeitstheorie auf die Bedeutung kognitiver Repräsentanzen für die Verhaltenssteuerung hin. Negative Erfahrungen aus der Vergangenheit werden als Erwartungen auf die Zukunft extrapoliert, das entsprechende Verhalten wird unterlassen und somit die Chance verpasst, die in der Erwartung implizierte Hypothese empirisch zu prüfen. Die durch die Vermeidung erreichte Angstreduktion verstärkt negativ das Vermeidungsverhalten, so dass die dysfunktionalen Verhaltensstereotypien aufrechterhalten werden.

Millon (1996) hat aus verhaltenstheoretischer Perspektive Persönlichkeit und Persönlichkeitsstörungen untersucht. Er differenziert drei Entstehungsbedingungen:
- sich wiederholende positive Verstärkung maladaptiven selbstschützenden Verhaltens
- sich wiederholende negative Verstärkung von maladaptiven Vermeidungsmustern
- das Entstehen von Verhaltenslücken durch Nicht-Lernen

Nach Millon lässt sich die Persönlichkeit eines Menschen am einfachsten begreifen, wenn man die Verstärkungen, die sein Leben beeinflussen, versteht:

Dysfunktionale Persönlichkeitszüge (Verhaltensstereotypien)

- Der Antisoziale erfährt Selbstverstärkung durch aktives (antisoziales) Verhalten
- Der Paranoide vermeidet Bedrohung durch aktives (paranoides) Verhalten
- Der Narzisstische erfährt Selbstverstärkung durch passives Verhalten (bewundern lassen)
- Der Histrionische verhindert Bedrohung durch aktives (histrionisches) Verhalten
- Der Dependente verhindert Bedrohung durch passives Verhalten (dem anderen die Aktivität überlassen)
- Der Zwanghafte wird positiv verstärkt oder verhindert aversive Erfahrung mit anderen Menschen durch passives Verhalten (keine emotionale Zuwendung)
- Der Selbstunsichere verhindert soziale Ablehnung durch aktives (Rückzugs-) Verhalten
- Der Schizoide vermeidet soziale Ablehnung durch passives Verhalten (nicht in Beziehung treten)
- Der Borderliner schwankt zwischen aktivem und passivem Verhalten und wird dafür positiv belohnt oder vermeidet Bedrohliches

Beck, Freeman et al. (1995) konzentrieren sich in der Erklärung von gestörter Persönlichkeit auf die aus der Wechselwirkung mit der sozialen Umwelt resultierenden kognitiven Schemata. Das kognitive Modell nimmt einen kognitiv-interpersonalen Kreislauf an. Dieser besteht aus einem interpersonellen Kreislauf: äußeres Ereignis, automatischer Gedanke, zwischenmenschliches Verhalten, Reaktionen anderer, automatische Gedanken. Der interpersonelle Kreislauf kommt über die automatischen Gedanken mit dem kognitiven Kreislauf in Wechselwirkung: Schema (aktiviert durch das äußere Ereignisse), automatischer Gedanke, emotionale Reaktion, voreingenommene Wahrnehmung und Erinnerung, automatischer Gedanke.

Entwicklungsanalyse
In den letzten zwanzig Jahren ist ein Forschungszweig entstanden, der sich mit dem möglichen Nutzen entwicklungspsychologischer Einstufung menschlichen Erlebens und Verhaltens im Erwachsenenalter befasst (u.a. Kegan 1986). Piaget (1961) sieht Entwicklung als Equilibration, als Wechselspiel zwischen Selbsterhaltung (Assimilation), das ist das Prinzip der Homöostase, und Selbstveränderung (Akkommodation), das ist der Schritt zur jeweils nächsten Entwicklungsstufe. Kegan (1986) sieht Piagets Stufen als Stadien der Bedeutungsentwicklung, in der jeweils neu definiert wird, welchen Teil das Kind zum Selbst und welchen es zum Objekt erklärt, mit dem es in Beziehung tritt. Entwicklung ist für ihn die Veränderung vom Eingebundensein zur Beziehung. Im Erwachsenenalter wird, zumindest wenn es um zentrale Beziehungen geht, das kindliche Selbst- und Weltbild beibehalten. Selbst zahlreiche empirische kognitiv gut verarbeitete Gegenerfahrungen lassen keine affektive Neubewertung entstehen. Verhaltensänderung geschieht an dieser Stelle eventuell nicht am leichtesten durch Konditionierungsprozesse und vielleicht auch nicht durch kognitive Umstrukturierung, sondern durch affektiv-kognitive Entwicklung des Menschen. Die Unterscheidung von gelerntem, von regelgeleitetem (Hayes et al., 2003) und von entwickeltem Verhalten kann zu einer differenzierteren Interventionsplanung in der Psychotherapie verhelfen. So wie Verhaltenstraining nicht weiterhilft, wenn eine implizite Verhaltensregel das zu erlernende Verhalten streng verbietet, kann es dort nicht weiterhelfen, wo die affektiv-kognitive Entwicklung des Menschen nicht die Basis für das erwünschte Verhalten liefert. Nur Entwickeltes kann verändert werden. Oder: Lernen baut auf Entwicklung auf. Dieses Verständnis führt zu sehr spezifischen Behandlungsmaßnahmen, die Therapie als Entwicklung verstehen.

So kann ein Zwangspatient – sich auf der impulsiven Stufe befindend – seine aggressiven oder triebhaften Tendenzen noch nicht mit seinen kognitiven Fähigkeiten selbst steuern und muss zu Mitteln greifen, die angstgesteuert sind. Ein Patient mit einer selbstunsicheren Persönlichkeitsstörung kann die seiner Entwicklungsstufe entsprechende spontane Emotionalität aus Angst vor Beziehungsverlust nicht leben. Erst wenn er sich auf seine Fähigkeit verlassen kann, das Verhalten anderer Menschen wirksam zu beeinflussen, ist er in der Lage, die Auswirkungen seines emotionalen Verhaltens auf seine sozialen Beziehungen vorhersehbar zu machen. Ein Panikpatient hat evtl. eine Entwicklungsstufe, auf der er nur dichotome Problemlösungen denken kann, wie entweder in einer einengenden Partnerschaft erdrückt zu werden oder ohne Partnerschaft in der Einsamkeit zugrunde zu gehen. Affektiv-kognitive Weiterentwicklung ermöglicht es ihm, eine dritte Lösung zu sehen, z. B. sich in einer stabilen Partnerschaft Freiraum zu schaffen.

Im Vergleich zweier benachbarter Stufen fällt auf, dass auf den unteren Stufen etwas noch nicht gekonnt wird, etwas noch gebraucht wird und etwas noch bedrohlich ist, was auf der nächst höheren Stufe kein Thema mehr darstellt, denn das Können ist schon da, die Bedürftigkeit ist verschwunden, und die Gefahr ist nicht mehr vorhanden:

Errungenschaften und Defizite der aktuellen Entwicklungsstufe

Ich kann noch nicht	Fähigkeiten
Ich kann schon	
Ich brauche nicht mehr	Bedürfnisse
Ich brauche noch	
Ich fürchte nicht mehr	Ängste
Ich fürchte noch	
Ich bin nicht mehr	Identität
Ich bin noch	
Ich bin noch nicht	

So kann der impulsive Mensch seine Impulse noch nicht hemmen, das Verhalten anderer Menschen noch nicht steuern, braucht noch Schutz und fürchtet noch Trennung. Der souveräne Mensch kann dagegen seine Impulse hemmen und kann den anderen Menschen steuern. Er hat Kontrolle. Deshalb braucht er nicht mehr zuverlässigen Schutz und muss Trennung nicht mehr fürchten. Dagegen muss er fürchten, seine neue Errungenschaft zu verlieren: Er hat Angst vor Kontrollverlust.

Der Entwicklungsschritt zur nächsthöheren Stufe impliziert, dass die Defizite der gegenwärtigen Stufe behoben werden, z. B. dass Schutz nicht mehr das vorherrschende Bedürfnis ist, Trennung nicht mehr die größte Gefahr, wenn die impulsive Stufe verlassen wird. Wer diese Bedürftigkeit und dieses Bedrohtsein beibehält, z. B. aufgrund unsicherer Bindung zur Mutter oder aufgrund traumatischer Erfahrungen, kann sich nicht auf die souveräne Stufe entwickeln. McCullough (2010) hat mit seinem CBASP-Ansatz die beiden klinisch wichtigsten Entwicklungsschritte vorgeschlagen und Hoy (2014) hat den Entwicklungs-Therapiemodul der Strategisch-Behavioralen Therapie evaluiert.

Konfliktanalyse
Grawe (1998) berichtet über eine Studie von Holtforth, in der 279 intentionale und 138 konflikthafte Vermeidungsziele durch komplexe statistische Analysen herausgefiltert wurden. Diese konnten 14 Konfliktthemen zugeordnet werden: Abschneiden im Vergleich zu anderen, Eigenschaften und Ressourcen, übergeordnete Standards, Identität und Selbstwert, Selbstverwirklichung, Lust/Unlust, Kontrolle, Aufgabenbewältigung, Autonomie, Geben, Beziehungen, Beistand, Rückmeldung und Verletzung und Missbrauch.
Dollard und Miller (1950) klassifizieren verschiedene Arten von Konflikten. Im psychotherapeutischen Kontext wird häufig ein doppelter Appetenz-Aversions-Konflikt vorgefunden. Beide Entscheidungen haben Vor- und Nachteile, der resultierende Gefühlszustand ist die Ambivalenz. In einer Ehekrise kann das offene Äußern der momentanen gefühlsmäßigen Einstellung zum anderen mit großer Angst vor dessen aggressiven Reaktionen verbunden sein, im schlimmsten Fall vor dem Verlust des anderen. Die Unoffenheit auf der anderen Seite kann mit Schuldangst oder Strafangst eng verknüpft sein, von der man sich nur durch Ehrlichsein befreien kann.
Viele intrapsychische und interpersonelle **Konflikte** werden erst auf einer höheren Entwicklungsstufe lösbar, z. B.

Intrapsychische und interpersonelle Konflikte

- Versorgung versus Autarkie (Geborgenheit versus selbst machen und können). Der Konflikt der einverleibenden Stufe wird gelöst durch den Übergang zur impulsiven Stufe, auf der impulsiv Bedürfnisbefriedigung herbeigeführt werden kann.
- Abhängigkeit versus Autonomie (Schutz versus Selbstbestimmung). Der Konflikt der impulsiven Stufe wird gelöst durch den Schritt auf die souveräne Stufe, auf der eigene Impulse und das Verhalten des anderen Menschen souverän gesteuert werden kann.
- Impuls versus Steuerung (Bedürfnisbefriedigung versus Kontrolle). Der Konflikt der souveränen Stufe wird gelöst durch Entwicklung auf die zwischenmenschliche Stufe, auf der durch liebende Hingabe die Zuneigung der Bezugsperson gewährleistet wird.
- Hingabe versus Identität (Beziehung versus Selbsterhalt). Der Konflikt der zwischenmenschlichen Stufe wird gelöst durch Beschreiten der institutionellen Stufe, auf der die Zweierbeziehung in ihrer Bedeutung durch Umgangsregeln und Eingebundensein in größere Gemeinschaften relativiert wird.
- Gesetz versus Freiheit (Gesellschaft versus Individuum). Der Konflikt der institutionellen Stufe wird gelöst durch Entwicklung zur überindividuellen Stufe, auf der individuelle Freiheit in Balance zu freiwilliger Beziehung verbleibt, befreit aus abhängigem Eingebundensein, sich an inneren und kulturellen Werten aus freier Entscheidung orientierend.

Jeder Schritt weg von der alten Entwicklungsphase führt von einem alten Konflikt weg und hin zu einem neuen Konflikt.

Der **Umgang mit Konflikten** (Sulz, 2011, 2017) ist abhängig vom Entwicklungsstand. Wenn Ambivalenz entwicklungsbedingt noch nicht ertragen werden kann, so müssen stufenspezifische, unreifere Konfliktlösungen gefördert werden, z. B. unter Beibehaltung einer dichotomen Denkweise Entweder-oder-Entscheidungen optimiert werden. Wer es nicht aushalten kann, dass ein geliebter Mensch sowohl liebenswerte als auch hässliche Seiten hat, muss entweder mit diesem Menschen brechen (was oft nicht geht, weil eine emotionale Abhängigkeit besteht) oder die Wahrnehmung der hässlichen Seite ignorieren bzw. eine gute Entschuldigung für diese finden. Besteht dagegen Ambivalenzfähigkeit, so kann die Lösung eines Konflikts darin bestehen, die eindimensionale polarisierende Betrachtung des „Entweder-oder" zu erweitern durch eine zweite Dimension – das „Und" bzw. „Sowohl-als-auch". Ein funktionaler Umgang mit Konflikten kann aber auch darin bestehen, die Bereitschaft zu fördern, den Preis für die Vorteile einer Entscheidung zu zahlen, d. h. ihre Nachteile zu tragen.
Auch die dysfunktionalen Persönlichkeitsanteile hindern den Menschen am erfolgreichen Umgang mit Konflikten und an einer ausreichenden Konfliktlösung. Selbstunsicherheit macht es unmöglich, eigene Interessen gegen einen Kontrahenten durchzusetzen. Dependenz macht es unmöglich, sich aus einer unbefriedigenden Beziehung zu lösen. Zwanghaftigkeit verhindert den offenen, flexiblen Einsatz aggressiver Tendenzen, um für sich zu kämpfen. Histrionie verhindert das eine Mal die Hingabe, das andere Mal das Herausfinden aus intensiven Gefühlen, um durch kognitiv gesteuertes Handeln zu einer Konfliktlösung zu kommen. Schizoidie verhindert die Lösung des Konflikts zwischen Beziehungsangst und Beziehungssehnsucht. Narzissmus macht durch den Kampf ums Geliebtwerden das aktive Lieben eines anderen Menschen unmöglich. Und Borderline-Züge lassen im Strudel des Kampfes um Beziehung die Entwicklung eines ausreichend stabilen Selbst nicht zu.
Die psychosoziale Homöostase eines Menschen, der noch nicht die überindividuelle Entwicklungsphase nach Kegan (1986) erreicht hat, kann ihn in Ausnahmesituationen vor **unlösbare Konflikte** stellen, die nur dadurch lösbar werden, dass der Übergang zur nächsthöheren Entwicklungsstufe vollzogen wird. Ebenso bergen die klinischen Persönlichkeitstypen Konfliktkonstellationen in sich, die nur durch Überwindung dieses Persönlichkeitszuges, d.h. durch Beenden des rigiden Verhaltensstereotyps, aufgelöst werden können. Konflikt ist in diesem Sinne kein zusätzliches Konstrukt, das zur Erklärung der psychosozialen Homöostase eines Menschen bzw. zur Erklärung der Entstehung von psychischen Störungen notwendig wäre. Trotzdem können wir die persönlichkeitsbedingte Sollbruchstelle der individuellen Homöostase eines Menschen unter dem Aspekt des Konflikts betrachten. Der aktuelle, **situationsbedingte Konflikt** zum Zeitpunkt einer Stressreaktion oder einer psychischen oder psychosomatischen Symptomentstehung stellt sich häufig so dar: Die symptomauslösende Situation würde dem Menschen ein problembewältigendes Handeln abverlangen, das gegen seine Überlebensregel verstößt. Wenn aber ein emotionales Überleben ohne aktuelle Problembewältigung ebenso wenig möglich ist, besteht ein unlösbares Dilemma. Egal wie der Mensch sich entscheidet, ein emotionales Überleben ist nicht möglich. Also fragen wir, welche Konflikte kann ein Mensch lösen und welche nicht? Was hindert ihn, bestimmte Konflikte lösen zu können, was braucht er zur Lösung des Konflikts, d. h. zur Bewältigung der bisher symptomauslösenden Situation? Wenn wir die Überlebensregel betrachten, so fällt uns auf, dass diese genau die Art der Konfliktlösung verbietet, die zur Meisterung der symptomauslösenden Situationen erforderlich wäre.

Symptomanalyse

Die Symptomanalyse besteht aus der strukturierten Befunderhebung (vgl. Sulz, 2011, 2017c), die zur Syndromdiagnose führt, die in der Therapieplanung eher handlungsleitend ist als die ICD-10-Diagnose. Durch einen hinzugefügten Leitfaden kann der Schritt von der Syndromdiagnose zur ICD-10-Diagnose schnell und reliabel beschritten werden (Hiller et al. 1997).

Das bedingungsanalytische Modell

Aufbauend auf den Theorien von Kelly (1955), Bandura (1977), Beck (1976), Mischel (1972), Millon (1996) und Epstein (1993) können wir in Übereinstimmung mit den Ausführungen Grawes (1998) und dem neurobiologischen Kenntnisstand als gedanklichem Rahmen eines individuellen Störungsmodells formulieren:

1

Bedingungsanalytisches Modell für die Fallkonzeption

Die Wechselwirkung zwischen den Eltern mit ihrem Elternverhalten und dem Kind mit seinen angeborenen Dispositionen führt neben Befriedigungen auch zu Frustrationen und Bedrohungen, die bestimmte Bedürfnisse bleibend in den Vordergrund rücken lassen, z. B. das Bedürfnis nach Geborgenheit oder das Bedürfnis nach Beachtung. Sie führt auch dazu, dass ein Mensch dauerhaft auf die Vermeidung spezifischer Bedrohungen bzw. Ängste achtet und so ein individuelles Profil an Vermeidungshandlungen aufbaut. Ein weiteres wichtiges Ergebnis seiner Sozialisation ist die Hemmung seiner aggressiven Tendenzen den Mitgliedern seiner sozialen Gemeinschaft gegenüber.
Die Dauerblockade der Wut- und Angriffstendenz ist eine wichtige Aufgabe der Selbstregulation. Viele Menschen gehen dabei so weit, dass sie selbstunsicher und ängstlich werden. Die psychische Homöostase kann kognitiv als Regelwerk verstanden werden und die wichtigste Regel ist die, die das Überleben sichert. Die Abläufe sind vorbewusst, d.h., die willkürliche (bewusst intendierende) Psyche (explizites oder deklaratives Gedächtnis) weiß von diesen Zusammenhängen nichts.
Oft geht es in Beziehungen nur um das emotionale Überleben, d.h. um das Verhindern von psychischen Schädigungen. Eine in der Kindheit optimal auf die soziale Umwelt zugeschnittene Überlebensregel wird, wenn sie nicht modifiziert wird, im Erwachsenenleben aber dysfunktional. Patienten haben dysfunktionale Überlebensregeln, die dafür sorgen, dass ihr Erleben und Verhalten dysfunktional wird, d.h., dem betreffenden Menschen zum Nachteil gereichen. Zudem verhindern sie auch, dass die Beziehungen ihres Erwachsenenlebens stützend und befriedigend für beide Seiten bleiben. Damit haben wir es in unseren Betrachtungen zunächst mit den dysfunktionalen Persönlichkeitszügen zu tun, wie sie z. B. in DSM-IV und V beschrieben werden. Die Ausprägung dieser Züge kann so stark sein, dass eine Persönlichkeitsstörung zu diagnostizieren ist. Die Überlebensregel und die durch die Persönlichkeit festgelegten dysfunktionalen Erlebens- und Verhaltensstereotypien schränken das aktive Verhaltensrepertoire eines Menschen zum Teil erheblich ein. Dadurch ist er schwierigen Problemen weniger oder nicht gewachsen (Vulnerabilität). Die auslösende Lebenssituation (Stress) kann z. B. nur durch Symptombildung beantwortet werden. Erlebens- und Verhaltensweisen, die zur Meisterung des Problems geführt hätten, sind verboten. Sie würden die Überlebensregel verletzen und das emotionale Überleben gefährden. Welche Lebenssituation zur Symptombildung führt, ist somit auch durch die Persönlichkeit des betroffenen Menschen festgelegt. Eine therapeutische Veränderung diagnostizierter dysfunktionaler Persönlichkeitszüge hat deshalb einen hohen Stellenwert in der psychotherapeutischen Zieldefinition und Behandlungsplanung.

Abbildung 2: Bedingungen der Symptombildung und -aufrechterhaltung

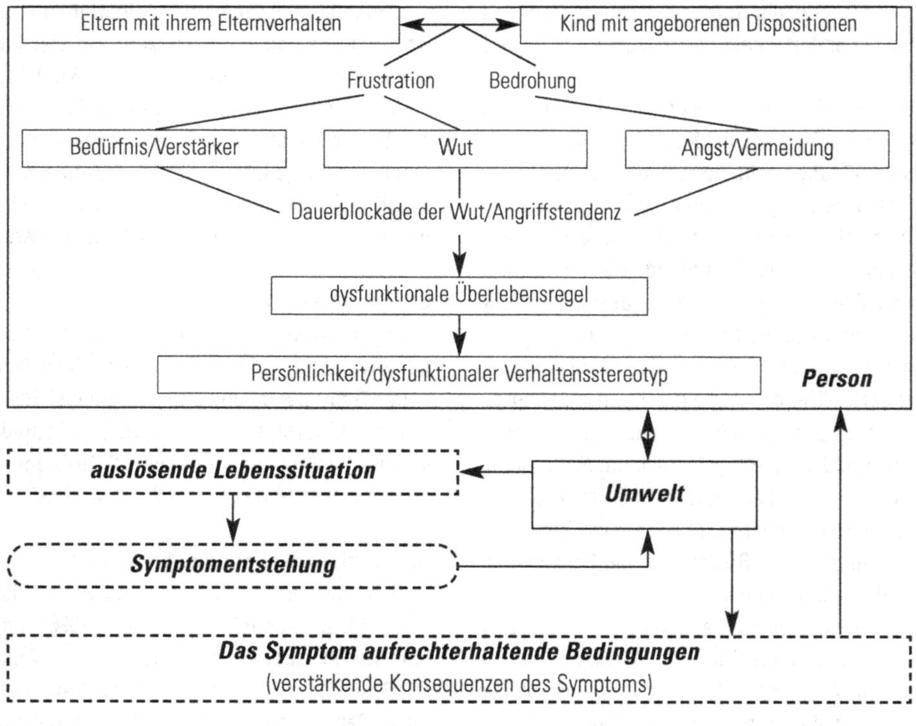

Horizontale Verhaltensanalyse des Individuums
Die Verhaltens- und Bedingungsanalyse erfolgt typischerweise in vier Schritten:

> **Funktionales Verhaltensmodell**
> S: Stimulus-/Situations-Analyse (verursachende und (evtl. klassisch konditionierte) auslösende Bedingungen und Kontextanalyse)
> O: Person-(Organismus-)Analyse (psychobiologisch)
> R: Symptom-(Reaktions-)Analyse
> K: Kontingente Verknüpfung von R und C
> C: Analyse der symptomaufrechterhaltenden Bedingungen (Konsequenzen), z. B. operant verstärkende Faktoren

Das Ergebnis wird als funktionales Verhaltensmodell SOR(K)C dargestellt, bei dem (K) für die kontingente Verknüpfung von R und C steht, d. h., die Konsequenz C tritt nur dann ein, wenn R vorausging. Oft ist bei der Therapie die Analyse der das Symptom aufrechterhaltenden Bedingungen am wichtigsten. Auch wenn hirnorganische Schädigungen oder neurophysiologische bzw. neuroendokrinologische Minderfunktionen nicht zur Entstehung einer Erkrankung beigetragen haben, so können sie doch die Gesundung erheblich erschweren oder gar verhindern. Nicht nur Pathogenität, sondern auch hinreichende Flexibilität, um den Gesundungsvorgang zuzulassen, sind zu erfassende Qualitäten. Deshalb sind auch in diesem letzten Schritt der Verhaltensdiagnostik neuropsychologische und neurophysiologische bzw. -endokrinologische Diagnostik ein wichtiger Bestandteil.
Sowohl der symptomauslösende Aspekt der Lebenssituation, die Reaktionen auf diese als auch die symptomaufrechterhaltenden Bedingungen lassen sich mit dem „Verhaltensanalyse-Interview" (Sulz, 2013) herausschälen. Dabei wird **die** typische Reaktionskette auf einen Auslöser hin analysiert: primäre Emotion, primärer Handlungsimpuls, Antizipation negativer Folgen, sekundäres, gegensteuerndes Gefühl, vermeidendes Verhalten, Symptombildung. Zur Vervollständigung können wir eine biografische Anamnese und eine Fremdanamnese wichtiger Bezugspersonen erheben, die die Subjektivität der Schilderungen des Patienten relativieren hilft.

Abbildung 3: Von Parametern der Person zu Therapiethemen

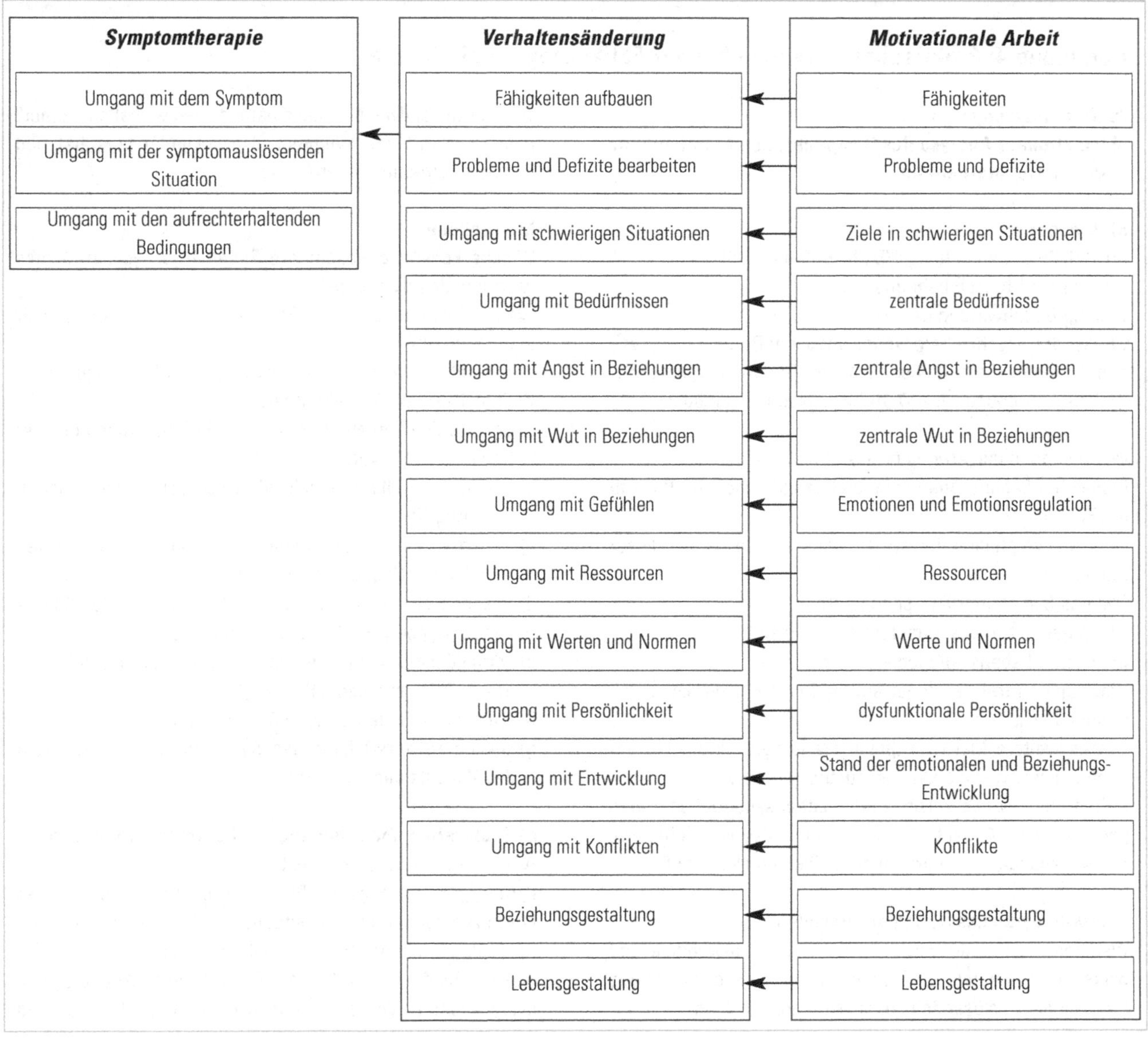

1

Therapieziele und Therapiethemen
Aus der individuellen Analyse der intra- und interpersonellen Bedingungen der vorliegenden psychischen Störung ergibt sich eine ebenso individuelle Zieltaxonomie, die wiederum eine Auswahl von wenigen optimal erscheinenden Therapiestrategien und -interventionen nahe legt. Das Verhaltensdiagnostiksystem (Sulz, 2013, 2017d) kann eine Leitlinie für die Konzeptualisierung des Therapiefalles und für die strategische Therapieplanung sein, die Variablen mit einbezieht (Abb. 3), die dem aktuellen Erkenntnisstand der Therapieforschung und der modernen Hirnforschung zufolge große verhaltenssteuernde Wirkung haben (vgl. Grawe, 1998). Dies impliziert die Formulierung zum Teil neuer Veränderungsziele: Aktivierung des impliziten Gedächtnisses, Emotionsregulation, kognitive Verhaltens- und Impulssteuerung, differenzielle Sensibilität des Bestrafungs- und des Belohnungssystems, Modifikation impliziter affektiv-kognitiver Bedeutungen, Integration von impliziten und expliziten Erfahrungen etc. Welche therapeutischen Strategien sich auf diese Weise ergeben, wird bei Sulz (2011, 2017c) dargestellt. Wenn die Verhaltenstherapie das heutige Wissen der Gedächtnisforschung in ihr Fallverständnis und ihre Interventionsplanung einbezieht, so kann sie einerseits ihren Indikationsbereich erheblich erweitern, z. B. um neuropsychologische Störungen und Störungen neurobiologischer Herkunft. Sie kann andererseits neue Interventionsstrategien entwickeln, die mehr am heutigen Wissen über die Informationsverarbeitung des menschlichen Gehirns orientiert sind.

2.3 Praktisches Vorgehen bei der Fallkonzeptualisierung

Das in der Praxis empfohlene Vorgehen bei der Konzeptualisierung eines konkreten Falls wird im Folgenden schematisch skizziert. Es gliedert sich in Störungs- und Zielanalyse und Therapieplanung (Sulz, 2011, 2013, 2017d). Die Datenerhebung erfolgt nach dem Prinzip der minimalen Intervention – nur so viel Messinstrumente einsetzen, wie unbedingt notwendig sind, um eine wichtige Hypothese zu Entstehung und Aufrechterhaltung der Symptome, zur Zielfindung und zur Indikationsstellung weiterverfolgen zu können. Wissen, Erfahrung und intuitives Wahrnehmen des Therapeuten bestimmen, welche Hypothesen er im Einzelfall bildet, welche er aufgreift und welche er verwirft.

A. Störungsanalyse
Das praktische Vorgehen der Störungsanalyse wird in folgendem Schaubild dargelegt:

Abbildung 4: Praktisches Vorgehen bei der Fallkonzeptionalisierung

A. Störungsanalyse
a) Funktionale Analyse des Symptoms, seiner Entstehung und Aufrechterhaltung

Makroebene:
(VDS21-Erstuntersuchung, VDS14-Befund, VDS90)
Was für ein Mensch begegnet mir?
Welche Beschwerden hat er?
Wie ist der psychische/psychosomatischeBefund, d. h., welche Symptome bestehen und welches Syndrom ergibt sich?
Welche Zuordnung zur ICD-10-Klassifikation ist möglich?

Wann begann die jetzige Erkrankung genau?
In welcher Lebenssituation befand/befindet sich der Patient/die Patientin?
Was war vermutlich der symptomauslösende Aspekt dieser Situation?
Trat das Symptom früher schon auf?
Wann genau trat das Symptom erstmals auf?
In welcher Lebenssituation war das?
Wann genau trat es erneut auf, und wie war die Lebenssituation diesmal?
Trat es weitere Male auf, bevor die jetzige Erkrankung begann und wie war die Lebenssituation jeweils?
Haben die jeweils auslösenden Lebenssituationen einen gemeinsamen Aspekt (Trennung oder Verlust, Scheitern, Schwellensituation, Schritt in die Selbständigkeit etc.)?

Was wird durch das Symptom vermieden?
Welches meisternde Verhalten wäre eine notwendige und wirksame Alternative zur Symptombildung gewesen, um das Problem der auslösenden Lebenssituation zu lösen?
Welche subjektiven Nachteile hätte dieses Verhalten gehabt?
Inwiefern wird das Symptom also sekundär verstärkt und dadurch aufrechterhalten?

Mikroebene:
Welche konkret beobachtbare Situation ist typisch für das Auftreten des Symptoms?
Welche Bedeutung hat das Geschehen in dieser Situation für den Patienten?
Was macht diese Situation schwierig bis unbewältigbar?
Welche Reaktionskette läuft ab?
a) primäre Emotion als Reaktion auf die Frustration in dieser Situation (z. B. Wut)
b) primärer Handlungsimpuls als Ausdruck dieser Emotion (z. B. Angriff)
c) Erwartung/Antizipation negativer Folgen der intendierten Handlung (z. B. abgelehnt werden)
d) Sekundäres, gegensteuerndes Gefühl, das den Handlungsimpuls stoppt (z. B. Ohnmacht, Schuldgefühl)
e) vermeidendes Verhalten aus dem sekundären Gefühl heraus (z. B. Verstummen, Rückzug)
f) Symptom (z. B. depressive Verstimmung)
g) sekundäre Verstärkung des Symptoms (z. B. Verhindern des Verlusts des Partners)

b) Exploration und Erhebung der Kontextbedingungen
Anamnese der Biografie: (VDS1)
Lerngeschichte: Persönlichkeit der Eltern, Beziehung der Eltern zueinander, Familiensituation in der Kindheit, frustrierendes/bedrohliches Elternverhalten, massive Lebensereignisse in Kindheit und Jugend, Entstehung funktionaler und dysfunktionaler Verhaltenstendenzen während Kindheit und

Jugend (auslösende und aufrechterhaltende Bedingungen, Funktionalität in der Familie), Ressourcen und Fähigkeiten, die aus der Kindheit mitgebracht werden. Lebens- und Beziehungsgestaltung im Erwachsenenleben: Beruf und Leistung, Mitarbeiter und Vorgesetzte, Freizeitbeschäftigungen, Freundeskreis, Partnerschaft und Familie. Die jeweiligen Ressourcen und Defizite. Inwiefern wird eine Sollbruchstelle im gegenwärtigen Leben konstruiert, die in die symptomauslösende Lebenssituation mündet? **Funktionale Analyse der Person/vertikale Verhaltensanalyse:** (Es wird jeweils ein Beispiel zur Datenerhebung aus dem Verhaltensdiagnostiksystem [Sulz 2011, 2013, 2017d] angegeben.) Die funktionale Analyse der Person kann analog der vertikalen Verhaltensanalyse oder Schemaanalyse (Grawe, 1998) durchgeführt werden und bezieht motivations- und persönlichkeitspsychologische Aspekte (Kuhl, 2001) ein:	Dysfunktionale Verhaltensstereotypien/Persönlichkeitszüge (VDS30-Persönlichkeitsskalen) Gefühle und Emotionsregulation (VDS32-Emotionsanalyse) Generalisierte Motive dieser Verhaltensstereotypien: a) zentrale Bedürfnisse/Verstärker und instrumentelles Verhalten (VDS27) b) zentrale Ängste/Vermeidungstendenzen (VDS28) c) zentrale Angriffstendenzen, Ärger, Wut (VDS29) Generalisierte verhaltenssteuernde Schemata (VDS35-Kognitionsanalyse): a) Weltbild b) Selbstbild c) Überlebensregel, Grundannahmen, Oberplan Weitere Instrumente der Selbststeuerung: a) persönliche Werte (VDS33-Wertanalyse) b) innere Normen (Gebote und Verbote) Konfliktanalyse (VDS37) Ressourcenanalyse (VDS26) Familienanalyse (siehe unten)

B. Zielanalyse und Therapieplanung

Jeder der in der Störungsanalyse die Störung kennzeichnenden oder ihre Entstehung und Aufrechterhaltung erklärenden Faktoren wird benannt, beschrieben und seine Gewichtigkeit im Sinne einer Zielpriorität eingeschätzt. Bei einer Kurzzeittherapie werden dabei maximal die drei, bei einer Langzeittherapie die fünf wichtigsten Zielbereiche ausgewählt. Aus der Definition der Störungsvariablen resultiert vor dem Hintergrund der Störungs- und Therapietheorie des Therapeuten die Definition des zugehörigen Zielzustands. Im Sinne des Problemlöseparadigmas muss dann nur noch der Weg vom Problem/der Störung zum Ziel beschrieben werden (Therapiestrategien und –interventionen), um zum Therapieplan zu gelangen. Dies sind vorläufige Formulierungen, die in der Regel dazu benötigt werden, um eine Kostenübernahme durch die Krankenkassen zu erreichen. Störungs- und Zielanalyse werden jedoch ständig fortgesetzt, so dass das individuelle Störungsmodell und die Zieltaxonomie Modifikationen im Sinne einer Optimierung erfahren. Dieser Dreierschritt von der Störungs- und Zielanalyse zum Therapieplan kann im Rahmen eines funktionalen Modells formuliert werden (Tabelle 2).

Die Stimmigkeit einer Fallkonzeption misst sich auch daran, ob die Therapieinterventionen zu einer fortschreitenden Annäherung an die mit dem Patienten gemeinsam formulierten Therapiezielen führen. Deshalb ist eine Verlaufskontrolle und Ergebnisevaluierung Bestandteil der Fallkonzeption. Hierzu können standardisierte Skalen eingesetzt werden. Oft gibt es keine Skalen, die die Zielerreichung messen. Deshalb sind Verhaltens- und Selbstbeobachtungen mit Protokollierung vor Beginn der Therapie und zu definierten Zeitpunkten sowie nach Beendigung der Behandlung (direkt danach sowie katamnestisch sechs und zwölf Monate danach) das Mittel der Wahl. Als Einzelfallanalyse kann der Veränderungs- oder Vorher-nachher-Effekt bei jeder Therapie geprüft werden. Eine Zielerreichungsskalierung mit Operationalisierung verschiedener Grade der Zielerreichung wird in den ersten Therapiestunden begonnen und im Verlauf sowie nach Beendigung der Therapie weitergeführt. Die Evaluation einer Therapie ist zugleich eine Evaluation der Fallkonzeption.

3 Funktionale Fallkonzeption der Familie und des Familienverhaltens

3.1 Theorie der Fallkonzeptualisierung der Familie

Von den traditionellen systemischen Familientherapieansätzen kommt der **strukturelle** Ansatz von Minuchin (1981) dem kognitiv-behavioralen Denken am nächsten. Er betrachtet als familiäre Strukturen die Individuen und Subsysteme sowie die Generationen. Drei Elemente geben Struktur: die inneren Grenzen zwischen Individuen und zwischen Generationen, die äußeren Grenzen zur Welt außerhalb der Familie und die Hierarchie Eltern – Kind. Störungen können auftreten in Form von

- **Verstrickung** (extreme Nähe, schwache Grenzen zwischen den Individuen),
- **Überfürsorglichkeit** (als eine Form von Einmischung und Grenzüberschreitung),
- **Starrheit** (großer Widerstand gegen jegliche Veränderung) und
- **Konfliktvermeidung** (meist ist ein Elternteil der Konfliktmeider).

Minuchin nennt typische Arten der Konfliktvermeidung:
Triangulation (Eltern sind uneins, das Kind steht zwischen den Stühlen),
Koalition mit dem Kind (ein Elternteil stellt mit einem Kind oder Kindern eine Koalition her und isoliert den anderen) und
Umleitung des Konflikts (das Kind wird zum Problem und schließlich zum Symptomträger).

Insofern sind Minuchins Therapieziele die Wiederherstellung der Grenzen und der Hierarchie sowie das Vermitteln von effektiven Problemlösestrategien.

Haley (1977) geht von einer **strategischen** Betrachtung der **Familienhomöostase** aus. Psychische und psychosomatische Symptome stabilisieren diese. Auch er sieht verwischte Generationengrenzen als Störung einer gesunden Familie. Auch Triangulation, die er „perverse" Dreiecke nennt, und verwirrte Hierarchie sind Störungspotenziale sowie unflexible Anpassung an

1

Tabelle 2: Strategische Therapieplanung: Bedingungsanalyse, Zielanalyse und Therapieplan

Störung	***Ziele***	***Therapie***
Situation: was in den Monaten vor Symptomausbruch passierte, worum es ging, z. B. Auszug aus dem Elternhaus, Beginn des Studiums, Trennung, Scheidung. Aber auch pathogene Lebens- und Beziehungsgestaltung (Konstruktion einer Sollbruchstelle)	Lernen, mit so schwierigen Situationen künftig meisternd umgehen zu können (z. B. auf Trennung mit Trauer reagieren können, nach Umzug einen neuen Freundeskreis aufbauen können, bei einer neuen Arbeitsstelle sich auf die neuen Anforderungen einstellen können)	je nach Situation, z. B. Trauerexposition Selbstbehauptungstraining Kommunikationstraining Problemlösetraining Stressbewältigungstraining
Person (Organismus): zentrale Verstärker (Bedürfnisse) zentrale Vermeidung (Angst) Persönlichkeitszüge (dysfunktionaler Verhaltensstereotyp) dysfunktionale Überlebensregel etc.	Lernen, • auf adäquate Weise meine Bedürfnisse zu befriedigen bzw. mit weniger Befriedigung zu leben • meine Befürchtungen als unbegründet zu erkennen bzw. die Bedrohungen als verkraftbar zu erfahren • funktionale Verhaltensweisen aufzubauen, die die bisherigen dysfunktionalen ersetzen • meine Überlebensregel empirisch prüfen, so dass sie falsifiziert werden kann	Selbstkontrollierte Verhaltensübungen Training der Bedürfnis- und Gefühlswahrnehmung, Emotionsexposition empirische Hypothesenprüfung nach Beck Strategien der kognitiven Umstrukturierung wie sokratisches Fragen Drei-Spalten-Technik und Entkatastrophieren
Reaktionen: Zunächst wird versucht, die Problemsituation auf alte Weise zu bewältigen, da dies scheitert: Symptombildung, z. B. Depression, Agoraphobie, Zwang, Essstörung, Suchtverhalten	Lernen • genereller situationsübergreifender Bewältigungsreaktionen • das Symptomverhalten zu reduzieren und durch adäquates meisterndes Verhalten zu ersetzen	Verhaltensübungen mit Rollenspiel zu konkretem Verhalten in konkreten Situationen störungsspezifische Interventionen zur Symptomreduktion, z. B. Angstexposition Reaktionsverhinderung Stimuluskontrolltechniken
Konsequenz: (symptomaufrechterhaltende Bedingungen, Funktionalität) Bewahren der zentralen Verstärkung bzw. der Hoffnung, sie zu erhalten bzw. das entsprechende Bedürfnis zu befriedigen wie Zugehörigkeit, Geborgenheit, Liebe, Selbstbestimmung. Vermeiden der zentralen Bedrohung/Angst wie Trennung, Alleinsein, Kontrollverlust, Ablehnung, Gegenaggression	Lernen, • dass zentrale Verstärker auch durch das bisher vermiedene Verhalten zu bewahren sind • dass die zentrale Bedrohung nicht eintritt, obwohl ich das bisher vermiedene Verhalten zeige	Ressourcenmobilisierung: selbstverstärkende Aktivitäten planen und durchführen Situationen herstellen, in denen ich bekomme, was ich von anderen brauche (Fremdverstärkung holen können) Stimulus- und Reaktionskonfrontation (in bisher vermiedene Situationen gehen, bisher vermiedenes Verhalten zeigen): Wenn die befürchtete Konsequenz eintritt, das Gefühl aushalten, die Erfahrung machen, dass es zwar schlimm ist, mich aber nicht umbringt

die Veränderung der Familie im Lebenszyklus. Die Interventionen erfolgen direktiv, z. B. als Symptomverschreibung, Hausaufgaben. Zudem arbeitet er mit Metaphern und positiven Konnotationen von Störungen.

Alexander (Alexander und Barton, 1976; Sulz und Heekerens, 2002) hat innerhalb kognitiv-behavioralen Arbeitens **die Funktionsanalyse der Familie und des Familienverhaltens** als Schwerpunkt der Interventionen gewählt (vergl. Sexton et al., 2013). Ausgehend von der Instrumentalität des Verhaltens, das heißt der Zweckbestimmtheit, wird eine funktionale Analyse des Familiengeschehens durchgeführt. Deren Ergebnis sind allerdings keine familientherapeutischen Interventionen im engeren Sinne. D. h., es wird zwar die Familie analysiert, aber es wird nicht *die* Familie behandelt. Interventionen finden vielmehr auf der individuellen Ebene statt. Allerdings richten sich die Interventionen nach der Funktion aus. Es wird ein neues Verhalten gesucht, das dieselbe Funktion erfüllt wie das störende Verhalten oder wie das Symptom. So wird etwa beim Aufbau von prosozialem Verhalten eines Jugendlichen keine Verstärkung durch die Eltern eingesetzt, wenn die Funktion des aggressiven Verhaltens die Entfernung von den Eltern ist. Stattdessen wird *contract management* eingesetzt.

Wir können die adaptive Funktion der Familie definieren (Kaiser, 2002; Sulz, 2001).

Familie ist für das Kind

- Überlebens-, Lebens- und Entwicklungsraum. Sie befriedigt dessen Zugehörigkeitsbedürfnisse, dazu gehört auch das Zur-Verfügung-Stellen einer Familienidentität.
- Sie lässt ihm Raum für seine Differenzierungsbedürfnisse = Selbstwerdungsbedürfnisse = Individuation.
- Sie fördert gleichermaßen zwei Entwicklungsprozesse,
- Sozialisation, d.h. in die Gemeinschaft hineinwachsen,
- Individuation, d.h. aus der Familie herauswachsen.
- Beide Prozesse, dialektisch gegenläufig, gelangen bei ausrei-

chender familiärer Entwicklungsfindung zu einer Integration: der Identitätsbildung. Diese kann durch folgenden Satz charakterisiert werden:

- Ich bin, was ich von meiner Familie bekommen habe und angenommen habe,
- und ich bin, was mich von anderen Menschen (zunächst Familienmitgliedern) unterscheidet.

Zusammenfassend hat die Familie dem Kind gegenüber zwei Aufgaben:
im Sinne der selbsterhaltenden Homöostase des Kindes eine ausreichende Lebens- und Beziehungsqualität verfügbar zu machen,
im Sinne der Entwicklungsaufgaben des Kindes ausreichend Entwicklungsförderung anzubieten und unnötige Entwicklungshemmung zu unterlassen.

Familie ist für Eltern

- ein Zuhause
- zusammen leben mit Menschen, die zu mir gehören und zu denen ich gehöre – mehr als nur einem Partner (Lebensgemeinschaft)
- Kinder als emotionale Bereicherung bis Erfüllung
- Beteiligtsein am Werden und Entwickeln der Kinder
- Teil der nunmehr erweiterten Identität
- Meine persönliche Domäne (das, was zu mir gehört) hat sich erweitert durch die Familie
- Zugehörigkeitsgefühl: Ich gehöre zu meiner Familie, bin Teil meiner Familie
- Das individuelle Selbst geht durch Identifizierung zum Teil ein in ein Familienselbst über. All das ist persönlicher Gewinn, Bereicherung

3.2 Praxis der Fallkonzeptualisierung der Familie

Familienverhalten

Familienverhalten kann

1. regelgeleitet sein, d. h. geleitet sein durch die in der Familie geltenden und wirksamen Regeln. Am bedeutsamsten sind die individuellen und kollektiven Überlebensregeln.
   Innerhalb des durch diese Gebote und Verbote verfügbaren erlaubten Verhaltensrepertoires treten Verhaltensweisen
2. stimuliert durch die Außenwelt (situative Anreize)
3. als instrumentelle Handlung (zur organismischen Bedürfnisbefriedigung) auf.

Die Funktionsanalyse beobachteter Verhaltenweisen erfordert daher die Differenzierung nach

a) äußerer Anreizstärke (situative Reaktionsauslöser),
b) motivationalen Konsequenzen und Wirkungen des Verhaltens (Verstärkung),
c) Regelkonsequenzen im Sinne von gelungener oder misslungener Regeleinhaltung.

Erst alle drei Aspekte gemeinsam sind in der Lage, die selbsterhaltende Familienhomöostase zu erklären.

Wenn nicht nur dem menschlichen Individuum, sondern auch sozialen Gebilden wie der Familie eine inhärente Entwicklungstendenz zugeschrieben wird, so kommt eine vierte Verhaltenskategorie hinzu:

4. entwicklungsbedingtes Familienverhalten

Auch wenn Entwicklung eine andere Ebene darstellt – man kann sie nicht beobachten und wahrnehmen – kann die Funktionsanalyse doch ergeben, dass die Funktion eines konkreten Verhaltens überwiegend darin besteht, Entwicklung in Gang zu bringen oder zu halten (Sulz 1994), z. B. trotz weiterhin bestehendem Bedürfnis nach Geborgenheit und trotz weiterhin bestehendem Geborgenheitsangebot durch die Eltern, sich davon nur noch einen Bruchteil holen, um Abgrenzung und Ablösung zu erproben. Also müssen wir die zu berücksichtigenden Aspekte der Funktionsanalyse ebenfalls erweitern:

d) aktuelle Entwicklungstendenzen, Entwicklungsschritt, Entwicklungsaufgabe

Analyseebenen

Wir gehen von einer vierköpfigen Familie aus mit Vater, Mutter, Sohn und Tochter.

a) Betrachtung der Individuen (O-Variable und *life events*)
b) Betrachtung der individuellen Interaktionen und Beziehungen (bei zwei Eltern und zwei Kindern die Betrachtung von sechs paarweisen Interaktionen sowie weiteren Subsysteminteraktionen):
   Vater – Mutter, Mutter – Kind 1, Mutter – Kind 2, Vater – Kind 1, Vater – Kind 2, Kind 1 – Kind 2 (Kindersubsystem)

Die Interaktion Vater – Mutter kann einerseits als Ehe-Subsystem, andererseits als Eltern-Subsystem betrachtet werden.

c) Betrachtung weiterer Subsysteme als erste Abstraktionsstufe: männlich – weiblich
d) Betrachtung des Systems (der ganzen Familie) als zweite Abstraktionsstufe.

Individuelle Homöostase eines Individuums

Wir können die Familienanalyse beim Erleben und Verhalten eines Individuums (hier Individuum 1 genannt) beginnen. Voraus geht die Exploration seiner häufigen/typischen Verhaltensweisen der anderen Person gegenüber (deskriptives Interaktions- und Beziehungsmodell des Versuchs, aneinander individuelle Homöostase herzustellen). Dies kann in einer reinen Zweierbeziehung gegeneinander (feindlich) oder kooperativ (gegenseitig unterstützend) oder konsumierend (Wirt-Gast-Beziehung) oder beziehungslos (am andern vorbei für mich ohne für oder gegen ihn zu sein) sein. Es kann aber auch im Rahmen einer Dreiecksbeziehung kompetitiv (rivalisierend) oder eine Allianz bildend (koalierend) oder pseudo-interessiert (um den Dritten eifersüchtig zu machen oder sein Interesse zu wecken) sein.

Fragen zum Interaktionspartner

Wie bedeutend ist der Interaktionspartner (hier Individuum 2 genannt) für die Homöostase von Individuum 1 bezüglich seiner Bedürfnisse und Ängste?

Wer wäre eigentlich zuständig? a) systemperspektivisch, b) entwicklungsperspektivisch?

Wie bedroht, bedürftig ist dieses Individuum hinsichtlich seiner eigenen Homöostase?

Wie stark ist dessen eigene gegenwärtige individuelle Entwicklungstendenz, bzw. wie groß sind die Anforderungen, die es erfüllen muss, um seiner eigenen aktuellen individuellen Entwicklungsaufgabe gerecht zu werden?

Wie stark ist es aktuellen situativen Stressoren und Anforderun-

gen ausgesetzt, die sich aus Veränderungen
a) seines außerfamiliären beruflichen,
b) seines außerfamiliären privaten (Freunde, Bekannte, Hobbys) Lebenskontextes,
c) seines innerfamiliären Beziehungskontextes ergeben?
Seit wann existieren die jeweiligen Homöostasestörungen? Was ist also Reaktion worauf, weil es eindeutig nachher erstmals auftrat?

Fragen zu Kommunikationen (Codierung/Decodierung)
A. (dem Verhalten von Individuum 1 vorausgehend)
1. Wie oder als was oder wen erlebt das agierende Individuum seinen Interaktionspartner (Individuum 2)?
2. Wie oder als was oder wen erlebt das agierende Individuum sich selbst?
3. Wie erlebt das agierende Individuum seine Handlung? Was meint es zu tun?
4. Wie schätzt das agierende Individuum das Erleben seiner Handlung durch seinen Interaktionspartner ein?
5. Welche positive Reaktion auf sein Handeln erhofft das agierende Individuum?
6. Welche negative Reaktion auf sein Handeln befürchtet das agierende Individuum?
7. Welche Reaktion auf sein Handeln erfolgt meistens?

B. (auf das Verhalten von Individuum 1 folgend)
1. Wie oder als was oder wen erlebt das agierende Individuum seinen Interaktionspartner (Individuum 2)?
2. Wie oder als was oder wen erlebt das agierende Individuum sich selbst?
3. Wie erlebt das agierende Individuum seine Handlung? Was meint es zu tun?
4. Wie schätzt das agierende Individuum das Erleben seiner Handlung durch seinen Interaktionspartner ein?

Fragen zum Ergebnis der individuellen und Zweier- bzw. Subsysteminteraktionen
Entscheidend ist nicht nur, die Entstehung des dysfunktionalen Homöostaseversuchs zu erklären, sondern auch Art und Ausmaß des unerledigten Restes zu begreifen, d.h., „mein emotionales Überleben ist noch nicht gesichert. Ich muss weiterkämpfen, mich weiter abmühen!"
Was und wie viel davon und wie lange wird dem Individuum noch fehlen, damit seine psychische Selbsterhaltungs-Regulierung Entwarnung geben kann?
Ist Individuum 2 der einzig vorhandene oder zuständige Adressat des Homöostasebemühens von Individuum 1?
Welches Alternativverhalten hätte eine Chance, die zentralen Kennwerte der individuellen Homöostase aus dem kritischen Bereich herauszubringen? Zu halten? Könnte dieses Verhalten so eingesetzt oder dosiert werden, dass die individuelle Homöostase des Interaktionspartners dadurch nicht bedroht wird, so dass er oder die Familie oder das Gewissen von Individuum 1 das Verhalten nicht verbieten muss?
Wenn Nachteile für den Interaktionspartner unausbleiblich sind und trotzdem das Alternativverhalten die einzige Möglichkeit einer notwendigen Änderung ist, sind die Nachteile für Individuum 2 prinzipiell zumutbar?
Welche Möglichkeiten gibt es, mit Individuum 2 Änderungen durch das neue Alternativverhalten auszuhandeln?
Ist es hilfreich oder notwendig, das Homöostasebemühen von Individuum 2 auf andere Adressaten umzulenken?
Wer steht als neuer Adressat zur Verfügung?
Wie kann eine befriedigende Interaktionstradition mit diesem (diesen) neuen Adressaten etabliert werden?

Der unerledigte Rest, das unbefriedigte Bedürfnis, das nicht erreichte Ziel, die nicht gelöste Aufgabe sind der weiterhin bestehende Antrieb und Motor für die Aufrechterhaltung des bisherigen und gegenwärtigen homöostatischen Bemühens. Dieser Rest bedarf gründlicher Untersuchung. In ihm stecken sowohl Veränderungsdruck als auch Widerstand.
Er ist der Versuch, bei konstantem unverändertem System die individuelle emotionale Homöostase ins Gleichgewicht zu bringen. Er kennzeichnet sich also durch zwei Merkmale:
a) Merkmal erster Priorität
Im bestehenden System überleben zu können, d.h., die Möglichkeiten auszuschöpfen, die das bestehende System zulässt, d. h., seine Unveränderbarkeit als gegeben hinzunehmen.
b) Merkmal zweiter Priorität
Weiterzumachen, bis das individuelle Überleben im System gesichert ist.
Also gilt es, zu fragen,
a) was das Individuum unterlässt, um das System stabil zu halten,
b) was passieren würde, wenn das homöostatische Bemühen einfach unterlassen werden würde.

Neben solchen Betrachtungen des Familiensystems ist große Empathie für jedes Familienmitglied erforderlich, um die subjektive Bedeutung seines „emotionalen Restes" mitempfinden zu können und zu verstehen, in welcher emotionalen Not er sich befindet, oft konflikthaft blockiert, ohne einen Ausweg finden zu können.
Es kann weder zugunsten des Systems auf weitergehende Befriedigung seiner zentralen Bedürfnisse verzichten bzw. auf Realisierung seiner individuellen Entwicklungstendenz, noch kann es sein Familiensystem über das bisherige Ausmaß hinaus strapazieren, so dass dieses gezwungen wäre, sich auf das Individuum einzustellen.
Dabei bekommt jedes Familienmitglied ja schon einen guten Teil von den anderen oder vom Familiensystem. Neben dem unerledigten Rest ist deshalb auch die individuelle Ausbeute des Verteilungskampfes zu erfassen, die jedes Familienmitglied für sich eingeholt hat – im Vergleich zu den anderen. Fremd- und Selbsteinschätzung gehen hier sehr weit auseinander.
Obwohl der unerledigte Rest individuell ist, verteilt er sich doch auf die ganze Familie.
Daher kann die Restanalyse bald ihr Augenmerk darauf richten,
a) wie sich die individuellen Reste auf Subsysteme (Eltern oder Kinder/männliche oder weibliche Familienmitglieder) und auf das Familiensystem auswirken und
b) wie die Subsysteme und das Familiensystem damit umgehen.
Wird das Vorhandene redlich geteilt oder wird um das Rare/Kostbare gezankt? Gibt es Profiteure, aktive Nutznießer (Räuber/Schmarotzer) oder passive Nutznießer (für die die Familie Opfer bringt, um sie durchzubringen)?
Gibt es kollektive Reaktionen oder Haltungen, die konstatieren lassen, dass die Familie reagiert oder die Eltern reagieren oder die Kinder reagieren?

Zu a):
Zunächst zu den Auswirkungen der individuellen unerledigten Reste auf Subsysteme und das Familiensystem:
Es ist wie bei einem Kartenspiel. Jeder bringt sein Anliegen auf den Tisch und seine individuelle Überlebensregel, seine Entwicklungsstufe und seine Persönlichkeit. Darüber hinaus werden die Subsystemüberlebensregeln auf den Tisch gelegt: Überlebensregeln der Eltern, Überlebensregeln der Kinder, Überlebensregeln der männlichen Familienmitglieder, Überlebensregeln der weiblichen Familienmitglieder.

Die weiteren Geschehnisse können wir uns als Amalgierung der individuellen Anliegen und Tendenzen vorstellen. Die Vorhersagen des Ergebnisses auf der Ebene des Familiensystems überfordern jedoch die Intelligenz des Diagnostikers, da eine äußerst große Komplexität vorliegt. Es entsteht eine autonome Subsystem- und Familiensystemhomöostase, die wir mühsam rekonstruieren müssen, wenn sie sich eingependelt hat. Wir beginnen die systemische Homöostase nachzuvollziehen und fangen mit der Frage an: Wozu geschieht was in der Familie? Dabei können wir das Beginnen oder Beendigen von Handlungen vom Ausmaß der Befriedigung bzw. Frustration oder Verletzung abhängig machen:

- Befriedigtsein führt zur Beendigung der instrumentellen Aktivität, eventuell des Kontaktes
- Partielles Unbefriedigtsein führt zum Offenbleiben, im Kontakt bleiben, um noch etwas zu bekommen
- Frustration führt zu Aggression/Wut/Angriff
- Verletztsein führt zuerst zu Rückzug und Verschließen und führt anschließend oder später zu Angriff.

Die Familien-Überlebensregel

Familienverhalten folgt oft einer Familien-Überlebensregel. Um die Systemregel mit sinnvollen Inhalten füllen und auf ihre Funktionalität hin untersuchen zu können, müssen wir zuerst grundsätzliche Überlegungen anstellen. Bei der Überlebensregel geht es um Selbsterhaltung. Was ist also eine homöostatisch im Gleichgewicht befindliche Familie? Wozu dient sie, wie erfüllt sie diese Funktion? Wie lässt sich Familienverhalten definieren und beobachten? Wie erfolgt die Verhaltens- und Funktionsanalyse der Familie?
Die Syntax dieser Regel entspricht derjenigen der individuellen Überlebensregel (siehe oben und Sulz, 1994, Sulz und Heekerens, 2002):
Nur wenn die Familie immer folgendes familiennützliche Verhalten zeigt: … (z. B. so zu tun, als ob es keine Konflikte gäbe) …
Dies gelingt ihr, wenn in der Familie nur folgende Gefühle auftreten oder sich nur folgendes Familiengefühl einstellt: … (z. B. freundliche Distanziertheit).
… und wenn die Familie niemals folgendes familienschädliche Verhalten zeigt … (z. B. sich heftig wehren und lautstark verkünden, dass hier gemeine Intrigen laufen) …
Dies gelingt ihr, wenn in der Familie niemals folgende Gefühle auftreten bzw. sich niemals folgendes Familiengefühl einstellt: … (z. B. Ärger und Wut auf die hinterhältigen Drahtzieher).
… bewahrt sich die Familie ihr zentrales Familienbedürfnis: (z. B. Harmonie)
und verhindert ihre zentrale Familienbedrohung: (z. B. Auseinanderfallen der Familie wegen unversöhnlicher Rivalitäten).

Symptombildung in der Familie

Wir interessieren uns für diejenigen Familien-Verhaltensstereotypien, die „Überlebensmuster" sind und als solche aus einer großen Not und Gefahr für die Familie heraus entstanden sind. Ihre Entstehungsgeschichte macht ihre Starrheit verständlich. Ihre Starrheit wiederum führt zur Hemmung der Entwicklung der einzelnen Familienmitglieder. Um dem einzelnen Familienmitglied seine individuellen Entwicklungsschritte ermöglichen zu können, müsste die Familie ihre starren Überlebensmuster aufgeben, d.h. gegen ihre Überlebensregel verstoßen. Subjektiv würde das den Untergang der Familie bedeuten. Also kann sie auch nicht von ihrem Überlebensmuster ablassen. Die innere Entwicklungstendenz des einzelnen Familienmitglieds bringt dieses in Konflikt mit der Selbsterhaltungstendenz der Familie. Die Symptombildung des einzelnen Familienmitglieds ist der tragbarste Kompromiss. Nur mit Hilfe des Symptoms kann auf die individuelle Entwicklung verzichtet werden.
In der symptomauslösenden Familiensituation, die z.B. darin besteht, dass die vom Vater unterdrückte Mutter einen zuverlässigen Bündnispartner und Seelsorger braucht, um nicht suizidal zu werden, hat die Tochter das

a) primäre Gefühl des Eingeengt- und Benutztwerdens mit nachfolgender Wut. Aus dieser entsteht
b) der primäre Handlungsimpuls, sich aggressiv von der Mutter loszumachen.

Es folgt noch vor dessen Ausübung

c) die Antizipation der bedrohlichen Familienkonsequenz, dass die Mutter sich umbringen wird und die Familie dadurch am Ende ist. Wegen des Gefühls, die Familie noch zu brauchen, und wegen der Selbstdefinition, die sich zu einem großen Teil mit der Familie identifiziert, bedeutet das Überleben der Familie das eigene Überleben. Also folgt
d) ein gegensteuerndes Gefühl, z.B. Angst-Schuldgefühl. Dieses Gefühl verhilft zu
e) Unterdrückung der primären Handlung. Deren Ausbleiben kann bereits den erwünschten Ausgang dieser Reaktionskette bedeuten. Wenn jedoch der primäre Handlungsimpuls (b) nicht nachlassen mag, muss die nächste Alarmstufe der Notfallmaßnahmen in Gang gesetzt werden.
f) Ein neues verhaltenssteuerndes Gefühl muss noch weiter wegführen vom Handlungsimpuls, z.B. das Gefühl der Sinnlosigkeit, das jeglichen Impuls lähmt und einmündet in
g) das Symptom, z.B. der Depressivität.

Nunmehr kann die Familie aktiv werden durch

h) gemeinsame Versuche, das Symptom und seine Folgen zu mildern.

Familien-Konsequenzen des Symptoms

a) Bewahren der alten Familienhomöostase:
Das Symptom des Familienmitglieds verhindert, dass dieses seine individuelle Entwicklungstendenz weiterverfolgt, die eine Anpassung der Familie an das veränderte Individuum erzwingen würde. Da diese Anpassungsleistung nur durch ein Familienverhalten erbracht werden könnte, das gegen die Familien-Überlebensregel verstößt und das Familiensystem völlig aus dem bisherigen Gleichgewicht brächte, bleibt durch die Symptombildung das Familiensystem im bisherigen relativ stabilen Gleichgewicht.
b) Bewahren/Verbessern der guten Beziehung zwischen Symptomträger und Familie:

Während bis zur Symptombildung das erkrankte Familienmitglied auf dem Weg zum „Familienschädling" war, ist es nun zum Familienpatienten geworden, das versorgende, helfende Zuwendung von der Familie erhält. Es erhält Signale der Zugehörigkeit, der Fürsorge und des Schutzes. Zugleich erlebt sich die Familie als gleich gesinnt, zusammengehörig und weniger gefährdet als der Symptomträger. Durch die Erkrankung des Einzelnen macht die Familie die Erfahrung von Gesundung. Diese Kontingenz trägt ebenfalls zur Verbesserung der Beziehung zum Symptomträger bei.

c) Vermeidung einer schweren Familienschädigung:

Falls nicht nur ein Verbot bestanden hatte, sondern die Familie gar nicht in der Lage gewesen wäre, auf dem individuellen Entwicklungsschritt eines Familienmitglieds durch Veränderung des Familiensystems zu reagieren, so wäre tatsächlich durch diesen Schritt ein erheblicher Schaden an der Familie entstanden. Wir kennen Familien, in denen sich die Mutter umgebracht hat, nachdem sich der erwachsene Sohn oder die erwachsene Tochter aus der Familie entfernt hatte, um ein eigenes Leben zu leben. In manchen Familien besteht eine so erhebliche Gefahr nur subjektiv, aber in einigen wenigen Familien leider auch objektiv.

Die therapeutische Veränderung des Symptomverhaltens in der Familie

Das therapeutische Vorgehen ergibt sich aus dem so resultierenden Ergebnis der skizzierten Familienanalyse. Es werden einerseits Familiensitzungen anberaumt mit dem Ziel,

- dass jedes Familienmitglied ein funktionales Verständnis seines eigenen Verhaltens und seines Beitrags zur Familienhomöostase bekommt,
- dass selbstbezogene Wünsche und Ziele der Familie mitgeteilt werden mit der Aufforderung, diese zu tolerieren oder zu unterstützen, auch wenn die Familie dadurch vorübergehend an Stabilität verliert,
- dass die Familie verhandeln lernt mit dem Ergebnis, zu gemeinsamen Entschlüssen zu kommen, die allen Beteiligten gerecht werden, oder einem nicht kompromisshaften Entschluss eines Familienmitglieds Priorität einzuräumen,
- dass Interaktionsmöglichkeiten gefunden und von möglichst allen gefördert werden, die eine Alternative zum Symptomverhalten darstellen.

Andererseits finden Einzelsitzungen mit dem Symptomträger statt, die sich von einer reinen Einzeltherapie nur dadurch unterscheiden, dass die Funktion des Symptomverhaltens im Familiensystem als Kriterium der Auswahl alternativer Verhaltensweisen dient.

4 Zusammenfassung

Verhaltenstherapeutische Fallkonzeption des Individuums und der Familie hat heute ihre Basis im gesamten Bereich der psychologischen, psychosomatischen, psychiatrischen und neurobiologischen Forschung. Einfache lernpsychologische Modelle reichen nicht mehr aus, um den Indikationsbereich der heutigen Verhaltenstherapie abzubilden. Am schwierigsten ist es, diagnostisch und therapeutisch auf diskrete Dysfunktionen einzugehen, die nicht als ICD-10-Diagnose imponieren und doch den Therapieverlauf entscheidend mitbestimmen können. Hier bewährt sich die breite Wissensbasis des Therapeuten, die von der Neurobiologie über Neuropsychologie, Psychophysiologie, Gedächtnis-, Motivations-, Emotions- und Familienpsychologie bis zur klinischen Psychologie, Psychosomatik und Psychiatrie reicht. In jedem dieser Bereiche kann eine Moderatorvariable wirken, die unerkannt therapeutische Veränderungen erheblich erschwert. Im Bereich der experimentellen Forschung existieren bereits viele Brücken zwischen diesen Disziplinen, und wir können dies bereits für die Fallkonzeption in Klinik und Praxis aufgreifen.

5 Frequently Asked Questions (FAQ)

1. *Muss ich mich in der Fallkonzeption auf lernpsychologische Erklärungen beschränken oder darf ich auch andere wissenschaftliche Erkenntnisse einbeziehen?*

→ Verhaltenstherapie ist kein geschlossenes Theorie- und Therapiesystem. Sie bezieht den jeweils aktuellsten Forschungsstand der Psychologie mit ein. Neue, daraus abgeleitete Interventionsformen werden auf ihre Wirksamkeit überprüft und dann in der Praxis eingesetzt.

2. *Weshalb ist es so wichtig, den genauen Beginn des Symptoms zu explorieren?*

→ Kausale Hypothesen als Wenn-dann-Aussagen oder auf A folgt B sind nur dann möglich, wenn ich belegen kann, dass das Antezendens wirklich zeitlich vor der Folge B liegt. Weiß ich, wann das Symptom auftrat, so weiß ich auch, in welchem Zeitraum das Antezedens zu suchen ist (die Monate vor Symptombeginn).

3. *Wie kann ich die Erkenntnisse der Hirnforschung in die Fallkonzeption einbeziehen?*

→ Gegenwärtig ist die dauerhafte Veränderung neuronaler Netze durch häufiges Üben und durch Multicodieren (vielfache diskriminative und auslösende Stimuli für ein erwünschtes Verhalten), die bottom-up-Erinnerung (szenisch, imaginativ, körperlich) statt top-down (rein sprachlich-kognitiv) und der diagnostische und motivationsfördernde Einsatz der somatischen Marker von größter Bedeutung für die Verhaltenstherapie.

4. *Wie kann ich Kindheitserfahrungen der ersten Lebensjahre in mein Fallverständnis einbeziehen?*

→ Frühe Lernerfahrungen führen wegen der noch nicht ausgereiften kognitiven und affektiven Informationsverarbeitung eher zu dysfunktionalen Erlebens- und Verhaltensgewohnheiten und sind deshalb im Rahmen einer funktionalen Verhaltensanalyse bedeutsam (als Bestandteil der O-Variablen im SORKC-Schema).

5. *Wie berücksichtigt die Verhaltenstherapie systemische Konstellationen der Familie?*

→ Die funktionale Familientherapie untersucht die Funktion aller Verhaltensweisen in der Familie und sucht nur solche alternativen neuen Verhaltensweisen, die die gleiche Funktion wie das symptomatische Verhalten haben, dieses also in seiner Funktion ersetzen können. So kann auch in der Einzeltherapie vorgegangen werden, verallgemeinert auf die Funktion von Verhalten in wichtigen Beziehungen.

6. *Wie wichtig sind relativ gesehen die Makro- und die Mikroanalyse beim Fallverständnis?*

→ Die Makroanalyse lässt bei vielen Symptomarten besser die Funktion des Symptoms verstehen, da sie den analysierten Zeitraum auf die Monate vor Beginn der Erkrankung ausdehnt und danach fragt, welches Problem mit Hilfe des Symptoms gelöst wurde. Die Mikroanalyse betrachtet die konkreten Verhaltensabläufe in einer Situation und lässt die unmittelbare Reaktion der Umwelt erkennen. Beobachtete Konsequenzen können gültiger sein als erschlossene Zusammenhänge. Aber nicht selten ist die Instrumentalität des Symptomverhaltens nicht beobachtbar, so dass wir auf die Makroebene angewiesen sind, um ein ganzheitliches Fallverständnis zu erlangen.

7. *Ist in der Verhaltenstherapie biografische Arbeit sinnvoll?*

→ Ja, einerseits kann sich der Patient durch das bedingungsanalytische Verstehen seiner Lerngeschichte am besten akzeptieren lernen. Andererseits kann der Therapeut oft durch das Betrachten des Schicksals des Patienten ein eventuell vorhandenes Ressentiment gegen einen Patienten ablegen, mehr Empathie und dadurch auch Sympathie und günstigere Voraussetzungen für die Gestaltung der therapeutischen Beziehung entfalten.

8. *Welchen Stellenwert haben Ressourcenanalyse und –utilisierung bei der Fallkonzeption?*

→ Ressourcen sollten gleich viel Beachtung bekommen wie Defizite. Der Ausbau vorhandener Stärken ist oft leichter als die Reduktion von chronischen Defiziten.

9. *Müssen in der Verhaltenstherapie standardisierte Fragebögen verwendet werden?*

→ Nein, da Verhaltenstherapie dem idiopathischen und nicht dem nomothetischen Paradigma folgt. Zudem entstammen standardisierte Fragebögen oft einem theoretischen Hintergrund, der nur gering mit den heuristischen Modellen der Verhaltenstherapie überlappt. Allerdings müssen bei der Qualitätssicherung Messverfahren angewandt werden, die durch Referenzwerte eine Vergleichbarkeit zwischen Therapeuten ermöglichen.

10. *Welchen Stellenwert hat die Symptombehandlung versus Skillstraining?*

→ Symptombehandlung steht an erster Stelle. Alles andere ist nachgeordnet. Das ist der Behandlungsauftrag der Krankenkasse. Nur insofern das Symptom ohne Skillstraining nicht erfolgreich behandelt werden kann oder ein baldiger Rückfall zu erwarten ist, sind weitergehende Therapieziele vertretbar.

6 Prüfungsfragen

1. Welche motivationalen Komponenten bestimmen Art und Richtung des Verhaltens?
2. Was spricht für die vermehrte Konzentration auf Ressourcen bei der Fallkonzeption?
3. Welche Rolle können dysfunktionale Persönlichkeitszüge bei der Entstehung und Aufrechterhaltung psychischer Symptome spielen?
4. Inwiefern kann ein dysfunktionaler Umgang mit aggressiven Gefühlen und Tendenzen zur Symptomaufrechterhaltung beitragen?
5. Welche Rolle spielt das Akzeptanzprinzip bei der Therapieplanung?
6. Welche Rolle spielt regelgeleitetes Verhalten für die Verhaltenssteuerung?
7. Inwiefern berücksichtigen Sie den Familienkontext bei der Fallkonzeption?
8. Welchen Erklärungswert hat die funktionale Analyse auf Makroebene?
9. Wie begründen Sie bei gegebenem individuellem Störungsmodell Ihre Zieldefinitionen?

7 Literatur

a) zitierte Literatur

- Alexander JF, Barton C (1976): Behavioral systems therapy for families. In Osons DH (Hrsg.): Treating relationships. Lake Mills: Graphic, 167-188
- Bandura A (1977): Social learning theory. New York: Prentic Hall
- Benjamin LS (2001): Interpersonelle Diagnose und Therapie von Persönlichkeitsstörungen. München: CIP-Medien
- Barlow DH: In defense of panic disorder with agoraphobia and the behavioral treatment of panic: A comment on Kleiner. Behavior Therapist 1986, 9, 99-100
- Beck AT (1976): Cognitive therapy and the emotional disorders. New York: Haper & Row
- Beck AT, Freeman A, Pretzer J, Davis DD, Fleming B, Ottaviani R, Beck J, Simon KM, Padesky C, Meyer J, Trexler L (1995): Kognitive Therapie der Persönlichkeitsstörungen. 3. Aufl. Weinheim: Beltz/PVU
- Bowlby J: Bindung. Frankfurt: Fischer 1975
- Damasio AR (1990): Synchronous activation in multiple cortical regions: a mechanism for recall. Seminars in the Neurosciences 2,287-296
- Dollard J, Miller NE (1950): Personality and Psychotherapy: An Analysis in terms of Learning, Thinking, and Culture. New York: McGraw-Hill
- Epstein S (1993): Emotion and self-theory. In Lewis M, Haviland J (Hrsg.) Handbook of Emotions. New York: Guilford
- Haley J (1977): Direktive Familientherapie. Strategien für die Lösung von Problemen. München: Pfeiffer
- Hauke G (2013). Strategisch-Behaviorale Therapie (SBT). Emotionale Überlebensstrategien – Werte – Embodiment. Berlin: Springer
- Hayes SC, Strosahl KD, Wilson KG (2003): Akzeptanz- und Commitment-Therapie ACT – ein existentieller Ansatz zur Verhaltensänderung. München: CIP-Medien
- Heckhausen H (1987): Wünschen – Wählen – Wollen. In Heckhausen H., Gollwitzer PM, Weinert FE: Jenseits des Rubikon: Der Wille in den Humanwissenschaften. Berlin: Springer, S. 3-9
- Hoy VU (2014): Evaluation des strategisch-behavioralen Therapiemoduls „Entwicklung als Therapie". München: CIP-Medien
- Hiller W, Zaudig M, Mombour W (1997): Internationale Diagnosen Checkliste (IDCL) für DSM-IV (IDCL für DSM-IV). Bern: Huber
- Jacobson NS, Christensen A (1996): Integrative Couple Therapy. Promoting Acceptance and Change. New York: Norton
- Kaiser P (2002): Systemische Mehrebenenanalyse der familialen Lebensqualität – Hinweise und Kriterien zur praktischen Arbeit mit Familien. In Sulz SKD und Heekerens HP (Hrsg.): Familien in Therapie. München: CIP-Medien, 51-76

- Kanfer FH: Target selection for clinical change programs. Behavioral Assessment 1985, 7, 7-20
- Kanfer FH, Reinecker H, Schmelzer D (2012): Selbstmanagementtherapie. 5. Auflage. Berlin: Springer
- Kegan R (1986) Die Entwicklungsstufen des Selbst – Fortschritte und Krisen im menschlichen Leben. München: Kindt
- Kelly G (1955): The psychology of personal constructs. Vol. 1. New York: Norton
- Klerman G, Weissman M, Rounsaville B, Chevron E: Interpersonal Psychotherapy of Depression. New York: Basic Books, 1984
- Kohlenberg RJ, Tsai M, Parker CR, Bollling MY, Kanter JW: Focusing on the client-therapist interaction. Functional Psychotherapy: A behavioral approach. European Psychotherapy 2000, 1, 21-31
- Kuhl J (2001): Motivation und Persönlichkeit. Interaktionen psychischer System. Göttingen: Hogrefe
- Lazarus A: Multimodal behavior therapy. New York: Springer, 1976
- LeDoux JE (1993): Emotional networks in the brain. In Lewis M, Haviland JM (eds.): Handbook of emotions. New York: Guilford 109-118
- Linehan, M. (2016a). Handbuch der Dialektisch-Behavioralen Therapie zur Behandlung aller psychischen St.rungen. Band 1: DBT Skills Training Manual 2. Edition. München: CIP-Medien
- Linehan, M. (2016b). Handbuch der Dialektisch-Behavioralen Therapie zur Behandlung aller psychischen St.rungen. Band 2: DBT Arbeitsbuch mit Handouts und Arbeitsbl.ttern für TherapeutInnen und PatientInnen. München: CIP-Medien
- Liotti G, Reda M (1981): Some epistemological remarks on behavior therapy, cognitive therapy and psychoanalysis. Cognit Ther Res 5, 3, 231-236
- Mash EJ, Hunsley J: Behavioral Assessment – a contemporary approach. In: Bellack AS, Hersen M, Kazdin AE, Hrsg. International Handbook of Behavior Modification and Therapy. 2nd edit. New York: Plenum Press, 1990, 87-106
- Mash EJ, Terdal LG: Behavioral assessment of child and family disturbances. In: Mash EJ, Terdal LG, Hrsg. Behavioral assessment of childhood disorders. 2nd edit. New York: Guilford, 1988, 3-65
- McCullough, JP (2010): Behandlung von Depressionen mit dem Cognitive Behavioral Analysis System of Psychotherapy CBASP. München: CIP-Medien
- Millon T, Davis RD: An evolutionary theory of personality disorders. In: Clarkin JF, Lenzenweger MF et al. (Hrsg.): Major theories of personality disorder. New York: Guilford Press, 1996, S. 221-346
- Mischel W (1972): Toward a cognitive social learning reconceptualization of personality. Psychol. Rev, 79, 433-453
- Minuchin S (1981): Praxis der strukturellen Familientherapie. Freiburg: Lambertus
- Piaget J (1961): Sprechen und Denken beim Kinde. Düsseldorf: Schwann
- Sexton, TL, Alexander JF, Mease AL: Evidenzniveaus für die Modelle und Mechanismen therapeutischer Veränderungen in der Familien- und Paartherapie. In Bergin & Garfields Handbuch der Psychotherapie und Verhaltensmodifikation. Hrsg. MJ Lambert. Tübingen: dgvt, S. 943-1030
- Sulz SKD, Gräff U, Jakob C (1998): Persönlichkeit und Persönlichkeitsstörung. Eine empirische Untersuchung der VDS-Persönlichkeitsskalen. Psychotherapie 3, Heft 1
- Sulz SKD, Lenz G (Hrsg., 2000): Von der Kognition zur Emotion. Psychotherapie mit Gefühlen. München: CIP-Medien 2000, S. 5-76
- Sulz SKD, Müller S (2000): Bedürfnis, Angst, Wut und Persönlichkeit – eine empirische Studie zum Zusammenhang zwischen motivationalen Variablen und dysfunktionalen Persönlichkeitszügen. Psychotherapie, 5, 22-37
- Sulz SKD, Heekerens HP (Hrsg., 2002): Familien in Therapie – Grundlagen und Anwendung kognitiv-behavioraler Familientherapie. München: CIP-Medien
- Sulz SKD (2011): Therapiebuch III. Von der Strategie des Symptoms zur Strategie der Therapie: Gestaltung von Prozess und Inhalt in der Psychotherapie. München: CIP-Medien
- Sulz SKD (2013): VDS Verhaltensdiagnostik und Therapieplanungsmappe. München: CIP-Medien
- Sulz SKD (2014): Störungs-, Therapie- und Gesundheitstheorie der Strategischen Therapien (SKT, SBT, SJT, PKP): Von der Strategie des Symptoms zur Strategie der Therapie. In S. Sulz (Hrsg.): Strategische Therapien SKT, SBT, SJT, PKP. Forschung – Entwicklung – Praxis. München: CIP-Medien S. 27-63
- Sulz SKD (2017a): Gute Kurzzeittherapie in 12 plus 12 Stunden. Für PsychotherapeutInnen, die sich in Kurzzeittherapie einarbeiten wollen. München: CIP-Medien
- Sulz SKD (2017b): Gute Verhaltenstherapie lernen und beherrschen - Band 1: Verhaltenstherapie-Wissen: So gelangen Sie zu einem tiefen Verständnis des Menschen und seiner Symptome. München: CIP-Medien
- Sulz SKD (2017c): Gute Verhaltenstherapie lernen und beherrschen - Band 2: Verhaltenstherapie-Praxis: Alles was Sie für eine gute Therapie brauchen. München: CIP-Medien
- Sulz SKD (2017d): Verhaltensdiagnostik und Fallkonzeption: Verhaltensanalyse – Zielanalyse – Therapieplan und Bericht an den Gutachter. München: CIP-Medien
- Weiss J, Sampson H & The Mount Zion Psychotherapy Research Group (1986): the psychoanalytic process: Theory clinical observation, and research. New York: Guilford

b) weiterführende Literatur

- Grawe K (1998): Psychologische Therapie. Göttingen: Hogrefe
- Hayes SC, Strosahl KD, Wilson KG (2003): Akzeptanz- und Commitment-Therapie ACT – ein existentieller Ansatz zur Verhaltensänderung. München: CIP-Medien
- Kanfer FH, Reinecker H, Schmelzer D (2012): Selbstmanagementtherapie. 5. Auflage. Berlin: Springer
- Kegan R. (1986) Die Entwicklungsstufen des Selbst – Fortschritte und Krisen im menschlichen Leben.München: Kindt
- Kuhl J (2001): Motivation und Persönlichkeit. Interaktionen psychischer Systeme. Göttingen: Hogrefe
- Sulz SKD (2011). Therapiebuch II: Strategische Kurzzeittherapie – Wege zur effizienten Psychotherapie. München: CIP-Medien. E-Book
- Sulz SKD (2015): Verhaltensdiagnostik und Fallkonzeption. München: CIP-Medien
- Sulz SKD, Lenz G (Hrsg. 2000): Von der Kognition zur Emotion. Psychotherapie mit Gefühlen. München: CIP-Medien
- Sulz SKD, Heekerens HP (Hrsg., 2002): Familien in Therapie – Grundlagen und Anwendung kognitiv-behavioraler Familientherapie. CIP-Medien

2 Rahmenbedingungen der Psychotherapie, Setting, Patient-Therapeut Interaktion

2.1 Rahmenbedingungen der Psychotherapie, Behandlungssetting, Einleitung und Beendigung der Behandlung

Dieter Schmelzer und Katarina Schmelzer

2

In diesem Kapitel steht der so genannte *Kontext* der Psychotherapie im Mittelpunkt. Der diagnostisch-therapeutische Prozess jeder Verhaltenstherapie ist ja immer eingebettet in bestimmte *Rahmenbedingungen*. Manche davon (wie z. B. die momentan geltende Gesetzeslage im Gesundheitswesen) geben relativ feste Regeln vor und sind sowohl für die Behandler als auch für die Patienten sowie Krankenkassen bindend. Bei anderen Faktoren – wie z. B. der Wahl und Ausgestaltung des unmittelbaren Behandlungssettings – haben Therapeuten dagegen mehr Freiheiten und Strukturierungsspielräume.

Wenn man sich nur auf die fachlich-therapeutische Seite konzentriert, so gibt es eine ganze Reihe von empirisch fundierten Empfehlungen für die optimale Durchführung einer Behandlung. Diese sind meist in entsprechende *Prozessmodelle* der Verhaltenstherapie integriert und dort idealtypisch beschrieben (z. B. im „7-Phasen-Modell" von Kanfer et al., 1991, 2012). In der Praxis ist es allerdings erforderlich, die „reine Lehre" bezüglich effektiver Therapiegestaltung mit den äußeren Rahmenbedingungen in Einklang zu bringen. Welche Faktoren es hier zu beachten gilt, wird genauso Thema dieses Kapitels sein wie Aspekte des Behandlungssettings. Dabei sind die „Schnittstellen" („Ein- und Ausgänge") zum gesamten Therapieprozess, d. h. die Phasen der *Einleitung* und der *Beendigung* der Behandlung, von besonderer Bedeutung.

1 Rahmenbedingungen der Psychotherapie

1.1 Allgemeine Aspekte

Viele Rahmenbedingungen sind der so genannten Makro-Ebene von Psychotherapie zuzuordnen und entziehen sich dem unmittelbaren Einfluss von Psychotherapeuten: Wie ist es um die soziale, ökonomische und politische Lage einer Gesellschaft bestellt? Welche sozialen Normen bezüglich Gesundheit oder Krankheit haben sich etabliert? Welchen Stellenwert haben medizinische bzw. psychologische Therapien implizit (bei der Bevölkerung) und explizit (z. B. durch Verankerung mittels Sozialgesetzgebung)? Wie wird über Psychotherapie in den Medien berichtet? Solche und andere eher soziologische Fragen beschreiben den Hintergrund, vor dem Psychotherapie in einer Gesellschaft stattfindet.

Soziale Rahmenbedingungen sind allerdings keine „Randbedingungen". Sie bestimmen z. B. den Stellenwert, das „Image", die Akzeptanz von Psychotherapie und das Inanspruchnahme-Verhalten der Bevölkerung entscheidend mit. Deshalb geht es hier um die Frage: Welche konkreten Rahmenbedingungen gibt es speziell für die Durchführung von Psychotherapie derzeit in Deutschland, wie beeinflussen sie die unmittelbare Therapiepraxis, und wie lässt sich *in diesem Rahmen* die Gestaltung des Therapieprozesses optimieren?

1.2 Spezielle Aspekte

Für die unmittelbare Ausübung des Psychotherapeuten-Berufs in Deutschland gibt es einige verbindliche Gesetze, Richtlinien und Standards, die den äußeren Rahmen festlegen. Die wichtigsten davon sind: (1.2.1) Psychotherapeutengesetz, (1.2.2) Psychotherapie-Richtlinie, (1.2.3) Psychotherapie-Vereinbarung, (1.2.4) Sonstige relevante Regelungen und Ausführungsbestimmungen sowie (1.2.5) Ethisch-berufsständische Richtlinien und Berufsordnungen für Psychotherapeuten.

Es kann nicht Aufgabe dieses Beitrages sein, die entsprechenden Regelungen vollständig wiederzugeben. Vielmehr haben wir uns in den nachfolgenden Passagen bemüht, *Auszüge* aus relevanten Bestimmungen in sehr komprimierter Form möglichst praxisnah für Ausbildungsteilnehmer darzustellen. Selbstverständlich müssen im Bedarfsfall (insbesondere bei evtl. juristisch bedeutsamen Detailfragen) die Originaltexte zur Vertiefung herangezogen werden. An den passenden Stellen haben wir die Internetquellen eingefügt. Ebenso können sich nach Drucklegung dieses Artikels manche Aspekte geändert haben, weshalb es sinnvoll ist, sich über Fach- und Berufsverbände, die Kassenärztliche Bundesvereinigung (KBV) sowie die zuständigen Psychotherapeutenkammern kontinuierlich über aktuelle Entwicklungen auf dem Laufenden zu halten. Entsprechende Quellen für den Bezug aktualisierter Informationen finden sich am Ende des Beitrags im Literaturverzeichnis.

Aktuell ist auch eine Reform des Psychotherapeutengesetzes in der Diskussion. So fordern Vertreter der Bundespsychotherapeutenkammer (BPTK) eine Novellierung der Ausbildung, die dann eine Approbation nach einem wissenschaftlichen Hochschulstudium auf Masterniveau mit abschließender Weiterbildung vorsieht [Beschluss des 25. Deutschen Psychotherapeutentages zur Reform der Psychotherapeutenausbildung]. Hier sind in den nächsten Jahren auf alle Fälle Neuregelungen zu erwarten.

Die nachfolgenden Passagen geben den Stand vom Dezember 2017 wieder.

2

1.2.1 Psychotherapeutengesetz[1)]

Das zum 1.1.1999 in Kraft getretene Psychotherapeutengesetz (PsychThG) regelt die Berufe von „Psychologischen Psychotherapeuten" sowie „Kinder- und Jugendlichenpsychotherapeuten". Diese Berufsbezeichnungen sind geschützt; die Berufsausübung ist an die so genannte Approbation gebunden, welche nach Absolvieren einer mindestens 3-5-jährigen Postgraduierten-Ausbildung an einer anerkannten Einrichtung inkl. staatlicher Abschlussprüfung erreicht wird. Zugangsvoraussetzungen dafür sind zunächst ein abgeschlossenes Hochschulstudium der Psychologie bzw. bei Kinder- und Jugendlichenpsychotherapeuten auch ein abgeschlossenes Studium der Pädagogik oder Sozialpädagogik. Die Ausbildungsanforderungen und Inhalte sind in der so genannten Ausbildungs- und Prüfungsverordnung (AprV)[2)] näher geregelt.

Die Approbation verleiht die *berufsrechtliche* Erlaubnis zur Berufsausübung. Zur Abrechnung mit den gesetzlichen Krankenkassen ist zusätzlich eine *sozialrechtliche Zulassung* (nach Sozialgesetzbuch SGB V) erforderlich, die die jeweiligen Zulassungsausschüsse der Kassenärztlichen Vereinigungen der jeweiligen Bezirke erteilen. Dabei ist die Zulassungsverordnung für Ärzte (Ärzte-ZV)[3)] und insbesondere die *Bedarfsplanung* vor Ort zu beachten, wonach bei ausreichendem Versorgungsgrad bzw. bei Überversorgung der betreffende Bezirk für Neuzulassungen *gesperrt* wird[4)].Da sich auch die bisherigen Niederlassungsbestimmungen in den kommenden Jahren ändern könnten, empfiehlt es sich, den jeweils aktuellen Stand bei den zuständigen Kassenärztlichen Vereinigungen, Psychotherapeutenkammern oder Psychotherapieverbänden zu erfragen. Außerdem wird zu berücksichtigen sein, in welchem Umfang künftig vermehrt neue Formen der Versorgung entstehen (Medizinische Versorgungszentren, Integrierte Versorgung u.ä.: vgl. z.B. Amelung, Meyer-Lutterloh, Schmid, Seiler und Weatherly, 2006; Amelung, Eble und Hildebrand, 2011; Dikomey, 2011; Hohmann und Klawonn, 2013; Kassenärztliche Bundesvereinigung, 2012 etc.).

1.2.2 Psychotherapie-Richtlinie (Auszüge)[5)]

Die Psychotherapie-Richtlinie als wichtigste Vorschrift bei der Erbringung psychotherapeutischer Leistungen im Rahmen der gesetzlichen Krankenkassen regelt, wann Psychotherapie erbracht werden kann, welche psychotherapeutischen Verfahren („Richtlinienverfahren") und Methoden zur Behandlung indiziert sind, und macht Vorgaben hinsichtlich des spezifischen Vorgehens bei der Durchführung einer Psychotherapie (Umfang der Behandlung, Antragsverfahren, Bewilligungsschritte, Gutachterverfahren). In den folgenden Absätzen werden die wichtigsten Vorgaben auszugsweise dargelegt (vgl. auch Bender, Berner, Best, Dilling, Schaff und Uhlemann, 2017; Dieckmann, Dahm und Neher, 2017):

- **Was ist „Richtlinien-Psychotherapie"?** Psychotherapie kann im Rahmen der Richtlinie nur erbracht werden, soweit und solange eine *seelische Krankheit* vorliegt. Als seelische Krankheit gilt auch eine geistige oder seelische Behinderung, bei der Rehabilitationsmaßnahmen notwendig werden. Psychotherapie ist *keine* Leistung der gesetzlichen Krankenversicherung und gehört nicht zur vertragsärztlichen Versorgung, wenn sie nicht dazu dient, eine Krankheit zu erkennen, zu heilen, ihre Verschlimmerung zu verhüten oder Krankheitsbeschwerden zu lindern. Folgende Maßnahmen sind deshalb *nicht* Psychotherapie im Sinne der PT-Richtlinie: Maßnahmen zur beruflichen Anpassung oder zur Berufsförderung, Erziehungsberatung, Sexualberatung, körperbezogene Therapieverfahren, darstellende Gestaltungstherapie, heilpädagogische oder ähnliche Maßnahmen sowie ärztliche Beratung über vorbeugende und diätetische Maßnahmen bzw. die Erläuterungen und Empfehlungen von übenden, therapiefördernden Begleitmaßnahmen.
- **Seelische Krankheit** = krankhafte Störung der Wahrnehmung, des Verhaltens, der Erlebnisverarbeitung, der sozialen Beziehungen und der Körperfunktionen. Es gehört zum Wesen dieser Störungen, dass sie der willentlichen Steuerung durch den Patienten nicht mehr oder nur zum Teil zugänglich sind.
  Auch Beziehungsstörungen können Ausdruck von Krankheit sein; sie sind für sich allein nicht schon Krankheit im Sinne dieser Richtlinien, sondern können nur dann als seelische Krankheit gelten, wenn ihre ursächliche Verknüpfung mit einer krankhaften Veränderung des seelischen oder körperlichen Zustandes eines Menschen nachgewiesen wurde.
- Psychotherapie arbeitet mit wissenschaftlich begründeten Methoden und einem entsprechenden Theoriesystem mit Krankheitslehre: Sie wendet methodisch definierte Interventionen an, die auf als Krankheit diagnostizierte seelische Störungen einen systematisch verändernden Einfluss nehmen und Bewältigungsfähigkeiten des Individuums aufbauen. Diese Interventionen setzen eine bestimmte Ordnung des Vorgehens voraus. Diese ergibt sich aus Erfahrungen und gesicherten Erkenntnissen, deren wissenschaftliche Reflexion zur Ausbildung von Behandlungsmethoden im Rahmen einer übergreifenden Theorie geführt hat.
- Beziehungspersonen aus dem engeren Umfeld (Partner, Familie) des Patienten können in die Behandlung einbezogen werden (z.B. bei der Therapie von Kindern/Jugendlichen in der Regel [6)] in einem Verhältnis 1:4).
- Psychotherapie setzt eine ätiologisch orientierte **Diagnostik** voraus, welche die jeweiligen Krankheitserscheinungen erklärt und zuordnet. Die angewandte Therapiemethode muss in einer angemessenen Relation zu Art und Umfang der diagnostizierten Erkrankung stehen. Verfahren ohne Erfüllung der genannten Erfordernisse sind als Psychotherapie im Sinne der Richtlinien nicht geeignet. Voraussetzung ist ferner, dass der Krankheitszustand in seiner Komplexität erfasst wird, auch dann, wenn nur die Therapie eines Teilzieles angestrebt werden kann.
- **Schriftliche Dokumentation** der diagnostischen Erhebungen und der wesentlichen Inhalte der psychotherapeutischen Interventionen ist erforderlich.

---

1) http://www.gesetze-im-internet.de/psychthg/

2) http://www.gesetze-im-internet.de/psychth-aprv/ bzw. http://www.gesetze-im-internet.de/kjpsychth-aprv/

3) http://www.gesetze-im-internet.de/zo-_rzte/

4) https://www.g-ba.de/informationen/richtlinien/4/ bzw. https://www.g-ba.de/downloads/62-492-984/BPL-RL_2014-12-18_iK-2015-03-07.pdf

5) https://www.g-ba.de/informationen/richtlinien/20/

6) Vgl. Psychotherapie-Vereinbarung/Anlage 1 EKV, Teil C, § 11 (10): http://www.kbv.de/media/sp/01_Psychotherapie_Aerzte.pdf

Seit 1.4.2017 gelten folgende Ergänzungen zur *Psychotherapeutischen Sprechstunde, Akutbehandlung* und *Rezidivprophylaxe*:

- **Psychotherapeutische Sprechstunde.** Patientinnen und Patienten haben Anspruch auf eine psychotherapeutische Sprechstunde, die der Abklärung dient, ob eine krankheitswertige Störung vorliegt und weitere fachspezifische Hilfen im System der Gesetzlichen Krankenversicherung notwendig sind. Eventuell sind *andere* Maßnahmen und Behandlungsempfehlungen für die Situation der Anfragenden besser geeignet (vgl. dazu unten Abschnitt 4.1.3), oder es gibt *Ausschlusskriterien* für eine Richtlinien-Psychotherapie nach § 26 (3). Dazu sind von Therapeuten pro Woche bei einem vollen Versorgungsauftrag mindestens 100 Minuten zur Verfügung zu stellen (bei einem hälftigen Versorgungsauftrag mindestens 50 Minuten). Sofern eine Richtlinien-Therapie indiziert ist, informieren Therapeuten über die unterschiedlichen Verfahren und Anwendungsformen und den Ablauf einer Psychotherapie, um bei der Entscheidungsfindung zu unterstützen. Ergänzend erhalten die Patienten ein allgemeines Informationsblatt zur Richtlinientherapie („Ambulante Psychotherapie für gesetzlich Krankenversicherte", Muster PTV 10) sowie eine schriftliche Rückmeldung in Form eines patientengerechten Befundberichts zum Ergebnis der Sprechstunde mit Empfehlungen zum weiteren Vorgehen („Individuelle Patienteninformation"). Sprechstunden sind keine Richtlinientherapie und werden nicht auf die Therapiekontingente angerechnet. Das Nähere hierzu regelt die Psychotherapie-Vereinbarung. Zur *Terminkoordination* ist von Therapeuten eine *telefonische persönliche Erreichbarkeit* zu gewährleisten (200 Minuten/Woche in Einheiten von mind. 25 Minuten; bei hälftigem Versorgungsauftrag 100 Minuten/Woche).
- **Probatorische Sitzungen.** Probatorische Sitzungen sind Gespräche, die zur weiteren diagnostischen Klärung des Krankheitsbildes, zur weiteren Indikationsstellung und zur Feststellung der Eignung der Patientin oder des Patienten für ein bestimmtes Psychotherapieverfahren dienen. Dabei sind auch weitere differenzialdiagnostische Abgrenzungen des Krankheitsbildes und eine Einschätzung der Prognose vorzunehmen. In den probatorischen Sitzungen erfolgt auch eine Klärung der Motivation, der Kooperations- und Beziehungsfähigkeit der Patienten. Darüber hinaus dienen sie einer Abschätzung der persönlichen Passung, d.h. einer tragfähigen Arbeitsbeziehung von Patienten und Therapeuten. Probatorische Sitzungen werden nicht auf die Therapiekontingente angerechnet. Vor einer Richtlinientherapie finden mindestens zwei bis maximal vier (bei Kindern und Jugendlichen – unter Einbeziehung der Bezugspersonen – bis zu sechs) probatorische Sitzungen von je 50 Minuten Dauer statt.
- **Psychotherapeutische Akutbehandlung.** Die Akutbehandlung ist eine zeitnahe psychotherapeutische Intervention im Anschluss an die Sprechstunde zur Vermeidung von Fixierungen und Chronifizierung psychischer Symptomatik. Ihre Ziele sind Entlastung und kurzfristige Verbesserung der Symptomatik, also keine umfassende Bearbeitung der zugrundeliegenden Krankheitsbedingungen, sondern Besserung akuter psychischer Krisen- und Ausnahmezustände. Patienten, für die die Akutbehandlung nicht ausreicht, sollen so stabilisiert werden, dass sie auf eine Richtlinien-Behandlung vorbereitet sind oder dass ihnen andere ambulante (z.B. psychiatrische, psychosomatische, kinder- und jugendpsychiatrische Behandlung, Sozialpsychiatrischer Dienst, Jugendhilfe), teilstationäre oder stationäre Maßnahmen empfohlen werden können. Die Akutbehandlung ist als Einzeltherapie in Einheiten von mindestens 25 Minuten bis zu 24mal je Krankheitsfall (insgesamt bis zu 600 Minuten) durchzuführen – gegebenenfalls unter Einbeziehung von relevanten Bezugspersonen. Sie ist anzeigepflichtig mit Formular PTV 12. Falls danach eine Richtlinienpsychotherapie erforderlich ist, sind zuvor mindestens zwei probatorische Sitzungen zu erbringen. Sitzungen der Akutbehandlung werden auf ein späteres Kontingent der Richtlinien-Psychotherapie *angerechnet*.
- **Rezidivprophylaxe.** Psychotherapie als besonders nachhaltige Behandlung beinhaltet grundsätzlich eine Rezidivprophylaxe als integralen Bestandteil der Abschlussphase (siehe unten, Abschnitt 5.3). Ziel ist es, künftig zu erwartende kritische Ereignisse und Lebenssituationen zu identifizieren und Rückfälle zu vermeiden. Eine solche niederfrequente therapeutische Arbeit soll zur Stabilisierung der Patienten wieder auftretende entwicklungsbedingte Krisen abfangen und damit Neubeantragungen von Richtlinientherapie verhindern. Bei einer Behandlungsdauer von über 40 Stunden können maximal 8 Stunden (KJP 10) und bei einer Behandlungsdauer von über 60 Stunden maximal 16 Stunden (KJP 20) für die Rezidivprophylaxe genutzt werden. Sie sind allerdings Bestandteil des bewilligten Gesamtkontingents.
- Derzeit *anerkannte* **Behandlungsformen**: (1.1) Psychoanalytisch begründete Verfahren (tiefenpsychologisch fundierte Psychotherapie und analytische Psychotherapie) und (1.2) Verhaltenstherapie.

Definition von Verhaltenstherapie in der PT-Richtlinie:
Die Verhaltenstherapie als Krankenbehandlung umfasst Therapieverfahren, die vorwiegend auf der Basis der Lern- und Sozialpsychologie entwickelt worden sind. Unter den Begriff „Verhalten" fallen dabei beobachtbare Verhaltensweisen sowie kognitive, emotionale, motivationale und physiologische Vorgänge. Verhaltenstherapie im Sinne dieser Richtlinien erfordert die Analyse der ursächlichen und aufrechterhaltenden Bedingungen des Krankheitsgeschehens (Verhaltensanalyse). Sie entwickelt ein entsprechendes Störungsmodell und eine übergeordnete Behandlungsstrategie, aus der heraus die Anwendung spezifischer Interventionen zur Erreichung definierter Therapieziele erfolgt.

Psychoanalytisch begründete Verfahren und Verhaltenstherapie sind laut Richtlinie *nicht kombinierbar*, weil die Kombination der Verfahren zu einer Verfremdung der methodenbezogenen Eigengesetzlichkeit des therapeutischen Prozesses führen kann.

- **Anwendungsformen**: (1) Einzeltherapie bei Erwachsenen; (2) Behandlung von Erwachsenen in Gruppen (mit 3 bis 9 Personen); (3) Einzeltherapie bei Kindern und Jugendlichen; (4) Behandlung von Kindern und Jugendlichen in Gruppen (3 und 4 ggf. unter Einbeziehung von Bezugspersonen aus dem engeren Umfeld).
- **Behandlungsfrequenz:** Üblicherweise ein, maximal 3 Behandlungsstunden in der Woche (Ausnahme: sporadisch höhere Wochenfrequenz, z.B. bei Expositionstherapie bei Ängsten oder Reizkonfrontation/Reaktionsverhinderung in vivo bei Zwangsstörungen – sollte bereits bei der Antragstellung differenziert begründet werden).

2

2

- **Anwendungsbereiche und Indikationen:** Indikationen zur Anwendung von Psychotherapie gemäß Abschnitt B und Maßnahmen der Psychosomatischen Grundversorgung gemäß Abschnitt C der Richtlinie bei der Behandlung von Krankheiten können nur sein: (1) Affektive Störungen: depressive Episoden, rezidivierende depressive Störungen, Dysthymie, (2) Angststörungen und Zwangsstörungen, (3) Somatoforme Störungen und Dissoziative Störungen (Konversionsstörungen), (4) Reaktionen auf schwere Belastungen und Anpassungsstörungen, (5) Essstörungen, (6) Nichtorganische Schlafstörungen, (7) Sexuelle Funktionsstörungen, (8) Persönlichkeitsstörungen und Verhaltensstörungen, (9) Verhaltens- und emotionale Störungen mit Beginn in der Kindheit und Jugend. Psychotherapie kann neben oder nach einer somatisch ärztlichen Behandlung von Krankheiten oder deren Auswirkungen angewandt werden, wenn psychische Faktoren einen wesentlichen pathogenetischen Anteil daran haben und sich ein Ansatz für die Anwendung von Psychotherapie bietet; Indikationen hierfür können nur sein:
  (1a) Psychische und Verhaltensstörungen durch psychotrope Substanzen, im Falle der Abhängigkeit von psychotropen Substanzen beschränkt auf den Zustand der Suchtmittelfreiheit beziehungsweise Abstinenz.
  Abweichend davon ist eine Anwendung der Psychotherapie bei Abhängigkeit von psychotropen Substanzen dann zulässig, wenn die Suchtmittelfreiheit beziehungsweise Abstinenz parallel zur ambulanten Psychotherapie bis zum Ende von maximal 10 Behandlungsstunden erreicht werden kann. Das Erreichen der Suchtmittelfreiheit beziehungsweise der Abstinenz nach Ablauf dieser Behandlungsstunden ist in einer nicht von der Therapeutin oder von dem Therapeuten selbst ausgestellten ärztlichen Bescheinigung festzustellen. Diese Feststellung hat anhand geeigneter Nachweise zu erfolgen. Sie ist von der Therapeutin oder von dem Therapeuten als Teil der Behandlungsdokumentation vorzuhalten und auf Verlangen der Krankenkasse vorzulegen. Kommt es unter der ambulanten psychotherapeutischen Behandlung zu einem Rückfall in den Substanzgebrauch, ist die ambulante Psychotherapie nur fortzusetzen, wenn unverzüglich geeignete Behandlungsmaßnahmen zur Wiederherstellung der Suchtmittelfreiheit bzw. Abstinenz ergriffen werden.
  (1b) Psychische und Verhaltensstörungen durch Opioide und gleichzeitige stabile substitutionsgestützte Behandlung gemäß Richtlinie „Methoden vertragsärztliche Versorgung", Anlage I, 2. (Substitutionsgestützte Behandlung Opiatabhängiger), beschränkt auf den Zustand der Beigebrauchsfreiheit.
  Die Anwendung von Psychotherapie ist in diesen Fällen nur zulässig bei regelmäßiger Zusammenarbeit und Abstimmung hinsichtlich der Behandlungsziele und insbesondere der Beigebrauchsfreiheit mit der substituierenden Ärztin oder dem Arzt sowie bei etwaigen psychosozialen Betreuungs- oder Behandlungsmaßnahmen mit den hierfür zuständigen Stellen.
  (2) Seelische Krankheit auf Grund frühkindlicher emotionaler Mangelzustände oder tiefgreifender Entwicklungsstörungen, in Ausnahmefällen auch seelische Krankheiten, die im Zusammenhang mit frühkindlichen körperlichen Schädigungen oder Missbildungen stehen.
  (3) Seelische Krankheit als Folge schwerer chronischer Krankheitsverläufe.
  (4) Schizophrene und affektive psychotische Störungen.
- **Leistungsumfang:** Vor der ersten Antragstellung einer Richtlinien-Verhaltenstherapie (VT) sind 1 Sprechstunde à 50 Min. sowie 2 probatorische Sitzungen obligatorisch; maximal sind 3 Sprechstunden (KJP = 5) und 4 probatorische Sitzungen (KJP = 6) möglich. Zusätzlich ist eine Anamnese-Erhebung anzusetzen, für die kein direkter Patientenkontakt vonnöten ist. Danach sind folgende Therapieansätze möglich:
  (1) **Kurzzeittherapie 1** (KZT 1) mit bis zu 12 Stunden Einzeltherapie (oder bis zu 12 Doppelstunden als Gruppentherapie). Die KZT 1 ist antrags- und genehmigungspflichtig, erbrachte Stunden im Rahmen einer vorherigen psychotherapeutischen Akutbehandlung werden mit dem Stundenkontingent der KZT 1 verrechnet.
  (2) Es folgt **Kurzzeittherapie 2** (KZT 2) mit bis zu 12 Stunden Einzeltherapie (oder bis zu 12 Doppelstunden als Gruppentherapie), auch die KZT 2 ist antrags- und genehmigungspflichtig.
  (3) Falls gleich eine **Langzeittherapie** (LZT) mit bis zu 60 Stunden begonnen werden soll, ist ein *Antragsverfahren* mit Begutachtung einzuleiten und nach der Gliederung laut Muster PTV 3 ein persönlich verfasster Therapiebericht zu erstellen. Anerkannte Gutachter prüfen im Auftrag der Kasse den entsprechenden Antrag danach, ob die Voraussetzungen der PT-Richtlinie erfüllt sind („Gutachterverfahren").
  (4) **Umwandlung** einer bisherigen Kurzzeittherapie in Langzeittherapie: Dies muss bis zur zwanzigsten Sitzung der Kurzzeittherapie beantragt und das Gutachterverfahren eingeleitet werden. Bewilligte Kurzzeittherapiekontingente werden auf das Kontingent der Langzeittherapie angerechnet. Die Therapiestunde im Rahmen der Psychotherapie umfasst mindestens 50 Minuten. Verhaltenstherapie kann als Einzeltherapie auch in halbstündigen Sitzungen mit entsprechender Vermehrung und in doppelstündigen Sitzungen mit entsprechender Verminderung der Gesamtsitzungszahl Anwendung finden. Verhaltenstherapie kann (nur in Kombination mit der Einzeltherapie) auch als Gruppenbehandlung durchgeführt werden, wobei die in der Gruppentherapie erbrachte Doppelstunde im Gesamttherapiekontingent als Einzelstunde gezählt wird.
- **Ärztlicher Konsiliarbericht:** Spätestens nach Beendigung der probatorischen Sitzungen ist der notwendige Konsiliarbericht mittels Überweisung an den Haus- oder Facharzt einzuholen (Formular 22a-d mit Angaben zu aktuellen Beschwerden, stichwortartige Angaben zur Anamnese, medizinischen Diagnosen, Vorbehandlungen, Notwendigkeit einer ärztlichen Begleitbehandlung, relevante Befunde aus ärztlichen/psychiatrischen Untersuchungen und Behandlungen etc.); die Rück-Übermittlung des Formulars durch den Arzt sollte möglichst zeitnah erfolgen (spätestens drei Wochen nach der Untersuchung).

1.2.3 Psychotherapie-Vereinbarung[7)]

Die Psychotherapie-Vereinbarung (Anlage 1 Bundesmantelvertrag-Ärzte BMV-Ä bzw. Arzt/Ersatzkassenvertrag EKV) spezifizieren die Regelungen zur Anwendung von Psychotherapie für die Kassenärztliche Bundesvereinigung einerseits sowie die gesetzlichen Krankenkassen andererseits. Darin sind u.a. beschrieben die zugelassenen Verfahren, Genehmigungspflicht der Ausführung und Abrechnung psychotherapeutischer Leistungen, Kriterien der fachlichen Befähigung von Psychotherapeuten, Abrechnungsgenehmigungen und entsprechende Zu-

7) http://www.kbv.de/media/sp/BMV_Aerzte.pdf; http://www.kbv.de/media/sp/01_Psychotherapie_Aerzte.pdf

ordnung von Abrechnungsziffern, genauer Ablauf von Antragstellung, Gutachterverfahren und Abrechnung inkl. verbindlicher Formblätter und Vordrucke.

1.2.4 Sonstige relevante Regelungen und Ausführungsbestimmungen

Weitere für Psychotherapeuten relevante Bestimmungen ergeben sich aus dem so genannten Einheitlichen Bewertungsmaßstab (EBM)[8] sowie dem Honorarverteilungsmaßstab (HVM)[9], die sich auf abrechnungstechnische Details beziehen. Im Bereich der gesetzlichen Krankenversicherung läuft die Abrechnung über die jeweils zuständige Kassenärztliche Vereinigung (KV). Nach dem EBM sind den einzelnen psychotherapeutischen Leistungen jeweils Vergütungsziffern zugeordnet; je nach Stand der momentan geltenden „Punktwerte" kann die Höhe der Vergütung jedoch schwanken. „Neulinge" im System müssen sich zudem darauf einstellen, ihre erste Leistungsabrechnung erst ca. 4 Monate nach Ende des betreffenden Quartals zu erhalten; allerdings werden für die Zwischenzeit monatliche Abschlagszahlungen überwiesen.

In manchen Arbeitsfeldern (z.B. mit schwer psychisch Kranken aus dem schizophrenen Formenkreis und der affektiven Störungen) können auch Berührungspunkte zur Kassenleistung „Soziotherapie" entstehen; hierzu finden sich einige Ausführungen weiter unten im Abschnitt 4.1.3 „Einleitung der Behandlung". Sobald Psychotherapeuten Leistungen für Privatversicherte oder beihilfeberechtigte Personen erbringen, gilt die Gebührenordnung für Psychotherapeuten (GOP)[10]. Die Unterschiede im Bezahlungsmodus werden nachfolgend kurz skizziert:

(1) Gesetzliche Krankenversicherung (Regional- und Ersatzkassen): Hier wird beim Vorliegen einer „Störung von Krankheitswert" eine Psychotherapie bezahlt. Der Patient kann direkt einen anerkannten und zugelassenen Psychologischen oder Ärztlichen Psychotherapeuten seiner Wahl aufsuchen. Er muss einmal im Quartal die Chipkarte seiner Krankenkasse vorlegen; die Abrechnung geschieht dann – wie bei anderen Krankheiten/Arztbesuchen üblich – direkt mit der Kasse; er selbst hat keine Zahlungen zu leisten oder Rechnungen zu erwarten.

(2) Private Krankenversicherungen/Beihilfe: In der Regel werden auch hier die Kosten beim Vorliegen einer „Störung von Krankheitswert" übernommen. Es ist ratsam, den Patienten vor Beginn der Therapie eine Zusage der Kostenübernahme einholen zu lassen. Für Beihilfefälle ist dabei immer ein schriftlicher Therapieantrag erforderlich, der von Sachverständigen begutachtet wird. Da die genauen Zahlungsmodalitäten von Versicherung zu Versicherung sehr unterschiedlich ausfallen (und zudem vom jeweiligen Versicherungstarif abhängig sind), sollte sich der Patient unbedingt *vorher* bei seiner Privatkasse nach den für ihn geltenden Bestimmungen erkundigen.

(3) Selbstzahler: Für diese (relativ kleine Zahl von) Personen erübrigen sich Fragen wie „Habe ich eine Störung von Krankheitswert?" oder „Wird meine Kasse bezahlen?" ebenso wie zeitaufwendige Begutachtungen. Dadurch ist es auch möglich, die Therapie auf sonst nicht übernommene Leistungen wie Selbsterfahrung, Partnerberatung, Körpertherapie oder andere Angebote auszudehnen. Es ist empfehlenswert, mit dem Patienten einen konkreten Behandlungsvertrag abzuschließen, der Dauer, Kosten und ähnliche Aspekte regelt.

Für die genauen Abrechnungsmodalitäten (auch mit Sonderkostenträgern wie Bahn, Post, Polizei, Bundeswehr etc.) werden Anleitungen von den regionalen Kassenärztlichen Vereinigungen oder den Fachverbänden zur Verfügung gestellt. Weitere Hinweise dazu sind auch den Beiträgen von Best (2015, 2017) zu entnehmen.

Für approbierte Kolleg(inn)en ohne Kassenzulassung möchten wir noch die Möglichkeit erwähnen, nach dem Verfahren der *Kostenerstattung* abzurechnen. Grundsätzlich können die gesetzlichen Krankenkassen von ihren Versicherten zwar verlangen, sich ausschließlich von Psychotherapeuten behandeln zu lassen, die eine Kassenzulassung haben. Nur wenn dies nachweislich nicht möglich ist, weil die niedergelassenen Kolleg(inn)en belegt sind und unzumutbare Wartezeiten entstehen würden, kann sich der Versicherte auch an Psychotherapeuten in Privatpraxen wenden. Approbation und Fachkundenachweis in einem Richtlinienverfahren sind aber auch dort Voraussetzung. Nähere Hinweise dazu finden sich in Schmidtbauer (2012) oder den unten angegebenen Informationsbroschüren[11].

Seit 2017 haben auch Psychologische Psychotherapeut(inn)en die Befugnis, Leistungen zur psychotherapeutischen Rehabilitation, zur Soziotherapie sowie Krankenhauseinweisungen und Krankentransporte zu verordnen (zum genauen Wortlaut siehe die Quellen in Abschnitt (d) des Literaturverzeichnisses).

Verordnung psychotherapeutischer Rehabilitation: Hierunter sind Leistungen der psychosomatischen sowie der psychiatrischen Rehabilitation zu verstehen. Solche Verordnungen kommen allerdings nur bei Patienten in Betracht, die an einer psychischen Erkrankung oder an einer Verhaltensstörung leiden. Bei Indikationen nach § 26 der Psychotherapie-Richtlinie und bei Indikationen zur neuropsychologischen Therapie kann der Psychotherapeut die Verordnung eigenständig vornehmen. Bei den übrigen Indikationen aus dem Kapitel V des ICD-10-GM bedarf es im Einzelfall einer Abstimmung mit dem ärztlichen Kollegen. Mögliche somatische Ursachen sind vor der Verordnung einer Rehabilitationsleistung ärztlich abzuklären.

Verordnung von Soziotherapie: Unter Soziotherapie versteht man eine ambulante Versorgungsleistung für Patienten mit schweren psychischen Störungen mit dem Ziel, die Betroffenen für andere medizinische Angebote zugänglicher zu machen. Der Indikationsbereich für eine Soziotherapie ist im Generellen auf schwerwiegende psychische Störungen aus dem schizophrenen Störungskreis wie auch auf affektive Störungen mit psychotischen Symptomen beschränkt (siehe unten, Abschnitt 4.1.3).

Krankenhauseinweisungen: Bezüglich der Indikationsbereiche und des Abstimmungserfordernisses mit dem behandelnden Arzt gelten dieselben Regelungen wie bei der Verordnung psychotherapeutischer Rehabilitationsmaßnahmen (s. o.). Generell gilt allerdings auch hier der Grundsatz „ambulant vor stationär". Bei akuter Selbst- oder Fremdgefährdung muss in der Regel eine notfallmäßige Krankenhauseinweisung erfolgen.

---

8) Einheitlicher Bewertungsmaßstab (EBM): http://www.kbv.de/html/online-ebm.php bzw. Best (2017)

9) Honorarverteilungsmaßstab (HVM, erhältlich von Ihrer regionalen KV), hier der Link für Bayern: https://www.kvb.de/abrechnung/honorar/honorar-ab-010117/

10) Gebührenordnung für Psychotherapeuten (GOP): vgl. Best (2015, 2017) bzw. http://www.gesetze-im-internet.de/gop/BJNR081800000.html

11) www.bptk.de/uploads/media/BPtK_Ratgeber_Kostenerstattung.pdf

Verordnung von Krankentransporten: Solche Fahrten müssen im Zusammenhang mit einer psychotherapeutischen Leistung zwingend notwendig sein (z.B. bei einer wie gerade erwähnten Krankenhauseinweisung).

1.2.5 Ethisch-berufsständische Richtlinien und Berufsordnungen

Seit langem gelten für Psychologen ethisch-berufsständische Standards, die z. B. von der Deutschen Gesellschaft für Psychologie (DGPs) und dem Berufsverbands Deutscher Psychologinnen und Psychologen (BDP) formuliert wurden[12]. Mittlerweile sind die wesentlichen Pflichten und Grundlagen der Berufsausübung von *Psychotherapeuten in den Berufsordnungen* der jeweiligen Landespsychotherapeutenkammern spezifiziert. Die einzelnen Bundesländer stimmen dabei in vielen (aber nicht allen) Regelungen überein, die in der *Muster-Berufsordnung der Bundespsychotherapeutenkammer* (BPTK) aufgeführt sind (Stellpflug und Berns, 2015)[13]. In den ethischen Richtlinien bzw. Berufsordnungen sind beispielsweise folgende Gesichtspunkte präzisiert:

- Berufsausübung in gewissenhafter und ethisch verantwortungsvoller Weise
- Achtung der Freiheit, Würde und Selbstverantwortung der Patienten
- Sorgfaltspflicht, Beachten von Regelungen und Grenzen (z.B. bestmögliche Behandlung „lege artis"; Angebot von Dienstleistungen nur innerhalb des Rahmens der eigenen Qualifikationen; Einhalten der Anforderungen an eine Niederlassung in eigener Praxis; Honorarliquidation im Rahmen der Abrechnungsregelungen; Beendigung/Weiterverweisung bei Misserfolg der Therapie; Sicherstellung adäquater Weiterbehandlung bei Abbruch)
- Professionelle Haltung, Objektivität und Sachlichkeit, auch beim öffentlichen Auftreten
- Loyalität und kollegiales Verhalten gegenüber den Berufskollegen sowie Kooperationsbereitschaft mit benachbarten Berufsgruppen
- Adäquates Führen von Titeln und Berufsbezeichnungen (inkl. Beachten von Vorschriften bezüglich Werbung, Beschilderung, Internet-Auftritt etc.)
- Abstinenzgebot: Aufbau und Aufrechterhaltung einer professionellen Therapiebeziehung (d.h. keine persönlichen oder gar sexuellen Beziehungen zu Patienten, Vermeidung von Doppelrollen etc.)
- Informations- und Aufklärungspflicht, Beachten des Einsichtsrechts (Patientenrechtegesetz![14])
- Striktes Einhalten der Schweigepflicht
- Dokumentationspflicht mit adäquatem Datenschutz (vgl. auch Blobel und Koeppe, 2016; Aufbewahrungsfrist heilkundlicher Unterlagen: mindestens 10 Jahre)
- Fortbildungspflicht
- Qualitätssicherung

etc.

Auch bezüglich der obigen – verkürzt wiedergegebenen – Aspekte empfiehlt es sich, den genauen *Wortlaut der Originaltexte* nachzulesen[12,13]. Zukünftig werden insbesondere die *Psychotherapeutenkammern* über die Einhaltung dieser und anderer aufsichtsrechtlicher Verpflichtungen wachen.

2 Behandlungssetting

Unter „Setting" werden alle Faktoren verstanden, die den externen situativen und „physikalischen" *Rahmen* von Therapie ausmachen (vgl. Schmelzer, 1998a). In erster Linie gehören dazu (2.1) die äußere Therapiesituation und die (2.2) Wahl spezieller Arbeitsformen (z.B. Einzel- vs. Gruppentherapie, ambulant vs. stationär). Weitere praxisrelevante Gesichtspunkte, wie z.B. organisatorische und formale Erfordernisse des Kassensystems, sind im Kapitel „Einleitung der Behandlung" in einem Extra-Abschnitt (4.6) zusammengefasst.

2.1 Die äußere Therapiesituation

Externe Faktoren wie Lage, Art und Ausstattung der Therapieräume haben durchaus Einfluss auf das Therapiegeschehen. Zwar kann man davon ausgehen, dass solche Variablen im Verlauf der Therapie an Bedeutung abnehmen; wegen der Gefahr von *Abbrüchen* sollte jedoch diesen Rahmenbedingungen gerade im Anfangsstadium einer Therapie enorme Bedeutung beigemessen werden. Es ist sinnvoll, dabei *fixe* und *variable* Setting-Faktoren zu unterscheiden:

(a) Fixe Setting-Faktoren (wie z.B. Ort, Lage oder Größe der Therapieräume) geben dem Begriff entsprechend relativ feste Rahmenbedingungen vor. Die Lage einer Klinik, Praxis oder Beratungsinstitution ist vom einzelnen Therapeuten nur bei seiner Anfangsentscheidung (Wo arbeite ich überhaupt?) mit zu bestimmen; danach bestehen allenfalls begrenzte Möglichkeiten der Gestaltung. Wohl aber sollten die impliziten Botschaften des jeweiligen Settings reflektiert werden: Was heißt es beispielsweise für Patienten, sich an eine Psychosomatische Fachklinik, ein Bezirkskrankenhaus, eine Praxis für Psychotherapie im Zentrum einer Kleinstadt oder an eine Familienberatungsstelle des Diakonischen Werks zu wenden? Welche Erwartungen werden dadurch übersignifikant häufig nahe gelegt? Welche Auswirkungen ergeben sich daraus für die Therapien?

(b) Variable Setting-Faktoren bieten dem jeweiligen Therapeuten Möglichkeiten der Ausgestaltung: Selbst wenn dem Therapeuten in einer Klinik anfangs ein eher unkomfortabler Raum zugewiesen wird, lässt sich durch zweckmäßige Einrichtung aus mancher Notlösung ein therapiegeeigneter Rahmen machen. Dabei kann man sich an den nachfolgenden Empfehlungen zur Setting-Gestaltung orientieren:

12) *Ethisch-berufsständische Richtlinien: http://www.bdp-verband.org/bdp/verband/ethik.shtml bzw. https://www.dgps.de/fileadmin/documents/Empfehlungen/berufsethische_richtlinien_dgps.pdf*

13) *Muster-Berufsordnung: http://www.bptk.de/fileadmin/user_upload/Recht/Satzungen_und_Ordnungen/musterberufsordnung.pdf. Die für das jeweilige Bundesland geltende Berufsordnung ist bei der zuständigen Landespsychotherapeutenkammer erhältlich.*

14) *Soziotherapie-Richtlinie: vgl. https://www.g-ba.de/download/62-492-1000/ST-RL 2015-01-22.pdf*

Empfehlungen zur Gestaltung des Behandlungssettings
Günstig wäre für die Einzeltherapie mit Erwachsenen ein ca. 20-30 m^2 großes spezielles Therapiezimmer in ruhiger Lage mit natürlichem Lichteinfall. Eine „gemütliche" Atmosphäre in einer Sitzecke, die vom sonstigen Arbeitsbereich (Schreibtisch/Computer etc.) des Therapeuten getrennt ist, bietet einen adäquaten Rahmen; im Wesentlichen sollte eine Situation hergestellt werden, die den professionellen *Arbeits*charakter der Therapie unterstreicht. Hinsichtlich der sonstigen Ausstattung des Interieurs sind der Phantasie und Individualität des Therapeuten wenig Grenzen gesetzt, außer dass zu viel Extravaganz die Aufmerksamkeit von den „eigentlichen" therapeutischen Aufgaben ablenken könnte. In Kliniken wie in freien Praxen oder Beratungsstellen sind zusätzliche Räume für Empfang/Sekretariat oder Gruppen, ein abgetrennter Wartebereich, Toiletten sowie Teeküche o.Ä. vorzusehen; reine „Wohnzimmer-Praxen" werden aus berufsständischen Gründen abgelehnt. Selbstverständlich sollten externe Störfaktoren weitgehend ausgeschaltet werden (z.B. klingelndes Telefon/Handy, Verkehrslärm, anklopfende Kollegen, Publikumsverkehr, Funkpiepser etc.).
Neben dieser *Grundausstattung* hängen weitere Setting-Merkmale von der Art der Institution bzw. von den speziellen Anforderungen und Einsatzzwecken ab:
So ist im Bedarfsfall eine rollstuhlgeeignete oder behindertengerechte Ausstattung wichtig; für Gruppen, Rollenspiele oder Arbeit mit Paaren/Familien sind größere Räumlichkeiten vonnöten. Für Kinder oder Jugendliche sind Zimmer mit geeigneten Utensilien vorzusehen, die mal diagnostischen, mal therapeutischen Charakter haben (z.B. Spielzimmer mit Handpuppen, Kuscheltieren, Spielsachen, Malstiften, Knete, Sandkasten u.v.m.). In der Regel empfiehlt es sich, viele Materialen nicht beliebig, sondern nur selektiv und zweckorientiert zugänglich zu machen (nicht Benötigtes z.B. in Schränken o.Ä. zu verwahren). Für bestimmte Zwecke müssen entsprechende Hilfsmittel bereitgestellt werden (wie z.B. Videoanlage, Audiorekorder, Wandtafel/Flipchart, Einweg-Beobachtungsscheibe, Entspannungsliege, Biofeedback-Geräte etc.), während diagnostische Tests – besonders mit Kindern – in einer entsprechend reizarmen, „abgeschirmten" Umgebung durchgeführt werden sollten. In der Praxis ist es ratsam, auch auf vermeintliche Kleinigkeiten zu achten, die möglicherweise den Therapieprozess beeinträchtigen: So kann z.B. eine wochenlang unbenutzt im Eck des Therapiezimmers stehende Videokamera unbegründeterweise Patientenängste wecken und deren Offenheit beeinträchtigen ...
In all diesen Beispielen ist im Einzelfall auf eine *zielorientierte Setting-Gestaltung* zu achten, d.h., nach Möglichkeit jeweils der Rahmen *herzustellen*, der für bestimmte Zwecke erforderlich ist. Dazu gehören auch situationsbedingte Variationen des Rahmens (z.B. Therapeuten*paar* statt Einzeltherapeut, stationär statt ambulant, Gruppe statt einzeln, Krisenintervention bzw. Schutz bei Gefahr der Selbst- oder Fremdschädigung, ärztlich-organmedizinische Interventionen etc., vgl. unten).
Insgesamt geht es darum, (1) fixe, unveränderliche Setting-Faktoren mit ihren impliziten Auswirkungen auf die Therapie zu reflektieren und (2) das jeweils notwendige Setting ziel- und zweckorientiert zu optimieren. Dazu kann auch hilfreich sein, ab und zu Kollegen (evtl. auch Patienten) um eine ehrlich-kritische Rückmeldung zu bitten, welche positiven oder negativen Eindrücke das eigene Setting bei anderen hinterlassen könnte.

2.2 Wahl spezieller Arbeitsformen

Zu einem Optimieren des Settings gehören auch Überlegungen zur speziellen Therapiedurchführung. Je nach Anliegen sind unterschiedliche Arbeitsformen günstig, wie z.B. Einzel- vs. Gruppentherapie, Arbeit im natürlichen Umfeld (In-vivo-Therapie), stationäre Unterbringung, Krisenintervention, Einbeziehen des Partners oder von Familienangehörigen (vor allem bei Kinder- und Jugendlichen-Therapie). Einige Besonderheiten sowie Vor- und Nachteile dieser Varianten werden hier dargestellt.
Einzeltherapie. Diese weitaus überwiegende Behandlungsform im Rahmen der Richtlinienpsychotherapie hat den *Vorteil*, dass sehr intensiv an den Problemen der jeweiligen Person gearbeitet werden kann. *Nachteilig* kann sich auswirken, dass der Patient aus den üblichen Alltagssituationen und sozialen Beziehungen herausgelöst ist.
In-vivo-Therapie. Statt eines Arbeitens in der „künstlichen" und deshalb evtl. alltagsfernen Therapiesituation wird bei vielen Störungsbildern sehr effektiv dort gearbeitet, wo die Probleme auftreten: Expositionstraining bei Ängsten, Konfrontation und Reaktionsverhinderung bei Zwängen setzen am besten in den realen Problemsituationen des Alltags an, ebenso spezielle Eltern- und Familientrainings oder Förderprogramme, die von Lehrkräften oder Erzieherinnen im Schul- oder Vorschulbereich umgesetzt werden.
Gruppentherapie. Ihre großen *Vorteile* liegen in der Ökonomie sowie der Nutzung der jeweiligen Gruppe als „sozialer Mikrokosmos" (mit der Möglichkeit des Erlebens realen Interaktionsverhaltens und der Aktivierung und Nutzung gruppendynamischer Effekte). Es gibt typische Gruppenerfahrungen (z.B. Gruppendruck, „Universalitäts-Erlebnis": Yalom, 1989, S. 23 f.), Möglichkeiten des Lernens am Modell, des gegenseitigen Feedbacks und der Nutzung von Ressourcen der einzelnen Gruppenmitglieder zur gegenseitigen Unterstützung. Da die Gruppe auch auf sich selbst gelenkt wird, bildet sie ein Korrektiv für Einstellungen, Verhaltensweisen und Gefühle, wobei sich die Zentrierung auf den Therapeuten reduziert. Ihre *Nachteile* bestehen darin, dass es weniger Zeit und Intensität pro Einzelperson gibt, dass destruktive gruppendynamische Effekte auftreten können oder unerwünschte Normierungswirkungen entstehen („Wir haben uns ja alle lieb"). Um solche Risiken zu begrenzen, können neben einer adäquaten Gruppentherapieausbildung auch Informationen aus Fiedler (2005) oder Sipos und Schweiger (2013) herangezogen werden.
Stationäre Therapie. Entsprechend der Maxime „ambulant vor stationär" sind stationäre Maßnahmen für eher schwere Beeinträchtigungen bzw. psychische Notfallsituationen (Zwangseinweisung) vorgesehen. Je nach Art der Störung können das psychiatrische Kliniken, Bezirkskrankenhäuser, psychotherapeutische oder psychosomatische Fachkliniken, Suchtkliniken o. Ä. sein mit einer Aufenthaltsdauer von wenigen Tagen bis zu mehreren Wochen und Monaten vgl. auch Borgart und Meermann, 2004 oder Zielke und Sturm, 1994). *Vorteile* liegen u.a. darin, dass Personen für eine bestimmte Zeit aus einer evtl. hoch belastenden Umgebung herausgenommen sind, was durch den zeitweisen Ausstieg auch Entlastung und Stabilisierung mit sich bringt. Des Weiteren ist eine intensive, kompakte Therapie mit hoher Termindichte und vielen unterschiedlichen Behandlungsangeboten (Einzel- und Gruppentherapie, Ergotherapie, Kunst-, Beschäftigungs- oder Sporttherapie usw.) möglich. Manche stationäre Einrichtungen sind stark auf bestimmte Krankheitsbilder speziali-

Tabelle 1: Prozessmodell in sieben Phasen

Phase	***Wichtige Ziele***
Phase 1 Eingangsphase: Schaffung günstiger Ausgangsbedingungen	- Rollenstrukturierung: Aufbau einer therapeutischen Beziehung inkl. Förderung von Arbeitsorientierung/Eigeninitiative - „Screening" von Eingangsbeschwerden und Eingangserwartungen - Suche nach therapeutischen Ansatzpunkten - Optimale Gestaltung der äußeren Therapiesituation - Prä-Evaluation inkl. klassifikatorischer Diagnostik
Phase 2 Aufbau von Änderungsmotivation und vorläufige Auswahl von Änderungsbereichen	- Nutzung der grundlegenden Selbstmanagement-Motivationsbedingungen (Mitbeteiligung, Kooperation, Transparenz, Recht auf „Widerstand" etc.) - Reduktion von Demoralisierung und Resignation - Einsatz spezieller Motivierungsstrategien/Ansätze der „Ziel- und Wertklärung" - Auswahl von Änderungsbereichen (nach sachlichen und motivationsabhängigen Kriterien)
Phase 3 Verhaltensanalyse und funktionales Bedingungsmodell	- Deskription und Verhaltensanalyse einzelner Problemsituationen („situative Verhaltensanalyse" = Mikro-Ebene) - Betrachtung der Gesamtsituation („kontextuelle Verhaltensanalyse" = Makro-Ebene) - Erstellen eines funktionalen Bedingungsmodells als Hilfe zur Therapieplanung
Phase 4 Vereinbaren therapeutischer Ziele	- Klären von Therapiezielen - Zielanalyse - Vereinbarung therapeutischer Zielperspektiven (im Konsens)
Phase 5 Planung, Auswahl und Durchführung spezieller Methoden	- Interventionsplanung (auf Basis der Informationen aus Phase 1 bis 4) - Strategische (grobe) und taktische (feine) Therapieplanung - Anwendung verhaltenstherapeutischer Standardtechniken bzw. zielorientierter Einsatz von störungsspezifischen Methoden
Phase 6 Evaluation therapeutischer Fortschritte	- Therapiebegleitende Diagnostik - Prä/Post-Evaluation - „Zielabhängige" Evaluation des Einzelfalls („kontrollierte Praxis")
Phase 7 Endphase: Erfolgsoptimierung und Abschluss der Therapie	- Stabilisierung therapeutischer Veränderungen - Transfer therapeutischer Fortschritte bzw. Arbeit an restlichen therapeutischen Ansatzpunkten - Erlernen von Selbstmanagement als „Prozess" - Adäquates Beendigen/Ausblenden der Kontakte - Durchführung von „Abschluss-Feedback" - Vorbereitung von „Follow-up" bzw. von Katamnesen

(in Anlehnung an Kanfer et al., 1991, S.151, bzw. 2012, S.112)

siert (z. B. Diabetes, Tinnitus, chronische Schmerzen), was nicht nur entsprechend ausgebildetes Personal, sondern das Vorhandensein kostspieliger Medizintechnik für Diagnostik und Behandlung impliziert. Aus den *Nachteilen* (hohe Kosten, alltagsferne „Hospitalisierung" mit entsprechenden Transfer-Problemen auf das Leben „draußen") lassen sich z.T. schon Empfehlungen für eine effektive Nutzung stationärer Institutionen ableiten, nämlich adäquates Einbeziehen der alltäglichen Lebenssituation der Patienten und ihre Vorbereitung/Stabilisierung für draußen, gute Koordination aller Maßnahmen und beteiligten Behandlergruppen sowie angemessene Verzahnung stationärer und ambulanter Versorgung. Dabei kann eine stationäre Betreuung auch noch weitere Angebote umfassen wie z. B. Tages- oder Nachtklinik, Heimunterbringung, therapeutische Wohngruppen, Behindertenwerkstätten, die dann in enger Kooperation mit ambulanten Maßnahmen genutzt werden können.

Krisenintervention und Psychotherapeutische Akutbehandlung. Die Besonderheiten dieser Variante liegen in hohem Zeit- und Handlungsdruck und in der Tatsache, dass Behandler oft über den Kopf der Beteiligten entscheiden müssen (bis hin zu Zwangsmaßnahmen bei Selbst- oder Fremdgefährdung), was eine bestimmte Rollenverteilung bedeutet. Anders als in der Therapie kann in akuten Krisen nicht auf Freiwilligkeit oder die Selbstverantwortung des Patienten gebaut werden, sondern es ist rasches, zupackendes Handeln erforderlich, das eher sozialarbeiterische oder direktiv-kontrollierende Züge annimmt.

Einbeziehen von Bezugspersonen bei der Therapie von Kindern/Jugendlichen. Trotz der Tatsache, dass Krankheiten im Verständnis des derzeitigen Kassensystems immer *im Individuum* angesiedelt sind (und es deshalb per definitionem keine Interaktions- oder Systemstörungen „gibt"), sollten Bezugspersonen der Patienten adäquat mit einbezogen werden. Dies wird besonders bei der Therapie von Kindern und Jugendlichen empfohlen und ist dort 1:4 möglich.

Alle obigen Varianten – mit ihren Vor- und Nachteilen – sollten sowohl bei der Beantwortung der Indikationsfrage (siehe unten) als auch bei der zielorientierten Setting-Gestaltung mit berücksichtigt werden.

3 Vom „Rahmen" zum „Bild": Der Therapieprozess der Verhaltenstherapie im Kurzüberblick

Die Betrachtung unseres Themas „Rahmenbedingungen" wäre unvollständig, wenn sie sich nicht wenigstens kursorisch mit dem *Therapieprozess* beschäftigen würde, der als „Bild" im Mittelpunkt des Rahmens steht und die „Figur" vor dessen Hintergrund abgibt, vgl. oben, Tab. 1).

Kanfer et al. (1991, 2012) haben ein Modell für den Therapieprozess präsentiert, das national wie international weite Verbreitung gefunden hat. Es besteht aus sieben Phasen, mit Hilfe derer es möglich ist, die jeweils unterschiedliche, einzigartige Lebenssituation von Patienten so zu berücksichtigen, dass in jedem Einzelfall eine „maßgeschneiderte" Therapie entworfen werden kann. Das Modell ist idealtypisch beschrieben und enthält heuristische Hinweise zur Optimierung des diagnostisch-therapeutischen Prozesses in der Praxis. So sind an verschiedenen Stellen u.a. die Haupt-Wirkfaktoren erfolgreicher Therapien eingewoben (Klärungs- und Bewältigungsschritte, Prinzip der realen Erfahrung sowie Ressourcenaktivierung: vgl. Grawe, 1994). Trotz mancher Überlappungen ist die Reihenfolge der Schritte nicht zufällig gewählt, sondern wird grob von Phase 1 bis 7 durchlaufen:

Dabei besagt die innere Logik des Konzepts, dass immer dann zur nächsten Phase fortzuschreiten ist, wenn die Ziele der momentanen Stufe erreicht sind, bzw. dass zu früheren Phasen zurückgekehrt werden muss, falls bestimmte Schwerpunktziele nicht (mehr) erfüllt sind. Das Gesamtmodell samt Indikationen, Kontraindikationen sowie die Zusammenhänge zum zugrunde liegenden „Selbstmanagement"-Ansatz der Verhaltenstherapie sind ausführlich bei Kanfer et al. (2012, S.107 ff.) dargestellt. Nach dem Aufbau therapeutischer Grundlagen (Beziehung und Motivation in den beiden Anfangsphasen) repräsentiert es von Phase 3 bis 6 eine Anwendung der klassischen Problemlösestufen auf klinische Fragestellungen. In den nachfolgenden Passagen werde ich nur auf die „Schnittstellen" zum Alltagskontext, d.h. die *Einleitung* (= Phase 1 + 2) und *Beendigung* der Behandlung (= Phase 7), näher eingehen.

4 Einleitung der Behandlung

Die Eingangsphase einer Verhaltenstherapie nimmt im 7-Phasen-Modell nach Kanfer et al. (2012) aus gutem Grund einen breiten Raum ein. Denn oft scheitern therapeutische Versuche nicht an unlösbaren Problemen, sondern daran, dass es Therapeuten versäumt haben, günstige Ausgangsbedingungen zu schaffen und grundlegende positive Weichenstellungen für die Therapie vorzunehmen. Im Einzelnen geht es um folgende Bereiche: (4.1) Indikationsfrage, (4.2) Rollenklärung/Aufbau einer kooperativen Arbeitsbeziehung, (4.3) „Screening" von Eingangsbeschwerden und -erwartungen (als Beginn der Problemlöse-Bemühungen), (4.4) Einholen notwendiger Informationen für das Erstellen von Diagnose(n), Anamnese und Therapieantrag, (4.5) Motivationsförderung in Richtung Veränderung und (4.6) Klären/Bearbeiten von organisatorischen Aspekten aufgrund der formalen Erfordernisse des Kassensystems. Pragmatisch gesehen haben Therapeuten nach den derzeit geltenden Rahmenbedingungen 1 Sprechstunde à 50 Min. (maximal 3, bei KJP 5), 2 bis max. 4 probatorische Sitzungen (bei KJP max. 6) und 1 Anamnese-Sitzung, bis dann die „eigentliche" (genehmigte) Therapie beginnt. Dabei ist das Erstgespräch besonders wichtig (vgl. auch Wendisch und Neher, 2003).

4.1 Die Indikationsfrage

Um die Indikationsfrage beantworten zu können, muss man sich zunächst darüber im Klaren sein, was man unter „Psychotherapie" versteht. Dabei lässt sich eine breiter angelegte *wissenschaftliche* Definition (4.1.1) von einem wesentlich engeren *Psychotherapieverständnis in den Psychotherapie-Richtlinien* unterscheiden, welches das Vorhandensein einer „Störung von Krankheitswert" als entscheidendes Indikationskriterium betont (4.1.2). Außerdem lohnt sich hier noch ein Blick auf *andere* psychosoziale Dienstleistungen (außer Psychotherapie), die im Einzelfall besser indiziert sein können (4.1.3).

4.1.1 Die wissenschaftliche Definition von „Psychotherapie"

> *Psychotherapie* ist ein bewusst geplanter, systematischer, an psychischen oder psychosomatischen Problemen ansetzender, mit psychologischen Mitteln durchgeführter, zielgerichteter *Veränderungsprozess*. Grundlage sind aktuelle, wissenschaftlich begründete Erkenntnisse in Theorie und Praxis, aus denen bestimmte *Methoden* abgeleitet wurden, deren prinzipielle Wirksamkeit für bestimmte Zwecke nachgewiesen ist. Die therapeutische *Beziehung* hat dabei immer eine große Bedeutung.
> *(in Anlehnung an Baumann et al., 1994, S.3, oder Strotzka, 1978, S.4)*

4.1.2 Verständnis von „Psychotherapie" in der Psychotherapie-Richtlinie

In Einklang mit der aktuellen deutschen Psychotherapie-Richtlinie (siehe 1.2.2 oben) legen die gesetzlichen und privaten Krankenkassen strenge und konservative Maßstäbe an die von ihnen bezahlten Therapieverfahren an. So müssen u.a. folgende Voraussetzungen erfüllt sein:

1. Es muss eine *„seelische Krankheit"* vorliegen, die mit der Therapie geheilt oder gebessert werden kann.
2. Es gilt das Gebot der *„Wirtschaftlichkeit" und der „Zweckmäßigkeit"*: Danach sollten solche Verfahren zum Einsatz kommen, die die gewünschten Resultate mit möglichst sparsamen Mitteln erzielen können (z.B. mit weniger Stunden zu entsprechend geringeren Kosten).
3. Aus diesen Gründen muss das jeweilige Therapieverfahren nach bestimmten Maßstäben *wissenschaftlich geprüft und anerkannt* sein.
4. Nur *psychoanalytisch begründete Verfahren* („analytische Psychotherapie" sowie „tiefenpsychologisch fundierte Psychotherapie") und *Verhaltenstherapie* sind derzeit als „Psychotherapie" im Rahmen des deutschen Krankenversicherungssystems anerkannt.

Entscheidendes Kriterium der Richtlinien für eine Finanzierung von Psychotherapie zu Lasten der Krankenkassen ist, ob eine „Störung von Krankheitswert" vorliegt, welche dann als ICD-10-Diagnose zu verschlüsseln ist (vgl. Dilling, Mombour und Schmidt, 2015; Graubner, 2017).

4.1.3 Was gibt es sonst noch (außer Psychotherapie)?

Nicht alle Anliegen, Schwierigkeiten, Fragen und Probleme des Alltags machen eine *Psychotherapie* erforderlich. Oft rücken *andere* gesellschaftliche, medizinische oder psychosoziale Dienstleistungen in den Vordergrund. Bei vielen gibt es Überlappungen mit Psychotherapie, manche (wie die so genannte Soziotherapie siehe unten) werden auch von Psychologen oder benachbarten Berufsgruppen angeboten – meist gelten dafür aber *andere Ziele* und demzufolge *andere „Spielregeln"*. Es ist daher gerade in der Anfangsphase eine wichtige Frage, ob statt einer Psychotherapie *andere* Herangehensweisen besser helfen könnten. Generell betrachtet gehören dazu u.a. (vgl. Kanfer und Schmelzer, 2005, S.21 ff.):

- **Dauerbegleitung** oder **Langzeitbetreuung** (z.B. für geistig oder körperlich behinderte Mitbürger, chronisch Kranke, ältere Menschen, pflegebedürftige Personen und andere, die ohne eine solche ständige Hilfe nicht überlebensfähig wären)
- **Emotionaler Beistand** (wenn es statt einer therapeutischen Arbeit an Veränderungen/Verbesserungen auf ein Stabilhalten des Momentanzustands oder eine Verzögerung des Abbaus ankommt, wenn jemand den Partner, ein Kind, Mutter, Vater oder Geschwister verloren hat, einen Unfall mit schweren Verletzungen erleiden musste oder plötzlich von der Diagnose einer schweren Krankheit überrascht wird)
- **Kriseninterventionen** (bei denen unter hohem Zeitdruck und unter Einsatz aller verfügbaren Hilfsmittel eine bedrohliche Situation bewältigt werden muss, was medizinische, psychologische, polizeiliche oder sozialarbeiterische *Soforthilfe* bedeuten kann und ein aktives Eingreifen der Helfer erfordert). Dazu kann seit 2017 auch die „Psychotherapeutische Akutbehandlung" genutzt werden (in Einheiten von mindestens 25 Minuten bis zu 24mal je Krankheitsfall, insgesamt bis zu 600 Minuten)
- **Organmedizinische Behandlung** (mittels Medikamenten, Operationen, Bestrahlung oder anderen direkt körperbezogenen Interventionen)
- **Beratung** durch Experten (z.B. Sozial- oder Schuldnerberatung, Berufs- oder Studienberatung, Ehe-, Lebens-, Partnerschafts- oder Erziehungsberatung; solche Beratungsdienste werden außerhalb des Krankenkassensystems angeboten, d.h. mit Steuergeldern oder kirchlichen Zuschüssen finanziert, und sind für die Ratsuchenden meist kostenfrei)
- **Selbsterfahrung** (für eher „gesunde", wenig beeinträchtigte Menschen, die mehr über sich oder ihre Vergangenheit erfahren möchten; Teilnehmer müssen in der Regel selbst für die Bezahlung aufkommen)

Seit 2002 gibt es noch eine weitere spezielle Betreuungsleistung zu Lasten der gesetzlichen Krankenkassen, die so genannte **Soziotherapie**:

Exkurs: „Soziotherapie"
Indikationen für Soziotherapie sind Beeinträchtigungen der Aktivitäten im Rahmen schwerer psychischer Erkrankungen aus dem Bereich der schizophrenen und affektiven Störungen. Die durch die Erkrankung hervorgerufenen Beeinträchtigungen führen oft dazu, dass die Fähigkeiten zur selbstständigen Inanspruchnahme ärztlicher und ärztlich verordneter Leistungen erheblich beeinträchtigt sind (z.B. bezüglich Antrieb, Ausdauer, Belastbarkeit, Strukturierung/Planung, Realitätsbezug, fehlender Kontakt- bzw. Konfliktlösefähigkeit, Störungen der kognitiven Fähigkeiten etc.). Zur Bestimmung des Ausmaßes der Aktivitäts-Beeinträchtigung wird empfohlen, die GAF-Skala (Global Assessment of Functioning = Achse V des DSM) heranzuziehen. Die Verordnung darf seit 2017 auch von Psychologischen Psychotherapeuten erfolgen.

Soziotherapeutische Leistungserbringer sind „Soziotherapeuten" (vor allem Sozialarbeiter und Sozialpädagogen, die sich entsprechend qualifizieren müssen). Pro Einzelfall ist von diesen – in Absprache mit Verordner und Patient – ein soziotherapeutischer Betreuungsplan (mit Anamnese, Diagnose, aktuellem Befund, Zielen, Maßnahmen, zeitlicher Struktur und Prognose der Behandlung) zu erstellen und nach Genehmigung seitens der Krankenkasse im sozialen Umfeld des Patienten durchzuführen und zu dokumentieren. Pro Krankheitsfall können maximal 120 Stunden in einem Zeitraum von drei Jahren erbracht werden. Genauere Details sind in der entsprechenden Soziotherapie-Richtlinie[15] nachzulesen.

Am Anfang jeder Therapie sollte somit auch überlegt werden, ob für manche Fragestellungen andere Alternativen oder Berufsgruppen (z.B. Soziotherapeuten, Rechtsanwälte, Pfarrer, Arbeitsamt, Wohnungsamt, Sozialamt etc.) als Anlaufstellen besser geeignet wären. In der Praxis gibt es allerdings nicht nur die Frage: „Psychotherapie *oder* andere Dienstleistungen?" Meist stellt nämlich eine gute *Zusammenarbeit* die beste Lösung dar: So kann eine Berufsberatung oder Eheberatung eine laufende Einzeltherapie sinnvoll ergänzen, und bei vielen psychischen Krankheiten darf sowieso nicht auf eine medikamentöse Begleitung verzichtet werden. Zusammengefasst helfen bei Indikationsentscheidungen zu Beginn folgende Fragen:

1. Liegt eine behandlungsbedürftige „Störung von Krankheitswert" vor, um eine Bezahlung durch die Krankenkasse zu rechtfertigen?
2. Ist im speziellen Fall aus fachlicher Sicht eine Richtlinien-Verhaltenstherapie (d.h. ein systematischer problem- und zielorientierter Veränderungsprozess) sinnvoll, möglich und indiziert?
3. Gibt es *andere* psychosoziale Dienstleistungen (außer Psychotherapie), die besser geeignet wären bzw. können solche in Ergänzung zur Therapie eingesetzt werden?

Auf diese Weise können einerseits Fehlanmeldungen frühzeitig „aussortiert" und an andere Betreuungseinrichtungen weitervermittelt werden; andererseits erfolgt bei adäquater Indikation der Eintritt in den „eigentlichen" Therapieprozess.

4.2 Rollenklärung/Aufbau einer kooperativen Arbeitsbeziehung

Für jede Form von Therapie bildet die *Beziehung* eine Basis sine qua non. In der Verhaltenstherapie hat sie zum Ziel, eine optimale Kooperation zur Bearbeitung und Lösung der Patientenprobleme zu gewährleisten. Dazu sind für Therapeuten wie für Patienten bestimmte „Spielregeln" einzuhalten (vgl. Kanfer et al., 2012, S.127-142; Schmelzer und Rischer, 2008).

Therapeuten lernen in ihrer Ausbildung u.a. folgende Rollenmerkmale umzusetzen:

[15] *Soziotherapie-Richtlinie: vgl. https://www.g-ba.de/informationen/richtlinien/24/*

- In einer Haltung der Empathie, Akzeptanz, Zuwendung und Ruhe stellen sie eine interessierte, vertrauensvolle Atmosphäre her, die den Patienten Offenheit und Selbstreflexion ermöglicht (vgl. auch Schmelzer, 2017)
- Sie finden eine flexible Balance zwischen dieser empathischen Grundhaltung und dem Setzen von Änderungsimpulsen, d. h., sie lenken auch die Aufmerksamkeit durch ihre Fragen, geben Anregungen, lassen Beobachtungen machen, andere Schlüsse ziehen oder neue Perspektiven entdecken
- Therapeuten sind *Problemlösehelfer* und *Änderungsassistenten*, die mit ihren Patienten den Problemlöseprozess durchgehen, nicht aber die Probleme stellvertretend für die Patienten lösen
- Sie vermitteln Fähigkeiten, die den Patienten bisher fehlen (z. B. Angstbewältigung, Selbstdurchsetzung, Zielklärung, effektive Kommunikation o.Ä.)
- Therapeuten versuchen, ihre Patienten zu Veränderungen zu motivieren (siehe unten, Punkt 4.4) sowie Stärken, Talente und Ressourcen zu erkennen bzw. besser zu nutzen
- Sie streben nach Objektivität, Neutralität oder Allparteilichkeit und befolgen die ethisch-berufsständischen Standards ihrer Zunft
- Sie machen von Anfang an deutlich, dass der Zweck der Beziehung das Bearbeiten der Patientenprobleme und deshalb zeitlich begrenzt ist

Auf diese Weise ermöglichen sie ihren *Patienten*, eine Komplementärrolle einzunehmen, die geprägt ist durch:

- Offenheit bzw. Reduktion von Angst/Anspannung
- aktive Mitarbeit im Rahmen ihrer derzeitigen Möglichkeiten (und Grenzen)
- Einhalten von Spielregeln wie Pünktlichkeit, Erledigen kleiner „Hausaufgaben" etc.
- Aufgreifen von Anregungen und Impulsen des Therapeuten sowie Ausprobieren neuer Lösungswege
- Mitentscheidung über Ansatzpunkte, Ziele und Vorgehensweisen

Die therapeutische Allianz muss allerdings erst einmal systematisch aufgebaut und für eine bestimmte Zeit aufrechterhalten werden. Denn *ohne* eine entsprechende Vertrauensbasis werden alle Angaben, die Therapeuten auf der Sachebene für ihre Diagnostik und den Therapieantrag und Bericht an den Gutachter erheben, nicht allzu reliabel und valide ausfallen. Das Schaffen einer tragfähigen Arbeitsbeziehung ist daher zu Beginn oberstes Ziel und allen anderen inhaltlichen Aspekten vorgeordnet. Gegen Ende der Therapie steht dann wiederum die Lockerung und Beendigung an (siehe Kap. 5 „Beendigung der Behandlung").

4.3 „Screening" von Eingangsbeschwerden und -erwartungen

Von Anfang an stehen auf der Inhaltsebene die Beschwerden und Erwartungen der Patienten im Mittelpunkt. Dabei geht es nicht nur um eine empathisch-verständnisvolle „Erfassung" der Patientensichtweise, sondern der Therapeut nimmt durch seine Gesprächsführung, seine Fragen und Anregungen bereits Einfluss darauf, dass *Eingangsbeschwerden zu lösungsfähigen Problemen* und *Eingangserwartungen zu erreichbaren Zielen* werden können: Er bittet seine Patienten bei vagen Schilderungen um eine verhaltensnahe konkrete Beschreibung der inneren und äußeren Abläufe, am besten operationalisiert mit typischen Beispielen aus der letzten Zeit. Er unterbricht langatmige Schilderungen von automatisch ablaufenden Krankheitsgeschichten, stoppt alte Gewohnheiten, lässt neue Schlüsse ziehen, Zusammenhänge erkennen oder lenkt die Aufmerksamkeit durch kleine Beobachtungsaufgaben auf zusätzliche Aspekte. Er zieht eigene Verhaltensbeobachtungen, Befunde Dritter, ärztliche oder psychologische Untersuchungsergebnisse sowie Informationen aus der natürlichen Umgebung der Patienten (Partner, Familienmitglieder, Lehrkräfte o. Ä.) im Bedarfsfall mit heran, um Probleme zu konkretisieren, zu sortieren oder deren Bedingungen zu klären. Ähnliches gilt auch für Erwartungen, Hoffnungen, Ziele und Wünsche.

Entsprechend der Definition eines „Problems" (als *prinzipiell* behebbare Diskrepanz zwischen einem derzeit bestehenden negativen IST- und einem erstrebenswerten SOLL-Zustand für die Zukunft) müssen wir darauf achten, dass uns Patienten keine unlösbaren Tatsachen präsentieren, sondern mit unserer Hilfe günstige Ansatzpunkte für die Therapie wählen:

Günstige therapeutische Ansatzpunkte („targets") sind z. B. Anliegen oder Themenbereiche ...
- mit hoher subjektiver Belastung (bis hin zur existenziellen Bedrohung)
- von zentralem Stellenwert (d. h. mit Auswirkungen auf viele andere Bereiche)
- mit gewisser Änderungsmotivation
- die tatsächlich änderbar sind (zumindest theoretisch, wenn auch die betreffende Person zurzeit vielleicht noch nicht dazu in der Lage ist)

Umgekehrt sollten wir **Themen aussondern,** die ...
- sich auch ohne Therapie bessern/verändern
- bei anderen Berufsgruppen besser aufgehoben sind (z. B. bei Pfarrern, Rechtsanwälten, Sozialamt, Polizei)
- einen Verstoß gegen geltende Gesetze oder gegen ethisch-berufsständische Richtlinien implizieren würden

(Vgl. auch Kanfer et al., 2012, S. 151 ff. und S. 185 ff.)

Einen *Sonderfall* stellen Themen dar, die ...
- „Tatsachen" des Lebens betreffen, also nicht (mehr) änderbar sind
- „Utopien" bzw. unrealistische Erwartungen beinhalten.

Dann geht es darum, „Tatsachen" zu lösbaren Problemen umzudefinieren bzw. aus „Utopien" erreichbare Ziele abzuleiten, wie das folgenden Beispiel zeigt:
So ist der Wunsch von Frau K., ihren vor zwei Jahren bei einem Verkehrsunfall gestorbenen Mann noch am Leben zu haben, zwar verständlich, aber mit keiner Therapie der Welt mehr zu realisieren. Hier könnte eine Umdefinition der Problematik bzw. ein erreichbares Therapieziel lauten: „Helfen Sie mir, die tiefe Trauer nach dem schrecklichen Verlust besser zu überwinden und mich ab jetzt mehr mit der Frage zu beschäftigen: Wie könnte ich mein Leben trotz alledem künftig so gestalten, dass es für mich wieder lebenswerter wird?"

4.4 Einholen notwendiger Informationen für das Erstellen von Diagnose(n), Anamnese und Therapieantrag

Im praktischen Ablauf der Eingangsphase gibt der *Diagnosen-Katalog psychischer Krankheiten* eine weitere Suchrichtung vor, wenn es um eine Behandlung zu Lasten der Krankenkassen geht. Nach dem deutschen SGB V ist es notwendig, zu Beginn einer Psychotherapie mindestens eine „Störung von Krankheitswert" zu diagnostizieren und nach ICD-10 zu verschlüsseln. Profunde Kenntnisse in Diagnose-Erhebung, evtl. mit Hilfe standardisierter Interviews, sind daher unabdingbar. Eine solche Diagnose erspart zwar nicht die spätere Analyse funktionaler Problembedingungen im Einzelfall (als Grundlage für die Therapieplanung), löst jedoch zunächst einmal die „Eintrittskarte" in das aktuelle Krankenversicherungssystem.

Weitere Informationen der ersten Sitzungen beziehen sich auf die *Anamnese* der Patienten. Auch aus verhaltenstherapeutischer Perspektive sind prägende Erfahrungen aus der Lern- und Lebensgeschichte von großer Bedeutung; dementsprechende Hilfsmittel zur Erhebung der Angaben per Fragebogen gibt es seit Lazarus (1971) in verschiedenen Varianten. Es empfiehlt sich aber, die Informationen des Patienten nicht nur für Antragszwecke/Dokumentation nüchtern „abzufragen", sondern sich Zeit für das empathische Erkunden biografischer Einflüsse im direkten Therapiekontakt zu nehmen. Dies ist nicht nur für das Befriedigen der Patientenbedürfnisse nach „ursächlicher" Erklärung sinnvoll, sondern auch für das Herstellen eines „plausiblen Erklärungs- und Therapiemodells". Nur wenn es hier gelingt, Konsens herzustellen, werden Patienten motiviert mitarbeiten.

Letztlich orientieren sich weitere Informationsfragen an den für den *Therapieantrag* notwendigen Inhalten. Dazu gibt es bewährte Literatur als Hilfestellung (vgl. z.B. Hergenröther, 2014, 2016; Keil-Kuri, 2009; Keil-Kuri und Görlitz, 2000; Liebeck und Merod, 2007; Meinlschmidt und Tegethoff, 2009; Müther, 2017; Sulz, 2017 etc.). Auch hier ist statt eines checklistenartigen „Abhakens" der erforderlichen Gesichtspunkte eine empathische Form der Gesprächsführung hilfreich.

4.5 Motivationsförderung

Bei vielen Themen oder Lebensbereichen muss zunächst Motivation zur Bearbeitung und Veränderung aufgebaut werden (vgl. auch Kanfer und Schmelzer, 2005, S.112 ff.). Eine Selektion „motivierter" Patienten aufgrund ihres Leidensdrucks allein ist sicher nicht ausreichend. Wir bleiben deshalb nicht nur bei den Klagen über einen unbefriedigenden IST-Zustand stehen, sondern regen unsere Patienten ab der ersten Stunde dazu an, sich mit ihren Hoffnungen, Wünschen, Zielen und Erwartungen zu beschäftigen, was sich in ihrem Leben stattdessen wie verändern und verbessern sollte. Solche *Möglichkeiten des Anders-seins* lassen sich zunächst gut in der Phantasie explorieren, wozu spezielle Anregungen zur „Ziel- und Wertklärung" genutzt werden können (Kanfer et al., 2012, S.180 ff. sowie besonders S.381 ff.). Denn der Patient muss zunächst einmal kommen, wiederkommen und früh die Hoffnung entwickeln, dass Therapeut und Therapie auf dem Weg in ein besseres Leben helfen könnten. Weder Therapie noch Therapiemotivation sind losgelöst vom Alltagsleben und den dortigen Motiven, Zielen, Bedürfnissen und Wertvorstellungen des Patienten zu sehen. Streng genommen gibt es daher auch keine „unmotivierten" Patienten – sie sind allenfalls nur nicht motiviert für das, was wir Behandler derzeit von ihnen verlangen.

Kanfer (vgl. Kanfer et al., 2012, S. 188 ff.) hat vorgeschlagen, sich als Therapeut zunächst anhand folgender Fragen in die Perspektive von Patienten empathisch hineinzuversetzen und dann in der Therapie alles zu tun, damit Patienten positive Antworten finden können:

1. Wie wird mein Leben sein, wenn ich mich ändere?
2. Wie werde ich besser dastehen, wenn ich mich ändere?
3. Kann ich es schaffen?
4. Was muss ich für eine Änderung investieren? („Lohnt" es sich für mich?)
5. Kann ich dabei auf die Unterstützung dieses Therapeuten (oder dieser Einrichtung) bauen?

Fünf grundlegende Motivationsfragen für Patienten (nach Kanfer et al., 2012, S.188 ff.)

Wir müssen uns allerdings im Klaren darüber sein, dass für unsere Motivationsbemühungen die Möglichkeiten und Grenzen der Motivationspsychologie gelten: Wir können nicht zaubern oder gar Veränderungen erzwingen, aber durchaus mit z.B. folgenden *Strategien* die Motivation unserer Patienten fördern (vgl. auch Kanfer et al., 2000, S.198 ff., oder Schmelzer, 1998b):

- Kontinuierliche Umsetzung der Basisprinzipien des „Selbstmanagements", wie z.B. Freiwilligkeit, maximale Transparenz des Vorgehens, Information und Aufklärung, Gelegenheit geben zu Mitarbeit/Mitentscheidung sowie zur Umsetzung eigener Ziele und Initiativen
- Abbau von Demoralisierung und Resignation durch Entdeckenlassen neuer/andersartiger Ideen und Lösungsansätze (u.U. minimale „Silberstreifen am Horizont")
- Analyse des derzeitigen „Lebenskuchens" zum Erkennen bedeutsamer Ziele/Motive
- Exploration von (zunächst theoretischen) *Änderungsmöglichkeiten*
- Abbau von Motivationshindernissen (z.B. Angst vor Veränderung, alte Gewohnheiten, Fähigkeitsdefizite)
- Ziel- und Wertklärung
- Kleine erste erfolgreiche Änderungsschritte zum Aufbau von Selbsteffizienz und Selbstmotivation

Bei manchen Fragestellungen geht es allerdings weniger um mögliche Änderungen, sondern um ein *Akzeptieren des Unabänderlichen* (vgl. die oben erwähnten „Tatsachen" des Lebens). Auch das fällt in der Regel leichter, wenn die Therapie dabei hilft, irgendwo anders im Leben neue, lohnenswerte Ziele, Anreize und Entwicklungsmöglichkeiten ins Blickfeld zu nehmen und umzusetzen.

4.6 Organisatorische Aspekte und formale Erfordernisse des Kassensystems

Organisatorische Aspekte, die auf formale Erfordernisse und Rahmenbedingungen des Krankenkassensystems zurückgehen, sollten so früh wie möglich geklärt werden, manche z. B. schon im Zuge der ersten (meist telefonischen) Kontaktaufnahme, andere spätestens im persönlichen Erstkontakt. In erster Linie geht es um folgende Faktoren:

- Wie ist der Patient versichert, und wie ist die Kostenfrage der Therapie geklärt?
- Ist der Patient über Dauer/Häufigkeit/Länge/Regelmäßigkeit der Termine informiert?
- Sind die Abläufe der Therapiebeantragung klar (Sprechstunden, probatorische Sitzungen, Antragstellung, Therapiebericht des Therapeuten, Notwendigkeit der Einholung eines ärztlichen Konsiliarberichts, Begutachtung, Möglichkeiten der Kurzzeit-/ Langzeit-Therapie etc.)
- Ist der Patient über seine Rechte aufgeklärt (z. B. Freiwilligkeit der Inanspruchnahme, Information und Mitbeteiligung an Entscheidungen, Recht auf Probesitzungen etc.)?
- Ist der Patient über seine wichtigsten Pflichten informiert (z. B. aktive Mitarbeit, Pünktlichkeit, rechtzeitiges Absagen im Krankheitsfall etc.)?
- Wurden wichtige „Spielregeln" der Therapie thematisiert (z. B. Kooperation, Arbeitsorientierung, Maßnahmen der Diagnostik, Evaluation und Qualitätssicherung, Therapie als gemeinsames Problemlösen etc.)?
- Sind dem Patienten wichtige gesetzliche/berufsständische Verpflichtungen von Therapeuten bekannt (z. B. Schweigepflicht, Datenschutz, Wahrung einer professionellen Rolle etc.)?

Zusätzlich zur Diskussion dieser Punkte *im persönlichen Gespräch* können knappe Informationen *in schriftlicher Form* (Handzettel, Faltblatt etc.) hilfreich sein. Solche organisatorischen Vorgaben und Absprachen schaffen beidseits Klarheit über grundlegende Spielregeln der Therapie.

Zum Abschluss dieses Kapitels sind die wichtigsten *formalen Erfordernisse und Abläufe zur Einleitung einer Verhaltenstherapie* in Form einer stichpunktartigen „Checkliste" für Therapeuten zusammengefasst. Unsere Botschaft an Therapeuten lautet allerdings: Bitte vor lauter formalen Erfordernissen nicht den *wichtigsten* Aspekt der Einleitung einer Verhaltenstherapie vergessen, nämlich die Empfehlungen des 7-Phasen-Modells als Grundlage für die erfolgreiche Gestaltung des gesamten Prozesses befolgen ...

Einleitung einer Verhaltenstherapie im Rahmen der Psychotherapie-Richtlinie: Formale Schritte

- Mindestens eine Sprechstunde und 2 probatorische Sitzungen + 1 Anamnese-Sitzung zur Abklärung von Indikation, Diagnose(n) sowie zum Aufbau der Grundlagen des Therapieprozesses (Beziehung, günstige Ansatzpunkte, Motivation, Organisatorisches) durchführen
- Klassifikatorische Diagnostik und Diagnose-Verschlüsselung nach ICD-10
- Formblatt „Antrag des Versicherten auf Psychotherapie" (PTV 1) ausfüllen und Patienten unterschreiben lassen
- Überweisung zum Haus- oder Facharzt mit Formblatt „Überweisung vor Aufnahme einer Psychotherapie zur Abklärung somatischer Ursachen" (Muster 7) und Bescheinigung „Konsiliarbericht vor Aufnahme einer Psychotherapie" (Muster 22)
- Entscheidung: Einstieg über *Kurzzeittherapie* vs. *Langzeittherapie*:
- Bei *Kurzzeittherapie* 1 (KZT 1 mit 12 Sitzungen) Formular PTV 1 und Formular PTV 2 ausfüllen und zusammen mit Blatt 22d des Konsiliarberichts an Kasse schicken. Wenn sich danach *Kurzzeittherapie* 2 (KZT 2 mit weiteren 12 Sitzungen) anschließen soll, frühestens nach der 7. Sitzung KZT 1 dann mit den Formularen PTV 1 und 2 die Kurzzeittherapie 2 beantragen.
- Bei *Langzeittherapie* (60 Sitzungen) einen (anonymisierten) Bericht an den Gutachter erstellen anhand der Angaben auf dem zugehörigen „Informationsblatt für Verhaltenstherapie" (PTV 3). Therapiebericht, Konsiliarbericht (Blatt 22b), PTV 2b sowie evtl. weitere Befundberichte in anonymisierter Form in Briefumschlag „VT 8" geben. Umschlag zukleben und beschriften und zusammen mit vom Patienten unterschriebenen Formblatt „Antrag des Versicherten auf Psychotherapie" (PTV 1a) sowie Formblatt „Angaben des Therapeuten zum Antrag des Versicherten" (PTV 2a) und dem geschwärzten Blatt des Konsiliarberichts (22d) an die Krankenkasse des Patienten senden.
- Stellungnahme des Gutachters (auf Formblatt PTV 5) und Anerkennungsbescheid der Krankenkasse (Formblatt PTV 7a/b) abwarten und dann die „eigentliche" Therapie starten.
- Die Krankenkassen sind verpflichtet, Anträge innerhalb von 3 Wochen, bei Einschaltung eines Gutachters innerhalb von 5 Wochen zu bearbeiten. Falls die Kasse nicht zügig innerhalb dieser Fristen reagiert, gilt der jeweilige Antrag als genehmigt (so genannte *„Genehmigungsfiktion"* nach § 13 Abs. 3a SGB V).
- Wenn die Kurzzeittherapie nicht ausreicht, spätestens nach der 20. Sitzung einen *Umwandlungsantrag* in Langzeittherapie stellen, der dem Prozedere des obigen Langzeit-Antrags folgt. Die Kurzzeittherapie-Sitzungen werden allerdings vom Kontingent der LZT abgezogen (60 – 24 = 36 Sitzungen).
- Weitere *Fortführungsanträge* (um 20 Sitzungen) sind möglich, wenn Indikation, krankheitswertige Störung und Therapieplan plausibel begründet werden können. Es liegt im Ermessen der Kassen, dafür nochmals das Gutachterverfahren einzuschalten.
- Die entsprechenden PTV-Formulare sind in Bayern und Baden-Württemberg erhältlich über: W. Kohlhammer GmbH, Verlag für Ärzte, Heßbrühlstraße 69, 70565 Stuttgart, Tel: 0711 7863-7281, Fax: 0711 7863-8340, Mail: arztformular@kohlhammer.de oder Online über www.kohlhammer.de; in den anderen Bundesländern meist über die jeweils regional zuständige Kassenärztliche Vereinigung.

Die mittleren Phasen des Prozessmodells (Verhaltensanalyse, Zielklärung, Therapieplanung/Interventionsdurchführung, Effektkontrolle: vgl. Tab.1) werden – entsprechend dem Titel dieses Beitrags – hier ausgelassen, so dass wir uns gleich der Schlussphase zuwenden.

5 Beendigung der Behandlung

Selbst eine noch so erfolgreiche Therapie geht einmal wieder zu Ende – idealerweise, nachdem wesentliche Probleme gelöst und wichtige Ziele erreicht sind. Im Einzelnen lassen sich für die Endphase folgende Bereiche differenzieren, die in dieser Reihenfolge behandelt werden: (1) Gestaltung der Endphase: Stabilisierung der Veränderungen, (2) Generalisierung und Transfer, (3) Rückfall-Prävention, (4) Erlernen von Regeln, Prozessen und Selbstmanagement-Fertigkeiten, (5) Ausblenden der Kontakte: Ablösung und Abschied sowie (6) Die Zeit danach.

5.1 Gestaltung der Endphase: Stabilisierung der Veränderungen

Jede Veränderung ist erst dann erfolgreich, wenn sie auch auf Dauer stabil bleibt (vgl. Kanfer und Schmelzer, 2005, S. 90 ff.). In der Regel wird schon in den vorhergehenden Phasen darauf geachtet, dass erreichte Verbesserungen nicht zu früh als „abgehakt" betrachtet werden oder dass nicht vorschnell zu anderen Themen übergegangen wird, solange die neuen Muster noch relativ „wackelig" sind. Denn wie weiter unten beim Abschnitt „Rückfall-Prävention" deutlich werden wird, besteht ein großer Fehler von Patienten (und Therapeuten!) darin, eingetretene Erfolge als selbstverständlich zu betrachten und anzunehmen, dass diese automatisch und ohne weiteres Zutun erhalten blieben.

2

Spezielle Strategien zur Stabilisierung sind z. B.:

- *Überlernen*: Neue Verhaltensweisen werden lange über die Phase des Aufbaus und ersten Beherrschens hinaus weiter (mit bewusster Zuwendung der Aufmerksamkeit) praktiziert; Motto: Lieber noch vier Wochen länger als einen Tag zu kurz dabeibleiben.
- *Bewusstmachen und Verstärken der Veränderungserfolge:* Durch Beobachtungs- bzw. Selbstbeobachtungsaufgaben wird die Aufmerksamkeit der Patienten bewusst auf ihre Anfangserfolge gelenkt; Verstärkung durch Lob und Anerkennung, u. U. auch materielle Belohnungen können dabei helfen („tokens", die zunächst nach dem Prinzip der „intermittierenden Verstärkung" die Löschungsresistenz erhöhen und später ausgeblendet werden müssen).
- *Selbstverstärkung:* Auch adäquate Selbstverstärkung („Das habe ich gut gemacht!", „Ich darf mir jetzt wirklich mal auf die Schulter klopfen!", „So kann ich weitermachen!" etc.) erfordert bei vielen Patienten zunächst nicht nur eine Anleitung seitens des Therapeuten, sondern oft auch die Bearbeitung/Lockerung innerer kognitiver „Sperren" und Verbote („Ich darf mich doch nicht selbst loben ...!").
- *Kontinuierliche Wachsamkeit gegenüber ersten Anzeichen von Instabilität:* Auch Veränderungen, die bereits stabil erscheinen, bedürfen weiter bewusster Aufmerksamkeitszuwendung, bis neue Verhaltensweisen zu neuen Gewohnheiten geworden sind. Sobald geringe Anzeichen von Instabilität beobachtet werden, können in der Schlussphase der Therapie noch – je nach funktionaler Analyse der Bedingungen – zusätzliche Strategien zur Festigung überlegt und praktiziert werden. Dazu gehört auch:
- *Symbolisches „Schleuder-Training":* Beispiel: Jemand hat unter Normalbedingungen Auto fahren gelernt und findet sich jetzt nachts auf schlechter Straße bei Nebel und Glatteis wieder ...
- *Regeln zur Selbststeuerung:* „Wenn ich mein Ziel X erreichen/behalten will, dann muss ich Y tun", „Darauf werde ich weiter achten", „Da muss ich vorsichtig sein" (siehe unten, Kap. 5.4).

5.2 Generalisierung und Transfer

Mit diesen Begriffen ist gemeint, dass neu aufgebautes Verhalten gezielt von der ursprünglichen Lernsituation (hier: dem „künstlichen" Therapie-Setting) auf andere Situationen übertragen wird (hier: auf die natürliche Umgebung, d.h. das „richtige" Leben außerhalb der Therapiestunde). Auf diese Weise werden aus zunächst situationsgebundenen Einzel-Verhaltensweisen dann sehr flexible situationsübergreifende Verhaltens*strategien.* Dazu lassen sich u. a. folgende Vorgehensweisen nutzen (vgl. auch Kanfer et al., 2012, S. 299-301):

Einige Transfer-Strategien:

- *Stimulus-Generalisierung:* Von einer Situation wird das Gelernte auf andere ähnliche Situationen übertragen (z. B. wird eine bestimmte Rollenspiel-Übung aus Selbstsicherheitstrainings zunächst mit dem Therapeuten, dann mit dem Co-Therapeuten, später mit Praktikanten und anderen Gruppenmitgliedern durchgespielt);
- *Reaktions-Generalisierung:* Patienten lernen, in einer bestimmten Situation auf mehrere Arten, d.h. flexibel zu reagieren (z.B. beim Selbstsicherheitstraining sowohl submissive, aggressive und assertive Reaktionen zeigen zu können);
- *In-vivo-Therapie:* Wenn (wie beispielsweise bei Ängsten oder Zwängen) die therapeutischen Interventionen im natürlichen Umfeld stattfinden, also dort, wo sie auftreten, ist ein optimaler Transfer erreicht bzw. genau genommen gar nicht nötig.
- *Maximale Annäherung von Therapiesituation und Lebensalltag:* Durch alltagsnahe Exploration der Probleme und durch Rollenspiele zur emotionalen Rekonstruktion können die in der realen Lebenssituation vorhandenen Schwierigkeiten möglichst realistisch in die Therapie „hereingeholt" und bearbeitet werden. Die dann entwickelten Lösungsstrategien sollten wiederum so handlungsrelevant und realitätsnah sein, dass sie die Patienten am Ende der Sitzung „mit nach Hause nehmen" können. Ein gutes Mittel für diesen Transport nach außen sind ...
- *Systematische therapeutische Hausaufgaben:* Mit ihrer Hilfe wird das in der Sitzung Gelernte auf alltägliche Realsituationen übertragen und dort ausprobiert. In der darauf folgenden Stunde können die gemachten Erfahrungen besprochen, verstärkt bzw. bei Misserfolg revidiert/korrigiert werden.
- *Erarbeiten allgemeiner Strategien:* Nach dem Muster des Lernens von Regeln leiten Patienten aus gemachten Erfahrungen übergreifende Strategien ab, die auch in anderen ähnlichen Situationen helfen (vgl. unten, Punkt 5.4).

5.3 Rückfall-Prävention

Nicht erst, seitdem sich die Psychotherapie-Richtlinie dieser Thematik zugewandt hat, ist Rückfallprophylaxe ein wichtiges Ziel der Endphase jeder Therapie. Seit dem klassischen Beitrag von Marlatt und Gordon (1985) haben sich therapeutische Maßnahmen zur gezielten Prävention von Rückfällen bewährt (vgl. Kanfer et al., 2012, S.307-309). Dies trifft nicht nur auf den Bereich der Süchte und Abhängigkeiten zu, in dessen Rahmen solche Strategien ursprünglich entwickelt worden waren (vgl. z. B. Arend, 1999; Körkel und Schindler, 2003; Lindenmeyer, 2009, bzw. Wilcken und Rochow, 2000). Rückfall-Prophylaxe ist vielmehr bei jeder Form von Veränderung – egal bei welcher Problematik – von Bedeutung.

Hilfreich ist dabei zunächst eine Differenzierung von Begriffen, wie sie im englischsprachigen Raum vorgenommen wird (vgl. Arend 1999, S. 72; Kettl, 1998, S. 118, oder Wilcken und Rochow, 2000, S.14):

- *„slip“:* Ausrutscher
- *„lapse“:* Lapsus
- *„relapse“:* Rückschritt
- *„full blown relapse“:* „ausgewachsener“ voller Rückfall auf altes Niveau

Diese Unterscheidung beugt bereits der üblichen „Alles-oder-nichts-Verarbeitung“ von Rückfällen vor, wonach Personen u. U. schon nach einem einmaligen „Ausrutscher“ *sämtliche* Versuche aufgeben in der Meinung, dass „es ja sowieso nichts bringe“ oder „dass sie es eh nicht schaffen“. Die wichtigste Botschaft gezielter Rückfall-Prävention lautet deshalb: Rückfälle werden keineswegs ignoriert, bagatellisiert oder entschuldigt, sondern sehr ernst genommen. Sie sind allerdings kein Grund, alle Änderungsbemühungen einzustellen, sondern willkommene Anlässe, anhand derer man lernen kann, was man in welchen kritischen Situationen künftig noch besser beachten, lernen und umsetzen müsste. Am besten ist es, nicht nur tatsächliche Rückfälle abzuwarten und sie erst dann (mittels aktiven Problemlösens) zu bewältigen, sondern sich schon in der Phase positiver Veränderungen mit der *Möglichkeit* von Rückfällen zu beschäftigen.

Eine effektive Rückfall-Prävention besteht aus folgenden Schritten:

1. **Etablieren eines „Frühwarnsystems“** durch Identifikation von potenziell kritischen Situationen bzw. Erkennen innerer und äußerer Frühwarnsignale oder „cues“:
   In der Forschung haben sich folgende Situationen als häufige Auslöser von Rückfällen herauskristallisiert: Emotional einschneidende Ereignisse, interpersonale Konflikte oder sozialer Druck. Neben diesen *generellen* „Stolpersteinen“ sind auch die jeweils individuell relevanten (person- und umgebungsspezifischen) Variablen herauszuarbeiten und dann in den Fokus der Aufmerksamkeit (Selbstbeobachtung der Patienten) zu rücken.
2. **Prophylaktische Bewältigung potenzieller Rückfälle:** Antizipieren und Vorbereiten eines effektiven Umgangs mit künftigen Risikosituationen durch (a) kognitives Vorbereiten und (b) reales Einüben von Bewältigungsstrategien („prehearsal“):
   Zunächst werden Patienten gebeten, sich in potenziell schwierige Situationen mit Phantasie/Imagination hineinzuversetzen: Welche heiklen Momente könnten im nächsten halben Jahr auf sie zukommen? Welche persönlichen, familiären oder beruflichen Veränderungen zeichnen sich in den kommenden 3 bis 5 Jahren ab? Was genau macht die Situation so kritisch? Was fehlt zum besseren Bewältigen? Was/welche Fertigkeiten brauchen sie, um damit geschickter umgehen zu können?
   Im nächsten Schritt werden die fehlenden Fertigkeiten und Bewältigungsstrategien vermittelt und konkret eingeübt („Tun wir mal so, als ob“, „Was wäre, wenn ...?“). Kanfer hat dafür den Begriff *„prehearsal“* geprägt, worunter man ein aktives, zukunftsorientiertes „Voraus-Üben“ in Form von Rollenspielen versteht, um sich für kommende knifflige Situationen zu wappnen (Kanfer et al., 2012, S. 308).

Allerdings hat jede Prävention ihre Grenzen, weil die Realität immer anders als geplant ablaufen wird. Somit ist es ratsam, sich prinzipiell auf nicht planbare Situationen und Überraschungen einzustellen (kognitives Set: „Es könnte *immer* anders kommen als gedacht ...!“), den generellen Umgang mit Überraschungen zu üben und auch (z.B. mittels Selbstexposition) ambivalente Situationen des Lebens besser aushalten zu lernen. Und selbst bei einem erfolgreichen Aufrechterhalten von Veränderungen empfiehlt es sich, weiterhin wachsam zu bleiben, denn bei manchen Störungsbildern (wie z.B. Süchten) sind Patienten nie über den Berg oder in einem automatischen Stadium, in dem sie vor Rückfällen völlig gefeit wären. Dann ist lebenslange „zwanghafte“ Selbstregulation angesagt (Kanfer et al., 2012, S. 308).

5.4 Erlernen von Regeln, Prozessen und Selbstmanagement-Fertigkeiten

Am Ende jeder erfolgreich bewältigten Problemstellung lässt sich – gemeinsam mit den Patienten! – das jeweilige Vorgehen nochmals rekapitulieren, um bestimmte Schritte, Regeln und „Erfolgsrezepte“ abzuleiten, die auch in künftigen ähnlichen Situationen helfen könnten (vgl. Kanfer et al., 2012, S. 305-307):

Beispiel:

Therapeut: Schön, dass Sie es mittlerweile geschafft haben, Ihre Ängste so weit zu überwinden, dass Sie wieder Bus, Zug und U-Bahn fahren. Was meinen Sie rückblickend: Was waren die wichtigsten Schritte zu Ihrem Erfolg?

Patient: Am Anfang sicher die Tatsache, dass Sie mich begleitet und ermuntert haben.

Therapeut: Und was haben *Sie selbst* beigetragen und getan?

Patient: Naja, ich habe mich überwunden, habe nicht mehr gekniffen und bin vor schwierigen Situationen nicht mehr davongelaufen. Und ich habe gemerkt, dass ich die Ängste aushalten kann, dass es oft sogar leichter geht, als ich zuvor gedacht hätte.

Therapeut: Genau. Hätten Sie das überhaupt erfahren können, wenn Sie weiterhin zu Hause in der – für Sie ja *sicheren* – Wohnung geblieben wären?

Patient: Nein. Da ging es mir zwar etwas besser, aber das war trügerisch, denn ich konnte dann ja fast gar nicht mehr vor die Tür ...

Therapeut: Was heißt das nun für Sie für die Zeit ab jetzt? Was ist das Erfolgsrezept, das Sie ab jetzt weiter befolgen werden?
Patient: Ich werde mich weiter überwinden und mich den Situationen stellen, auch wenn ich ab und zu noch Bammel habe. Aber ich habe mich davon überzeugen können, dass mir das hilft. Also: Kneifen bringt nichts – stattdessen: ran an den Speck!

Durch reflexive Fragen oder „sokratischen Dialog" werden Patienten möglichst dazu hingeführt, bestimmte hilfreiche Strategien selbst zu entdecken. In der Regel werden für das *allgemeine* Vorgehen die wichtigsten *Schritte des Problemlösens* zu erkennen sein (Orientierung, Beobachtung/Analyse des IST-Zustands, Suche nach Zielen/Alternativen, Umsetzen erster Lösungsschritte in die Praxis, Effektkontrolle). Für den *speziellen* Fall von Patienten kommt es außerdem auf möglichst alltagstaugliche, subjektiv plausible, nützliche Mottos oder hilfreiche Sätze an (z. B.: „Erst muss ich wissen, was ich will, bevor ich handle!", „Stopp, erst nachdenken", „Oft ist es besser, auch *ohne* Lust etwas aktiv zu *tun* als depressiv herumzusitzen" oder „Vermeiden bringt nichts – ich stelle mich meinen Ängsten!" etc.).

2

5.5 Ausblenden der Kontakte: Ablösung und Abschied

Eine gute Endphase beginnt immer schon ab der ersten Sitzung (z.B. durch Arbeit an den Problemen „draußen", eine professionelle/zeitlich begrenzte Therapiebeziehung, die Vermittlung alltagsnaher Kompetenzen oder den Aufbau von Selbsteffizienz). Jetzt geht es darum, den tatsächlichen Übergang zurück in den *Alltag ohne Therapie* möglichst reibungslos zu gestalten. Hierzu lassen sich nutzen (vgl. Kanfer et al., 2012, S.311-315):

- Allmähliches Ausblenden der Kontakte (von wöchentlich auf 2-, 3- oder 4-wöchig übergehend usw.)
- Weitere Übergabe von Verantwortung an Patienten (durch Erhöhung ihrer Aktivitäten, während der Therapeut sich immer passiver zurückzieht)
- Übergang zu kurzen Telefonkontakten oder gelegentlichen Nachbesprechungsterminen
- „Booster"-Sitzungen mit zeitlichem Abstand (Intensivsitzung je nach Bedarf zur Wieder-Auffrischung des Gelernten)
- Katamnese (1/2 bis 1 Jahr nach Ende der Kontakte)

Wie Zimmer (2000) verdeutlichte, werden am Ende eines therapeutischen Prozesses oft auch emotionale Schemata von Patienten (und Therapeuten!) aktiviert, die mit *Abschied* und *Verlusterfahrungen* zu tun haben. Therapeuten jedweder Schulrichtung benötigen daher „Trennungskompetenz" (Müller-Ebert, 2001). Um Ablöseprobleme zu verringern, ist es daher ratsam, unter anderem ...

- von Anfang an die Begrenztheit der Termine deutlich zu machen und auf das kommende Ende der Therapie hinzuweisen (auch: immer wieder Zwischenbilanzen durchführen mit dem Hinweis: „Wir haben jetzt 16 von 24 Sitzungen hinter uns – was möchten Sie in den restlichen Sitzungen noch bearbeiten/lernen?")
- Verlusterfahrungen von Patienten frühzeitig zu thematisieren und möglichst nicht erst ganz am Ende der Behandlung zu erörtern
- die Therapie daraufhin anzulegen, dass sie nicht der Kompensation von Patientendefiziten dient (z. B. Ersatzfunktion für fehlende Sozialkontakte), sondern ihnen rechtzeitig hilft, sich ein soziales Netz im Alltag aufzubauen
- als Therapeut eventuelle eigene Probleme mit diesem Thema für sich ausreichend zu bearbeiten (z.B. in der Selbsterfahrung)

Abschlussbilanz. Über die persönlichen Eindrücke während der Therapie hinaus sollte die letzte Sitzung gezielt zu einem wechselseitigen Abschluss-Feedback genutzt werden. Dies kann auch mit diversen Fragebögen vorbereitet/erleichtert werden: Einerseits sind nochmals bestimmte störungsspezifische Fragebögen/Verhaltensinventare hilfreich, um Prä/Post-Vergleiche anzustellen. Andere Bögen erfassen speziell die Rückmeldungen von Patienten am Ende der Therapie und können Fragen enthalten, wie z. B.:

- Wie ist der „Stand der Dinge" bezüglich der Beschwerden und Probleme, die den Patienten ursprünglich in die Therapie geführt hatten?
- Welche *Ziele* sind erreicht, welchen konnte man sich annähern? Was ist *noch schwierig?*
- Welche weiteren Lernaufgaben könnte es für den Patienten ab jetzt noch geben (nach dem Ende der Therapie in eigener Regie)?
- Welche positiven und negativen Erfahrungen gab es während der Therapie?
- Was hat der Patient im Verlauf der Therapie *gelernt?*
- Welche Strategien, Regeln und Erfolgsrezepte helfen künftig weiter?
- Welche Stärken hat er bei sich entdeckt und welche Talente nutzt er jetzt besser?
- Welche *Maßnahmen/Vorgehensweisen* haben mehr, welche weniger *weitergeholfen?*
- Welche *Maßnahmen/Vorgehensweisen* haben besser, welche nicht so gut *gefallen?*
- Was fand der Patient gut bzw. weniger gut am *Therapeuten?*
- Welche *Verbesserungsvorschläge* hätte er (im Interesse anderer künftiger Patienten)? etc.

Natürlich können solche Fragen auch im Gespräch beantwortet und diskutiert werden. Oft ist ein duales Vorgehen günstig (*mündliche* Besprechung mancher Aspekte im letzten Kontakt; Beantwortung und „Rating" bestimmter Fragen *schriftlich* mittels Feedback-Fragebogen). Neben der Erfassung der Patientenperspektive geben in der Regel auch *Therapeuten* ihren eigenen Eindruck wieder: Dazu gehören konstruktives Feedback, Zusammenfassung wesentlicher Lernschritte und Strategien, Feedback zum Patienten-Feedback sowie ein Ausblick auf weiterhin bedeutsame Schritte für die Zeit ab jetzt.

5.6 Die Zeit danach

Spätestens in der letzten Therapiestunde ist es auch noch günstig zu besprechen, wie es nach Ende der Therapie weitergehen wird. Insbesondere sollte die Frage diskutiert werden: Was können Patienten in der Zeit danach tun, falls es wieder einmal zu Krisen oder Problemen kommt?
Im Wesentlichen sollten Patienten nicht vorschnell (z. B. bei

Bagatellproblemen) erneut den Therapeuten kontaktieren, sondern zunächst ihre Selbsthilfekräfte bzw. die Unterstützung des im Alltag vorhandenen – oder zwischenzeitlich aufgebauten – sozialen Netzwerks mobilisieren. Falls tatsächlich Extremsituationen auftreten, die den Patienten überfordern, sollte er sich aber nicht scheuen, professionelle Hilfe in Anspruch zu nehmen. Für solche Momente (die zunächst definiert werden müssen) sollten noch genauere Maßnahmen vereinbart werden, die sich nach Schweregrad abstufen lassen (z. B. erst einmal Kontakt zum Partner, guten Freund, Hausarzt, dann evtl. Psychotherapeut, Klinik, Polizei etc.). Manchmal hecken Therapeut und Patient dazu noch einen „Notfall-Plan" aus – u. U. schriftlich zum Mitnehmen. Bei manchen Patienten wird auch die Betreuung durch entsprechende Nachsorgeeinrichtungen *auf Dauer* ein Thema bleiben (therapeutische Wohngruppen, Heim, beschützte Werkstätte, Tages- oder Nachtklinik etc.) oder die Anbindung an Selbsthilfegruppen oder andere soziale Stützsysteme erforderlich sein.
Auch Therapeuten haben am Ende der Therapie noch ein paar Aufgaben zu erledigen, wie z. B. Prä-/Post-Vergleiche und Feedbackbögen auszuwerten, die Falldokumentation inkl. Abrechnung abzuschließen, der Krankenkasse mittels Formular PTV 12 die Beendigung der Therapie mitzuteilen, evtl. eine Epikrise zu schreiben, für eine adäquate und sichere Aktenablage zu sorgen (10 Jahre Aufbewahrungsfrist) und auch ein persönliches Resümee über die Arbeit mit dem Fall zu ziehen (Selbstreflexion).
Die ein halbes oder ganzes Jahr nach Abschluss der Therapie noch durchzuführende *Katamnese* ist aus theoretischer Sicht eine sehr sinnvolle Empfehlung, bezüglich breiter Praxisrealität allerdings meist nur ein frommer Wunsch. Sie ist auch ein guter Beleg dafür, dass manche derzeitigen Settingfaktoren einer Umsetzung „eigentlich" hilfreicher theoretischer Vorgaben im Wege stehen (keine Vergütung vorgesehen bzw. schwierig, da die Therapie nach längerer Pause als beendet gilt ...).
Gerade anhand dieses Beispiels wäre abschließend zu hoffen, dass empirisch gestützte Empfehlungen zur effektiven Therapiedurchführung noch stärker als bisher in die Ausgestaltung *künftiger* Rahmenbedingungen des Krankenkassensystems mit einfließen – mit dem Ziel höherer Prozessqualität, im Sinne einer evidenzbasierten Psychotherapie und im Interesse der Patienten.

6 Frequently Asked Questions (FAQ)

1. *Woher bekomme ich die jeweils aktuellen Informationen über Psychotherapeutengesetz, Psychotherapie-Richtlinie, Antragstellung, Abrechnung etc.?*

→ In der Regel erhalten Sie aktuelle Informationen von Seiten der zuständigen Fach- und Berufsverbände, Psychotherapeutenkammern und Kassenärztlichen Vereinigungen, meist auch über die jeweiligen Web-Seiten im Internet. Nutzen Sie die in diesem Beitrag angegebenen Kontaktadressen und Literaturempfehlungen und bleiben Sie am besten auch in späteren Phasen der Berufstätigkeit immer mit Kolleginnen und Kollegen Ihrer Region „vernetzt".

2. *Was ist, wenn ich trotz besten Bemühens nicht die erforderlichen Setting-Bedingungen für die Therapie herstellen kann oder die Rahmenbedingungen meiner Institution ungünstig sind?*

→ Nicht immer bedeutet das, dass die Therapie insgesamt sinnlos wird. Machen Sie sich (und auch Ihren Patienten und den Verantwortlichen Ihrer Institution) aber bewusst, dass es unter suboptimalen Bedingungen auch nur suboptimale Ergebnisse geben kann. Oft sind jedoch bescheidene Ziele und ganz kleine Fortschritte immer noch besser als gar keine ...

3. *Was ist, wenn die Kasse den Antrag doch nicht genehmigen will?*

→ Prüfen Sie zunächst, ob Sie mit Ihrem Antrag alle formalen Voraussetzungen beachtet haben. Eine Ablehnung muss von der Kasse begründet werden. Falls bestimmte Voraussetzungen der Psychotherapie-Richtlinie eindeutig nicht gegeben sind, haben Sie und Ihr Patient wenig Aussicht auf Erfolg. In weniger eindeutigen Fällen („Grauzone") gibt es evtl. Kulanzregelungen seitens der Krankenkasse. Nehmen Sie dann am besten persönlich/telefonisch Kontakt zum Sachbearbeiter oder Gutachter auf.

4. *Kann ich ein „Ausfallhonorar" in Rechnung stellen, falls ein Patient unentschuldigt Termine versäumt?*

→ Da es sich bei einer psychotherapeutischen Praxis um eine reine „Bestellpraxis" handelt, bei der kurzfristig ausfallende Termine nicht mit der Behandlung anderer Patienten ausgefüllt werden können, entsteht in solchen Fällen ein Honorarausfall, der nicht der jeweiligen Krankenkasse in Rechnung gestellt werden darf. Wenn Sie einige juristisch relevante Kriterien beachten (z. B. vorherige schriftliche Honorarausfall-Vereinbarung mit Einverständniserklärung des Patienten, Absagefrist von mindestens 2 Werktagen, festgelegte Höhe des Ausfallhonorars etc.: vgl. Frederichs, 2002; Plantholz, 2015), können Sie vom Patienten allerdings ein Ausfallhonorar verlangen.
Wiederholtes Versäumen von vereinbarten Terminen deutet jedoch oft auf fragliche Therapiemotivation hin. Ist diese nicht vorhanden (oder kann sie in der Anfangsphase nicht ausreichend aufgebaut werden), so stellt sich spätestens dann die „Gretchenfrage", ob die Kontakte überhaupt fortgesetzt werden sollten.

5. *Darf ich bei gesetzlich Versicherten auch Privatrechnungen stellen?*

→ Als kassenzugelassener Psychotherapeut sind Sie bei gesetzlich versicherten Patienten verpflichtet, bei Vorliegen einer „Störung von Krankheitswert" (ICD-10) über Chipkarte abzurechnen. Eine Privatabrechnung ist nur dann erlaubt, wenn Sie ein Ausfallhonorar einfordern (siehe oben), wenn Patienten im Abrechnungsquartal trotz mehrfacher Aufforderung keine Chipkarte vorgelegt haben oder mit Anliegen zu Ihnen kommen, die explizit aus dem Leistungskatalog der Krankenversicherung ausgeschlossen sind (z. B. Eheberatung, Erziehungsberatung, Selbsterfahrung etc.).

6. *Darf ich Zuzahlungen verlangen, wenn das Honorar wegen zu geringer „Punktwerte" zu niedrig ausfällt?*

→ Zuzahlungen von Patienten zu den gesetzlich vorgegebenen Honoraren sind bei kassenzugelassenen Psychotherapeuten nach der derzeit geltenden Psychotherapie-Richtlinie und Versicherungsbedingungen (Stand Dezember 2017) unzulässig. Wer dennoch Zuzahlungen verlangen sollte, handelt gesetzeswidrig und riskiert die Kassenzulassung.

2

2

7 Prüfungsfragen

1. Welches sind die (a) berufsrechtlichen und (b) sozialrechtlichen Voraussetzungen zur Zulassung als Psychologische/r Psychotherapeut/in?
2. Welche Voraussetzungen müssen gegeben sein, damit Psychotherapie als Kassenleistung von der gesetzlichen Krankenversicherung übernommen wird? Welche psychosozialen Dienstleistungen sind explizit davon ausgenommen?
3. Was ist „seelische Krankheit" im Rahmen der PT-Richtlinien?
4. Welche Psychotherapieverfahren sind derzeit nach den PT-Richtlinien offiziell anerkannt?
5. Im Gutachterverfahren gibt der Gutachter – basierend auf dem Bericht des Behandlers – eine Empfehlung zur Bewilligung der psychotherapeutischen Behandlung an die Krankenkasse ab. Welche Aspekte gehören zu den relevanten Entscheidungskriterien für eine Behandlungsempfehlung?
6. In welchem Regelwerk finden sich Regeln bezüglich des Auftretens von Psychotherapeuten in der Öffentlichkeit oder z. B. zum respektvollen professionellen Umgang mit Patienten? Von wem wird dieses Regelwerk beschlossen?
7. Welcher Leistungsumfang ist für Verhaltenstherapie möglich? Welche Bewilligungsschritte gibt es bis zur Höchstgrenze?
8. Welche formalen Aspekte sind in der Anfangsphase der Therapie zu beachten? Beschreiben Sie die einzelnen Schritte ab Beginn (Sprechstunden, probatorische Sitzungen, evtl. Akutbehandlung) über die Antragstellung bis zur Genehmigung der Therapie; gehen Sie auch auf die Unterschiede GKV vs. private Krankenversicherung vs. Beihilfe ein!
9. Welche prozessualen Schwerpunkte sind zu Beginn der Therapie zu beachten (Rollenklärung, Motivationsaufbau, Setting-Gestaltung, günstige therapeutische Ansatzpunkte etc.)?
10. Was ist eine tragfähige professionelle Beziehung? Welche Möglichkeiten können und sollen Verhaltenstherapeuten nutzen, um eine solche positive Beziehung aufzubauen?
11. Was ist „Therapiemotivation", und welche Möglichkeiten gibt es, sie zu Beginn einer Therapie aufzubauen und zu fördern?
12. Welche Indikationen sowie Vor- und Nachteile gibt es bezüglich (a) ambulanter vs. stationärer Behandlung, (b) Einzel- vs. Gruppentherapie, (c) Akutbehandlung?
13. Endphase: Beschreiben Sie praktische Möglichkeiten zur Förderung von Stabilisierung, Generalisierung/Transfer sowie zur Rückfall-Prävention!
14. Was ist in der Endphase bezüglich der Beendigung der Kontakte zu beachten?

8 Literatur

a) zitierte Literatur

- Amelung VE, Eble S, Hildebrandt H: Innovatives Versorgungsmanagement: Neue Versorgungsformen auf dem Prüfstand. Berlin: Medizinisch Wissenschaftliche Verlagsgesellschaft, 2011
- Amelung VE, Meyer-Lutterloh K, Schmid E, Seiler R, Weatherly JN: Integrierte Versorgung und Medizinische Versorgungszentren: Von der Idee zur Umsetzung. Schriftenreihe des Bundesverbandes Managed Care. Berlin: Medizinisch Wissenschaftliche Verlagsgesellschaft, 2006
- Arend H: Alkoholismus. Ambulante Therapie und Rückfallprophylaxe. Weinheim: Beltz, 1999
- Baumann U, Hecht C, Mackinger H: Psychotherapieforschung: Unterschiedliche Perspektiven. In: Baumann U (Hrsg.): Psychotherapie: Makro-/Mikroperspektive. Göttingen: Hogrefe, 1984, 3-28
- Bender C, Berner B, Best D, Dilling J, Schaff C, Uhlemann T: Praxishandbuch Psychotherapie-Richtlinie und Psychotherapie-Vereinbarung (Gesundheitswesen in der Praxis). Heidelberg: medhochzwei, 2017
- Best D: Kommentar zur Gebührenordnung für Psychotherapeuten: Grundlagen der Privatabrechnung für Psychologische Psychotherapeuten und Kinder- und Jugendlichenpsychotherapeuten. Köln: Deutscher Ärzte-Verlag, 2015
- Best D: Abrechnung nach EBM und GOP in der psychotherapeutischen Praxis – aktuelle Fassung nach der Umsetzung der Psychotherapie-Richtlinie. www.medhochzwei-online-akademie.de, 2017
- Blobel B, Koeppe D: Handbuch Datenschutz und Datensicherheit im Gesundheits- und Sozialwesen. 4. Aufl. Frechen: Datakontext, 2016
- Bockwyt E: Der verhaltenstherapeutische Bericht an den Gutachter: VT-Anträge präzise und individuell erstellen – Mit Leitfaden für die Verhaltensanalyse und ätiopathogenetischer Tabelle. Stuttgart: Schattauer, 2016
- Borgart E-J, Meermann R: Stationäre Verhaltenstherapie. Behandlungskonzepte und Therapiemanuale. Bern: Huber, 2004
- Dieckmann M, Dahm A, Neher M (Hrsg.): Faber/Haarstrick. Kommentar Psychotherapie-Richtlinien. München: Urban & Fischer/Elsevier, 2017
- Dikomey H: Innovative Versorgungsformen: Wettbewerbschancen für Psychotherapeuten. Bremen: Apollon University Press, 2011
- Dilling H, Mombour W, Schmidt MH (Hrsg.): Internationale Klassifikation psychischer Störungen: ICD-10 Kapitel V (F), Klinisch-diagnostische Leitlinien. 10.Aufl. Bern: Huber, 2015
- Fiedler P: Verhaltenstherapie in Gruppen. Psychologische Psychotherapie in der Praxis. 2.Aufl. Weinheim: Beltz/Psychologie Verlags Union, 2005
- Frederichs J: Honorarausfall-Vereinbarung in der Psychotherapie. Report Psychologie 2002; 27(11-12): 715
- Graubner B (Bearbeitung): ICD-10-GM 2018. Systematisches Verzeichnis. Internationale statistische Klassifikation der Krankheiten und verwandter Gesundheitsprobleme, 10. Revision – German Modification. Köln: Deutscher Ärzte-Verlag, 2017
- Grawe K: Psychotherapie ohne Grenzen. Von den Therapieschulen zur Allgemeinen Psychotherapie. Verhaltenstherapie und psychosoziale Praxis 1994; 26: 357-370
- Hergenröther D: Fallberichte aus der Psychotherapie: 47 Beispiele für eine erfolgreiche Falldokumentation im Antragsverfahren. Stuttgart: Thieme, 2014
- Hergenröther D: Praxisbuch VT-Bericht: Berichterstellung und Gutachterverfahren in der Verhaltenstherapie (mit Schritt-für-Schritt-Übungen). Berlin: Deutscher Psychologen Verlag, 2016
- Hohmann J, Klawonn B: Das Medizinische Versorgungszentrum (MVZ) – Die Verträge: Alle wichtigen Verträge zum MVZ mit umfangreichen Erläuterungen. Heidelberg, C.F. Müller, 2013

- Kanfer FH, Reinecker H, Schmelzer D: Selbstmanagement-Therapie. Ein Lehrbuch für die klinische Praxis. 1. bis 5. Aufl. Berlin: Springer, 1991, 1996, 2000, 2006, 2012
- Kanfer FH, Schmelzer D: Wegweiser Verhaltenstherapie: Psychotherapie als Chance. 2.Aufl. Berlin: Springer, 2005
- Kassenärztliche Bundesvereinigung (Hrsg.): Medizinische Versorgungszentren: Ein Leitfaden für Gründer. Köln: Deutscher Ärzte-Verlag, 2012
- Keil-Kuri E: Kassenanträge – Denkanstoß statt Angstpartie: Das notwendige Know-how zur rationellen und erfolgreichen Abfassung. Stuttgart: Schattauer, 2009
- Keil-Kuri E, Görlitz G: Vom Erstinterview zum Kassenantrag. Seelische Krankheit im Sinne der Psychotherapie-Richtlinien. 3. Aufl. München: Ur¬ban und Fischer, 2000
- Kettl G: „Das Erreichte beibehalten können". Möglichkeiten zur Prophyla¬xe von Rückschritten. In: Sulz SKD (Hrsg.): Das Therapiebuch. 2. Aufl. München: CIP-Medien, 1998,117-127
- Körkel J, Schindler C: Rückfallprävention mit Alkoholabhängigen. Das strukturierte Trainingsprogramm S.T.A.R. Berlin: Springer, 2003
- Lazarus AA: Behavior therapy and beyond. New York: McGraw-Hill, 1971 (dt: Verhaltenstherapie im Übergang. Breitband-Methoden für die Praxis. München, Basel: Reinhardt, 1978)
- Liebeck H, Merod R: Verhaltenstherapeutische Fallberichte für die Ausbildung zum Psychologischen Psychotherapeuten/zur Psychologischen Psychotherapeutin. Tübingen: DGVT, 2007
- Lindenmeyer J: Rückfallprävention. In: Margraf J (Hrsg.): Lehrbuch der Verhaltenstherapie. Band 1: Grundlagen, Diagnostik, Verfahren, Rahmenbedingungen. 3. Aufl. Berlin: Springer, 2009, 721-742
- Marlatt GA, Gordon JR (eds.): Relapse prevention: Maintenance strategies in the treatment of addictive behaviors. New York: Guilford, 1985
- Meinlschmidt G, Tegethoff M: Psychotherapeutische Fallberichte bei Erwachsenen. In: Margraf J (Hrsg.): Lehrbuch der Verhaltenstherapie. Band 1: Grundlagen, Diagnostik, Verfahren, Rahmenbedingungen. 3.Aufl. Berlin: Springer, 2009, 899-923
- Müller-Ebert J: Trennungskompetenz – Die Kunst, Psychotherapien zu beenden. Stuttgart: Klett-Cotta, 2001
- Müther M: Bericht an den VT-Gutachter: Leitfaden zur Erstellung – Version ab 01.04.2017. Tübingen: DGVT, 2017
- Plantholz M: Wer zu spät kommt ... Zum Ausfallhonorar von Psychotherapeuten. Psychotherapie Aktuell 2015; 7(1): 42-43
- Schmelzer D: Kontextklärung: Das Optimieren der therapeutischen Rahmenbedingungen. In: Sulz SKD (Hrsg.): Das Therapiebuch. 2. Aufl. München: CIP-Medien, 1998a, 27-34
- Schmelzer D: Erwartungsklärung, Motivationsklärung und Aufbau von Therapiemotivation. In: Sulz SKD (Hrsg.): Das Therapiebuch. 2. Aufl. München: CIP-Medien, 1998b, 35-52
- Schmelzer D: Empathie „plus": Zum Beziehungsverständnis der Selbstmanagement-Therapie. Psychotherapie 2017; 22(2): 159-181
- Schmelzer D, Rischer A: Über Kooperation zur Selbstregulation. In: Hermer M, Röhrle B (Hrsg.): Handbuch der therapeutischen Beziehung. Band 1: Allgemeiner Teil. Tübingen: DGVT, 2008, 379-422
- Schmidtbauer H: Psychotherapie im Kostenerstattungsverfahren: Eine Kurzanleitung. München: Grin-Verlag, 2012
- Sipos V, Schweiger U: Gruppentherapie: Ein Handbuch für die ambulante und stationäre verhaltenstherapeutische Praxis. Stuttgart: Kohlhammer, 2013
- Stellpflug MH, Berns I: Musterberufsordnung für die Psychologischen Psychotherapeuten und Kinder- und Jugendlichenpsychotherapeuten. Text und Kommentierung. 3. Aufl. Heidelberg: Deutscher Psychotherapeutenverlag, 2015
- Strotzka H (Hrsg.): Psychotherapie: Grundlagen, Verfahren, Indikationen. 2. Aufl. München: Urban & Schwarzenberg, 1978
- Sulz SKD: Verhaltensdiagnostik und Fallkonzeption. Verhaltensanalyse, Zielanalyse, Therapieplan. Neue Antragstellung nach den Richtlinien vom April 2017. München: CIP-Medien 2017
- Wendisch M, Neher M: Das Erstgespräch in der Verhaltenstherapie – ein Leitfaden. Verhaltenstherapie 2003; 13: 122-129
- Wilcken S, Rochow M: Rückfallprävention bei Alkoholismus. Fähigkeiten im Focus: Ein Manual. Bern: Huber, 2000
- Yalom ID: Theorie und Praxis der Gruppenpsychotherapie. Ein Lehrbuch. München: Pfeiffer, 1989
- Zielke M, Sturm J (Hrsg.): Handbuch Stationäre Verhaltenstherapie. Weinheim: Beltz, 1994
- Zimmer D: Therapiebeendigung – Ideen aus einer kognitiv-behavioralen Perspektive. In: Mackinger H, Zimmer D (Hrsg.): Therapeutische Beziehung [Themenheft]. Verhaltenstherapie und Verhaltensmedizin 2000; 21 (4): 469-480

b) weiterführende Literatur

- Behnsen E, Bell K, Best D, Gerlach H, Schirmer HD, Schmid R (Hrsg.): Management-Handbuch für die psychotherapeutische Praxis – Online. Heidelberg: medhochzwei Verlag, 2017
- Best D, Gerlach H, Mittelstaedt E, Munz D, Stellpflug MH, Wittmann L: Approbiert, was nun? Berufseinstieg für Psychologische Psychotherapeuten und Kinder- und Jugendlichenpsychotherapeuten. Heidelberg: Deutscher Psychotherapeutenverlag, 2008
- Gall-Peters A, Zarbock G: Praxisleitfaden Verhaltenstherapie. Störungsspezifische Strategien, Therapieindividualisierung, Patienteninformationen. Lengerich: Pabst, 2012
- Gross W, Goshöfer-Neubert A: Erfolgreich selbständig: Gründung und Führung einer psychologischen Praxis. Berlin: Springer, 2012
- Gründel M: Psychotherapeutisches Haftungsrecht: Die zivilrechtliche Haftung des Psychologischen Psychotherapeuten bei Verletzung seiner Berufspflichten (MedR Schriftenreihe Medizinrecht). Berlin: Springer, 2000
- Joussen J: Berufs- und Arbeitsrecht für Diplom-Psychologen. Göttingen: Hogrefe, 2004
- Neudeck P, Mühlig, S: Therapie-Tools Verhaltenstherapie. Weinheim: Beltz, 2013
- Preusker UK: Lexikon des deutschen Gesundheitssystems (Gesundheitsmarkt in der Praxis). Heidelberg: medhochzwei Verlag, 2013
- Rief W: Therapeutische Settings. In: Margraf J (Hrsg.): Lehrbuch der Verhaltenstherapie. Band 1: Grundlagen, Diagnostik, Verfahren, Rahmenbedingungen. 3.Aufl. Berlin: Springer, 2009, 799-815
- Stellpflug MH, Pucher-Matzner I, Holzberger B: Rechtliche Rahmenbedingungen. In: Margraf J (Hrsg.): Lehrbuch der Verhaltenstherapie. Band 1: Grundlagen, Diagnostik, Verfahren, Rahmenbedingungen. 3.Aufl. Berlin: Springer, 2009, 859-887
- Stellpflug MH: Psychotherapeutenrecht: Berufs-und vertragsarztrechtliche Fragen. 2. Aufl. Heidelberg: Psychotherapeutenverlag, 2013
- Ubben B: Planungsleitfaden Verhaltenstherapie. Sitzungsaufbau, Probatorik, Bericht an den Gutachter. Weinheim: Beltz, 2010
- Verband Psychologischer Psychotherapeuten im BDP e.V. (VPP) (Hrsg.), Rautenberg M: Jetzt bin ich Psychotherapeut: Wissenswertes zu Approbation und Berufspraxis. Berlin: Deutscher Psychologen Verlag, 2014
- Zarbock G: Praxisbuch Verhaltenstherapie. Grundlagen und Anwendungen biografisch-systemischer Verhaltenstherapie. Lengerich: Pabst, 2008
- Zarbock G: Phasenfahrplan VT: Aufgaben und Strukturierungshilfen für Therapeuten und Supervisoren. Lengerich: Pabst, 2010

c) Kompakte Informationen zur aktualisierten Psychotherapie-Richtlinie

- Arbeitshilfen zur neuen Psychotherapie-Richtlinie. Psychotherapeutische Leistungen erfolgreich anbieten, beantragen und abrechnen. Merching: Forum-Verlag Herkert, 2017
- Bender C, Berner B, Best D, Dilling J, Schaff C, Uhlemann T: Praxishandbuch Psychotherapie-Richtlinie und Psychotherapie-Vereinbarung (Gesundheitswesen in der Praxis). Heidelberg: medhochzwei, 2017
- Dieckmann M, Dahm A, Neher M (Hrsg.): Faber/Haarstrick. Kommentar Psychotherapie-Richtlinien. München: Urban & Fischer/Elsevier, 2017
- Schäfer S, Lahme M: 101 Fragen und Antworten zur Reform der Psychotherapie-Richtlinie und Psychotherapie-Vereinbarung. Psychotherapie Aktuell 2017; 9(2): 36-48

d) Neue Befugnisse für Psychotherapeutinnen und Psychotherapeuten

- http://www.bptk.de/stellungnahmen/einzelansicht/artikel/neue-befugni.html
- Krankenhauseinweisungs-Richtlinie: https://www.g-ba.de/informationen/richtlinien/16/
- Krankentransport-Richtlinie: https://www.g-ba.de/informationen/richtlinien/25/
- Soziotherapie-Richtlinie: https://www.g-ba.de/informationen/richtlinien/24/
- Rehabilitations-Richtlinie: https://www.g-ba.de/informationen/richtlinien/23/
- Bühring P: Neue Befugnisse für Therapeuten. Deutsches Ärzteblatt (PP), Heft 4, April 2017, 164
- Hentschel G, Ruh M: Sozialrechtliche Befugnisse erweitert. Erster Teil: Krankenhauseinweisung und Krankentransport. Psychotherapie Aktuell 2017; 9(4): 6-13
- Nahmmacher K: Neue Befugnisse – Rechte und Pflichten für Psychotherapeuten. Psychotherapie Aktuell 2017; 9(4): 38-42
- Nosper M: Krankenhausbehandlung und psychosomatische Rehabilitation richtig verordnen. Teil 1: Ambulante Versorgung und die weiterführende Komplexbehandlung. Psychotherapeutenjournal 2017; 16(3): 227-232 (a)
- Nosper M: Krankenhausbehandlung und psychosomatische Rehabilitation richtig verordnen. Teil 2: Verordnungsgrundlagen psychosomatischer Krankenhausbehandlung und psychosomatischer Rehabilitation. Psychotherapeutenjournal, 2017; 16(4): 331-338 (b)

e) Wichtige Internet-Adressen für den Bezug aktualisierter Informationen

- Berufsverband Deutscher Psychologinnen und Psychologen (BDP): http://www.bdp-verband.org
- Bundesministerium für Gesundheit: http://www.bmg.bund.de
- Bundes-Psychotherapeuten-Kammer: http://www.bptk.de
- Bundesverband der Vertragspsychotherapeuten (BVVP): http://www.bvvp.de
- Deutsche Psychotherapeutenvereinigung (DPTV): http://www.deutsche-psychotherapeutenvereinigung.de
- Deutscher Fachverband für Verhaltenstherapie (DVT): http://www.verhaltenstherapie.de
- Gemeinsamer Bundesausschuss (G-BA): www.g-ba.de
- Kassenärztliche Bundesvereinigung: http://www.kbv.de
- Verband Psychologischer Psychotherapeutinnen und Psychotherapeuten im BDP e.V. (BVVP): http://www.vpp.org

2.2 Psychotherapiemotivation des Patienten, Therapeut-Patient-Beziehung im Psychotherapieprozess und Entscheidungsprozesse des Therapeuten

Franz Caspar

2

1 Einleitung

Was haben die drei Themen „Psychotherapiemotivation des Patienten", „Therapeut-Patient-Beziehung im Psychotherapieprozess" und „Entscheidungsprozesse des Therapeuten" miteinander zu tun? Handelt es sich, wie man auf den ersten Blick denken könnte, um einen „Restesammler" von Themen, die in der Verhaltenstherapie keinen Eingang in die Reihe der wichtigsten Themen gefunden haben? In gewisser Weise ja: In Lehrbüchern zur Verhaltenstherapie und in der aktuellen empirischen Literatur wird ihnen – etwa im Vergleich zur Frage nach dem richtigen „technischen" Vorgehen – vergleichsweise wenig Beachtung geschenkt. Wenn es aber um die Praxis geht, z. B. in der Supervision, gewinnen diese Themen unter dem einen oder anderen Etikett an Bedeutung. Dies spiegelt den Stellenwert wider, der auch bei etwas genauerer und vollständigerer Betrachtung der empirischen Befundlage deutlich wird.

Viele einschlägige Konzepte und Befunde, die zum Verständnis der hier angesprochenen Aspekte beitragen können, sind nicht spezifisch verhaltenstherapeutisch; sie werden einbezogen, wenn sie auch für Verhaltenstherapie bedeutsam erscheinen. Der Übersichtlichkeit zuliebe werden die Themen nacheinander behandelt, es wird aber immer wieder auch auf Zusammenhänge hingewiesen. Leserinnen und Leser bekommen dabei zahlreiche konzeptuelle und praktische Hinweise für die Praxis. Ziel ist, einen Überblick zu vermitteln, Tipps für die Praxis zu geben und auf weiterführende Literatur hinzuweisen. Dahinter steht der Ehrgeiz, in diesem Kapitel, ein Bewusstsein dafür zu vermitteln, dass die drei Themen in der Kapitel-Überschrift für das Zustandekommen von Therapieerfolgen sehr zentral sind.

2 Psychotherapiemotivation

Wären Patienten, die sich in Therapie begeben uneingeschränkt motiviert, auf die Ziele hinzuarbeiten, die der Therapeut in ihrem Fall für relevant hält, oder wenigstens auf die, welche sie selber als relevant angeben, wäre Psychotherapiemotivation hier kein Thema. Aber:

Patienten haben konflikthafte Motive, und sie sind nicht immer stark genug motiviert, zugunsten therapeutischer Veränderung Widrigkeiten auf sich zu nehmen, sie haben sich vielleicht Psychotherapie ohnehin ganz anders vorgestellt.

Rappaport (1997) geht in einem eigens dem Thema gewidmeten Buch davon aus, dass „das Klientel von Praktikern voll ist von Patienten, die un- oder untermotiviert sind, die notwendigen Änderungen zu unternehmen". Das mag etwas schwarz gemalt sein, aber ein geeigneter Umgang mit der Motivationsfrage kann zweifellos bei einem beträchtlichen Anteil von Therapien über Erfolg oder Misserfolg entscheiden.

Therapieziele des Patienten sind nicht 1:1 mit Therapiemotivation gleichzusetzen. Die Therapiemotivation leitet sich aus Zielen von Patienten ab und ist in diese eingebettet. Jedem Ziel kann ein anderes so stark entgegenwirken, dass es sich auf die resultierende Therapiemotivation kaum auswirkt.

Ein Therapeut muss Therapieziele auf jeden Fall kennen, um an ihnen anknüpfen und mit ihnen arbeiten zu können.

Therapieziele können intrinsisch („eine Lebenspartnerin finden") sein oder Mittel zum Zweck darstellen („sich besser durchsetzen können"). Wichtig ist, bei einer „gemischten" Klientel keineswegs vorauszusetzen, dass die Beseitigung der vorrangigen Störung (etwa nach ICD-Klassifikation) Therapieziel Nr. 1 ist. Wieweit dies der Fall ist, hängt auch von der Diagnose ab. Während nach Grosse Holtforth und Grawe (2000) bei Angst-Patienten die Problembeseitigung öfter im Vordergrund steht, finden sich bei depressiven Patienten viel mehr interpersonale und andere Ziele, und die Beseitigung der Depression steht nur bei gut der Hälfte im Vordergrund.

Der direkteste Bezug der Therapiemotivation besteht zu Therapiezielen (≈ Veränderungszielen), die der Patient einbringt, die aber zu Beginn und im Verlauf immer wieder angesprochen und konkretisiert werden sollten. Auch andere als Veränderungs-Ziele sind durch Therapien sehr direkt betroffen. Eine Therapie kann auf Ziele, die keinen direkten Zusammenhang mit Veränderungszielen haben, positive und negative Nebenwirkungen haben.

Beispiele: Eine stationäre rehabilitationspsychologisch-psychotherapeutische Behandlung kann aufgrund dessen, was der Patient über „Kuren" so gehört hat, mit vom Wunsch begleitet sein, eine Partnerin kennen zu lernen, was sich wiederum positiv oder negativ auf die Therapiemotivation im engeren Sinn auswirken kann. Ein konkretes Therapieangebot kann besser oder schlechter zur Notwendigkeit passen, die kleine Tochter für die Therapiestunde unterzubringen. Überhaupt eine Therapie aufnehmen zu müssen kann für einen Patienten mit einer narzisstischen Persönlichkeitsstruktur sehr kränkend sein.

Ein weit verbreitetes Bedürfnis gefährdet Psychotherapie auf jeden Fall: die Sicherheit zu bewahren, die mit Vertrautem verbunden ist, und sei es noch so schmerzhaft. Bei aller Transparenz und Planung bleibt eine Psychotherapie zumindest subjektiv eine „Reise ins Ungewisse", ein Patient soll vertraute Eigenheiten und Verhaltensmuster aufgeben, er soll, nachdem er ein Leben lang „vorsichtshalber" nichts von der Welt erwartet hat, plötzlich das Gegenteil riskieren:

Es gibt viele Varianten des Festhaltens am Alten und gute Gründe, es zu tun, die eine durchaus verhandene Änderungsmotivation teils oder ganz verdecken können.

Plananalysen im Sinne von Grawe (1980) und Caspar (2018) – eine der Möglichkeiten, sich eine individuelle Fallkonzeption zu erarbeiten – geben einen guten Überblick über die Struktur von Plänen/Zielen von Patienten und helfen in der Praxis beim Überlegen, welche Pläne von der Therapie im förderlichen oder bedrohlichen Sinne betroffen sind (s. auch Stichwort „Widerstand"). Die Therapiemotivation kann als Resultierende aus dem positiven oder negativen Berührtsein verschiedenster Pläne durch Haupt- und Nebenwirkungen von Psychotherapie verstanden werden. Plananalysen erlauben insbesondere auch, Zielkonflikte darzustellen und in ihrer Einbettung zu verstehen, die gehäuft mit Therapie-Misserfolgen verbunden sind (Michalak und Schulte, 2002). Konflikte bedeuten ja, dass der Therapeut gegen ein Ziel handelt, wenn er sich für das andere einsetzt. Auswege zu finden setzt in vielen Fällen voraus, dass nachvollzogen werden kann, worin der Konflikt konkret besteht.

Beispiele: Eine Patientin entwickelt eine massive Agoraphobie. Diese hat, so wird vermutet, die instrumentelle Funktion, eigene Scheidungswünsche gegenüber einem massiv bedrohenden Ehemann im Zaume zu halten. Es wird vermutet, dass eine Therapie, die „an dem Ast sägt, auf dem sie sitzt", nach möglichen anfänglichen Erfolgen in irgendeine Form von Widerstand laufen wird. Der Therapeut ist darauf vorbereitet und kann der Patientin Hilfe beim Lösen der Probleme in einem weiteren Kontext anbieten, bevor dann auch die symptomorientierte Behandlung voll zum Zuge kommt (Caspar, 2000). Ein sozialphobischer Patient ist zu wenig motiviert, schwierige Übungen (die Nebenwirkungen auf Konfliktvermeidungs-Pläne haben!) „nur" zugunsten einer besseren „privaten" Bedürfnisbefriedigung zu unternehmen. Das bewusste Anbinden der Übungen an wichtige berufliche Pläne durch den Therapeuten führt in der Summe zu einer ausreichenden Motivation. Eine Patientin mit Trichotillomanie sollte eigentlich ein stark strukturiertes und kontrollierendes Programm durchführen. Der Therapeut ist jedoch sicher, dass dies mit Autonomie-Plänen inkompatibel wäre, die auch in der Therapiebeziehung stark aktiviert sind. Durch Meta-Kommunikation und feines, transparentes Dosieren der Strukturiertheit und Kontrolle wird verhindert, dass sich in der Methodik begründete Probleme in der Therapiebeziehung entwickeln.

Das explizite Bestimmen und Aushandeln von Therapiezielen ist ein wichtiges Merkmal guter Verhaltenstherapien.

Sowohl in der Literatur als auch in konkreten Erstgesprächen sind Therapieziele weniger Thema, als das vor dem Hintergrund der Transparenz-Ansprüche der Verhaltenstherapie erwartet werden könnte (Ambühl und Strauss, 1999). Die Zielerreichungs-Skalierung (s. Kasten) ist eine gute Möglichkeit, Ziele operationalisiert festzuhalten und später erreichte Veränderungen im Sinn einer „kontrollierten Praxis" dazu in Beziehung zu setzen. Fragebögen, wie der BIT-C (Grosse Holtforth, 2000) können helfen, Ziele ökonomisch und unabhängig von Therapeutenpräferenzen zu erfassen. Unabhängig von der Therapieform wurde gefunden, dass eine klare Therapiezielformulierung und Übereinstimmung zwischen Therapeuten und Patienten bezüglich der anzustrebenden Therapieziele für einen Therapieerfolg wichtig sind (Orlinsky et al., 1994; Norcross, 2002a). Ein interessanter Ansatz zur Entwicklung positiver Therapieperspektiven findet sich bei Koban und Willutzki (2001; der ganze Schwerpunktband VPP 2001/33/2 ist empfehlenswert).

Ein wichtiges Modell für den Stellenwert der Therapiemotivation ist das **Duale Modell** von Schulte (1997; Schulte und Eifert, 2002; s. Kasten). In ihm wird hervorgehoben:

Das technische Vorgehen kann nicht auf fruchtbaren Boden fallen, wenn beim Patienten die Voraussetzungen dafür nicht gegeben sind. Die Therapiemotivation ist ein wichtiger Aspekt dieser Voraussetzungen.

Ein weiteres nützliches Modell ist das **Stufen-Modell** der Entwicklung von Therapiemotivation (Prochaska et al., 1997; s. Kasten). Darin wird hervorgehoben:

Wenn ein Patient ein Problem hat und darunter leidet, bedeutet das noch nicht, dass er schon bereit ist, zielstrebig daran zu arbeiten, selbst wenn er betont, wie wichtig ihm therapeutische Unterstützung ist.

Motivational Interviewing ist ein Ansatz, bei Patienten, die (noch) nicht klar motiviert oder ambivalent sind, in einer gut mit dem Stufen-Modell vereinbaren klientenzentrierten Weise das für eine ausreichende Kooperation nötige Maß an Therapiemotivation zu erreichen (Miller und Rollnick, 1999).

Widerstand von Patienten – ganz im umgangssprachlichen Sinn – kann entstehen, wenn der Therapeut oder die Therapie in irgendeiner Weise wichtigen bewussten oder unbewussten Zielen des Patienten in die Quere kommt.

Patienten können dann als unmotiviert erscheinen, obwohl das Auftreten von Widerstand mit der ursprünglichen Therapiemotivation gar nichts zu tun haben muss.

Im Widerstandskonzept nach Caspar und Grawe (1981) wird hervorgehoben, dass es nicht um eine Schuldzuweisung geht und dass Widerstand des Patienten schon gar nicht als Ausrede für mangelndes Vorankommen gebraucht werden sollte. Es geht viel mehr darum, nüchtern zu überlegen, wo mögliche Quellen von Widerstand stecken. Dabei ist an drei mögliche Quellen zu denken, die nicht streng zu unterscheiden sind:

inhaltliche Ebene: vom Therapeuten verfolgte Ziele oder angesprochene Themen; z. B. Ehebeziehung im Beispiel im Kasten „Stufenmodell"
Beziehungsebene: Art der Beziehungsgestaltung z. B. zu dominanter Therapeut bei autonomiestrebendem Patienten
methodische Ebene: realisierte Interventionsmethoden; z. B. sehr strukturiertes Programm bei autonomiestrebendem Patienten, schlecht geplante Verhaltensübungen, bei denen der Patient reale Nachteile erfahren könnte.

Am besten ist es, wenn ein möglicher Widerstand aufgrund einer detaillierten Fallkonzeption im Voraus erkannt und in der Therapieplanung berücksichtigt wird. Bei bestem Können und Bemühen ist Widerstand aber nicht ganz zu vermeiden. Typische Anzeichen sind: offene und versteckte Kritik, nonverbale Anzeichen von Irritation, Diskrepanz zwischen verbalem und nonverbalem Verhalten, Nichterledigen von Aufgaben oder Ausweichen während der Therapiesitzungen u. a. m. Anzeichen können sehr vielfältig sein (Freud: „Widerstand ändert chamäleonartig die Form seiner Erscheinung; auch übergroße Kooperativität kann ein Anzeichen von Widerstand sein!"), was klinisch relevante Forschung ebenso wie das Erkennen in konkreten Therapien erschwert. Das Auftreten von Widerstand kann wertvolle Hinweise zur Erweiterung der Fallkonzeption, namentlich zu einer instrumentellen Funktion eines Problems (z. B. zuvor übersehene, versteckte Vorteile einer Depression) enthalten. Oft *zeigt sich* Widerstand durch Spannung in der Therapiebeziehung, was nicht unbedingt bedeutet, dass die *Quelle* auf Beziehungsebene liegt. So spüren Therapeuten oft Spannung in der Therapiebeziehung, wenn sie (inhaltliche Ebene) heikle Themen ansprechen.

In jedem Fall soll vom Therapeuten, wenn möglich auch zusammen mit dem Patienten, überlegt werden, wie das Vorgehen zu gestalten ist, damit nicht in einem behindernden Maße Widerstand auftritt.

Zu Beginn der Therapie können wichtige Zusammenhänge für den Patienten sehr bewusstseinsfern sein. Für maximal erfolgreiche Therapien kann es durchaus notwendig sein, dass Therapeuten auf der Basis einer guten Beziehung und methodischer Flexibilität nicht davor zurückschrecken, heiße Eisen anzufassen, auch wenn die Patienten im Zusammenhang damit Anzeichen von Widerstand zeigen.

Ansätze zum Umgang mit Widerstand sollten keinem unbeschränkten „Machbarkeitsmythos" Vorschub leisten: Eine Widerstandsanalyse kann auch zur Erkenntnis führen, dass zu dem Zeitpunkt dem Patienten mit Psychotherapie nicht geholfen werden kann.

Im Idealfall ist eine freundlich akzeptierende Kommunikation darüber möglich, auf deren Basis Patienten bei geänderten Voraussetzungen durchaus zu einem späteren Zeitpunkt wiederkommen können. Als schwierig erweisen sich vor allem Fälle mit deutlichem „Krankheitsgewinn".

Beispiele: Nicht selten werden Panik- oder somatisierende Patienten berentet, bevor alle modernen therapeutischen Möglichkeiten ausgeschöpft sind. Eine Rente oder ähnliche Vorteile sind mächtige Feinde therapeutischer Veränderung. Auch dann sind gewisse Therapieerfolge aber nicht ausgeschlossen. Beispiel: Ein Patient, der bei einem Verkehrsunfall ein Schleudertrauma erlitten hat, gegen die Unfallverursacherin aber mit Kompensationsforderungen erfolglos war, hatte sich explizit, sozusagen als Ersatzbefriedigung, zum Ziel gesetzt, den Krankenkassen möglichst hohe Kosten zu verursachen. An einer Veränderung seines Schmerzsyndroms schien er nicht ernsthaft interessiert. Dennoch ließ er sich auf die Arbeit an Einzelproblemen ein, was der Therapeutin die Möglichkeit gab, es ihm mit unendlicher Geduld, letztlich aber erfolgreich, schmackhaft zu machen, dass das Leben für ihn vielleicht doch noch mehr bereithält als ein Verharren in der Opferrolle.

Motivationstheoretische Grundannahmen und Prinzipien für Psychotherapeuten (n. Kanfer et al., 1991, vereinfacht):

- Menschen sind *immer* zu etwas motiviert
- Ziele und Motive befinden sich aufgrund von situationsabhängigen Schwankungen und von Veränderungsprozessen kontinuierlich im Fluss
- Therapiemotivation bezieht sich immer auf bestimmte Situationen bzw. Handlungen; sie muss also für *jede* Einzelhandlung und für *jede* Episode (z. B. zur Therapie kommen, in Therapie bleiben, Informationen geben, aktiv mitarbeiten etc.) neu unterstellt werden
- Wenn motivationale Aspekte zu „Current Concerns" werden, ist das ein Hinweis auf motivationale Konflikte, Prioritätenänderungen oder andere Störungen in der Selbstverständlichkeit, mit der bestimmte Motive im Handeln realisiert werden können
- Entsprechend der Tatsache, dass Menschen *immer* motiviert sind (nur nicht immer zu dem, was andere Personen – z. B. Therapeuten – von ihnen wollen ...), ist die Frage, ob ein Patient „motiviert" oder „unmotiviert" ist, falsch gestellt. Entscheidend ist hingegen: Mit welcher *Intensität* ist der Patient zum *momentanen Zeitpunkt zu welchen spezifischen Zielen* motiviert?
- Motive sind während der Therapie durch den Therapeuten bzw. durch den tatsächlichen Therapieverlauf beeinflussbar
- Klärung der Therapiemotivation ist *nicht* die Suche nach den „wahren", „letzten", „innersten" oder „endgültigen" Grundmotiven von Personen; sie bietet allenfalls kurz- bis mittelfristige Motivationshilfen
- Motive können nie vollständig und mit Sicherheit valide geklärt werden. Wenn aber ein Patient seine Motive nicht gut versteht, und das zur Aufrechterhaltung seiner Probleme beiträgt, empfehlen sich Interventionen im Sinne des Wirkfaktors (motivationale) Klärung. Dabei wird versucht, für ein bestimmtes Problem oder einen bestimmten Lebensbereich eine gründliche Klärung zu erreichen, was oft mit stärkeren Emotionen einher- und weit über eine Klärung lediglich der Therapiemotivation hinausgeht. Über die Zeit

relativ konstantes Verhalten deutet auf wichtige persönliche Motive hin (Hinweis auf Plananalyse nach Caspar, 2018).
- Menschen sind – innerhalb von Grenzen – zur Selbststeuerung *fähig* und benötigen keine Bevormundung durch „besserwisserische" Experten, auch in Bezug auf motivationale Aspekte
- Eine funktionale Analyse der jeweiligen Motivation zum jeweiligen Zeitpunkt hilft dem Therapeuten, die Frage nach der Therapiemotivation besser zu beantworten und vorhandene Motivationen *für therapeutische Zwecke zu nutzen* („Wozu/wodurch ist der Patient motivierbar?").
- Dazu ist zunächst die direkte *Beobachtung* sowie das *indirekte Erschließen* von Zielen, Werten und Motiven der Patienten notwendig. Sensible Therapeuten achten daher vom Erstkontakt an kontinuierlich auf alle Anzeichen von Bedürfnissen, Motiven, Zielen und Werten ihrer Patienten.
- Patienten können über ihre bewussten Motive, die Teil ihres Selbstkonzepts sind, direkt Auskunft geben, sie können sogar im Fragebogen erhoben werden. Gerade die impliziten, nicht bewussten Motive sind aber oft klinisch wichtiger und müssen anders, z. B. mit Plananalyse (Caspar, 2018) werden.
- Die Therapie muss selbst vorübergehend ein bedeutsames „Current Concern" der Patienten werden (allerdings kann sich die Motivation, die Therapie fortzusetzen, auch in problematischer Weise vom Veränderungsmotiv trennen und verselbständigen; Sachse, 1997)
- Statt nur „motivierte" Patienten zu selegieren geht es darum, alle Register zu ziehen, um einen Motivations*aufbau* zu erreichen. – Motivation ist nicht nur zu Beginn der Therapie wichtig, sondern bleibt über den gesamten Therapieprozess hinweg das grundlegende Thema
- Alle Interventionen sollten stimmig an das Ziel- und Wertesystem der Patienten angepasst werden

2

Ziele/Motive im Konflikt

„Der Patient ist nicht motiviert", sagen Therapeuten manchmal, und tatsächlich erscheint das bei vielen Patienten so. Gibt es tatsächlich „nicht motivierte Patienten"? Abgesehen von extremen Ausnahmen ist immer davon auszugehen, dass Leiden auch Veränderungsmotivation schafft, nur gehen in die „resultierende" Therapiemotivation auch Konflikte ein. Es erscheint deshalb manchmal so, als sei ein Patient nicht motiviert, obwohl er durchaus *auch* motiviert ist, sich zu verändern. Was kann für einen Patienten bewusst oder unbewusst gegen eine Therapie oder bestimmte Schritte/Aspekte sprechen?

1. **Aufwand,** wobei oft Aspekte wie Vereinbarkeit mit Arbeitszeiten, Kinderbetreuung etc. eine wichtige Rolle spielen
2. Bedrohliche **Emotionen/Themen/Ziele:** Patienten haben oft ihr ganzes Leben auf deren Vermeidung eingerichtet; es wäre naiv, zu erwarten, dass sie es in der Therapie leicht machen, daran zu arbeiten
3. **Bedrohung des Selbstwertes** durch Arbeit an kränkenden Problemen. Gerade bei einem durch das Problem selber angeschlagenen Selbstwertgefühl kann dies sehr viel Gewicht haben!
4. Probleme in der **Therapiebeziehung,** die je nach Patient thematisch sehr unterschiedlich sein können (man denke an verschiedene Persönlichkeitsstörungen, die aber bei Motivationsproblemen natürlich nicht einfach zu unterstellen sind!)
5. Probleme mit bestimmten Therapie**techniken,** die mit Möglichkeiten, Ängsten und Vorlieben des Patienten unvereinbar sein können
6. Offensichtliche oder versteckte **Vorteile,** die Patienten von ihren Problemen haben können, vom offensichtlichen Fall einer Berentung bis hin zu dramatischen Problemen, die von noch bedrohlicheren ablenken können

Wichtig: Verschiedene Motive/Pläne können im Laufe der Zeit sehr unterschiedlich stark aktiviert sein!

Solange ein Patient einen Therapieplatz sucht, kann der Wunsch, sich zu verändern oder zumindest Unterstützung zu bekommen, ganz im Vordergrund stehen. Nachteile einer Therapie oder damit verbundene Ängste sind noch weit weg, solange es nicht konkret wird. Hat die Therapie einmal begonnen, verliert ein Unterstützung-Such-Plan an Bedeutung, die Unterstützung ist ja da. Nachteile werden nun deutlicher, Ängste konkreter: Manchmal fragt man sich, ob der Patient, der sich nun überwiegend zu wehren scheint, noch derselbe ist, der vor kurzem noch keine Woche länger auf einen Therapieplatz warten konnte. Es ist derselbe! Er ist <u>auch</u> noch zur Veränderung motiviert, genau, wie er damals <u>auch</u> Motive hatte, die gegen eine Psychotherapie oder bestimmte Aspekte davon sprechen. Aber Gewichte und Aktivierungen können sich verschieben.

Für den Therapeuten stellt sich die zentrale Aufgabe, veränderungsbegünstigende Motive zu aktivieren und andere zu de-aktivieren. Basis dafür ist die individuelle Fallkonzeption.

Das Duale Modell von Schulte (1997; Schulte und Eifert, 2002)

Neben dem Strang der „eigentlichen" störungsorientierten Therapie läuft der „Motivationsstrang". Er enthält die wichtigen Voraussetzungen für die Durchführung der Therapie, zu dem namentlich die Weckung von Patienten-Erwartungen gehört. Der Motivations-Strang ist in fünf Aspekten beschreibbar:

1. Therapienachfrage vs. Abbruch
2. Mitarbeit (aktive Mitwirkung des Patienten)
3. Selbstöffnung (Bereitschaft des Pat., über wichtige Bereiche Auskunft zu geben)
4. Erproben (Bereitschaft, neue und ungewohnte Verhaltensweisen auszuprobieren)
5. (kein) Widerstand (implizite verbale und nonverbale Äußerung von Verweigerung und Ablehnung)

Es ist die Aufgabe des Therapeuten, darauf zu achten dass diese Voraussetzungen gegeben sind und wenn nötig passende Maßnahmen zu treffen. Dabei sollte er nicht überreagieren, da dies den Therapieerfolg beeinträchtigen kann (s. unten zur Therapiebeziehung).

Explizites Definieren von Zielen: Die Zielerreichungs-Skalierung (Goal Attainment Scaling, GAS)

ist aus Forschungs- und Qualitätssicherungs-Sicht eine interessante Möglichkeit, Fortschritte in der Therapie quantitativ und doch individuell zu erfassen – aus praktischer Sicht eine gut strukturierte Form, ausgehandelte Therapieziele festzuhalten. Im Detail gibt es verschiedene Varianten, bei denen jedoch übereinstimmend eine Anzahl von Problemen/Zielen (in der Regel 3) für jeden Patienten möglichst präzise definiert werden (z.B. „sich gegen das Aufladen von zu viel Arbeit wehren"). Dazu werden bereits zu Therapiebeginn mehrere Stufen möglicher Veränderung in positive und negative Richtung möglichst konkret definiert.

Beispiel: Problem 1: Sich Durchsetzen gegenüber Chef
+ 3 „Ich nehme offen Stellung gegenüber meinem Chef, wenn er mir zu viel Arbeit aufbürden will. Ich mache mir klar, dass dies mein gutes Recht ist, dass eine chronische Überlastung ungesund ist, und habe dabei keine Schuldgefühle. Wenn es mir im ersten Anlauf misslingt, nehme ich am nächsten Tag noch einmal einen Anlauf."
-2 „Ich habe resigniert, wehre mich kaum mehr und werde depressiv, weil ich mir nicht zutraue, mein Verhalten je zu ändern."

Am Ende der Therapie (und natürlich auch in Katamnesen) kann dann eingeschätzt werden, was vom zu Therapiebeginn Definierten erreicht worden ist. Obwohl Probleme und Abstufungen des Erreichten sich von Patient zu Patient unterscheiden, kann auch quantitativ verglichen werden, wie stark sie sich in ihren wichtigsten Problemen verändert haben.

2

Das Stufenmodell der Therapiemotivation nach Prochaska, DiClemente und Norcross (1997)

Das „stage model" der Entwicklung von Therapiemotivation wurde ursprünglich für Substanzabhängigkeiten entwickelt, es ist aber von allgemeinerer Bedeutung. Nach diesem Modell durchläuft die Entwicklung der Motivation, ein bestimmtes Problem therapeutisch anzugehen, verschiedene Phasen. Zunächst wird ein Problem noch gar nicht als solches betrachtet, dann wird es anerkannt und eine Behandlung in Betracht gezogen, dann erfolgt eine Vorbereitung, dann die Behandlung im engeren Sinne („action phase"), dann die Aufrechterhaltung. Dabei ist wichtig:

1. Oft müssen die Stufen bis zu einem Behandlungserfolg mehrfach ganz oder teilweise durchlaufen werden.
2. Auch wenn Patienten u.U. sehr auf eine Therapie drängen, befinden sie sich oft noch nicht auf einer Aktionsstufe.
3. Zu frühen Stufen passen tendenziell besser einsichtsorientierte, zu späten Stufen besser handlungsorientierte Vorgehensweisen
4. Zu frühen Stufen passen ceteris paribus besser Autonomie betonende, zu späteren Stufen besser stärker strukturierende Beziehungsangebote.
5. Patienten befinden sich prinzipiell nicht als Ganzes, sondern mit dem einen oder anderen Problem auf der einen oder anderen Stufe.

Es ist empirisch plausibel, dass bei Berücksichtigung des Stufenmodells Effekte gesteigert werden können. Aus dem Modell ergeben sich durchaus komplexe Entscheidungsprozesse.

Beispiel: Eine depressive Patientin in stationärer Behandlung kommt nach initialer medikamentöser Therapie zur Verhaltenstherapie nach Beck. Sie ist dazu auch motiviert und arbeitet über weite Strecken kooperativ mit. Es werden aber auch Widerstände deutlich, die vom Therapeuten damit erklärt werden, dass die Depression für sie ein Ausweg aus einer schwierigen Ehesituation ist. Probleme in der Ehe hat sie zwar angedeutet, ist aber noch weit davon entfernt, diese oder gar den Ehemann in die Therapie einbeziehen zu wollen. Die Hypothese der instrumentellen Verstärkung der Depression durch Vermeiden von Auseinandersetzung mit Eheproblemen wird zwar in geeigneter Weise an sie herangetragen, dem Therapeuten bleibt aber letztlich nichts anderes übrig, als parallel zur von Widerständen begleiteten konkreten Arbeit an den Depressionen (Tagesstrukturierung, kognitive Arbeit, Verhaltensübungen) nicht drängend einsichtsorientiert immer wieder auf die Ehesituation zu kommen. Das Vertrackte ist dabei, dass – so zumindest die Hypothese des Therapeuten – die instrumentelle Funktion der Depression erst wegfallen würde, wenn die Eheprobleme gelöst wären. Die Patientin ist aber in ihrer Bewusstseins- und Motivationsentwicklung für die Eheprobleme noch längst nicht so weit wie für die Depressionsbehandlung, die ihrerseits wegen der instrumentellen Funktion der Depression immer wieder auf der Stelle tritt. Dafür braucht der Therapeut viel Geduld, mit der er der Patientin immer wieder vermittelt, dass er an eine Lösung der Probleme glaubt. Schließlich lässt sich die Patientin, ursprünglich mehr aus Glauben an die professionelle Kompetenz des Therapeuten und aufgrund der guten Therapiebeziehung, darauf ein, einige Probleme gemeinsam mit ihrem Mann zu besprechen. Sie ist überrascht, wie kooperativ dieser ist und dass sich einige gravierend scheinende Probleme leichter bewältigen lassen, als sie glaubte. Die Bewältigung der restlichen Depression geht dann recht schnell.

Wie kann ich meinen Patienten motivieren?

Punkte von grundsätzlicher Bedeutung sind (ausführlicher: Kanfer et al., 1991):

1. Anknüpfen an bestehende wichtige Ziele/Motive
Aufzeigen, dass das, was der Patient erreichen will/soll, (weiteren) wichtigen Zielen dient (z.B. sich selber was Gutes tun/erholen, um dann wieder besser andere unterstützen zu können)

2. Leidensdruck/Spannung vergrößern
Herausarbeiten von Nachteilen des gegenwärtigen Verhaltens (z.B. durch Selbstbeobachtung, Konfrontation – die jedoch nicht zu aversiv werden sollte!)

3. Veränderungsperspektive konkretisieren
Beschäftigung mit Personen, die das Erwünschte schon erreicht haben, Ausmalen von Fantasien, Gedankenexperimente

4. Hindernisse verkleinern
Behutsame kleine Schritte, Herausarbeiten, dass vom Neuen doch schon ein guter Teil vertraut ist, Unverbindlichkeit des Ausprobierens von Neuem betonen, instrumentelle Funktionen von Problemen beseitigen oder reduzieren, z. B. durch Aufbau konstruktiver Alternativen (z. B. offen einen Schonraum aushandeln, statt mit Depression erzwingen; die instrumentelle Funktion eines Problems kann allerdings so bedeutsam sein – z. B. „Rentenneurose, systemische Funktion" –, dass sie nicht mit einfachen Mitteln auszuräumen ist!), Vermittlung von Techniken zum Umgang mit unweigerlich auftauchenden Schwierigkeiten (z. B. Selbstinstruktion nach Meichenbaum)

5. Sicherheit geben
Zu viel Verunsicherung macht rigide und führt evtl. zum Therapieabbruch: Sicherheit geben durch passendes Beziehungsangebot, ressourcenorientiertes Arbeiten

6. Schnelle Erfolge; Verstärkung
Zerlegen des Vorgehens in kleine Etappen, von denen jede genügend (selbst) verstärkt wird, evtl. materielle Anreize mit klaren Regeln für Selbstverstärkung (z. B. sich was Schönes kaufen als Belohnung für unangenehmen Schritt), realistische Selbstbewertung und -verstärkung beim Patienten aufbauen, allenfalls auch Selbst-Bestrafung (z. B. Überweisung eines Betrages an eine ungeliebte politische Organisation)

7. Bewusstheit für stärkere Wirkung von Kurzfristigem:
Dem Pat. klar machen, dass der Mensch nun mal so konstruiert ist, dass auch sehr bedeutsame positive und negative langfristige Konsequenzen weniger verhaltensbestimmend sind, dass man dem aber durch Bewusstmachung und konkrete Maßnahmen (z. B. Foto von leicht bekleidetem Pat. aus dicken Tagen an den Kühlschrank) etwas entgegenwirken kann.

3 Therapeut-Patient-Beziehung

„You will get further with a patient with a good therapeutic relationship and lousy techniques, than you will with good techniques and a lousy relationship" (Victor Meyer, nach AuBuchon und Malatesta, 1998, S. 141)

Die Bedeutung von „Therapiebeziehung" ist relativ breit. Im weitesten Sinne werden darunter alle Verhaltensweisen, Kognitionen und Emotionen verstanden, die auf der zwischenmenschlichen Ebene das Verhältnis zwischen Therapeut und Patient ausmachen. Die Palette von Begriffen, die im Englischen damit verbunden werden, macht deutlich, wie facettenreich dieser Bereich ist: Alliance, Bond, therapeutic (oder therapy) relationship. Eine gute Übersicht ebenso wie Beiträge zu spezielleren Aspekten findet sich bei Norcross (2011). Dieser Reader ist eine Darstellung der Arbeit der **APA Division of Psychotherapy (Div. 29) Task Force on Empirically Supported Therapy *Relationships* (ESRs).** Diese war ins Leben gerufen worden, um der herrschenden Einseitigkeit der Konzentration auf die Frage der richtigen therapeutischen Technik entgegenzuwirken (Lambert und Okiishi, 1997).

Die Task Force erkannte dabei die Bedeutung der Technik an, wie sie in der „Empirically Supported Therapies" – (ESTs)-Bewegung, in der Entwicklung von Therapiemanualen u.a.m. zum Ausdruck kommt, wies aber auf die Beschränktheit der Ergebnisvarianz hin, die durch die Technik bestimmt wird, und verstand ihre Bemühungen als wichtige Ergänzung.

Das Ergebnis der Arbeit dieser Task Force, die eine wichtige Weiterführung von früheren Übersichtsarbeiten ist (Horvath und Symmonds, 1991; Orlinsky et al., 1994), zeigt einen Einfluss der Therapiebeziehung auf das Therapieergebnis, der (wie Technikvariablen auch!) nur mittelgroß ist, aber bei Untersuchungen regelmäßig gefunden wird. Eines wird sehr plausibel:

Weitere Steigerungen der Wirksamkeit von Therapien, vor allem bei unselegierten Patienten im Einzelfall wie bei Gruppenuntersuchungen, hängen stark vom Aufbau einer guten therapeutischen Beziehung ab.

Andererseits wird auch sehr deutlich, dass viele Aspekte der therapeutischen Beziehung noch ungenügend untersucht sind. Die korrelative Natur der meisten Untersuchungen mag Therapieforscher mit experimenteller Orientierung stören; es ist andererseits offensichtlich, dass experimentell bestenfalls (d. h., auch nicht so leicht wie bei Technikvariablen!) der Beitrag der Therapeuten experimentell variiert werden kann, von dem die Therapiebeziehung nur teilweise abhängt.
Vieles spricht dafür, dass es nicht bestimmte Variablen in einer bestimmten Ausprägung (z. B. Ausmaß an zwischenmenschlicher Wärme oder Umfang der Selbstöffnung der Therapeuten) sind, die durchgängig zu guten Therapiebeziehungen führen, sondern die Anpassungsfähigkeit der Therapeuten an die einzelnen Patienten (Norcross, 2002b). Stiles et al. (1998) nennen dies „responsiveness". Wenn Patienten in Variablen ausgedrückt

unterschiedliche Ausprägungen derselben brauchen und wenn das vielleicht sogar bei einem Patienten von Situation zu Situation variiert, dann ist es schwer, innerhalb größerer Patientengruppen allgemeine Zusammenhänge zwischen Beziehungsvariablen und Therapieergebnissen zu finden. Es gibt aber noch kaum Untersuchungen, die statt einzelner Variablen die Passung zwischen Angebot des Therapeuten und Bedürfnissen eines Patienten in einer bestimmten Situation untersuchen (Caspar und Grosse Holtforth, 2009).

In der Geschichte der Verhaltenstherapie hatte die explizite Beschäftigung mit der Therapiebeziehung im Vergleich zur Psychoanalyse und der rogersianischen Therapie ursprünglich einen geringen Stellenwert. Sie war vor allem als Vehikel für soziale Verstärkung interessant, d.h., der Therapeut setzte sich als Vermittler von selektiver Zuwendung und Lob für erwünschtes Verhalten ein.

Ansonsten gab es ein ganzes Spektrum von Auffassungen zur therapeutischen Beziehung (s. auch Caspar und Grawe, 1981):

1. Es wurde einfach vorausgesetzt, dass eine gute Beziehung als „unspezifischer Faktor" das Spezifische (die Interventionen) trägt.
2. Dabei wurde verbreitet angenommen, eine respektvoll/freundlich/zugewandte, an Rogers angelehnte Beziehung sei generell geeignetes und ausreichendes therapeutisches „Basisverhalten".
3. Andererseits wurde aber auch die Auffassung vertreten, Verhaltenstherapie erfordere Dominanz seitens des Therapeuten, so dass die erste Aufgabe desselben sei, den Patienten submissiv zu machen (Caspar und Grawe, 1981).
4. Extrem für die Bedeutung der Therapiebeziehung waren Versuche, etwa durch Tonbandeinsatz den Therapeuten ganz überflüssig zu machen; dieses Thema gewinnt durch neuere Technologien (Computer, Internet) wieder neu an Bedeutung.
5. Später kam die Idee hinzu, die Therapiebeziehung auch diagnostisch als Informationsquelle zu typischen Mustern beim Patienten zu nutzen (Grawe, 1980), wie auch umgekehrt ein konsistent gutes „Beziehungsmanagement" eine Fallkonzeption voraussetzt (AuBuchon und Malatesta, 1998).
6. Schließlich wird angenommen, dass Beziehungserfahrungen in der Therapie, insbesondere auch in der therapeutischen Gruppe (Grawe, 1980), direkt zu Veränderungen beitragen können.

Wenn uns aus heutiger Sicht die alten Konzepte etwas arg vereinfachend erscheinen, ist doch anzumerken, dass Verhaltenstherapeuten nachweislich gute Therapiebeziehungen realisierten (Sloane, Staples, Cristol, Yorkston und Whipple, 1975). Wieweit diese Ergebnisse zu verallgemeinern sind oder auch auf impliziter Auswahl besonders guter Therapeuten beruhen, ist unbekannt. Immerhin sind sie vereinbar mit dem Befund, dass eine explizite Beschäftigung mit der Therapiebeziehung auch mit schlechteren Ergebnissen einhergehen kann (Orlinsky et al., 1994).

Mit der weiteren Verbreitung der Verhaltenstherapie wandten Therapeuten sich auch beziehungsmäßig schwierigeren Patienten zu, die sich ohne besondere Beachtung von Beziehungsaspekten einer ausreichend langen Verhaltenstherapie nicht zugänglich erwiesen. Dies geschah vermehrt in den späten 70er Jahren. Zu dieser Zeit war die Idee von „Persönlichkeitsstörungen" in der VT noch nicht populär – sonst wären wohl viele Patienten entsprechend diagnostiziert worden. Vor allem Grawe (1980) hat die Idee intensiv verfolgt, Therapeuten müssten sich mit der „vertikalen" oder motivationalen Dimension intensiver beschäftigen, um die Hintergründe von Problemverhalten zu verstehen und individuelle interaktionelle Strategien zu entwickeln. Die spätere explizite Beschäftigung mit Persönlichkeitsstörungen ist wohl ein wichtiger Motor für die intensivere Beschäftigung mit der Therapiebeziehung. Sachse (1997) gibt in seinem Buch über Persönlichkeitsstörungen viele schulenunabhängige nützliche Hinweise zum Umgang mit Beziehungsproblemen.

In der modernen Verhaltenstherapie wächst die Einsicht, dass die Betonung der Technik etwas einseitig ist bzw. war:

> **„Traditionell hat die Verhaltenstherapie dem Nachweis der Wirksamkeit ihrer Verfahren vorrangige Bedeutung eingeräumt. Die Betonung des Therapieerfolgs ging dabei oft mit einer Vernachlässigung des Therapieprozesses einher" (Margraf, 2000; S. 383)**

und: „In der Regel ist ein gutes Zusammenspiel zwischen dem technischen und dem Beziehungsaspekt eine wichtige Voraussetzung für eine erfolgreiche Behandlung" (derselbe, S. 393). Auch Vertreter manualisierter Ansätze räumen ein, dass Therapie in einem Kontext vermittelt wird, zu dem namentlich die Therapiebeziehung gehört.

> ! **Merke:** „Alles, was sich in der Therapie ereignet, ist gleichzeitig sowohl konkrete Verhaltenstherapie als auch Beziehungsarbeit. Es gibt keine spezifischen therapeutischen Aktionen, die nicht in einer gewissen Art mit dem Patienten durchgeführt wird und auf die dieser in einer gewissen Weise reagiert, also tangiert sie die Beziehung" (Hoffmann, 2000, S. 363).

Im Ansatz von Grawe (1998) spielt die therapeutische Beziehung nicht zuletzt als Teil der immer mehr als bedeutsam anerkannten Arbeit mit Ressourcen des Patienten eine wichtige Rolle.

In einer Hinsicht hat ein strukturierter, auf schnelle kleine Erfolge ausgerichteter Therapieansatz wie die Verhaltenstherapie deutliche Vorteile: Die Kausalität zwischen Therapiebeziehung und Therapieerfolg geht keineswegs, wie oft vereinfachend angenommen; nur von ersterer zu letzterem. Erste Therapieerfolge sind vielmehr eine der wichtigsten positiven Einflussgrößen für eine positive Therapiebeziehung.

Beispiel: Im Vergleich zur Wirkung z. B. von erfolgreichen Expositionsübungen, in denen jahrelang einengende Fesseln innerhalb von Stunden gesprengt werden, während dabei fördernd und offen die Therapiebeziehung beachtet wird, wird man sich kaum ähnlich wirksame direkte Maßnahmen zur Beziehungsförderung (wie Reden über die Beziehung) vorstellen können.

Im Dualen Modell der Therapie nach Schulte (s. auch im Abschnitt zur Therapiemotivation) gehört eine tragfähige Therapiebeziehung zu den Voraussetzungen für das „eigentliche" technische Vorgehen auf dem ersten Strang. Vorgesehen ist, dass

Therapeuten sich dann verstärkt mit Beziehungsaspekten beschäftigen, wenn Therapien nicht gut laufen. In Therapiemanualen werden zwar auch Hinweise zur Therapiebeziehung gegeben, jedoch nur vereinzelt, und das „technische" Vorgehen steht klar im Vordergrund. Gestützt auf empirische Ergebnisse, die eine negative Korrelation von Zuwendung zu therapeutischen Intentionen auf der Prozess-Ebene (vor allem, wenn auf Beziehungsaspekte bezogen) und Therapieerfolg zeigen, warnt Schulte vor einer überstarken Beschäftigung mit Beziehungsaspekten und fordert, diese erst dann zu forcieren, wenn Probleme auftauchen. Im Modell der **Motivorientierten Beziehungsgestaltung (früher Komplementäre Beziehungsgestaltung genannt)** nach Grawe (1992) und Caspar (2008; s. Kasten) ist eine explizite Beschäftigung mit Beziehungsaspekten schon ganz zu Therapiebeginn vorgesehen, wenn auch von Fall zu Fall mit unterschiedlichem Gewicht. Es wird davon ausgegangen, dass eine „Motivierte Beziehungsgestaltung" in verschiedener Weise Prozess und Ergebnis von Psychotherapien positiv beeinflusst und dass in schwierigen Fällen die Durchführbarkeit einer Therapie ganz davon abhängt. Dies gilt nicht nur, aber besonders für Patienten mit Persönlichkeitsstörungen, die auch ohne Behandlungswunsch und -auftrag für damit verbundene Probleme in einer Therapie stark berücksichtigt werden müssen.

Ein komplementäres Zuwenden zu positiven Plänen von Patienten ist Teil eines „ressourcenorientierten" Vorgehens, dessen Bedeutung auch in der Verhaltenstherapie immer mehr erkannt wird (Grawe, 1998). Das Erarbeiten komplementären Verhaltens auch bei Problemverhalten des Patienten in der Therapiebeziehung unterstützt Therapien ganz allgemein und ist in einzelnen schwierigen Therapien der Schlüssel, um überhaupt inhaltlich therapeutisch arbeiten zu können. Eine Probleme nicht bagatellisierende komplementäre Zuwendung zu wichtigen positiven Eigenschaften und Bedürfnissen steht Patienten allein schon als Kompensation für die Notwendigkeit zu, sich mit ihren Problemen darzustellen und zu beschäftigen.

Zu einfachen Patienten eine gute Therapiebeziehung herzustellen ist nicht besonders schwierig. Zu Patienten, die aus interpersonaler Sicht eher feindselig-dominant sind, eine positive Beziehung herzustellen, ist für Therapeuten erwiesenermaßen schwieriger, und sie haben auch eine schlechtere Erfolgsprognose. Diese Gruppe, aber auch Patienten mit anderen schwierigen Interaktionsauffälligkeiten stellen unabhängig von der Diagnose die eigentliche Herausforderung für professionelle Psychotherapie dar, die sich nicht mit einer Konzentration auf die Fälle zufrieden gibt, die einen relativ leichten Erfolg versprechen. Wie viel Schwierigkeiten ein Therapeut sich zutrauen und zumuten sollte, hängt dabei von interaktionellem Geschick und Flexibilität, Erfahrungsstand, Vertrautheit mit geeigneten Modellen, aber auch einer guten Mischung von schwierigeren und einfacheren Fällen ab.

Für die **Forschung** bestehen grundsätzlich zwei Möglichkeiten, die Therapiebeziehung zu Therapieergebnissen in Beziehung zu setzen: mit korrelativen und mit experimentellen Studien. Nach verbreiteter methodischer Auffassung könnte auf eine Kausalität Therapiebeziehung → Therapieergebnisse nur geschlossen werden, wenn präskriptiv beschrieben würde, wie die Therapiebeziehung in einer, nicht aber einer anderen experimentellen Bedingung zu gestalten sei, und die Effekte mit randomisierter Patientenzuteilung untersucht würden. Eine solche Untersuchungsmethode hätte aus der Sicht des Praktikers zudem den Vorteil, dass sie Hinweise liefern würde, was ein Therapeut denn bewusst für eine gute Therapiebeziehung tun kann. Ein Nachteil ist, dass nur der Beitrag des Therapeuten, von dem die Beziehung nur teilweise abhängt, experimentell variiert werden kann. Die meisten Befunde zur Bedeutung der Therapiebeziehung beruhen auf korrelativen Studien. Experimentelle Studien sind ausgesprochen spärlich und am ehesten in Add-On-Designs zu verwirklichen (experimentelle Untersuchung zur Motivorientierten Beziehungsgestaltung: Kramer et al., 2013).

Die Motivorientierte Beziehungsgestaltung nach Grawe (1992) und Caspar (2018, 2008), Caspar & Belz (2017)

Sie dient dazu, sich zu positiven und problematischeren Verhaltensweisen und Plänen von Patienten in geeigneter Weise in Beziehung zu setzen. Sie ist insbesondere ein konstruktives Mittel, sich aus einer einfachen Verweigerung gegenüber problematischem Patientenverhalten oder gar einer ungewollten Verstärkung desselben zu lösen. Beispiel: Ein Patient füllt einen großen Teil der Zeit in der Therapie mit Jammern. Ein bemitleidendes Zuwenden birgt die Gefahr, das Problemverhalten zu verstärken und häufiger / intensiver zu machen oder gar intermittierend zu verstärken, wenn dem Druck des Patienten mal standgehalten wird und mal nicht. Ein Nicht-Beachten führt aber, wenn hinter dem Problemverhalten wichtige bewusste oder nicht bewusste Ziele des Patienten stehen, oft zu verstärkten „Anstrengungen" des Patienten nach dem „Mehr-desselben-Prinzip": Dieses kommt zum Zuge, wenn ein Verhalten nicht zielführend ist, aber keine alternativen Strategien verfügbar sind.
Welches therapeutische Beziehungsangebot für einen konkreten Patienten geeignet ist, hängt davon ab, auf welche übergeordneten Pläne das Problemverhalten hypothetisch zurückgeführt wird. Abbildung 1 zeigt dies am Beispiel. Von mehreren möglichen Hypothesen wird der linke Ast weiterverfolgt.

Von Patientenverhalten wird auf Patienten*pläne* geschlossen, daraus werden dazupassende Therapeuten*pläne* und aus diesen Therapeuten*verhalten* abgeleitet. Dabei sind 2 Prinzipien wichtig:

Prinzip 1: Wenn man in der Planstruktur hinauf geht, kommt man irgendwann auf Motive, die keine Einschränkung der therapeutischen Handlungsfähigkeit darstellen

und „akzeptabel" sind. Das ergibt sich daraus, dass man beim Hochgehen in einer Planhierarchie letztlich bei Grundbedürfnissen anlangt, die per definitionem weder gut noch schlecht sind; inadäquat können nur die Mittel sein, die zu ihrer Befriedigung entwickelt wurden. Sobald ich als Therapeut sagen kann: „Mit diesem Patientenplan kann ich leben!", bin ich hoch genug in der Hierarchie angelangt, um mich zu fragen, welche Therapeutenpläne komplementär wären. Noch höher zu gehen kann zu einem Verlust an Konkretheit und Präzision führen.

Die Aufmerksamkeit beim Patienten auf den akzeptablen, gut verstehbaren motivationalen „Überbau" statt nur auf das Problemverhalten zu richten, hat auch für den Psychotherapeuten selber Vorteile: Es dürfte aus psychohygienischer Sicht wesentlich günstiger sein.

Prinzip 2: Wenn es gelingt, die hinter dem Problemverhalten steckenden Bedürfnisse des Patienten zu sättigen, dann wird dem Problemverhalten die motivationale Basis entzogen. Patienten werden damit vielleicht „aus Gewohnheit" etwas weitermachen, aber weniger häufig/intensiv. Nicht selten werden nach Einsetzen von komplementärem Therapeutenverhalten geradezu dramatisch schnelle Änderungen im Verhalten beobachtet. Befürchtungen, Problemverhalten zu verstärken, sind nur berechtigt, wenn der Therapeut auf einer zu tiefen, noch problematischen Ebene ansetzt und/oder wenn positives Therapeutenverhalten – falsch! – *zeitlich kontingent* zu Problemverhalten des Patienten erfolgt. Die komplementären Pläne des Therapeuten sollen demgegenüber Konstruktionsregeln für ein sehr aktives Verhalten sein.

Gelegenheiten, es zu verwirklichen, sollen aktiv gesucht werden und es soll nicht abgewartet werden, bis der Patient dazu drängt. Manchmal geht es um therapeutisches Handeln, das vor allem der Beziehungsgestaltung dient *(z. B. Äußerungen des Therapeuten, dass man sich in Therapien sehr vor Überforderung hüten muss, da diese völlig kontraproduktiv wäre),* typischer ist aber, dass die *Art und Weise* „technischen" oder „inhaltlichen" Handelns durch komplementäre Therapeutenpläne bestimmt wird. *Beim Beispielspatienten könnte z.B. regelmäßig auch bei kleinen Schritten gefragt werden, ob das nicht zu viel ist, und der Therapeut lässt beim inhaltlichen Vorgehen nebenbei immer wieder durchblicken, dass er sich unabhängig von Problemverhalten voll für den Patienten einsetzt, dass eigene Anstrengungen des Patienten ihn sogar noch mehr beflügeln usf.*

Ziel ist, dass der Patient sich mit seinen wichtigsten positiven, aber auch seinen Vermeidungszielen beim Therapeuten gut aufgehoben fühlt: Auf dieser Beziehungsbasis geben Patienten der Therapie in der Regel einen größeren Spielraum, mit dem der Therapeut arbeiten kann. Eine positive Beziehungserfahrung kann auch selber therapeutisch wirken, das Wichtigste an der komplementären Beziehungsgestaltung ist aber, *Voraussetzungen* für inhaltliches Vorgehen zu schaffen, das in seinen positiven und negativen Nebenwirkungen natürlich stets auf die Beziehung zurückwirkt. Wenn nötig, trägt eine gelungene komplementäre Beziehungsgestaltung auch gezielte nichtkomplementäre Interventionen.

Wichtig ist: Ein komplementäres Beziehungsangebot ist kein „Trick", es beruht auf einem guten Verständnis der Patienten-Bedürfnisse und ihrem Bezug zum Verhalten und ist, wenn dieses gegeben ist, ganz einfach das Nächstliegende. Manchmal ändert sich das Therapeutenverhalten dadurch nur in kleinen, aber wichtigen Nuancen, manchmal unterscheidet es sich dramatisch von einem rein technikgeleiteten Vorgehen.

Ein gutes Verständnis der Struktur des Patienten ist notwendig: Ein Therapeut kann nicht einfach nach dem Gießkannenprinzip „komplementär" handeln: Selbst die meist günstigen Beziehungsangebote sensu Rogers passen nicht zu allen Patienten. Aufwand und Einschränkungen für den Therapeuten, die mit komplementärer Beziehungsgestaltung einhergehen, sind zudem dann minimal, wenn diese optimal auf den einzelnen Patienten passt (s. auch Kasten „Neukonstruktionsmodell"), wenn für diesen damit jede Intervention von optimalem individuellem Wert ist.

Abbildung 1: Motivorientierte Beziehungsgestaltung, nach Caspar (2007, 2008)

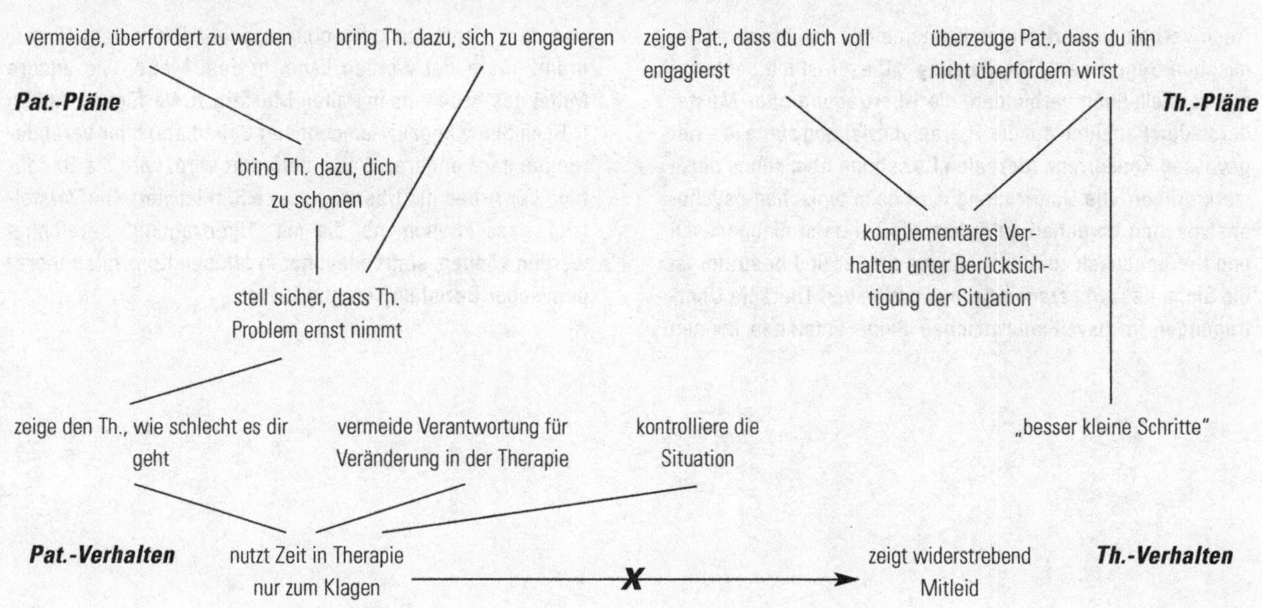

2

Die Therapiebeziehung als notwendige, förderliche oder hinreichende Bedingung für therapeutische Veränderung

Psychotherapie findet im Kontext einer menschlichen Beziehung zwischen Patient und Therapeut statt, und die Wirkung jeder Intervention hängt im Guten wie im Schlechten von dieser Beziehung ab. Dass therapeutische Veränderung psychischer Probleme auch ohne oder mit minimaler Therapiebeziehung stattfinden kann, wie Erfolge von Biblio- und Computer-Therapien ohne leibhaftigen Therapeuten zeigen (Caspar, 2003), ist derzeit wohl eher als Ausnahme von dieser Regel oder als Extrem zu betrachten. Wieweit dabei virtuelle Beziehungen eine Rolle spielen, sei dahingestellt. Berichte von einzelnen Therapieerfolgen bei alles andere als perfekten Therapiebeziehungen ebenso wie die nur mittelgroßen Zusammenhänge zwischen Beziehungs- und Erfolgsvariablen müssen wohl zu dem Schluss führen: Es kommt vor, dass Patienten auch von Therapien ohne eine Qualität der Therapiebeziehung im obersten Bereich profitieren. Eine gute Therapiebeziehung kann deshalb wohl *im strengen Sinne* nicht als notwendige Bedingung für Therapieerfolg bezeichnet werden, obwohl – und das muss sofort dazu gesagt werden! – alles dafür spricht, sich bei jedem Patienten um eine gute Beziehung zu bemühen.

Rogers (1951) betrachtete eine gute Therapiebeziehung als hinreichende Bedingung für Veränderung. Die an ihn angelehnte Forschung zu Zusammenhängen zwischen Merkmalen der Therapiebeziehung und -erfolg zeigt allerdings deutliche, aber nicht allzu große Zusammenhänge. Im Kontext aller Ergebnisse zur Rolle der Therapiebeziehung betrachtet, an denen die rogersianische Forschung einen Anteil von rund 25 % hat (Norcross, 2002b) lässt sich zusammenfassend feststellen: Unter Umständen kann eine gute Beziehungserfahrung wohl direkt Veränderungen herbeiführen oder die Basis für relativ allgemeine (vor allem klärende und emotionsinduzierende) Interventionen sein, die ohne sehr spezifische (z. B. störungsorientierte) Interventionen zum Erfolg führen. Derzeit ist es noch nicht möglich, ausreichend und empirisch fundiert vorauszusagen, bei welchen Patienten dies erwartet werden kann. Die rogersianische Art der Beziehungsgestaltung wird oft in zweifacher Weise zu unreflektiert als verhaltenstherapeutisches Basis-Gesprächsverhalten eingesetzt: 1. sah Rogers die Beziehung nicht nur als „Basis", 2. passt diese Art von Beziehungsangebot nicht für alle Patienten.

Die Position, eine gute Therapiebeziehung sei eine notwendige oder hinreichende Bedingung für Therapieerfolg, kann also nur mit Einschränkungen vertreten werden. Ob empirische Belege für die eine oder andere These gefunden werden, dürfte stark von der Patienten- und Variablenauswahl abhängen. Dagegen ist die Einschätzung als *förderliche* Bedingung auf jeden Fall richtig. Die Tatsache, dass regelmäßig Zusammenhänge zwischen Beziehungs- und Ergebnisvariablen gefunden werden, ist ein solider Hinweis darauf. Da nicht dieselbe Ausprägung der Beziehungsvariablen für alle Patienten gleich förderlich ist, dürfte die dominierende Forschung, die sich auf allgemeine Beziehungsvariablen und nicht auf Merkmale der individuellen Passung stützt, die Bedeutung der Therapiebeziehung sogar eher noch unterschätzen.

Der beste derzeit gültige praktische Rat ist, sich weder darauf zu verlassen, dass die Beziehung allein heilt, noch dass Techniken allein so mächtig sind, dass sie unabhängig von der Beziehungsqualität heilen. **Das bedeutet, sich ständig um eine zum einzelnen Patienten und seiner aktuellen Situation passende Beziehung zu bemühen und beziehungsmäßige Voraussetzungen und Nebenwirkungen von Interventionen zu reflektieren.** Ein nützliches Modell dabei ist das „Waage-Modell" (s. Abschnitt „Entscheidungen").

Übertragung

Auch Verhaltenstherapeuten kennen meist den psychodynamischen Begriff der **„Übertragung"**: Dieser ist mit bestimmten Vorstellungen verbunden, die Übertragung alter Muster durch den Patienten auf die Therapiebeziehung stehe in einer gewissen Konkurrenz zur realen Beziehung bzw. könne diese stark prägen. Die Übertragung wird beim typischen psychoanalytischen Vorgehen gefördert, um sie dann diagnostisch und therapeutisch zu nutzen. Etwas breiter und neutraler ist die Sicht, dass *in verschiedenen Formen* von Therapie Übertragungen im psychoanalytischen Sinne entstehen können und dass damit mit oder ohne psychoanalytischen Hintergrund gearbeitet werden kann. In dem Maße, wie andere Mittel des Arbeitens mit alten Mustern zu Verfügung stehen (z.B. im Sinne kognitiv-emotionaler Schemata) oder Veränderung in ganz anderer Weise gefördert wird, wird die Bedeutung der Arbeit mit Übertragung i.e.S. relativiert. Die Vorstellung, dass Phänomene, die mit „Übertragung" bezeichnet werden können, stattfinden, hat in offenen Konzepten therapeutischer Beziehung durchaus Platz.

4 Entscheidungsprozesse des Therapeuten

Wäre es so, dass Psychotherapie in jeder Form für jedes psychische Problem und jeden Patienten befriedigende positive Effekte hätte, gäbe es im Zusammenhang mit Therapien wenig zu entscheiden. Da diese Voraussetzung nicht erfüllt ist und eine Vielzahl von Patienten-, Therapeuten- und Prozessmerkmalen auf den Therapieerfolg Einfluss nehmen, hängt dieser davon ab, dass Therapeuten sich in Bezug auf viele große und kleine Fragen richtig entscheiden. Der Spielraum ist dabei mal größer, mal kleiner. Ich kenne eine ganze Anzahl von Patienten, die trotz (aus meiner Sicht) unglaublicher Fehlentscheidungen von Therapeuten gesund geworden sind. Ich kenne aber auch Therapien, die abgebrochen wurden, weil ein Therapeut an einer einzigen, aber zentralen Stelle ein falsches Wort gebraucht hat.
Damit ist auch schon angesprochen, dass im therapeutischen Kontext zwar auch „große" Entscheidungen gefällt werden, wie z. B. „selektive" Indikationsentscheidungen für ein bestimmtes Verfahren in Abhängigkeit von der Diagnose (Bastine, 1982). Prägender für den therapeutischen Prozess ist aber die Sequenz „adaptiver" Entscheidungen, mit denen das therapeutische Handeln im Einzelnen gesteuert wird.

Moderne Breitspektrum-Verhaltenstherapie bietet viele Interventionsmöglichkeiten, sie fordert damit auch mehr Entscheidungen und enthält mehr Möglichkeiten für suboptimale Entscheidungen, als dies bei einem a priori engeren Vorgehen der Fall wäre.

Urteils- und Entscheidungsprozesse (oder allgemeiner Informationsverarbeitungsprozesse) erfahren im Allgemeinen sowohl in der Forschung als auch in der Ausbildung vergleichsweise wenig Beachtung. Grund dafür ist vor allem die Schwierigkeit, Entscheidungsprozesse klinisch valide zu erforschen; es ist viel einfacher, Inhalte (z. B. zu Ätiologie und Therapie einzelner Störungen) zu vermitteln als Prozesse zu trainieren. Vieles spricht dafür, dass Prozesse immer wieder, am besten unterstützt durch schnelles, intensives Feedback, trainiert werden müssen, und darauf sind unsere traditionellen Psychotherapie-Ausbildungsprogramme nicht ausgerichtet (Caspar, 1997). Es besteht kein Gegensatz zwischen dem Automatisieren vieler Teilprozesse und einer bewussten Informationsverarbeitung: Experten verarbeiten vieles automatisiert, was erst die nötigen Informationsverarbeitungs-Kapazitäten für eine bewusste Zuwendung zu besonderen und schwierigeren Aspekten freisetzt. Anfänger haben, auch wenn sie z. B. gelernt haben, dass nonverbales Verhalten wichtig ist, Mühe, dieses zu verfolgen, weil sie keine Kapazitäten dafür frei haben. Wir haben auch gefunden, dass kein Gegensatz zwischen rational-analytischer und intuitiver Informationsverarbeitung bestehen muss: Rationalität ist die unverzichtbare Basis professioneller Psychotherapie. Selbst strikte Verfechter von Rationalität in therapeutischen Urteilsprozessen erkennen aber an, dass ohne Nutzen intuitiver Prozesse kaum auszukommen ist. Es spricht einiges dafür, dass es vorteilhaft ist, schnell zwischen rational-analytischen und intuitiven Verarbeitungsschritten wechseln zu können, um Vorteile der beiden Modalitäten zu kombinieren und Nachteile zu kompensieren (Caspar, 1997).

Interessant und praktisch relevant ist eine Untersuchung von Sozialpsychologen an Psychotherapeuten (Thommen et al., 1988): Sie fanden zwei Typen von Handlungssteuerung. Die eine ist eher normorientiert (z. B.: „War meine Äußerung genügend empathisch?"), die andere hierarchisch. Therapeuten mit dieser Art von Handlungssteuerung waren in der Lage, in der Situation flexibel auf Umstände zu reagieren, indem sie Mittel und Unterziele ändern konnten, während sie unbeirrt auf konstante Oberziele hinarbeiteten. Beide Formen von Handlungssteuerung haben wohl ihre Berechtigung; es ist aber sinnvoll, dass Therapeuten reflektieren, welche Form ihr Handeln wann und in welchem Maße kennzeichnet und ob dies adäquat ist.
Vogel und Schulte (1997) fanden in Verhaltenstherapien einen häufigen Wechsel von Intentionen. 52 % der Intentionen entwickeln sich während und nicht vor der Sitzung. Intentionswechsel wurden alle 1,7 Minuten gefunden; zweifellos ein Anzeichen für intensive laufende Entscheidungsprozesse auch während der Sitzungen! Die meisten Intentionswechsel bezogen sich auf die Beziehungsgestaltung. Auch Verhaltenstherapeuten bevorzugen offenbar prozessorientierte Strategien. Schulte-Bahrenberg und Schulte (1993) fanden, dass Therapeuten besonders dann Ziele wechseln, wenn sie wenig optimistisch sind und die Therapie als wenig unter ihrer Kontrolle empfinden. Dass dadurch die Erfolgswahrscheinlichkeit nicht gesteigert wird, verstehen sie vor allem als Auswirkung von Schwierigkeiten der Therapeuten, die Situation richtig einzuschätzen.
Die Güte eigener Urteile wird eher überschätzt (Kanfer et al., 1991). Die Urteilsprozesse sind oft wegen ungünstiger Randbedingungen (besonders, aber nicht nur Zeitdruck) schlechter, als dies dem individuellen Therapeuten eigentlich möglich wäre. Verbesserungsbemühungen müssen deshalb an diesem und an den Randbedingungen ansetzen.
Mögliche Maßnahmen zur Reduktion von Fehlern sind nach Kanfer et al. (1991, S. 265-268, s. dort für ausführliche Erläuterungen): Sensibilisierung für mögliche Fehlerquellen, Immunisierung gegen Verzerrung, De-Automatisierung von Schlussfolgerungen, Formulierung von Alternativhypothesen, gezielte Suche nach falsifizierenden Gegenargumenten, Vertrautheit mit der Komplexität und Dynamik von Systemen, Suche nach fehlenden Informationen, schriftliche/mediengestützte Falldokumentation, Einsatz schriftlicher/grafischer Entscheidungshilfen, kontinuierlicher kollegialer Austausch, kontinuierliche Re-Evaluation eigenen Vorgehens, multidimensionale Therapie-Evaluation, adäquater Umgang mit Statistik in Theorie und Praxis, Vertrautheit mit wichtigen Ergebnissen und Vorgehensweisen der aktuellen Therapieforschung, Minimierung von Zeitdruck/quantitativer Fallbelastung, Minimierung von emotionalem Druck, zielorientierte Selbstreflexion und kontinuierliche professionelle Weiterbildung. Die Autoren betonen, dass viele Fehlermöglichkeiten bestehen und dass auch die besten Therapeuten Fehler machen.
Therapeuten haben bei ihren Entscheidungen zwei grundsätzliche *Pflichten*, „epistemische Pflichten" (Pflicht, über das nötige Wissen zu verfügen) und „ethische Pflichten" (Pflicht, dies Wissen zu verwenden; Kottje-Birnbacher und Birnbacher, 1995; O'Donohue und Henderson, 1999). Der spezielle Status von anerkannten Therapeuten beruht stark darauf, dass sie über das relevante fachliche Wissen verfügen und sich verpflichten, diesem Wissen entsprechend zu handeln. Nachdem im Psychotherapeutengesetz und in darauf aufbauenden Richtlinien der post-

graduale Erwerb dieses Wissens geregelt wurde, bemühen sich Fachverbände und Psychotherapeutenkammern intensiv um die Regelung der lebenslangen Fortbildung und der gesetzlich vorgeschriebenen Qualitätssicherung, zu der die Durchführung von Therapien auf hohem Niveau und deren Kontrolle gehört.

Eine ganze Anzahl von heuristischen Modellen wie das „Balance-Modell", Listen von zu vermeidenden Fehlern und therapeutischen Heurismen (s. Kästen) können als praktische Hilfen beim konkreten Entscheiden helfen bzw. dieses verbessern.

Fehler bei der Beurteilung klinischer Informationen

1. **sich überfluten lassen** durch zu viel unverarbeitete Information im Bestreben, induktiv zu bleiben und sich nicht zu früh festzulegen
2. **exzessive** Datenerhebung und -verarbeitung statt sorgfältiger Planung
3. **unvollständiges** Erheben von Informationen
4. **zu starke** Berücksichtigung von **Unwahrscheinlichem und Individuellem,** einhergehend mit zu geringem Beachten von Basisraten und anderen überindividuellen Informationen
5. **zu geringe** Berücksichtigung des **Besonderen,** weil zu stark in vertraute Muster eingeordnet wird oder weil die Details zu wenig bekannt sind
6. **Fehlinterpretation** von Daten: Einerseits werden Daten zu wenig ausgeschöpft, andererseits zu viele Daten erhoben, was die subjektive Sicherheit mehr erhöht als die tatsächliche Genauigkeit
7. nicht hinterfragte **Anpassung** der eigenen Informationsverarbeitung an lokale Gewohnheiten
8. Versuch, **Expertinnen oder Experten zu imitieren,** ohne selber die notwendigen Voraussetzungen aufzubauen
9. **unberechtigter** Zuwachs von **subjektiver Sicherheit** mit zunehmender Datenmenge, z.T. aufgrund von 6.
10. Übergewichtung des **Bestätigenden,** ungenügendes Beachten des In-Frage-Stellenden
11. **Festlegung** durch den Patienten oder eine andere Person **auf eine Sicht** des Problems, die eine Lösung erschwert (Sachse: „Plausibilitätsfallen")
12. sich zufrieden geben mit der **ersten hinreichend plausiblen** Erklärung, statt nach weiteren Alternativen zu suchen
13. dem **Handelnden** (Th. und Pat.) im Vergleich zu externen Faktoren **zu viel** Einfluss und Kontrolle **zuschreiben**

Die wichtigste allgemeine Regel/Frage zum Verhindern von Fehlern ist: „Könnte es auch anders sein?"

Heurismen für die Auswahl bestimmter Interventionen (ausführlicher bei Kanfer et al., 1991)

Schaffe zunächst die Voraussetzungen für die Interventionswahl **durch klare Diagnose/ Fallkonzeption.**
Setze **Prioritäten** nach Dringlichkeit, schneller Veränderbarkeit, Wichtigkeit.
Erarbeite klare **Ziele** und bette alle Interventionen in die grundlegenden Zielperspektiven des Klienten ein; arbeite nicht an unerreichbaren, irrationalen oder utopischen Zielen.
Berücksichtige die Ergebnisse der **aktuellen Therapieforschung** zur Methoden-Effektivität: Wähle die **effektivste** dir bekannte Behandlungsform, berücksichtige aber auch, wie gut du sie beherrscht und wie gut sie zu relevanten Merkmalen des konkreten Patienten passt.
Wenn nötig, **stell Voraussetzungen her** (erhöhe deine Kompetenzen, vermittle dem Patienten Informationen etc.).
Überprüfe die Wirkung im Sinne einer **kontrollierten Praxis** (Einzelfall-Evaluation!) aufgrund vorher festgelegter Kriterien.
Prinzip der **minimalen Intervention:** Unterstütze den Klienten nur so lange mit den jeweils geringsten Mitteln, bis dieser sich wieder selbst helfen kann.
Zerlege weit entfernte Ziele in Teilziele und Zwischenziele, so dass kleine („portionierte") Interventionsschritte möglich werden.
Passe den **Schwierigkeitsgrad und die Größe** der einzelnen Schritte an die derzeitigen Kompetenzen des Klienten an.
„Nichts ist erfolgreicher als der Erfolg!" Beginne mit solchen (evtl. sehr kleinen) Schritten, die der Klient erfolgreich bewältigen kann; definiere die Kriterien für Erfolg so, dass dieser wahrscheinlich ist („Es gibt Riesenerfolge, Erfolge und Erfahrungen").
Schaffe positive Lernerfahrungen in solchen Bereichen, die der **Klient beeinflussen oder kontrollieren** kann.
Prüfe vor jedem Schritt, ob der (gut informierte) Patient ihn **wirklich machen** will.
Berücksichtige, dass jede Intervention nicht nur die beabsichtigte Hauptwirkung, sondern auch **Nebenwirkungen** hat, positive (z. B. Schaffen günstiger Voraussetzungen für ein später anzugehendes Problem) und negative (Zeitaufwand, emotionale Belastung des Patienten ...).

Das Balance-Modell

Gefragt, worauf es denn in einer Therapie wirklich ankommt, antworten Experten je nach Ausrichtung unterschiedlich. Reduziert auf den Kern der Aussagen, steht bei vielen die Balance zwischen Sicherheit und Herausforderung im Vordergrund (Abb. 2).

Abbildung 2: Balance zwischen Sicherheit und Herausforderung

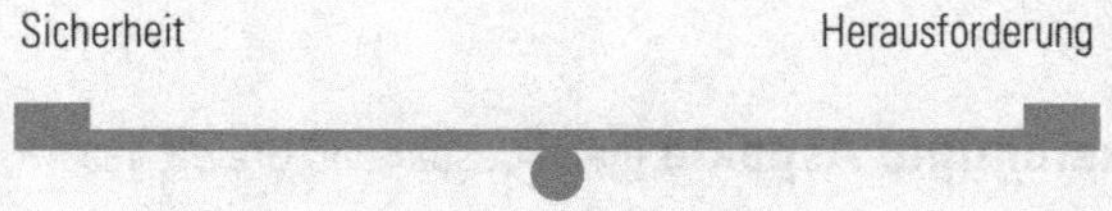

Wenn Patienten zu stark herausgefordert werden, brechen sie eine Therapie ab oder verhärten sich im Widerstand. Wenn sie zu wenig herausgefordert werden, mögen sie sich wohl fühlen in der Therapie, es findet jedoch kaum dauerhafte Veränderung statt („Es hat mir gut getan, dass mir jemand verständnisvoll zuhörte, letztlich hat die Therapie aber wenig gebracht").

Sowohl Sicherheit als auch Herausforderung können für verschiedene Patienten sehr Unterschiedliches bedeuten. Die Herausforderung kann schon überstark in der Problemsituation des Patienten selber stecken oder vom Therapeuten ausgehen. Sicherheit kann von Ressourcen des Patienten, von einer guten Therapiebeziehung, oder, im negativen Sinne, einem Verharren in altvertrauten Mustern ausgehen usw.

Das ständige Austarieren der Balance (wobei *temporär* z. B. auch ein starkes Herausfordern wichtig sein kann!) gehört, folgt man diesem einfachen heuristischen Modell, zu den wichtigsten fortlaufenden therapeutischen Entscheidungen. Wichtig ist: Balance kann auf unterschiedlichem Niveau stattfinden. Wenn ein notwendiger therapeutischer Schritt zu herausfordernd wäre, muss man nicht darauf verzichten. Die Balance kann auch durch eine Vergrößerung des Gewichtes auf der „Sicherheits"-Seite aufrechterhalten werden.

Die wichtigsten drei Mittel, die Therapeuten dafür zur Verfügung stehen, sind:

1. Vermitteln von Sicherheit in der Therapiebeziehung
2. Zuwendung zu den und Hervorhebung der Ressourcen des Patienten
3. Herausarbeiten, dass/warum der Schritt völlig im Einklang mit den wichtigen Zielen/Werten des Patienten ist

Es erscheint plausibel, dass die in Therapien gemachte Beobachtung, dass es einen in der Regel für Veränderungsprozesse optimalen Bereich der Balance gibt, auch neurobiologische Grundlagen im Sinne einer optimalen Einstellung der Lernfähigkeit in Abhängigkeit von aktivationsabhängigen biologischen Parametern hat, die wir jedoch noch sehr unvollständig verstehen (Caspar, 2003).

Anwendungs- vs. Neukonstruktionsmodell

Grundsätzlich lassen sich in der Handlungssteuerung von Therapeuten ein „Anwendungs"- und ein „Neukonstruktionsmodell" unterscheiden. Beim **„Anwendungsmodell"** steht ein (typischerweise in Manualen beschriebenes) ausgearbeitetes therapeutisches Vorgehen im Vordergrund. Dieses wird auf einzelne Patienten angewandt, wobei eine Anpassung an Besonderheiten des Patienten erfolgen kann. Ein Therapeut muss also zunächst den Patienten im Sinne einer selektiven Indikation (Bastine, 1982) einem möglichst gut passenden therapeutischen Programm zuordnen, was vor allem aufgrund der Diagnose erfolgt (Fiedler, 1997), aber auch andere Kriterien wie interpersonale Merkmale berücksichtigen sollte (Beutler und Harwood, 2000). Im Folgenden müssen im Therapieverlauf mehrfach im Sinne einer „adaptiven Indikation" Entscheidungen zur Anpassung an den einzelnen Patienten getroffen werden. Therapeuten stehen dabei vor dem Dilemma, dass ihnen aus klinischer Sicht eine stärkere Anpassung an den einzelnen Patienten sinnvoll erscheinen mag, dass jedoch mit jeder Abweichung von einem Manual der Anspruch auf empirisch überprüfte Wirksamkeit wackeliger wird. Auch wenn die meisten Manuale in der konkreten Durchführung vieles offen lassen gilt: einem Manual zu folgen nimmt Therapeuten eindeutig viele Entscheidungen ab, was gerade für unerfahrene Therapeuten äußerst wertvoll ist.

Bei einem **„Neukonstruktionsmodell"** (Caspar und Grawe, 1996; Caspar, 2000;) wird davon ausgegangen, dass optimale Therapie eine ständige Berücksichtigung einer Vielzahl von Aspekten erfordert. Die Aspekte, in Abbildung 3 im Überblick ohne Anspruch auf Vollständigkeit dargestellt, können je nach Patient und Situation unterschiedliches Gewicht haben. Die meisten erfahrenen Praktiker dürften zumindest implizit einem solchen Modell folgen.

Entscheidungen des Therapeuten sind nach diesem Modell vor allem darauf ausgerichtet, *ständig mehrere Aspekte unter einen Hut zu bringen* und zu einem einheitlichen therapeutischen Handeln zu verschmelzen, was auch als „multiple constraint satisfaction" bezeichnet wird. Der Entscheidungsaufwand ist – obwohl nicht alle Aspekte bei allen Patienten gleich viel Gewicht haben, was zu einer Reduktion der Komplexität führt – tendenziell umfangreicher als nach einem Anwendungsmodell. Der erwartete Nutzen ist eine größere Flexibilität und eine größere Wirksamkeit der Therapie, insbesondere bei Patienten, für die kein gut passendes Standardprogramm vorliegt. *Ein Beispielsfall ist ausführlicher bei Caspar (2009) dargestellt.*

Es gibt Patienten, deren Probleme weitgehend mit der Hauptdiagnose übereinstimmen. Die passenden konkreten therapeutischen Vorgehensweisen können dann einem manualisierten störungsorientierten Vorgehen entsprechen. In dem Fall sind Therapien nach den beiden Modellen von außen gesehen kaum unterscheidbar. Aber auch wenn Patienten

2

weniger gut zu Standardprogrammen passen, muss das Rad nicht immer neu erfunden werden. Standardprozeduren werden dann aber noch stärker *heuristisch* als *Prototypen* verwendet („wie man empirisch begründet vorgehen *könnte*, wenn der Patient genau zum Programm passen würde"). Andere Faktoren haben dann aber ein stärkeres Gewicht und bestimmen zu einem größeren Teil die Entscheidungen des Therapeuten. Es resultiert ein flexibles und dennoch rationales Vorgehen, zugeschnitten auf die in der Praxis häufigen komplexeren Fällen mit Komorbiditäten und komplizierenden Randbedingungen. Eine günstige Voraussetzung dafür ist, wenn wie in der „Breitspektrum-Verhaltenstherapie" für die meisten Probleme eine Vielzahl evaluierter Interventionsmöglichkeiten besteht. Die Bedeutung ständiger Qualitätssicherung, schon vor dem Populärwerden derselben als „kontrollierte Praxis" bezeichnet, wird besonders evident, wenn Therapeuten Flexibilität im Vorgehen beanspruchen. Ob eine Ausrichtung am Leitmodell der „Anpassung" oder der „Neukonstruktion" zu erfolgreicheren Therapien führt, kann derzeit nicht eindeutig empirisch beurteilt werden: Die Antwort dürfte stark von Patientenauswahl und Erfahrungsstand der Therapeuten abhängen.

Abbildung 3: In einem Neukonstruktionsmodell berücksichtigte Aspekte (nach Caspar und Grawe, 1996)

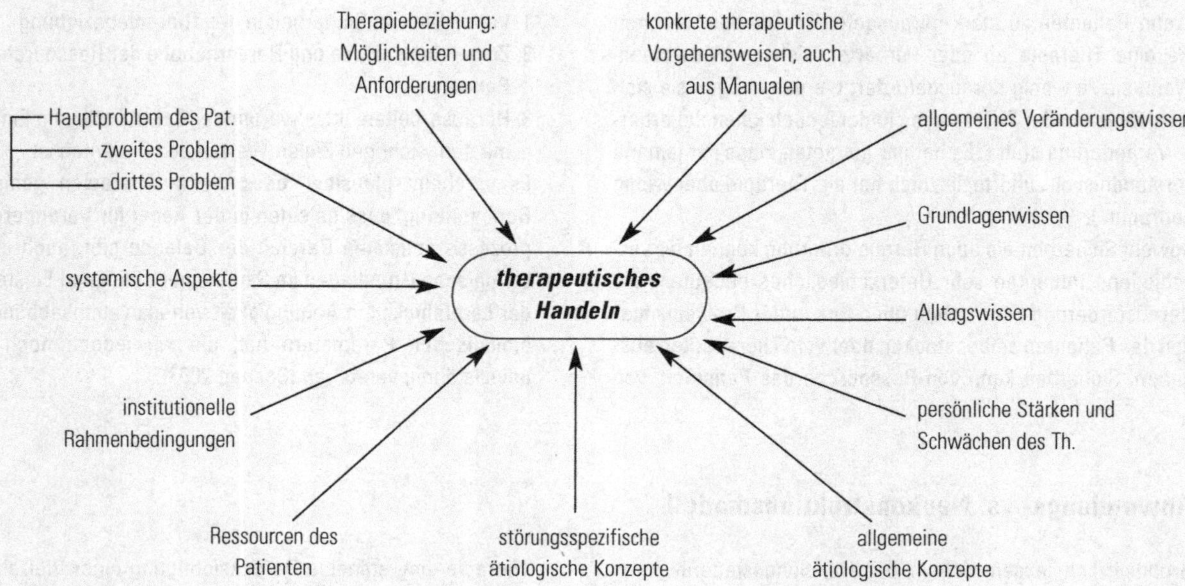

5 Frequently Asked Questions (FAQ)

1. *Was kann ich mit einem unmotivierten Patienten machen?*

→ Patienten sind kaum einfach „unmotiviert": Motivationale Konflikte oder andere Hindernisse können im Weg stehen, oder die Beziehung oder Vorgehensweise, die ich anbiete, kann ungeeignet sein. Man kann nicht alle Probleme mit Psychotherapie lösen, aber man sollte verstehen und mit dem Patienten besprechen, wo das Problem liegt.

2. *Kann ich nicht einfach die Patienten auswählen, die beziehungsmäßig zu mir passen?*

→ Wenn für einen Patienten mehrere Therapeuten zur Wahl stehen, ist es sicher eine gute Idee, den am besten Passenden zu wählen. Es gibt aber Patienten, die kaum ohne weiteres einen passenden Therapeuten finden. Anforderungen auf der Beziehungsebene können sich zudem im Laufe einer Therapie, auch in Abhängigkeit vom behandelten Problem und den gewählten Interventionen, ändern. Jeder professionelle Therapeut sollte deshalb in der Lage sein, sich ein klares Bild von den Anforderungen und Möglichkeiten zu machen, und nicht zu enge Grenzen haben, worauf er sich persönlich einstellen kann.

3. *Ist in der Verhaltenstherapie die Therapiebeziehung nicht relativ unwichtig?*

→ Ob die Beziehung weniger wichtig ist als in anderen Therapieformen, lässt sich nicht ganz genau sagen; es ist nicht unplausibel, dass manualisierte Technik die Bedeutung der Beziehung allein etwas reduziert. Andererseits bestimmt auch „die richtige Technik" Therapieergebnisse nur in beschränktem Maße, es bleibt viel Raum für andere Varianzquellen, zu denen insbesondere die Therapiebeziehung gehört. Es ist auch zu bedenken, dass in technikorientierten Vergleichsstudien selbst bei sehr erfolgreichen Behandlungen ein Fünftel oder ein Viertel der Patienten keinen befriedigenden Erfolg haben, und bei vielen weiteren kommt gar keine stabile Therapie zustande. Beziehungs- gegen andere Variablen auszuspielen ist genauso falsch wie die Frage, ob Intelligenz von Vererbung oder Umwelt abhängt: Verschiedene Faktoren tragen alle in begrenztem Umfang zum Therapieerfolg bei, und alle sollten möglichst gut genutzt werden.

4. *Kann Psychotherapie wirklich lückenlos rational begründet und wissenschaftlich abgesichert werden?*

→ Nein, das betonen selbst extremere Verfechter eines rationalen und wissenschaftlichen Ansatzes: Schon bei der Fallkonzeption kann sich das Erfassen von Rohinformationen und Erkennen von Mustern nicht ausschließlich auf explizite, rationale Prozesse stützen, und das Vorgehen kann allenfalls bei Patienten, die genau denjenigen in den relevanten klinischen Studien entsprechen und bei denen man sich ganz exakt an ein hinreichend detailliertes Manual halten kann, als „empirically validated" bezeichnet werden. Auch ein flexibles heuristisches Vorgehen sollte sich – wenn es den Anspruch auf Professionalität erheben soll – wo immer möglich auf wissenschaftliche Grundlagen stützen. Die gibt es nicht nur für die Frage der richtigen Technik, sondern auch für Fragen der Beziehungsgestaltung und vieles mehr. Schließlich sollte das eigene Vorgehen ständig im Sinne einer „kontrollierten Praxis" überprüft werden.

5. *Wie kann ich am besten Fehler im klinischen Urteilen vermeiden?*

→ Es ist gut, die wichtigsten Fehlerquellen zu kennen; das allein reicht aber nicht aus, um sie auch zu vermeiden. Die zwei wichtigsten Prinzipien sind, sich und eigenes Urteilen wo immer möglich streng mit dem anderer zu vergleichen und bei jedem Urteil zu fragen: „Könnte es auch anders sein?" Und: üben, üben, üben!

6 Prüfungsfragen

Motivation:

1. Warum gibt es nicht einfach „unmotivierte" Patienten?
2. Nennen Sie 7 Strategien zum Motivieren von Patienten!
3. Nennen Sie drei grundsätzliche Quellen von Widerstand in der Psychotherapie!

Beziehung

1. Welche Gründe sprechen dafür, die Therapiebeziehung auch in der Verhaltenstherapie zu beachten? Inwiefern ist sie eine notwendige, förderliche oder hinreichende Bedingung?
2. Welches sind typische frühe verhaltenstherapeutische Auffassungen der Therapiebeziehung?
3. Was wird unter „motivorientierter Beziehungsgestaltung" verstanden?

Entscheidungen:

1. Warum können Entscheidungen nicht einfach verbessert werden, indem Informationen bewusster verarbeitet werden?
2. Nennen Sie 7 typische Fehler bei klinischen Urteilsprozessen!
3. Nennen Sie 7 Heurismen für die Auswahl konkreter Interventionen!

7 Schluss

Therapiemotivation, Therapeut-Patient-Beziehung und therapeutische Entscheidungsprozesse: Themen, die in der Blütezeit der Steigerung von Therapieerfolgen durch immer neue und bessere, meist störungsspezifische Manuale eher ein Schattendasein führen. Diese setzen Motivation zur Beseitigung der zentralen Störung weitgehend voraus, versuchen den Einfluss der Therapiebeziehung eher zu verkleinern und nehmen dem Therapeuten viele Entscheidungen ab. Es gibt aber viele Hinweise, dass eine differenzierte Beschäftigung mit u. U. konfligierenden Patientenmotiven, ein Maßschneidern der Therapiebeziehung und ein Optimieren der Entscheidungsprozesse dazu beitragen können, dass wir auch mit schwierigeren Patienten, die weniger gut zu Standard-Vorgehensweisen passen, Therapieerfolge erzielen können. Dafür wurden prägnante Modelle dargestellt und konkrete praktische Hinweise gegeben.

2

8 Literatur

- Ambühl H, Strauss B (Hrsg.):. Therapieziele. Göttingen: Hogrefe, 1999
- Aubuchon PG, Malatesta VJ: Managing the therapeutic relationship in behavior therapy: the need for a case formulation. In M. Bruch & F. W. Bond (Eds.), Beyond diagnosis: Case formulation approaches in CBT (pp. 141-166). Chichester: John Wiley, 1998)
- Bastine R: Psychotherapie. In: Bastine R, Fiedler PA, Grawe K, Schmidtchen S, Sommer G (Hrsg.): Grundbegriffe der Psychotherapie. Weinheim: Edition Psychologie, 1982, 311-317
- Beutler L, Harwood M: Prescriptive psychotherapy: a practical guide to systematic treatment selection. New York: Oxford University Press, 2000
- Caspar F: Motivorientierte Beziehungsgestaltung – Konzept, Voraussetzungen bei den Patienten und Auswirkungen auf Prozess und Ergebnisse. In M. Hermer & B. Röhrle (Hrsg.), Handbuch der therapeutischen Beziehung. Band 1. Allgemeiner Teil (S. 527-558). Tübingen: dgvt-Verlag, 2008
- Caspar F: Beziehungen und Probleme verstehen. Eine Einführung in die psychotherapeutische Plananalyse. Bern: Hogrefe, 2018
- Caspar F: What goes on in a psychotherapist's mind? Psychother Res 1997;7(2):105-125
- Caspar F: Therapeutisches Handeln als individueller Konstruktionsprozess. In J. Margraf, & S. Schneider (Hrsg.), Lehrbuch der Verhaltenstherapie. Band 1. Heidelberg: Springer, 2007, 213-225
- Caspar F: Introduction to a Special Issue on Technical Applications in Psychotherapy. J Clin Psychol (August 2003)
- Caspar F, Belz M: In: Brakemeier EL, Jacobi F (Hrsg.): Verhaltenstherapie in der Praxis. Weinheim: Beltz, 2017, 54-65
- Caspar F, Grawe K: Widerstand in der Verhaltenstherapie. In: Petzold H (Hrsg.): Der Widerstand: Ein strittiges Konzept in der Psychotherapie. Paderborn: Junfermann, 1981, 349-384
- Caspar F, Grawe K: Was spricht für, was gegen individuelle Fallkonzeptionen. In: Caspar F (Hrsg.): Psychotherapeutische Problemanalyse. Tübingen: DGVT, 1996, 65-86
- Caspar F, Grosse Holtforth M: Responsiveness – Eine entscheidende Prozessvariable in der Psychotherapie. Zeitschrift für Klinische Psychologie und Psychotherapie, 2009, 38(1), 61-69
- Caspar F, Großmann C, Unmüssig C: Complementary Therapeutic Relationship: Therapist Behavior, Interpersonal Patterns, and Therapeutic

Effects (2003, submitted)

- Fiedler P: Therapieplanung in der modernen Verhaltenstherapie: Von der allgemeinen zur phänomen- und störungsspezifischen Behandlung. In: Reinecker H, Fiedler P (Hrsg.): Therapieplanung in der modernen Verhaltenstherapie: Eine Kontroverse. Lengerich: Pabst, 1997, 1-27
- Grawe K: Die diagnostisch-therapeutische Funktion der Gruppeninteraktion in verhaltenstherapeutischen Gruppen. In: Grawe K (Hrsg.): Verhaltenstherapie in Gruppen. München: Urban & Schwarzenberg, 1980, 88-223
- Grawe K: Komplementäre Beziehungsgestaltung als Mittel zur Herstellung einer guten Beziehung. In: Margraf J, Brengelmann JC (Hrsg.): Die Therapeut-Patient-Beziehung in der Verhaltenstherapie. München: Röttger, 1992, 215-244
- Grawe K: Psychologische Therapie. Göttingen: Hogrefe, 1998
- Grosse Holtforth M: Was möchten Patienten in ihrer Therapie erreichen? Die Erfassung von Therapiezielen mit dem Berner Inventar für Therapieziele (BIT). Verhaltenstherapie und Psychosoziale Praxis 2001;33:241-258
- Grosse Holtforth M, Grawe K: Fragebogen zur Analyse Motivationaler Schemata (FAMOS). Zeitschrift für Klinische Psychologie, 2000;3:170-179
- Hoffmann N: Therapeutische Beziehung und Gesprächsführung. In: Margraf J (Hrsg.): Lehrbuch der Verhaltenstherapie. Bd. 1. 2. Aufl. Berlin: Springer, 2000, 363-371
- Horvath AV, Symmonds BD: Relations between working alliance and outcome in psychotherapy: A metaanalysis. Journal of Counseling Psychology 1991;2:139-149
- Kanfer F, Reinecker H, Schmelzer D: Selbstmanagement-Therapie. Berlin: Springer, 1991
- Koban C, Willutzki U: Die Entwicklung positiver Perspektiven in der Psychotherapie: Die Interventionsmethode EPOS. Verhaltenstherapie und psychosoziale Praxis 2001;34:225-239
- Kottje-Birnbacher L, Birnbacher D: Ethische Aspekte der Psychotherapie und Konsequenzen für die Therapeutenausbildung. Psychotherapeut 1995;40 :59-68
- Kramer U, Kolly S, Berthoud L, Keller S, Preisig M, Caspar F, Berger Th, de Roten Y, Marquet P, & Despland JN: Effects of Motive-Oriented Therapeutic Relationship in a Ten-Session General Psychiatric Treatment of Borderline Personality Disorder: A Randomized Controlled Trial. Psychotherapy and Psychosomatics. 2014, 83:176–186 DOI: 10.1159/000358528
- Lambert M J, Okiishi JC : The effects of the individual psychotherapist and implications for future research. Clinical Psychology: Science and Practice 1997;4:66-75
- Margraf J: Beziehungsgestaltung und Umgang mit Widerstand. In: Margraf J (Hrsg.): Lehrbuch der Verhaltenstherapie. Bd. 1. 2. Aufl. Berlin: Springer, 2000, 383-395
- McCullough J: Treating Chronic Depression with Disciplined Personal Involvement. New York: Springer, 2006
- Michalak J, Schulte D: Zielkonflikte und Therapiemotivation. Z Klin Psychol Psychother 2002;31(3):213-219
- Miller WR, Rollnick S: Motivierende Gesprächsführung. Freiburg i. Br: Lambertus,1999
- Norcross JC (Ed.): Psychotherapy relationships that work: Evidence-based responsiveness (2nd ed.). New York, NY: Oxford University Press. 2011. doi:10.1093/acprof:oso/9780199737208.001.0001
- Norcross J: Empirically Supported Therapy Relationships. In: Norcross J. (ed.): Psychotherapy relationships that work. New York: Oxford University Press, 2002b, 1-16
- O'Donohue W, Henderson D: Epistemic and ethical duties in clinical decision-making. Behaviour Change 1999;16(1):10-19
- Orlinsky DE, Grawe K, Parks BK: Process and outcome in psychotherapy – Noch einmal. In: Bergin AE,. Garfield SL (eds.): Handbook of psychotherapy and behavior change. New York: Wiley, 1994, 270-376
- Prochaska J, Norcross J, DiClemente C: Jetzt fange ich neu an – Das revolutionäre Sechs-Schritte-Programm für ein dauerhaft suchtfreies Leben. München: Knaur, 1997
- Rappaport RL: Motivating clients in therapy: Values, love, and the real relationship. New York: Routledge, 1997
- Rogers CR: Client centered therapy. Boston: Mifflin, 1951
- Sachse R: Persönlichkeitsstörungen. Göttingen: Hogrefe, 1997
- Schulte D: Die Bedeutung der Therapiemotivation in der Klinischen Psychologie und Psychotherapie. In: Rockstroh B, Watzl H, Elbert T (Hrsg.): Impulse für die Klinische Psychologie. Göttingen: Hogrefe, 1997, 129-141
- Schulte D, Eifert GH: What to do when manuals fail? The Dual Model of Psychotherapy. Clinical Psychology: Science and Practice 2002;9:312-328
- Schulte-Bahrenberg T, Schulte D: Change of psychotherapy goals as a process of resignation. Psychother Res 1993;3:153-165
- Sloane ERB, Staples FR, Cristol AH, Yorkston NJ, Whipple K: Psychotherapy versus behavior therapy. Cambridge: Harvard Univ Press, 1975
- Stiles WB, Honos-Webb L, Surko M: Responsiveness in psychotherapy. Clinical Psychology: Science and Practice 1998;5:439-458
- Thommen B, Ammann R, Cranach M: Handlungsorganisation durch soziale Repräsentation. Bern: Huber, 1988
- Vogel G, Schulte D: Methoden und verlaufsorientierte Strategien von Psychotherapeuten. Z Klin Psychol 1997;26:38-49

3 Behandlungskonzepte und Techniken

3.1 Gesprächsführung in der Verhaltenstherapie

Jürgen Hoyer, Frank Jacobi und Eric Leibing

1 Einleitung

Die Art der Gesprächsführung ist eine wichtige Grundlage für die Umsetzung verhaltenstherapeutischer Methoden. Ihre Varianten zu kennen, zu beherrschen und sie angepasst an die Erfordernisse spezifischer Therapiesituationen gezielt einsetzen zu können, gehört zu den Kernmerkmalen therapeutischer Kompetenz und erfordert einen erheblichen Lern- und Trainingsaufwand. Dabei wird die wichtige Bedeutung der Therapeut-Patient-Beziehung und ihrer reflektierten und flexiblen Gestaltung auch in der Verhaltenstherapie klar herausgestellt (Grawe, 1998; Schulte und Eifert, 2002).

Ein gesondertes Training in Gesprächsführung wird in den meisten Ausbildungsinstituten derzeit allerdings nur am Rande angeboten (Hoyer, 2005; Kröner-Herwig et al., 2001), und es liegen nur wenige systematische Darstellungen zur Gesprächsführung in der Verhaltenstherapie vor (etwa Hoffmann und Gerbis, 1981; Hoyer & Wittchen, 2011). Ein Grund dafür, dass die *konzeptionelle Ebene* – etwa die Ableitung therapeutischer Interventionen aus dem störungsspezifischen Behandlungswissen oder aus einer individuellen Fallkonzeption – häufig als vorrangig betrachtet wird, mag darin liegen, dass sich hier leichter wissenschaftlich fundierte heuristische Regeln ableiten lassen. Die *konkrete praktische Ausgestaltung* („*Was* sage ich *wie* genau?") bzw. der Einsatz bewährter und replizierbarer Gesprächstechniken basiert dagegen häufig – lediglich – auf klinisch-therapeutischem Erfahrungswissen oder auf Plausibilitätserwägungen. Aber gerade deshalb erscheint uns die Beschreibung und Systematisierung von Gesprächsvarianten und ihre Einordnung in den Kontext verhaltenstherapeutischer Handlungsmaximen besonders wichtig.

Im vorliegenden Kapitel sollen Grundprinzipien und ausgewählte Techniken der Gesprächsführung in der *Einzeltherapie* dargestellt werden. Für gesprächstechnische Besonderheiten bei speziellen Anwendungsfeldern (Reizkonfrontation, Suizidalität, Umgang mit traumatisierten Patienten, Gruppentherapie, Kinder- und Jugendlichenpsychotherapie) sei auf die diesbezüglichen Kapitel im vorliegenden Band oder die weiterführende Literatur verwiesen.

Ferner ist die therapeutische Gesprächsführung, wie sie hier behandelt wird, auch von der Gesprächsführung bei der strukturierten diagnostischen Informationserhebung (standardisiertes oder strukturiertes Interview, Befund- oder Anamneseerhebung) abzugrenzen (vgl. Hoyer & Wittchen, 2011).

2 Gesprächsvoraussetzungen

Neben den äußeren Rahmenbedingungen eines therapeutischen Gesprächs (siehe hierzu Schmelzer, in diesem Band) sind zunächst seine kommunikativen Besonderheiten hervorzuheben. Therapeutische Interaktion unterscheidet sich von der Alltagskommunikation (Kanfer et al., 2006, S. 377):

1. Soziale „Anstandsregeln" und Umgangsformen sind nicht anwendbar.
2. Die Beziehung ist professioneller Art; die Kommunikation ist klar und aufgabenbezogen.
3. Zur Aktivierung von kontrollierter Informationsverarbeitung wird ein spezieller Sprachstil verwendet.
4. Es gibt klare Einschränkungen hinsichtlich Ort und Zeit sowie Häufigkeit der Interaktion.
5. Die Aussagen des Therapeuten sind mit dem Blick auf Wirkung und das Therapieziel wohl überlegt und zweckorientiert.
6. Der Fokus liegt immer auf den Zielen der therapeutischen Interaktion.
7. Für einzelne Stufen des Prozesses gibt es spezifische Ziele; man setzt dementsprechend Methoden ein, um die Ziele zu erreichen.

Neben dieser hier nüchtern beschriebenen klaren Zielbezogenheit des therapeutischen Kontakts ist aber nicht zu vergessen, dass ein *funktionierendes Arbeitsbündnis* unabdingbar für einen effektiven therapeutischen Prozess ist. In diesem müssen zunächst die Rollenerwartungen geklärt werden. Beim Patienten soll dabei ein stabiles Vertrauen entstehen und das Gefühl, gut aufgehoben zu sein – sonst fehlen die motivationalen Voraussetzungen für den Einsatz umschriebener verhaltenstherapeutischer Interventionen. Eine ganz wesentliche Qualifikation bei der Therapiegestaltung liegt darin, sicher zu erkennen, wann an den motivationalen Therapievorbedingungen gearbeitet werden muss und wann die eigentlichen Interventionen platziert werden können (Schulte und Eifert, 2002). Die in diesem Abschnitt skizzierten „Gesprächsvoraussetzungen" für eine erfolgreiche Therapie sind dabei sicher nur ein Teil der notwendigen Strategien, weitere werden weiter unten genannt (z. B. Ressourcen aktivieren, komplementäre Beziehungsgestaltung, Umgang mit Widerstand).

> ! **Merke:** Eine wichtige Voraussetzung für das Gelingen therapeutischer Kommunikation liegt in der Etablierung einer tragfähigen therapeutischen Beziehung.

Besonders geeignete Verhaltensweisen zur Förderung einer guten therapeutischen Beziehung sind Zuwendung und Aufnahmebereitschaft („aktives Zuhören"), Einfühlungsvermögen („Empathie") und der Respekt vor der Person des Patienten („Akzeptanz").

2.1 Zugewandtheit und Aufnahmebereitschaft

Patienten haben nicht nur *Annäherungsziele* (z. B. etwas wieder tun zu können), sondern – besonders am Anfang – spezifische *Vermeidungsziele* (z. B. sich nicht zu blamieren). Sie wissen nicht, mit wem sie es zu tun bekommen, und könnten befürchten, abgewertet, etikettiert, missverstanden oder überfordert zu werden.

! **Merke:** Eine zugewandte, nicht wertende Grundhaltung und Signale aktiven Zuhörens sind therapeutische Grundbedingungen.

Sie sind nicht nur am Anfang der Therapie von so wesentlicher Bedeutung, dass sich ohne sie ein therapeutisch wirksamer Kontakt nicht herstellen lässt. Der Patient muss sich sicher sein, dass die aus seinen Vermeidungszielen entstehenden Befürchtungen nicht eintreten, sonst kann er sich auf ein fruchtbares Arbeitsbündnis nicht einlassen. Die folgenden verbalen und nonverbalen Signale verdeutlichen, dass der Therapeut dem Patienten zugewandt ist:

Tabelle 1: Signale für Zugewandtheit

Verbale Signale	***Nonverbale Signale***
kurze Ermutigungen („ja", „gut", „aha!")	offene und natürliche Sitzhaltung einnehmen
Mitgehen signalisieren („hmm", „aha ...")	Blickkontakt halten (ohne zu starren)
Stockungen auffangen (Wiederholen der letzten Worte)	durch Nicken und andere Ausdrucksbewegungen unterstützen und ermutigen
Bitte um Konkretisierung oder Beispiele	

Auch im flexiblen Umgang mit Pausen zeigt der Therapeut seine Zugewandtheit. Je nachdem, ob der Patient während der Pause mit „neuen" oder zuvor unausgesprochenen Inhalten beschäftigt ist (und Zeit braucht) oder ob er schlicht und einfach den Faden verloren hat, wird der Therapeut differenziell reagieren und entweder Zeit gewähren oder das Gespräch fördern:

- **Offene Fragen** („Wie sah das im Einzelnen aus?") fördern den Gesprächsfluss.
- Die Bitte um **Beispiele** hilft bei der Konkretisierung.
- **Geschlossene Fragen** („Wann war das?") liefern fehlende Informationen.

Übung: Beobachten Sie einmal, wie sich Interviewer im Fernsehen oder Rundfunk in Schwierigkeiten bringen, wenn Sie
a) wenig Zeit zur Verfügung haben und offene Fragen stellen oder wenn sie
b) ihren Gesprächspartner zum Reden bringen möchten und geschlossene Fragen stellen.

2.2 Empathie

Jenseits solcher technischen Aspekte eines vertrauensvollen bzw. vertrauensstiftenden Gesprächsangebots zeigt ein empathischer Gesprächsstil, dass das Gegenüber auf Zuhören bzw. Empfangen einer Botschaft eingestellt ist. Dem frühzeitigen Aufbau einer positiven Beziehung kommt auch in der Verhaltenstherapie eine wichtige Bedeutung zu. Die Gesprächsführung von Verhaltenstherapeuten wurde dementsprechend bereits in einer Studie von Sloane et al. (1975) von Patienten und unabhängigen Beobachtern als anteilnehmend, persönlich engagiert und interessiert beschrieben.

Empathie allein ist aber kein hinreichender Wirkfaktor (Crits-Christoph, Gibbons and Mukherjee 2013) und kommt auch nicht bei allen Adressaten gleichmäßig gut an, sondern zum Beispiel bei Frauen besser als bei Männern (Gross und Steins, 1998).

! **Merke:** Empathie im Sinne von „Erkennen und Verstehen der Gefühle anderer" gilt als wichtige therapeutische Wirkvariable, ist allein aber nicht hinreichend.

Wie jeder aus der Alltagskommunikation weiß, haben pauschale Botschaften à la „Ich verstehe dich" meist mit Empathie wenig zu tun. Wie aber kommuniziert man *angemessen* Empathie? Es besteht durchaus die Gefahr, „über das Ziel hinauszuschießen", wenn krampfhaft versucht wird, bei jeder Patientenäußerung Verständnis zu demonstrieren. Viele Patientenbotschaften sind vollkommen unverschlüsselt, und empathisches Verstehen setzt hier keinerlei besondere Fertigkeiten voraus, eine Wiederholung würde eher „merkwürdig" wirken.

Pat.: „Ich bin traurig."
Th.: „Ja. --- Und was ist es, das besonders weh tut?"
(Das empathische Verstehen braucht hier nicht im Mittelpunkt zu stehen. Es ist möglich, in der Problembeschreibung voranzuschreiten.)

Andere Mitteilungen sind komplexer, vielgestaltiger und vielleicht auch widersprüchlicher. Hier ist Empathie mitunter schwierig, und vollkommen unmöglich ist es, empathische (vermeintlich therapeutische) Äußerungen zu machen, wenn der Therapeut den wesentlichen emotionalen oder persönlichbedeutungshaltigen Aspekt einer Aussage noch nicht verstanden hat. Solange dies noch nicht der Fall ist, *muss* er natürlich nachfragen!

Damit insbesondere empathische wie auch andere sprachliche Mitteilungen des Therapeuten auf Seiten des Patienten gut verstanden werden können, gilt die folgende Regel:

! **Merke:** kurz! konkret! anschaulich!

Als „inkompetent" werden hier alle Äußerungen betrachtet, die weitschweifig, unklar und zu kompliziert sind, sowie solche, die dem Ziel des empathischen Verstehens des Patienten und seines Berichts direkt zuwiderlaufen. Insbesondere gilt dies für

Wertungen, Bagatellisierungen, Intellektualisieren, Moralisieren, Interpretationen, Ausfragen.
Empathie heißt also auch: die spezifisch persönlichen Bedeutungen der sprachlichen Mitteilungen und des Interaktionsverhaltens zu verstehen, zu erfassen oder zu erschließen. Hier ist der Bereich des klärungsorientierten Vorgehens als therapeutischer Strategie berührt (Grawe, 1996, 1998). Die hier erforderlichen Gesprächsstrategien werden in Sachse (1996, 2003; auch Caspar, 2007; Kanfer et al., 2006) beschrieben. Insbesondere das therapeutische „Erschließen" von möglicherweise impliziten Motiven und Zielen des Patienten wird gegen Ende dieses Kapitels thematisiert (Ziel- und Wertklärung, Identifikation dysfunktionaler Gedanken, Umgang mit Widerstand).

2.3 Akzeptanz

Eine wichtige Voraussetzung für das Zustandekommen eines therapeutischen Prozesses ist die gegenseitige *Akzeptanz* von Patient und Therapeut. Den Patienten als Person zu akzeptieren heißt auch, dass der Therapeut sich nicht rechthaberisch, belehrend oder gar indoktrinierend verhält und sich nicht in „Machtkämpfe" verwickelt.

! **Merke:** Sich zu respektieren ist die Voraussetzung dafür, aufnahmebereit zu sein für das, was der andere sagt und meint.

Die Grundregel „Wertungen vermeiden" bezieht sich allerdings nur auf die Person des Patienten. Es ist wichtig, Person und Verhalten (bzw. Kognitionen) der Person zu trennen, denn mit „Akzeptanz" ist keinesfalls ein „Laissez-faire-Stil" gemeint. Insbesondere Verhalten, das sich ungünstig auf die Therapie auswirkt, darf der Therapeut nicht einfach „akzeptieren".

Beispiel: *Benutzt ein männlicher Patient gegenüber seiner Therapeutin eine abwertende, frauenfeindliche Sprache, so sollte sie dies durchaus problematisieren. Allerdings sollte sie dabei das Bedeutungssystem des Patienten verstehend und akzeptierend berücksichtigen. Auch sollte sie auf die Nachteile eines solchen Verhaltens im zwischenmenschlichen Umgang für den Patienten betonen, statt ihn als „Sexisten" in die Schranken zu weisen.*

3 Grundprinzipien verhaltenstherapeutischer Gesprächsführung

Es gibt eine große Zahl von Gesprächsprinzipien, die als typisch für therapeutische Situationen allgemein oder für die Verhaltenstherapie im Besonderen genannt werden. Indem wir von „Prinzipien" sprechen, möchten wir andeuten, dass die im Folgenden beschriebenen Merkmale des Gesprächsverhaltens von Therapeuten unabhängig von bestimmten Therapiephasen oder Indikationsbereichen bei der Durchführung von Verhaltenstherapien relevant sind.

3.1 Transparenz

Ein Grundprinzip der Verhaltenstherapie ist, transparent zu sein und auf den aufgeklärten, aktiven Patienten zu setzen. Die Erläuterung von Vorgehen, Übungen, Hausaufgaben usw. ist selbstverständlich. Das Vorgehen bedarf einer für den Patienten nachvollziehbaren, verständlichen und überzeugenden Begründung. Ein Beispiel für transparentes Vorgehen ist die „kognitive Vorbereitung" bei Reizkonfrontation (Michael und Tuschen-Caffier 2009; Fiegenbaum und Tuschen-Caffier, 2000). Die sorgfältige Vorbereitung ist von entscheidender Bedeutung für den Erfolg einer therapeutischen Maßnahme. Klare Auskünfte über den institutionellen Rahmen, die Ausbildung des Therapeuten sowie über Inhalt, Dauer, Frequenz und Kosten der Therapie erhöhen die Transparenz.
Gleichzeitig ist der Hinweis wichtig, dass es sich um selektive Transparenz handelt und der Therapeut keineswegs einfach alle Fragen beantwortet, die potenziell gestellt werden könnten. Will ein Patient am Anfang der Therapie etwa wissen, wie die Reizkonfrontation denn nun genau aussieht, von der er schon so viel gehört hat, so ist es die Aufgabe des Therapeuten, zunächst genau zu explorieren, aus welchem Grund der Patient diese Frage stellt. Gibt es bestimmte Befürchtungen seitens des Patienten, er könne in der Therapie überfordert werden, sollte sich die Antwort des Therapeuten natürlich auch auf diesen Aspekt beziehen. Transparenz hieße in diesem Fall, die Grundbedingungen des gemeinsamen Vorgehens zu erläutern und zu erklären, dass der Patient nur jene Schritte gehen wird, die er sich auch zutraut.

Tabelle 2: Beispiele für förderliche und inkompetente Therapeutenäußerungen

Pat.: „Meine Freundin hat schon wieder Andeutungen gemacht, dass sie sich mit ihrem Kursleiter treffen möchte."	
Förderliche Therapeutenäußerung	***Inkompetente Therapeutenäußerung***
„Das beunruhigt Sie ..." „Was heißt das für Sie?" „Sie sagen das so, als ob Ihnen das ganz schön gegen den Strich gehen würde." „Und ..."	„Das ist jetzt nicht so ganz klar, was das heißen könnte: Vielleicht will sie Sie provozieren, oder vielleicht ist das auch ganz harmlos. Irgendwie tritt Ihre Beziehung ja jetzt in eine neue Phase und ... (usw., usw.)" „Ist der jünger oder älter als Sie?" „Kein Wunder, so wie Sie sich verhalten! Wir haben doch schon mal herausgearbeitet, dass Sie Ihre Freundin selbst auf Distanz halten ..." „Aha, hat sie deswegen kürzlich mit dem Kurs angefangen ..."

> **Merke:** Insgesamt ist Transparenz eine dem Selbstverständnis der Verhaltenstherapie entsprechende Grundvoraussetzung; sie ist aber kein Selbstzweck und im Sinne der Zielorientierung der Therapie auf das notwendige Maß zu beschränken.

3.2 Struktur

Zu wissen, dass sowohl die einzelne Therapiestunde als auch der Therapieablauf als Ganzes eine vorhersagbare und zielgerichtete Struktur haben, kann die potenzielle Verunsicherung seitens der Patienten reduzieren, positive Behandlungserwartungen und die Therapiemotivation fördern. So hebt Hoffmann (1993) hervor, dass eine Strukturierung des **Therapieablaufs** in Teilschritte den wichtigsten Patientenerwartungen entgegenkommt. Für den Patienten wird dadurch klar, a) ob der Therapeut die Probleme erfasst hat, b) welche Ziele augenblicklich verfolgt werden und c) ob das eigene Verhalten zu Fortschritten führt. Hinsichtlich der geplanten Therapieschritte sollten sich Therapeut und Patient während der geplanten Behandlungsdauer fortlaufend abstimmen. Auch „Bilanz-Sitzungen" oder Zwischenmessungen sollten frühzeitig eingeplant und nicht einfach nach „Bedarf" angesetzt oder „Sachzwängen" überlassen werden. Wells (1997, S. 47) schlägt für eine **Therapiestunde** in der kognitiv-behavioralen Therapie folgende Struktur vor:

1. Auswertung neuer Daten, Prüfung der Reaktion des Patienten auf die letzte Stunde
2. Tagesordnung (der Stunde) festlegen
3. Auswertung therapeutischer Hausaufgaben
4. Durchführung spezifischer Interventionen
5. Absprache neuer Hausaufgaben
6. Zusammenfassung und Rückmeldung seitens des Patienten

Die Sitzung muss übersichtlich gestaltet sein. Zu viele oder zu weitreichende Anliegen des Patienten (gleichzeitig) bearbeiten zu wollen, ist kontraproduktiv und überfordert leicht Patient und Therapeut. Die spezifischen Zielsetzungen einer einzelnen Sitzung sollten im Rahmen der Fallkonzeption einer gewissen Kontinuität folgen und in die Strukturierung des Gesamtablaufes der Therapie eingebunden sein (vgl. exemplarisch Kanfer et al., 1996; vgl. Schmelzer, im vorliegenden Band; Sulz, im vorliegenden Band). Komplikationen wie

- plötzliche Themenwechsel,
- weitschweifige Problembeschreibungen,
- vom „Hundertsten aufs Tausendste kommen",
- Berichte und Erzählungen über äußere Sachverhalte

können Teil von Vermeidungsverhalten bzw. Widerstandsphänomenen (s. u.) sein. Dieses problematische Sprachverhalten auf Patientenseite sollte dann in der Fallkonzeption reflektiert werden.
Andererseits ist es wichtig, sich klar zu machen, dass die meisten Patienten nicht wissen können, was genau in der Therapiesitzung von ihnen verlangt wird und welches Verhalten für den therapeutischen Fortschritt besonders günstig ist – solange der Therapeut es nicht möglichst am Anfang der Therapie bzw. am Anfang jeder Stunde vermittelt.

> **Merke:** Verhaltenstherapie ist in ihrer Gesamtheit und innerhalb einer Stunde strukturiert.

Je früher klar wird, dass eine Therapie und eine Therapiesitzung strukturiert ablaufen, desto besser. Dies bedeutet allerdings nicht, ständig „nach Checkliste" vorzugehen, wie dies z. B. bei einer strukturierten Diagnosefindung zu empfehlen ist. Das Gesprächsverhalten des Patienten in unstrukturierten Momenten einer Therapiesitzung oder auch ein ständiges Abweichen von der Struktur kann diagnostisch besonders interessant sein und darf keinesfalls einfach als „Störfaktor" betrachtet werden. „Struktur" würde hier bedeuten, dem Patienten zu vermitteln, dass ein spezielles Anliegen einerseits stets angesprochen werden kann, auch wenn es nicht auf der Tagesordnung steht. Andererseits ist das Kriterium, ob und wann von der geplanten Struktur abgewichen wird, nicht das spontane Gefühl der „Dringlichkeit" einer aktuellen Problemerörterung, sondern die gemeinsam zu bestimmende Frage, ob eine Änderung des (Therapie-)Plans zielführend wäre.
Außerdem sollten Strukturierungsbemühungen gerade am Therapieanfang das Entlastungs- und Mitteilungsbedürfnis des Patienten nicht frustrieren. Hier gilt es also, genügend Zeit für den freien Problembericht des Patienten einzuplanen. Außerdem sind Strukturierung und Eigeninitiative des Patienten keine Gegensätze, denn die Entscheidung, welche Inhalte innerhalb einer bestimmten Struktur bearbeitet werden, bleibt beim Patienten.

3.3 Konkretisieren, Präzisieren und Spezifizieren

Insbesondere die Aufforderung zur weiteren *Klärung des eigenen Verhaltens* (vgl. Kanfer et al., 2000) und der damit verbundenen Gedanken und Gefühle ist ein zentrales Element verhaltenstherapeutischer Gesprächsführung. Der Patient wird aufgefordert, möglichst konkret und präzise seine Situation, die Beschwerden, die entsprechenden Auslöser, die damit verbundenen Gedanken, Gefühle und den bisherigen Umgang damit zu beschreiben.
Nicht wenige Patienten denken, ihre Probleme seien nicht mehr behandelbar. Auch der Blick für einfache Handlungsalternativen ist ihnen gegebenenfalls verloren gegangen. Häufig geht dies mit übergeneralisierenden oder katastrophisierenden Bewertungen einher („Jetzt geht gar nichts mehr", „Das war schon immer so", „Es ist alles zu viel geworden"). Umso wichtiger ist es, zu benennen, *was* genau problematisch ist und *wann* genau es auftritt (Konkretisieren, vgl. Tab. 3). Da Patienten selbstwertbezogene Dinge leicht übergeneralisieren, sind sie solche Fragen bzw. spezifisches und differenzierendes Nachdenken über aversive Themen nicht gewöhnt. Die Herausforderung für den Therapeuten besteht dann darin, sanft, aber beharrlich auf spezifischen Informationen zu bestehen.
Umgekehrt ist der Therapeut natürlich selbst aufgefordert, konkrete Informationen zu geben und vor allem geeignete, also konkrete Fragen zu stellen. Typische Fehler sind Doppel- oder Mehrfachfragen, da sie einerseits in der Regel eine Überforderung darstellen, andererseits auch Missverständnisse und Unklarheiten verursachen, wenn nur auf einen Teilaspekt der Mehrfachfrage geantwortet wird und die anderen Aspekte unter den Tisch fallen.

Tabelle 3: Konkretisieren

Patientenäußerung	*Konkretisierende Frage*
Ich komme nicht mehr zurecht.	Was heißt das genau?, Was gelingt Ihnen nicht mehr? Welcher Lebensbereich macht Ihnen besondere Schwierigkeiten?
Immer wenn ich wieder diese grundlose Panik kriege, kann man mich völlig abschreiben ...	Jeder Mensch empfindet Angst oder auch Panik unterschiedlich – können Sie mir sagen, was bei Ihnen genau passiert? Welches Beispiel käme Ihnen als Erstes in den Sinn? Was haben Sie damals genau gefühlt? Was ging Ihnen durch den Kopf? Was haben Sie genau getan?
Bei uns zu Hause gibt es ständig Streit.	In welchen Situationen kam es zuletzt zum Streit? Gibt es eine typische Situation, in der es zum Streit kommt? Worüber streiten Sie sich besonders? Gibt es auch Ausnahmen?
Ich bin ein Versager.	Wie kommen Sie darauf? Was meinen Sie damit?
Das könnte ich niemals durchstehen.	Wenn es dazu kommt, was befürchten Sie dann in dieser Situation genau? Was könnte schlimmstenfalls in der Situation passieren? Für wie wahrscheinlich halten Sie die Gefahr, dass ... eintritt? Wenn ... eintritt, was für unmittelbare Konsequenzen hätte das für Sie? Was wären die Konsequenzen am Tag danach? Nach 2 Wochen? Lebenslang?

Beispiel:

ungeeignete Mehrfachfrage

„Hatten Ihre Großeltern oder Ihre Eltern ähnliche Symptome, oder haben Sie andere Ideen darüber, woher Ihr Symptom kommt?"

geeignetere Alternativen

„Ist dieses Symptom in Ihrer Familie aufgetreten?"

„Sehen Sie einen Zusammenhang zwischen Ihren jetzigen Beschwerden und denen, die Sie bei ... beobachtet haben?"

„Was haben Sie selbst für Annahmen, woher das Symptom kommt?"

„Wie kamen Sie zu dieser Annahme?"

Probleme entstehen dann, wenn der Therapeut aus einer vermeintlichen Empathie heraus allzu sehr bemüht ist, dem Patienten gegenüber (Pseudo-)Verständnis zu signalisieren und nicht konkret genug nachfragt, denn dann kommen entscheidende Dinge gar nicht zur Sprache.

! **Merke:** Das Konkretisieren von als problematisch erlebten Sachverhalten, Verhaltensmustern, Einstellungen und Gefühlslagen hat nicht nur ordnende und entlastende, sondern auch *konfrontative* Effekte (Förderung von Exposition in sensu).

Daher fällt es Patienten oft schwer, bestimmte Befürchtungen aufgrund gezielten Nachfragens „zu Ende zu denken". So ist es beispielsweise für Angstpatienten eher aversiv, konkrete Rückfragen nach Befürchtungen in angstbesetzten Situationen mit konkret ausgestalteten Vorstellungsbildern zu beantworten. Dies ist verhaltensanalytisch gut nachvollziehbar, denn ein Vermeiden unangenehmer Vorstellungen stellt ebenso wie das Vermeiden unangenehmer Situationen kurzfristig eine Entlastung dar (negative Verstärkung). Somit muss gegebenenfalls (auch im Sinne der oben angeführten Transparenz) eine Erklärung vorangestellt werden, warum so genau nachgefragt wird. Schließlich können die meisten Fragetechniken im Rahmen der kognitiven Verhaltenstherapie (s. u.) als Spezialformen des Konkretisierens aufgefasst werden.

3.4 Hilfe zur Selbsthilfe: geleitetes Entdecken

Eng im Zusammenhang mit dem Konkretisieren steht das *geleitete Entdecken.* Dieses bezeichnet eine Gesprächsstrategie, bei welcher der Patient durch gezielte Fragen oder Beispiele angeregt wird, wichtige zielführende, neue oder auch für ihn zunächst widersprüchliche oder gar unangenehme Informationen *selbst* zu generieren. Dies dient den folgenden Zielen:

- das Wissen wird aktiv konstruiert,
- der Bezug zum Erfahrungssystem des Patienten ist gesichert (idiosynkratische Besonderheiten werden berücksichtigt),
- der Therapeut steht nicht als allwissend da, der Patient nicht als hilflos und
- psychologischer Reaktanz wird vorgebeugt.

Merke: Eine Ausrichtung am Prinzip des geleiteten Entdeckens bewahrt den Therapeuten davor, in fruchtlose, für die Therapiebeziehung belastende Überredungsversuche zu verfallen.

Damit das geleitete Entdecken weder dem Patienten noch dem Therapeuten künstlich oder „aufgesetzt" vorkommt, soll sich der Therapeut klar machen, dass für die persönliche Seite und die spezifische Ausprägung seiner Probleme, Erfahrungen und Bewertungen letztlich tatsächlich immer der Patient der Experte ist. Hieraus ergibt sich im Übrigen, dass *Suggestivfragen* („Im Grunde genommen sind Ihre Befürchtungen also unbegründet?") mit geleitetem Entdecken wenig zu tun haben – der Patient soll seine Aussagen nicht danach ausrichten, was der Therapeut (vermeintlich) gerne hören möchte. Statt „War das nicht eine schöne Erfahrung?" sollte der Therapeut einfach fragen: „Wie bewerten Sie selbst diese Erfahrung?" oder „Was lernen Sie aus dieser Erfahrung?"

Ein neben der kognitiven Therapie wichtiger Anwendungsbereich für die Gesprächsstrategie des geleiteten Entdeckens ist die Ableitung von klaren und individuellen Erklärungsmodellen für Problemverhalten. Die Ableitung eines Teufelskreismodells als Erklärungskonzept für die Aufrechterhaltung vieler Symptome (vom Panikanfall bis zum Juck-Kratz-Zirkel bei Neurodermitikern) sollte nicht erfolgen, indem eine bestimmte Vorgabe „durchgeboxt" wird, sondern sie sollte interaktiv, zusammen mit dem Patienten, erarbeitet werden.

3.5 Soziale Verstärkung und Lob

Patienten haben meist sehr gute „Antennen" für Wertungen ihrer Person oder ihres Verhaltens durch den Therapeuten. Der sozialen Verstärkung des Patienten durch den Therapeuten kommt hinsichtlich mehrerer zentraler Funktionen erhebliche Bedeutung zu:

- Selektives Lob ist ein wesentlicher Aspekt der Beziehungsgestaltung,
- therapeutische Fortschritte können damit gefördert werden und
- das Prinzip der Selbstverstärkung kann leichter etabliert werden.

Letzteres ist für die Aufrechterhaltung von Erfolgen und als Hilfe zur Selbsthilfe meist unerlässlich. Margraf (2009) hat jedoch in einer wichtigen Differenzierung darauf hin gewiesen, dass das Lob der Therapeuten nicht etwa kontingent auf Erfolg, sondern *kontingent auf Anstrengung* erfolgen sollte. So sollten in der Angstbehandlung nicht Angstfreiheit, sondern Bemühungen verstärkt werden, neue Erfahrungen mit der Angst zu sammeln.
Ferner muss das Lob immer glaubhaft sein. Dies gelingt am besten, wenn es auch ernst gemeint ist und sich auf selbst beobachtetes, konkretes Verhalten des Patienten bezieht. Eine paradoxe Wirkung kann ein gut gemeintes Lob allerdings dann erzielen, wenn dieses Verhalten für den Patienten keiner ungewöhnlichen Mühe bedarf, denn der Patient könnte sich hier in seinen Stärken schlecht verstanden fühlen.

3

> ! **Merke:** Dass ein Patient über Ressourcen verfügt, ist erfreulich, bedarf aber keines ausdrücklichen Lobes. Lob ist immer dann wichtig, wenn der Patient in Denken oder Handeln etwas versucht, das er bisher nicht oder nicht so gut konnte.

Um die richtige „Dosis" der positiven sozialen Verstärkung zu erreichen und sich nicht zu schematisch zu verhalten, sollte sich der Therapeut der verschiedenen Varianten zu loben bewusst sein. Lob kann nicht nur explizit und verbal erfolgen, sondern auch „durch die Blume" oder auf vielfältigen nonverbalen Kanälen (Nicken, Lächeln, positiv verstärkende Gesten). In diesem Bereich ist es für Therapeuten besonders wichtig, einen eigenen Stil zu finden, denn soziale Verstärkung muss notwendigerweise zur Person bzw. zum überdauernden Verhalten des Therapeuten passen.

3.6 Zusammenfassen und Rückmelden

Ein typisches Merkmal verhaltenstherapeutischer Gesprächsführung ist das Zusammenfassen und Rückmelden durch den Therapeuten und auch durch den Patienten. Die Bedeutung von Zusammenfassungen im Sinne einer strukturierenden Intervention wurde bereits oben angesprochen. Zusammenfassungen fördern außerdem das Verständnis seitens des Therapeuten: Vergessen Sie nie, dass Patienten die Therapie immer ganz anders erleben als der Therapeut! Tatsächlich ist das Ausmaß an Missverständnissen, das auch bei scheinbarer Übereinstimmung zwischen Therapeut und Patient vorliegen kann, oft genug verblüffend (Yalom, 2002).

> ! **Merke:** Um Missverständnissen vorzubeugen und um die Kooperations- und Aufnahmebereitschaft des Patienten zu fördern, sollte ein Gesprächsklima geschaffen werden, das zu Fragen ermutigt und dem Patienten das Aussprechen von Zweifeln oder Vorbehalten erleichtert.

Paradigmatische Fragen am Ende einer Therapiesitzung:

- Wie würden Sie das Wichtigste der heutigen Stunde aus Ihrer Sicht zusammenfassen?
- Welche Punkte erscheinen Ihnen in der heutigen Stunde besonders wichtig?
- Wie passt das zu früheren Erfahrungen?

Darüber hinaus haben Zusammenfassung und Rückmeldung weitere psychologisch wichtige Funktionen. In der Therapie gewonnene neue Informationen oder Perspektiven sollen möglichst rasch in das bestehende Erfahrungssystem des Patienten übernommen werden. Hierzu ist es lernpsychologisch wichtig, dass neue Erfahrungen innerhalb der Informationsfülle des therapeutischen Prozesses auch benannt und eingeordnet werden.

> ! **Merke:** Es ist empfehlenswert, Zusammenfassungs-Fragen *zeitnah* zu den therapeutischen Ereignissen zu stellen, auch weil einige Patienten zu einem späteren Zeitpunkt dazu neigen, negative Aspekte einer Situation selektiv zu erinnern (*post-event-processing;* Wells, 1997).

Der Therapeut wird hier Angebote machen und den Patienten anregen, selbst den therapeutischen Prozess zu strukturieren und zu ordnen. Hierbei ist darauf zu achten, dass Erkenntnisse aus einer Therapiestunde, die das Problemverständnis erhellen und mögliche daraus abzuleitende Handlungsalternativen getrennt abgehandelt werden. Dadurch wird das „Arbeitsprinzip" der verhaltenstherapeutischen Therapie verdeutlicht: Es soll der möglichen, durchaus verbreiteten Patientenerwartung vorgebeugt werden, dass einzelne Aha-Erlebnisse allein bereits bleibende Veränderungen erzeugen können. Materialien, wie der Nachbearbeitungsbogen von Rossel (1993), sind wichtige Hilfen zur Rückmeldung. Mit derartigen Instrumenten wird fortlaufend geklärt, ob das, was nach therapeutischer Einschätzung wesentlich ist, auch wirklich beim Patienten ankommt, und somit, ob die gemeinsame Arbeitsbasis noch stimmt.
Damit die Stunde nicht mit einem Missklang endet, falls der Patient mit einer Zusammenfassung Schwierigkeiten hat, kann der Therapeut dem Patienten bei der Zusammenfassung helfen oder selbst eine kurze Zusammenfassung leisten, die möglichst einen positiven Aspekt enthält, zum Beispiel: „Heute ist es Ihnen gelungen, einige besonders schmerzhafte Erlebnisse

deutlich auszusprechen." Wenn der Patient bei der Zusammenfassung der Stunde auf neue oder eigentlich noch anzusprechende Themen kommt, muss dies nicht problematisch sein, sondern sollte als thematische Vereinbarung über die nächste Sitzung aufgegriffen und in einem geeigneten Stundenprotokoll (z. B. Stangier et al., 1998) vermerkt werden.

Probleme beim Zusammenfassen

Die Zusammenfassung und Rückmeldung aus Sicht des Patienten am Ende der Stunde ist unerlässlich, wenn der Patient wirklich etwas Erinnerbares „mit nach Hause nehmen" soll. Es gibt aber aus verschiedenen Gründen trotzdem häufig Schwierigkeiten damit, dieses auch konsequent zu tun:

- *Selbstverständlichkeit:* Annahme des Therapeuten, dass Patient wichtige Erkenntnisse der Stunde unmittelbar in sein Weltbild integriert hat, da sie ja „auf der Hand liegen". Beispiel: Eine vom Patienten als äußerst peinlich erlebte soziale Situation wurde während des Gesprächs relativiert (Patient: „Stimmt eigentlich, im Grunde genommen kann es mir ja egal sein, was diese Fremden von mir denken ..."). Der Therapeut geht davon aus, dass der Patient dadurch sehr entlastet ist und in Zukunft Konfrontationsübungen in der Öffentlichkeit gegenüber aufgeschlossener. Er unterlässt es, diese Aussage am Schluss noch einmal wiederholen zu lassen und damit zu konsolidieren – oder aber die Restzweifel transparent zu machen. Daraus können leicht Störungen in den Folgesitzungen entstehen (z.B. Ungeduld auf Therapeutenseite: „Aber das haben wir doch schon oft besprochen ...").
- *Zusammenfassen = Technik = Behinderung tiefer Einsichten:* Annahme des Therapeuten, eine Zusammenfassung könne die intensive Stunde „entzaubern", in der so wichtige Dinge (erstmals) zur Sprache kamen und damit die therapeutische Beziehung als Prozessvariable schmälern. Meistens spielt hier auch ein Zeitmanagement-Problem eine Rolle: Die adäquate Zusammenfassung kann im Einzelfall durchaus 5-10 Minuten in Anspruch nehmen, so dass ein emotional sehr dichtes Gespräch unter Umständen „mittendrin" nach 40 Minuten „abgebrochen" werden muss. Dies kann von Patienten und Therapeuten als zwischenmenschlich inadäquat erlebt werden – jedenfalls, wenn Sinn und Wert der Zusammenfassung nicht klar sind. Lässt man die Zusammenfassung einfach weg, wird damit vermittelt, dass sie ja so wichtig nicht sein kann. Eine geeignete Formulierung, die sowohl die Intensität der Therapiestunde würdigt als auch auf den Nutzen von Zusammenfassungen hinweist, wäre z. B.: *„Sie merken sicher ebenso wie ich, dass wir heute einen sehr wichtigen Punkt berührt haben, den wir unbedingt weiter vertiefen sollten. Ich schlage vor, dass wir angesichts unserer heute begrenzten Zeit an dieser Stelle innehalten und erst noch einmal kurz zusammenfassen, wohin wir heute gekommen sind. Auf dieser Basis können wir dann beim nächsten Mal besser weiterarbeiten, als wenn wir unser Gespräch in 10 Minuten einfach so abreißen lassen würden."*
- *Angst vor Misserfolg oder Ernüchterung:* Vermeidung der Zusammenfassung durch den Therapeuten aus der Befürchtung heraus, es gäbe gar nichts zum Zusammenfassen, weil man sich die ganze Stunde „nur im Kreis gedreht" hat. Oder weil Kritik seitens des Patienten an der Therapie zentraler Teil der Stunde war und befürchtet wird, mit einer Zusammenfassung negativer Rückmeldungen des Patienten den entsprechenden Konflikt zu zementieren. Diese Befürchtungen sind meist unbegründet, weil sie nicht zu Ende gedacht wurden. Nehmen wir an, in der 40. Minute einer Therapiestunde verweist der Therapeut auf die übliche Zusammenfassung, und der Patient erwidert: *„Wissen Sie, das habe ich mir eben schon gedacht, dass Sie jetzt gleich wieder zur Tagesordnung kommen. Also zusammenfassen würde ich, dass mir das hier irgendwie nichts bringt. Sie vernachlässigen mich genau wie alle anderen."* Wäre es hier besser gewesen, der Therapeut hätte den Verweis auf die Zusammenfassung zugunsten 10 weiterer Minuten der „Arbeit am eigentlichen Thema" unterlassen?

3.7 Stringenz und Konsequenz: Vorhersagbarkeit des therapeutischen Verhaltens

Ob die genannten Gesprächsprinzipien auch die anvisierten Ziele erreichen, wird wesentlich davon abhängen, wie konsequent und wie zielgerichtet (oder stringent) sie angewendet werden. Nur wenn der Patient sicher sein kann, dass der Therapeut auf weitschweifige oder undeutliche Beschreibungen mit konkretisierenden Fragen reagieren wird, kann er dies vorwegnehmen und *lernen*, sich selbst konkretisierende Fragen zu stellen.

> ! **Merke:** Der Erfolg einzelner Maßnahmen hängt wesentlich davon ab, wie konsequent und zielgerichtet diese eingesetzt werden.

Ähnliche Beispiele lassen sich auch für die anderen Gesprächsprinzipien finden: Positive Erwartungen werden schnell wieder reduziert oder gar aufgegeben, wenn das therapeutische Gesprächsverhalten nicht wirklich vorhersagbar ist, wenn also der Patient nicht eigentlich schon vorher „weiß", dass der Therapeut ihn für ein bestimmtes Verhalten loben wird, ihm *nicht* die Arbeit abnehmen wird (geleitetes Entdecken, Zusammenfassen), Fragen nach dem Vorgehen offen beantworten wird etc. Ein besonders sicherer Weg, aufgrund mangelnder Stringenz therapeutische Fortschritte zu sabotieren, liegt etwa darin, therapeutische Hausaufgaben nicht konsequent zu besprechen (vgl. Fehm und Fehm-Wolfsdorf, 2001).

4 Gesprächsführung mit speziellen Zielsetzungen

Die im Folgenden beschriebenen Techniken und Strategien sind vor allem – aber nicht nur – in der ersten Therapiephase (Kontaktaufnahme und Exploration) von Bedeutung. In dieser Phase der Therapie sind folgende Funktionen zentral (vgl. Frank und Frank, 2009):

- Informationssuche des Therapeuten
- Informationsweitergabe an den Patienten
- Aufbau einer guten emotionalen Beziehung
- Aufbau einer guten therapeutischen Beziehung
- erste therapeutische Interventionen

Die ersten Gespräche prägen den „ersten Eindruck" des Patienten über den Therapeuten und oft auch über das Therapieverfahren. In der Therapieforschung konnte gezeigt werden, dass die positive Einschätzung des Therapeuten durch den Patienten bereits im Erstgespräch stark mit dem (u.U. viele Monate später erhobenen) Therapieerfolg zusammenhängt (Grawe, 1998). Man kann also in diesen ersten Kontakten viel falsch machen, aber auch viel gewinnen.

4.1 Das Gespräch erleichtern: gemeinsame Sprache finden

Viele Patienten kommen mit einem großen Bedürfnis nach Entlastung und Mitteilung; andere sind zurückhaltender. Zu Beginn der Therapie kann es deshalb nötig sein, das Gespräch zu erleichtern. Hierzu sollte man dem Patienten durch Blickkontakt, zugewandter Körpersprache und anderer nonverbaler Signale vermitteln, dass man sich für ihn als Person interessiert. Der Therapeut sollte auch signalisieren, dass er dem Patienten Raum zu sprechen einräumt (z.B. dadurch, dass er ihn nur unterbricht, wenn es zum unmittelbaren Verständnis nötig ist).

In diesem Zusammenhang ist auch das Einnehmen einer *„naiven"*, d.h. interessierten, offenen und fragenden Rolle von besonderer Bedeutung. Der Therapeut verzichtet zeitweise auf seinen Expertenstatus, was möglichen Widerstand reduziert und die Aktivität und die „Selbstexploration" des Patienten in der Therapie erhöht. Günstig ist es hierbei, die Sprache des Patienten direkt aufzunehmen und an geeigneten Stellen auch die gleichen Formulierungen zu benutzen. Denn scheinbar Gleiches kann anders formuliert durchaus verschiedene Bedeutung für das Gegenüber haben. Beispiel: „In den neuen Bundesländern", „in Ostdeutschland", „im Osten", „in der (Ex-)DDR", „hier" (vs. „drüben") mögen objektiv dasselbe bezeichnen, können aber unter Umständen ein Gefühl von mehr oder weniger Distanz auf Seiten eines „Ost"-Patienten hervorrufen, der es mit einem „West"-Therapeuten zu tun hat.

3

Scheinbar selbstverständlich, aber doch erstaunlich schwer in der Umsetzung ist der Gebrauch einfacher Sprache ohne Fremdwörter oder Fachjargon. Tabelle 4 zeigt eine kleine Liste von für Therapeuten geläufigen Wörtern, die – insbesondere im Erstkontakt – nicht oder nur nach ausdrücklicher Einführung des jeweiligen Begriffs verwendet werden sollten.

> **!** **Merke:** Verwende eine einfache und anschauliche Sprache. Nimm eine interessierte, offene und fragende Rolle ein.

Falls Ihnen das trivial (selbstverständlich) erscheint, so versetzen Sie sich einmal in die Lage eines Ausbildungskandidaten, der gerade aus der Supervision kommt:

In der Supervision wurde intensiv der dysfunktionale Interaktionsstil einer deutlich älteren narzisstischen Patientin diskutiert. Im Erstgespräch hatte sich der junge Therapeut sehr unstrukturiert und unsicher verhalten, aber das Feedback seiner Supervisionsgruppe hatte ihm mehrere potenziell zielführende Anregungen gegeben, wie er in der nächsten Sitzung – mit bestimmten Interventionen und etwas mehr Empathie – eine ähnliche latent aggressive Atmosphäre wie beim Erstkontakt vermeiden oder bearbeiten kann. Auch ein Settingwechsel wurde angedacht (Aufnahme der Patientin in eine indikative Gruppe).

Zählen Sie die Fachtermini des letzten Absatzes zusammen. Ermessen Sie, wie schwierig es für diesen Therapeuten war, diese ganze Begriffswelt, die im Fachgespräch durchaus Sinn machen kann, alltagssprachlich zu vermitteln. Man kann davon ausgehen, dass man in solch einer schwierigen Therapiesituation überfordert ist, nebenher noch seinen sprachlichen Ausdruck zu überwachen und zu korrigieren. Die beste Lösung für dieses Problem lautet: *Videoaufzeichnungen anfertigen und allein oder mit Kollegen auswerten!* Sprachliche „Marotten" oder Defizite beim Einsatz der „Verständlichmacher" können hervorragend über eine Video-Rückmeldung des eigenen Verhaltens behoben werden.

Weitere Standardprinzipien neben dem Gebrauch einfacher und anschaulicher Sprache, deren Wirksamkeit sowohl beim Verständnis von Texten als auch von sprachlichen Mitteilungen schon lange erwiesen ist (z.B. Langer et al., 1974), sind:

- *Kürze und Prägnanz* der Äußerungen
- *Strukturierung* („roter Faden")
- *Einsatz anregender Zusätze* (Beispiele und Vergleiche, Grafiken aufzeichnen etc.)

Tabelle 4: Beispiele für Fremdwörter bzw. Fachjargon

spezifisch	antizipieren	involviert	qualitativ
kognitiv	Adoleszenz	Diskrepanz	latent
dysfunktional	redundant	simultan	manifest
internalisiert	Hypothese	in-/konsistent	manipulieren
Dissonanz	veri-/falsifizieren	stringent	ir-/rational
Feedback	extra-/ introvertiert	adaptieren	Rational
Brainstorming	implizit/explizit	Prognose	Manual
empathisch	quasi	prognostisch	symptomatisch
Reaktanz	potenziell	Skills	tendenziell
Störung	Impuls	transparent	soziale Kompetenz
Intervention	in- /extrinsisch	emotional	einfach strukturiert
reflektieren	Motivation	self-fulfilling-prophecy	definitiv
unstrukturiert	Evaluation	pathologisieren	Lerngeschichte
Selbsterfahrung	Burn-out	labil	paranoid
komplex	sukzessive	egozentrisch	Anamnese

Kasten 1: Fallbeispiel zum Vorwegnehmen und Entpathologisieren

Ein 28-jähriger Student sucht eine Therapie auf, weil er sich regelmäßig von Gewaltphantasien geplagt fühlt, die er bisweilen nicht unterdrücken kann. Diese *Intrusionen* wecken bei ihm die Befürchtung, er könne vielleicht selbst gewalttätig werden, obwohl er es bisher nie war.

Th.: Sie haben eben angedeutet, dass Sie „Gewaltphantasien" oder Bilder von Gewalt haben, die Ihnen im Alltag, z.B. in der Straßenbahn, plötzlich in den Kopf kommen. Das ist Ihnen sehr unangenehm. Halten Sie sich deshalb für „nicht normal"? [Vorwegnehmen]

Pat.: Ja, das ist ja wohl auch unnormal, sich über so was Gedanken zu machen und vor allem ständig.

Th.: Sie befürchten also, irgendwie „verrückt" oder „pervers" zu sein? [Vorwegnehmen]

Pat.: Ja, ist das denn nicht pervers? Kommt das häufiger vor? Haben Sie schon mit solchen Leuten zu tun gehabt?

Th: Die Frage ist, was Sie damit meinen, „das kommt häufiger vor"? Gewaltverbrechen, die äußerst brutal und, sagen wir ruhig, „pervers" sind, kommen in unserer Gesellschaft ja zum Glück ganz selten vor. Und wenn es mal vorkommt, kriegen wir es natürlich sofort und übermäßig durch die Medien vorgesetzt. Es ist aber faktisch die absolute Ausnahme. Die Wahrscheinlichkeit, dass ich einem solchen „Perversen" gegenübersitze, der in meine Praxis kommt, weil er wie Dr. Jekyll gegen seinen Willen Gewaltverbrechen verübt, ist praktisch gleich null. Aber ich glaube, was Sie bewegt, ist eher, ob solche *Gedanken* häufiger vorkommen? [Einleitung Entpathologisierung: Differenzieren von Gedanken und Handeln]

Pat.: Also ich habe noch nie von jemand gehört, der solche Dinge im Kopf hat ...

Th.: Ja, aber ist das nicht auch gut verständlich? Man unterhält sich schließlich lieber über angenehme Dinge und nicht über eigene „Verrücktheiten". *[Entpathologisieren: Dass der Patient davon noch nichts gehört hat, spricht nicht für die „Abartigkeit" seiner Gedanken, sondern entspricht unseren Normen im Reden über „Abartigkeiten".]* Aber es ist mir an dieser Stelle wichtig, Sie zu informieren, dass Gedanken dieser Art – nicht Taten – äußerst häufig sind. Solche Gedanken nennen wir in der Fachsprache „Intrusionen". Das sind Gedanken mit mehr oder weniger unangenehmem Inhalt, die sich plötzlich aufdrängen und einen regelrecht belästigen. Es gibt Studien dazu, dass über 90 % der Bevölkerung, wenn man sie anonym und vertraulich befragt, solche Intrusionen kennen, also irgendwann schon einmal so etwas gehabt haben. Besonders Gedanken an solche Dinge, die in unserer Gesellschaft absolut verboten sind, sind grundsätzlich „normal" in dem Sinne, dass fast jeder sie ab und zu mal hat *[Entpathologisieren: Patient kein Einzelfall gegenüber Allgemeinbevölkerung].* Die Schwierigkeit aber, die Sie mit diesen Gedanken haben, kenne ich auch von vielen anderen Patienten, und ich habe den Eindruck, dass nicht die Gedanken selbst problematisch sind, sondern eher, wie man damit umgeht. *[Entpathologisieren: Andeutung, dass Gedanken nicht „krankhaft" sind, sondern übermäßige Beschäftigung lediglich einen nachvollziehbaren, aber fehlgeschlagenen Lösungsversuch darstellt; Umgang damit ist in Therapie erlernbar].*

4.2 Vorwegnahme und Entpathologisieren

Ein Problem eines sehr gewährenden und „vorsichtigen" Gesprächsstils kann sein, dass es nur langsam vorangeht und bestimmte „heikle" Informationen zu spät zur Sprache kommen. Die Gesprächstechniken der Vorwegnahme und des „Entpathologisierens", wie sie insbesondere von Fiegenbaum beschrieben worden sind (Fiegenbaum und Tuschen-Caffier, 2000b), ermöglichen es, auch für den Patienten problematische, heikle oder peinliche Sachverhalte relativ früh offen anzusprechen. Gleichzeitig sollte deutlich werden, dass man als Therapeut diese Inhalte innerhalb des kognitiv-emotionalen Systems des Patienten logisch, nachvollziehbar und damit eben auch akzeptabel findet.

4.3 Ressourcen aktivieren, positive Erwartungen wecken

Zwei bedeutungsvolle psychotherapeutische Wirkfaktoren sind die Aktivierung von Ressourcen und das Erzeugen einer positiven Erwartung an eine Therapie (vgl. Grawe, 1998). Beides kann explizit im Gespräch angesprochen und/oder implizit in der Beziehungsgestaltung erreicht werden. Ressourcenaktivierung, also die aktive Suche nach oder die Nutzung von Stärken, Fähigkeiten oder Hilfen aus dem Umfeld des Patienten, stellt immer eine Motivationshilfe dar und kann auch in späteren Therapiephasen genutzt werden.

! **Merke:** Ressourcen können nur dann erfolgreich aktiviert werden, wenn das Vorgehen in ein individuelles Fallverständnis eingebettet ist und die Aufnahmebereitschaft, Motivation und Potenziale des Patienten berücksichtigt werden.

Bereits zu Therapiebeginn sollte der Therapeut die (zwischenmenschlichen) Ziele des Patienten erforschen, um sich im Sinne dieser Ziele verhalten zu können und ggf. augenblicklich blockierte Grundbedürfnisse des Patienten anzusprechen (*komplementäre Beziehungsgestaltung;* Caspar, 2007; Grawe, 1998). Ausgangspunkt sind Fragen wie: *„Welche offenen oder verdeckten Wünsche hat mein Patient? Was kann er, und was kann er nicht? Welche Motivationen und Fähigkeiten bringt dieser Mensch mit, und welche sind ihm bewusst, welche sind nicht bewusst?"*

Einige praktische Hinweise und Handlungsanleitungen zu bedürfnis- und motivorientierter Beziehungsgestaltung geben Stucki & Grawe (2007).

Die therapeutische Beziehung kann dabei selbst als Ressource etabliert werden. Das bedeutet im Rahmen der Gesprächsführung auch, dass man dem Patienten gegenüber nicht nur passiv empathisch und akzeptierend gegenübertritt, sondern dass man echtes Interesse entwickelt und in geeigneten Momenten auch zeigt (natürlich ohne zu heucheln und ohne etwas „schönzureden"). Wie bei der sozialen Verstärkung entfaltet das Interesse am Patienten im Sinne der erwähnten komplementären Bezie-

Kasten 2: Beispiele für die Exploration von Ressourcen

- „Wie sind Sie früher mit solchen Problemen umgegangen?"
- „Gibt es Menschen, denen Sie vertrauen können und die Sie unterstützen?"
- „Sie haben mir nun einige Probleme in Ihrem Leben erzählt. Es ist zum Glück meistens so, dass auch bei ganz schwierigen Lebenssituationen immer auch noch manche Dinge funktionieren, deshalb möchte ich Sie fragen: Welche Dinge in Ihrem Leben können denn – zumindest fürs Erste – so bleiben wie jetzt?"
- „Wenn ich versuche, mich in Ihre Lage zu versetzen, kann ich mir vorstellen, dass Sie das alles sehr fordern oder vielleicht sogar überfordern muss. Wie haben Sie das denn eigentlich geschafft, überhaupt die letzten zwei Jahre zu überstehen?"
- „Ich habe den Eindruck, Ihre Probleme haben Sie in letzter Zeit sehr eingeschränkt in Ihren Möglichkeiten und auch in Ihren Wünschen, so wie Sie sich ein normales oder glückliches Leben vorstellen. Was fehlt Ihnen denn besonders, oder was würden Sie gerne wieder können, wenn Sie Ihre Probleme besser in den Griff bekommen haben?"
- „Wir neigen manchmal dazu, etwas einseitig nur die Probleme zu sehen und positive Dinge zu vernachlässigen, vielleicht weil man die positiven Dinge einfach für selbstverständlich oder normal hält oder weil man gar bestreitet, dass es überhaupt etwas Positives gibt. Wie ist das denn bei Ihnen? Haben Sie auch gute Eigenschaften? Was würde eine echte Freundin Gutes über Sie sagen, wenn man diese auffordern würde, Sie zu beschreiben?"
- „Ich muss Ihnen sagen, dass das, was wir vorhaben, für viele Patienten eine Überforderung ist. Manche brechen ab, ohne dass sie von der erwiesenermaßen starken Wirkung der Konfrontation mit angstauslösenden Situationen profitiert haben. Ich weiß, dass es auch für Sie eine enorme Überwindung sein muss, sich auf so etwas einzulassen. Ich überlege nun, wie wir vorbauen können, dass Sie möglichst keine so große Überforderung erleben, dass Sie sich gleich wieder aus der Situation flüchten, wie es bisher – aus verständlichen Gründen – immer geschehen ist. Ich habe den Eindruck, dass Sie für diese Therapie einige sehr günstige Eigenschaften mitbringen. Zum Beispiel glaube ich, dass Sie, wenn Sie nicht gerade in einer Paniksituation sind, Dinge sehr gut analysieren können. Das wird uns die Auswertung der Übungen, die wir immer im Anschluss vornehmen werden, sehr erleichtern."

3

hungsgestaltung nur dann seine Wirkung, wenn es auch dem Selbstbild des Patienten entspricht bzw. im Sinne seiner Bedürfnisse ist. So wird zum Beispiel die Nutzung narzisstischer, zwanghafter oder dependenter Anteile des Patienten nicht gelingen, wenn der Patient selbst darunter leidet oder die angesprochene Eigenschaft nicht *ich-synton* ist. Auch ist bei Selbstwertproblemen zu beachten, dass Lob oder Interesse oft nicht angenommen werden können (etwa: „Wer mich liebt, mit dem stimmt etwas nicht!").

4.4 Ziel- und Wertklärung

Meist ist nicht damit zu rechnen, dass Patienten von sich aus zentrale Konzepte, Werte, Überzeugungen und Ziele zur Sprache bringen. Insbesondere hier ist also gezieltes Nachfragen des Therapeuten wichtig (Frank und Frank, 2009). Vor allem unerfahrene Therapeuten neigen dazu, von Problem zu Problem zu springen und sich mit oberflächlichen Antworten zufrieden zu geben. Sie sind häufig unsicher und haben das Gefühl, sich ständig neue Fragen ausdenken zu müssen, damit keine Gesprächspausen entstehen.
Um einerseits diesem Stress auf Therapeutenseite zu entgehen und andererseits das „entscheidende" Problem nicht in einer Fülle an Einzelinformationen zu übersehen, bietet es sich an, zentrale Motive des Patienten anhand eines bedeutsamen Problemverhaltens des Patienten „in die Tiefe" zu erfragen. Dabei ist es wichtig, konsequent bei diesem Problem zu bleiben und beim Hinterfragen der Aussagen des Patienten eine gewisse Hartnäckigkeit walten zu lassen (in „naiver Rolle" bleiben), da sich die individuelle *Bedeutung* des Gesagten für den Außenstehenden niemals unmittelbar erschließt.

! **Merke:** Zentrale Motive des Patienten sollen anhand eines bedeutsamen Problemverhaltens „in die Tiefe" erfragt werden. Das „Springen" von Problem zu Problem ist zu vermeiden.

Ausführlich gehen Kanfer et al. (2006) im Rahmen ihres *Selbstmanagement*-Ansatzes auf Voraussetzungen und Möglichkeiten der Ziel- und Wertklärung ein und verweisen auf eine Fülle von Übungen und Techniken, die hierfür eingesetzt werden können. Typisch sind hierfür Gedankenspiele, z. B. *„Was wäre, wenn Ihre Befürchtung [z.B. Gewichtszunahme bei einer Bulimikerin] eintreten würde?"* oder *„Was wäre, wenn Sie dieses Problem nicht mehr hätten?"*. Was die Gesprächsführung betrifft, weisen die Autoren darauf hin, dass es ein positives Zeichen ist, wenn Patienten auf solche „naiven" oder auch herausfordernden Fragen hin stutzen, ihren Redefluss unterbrechen oder sich besinnen müssen. Hierbei sollte dem Patienten genug Zeit gelassen werden, um wirklich noch einmal nachzudenken oder in sich zu gehen. Es soll kein Druck erzeugt werden, die Frage schnell zu beantworten *(„Es ist in Ordnung, wenn Sie jetzt nicht sofort auf die Frage antworten können; im Alltag denkt man oft nicht über solche Dinge nach. Aber wir sollten uns die Zeit nehmen, uns mit solchen wichtigen Aspekten intensiver zu beschäftigen")*.
Typische Schwierigkeiten in solchen Gesprächen treten auf, wenn Patienten starke – auch gedankliche – Vermeidungstendenzen zeigen *(„Nein, kann ich mir nicht vorstellen", „Das wäre so katastrophal, ich würde mich so elend fühlen, dass mir schon beim Gedanken daran ganz anders wird ...", „Ich weiß schon, Sie meinen, das ist gar nicht so schlimm ...")*. Dabei muss dem Patienten vermittelt werden, dass das konsequente „Warum?" bzw. Hinterfragen ernst gemeint ist, denn dieses Fragen hat sich als zielführende Herangehensweise bewährt, um sich besser in

den anderen hineinzuversetzen. Die Befürchtung, der Patient könne den Therapeuten für wenig empathisch oder für unerfahren halten, wenn er das individuelle Problem nicht gleich versteht und auf den Punkt bringt, ist erfahrungsgemäß unbegründet. Insbesondere wenn es gelingt, im Hier und Jetzt an den Emotionen, die durch die Beschäftigung mit dem Problem ausgelöst werden, „dranzubleiben" (z.B. mit Hilfe von Paraphrasieren und Vorwegnehmen), kann das Verständnis unter Beweis gestellt und vertieft werden.

Zu möglichen Problemen der Gesprächsführung im Rahmen einer Ziel- und Wertklärung zählen Klischee-Antworten, also allgemeine und sozial erwünschte Aussagen zum „Sinn des Lebens". Hier muss immer wieder betont werden, dass es um die wichtigsten Ziele des Patienten selbst geht, und nicht etwa darum, dem Therapeuten eine „gute" Antwort zu präsentieren. Empfehlenswert ist im Kontext der Ziel- und Wertklärung auch ein übungs- bzw. modulartiges strukturiertes Vorgehen (zum Beispiel Willutzki & Koban, 2004). Hierunter fallen auch das „Intellektualisieren" und „philosophische Gedankenspielereien" außerhalb der unmittelbaren Erfahrungswelt des Patienten.

5 Gesprächsführung und kognitive Umstrukturierung

Unsere Darstellung hat nicht das Ziel, eine gesonderte Einführung in kognitive Therapietechniken (Beck, 2013; Wilken, 1998; vgl. auch Siegl und Wendler, in diesem Band) zu ersetzen. Es sollen jedoch einige Besonderheiten der Gesprächsführung bei kognitiven Interventionen erläutert werden.

5.1 Methoden zur Identifikation negativer Gedanken

Es gibt vielfältige Zugänge, um negative automatische Gedanken und verzerrte Kognitionen zu identifizieren. Hierzu gehören:

- Exploration aktueller Situationen, in denen die Gedanken aufgetreten sind
- Analyse von Stimmungsveränderungen (z. B. während der Sitzung)
- strukturierte Gedankenprotokolle und Gedankentagebücher
- die „Mehr-Spalten-Technik"
- Verhaltensexperimente/Symptominduktion
- Konfrontationsaufgaben (hier mit dem Fokus auf diagnostischen Informationen)

Soweit es um die Exploration problematischer Kognitionen in der Therapiesitzung geht, ist es wichtig, dass der Therapeut die für die kognitive Umstrukturierung am besten geeigneten und für die Störungsaufrechterhaltung wesentlichen Kognitionen erfasst. Hier ist die Unterscheidung zwischen „primären" und „sekundären" negativen automatischen Gedanken wichtig (Wells, 1997). Fragt man etwa Angstpatienten, was sie in einer typischen Angstsituation gedacht haben, so werden sie häufig Gedanken berichten, die auf Flucht oder Vermeidung bezogen sind *(„Wie komme ich bloß hier raus?", „Es wird immer schlimmer!", „Ich muss den Notarzt rufen!")*. Dies sind sekundäre automatische Gedanken, die durch primäre automatische Gedanken *(„Ich werde gleich umfallen!", „Ich werde mich furchtbar blamieren!", „Die Leute werden sehen, dass ich rot werde – scheußlich!")* erst ausgelöst werden, aber – da sie handlungsleitend sind – oft viel besser bewusst repräsentiert sind.
Der primäre Angstgedanke lässt sich gut explorieren, wenn im Gedankenspiel die Möglichkeit in Betracht gezogen wird, dass keinerlei Vermeidungsverhalten zur Verfügung steht.

Beispielfragen:
Th.: *„Was hätte schlimmstenfalls passieren können?"* oder
Th.: *„Was wäre passiert, wenn Sie die Party nicht hätten verlassen können?"*

5.2 Sokratischer Dialog

In einem weiten Begriffsverständnis meint *sokratischer Dialog:* „Both to explore the content and meaning of the patient's experience and to modify behavior and cognition" (Wells, 1997, S. 53). Etwas konkreter: Im sokratischen Dialog sollen irrationale Kognitionen (Einstellungen, Meinungen, Glaubenssätze, Grundüberzeugungen, konditionale und unkonditionale Annahmen) in ihrem funktionalen Zusammenhang mit einem Problemverhalten verdeutlicht und auf ihre Realitätsangemessenheit und ihren „Nutzen" für den Patienten geprüft werden. Es geht also um das *Hinterfragen* irrationaler und unangemessener Denkmuster.

! **Merke:** Beim sokratischen Dialog werden irrationale/unangemessene Denkmuster hinterfragt.

Soll die Realitätsangemessenheit einer Kognition überprüft werden, so spricht man von *empirischer Disputation („Woran machen Sie das fest?", „Gibt es auch andere Erklärungsmöglichkeiten?")*. Wenn der Nutzen einer Kognition oder eines Denkstils hinterfragt wird, spricht man von *hedonistischer Disputation („Was bringt es Ihnen, so zu argumentieren?, „Tut Ihnen das gut?", „Wie würden Sie sich fühlen, wenn Sie stattdessen anders denken würden?"* [Wilken, 2015]).
Gesprächstechnisch ist der Stil des Therapeuten durch Zurückhaltung und einen Verzicht auf Bewertungen gekennzeichnet; offene Fragen stehen im Vordergrund. Therapeutische Fallen, etwa im Sinne von Machtkämpfen oder Rechthaberei, werden so vermieden. Ein Gesprächsklima von Zugewandtheit und Interesse verhindert, dass der Patient sich ausgefragt fühlt.
Unter kognitiven Therapeuten ist es umstritten, ob der Therapeut bereits vor der Initiierung eines sokratischen Dialoges ein relativ klares Disputationsziel haben sollte (um so den Patienten durch gezieltes Fragen führen zu können) oder ob dies zugunsten einer offeneren Form des Dialogs im Sinne eines „true collaborative empiricism" verzichtbar wäre (Padesky, 1996). Unserer Auffassung nach machen beide Positionen Sinn, d.h. der Therapeut sollte sich flexibel verhalten: Ein klares Disputationsziel erleichtert das Vorgehen und ermöglicht es besser, den roten Faden nicht zu verlieren. Überraschende und „unerwünschte" Schlussfolgerungen seitens des Patienten sollten aber nicht unterdrückt werden.

Tabelle 5: Denkfehler und ihre Disputation

Denkfehler	***Aussage***	***Disputationsziel***	***Therapeutenaussage***
Schwarz-Weiß-Malen	„Vorgesetzte sind doch alle gleich!"	Relativierung	An welche Vorgesetzte denken Sie jetzt gerade?
Selektive Schlussfolgerung	„Dass er mich nicht eingeladen hat, zeigt, dass er mich loswerden will."	Realitätsprüfung	Woraus schließen Sie das?
Übergeneralisierung	„Ich kriege nichts mehr hin."	Realitätsprüfung	Gar nichts?
Emotionale Beweisführung	„Wenn ich mich so schlecht fühle, weiß ich schon, das wird nichts."	Implizite Annahmen klären	Glauben Sie, dass sich andere in der gleichen Situation gut fühlen?
Katastrophisieren	„Mit einer „3" in Klinischer Psychologie kann ich einen guten Job doch vergessen!"	Relativierung	Glauben Sie, dass dies das Einzige ist, worauf Arbeitgeber achten?
Hindsight-Bias (Fehler der Retrospektive)	„Wie konnte ich ihn bloß losfahren lassen!"	Realitätsangemessenheit von Schuldgefühlen prüfen	Aus welchen konkreten Umständen konnten Sie ablesen, dass etwas passieren würde?

Das konkrete Vorgehen beim sokratischen Dialog ergibt sich weitgehend aus den oben bereits dargestellten Gesprächsprinzipien, besonders denen des geleiteten Entdeckens und des Konkretisierens (vgl. allerdings auch den sehr elaborierten Beitrag zur sokratischen Gesprächsführung von Stavemann, 2002). So ist den obigen Beispielen (in Kasten 2) zu entnehmen, wie bei übertriebenen oder einseitigen Aussagen allein schon die Bitte um Konkretisierung auf eine Relativierung der Aussage hinausläuft.

In einer Reihe von Beispielen haben wir für verschiedene „Denkfehler" kurz skizziert, wie die problematische Kognition auf günstige Weise hinterfragt werden *kann* (vgl. Tab. 5).

Hierbei handelt es sich um exemplarische Vorschläge. Eine definitiv „beste" Therapeutenaussage gibt es nicht.

Regeln für Therapeutenaussagen im sokratischen Dialog:
- **Der Patient darf durch die Frage weder intellektuell noch emotional überfordert sein.**
- **Die Fragen sollten zielführend sein (negative Gedanken explorieren; implizite Annahmen klären; Umstrukturierung fördern).**
- **Themenbereiche werden eröffnet, nicht „abgeschlossen."**
- **Der Patient sollte sich nicht ausgefragt fühlen.**
- **Der Therapeut sollte sich trotz der Disputationsziele bemühen, den Patienten zu verstehen.**

5.3 Verbale Methoden zur kognitiven Umstrukturierung

Es gibt über den sokratischen Dialog hinaus diverse Einzeltechniken, um problematische Kognitionen zu identifizieren und umzustrukturieren (vgl. Tab. 6).

5.4 Verhaltensexperimente und Übungen zur kognitiven Umstrukturierung

Verhaltensexperimente. Gedanken und Verhalten bedingen sich wechselseitig. Es empfiehlt sich daher, nicht nur auf einer der beiden Ebenen zu arbeiten. Nichts ist überzeugender als neue Erfahrungen. Kognitive Verhaltenstherapie „passiert" deswegen ganz wesentlich auch außerhalb von therapeutischen Gesprächssituationen.

! **Merke:** Gute Verhaltensexperimente sind so zugeschnitten, dass problematische Kognitionen in typischen Alltagssituationen zweifelsfrei überprüft werden können.

Auf der Ebene der Gesprächsführung muss der Therapeut hier bei der Einführung von Verhaltensexperimenten in die Therapie insbesondere das so genannte Operationalisieren gut beherrschen. Die Kriterien, woran etwas überprüft, etwas sichtbar wird oder nicht, müssen dabei genau festgelegt werden.

Beispiel:

Eine leicht gehbehinderte sozialphobische Patientin befürchtet, wenn sie in einem dicht gefüllten Eiscafé Platz nehmen will, wird sie möglicherweise andere anstoßen, und diese werden sich beschweren.

Th.: *Was stellen Sie sich genau vor?*
Pat.: *Die werden sich beschweren und rummeckern.*
Th.: *Auf welche Art und Weise werden die anderen Gäste sich beschweren?*
Pat.: *Die werden schimpfen oder sich „was in den Bart murmeln".*
Th.: *Wenn wir vereinbaren, dass Sie bei insgesamt drei Besuchen insgesamt sechs Gäste leicht anrempeln, wie viele werden dies tun?*
Pat.: *Sicherlich alle.*
Th.: *Wie überzeugt sind Sie davon?*
Pat.: *Ziemlich!*
Th.: *Was hieße „ziemlich" auf einer Skala von 0 bis 100?*

Tabelle 6: Techniken der kognitiven Umstrukturierung

Begriffsklärung	Wenn Patienten unklare und weitreichende Begriffe verwenden, ist es oft nötig zu hinterfragen, was sie genau meinen. Pat.: „Ich kriege das alles nicht hin." Th.: „Was macht Ihnen im Einzelnen Schwierigkeiten?"
Beweise hinterfragen	Oft basieren Situationseinschätzungen oder Erwartungen nicht auf einer realistischen Bewertung, sondern auf emotionaler Beweisführung (weil ich mich schlecht fühle, wenn ich daran denke, wird mir auch schlecht) oder auf der Aktivierung negativer Schemata. Pat.: „Wenn ich dorthin gehe, werde ich allein in der Ecke stehen." Th.: „Woher nehmen Sie diese Gewissheit?", „Was spricht genau dafür, dass dies eintritt?"
Gegenbeweise sammeln	Es ist durchaus möglich, dass ein Patient im obigen Beispiel den einen oder anderen Beweis generiert. Diese können zum einen weiter hinterfragt werden. Je realistischer sie aber scheinen, desto günstiger ist es, Gegenbeweise zu initiieren. Th.: „Und was spricht dagegen, dass das so kommt?" oder „Was müssten Sie tun, damit das nicht so kommt?"
Verzerrungen benennen	Bei dieser Strategie geht es vor allem darum, problematische Kognitionen erkennen und einordnen zu können und so Problembewusstsein bzw. Aufnahmebereitschaft für kognitive Interventionen zu schaffen (z.B. gemeinsames Benennen von problematischen Kognitionen, die während der Woche als Hausaufgabe gesammelt und notiert worden sind).
Kosten-Nutzen-Analyse	Die Vor- und Nachteile eines Verhaltens zu benennen kann zur Ziel- und Wertklärung beitragen. Ebenso können damit relativ hartnäckige Grundüberzeugungen oder auch problematische Meta-Kognitionen (z.B. „Sorge ist Vorsorge!") problematisiert werden. Th. „Welche Vor- und Nachteile hat es für Sie, sich viele Sorgen zu machen?"
Alternative Erklärungen suchen	Wenn Wahrnehmungen durch negative Schemata von sich selbst oder der Umwelt „gefiltert" wurden, resultieren einseitige Interpretationen. Andere überzeugende Interpretationen zu finden ist ähnlich dem Sammeln von Gegenbeweisen eine geeignete Methode, um diese einseitigen Interpretationen zu relativieren. Günstig ist es auch, mehrere Erklärungen zu sammeln und diese in einem Tortendiagramm gemäß ihrer subjektiven Wahrscheinlichkeit einzuordnen. Die dysfunktionale Erklärung wird dann auch auf optisch-anschauliche Weise „geschmälert". Pat.: „Sie hat mich nicht gegrüßt, weil ich ihr nicht wichtig bin!" Th: „Wenn Sie jemanden nicht grüßen, welche Gründe hat dies dann?" Pat.: „Eigentlich grüße ich die Leute immer!" Th.: „Welche Ausnahmen haben Sie schon erlebt?" Pat.: „Na höchstens, dass ich jemanden übersehe oder mit anderen spreche – oder mehrere Dinge auf einmal tue. Th.: „Gut. Sie bemühen sich, normalerweise immer zu grüßen, aber es gibt auch Ausnahmen. Welche der Ausnahmen könnte auch das Verhalten Ihrer Bekannten erklären?" Pat.: „Na ja, sie hatte viele Einkaufstüten und war auf dem Weg zum Auto, vielleicht hat sie mich wirklich nicht erkannt. Th.: „Wenn Sie dies in Betracht ziehen: Wie sicher sind Sie sich dann, dass sie nicht gegrüßt hat, weil Sie ihr nicht wichtig sind?" Pat.: „Sicher kann ich mir natürlich nicht sein, ich hatte nur so ein Gefühl ... (usw.)"

Übungen zur kognitiven Umstrukturierung. Kognitive Therapeuten (Kush, 2000; Padesky, 1996) schlagen vor, die Prinzipien der kognitiven Verhaltenstherapie auch auf das Erlernen dieser Therapiemethode anzuwenden. Dabei kann es etwa darum gehen, dass der Dozent die gegenüber der kognitiven Therapie bestehenden Überzeugungen, Annahmen und möglicherweise problematischen Kognitionen der Ausbildungskandidaten (z.B. „Verhaltenstherapie ist nur technologisch") in genau der Weise aufgreifen soll, wie er es mit den problematischen Kognitionen von Patienten tut. So kann geübt bzw. demonstriert werden, wie man den Realitätsgehalt der obigen Annahme prüft („Was spricht für und was gegen die Annahme?"). Solche Übungen sind nachdrücklich zu empfehlen, insbesondere weil Ausbildungskandidaten so eigenständig lernen, die eigenen automatischen Kognitionen im Bezug auf die therapeutische Arbeit zu identifizieren und gegebenenfalls zu verändern.

Ein ausführliches Beispiel, wie ein für Ausbildungskandidaten typisches Problem gelöst werden kann, findet sich in Kasten 3. Dabei wird keine Lösung vorgegeben, sondern der Betroffene sollte sich selbst die richtigen Fragen stellen (oder sie sich ggf. als Selbsterfahrungsübung von einem Kollegen stellen lassen), um dabei in diesem Prozess Lösungsmöglichkeiten zu entwickeln.

6 Umgang mit Widerstand

Die folgenden Ausführungen zum Phänomen „Widerstand" können wegen der großen Bedeutung in der Therapie nur eine einführende Orientierung liefern (weiterführend vgl. Caspar, 2007; Grawe, 1998; Margraf, 2009; Sachse, 2003). Dabei hat das ubiquitäre Phänomen „Widerstand" in verschiedenen Therapieschulen unterschiedliche Bedeutung.

Im Rahmen Freud'scher psychodynamischer Konzepte gilt die Arbeit am Widerstand als zentrale *Intervention* in der Psychotherapie.

Aus gesprächstherapeutischer Sicht heraus würde „Widerstand" in erster Linie als das *Vermeiden bestimmter Emotionen* aufgefasst (im Sinne einer Unfähigkeit des Patienten, Zugang zu seinem Erleben zu bekommen), was zwar in bestimmten Veränderungsstadien normal sei, aber durch die zunehmende Konsolidierung neuer Einsichten überwunden wird.

Kasten 3: Beispiel für die Selbstanwendung der kognitiven Umstrukturierung

Ein Patient stellt meine Kompetenz in Frage. Wie kann ich im Gespräch darauf reagieren?

Diese Frage ist eine häufige Befürchtung gerade bei therapeutischen „Anfängern". Sie kann, ganz gleich ob „berechtigt" oder „unberechtigt", durchaus zentrale Konzepte des jeweiligen Therapeuten aktivieren und dabei Stress erzeugen. Die für Ihren Fall passenden Antworten finden Sie, wenn Sie in diesem Kapitel aufgeführte Techniken und Prinzipien auf sich selbst anwenden. Nehmen Sie sich also Zeit, das Problem zu konkretisieren; leiten Sie sich selber zum Entdecken an; versetzen Sie sich in den Patienten (und auch in sich selbst) hinein und führen Sie systematisch Verhaltensexperimente durch! Dabei können Sie folgender Logik des kognitiven Vorgehens folgen:

1. Identifizieren negativer, unrealistischer Gedanken
Identifizieren Sie (analog zu einer Verhaltensanalyse) genau die in einer solchen problematischen Situation auftretenden Auslösebedingungen (Was hat der Patient genau gesagt, bzw. welches Verhalten gilt für Sie als Hinweis zur Infragestellung Ihrer Kompetenz durch den Patienten). Welche persönlichen/lebensgeschichtlichen Hintergrundvariablen Ihrerseits sind relevant für das Thema „Infragestellen Ihrer Kompetenz"? Und schließlich: Was ging Ihnen genau durch den Kopf, als Sie mit der problematischen Therapiesituation konfrontiert wurden? Notieren Sie sich die entsprechenden negativen Gedanken und bewerten Sie sie hinsichtlich ihres Realitätsgehalts (z.B. auf einer Skala von 0-100).

2. Generieren angemessener Gedanken
Sammeln Sie alternative Gedanken, z.B. indem Sie sich vorstellen, was einem Therapeuten, der Ihnen als therapeutisches Vorbild dient und von dem Sie annehmen, dass er souverän mit einer solchen Situation umgehen würde, hier durch den Kopf gehen könnte. Bewerten Sie auch diese Gedanken hinsichtlich ihres Realitätsgehalts. Erstellen Sie auf Grundlage der Schritte 1. und 2. eine Aufstellung angemessener, positiver bzw. konstruktiver und realitätsnaher Gedanken.

3. Erproben der neuen Gedanken in der Realität
Vorbereitung: Überlegen Sie, was die identifizierten angemessenen Gedanken für ein therapeutisches Verhalten in einer solchen Situation implizieren würden. Erproben Sie ggf. die Situation mit Kollegen im Rollenspiel (am besten mit Videofeedback und mehreren Durchgängen und Varianten). Achten Sie dabei genau darauf, welchen Unterschied es in Ihrem Verhalten macht, ob Sie auf Grundlage der negativen/unrealistischen oder auf Grundlage der angemessenen/konstruktiven Gedanken reagieren.

3

Aus verhaltenstherapeutischer Perspektive wird Widerstand häufig als *Störfaktor* (im Sinne eines aktuellen Motivationsproblems) für eine Therapie beschrieben und betont, dass er mit geeigneten Interventionen weitgehend vermieden werden kann und sollte.

! **Merke:** „Widerstand" meint hier Einstellungen und Verhaltensweisen des Patienten, die sich gegen Veränderungen der eigenen Person oder Fortschritte in der Therapie richten.

Dabei müssen diese der Person nicht direkt zugänglich (bewusst) sein. Widerstand des Patienten bedeutet,
a) dass seine Motive, Pläne und Ziele im Hinblick auf die Therapie noch nicht geklärt bzw. ambivalent oder
b) im Vorgehen nicht genügend gewürdigt worden sind.

Widerstand kann sich in offener Kritik, aber häufiger auch in vielfältiger anderer Weise äußern (s. Kasten 4; vgl. Margraf, 2009; Sachse, 2003).

Kasten 4: Mögliche Äußerungsformen von Widerstand in der Therapie

- Zu-spät-Kommen, Versäumen von Terminen
- „Vergessen" von Abmachungen oder Hausaufgaben
- Gähnen, langes Schweigen
- „Weiß nicht", „Mir fällt dazu gar nichts ein ..."
- Schnelles Reden und Themenflucht („Mir drängt sich dazu so viel auf, dass ich gar nicht mehr klar denken kann ...")
- „Smalltalk", Verwenden von Klischees, Vermeiden wichtiger Themen
- Ablenken auf irrelevante Themen
- Weinen
- Diskrepanz zwischen Inhalt und Affekt, Vermeiden von Nachdenklichkeit
- Bemerkungen am Therapieende (beim Hinausgehen), die für die Therapie wichtig sind, aber nicht mehr bearbeitet werden können

Ausführlich haben sich Caspar und Grawe (1981) mit dem Thema „Widerstandsverhalten" in der Verhaltenstherapie beschäftigt und unterscheiden dabei drei Formen:

(1) Widerstand gegen Veränderung eines erreichten Gleichgewichts

Häufig ergeben sich problematische Verhaltensweisen unabhängig vom therapeutischen Verhalten, weil die Motive und Ziele des Patienten im Bezug auf therapeutische Fortschritte selbst widersprüchlich oder konflikthaft sind (Michalak et al., in press). Widerstand entsteht dabei dann, wenn der Therapeut die Konflikthaftigkeit der Therapieziele oder die Funktionalität der Symptomatik nicht richtig erfasst hat. Das Problemverhalten ist als Teil eines größeren Problemlösungsversuchs des Patienten zu verstehen und sollte daher nicht auf der Beziehungsebene angesprochen, sondern über eine Klärung bzw. Modifikation der Therapieziele aufgelöst werden.

(2) Widerstand als alltägliches menschliches Verhalten gegen Fremdbeeinflussung

Entscheidend ist in diesem Fall die individuelle Lerngeschichte der Person. Hat sie beispielsweise schlechte Erfahrungen mit dem vom Therapeuten gezeigten Verhalten gemacht (z. B. autoritäres Verhalten der Eltern oder der Lehrer), so wird sie sich verstärkt gegen Beeinflussung wehren. Hat die entsprechende Person außerdem gelernt, dass eine „freundlich-submissive" Haltung, verbunden mit einem passiven Widerstand, im bisherigen Leben eine optimale Lösungsstrategie gegen Fremdbeeinflussung darstellte, wird sie in einer direktiven therapeutischen Situation wahrscheinlich mit dem gleichen Verhaltensrepertoire (freundlich-submissiv sein) reagieren. Dieses kann zu einem zirkulären Interaktionsmuster zwischen Therapeut und Klient führen, da vom Klienten jede Veränderung als Beeinflussung durch den Therapeuten (und somit negativ) interpretiert wird. Lösungsversuche für diesen interaktionellen Widerstand müssen dementsprechend auf der Beziehungsebene ansetzen, um einen unfruchtbaren „Machtkampf" zu verhindern.

(3) Widerstand als Unvereinbarkeit der interaktionellen Möglichkeiten des Klienten mit den interaktionellen Anforderungen an ihn

Interaktioneller Widerstand entsteht, wenn das Beziehungsangebot des Therapeuten nicht mit den Bedürfnissen und Möglichkeiten des Patienten in Einklang steht. Gerade bei dieser Form des Widerstands ist daher eine genaue Analyse von Interaktionsbedürfnissen und -verhalten des Patienten notwendig. Während beispielsweise auf der Inhaltsebene eine spezielle Technik (etwa Exposition bei sozialer Phobie) angemessen sein kann, kann auf der Beziehungsebene gerade diese Technik eine Überforderung des Patienten darstellen. An dieser Stelle schlagen Caspar und Grawe die so genannte vertikale Verhaltensanalyse oder Plananalyse (Caspar, 1996) vor. Vertikale Verhaltensanalysen berücksichtigen die individuelle biografische Lerngeschichte des Individuums in allen für die Therapie wichtigen Teilen, also nicht nur die Bedingungen und Konsequenzen, die in offensichtlich direkter Verbindung zum Symptom stehen. Neben diesen diagnostischen Maßnahmen schlagen die Autoren konkrete therapeutische Maßnahmen für den Umgang mit Widerstand (differenziert nach der Form des Widerstandes) vor, wobei der Patient mit seinen individuellen Möglichkeiten den Maßstab darstellt.

Merke: Widerstand des Patienten kann verschiedene Ursachen haben und muss auf der entsprechenden Ebene (Inhaltsebene, Beziehungsebene) bearbeitet werden.

Das wichtigste handlungsleitende Konzept ist hier das der so genannten *komplementären Beziehungsgestaltung.* Dies geht davon aus, dass die Therapiebeziehung den Veränderungsprozess dann optimal fördert, wenn der Therapeut sich „komplementär", also erfüllend oder bestätigend, zu den wichtigsten erschlossenen positiven Zielen des Patienten verhält (Grawe, 1992). Komplementarität muss also nicht auf einer direkten Ebene des offenen Verhaltens erfolgen, sondern ermöglicht dem „Patienten möglichst oft Wahrnehmungen im Sinne seiner wichtigsten Beziehungsziele" (Grawe, 1992, S. 223).

Beispiel:

Das (erschlossene) interaktionelle Ziel des Patienten sei „Ich möchte mich gut aufgehoben fühlen". Dieses Ziel kann dazu führen, dass der Patient testet, ob er bei dem Therapeuten tatsächlich gut aufgehoben ist, indem er gegen Abmachungen verstößt. Wenn der Therapeut dies in einem Pseudoverständnis einfach entschuldigt oder es nur anspricht, weil es für ihn selbst (den Therapeuten) unangenehme Konsequenzen hat – dann hat er diesen Test nicht bestanden. Komplementäres Verhalten hingegen würde hier bedeuten, dass der Therapeut auf den Patienten gut „aufpasst" und ihm frühzeitig und konsequent Rückmeldungen gibt.

Bereits in diesem Kapitel genannte Gesprächsführungsstrategien können als Lösungsversuche (bzw. als Präventionsmaßnahmen gegen Widerstand) betrachtet werden: Empathie und Akzeptanz, Transparenz, geleitetes Entdecken, Entpathologisieren, explizite Ziel- und Wertklärung, Ressourcenorientierung und komplementäre Beziehungsgestaltung. Um Widerstand zu verhindern, ist es weiterhin wichtig, den Patienten nicht mit zu vielen Ansprüchen gleichzeitig zu überfordern oder zu verwirren. Das „Prinzip der kleinen Schritte" ist in der Verhaltenstherapie grundlegend: Es sorgt für Erfolgserlebnisse, weckt oder hebt Ressourcen, baut Vertrauen in die Therapie und die eigenen Fähigkeiten auf und minimiert zugleich Vorbehalte.

Eine weitere wichtige und in Bezug auf die therapeutisch praktische Umgestaltung gut beschriebene Strategie zur Vermeidung von Widerstandsphänomenen und vorzeitigen Therapieabbrüchen besonders im Suchtbereich ist die „motivierende Gesprächsführung" (siehe hierzu Miller und Rollnick, 2005).

7 Frequently Asked Questions (FAQ)

1. *Was muss ich tun, wenn ein Patient von sich aus sehr wenig sagt?*

→ Gesprächsvoraussetzungen überprüfen; offene Fragen stellen; gemeinsame Sprache finden; ggf. Vorwegnahme (hinsichtlich relevanter Befürchtungen) und Entpathologisieren; interaktionelle Pläne erschließen; komplementäres Beziehungsangebot machen/Bedürfnisse besser befriedigen.

2. *Ist es nicht sinnvoll, zu Therapiebeginn nur den Patienten sprechen zu lassen, um ihn besser zu verstehen?*
→ Widerspricht den Prinzipien: Struktur, Stringenz, Konkretisieren; ist aber vermutlich auch selten wirklich empathisch, weckt keine positiven Erwartungen und aktiviert keine Ressourcen.
3. *Muss man den Patienten wirklich das gesamte Vorgehen in der Therapie erklären?*
→ Nein – was nicht erklärungsbedürftig ist, muss nicht erklärt werden; nein – weitschweifige Erklärungen sind zu vermeiden; nein – es soll nur erklärt werden, was auch absehbar ist. Insgesamt sind Erklärungen im Sinne der Zielorientierung der Therapie auf das notwendige Maß zu beschränken.
4. *Ist es nicht besser, den Patienten frühzeitig Informationsmaterial über die Entstehung seiner Störung zu geben? Man kommt dann schneller zum Wesentlichen, wie etwa der Exposition.*
→ Psychoedukative Informationen können den Fortgang der Therapie erheblich beschleunigen, sie sollten aber nur ergänzend gegeben werden, da die verständliche Erarbeitung eines individuellen Störungsmodells von zentraler Bedeutung für den Therapieerfolg ist. Schriftliche Informationen können das Gespräch nicht ersetzen.
5. *Was muss ich machen, wenn der Patient seine Hausaufgaben nicht macht?*
→ Zentral ist dabei das Verstehen und die Berücksichtigung der Quelle dieses „Widerstandes". Zum Vorgehen siehe Abschnitte Transparenz und Stringenz, soziales Verstärken und Lob: Das Bemühen sollte verstärkt werden, die Zielsetzung und Notwendigkeit der Hausaufgaben sollte im Modus des geleiteten Entdeckens erläutert werden, Überforderungen sollten vermieden werden.
6. *Mein Patient überzieht ständig die Stunde, wie gehe ich damit um?*
→ Zentral ist auch hier das Verstehen und die Berücksichtigung der Quelle dieses „Widerstandes". Hier ist u. a. auch das Prinzip der Stringenz gefragt: Wenn Sie am Anfang der Therapie, z. B. aufgrund Ihres vermeintlich unaufschiebbaren Informationsbedarfs (Antragstellung etc.), es zulassen, dass eine Stunde überzogen wird, dann wird es umso schwerer, eine konsequente Stundenregelung durchzuhalten. Als Lösung siehe die Ausführungen zum Umgang mit Widerstand; gesprächstechnisch ist die „Vorwegnahme" günstig (rechtzeitig vor dem Ende der Stunde: „Ich kann mir gut vorstellen, dass es für Sie jetzt schön wäre, wenn wir genug Zeit hätten, ausführlich auf dieses Thema einzugehen. (...) Es ist sicher wichtig genug, es an den Anfang der nächsten Stunde zu stellen.(...) Im Moment will ich Sie lieber fragen, wie Sie die heutige Stunde zusammenfassen?").

3

8 Prüfungsfragen

1. Wie unterscheidet sich therapeutische Kommunikation von der Alltagskommunikation?
2. Welche Rolle spielt die therapeutische Beziehung in der VT?
3. Welche Haltungen/Verhaltensweisen fördern eine gute therapeutische Beziehung?
4. Nennen Sie wesentliche Grundprinzipien verhaltenstherapeutischer Gesprächsführung und erläutern Sie das Grundprinzip!
5. Welche Gesprächstechniken erleichtern besonders zu Therapiebeginn die Arbeit?
6. Beschreiben Sie verbale Methoden zur kognitiven Umstrukturierung!
7. Was muss in der Gesprächsführung bei Verhaltensexperimenten berücksichtigt werden?
8. Was ist und wie äußert sich Widerstand in der VT?
9. Wie geht man mit Widerstand in der VT um?

9 Literatur

a) zitierte Literatur

- Beck J: Praxis der Kognitiven Therapie. Weinheim: Beltz, 2013
- Caspar F: Beziehungen und Probleme verstehen. Eine Einführung in die psychotherapeutische Plananalyse. Bern: Huber, 2007
- Caspar FM, Grawe K: Widerstand in der Verhaltenstherapie. In: Petzold H (Hrsg.): Widerstand – Ein strittiges Konzept in der Verhaltenstherapie. Paderborn: Jungfermann, 1981, 349-384
- Crits-Christoph P, Connolly Gibbons M B, Mukherjee D. In: Lambert M J (ed.): Bergin and Garfields Handbook of Psychotherapy and behavior Change. New York: Wiley, 2013, 298 - 340
- Fehm L, Fehm-Wolfsdorf G: Hausaufgaben als therapeutische Intervention - Ausnahme oder Alltag? Psychotherapeut 2001;46(6):386-390
- Fiegenbaum W, Tuschen-Caffier B: Systemimmanente Gesprächsführung und Reizkonfrontation als Behandlungsmethoden bei sexuellen Funktionsstörungen. Verhaltenstherapie 2000b;10:32-39
- Frank M, Frank B: Das Erstgespräch in der Verhaltenstherapie. In: Margraf J, Schneider S (Hrsg.): Lehrbuch der Verhaltenstherapie, Bd.1. 2. Aufl. Berlin: Springer, 2009, 475-483
- Grawe K: Komplementäre Beziehungsgestaltung als Mittel zur Herstellung einer guten Therapiebeziehung. In: Margraf J, Brengelmann C (Hrsg.): Die Therapeut-Patient-Beziehung in der Verhaltenstherapie. München: Gerhard Röttger Verlag, 1992, 215-244
- Grawe K: Klärung und Bewältigung: Zum Verhältnis der beiden wichtigsten therapeutischen Wirkprinzipien. In: Reinecker H, Schmelzer D (Hrsg.): Verhaltenstherapie, Selbstregulation, Selbstmanagement. Göttingen: Hogrefe, 1996, 49-74
- Grawe K: Psychologische Therapie. Göttingen, Hogrefe, 1998
- Gross A, Steins G: Geschlechtsspezifische Auswirkungen von empathischen vs. kritischem Kommunikationsstil auf die Befindlichkeit in einem therapeutischen Erstgespräch. Z Klin Psychol 1998;27:262-270
- Hoffmann N: Strukturierung des Therapieablaufs. In: Linden M, Hautzinger M (Hrsg.): Verhaltenstherapiemanual. 7. Aufl. Berlin: Springer, 2011, 31-34
- Hoffmann N, Gerbis KE: Gesprächsführung in psychologischer Therapie und Beratung. Salzburg: Otto Müller Verlag, 1981
- Hoyer J: Zur methodisch-theoretischen Ausbildung in Verhaltenstherapie. In: Laireiter A-R, Willutzki U (Hrsg.): Ausbildung in Verhaltenstherapie und Psychotherapie. Göttingen: Hogrefe, 2005, 201-220
- Hoyer J, Wittchen HU: Gesprächsführung in der Klinischen Psychologie und Psychotherapie. In: Wittchen HU, Hoyer J (Hrsg.): Klinische Psychologie und Psychotherapie. Heidelberg: Springer, 2011, 335-448
- Kanfer FH, Reinecker H, Schmelzer D: Selbstmanagement-Therapie. Berlin: Springer, 2000

- Kröner-Herwig B, Fydrich T, Tuschen B: Ausbildung für Psychologische Psychotherapie und Kinder- und Jugendlichenpsychotherapie: Ergebnisse einer Umfrage. Verhaltenstherapie 2001;11:137-142
- Kush FR: Introductory cognitive therapy training issues. Cognit Behav Practice 2000;7:21-29
- Langer I, Schulz von Thun F, Tausch R: Sich verständlich ausdrücken. München: Ernst Reinhardt Verlag, 1974
- Margraf J: Beziehungsgestaltung und Umgang mit Widerstand. In: Margraf J, Schneider S (Hrsg.): Lehrbuch der Verhaltenstherapie. Bd. 1. Berlin: Springer, 2009, 485-498
- Michael T, Tuschen-Caffier B: Konfrontationsverfahren. In: Margraf J, Schneider S (Hrsg.): Verhaltenstherapie, Bd. 1. Berlin: Springer, 2009, 515-530
- Michalak J, Heidenreich T, Hoyer J: Goal conflict. In: Cox WM, Klinger E (eds.): Motivating people for change. Chichester: Wiley, 2004, 83-98
- Miller WR, Rollnick S: Motivierende Gesprächsführung. Freiburg: Lambertus, 1999
- Orlinsky D, Grawe K, Parks BK: Process and outcome in psychotherapy. In: Bergin AE, Garfield SL (eds.): Handbook of psychotherapy and behavior change. New York: Wiley, 1994, 270-378
- Padesky CA: Developing cognitive therapist competency: Teaching and supervision models. In: Salkovskis PM (ed.): Frontiers of cognitive therapy. New York: Guilford Press, 1996, 266-292
- Rossel E: Der Nachbearbeitungsbogen für die Therapiesitzung – erste praktische Erfahrungen. Verhaltenstherapie 1993;4:116-121
- Sachse R: Praxis der Zielorientierten Gesprächspsychotherapie. Göttingen: Hogrefe, 1996
- Sachse R: Klärungsorientierte Psychotherapie. Göttingen: Hogrefe, 2003
- Schulte D, Eifert GH: What to do when manuals fail? The dual model of psychotherapy. Clinical Psychology: Science und Practice 2002;9:312-328
- Sloane RB, Staples FR, Cristol AH, Yorkston NJ, Whipple K: Psychotherapy vs. behavior therapy. Cambridge, MA: Harvard University Press, 1975
- Stangier U, Hoyer J, Kosfelder J, Meyer F: Dokumentation von Therapiesitzungen. Z Klin Psychol 1998;27:172-176
- Stucki, C. & Grawe, K. (2007). Bedürfnis- und Motivorientierte Beziehungsgestaltung. Hinweise und Handlungsanweisungen für Therapeuten. Psychotherapeut, 52,16–23, 94.
- Stavemann, HH: Sokratische Gesprächsführung in Therapie und Beratung. Weinheim, Beltz/PVU, 2002
- Wells A: Cognitive therapy of anxiety disorders. A practice manual and conceptual guide. Chichester: Wiley, 1997
- Wilken B: Methoden der Kognitiven Umstrukturierung. Stuttgart: Kohlhammer, 1998
- Zimmer D, Zimmer FT: Die therapeutische Beziehung in der Verhaltenstherapie: Konzepte und Gestaltungsmöglichkeiten. In: Margraf J, Brengelmann JC (Hrsg.): Die Therapeut-Patient-Beziehung in der Verhaltenstherapie. München: Gerhard Röttger Verlag, 1992, 11-38

b) weiterführende Literatur

- Beck J: Praxis der Kognitiven Therapie. Weinheim: Beltz, 2013
- Fiedler P: Verhaltenstherapie in und mit Gruppen. Weinheim: Beltz, 2005
- Kaluza G, Baum E, Schüffel W, Basler HD: Gespräche mit chronisch Kranken – ein innovatives Lehrangebot für Medizinstudierende im vorklinischen Studienabschnitt. Z Med Psychol 2002;11:3-10
- Petermann F (Hrsg.): Patientenschulung und Patientenberatung. Ein Lehrbuch. Göttingen: Hogrefe, 1997
- Sachse R: Klärungsorientierte Psychotherapie. Göttingen: Hogrefe, 2003
- Wilken B: Methoden der Kognitiven Umstrukturierung. Stuttgart: Kohlhammer, 2015
- Yalom ID: Der Panamahut – oder was einen guten Therapeuten ausmacht. München: btb., 2002

3.2 Prozessuale und inhaltliche Therapiestrategien

Serge K. D. Sulz

1 Einleitung

In diesem Kapitel werden die aus der Fallkonzeption entwickelten therapeutischen Strategien dargestellt. Während Interventionen und Methoden sehr konkrete Maßnahmen sind wie Rollenspiel, Sokratischer Dialog, Dreispaltentechnik, sind Strategien komplexere Kompositionen des Vorgehens, die nach der Abwägung resultieren, wie das gesteckte Ziel am besten zu erreichen wäre. Damit verknüpfen die Therapiestrategien die Gesamtsicht der Störungsanalyse und ein Gesamtziel auf eine ganzheitliche Weise, als Gesamtstrategie mit Teilstrategien. Ziel dieses Kapitels ist es, die in Therapieforschung und Praxis bewährten Wege aufzuzeigen, um aus der Fülle der Detailaspekte zu einer Gesamtbetrachtung des individuellen Falles zu gelangen, aus der optimierte Strategien des Vorgehens abgeleitet werden. Da die strategischen Konzeptionen ein Guss aus Theorie und Praxis sind, wird hier, auch wegen der bei doppelter Aufführung eines Ansatzes verloren gehenden Übersicht, auf die Trennung in Theorie und Praxis verzichtet.

Dabei wird auf dem aus der gesamten Prozess-Outcome-Forschung hervorgegangene Generic Model of Psychotherapy aufgebaut. Dieses geht von 6 Faktoren aus, die auf das Therapieergebnis Einfluss nehmen (Orlinsky et al., 2013):

1. Formale Beziehung (therapeutischer Kontrakt)
2. Therapeutische Aktivitäten (therapeutische Interventionen)
3. Informelle Beziehung (Beziehungsqualität Patient-Therapeut)
4. Selbstbezogenheit (des Patienten und der TherapeutIn)
5. Unmittelbare Einflüsse der Sitzung (was innerhalb der Sitzung geschieht)
6. Zeitliche Muster (Entwicklung, Stadium, Verlauf)

Es gilt auch für die Verhaltenstherapie und die nachfolgend beschriebenen Therapiestrategien beziehen sich implizit oder explizit auf diese Faktoren.

2 Praxisbezogene Ansätze therapeutischer Strategiebildung

Veränderungsorientierte Therapien sind im Kontrast zu motivationsklärenden Therapien (Grawe, 1998) explizit zielorientiert. Therapieziele werden ständig mit dem Patienten kommuniziert und abgeglichen. Je komplexer eine zu behandelnde Störung und je differenzierter die Fallkonzeption (vgl. das Kapitel Fallkonzeption in diesem Buch), umso weniger reicht eine Eins-zu-eins-Zuordnung von Störung und Therapietechnik. Der Begriff der Strategie ist instrumentell (Beck, Freeman et al., 1995). Er verknüpft den Ist- mit dem Sollzustand. Auf die Fragen „woher?“ und „wohin?“ folgt die Frage „wie?“. Erst wenn diese drei Fragen beantwortet sind, entsteht die Frage „was?“, d.h. die Frage nach der Methode, der Intervention bzw. der Technik – was ist zu tun, wenn man auf die geplante Weise (der Strategie folgend) das Ziel erreichen möchte?

In der Verhaltenstherapie ist der Begriff der Strategie eng mit der funktionalen Analyse gestörten Verhaltens verbunden. Die Funktionsanalyse fragt nach der Funktion, dem Zweck eines Verhaltens (Hand, 1989). Diese Aussage bezieht sich auf instrumentelles Verhalten im Sinne des operanten Lernparadigmas (Reinecker, 1994). Bei vorgegebenem Ziel wird dasjenige Verhalten ausgewählt, das die größte Erfolgswahrscheinlichkeit oder die günstigste Kosten-Nutzen-Relation hat, in dem Sinne, dass möglichst viele Vorteile möglichst wenigen Nachteilen des Verhaltens gegenüberstehen (Kanfer et al., 2012). Diese Verhaltensselektion kann auch als strategisch bezeichnet werden (Beck, Freeman et al., 1999; Sulz, 2010, 2011, 2014, 2017a-c). Alexander und Barton (1976) sehen funktionale Verhaltenstherapie als ein Vorgehen, das die Intention des Klienten nutzt, die er mit einem symptomatischen Verhalten verfolgt und eine therapeutische Intervention einsetzt, die dieselbe Funktion hat. Sie gehen davon aus, dass ein neues Verhalten, das nicht die Nachteile eines Symptoms hat, aber die gleiche funktionale Wirkung erzielt wie das symptomatische Verhalten, beste Chancen auf Etablierung hat. Ihre beeindruckenden Therapieerfolge sprechen für dieses konsequent funktionale oder strategische Vorgehen (vgl. Sulz und Heekerens, 2002). Wir ersetzen also das Symptomverhalten durch ein alternatives Verhalten mit derselben Funktion, oder wir folgen der Strategie des Symptomverhaltens und ersetzen diese durch eine Strategie der Therapie (Sulz, 2011, 2014, 2017a-c; Hauke, 2013).

2.1 Strategien der Therapievorbereitung

Der Prozess der Verhaltens- und Bedingungsanalyse bereitet strategische Überlegungen vor (vgl. das Kapitel über Verhaltensdiagnostik von Leibetseder und Grümel in diesem Buch sowie Sulz, 2017d). Strategische Entscheidungen trifft ein Therapeut vor allem zu Beginn der Therapie, wenn die therapievor-

3

bereitenden Maßnahmen vom diagnostischen in den Indikations- und Planungsteil übergehen (Grawe, 1998; Kanfer et al., 2012; Margraf, 2009). Dabei ist die Indikationsstellung die erste zentrale strategische Entscheidung, die zweite ist die Formulierung einer Gesamtstrategie bzw. einer übergeordneten Behandlungsstrategie als übergeordneter Formulierung des Therapieplans: Diagnose dient der Indikationsstellung. Indikationsstellung dient der Therapie und Therapie dient der Zielerreichung.

Beck und Mitarbeiter (Beck et al., 2010; Beck, Freeman et al., 1999) bauen ihre strategischen Entscheidungen auf folgenden Schritten auf:
- Diagnose und Definition von Zielsymptomen
- Vergangenheit des Patienten inkl. Entwicklung der Pathologie
- Gegenwärtige Lebenssituation
- Psychische Probleme, Selbst- und Weltbild, konditionale Annahmen und Grundannahmen, fehlerhafte Informationsverarbeitung, dysfunktionale Strategien, Zusammenhang zwischen Annahmen und Strategien
- Einstellung zur Therapie inkl. adaptive Annahmen und Strategien und Ressourcen des sozialen Systems
- Therapieplanung

3

Ähnlich ist Kanfers 7-Phasenmodell (Kanfer et al., 2012), bei dem diagnostischer und therapeutischer Prozess sich ständig verschränken:
1. Eingangsphase: Schaffung günstiger Ausgangsbedingungen
2. Aufbau von Änderungsmotivation und vorläufige Auswahl von Änderungsbereichen
3. Verhaltensanalyse und funktionales Bedingungsmodell
4. Vereinbarung therapeutischer Ziele
5. Planung, Auswahl und Durchführung spezieller Methoden
6. Evaluation therapeutischer Fortschritte
7. Endphase: Erfolgsoptimierung und Abschluss der Therapie

Danach erfolgt Follow-up-Katamnese.

Grawe (1998) spricht vom Abklärungsprozess, der in die Therapie mündet. Beide Schritte erfolgen durch verschiedene Personen evtl. Institutionen:
1. Diagnostik und Indikationsstellung in einer Ambulanz:
   a) Klärung, ob ein Therapieanlass besteht
   b) Entscheidung für oder gegen Initiierung einer Therapie
   c) Klärung der Rolle von Bezugspersonen
   d) Einbeziehung der Bezugspersonen in die Therapie
   e) Symptom-Erfassung
   f) Klassifikatorische Diagnose
   g) Indikationsstellung mit Auswahl des Therapeuten und des Therapiesettings
   h) Abstimmung des Therapieangebots mit dem Patienten
   i) Übergabe an den behandelnden Therapeuten

2. Durchführung der Therapie durch eine/einen Psychotherapeutin/-therapeuten
   a) Erarbeiten der Therapieziele
   b) Zielerreichungsskalierung
   c) Therapieplanung
   Aktivierung welcher Ressourcen, Bearbeitung welcher Störungen und welcher Beziehungsmuster, Veränderung welcher motivationalen Schemata, Planung der Beziehungsgestaltung, Vorbereitung auf Beziehungstests, Klärung der Therapiemotivation, Planung des konkreten Vorgehens
   d) Durchführung der Therapie

Marsha Linehan (1996, 2016) vollzieht folgende strategischen Schritte der Vorbereitung der Therapie:
1. Diagnostik
2. Schaffen von Rahmenbedingungen für die Therapie
3. Formulieren eines kognitiv-behavioralen individuellen Störungsmodells
4. Konzeptuelles Formulieren der therapeutisch erforderlichen Merkmale des Therapeuten
5. Einigung auf Ziele
6. Vereinbarungen über Pflichten der Patientin und des Therapeuten
7. Beginn der Therapie

Lorna S. Benjamin (2001, S. 539) geht bei der interpersonellen Diagnose und Therapie von Persönlichkeitsstörungen in fünf Schritten vor und bezeichnet dieses Vorgehen als generisch in dem Sinne, dass es sich unabhängig von einer Therapieschule als optimaler Weg herausschält. Ähnlich wie Kanfers Ansatz sind Diagnose und Therapie fortlaufend vorhandene Prozesse:
1. Aufbau einer Patient-Therapeut-Beziehung unter dem Vorzeichen von Zusammenarbeit
2. Der Patient lernt seine interpersonellen und intrapsychischen Muster kennen – woher die Muster stammen und welchen Sinn sie haben
3. Alte, in der Gegenwart maladaptive Verhaltensmuster werden therapeutisch blockiert
4. Der Wille zur Veränderung wird mobilisiert
5. Neue interpersonelle und intrapsychische Verhaltensmuster werden erlernt.

2.2 Strategien der Therapiedurchführung

2.2.1 Prozessuale Strategien

Es gibt therapeuten-, patienten- oder störungsbedingte Schwerpunkte strategischen Vorgehens in der Therapie. Auch das Stadium der Therapie legt wechselnde Schwerpunkte nahe. Wir können zwanzig Schritte des Therapieprozesses unterscheiden (Sulz, 2011, 2017a-c):
Die Therapieforschung belegt die Bedeutung mehrerer prozessualer Parameter als wichtige Wirkfaktoren. Andere sind Extrakt klinischer Erfahrung, wie sie von zahlreichen Therapeuten verschiedenster Provenienz geteilt wird (Abb. 1).

Hoffnung und Glaube, dass dieser Therapeut die erforderliche Kompetenz hat und diese Therapie zu einer erfolgreichen Behandlung führen wird, wird als empirisch nachgewiesener Wirkfaktor genannt. Als gezielte Maßnahme wird dieser Vorgang von Grawe (1998) Erwartungsinduktion genannt mit dem Hinweis, dass dieser Prozessschritt der Hauptwirkfaktor der Hypnose ist.

Eine **förderliche therapeutische Beziehung** gilt als weiterer wichtiger Wirkfaktor. Ihre Merkmale werden einerseits auf die

Abbildung 1: Der Therapieprozess: 20 Schritte der Therapie

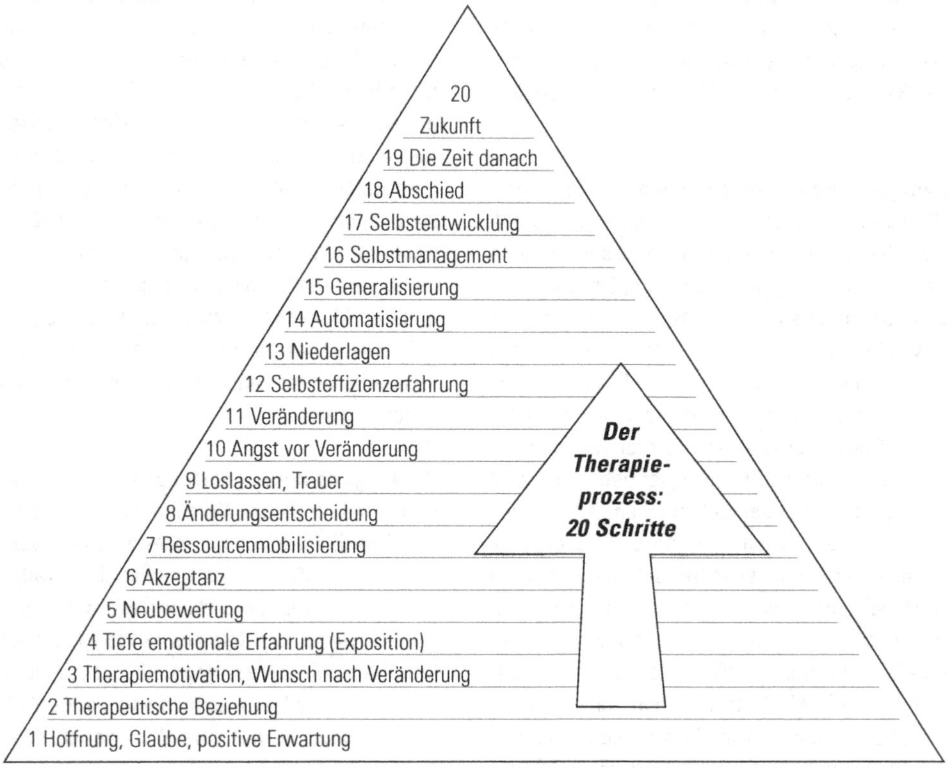

genannten Wirkfaktoren, die Variablen des Therapeutenverhaltens in der klientenzentrierten Gesprächstherapie und andererseits auf die Eigenschaften einer tragfähigen Beziehung, wie sie die Bindungsforschung zeichnet, zurückgeführt. In der Verhaltenstherapie haben Schulte, (2014) und insbesondere Kohlenberg et al. (2000) darauf hingewiesen. Kohlenberg setzt die therapeutische Arbeit mit der Patient-Therapeut-Beziehung als wichtigsten Aspekt der Behandlung ein.

Der **Aufbau von Therapiemotivation** ist nach Kanfer et al., (2012) einer der ersten Schritte im psychotherapeutischen Prozess. Die Bereitschaft, an der Therapie mitzuarbeiten, muss oft erst hergestellt werden, da die bisherigen Ziele des Patienten nicht ohne weiteres mit denen der Therapie zur Deckung gebracht werden können (Schulte, 2014).

Das **Herstellen tiefer emotionaler Erfahrung** im Dienste der Klärung motivationaler Konstellationen ist eines der wichtigsten Elemente vieler Psychotherapien. Ihre Bedeutung wurde besonders durch die Arbeit von Greenberg (2000) sichtbar. Greenberg stellt eine Therapie vor, die er als „Process-Experiencing-Approach" bezeichnet, entwickelt aus der klientenzentrierten Gesprächstherapie und der Gestalttherapie. Es besteht eine deutliche Korrelation zwischen der Tiefe der emotionalen Erfahrung und dem Ergebnis von gesprächstherapeutischen Behandlungen. Die Exposition in der Verhaltenstherapie ist ebenfalls ein Verfahren, das eine tiefe emotionale Erfahrung herstellt. Es zählt zu den wirksamsten Angsttherapien.

Die **Korrektur der emotional-kognitiven Bewertungen** ist der Hauptansatzpunkt der kognitiven Therapie nach Beck (Beck et al., 2010) und der rational-emotiven Therapie nach Ellis, (1972). Empirische Forschung belegt immer wieder deren Bedeutung. Heute gibt es ein elaboriertes Interventionsangebot, das situative und habituelle Kognitionen umstrukturieren hilft. Die Wirksamkeit dieser kognitiven Verfahren ist vielfach untersucht worden und empirisch belegt.

Das **Herstellen von Akzeptanz** ist ein Therapieprinzip, das neuere behaviorale Therapieansätze in den Vordergrund stellt und z. B. auf diese Weise in der Paartherapie deutliche Wirksamkeitsvorsprünge vor traditionellem behavioralem Vorgehen erreichte (Jacobson und Christensen 1996) bzw. wirksame Therapien bei schwierigen Patienten durchführen konnte (Hayes et al., 2003; Linehan, 1996, 2016).

Die **Ressourcenmobilisierung** ist von der Verhaltenstherapie mit ihren verstärkerorientierten Interventionen ein stets genutzter Aspekt der therapeutischen Veränderung, vor allem in der Depressionstherapie. Je mehr sich jedoch problem- und störungsspezifische Ansätze durchsetzten, umso mehr geriet die Ressourcenanalyse in den Hintergrund. Insbesondere Grawe (1998) bringt Belege für ihre Bedeutung. Sehr einleuchtend ist seine Interpretation der Wirksamkeitsvergleiche von kognitiver Therapie (Beck et al., 2010) und interpersonaler Psychotherapie IPT nach Klerman et al. (1984). So profitierten von der kognitiven Therapie am meisten solche Patienten, die nur wenig kognitive Störungen hatten, deren Stärke aber im kognitiven Bereich lag.

Dagegen waren die Therapieerfolge der IPT am größten bei Patienten, deren Kompetenzen vor allem im interpersonellen Bereich lagen. Grawe sieht die Wirkung beider Therapien entgegen ihrer expliziten Problemorientierung deshalb darin, dass sie die Ressourcen der Patienten utilisierten, die kognitive Therapie die kognitiven Ressourcen und die IPT die interpersonellen Ressourcen.

Das **Herstellen von Änderungsentscheidung** ist das Überschreiten des Rubikon in Heckhausens Handlungsmodell (Heckhausen, 1989). Die vorausgehenden Schritte der Therapie befanden sich noch am linksseitigen Ufer. Es ging um Klärungsprozesse. Motive wurden untersucht, Wünsche betrachtet. Das Wählen unter den Möglichkeiten wurde geprobt. Und nun ist das Wollen der Schritt, der über den Rubikon führt. Vielleicht ist es besser zu sagen, dass die Änderungsentscheidung der erste Schritt auf dem festen Boden des rechten Ufers ist. Hingegen ist die Brücke in Heckhausens Modell nicht beschrieben. Es wird eine Dichotomie dargestellt. Es handelt sich um klar unterscheidbare Welten, die durch eine eindeutige Grenzlinie getrennt werden. Weder in Heckhausens Betrachtungen noch in denen von Grawe (1998) taucht das Prinzip der Akzeptanz auf. Gerade dieses können wir uns aber als Brücke zwischen den beiden Ufern vorstellen. Akzeptanz heißt, dass die nötigen Klärungen erfolgt sind, dass die Konflikte ausreichend gewürdigt wurden, so dass ihre Lösung möglich ist, dass es nichts mehr zu erledigen gibt auf dem linken Ufer, dass also zum anderen Ufer übergesetzt werden kann.

Loslassen, Abschied, Trauer ist ein Teilprozess, der auch ohne Zutun des Therapeuten an dieser Stelle jeder Therapie geschieht. Das Betreten der Brücke bedeutet das Zurücklassen der Welt auf der linken Seite des Ufers. Viel Vertrautes, Liebes, Wertvolles muss beim Verlassen der alten Welt zurückbleiben. Entscheidung ist immer Verzicht auf das andere. Konfliktlösung ist so gesehen der Verzicht auf die Vorteile der nicht gewählten Seite. Und wenn es zu den bisherigen zentralen Beziehungen gehörte bzw. zur Domäne des eigenen Selbst (Beck et al., 2010), so ist der Abschied schmerzlich. Der alte Besitz muss aktiv losgelassen und das Verlorene betrauert werden. Dieser Therapieschritt wird von Sulz (2009, 2011, 2017a,c) beschrieben.

Die **Angst vor Veränderung** ist ebenso ein Phänomen und ein emotionaler Prozess im Weiterschreiten in der Therapie. Wir können uns wiederum vorstellen, dass mitten auf der Brücke, nachdem vom Alten Abschied genommen wurde, der Blick auf das ungewisse Neue am anderen Ufer Angst macht. Auch wenn sie nicht thematisiert wird und vom Patienten vielleicht auch nicht bewusst wahrgenommen wird, ist sie eine motivationale Kraft, die zum Widerstand werden kann (Sulz, 2010, 2011, 2017a, c).

Die **Veränderung des Erlebens und Verhaltens** ist mehr oder weniger expliziertes Ziel jeglicher Psychotherapie.
Wirksamkeitsstudien belegen für einige Psychotherapien, dass sie dieses Ziel auch erreichen (Grawe, 1998). Gegenwärtig kann dies in umfassender Weise von Verhaltenstherapie, tiefenpsychologischer Psychotherapie und Gesprächstherapie gesagt werden. In Teilbereichen wiesen auch andere Therapieformen ihre Wirksamkeit nach.

Die **Erfahrung von Selbsteffizienz** mündet in eine Erwartungshaltung ein, die Selbsteffizienzerwartung (self efficacy expectation [Bandura, 1977]), die sehr großen Einfluss darauf hat, ob eine neue Verhaltensweise entsteht, denn die Auftretenswahrscheinlichkeit von Verhaltensweisen hängt ab von ihrem erwarteten Erfolg. Zudem wirkt sich die Erfahrung von Selbsteffizienz auf das Selbstwertgefühl eines Menschen aus, ist vielleicht der für die allgemeine Handlungsfähigkeit eines Menschen wichtigere Bestandteil des Selbstgefühls. Die Selbsteinschätzung, was ich kann, welche Fähigkeiten ich habe, verbunden mit der Erinnerung an zurückliegende Erfolge, bestimmt wesentlich mehr das Aktivitätsniveau eines Menschen als die Einschätzung, anderen Menschen etwas wert zu sein bzw. an sich wertvoll zu sein. Wie nahezu alle hier betrachteten psychischen Phänomene und Parameter muss dies keine bewusste Erfahrung und Einschätzung sein.

Der **Umgang mit Niederlagen** ist in kognitiv-behavioralen Therapien wesentlicher Bestandteil von Übungsprogrammen, die kognitive Erwartungshaltungen und Reaktionsbereitschaften im Umgang mit Misserfolgen aufbauen. Gerade Patienten mit psychischen Störungen verlieren selbst durch kleine Niederlagen schnell wieder ihre Selbstwirksamkeitserwartung und damit den Mut, nach einer Niederlage möglichst bald einen neuen Anlauf zu nehmen. Sie befinden sich noch lange Zeit in einer kognitiven Suchhaltung, die auf eine Bestätigung des alten Selbstbildes ausgerichtet ist.

Die **Automatisierung des neuen Erlebens und Verhaltens** wird von Therapeuten oft nicht als notwendiges Zielkriterium berücksichtigt. So lange der Patient sich jedes Mal neu überwinden muss, das neue Verhalten zu zeigen, besteht die Gefahr, dass ihm ohne Rückendeckung des Therapeuten die Entschlossenheit fehlt und Kraft ausgeht, diese Überwindung aufzubringen. Lernprozesse sind aber erst abgeschlossen, wenn das Verhalten nicht mehr bewusst durch Selbstkontrolle erzeugt werden muss (Kanfer et al., 2012).

Die **Generalisierung des neuen Erlebens und Verhaltens** stellt nicht selten ein therapeutisches Problem dar. Denn ein im schonenden Milieu des Therapieraumes gekonntes Verhalten kann der Patient oft nicht auf seine raue Beziehungswirklichkeit übertragen. Oder ein im Kompetenztraining gelerntes Verhalten kann zwar auf den beruflichen, nicht aber auf den familiären Bereich transferiert werden. Der gewünschte Generalisierungsprozess bedarf deshalb oft besonderer Maßnahmen (Kanfer et al., 2012; Sulz, 2009, 2017a, c).

Das **Selbstmanagement des Erlebens und Verhaltens** ist Ergebnis der Übernahme der fremdgeleiteten Veränderungsinitiativen in die Selbstkontrolle und Selbststeuerung (Kanfer et al., 2012). Erst wenn nicht mehr der Therapeut Initiator und Kontrollinstanz ist, sondern der Patient selbst das Management übernommen hat, kann von einer Stabilität der erreichten neuen Handlungsweisen ausgegangen werden.

Die **Bahnung weiterer Selbstentwicklung** kann in der Therapie explizit eingeleitet werden, oft findet sie aber implizit statt. Der Patient befindet sich auf einem individuellen Niveau der Entwicklung seiner Emotionalität und seiner Beziehungsgestaltung. Von Therapeutenseite wäre oft eine Weiterentwicklung wünschenswert, da dann die Vulnerabilität für psychische bzw. psychosomatische Erkrankungen geringer wäre. Entwicklung ist aber ein zeitlich so lang gestreckter Prozess, dass er nicht Inhalt von kürzeren Therapien sein kann. Deshalb kann oft ein Entwicklungsanreiz oder -anstoß gegeben werden. Der Patient wird dem Entwicklungsverlauf allein überlassen. Wenn dies zu natürlichen Krisen führt (Kegan, 1986), kann eine erneute Kontaktaufnahme mit dem Therapeuten erforderlich werden. Diese natürlichen Wachstumskrisen dürfen aber nicht mit Krisen verwechselt werden, die eine Pathologie der Person oder eine Pathogenität der Umwelt ausdrücken.

Der **Abschied, das Beenden** der Therapie wird von vielen kognitiv-behavioralen, systemischen und Hypnotherapeuten relativ cool gehandhabt. Ein sachlich-freundlicher Abschied ist eben der Abschluss einer professionellen Arbeit, die Kooperierenden wenden sich nun neuen Projekten zu. Hier erhält der Patient eventuell erstmals eine Korrektur seiner Wahrnehmung der therapeutischen Beziehung als einer sehr zentralen persönlichen Beziehung, die so positive Qualitäten wie kaum eine andere vorher aufwies. Der rasche, tränenlose Abschied ist dann ein abruptes Ende einer Illusion, die zwar sehr viel Kraft für therapeutische Veränderungen gab, aber nun erst einmal allein verkraftet werden muss. Die Rückfälle nach Abschluss der Therapie sind zum guten Teil auf das Versäumnis des Therapeuten zurückzuführen, die Beendigung der therapeutischen Beziehung emotional ausreichend zu bearbeiten (Sulz, 2009, 2012, 2017a, c).

Die **Zeit nach der Therapie** gehört noch zur Therapie, deren Ergebnis sich erst nach einem oder zwei Jahren zeigt. Der Anspruch an eine wirksame Therapie besteht u.a. darin, dass die erreichten Veränderungen mindestens zwei Jahre anhalten. Am schwierigsten ist das erste halbe Jahr nach Beendigung der Therapie. Diese Zeit kann noch in der Therapie vorbereitet werden. Maßnahmen zur Rückfallprophylaxe sind fester Bestandteil in der Verhaltenstherapie.

Die **Zukunft** des Patienten ist das, worauf die Therapie einwirken will. Sie intendiert, dass er nach dem Verschwinden seiner Symptome möglichst dauerhaft auf derartige Notfallmaßnahmen zur Bewältigung von Problemen nicht mehr angewiesen ist, dass er sein Leben in die Hand nimmt und eine befriedigende Lebens- und Beziehungsgestaltung erreichen kann. Das ist ein Ideal, das wir meist nicht erreichen können und auch nicht müssen. Aber einen vielleicht bescheidenen Beitrag leistet die Psychotherapie doch in Richtung dieses globalen Zieles.

2.2.2 Selbstmanagementstrategien

Kanfers Selbstmanagementtherapie (Kanfer et al., 2012) zeigt die Entwicklung der Verhaltenstherapie aus ihren behavioralen Anfängen zu einer dem aktuellen Stand der Therapieforschung entsprechenden strategischen Grundkonzept, das zusammen mit störungsspezifischen Methoden einen umfassenden Indikationsbereich erlangt.
Kanfer et al. (2012, S. 15f.) kennzeichnen die Selbstmanagementtherapie so:
Das Primat der Therapie besteht in aktiver Beteiligung des Patienten, Zielsetzungen des Patienten und Zukunftsorientierung. Die Autoren begründen dies damit, dass wahrgenommene Kontrolle die Motivation und Selbsteffizienz erhöht, das Verfolgen selbst gesteckter Ziele an sich eine Quelle der Motivation ist, Selbstmanagement Widerstand und Gegenkontrolle verringert, die Selbstattribution unabhängige Handlungen verstärkt und dass Selbstmanagement die Generalisierung von Therapieeffekten erleichtert.
Die psychologische Theorie ist das Selbstregulationsmodell Kanfers. Selbstregulation läuft in drei Schritten ab: Selbstbeobachtung als bewusstes Prüfen eigener Handlungen, Selbstbewertung als Vergleich des Ergebnisses der Handlung mit spezifischen Erfolgserwartungen bzw. Leistungsstandards und Selbstverstärkung, die erfolgt, wenn das eigene Tun den selbst gesetzten Standard erfüllt. Im anderen Fall erfolgt Selbstbestrafung. Automatische Verhaltensgewohnheiten sind der so definierten Selbstregulation entzogen, solange nicht die Aufmerksamkeit auf sie gelenkt wird. Letzteres erfolgt, wenn sie durch eine Störung des automatisierten Ablaufs unterbrochen wird.

Als psychologische Prozesse der Veränderung werden genannt: Wollen, Wissen, Können und Dabeibleiben. Therapieziele können sein (Kanfer et al., 2012):
1. geändertes Verhalten
2. geänderte Wahrnehmungen (Einstellungen)
3. geänderte Umwelt
4. Tolerieren der Unveränderbarkeit der eigenen Person oder der Umwelt

Als strategische Grundhaltung wird dem Therapeuten empfohlen:
- think behavior
- think solution
- think positive
- think small steps
- think flexible
- think future

Belege der Evaluation des Selbstmanagementansatzes werden von Kanfer et al. (2012, S. 12ff.) berichtet.

2.2.3 Kognitive Strategien

Beck et al., (2010) gehen davon aus, dass kindliches und damit primitives Denken im Sinne von Piaget, (1976) die Pathogenese und Pathologie des Patienten ausmacht. Dieses Denken wird als Quintessenz der kindlichen Lerngeschichte betrachtet, in der das Kind in der Interaktion mit seinen Eltern und der weiteren sozialen Umwelt Erfahrungen macht, die ein Selbstbild, ein Weltbild und eine Theorie oder ein Paradigma der Wechselwirkung zwischen Selbst und Welt entstehen lassen, formulierbar als Grundannahmen über das Funktionieren der Welt. Wegen des zum Zeitpunkt des Lernens noch sehr unreifen Entwicklungsstandes des Denkens sind Selbst- und Weltbild sowie Grundannahmen primitiv und bilden psychosoziale Konstellationen und Kontexte stark vergröbert dar. Für den Erwachsenen sind sie nicht mehr hilfreich, sondern führen zu dysfunktionalen Verhaltensstrategien. Situationen im Erwachsenenalter aktualisieren diese kognitiven Schemata sensu Piaget (1976) im Sinne automatischer Gedanken, die als dysfunktionale Einschätzungen der Bedeutung einer Situation Emotionen auslösen, die einer erfolgreichen Meisterung der Situation abträglich sind. Neben kognitiven werden auch affektive und motivationale Schemata angenommen, die die Beziehungsgestaltung weitgehend steuern.

Beck und seine Arbeitsgruppe verfolgen mit Blick auf den Patienten und seine Störung als therapeutische Strategie folgendes Vorgehen:

- Konzentration auf veränderbare Symptome (Gefühle, Bedürfnisse, Gedanken, Verhalten, Körperreaktionen)
- Umgang mit Suizidalität
- Erfassung und Modifikation der dysfunktionalen Grundannahmen
- Aufbau adaptiven Verhaltens

Bezüglich der Therapeutenvariable stehen als Empfehlungen (Beck et al., 2010) für die interaktiven Strategien:

- Aufbau einer positiven therapeutischen Beziehung durch Wärme, Empathie und Aufrichtigkeit
- Herstellen einer förderlichen therapeutischen Interaktion durch Schaffen grundlegenden Vertrauens, gegenseitiges Einvernehmen
- Verwenden von Arbeitsmaterial zur Erhebung der „Rohdaten" (Kognitionen und Emotionen in Situationen), Prüfung der Glaubwürdigkeit introspektiver Daten, Untersuchung von Grundannahmen, Durchführung von Experimenten und Initiierung von Hausaufgaben

Stilistische Strategien sind:

- die primäre Bestätigung des „persönlichen Paradigmas" des Patienten
- das Unterlassen von „Labeling" und Werturteilen sowie von Interpretationen unbewusster Motive
- Orientierung von Aufgaben an den Bedürfnissen des Patienten
- Fragen als wichtigste Kommunikation statt Dispute und Belehrungen und schließlich
- Einsatz von Humor

Eine Weiterentwicklung des kognitiven Ansatzes stellt das Metakognitionskonzept von Wells (2011). Er geht in seinem S-REF-Modell von einem übergeordneten System von Metakognitionen (Überzeugungen, Pläne, Überlebensregeln) aus, das bestimmt, ob und wie in einer Situation mit automatischen reflexhaft aufgenommenen Informationen umgegangen werden soll. Im ungünstigen Fall entsteht ein Cognitive Attentional Syndrom CAS. Therapieziel ist die Veränderung der das CAS hervorrufenden Metakognitionen.

2.2.4 Schema- und systemtheoretische Strategien

Grawe (1998, S. 453ff.) erweitert die kognitive Perspektive einerseits um die neurobiologische und andererseits um die systemtheoretische Sicht. Er führt deren Konstrukte und Begriffe ein. Die menschliche Psyche folgt dem Prinzip der Selbstorganisation (Organisation ohne externe gezielte Steuerung). Dazu bedient sie sich der Selbstverstärkung im Sinne eines autokatalytischen Prozesses (= automatische Verstärkung, siehe Hayes et al., 2003). Es erfolgt positive Rückkoppelung (verstärkt den Effekt einer Reaktion) und negative Rückkoppelung (vermindert den Effekt einer Reaktion), so dass ein dynamisches Gleichgewicht (Fließgleichgewicht, homöostatisches Gleichgewicht) aufrechterhalten werden kann. Dieses wird beeinflusst durch Kontrollparameter (führen zu einem neuen Ordnungsmuster und erhalten dieses aufrecht). Immer wieder kommt es zu einer Emergenz (Entstehen neuer Ordnungsmuster durch positive und negative Rückkoppelung), die mit einer Versklavung (Unterwerfung unter ein neues Ordnungsprinzip, in dessen Kräftefeld geraten) verbunden ist. Synergetik durch Wechselwirkung zwischen den Eigenschaften eines Systems und äußeren Einflüssen (Kontrollparametern), die wiederum unter sich zusammenwirken, führt zu einem geordneten; stabilen Zustand. Es entstehen immer wieder neue stabile Gleichgewichtszustände. Betrachtet man die Ordnung des Systems, so findet man Ordnungsmuster, die Grawe als Attraktor (= Ordnungsmuster, geordneter Zustand eines Systems) bezeichnet. Beim Menschen liegen nur dissipative Strukturen vor. Dies sind Systemstrukturen, die nur unter Energie- (bzw. psychologisch: Informations-)aufnahme aus der Außenwelt stabil bleiben können, ohne diese würde die Ordnung zusammenbrechen. Die Chaostheorie (Theorie der Entstehung von Ordnungen aus ungeordneten (= chaotischen) Zuständen) hilft komplexere Übergänge zu analysieren. Sie spricht von einem determinierten Chaos, einem geordneten Zustand, der aufgrund seiner Komplexität nicht geordnet wirkt und dessen Ordnungsprinzipien nur schwer nachvollziehbar sind bzw. dessen Determinanten nur schwer zu finden sind. Im Gegensatz dazu kommt ein stochastisches Chaos rein zufällig zustande und ist ein nicht geordneter Zustand. Ein chaotischer Attraktor ist ein ungeordnet wirkender Zustand, der nicht sofort einsehbar geordnet ist. Ein Punktattraktor ist ein Punkt, den das System aus den verschiedensten Ausgangszuständen heraus immer wieder anstrebt. Zur Veranschaulichung wird ein Zustandsraum gezeichnet mit definierten Komponenten (Dimensionen) zur topografischen Darstellung (Zeichnen eines Diagramms) eines Attraktors. Beim Thema Umgang mit Beziehungen ergibt sich ein Beziehungsraum, in dem interpersonale Attraktoren etwa als Beziehungsmuster im bekannten Kreismodell Benjamins (2001) abgebildet werden. Der Entstehung von psychischen Attraktoren geht ein Spannungszustand (oder Valenz sensu Kurt Lewin) voraus. Dies kann in zweierlei Hinsicht geschehen:

Bedürfnisspannung (Grundbedürfnisse sind unbefriedigt)

Konsistenzspannung (Inkonsistenz zwischen zwei Faktoren, z. B. zwei inneren (intrapsychischen) oder innerem und Außenweltfaktor). Grawe meint mit Konsistenz einerseits Kongruenz (= externe Konsistenz = Übereinstimmung des Systems

Abbildung 2: Grawes psychologisches Modell (verändert nach Grawe 1998)

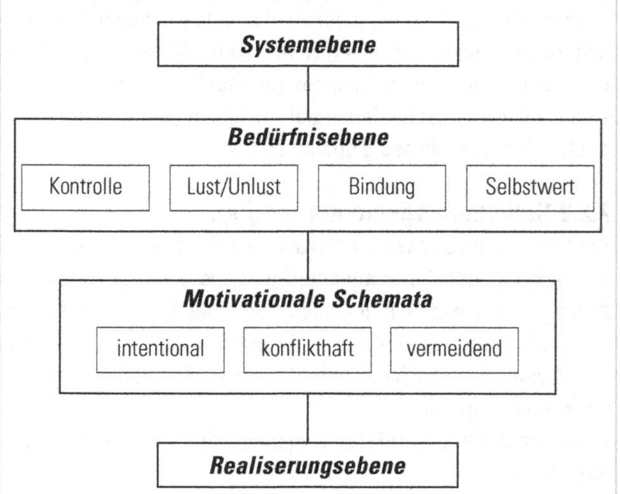

mit der Außenwelt) und andererseits Konkordanz (= interne Konsistenz = Übereinstimmung systeminterner Faktoren). Er unterscheidet den

- motivationalen Attraktor (= motivationales Schema)
- emotionalen Attraktor (= emotionales Schema)
- interpersonalen Attraktor (= interpersonelles Schema)
- Störungsattraktor (eine entstandene spezifische psychische Störung, z. B. Agoraphobie)

Zentrales Steuerungsprinzip des Menschen ist nach Grawe (1998, S. 423) sein Streben nach Konsistenz. Dieses definiert er als „Konsistenz der von den motivationalen Schemata eines Menschen bestimmten Prozessen". Konstruktive Copingstrategien und defensive, vermeidende Abwehrmechanismen dienen hauptsächlich der Inkonsistenzverminderung, indem intrapsychische motivationale Konflikte, kognitive Dissonanzen und interpersonelle Spannungen reduziert werden. Sein Funktionsmodell nimmt als oberste Ebene der Selbstregulation eine Systemebene an, deren Aufgabe das Wahren von Konstistenz ist. Eine zweite Ebene ist die Bedürfnisebene mit den Grundbedürfnissen nach Kontrolle, Lustgewinn/Unlustvermeidung, Bindung und Selbstwerterhöhung. In der Begegnung mit der Außenwelt wird die Ebene der motivationalen Schemata sowohl top-down als auch bottom-up aktiviert. Sie beherbergt intentionale, konflikthafte und vermeidende Schemata. Auf der vierten Ebene erfolgt die handelnde und wahrnehmende Realisierung im Austausch mit der sozialen Umwelt. Die resultierenden Erfahrungen beeinflussen alle genannten Ebenen kurz- und langfristig, u. a. das Selbstbild und das Ichgefühl, die dem Begriff der Identität (vgl. Sulz, 2011, 2017a, c) nahe kommen. Therapie kann nun nach Grawe sowohl als Veränderung (Übergehen des Systems in einen bereits neuronal als nunmehr erinnertes Schema angelegten Ordnungszustand) als auch als Entwicklung (Übergehen des psychischen Systems in einen neuen, im Gedächtnis noch nicht vorhandenen Ordnungszustand) geschehen. Störungsattraktoren sind zeitlich, phänomenologisch und funktional stabile Zustände im Sinne von psychischen oder psychosomatischen Störungen. Ihre Aufrechterhaltung ist nicht abhängig von den Geschehnissen, die zu ihrer Entstehung geführt haben. Deshalb muss sich Therapie auf die gegenwärtigen Wechselwirkungen konzentrieren.

Aus diesem Dreikomponentenmodell leitet Grawe seine therapeutischen Strategien ab:

Basis der Therapie: Verbesserung des Wohlbefindens

- durch positive Kontrollerfahrungen
- durch positive Beziehungserfahrungen
- durch selbstwerterhöhende Erfahrungen

1. Inkonsistenzreduktion durch Ressourcenaktivierung
2. Destabilisierung von Störungsattraktoren durch problem(= störungs-)spezifische Interventionen
3. Inkonsistenzreduktion durch Veränderung motivationaler Schemata (Klärungsarbeit mit Schaffung von Bewusstsein, Bewältigungserfahrungen und korrektive Erfahrungen).

Er weist darauf hin, dass sich dadurch fünf Dimensionen mit je zwei Perspektiven für die Therapie ergeben: Bewertungsdimension mit Ressourcen- versus Problemperspektive, Systemdimension mit intra- versus interpersoneller Perspektive, Funktions-/Kommunikationsdimension mit implizitem Funktionsmodus und nonverbaler Kommunikation versus bewusstem Funktionsmodus und inhaltlicher Kommunikation, Bedeutungsdimension mit motivationaler und potenzialer Perspektive und schließlich die Veränderungsdimension mit Zustands- versus Veränderungsperspektive. Je nach Fokus des Therapeuten resultieren verschiedene Therapieinterventionen oder -techniken.

Die primär für die Behandlung von Borderline-Persönlichkeitsstörungen entwickelte Schematherapie verbindet die Veränderung maladaptiver Schemata mit tiefer emotionaler Erfahrung und ist inzwischen auch für andere Persönlichkeitsstörungen evaluiert (Bamelis et al., 2014). Für die Therapie von Achse-I-Störungen liegen noch keine Wirksamkeitsnachweise vor.

Grawes Attraktormodell ist zugleich ein Modus-Modell und geht davon aus, dass die oft klar umgrenzten Erlebens- und Handlungs-Cluster bzw. Selbstmodi durch Selbstorganisation entstehen und aufgelöst werden (Sulz et al., 2013).

2.2.5 Ressourcenutilisierungsstrategien

Maja Storch und Frank Krause (2002) haben, ausgehend von neuen neurobiologischen Forschungen Heckhausens (1989), mit dem motivationspsychologischem Rubikonmodell und der psychologischen Störungs- und Therapietheorie Grawes (1998) ein konsequent ressourcenorientiertes Vorgehen in der Veränderung menschlichen Erlebens und Verhaltens entwickelt und als „Zürcher Ressourcen Modell" mit seinen fünf Phasen vorgestellt:

1. Erspüren des zentralen Bedürfnisses und Wecken des Wunsches
2. Umwandeln des Wunsches in eine Intention eines handlungswirksamen Ziels
3. Vom Ziel zum Ressourcenpool (präaktionale Vorbereitung)
4. Ressourcen gezielt einsetzen (Handlung)
5. Integration und Transfer

Sie lehnen sich im Vorgehen an das motivationspsychologische Rubikonmodell Heckhausens (1989) an. Dieses beschreibt den Weg vom Bedürfnis zum Motiv (Wunsch) über die Intention und die präaktionale Vorbereitung bis zur Handlung. Erst kürzlich konnten Michalak und Schulte (2002) zeigen, dass Therapieziele, die eng mit Lebenswünschen und -zielen des Patienten korrelieren, positiven Einfluss auf das Therapieergebnis haben. Current concerns sind die wesentlichen motivationalen Kräfte. Deshalb beginnen die Autoren ihre Intervention damit, dass sie diese als „Themen" bezeichneten Motive im Sinne nicht bewusster zentraler Bedürfnisse den Klienten selbst finden lassen. Diese sind meist Bestandteil des impliziten Gedächtnisses, also nicht top-down abrufbar. Durch (nonverbale) Konfrontation mit Bildern oder Objekten wird analog dem Vorgehen bei projektiven Verfahren vom Klienten eine Auswahl dessen getroffen, was am ansprechendsten ist, am meisten gewünscht wird. Erst im Nachhinein wird der Wunsch mit sprachlicher Bedeutung belegt. Mit geschlossenen Augen wird wahrgenommen, ob die gefundenen Bedeutungen positive emotionale und körperliche (somatische Marker im Sinne von Damasio, 1990) Reaktionen hervorrufen, die als Evaluierung gelten können. Die Autoren beobachten drei verschiedene Typen beim Finden von Ressourcen: Der gefundene Wunsch ist bisherigen bewussten Vorhaben entgegengesetzt (z. B. endlich Ruhe statt noch mehr Erfolg) oder ergänzend (z. B. dass sich zur Unabhängigkeit noch Sicherheit gesellen muss, um sich ganz wohl fühlen zu können, eins von beiden allein stimmt nicht). Eine dritte Möglichkeit ist, dass bereits bewusste

Wünsche bestätigt werden. Die Formulierung eines handlungswirksamen Ziels muss drei Kriterien genügen:
- es muss ein Annäherungsziel sein (kein Vermeidungsziel),
- seine Realisierbarkeit muss völlig in der eigenen Macht stehen, und
- es muss durch einen deutlich beobachtbaren somatischen Marker evaluiert sein (Damasio, 1990).

Sind handlungswirksame Ziele als explizites Wissen etabliert, so werden diese, um motivationale Funktion zu übernehmen, auch im impliziten Gedächtnis verankert, damit das erwünschte Verhalten nicht mehr auf bewusste Vorsatzbildung und Selbstkontrolle angewiesen ist, sondern autonom erfolgen kann. Die Vorbereitungen schaffen Primingprozesse, die nicht häufigen Übens bedürfen. Dabei werden Zielintentionen („Ich werde ihr meine Meinung sagen") von Ausführungsintentionen („Ich werde ihr meine Meinung sagen, indem ich mit fester Stimme und Blickkontakt sage, was mich stört") unterschieden. Es zeigt sich, dass letztere sehr viel größere handlungsleitende Funktion haben. Zunächst werden aber zahlreiche interne und externe Hinweisreize oder Auslöser etabliert, die als Erinnerungshilfen und Ressourcenpool zu einer Multicodierung des Ziels führen sollen, wodurch Anreiz und Motivation zu zielorientiertem Handeln vergrößert werden. Hierzu werden die Erkenntnisse zum facial feedback (Ekman, 1992) und zum postural feedback einbezogen. Auch die Effekte von mentalem Training auf die Zielerreichung kommen dabei zum Tragen: Der körperliche Ausdruck, der mit dem Ziel korrespondiert, wird mental durch eine Imagination des zielrealisierenden Handelns vorbereitet, anschließend wird psychodramatisch im Rollenspiel Körperzustand und -haltung real hergestellt und festgehalten. In der letzten Phase setzen sich die Autoren von gängigem veränderungsorientiertem Vorgehen ab: Das Ziel wird nicht in möglichst konkrete explizite Teilziele zerlegt, sondern als Ganzes abstrakt im impliziten Gedächtnis belassen. Der Klient entscheidet unabgesprochen (und deshalb implizit), welche Ressourcen er auf welche Weise in welcher Situation einsetzen wird. Ihm wurde lediglich geholfen, seine eigenen Ressourcen mobilisiert und rasch abrufbar zur Verfügung zu haben, so dass die Wahrscheinlichkeit, die nächste Gelegenheit zur Zielrealisierung zu nutzen und sie auf eine erfolgreiche Weise einzusetzen, größer geworden ist als bisherigen Vermeidungsmustern zu folgen. Trotzdem wird vorgeschlagen, möglichst bald und mit einfachen Situationen zu beginnen. Diese ressourcenorientierte Strategie lässt Problembetrachtungen links liegen, streift sie höchstens zu diagnostischen Zwecken, verfolgt aber dann nur noch den Ressourcenweg.

2.2.6 Entwicklungsstrategien

Ein weiterer kognitiver Ansatz ist Kegans „Entwicklung als Therapie". Kegan (1986) geht wie Beck und Grawe auf Piaget (1976) zurück. Gerade nach obiger Betrachtung von Grawes Therapiemodell wird deutlich, dass die kognitive Entwicklungspsychologie Jean Piagets wichtige Kernstücke heutiger durch Hirn- und Therapieforschung bestätigte Konzepte beinhaltet. Piaget (1976) sieht Entwicklung als Equilibration, als Wechselspiel zwischen Selbsterhaltung (Assimilation), das ist das Prinzip der Homöostase, und Selbstveränderung (Akkommodation), das ist der Schritt zur jeweils nächsten Entwicklungsstufe. Im Erwachsenenalter wird, zumindest wenn es um zentrale Beziehungen geht, das kindliche Selbst- und Weltbild beibehalten: so viel systemstabilisierende Assimilation wie möglich und so wenig vorübergehend destabilisierende Akkommodation wie nötig.

Abbildung 3: Das Modell der affektiv-kognitiven Entwicklung (Kegan, 1986)

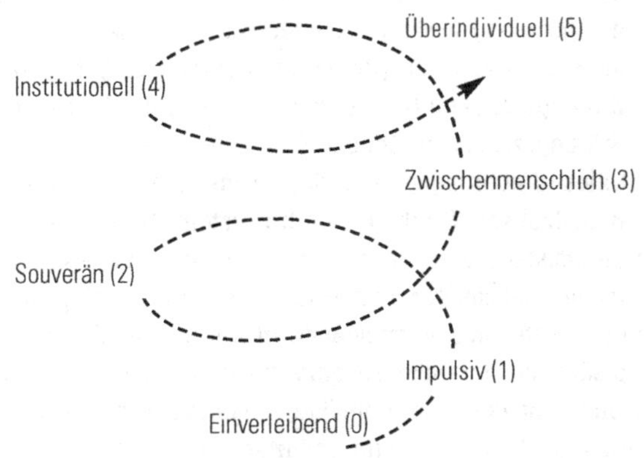

Kegan (1986) beschreibt Therapie als Entwicklung. Sein Ansatz wurde von Noam (1988) weiterentwickelt und z. B. von Röper (1998) auf die Therapie von Zwängen übertragen. Sulz (2012, vgl. Hoy 2014) stellt Kegans Therapiekonzept als eine Erweiterung kognitiv-behavioraler Therapiestrategie dar.

Die erste Entwicklungsstufe nennt Kegan einverleibend. Charakteristisch ist, dass die Perzeption und die Reaktion der perzeptiven Zellverbände wie Haut und Schleimhaut im Vordergrund stehen. Es geht um Überleben durch Symbiose mit einer unabgegrenzten Bezugsperson, die emotional versorgende Funktion hat und ein unausgesprochenes Bedürfnis spürt und befriedigt. Auf der zweiten, der impulsiven Stufe besteht keine Abhängigkeit mehr von der Person, die herkommt und spürt, was gebraucht wird, denn die Motorik ist voll verfügbar – das Sprechen, Hingehen zu, Weggehen von, Zupacken, Wegstoßen. Zentrale Angst ist jetzt die Angst vor Verlassenwerden, vor Alleinsein. Wuttendenz ist die Trennungswut. Zentrales Bedürfnis ist Geborgenheit und Schutz. Es wird eine Bezugsperson benötigt, deren zuverlässige Verfügbarkeit diese Impulsivität gewährleisten kann. Die dritte Stufe ist die souveräne Stufe. Sie bringt die Befreiung aus der Abhängigkeit von einer immer zuverlässig schützenden Person. Denn es hat sich die Fähigkeit entwickelt, seine eigenen Impulse zu steuern und Bedürfnisbefriedigung aufzuschieben. Dazu kommt das Können, gezielt das Verhalten der Bezugsperson zu steuern, auf sie Einfluss zu nehmen, dass sie bedürfnisbefriedigend handelt. Mit dieser doppelten Steuerungsfähigkeit geht die zentrale Angst einher, die Kontrolle über die eigenen Impulse zu verlieren, und die Angst, die Kontrolle über die Bezugsperson zu verlieren. Die vierte Stufe, die zwischenmenschliche, befreit von dem Angewiesensein auf ständige Wachsamkeit und Kontrolle, indem sie diese kognitive Fähigkeit ablöst durch die Fähigkeit zur liebenden Hingabe in die Beziehung, zur Zurückstellung egozentrischer Tendenzen und die Selbstdefinition als Teil dieser Beziehung. Zentrale Angst ist die Angst vor Liebesverlust. Die fünfte Stufe ist die institutionelle Stufe. Sie befreit vom liebend-hingebungsvollen und selbst verzichtenden Eingebundensein in die Zweierbeziehung. Sie schafft Distanz und Abgrenzung durch Regeln. Die einbindende Kultur ist jetzt die größere Gemeinschaft – Peers und Leitende. Zentrale Angst ist die Angst vor Hingabe und die Angst vor Gegenaggression, da sie Ordnung und Normen außer Kraft setzen. Die überindividuelle Stufe als sechste und höchste Stufe befreit wiederum aus dem Eingebundensein in institutionalisierende Gesetzmäßigkeiten. Darüber stehend können diese relativiert werden angesichts einer höheren humanen und ökologischen Ethik. Er ist deshalb freier als bisher für Beziehungen. Zivilcourage auf der einen Seite und reife Beziehungsfähigkeit auf der anderen sind die Merkmale dieser Stufe, ausbalanciert durch die persönliche Wertorientierung.

Kegan (1986) geht davon aus, dass Symptombildung im Rahmen einer Krise im Übergang von einer Entwicklungsstufe zur nächsten entstehen kann. Jeder Entwicklungsschritt bedeutet Veränderung und damit Destabilisierung des bisherigen Selbst- und Weltbildes. Diese Instabilität kann zur Krise ausarten. Dieses Verständnis führt zu sehr spezifischen Behandlungsmaßnahmen, die Therapie als Entwicklung verstehen. Sowohl die Angst vor Veränderung als auch ein tatsächliches Defizit im emotionalen, kognitiven oder Handlungsbereich kann den Schritt zur nächsten Entwicklungsstufe vereiteln. Lieber werden die Nachteile und Begrenztheiten des gegenwärtigen Entwicklungsniveaus in Kauf genommen, als ein Scheitern auf dem nächsthöheren Niveau zu riskieren. Die Devise heißt: Die Kindheit überleben geht vor Entwicklung oder Durch Entwicklungs-Stagnation überleben. Beim Übergang ins Erwachsenenalter wird versäumt, diesen Entwicklungsstillstand aufzuheben, so dass Lebensprobleme und -krisen nur durch Symptombildung beantwortet werden können.

Noam, (1988) postuliert eine desynchrone Entwicklung affektiv-kognitiver Subdomänen (horizontale und vertikale Einkapselungen von Entwicklungsrückständen). Eine vertikale Einkapselung ist, wenn ein ansonsten souverän sich und seine soziale Umwelt steuernder Mann, in der Partnerschaft impulsiv die Erwachsenenrolle seiner Frau überlässt. Eine horizontale Einkapselung ist, wenn eine Frau sich auf impulsivem Niveau befindet mit Trennungsangst und Bedürfnis nach Geborgenheit, aber ihre Impulse ängstlich zurückhält und stattdessen dependent und selbstunsicher handelt.

Therapeutisch wird zunächst geprüft, ob die Symptombildung Ergebnis eines Übergangskonflikts ist; wenn ja, geht es lediglich um eine therapeutische Begleitung des bereits in Gang befindlichen Stufenübergangs, bis wieder ein stabiles Gleichgewicht hergestellt ist. Falls es Barrieren gibt, die die Entwicklung verhindern, so werden diese identifiziert und dem Patienten die Möglichkeit gegeben, sie zu verringern. Neigt der Patient dazu, wieder auf die alte Stufe zurück zu gehen, so werden seine aus deren Perspektive vorgebrachten Anliegen frustriert, wird ihm widersprochen. Andererseits wird Unterstützung gegeben, um das Verhalten der neuen Stufe wirksam werden zu lassen.

Befindet sich der Patient nicht im Stufenübergang, sondern, zumindest bezüglich des symptomauslösenden Problemkontexts, auf einer Stufe, die eine Lösung seines Problems nicht zulässt, so wird geprüft, ob der Schritt auf die nächsthöhere Stufe getan werden kann. Ein Patient mit Agoraphobie fühlte sich aus der Perspektive der impulsiven Stufe in seiner Partnerschaft eingeengt und will das nicht mehr aushalten. Andererseits glaubt er, allein nicht existieren zu können. Von der souveränen Stufe aus kann er einerseits den unlustvollen Anteil an partnerschaftlicher Verpflichtung streckenweise tolerieren und andererseits seine Frau dazu bewegen, ihm mehr Freiraum und Mitbestimmung in der Ehe einzuräumen. Dadurch wird eine Trennung überflüssig.

McCullough, (2010) hat mit seiner CBASP den Schritt von der impulsiven zur souveränen Stufe mit dem Gewinn der Selbstwirksamkeit und von der souveränen zur zwischenmenschlichen Stufe mit dem Gewinn von Empathie ausgearbeitet.

2.2.7 Dialektisch-Behaviorale Strategien

Ein sehr gut elaborierter und in seiner therapeutischen Wirksamkeit empirisch bestätigter funktionaler Therapieansatz ist die Dialektisch-Behaviorale Therapie von Marsha Linehan, (1996, 2016), den sie mit Borderline-Patientinnen entwickelte. Ihre biosoziale Störungstheorie ist an Millons Verhaltenstheorie (1996) angelehnt. Die für die Patienten unüberwindbare Spannung zwischen zwei Polen des Erlebens und Verhaltens führt zur Symptombildung als Lösungsversuch. Dies bedeutet, dass folgende dialektische Spannungen aufgelöst werden müssen:

1. Förderung der Fertigkeiten versus Selbst-Akzeptanz
2. Lösung von Problemen versus Akzeptanz von Problemen
3. Affektregulierung versus Affekttoleranz
4. Selbstwirksamkeit versus Hilfe suchen
5. Unabhängigkeit versus Abhängigkeit
6. Transparenz versus Verschlossenheit
7. Vertrauen versus Misstrauen
8. Emotionale Kontrolle versus Toleranz gegenüber Emotionen
9. Kontrollieren/Verändern versus Beobachten
10. Zuschauen versus Teilnehmen
11. Von anderen nehmen versus anderen geben
12. Sich selbst in den Mittelpunkt stellen versus andere in den Mittelpunkt stellen
13. Nachdenken/Meditation versus Handeln.

Linehan erreicht dies durch folgende Strategien:

1. Dialektische Strategien
   a) Herstellen von Akzeptanz versus
   b) Veränderungsorientierung
2. Stilistische Strategien
   a) respektlose Kommunikation versus
   b) reziproke Verletzbarkeit
3. Strategien zum Umgang mit dem sozialen Umfeld (Case-Management-Strategien)
   a) Intervention im sozialen Umfeld versus
   b) Beratung des Patienten
4. Kern-Strategien
   a) Problemlösen versus
   b) Validierung
5. Weitere Strategien
   a) Fertigkeitentraining
   b) Expositionsstrategien
   c) Kontingenzmanagementstrategien
   d) Strategien der kognitiven Modifikation
   e) Strukturelle Strategien
   f) Beziehungsstrategien
   g) Krisenstrategien
   h) Strategien zur Förderung der Compliance
   i) Strategien zum Umgang mit Suizidalität
   j) Strategien zur Reduktion posttraumatischer Belastungsreaktionen

3

Abbildung 4: Dialektisch-Behaviorale Strategien (verändert nach Linehan 2016)

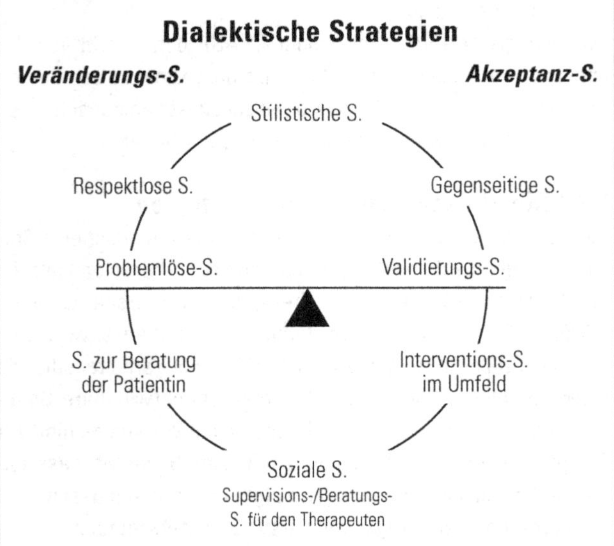

Im Zentrum der Therapie stehen die Kern-Strategien Validierung versus Problemlösen. Um sie herum ordnen sich die weiteren Strategien. Jedes Strategiethema beherbergt eine Dialektik mit zwei Polen. Ziel der Therapie ist,

- beide Pole aktiv verfügbar zu haben,
- beide Pole integrieren zu können bzw. ausgewogen mit beiden umzugehen.

Entsprechend ist der Therapeut ständig in Bewegung. Er bewegt sich gemeinsam mit dem Patienten auf einer Wippe. Zu zweit müssen sie die Wippe immer wieder ins Gleichgewicht bringen, um nicht herunterzufallen. Gerade eben noch akzeptierend, muss er im nächsten Moment Veränderung verlangen. Soeben empathisch einfühlend, grenzt er sich kurz darauf deutlich gegen therapieschädigendes Verhalten ab. Oder er verlässt eine unbeirrbare Zentriertheit, um mit mitfühlender Flexibilität zu reagieren.
In der Verfolgung dieser Strategien kommt es zum Einsatz von Interventionstechniken, die in einem Trainingsmanual (Linehan, 2016) ausgearbeitet sind. Vor allem werden im Gruppensetting eingesetzt: Interventionen zum Umgang mit Suizidalität, Training zur Emotionsregulierung, Training der Stresstoleranz und psychosoziales Fertigkeitentraining. In Einzelsitzungen (Linehan, 1996, 2016) werden neben den im freien Gespräch verfolgten obigen Strategien als Interventionen paradoxes Vorgehen, Metaphern, Advocatus-Diaboli-Technik, Ausdehnen (Extending) und Aktivierung des „wissenden Zustandes" (wise mind) eingesetzt. Dem Anspruch einer so komplexen Therapiestrategie kann nur durch die Kombination von Einzel- und Gruppensetting entsprochen werden.

2.2.8 Akzeptanz- und Commitment-Strategien

An dem bislang empirisch-wissenschaftlich am konsequentesten verfolgten funktionalen Verhaltenstherapieansatz von Hayes und seiner Arbeitsgruppe (Hayes et al., 2003) hat sich u.a. Linehan (1996, 2016) orientiert. Dieser Ansatz verfolgt strikt die Dialektik von Veränderungsorientierung und Akzeptanzorientierung, ähnlich wie Jacobson und Christensen (1996). Die konzeptionellen Grundbegriffe und empirischen Ergebnisse werden im Kapitel „Fallkonzeption" in diesem Band zitiert. Als Ursache psychischer Probleme und emotionaler Störungen werden zwei Kontexte angeführt: die Vermeidung negativer Gefühle als durchgängiges generalisiertes Verhaltensmuster und die kognitive Fusion, das ist die Generalisierung der Stimulusfunktion. Ausgehend von einem realen Ereignis oder Objekt übernimmt die verbal-kognitive Repräsentanz im Gedächtnis deren Funktion und Bedeutung (Literalität). Dadurch entsteht eine kognitive Fusion zwischen Gedanken und Ereignissen, die realitätsbezogenes meisterndes Verhalten ebenso verhindert wie die Gefühlsvermeidung. Statt erfolgreiches Verhalten baut der Patient zahlreiche Verhaltensmuster auf, die unter Beibehaltung der Gefühlsvermeidung und im Kontext der Verwechslung von Gedanke und Realität versuchen, das Problem zu lösen und seine Gefühle unter Kontrolle zu bekommen. Das nimmt ihm die Chance, sich auf seine wirklichen Lebensziele und Werte zu besinnen. Mit diesen dysfunktionalen Änderungsbemühungen scheitert er permanent. Hier setzt die Therapiestrategie von ACT (Acceptance and Commitment Therapy) an, die Hayes et al. (2003) so beschreiben:
„Die ACT Therapie wurde konzipiert, um Patienten zu helfen, ihre Aufmerksamkeit vom Inhalt ihrer psychischen Erlebnisse hinweg auf den destruktiven Kontext zu richten, in dem sie versuchen, ihre Erfahrungen zu bewältigen. Um diese Umschaltung vom Inhalt zum Kontext zu ermöglichen, muss der ACT-Therapeut die folgenden Aufgaben bewerkstelligen:

a) Er unterminiert den funktionsunfähigen Änderungsplan des Patienten durch „schöpferische Hoffnungslosigkeit";
b) er zeigt, dass dieser funktionsunfähige Plan auf Gefühlskontrolle und Vermeidungsstrategien begründet ist;
c) er hilft dem Patienten, erstrebenswerte Lebensziele zu setzen und Handlungsweisen zu bestimmen, mit denen sie diese Ziele erreichen können; und
d) er unterstützt den Patienten beim entschlossenen Handeln, damit dessen innere Erlebnisse nicht länger ein Hindernis darstellen, sondern als normaler Bestandteil seines von klarer Zielsetzung beherrschten Lebens gelten.

Der größte Teil dieser oben erwähnten Aufgaben wird durch die Anwendung von Paradoxen, Metaphern und praktischen Übungen erreicht" (a. a. O., S. 147). Die Autoren betonen, dass sich ihr Ansatz vom kognitiven Ansatz dadurch abhebt, dass sie nicht inhaltlich vorgehen. Nicht der Inhalt von Gedanken soll verändert werden, sondern die Änderungen sollen sich auf den Kontext beziehen. Nicht was jemand denkt, ist dysfunktional, sondern in welchem Kontext er dies denkt und ob er in der Lage ist, Kontexte zu verändern. Dies kann dem Patienten durch den FEAR (Angst-)-Algorithmus verdeutlicht werden:

Fusion with your thoughts	(Fusion mit den Gedanken)
Evaluation of experiences	(Beurteilung der Erfahrungen)
Avoidance of your experiences	(Vermeidung der Erlebnisse)
Reason-Giving for your behavior	(Begründung des Verhaltens)

Die Fusion von Gedanken und Realität als erster Fehler, die Zuschreibung einer falschen Bedeutung als zweiter und die Vermeidung von emotionaler Erfahrung als dritter Fehler führen zu habituellem Vermeidungsverhalten, für das ohne Kenntnis der motivationalen Funktion dieses Verhaltens für sich selbst und die anderen Menschen plausible Begründungen erfunden werden, die zur Aufrechterhaltung der Vermeidung beitragen. „Am anderen Ende des Spektrums befindet sich ein zweiter ACT-Algorithmus:

Accept your reactions and be present (Akzeptieren Sie Ihre Reaktionen und leben Sie in der Gegenwart)
Choose a valued direction (Schlagen Sie eine erstrebenswerte Richtung ein)
Take action (Handeln Sie).

Von hier aus verwandelt sich die ACT-Therapie in eine sehr aktive, auf den individuellen Patienten zugeschnittene Intervention" (a. a. O., S. 160). Nach dem Loslassen alter Vermeidungen ist das Suchen und Finden sinngebender Lebensziele und Werte von zentraler Bedeutung. Der angstmotivierte Mensch wird zum wertorientierten Menschen.

2.2.9 Funktionsanalytische Strategien

Robert Kohlenberg und seine Mitarbeiter (2000) entwickelten parallel zur Reno-Arbeitsgruppe um Steven Hayes (2003) ein funktionsanalytisches klinisch-behaviorales Vorgehen in Verhaltensdiagnostik und -therapie. Auch er beruft sich auf Skinner (1974), der in seiner Analyse der Sprache diese drei Kontingenzen zuschrieb: Kontingenzen des biologischen Überlebens, des Überlebens in Kultur und Gesellschaft und Verstärkungskontingenzen. Von einer Unterscheidung ausgehend, die kognitive Produkte (Gedankeninhalte) von kognitiven Strukturen und Prozessen (Schemata, z. B. Überlebensregeln) trennen, geben sie kognitiven Therapiestrategien eine neue Zielrichtung. Kohlenberg et al. (2001) unterscheiden wie Kanfer et al. (2012) anreizmotiviertes Verhalten (tacts) und bedürfnismotiviertes Verhalten (mands) und fügen regelgeleitetes (rule-governed) Verhalten als dritte Möglichkeit kontingenzgesteuerten Handelns hinzu. „Tact" ist Sprechen unter genauer Kontrolle eines diskriminativen Stimulus. Während es für ein „tact" einen spezifischen diskriminativen Stimulus gibt, wird es generalisiert durch eine Vielzahl von Verstärkern unterstützt. Ein „mand" steht in kontingenter Verknüpfung mit einem spezifischen Verstärker. Sein Auftreten hängt vom Ausmaß eines Bedürfnisses oder einer Bedrohung ab und es kann generalisiert auf eine große Zahl von diskriminativen Stimuli folgen. Kohlenberg betont, dass der Trainer einen Lernenden dazu bringt, ein völlig neues Verhalten auszuüben, das noch nie direkt verstärkt wurde. Wenn dieser das Verhalten vormacht, handelt es sich um Modelllernen, wenn er das Verhalten aber nur erklärt und eine Instruktion gibt, handelt es sich um die Befolgung einer Verhaltensregel. Ein beträchtlicher Anteil dieser Verhaltensweisen wird nicht durch bewusste Gedanken gesteuert. Das ABC-Schema von Ellis, (1972) wird in diesen Beispielen verkürzt auf die Sequenz AC, Beliefs tragen nicht zur Erklärung der betreffenden Verhaltensweisen bei. Wahrnehmungen der eigenen Person und der Umwelt erhalten auf der Basis früherer Erfahrungen eine Bedeutung, die sprachlich gefasst werden kann und als gedachter oder gesprochener Satz selbst die Funktion einer realen Erfahrung übernehmen kann. Dies entspricht der kognitiven Fusion als kontingenzentscheidendem Kontext (Hayes et al., 2003). So sind Sätze wie „Das ist schrecklich", „Ich habe Angst", „Sei geduldig", „Halt den Mund", „Steh auf" oder „Mach es jetzt" sprachliches Verhalten, das anreiz- oder bedürfnismotiviert ist. Im Gegensatz zur kognitiven Perspektive geht die funktionale Perspektive davon aus, dass Sprache und Handlung nicht ursächlich verknüpft, sondern beide den gleichen Kontingenzen unterworfen sind. Wesentliches Arbeitsmaterial der Therapie sind die verbalen Reaktionen des Patienten in der Therapiesitzung. Diese werden darauf analysiert, ob sie klinisch relevantes Verhalten (clinical relevant behavior, CRB) sind. Es werden drei Arten von klinisch relevanten Patientenverhaltensweisen in der Therapiesitzung unterschieden:

1. Äußern eines Problems, problematische Reaktion, Vermeidungsverhalten (CRB1)
2. Neue Aussagen und Reaktionen, die zeigen, dass das alte dysfunktionale Verhaltensmuster verlassen wurde (CRB2)
3. Aussagen des Patienten über sein eigenes Verhalten, durch die er versucht, es zu erklären, begründen und zu interpretieren, auch deren Sinn zu verstehen (CRB3).

Die allgemeine Therapiestrategie folgt fünf Regeln:

a) Erkenne klinisch relevantes Gesprächsverhalten des Patienten (CRBs)
b) Evoziere klinisch relevantes Verhalten (CRB1s)
c) Verstärke funktionales Patientenverhalten (CRB2s)
d) Beobachte und prüfe unbeabsichtigte Verstärkungseffekte des Therapeutenverhaltens
e) Teile dem Patienten mit, welche Variablen sein Verhalten steuern (gemeinsame Funktionsanalyse des Patientenverhaltens)

Der Therapeut achtet insbesondere auf Aussagen des Patienten, die „tacts" bezüglich der Therapie sind, also Aussagen, für die die Therapie und der Therapeut diskriminativer Stimulus sind. Es wird dann erforscht, wodurch genau die verbale Äußerung des Patienten kontrolliert wird. So können Suiziddrohungen ein „mand" sein, also ein bedürfnismotiviertes Verhalten, das z. B. durch die resultierende alarmierte und besorgte Zuwendung des Therapeuten verstärkt wird. Während ein kognitiver Therapeut dem Patienten mitteilt, dass sein Gedanke oder seine Handlung Erwartungen und Glaubenssätzen entspringt, spricht ein Therapeut, der mit dem funktionalen Verhaltensparadigma arbeitet, davon, wie die in der Vergangenheit und in der Gegenwart wirksamen Verstärker sein Verhalten beeinflussen. Da alle Reaktionen des Patienten in der Therapiesitzung relevant sind, wird auch Erinnern als Verhalten betrachtet. Erinnern als Verhalten wird eingesetzt, um die vermeidende Funktion bisheriger Verhaltensweisen in einer bestimmten Situation zu identifizieren. Durch wiederholtes Erinnern kann die Verknüpfung von erinnerter Situation und erinnerter Reaktion gelöscht werden. Erinnern kann auch ein problematisches klinisch relevantes Verhalten (CRB1) auslösen, dessen funktionale Verhaltensanalyse dem Patienten die Möglichkeit gibt, es durch ein funktionales Verhalten (CRB2) unmittelbar in der Therapiesitzung zu ersetzen. Das Vermeiden von Erinnern kann in der Therapiesitzung ebenfalls klinisch relevantes Verhalten sein, auf dessen Veränderung der Therapeut hinarbeitet. Durch die Verstärkung des Wahrnehmens und Ausdrückens von Gefühlen wird erreicht, dass der Patient Zugang zu den sein Verhalten steuernden Bedingungen bekommt und ihren Einfluss verändern kann. Die entsprechende emotionale Therapiestrategie ist:

a) Biete ein plausibles Modell an, das begründet, weshalb es zielführend ist, mit seinen Gefühlen in Kontakt zu kommen;
b) verbessere die interne Kontrolle des Patienten über seine Gefühle;
c) vergrößere das Ausmaß des Gefühlsausdrucks des Therapeuten;
d) fördere den Kontakt des Patienten mit den Bedingungen, die seine Gefühle kontrollieren

- durch erneute Präsentation des aversiven/traumatischen Stimulus,
- durch Fokussieren, wie der Patient Gefühle vermeidet,
- durch Fokussieren auf die funktionale Ähnlichkeit von Gefühlsreaktionen in der Therapie und im täglichen Leben.

Davon ausgehend, dass der Begriff „Selbst" in der Verhaltenstherapie immer häufiger Anwendung findet (Selbstbild [z. B. Beck et al., 2010], Selbstmanagement [Kanfer et al., 2012], Selbstwirksamkeit [Bandura, 1977]) wird eine auf Skinners Studien (1974) zurückgehende Definition des Selbst versucht. Der sprachliche Begriff „Selbst" wird definiert durch den damit verknüpften sprachlichen Stimulus „Ich", dessen Synonyme und Äquivalente und seine Geschichte. Die Selbstwahrnehmung und das Selbstkonzept zu verstehen ist die Spezifikation der Stimuli, die die verbale Reaktion „Ich" kontrollieren. Dieses Konzept erfordert eine Definition von „Stimuluskontrolle":

1. Die Reaktion erfolgt bei Anwesenheit des diskriminativen Stimulus
2. Die Reaktion befindet sich unter Kontrolle des diskriminativen Stimulus
3. Die Reaktion ist eine funktionale Einheit, die als das Verhalten definiert ist, das zwischen diskriminativem Stimulus und Verstärker auftritt.

Auch die „tacts" gehören zu dieser Definition des Selbst. Die Definition von „tact" enthält obige drei Kriterien und ein für verbales Konditionieren relevantes viertes Kriterium:

4. Die verbale Reaktion eines „tact" steht nicht für den bezeichneten Sachverhalt und wir sagen auch nicht im Sinne von Funktionalität, dass die Aussage, die in „tact" ist, benutzt wird (sonst müssten wir uns dem dahinter liegenden Konstrukt zuwenden, zu dessen Zweck es benutzt wird).

Der dritte benötigte Begriff ist die „funktionale Einheit". Beim verbalen Konditionieren kann eine funktionale Einheit aus einem Wort wie „Ich" oder einem oder mehreren Sätzen bestehen, z. B. „Ich habe es ja gleich gewusst!". Kinder lernen ab dem Alter von sechs Monaten zunächst Einwortsätze und Zwei- oder Dreiwortsätze wie „Auto", „Puppe" oder „Hund beißt", „Baby schläft" sowie im zweiten Lebensjahr „Mama fährt Auto" oder „Papa trinkt Bier". Dies sind sprachliche funktionale Einheiten, die als Ganzes gelernt werden und nicht zusammengesetzt sind. Entsprechend ist das Wort „Ich" auch zunächst in funktionale Einheiten eingebunden. Erst im Lauf von drei Stadien der sprachlichen Entwicklung schält es sich als eigenständige funktionale Einheit heraus:

Bis zum Alter von 2 Jahren benutzt das Kind Dreiwortsätze, die es als Ganzes gelernt hat und sie auch nur als die gelernten vollständigen funktionalen Einheiten benutzt. Diese Aussagen werden noch völlig vom Umweltstimulus bestimmt. Danach besteht die funktionale Einheit aus zwei Wörtern, dem Wort „Ich" und einem Verb, z. B. „Ich mag". Das Kind sagt „Ich", gefolgt von einem Verb mit austauschbarem Objekt wie „Ich mag Kuchen" „Ich mag Eis". Es kann jetzt Objektwörter hinzufügen, die es noch nie mit der vorangehenden funktionalen Einheit „Ich mag" zusammen äußerte. Jetzt ist die funktionale Einheit nur noch unter der intrapsychischen „privaten" Stimuluskontrolle. Erst im dritten Stadium wird das Wort „Ich" allein zu einer funktionalen Einheit, und damit kommt es zur Selbstwahrnehmung und zur Entwicklung eines Selbstkonzepts. Jetzt kann dem Wort „Ich" jedes dem Kind aus anderen Sätzen bekannte Verb folgen. Die Selbstwahrnehmung und das Selbstkonzept resultieren also aus dem Wort „Ich" und den Lernerfahrungen in diesen drei Stadien der sprachlichen Entwicklung des Menschen. „Ich" ist ein „tact" wie „Schmetterling". Während jedoch der Schmetterling in seinen physikalischen Attributen beschrieben werden kann, gelingt dies nicht mit der Erfahrung von „Ich". Der Schmetterling befindet sich an einem bestimmten Ort in der äußeren Welt, „Ich" ist innen, ohne genaue Lokalisation. Der Schmetterling entfernt sich, verändert sich, „Ich" wird durch eine Perspektive kontrolliert, die sich niemals ändert, zeitlos ist (Konstanz, Kontinuität). Wer nicht spürt, was er wirklich will, und stattdessen sich danach orientiert, was er wollen sollte, hat kein stabiles Selbst aufgebaut, das äußern kann „Ich will ...". Dies resultiert nach Skinner (1974), wenn ein Kind unter Bestrafungsbedingungen aufwuchs. Mit jedem Verhalten konnte es höchstens Bestrafung vermeiden, aber nicht positive Verstärkung erhalten. Sind Eltern hingegen inkonsistent bzw. invalidierend (Linehan, 1996, 2016), werden Bedingungen für das Kind unvorhersehbar, und es kann einem Sachverhalt nur trauen, wenn die Bezugsperson diesen genauso erlebt, es fehlt die innere Kontrolle von z. B. „Ich fühle ...". Diese Betrachtungen von Kohlenberg et al. (2000) lassen erkennen, wie sprachliche Veränderungen von Selbstaussagen im Sinne verbaler Konditionierung in der Therapiesitzung Selbstwahrnehmung und Selbstkonzept unabhängiger von äußeren Bedingungen werden lassen können.

2.2.10 Kurzzeittherapeutische Strategien

Therapiestrategien werden unter dem Einfluss limitierender Bedingungen des Behandlungskontexts entwickelt. Ist die Zahl der zur Verfügung stehenden Therapiesitzungen begrenzt, so müssen ökonomische Gesichtspunkte hinzugezogen werden. Es findet ein verlaufsabhängiger Wechsel der Therapiestrategien statt. In der kognitiv-behavioralen Kurzzeittherapie wird deshalb zuerst mit einer störungsspezifischen Symptomtherapie begonnen. Nur wenn diese stagniert, weil Verhaltensdefizite bestehen, wird zu einem Fertigkeitentraining übergegangen. Oft ist es erforderlich, auch die dritte Säule der Therapie zu aktivieren, das ist der Aufbau weitergehender Therapiemotivation durch motivationale Klärung (Abb. 5).

2.2.11 Symptomtherapeutische Strategien

Abgesehen von den bereits erwähnten störungsspezifischen Therapieansätzen können wir eine symptomtherapeutische Therapiestrategie individuumbezogen entwickeln (Sulz, 2011, 2017a, c).

Zuerst erfolgt die Situationsanalyse der Symptomentstehung. Diese beginnt mit dem Feststellen des genauen Zeitpunkts des erstmaligen Auftretens des Symptoms. Nur wenn dieser bekannt ist, kann das Antezedens gefunden werden. Dann wird nach der Lebenssituation, der wichtigsten Bezugsperson, der problematischsten Beziehung, dem wichtigsten Lebensinhalt, dem größten Lebensproblem, dem größten Beziehungsproblem, der wichtigsten anstehenden oder getroffenen Entscheidung, dem wichtigsten Konflikt und schließlich nach dem letztlich auslösenden Ereignis gefragt. In einem zweiten Schritt wird nach den Situationen gefragt, in denen das Symptom nicht auftritt (Ausnahme) und was der Unterschied zu den symptomauslösenden Situationen ist. Hier kann bereits erforscht werden, wie die

Abbildung 5: Die drei Strategiesäulen der Kurzzeittherapie

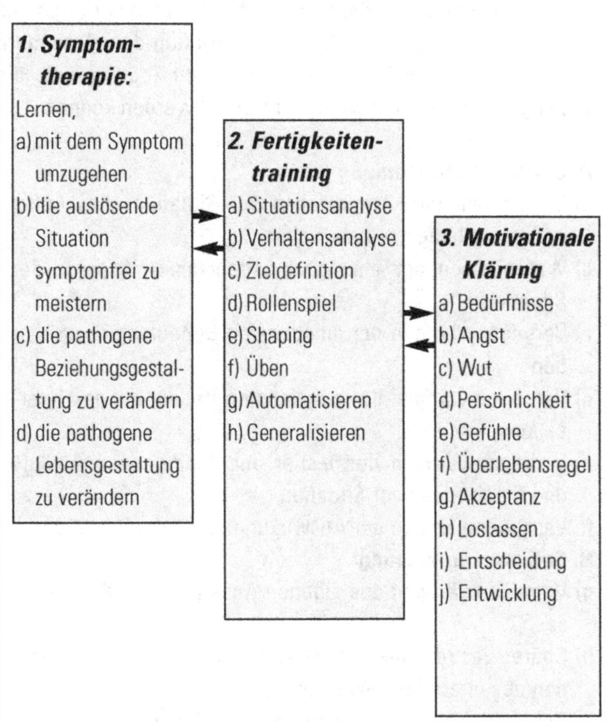

Abbildung 6: Symptomreaktionskette und Symptomtherapie

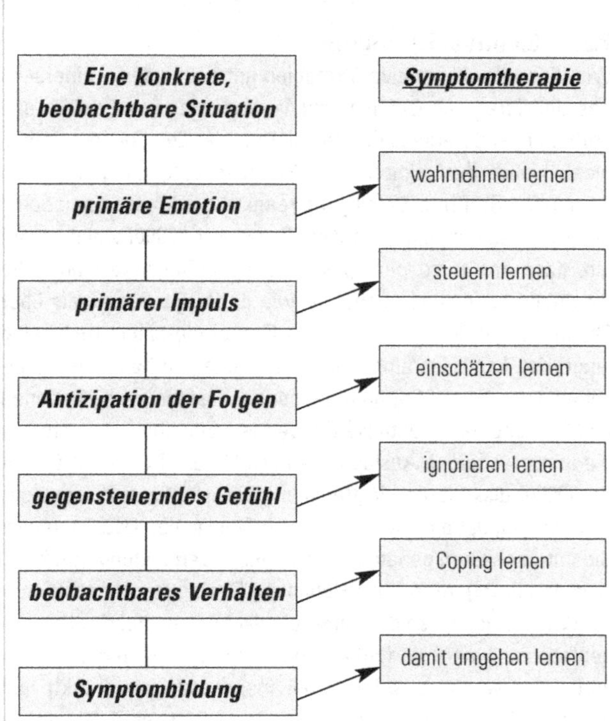

symptomfreie Ausnahme zur Regel gemacht werden kann. Es folgt die Analyse der symptomaufrechterhaltenden Bedingungen: Was änderte sich im Leben durch das Symptom, was würde sich verändern, wenn das Symptom plötzlich nicht mehr da wäre? Symptomtherapie bedeutet, die Funktionseinheit Symptom zu therapieren, d.h. Situation – Symptom – verstärkende Konsequenz. An welcher Stelle der Funktionskette am besten angesetzt wird, kann durch eine Analyse der Reaktionskette (Kettenanalyse nach Linehan, 1996, 2012, 2016) festgestellt werden:
Zuerst fragen wir, in oder nach welchen Situationen das Symptom meistens auftritt oder erheblich intensiver wird. Gemeinsam mit dem Patienten wählt der Therapeut eine besonders typische, gut erinnerliche und nicht zu lange zurückliegende Situation aus. Das kann eine Konfrontation mit dem Vorgesetzten oder ein Streit mit dem Ehemann oder ein Telefonat mit der Mutter sein usw. Die emotionale Bedeutung der Situation, des Ablaufs und des Ergebnisses der Situation wird erarbeitet. Hilfreich ist das szenische Nachstellen der Situation mit Rollenspiel- und Imaginationssequenzen. Der Therapeut versucht, nach- und mitzuempfinden, was dem Patienten widerfährt.

Diese ersten Glieder der Reaktionskette werden meist „verschluckt". Sie sind vielen Menschen nicht bewusst, obgleich sie prinzipiell bewusstseinsfähig sind. Sie werden unterdrückt, und an ihre Stelle tritt ein sekundäres Gefühl, das das Verhalten und die Interaktion in eine ganz andere, unbedrohlichere, wenngleich nachteiligere Richtung lenkt. So kann statt Wut und Angriffsimpuls ein Insuffizienzgefühl mit Passivität oder ein Schuldgefühl mit Wiedergutmachungsbemühungen oder ein Unterlegenheitsgefühl mit unterwürfigem Verhalten entstehen. Da oft offenes Verhalten unterdrückt wird, um die Beziehung zu schonen, spielt sich umso mehr Bewegung im Körper ab. Die wahrgenommenen Körperreaktionen verraten den Widerstreit der Handlungstendenzen, sind Ausdruck des Konflikts, den die Situation evoziert. Je mehr die körperlichen Reaktionen im Bewegungsapparat lokalisiert sind, umso weiter ist der schließlich zurückgehaltene Handlungsimpuls schon vorgedrungen, umso eher verrät die Art und Lokalisation der Beschwerden, welcher Handlungsentwurf besteht. Körperwahrnehmungen in viszeralen Regionen sind eher Gefühlsäquivalente, spiegeln also eher das Betroffen- und Getroffensein wider.

Normalerweise reicht diese Art des Umgangs mit einer schwierigen Situation aus, um sich selbst und die lebensnotwendige Beziehung zu schützen. Beim nächsten Mal wird wieder so reagiert – mit dem gleichen Erfolg. Wenn aber die primäre Emotion weiter anhält und der primäre Handlungsimpuls nicht mit obigen Mechanismen gestoppt werden kann, muss die Notbremse gezogen werden: das Symptom. Entweder ist also die primäre Emotion so intensiv, dass sie in die Welt hinaus muss, oder die Bereitschaft bzw. Fähigkeit der Psyche, diese Situation auszuhalten, sich dieses Verhalten des anderen gefallen zu lassen, ist nicht mehr vorhanden – wie beim Krug, der zum Brunnen geht, bis er bricht. Dies kann der Fall sein, wenn das empörende oder frustrierende Verhalten des anderen unentwegt anhält und dadurch immer wieder Benzin in das Feuer des primären Gefühls geschüttet wird.
Die Symptomtherapie kann an jedem Glied der Reaktionskette ansetzen. Fallspezifisch ist oft offensichtlich, welches der günstigste Angriffspunkt ist. So kann das bewusste Wahrnehmen der primären Emotion helfen, rasch zu kompetentem, meisterndem Verhalten zu kommen. Oder die Reattribuierung katastrophierender Antizipationen kann die Angst vor den Folgen wehr-

haften Verhaltens reduzieren etc. Sulz (2011, S. 144ff.) hat die jeweiligen Teilstrategien ausführlich dargestellt und diskutiert.

2.2.12 Emotive Strategien

Wir können zwei emotive Strategien unterscheiden – einerseits das Utilisieren von Gefühlen zur Veränderung von Erleben und Verhalten, andererseits die Optimierung der Emotionsregulation, wenn bisher dysfunktional mit Gefühlen umgegangen wurde. Auch ohne Großhirn-Beteiligung reagiert der Mensch emotional auf Ereignisse in seiner Umwelt. Greenberg (2000) weist darauf hin, dass der kurze perzeptiv-motorische Regelkreis über die Amygdala doppelt so schnell ist wie der lange Regelkreis über Thalamus und Cortex, so dass das Großhirn oft nicht rechtzeitig eingreifen kann, um emotionale Reaktionen zu hemmen. Abgesehen von diesen Spontanreaktionen bestimmen Kognitionen und Sprache das qualitative Erleben von Emotionen ebenso wie die intrapsychische Auslösung von Gefühlen. Traue und Deighton (2000) diskutieren die Hemmung als wichtigen Prozess der Emotionsregulation und damit auch Quelle der Dysregulation. Sie unterscheiden genetische Hemmung (Vermeidung, Rückzug, Fremdenfurcht), repressive Hemmung (Zerlegung der emotionalen Wahrnehmung, so dass physiologische und affektive Komponenten nicht mehr verfügbar sind), suppressive Hemmung (es wird zwar emotional erlebt, aber insgesamt unterdrückt) und dezeptive Hemmung (Täuschung anderer Personen). Das Erlernen der Affektregulation erfolgt schon in der frühen Mutter-Kind-Interaktion durch affect attunement der Mutter (Stern, 2000), indem diese vorhersehbar oder unvorhersehbar, schwach oder stark in verschiedenen Kontexten reagiert. Greenberg (2000) unterteilt die therapeutischen emotiven Strategien in

3

- emotionale Entladung,
- emotionale Einsicht,
- emotional adaptives Verhalten und
- Exposition (z. B. Angstexposition, Wut- und Trauerexposition, allgemeine Emotionsexposition).

Alle vier Komponenten reduzieren den affektiv-motivationalen Druck und ermöglichen einen wirksamen Umgang mit emotional bedeutsamen Ereignissen. Sulz (2000) beschreibt emotive Therapiestrategien, die diese Komponenten beinhalten.

a) Utilisieren von Gefühlen für therapeutische Motivation und Veränderung

Neben einem umfassenden Emotionstraining (Sulz, 2000, 2009), bei dem es um das Kennenlernen des eigenen Gefühlsrepertoires, des eigenen Umgangs mit Gefühlen, der Funktionalität der eigenen Emotionsregulation und deren Optimierung geht, kann die emotionale Therapiearbeit als emotive Strategie in einer Therapiestunde mit beliebigem Thema Einsatz finden. Immer wenn es darum geht, die emotionale Bedeutung eines Sachverhalts, eines Menschen, einer Beziehung zu erfassen, eigene zentrale Anliegen zu erspüren, den diesbezüglichen intrapsychischen Konflikt wahrnehmbar zu machen, emotional getragene Entscheidungen zu treffen, motivationalen Anschub für die Realisierung einer intendierten Handlung zu schaffen, ist emotionale Arbeit hilfreich. Dies kann sowohl unter Problem- als auch unter Ressourcenperspektive erfolgen. Affektiv bedeutsame Ereignisse manifestieren sich in Körpererleben, das im Gedächtnis verknüpft mit der erlebten Situation gespeichert wird und so einen somatischen Marker für die Bedeutung dieser Situation bietet (Damasio, 1990). Am schnellsten gelangt der Patient zur bewussten Wahrnehmung des emotionalen Aspekts durch visuelle Imagination oder szenisches Nachstellen der Situation, d. h. nicht durch kognitiv-verbales Erinnern (top-down), sondern durch Szene-Körper-Emotion-Erinnerungen (bottom-up), die dann kognitiv-sprachlich weiterverarbeitet werden können:

A. Soziale Wahrnehmung
a) Imagination oder Nachstellen der Situation, die künftig anders verlaufen soll als bisher
b) Wahrnehmen der emotional bedeutsamen Aspekte der Situation
c) Vergegenwärtigen der emotionalen Bedeutung der Situation
d) Vergegenwärtigen der emotionalen Bedeutung des Interaktionspartners
e) Vergegenwärtigen des bisher unbefriedigenden Ablaufs und Ergebnisses der Situation
f) Vergegenwärtigen der Auswirkungen auf die Beziehung

B. Selbstwahrnehmung
g) Vergegenwärtigen des eigenen Anliegens und Bedürfnisses
h) Spüren des resultierenden Gefühls angesichts der Frustration/des unerfüllten Wunsches
i) Spüren des Körpers und dessen Reaktionen
j) Vergegenwärtigen der Auswirkungen auf das Selbstgefühl
k) Vergegenwärtigen der Auswirkungen auf das Selbstbild

C. Adaptives emotionales Schema entwickeln
l) Evozieren der primären Emotion auf die Situation
m) Wahrnehmen des primären Handlungsimpulses
n) Spüren des zugehörigen Körpergefühls
o) Zugehörige Selbstbeschreibung
p) Resultierende Aussage über die Beziehung
q) Resultierende Aussage über die Situation

D. Adaptives motivationales und Handlungsschema entwickeln
r) Wunsch/Ziel vergegenwärtigen
s) Wunscherfüllung und Zielerreichung imaginativ erleben
t) Somatische Marker benennen und festhalten
u) Selektion eines neuen zielführenden Handlungsentwurfs
v) Erwartung der Konsequenzen dieses Handelns formulieren
w) Willentliche Entscheidung zu neuem Verhalten treffen
x) Selbstinstruktion zur Realisierung des neuen Handlungsentwurfs formulieren
y) Ausführen der Handlung
z) Affektive und kognitive Bewertung der Wirkung der Handlung auf andere und der langfristigen Folgen für die Beziehung

Situationsaspekte (a-f) treffen auf Personenaspekte (g). Dadurch wird das Gefühl (h) und der zugehörige körperliche Zustand bzw. die Reaktion ausgelöst bzw. wiedererinnert. Der Patient ist dabei in seiner Aufmerksamkeit ganz beim Wahrnehmen und Fühlen und verbalisiert dies. Das Verbalisieren verbindet Affekt und Kognition zur Bedeutung, die zur (reattribuierten) Erinnerungsspur wird. Der Therapeut ist ebenso aufmerksam und empathisch dabei. Ziel ist, durch das intensive Wahrnehmen des momentanen (bisher vermiedenen) Gefühls (nicht das Intensivieren von Gefühlen!) alte emotionale Schemata aufzulösen und über das Erleben gegenwartsbezogener affektiv-kognitiver Bedeutungen neue emotionale Schemata entstehen zu lassen, die Entscheidungsgrundlagen künftigen Verhaltens werden, so dass neue motivationale Schemata entstehen. Das Imaginieren der Wunscherfüllung/Bedürfnisbefriedigung (s) führt zu einem emotionalen Zustand, der wiederum mit somatischen Markern (t) verbunden ist, die, wahrgenommen, gedanklich und sprachlich festgehalten, so Bestandteil eines neuen motivationalen Schemas (r - v) werden, das einer Suchhaltung entspricht, die instrumentelles Verhalten (w - z) in der Zukunft häufiger auslöst. Zusätzliches mentales Probehandeln führt ebenso zu einer Bahnung der am Handlungsentwurf beteiligten neuronalen Strukturen.

b) Optimieren der Emotionsregulation

Marsha Linehan (1996, 2016) hat im Rahmen eines Skillstrainings Strategien zur Verbesserung der Emotionsregulation bei Borderline-Patientinnen entwickelt. Wir können dies auf nahezu alle Psychotherapiepatienten übertragen. Am Beispiel der Wutexposition ist dies gut nachvollziehbar (Sulz 2000, 2001, 2017c):

Erste Aufgabe der Wutexposition ist es,
die **Erlaubnis zu geben,**
- Gefühle zu haben,
- Gefühle wahrzunehmen,
- Handlungsimpulse, die aus meinen Gefühlen resultieren, wahrzunehmen,
- Handlungen zu phantasieren, die aus meinem Gefühl heraus entstehen wollen,
- solche Phantasien als Möglichkeit der Katharsis einzusetzen, um auf diese Weise Wut zu entsorgen, statt sie zu unterdrücken und in Symptome oder in gestörte Persönlichkeitszüge zu transformieren.

Zweite Aufgabe der Wutexposition ist es, die neue Erfahrung zu vermitteln,
- dass **ein intensives Gefühl im psychischen Innenraum bleiben kann,** ohne in die Welt hinauszumüssen und dort unkontrollierbaren Schaden anzurichten,
- dass also Gefühl nicht gleich Handlung ist,
- dass eine phantasierte Handlung in meiner Psyche bleibt,
- dass also Phantasie nicht gleich Realität ist,
- dass ich ein erwachsener Mensch bin und dass ich im Gegensatz zu einem zwei- oder dreijährigen Kind Selbstkontrolle und Selbststeuerung besitze,
- dass ich also einen steuernden Willen habe, durch den ich frei entscheiden kann, was ich tue und was ich nicht tue,
- dass ich mich auf meine Selbststeuerung und auf meine Willenskraft verlassen kann,
- dass der Therapeut sich auf mich und meine Selbststeuerung verlässt und verlassen kann.

Dritte Aufgabe der Wutexposition ist es, mich erkennen zu lassen, wie ich bisher mit meiner Wut umgegangen bin und wie ich weiterhin verhindere, obige Erlaubnis und obige Erfahrungen einzusetzen, d. h., welche **Vermeidungsstrategien** ich unentwegt anwende:

affektiv:
- gar kein Gefühl wahrnehmen
- ein Ersatzgefühl wahrnehmen (Enttäuschung, Traurigkeit, Verständnis, Angst)

kognitiv:
- lediglich Vorwürfe machen, sich beklagen
- den Schaden, den der andere anrichtete, gedanklich minimieren
- die böse Absicht des anderen verleugnen
- in erklärende abstrakte Denkmodelle flüchten
- entschuldigende Gedanken erfinden

körperlich:
- sich ganz schwach und müde fühlen
- Muskelverspannungen entwickeln
- Kopfweh oder ein anderes Schmerzsyndrom entwickeln
- körperlich krank und hilfsbedürftig werden

handelnd:
- bewegungslos werden
- weggehen
- die Wut an einem anderen auslassen
- erst dann jähzornig herausplatzen, wenn mir der Kragen platzt
- verbissen Leistung und Pflichterfüllung bringen
- passiver Widerstand durch Dienst nach Vorschrift

Vierte Aufgabe der Wutexposition ist es, jedes Mal in der Therapiestunde **den Patienten daran zu hindern, Ärger oder Wut zu vermeiden:**
- durch Wahrnehmen von Körpersignalen des Patienten, die Ärger/Wut zeigen
- durch Wahrnehmen von Körperreaktionen, die Vermeidung von Ärger/Wut bezwecken
- durch Fragen, welches Gefühl gerade da ist
- durch Auffordern, sich auf die Gefühlswahrnehmung zu konzentrieren
- durch Stoppen der Flucht in gedankliche Erörterungen
- durch Hinführen auf Bewusstseinsinhalte, die das Wütend-Machende in den Vordergrund rücken
- durch Entlarven von persönlichkeitsimmanenten Habits als Wutvermeidung
- durch Zurückholen zur Wut, wenn er in ein anderes Gefühl abgedriftet ist
- durch Druckmachen

Fünfte Aufgabe der Wutexposition ist es, **neue Umgangsweisen mit der Wut** zu vermitteln.

1. Durch emotionale Kompetenz zu funktionalem Umgang mit Wut gelangen

a) Wut bewusst wahrnehmen
b) prüfen, ob Wut jetzt angemessen ist. Wenn ja:
c) meine Wut ganz zulassen
d) prüfen, ob die Intensität meiner Wut dem Anlass entspricht. Wenn ja:
e) meine Wut aussprechen
f) spüren, was ich aus meiner Wut heraus tun möchte
g) prüfen, ob meine Wut-Handlung angemessen ist. Wenn ja:
h) sagen, was ich aus meiner Wut heraus tun möchte
i) hören, was der andere antwortet, wenn es noch stimmig/notwendig ist:
j) aus meiner Wut heraus handeln

Therapeutisches Vorgehen: Imagination, Wahrnehmungsübung, Rollenspiel

2. Durch interaktive Kompetenz in sozialen Situationen so erfolgreich sein, dass es weniger Anlass zu Wut gibt

Vorhersehbare Situationen:

a) Antizipation einer wichtigen Situation
b) mein Anliegen kognitiv klar formulieren
c) das Anliegen der anderen als Vermutung formulieren
d) mir vom anderen Feedback geben lassen, ob meine Vermutung stimmt
e) den richtigen Punkt zwischen Paranoia und Gutgläubigkeit finden
f) mich entscheiden, wie kompromissbereit ich sein kann und will, ohne dass es mir anschließend schlecht geht
g) verhandeln, bis das Ergebnis innerhalb meiner Toleranzgrenze liegt
h) wenn das nicht möglich ist, Entscheidung vertagen statt klein beizugeben oder stur die Verhandlung scheitern zu lassen

Therapeutisches Vorgehen: Imagination, Wahrnehmungsübung, Rollenspiel

Situationen absichtlich aufsuchen, um das Gelernte zu üben.

Unvorhersehbare Situationen: Schlagfertigkeit

a) kooperativ in die Begegnung gehen
b) unkooperatives Verhalten des anderen sofort ansprechen
c) wenn dies nicht zurückgenommen wird, sich kräftig wehren, so dass Unkooperativsein für den anderen schmerzliche Konsequenzen hat (Schlagfertigkeit),
d) nicht nachtragend sein (wir sind jetzt quitt)
e) wieder zu einem kooperativen Interaktionsangebot zurückkehren
f) auf kooperatives Verhalten des anderen positiv eingehen, so dass kooperatives Verhalten für den anderen angenehme Konsequenzen hat

Therapeutisches Vorgehen: Imagination, Wahrnehmungsübung, Rollenspiel, aufmerksam die vielen kleinen Gelegenheiten erkennen und nutzen, um das Gelernte zu üben. Weitere Ausführungen zum Therapeutenverhalten finden sich bei Sulz (2011, 2017).

2.2.13 Interpersonelle Strategien

Benjamin (2001) hat die bis heute systematischsten und für die Psychotherapie aufschlussreichsten Untersuchungen zum interpersonellen Erleben und Verhalten durchgeführt, deren wissenschaftlicher Impact anhält. Ihr dimensionales Modell der Strukturalen Analyse Sozialen Verhaltens (SASB, vgl. Tress, 2002) und ihre interpersonelle Diagnostik mit den Intrex-Fragebögen hat eine wissenschaftlich solide Basis der Diagnostik und Therapie von Persönlichkeits- und Beziehungsstörungen geschaffen. Hierzu wählt sie drei Fokusebenen:

1. Transitive Ebene: aktiv auf den anderen einwirkendes Verhalten
2. Intransitive Ebene: reaktiv dem anderen antwortendes Verhalten
3. Introjektive Ebene: auf sich selbst bezogenes Verhalten

Abbildung 7: Fokusebene 1 und 2 des SASB-Modells (verändert nach Benjamin, 2001)

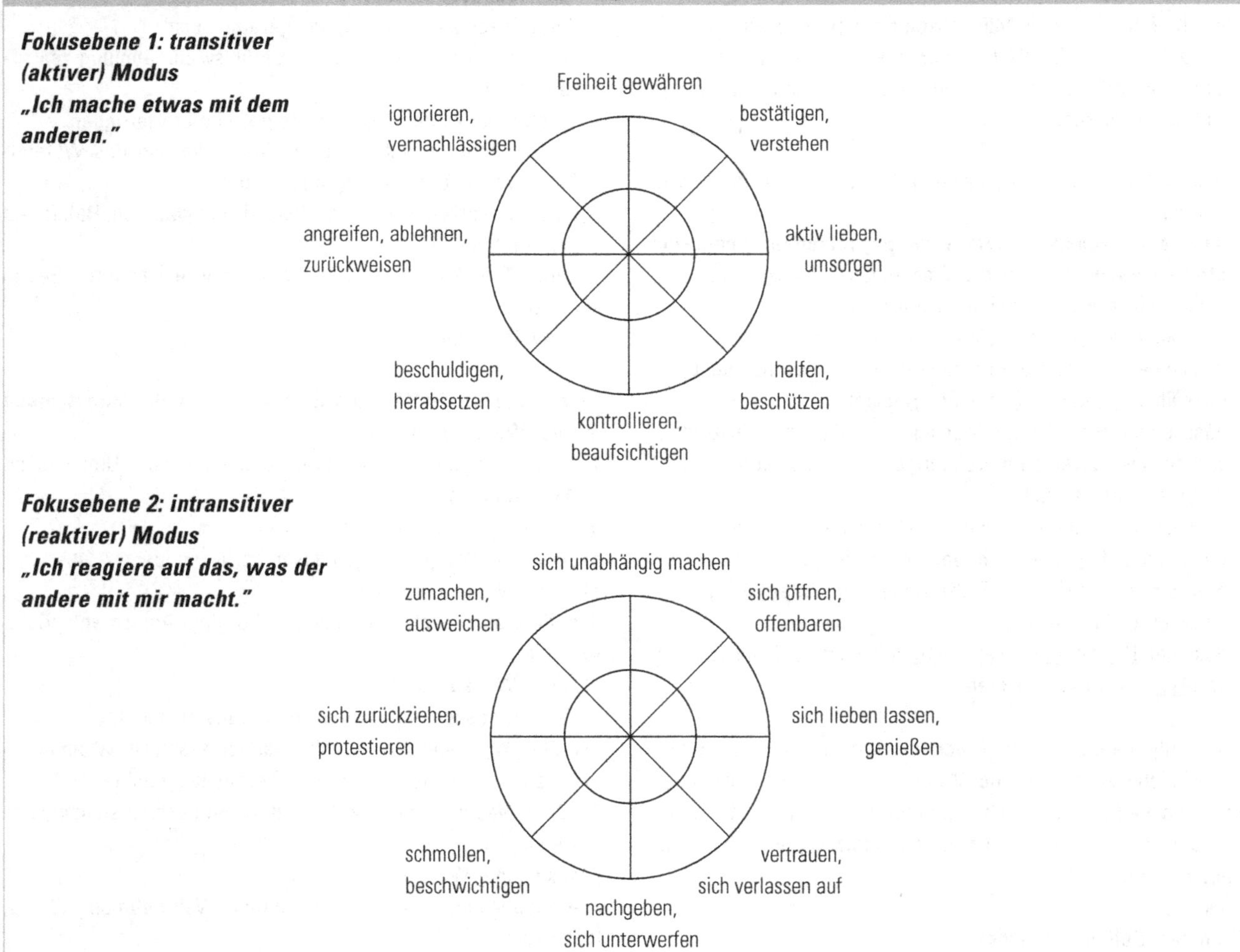

Auf jeder dieser (Kreis-)Ebenen kann das interpersonelle Erleben und Verhalten eines Menschen in einem Circumplex-Modell auf einem Kreispunkt lokalisiert werden. Wir beschränken uns zunächst auf die transitive Ebene: Deren horizontale Achse der Affiliation hat als rechten Pol „Umsorgen, pflegen" und als linken Pol „Zurückweisen, angreifen". Die senkrechte Achse der Interdependenz hat als oberen Pol „Autonomie gewähren, wegsehen" und als unteren Gegenpol „Beaufsichtigen, Kontrolle ausüben". Sie zerschneiden den Kreis in vier Quadranten (Abb. 7) mit den Merkmalen „bestätigen, verstehen" (1. Quadrant), „helfen, beschützen" (2. Quadrant), „herabsetzen, beschuldigen" (3. Quadrant) und „ignorieren, vernachlässigen" (4. Quadrant):
Auf dieses transitive Verhalten reagieren Menschen oft in einer Weise, die sich im intransitiven Fokuskreis auf der deckungsgleichen Stelle befindet: Wer kontrolliert und beaufsichtigt wird, reagiert nachgebend und unterwirft sich. Er kann sich aber auch aus dieser Transaktion lösen und das Gegenteil tun: sich unabhängig machen. Es gibt in Beziehungen oft festgefahrene dysfunktionale Interaktionsmuster. Je nach Ursache erfordern sie eine Behandlung der Beziehung oder, falls es persönlichkeitsbedingt ist, eine Therapie der Persönlichkeit. Benjamin achtet darauf, dass die Patient-Therapeut-Beziehung dazu führt, gemeinsam gegen die maladaptiven Muster zusammenzuarbeiten. Nur wenn die therapeutische Beziehung sowohl Bindung als auch Autonomie gewährleisten kann, sollte mit der Therapie begonnen werden. Dabei soll der Therapeut darauf achten, dass keine Koabhängigkeit entsteht, indem z.B. ungeschickt eingesetzte Empathie den Narzissmus verstärkt, die Feindseligkeit des Paranoiden pflegt, die Hilflosigkeit des Dependenten vergrößert oder die Anspruchshaltung Histrionischer belohnt. Einsicht in die Zusammenhänge der Entstehung und Aufrechterhaltung ist nur der Beginn der Therapie, nicht das Ziel. Der Therapeut bekräftigt jegliches veränderungsorientierte Verhalten des Patienten. Bei Krisen kann keine zielorientierte Therapie stattfinden. Bei Rollenspielen lässt man den Patienten die Rolle anderer spielen, um aus seiner eingeengten Perspektive herauszufinden. Familien- und Paarsitzungen dienen dazu, dysfunktionale Transaktionsmuster zu identifizieren. Wenn Patienten dem Therapeuten erzählen, was in den nächsten Begegnungen mit wichtigen Bezugspersonen auf sie zukommt, welche Gefühle, Gedanken und Handlungstendenzen aktuell sind, können Therapeut und Patient gemeinsam diese Situationen vorbereiten, damit der Patient mit einer neuen Selbstdefinition und klarem Anliegen und Ziel in diese Begegnung gehen kann. Oft wiederholt, gelingt es ihm immer häufiger, das maladaptive Transaktionsmuster zu unterlassen und auf neue Weise zu reagieren. In dieser Therapiestunde werden die zugrunde liegenden Ängste und Bedürfnisse identifiziert und neue Möglichkeiten gesucht, mit ihnen umgehen – statt wie bisher auf untaugliche Weise die anstehenden interpersonellen Situationen dazu herzunehmen. Benjamins Schlagwort, dass „jede Psychopathologie ein Geschenk der Liebe ist" (a.a.O., S. 141), geht davon aus, dass der Patient aus Liebe zu einer zentralen Bezugsperson auf autonomes oder selbstbehauptendes Verhalten verzichtet und stattdessen ein maladaptives Muster herstellt, das dem anderen Vorteile verschafft. Das Eingestehen von Hilflosigkeit von Seiten des Therapeuten kann dessen Effektivität steigern, indem der Patient seine eigene Fähigkeit und Bereitschaft zur Veränderung wahrnimmt. Der Therapeut verfolgt neues Lernen aufmerksam und bestätigt und verstärkt es.

2.2.14 Strategien bei Familien

Die Verhaltenstherapie hat heute ein großes Repertoire an familientherapeutischen Interventionsmöglichkeiten und kann auf sehr gute Wirksamkeitsbelege verweisen (Sulz und Heekerens, 2002). Wir müssen beim Einsatz familientherapeutischer Strategien unterscheiden, ob bzw. in welchem Ausmaß das Homöostasebemühen eines Familienmitglieds tatsächlich die anderen aus dem Gleichgewicht bringt (Alexander und Barton, 1976) oder ob es sich um Kommunikationsprobleme im Sinne von falscher Codierung bzw. Decodierung geht (Sulz, 2011 und Kapitel 1.2 in diesem Buch).

Gestörte Kommunikation

Heute versuchen wir nicht mehr, alle interpersonellen Probleme und Konflikte auf Störungen des Kommunikationsprozesses im engeren Sinne zurückzuführen. Trotzdem sind nicht wenige Probleme als Sender von mehrdeutigen Botschaften oder in sich widersprechenden Botschaften bzw. als falsches Decodieren eindeutiger Botschaften verstehbar. Wenn es sich also nur um ein Kommunikationsproblem und nicht um die Kollision konfligierender Homöostasebemühungen geht, kann mit der Familie ein Kommunikationstraining durchgeführt werden.

Gestörte Homöostase

Für den Fall, dass individuelle oder System-Verhaltensweisen als tatsächlich destabilisierend identifiziert werden, ergibt sich folgende Therapiestrategie:

Funktionale familientherapeutische Strategien

A. Nach der ausführlichen Analyse der Homöostase der Individuen, Subsysteme und des Familiensystems wird den Familienmitgliedern die Kollision der verschiedenen Überlebensstrategien und deren Folgen aufgezeigt.
B. Dies wird szenisch dargestellt, so dass jeder spüren kann, wie sein Homöostasebemühen zur Destabilisierung des oder der anderen führt.
C. Darauf wird dargestellt, wie die Antwort des oder der anderen als Versuch, wieder das eigene Gleichgewicht herzustellen, den anderen noch mehr aus dem Gleichgewicht bringt.
D. Dann erhält jeder die Aufgabe, herauszufinden, auf welche neue Weise er versuchen kann, sein psychisches Gleichgewicht herzustellen, ohne die anderen dadurch zu destabilisieren.
E. Diese Lösungen werden der Familie vorgestellt und gemeinsam besprochen.
F. Nun werden die neuen Homöostasebemühungen wieder szenisch dargestellt, um auszuprobieren, wie ihre Wirkung tatsächlich ist.
G. Es erfolgen Nachbesserungen, die ausgehandelte Kompromisse sein können oder die Entscheidung des Einzelnen, die restliche Instabilität den anderen Familienmitgliedern zumuten zu können oder zu müssen.
H. Die Familie beschließt, das gemeinsam erarbeitete Ergebnis als bestmöglichen Kompromiss zu akzeptieren und drei Monate lang zu erproben.
I. Empirisch begründete Nachbesserungen können in den folgenden Familiensitzungen ausgehandelt werden.

In den Familiensitzungen wird darauf geachtet, dass jedes Familienmitglied zu jedem Thema sprechen kann. Insbesondere diejenigen Familienmitglieder, die bisher wenig mitdiskutiert haben, erhalten die gleiche Redezeit wie die anderen. Allein diese direktive Umverteilung der Redezeit und auch oft die Bestimmung der Reihenfolge des Sprechens (z. B. die Stummen sprechen zuerst oder die Benachteiligten oder die Schwächeren sprechen zuerst) sorgt dafür, dass bisher vernachlässigte Aspekte gebührend ins Bewusstsein gelangen. Wenn der Therapeut eine Änderung der Sichtweise oder des Verhaltens z. B. des Vaters erreichen möchte, so lässt er zuerst alle anderen zu dem betreffenden Thema sprechen, bis alles ausgesprochen ist, was der Vater bedenken oder erfühlen muss, bevor dem Vater das Wort gegeben wird. Das Interview des Vaters kann auch damit beginnen, dass zirkulär gefragt wird. D. h., er wird gebeten, zu erfassen bzw. zu erspüren, was ein anderes Familienmitglied darüber denkt oder wie es einem anderen Familienmitglied wohl damit emotional geht oder welche Nachteile für ein anderes Familienmitglied durch sein bisheriges Verhalten entstehen. In einem anderen Kontext lohnt es sich, immer wieder zirkulär zu fragen, d. h., auch die anderen Familienmitglieder zu fragen, welche Emotionen, Gedanken etc. sie bei den anderen vermuten. Das Erstellen von Familienskulpturen (Satir, 1998) ist eine weitere Interventionstechnik, die viel Klarheit bringt und die Motivation zu neuen Verhaltensweisen entstehen lässt.

3 Zusammenfassung

Verhaltenstherapie entwickelt nach komplexer funktionaler Diagnostik einzelfallbezogene und Therapiestadien-spezifische Strategien. Interventionen sind Werkzeuge, die bei einem umfassenden Vorhaben eingesetzt werden. Therapiestrategien leiten sich von der Funktion eines zu verändernden Verhaltens ab, beziehen Überlegungen zum günstigsten Angriffspunkt, zum funktionalen Kontext und zum richtigen Zeitpunkt mit ein. Wir können heute auf eine größere Zahl strategischer Ansätze blicken. Sie entstammen dem Selbstkontrollansatz Kanfers, dem kognitiven Ansatz Becks, der kognitiven Psychologie Piagets, den funktionsanalytischen Ansätzen von Alexander, Hayes, Jacobson, Kohlenberg und Linehan sowie neueren systemtheoretischen Modellen (Grawe), die im Dialog mit der neurobiologischen Forschung entstanden, und dem interpersonellen Ansatz Benjamins. Es gibt deutlich unterscheidbare Schwerpunkte und deutliche Überlappungen. Der gegenwärtige Stand der Forschung lässt nicht zu, dass wir nur einen Ansatz kennen und können. Wir können allerdings noch keine Angaben zu einer differenziellen Indikation machen. Die Dialektisch-Behaviorale Therapie (DBT) Linehans ist der bislang einzige evaluierte Ansatz zur Behandlung von Borderline-Störungen. Ihre kreativen Strategien sind jedoch bei sehr vielen Störungen anwendbar. Ob für die anderen Persönlichkeitsstörungen eher der kognitive Ansatz Becks oder der interpersonelle Ansatz Benjamins zielführender ist, muss erst die zukünftige Forschung zeigen. Die Funktionale Familientherapie von Alexander und Mitarbeitern hat ihren empirisch gesicherten Einsatzbereich in familiären Störungen. Der kognitive Ansatz Becks ist schon längst nicht mehr auf depressive Störungen begrenzt, sondern kann Wirksamkeitsnachweise für viele Störungsarten erbringen. Wenn wir die in der Therapieforschung immer wieder genannten Wirkfaktoren betrachten, so finden sich in den hier beschriebenen Therapiestrategien gezielte, auf diese Faktoren bezogene Strategieansätze, die punktuell im Laufe des Therapieprozesses zur Anwendung kommen können. Da die Verhaltenstherapie kein geschlossenes Theoriesystem als Grundlage hat, können wissenschaftliche, empirisch begründete heuristische Modelle von Fall zu Fall, teilweise auch im Therapieverlauf gewechselt werden und damit auch die angewandten Therapiestrategien. Trotzdem sind wir in der Lage, eine Gesamtstrategie zu formulieren, die aus einem ganzheitlichen Fallverständnis entspringt und Ausdruck einer Gesamt-Fallkonzeption ist (Sulz, 2011, 2017d). Gerade das Ausbalancieren zwischen Akzeptanz und Änderungsorientierung in den neueren funktionsanalytischen Ansätzen verhindert, dass strategisches Arbeiten zu einer Zielverbissenheit wird, die das Schwergewicht zu sehr auf Produktivität und zu wenig auf Kreativität legt. Beides zusammen, Kreativität und Produktivität, sind ebenso wie spielerische Flexibilität und unbeirrbare Ausdauer die Stärken verhaltenstherapeutischen Arbeitens.

4 Frequently Asked Questions (FAQ)

1. *Was ist der Unterschied zwischen methodischem und strategischem Vorgehen?*

→ Methodik greift aus dem Repertoire der Verhaltenstherapie eine bewährte Technik auf, die sich als wirksam erwiesen hat (Kriterium der Wirksamkeit). Strategie findet zuerst die Funktion des symptomatischen Verhaltens und sucht dann ein Alternativverhalten, das die gleiche Funktion hat, aber eine andere Strategie verfolgt (Kriterium der Funktionalität).

2. *Was ist das Charakteristische des funktionalen Ansatzes in der Verhaltenstherapie?*

→ Es erfolgt sowohl auf Mikro- als auch auf Makroebene – während der Therapie fortgeführt – eine funktionale Analyse sowohl generalisierter Erlebens- und Verhaltensweisen als auch konkret beobachtbarer Transaktionen in einem Gespräch. Wozu reagiert er oder sie genau so? Was wird damit bezweckt?

3. *Gibt es einen Unterschied zwischen strategischer und funktionaler Vorgehensweise?*

→ Nein, zumindest in der Konzeptualisierung eines Falles sind beide Begriffe synonym. Wenn es jedoch um die Therapieplanung geht, um das Einsetzen von therapeutischen Maßnahmen, so wird eher das Wort strategisch verwendet, um die Zielorientierung des Vorgehens zu betonen, wobei das Ziel aber darin besteht, ein alternatives Verhalten zu etablieren, das die gleiche Funktion wie das Symptom hat.

4. *Ist der auf neuen empirischen psychologischen und neurobiologischen Erkenntnissen aufbauende systemtheoretische Ansatz (Kuhl, Grawe) kompatibel mit verhaltenstheoretischer Fallkonzeption und Therapiestrategie?*

→ Ja, er bestätigt zum großen Teil die Veränderungstheorie der Verhaltenstherapie. Außerdem ermöglicht er, über die Lernpsychologie und die Kognitionspsychologie hinaus der Verhaltenstherapie ein wissenschaftliches Fundament zu geben, das zahlreiche ihrer längst etablierten Vorgehensweisen begründen kann, die lerntheoretisch nicht ableitbar waren.

5. *Muss nicht die O-Variable des SORKC-Schemas neu definiert werden, wenn so umfangreiche systemtheoretische Variablen zu berücksichtigen sind?*

→ Wir können heute sagen, dass die Organismus-Variable O identisch ist mit dem Menschen oder der Person, der bzw. die in eine Situation S hineingeht, um dort eine Reaktion R zu zeigen. Damit ist alles, was diesen Menschen als überdauernde psychische und somatische Konstanten ausmacht, in der O-Variablen enthalten. Pläne, Oberpläne, Schemata und Grundannahmen bzw. Überlebensregeln, dysfunktionale Persönlichkeitszüge im Sinne von Verhaltenswahrscheinlichkeiten und diese bestimmenden kontinuierlich vorhandenen motivationalen Grundhaltungen (Bedürfnisse, Identität) definitorische Bestandteile der O-Variablen. Es wird deutlich, dass das rein lernpsychologisch konzipierte SORKC-Schema dem heutigen Horizont des Verhaltenstherapeuten nicht mehr gerecht wird. Es sollte nur insofern angewandt werden, als es eine heuristische Funktion im Entfalten einer Therapiestrategie erfüllt und auf keinen Fall dazu dienen, den Fall zu erklären.

6. *Auch die Hypothese, dass menschliches Verhalten das Ergebnis von Entwicklung ist, wurde in der Verhaltenstheorie bisher ausgeblendet. Wie sieht der gemeinsame Nenner von Entwicklungspsychologie und Verhaltenstherapie aus?*

→ Dem einfachsten Modell wird der Vorzug gegeben. Wenn ein Fall durch Lernprozesse versteh- und therapierbar ist, so bleiben wir dabei. Nur dort, wo klassische und operante Konditionierungen bzw. Modelllernen nicht ausreichen bzw. sehr umständliche Störungsmodelle liefern, gehen wir auf andere Heuristiken über. Wir müssen heute nicht mehr negieren, dass jegliches Verhalten sich zuerst entwickelt und dann erst lernend überformt werden kann.

5 Prüfungsfragen

1. Was kennzeichnet funktionale Therapiestrategien?
2. Wodurch sind kognitive Therapiestrategien gekennzeichnet?
3. Beschreiben Sie kurz die wichtigsten Strategien der Dialektisch-Behavioralen Therapie!
4. Welche Bedeutung hat das Akzeptanzprinzip in der Therapie?
5. Beschreiben Sie kurz regelgeleitetes Verhalten im Zusammenhang mit Grundannahmen/Überlebensregeln!
6. Wie können Sie Erinnerungen bottom-up aktivieren?
7. Was spricht für den Einsatz von ressourcenmobilisierenden Therapiestrategien?
8. Wie kann die verhaltenssteuernde Funktion von Gefühlen therapeutisch genutzt werden?
9. Welchen Stellenwert haben Bedürfnisse in der Verhaltenskette?
10. Welche Ziele verfolgen Sie bei der Wutexposition?

6 Literatur

a) zitierte Literatur

- Alexander JF, Barton C: Behavioral systems therapy for families. In Osons DH (Hrsg.): Treting realtionsships. Lake Mills: Graphic 1976, 167-188
- Bamelis LM, Evers SM, Spinhoven P, Arntz A (2014): Results of a Multicenter Randomized Controlled Trial of the Clinical Effectiveness of Schema Therapy for Personality Disorders. American Journal of Psychiatry 17-3, 305-322
- Bandura A.: Social learning theory. New York: Prentic Hall 1977
- Beck AT, Rush AJ, Shaw BF, Emery G (2010): Kognitive Therapie der Depression. 2. Aufl. Weinheim: Beltz
- Beck AT, Freeman et al. (1999): Kognitive Therapie der Persönlichkeitsstörungen. 4. Aufl. Weinheim: PVU
- Benjamin LS (2001): Interpersonelle Diagnose und Therapie von Persönlichkeitsstörungen. München: CIP-Medien
- Damasio AR (1990): Synchronous activation in multiple cortical regions: a mechanism for recall. Seminars in the Neurosciences 2, 287-296
- Ekman P (1992): Facial Expressions of Emotion: New Findings, New Questions. Psychological Science, 3, 34-38
- Ellis A (1972): The essence of rational emotive therapy: A comprehensive approach to treatment. New York: Institute for Rational Living
- Grawe K: Psychologische Therapie. Göttingen: Hogrefe 1998
- Greenberg (2000): Von der Kognition zur Emotion in der Psychotherapie. In Sulz SKD und Lenz G (Hrsg.): Von der Kognition zur Emotion. Psychotherapie mit Gefühlen. München: CIP-Medien, 77-110
- Hauke G (2013): Strategisch-Behaviorale Therapie (SBT). Emotionale Überlebensstrategien – Werte – Embodiment. Berlin: Springer
- Hayes SC, Strosahl KD, Wilson KG (2003): Akzeptanz- und Commitment-Therapie ACT – ein existentieller Ansatz zur Verhaltensänderung. München: CIP-Medien
- Heckhausen H (1989): Motivation und Handeln. Berlin: Springer
- Jacobson NS, Christensen A (1996): Integrative Couple Therapy. Promoting Acceptance and Change. New York: Norton
- Hoy, VU (2014). Evaluation des strategisch-behavioralen Therapiemoduls „Entwicklung als Therapie". München: CIP-Medien
- Kanfer FH, Reinecker H, Schmelzer D (2012): Selbstmanagementtherapie. 5. Aufl. Berlin: Springer
- Kegan R: Die Entwicklungsstufen des Selbst. Fortschritte und Krisen im menschlichen Leben. München: Kindt, 3. Aufl., 1994
- Klerman G, Weissman M, Rounsaville B, Chevron E. Interpersonal Psychotherapy of Depression. New York: Basic Books, 1984
- Kohlenberg RJ, Tsai M, Parker CR, Bollling MY, Kanter JW: Focusing on the client-therapist interaction. Functional Psychotherapy: A behavioral approach. European Psychotherapy 2000, 1, 21-31
- Linehan M (1996): Dialektisch-Behaviorale Therapie der Borderline-Persönlichkeitsstörung. München: CIP-Medien
- Linehan, M. (2016a). Handbuch der Dialektisch-Behavioralen Therapie zur Behandlung aller psychischen St.rungen. Band 1: DBT Skills Training Manual 2. Edition. München: CIP-Medien
- Linehan, M. (2016b). Handbuch der Dialektisch-Behavioralen Therapie zur Behandlung aller psychischen St.rungen. Band 2: DBT Arbeitsbuch mit Handouts und Arbeitsbl.ttern für TherapeutInnen und PatientInnen. München: CIP-Medien
- Margraf J (2009, Hrsg.): Lehrbuch der Verhaltenstherapie. 1. Band. Berlin: Springer
- McCullough J . (2010): Behandlung von Depressionen mit dem Cognitive Behavioral Analysis System of Psychotherapy CBASP – Therapeutenmanual. München: CIP-Medien

- Michalak J, Schulte D (2002): Zielkonflikte und Therapiemotivation. Zeitschr. Klin. Psych. u. Psychotherapie 31, 213-219
- Millon T, Davis RD: An evolutionary theory of personality disorders. In: Clarkin JF, Lenzenweger MF et al. (Hrsg.): Major theories of personality disorder. New York: Guilford Press, 1996, S. 221-346
- Noam G (1988): The theory of biography and transformation: Foundation for clinical-developmental therapy. In Shirk SR (ed.): Cognitive development and child psychotherapy. New York: Plenum, 273-317
- Piaget J.: Die Äquilibration der kognitiven Strukturen. Stuttgart: Klett-Cotta 1976
- Reinecker H (2005): Grundlagen der Verhaltenstherapie. 3. Aufl. Weinheim: PVU
- Röper G (1998): Auf der Suche nach Sicherheit. Ein klinisch-entwicklungspsychologisches Modell zur Entstehung und Aufrechterhaltung der Zwangsstörung. Psychotherapie 3, Heft 2, 263-281
- Satir V (1998): Selbstwert und Kommunikation. Familientherapie für Berater und zur Selbsthilfe. 13. Aufl. Stuttgart: Pfeiffer bei Klett-Cotta
- Schulte D (2014). Therapiemotivation: Widerstände analysieren –Therapieziele klären – Motivation fördern. Göttingen: Hogrefe
- Skinner BF (1974): About behaviorism. New York: Knopf
- Stern DN (2000): Die Lebenserfahrung des Säuglings. 7. Aufl. Stuttgart: Klett-Cotta
- Storch M, Krause F (2002): Selbstmanagement – ressourcenorientiert. Grundlagen und Trainingmanual für die Arbeit mit dem Zürcher Ressourcen Modell ZRM. Bern: Huber
- Sulz SKD (2009): Praxis-Manual: Strategien der Veränderung des Erlebens und Verhaltens. München: CIP-Medien
- Sulz SKD (2000): Emotion, Kognition und Verhalten – zur homöostatischen Funktion der Emotionen und zu ihrer Bedeutung bei der Symptombildung. In Sulz SKD, Lenz G (Hrsg.): Von der Kognition zur Emotion. Psychotherapie mit Gefühlen. München: CIP-Medien, S. 5-76
- Sulz SKD (2012): Therapiebuch II: Strategische Kurzzeittherapie. Ebook. München: CIP-Medien
- Sulz, SKD (2014): Störungs-, Therapie- und Gesundheitstheorie der Strategischen Therapien (SKT, SBT, SJT, PKP): Von der Strategie des Symptoms zur Strategie der Therapie. In S. Sulz (Hrsg.): Strategische Therapien SKT, SBT, SJT, PKP. Forschung – Entwicklung – Praxis. München: CIP-Medien S. 27-63
- Sulz SKD (2011): Therapiebuch III. Von der Strategie des Symptoms zur Strategie der Therapie: Gestaltung von Prozess und Inhalt in der Psychotherapie. München: CIP-Medien
- Sulz SKD, Gräff-Rudolph U, Hoenes A, Richter-Benedikt AJ, Sichort-Hebing M (2013): Spieler, Gegenspieler und der neue Regisseur: Primärer versus sekundärer Selbstmodus und die Entwicklung des tertiären Selbstmodus in der Therapie. In Sulz S, Bronisch T (Hrsg.): States of Mind, Ego States, Selbstmodus- von der zerrissenen zur integrierten Persönlichkeit. München: CIP-Medien
- Sulz SKD, Heekerens HP (Hrsg., 2002): Familien in Therapie – Grundlagen und Anwendung kognitiv-behavioraler Familientherapie. München: CIP-Medien
- Sulz SKD (2017a): Gute Kurzzeittherapie in 12 plus 12 Stunden. Für PsychotherapeutInnen, die sich in Kurzzeittherapie einarbeiten wollen. München: CIP-Medien
- Sulz SKD (2017b): Gute Verhaltenstherapie lernen und beherrschen - Band 1: Verhaltenstherapie-Wissen: So gelangen Sie zu einem tiefen Verständnis des Menschen und seiner Symptome. München: CIP-Medien
- Sulz SKD (2017c): Gute Verhaltenstherapie lernen und beherrschen - Band 2: Verhaltenstherapie-Praxis: Alles was Sie für eine gute Therapie brauchen. München: CIP-Medien
- Sulz SKD (2017d): Verhaltensdiagnostik und Fallkonzeption: Verhaltensanalyse – Zielanalyse – Therapieplan und Bericht an den Gutachter. München: CIP-Medien
- Traue HC, Deighton RM (2000): Emotionale Hemmung: Dysregulation von Emotionen als Risikofaktor für Gesundheit. In Sulz SKD und Lenz G (Hrsg.): Von der Kognition zur Emotion. Psychotherapie mit Gefühlen. München: CIP-Medien, 149-172
- Wells A. (2011): Metakognitive Therapie bei Angststörungen und Depression. Weinheim: Beltz

b) weiterführende Literatur

- Benjamin LS (2001): Interpersonelle Diagnose und Therapie von Persönlichkeitsstörungen. München: CIP-Medien
- Grawe K (1998): Psychologische Therapie. Göttingen: Hogrefe
- Hayes SC, Strosahl KD, Wilson KG (2003): Akzeptanz- und Commitment-Therapie ACT – ein existentieller Ansatz zur Verhaltensänderung. München: CIP-Medien
- Kanfer FH, Reinecker H, Schmelzer D (2012): Selbstmanagementtherapie. 5. Überarbeitete Auflage. Berlin: Springer
- Linehan M (1996): Dialektisch-Behaviorale Therapie der Borderline-Persönlichkeitsstörung. München, CIP-Medien
- Linehan, M. (2016a). Handbuch der Dialektisch-Behavioralen Therapie zur Behandlung aller psychischen St.rungen. Band 1: DBT Skills Training Manual 2. Edition. München: CIP-Medien
- Linehan, M. (2016b). Handbuch der Dialektisch-Behavioralen Therapie zur Behandlung aller psychischen St.rungen. Band 2: DBT Arbeitsbuch mit Handouts und Arbeitsbl.ttern für TherapeutInnen und PatientInnen. München: CIP-Medien.
- Madden GJ (Hrsg. 2013): APA Handbook of Behavior Analysis. 2 Bände. 2. Aufl. Washington DC: American Psychological Asssociation
- Sulz SKD (2012). Therapiebuch II: Strategische Kurzzeittherapie. Ebook. München: CIP-Medien
- Sulz SKD, Lenz G (Hrsg. 2000): Von der Kognition zur Emotion. Psychotherapie mit Gefühlen. München: CIP-Medien
- Sulz SKD (2011): Therapiebuch III. Von der Strategie des Symptoms zur Strategie der Therapie: Gestaltung von Prozess und Inhalt in der Psychotherapie. München: CIP-Medien

3.3 Verhaltenstherapeutische Interventionen

JUDITH SIEGL UND SASCHA WENDLER

Die Beschreibung verhaltenstherapeutischer Strategien findet wissenschaftstheoretisch auf der Ebene der Technologie statt. Verhaltenstherapeutische Technologien sind Maßnahmen, um bestimmte therapeutische Ziele möglichst effektiv und effizient zu erreichen, gründen auf theoretischen Modellen der Psychologie und ihrer Nachbardisziplinen und bilden den Hintergrund für das praktische therapeutische Handeln.

Die Betonung von Effektivität und Effizienz hat wohl entscheidend dazu beigetragen, dass Verhaltenstherapie oft lediglich als lose Sammlung effizienter Methoden gesehen wird. Wir verstehen jedoch den Einsatz spezieller Methoden als *eine* Stufe im therapeutischen Prozess. So geht es vor dem Einsatz spezieller verhaltenstherapeutischer Methoden erst einmal darum, eine tragfähige therapeutische Beziehung aufzubauen (siehe hierzu auch Preß und Gmelch, 2012; Gmelch und Preß, 2012). Um die Bedingungen für therapeutische Veränderung zu schaffen, erfolgen zudem Strategien zum Aufbau von Therapiemotivation, zur Zielklärung sowie eine funktionale Analyse des Problemverhaltens. Erst dann können spezielle Interventionen, wie z.B. Konfrontationsverfahren oder kognitive Verfahren, geplant und durchgeführt werden. Im Anschluss an die Interventionsphase werden dann wieder Strategien zur Evaluation der therapeutischen Fortschritte, zum Erlernen von Selbstmanagement und zur Rückfallprophylaxe eingesetzt. Verhaltenstherapeutische Methoden sind also immer eingebettet in zahlreiche therapeutische Strategien im weiteren Sinn. Im Gegensatz zu den spezifischen Interventionen werden diese Strategien häufig als unspezifisch bezeichnet, eine Unterscheidung, die – obwohl technologisch sinnvoll – im konkreten Therapieprozess nicht wahrnehmbar ist, da spezifische und unspezifische Strategien nahtlos ineinander übergehen. Neben der Darstellung therapeutischer Methoden lässt sich verhaltenstherapeutische Praxis auch durch die Beschreibung klinischer Störungsbilder (z.B. Angststörungen, depressive Störungen etc.) und deren differenzieller Indikation (z.B. Welche Verfahren bei Angststörungen?) explizieren. Methodenkenntnisse und Störungswissen sind dabei miteinander verzahnt und ergeben zusammen Lösungsversuche für ein klinisches Problem (vgl. Abb. 1). Es handelt sich sowohl bei der methoden- als auch der störungsorientierten Darstellung um eine Idealisierung bzw. Typisierung. Bei der praktischen Umsetzung müssen differenzielle Variablen, wie z.B. Merkmale des Patienten, Umgebungsvariablen und die jeweilige Problemsituation, mit einbezogen werden. Therapeutische Verfahren bieten daher lediglich einen konzeptuellen Handlungsrahmen. Sie sind nicht zu verwechseln mit der Ebene der therapeutischen Praxis, sondern stellen für Therapeuten flexible Werkzeuge im Sinne eines Problemlöseansatzes dar.

Abbildung 1: Verzahnung des methoden- und störungsorientierten Zugangs zur Lösung klinischer Probleme

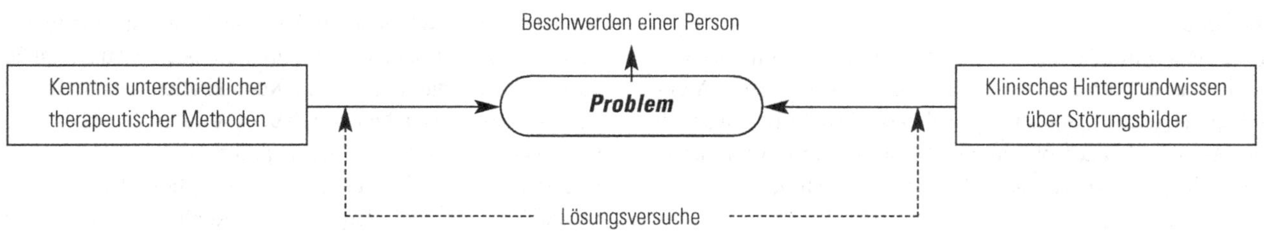

In unserer Darstellung der Methoden orientieren wir uns am Systemmodell menschlichen Verhaltens (Abb. 2) und gehen davon aus, dass die Methoden vorwiegend an einzelnen Elementen des Systemmodells ansetzen. Eine klar abgegrenzte Aufteilung ist jedoch nur bedingt möglich, da komplexere Programme (z.B. Selbstsicherheitstrainings) mehrere Komponenten betreffen.

Abbildung 2: Ansatzpunkte verhaltenstherapeutischer Methoden am Systemmodell

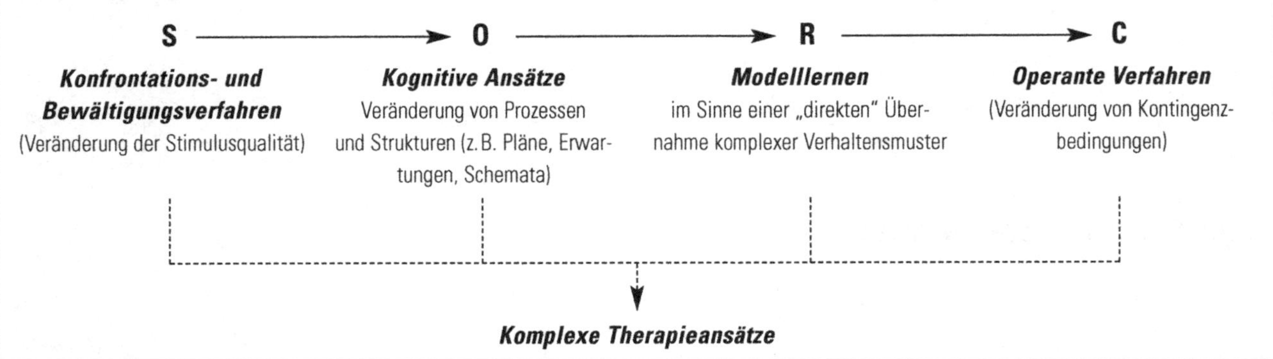

Folgende kognitiv-verhaltenstherapeutische Methoden/Interventionsformen werden im Überblick vorgestellt (für die differenzielle Anwendung bei verschiedenen Störungsbildern verweisen wir auf die entsprechenden Kapitel):

- Konfrontations- und Bewältigungsverfahren (Kap. 1)
- Operante Methoden (Kap. 2)
- Entspannungsverfahren und Biofeedback (Kap. 3)
- Euthyme Therapie (Kap. 4)
- Modelllernen (Kap. 5)
- Kognitive Verfahren (Kap. 6)
- Selbstkontroll- und Selbstmanagementtherapie (Kap. 7)
- Evaluation verhaltenstherapeutischer Methoden und neuere Entwicklungen (Kap. 8)

1 Konfrontations- und Bewältigungsverfahren

Bei den Konfrontations- und Bewältigungsverfahren handelt es sich um eine große, heterogene Gruppe von Strategien mit dem Prinzip, dysfunktionale Verhaltensmuster und Kognitionen dadurch zu verändern, dass eine Auseinandersetzung mit der problematischen Situation erfolgt. Stimuli können physikalisch abgegrenzte externe Situationen und/oder interne Stimuli wie gedankliche Prozesse oder somatisch-physiologische Abläufe sein.

Beispiel:
Eine Person mit Agoraphobie und Panikstörung fürchtet verschiedene Situationen, wie z. B. enge Verkehrsmittel, Menschenmengen etc., und kann sowohl kognitive (z. B. „Angst vor der Angst") als auch physiologische Stimuli (z. B. veränderter Herzschlag, Schwitzen) als bedrohlich wahrnehmen.

> **!** **Merke:** Konfrontation ist der Oberbegriff für alle Verfahren, bei denen es um eine aktive Auseinandersetzung mit einer belastenden (z. B. phobischen, traumatischen) Situation bzw. mit einem Stimulus geht. Der Begriff Bewältigung stammt aus der Stressforschung und bedeutet, dass Patienten lernen können, mit belastenden Situationen und damit verbundenen Emotionen umzugehen (z. B. Bewältigung von Angst, Stress, Ärger etc.).

Die aktive Auseinandersetzung mit angstauslösenden Situationen hat eine lange Tradition und hohe Augenscheinvalidität im Alltag. Eine Systematisierung und theoretische Fundierung erfolgte jedoch erst im Rahmen der Verhaltenstherapie.

Indikationsbereich

Der klassische Indikationsbereich für Konfrontations- und Bewältigungsverfahren liegt in der Behandlung klinisch relevanter Angst- und Vermeidungsreaktionen, und hier in erster Linie bei

- Angststörungen (Phobien, Panikstörung, generalisierte Angststörung),
- posttraumatischen Belastungsstörungen bzw. der emotionalen Verarbeitung schwieriger und belastender Situationen (Traumata),
- Abhängigkeiten (Alkohol, Drogen, Spielsucht),
- Essstörungen,
- chronischen Trauerreaktionen.

Beispiel:
Bei einem Alkoholiker, der im Außendienst arbeitete, wurden Konfrontationsverfahren eingesetzt, damit er lernt, mit belastenden Auslösern, denen er aus beruflichen Gründen nicht ausweichen kann (z. B. Geschäftsessen, Minibars bei Hotelübernachtungen, Alkohol als Werbegeschenke), zurechtzukommen.

Die einzelnen Konfrontationsverfahren unterscheiden sich vor allem in der Art und Weise, wie die Auseinandersetzung mit der problematischen Situation erfolgt. Eine Trennung ist jedoch im Bereich der Konfrontationsverfahren oftmals künstlich. Im Folgenden sollen die wichtigsten Konfrontations- und Bewältigungsverfahren eingehender erläutert werden:

- Systematische Desensibilisierung (Kap. 1.1)
- Konfrontation und Reaktionsverhinderung (Kap. 1.2)
- Modifikationen und Vergleich der Konfrontationsverfahren (Kap. 1.3)
- Trainings in Angstbewältigung (Kap. 1.4)
- Trainings in Selbstsicherheit (Kap. 1.5)

1.1 Systematische Desensibilisierung

Theoretische Grundlagen

Die systematische Desensibilisierung (SD) wurde in den 50er Jahren von Wolpe (1958) entwickelt. Grundlagen waren tierexperimentelle Untersuchungen, klinische Beobachtungen sowie Theorien zur Hemmung von Angst.

> ! **Merke:** Das zentrale Prinzip der SD ist die laufende Abnahme von Angst als Prozess der konditionierten Hemmung durch eine gleichzeitige antagonistische Reaktion.

Hierzu erfolgt eine langsame, stufenweise Darbietung gering angstauslösender Situationen in der Vorstellung, die ein erträgliches Ausmaß an Angst hervorrufen soll. Durch die antagonistische Wirkung gleichzeitiger Entspannung wird die Angst schrittweise abgebaut.

Therapeutisches Vorgehen

Die technische Durchführung einer SD verläuft in drei Schritten. Zuerst wird mit dem Patienten gemeinsam eine Angsthierarchie erstellt. Anschließend wird mit ihm ein angstantagonistisches Verfahren eingeübt. Auf dieser Basis erfolgt dann eine stufenweise Darbietung der angstauslösenden Situationen unter Entspannung.

1. **Erstellung einer individuellen Angsthierarchie**
2. **Vermittlung eines angstantagonistischen Verfahrens**
3. **Stufenweise Darbietung der Situationen unter Entspannung**

Für die Erstellung einer Angsthierarchie werden die gefürchteten Situationen (Items) gesammelt. Lassen sich die Items einem Bereich zuordnen (z. B. Ängste in engen Räumen), werden sie zu einer Hierarchie zusammengefasst. Bei mehreren Themen (z. B. Ängste in Menschenmengen, Verkehrsmitteln etc.) empfiehlt es sich, mehrere Hierarchien zu erstellen. Eine Hierarchie setzt sich aus einem vom Patienten bestimmten Kontinuum von der schwierigsten (=100) bis zur leichtesten Situation bzw. einer Ruheszene (=0) zusammen. Die einzelnen Items sollten konkret und alltagsrelevant sein, und die Abstände zwischen den Items sollten dabei nicht zu groß und in etwa gleich sein.

Beim Entspannungstraining wird das Prinzip der Progressiven Muskelrelaxation (PMR) vom Patienten in und zwischen den Sitzungen eingeübt. Es kann auch auf andere Entspannungsverfahren zurückgegriffen werden, mit denen der Patient bereits Erfahrungen gemacht hat.

Bei der Darbietung der Items wird mit der am geringsten angstauslösenden Situation begonnen und sich stufenweise hochgearbeitet. Grundsätzlich erfolgt immer zuerst Entspannung (ca. 10-40 Sekunden) und dann die Vorstellung der Situation (10-20 Sekunden). Jedes Item wird solange durchgearbeitet, bis es mindestens dreimal angstfrei erlebt wird. Insgesamt dauert die SD ca. 15 bis 30 Minuten, in denen jeweils etwa 3 bis 5 Items der Angsthierarchie abgearbeitet werden. Am Ende einer Sitzung sollte eine angstfreie Szene bzw. Ruheszene stehen.

Mögliche Schwierigkeiten ergeben sich, wenn Patienten die Entspannung als unangenehm empfinden bzw. die Entspannung selbst eine Angstreaktion auslöst. Zu beachten ist weiterhin, dass bei nicht erfolgreichen Desensibilisierungsversuchen unter Umständen die phobische Reaktion auf den angstauslösenden Stimulus verstärkt werden kann.

SD kann in der Realität (in vivo) durchgeführt werden, z. B. wenn es Patienten schwer fällt, sich angstauslösende Situationen vorzustellen. Es ist auch möglich, SD in Gruppen durchzuführen.

Bewertung

Die SD galt lange als *das* Verfahren der Verhaltenstherapie und erwies sich in vielen Studien als prinzipiell effektiv. Es zeigte sich jedoch, dass sämtliche zentrale Prinzipien (z. B. Hierarchieerstellung, Reihenfolge der Items, Einsatz von Entspannungsverfahren, stufenweises Vorgehen) verletzt werden können, ohne die Effektivität entscheidend zu beeinträchtigen. Deshalb muss man neben dem Prinzip der Hemmung weitere alternative Erklärungsmodelle, wie z. B. Prozesse der Habituation, der Löschung, der positiven Verstärkung sowie kognitive Veränderungen (z. B. Erwartungen), annehmen. Durch die Entwicklung genauso effektiver, aber ökonomischerer und pragmatischerer Verfahren hat die SD keinen so hohen Stellenwert mehr in der verhaltenstherapeutischen Versorgung.

Exkurs Sensualitätstraining: Das Sensualitätstraining erfolgt im Rahmen der Therapie funktioneller Sexualstörungen und bei Ängsten vor Sexualkontakt. In diesem Konzept geht es um den Abbau unangenehmer Körperempfindungen und Ängste vor Körperberührung im Sinne einer Systematischen Desensibilisierung sowie um den gleichzeitigen Aufbau von Lustempfinden und sexueller Erlebnisfähigkeit. Der Ablauf sieht ein Koitusverbot und aufeinanderfolgende Streichelübungen durch das Paar vor. Das Training erfolgt meist in Kombination mit anderen sexualtherapeutischen Techniken (z. B. Masturbationstraining) und ist Bestandteil des sexualtherapeutischen Programms von Masters & Johnson (1976). Eine Kontraindikation für das Training liegt dann vor, wenn beim Paar aufgrund von Konflikten die grundsätzliche Bereitschaft zu sexuellem Kontakt nicht gegeben ist.

1.2 Konfrontation und Reaktionsverhinderung

Theoretische Grundlagen

> ! **Merke:** Das Grundprinzip von Konfrontation ist, dass dem Patienten angstauslösende Stimuli (ES) dargeboten werden bzw. dass er sich einer bedrohlichen Situation aussetzt. Deshalb wird dieses Verfahren auch Exposition (exposure) genannt. Die Konfrontation löst beim Patienten eine Angstreaktion auf mehreren Ebenen und gleichzeitig Mechanismen der Vermeidung aus. Dieses Vermeidungsverhalten wird durch eine Reaktionsverhinderung unterbunden.

Dadurch, dass der Patient die gefürchtete Situation und die daraus resultierenden negativen Gefühle (z. B. Angst, Unruhe etc.) nicht vermeidet, erlebt er, dass es nicht zu der erwarteten Kata-

3

strophe kommt, sondern vielmehr seine Angst abnimmt. Erklärt wird diese Angstabnahme mit Prinzipien der Löschung von Angst. Zusätzlich geht man von weiteren Aspekten, wie z.B. sozialen Verstärkungsprozessen und einer Umstrukturierung von Erwartungen („Auch wenn ich Angst habe, werde ich deshalb noch lange nicht verrückt!"), aus.

Theoretische Grundlagen dieses Verfahrens liegen in tierexperimentellen Studien zur Ausformung und Löschung von Vermeidungsverhalten. Hier zeigte sich, dass nach der Ausformung von passivem und aktivem Vermeidungsverhalten auf einen noxischen Stimulus (UCS) hin der bedingte Stimulus (CS) sehr rasch die diskriminative Funktion für stabile und löschungsresistente Vermeidung bekommt. Die Tiere hatten gelernt, dass ein bestimmter Reiz (CS) eine aversive Situation anzeigte. Dieses Vermeidungsverhalten wurde mit der Zwei-Faktoren-Theorie von Mowrer (1950) erklärt, die besagt, dass Verhaltensweisen, durch die eine unangenehme Situation beendet (Flucht) oder umgangen (Vermeidung) werden kann, negativ verstärkt werden, indem die erwartete aversive Situation nicht eintritt. Eine Prüfung der Realität (z.B. durch Konfrontation mit dem CS) findet nicht mehr statt. Zur Erklärung menschlicher Angstreaktionen muss das Zwei-Faktoren-Modell allerdings um verschiedene Aspekte, wie z.B. kognitive Theorien (Rolle von Erwartungen), Preparedness, Rolle der Sicherheitssignale etc., ergänzt werden.

Da sich beim Menschen die dem UCS entsprechende traumatische Situation oft nicht mehr genau eingrenzen lässt, verweist Marks (1978) für die therapeutische Praxis auf ein pragmatischeres Angstmodell, bei dem eine auslösende Situation (ES = evoking stimulus) eine Angstreaktion (ER = evoked reaction) auslöst. Die Aufgabe des Therapeuten ist es hierbei, diejenigen Merkmale der Situation (ES) genau zu bestimmen, die die Angstreaktion herbeiführen.

Abbildung 3: Klinisches Modell von Konfrontation und Reaktionsverhinderung

ES ⇒ ***ER***

Beispiel:

Bei einer Person mit Agoraphobie ist nicht eine einzelne Situation angstauslösend, sondern eine komplexe, heterogene Menge an Situationen (Bus fahren, Kino, Einkaufen, weit weg von zu Hause sein ...). Die Angstreaktion besteht aus einem komplexen Muster auf mehreren Ebenen (α: Fluchtartig aus dem Bus aussteigen; β: „Ich glaube, ich werde gleich ohnmächtig"; „Ich werde verrückt"; γ: Schwitzen, Schwindel, Herzklopfen).

Therapeutisches Vorgehen

Grundlage des Verfahrens bildet der Aufbau einer tragfähigen therapeutischen Beziehung und eine gründliche Verhaltensanalyse. Ausgehend vom individuellen „health beliefs"-Modell des Patienten sowie Beispielen aus seiner Anamnese wird dem Patienten ein plausibles Erklärungsmodell für seine Problematik (z.B. Zwei-Faktoren-Modell mit Ergänzungen) sowie ein Therapiemodell vermittelt. Als Therapiemodell hat es sich bewährt, zusammen mit dem Patienten Angstverlaufskurven in den angstauslösenden Situationen durchzusprechen (Angstverlauf ohne therapeutische Intervention; befürchteter Angstverlauf bei einer Konfrontation ohne Vermeidung; Angstverlauf in der therapeutischen Behandlung, vgl. Abb. 4).

Abbildung 4: Verlauf von Angst/Unruhe bei der Konfrontation mit bzw. Vermeidung der Situation

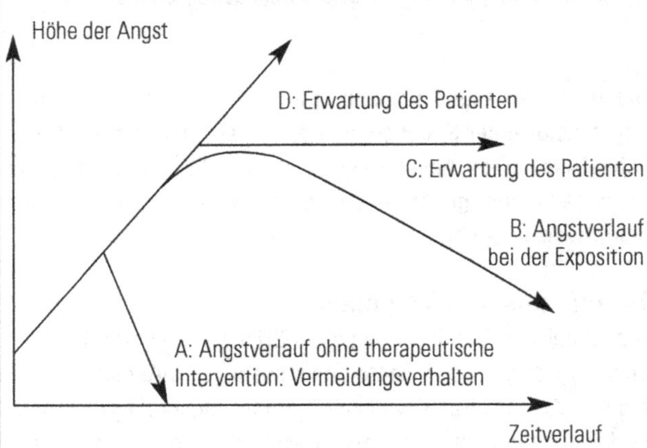

Nach gründlicher Informationsvermittlung über die konkrete Durchführung (z.B. Art und Weise der Reaktionsverhinderung) und expliziter Einwilligung des Patienten folgt die Darbietung der angstauslösenden Stimuli bzw. Situationen. Diese Darbietung kann auf ganz unterschiedliche Art und Weise durchgeführt werden:

1. **Darbietung anhand einer mehr oder weniger festgelegten Angsthierarchie**
2. **Modus der Darbietung: Darbietung in der Vorstellung oder in der Realität**
3. **Darbietung mit unterschiedlicher Dauer und Frequenz**
4. **Unterschiedliches Ausmaß der Angst**
5. **Graduiertes oder massiertes Vorgehen**
6. **Therapeuten-geleitete oder selbst geleitete Konfrontation**
7. **Unterschiedliches Ausmaß und Form der Reaktionsverhinderung**
8. **Konfrontation einzeln oder in der Gruppe**

In Tabelle 1 werden die einzelnen Durchführungsvarianten beschrieben. Das genaue Vorgehen ist von der Art der psychischen Störung sowie von Patienten- und Therapeutenvariablen (z.B. Erfahrungen, Präferenzen, theoretische Ausrichtung, Motivation des Patienten etc.) abhängig.

Beispiel:

Mit einer Patientin mit Agoraphobie wurde folgende Angsthierarchie vereinbart:
- Einkaufen in nahe gelegener Bäckerei: 50 %;
- Laufen durch die Fußgängerzone: 70 %;
- Einkauf im Supermarkt: 80 %;
- Fahrt in die am nächsten gelegene große Stadt und Einkauf in einem großen Supermarkt: 100 %.

Die Patientin entschied sich für eine graduierte Exposition, d.h., sie wollte mit der mittelschweren Situation beginnen. Die

Tabelle 1: Durchführungsvarianten von Konfrontation und Reaktionsverhinderung

Durchführungsform	Prinzip
1. Angsthierarchie/ Auswahl der Stimuli	Die Darbietung der gefürchteten Stimuli kann anhand einer vorher erstellten Angsthierarchie oder einer eher flexiblen Sammlung angstauslösender Situationen erfolgen. Bei der Auswahl der Übungssituationen ist darauf zu achten, dass man prägnante Situationen/Stimuli in vivo auswählt, die entweder in der Genese der Störung als auslösend erkannt werden (z.B. der Supermarkt, in dem zuerst eine Panik auftrat) und/oder die angstauslösende Situation möglichst gut repräsentieren (z.B. Größe des Supermarktes, Besuchermenge etc.). Die einzelnen Situationen sollten konkret und für den Therapeuten gut kontrollierbar sein.
2. Modus (in sensu, in vivo)	Konfrontation und Reaktionsverhinderung wird in der Regel, wenn möglich, in der Realität (in vivo) durchgeführt, da eine Reaktionsverhinderung in der Vorstellung (in sensu) nur schwierig durchzuführen ist. Vorteile der Konfrontation in vivo ergeben sich aus der Möglichkeit, Situationen, die eine Relevanz für den Alltag besitzen, direkt zu üben und nicht erst von der Vorstellung auf die Realität generalisieren zu müssen.
3. Dauer und Frequenz	Exakte Zeitvorgaben zu Dauer und Frequenz der Exposition sind nicht möglich. Wichtig ist, dass der Patient so lange in der belastenden Situation bleibt, bis er eine deutliche Angstreduktion erlebt. Bei einem zu frühen Verlassen der Situation kann der Patient nicht die Erfahrung machen, die Situation bis zu einer Reduzierung der Angst bewältigt zu haben. In der Regel sollten mindestens 100-120 Minuten eingeplant werden. Die ersten Expositionen sollten außerdem kurz aufeinander folgend geplant sein (mindestens zweimal wöchentlich).
4. Ausmaß der Angst	Forscher und Therapeuten sind über ein günstiges Ausmaß von Angst unterschiedlicher Meinung. In der Regel sollte die Angst einen gewissen Level überschreiten, d.h., der Patient sollte spürbar Angst empfinden, um überhaupt die Erfahrung einer Angstbewältigung machen zu können. In der Praxis beginnt man meist mit Situationen, die sich etwa in der Mitte der individuellen Angsthierarchie befinden.
5. Graduiertes oder massiertes Vorgehen	Im Rahmen einer Konfrontation und Reaktionsverhinderung ist sowohl massiertes, d.h. sehr rasches, intensives („Reizüberflutung", siehe Kap 3.3.1.3) als auch graduiertes, d.h. abgestuftes, langsameres Vorgehen („graduierte Löschung", siehe Kap. 3.3.1.3) möglich. Im Sinne eines Selbstmanagement-Ansatzes wird dem Patienten oft freigestellt, sich für massiertes oder graduiertes Vorgehen zu entscheiden.
6. Therapeutenbeteiligung	Die ersten Expositionssitzungen sollten möglichst Therapeuten-geleitet, also in Begleitung des Therapeuten oder eines Co-Therapeuten, durchgeführt werden. Entscheidend ist die Übertragung auf den Alltag des Patienten, z.B. durch den Einsatz von Co-Therapeuten oder Personen aus der natürlichen Umgebung. Im Verlauf der Therapie sollte die Fremdkontrolle kontinuierlich in Selbstkontrolle übergehen, und der Patient sollte immer mehr selbst geleitet üben.
7. Reaktionsverhinderung	Ausmaß und Form der Reaktionsverhinderung werden in Theorie und Praxis unterschiedlich gehandhabt. Wichtig erscheint eine genaue Analyse des verhaltensmäßigen und kognitiven Vermeidungsverhaltens und die exakte Vorbesprechung der Exposition mit dem Patienten. Wie sehr man den Patienten verbal (z.B. Ermutigungen, Aufforderungen) oder mit leichten körperlichen Einschränkungen (z.B. Hand auf die Schulter legen) drängt, ist abhängig vom Therapeuten, dem Patienten und der Vertrauensbasis zwischen Therapeut und Patient. Körperliche Gewalt und psychischer Druck sind auf jeden Fall tabu.
8. Einzel- oder Gruppen-Setting	Exposition und Reaktionsverhinderung kann einzeln oder in der Gruppe durchgeführt werden. Das Gruppen-Setting ist ökonomisch und bringt günstige Gruppeneffekte mit sich, wie z.B. Modelllernen, gegenseitige Verstärkung etc.

Therapeutin und Patientin führten dann gemeinsam Expositionen in vivo durch, d.h., sie besuchten die Bäckerei, gingen durch die Fußgängerzone und fuhren in einen größeren Supermarkt. Diese Expositionen dauerten 60 bis 180 Minuten. Die Angst ging jeweils auf einer 100-Skala zu Beginn auf 70 bis 100 hoch und reduzierte sich am Ende der Exposition spürbar (20 bis 40). Nach einigen therapeutengeleiteten Expositionen übte die Patientin alleine weiter.

Exkurs: Aufgaben des Therapeuten
Die Aufgabe des Therapeuten ist es, auf die emotionalen und körperlichen Reaktionen beim Patienten zu fokussieren (z.B. durch Erfragen der Höhe der Angst). Der Therapeut sollte den Patienten immer wieder dazu ermutigen, sich mit seiner Angst auseinander zu setzen, und ihn für alle Schritte in Richtung einer Konfrontation verstärken. Weiterhin muss der Therapeut darauf aufpassen, dass der Patient nicht kognitiv vermeidet, z. B. indem er die Gedanken des Patienten erfragt. Der Therapeut kann außerdem seine Modellfunktion nutzen und dem Patienten die richtige Ausführung einer Übung vormachen. Schließlich sollte der Therapeut mit dem Patienten dessen Erfahrungen während und nach der Konfrontation besprechen (z.B. Veränderungen in der Gefahreneinschätzung, Anleitung zur Angstbewältigung), damit sich erste kognitive Veränderungen (z.B. Änderung von Erwartungen) ergeben.

Exkurs: Mögliche Schwierigkeiten und Probleme bei der Durchführung
Schwierigkeiten können die Weigerung des Patienten, an einem Konfrontationsverfahren teilzunehmen, ein zu niedriges Angstniveau sowie die fehlende Habituation innerhalb einer Konfrontationssitzung betreffen. Bei guter Vorbereitung (gute Therapiebeziehung, Erklärungsmodell, transparente Planung, kognitive Umstrukturierung von Gefahrenüberschätzungen) ist eine grundsätzliche Weigerung des Patienten eher unwahrscheinlich. Sollte sich ein Patient bewusst gegen eine Konfrontation entscheiden, so muss der Therapeut dies akzeptieren. Ein zu nie-

driges Angstniveau während der Konfrontation kann entweder an der mangelnder Relevanz und Schwierigkeit der angstauslösenden Stimuli oder an Vermeidungstendenzen und fehlender Auseinandersetzung mit der angstauslösenden Situation auf Seiten des Patienten liegen (z. B. durch kognitive Vermeidung). Wenn trotz korrekter Durchführung mit entsprechender Angstauslösung keine Habituation eintritt, sollte der Therapeut klären, ob sich der Patient tatsächlich kontinuierlich mit dem angstauslösenden Stimulus auseinander gesetzt hat oder aber zwischendurch subtile kognitive Vermeidungsstrategien eingesetzt und sich nur ungenügend konfrontiert hat.

Bewertung

Die Effektivität der Konfrontation und Reaktionsverhinderung ist insgesamt als sehr befriedigend anzusehen. In Studien profitierten unter günstigen Bedingungen ca. 80-85% der massiv beeinträchtigten Patienten deutlich von einer Konfrontation und Reaktionsverhinderung. Bei Angststörungen erwiesen sich diese Effekte zudem als recht stabil; bei Zwangsstörungen und Abhängigkeiten fand man eine etwas niedrigere Stabilität. Gründe dafür dürften in dem Schweregrad dieser Störungen ebenso liegen wie in der funktionalen Vernetzung auf unterschiedlichen Ebenen. Als entscheidende Voraussetzung für den langfristigen Erfolg ist der Aufbau von Alternativverhalten zu nennen. Hier muss an vorhandenen Interessen sowie Fähigkeiten und Fertigkeiten des Patienten angeknüpft werden, damit das Alternativverhalten langfristig unter der Kontrolle des Patienten steht.

3

1.3 Modifikationen und Vergleich der Konfrontationsverfahren

Modifikationen von Konfrontationsverfahren betreffen vor allem das Ausmaß der Angst und die Frequenz und Intensität der Darbietung der Stimuli bzw. Situationen.

Flooding („Reizüberflutung")

! **Merke:** Das Prinzip des Flooding (Reizüberflutung) ist eine nach Möglichkeit in der Realität durchzuführende rasche Konfrontation des Patienten mit den am meisten gefürchteten Situationen, den sog. Top-Items der Angsthierarchie (Fiegenbaum, 1986).

Der Patient erlebt beim Flooding Angst im maximalen Ausmaß und muss diese durchhalten, bis er die Erfahrung macht, dass die Angst nachlässt und die von ihm gefürchteten Konsequenzen (z. B. „Ich könnte umfallen", „Ich könnte den Verstand verlieren") nicht eintreten. Zentrales Erklärungsmodell ist das Modell der Habituation. Durch die lange Darbietungszeit des Stimulus kommt es zu einer langsamen, aber stetigen Abnahme physiologischer und kognitiver Erregung. Zur Stabilisierung dieses Lernprozesses sind mehrere Wiederholungen nötig.

Beispiel:
Ein typisches Flooding (im stationären Bereich) würde darin bestehen, dass sich der Patient an mehreren Tagen hintereinander, bis zu 10 Stunden täglich, den schwierigsten Situationen aussetzt. Bei einer Person mit Agoraphobie könnte z. B. am ersten Tag eine Autofahrt auf belebter Autobahn, die Besteigung eines hohen Fernsehturms, eine lange Zugfahrt, U-Bahn- und Busfahren in einer Großstadt, Mittag- und Abendessen in überfüllten Restaurants, Besuch eines vollen Kinos etc., auf dem Therapieplan stehen.

Was die Effektivität anbelangt, so finden sich günstige Follow-up-Daten im Vergleich zur graduierten Konfrontation, evtl. weil der Patient lernt, sich auch in Zukunft gefürchteten Situationen zu stellen anstatt zu vermeiden. Voraussetzung für ein Flooding ist auf Seiten des Patienten ein hohes Maß an Motivation und Belastbarkeit, so dass das Verfahren nicht für jede Person geeignet ist. Wenn sich der Patient auf die Konfrontation mit dem Top-Item einlässt, kommt es jedoch zu einer raschen Verbesserung der Problematik, da andere, weniger gefürchtete Situationen dann leichter bewältigt werden.

Graduierte Konfrontation bzw. graduierte Löschung

! **Merke:** Das Prinzip der graduierten Konfrontation ist eine schrittweise und systematische Darbietung gefürchteter Situationen, wobei mit schwachen Reizen begonnen wird, die keine Abwehr- und Vermeidungsreaktionen auslösen, so dass zu immer schwereren Situationen übergegangen werden kann (Rimm und Masters, 1979).

Vermeidungsverhalten wird bei der graduierten Löschung nur in dem Sinne verhindert, dass die Stimuli so schwach sind, dass sie kein Vermeidungsverhalten mehr auslösen. Im Gegensatz zur systematischen Desensibilisierung wird kein angstantagonistisches Verfahren eingesetzt. Die graduierte Konfrontation erfordert eine exakte Erfassung der angstauslösenden Situationen im Sinne des klinischen Modells von Marks (1978). Besonderes Augenmerk richtet sich auf den Aufbau von Alternativverhalten. Erste Ansätze angstfreien Verhaltens werden unterstützt und mittels operanter Verfahren ausgeformt. Graduierte Konfrontation erfolgt üblicherweise in der Realität, ist aber auch in sensu möglich. Das theoretische Erklärungsmodell der graduierten Konfrontation liegt in der Löschung von Angst und Vermeidungsreaktionen durch Veränderungen auf der Verhaltensebene, durch Umstrukturierung von Erwartungen sowie durch den Aufbau von Verhaltensalternativen.

Beispiel:
Mit einer Patientin, die aufgrund einer Agoraphobie kaum noch das Haus verließ, wurden schrittweise Konfrontationen durchgeführt. Zuerst sollte die Patientin im Radius von 500 m von zu Hause spazieren gehen. Langsam wurde die Entfernung ausgedehnt, die Patientin sollte immer weiter entfernte und belebtere Orte aufsuchen. Schließlich war die Patientin in der Lage, ein Wochenende allein in einer entfernten Stadt zu verbringen.

Tabelle 2: Vergleich der Konfrontationsverfahren

	Systematische Desensibilisierung	*Konfrontation und Reaktionsverhinderung*	*Reizüberflutung (Flooding)*	*Graduierte Löschung*
Prinzip und Ziel	- stufenweise Darbietung angstauslösender Stimuli/Situationen - Kombination mit einem angstantagonistischen Verfahren (Entspannung)	- Darbietung angstauslösender Stimuli/Situationen. - Vermeidungsverhalten wird durch die Reaktionsverhinderung verhindert	Besonders rasche und intensive Konfrontation mit den am meisten gefürchteten Stimuli/Situationen (Top-Items)	- schrittweise, systematische Darbietung gefürchteter Stimuli/Situationen - Beginn mit schwachen Reizen, die keine Vermeidungsreaktionen auslösen
Zentrales Erklärungsprinzip	reziproke Hemmung	Löschung	Habituation	Löschung / kognitive Umstrukturierung
Angsthierarchie	sehr fein abgestufte Angsthierarchie (0-100)	je nach Therapeut, Patient und differenzieller Indikation	Liste maximal angstauslösender Situationen	Abgestufte Angsthierarchie (0-100)
Darbietung der Stimuli	Graduiert	Kontinuum zwischen graduiert und massiert	massiert	graduiert
Modalität der Darbietung	- üblicherweise in sensu - in vivo möglich	- üblicherweise in vivo - in sensu möglich	in vivo	- üblicherweise in vivo - in sensu möglich
Dauer und Frequenz	- kurze Darbietungszeit (10-20 sec), ca. 3-5 Items in 15 bis 30 min je Sitzung - wöchentlich	- so lange, bis Patient eine deutliche Angstreduktion spürt (ca. 100 bis 120 min) - mind. 1-mal wöchentlich	- lange Darbietungszeit (bis zu 10 Stunden), mehrere Wiederholungen - mehrmals wöchentlich bzw. zu Beginn täglich	- so lange, bis der Patient eine Angstreduktion spürt - mind. 1-mal wöchentlich
Ausmaß der Angst	sehr geringes Ausmaß	mittleres bis hohes Ausmaß	hohes Ausmaß	niedriges Ausmaß
Reaktionsverhinderung	keine nötig	verbal, verhaltensmäßig	verbal, verhaltensmäßig, z.T. sehr vehement nötig	nicht nötig
Therapeutenbeteiligung	zu Beginn Therapeuten-geleitet, später selbst geleitet	Therapeuten-geleitet oder/und selbst geleitet	zu Beginn Therapeuten-geleitet, später selbst geleitet	Therapeuten-geleitet oder/und selbst geleitet
Einzel- und Gruppen-Setting	- Einzeltherapie - Gruppentherapie	- Einzeltherapie - Gruppentherapie	- Einzeltherapie - in Gruppe schwer möglich	- Einzeltherapie - Gruppentherapie
Bewertung und Effektivität des Verfahrens	- u.U. ist Entspannung unangenehm bzw. angstauslösend - u.U. Verstärkung der phobischen Reaktionen bei nicht erfolgreichen Desensibilisierungsversuchen - Grundsätzliche Effektivität - recht aufwendig - sämtliche Prinzipien der SD können verletzt werden, wichtig ist vor allem die Konfrontation	- hohe Effektivität - recht hohe Stabilität bei Angststörungen; niedriger bei Zwängen und Abhängigkeiten	- sehr anstrengendes und belastendes Verfahren - nicht jeder Patient lässt sich auf Flooding ein; höhere Abbruchrate - hohe Effektivität - hohe Stabilität - günstige Bedingungen für die Rückfallprophylaxe	- hohe Effektivität - expliziter Aufbau von Alternativverhalten (Bewältigungsverhalten, angstfreie Reaktionen)

Im Tierversuch zeigte sich die graduierte Konfrontation gegenüber anderen Verfahren, wie z.B. Flooding, überlegen. Ein expliziter Effektivitätsnachweis in der Praxis ist schwierig, da das komplexe Vorgehen verschiedene Komponenten beinhaltet (z.B. kognitive und operante Faktoren). In der Praxis wird graduierte Konfrontation oft angewendet, da Patienten leichter zu einem graduierten Vorgehen zu bewegen sind als zu einem Flooding. Erfreulich ist außerdem, dass dem konsequenten Aufbau von Alternativverhalten explizite Bedeutung beigemessen wird.

Vergleich der Konfrontationsverfahren

Eine Trennung der einzelnen Konfrontationsverfahren ist schwierig. In der Praxis werden oft pragmatische Mischformen angewandt, abhängig von den Vorlieben bzw. Erfahrungen der jeweiligen Therapeuten. Da sich die einzelnen Konfrontationsverfahren trotzdem in einigen Punkten unterscheiden, sollen in Tabelle 2 die Charakteristika der Verfahren noch einmal überblicksmäßig dargestellt werden.

1.4 Trainings in Angstbewältigung

Theoretische Grundlagen

Da Angst eine zentrale menschliche Emotion ist, kann es auch in der Therapie nicht darum gehen, Angst zu „eliminieren". Oftmals ist eine vollständige Angstreduktion auch gar nicht möglich. Das

Tabelle 3: Elemente von Angstbewältigungstrainings

Verfahren	*Prinzip*	*Beispiel*
Diskriminations-training	Patienten vermeiden häufig erste Anzeichen von Angst, weil sie damit „Gefahr" antizipieren (z. B. „verrückt werden"). Deshalb geht es im Diskriminationstraining um das frühzeitige Erkennen eigener Angstreaktionen, damit rechtzeitig Bewältigungsmaßnahmen einsetzen können (z. B. Veränderung der Atmung). Da Angst von den Patienten oft als fürchterlich, nicht aushaltbar angesehen wird, sind außerdem Maßnahmen der Differenzierung (z. B. Selbstbeobachtung, Skalen) wichtig.	Frau B. berichtete Ängste, die sie bereits morgens nach dem Aufwachen befallen würden. Sie sollte in einem Selbstbeobachtungsprotokoll ihre Angstreaktionen auf einer Skala (0-100) zu verschiedenen Tageszeiten einschätzen. Die Selbstbeobachtung zeigte ihr, dass ihre Angst Schwankungen unterlag.
Strategien zur Bewältigung der Angst	Hierbei soll der Patient versuchen, seine Angst nicht mehr zu vermeiden, sondern erste Ansätze zur Auseinandersetzung zu zeigen. Dies setzt die Bereitschaft zum Ertragen kurzfristiger aversiver Situationen (Selbstkontrolle) und den Einsatz von Bewältigungsstrategien voraus. Oft ist es möglich, an vorhandene Bewältigungsstrategien anzuknüpfen.	Manchmal geht es darum, Strategien der Bewältigung von Stressreaktionen zu trainieren. Dabei bieten sich Stressbewältigungsverfahren (z. B. Stressimpfungs-training, Kap. 4.4) an.
Imaginative Verfahren	Diese Verfahren nutzen die Verwendung von Imaginationen (d. h. die mentale Vergegenwärtigung von Szenen, Bildern, emotionalen Zuständen, etc.) für offene oder verdeckte Verhaltensänderungen. Klassisch-verhaltenstherapeutische Wegbereiter sind die systematische Desensibilisierung (siehe Kap. 1.1) und die verdeckten Verfahren (siehe Kapitel 6.1).	Im Rahmen der Imaginationskontrolle („Guided imaginal Coping", Watkins et al., 1988) erfolgt über die therapeutische Instruktion eine imaginative Konfrontation mit sämtlichen Aspekten einer belastenden Reaktion (z.B. Panikattacke) und die Anleitung zum Einsatz konkreter Bewältigungsstrategien. Bei der „emotionalen Imagination" liegt der Fokus auf einer Emotionsinduktion über die Vorstellung und der anschließenden Bearbeitung (Lang, 1979).
Üben im therapeutischen Setting	Der Patient wird angehalten, eine Angstreaktion absichtlich herbeizuführen, um sich anhand dieser Situation mit gefürchteten Symptomen zu konfrontieren, Bewältigungsstrategien zu erproben, Kontrolle zu erleben sowie eine Korrektur von Fehlinterpretationen vorzunehmen.	In Verhaltensexperimenten (Schwindelexperiment, Hyperventilation) werden unangenehme Körperempfindungen, wie z. B. Schwindel und Herzklopfen sowie Angst, provoziert.

3

bedeutet nicht, dass Personen ihrer Angst hilflos ausgeliefert sind. Vielmehr geht es darum, mit der Angst umgehen zu lernen. Angstbewältigungstrainings betonen die kognitive Komponente von Emotionen (Gedanken, Sätze, Bewertungen) und beziehen sich auf kognitive Netzwerktheorien, in denen postuliert wird, dass Gedanken einen propositionalen Charakter und einen hohen Grad an Vernetzung aufweisen.

Verfahren

> ! **Merke:** Die verschiedenen Angstbewältigungstrainings bestehen aus unterschiedlichen verhaltensorientierten und kognitiven Strategien. Übliche Trainingselemente sind Diskriminationstrainings, die Vermittlung von Bewältigungsstrategien sowie das Üben im therapeutischen Setting (vgl. Tab. 3).

Indikation

Angstbewältigungsverfahren sind vor allem bei Störungen indiziert, bei denen ein Angstabbau durch Konfrontation z. T. schwierig oder nicht ausreichend möglich ist (z. B. Generalisierte Angststörung, Panikstörung, Posttraumatische Belastungsstörung).

Bewertung

Angstbewältigungsverfahren greifen in hohem Maße auf Selbsthilfe- und Selbstkontrollstrategien der Person zurück. Angesichts der problematischen Versorgungslage kann die Wichtigkeit von Selbsthilfe- und Bewältigungsstrategien von Angst und anderen problematischen Emotionen nicht hoch genug eingeschätzt werden. Aufgrund der Heterogenität der unterschiedlichen Angstbewältigungstrainings sind generelle Aussagen zur Effektivität allerdings schwierig.

1.5 Selbstsicherheits- und Kommunikationstrainings

Es handelt sich bei Selbstsicherheitstrainings um komplexe Programme, bei denen unterschiedliche Techniken zum Einsatz kommen. Der Indikationsbereich lag früher vor allem im Bereich sozialer Angst und Unsicherheit, heute steht der Aufbau sozialer Kompetenzen im Vordergrund. Das Konstrukt „soziale Kompetenz" ist abhängig von gesellschaftlichen Normen über adäquates Sozialverhalten und gilt heute als „Schlüsselqualifikation". Als Wegbereiter des Ansatzes sind Salter (1949), Wolpe (1958) und A. A. Lazarus (1973) zu nennen.

Theoretische Grundlagen

Begriffe wie Selbstsicherheit und soziale Kompetenz werden in den verschiedenen Trainings heterogen definiert und verwendet. Selbstsicheres (assertives) Verhalten wird dabei von den meisten Ansätzen als interpersonales und sozial angemessenes Verhalten angesehen, das sowohl die eigenen Bedürfnisse als auch die Gefühle und das Befinden anderer Menschen berücksichtigt. Von assertivem Verhalten sind nonassertives (passives, unsicheres) sowie aggressives Verhalten abzugrenzen.

Tabelle 4: Bereiche selbstunsicheren bzw. selbstsicheren Verhaltens

Bereich	*Beschreibung*
Subjektive Einstellung einer Person zu sich selbst	Subjektive Einstellung einer Person zu sich selbst. Bei selbstunsicheren Personen finden sich häufig dysfunktionale Kognitionen in Bezug auf sich selbst und das eigene Verhalten in sozialen Situationen („Mir ist noch nie etwas gelungen", „Ich kann mich sowieso nicht gut ausdrücken"), die durch adäquate Kognitionen ersetzt werden sollen. Voraussetzung für die Veränderung dieser kognitiven Komponenten ist auch ein Training in adäquater Wahrnehmung eigener und fremder Reaktionen und sozialer Situationen (Training sozialer Sensibilität).
Soziale Fertigkeiten und deren adäquater Einsatz	Unter sozialen Fertigkeiten versteht man verbale, motorische und mimisch-gestische Fähigkeiten und Verhaltensweisen, die an die soziale Umwelt gerichtet sind und von dieser im Sinne sozialer Verstärkung aufrechterhalten werden. Um von sozialer Kompetenz sprechen zu können, müssen diese Fähigkeiten situationsgerecht eingesetzt werden (soziales Diskriminationslernen). Eine Indikation zum Erwerb sozialer Fertigkeiten besteht bei Menschen, die z.B. aufgrund biografischer Variablen, sozialer bzw. geografischer Isolation oder institutioneller Hospitalisierung notwendige soziale Fertigkeiten nicht lernen konnten.
Soziale Angst und Hemmung	Indikationen für den Einsatz von Strategien zum Abbau sozialer Angst (z.B. Konfrontationsverfahren) ergeben sich vor allem bei Personen, die zwar keinen direkten Mangel an Wissen oder sozialen Fertigkeiten aufweisen, aber negative Gefühle (z.B. Angst) in sozialen Situationen erleben und soziale Situationen vermeiden (soziale Phobien).

! **Merke:** Assertives, d.h. selbstsicheres Verhalten beinhaltet die Fähigkeit, in einer interpersonalen Situation nach Verstärkung zu streben, sie aufrechtzuerhalten oder zu vermehren. Dies geschieht durch den direkten Ausdruck von Gefühlen oder Wünschen, wobei der Ausdruck solcher Wünsche mit dem Risiko des Verlusts von Verstärkung oder sogar Bestrafung verbunden ist (Rich und Schroeder, 1976).

Der Begriff Selbstsicherheit umfasst verschiedene Bereiche, die in den einzelnen Selbstsicherheitstrainings in unterschiedlicher Art und Weise im Vordergrund stehen (vgl. Tab. 4).

In verhaltenstherapeutischen **Kommunikationstrainings** stehen ebenfalls die Vermittlung und Training von selbstsicheren Verhalten im Vordergrund. Der Schwerpunkt liegt dabei v.a. in der Verbesserung der Kommunikation in Beziehungen (Familie, Partnerschaft) im Sinne eines konstruktiven und konkreten Ausdrucks eigener Gefühle und Wünsche sowie der Fähigkeit des aufnehmenden Zuhörens und der positiven Verstärkung.

Eine, wenn nicht „die" Standardtechnik in Selbstsicherheits- und Kommunikationstrainings ist die Methode des **Rollenspiels**, die auf das Psychodrama von Moreno (1943) sowie die „fixed role therapy" von Kelly (1955) zurückgeht. Eingang in die Verhaltenstherapie fand die Methode durch A. A. Lazarus (1973) und Wolpe (1958). Rollenspiele haben einen „Als-ob-Charakter", sind somit konkreter und fordern mehr Eigenbeteiligung als die rein verbale Schilderung von Verhalten. Sie sind also ein Mittel zur Simulation von Problemverhalten und Einübung von funktionalem Verhalten und Bewältigungsfertigkeiten in diesen Situationen. In Rollenspielen bietet sich außerdem die Möglichkeit eines Rollentauschs an (Distanzierung, andere Sichtweise annehmen etc.). Im Gegensatz zum Vorgehen in der Realsituation ist die emotionale Beteiligung allerdings geringer und es besteht jederzeit die Möglichkeit zum „Ausstieg".

Die Indikationsbereiche und Einsatzmöglichkeiten von Selbstsicherheits- und Kommunikationstrainings sind vielfältig:

- Kommunikationstrainings bei psychiatrischen Erkrankungen wie z.B. Schizophrenien (z.B. Hahlweg et al., 1995). Das in diesem Kontext benutzte Konzept der **„Expressed Emotion (EE)"** besagt, dass die Art und Weise des Familienklimas und der Familienkommunikation die Rückfallgefahr beeinflusst
- Soziale Phobie mit sozialem Kompetenzdefizit
- Andere Psychische Erkrankungen (Essstörungen, Angst- und Zwangsstörungen, Abhängigkeiten, posttraumatische Belastungsstörung etc.), v.a. dann wenn Selbstunsicherheit funktional mit der Problematik zusammenhängt
- Ehe- und Paartherapie (z.T. auch Prävention in Form von „Ehe-TÜV")
- Berufliche Rehabilitation
- Selbstsicherheitstrainings bei Kindern und Jugendlichen
- Selbstsicherheitstrainings im forensischen Bereich
- Prävention psychischer Störungen

Therapeutische Verfahren

Im Folgenden sollen drei wichtige Programme des deutschen Sprachraums vorgestellt werden. Abschließend erfolgen ein Vergleich und eine Bewertung der drei Trainings.

1. Assertiveness-Trainings-Programm (ATP)

Das von Ullrich de Muynck und Ullrich 1976 erstmals veröffentlichte umfassende Therapieprogramm ATP strebt aufgrund seiner Ziele „Verringerung sozialer Ängste", „Vermehrung sozialer Fertigkeiten" sowie „Verbesserung des Selbstwertkonzeptes" Änderungen in den zentralen Bereichen Selbstvertrauen und soziale Kompetenz an. Im Zentrum des strukturierten und standardisierten Programms stehen in ihrer Schwierigkeit kontinuierlich aufeinander aufgebaute 127 Situationen, die folgende vier Themenbereiche sozialer Kompetenzen umfassen:

3

1. Forderungen stellen
2. Neinsagen und Kritisieren
3. Herstellen von Kontakten
4. Sich öffentlicher Beachtung aussetzen und sich Fehler erlauben

In der Standarddurchführung beginnt das ATP mit einem 22 Sitzungen umfassenden Grundkurs. In den ersten zwei Sitzungen erfolgt eine individuelle funktionale Analyse der sozialen Probleme und eine individuelle Zielbestimmung („Erlern-/Verlern-Liste"). Im weiteren Verlauf wird jede vierte Sitzung eine bedingungsanalytische Sitzung durchgeführt, in der die Ziele reflektiert und ggf. modifiziert werden. In den dazwischen liegenden Sitzungen werden soziale Kompetenzen in verschiedenen Situationen (Straße, Verkehrsmittel, Geschäfte, Lokale, öffentliche Veranstaltungen, Behörden) im Rollenspiel eingeübt und in vivo trainiert. Im Aufbaukurs geht es um die differenzierende Anwendung sozialer Kompetenz im Freundeskreis, am Arbeitsplatz und in der Familie. Das ATP kann in der Einzeltherapie eingesetzt werden. Aufgrund besserer Bedingungen (z. B. Modelllernen, gegenseitige Verstärkung etc.) bietet sich jedoch der Einsatz in einer Gruppe an. Die Durchführung des ATP ist relativ stark standardisiert, was eine gewisse Inflexibilität bedingt. Ein Vorteil dieser Standardisierung liegt in den fehlenden Vermeidungsmöglichkeiten, da alle Situationen von allen Patienten geübt werden sollen. Dies erklärt möglicherweise die Überlegenheit des ATP bei psychiatrischen Patienten im Vergleich zu individualisierten Programmen. Neben der individuellen funktionalen Analyse legen die Autoren außerdem Wert auf begleitende Diagnostik und Evaluation mit Hilfe eigens für das ATP entwickelter Fragebogeninstrumente. Das ATP wurde von den beiden Autoren immer wieder aktualisiert und ergänzt (vgl. weiterführende Literatur).

2. Verhaltenstraining zum Aufbau sozialer Kompetenz (VTP)
Das VTP ist ein verhaltenstherapeutisch orientiertes Gruppenprogramm, in dem durch sog. Verhaltens- und Wissenstechniken soziale Defizite in den Bereichen Kommunikation, Kontakt, Selbstbehauptung und Belastung ausgeglichen werden sollen (Feldhege und Krauthan, 1979). Ziel des Trainings ist der Aufbau effizienter Strategien im Sozialbereich sowie die weitgehend eigenständige Kontrolle über innere und externe Stimulus- und Verstärkerbedingungen.

Kommunikation:	**Verbesserung der Beziehung zu Partnern, Freunden, Bekannten**
Kontakt:	**Kontakte zu fremden Personen aufnehmen und aufrechterhalten**
Selbstbehauptung:	**Durchsetzen berechtigter Ansprüche und Forderungen**
Belastung:	**Bewältigung von Belastungssituationen**

Die Wissens- und Verhaltenstechniken beinhalten Handlungswissen über zielführendes Verhalten in bestimmten Situationen und werden mit den Teilnehmern gemeinsam erarbeitet (vgl. Abb. 5).
Bei der Standarddurchführung des Trainings werden nacheinander die vier Verhaltensbereiche durchgegangen. Für jeden Verhaltensbereich werden Wissenstechniken, Verhaltenstechniken

Abbildung 5: Wissens- und Verhaltenstechniken beim VTP

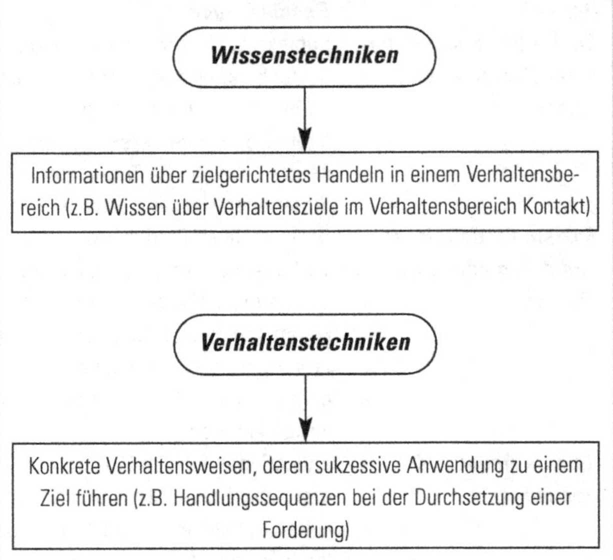

und zugehörige Übungssituationen erarbeitet und in Rollenspielen und in-vivo-Übungen mit ansteigendem Schwierigkeitsgrad geübt. In Anschluss an den jeweiligen Verhaltensbereich folgen so genannte interaktionsorientierte Gruppensitzungen, in denen die Verhaltenstechniken zum Einsatz kommen. Modifikationen des Trainings sind jederzeit möglich (z. B. Veränderung der Reihenfolge und Auswahl der Trainingsabschnitte, Anwendung in offenen Gruppen oder Einzeltherapien, Einbeziehung von Co-Therapeuten oder Sozialpartnern, Nutzung standardisierter Übungssituationen etc.).

3. Gruppentraining sozialer Kompetenzen (GSK)
Das GSK wurde zu Beginn der 80er Jahre als Gruppentraining von Hinsch und Pfingsten (1983) konzipiert und erfuhr recht bald breites Interesse, da es weniger aufwendig und umfangreich als das ATP ist. Das Ziel des GSK liegt in der Vermittlung sozialer Kompetenzen, mit deren Hilfe in unterschiedlichen Situationen Ziele adäquat verfolgt und erreicht werden können. Die Autoren streben dabei explizit eine Umorientierung von einem reinen Selbstsicherheitstraining hin zu dem Training allgemeiner sozialer Kompetenzen an. Das Konstrukt soziale Kompetenzen wird hierfür in drei Situationstypen unterteilt, die durch das Erreichen bestimmter Ziele gekennzeichnet sind, nämlich „Recht durchsetzen", „Beziehungen" und um „Sympathie werben".

1. Recht durchsetzen – Typ R
2. Beziehungen – Typ B
3. Um Sympathie werben – Typ S

Dem GSK liegt ein Prozessmodell zugrunde, welches das Zusammenwirken von kognitivem, emotionalem und beobachtbarem Verhalten bei der Bewältigung sozialer Situationen beschreibt und welches den Patienten in vereinfachter Form zu Beginn des Trainings vermittelt wird. In der Standarddurchführung werden dann im Verlauf des Trainings auf allen drei Ebenen Bewältigungsfertigkeiten vermittelt (vgl. Tab. 5).

Tabelle 5: Trainingselemente auf den drei Ebenen

Ebene	*Trainingselemente*
Kognitive Ebene	- Vermittlung des Erklärungsmodells - Unterscheidung in drei Situationstypen - Differenzierungstraining zwischen selbstsicherem, selbstunsicherem und aggressivem Verhalten - Unterscheidung zwischen Gefühlen und Kognitionen - Modifikation dysfunktionaler Selbstverbalisationen
Emotionale Ebene	- Modifizierte Form der Progressiven Muskelrelaxation (PMR)
Motorische Ebene	- Einüben von Verhaltensfertigkeiten in Rollenspielen mit Videofeedback - In-vivo-Übungen

Das GSK ist in seinem Stundenablauf standardisiert, kann jedoch z.B. durch die Zuhilfenahme individueller Problemsituationen leicht modifiziert werden. Das Training ist kurz (sieben Sitzungen) und eignet sich deshalb vor allem für subklinische Klientengruppen, bei denen soziale Kompetenzen im Prinzip vorhanden sind und aufgefrischt werden sollen. Die Autoren legen großen Wert auf eine Erfolgskontrolle und schlagen konkrete Fragebögen zur Veränderungsmessung und Evaluation vor. Das GSK liegt in einer aktuellen Auflage vor (vgl. weiterführende Literatur).

Beispiel: Verhaltenstherapeutisches Programm für Paare

Ziel des partnerschaftlichen Kommunikationstrainings (vgl. Schindler, Hahlweg und Revenstorf, 1998) ist die Verbesserung der Kommunikation und damit eine positive Beeinflussung der Partnerschaftsqualität. Im Zentrum des Trainings steht das

Tabelle 6: Vergleich der drei Selbstsicherheitsprogramme ATP, VTP und GSK

Training	*ATP* *Ulrich de Muynck und Ulrich*	*VTP* *Feldhege und Krauthan*	*GSK* *Hinsch und Pfingsten*
Prinzip und Ziele	Einüben in Selbstvertrauen und sozialer Kompetenz: - Verringerung sozialer Ängste - Vermehrung sozialer Fertigkeiten - Verbesserung des Selbstwertkonzeptes	Aufbau effizienter Verhaltensstrategien im Sozialbereich. Eigenständige Kontrolle über interne, externe Stimulus- und Verstärkerbedingungen	Vermittlung sozialer Kompetenzen, um in unterschiedlichen Situationen Ziele adäquat zu verfolgen und zu erreichen
Situationstypen/ Verhaltensbereiche	1. Forderungen stellen 2. Neinsagen und Kritisieren 3. Herstellen von Kontakten 4. Öffentliche Beachtung, sich Fehler erlauben	1. Kommunikation 2. Kontakt 3. Selbstbehauptung 4. Belastung	1. Recht durchsetzen 2. Beziehungen 3. Um Sympathie werben
Trainingselemente/ Wirkfaktoren	- Verhaltensübungen, Rollenspiele - In-vivo-Training/Hausaufgaben - Prinzipien der Verstärkung, operantes, instrumentelles Lernen - Unmittelbares Video-Feedback - Sukzessive Annäherung an problematische Situationen - Instruktion, direkte Anweisungen - „Erlern-/Verlernliste" - Therapiekontrakte, Verträge - Modelllernen - Selbstinstruktionen	- Verhaltensübungen, Rollenspiele - In-vivo-Übungen, Hausaufgaben - Verkettung einzelner Verhaltenssegmente - Verschiedene Formen des Feedback - Sukzessive Ausformung des Zielverhaltens - Verhaltensinstruktionen, gezielte Hilfestellungen während der Übungen - Modelllernen - Kognitive Umstrukturierung	Kognitive Ebene: - Informationsvermittlung - Differenzierungstraining - Unterscheidung zwischen Gefühlen und Kognitionen - Kognitive Umstrukturierung Emotionale Ebene: - Entspannungstraining Motorische Ebene: - Rollenspiele mit Videofeedback - In-vivo-Hausaufgabe
Organisatorische Bedingungen	- 5 bis 8 Teilnehmer, 1-2 Therapeuten - 2 Sitzungen pro Woche, 60, 100 oder 120 Minuten - Grundkurs: 22 Sitzungen; Aufbaukurs mit flexibler Sitzungszahl	- 7-9 Teilnehmer, 1-2 Therapeuten - 2 bis 3 Sitzungen pro Woche, 60 bis 90 Minuten - keine vorgegebene Sitzungszahl	- 8 bis 10 Teilnehmer, 2 Therapeuten - 1 Sitzung pro Woche, 150-180 Minuten - 7 Sitzungen
Diagnostik und Evaluation	- erfolgt anhand für das ATP entwickelter Fragebögen		- erfolgt anhand z.T. für das GSK entwickelter Fragebögen
Bewertung des Verfahrens	- systematisch, standardisierter Aufbau - gewisse Inflexibilität des Verfahrens aufgrund der starken Standardisierung - wenig Vermeidungsmöglichkeiten - für Patienten mit starken Defiziten zum systematischen Aufbau von Fertigkeiten - insgesamt erwies sich das ATP in empirischer Hinsicht als sehr brauchbar	- Programm, das Spielraum für flexible Gestaltung und Durchführung lässt - leider wurde das VTP nicht neu aufgelegt, so dass es in der Praxis selten angewendet wird	- Intensives ökonomisches Verfahren mit optimalem Wirkungsgrad - durch Modifikation der Standardsituationen flexibel einsetzbar - Einsatz vor allem im subklinischen Kontext - Evaluationsstudien mit verschiedenen Klientengruppen lassen auf eine befriedigende Effektivität schließen

Training förderlicher Sprecher- und Zuhörerfertigkeiten durch Einüben des Ausdrucks positiver Gefühle und Wünsche, negativer Gefühle sowie des Führens von Konfliktgesprächen in Rollenspielen. Aufgabe des Therapeuten liegen hier v. a. in der Modellvorgabe und im Einsatz operanter Strategien (gezielte positive Verstärkung, Shaping, Prompting z. B. durch Soufflieren). Das Paarprogramm beinhaltet neben dem Kommunikationstraining noch weitere Bausteine, wie z. B. Reziprozitättstraining und Problemlösetraining.

Bewertung und Vergleich der Selbstsicherheitsprogramme

Ein gemeinsamer Nenner von Selbstsicherheitstrainings liegt in der Auseinandersetzung der Person mit unangenehmen Situationen und der schrittweisen Konfrontation mit bislang gemiedenen sozialen Situationen. Das Ziel ist hierbei nicht nur der Abbau von Vermeidungsverhalten, sondern vielmehr ein aktiver Erwerb von sozialen Fertigkeiten und eine Erweiterung des Verhaltensspielraums. Eine allgemein verbindliche Festlegung von Kriterien für selbstsicheres Verhalten in komplexen sozialen Situationen ist hierbei weder sinnvoll noch möglich, da in die Zielanalyse sowohl individuelle als auch normative und gesellschaftliche Aspekte einfließen.

Selbstsicherheitsprogramme sind aufgrund des hohen Plausibilitätscharakters und der hohen gesellschaftlichen und sozialen Bedeutung selbstsicheren Verhaltens sehr weit verbreitet und erwiesen sich in zahlreichen Studien als effektiv. Offene Fragen betreffen die Generalisierung der Trainingsinhalte, die Erfassung selbstsicheren Verhaltens sowie Probleme der differenziellen Indikation (vgl. Tab. 6).

2 Operante Verfahren

Theoretische Grundlagen

Die operanten bzw. instrumentellen Verfahren gehen auf Thorndike (1898) zurück, dessen zentrales Lerngesetz die Kontrolle des instrumentellen Verhaltens durch seine Konsequenzen beschrieb, und wurden von Skinner (1938) ausgearbeitet und präzisiert. Skinner betonte die Rolle des operanten Lernens für die Stabilisierung von Verhalten. Er legte damit den Grundstein für die funktionale Analyse, bei der es um die präzise Erfassung von Verhalten sowie die Beschreibung und Präzisierung derjenigen Variablen geht, die mit dem Verhalten kovariieren.

> **!** **Merke:** Operante Verfahren können auch als Verfahren der Konsequenzenkontrolle bezeichnet werden, weil die zukünftige Auftrittswahrscheinlichkeit von Verhalten derselben operanten Klasse von den (unmittelbaren) Konsequenzen des Verhaltens determiniert wird.

Operante Verfahren sind dann indiziert, wenn das Problem eines Patienten der Veränderung hinsichtlich seiner Auftrittshäufigkeit bedarf. Die prinzipiellen Möglichkeiten sind in operanter Terminologie in Abbildung 6 dargestellt:

Abbildung 6: Schema möglicher Konsequenzen des Verhaltens

	Darbietung	***Entfernung***
Positiver Stimulus (C+)	Positive Verstärkung $\uparrow R \rightarrow C+$	Bestrafung/Löschung $\downarrow R \rightarrow \not{C}+$
Aversiver Stimulus (C-)	Bestrafung $\downarrow R \rightarrow C-$	Negative Verstärkung $\uparrow R \rightarrow \not{C}-$

Positive und negative Verstärkung führt zu einer Zunahme, Bestrafung und Löschung dagegen zu einer Abnahme der Wahrscheinlichkeit von zukünftigem Verhalten derselben operanten Klasse. Operante Verstärkung darf man sich jedoch nicht als automatischen, passiven Prozess vorstellen, sondern als durch viele intermittierende Variablen determiniert (z. B. prädisponierende Faktoren, motivationale, kognitive Faktoren, evolutionäre Variablen etc.). Entscheidend ist immer die Kontingenz zwischen Verhalten einerseits und Konsequenz andererseits, d.h. die Relation des Verhaltens zu einer zugehörigen Konsequenz dieses Verhaltens. Wir können davon ausgehen, dass Verhalten immer unter multipler Kontingenzenkontrolle steht. Aus der Verhaltenskette werden nicht diejenigen Konsequenzen eines Verhaltens als Verstärker wirksam, die sich in zeitlicher und räumlicher Nähe zum Verhalten befinden, sondern der Mensch sucht seine Umgebung nach zugehörigen Stimuli ab. Es muss daher aus einer Reihe möglicher Verhaltenskonsequenzen diejenige Konsequenz ausgewählt und als Verstärker gewählt werden, die im Vergleich zu anderen Stimuli eine gewisse Prägnanz und Relevanz hat.

Im Gegensatz zum Alltag, in dem operante Prinzipien vielfach unbemerkt ablaufen (z. B. positive und aversive Kontrolle in einer Partnerschaft), setzt die Verhaltenstherapie operante Strategien gezielt ein, d. h. durch eine empirische Bestimmung der Verstärkerwirksamkeit, durch systematischen Einsatz von Verstärkern sowie durch eine Beobachtung der Veränderung der Verhaltensrate.

Indikation

Operante Strategien sind praktisch bei jeder Störung und Problemstellung, mit jeder Patientengruppe und in jedem Setting indiziert; exemplarische Anwendungsbeispiele wären:

- Aufbau von prosozialem bzw. Abbau von aggressivem oder delinquentem Verhalten bei Kindern und Jugendlichen
- Eltern- und Erziehertrainings
- Entwicklung von Sprachverhalten
- Vermittlung komplexer Fertigkeiten bei psychiatrischen Patienten
- Aufbau aktiven Verhaltens bei depressiven Patienten
- Entwicklung neuer Verhaltensweisen bei sozial unsicherem Verhalten und sozialen Phobien
- Förderung gesunder Verhaltensmuster in der Verhaltensmedizin (Essverhalten, Bewegungsverhalten etc.)
- Rückmeldung körperlicher Signale im Rahmen des Biofeedback (bei Hypertonie, Ängsten, Migräne etc.)
- Feste Bestandteile des therapeutischen Repertoires (z. B. verbale und nonverbale Unterstützung)

Therapeutische Verfahren

Im Folgenden werden Methoden zum Aufbau von Verhalten, zum Abbau von Verhalten, zur Stabilisierung von Verhalten sowie Methoden des Kontingenzmanagements beschrieben.

Tabelle 7: Spezielle Möglichkeiten positiver Verstärkung

Verfahren	*Prinzip*	*Beispiel*
Shaping	Schrittweise Ausformung von Verhalten, bei dem zunächst erste Ansätze des Zielverhaltens positiv verstärkt werden	Verstärkung erster kleinster Schritte beim Erlernen sprachlicher Fähigkeiten bei (sprach-)behinderten Kindern.
Chaining	Aufbau einer komplexen Verhaltensweise: Das letzte Glied der Kette wird als erstes verstärkt und die Verhaltenskette „von hinten" ausgeformt	Ein autistisches Kind sollte lernen, sich selbständig anzuziehen. Dazu wurde zuerst der letzte Schritt, das Anziehen der Schuhe ausgeformt, und sich dann über die einzelnen Kleidungsstücke (Hose, Socke, Hemd, Unterhose, ...) so weit vorgearbeitet, dass das Kind am Ende alleine die Verhaltenskette des Anziehens bewältigen konnte.
Prompting	Verbale oder verhaltensmäßige Hilfestellung, die die Aufmerksamkeit einer Person auf das gewünschte Verhalten lenkt	Der Therapeut gibt Instruktionen, führt den Patienten an der Hand, zeigt auf Objekte und Körperteile oder macht das Verhalten vor.
Fading	Fading bedeutet ein schrittweises Ausblenden von verbalen, bildlichen oder verhaltensmäßigen Stimuli. Selbständige Ansätze werden konsequent positiv verstärkt, bis das Zielverhalten unter die Kontrolle natürlicher Konsequenzen gelangt	In impliziter Form wird Fading im Rahmen der Generalisierung von Veränderungen in der Therapie angewendet, indem die Sitzungsabstände verlängert werden und/oder kurze Telefonkontakte zwischen den Sitzungen eingebaut werden.

1. Methoden zum Aufbau von Verhalten

Durch positive Verstärkung ist es möglich, die zukünftige Auftrittswahrscheinlichkeit von bestimmten Verhaltensweisen bei Patienten zu erhöhen. Aus den theoretischen und empirischen Befunden ergeben sich einige Hinweise für die praktische Verwendung von operanten Verfahren zum Aufbau von Verhalten:

- Bei der Durchführung operanter Verfahren geht es darum, komplexe Verhaltensmuster in kleine und kleinste Schritte zu zerlegen und die Person bei der Durchführung dieser Schritte hin zu komplexem Zielverhalten konsequent zu unterstützen.
- Vor der Anwendung positiver Verstärkung bedarf es einer funktionalen Analyse und Bestimmung relevanter Verstärker (z.B. Beobachtung, Befragung). Als positive Verstärker eignen sich dabei nicht nur primäre und sekundäre Verstärker, sondern auch Verhaltensweisen des Individuums selbst (Premack-Prinzip).
- Positive Verstärker sollten unmittelbar nach dem Auftreten des Zielverhaltens verabreicht werden. Dem Individuum sollte außerdem die Relation zwischen erwünschtem Verhalten und der Verabreichung der Verstärker transparent sein. Zur Vermeidung von Sättigungseffekten sollte die Darbietung von Verstärkern möglichst variabel erfolgen (Abwechslung in der Verabreichung positiver Verstärker). Zum Aufbau von Verhalten sollte die positive Verstärkung zunächst kontinuierlich erfolgen, zur Stabilisierung von Verhalten sollte zu intermittierender Verstärkung übergegangen werden.
- Bei der Auswahl des Zielverhaltens sollte darauf geachtet werden, dass dies selbstverstärkend wird bzw. eine Vernetzung in der natürlichen Umgebung erfährt. Darüber hinaus sollte die Person schrittweise dazu befähigt werden, die Verstärkung selbst durchzuführen.
- Mit der Ausformung bzw. dem Aufbau von Verhalten ist die Therapie nicht abgeschlossen. Es muss eine Phase der Stabilisierung und Generalisierung des Verhaltens hinsichtlich zeitlicher und situativer Determinanten erfolgen.

In Tabelle 7 sind einige spezielle Möglichkeiten positiver Verstärkung aufgelistet, die sich vor allem dann anbieten, wenn es um die erstmalige Ausformung von Verhalten geht.

2. Strategien zum Abbau von Verhalten

Bei Strategien zum Abbau von Verhalten geht es darum, eine Reduktion der Häufigkeit von Verhalten zu erzielen. Strategien zum Verhaltensabbau sind also immer dann indiziert, wenn das Problem in einem so genannten „Verhaltensexzess" besteht, d.h. das Problemverhalten zu oft auftritt (z.B. bei delinquentem oder aggressivem Verhalten). Dies versucht man entweder durch Bestrafung von Problemverhalten, durch Entfernung sämtlicher positiven Verstärker, durch Sättigung oder durch Beschränkung zu erreichen (vgl. Tab. 8).

Bei der praktischen Durchführung der Verfahren zum Abbau von Verhalten sollten folgende Punkte beachtet werden:

- Die Strategien sollten nur in Absprache mit dem Patienten durchgeführt und klar angekündigt werden.
- Strategien zum Abbau von Verhalten sollten kontingent und unmittelbar nach dem Problemverhalten einsetzen.
- Es geht nicht um eine rasche Eliminierung von Verhalten, sondern gleichzeitig immer um den Aufbau konkreter Verhaltensalternativen, indem Alternativverhalten konsequent differenziell positiv verstärkt wird.
- Bei den Verfahren, bei denen ein Entzug bzw. eine Entfernung von Verstärkern erfolgt (Löschung, Time-out), ist es wichtig, sämtliche Verstärker zu identifizieren, da es sonst zu intermittierender Verstärkung kommen kann.
- Bei der Anwendung der Verfahren sollten sich alle Personen in der natürlichen Umgebung beteiligen.

Exkurs: Aversionsverfahren

Bei obigen Strategien handelt es sich um das Prinzip der aversiven Verhaltenskontrolle nach dem Modell des operanten Konditionierens. Unter Aversionstherapie versteht man die Darbietung aversiver Stimuli nach dem Modell des klassischen Konditionierens, d.h., die Attraktivität eines Stimulus oder eines Verhaltens wird durch die Koppelung mit einem aversiven Reiz gesenkt. Trotz der gesicherten Effektivität spielt die Aversionstherapie aufgrund ethischer Probleme und effektiver Alternativen lediglich eine historische Rolle. So koppelte man früher bei Alkoholikern durch Medikamentenbeimischung den Geruch und Geschmack von Alkohol (CS) mit aversiven Reaktionen wie Übelkeit, Erbrechen (UCR).

3

Tabelle 8: Strategien zum Abbau von Verhalten

Verfahren	*Prinzip*	*Beispiel*
Bestrafung	Unter Bestrafung versteht man die kontingente Anwendung eines aversiven Reizes auf unerwünschtes Verhalten, wodurch die Auftretenshäufigkeit von unerwünschtem Verhalten derselben operanten Klasse sinkt. Bestrafung sollte nur dann angewendet werden, wenn ein Verzicht auf Bestrafung noch negativere Folgen hätte (z.B. extreme Selbst-, Fremdgefährdung) und nichtaversive Methoden erfolglos geblieben sind. Der Einsatz erfordert sorgfältige Aufklärung sowie explizite Zustimmung des Patienten und sollte unter kollegialer, wissenschaftlicher und öffentlicher Kontrolle erfolgen.	Ein autistisches Kind schlug seinen Kopf immer wieder gegen die Wand. Immer, wenn das Kind das Problemverhalten zeigte, riefen der Therapeut bzw. die Eltern ein lautes Nein.
Löschung	Löschung meint die Reduktion der zukünftigen Auftrittswahrscheinlichkeit von Verhalten einer operanten Klasse durch das Entfernen der positiven Verstärker, die dieses Verhalten aufrechterhalten. Da Löschung Zeit braucht und das Verhalten anfangs noch häufiger auftreten kann, ist Löschung unangemessen, wenn das Problemverhalten sofort unterbleiben soll (z. B. bei physischer Gefahr).	Ein Kind schrie immer, wenn die Mutter telefonierte. Die Mutter sollte das Schreien nicht beachten und jegliches Alternativverhalten (z.B. selbständiges Spielen) nonverbal verstärken.
Response Cost	Bereits erhaltene generalisierte Verstärker (z.B. Geld, Tokens) werden bei unangemessenem Verhalten wieder entzogen. Der Einsatz erfolgt in Verbindung mit einem Tokensystem (siehe Kap. 2.3).	Internatsschüler müssen bei Nichteinhaltung der Bettruhe Tokens zurückgeben.
Time-out	Alle potenziellen Verstärker des Verhaltens werden unerreichbar gemacht. Time-out ist indiziert, wenn es schwierig ist, relevante Verstärker zu identifizieren oder zu kontrollieren.	Der „Klassenkaspar" wird nach störendem Verhalten in einen neutralen Raum gebracht*.
Sättigung	Verhaltenssättigung tritt mit der Zeit dann ein, wenn eine bestimmte Reaktion sehr häufig gezeigt wird und immer derselbe Verstärker folgt.	Einer Person, die Altpapier hortete, wurde beliebig viel Papier zur Verfügung gestellt.
Beschränkung	Durch die physikalische Behinderung eines unerwünschten Verhaltens kann dies kurzfristig reduziert werden.	Bei akutem aggressivem Verhalten wird eine Person festgehalten.

** siehe Thieme, Batra et al. Sachverzeichnis, www.thieme.de/detailseiten/sachverz/313177810.html*

3

Strategien zur Stabilisierung von Verhalten

Eine Therapie ist noch nicht abgeschlossen, wenn bestimmte Ziele innerhalb des therapeutischen Kontextes erreicht sind. Das neu gelernte Verhalten steht zu einem großen Teil unter der Kontrolle der Stimulusbedingungen der Therapie. In der natürlichen Lebenssituation kehrt der Patient jedoch zu den Bedingungen zurück, die für die Entstehung und Aufrechterhaltung seiner Störung mitverantwortlich waren (z.B. Konflikte in der Familie, soziale Bedingungen wie Arbeitslosigkeit etc.). Zur Stabilisierung des in der Therapie Gelernten kann der Therapeut deshalb sowohl bereits während der Therapie als auch gegen Therapieende beim Übergang in den natürlichen Kontext eine ganze Reihe Strategien einsetzen (Tabelle 9, Tabelle 10).

Strategien des Kontingenzmanagement

Kontingenzmanagement meint die systematische Anwendung operanter Strategien, d. h. die Darbietung oder Entfernung positiver bzw. aversiver Stimuli bei der Veränderung (Aufbau, Abbau) konkreter Verhaltensmuster. Kontingenzmanagement kann vom Therapeuten, vom Betroffenen selbst (siehe Kap. 5) oder von Personen der natürlichen Umgebung eingesetzt werden.

1. Token Economies

Beim Einsatz von Token Economies geht es um die systematische Verabreichung generalisierter konditionierter Verstärker in Form von Tokens (Objekte, die in primäre Verstärker eingetauscht werden können) als Konsequenzen erwünschten Verhaltens. Der

Tabelle 9: Strategien innerhalb des therapeutischen Kontextes

Prinzipien	*Strategien*
Auswahl therapeutischer Ziele	Die therapeutischen Ziele sollten so gewählt werden, dass sie letztlich durch „natürliche" Kontingenzen aufrechterhalten werden. So sollten z.B. in der Therapie selbstsichere Verhaltensweisen unter therapeutischer Hilfe ausgeformt werden, die später unter natürlichen Bedingungen (Familie, Freunde etc.) verstärkt und aufrechterhalten werden.
Funktionale Analyse	Es ist eine funktionale Analyse der Determinanten einer Störung zu erstellen, um zu sehen, welche Bedingungen gegebenenfalls verändert werden sollen. Manchmal ist es zum Beispiel ratsam, (wenn möglich) eine Veränderung sozialer Umgebungsbedingungen vorzunehmen (z.B. Veränderung der Arbeitsbedingungen).
Problemlöse- und Selbstmanagementperspektive	In der Therapie sollte eine Problemlöse- und Selbstmanagementperspektive vermittelt werden. Durch explizites und transparentes Vorgehen in Problemanalyse, Zielbestimmung und Therapieplanung kann dem Patienten ein flexibler Rahmen für die Bewältigung künftiger Probleme vermittelt werden.
Strategien der Selbstkontrolle	Wenn sich Umgebungsbedingungen nur schwer beeinflussen lassen (z.B. Patient mit Alkoholproblem, der in seinem Beruf auf viele Geschäftsessen muss), bieten sich Strategien der Selbstkontrolle (Kap. 5) an. Der Patient lernt, die Kontingenzen seines Verhaltens selbst zu setzen und dadurch sein Verhalten selbstbestimmt zu steuern.

Tabelle 10: Strategien beim Übergang in den natürlichen Kontext

Prinzipien	*Einzelne Strategien*
Schrittweiser Übergang	- sukzessive Verlängerung der Abstände zwischen den Sitzungen - Kurze Telefonkontakte anstelle von Sitzungen - Besuche zu Hause, z.B. am Wochenende (im stationären Setting) - stundenweise Arbeitserprobungen
Lerntheoretische Prinzipien und Strategien der Verstärkung	- Prinzip des „Überlernens" von Verhalten („Einschleifen" neuer, alternativer Verhaltensweisen, so dass das Verhalten automatisiert wird) - Übergang von kontinuierlicher zu intermittierender Verstärkung - Übergang von Fremdverstärkung zu Selbstverstärkung
Einüben des neuen Verhaltens in der natürlichen Umgebung	- In-vivo-Therapie - Therapeutische Hausaufgaben
Einbeziehen des sozialen Systems	- Einbeziehen subjektiv bedeutsamer Lebenspartner - Training von Mediatoren (s.u.)

Einsatz erfolgte z.B. in geschlossenen psychiatrischen Einrichtungen, um die Patienten zu Aktivitäten, wie z.B. Hygieneverhalten, zu motivieren oder im pädagogischen Kontext (z. B. Heime). Unreflektierte Zielvorstellungen können allerdings vor allem im stationären Gebrauch zu einer missbräuchlichen Umsetzung führen („die Patienten gefügig machen"). Bei richtigem Gebrauch sind Token Economies ein wirksames Instrument zur Veränderung von Problemverhalten. Die Zielpersonen lernen außerdem, für eine spätere Verstärkung (Eintausch der Tokens in Verstärker) zu sparen und auf eine unmittelbare Bedürfnisbefriedigung zu verzichten. Man kann davon ausgehen, dass zusätzlich zu den operanten Strategien Aspekte sozialer Verstärkung entscheidend zur Wirksamkeit von Token Economies beitragen.

Bei der Implementierung eines Token-Programms ist es wichtig, die Tokens auf die Bedürfnisse und Motivation der Patienten abzustimmen und systematisch und kontingent zu verabreichen. Das erfordert eine explizite Auswahl, Beschreibung und Präzisierung des Zielverhaltens. Weiterhin muss das Zielverhalten beobachtbar sein und müssen Möglichkeiten der Registrierung überlegt werden (z. B. Strichlisten). Schließlich müssen sowohl präzise Regeln für den Erhalt von Tokens bei Zeigen des Zielverhaltens als auch Regeln für den Eintausch der Tokens gegen primäre Verstärker (z. B. zeitliche Abstände) aufgestellt werden. Am Ende der Intervention sollten die künstlichen Kontingenzen, d.h. die Tokens, dann ausgeblendet und natürliche Verstärkungen (aus dem natürlichen Umfeld, z. B. soziale Anerkennung) eingeblendet werden, so dass ein adäquater Übergang geschaffen wird.

Beispiel:

In einer Wohngruppe eines Jugendheims für schwer erziehbare, delinquente Jugendliche wurde ein Token-System eingeführt, um die Jugendlichen zum Aufräumen ihrer Zimmer zu motivieren. Es wurde gemeinsam mit den Jugendlichen genau festgelegt, was ein aufgeräumtes Zimmer bedeutet und wie es aussieht. Jeden Abend verteilten die zuständigen Erzieher in Absprache mit den Jugendlichen Punkte, die in ein Heft geklebt wurden. Am Ende der Woche konnten die Punkte in Taschengeld umgetauscht werden.

2. Kontingenzverträge

Bei Kontingenzverträgen zwischen Therapeuten und Patienten handelt es sich um eine Vereinbarung, in der die relevanten Bedingungen einer Intervention (Problemverhalten, Ziele, Aufgaben des Therapeuten, Aufgaben des Patienten, Art und Weise der zu verabreichenden Verstärker) klar und präzise festgelegt werden. Verpflichtungen im Vertrag sollten für alle Parteien (z. B. Therapeut und Patient) formuliert und so ausbalanciert werden, dass das Festlegen von Regeln nicht als Zwang, sondern als Chance für den Ausbau persönlicher Freiheit gesehen werden kann. Im Rahmen der Selbstkontrolle wird später auf eine spezielle Form von Kontingenzverträgen noch einmal näher eingegangen (Kap. 6).

Beispiele:

Verträge in der Therapie bei Partnerproblemen, Alkoholismus, delinquentem Verhalten sowie im Rahmen der Gewichtskontrolle.

3. Kontingenzmanagement in der natürlichen Umgebung

Kriterium für eine erfolgreiche Therapie ist nicht nur die Veränderung des Problemverhaltens innerhalb des therapeutischen Settings, sondern eine situationale und zeitliche Aufrechterhaltung des veränderten Verhaltens unter natürlichen Bedingungen. Im Gegensatz zu dem Therapeuten, der den Patienten meist nicht öfters als eine Stunde pro Woche sieht, verfügen die Personen aus der unmittelbaren Umgebung über relevante Verstärker und können sie kontingent verabreichen. Im sog. Mediatorenmodell von Tharp und Wetzel (1975) ist deshalb die Dyade zwischen Therapeut und Patient zu einer Triade erweitert worden. Der Therapeut fungiert als beratende Person, die den unmittelbaren Therapeuten, dem die zentrale therapeutische Rolle zukommt, schult und berät.

In der natürlichen Umgebung muss der unmittelbare Therapeut selbständig Problemverhalten und Zielverhalten identifizieren sowie die Konsequenzen (z.B. positive Verstärkung) adäquat verabreichen. Die Person aus der Umgebung des Patienten (z. B. Partner, Eltern, Erzieher) sollte in den Prinzipien der Verhaltensbeobachtung und der funktionalen Verhaltensanalyse geschult werden, so dass sie in der Lage ist das Problemverhalten (Merkmale unerwünschter Verhaltensweisen) und Zielverhalten (Merkmale erwünschter Verhaltensweisen) präzise zu beschreiben und die geeigneten Konsequenzen bei erwünschtem Verhalten, d. h. die Verstärker, festzulegen.

Abbildung 7: Prinzip des Mediatorenmodells

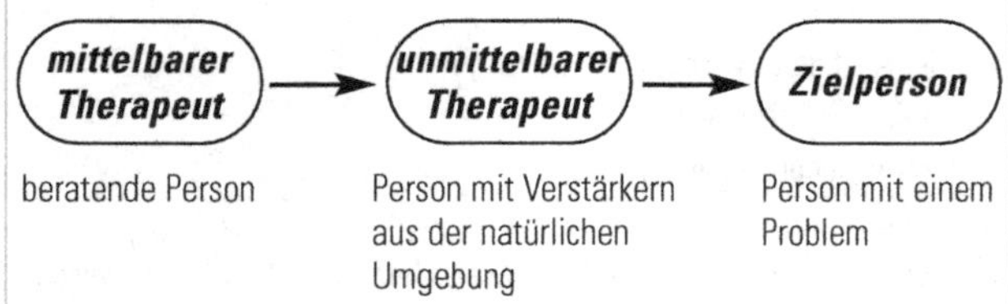

Beispiel:

Es gibt zahlreiche verhaltenstherapeutische Elterntrainings, die auf dem Mediatorenmodell basieren (vgl. weiterführende Literatur). Es liegt jedoch nahe, neben den Eltern auch andere Bezugspersonen zu trainieren, die mit der Erziehung von Kindern und Jugendlichen beauftragt sind. So können die Erzieher eines Kindergartens als Mediatoren dahingehend trainiert werden, dass sie kooperatives Verhalten bei aggressiven Kindern fördern, indem sie gezielt und systematisch Strategien der positiven Verstärkung einsetzen.

Gemeindepsychologische Ansätze können als Weiterentwicklungen operanter Ansätze im Bereich natürlicher Settings angesehen werden. Hier erfolgt, weg von einer rein kurativen Haltung, ein Ausbau von Prävention in der Gemeinde und psychosozialen Versorgung (z. B. Betreuung von Risikogruppen, therapeutische Wohngemeinschaften).

Bewertung

Die Bedeutung operanter Verfahren kann nicht hoch genug eingeschätzt werden. Operante Aspekte spielen – wenn auch oft implizit – bei allen verhaltenstherapeutischen Vorgehensweisen eine Rolle (z. B. bei Konfrontationsverfahren, bei kognitiven Verfahren und generell in der Gestaltung der therapeutischen Allianz) und werden oft in Kombination untereinander eingesetzt (z. B. operante Strategien zum Abbau von Verhalten und gleichzeitige positive Verstärkung von Alternativverhalten) oder sind in komplexen Therapieprogrammen vernetzt (z. B. in Selbstsicherheitstrainings). Die prinzipielle Wirksamkeit operanter Verfahren ist sehr hoch, auch wenn die vorher beschriebene komplexe Einbettung in und Kombination mit anderen Verfahren eine empirische Analyse erschwert.

3 Entspannungsverfahren und Biofeedback

Gemeinsames Ziel aller Entspannungsverfahren ist die Induktion einer Entspannungsreaktion beim Patienten durch die Anwendung von verbal-kognitiven oder motorischen Methoden. Eine Entspannungsreaktion kann als psychophysiologischer Prozess im Sinne eines biologisch angelegten Reaktionsmusters beschrieben werden, der sich in spezifischen körperlichen (z. B. Verlangsamung Atemfrequenz, Abnahme des Muskeltonus, Blutdrucksenkung, etc.) und psychischen Veränderungen (z. B. Gefühl des Wohlbefindens, Ausschaltung von Außenreizen etc.) äußert. Langfristiges Ziel der therapeutischen Anwendung ist die „konditionierte Entspannungsreaktion", d. h. die Fähigkeit, durch einen konditionierten Stimulus (Selbstinstruktion, Körperstellung) die Entspannung in verschiedensten Situationen hervorzurufen.

Unterschiede zwischen den einzelnen Verfahren betreffen erstens den Stellenwert, den sie den physiologischen Veränderungen beimessen. So strebt z. B. die Progressive Muskelrelaxation vorwiegend körperliche Veränderungen an, während Meditationsverfahren ihren Fokus primär auf die psychische Entspannungsreaktion legen. Zweitens werden das Induktionsprinzip sowie der Entspannungszustand in den verschiedenen Methoden unterschiedlich begründet. Drittens gibt es Unterschiede in der Art und Weise, wie die Entspannungsinstruktion gegeben wird (autoinstruktiv vs. heteroinstruktiv, aktiv vs. passiv). Allen Entspannungsverfahren ist gemeinsam, dass regelmäßiges Üben eine wesentliche Komponente für die Bahnung und Stabilisierung der Entspannungsreaktion ist.

Die folgenden Verfahren können innerhalb eines verhaltenstherapeutischen Behandlungskonzeptes zur Anwendung gelangen:

- Der Begriff **Hypnose** umfasst spezifische verbale oder motorische Induktionsverfahren mit dem Ziel, dass der Patient von Außenreizen abschaltet und seine Aufmerksamkeit voll und ganz auf die Instruktionen des Therapeuten richtet. Der Patient reagiert dabei mit einer Entspannungsreaktion und spezifischen hypnotischen Phänomenen wie z. B. Veränderungen im Zeitempfinden, Dissoziation, Wahrnehmungsveränderungen. Trotz vieler Gemeinsamkeiten ist Hypnose nicht mit Entspannung gleichzusetzen, da Menschen sich innerhalb einer Hypnose körperlich betätigen und starke Affekte erleben können. Im Rahmen der Hypnose-Therapie bzw. Hypnotherapie werden innerhalb der Hypnose bestimmte therapeutische Interventionen im Sinne der angestrebten Therapieziele unternommen (vgl. Revenstorf & Peter (2000).

- Das **Autogene Training** ist ein übendes, vom Patienten autoinstruktiv und aktiv durchgeführtes Verfahren (Schultz, 1973). Hauptprinzipien sind die mentale Wiederholung von Selbstinstruktionen („Ich bin ganz ruhig", „Der rechte Arm ist schwer") im Rahmen einer Atmosphäre, gekennzeichnet durch die Ausschaltung von Außenreizen und die passive Konzentration des Übenden. Das Autogene Training besteht aus Unterstufen-Übungen (z. B. Schwere-Übung, Wärme-Übung, Atem-Übung etc.), meditativen Oberstufen-Übungen sowie speziellen Übungen. Als Anwendungsbereiche sind zu nennen: Asthma bronchiale, Herz-Kreislauferkrankungen (v. a. funktionelle Herzbeschwerden, essentielle Hypertonie), Schmerztherapie (v. a. Migräne) sowie Geburtshilfe.

- Ziele **meditativer Verfahren** liegen in einer Förderung spirituellen Wachstums, der Erweiterung des Bewusstseins und einer tiefen inneren Ruhe. Voraussetzung ist eine passive Grundstimmung, die innere Versenkung und der Ausschluss von Umweltreizen. Prinzipiell lassen sich zwei Formen unterscheiden, die konzentrative Form (Konzentration auf den Atem, ein Objekt, Wort oder einen Klang) und die rezeptive Form (Meditierender erlaubt jedem Gedanken oder Bild zum inneren Bewusstsein

sein zu gelangen). In der dialektisch-behavioralen Therapie der Borderline-Störung haben meditative Verfahren in Form von Achtsamkeitsübungen einen hohen Stellenwert zur Emotionsbewältigung und Erhöhung von Stresstoleranz (vgl. Linehan, 1996) und auch in anderen Ansätzen der „dritten Welle der Verhaltenstherapie" spielt die Meditation eine große Rolle.

- Die ursprünglich von Jacobson (1938) entwickelte **Progressive Muskelrelaxation (PMR)** hat zum Ziel, eine willentliche kontinuierliche Reduktion der Spannung einzelner Muskelgruppen herbeizuführen. Hierfür wird der Patient dazu angeleitet, alle wichtigen Muskelgruppen der Reihe nach jeweils zuerst anzuspannen und anschließend zu entspannen. Es existieren mittlerweile zahlreiche Varianten, die sich in der Anzahl der beteiligten Muskelgruppen und der Dauer der Anspannung bzw. Entspannung unterscheiden. Außerdem wurde die PMR als „coping skill" in der Bewältigung belastender Situationen und Gedanken eingesetzt („Angewandte Entspannung" nach Öst, 1987). Anwendungsbereiche sind Angststörungen (z.B. angewandte Entspannung bei generalisierter Angststörung), Spannungskopfschmerzen, essentielle Hypertonie, Schlafstörungen sowie die Verhaltensmedizin.

- Beim **Biofeedback** handelt es sich um die Rückmeldung physiologischer, der Wahrnehmung normalerweise nicht zugänglicher interner Zustände durch apparative Verfahren in Form von optischen oder akustischen Signalen (z.B. Biofeedback mit EMG, EEG, EKG-Ableitungen. Ziel der Biofeedback-Therapie ist es, dass der Patient lernt, die physiologischen Prozesse willentlich zu beeinflussen, d.h. selbst zu kontrollieren, um damit Veränderungen im Erleben und Verhalten (Entspannung, Schmerzreduktion etc.) zu erzielen. Die Erklärungsversuche für die Wirkung des Biofeedback sind vielfältig (operante Konditionierung, Theorien der Interozeption, Aspekte des Diskriminationslernens, Rolle der Kognitionen etc.). Voraussetzung des Biofeedback-Trainings ist die Erhebung einer Baseline. Im eigentlichen Training trainiert der Patient z.B. durch den Einsatz von Entspannung die Selbstkontrolle des jeweiligen physiologischen Reaktionssystems. Anwendungsbeispiele sind Schmerzen (v.a. Spannungskopfschmerzen und Migräne), Tics, Tinnitus, Asthma Bronchiale, Essentielle Hypertonie, etc.

Entspannungsverfahren sind überaus populäre psychologische Methoden, sollten jedoch nicht als „Breitbandmethode" eingesetzt werden, sondern dann, wenn sie spezifisch indiziert sind. Da Entspannungsverfahren meist Baustein einer komplexen Therapie sind, gestaltet sich eine Effektivitätsbestimmung in der Praxis oft schwierig. Die vorliegenden Metaanalysen lassen den Schluss zu, dass Entspannungsverfahren zu spezifischen physiologischen Änderungen führen und alleine bzw. in Kombination mit anderen Verfahren in der Behandlung der oben angeführten Anwendungsbereiche effektiv sind. Kontraindikationen betreffen akute schwere somatische Erkrankungen oder akute Psychosen. Als mögliche psychische Nebenwirkung von Entspannungsverfahren ist das Auftreten entspannungsinduzierter Angst zu nennen.

4 Euthyme Therapie

Als euthyme Methoden („euthym" = was der Seele gut tut) bezeichnet man all jene Strategien, die sich auf positive Aspekte des Lebens richten, z.B. Genuss, Freude, Wohlbefinden. Gesundheit und Krankheit werden in diesem Konzept als voneinander unabhängige Faktoren aufgefasst, was impliziert, dass es sich lohnt, die gesunden Anteile unabhängig von den Problemen und Krankheiten einer Person zu fördern.
Euthyme Therapie setzt an verschiedenen Ebenen des Verhaltens an: Auf der Verhaltensebene lernen die Patienten mit Positiva aktiv und differenziert umzugehen, erleben die positiven Auswirkungen genussfreundlichen Verhaltens auf ihre Stimmung und erfahren, wie ihre soziale Umwelt auf das veränderte Verhaltensrepertoire reagiert. Auf der kognitiven Ebene lernen die Patienten, ihre Aufmerksamkeit auf positive Aspekte zu richten, was die Wahrscheinlichkeit für das Auftreten von angenehmem Erleben erhöht und gleichzeitig die Beschäftigung mit negativen Gedanken oder körperlichen Symptomen erschwert. Weitere Elemente auf der kognitiv-verbalen Ebene sind die Umstrukturierung von genussfeindlichen Einstellungen und die Etablierung positiver Selbstinstruktionen und genussfreundlicher Pläne („Selbstfürsorge"), der Umgang mit (Selbst-)Lob sowie die Integration positiver Aspekte in die Biographie. Euthyme Verfahren sind zudem emotionsnahe Verfahren, da dem Patienten ein Emotionsregulationskonzept für die Induktion und Steuerung von positiven Emotionen vermittelt wird.

Die Durchführung euthymer Strategien wird in der „kleinen Schule des Genießens" von Lutz und Koppenhöfer (1983) beschrieben. Nach einer Einführung werden in diesem Programm „Genussregeln" eingeführt. Nun folgen nacheinander Differenzierungsübungen zu den einzelnen Sinnen. Hierzu werden „Genussproben" nach einer Modellvorgabe durch den Therapeuten von den einzelnen Teilnehmern erfahren und erlebt. Der Fokus während der Übungen und in den Nachbesprechungen liegt dabei darauf, welche Eindrücke, Bilder, Assoziationen und positive Gefühle die Patienten berichten.

Euthyme Verfahren werden in der Regel in Kombination mit symptomorientierten Maßnahmen angewendet. Die Anwendung erfolgte bei Depressionen, Zwangsstörungen, Psychosen, Abhängigkeiten, Essstörungen, in der Verhaltensmedizin und in der Rehabilitation. Die in der klinischen Anwendung beobachtete Effekte wie positives Erleben, Stimmungsaufhellung, Aktivierung und Motivationsaufbau werden durch erste empirische Studien untermauert.

5 Techniken des Modelllernens

Theoretische Grundlagen

Die Methode des Modelllernens geht auf A. Bandura (1969) und seine soziale Lerntheorie zurück, der Lernprozesse als in hohem Maße durch soziale und interpersonale Determinanten beeinflusst beschrieb. Die Methoden des Modelllernens nehmen damit im Kontinuum von klassischen lerntheoretischen und kognitiven Methoden eine Art Zwischenstellung ein (vgl. Abb. 8).

Abbildung 8: Einordnung des Modelllernens auf dem Kontinuum von lerntheoretischen und kognitiven Methoden

Selbstkontrolle

Klassische Methoden ←——→ *Kognitive Methoden*

Modelllernen

> **!** **Merke:** Das Prinzip des Modelllernens ist, dass Menschen in der Lage sind, sich aufgrund der Beobachtung und Nachahmung des Verhaltens anderer Personen und der darauf folgenden Konsequenzen neue komplexe Verhaltensweisen anzueignen oder schon bestehende Verhaltensweisen in Richtung des Modells zu verändern und im eigenen Verhaltensrepertoire zu stabilisieren.

Für eine Vertiefung der Grundlagen sozialen Lernens (Prozesse der Aufmerksamkeit, Prozesse der Speicherung, Reproduktionsprozesse, motivationale Prozesse) wird auf die weiterführende Literatur verwiesen.

Methoden des Modelllernens

Modelllernen kann erstens genutzt werden, um Verhalten zu vermitteln, das im Repertoire des Patienten bisher nicht vorkommt. Zweitens können durch Modelllernen bereits vorhandene Verhaltensweisen gestärkt oder abgeschwächt werden, weil die Beobachtung negativer Verhaltenskonsequenzen zur Hemmung und die Beobachtung positiver Konsequenzen zur Enthemmung des entsprechenden Verhaltens führt. Drittens können diskriminative Hinweisreize für das Auftreten bereits gelernten Verhaltens derselben Klasse vermittelt werden.

1. Beobachtungslerneffekt

Beim Beobachtungslerneffekt handelt es sich um den Aufbau neuer sozialer Verhaltensweisen durch die Nachahmung des Modellverhaltens. Modelllernen kann dabei verdeckt oder offen durchgeführt werden (zum verdeckten Modelllernen siehe Kap. 4.1). Beim offenen Modelllernen dient der Therapeut oder eine andere Person als Modell für bestimmte Verhaltensweisen und auch emotionale Reaktionen. So können sowohl positive als auch aversive emotionale Reaktionen stellvertretend über die Darbietung von Modellpersonen gelernt bzw. gelöscht werden.

Beispiel:

Ein Beispiel für stellvertretende Konditionierung und Löschung ist die Angst vor Schlangen (obwohl die Person noch nie eine Schlange gesehen hat). Im Rahmen einer so genannten Kontakt-Desensibilisierung führt der Therapeut als Modell das erwünschte Verhalten, d. h. die Annäherung an eine Schlange, mit zunehmender Schwierigkeit durch. Der Patient sieht, dass das Modellverhalten keine aversiven Konsequenzen nach sich zieht, und kann dieses Verhalten deshalb leichter nachahmen.

2. Hemmende und enthemmende Effekte

Durch Modelllernen kann beim Patienten Verhalten in seiner Auftrittshäufigkeit gestärkt oder abgeschwächt werden, indem der Therapeut sich den hemmenden bzw. enthemmenden Effekt einer Modellperson auf das Verhalten des Patienten zunutze macht. Enthemmungseffekte finden sich z.B. bei der Beobachtung prosozialer oder selbstsicherer Modelle in Selbstsicherheitstrainings, Hemmungseffekte z.B. bei der Darbietung kooperativen Verhaltens von Modellen in Antiaggressionstrainings.

Beispiel:

Besonders in der Therapie mit Kindern macht man sich die Prinzipien enthemmender Funktionen der Darbietung eines angstfreien kompetenten Modells zunutze (z.B. Annäherung an einen Hund). Aber es liegen auch Beispiele zu Hemmungseffekten bei problematischen Verhaltensweisen Erwachsener vor (Alkoholismus, Delinquenz). Die Hemmung wird hier dadurch erreicht, dass Patienten ein Modell beobachten, das bei der Ausführung der entsprechenden Reaktion negative Konsequenzen erlebt (z.B. negative Konsequenzen des Alkoholtrinkens).

3. Reaktionserleichternde Effekte:

Durch Modelllernen werden Prozesse des Diskriminationslernens erleichtert. Beim Erlernen sozialer Verhaltensmuster (z.B. Forderungen stellen) geht es häufig darum zu erkennen, welches Verhalten in welchen Situationen als angemessen oder unangemessen anzusehen ist. Hier müssen komplexe Stimulusbedingungen diskriminiert und beurteilt werden. Da die entsprechenden Verhaltensweisen im Repertoire des Individuums im Prinzip vorhanden sind, gibt der Therapeut Informationen bzw. übt mit dem Patienten, in welchen Situationen das Verhalten gezeigt oder gehemmt werden sollte.

Beispiel:

Im Diskriminationstraining im Rahmen des Gruppentrainings sozialer Kompetenzen wird die Unterscheidung von selbstsicherem sowie selbstunsicherem und aggressivem Verhalten vermittelt und anhand von Beispielsituationen eingeübt. Bei Kindern findet man Diskriminationseffekte oft in gemischten Gruppen mit gehemmten und aggressiven Kindern, in denen das leicht aggressive Verhalten des einen Kindes zum diskriminativen Hinweisreiz für ein gehemmtes Kind werden kann.

Aus der Forschung zum Modelllernen ergeben sich folgende Hinweise für die praktische Anwendung von Methoden des Modelllernens:

- Räumlich-zeitliche Nähe zwischen Modell und nachahmender Person sowie die gleichzeitige Anwendung operanter Methoden (z. B. Verstärkung) erleichtern das Modelllernen.
- Bezüglich der Ähnlichkeit von Modellen und nachahmender Personen ist zu beachten: Mastery-Modelle zeigen mühelos optimale Reaktionen, Coping-Modelle bewältigen die Schritte

zur erfolgreichen Bearbeitung einer Aufgabe langsamer, nicht unbedingt angstfrei und weniger kompetent als das Mastery-Modell. In einer therapeutischen Gruppe kann der Therapeut als Mastery-Modell fungieren, während die Gruppenteilnehmer Coping-Modelle darstellen. Untersuchungen sprechen dafür, dass sich die Darbietung eines bewältigenden Coping-Modells in einigen Fällen als überlegen erweist.

- Modelllernen erfolgt nicht nur durch eine konkrete Darbietung eines Modells, sondern auch durch verbal-symbolische Beschreibung, was die Grenzen zu kognitiven Verfahren fließend macht und die immense implizite Bedeutung des Modelllernens verdeutlicht. Immer, wenn wir unseren Patienten Beispiele anderer Patienten schildern, erwünschtes Verhalten beschreiben etc., nutzen wir Modelllerneffekte.
- Die Rolle des Therapeuten in seiner Funktion als Modell darf nicht unterschätzt werden. Patienten übernehmen von Therapeuten nicht nur konkrete Verhaltensweisen (z. B. beim Expositionstraining), sondern vielfach auch Einstellungen, Normen, Werte, was ethische Konsequenzen sowie Implikationen für die Therapeut-Klient-Interaktion hat.

Indikation

Modelllernen kann prinzipiell bei allen Problemstellungen eingesetzt werden und ist meist Bestandteil komplexerer Therapiemethoden und -programme (z. B. Rollenspiele in Selbstsicherheitstrainings).

Bewertung

Die Einbettung des Modelllernens in den komplexen Therapiekontext erschwert prinzipiell den Effektivitätsnachweis. In vielen Studien erwies sich die Anwendung von Modelllernen jedoch als sehr effektiv.

6 Kognitive Therapieverfahren

In diesem Kapitel sollen Verfahren beschrieben werden, die im System-Modell der Verhaltensregulation am Selbstregulationssystem und hier auf der Ebene der Beta-Kontrolle (z. B. Einstellungen, Erwartungen, Selbstgespräche, Bewertungen usw.) ansetzen. Auf metakognitive Ansätze (siehe Fisher und Wells, 2014) sowie auf die Schematherapie, die unter anderem ihren Ursprung auch in den kognitiven Verfahren hat (siehe Young et al., 2008) wird an dieser Stelle nicht weiter eingegangen.
Kognitive Ansätze betonen die Bedeutung von Kognitionen sowie die Rolle der Rationalität. Kognitiv-verhaltenstherapeutische Ansätze sind systematische Weiterentwicklungen klassisch-verhaltenstherapeutischer Ansätze unter Berücksichtigung gedanklicher Prozesse als entscheidende Determinanten menschlichen Verhaltens. Ziel ist nicht unbedingt Rationalität und Diskussion der Bedeutung der Gedanken, sondern eine Vermittlung funktionaler, zielführender Fertigkeiten auf kognitiver und Verhaltensebene. Die unterschiedlichen Standpunkte klassischer Verhaltenstherapie, kognitiver Therapie und kognitiver Verhaltenstherapie werden in der folgenden Abbildung verdeutlicht, wobei sich jedoch sowohl in der theoretischen Fundierung als auch der praktischen Umsetzung ein fließender Übergang ergibt.
Gedanken und Verhalten bedingen einander im Rahmen eines reziproken Interaktionsprozesses. Der menschliche Organismus reagiert vor allen Dingen auf die kognitive Repräsentation der Umgebung (Bewertungen, Attributionen etc.) und nicht auf die aktuellen Kontingenzen selbst. Die kognitiven Repräsentationen sind wiederum funktional mit Lernprozessen verbunden. Aus diesem Grunde ist es wichtig, sowohl auf der Verhaltens- als auch auf der kognitiven Ebene zu intervenieren, um Verhalten zu ändern. Verhaltenstherapeutische Arbeit ist deshalb immer als kognitiv-verhaltenstherapeutisches Vorgehen zu sehen, ebenso wie kognitive Therapie immer verhaltenstherapeutische Ansätze besitzt. In der Praxis heißt das, dass Interventionen auf der Verhaltensebene immer kognitiv begleitet werden sollen und die direkte Veränderung von Kognitionen am besten durch das konkrete Erleben (Rollenspiele, Expositionen etc.) geschieht.

Beispiel:
Bei der Planung einer Exposition wird dem Patienten vorher ein Erklärungsmodell vermittelt. Diese kognitive Intervention bildet eine Voraussetzung für die Transparenz des Vorgehens und die Compliance des Patienten. Die plausible Erklärung allein reicht in der Regel jedoch nicht aus, um Verhalten zu verändern, sondern es bedarf eines konkreten Erlebens der Übung in relevanten Situationen. Die Erfahrungen in der Exposition müssen dann wieder nachbesprochen werden.

Im Zuge der Erstellung kognitiver Therapiemanuale wurden kognitive Verfahren oft untersucht und haben sich als effektiv herausgestellt. Kritisch anzumerken ist, dass der Gegenstand der Intervention, die kognitiven Konstrukte und Prozesse (Einstellungen, Schemata, Erwartungen etc.), unpräzise und unscharf ist. In den nächsten Kapiteln werden folgende kognitive Verfahren beschrieben:

- Verdeckte Verfahren (Kap. 6.1)
- Rational-Emotive Therapie (RET) (Kap. 6.2)
- Kognitive Therapie (Kap. 6.3)
- Kognitive Verhaltensmodifikation (Kap. 6.4)
- Vergleich der Ansätze (Kap. 6.5)
- Problemlöseverfahren (Kap. 6.6
- Paradoxe Verfahren (Kap. 6.7)

Abbildung 9: Ansatzpunkte kognitiver Therapie, Verhaltenstherapie und kognitiver Verhaltenstherapie

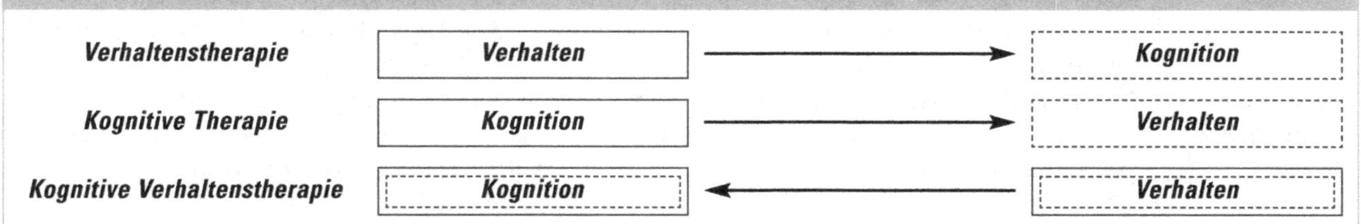

6.1 Verdeckte Verfahren (Cautela)

Theoretische Grundlagen

> **!** **Merke:** Zentrale Annahme der verdeckten Verfahren ist, dass kognitive Ereignisse und Prozesse (Gedanken, Bilder, Erinnerungen, Erwartungen etc.) in Analogie zu beobachtbaren Abläufen (Stimuli und Reaktionen) gesehen werden können („Kontinuitätsannahme" nach Homme, 1965) und deshalb durch die klassischen Prinzipien des Lernens beschrieben und erklärt werden können.

Kognitive Ereignisse sind zwar nicht beobachtbar, können also als verdeckt bezeichnet werden, sie bilden aber genauso Elemente einer Verhaltenskette, wie dies für beobachtbare Ereignisse gilt (vgl. Abb. 10). Kognitionen können in diesem Sinne als vermittelnde Prozesse, und zwar als verdeckte Reize (= Situationen), verdeckte Reaktionen (= R) oder als verdeckte Konsequenzen (= Konsequenz) beschrieben werden. Verdeckte, nicht beobachtbare Reaktionen werden als Coverants bezeichnet („covert" und „operant"). Sie bilden in der Regel wichtige Elemente komplexer Verhaltensketten. Verdeckte Ansätze bilden eine Weiterentwicklung der klassischen verhaltenstherapeutischen Verfahren, da man auf theoretischer Ebene den inneren Kognitionen eine vermittelnde Rolle zuerkennt und die Intervention auf der kognitiven Ebene ansetzt. Allerdings bezieht man sich im Gegensatz zu den rein kognitiven Verfahren zur Beschreibung und Erklärung nicht auf kognitive, sondern auf konditionierungstheoretische Modelle.

Beispiel:
Das Verhalten „Rauchen" könnte durch eine verdeckte Selbstverbalisation – „nach dem Essen brauche ich eine Zigarette" – (verdeckte Reaktion und verdeckter Stimulus) in Gang gesetzt werden.

Abbildung 10: Das Prinzip verdeckter Prozesse

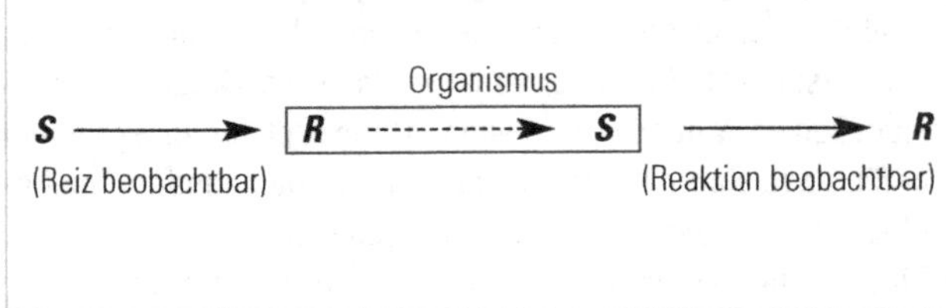

Therapeutische Verfahren

Die verdeckten Verfahren wurden maßgeblich von Cautela (1971) entwickelt. Er beschrieb für so gut wie alle klassischen Verfahren der Verhaltenstherapie verdeckte Versionen (vgl. Tab. 11).

Ein besonders populäres verdecktes Verfahren ist die Technik des Gedankenstopps, die von Wolpe (1958) für die Verhaltenstherapie entwickelt wurde. Beim Gedankenstopp geht es um die Veränderung exzessiver gedanklicher Abläufe (z.B. depressives Grübeln). Gedankenstopp ist allerdings erst dann zielführend, wenn es gelingt, bei der Unterbrechung erwünschtes Verhalten in Gang zu bringen. Eine kontraproduktive Wirkung wird bei Zwangsgedanken angenommen, die gerade deshalb zwanghaft sind, weil der Patient sie versucht zu unterdrücken. Eine Möglichkeit im Umgang mit Zwangsstörungen liegt aber im Einsatz zur Unterbindung von Vermeidungs- und Neutralisationsreaktionen.

Beispiel:
Der Patient soll sich störende Gedanken vorstellen und sie auf einen externen Reiz hin unterbrechen (z.B. lautes „Stopp" oder Händeklatschen des Therapeuten). Dieser Vorgang wird so oft wiederholt, bis es gelingt, dass das Stopp den Gedankenablauf des Patienten unterbricht. Danach wird das Verfahren in die Kontrolle des Patienten gegeben, d.h., er führt es zu Hause selbständig aus.

Tabelle 11: Verdeckte Verfahren

Technik	*Prinzip*	*Beispiel*
Verdecktes Gegen-konditionieren	Es geht um eine Hemmung von Vermeidungsreaktionen und dem gleichzeitigen Aufbau von erwünschtem Verhalten durch die Koppelung mit einer angenehmen Vorstellung.	Bei der Behandlung von Dunkelangst bei Kindern wird Dunkelheit mit einer angenehmen Vorstellung (z.B. Superman, der im Dunkeln einen Auftrag ausführt) gekoppelt.
Verdeckte Sensibilisierung	Es wird die Vorstellung einer angenehmen Szene mit der einer aversiven Szene gekoppelt. Wichtig ist ein möglichst frühes Unterbrechen der Verhaltenskette und der Aufbau von Alternativverhalten.	Problematische Szenen, wie z.B. Alkohol trinken, Essen, werden in der Vorstellung aversiv besetzt (z.B. Übelkeit, Erbrechen).
Verdeckte Verstärkung	Vorgestelltes oder tatsächliches Verhalten wird mit einer vorgestellten Verstärkung verknüpft. Analog zur offenen Verstärkung lassen sich die positive (R → ⊂+) und negative Verstärkung (R → ⊄-) unterscheiden.	Bei einem ängstlichen Schüler wurde das Wort „Verstärkung" mit einer angenehmen Szene (z.B. Tennis spielen) verknüpft. Diese positive Vorstellung wurde dann mit dem Verhalten in einer Schulaufgabe in der Vorstellung gepaart.
Verdeckte Löschung	Der Patient stellt sich ein problematisches Verhalten vor, das nun nicht mehr die erwarteten Reaktionen mit sich zieht. Durch das Entfallen der erwarteten Konsequenzen gerät das Problemverhalten langfristig unter Löschungsbedingungen	Ein Patient, der Angst hatte, während einer Rede zu erröten, und befürchtete, alle würden ihn dann auslachen, sollte sich die Szene „Erröten während einer Rede" vorstellen, ohne dass die Zuhörer lachten.
Verdecktes Modelllernen (covert modelling)	Der Patient stellt sich zuerst vor, wie er selbst oder eine andere Person eine angemessene Handlung ausführt, um diese dann leichter selbst in die Realität umsetzen zu können.	Ein Kind, welches Angst vor Hunden hatte, stellt sich vor, wie eine andere Person und später dann auch es selbst sich einem Hund annähert und ihn berührt.

Indikation

(a) Verdeckte Verfahren bieten sich an, wenn eine Kontrolle durch den Therapeuten nicht möglich ist, z. B. bei Gedanken oder bei alltäglichen Abläufen (Rauchen).
(b) Verdeckte Verfahren sollten dann eingesetzt werden, wenn eine Erhöhung des Anteils an b-Kontrolle durch den Patienten angestrebt wird (vgl. Kap. 5).

Bewertung

Die Durchführung verdeckter Verfahren bedeutet einen relativ geringen Aufwand. Verdeckte Verfahren werden jedoch kaum als alleinige Verfahren eingesetzt, sondern sind Bestandteil einer komplexen Gesamtstrategie und fließen häufig implizit in das therapeutische Vorgehen ein. Cautelas Verdienst ist es, mit seinen verdeckten Verfahren eine Mittelstellung auf dem Kontinuum von klassischer Verhaltenstherapie einerseits und rein kognitiven Verfahren andererseits eingeschlagen zu haben. Nach wie vor problematisch bleibt jedoch die Annahme, dass Prinzipien der Konditionierung eins zu eins auf kognitive Vorgänge übertragen werden können. Die verdeckten Prozesse sind außerdem schlecht zu untersuchen, was einen Effektivitätsnachweis erschwert.

6.2 Rational-Emotive Therapie (RET) nach A. ELLIS

Theoretische Grundlagen

Die Rational-Emotive Therapie (RET) wurde von A. Ellis Ende der 50er Jahre aus einer Unzufriedenheit mit traditionellen psychoanalytischen Psychotherapieansätzen heraus entwickelt und ist stärker als andere Modelle mit philosophischen Prinzipien (vor allem Stoiker) verbunden sowie durch eine amerikanisch-pragmatische Haltung gekennzeichnet (Ellis, 1958).

> ! **Merke:** Ausgangspunkt der Überlegungen von Ellis war die Annahme, dass Bewertungen (beliefs) bzw. Bewertungsmuster (belief systems) die Entstehung und Aufrechterhaltung von Verhaltensweisen und Emotionen beeinflussen und diese Bewertungen oftmals irrational, d.h. unangemessen, nicht zielführend sind. Diese irrationalen Denkmuster sind nach Ellis die entscheidenden Ursachen psychischer Störungen.

Im Zentrum der Theorie für die Entstehung psychischer Störungen steht die ABC-Theorie, welche besagt, dass Kognitionen, Emotionen und Verhaltensmuster nicht getrennt voneinander zu sehen sind, sondern sich in komplexer Art und Weise beeinflussen. Unter A (= activating event) wird ein internes oder externes auslösendes Ereignis verstanden (z. B. Scheitern bei einer Prüfung; Vorstellung des Scheiterns in einer Prüfung). Das B (= belief; belief systems) steht für die Bewertung des Ereignisses A, die aufgrund der unmittelbaren Aktivierung bewusster oder unbewusster Bewertungsmuster, Einstellungen, Pläne oder Lebensregeln erfolgt. Die Konsequenzen C (= consequence) sind emotionale Reaktionen und Verhaltensweisen, die auf A folgen. Die zentrale Annahme der ABC-Theorie ist, dass nicht die externen und internen Ereignisse selbst, sondern deren Wahrnehmung und Bewertung, also die „beliefs", zu entsprechenden

Abbildung 11: Das ABC-Modell der RET

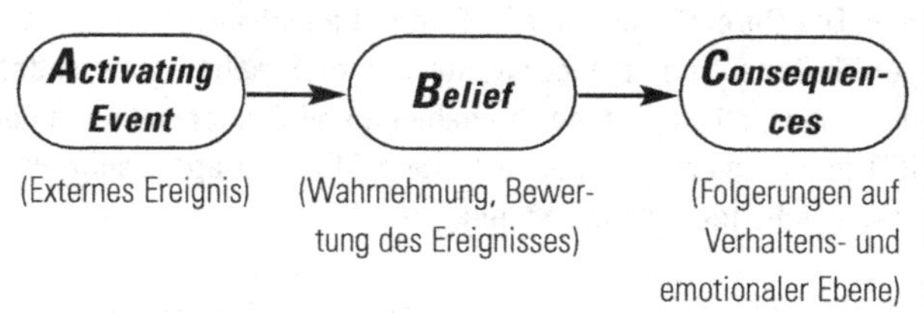

emotionalen oder verhaltensmäßigen Konsequenzen führen („Nicht die Dinge sind es, die uns beunruhigen, sondern unsere Bewertung der Dinge bereitet uns Probleme").

Typische irrationale Überzeugungen, die bei psychischen Störungen am häufigsten anzutreffen sind, beinhalten z. B.:

- absolute Forderungen („Ich muss immer perfekt sein"),
- globale negative Selbstbeurteilungen („Ich bin wertlos"),
- die Tendenz zum Katastrophendenken („Es wäre absolut schrecklich, wenn ..."),
- eine niedrige Frustrationstoleranz („Ich könnte es nicht aushalten, wenn ...").

Viele irrationale Überzeugungen sind eine Verknüpfung obiger Kategorien („Ich muss immer perfekt sein; wenn ich einmal einen Fehler mache, dann ist das eine Katastrophe und ich bin ein Versager"). Den irrationalen Überzeugungen liegen wiederum logische Fehler zugrunde:

- Alles-oder-Nichts-Denken („Wenn ich in der Prüfung versage, ist das ein totaler Fehler"),
- Fokussieren auf negative Aspekte („Ich habe immer nur Pech"),
- Nicht-Beachten positiver Aspekte („Ich kann an meinem Umzug gar nichts Positives sehen"),
- Personalisieren („Ich habe einen Fehler gemacht, deshalb werden alle über mich lachen"),
- Perfektionismus („Meine Arbeit heute war zwar o.k., könnte aber besser sein!").

Ellis betonte zudem den Aspekt der Sekundärproblematik, der besagt, dass Menschen nicht nur unter ihren psychischen Problemen leiden, sondern vor allem unter dem Gedanken, wie problematisch dies ist („Es ist schlimm, Angst zu haben ...!").

Die RET geht von einer biologischen Disposition zum irrationalen Denken aus. Zusätzlich werden irrationale Bewertungsmuster (abergläubische Einstellungen, Rituale und Tabus) in der Kindheit durch die Erziehung vermittelt. Die Fremdindoktrination setzt sich während des ganzen Lebens fort (durch Institutionen, Massenmedien etc.) und führt zur Entwicklung und Verfestigung eines dogmatischen „belief system". In belastenden Lebenssituationen werden irrationale Bewertungsmuster vermehrt aktiviert, können zur Auslösung einer psychischen Störung führen, die durch fortgesetzte Selbstindoktrination mit irrationalen „beliefs" in Form innerer Selbstgespräche aufrechterhalten bleibt.

Therapeutisches Vorgehen

Als notwendige und hinreichende Vorraussetzung für eine therapeutische Veränderung wird in der RET ein grundlegender

Wandel der philosophischen Einstellungen des Patienten, d.h. eine Veränderung der B-Komponente im ABC-System, angesehen. Die Durchführung der RET erfolgt ausgesprochen direktiv, der Therapeut übernimmt die Rolle eines Erziehers, übermittelt die lebensphilosophischen Annahmen und Grundpositionen der RET und fungiert als rationales Modell. Der therapeutische Prozess beinhaltet folgende Stufen:

1. Vermittlung der Grundlagen der RET (z.B. ABC-Modell)
2. Erfassung des „belief system"
3. Disputation der irrationalen Annahmen (ABCD-Technik)
4. Ersetzen der irrationalen durch rationale Annahmen; Austesten der rationalen Annahmen
5. Beendigung und Vermittlung von Strategien zur Selbsthilfe

Die zentrale kognitive Methode der RET besteht in einem sokratischen, didaktischen Gespräch, indem die irrationalen Annahmen disputiert werden. Es handelt sich dabei nicht nur um eine sachliche Diskussion, sondern um ein systematisches Ankämpfen gegen die irrationalen „beliefs" des Patienten, bei dem auch Provokation, Suggestion und Propaganda verwendet werden dürfen. Der Therapeut nimmt außerdem eine pragmatische Haltung ein und greift auf alle Techniken zurück, die zur Erreichung des Ziels, d.h. der Übernahme eines rationalen „belief system", dienen. Obwohl eine Trennung künstlich ist, kann man die einzelnen angewendeten Techniken in kognitive, emotive und verhaltensmäßige Techniken aufteilen (s.u.). Die Therapie ist dann beendet, wenn die irrationalen Annahmen des Patienten durch rationale Annahmen ersetzt wurden, die der Patient ausgetestet und dadurch verhaltensmäßige und emotionale Veränderungen erlebt hat.

Beispiele für irrationale Annahmen und ihre rationale Gegenposition:

- *„Es soll alles so laufen, wie ich es will."*
  „Ich kann viele Probleme durch eigenes Handeln ändern. Wenn dies einmal nicht möglich ist, kann ich dies ertragen."
- *„Ich muss in jeder Hinsicht kompetent, intelligent und perfekt sein."*
  „Ich sehe und akzeptiere mich als unvollständigen Menschen mit Stärken und auch mit Schwächen."
- *„Ich muss immer die Kontrolle über äußere und innere Zustände besitzen."*
  „Ich kann mit der Tatsache, dass es im Leben nicht die 100-prozentige Sicherheit und Kontrolle gibt, leben."

a) Kognitive Techniken

In Tabelle 12 sind typische kognitive Verfahren der Rational-Emotiven Therapie aufgeführt. Zentrale kognitive Methode ist hier die Disputation der irrationalen Annahmen mit Hilfe des sokratischen Dialogs.

3

Tabelle 12: Kognitive Techniken der RET

Verfahren	*Prinzip*	*Beispiel*
Vermittlung des ABC-Modells	Die Vermittlung des ABC-Modells erfolgt anhand konkreter Beispiele des Patienten, wobei der Schwerpunkt auf der B-Variablen liegt.	ABC-Schema eines Patienten mit Zwängen: A: Eine Kollegin steht neben mir am Aufzug. B: Sie findet mich uninteressant C: Gefühl der Scham und Unsicherheit, anschließendes Händewaschen.
Erfassung der irrationalen Denkmuster und Annahmen (B)	Der Patient fertigt ABC-Modelle für verschiedene Situationen, in denen er problematische Verhaltensweisen oder Gefühle zeigt, an und macht sich die jeweiligen irrationalen Überzeugungen bewusst. In der Therapie erfolgen Analyse, Strukturierung und Differenzierung zentraler irrationaler Annahmen.	Aus den verschiedenen ABC-Schemata kristallisierte sich bei dem Patient des obigen Beispiels folgende zentrale irrationale Annahme heraus: „Ich darf vor anderen keine Gefühle zeigen, sonst mache ich mich verletzbar, werde abgelehnt, und dies bestätigt meine Minderwertigkeit."
Disputation der irrationalen Annahmen (sokratischer Dialog, ABCD-Technik)	Das Ziel der Disputation (D) liegt darin, dass der Patient sich von den ursprünglichen irrationalen „belief system" distanziert und es durch eine rationale Lebensphilosophie, d.h. alternative rationale Annahmen, ersetzen kann. Der Therapeut hält dem Patienten seine Irrationalität vor Augen und versucht, seine problematischen Annahmen Schritt für Schritt zu erschüttern und zu verändern.	Der Therapeut verwendet offene, konfrontative und z.T. provokative Fragen, um den Patienten anzuleiten, eigene Widersprüchlichkeiten selbst zu erkennen, und stellt die Zweckmäßigkeit, Logik und empirische Brauchbarkeit der „beliefs" zur Diskussion. In der Disputation kann der Therapeut sowohl kognitive als auch verhaltensorientierte oder emotionale Strategien verwenden.
Vorstellungstechniken	Der Therapeut leitet den Patienten an, eine bestimmte Aufgabe in der Vorstellung zu lösen und dabei seinen bisherigen Standpunkt zu ändern (covert modelling).	**Methode der negativen Vorstellung:** Der Patient stellt sich ein Problem vor und achtet auf Gedanken und Gefühle. Dann erhält er die Instruktion, sein Gefühl zu verändern. **Methode der positiven Vorstellung:** Der Patient stellt sich eine Situation mit bereits veränderten, positiven Gefühlen, Verhaltensweisen, rationalen „beliefs" vor.
Kognitive Hausaufgaben	Der Therapeut leitet den Patienten dazu an, in der Sitzung Erlerntes als Hausaufgabe weiterzuführen bzw. zwischen den Sitzungen wichtige Informationen zu sammeln.	z.B. Anfertigung von ABC-Schemata und weiteren Selbstbeobachtungen
Bibliotherapeutische Maßnahmen	Dem Patienten kann schriftliches, visuelles oder auditives Material mitgeben werden.	z.B. Selbsthilferatgeber, Filme, Informationsmaterialien etc.

Tabelle 13: Behaviorale Techniken der RET

Technik	*Prinzip*	*Beispiel*
Konkrete Übungen und Verhaltens-experimente	Zur Etablierung neuer Einstellungen können Übungen im therapeutischen Setting durchgeführt werden. Danach kann der Patient in Verhaltensexperimenten die erworbenen rationalen Einstellungen in der Realität ausprobieren und erfahren, dass ihm die veränderte rationale Grundhaltung dabei hilft, reale Situationen zu bewältigen.	z. B. Rollenspiele zur Vorbereitung auf ein Bewerbungsgespräch z. B. in einem Restaurant etwas umbestellen
Beobachtung/ Befragung anderer Personen	Der Patient soll das Verhalten und die Überzeugungen von anderen Menschen in relevanten Situationen durch Beobachtung oder Befragung ermitteln.	Ein Patient soll seine Freundin befragen, wie diese mit negativen Emotionen umgeht
Verstärkung	Die RET setzt gezielt Belohnungen für eine Veränderung in Richtung der Ziele, aber auch direkte Korrekturen für nicht richtig durchgeführte Änderungen ein.	z. B. positive Rückmeldungen, vorher vereinbarte Selbstbestrafungen
Übernahme fixer Rollen/ Rollentausch	Der Patient soll in bestimmten Situationen oder zu bestimmten Zeitpunkten eine andere Rolle ausprobieren. So kann er aus alten Verhaltensmustern ausbrechen und neues Verhalten spielend lernen	z. B. in einer bestimmten Situation und zu einer festgelegten Zeit einen „mutigen" Menschen spielen

b) Behaviorale Techniken

In der RET wird im Verlaufe der Therapie, z. B. bei der Überprüfung der irrationalen Kognitionen oder bei der Erprobung und Stabilisierung der in der Disputation erworbenen rationalen Annahmen, immer wieder auf verhaltensorientierte Strategien zurückgegriffen (vgl. Tab. 13).

c) Emotiv-evokative Techniken

In Übungen zum Gefühlserleben und Gefühlsausdruck kann der Patient lernen, Emotionen zuzulassen, zu differenzieren und evtl. zu verändern. Im Unterschied zu anderen erlebnisorientierten Therapieformen versucht die RET, irrationale Aspekte an Gefühlen zu identifizieren und durch rationale Konzepte zu ersetzen (vgl. Tab. 14). Auch im Rahmen der emotiv-evokativen Techniken ist es möglich, erlebnisaktivierende Techniken anderer Richtungen (z. B. Psychodrama) anzuwenden, wenn diese mit dem Ziel einer kognitiven Umstrukturierung eingesetzt werden.

Indikation

Die RET wurde bei einem breiten Spektrum psychischer Störungen und Problemstellungen (z. B. Ängste, Ärger, sexuelle Störungen, Unsicherheit, somatoforme Störungen), verschiedenen Patientengruppen (Jugendliche, Erwachsene, hospitalisierte Patienten etc.) und unterschiedlichen Behandlungsmodalitäten (Gruppentherapie, Selbsthilfegruppen, Paartherapie etc.) angewendet.

Bewertung

Die RET stand einer empirischen Prüfung immer offen, da eine der philosophischen Grundhaltungen der RET besagt, dass Evaluation von Aussagen eine Voraussetzung für deren Rationalität ist. Mittlereile gibt es viele empirische Studien und Metaanalysen, in denen die Effektivität der RET bei verschiedenen Problemen belegt wurde. Viele Elemente der RET sind mittlerweile Allgemeingut geworden (z. B. die Prinzipien der ABC-Theorie). Probleme sind im Bereich der Ätiologie-Theorie zu sehen, da die Annahme der biologischen Grundlage der menschlichen Irrationalität fraglich und schwer empirisch überprüfbar ist.

Tabelle 14: Emotiv-evokative Techniken der RET

Technik	*Prinzip*	*Beispiel*
Humor und Provokation	Humor und Provokation werden gezielt eingesetzt, um dem Patienten eine Distanzierung seiner irrationalen Annahmen zu erleichtern. Es ist auf gleichzeitige Empathie und Akzeptanz zu achten.	Der Therapeut treibt die irrationale Befürchtung, „keine Fehler machen dürfen", auf die Spitze: „Alle werden sich nach Ihnen umdrehen und schallend lachen ...!"
Selbstöffnung	Gezielte Selbstöffnung kann genutzt werden, um dem Patienten von eigenen gelungenen Problembewältigungen durch rationale Disputation zu berichten.	Der Therapeut erzählt von eigenen irrationalen „beliefs" und Ängsten vor einem Auftritt als Hobbyorganist und den eingesetzten Bewältigungsstrategien.
Risikoübungen, „shame attacking exercises"	Der Patient soll in den problematischen Situationen, ein Risiko eingehen. Er erlebt so, dass die gefürchteten Konsequenzen nicht eintreten bzw. weniger problematisch sind als erwartet und dass er die gefürchteten negativen Gefühle aushalten kann.	Eine Person mit sozialen Ängsten soll in der Straßenbahn die Stationen laut ansagen.
Sprichwörter, Lieder, Gedichte	Der Therapeut versucht, einen spielerischen und distanzierteren Umgang mit dem Problem zu schaffen und die Problembewältigung zu erleichtern.	Ellis schrieb zu bekannten Melodien Texte, in denen er sich über irrationale Einstellungen lustig machte (rational songs).

6.3 Kognitive Therapie nach A.T. BECK

Theoretische Grundlagen

A. T. Beck, der zunächst als Psychoanalytiker arbeitete, fand als typisches Denkmuster bei depressiven Menschen eine einseitige, negative Sicht der eigenen Person, der Umwelt sowie der Zukunft und bezeichnete dies als kognitive Triade (siehe Abb. 12). Diese kognitive Triade sah er als grundlegenden Faktor einer depressiven Entwicklung an, der die anderen Merkmale einer Depression (emotionale und somatische Störungen, motivationale Aspekte etc.) bedingt (Beck, 1963).

Merke: Die kognitive Triade, d.h. die verzerrte Sicht der Realität, bestätigt und verfestigt sich immer wieder durch die typischen Denkfehler, Attributionen, dysfunktionalen Schemata und Grundannahmen sowie negativen automatischen Gedanken depressiver Patienten.

- Bei den **kognitiven Fehlern** handelt es sich um typische Fehlschlüsse, die depressive Menschen vor allem in emotional bedeutsamen Situationen machen, wie z.B.:
  - Willkürliches Schließen (spezielle Schlussfolgerungen ohne ausreichende Evidenz)
  - Selektive Abstraktion (Bezug auf Details einer Situation, ohne Berücksichtigung des Kontexts)
  - Übergeneralisierung (Entwicklung allgemeiner Regeln ohne ausreichende empirische Grundlage)
  - Personalisierung (Bezug von Ereignissen auf sich selbst, ohne dass es dafür klare Hinweise gibt)
  - Dichotomes Denken (Denken in Alles-oder-nichts-Kategorien ohne realistische Abstufungen)
- **Typische Attributionen** bei depressiven Patienten sind z.B. fehlerhafte Annahmen über die Ursache von Ereignissen (Kausalattributionen). So schreiben depressive Menschen negative Ereignisse stabilen Merkmalen ihrer Person (Unfähigkeit, Unattraktivität) zu, anstelle andere Verursachungen (z.B. situative Faktoren, Handeln anderer beteiligter Personen, Zufall) als Erklärungen heranzuziehen. Dazu kommt die als gering erlebte Fähigkeit zur Einflussnahme auf bestimmte Ereignisse und Verhaltensweisen (Kontrollattributionen).
- **Dysfunktionale Schemata** sind durch frühe Lernerfahrungen bedingte automatisierte kognitive Strukturen, die die Wahrnehmung und das Erleben der Person strukturieren. Diese Schemata bilden quasi die „Brille", durch die der Patient sich selbst, die Welt und die Zukunft sieht. Sie bleiben als Prädispositionen latent und können durch Belastungssituationen (z.B. Misserfolge, Trennungssituationen) reaktiviert werden. Die aktivierten negativen Schemata bestätigen sich dann durch die depressiven Denkfehler immer wieder.
- **Depressiogene Grundannahmen** sind grundlegende situationsübergreifende dysfunktionale Schemata. Sie sind nicht unmittelbar bewusst, können aber im Laufe der Therapie zugänglich gemacht werden.
  Beispiele:
  - „Um glücklich zu sein, muss ich bei allem, was ich unternehme, stets Erfolg haben."
  - „Wenn ich Fehler mache, bedeutet das, dass ich unfähig und wertlos bin."
  - „Ich kann ohne dich nicht leben."
  - „Mein Wert als Mensch hängt davon ab, was andere von mir denken."
- **Automatische Gedanken** sind Selbstverbalisationen, die rasch und automatisch ablaufen („Mir wird nie etwas gelingen ...") und deshalb dem Patienten meist nicht unmittelbar präsent sind. Sie können jedoch leicht bewusst gemacht werden (z.B. durch Selbstbeobachtung). In den automatischen Gedanken äußern sich die kognitiven Fehler, dysfunktionalen Attributionen und Schemata. Fasst man automatische Gedanken, die sich konsistent über verschiedene Situationen hinweg zeigen, zusammen, so weisen diese auf die zentralen Grundannahmen der Person hin.

Abbildung 12: Prinzip der kognitiven Triade

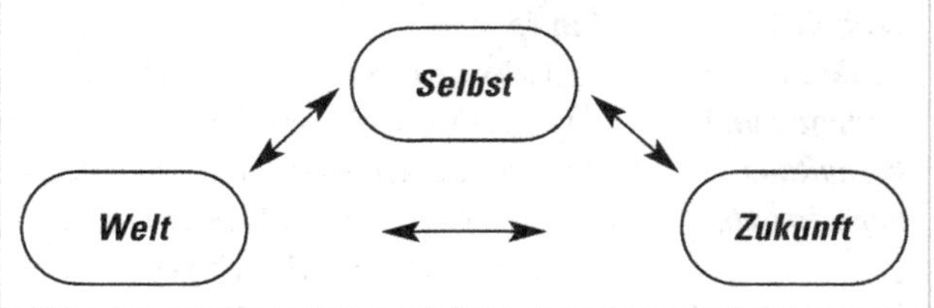

In den Ausführungen Becks findet man über die Entwicklung psychischer Störungen nur wenige Angaben. In der neueren Literatur zur Depression wird ein multifaktorielles Erklärungsmodell angenommen, indem eine spezielle Vulnerabilität, negative Lernerfahrungen, erlebte Verluste etc. die Entwicklung der kognitiven Verzerrungen begünstigen.

Therapeutische Techniken

Die therapeutische Beziehung gestaltet sich in der kognitiven Therapie im Sinne einer gleichberechtigten Interaktion; der Patient wird als der Experte für seine Probleme gesehen. Am Beginn der Therapie steht die Vermittlung der theoretischen Grundlagen, um den Patienten zu informieren und zu motivieren. Danach folgen verhaltensorientierte Ansätze mit dem Ziel, die Inaktivität und Passivität des Patienten bis zum Erreichen eines bestimmten Aktivitätsniveaus zu durchbrechen, Bewältigungskompetenzen des Patienten zu aktivieren sowie ihm das Erleben eigener Effektivität zu vermitteln. In enger Verzahnung mit den verhaltensmäßigen Techniken sind die kognitiven Strategien zu sehen, die darauf abzielen, eine Veränderung der dysfunktionalen Kognitionen zu bewirken. In einem ersten Schritt geht es um die Identifizierung der automatischen Gedanken des Patienten. In einer rationalen Diskussion hinterfragen Therapeut und Patient dann gemeinsam diese kognitiven Verzerrungen. Dies geschieht vor allem durch die Methode der Realitätsüberprüfung, bei der der Patient dazu angeleitet wird, seine Befürchtungen und Erwartungen an der Realität empirisch zu prüfen. Außerdem geht es darum, problematische Ereignisse und deren Konsequenzen zu entkatastrophisieren und andere Beurteilungsmöglichkeiten einzuführen, um somit eine Chance für die Entwicklung von Alternativen und den Aufbau realistischer Erwartungen zu ermöglichen.

3

1. Anfangsphase: Informationsvermittlung, Motivationsaufbau
2. Verhaltenstherapeutische Maßnahmen zur Aktivierung
3. Kognitive Therapie im engerem Sinne

Im Folgenden sollen überblicksmäßig die wichtigsten verhaltensorientierten und kognitiven Verfahren aufgelistet werden.

a) Verhaltensorientierte Ansätze
Verhaltensorientierte Maßnahmen stehen am Anfang der Therapie und dienen der Aktivierung des Patienten (Tab. 15).

b) Kognitive Ansätze
Die verschiedenen kognitiven Verfahren sind der Kern der Methode von Beck und werden in der folgenden Übersicht dargestellt (Tab. 16). Voraussetzung für den Beginn der kognitiven Verfahren ist eine ausreichende Aktivierung des Patienten, d.h., Symptome wie starke Antriebslosigkeit, Interesselosigkeit, Konzentrationsstörungen etc. sollten sich bereits durch die verhaltensorientierten Techniken gebessert haben.

Indikation
Ursprünglich auf Depressionen beschränkt, erfuhr das Modell mittlerweile eine Ausdehnung auf andere Störungen (z.B. Angst-, Persönlichkeits- und Essstörungen, Abhängigkeiten, Schizophrenien), bei denen unangemessene Kognitionen die Entstehung und Aufrechterhaltung mitbedingen.

Bewertung
Die kognitive Therapie nach Beck zeichnet sich aufgrund ihrer Strukturiertheit und Plausibilität in der klinischen Praxis durch große Akzeptanz aus und ist vor allem im deutschsprachigen Raum weit verbreitet. In kontrollierten Studien hat sich die kognitive Therapie nach Beck als hocheffektiv herausgestellt. Allerdings erschwert die Verzahnung der verhaltensorientierten und kognitiven Techniken eine differenzielle Einschätzung der rein kognitiven Elemente.

Tabelle 15: Verhaltensorientierte Verfahren der kognitiven Therapie

Verfahren	*Prinzip*	*Beispiel*
Graduierte Aufgabenstellung (Erfolgstherapie)	Der Patient wird angehalten, schrittweise kleinere Aufgaben wieder zu erledigen. Diese einfachen Aufgaben schaffen eine Tagesstruktur und ermöglichen das Erleben konkreter Erfolge.	Der Patient soll zuerst den Tisch decken, dann eine einfache Mahlzeit kochen ...
Verstärkerlisten und Aktivitätsplanung	Therapeut und Patient stellen eine Liste angenehmer Aktivitäten zusammen. Um diese allmählich in den Alltag einzubauen, wird ein Tages- oder Wochenplan erstellt, in den neben notwendigen Tätigkeiten die verstärkenden Aktivitäten eingebaut werden.	Beispiel für verstärkende Aktivitäten: Musik hören, Sport treiben, Eis essen ...
„Mastery and Pleasure"-Therapie	Der Patient soll seine täglichen Aktivitäten aufzeichnen und Aufgaben, die gemeistert wurden, mit einem M („Mastery") sowie Arbeiten, die Spaß gemacht haben, mit einem P („Pleasure") versehen. Diese Aufgabe ist vor allem bei einer erlebten Reduktion der Verstärkerwirksamkeit indiziert und ermöglicht eine differenzierte Beurteilung des eigenen Verhaltensrepertoires.	Ein depressiver Patient sollte als Hausaufgabe ein „Mastery and Pleasure"-Tagebuch führen. Sein Fazit lautete: „Es gibt doch noch Dinge, die mir Freude machen."

Tabelle 16: Kognitive Techniken der kognitiven Therapie

Technik	*Prinzip*	*Beispiel*
Identifikation automatischer Gedanken	Der Patient sammelt seine dysfunktionalen Gedanken zusammen mit der jeweiligen Situation und den jeweiligen Gefühlen. Wenn eine hinreichende Menge an Gedanken gesammelt ist, können diese zu Themen zusammengefasst werden und geben so einen Hinweis auf die Grundannahmen des Patienten.	Die Sammlung der automatischen Gedanken erfolgt zu einer festen Zeit, bei Stimmungsänderungen, in Abhängigkeit zu Situationen oder retrospektiv in der Therapie. *Datum/Zeit* *Situation* *Gefühle* *Automatischer Gedanke*
Spalten-Technik/ Auseinandersetzung mit den Gedanken	Der Patient versucht, auf die automatischen Gedanken eine rationale Erwiderung zu finden. Zusätzlich kann der Patient eine Uminterpretation seiner dysfunktionalen Annahmen versuchen. Auch kann jede Kognition auf logische Fehler in ihrer Entwicklung untersucht werden.	An obiges Schema werden Spalten angefügt: *Rationale Antwort* *Uminterpretation* *Beweise für die Richtigkeit des Gedankens? Andere Erklärungen? Was wäre das Schlimmste, was passieren könnte?* *Ist mein Gedanke richtig?* *Welche realistischere Gedanken gäbe es?*

Fortsetzung Tabelle 16: Kognitive Techniken der kognitiven Therapie

Technik	Prinzip	Beispiel
Austesten von Kognitionen/ Realitätsüberprüfung	Der Patient soll seine verzerrten Kognitionen einer empirischen Bewertung unterziehen, indem er sie an der Realität überprüft und Vorstellungen von Fakten unterscheiden lernt („Ist es wirklich so?";"Wie wahrscheinlich ist es, dass die Situation tatsächlich so eintritt?").	Die Datensammlung kann durch Beobachtung oder Befragung anderer Personen, durch Verhaltensexperimente oder durch Einholen von Informationen geschehen. In der Therapie werden dann die aus den Daten gezogenen Schussfolgerungen hinterfragt.
Reattribuieren	Um den objektiven Anteil des Patienten am Zustandekommen eines Ereignisses zu spezifizieren und alternative Erklärungen zu generieren, werden die einzelnen alternativen Erklärungen aufgelistet und eingeschätzt.	Mit einer Patientin, die sich am Scheitern ihrer Beziehung die Schuld gibt, wurde erarbeitet, welche anderen Erklärungen es für den Bruch der Beziehung gab (z.B. Wochenendbeziehung, verschiedene Interessen etc.).
Suche nach Alternativen	Es geht darum, alternative Sichtweisen für ein Problem zu finden, indem konkrete Alternativen und Bewältigungsmöglichkeiten gesammelt werden.	z.B. „Welche alternativen Betrachtungsweisen des Lebens als Single gibt es?"
Entkatastrophisieren	Der Therapeut stellt die Katastrophengedanken in Frage, indem das Schlimmstmögliche angenommen und hinterfragt wird. Ziel ist es, eine relativierende und realistischere Bewertung zu erreichen und Handlungsmöglichkeiten für den schlimmsten Fall zu antizipieren.	Eine Patientin wird nach den Konsequenzen des Nichtbestehens einer Prüfung gefragt: „Nehmen wir mal an, Sie würden tatsächlich durch die Prüfung fallen ... wie sähe das konkret aus ... was würde das für Sie bedeuten, was wäre daran letztlich so bedrohlich?"
Aufbau von Erwartungen	Diese Technik knüpft an die pessimistischen Vorhersagen für die Zukunft an, indem Erwartungen hinsichtlich der zeitlichen Dimension, Generalisierungen sowie der Grad der Gewissheit korrigiert und durch realistische Erwartungen ersetzt werden.	**Zeit:** „Ich war in der Prüfung schlecht. Das war schon immer so! Wird immer so sein!" **Generalisierung:** „Ich mache immer alles falsch, bin deshalb wertlos." **Gewissheit:** „Ich bin mir zu 100 % sicher, dass ich durch die Prüfung gefallen bin.

3

6.4 Kognitive Verhaltensmodifikation (D. MEICHENBAUM)

Theoretische Grundlagen

In seinem kognitiv-verhaltenstherapeutischem Modell betont Meichenbaum (1977) die Rolle des internalisierten Sprechens zu sich selbst bzw. des „inneren Monologs" und stützt sich dabei auf entwicklungspsychologische Modelle, wonach die Sprache zunächst externale und dann schrittweise eine internale bzw. automatisierte Steuerungsfunktion für menschliches Handeln bekommt.

Beispiel:
Zuerst steuern die Eltern das Verhalten eines Kindes durch Sprache; im Laufe der Entwicklung übernimmt das Kind selbst diese Instruktionen zur Steuerung des eigenen Verhaltens.

Therapeutische Verfahren

Aufbauend auf seinen Forschungen entwickelte Meichenbaum zwei Modelle der Verhaltensmodifikation, das Training zur Selbstinstruktion und das Stressimpfungstraining.

Selbstinstruktionstraining

Das Selbstinstruktionstraining wurde ursprünglich zur Intervention bei Kindern entwickelt, bei denen sprachliche Instruktionen (extern, intern) nur geringe Kontrolle über das Verhalten besitzen (z.B. impulsiv handeln, ohne zu denken ...). Die Kinder sollten lernen, Sprache als Möglichkeit zur Steuerung ihres Verhaltens einzusetzen, indem sprachliche Instruktionen zunächst extern vorgegeben und dann schrittweise internalisiert bzw. automatisiert werden (Meichenbaum und Goodman, 1971). Das Vorgehen des Selbstinstruktionstrainings läuft in 5 Schritten ab:

1. **Modelllernen:** Der Erwachsene führt unter lautem Sprechen eine Aufgabe durch.
2. **Offene externale Instruktion:** Das Kind versucht die Aufgabe zu lösen, während die Instruktion durch den Erwachsenen laut vorgesprochen wird.
3. **Offene internale Instruktion:** Das Kind bewältigt die Aufgabe und spricht sich dabei die Instruktion selbst laut vor.
4. **Ausblendende offene Instruktion:** Das Kind löst die Aufgabe, wobei es sich die Instruktion leise (flüsternd) vorspricht.
5. **Verdeckte Selbstinstruktion:** Das Kind löst die Aufgabe, während es sich die Instruktion lautlos selbst vorgibt.

Die einzelnen Instruktionen beinhalten eine Beschreibung der Aufgabe, einzelne Schritte der Planung und des Probierens, eine Beschreibung der Durchführung einzelner Schritte zur Problemlösung und schließlich eine Selbstverstärkung.

Beispiel:
Ein Kind, das eine Malaufgabe lösen sollte, spricht folgende Instruktion leise zu sich: „Okay, was muss ich tun? Ich habe die Aufgabe, diese Linien abzuzeichnen. Ich fange jetzt ganz langsam und vorsichtig an. Gut, ich ziehe jetzt die Linie nach unten, gut so; jetzt nach rechts ... nun nach unten und dann nach links. Ich male bis jetzt meine Linien wirklich gut und denke immer dran, schön langsam zu zeichnen. Nun muss ich wieder nach unten zeichnen ... nein, nach unten. Ich werde deshalb die Linie vorsichtig wieder ausradieren. Ein Fehler kann passieren, er zeigt mir, dass ich weiter schön vorsichtig zeichnen werde. Gut, nun noch einmal nach rechts. Prima, ich habe es geschafft. Es ist ein schönes Bild geworden!"

Stressimpfungstraining (SIT)

Das Stressimpfungstraining ist ein Verfahren zur Bewältigung allgemeiner Stress- und Belastungssituationen (Meichenbaum, 1977).

Der Begriff „Impfung" wird in Anlehnung an das biologisch-medizinische Modell der Immunreaktion verwendet: Durch eine Impfung werden Schutzreaktionen des Immunsystems gegen zukünftige belastende Einflüsse aufgebaut. In Analogie dazu sieht Meichenbaum den Erwerb von Strategien der Bewältigung in schwierigen Situationen als eine Möglichkeit, auch mit zukünftigen belastenden (Stress-)Situationen umzugehen. Ein weiteres Grundprinzip seiner Trainings liegt in der Annahme, dass Stress und damit verbundene Belastungen in hohem Maße durch kognitive Aspekte vermittelt werden.

Das Stressimpfungstraining besteht aus drei Schritten:

1. **Unterrichtsphase:** Problemanalyse und Vermittlung eines plausiblen Erklärungsmodells
2. **Übungsphase:** Erprobung unter herbeigeführten (kontrollierbaren) Stressbedingungen
3. **Anwendungsphase:** Einsatz der gelernten Bewältigungsfertigkeiten im Alltag

Zu 1: Unterrichtsphase

Das Ziel dieser Phase besteht darin, dem Patienten Verständnis für die Entstehung und Aufrechterhaltung seiner Stressreaktionen und negativen Gefühlen zu vermitteln. Der Patient soll dazu befähigt werden, situationale Determinanten und Verhaltensmerkmale der Stressreaktion frühzeitig selbst zu erkennen, um entsprechende Bewältigungsreaktionen realisieren zu können.

Zu Beginn erfolgt eine Problemanalyse anhand konkreter Stresssituationen, in der der Schwerpunkt auf den verdeckten negativen Selbstverbalisationen liegt („Welche Gedanken sind Ihnen durch den Kopf gegangen?"). Darauf wird dem Patienten ein plausibles Modell der individuellen Stresssituation vermittelt. Dazu bietet sich das kognitiv-psychophysiologische Modell der Emotionen von Schachter und Singer (1962) an. Nach diesem Modell bestehen Emotionen erstens aus einer erhöhten unspezifischen physiologischen Erregung und zweitens einer „Färbung" durch die inhaltliche Bewertung der Erregung aufgrund gedanklicher Prozesse (z.B. Erwartungsangst, katastrophisierende Gedanken etc.).

Zu 2: Übungsphase

In dieser Phase werden dem Patienten konkrete Strategien im Umgang mit Stress an die Hand gegeben. Neben dem Sammeln von Informationen über eine problematische Situation und eigene Stressreaktionen und dem Erlernen emotionaler Strategien (z.B. Entspannungsverfahren) geht es Meichenbaum vor allem um die kognitiven Bewältigungsreaktionen.

Der Prozess der kognitiven Bewältigung lässt sich dabei in vier zeitlich überlappende Schritte einteilen, für die jeweils unterschiedliche Stressoren und Bewältigungsmöglichkeiten charakteristisch sind (s.u.). Für jede dieser Ablaufphasen werden mit dem Patienten gemeinsam zielführende Selbstverbalisationen schriftlich erarbeitet und in sensu (z.B. Vorstellung einer Blamage, eines Misserfolges) oder im Rollenspiel (z.B. belastende soziale Situation) geübt.

Zu 3: Anwendungsphase

Nach der Trainingsphase soll der Patient seine neu erworbenen Bewältigungsfertigkeiten in konkreten Situationen erproben, indem er gestufte Stresssituationen aufsucht und hier den Einsatz von Selbstverbalisationen durchführt (z.B. Rollenspiel in einer persönlichen Konfliktsituation). Durch kontinuierliches Üben werden die neu erworbenen Selbstverbalisationen (zunächst noch leise vorgesagt, vom Zettel abgelesen etc.) nun automatisiert und zu effektiven Bewältigungsreaktionen eingeübt. Da reale Situationen in der Regel komplexer und weniger kontrollierbarer sind als das Üben im therapeutischen Setting, geht es zusätzlich darum, dem Patienten eine gewisse Flexibilität im Umgang mit realen Stresssituationen zu vermitteln.

Indikation

Selbstinstruktionstrainings können bei einer Reihe kindlicher Verhaltensstörungen (Impulsivität, Aggressivität, Hyperaktivität) zur Vermittlung aufgabenrelevanter Kognitionen (z.B. Rechen-, Zeichenaufgaben) sowie zur Konfliktbewältigung eingesetzt werden. Varianten finden sich in verschiedenen Trainingsmanualen (vgl. weiterführende Literatur). Bei Erwachsenen stellt das Selbstinstruktionstraining eine wichtige Komponente eines zumeist komplexeren Therapieprogramms dar und dient der Analyse und Veränderung problemrelevanter Selbstinstruktionen (z.B. problematische innere Monologe bei Ängsten, Bewältigung von neuen Aufgaben etc.).

Tabelle 17: Phasen der kognitiven Bewältigung

Phasen	Prinzip	Beispiel
Vorbereitung auf den Stressor	Der Patient versucht sich zu orientieren und führt sich die nächsten Schritte vor Augen	„Was ist als Nächstes zu tun?"
Konfrontation mit dem Stressor	Der Patient vergegenwärtigt sich, was er angesichts der stressigen Situation tun kann	„Tief Luft holen, du kannst die Situation bewältigen!"
Überwältigung	In dieser Phase wird der Ernstfall vorweggenommen und drohende Panik antizipiert	„Ich kann die Angst zwar nicht abschalten, aber ich kann damit umgehen!"
Selbstverstärkung	Der Patient verstärkt sich dafür, dass er sich mit der stressigen Situation konfrontiert hat	„Ich kann auf meinen Fortschritt wirklich stolz sein!"

Das Stressimpfungstraining wurde ursprünglich zur Kontrolle von Stress- und Belastungssituationen entwickelt, erfuhr jedoch breite Anwendung in den verschiedensten Bereichen:

- Trainings zur Bewältigung problematischer Ärger-Reaktionen
- Bestandteil komplexer Therapieprogramme bei verschiedenen psychischen Störungen (z.B. Angststörungen)
- Verhaltensmedizin (OP-Vorbereitung, Krankheitsbewältigung bei Schmerz, Krebserkrankungen etc.)
- Trainings zur Prävention bei Menschen, die Stress und belastenden Emotionen ausgesetzt sind (Personen in sozialen und Gesundheitsberufen, Polizisten, Sportler etc.)
- Bewältigung von kritischen Lebensereignissen und traumatischen Belastungen

Beispiel:

Für Patienten mit Angststörungen ist eine Konfrontation mit angstrelevanten Auslösern manchmal anfangs sehr schwierig. Als konkrete kognitive Bewältigungsstrategie kann die auslösende Situation als Stresssituation gesehen und ein SIT in die Konfrontationsübungen eingebaut werden. Erst nach dem SIT erfolgt eine Konfrontation in vivo (Therapeuten-geleitet und schrittweise selbst geleitet).

Bewertung

Der Verdienst Meichenbaums besteht darin, mit dem Selbstinstruktionstraining und dem Stressimpfungstraining Programme entwickelt zu haben, welche kognitive und verhaltensorientierte Aspekte optimal verbinden und sich leicht und effizient in einen breiteren therapeutischen Rahmen integrieren lassen. Zudem besteht mit dem Selbstinstruktionstraining die Möglichkeit, mit Kindern und Jugendlichen „kognitiv" zu arbeiten. Aufgrund der Komplexität und der Einbettung in einen komplexeren therapeutischen Rahmen gestaltet sich eine explizite Effektivitätsbestimmung der beiden Programme als schwierig; die Studien deuten jedoch auf eine befriedigende Effektivität hin.

6.5 Vergleich der Ansätze von Ellis, Beck, Meichenbaum

Die drei Ansätze haben sich in der therapeutischen Praxis in den letzten Jahren konzeptuell angenähert und werden oftmals in Kombination verwendet. Den Programmen ist gemeinsam, dass sie unangepasste, nicht zielführende Kognitionen als entscheidende Bedingungen für psychische Probleme ansehen. Außerdem bemühten sich alle drei Ansätze um eine empirische Überprüfung der Wirksamkeit. In Tabelle 18 werden die drei Verfahren noch einmal im Überblick dargestellt.

Tabelle 18: Vergleich der Ansätze von Ellis, Beck und Meichenbaum

	Rational-Emotive Therapie (RET) nach ELLIS	***Kognitive Therapie nach BECK***	***Kognitive Verhaltensmodifikation nach MEICHENBAUM***
Historischer Hintergrund	- Psychoanalyse - philosophische Einflüsse - amerikanisch-pragmatische Haltung	- Psychoanalyse - Therapie bei Depressionen	- Verhaltenstherapie - entwicklungspsychologische Grundlagen
Störungs-theorie	Dysfunktionale Kognitionen sind wichtige Bedingungen für psychische Störungen		
	- Konzept der Rationalität: Irrationale Annahmen (beliefs) und absolutistische Lebensphilosophien als Ursachen psychischer Störungen - ABC-Theorie - Aspekt der Sekundärproblematik	Ursachen psychischer Störungen liegen im Inhalt der Gedanken: - kognitive Triade - Dysfunktionale Attributionen, Schemata, Grundannahmen, die sich über automatische Gedanken äußern. - Denkfehler bei der Wahrnehmung und Interpretation der Realität	- problematische, unangepasste Selbstverbalisationen in konkreten Situationen
Ätiologie und Genese	- biologische Tendenz, irrational zu denken - Fremdindoktrinationen sowie Selbstindoktrination verfestigen das irrationale „belief system" - Aktivierung des „belief system" in belastenden Lebenssituationen	- multifaktorielles Entstehungsmodell: Vulnerabilität + Lernerfahrungen, „life events" etc. - entscheidend ist die Aufrechterhaltung und Stabilisierung durch die kognitiven Mechanismen	- Relevanz systematischer Defizite in der Steuerung des Verhaltens durch Kognitionen
Therapieziele und Therapie-theorie	In der Therapie geht es deshalb darum, die dysfunktionalen Kognitionen in Richtung funktionaler Kognitionen zu beeinflussen		
	- grundlegender Wandel der philosophischen Einstellungen als elegante Lösung - Veränderungen in kleinem Ausmaße als die unelegante Lösung	- eine realistischere Wahrnehmung und Bewertung aufzubauen - Veränderung der dysfunktionalen Kognitionen, die der Störung zugrunde liegen	- Veränderung der dysfunktionalen Selbstverbalisationen in konkreten Situationen
Therapeutische Beziehung	- Therapeut fungiert direktiv, erzieherisch und pädagogisch - Therapeut als rationales Modell - Therapeut führt dem Patienten seine Fehler vor Augen	- Patient wird als gleichberechtigter Partner angesehen - gemeinsame Übernahme von Verantwortung für Lösung der Probleme - aktive Beteiligung des Patienten	- wie in der VT-Tradition

Fortsetzung Tabelle 18: Vergleich der Ansätze von Ellis, Beck und Meichenbaum

	Rational-emotive Therapie (RET) nach ELLIS	*Kognitive Therapie nach BECK*	*Kognitive Verhaltensmodifikation nach MEICHENBAUM*
Therapeutische Techniken	- kognitive, emotive und Verhaltenstechniken - zentrale Technik: sokratischer Dialog - pragmatisches Vorgehen	- kognitive und verhaltensorientierte Strategien - zentrale Technik: Bewertung der Kognitionen (Austesten von Kognitionen, Realitätsüberprüfung)	- Selbstinstruktionstraining - Stressimpfungstraining
Indikationsbereich	- breiter Indikationsbereich (Angststörungen, Ärger, sexuelle Störungen etc.) - Schwerpunkt: Bewältigung von unangenehmen Emotionen	- ursprünglich an depressiven Störungen entwickelt - heute breiter Indikationsbereich (Persönlichkeitsstörungen, Schizophrenien, Angststörungen, Essstörungen, Abhängigkeiten)	- Selbstinstruktionstraining: impulsive, aggressive, hyperaktive Kinder, Vermittlung aufgabenrelevanter Kognitionen, Konfliktbewältigung, Bewältigung problematischer Selbstinstruktionen - SIT: Stress- und Belastungssituationen, Verhaltensmedizin, Prävention, Ärger, Angststörungen etc.)
Effektivität	- Bemühen um Nachweis empirischer Wirksamkeit - hohe Effektivität		

6.6 Problemlösetraining nach D`ZURILLA und GOLDFRIED

Theoretische Grundlagen

Problemlösen spielt in der Therapie auf drei Ebenen eine Rolle. Erstens kann Psychotherapie insgesamt unter einer Problemlöseperspektive betrachtet werden, da die einzelnen therapeutischen Methoden dem Patienten dazu verhelfen, von einem problematischen Ausgangszustand zu einem erwünschten Zielzustand zu kommen. Zweitens sollte der Therapeut eine Problemlöseperspektive einnehmen, wenn es zu Schwierigkeiten innerhalb einer Therapie kommt. Problemlösen in der Therapie im engeren Sinne meint drittens eine spezifische kognitive Interventionstechnik.

In der allgemeinen Psychologie wird ein Problem als eine „Ist-Soll-Diskrepanz" beschrieben. Es bestehen zumeist ein unerwünschter Ausgangszustand, ein erwünschter Zielzustand sowie eine endliche Menge an Transformationen, um den Ausgangszustand in den Zielzustand zu transferieren. Als Problemlösen wird der Prozess verstanden, der auf eine Bewältigung der in einer Problemsituation gegebenen Herausforderung abzielt und an dem kognitive, affektive und verhaltensmäßige Strategien beteiligt sind, die sich auf alle Komponenten des Problemzustandes beziehen. Als Lösung sind einzelne Reaktionen oder ein Muster an Reaktionen anzusehen, die in der Lage sind, eine Problemsituation so zu transferieren, dass sie von der Person nicht mehr als Problem bewertet wird. Dies kann je nach Problem in einer Veränderung des Ausgangs- oder Zielzustandes bzw. in einer Überwindung der Barriere bestehen.

Prinzipiell können Schwierigkeiten eines Patienten an allen Komponenten des Problems ansetzen:

- Schwierigkeit, den Ausgangszustand, die zentralen Charakteristika eines Problems klar und präzise anzugeben („Mir geht es schlecht")
- vage, unpräzise (und zumeist negative) Zielvorstellungen („Meine Angst soll weg sein ...")
- fehlende Mittel der Transformation (z. B. soziale Fertigkeiten), um den Ist- in den Zielzustand zu überführen

> ! **Merke:** Kennzeichnend für klinische Problemsituationen sind, neben einer hohen Komplexität und Dynamik, vor allen Dingen der hohe Grad an persönlicher Betroffenheit und die damit verbundene emotionale Einbettung von Problemsituationen.

Problemlösen als kognitive Interventionsstrategie

D`Zurilla und Goldfried (1971) betrachten den Problemlöseprozess als eine Abfolge fünf verschiedener Stufen, die von einer ersten Orientierung bis hin zur Entscheidungsfindung und -überprüfung reichen (Tab. 19). Die Stufen können zusammen mit dem Patienten erarbeitet und trainiert werden. Die Beschreibung von Problemlösen als fünfstufigem Prozess beinhaltet natürlich eine Idealisierung und bietet somit lediglich eine Orientierungshilfe für die Praxis. Problemlösen muss nicht in der vorgegebenen Reihenfolge ablaufen. Es sind Rückkoppelungsschleifen zu beachten und gegebenenfalls einzelne Schritte mehrfach zu durchlaufen.

Indikation

Problemlösetrainings sind bei verschiedenen Störungen (z.B. Agoraphobien, Depressionen, Schizophrenien), Problemen (z.B. Partnerschaftsprobleme, soziale Defizite, Bewältigung von negativen Gefühlen) und klinischen Gruppen (z.B. Kinder, Jugendliche, Erwachsene, psychiatrische Patienten) angebracht. Eine Indikation liegt vor allem dann vor, wenn inadäquate Problemlösefertigkeiten die psychischen Probleme mitbedingen. Ansätze des Problemlösens spielen außerdem bei Maßnahmen der Generalisierung und Aufrechterhaltung und insbesondere im Rahmen der Prävention eine Rolle. Problemlösetrainings sind nicht indiziert, wenn eine sofortige Maßnahme angezeigt ist (Krisenintervention).

Tabelle 19: Stufen im Problemlöseprozess

Stufe	*Prinzip und Durchführung*
1. Allgemeine Orientierung	In einer ersten Orientierungsphase geht es darum, eine Situation erst einmal als Problem zu identifizieren. Das bedeutet, dass die Person die Situation nicht als bedrohliche Tatsache ansieht, sondern als eine Herausforderung begreift, die möglicherweise lösbar ist.
2. Beschreibung des Problems	Da Alltagsprobleme in der Regel nur vage wahrgenommen werden, besteht der nächste Schritt in einer präzisen und konkreten Beobachtung und Beschreibung einzelner Problembestandteile. Hierzu gehört auch eine Differenzierung zentraler und nachgeordneter Problembereiche.
3. Erstellen von Alternativen	In einer nächsten Phase werden möglichst viele Lösungsalternativen entwickelt, die evtl. zu einer Problemlösung führen können. Es geht dabei noch nicht um eine Bewertung oder Entscheidung.
4. Treffen einer Entscheidung	Aus den verschiedenen Lösungsmöglichkeiten wird nun nach bestimmten Auswahlprinzipien (Nutzen, kurz- und langfristige Folgen, Wahrscheinlichkeit etc.) eine Auswahl getroffen.
5. Anwendung, Überprüfung	Nach einer Entscheidung muss konkret getestet werden (im Rollenspiel, in vivo), inwieweit sich diese Alternative als zielführend erweist. Der Patient sollte möglichst viele Konsequenzen seines neuen Verhaltens selbst beobachten und bewerten, um gegebenenfalls bei Nichtbrauchbarkeit der Alternative wieder auf frühere Stufen des Problemlöseprozesses zurückgehen zu können.

Bewertung
Problemlösetrainings haben mittlerweile eine große Bedeutung in der Psychotherapie und werden ausgesprochen breit und flexibel angewendet (z. B. im Rahmen komplexerer Trainingsprogramme für schizophrene Patienten). Die empirische Befundlage kann bei verschiedenen Störungen und Problemen mittlerweile als gut bewährt angesehen werden. Allerdings ist es in der klinischen Praxis nicht immer leicht, Kriterien für gelungenes versus misslungenes Problemlösen festzulegen (Gefahr der Zirkularität, wenn der Grad pathologischen Verhaltens als Kriterium für Problemlösen herangezogen wird).

6.7 Paradoxe Interventionsansätze

Theoretische Grundlagen
Als Begründer paradoxer Therapieverfahren gilt Viktor Frankl, der die antizipatorische Angst als wichtige aufrechterhaltende Bedingung psychischer Probleme beschrieb (Frankl, 1947). Neuere theoretische Überlegungen finden sich bei Ascher (1989).

> **!** **Merke:** Das Prinzip paradoxer Interventionen liegt darin, den Patienten dazu anzuhalten, Denk- und Verhaltensmuster zu realisieren, die seinem Problemverhalten diametral entgegengesetzt sind. Dahinter steht die Annahme, dass durch die Aufgabe der Vermeidung ein anderes Herangehen an das Problem möglich ist, da diejenigen Blockaden und Determinanten ausgeschaltet werden, die zentrale Störungsbedingungen darstellen (z.B. Erwartungsangst).

Die theoretischen Begründungen für paradoxes Vorgehen sind heterogen (systemtheoretische, psychoanalytische, lerntheoretische Überlegungen). Insgesamt geht man davon aus, dass durch eine paradoxe Intervention das Problem aus dem bisherigen Kontext genommen wird, wodurch für den Patienten eine völlig neue Sichtweise entstehen kann (i. S. einer kognitiven Umstrukturierung). Dabei spielen Aspekte von Widerstand und Compliance sowie Prinzipien einer funktionalen Sichtweise eine Rolle.

Therapeutisches Vorgehen
Die verschiedenen paradoxen Interventionsansätze haben gemeinsam,
- dass sie ein Merkmal der Überraschung beinhalten und in der Regel gegen die Erwartung einer helfenden, mitleidvollen Beziehung laufen,
- kein Drängen nach Veränderung beinhalten, sondern eine Erlaubnis bzw. Anweisung zur Beibehaltung der Symptomatik vermitteln und
- zu emotionalen Reaktionen beim Patienten führen, die eine Veränderung erleichtern.

In Tabelle 20 sind verschiedene paradoxe Interventionstechniken aufgelistet, die z. T. ihren Ursprung in anderen Therapierichtungen haben (z. B. Hypnotherapie, systemische Therapie), jedoch von Ascher für die Verhaltenstherapie theoretisch begründet wurden.

Indikation
Paradoxe Interventionen werden vor allem bei der Behandlung von Sexualstörungen, Sprechstörungen und Schlafstörungen eingesetzt, sind jedoch prinzipiell bei allen klinischen Problemen und Störungsbildern in Kombination mit anderen Interventionen anwendbar.

Bewertung
Eine Abgrenzung „paradoxen" Vorgehens gestaltet sich als nicht einfach, da genau genommen jede Methode, bei der es um Konfrontation und Bewältigung geht, als paradox bezeichnet werden kann. Paradoxe Interventionen wurden meist in Kombination mit anderen kognitiv-verhaltenstherapeutischen Strategien untersucht und können als effektiver Bestandteil einer komplexen Therapiestrategie angesehen werden. Da die Wirkung einer paradoxen Intervention darauf beruht, dass der Patient die Logik des Vorgehens nicht gänzlich durchschaut, sind im Sinne der Transparenz und Selbstbestimmung des Patienten paradoxe Interventionen sensibel einzusetzen.

Tabelle 20: Paradoxe Strategien

Methode	*Prinzip*	*Beispiele*
Symptomverschreibung	Der Patient soll ein Symptom für eine gewisse Zeit willentlich provozieren bzw. verstärkt äußern.	absichtliches Stottern
Reframing/ Relabeling	Beim Reframing wird die Bedeutung des Problems verändert, indem es in einen anderen Kontext gestellt wird. Relabeling bedeutet, dem Problem eine veränderte Bezeichnung („Etikett") zu geben.	Umdeutung von „passiv sein" in „Fähigkeit, Dinge so zu akzeptieren, wie sie sind"
Restraining	Der Therapeut versucht eine Veränderung zu verhindern oder den Patienten bei einer Veränderung zu bremsen.	Koitusverbot, Schlafrestriktion
Position des Patienten	Der Therapeut nimmt für einen gewissen Zeitraum explizit und pointiert die Sichtweise des Klienten ein.	Der Therapeut klagt übertrieben über die Befindlichkeit des Patienten
Utilization	Der Therapeut nutzt alle Aktivitäten, Ressourcen des Patienten. Alles was der Patient tut, wird als Schritt in die richtige Richtung gesehen.	Der Therapeut geht in der Zielklärung auf die individuellen Ziele des Patienten ein
Konfusionstechnik	Der Therapeut „verwirrt" den Patienten mit vielen Aussagen, Positionen, Meinungen etc. Der Patient versucht einen roten Faden zu finden und macht sich das zu Eigen, was ihm entspricht.	Der Therapeut stellt dem Patienten viele Bewältigungsstrategien für ein Problem vor

7 Selbstkontroll- und Selbstmanagementtherapie

Methoden der Selbstkontrolle gehören zu den Verfahren, bei denen die Veränderung des Selbstregulationssystems (β-Kontrolle) im Vordergrund steht. Durch den Einsatz von Selbstkontrollverfahren wird eine Verbesserung des Selbstmanagements auf Seiten des Patienten angestrebt. Der Patient soll dazu befähigt werden, eigenes Verhalten durch den Einsatz spezieller Strategien zu verändern, um so selbständig die eigenen Probleme zu bewältigen.

Theoretische Grundlagen

Unter dem Dach der Selbstkontrolle sind unterschiedliche theoretische Ansätze und technische Verfahren vereinigt. In der klassischen Verhaltenstheorie meint Selbstkontrolle die Fähigkeit eines Individuums, eigenes Verhalten durch andere Verhaltensweisen zu steuern, d.h., in ihrer zukünftigen Auftrittswahrscheinlichkeit zu verändern (Skinner, 1953). Selbstkontrolle ist aus rein funktionaler Sicht von Fremdkontrolle nicht zu unterscheiden, sondern ein Spezialfall der Fremdkontrolle, bei dem kontrollierende und kontrollierte Verhaltensweisen in einer Person vereinigt sind. Die heutige Verhaltenstherapie geht jedoch – maßgeblich beeinflusst von F. H. Kanfer und seiner Arbeitsgruppe – von unterschiedlichen Determinanten der Regulation menschlichen Verhaltens aus (vgl. Kanfer et al., 2000). Verhaltensdeterminanten sind hierbei äußere Einflüsse, d.h. externe Kontingenzen (α-Variablen), selbst produzierte kognitive Reize (β-Variablen) sowie biologisch-somatische Bedingungen (γ-Variablen). Menschliches Verhalten ist als Resultat des komplexen Zusammenspiels dieser Variablen zu sehen, wobei je nach Situation das Gewicht der einzelnen Variablen sehr unterschiedlich sein kann.

Beispiel:

Bei extrem starkem Hunger (γ-Variable) halten moralische Bedenken (β-Variablen) und situative Bedingungen (α-Variablen) ein Person kaum davon ab, sich Nahrung zu stehlen.

! **Merke:** Im Prinzip können wir von einem Kontinuum der Selbstkontrolle („Freiheit") und Fremdkontrolle („Abhängigkeit") ausgehen. Die moderne Verhaltenstherapie betont jedoch die zentrale Rolle der kognitiven und motivationalen Kontrolle des Verhaltens bei der Steuerung menschlichen Verhaltens und sieht den Menschen als bewusstseinsfähiges Individuum, das in reziproker Interaktion mit seiner Umgebung absichtsvoll und zielgerichtet handelt.

Bevor wir auf einzelne Strategien der Selbstkontrolle eingehen, sollen die zentralen Konzepte „Selbstregulation", „Selbstkontrolle" und „Selbstmanagement" überblickartig aufgelistet werden.

- **Selbstregulation** meint diejenigen Prozesse, die bei der Steuerung menschlichen Verhaltens ablaufen. In vielen Fällen läuft die Selbstregulation rasch und automatisiert ab, wie z.B. bei einem geübten Autofahrer auf dem Weg zur Arbeit (oder bei der psychophysiologischen Regulation des Blutdrucks). Beim Erlernen einer komplexen Aktivität (z.B. Klavier spielen) oder dem Unterbrechen einer Verhaltenskette (Autofahrer hat sich verfahren) beginnt jedoch der explizite Selbstregulationsprozess mit der Umschaltung von automatisierter auf kontrollierte Informationsverarbeitung. Automatisierte Selbstregulation ist im Alltag oft hilfreich (Autofahren, Sprechen, Essen etc.), kann jedoch im Falle von automatisierten problematischen Verhaltensweisen (z.B. Rauchen, inadäquate Interaktionsmuster in der Partnerschaft etc.) beeinträchtigend sein. Aufgabe in der Therapie ist es, diese Automatismen durch Beteiligung kontrollierter Verarbeitungsmechanismen (z.B. Selbstbeobachtung) bewusst zu machen und zu verändern. Kanfer (1977) unterscheidet bei der kontrollierten Selbstregulation die Stufen der Selbstbeobachtung, Selbstbewertung und Selbstverstärkung (vgl. Abb. 13). An diesen Stufen kann im therapeutischen Prozess angesetzt werden (z.B. durch Verfahren der Selbstbeobachtung oder Selbstverstärkung).

3

Abbildung 13: Prozess der kontrollierten Selbstregulation

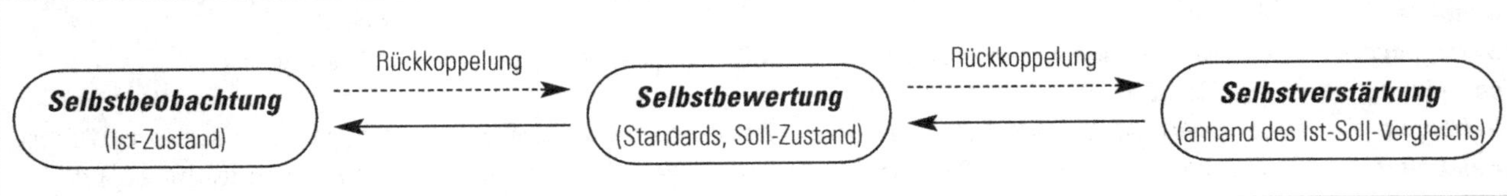
Selbstbeobachtung
(Ist-Zustand)
Rückkoppelung
Selbstbewertung
(Standards, Soll-Zustand)
Rückkoppelung
Selbstverstärkung
(anhand des Ist-Soll-Vergleichs)

- **Selbstkontrolle** meint einen Spezialfall der Selbstregulation, nämlich das Unterbrechen des automatisierten Verhaltensablaufs aufgrund eines Konfliktes (zwischen Zielen, Verhaltensweisen oder zwischen Zielen und Verhaltensmustern) und das Ausführen von Verhalten, das unter den gegebenen Verstärkerbedingungen nicht zu erwarten wäre. Beim *„Widerstehen einer Versuchung"* führt eine Person eine Handlung nicht aus, obwohl für diese Handlung eine höhere Auftrittswahrscheinlichkeit bestünde. Beim *„heldenhaften Verhalten"* führt eine Person ein Verhalten aus, obwohl es kurzfristig aversive Konsequenzen nach sich zieht und somit eine niedrige Auftrittswahrscheinlichkeit besteht., da eine Person hier ja gerade nicht die Verhaltensweisen zeigt, die aufgrund deutlich gegebener Verstärkungsbedingungen zu erwarten wären.

Beispiele:
Ein Raucher widersteht der Versuchung des Rauchens (⊄+), um langfristig negative Konsequenzen, wie z.B. Krankheiten (⊄-), zu vermeiden bzw. positive Konsequenzen, wie z.B. Fitness (⊂+), zu erzielen.
Eine Person verhält sich „heldenhaft" und geht präventiv zum Zahnarzt (⊂-), um langfristig positive Konsequenzen, nämlich gute Zähne (⊂+), zu erzielen.

- **Selbstmanagement** ist ein Oberbegriff für den dynamischen und komplexen Interaktionsprozess der α-, β,- und γ-Variablen im Repertoire eines Menschen, wobei zur Steuerung die β-Variablen zumindest zeitweilig im Vordergrund stehen. Selbstmanagement stellt außerdem eine Art Meta-Modell des therapeutischen Prozesses dar, bei dem Therapie als mehrphasiger Änderungsprozess angesehen wird und bei dem eine aktive Beteiligung des Patienten mit dem Ziel der Befähigung einer selbstständigen Bewältigung eigener Probleme im Vordergrund steht (vgl. Kanfer et al., 2000).

Methoden der Selbstkontrolle

Methoden der Selbstkontrolle werden selten einzeln angewendet, sondern bilden einen wichtigen Bestandteil im Rahmen eines therapeutischen Gesamtprogramms im Sinne eines Selbstmanagement-Ansatzes. Die wichtigsten Methoden der Selbstkontrolle sind:

1. Selbstbeobachtung
2. Kontingenzkontrolle (Selbstverstärkung/Selbstbestrafung)
3. Stimuluskontrolle
4. Contract-Management

1. Selbstbeobachtung
Das Prinzip der Selbstbeobachtung ist es, den Patienten dazu anzuhalten, sich selbst zu beobachten und Aufzeichnungen eigenen Verhaltens anzufertigen. Durch die Selbstbeobachtung wird der Patient (bereits ab einem frühen Stadium der Therapie) in die Lage versetzt, seine Probleme zu spezifizieren (Merkmale, Schwankungen, Vermeidungsbereiche etc.) und erste Ansatzpunkte für eine Veränderung zu finden. Indikationen ergeben sich vor allem, wenn es um eine Beobachtung von Verhalten im natürlichen Umfeld des Patienten und zur Beobachtung von kognitiven Prozessen geht. Die Durchführung von Selbstbeobachtung und -aufzeichnung kann in Form von Verhaltenstagebüchern, Strichlisten (z.B. Anzahl gerauchter Zigaretten), Stoppen von Zeiten (Dauer von Verhaltensexzessen) und grafischen Schemata (z.B. Essanfälle und Erbrechen im zeitlichen Verlauf bei einer bulimischen Patientin) durchgeführt werden.
Selbstaufzeichnungen sollten möglichst einfach erfolgen, damit das Problemverhalten im Alltag direkt und konkret aufgezeichnet werden kann (z.B. Zettel mit Strichliste im Geldbeutel). Selbstbeobachtung führt durch die Unterbrechung der problematischen Verhaltenskette sowie durch verstärkende bzw. bestrafende Effekte der Selbstbeobachtung (z.B. Gewicht registrieren bei Gewichtsreduktionsprogrammen) zu reaktiven Effekten, d.h. zu Veränderungen in Richtung Zielverhalten. Um diese therapeutischen Veränderungen nutzen zu können, sollte das Problemverhalten prinzipiell vor und Zielverhaltensweisen nach dessen Auftreten beobachtet werden. Studien haben jedoch ergeben, dass reaktive Effekte eher kurzfristiger Natur sind und einer Stabilisierung durch weitere therapeutische Strategien bedürfen.

2. Kontingenzkontrolle (Selbstverstärkung/Selbstbestrafung)
Das Prinzip der Kontingenzkontrolle im Rahmen der Selbstkontrolle liegt in der Steuerung des eigenen Verhaltens durch den Einsatz gezielter, selbst gesetzter Kontingenzen.
Selbstverstärkung meint, dass ein Patient sich selbst als Konsequenz eines erwünschten Verhaltens einen realen oder symbolischen (verdeckten) Stimulus darbietet, so dass die zukünftige Auftretenswahrscheinlichkeit von Verhalten derselben operanten Klasse steigt. Unter Selbstbestrafung versteht man die kontingente Darbietung eines aversiven Reizes als Folge eines unerwünschten Verhaltens durch die Person selbst, was eine Unterbrechung der Verhaltenskette und eine Senkung der Auftretenswahrscheinlichkeit von Verhalten derselben operanten Klasse zur Folge hat.

Vorteile einer Selbstverstärkung und -bestrafung gegenüber der externen Kontingenzkontrolle liegen darin, dass die Person auch die Verhaltensweisen selbst verstärken bzw. bestrafen kann, die von außen nicht beobachtbar sind (Gefühle, Gedanken). Außerdem können Stimuli mit verbal-symbolischem Charakter eingesetzt werden (z.B. verdecktes Selbstlob, verdeckter Tadel). Für die Durchführung von Kontingenzkontrolle können wir ähnlich wie bei der Fremdverstärkung und Fremdbestrafung in Anleh-

Beispiel: Selbstbeobachtungsschema eines Patienten mit Zwangsstörungen

Zeit	Situation	Aufdringliche Gedanken	Gefühl (Art des Gefühls, körperliche Vorgänge; Stärke des Gefühls, 0 - 100%)	Verhalten (Kontrollen, Rituale)
12.00 h	Kochen des Mittagessens	„Ich vergifte meine Familie!"	Angst, Schuldgefühle, 90	Werfe das Fleisch weg

nung an die operante Terminologie verschiedene Möglichkeiten und Kombinationen von Selbstverstärkung und Selbstbestrafung unterscheiden, je nachdem ob die Verstärker oder Strafreize dargeboten oder entfernt werden (z.B. positive Selbstverstärkung, verdeckte Löschung, Selbstbestrafung, negative Selbstverstärkung). Während offene Selbstverstärkung analog zur Fremdverstärkung untersucht werden kann, sind verdeckte, nicht direkt beobachtbare Verstärkungsprozesse schwerer zu analysieren. Die Studien zur Selbstverstärkung brachten ähnliche Effekte wie die Fremdverstärkung, und zwar eine Erhöhung der Rate des verstärkten Verhaltens und motivationale Auswirkungen (Bereitschaft zu neuem Lernen).

Beispiel:
Selbstverstärkung kann durch die Darbietung eines nicht alltäglichen Reizes (z.B. Kinobesuch) geschehen oder aber durch eine Enthaltung alltäglicher Verstärker, die man sich schließlich kontingent für das Zielverhalten verabreicht (z.B. Tasse Kaffee erst nach bestimmten Arbeitspensum).
Als Methode der Selbstbestrafung wird oft die Technik des Gedankenstopps angewendet (siehe Kapitel 4.1). Eine andere Möglichkeit der „Selbstbestrafung" bestünde z.B. darin, dass eine Person für unerwünschtes Verhalten (z.B. Rauchen) eine bestimmte Geldsumme an eine politisch konträre Partei spendet.

3. Stimuluskontrolle
Das Prinzip besteht in einer Veränderung derjenigen Bedingungen des Verhaltens, die als entscheidende Determinanten bzw. Auslöser des Verhaltens angesehen werden. Die Person verändert dabei *selbst* soziale, physikalische Umgebungsvariablen derart, dass eine weitgehend automatisierte Verhaltenskette unterbrochen wird, das Problemverhalten in seiner Auftrittshäufigkeit sinkt und das Zielverhalten wahrscheinlicher wird.

Stimuluskontrolle kann durch physikalische Beschränkung (die Person macht es sich unmöglich, an Hinweisreize zu kommen, z.B. durch Versperren des Kühlschranks, der Minibar) oder durch eine Umgebungsänderung (z.B. Aufräumen oder Wegräumen von relevanten oder ablenkenden Hinweisreizen) erreicht werden. Physikalische Stimuluskontrolle bleibt jedoch zeitlich beschränkt und ist nicht immer möglich. Hier bietet sich die Einführung verbaler Selbstinstruktionen an, die als diskriminativer Hinweisreiz dient und eine erwünschte Verhaltenskette in Gang setzen bzw. eine problematische Verhaltenskette unterbrechen kann (z.B. verbale Instruktion zum frühzeitigen Verlassen der Betriebsfeier, bei der viel Alkohol getrunken wird). Wichtig ist außerdem ein möglichst frühzeitiges Unterbrechen der problematischen Verhaltenskette.

Beispiel:
Um die Häufigkeit des Rauchens zu senken, ist es wichtig, sämtliche Zigaretten und Aschenbecher aus der Wohnung zu verbannen und den/die Sozialpartner darüber zu informieren, bei eventuellem Rauchen, ihn verbal zur Unterlassung aufzufordern. Weiterhin geht es darum, die problematische Verhaltenskette möglichst früh zu unterbrechen. Es ist leichter, keine Zigaretten zu kaufen, als nach Anstecken der Zigarette das Rauchen zu unterbrechen. Wenn der Wunsch nach Rauchen aufkommt, sollte als erwünschte Verhaltenskette z.B. der Griff zu einem Kaugummi erfolgen und durch entsprechende Selbstinstruktionen („Ich rauche jetzt keine Zigarette, aber ich werde einen Kaugummi kauen") eingeleitet werden.

4. Contract-Management
Die Einführung von Verhaltensverträgen helfen sowohl dem Patienten als auch dem Therapeuten, spezifische Verhaltensweisen in Gang zu setzen, klare Ziele zu formulieren sowie die Konsequenzen für das Zielverhalten zu präzisieren. Zu beachten ist dabei grundsätzlich, dass die Formulierung des Vertrages fast immer unter anderen Bedingungen entsteht als das Einhalten der Vorsatzerklärung (z.B. sog. Silvestervorsätze).

Damit die Einhaltung von Kontrakten erleichtert wird, sollte vor allem beachtet werden, dass sowohl das zu kontrollierende Verhalten als auch die Kontingenzen für die Einhaltung für alle beteiligten Personen präzise beschrieben und festgelegt werden. Es ist sowohl die positive Konsequenz für die Vertragseinhaltung zu beschreiben als auch darauf zu achten, dass das Zielverhalten langfristig durch Selbstverstärkung oder externe Verstärkung aufrechterhalten wird. Das Zielverhalten sollte zudem für den Patienten leicht beobachtbar sein, um ihn für weitere Bemühungen zu motivieren. Gerade diese motivierende Funktion von Kontrakten ist wohl auch einer der bedeutsamen spezifischen Wirkfaktoren von Verhaltenskontrakten.

Beispiel:
Eine Studentin schließt mit sich einen Vertrag bezüglich ihrer Arbeitsschwierigkeiten bei der Diplomarbeit ab. Sie will morgens um 9.00 Uhr beginnen und plant vormittags und nachmittags je drei Stunden konzentriertes Arbeiten. Sie kann die Arbeitszeit leicht durch den Blick auf die Uhr kontrollieren. Weiterhin bestimmt sie, wie viele Pausen sie während der Arbeitszeit machen will. Sie legt in dem Vertrag fest, dass sie sich für die geleistete Arbeitszeit und nicht für inhaltliche Erfolge verstärken will. Die positiven Verstärker listet sie auf (z.B. mit Freundin telefonieren, sich etwas kochen …). Nach der Beendigung des Theorieteils plant sie eine größere Verstärkung ein (Kurzurlaub). Sie hängt sich den Vertrag über den Schreibtisch.

Indikation

Verfahren der Selbstkontrolle und des Selbstmanagements können im Prinzip in jedem Setting, mit allen Patientengruppen und bei allen Störungsbildern und Problemen eingesetzt werden. Selbstkontrollverfahren sollten vor allen Dingen dann angewendet werden, wenn sich problematische Umgebungsvariablen als nicht veränderbar herausstellen (z.B. Verfügbarkeit von Alkohol). Da sich die Fähigkeit zu selbst kontrolliertem Verhalten bei Kindern erst im Alter von 9 bis 12 Jahren entwickelt, sind Verfahren der Selbstkontrolle bei kleineren Kindern nicht indiziert.

Bewertung

Man kann Selbstkontrolle zum einen als eine Methode, ein spezielles Therapieverfahren betrachten, zum anderen als generelles Ziel therapeutischer Intervention. Zur Fundierung von Selbstkontrolle als Methode bezieht man sich auf die Effektivität, zur Begründung von Selbstkontrolle als Ziel auf normative Aspekte (Stichworte: Freiheit, Autonomie, Selbstbestimmung).

Selbstkontrollverfahren bieten eine ganze Reihe Vorzüge:

- Methoden der Selbstkontrolle beschränken die Interventionen und den Einfluss des Therapeuten auf ein Minimum (Prinzip der minimalen Intervention)
- Die der Selbstkontrolle vorgeschaltete Selbstbeobachtung bietet neben einer motivierenden Wirkung die Möglichkeit für eine Datengewinnung in einer der Fremdbeobachtung nur schwer zugänglichen Bereichen (Kognitionen, Verhalten in der natürlichen Umgebung)
- Durch Methoden der Selbstkontrolle können Probleme therapeutisch zugänglich gemacht werden, die privater oder intimer Natur sind (z.B. sexuelle Probleme) und die der Patient nach Anleitung dann auch selbst behandeln kann
- Selbstkontrolle erlaubt eine Anwendung in der natürlichen Situation durch den Patienten selbst. Dadurch erfolgt ein Schritt in Richtung Kontrolle über die natürliche Umgebung
- Selbstkontrollstrategien sind die Methode der Wahl zur Aufrechterhaltung und Stabilisierung von therapeutischen Veränderungen. Therapie besteht in diesem Sinne in einer schrittweisen Reduktion der Kontrolle durch den Therapeuten und in kontinuierlicher Übernahme von Verantwortung durch den Patienten
- Selbstkontrollstrategien sind im Sinne von Bewältigungsstrategien bei neu auftretenden Problemen, veränderten Bedingungen zu sehen und ermöglichen damit eine Generalisierung von Verhaltensänderungen

Selbstkontrollstrategien reichen, isoliert angewendet, wohl kaum für eine stabile therapeutische Veränderung aus, sondern sollten immer Teil eines komplexen therapeutischen Vorgehens sein. Trotz ermutigender empirischer Befunde zur Anwendung von Selbstkontrollverfahren und des Bemühens um theoretische Klärung und Präzisierung ist noch eine Reihe von Fragen auf theoretischer und empirischer Ebene offen (z.B. Fragen zur Theorie des „Selbst", der „Selbstregulation" und des „Systems").

8 Evaluation verhaltenstherapeutischer Methoden und neuere Entwicklungen

Bei den einzelnen Methoden wurde immer wieder kurz auf deren empirische Fundierung und Effektivität eingegangen. Abschließend sollen Bemerkungen zu Evaluation verhaltenstherapeutischer Methoden allgemein gegeben werden:

(1) Verhaltenstherapeutische Methoden sind keineswegs als einheitlich zu sehen, es handelt sich vielmehr um eine heterogene Menge an Problemlösestrategien. Die Frage nach der Effektivität von Verhaltenstherapie zu stellen ist damit genauso wenig sinnvoll wie die Frage nach der Effektivität von „Medizin" oder „Erziehung".
(2) Abhängig vom Ziel der Evaluation sind unterschiedliche Forschungsansätze als geeignet zu betrachten. Insgesamt sind Meta-Analysen zur Differenziellen Indikation eigentlich weniger geeignet. Einzelfallstudien kommt dagegen besondere Bedeutung zur Sicherung der Qualität des therapeutischen Vorgehens zu.
(3) Eine Darstellung zur Evaluation von verhaltenstherapeutischen Strategien bei speziellen Problemstellungen ist hier nicht möglich (hier sei auf die Spezialliteratur verwiesen).

Insgesamt ist anzuführen: Verhaltenstherapeutische Strategien haben sich bei allen Vergleichen mit alternativen psychotherapeutischen Strategien als überlegen herausgestellt (vgl. Grawe et al., 1994, vgl. auch Roth et al., 1996, Nathan & Gorman, 2002). Das heißt nicht unbedingt, es gebe zu verhaltenstherapeutischen Strategien keine rationale Alternative, allerdings müssen diese Vorgehensweisen als Methoden der ersten Wahl angesehen werden.

Zusätzlich erscheint der Streit um Verhaltenstherapie oder psychologische Therapie (oder allgemeine Psychotherapie etc.) müßig, weil eben Verhaltenstherapie als diejenige Form von Psychotherapie zu sehen ist, die ihre zentrale Fundierung in Prinzipien der (Allgemeinen) Psychologie besitzt.

Grundsätzlich sollte man beim Thema Evaluation auch darauf hinweisen, dass es nicht so sehr um die Evaluation einer speziellen Technik unter Laborbedingungen geht, sondern auch um die Evaluation von:

- Evaluation unter Einbeziehung von Settingbedingungen
- Evaluation unter Bedingungen eines Versorgungssystems (stationäre Psychotherapie, Überweisung, Finanzierung usw.)
- Evaluation von Variablen im therapeutischen Prozess, z.B. hinsichtlich von Fragen der günstigen Beziehungsgestaltung, von Variablen der Motivation etc.

Der Kenntnis von Evaluationsprinzipien und –ergebnissen und der kritischen Betrachtung der empirischen Basis von Methoden ist unserer Meinung nach nicht nur für den „Forscher" sondern gerade auch für den „Praktiker" von großer Bedeutung, da mittlerweile viele neue Ansätze (z.B. Schematherapie) Eingang in das verhaltenstherapeutische Repertoire gefunden haben, die neben vielen interessanten und hilfreichen Aspekten durchaus auch konstruktiv-kritisch hinsichtlich ihrer empirischen Basis diskutiert werden sollten.

9 Prüfungsfragen

Kapitel 1 Konfrontations- und Bewältigungsverfahren

1. Was ist das Prinzip der Konfrontations- und Bewältigungsverfahren? Nennen Sie typische Anwendungsbereiche von Konfrontations- und Bewältigungsverfahren!
2. Was ist das Prinzip der systematischen Desensibilisierung? Wie bewertet man heute die systematische Desensibilisierung?
3. Es gibt unterschiedliche Möglichkeiten, Konfrontation und Reaktionsverhinderung durchzuführen. Nennen Sie einige Dimensionen/Darbietungsformen, auf denen Unterschiede bestehen können!
4. Beschreiben Sie das Vorgehen bei der Reizüberflutung! Welche Voraussetzungen sollte der Patient mitbringen?
5. Beschreiben Sie das Vorgehen bei der graduierten Löschung!
6. Welche zentralen Erklärungsprinzipien liegen den unterschiedlichen Konfrontationsverfahren zugrunde?
7. Was meint der Begriff Angstbewältigungstraining? Beschreiben Sie typische Trainingselemente von Angstbewältigungstrainings jeweils an einem konkreten Beispiel!
8. Nennen Sie die drei Bereiche, die der Begriff Selbstsicherheit umfasst und charakterisieren Sie diese anhand je eines Beispiels!
9. Was sind typische Wirkfaktoren von Selbstsicherheitsprogrammen? Beschreiben Sie ein Selbstsicherheitstraining (Ziele, Umsetzung)!
10. Eine Gruppe von Psychiatriepatienten und eine Gruppe von selbstunsicheren Studenten. ... Mit welcher Gruppe würden Sie ein ATP durchführen und mit welcher ein GSK? Begründen Sie ihre Wahl!

Kapitel 2 Operante Methoden

1. Was ist das Prinzip operanter Verfahren und welche vier prinzipiellen Möglichkeiten operanter Verfahren gibt es?
2. Was ist bei der Verwendung positiver Verstärkung zu beachten?
3. Beschreiben Sie zwei spezielle Möglichkeiten positiver Verstärkung anhand eines Beispiels!
4. Was ist bei der Durchführung von Strategien zum Abbau von Verhalten zu beachten?
5. Beschreiben Sie zwei spezielle Strategien zum Abbau von Verhalten anhand eines Beispiels!
6. Wie können Sie als Therapeut dem Patienten dazu verhelfen, das neu gelernte Verhalten in der Therapie zu stabilisieren und zu generalisieren?
7. Was sind Strategien des Kontingenzmanagement? Nennen Sie einige Beispiele!

Kapitel 3 Entspannungsverfahren und Biofeedback

1. Kann ein Entspannungsverfahren das Gegenteil (Verspannung, Angst etc.) bewirken?

Kapitel 4 Euthyme Therapie

1. Was sind Unterschiede und Gemeinsamkeiten zwischen euthymer Therapie und operanten Konzepten?

Kapitel 5 Modelllernen

1. Wie kann ich das Prinzip des Modelllernens in der Therapie nutzen? Beispiele?
2. Was sollte/kann ich als Therapeut beachten, um Modelllernen zu erleichtern?

Kapitel 6 Kognitive Verfahren

1. Was ist das Prinzip der verdeckten Verfahren? Nennen Sie zwei Beispiele für verdeckte Verfahren!
2. Welches theoretische Modell liegt der rational-emotiven Therapie (RET) zugrunde?
3. Beschreiben Sie jeweils zwei behaviorale, kognitive und emotive Strategien der RET!
4. Was meint die „kognitive Triade" in der kognitiven Therapie? Durch welche kognitiven Prozesse und Strukturen zeigt sich diese „kognitive Triade" ?
5. Beschreiben Sie kurz den Ablauf der kognitiven Therapie nach Beck!
6. Beschreiben Sie ein Verfahren der kognitiven Verhaltensmodifikation nach Meichenbaum (Ziel, Durchführung)!
7. Vergleichen Sie die Ansätze von Ellis, Beck und Meichenbaum anhand der Therapieziele und der Therapietheorie!
8. Auf welchen Ebenen spielt Problemlösen in der Therapie eine Rolle? Skizzieren Sie kurz den Ablauf eines Problemlösetrainings!
9. Nennen Sie zwei paradoxe Strategien und verdeutlichen Sie daran, die Prinzipien paradoxen Vorgehens!

Kapitel 7 Selbstkontroll- und Selbstmanagementtherapie

1. Grenzen Sie kurz die drei Begriffe Selbstregulation, Selbstkontrolle und Selbstmanagement voneinander ab!
2. Welche Methoden der Selbstkontrolle kennen Sie? Beschreiben Sie diese jeweils an einem Beispiel!
3. Welche Vorzüge haben Selbstkontroll- und Selbstmanagementverfahren?

Kapitel 8 Evaluation verhaltenstherapeutischer Methoden und neuere Entwicklungen

1. Warum ist die Kenntnis von Evaluationsstrategien auch für den Praktiker relevant?

10 Literatur

a) zitierte Literatur

- Ascher LM (ed.): Therapeutic paradox. New York: Guilford Press, 1989
- Bandura A: Principles of behavior modification. New York: Holt, Rinehart &Winston, 1969
- Beck AT: Thinking and depression I. Idiosyncratic content and cognitive distortions. Arch Gen Psychiatry 1963;9:324-333
- Cautela JR: Covert conditioning. In: Jacobs A, Sachs LB (eds.): The psychology of private events: Perspectives on covert response systems. New York: Academic Press, 1971
- D`Zurilla TJ, Goldfried MR: Problem-solving and behavior modification. J Abnorm Psychol 1971;78:107-126
- Ellis A: Rational psychotherapy. J Gen Psychother 1958;59:35-49
- Feldhege F, Krauthan G: Verhaltenstrainingsprogramm zum Aufbau sozialer Kompetenzen. Berlin: Springer, 1979

3

- Fiegenbaum W: Agoraphobie. Theoretische Konzepte und Behandlungsmethoden. Opladen: Westdeutscher Verlag, 1986
- Fisher P, Wells A: Metakognitive Therapie. Paderborn: Junfermann, 2014
- Frankl VE: Die Psychotherapie in der Praxis. Wien: Deuticke, 1947
- Gmelch M, Preß H: Der Klient als Experte! Ein Prozessmodell, das Selbstmanagement ernst nimmt. In: Siegl J, Schmelzer D, Mackinger H (Hrsg.): Horizonte der Klinischen Psychologie und Psychotherapie. Lengerich: Pabst, 2012
- Grawe K, Donati R, Bernauer F: Psychotherapie im Wandel. Von der Konfession zur Profession. Göttingen: Hogrefe, 1994
- Hahlweg K, Dürr H, Müller U: Psychoedukative Familienbetreuung bei Schizophrenen. Ein verhaltenstherapeutischer Ansatz zur Rückfallprophylaxe. Psychologie Verlags Union, München, Weinheim, 1995
- Hinsch R, Pfingsten U: Gruppentraining sozialer Kompetenzen. 5. vollständig überarb. Aufl. Weinheim: Beltz PVU, 2007
- Homme LE: Perspectives in psychology: XXIV. Control of Coverants, the operants of the mind. Psychological Record, 1965 ;15:501-511
- Jacobson E: Progressive relaxation 2nd ed. Oxford, England: Univ. Chicago Press, 1938
- Kanfer FH: The many faces of self-control, or behavior modification changes its focus. In: Stuart RB (ed.): Behavioral self-management. New York: Bruner/Mazel,1977
- Kanfer FH, Reinecker H, Schmelzer D: Selbstmanagement-Therapie. 5. korr. u. durchg. Aufl. Berlin: Springer, 2012
- Kelly GA: The psychology of personal constructs. Vol. 1. A theory of personality. Vol. 2. Clinical diagnosis and psychotherapy. Oxford, England, 1955
- Lang PJ: A bio-informational theory of emotional imagery. Psychophysiology. 1979;16, 495-512.
- Lazarus AA: On assertive behavior: A brief note. Behavior Therapy, 1973:4, 697-699.
- Linehan M: Dialektisch-Behaviorale Therapie der Borderline-Persönlichkeitsstörung. München: CIP-Medien, 1996
- Lutz R, Koppenhöfer E: Kleine Schule des Genießens. In: Lutz R (Hrsg.) Genuss und Genießen, Weinheim: Beltz, 1983, 112-125Masters WH, Johnson VE: Principles of the new sex therapy. American Journal of Psychiatry. 1976;133, 548-554.
- Lazarus AA: On assertive behavior: A brief note. Behav Ther 1973;4:697-699
- Marks IM:. Behavioral psychotherapy of adult neurosis. In: Garfield SL, Bergin AE (eds.): Handbook of psychotherapy and behavior change. An empirical analysis. New York: J. Wiley, 1978
- Meichenbaum DH: Cognitive-behavior modification. New York: Plenum Press, 1977
- Meichenbaum DH, Goodman J: Training impulsive children to talk to themselves: A means of developing self control. J Abnorm Psychol 1971;77:115-126
- Moreno JL: Psychodrama. Vol. I. Oxford, England: Beacon House, 1946
- Mowrer OH: Learning theory and personality dynamics. New York: Ronald Press, 1950
- Nathan PE, Gorman JM (Eds.): A guide to treatments that work 2nd ed. London, Oxford University Press, 2002
- Öst LG: Applied relaxation: Description of a coping technique and review of controlled studies. Behaviour Research and Therapy, 1987;25, 397-409
- Preß H, Gmelch M: Der Klient als Experte! Eine Haltung, die Selbstmanagement ernst nimmt. In: Siegl J, Schmelzer D, Mackinger H (Hrsg.): Horizonte der Klinischen Psychologie und Psychotherapie. Lengerich: Pabst, 2012
- Revenstorf D, Peter B (Hrsg.): Hypnose in Psychotherapie, Psychosomatik und Medizin, Manual für die Praxis. Berlin: Springer, 2001
- Rich AR, Schroeder HE: Research issues in assertiveness training. Psychol Bull (1976;83:1081-1096
- Rimm DC, Masters JC: Behavior therapy. Techniques and empirical findings. 2nd ed. New York: Academic Press, 1979
- Roth A, Fonagy P, Parry G, Target M et al.: What works for whom? A critical review of psychotherapy research. New York, NY, US: Guilford Press, 1996
- Salter A: Conditioned reflex therapy. New York: Capricorn, 1949
- Schachter S, Singer, JE, Cognitive, social, and physiological determinants of emotional states. Psychological Review, 1962;69:379-399
- Schindler L, Hahlweg K, Revenstorf D: Partnerschaftsprobleme: Diagnose und Therapie: Therapiemanual 2. Aufl. Berlin: Springer, 1998
- Schultz JH: Das Autogene Training. Konzentrative Selbstentspannung. Versuch einer klinisch-praktischen Darstellung 16. Aufl. (1. Aufl.: 1932). Stuttgart: Thieme, 1979
- Skinner BF: The behavior of organisms. New York: Appleton-Century-Crofts, 1938
- Skinner BF: Science and human behavior. New York: Macmillan, 1953
- Tharp RG, Wetzel RJ: Verhaltensänderungen im gegebenen Sozialfeld. München: Urban & Schwarzenberg, 1975
- Thorndike EE: Animal intelligence: An experimental study of the association processes in animals. Psychological Review Monographs Supplement 1898, 2, Whole No. 8
- Ullrich de Muynck R, Ullrich R: Das Assertiveness-Trainings-Programm ATP: Einübung in Selbstvertrauen und sozialer Kompetenz. 3 Bände. München: Pfeiffer, 1976
- Watkins PL, Sturgis ET, Clum A: Guided imaginal coping: An integrative treatment for panic disorder. Journal of Behavior Therapy and Experimental Psychiatry, 1988;19, 147-155.
- Wolpe J: Psychotherapy by reciprocal inhibition. Palo Alto, Calif.: Stanford University Press, 1958
- Young JE, Klosko JS, Weishaar ME, Kierdorf T: Schematherapie. Ein praxisorientiertes Handbuch. Paderborn: Junfermann, 2008

b) weiterführende Literatur

Kapitel 1 Konfrontations- und Bewältigungsverfahren

- Bartling G, Fiegenbaum W, Krause R: Reizüberflutung – Theorie und Praxis. Stuttgart: Kohlhammer, 1980
- Florin I: Entspannung, Desensibilisierung. Leitfaden für die Praxis. Stuttgart: Kohlhammer, 1978
- Hinsch R, Pfingsten U: Gruppentraining sozialer Kompetenzen. 5. vollständig überarb. Aufl. Weinheim: Beltz PVU, 2007
- Marks IM: Fears, phobias, and rituals. Panic, anxiety, and their disorders. New York: Oxford University Press, 1987
- Rimm DC, Masters JC: Behavior therapy. Techniques and empirical findings. 2nd ed. New York: Academic Press, 1979
- Ullrich de Muynck R, Ullrich R: Das Assertiveness-Trainings-Programm ATP: Einübung in Selbstvertrauen und sozialer Kompetenz. 3 Bände. 6. überarb. u. erw. Aufl. München: Pfeiffer, 1998

Kapitel 2 Operante Verfahren

- Angermeier WF, Bednorz P, Hursh SR (Hrsg.): Operantes Lernen. Methoden, Ergebnisse, Anwendung. München: Reinhardt, 1994
- Rimm DC, Masters JC: Behavior therapy. Techniques and empirical findings. 2nd ed. New York: Academic Press, 1979
- Skinner BF: Wissenschaft und menschliches Verhalten. München: Kindler, 1973

- Timberlake WF: Reconceptualizing reinforcement: A causal-system approach to reinforcement and behavior change. In: O`Donohue W, Krasner L (eds.): Theories of behavior therapy. Washington, D.C.: American Psychological Association, 1995

Kapitel 3 Entspannungsverfahren und Biofeedback
- Bernstein DA, Borkovec TD: Entspannungstraining. Handbuch der Progressiven Muskelentspannung nach Jacobson. Pfeiffer: München, 1997
- Hofmann E: Progressive Muskelentspannung. Ein Therapieprogramm. 3. korr. Aufl. Göttingen: Hogrefe, 2012
- Vaitl D, Petermann F (Hrsg.): Handbuch der Entspannungsverfahren. Band 1: Grundlagen und Methoden. PVU, Weinheim, 2000
- Zeier H: Biofeedback. Physiologische Grundlagen – Anwendungen in der Psychotherapie 2. vollst. überarb. Aufl. Bern: Verlag Hans Huber, 1997

Kapitel 4 Euthyme Therapie
- Lutz R (Hrsg.): Beiträge zur Euthymen Therapie. Freiburg i. Br.: Lambertus, 1999
- Lutz R (Hrsg.): Genuss und Genießen. Weinheim: Beltz, 1983
- Lutz R: Kleine Schule des Geniessens. Psychotherapie im Dialog. 2002;3, 179-183

Kapitel 5 Modelllernen
- Bandura A: Sozial-kognitive Lerntheorie. Stuttgart: Klett-Cotta, 1979
- Bauer M: Verhaltensmodifikation durch Modellernen. Stuttgart: Kohlhammer, 1979
- Rosenthal TL: Social learning theory. In: Wilson GT, Franks CM (eds.): Contemporary behavior therapy. New York: Guilford Press, 1982

Kapitel 6 Kognitive Verfahren
- Ascher LM (ed.): Therapeutic paradox. New York: Guilford Press, 1989
- Beck AT, Rush AJ, Shaw BF, Emery G: Kognitive Therapie der Depression. 2. Aufl. Weinheim: Beltz, Psychologie Verlags Union, 2001
- Camp BW, Bash MS: Think aloud. Increasing social and cognitive skills. A problem solving program for children. Champaign, Ill: Research Press, 1981
- D'Zurilla TJ: Problem-solving therapy: A social competence approach to clinical intervention. New York: Springer, 1986
- Dobson KS: Handbook of Cognitive-Behavioral Therapies. 2nd ed. New York: Guilford Press, 2001
- Ellis A, Dryden W: The practice of rational-emotive therapy (RET). 2. Aufl. New York: Springer, 1997
- Ellis A, Hoellen B: Die Rational Emotive Verhaltenstherapie. Reflexionen und Neubestimmungen. München: Pfeiffer, 1997
- Frankl VE: Logotherapie und Existenzanalyse. München: Piper, 1987
- Hautzinger M (Hrsg.): Kognitive Verhaltenstherapie bei psychischen Störungen. 3., vollst. überarb. u. erw. Aufl. Weinheim: Beltz, Psychologie Verlagsunion, 2000
- Hollon SD, Beck AT: Cognitive and Cognitive-Behavioral Therapies. In: Bergin AE, Garfield SL (eds.): Handbook of Psychotherapy and Behavior Change. New York: Wiley, 1994
- Meichenbaum D: Interventionen bei Stress. Anwendung und Wirkung des Stressimpfungstrainings. 3. Aufl. Bern: Huber, 2012
- Meichenbaum D: Kognitive Verhaltensmodifikation. 2. neugest. Aufl. München: Psychologie Verlags Union, 1995
- Nezu AM, Nezu CM, Peris MG: Problem solving therapy for depression. Theory, research and clinical guidelines. New York: Wiley, 1989
- Petermann F, Petermann U: Training mit aggressiven Kindern. Einzeltraining, Kindergruppe, Elternberatung. 10. überarb. Aufl. München: PVU, 2010
- Roth W: Verdeckte Konditionierung. Darstellung, Kritik und Prüfung eines kognitiv-verhaltenstheoretischen Ansatzes. Regensburg: Roderer, 1987
- Schlottke PF: Verbale Selbstinstruktion und Verhaltenskontrolle. In: Schlottke PF, Wetzel H (Hrsg.): Psychologische Behandlung von Kindern und Jugendlichen. München: Urban & Schwarzenberg, 1980
- Wagner I: Aufmerksamkeitstraining mit impulsiven Kindern. 8. Aufl. Eschborn: D. Klotz, 2001

Kapitel 7 Verfahren der Selbstkontrolle
- Hartig M: Selbstkontrolle: Ein kritischer Überblick über lerntheoretische und verhaltenstherapeutische Ansätze. 2., überarb. Aufl. München: Urban & Schwarzenberg, 1975
- Kanfer FH, Karoly P (eds.): Self-management and behavior change. From theory to practice. New York: Pergamon Press, 1982
- Kanfer FH, Reinecker H, Schmelzer D: Selbstmanagement-Therapie. 5. korr. u. durchg. Aufl. Berlin: Springer, 2012
- Logue AW: Self-Control. Englewood Cliffs, N.J.: Prentice-Hall, 1994
- Reinecker H: Selbstkontrolle. Verhaltenstheoretische und kognitive Grundlagen, Techniken und Therapiemethoden. Salzburg: Müller, 1978
- Thoresen CE, Mahoney MJ: Behavioral self control. New York: Holt, Rinehart & Winston, 1974

3.4 Biofeedback

ALEXANDRA MARTIN UND JENNIFER SCHMIDT

1 Einleitung

Aus der Erkenntnis, dass bestimmte Körperfunktionen (wie z. B. Muskelanspannung, Blutdruck, gastrointestinale Reaktionen) durch Biofeedback veränderbar sind, wurde diese Methode in den 1970er Jahren optimistisch in der psychophysiologischen Forschung und klinischen Anwendung aufgegriffen.
Biofeedback erfreut sich inzwischen weltweit zunehmender Beliebtheit. Immer häufiger wird es als verhaltenstherapeutische Methode in der psychotherapeutischen Praxis eingesetzt. Technische Fortschritte und steigende Nutzerfreundlichkeit des entsprechenden Equipments sowie das wachsende Angebot an zertifizierten Weiterbildungen tragen zu dieser Entwicklung bei und erhöhen die Zugänglichkeit zu Biofeedbackmethoden.
Im Theoriekapitel wird nachfolgend beschrieben, was unter Biofeedback zu verstehen ist, bei welchen Anwendungsfeldern es sich bewährt hat und auf welchen Wirkmechanismen diese therapeutische Methode basiert. Im zweiten Teil des Kapitels wird auf praxisrelevante Aspekte der Biofeedback-Therapie eingegangen. Hier werden auch die häufig mit Biofeedback kombinierten Entspannungsverfahren kurz dargestellt. Insgesamt möchten wir in den folgenden Ausführungen nicht nur die zur Ausbildung zum Psychotherapeuten notwendigen Informationen über Biofeedback darstellen, sondern hoffen, Interesse dafür zu wecken, wie die angewandte Psychophysiologie die therapeutische Praxis sehr bereichern kann.

2 Theoretische Inhalte und Kenntnisse

2.1 Was ist Biofeedback?

Biofeedback stellt eine verhaltenstherapeutische Methode dar, die es einer Person ermöglicht, die Wahrnehmung und (Selbst-) Kontrolle ihrer körperlichen Vorgänge zu verbessern. Das übergeordnete Ziel besteht darin, die behandlungsbedürftige Symptomatik zu reduzieren. Hierzu werden relevante physiologische Prozesse mit einem geeigneten Messfühler erfasst und an die Patienten in Form von wahrnehmbaren Signalen (zumeist akustische oder optische) zurückgemeldet. Es handelt sich also um die Rückkopplung („Feedback") von Biosignalen (daher Präfix „Bio").

> **!** **Merke:** Im Rahmen von Biofeedback werden körperliche Vorgänge gemessen und in Form von wahrnehmbaren Signalen an die Patienten zurückgemeldet.

Zusammenhänge zwischen Veränderungen der rückgemeldeten physiologischen Vorgänge und somatischen oder mentalen Begleiterscheinungen können hergestellt werden, indem die Messwerte kontinuierlich aufgenommen und verzögerungsfrei zurückgemeldet werden. Zunächst wird die Kontrolle mit Hilfe des zurückgemeldeten externalen Signals erworben, so dass eine Person anschließend ihre physiologische Selbstkontrolle ohne externale Instrumente aufrechterhalten kann. Zu den zurückgemeldeten Körpersignalen zählen autonome Maße wie z.B. Hauttemperatur, Herzrate, Blutdruck und elektrodermale Aktivität, aber auch periphere Signale wie das EMG und zentralnervöse Parameter wie das EEG.

> **!** **Merke:** Biofeedback ermöglicht, Kontrolle über bestimmte körperliche Vorgänge zu erlernen. Ziel ist die Selbstkontrolle ohne apparative Hilfen.

2.2 Welche Anwendungsmöglichkeiten gibt es für Biofeedback?

Das vorrangig benannte Ziel von Biofeedback besteht darin, dass eine Person *Kontrolle über die physiologischen Vorgänge* erwirbt, die unmittelbar oder mittelbar für die Aufrechterhaltung oder Entstehung ihrer Symptomatik relevant sind. Beispiele hierfür sind die Verringerung dysfunktionaler Muskelanspannung bei einigen chronischen Schmerzsyndromen, die Reduktion des arteriellen Blutdrucks bei essentieller Hypertonie, die Erweiterung und Verengung von Blutgefäßen (Vasokonstriktionstraining) bei Migräne, der Aufbau von Kontraktionsstärke und -dauer der Beckenbodenmuskulatur bei Harninkontinenz oder die Regulation dysfunktionaler Muster der Hirnaktivität beim Aufmerksamkeitsdefizit-/Hyperaktivitätssyndrom (ADHS).
Auch kann Biofeedback herangezogen werden, um die allgemeine Entspannungsfähigkeit zu verbessern oder zu überprüfen, wie es bei zahlreichen psychischen und psychosomatischen Beschwerdebildern indiziert erscheint.

> **!** **Merke: Übergeordnete Ziele von Biofeedback**
> - Kontrolle erwerben über physiologische/körperliche Vorgänge
> - Wahrnehmung für körperliche Veränderungen verbessern
> - Verbesserung der Selbstwirksamkeitsüberzeugung
> - Entwicklung eines psychophysiologischen/psychosomatischen Krankheitsmodells

Die erfolgreiche Kontrolle über die physiologischen Signale kann nicht nur mit einer unmittelbaren symptomatischen Verbesserung einhergehen, sondern auch einen Zuwachs der eigenen Kontrollüberzeugung bewirken. Gerade der Aufbau einer adäquaten *Selbstwirksamkeitsüberzeugung* kann aber bei chronischen Beschwerden ein zentrales Ziel der Therapie darstellen. Das Selbstkonzept, den Beschwerden hilflos ausgeliefert zu sein, und eine passive Veränderungserwartung können abgelöst werden durch die Wahrnehmung eigener Selbsthilfemöglichkeiten und aktive Bewältigungsversuche.

Zusätzlich zu den genannten Einsatzmöglichkeiten bietet sich Biofeedback jedoch auch an, um ein psychosomatisches Krankheitsverständnis zu fördern. Das subjektive Krankheitsmodell von Patienten mit körperlichen Beschwerden ist häufig sehr somatisch geprägt, auch wenn kein ausreichender organischer Befund festgestellt werden konnte (z.B. bei somatoformen Störungen, Panikstörung). Körperliche Missempfindungen werden als Anzeichen einer schweren Krankheit fehlinterpretiert. Gerade bei diesen Patienten, die häufig primär nach einer medizinischen Behandlung suchen und die zum Psychotherapeuten „geschickt" werden, ohne dies nachvollziehen zu können, ist es bedeutsam, ein *Verständnis psychophysiologischer Zusammenhänge* zu vermitteln, um damit ein um psychische Wirkfaktoren *erweitertes Krankheitsmodell* aufzubauen. Dieses kann eine erste Basis sein, um gemeinsam mit dem Patienten weitere nachvollziehbare Therapieziele (z.B. Verbesserung der Entspannungsfähigkeit, Stressabbau, Veränderung von Bewertungsmustern) abzuleiten.

Auf diese Weise kann der *Einstieg in die Psychotherapie gefördert* werden, da die vorgebrachte Symptomatik nicht vorschnell „psychisch abgestempelt" wird, sondern der Patient sich mit seinen Beschwerden ernst genommen fühlt. Darüber hinaus eignet sich Biofeedback dazu, auch denjenigen Personen einen „objektiven" Zugang zu Selbstregulations- und Entspannungsstrategien zu ermöglichen, die entsprechenden Techniken gegenüber skeptisch eingestellt sind.

Tabelle 1: Auswahl einiger Indikationsbereiche für Biofeedback

- Chronische Schmerzsyndrome mit Beteiligung von muskulärer Anspannung (z.B. Kopfschmerzen vom Spannungstyp, chronische Wirbelsäulensyndrome, temporomandibuläre Schmerzsyndrome)
- Somatische Belastungsstörungen / Somatoforme Störungen
- Fibromyalgie
- Migräne
- Aufmerksamkeitsdefizit-/ Hyperaktivitätssyndrom (ADHS)
- Epilepsie
- Angststörungen
- Abhängigkeitserkrankungen
- Harn- und Stuhlinkontinenz, chronische Obstipation
- Essentielle Hypertonie
- Störungen der peripheren Gefäßdilatation (Morbus Raynaud)
- Schlafstörungen
- Tinnitus und Bruxismus
- Neuromuskuläre Rehabilitation, Lähmungen nach Schlaganfall

! **Merke:** Eine Indikation für Biofeedback besteht generell dann, wenn das störende Symptom mit einem physiologischen Vorgang zusammenhängt, der durch das Feedback-Training verändert werden kann (Bischoff, 1995).

Die Biofeedback-Therapie wird nicht nur in den „klassischen Domänen" der psychologischen Psychotherapie eingesetzt, wie z.B. in der Behandlung von Angststörungen, sondern kann gerade auch bei körperlichen Beschwerdebildern wie Schmerzstörungen, Migräne, essentieller Hypertonie, Reizdarmsyndrom, Inkontinenz und sogar einigen neurologischen Erkrankungen angewandt werden. Eine Auswahl häufiger Indikationsbereiche findet sich in Tabelle 1.

2.3 Wie wirkt Biofeedback?

Es wurden verschiedene Hypothesen oder Modelle formuliert, um zu erklären, wie es im Rahmen der Biofeedback-Therapie zu der erwünschten Beeinflussung von körperlichen Prozessen kommt (siehe Tabelle 2). Die Modelle lassen sich grob darin unterscheiden, ob sie primär physiologische oder primär kognitive Mechanismen zur Veränderung der Zielsymptomatik annehmen. In den Ansätzen zu physiologischem Lernen wird davon ausgegangen, dass die tatsächliche Kontrolle der physiologischen Vorgänge entscheidend ist. Demgegenüber wird diese Veränderung in kognitiven Modellvorstellungen nicht als notwendige Voraussetzung für die Besserung der Symptomatik betrachtet. Es wurde z.B. bei Personen mit Spannungskopfschmerzen nach Abschluss einer Biofeedback-Behandlung gezeigt, dass die Schmerzreduktion stärker mit dem Anstieg an Kontrollüberzeugungen kovariierte als mit tatsächlich erzielten physiologischen Veränderungen (EMG-Reduktion) (Holroyd et al., 1984). Aufgrund der aktuellen Befundlage kann jedoch noch nicht endgültig beantwortet werden, wie die beobachteten Einflussmöglichkeiten begründet sind. Wahrscheinlich sind mehrere der postulierten Mechanismen beteiligt und interagieren. Die Wirkmechanismen können zudem bei Patienten verschieden stark beteiligt sein und je nach Person unterschiedliche Effektivität für den Behandlungserfolg vorweisen.

! **Merke:** Die Wirkung von Biofeedback basiert nicht nur auf physiologischen Veränderungen, sondern auch auf kognitiven Prozessen wie dem Aufbau von Kontrollüberzeugung.

2.4 Wie wirksam ist Biofeedback?

In den letzten Jahren wurde die Wirksamkeit von Biofeedback-Verfahren zur Behandlung verschiedener Störungsbilder in diversen randomisiert-kontrollierten Studien und Meta-Analysen geprüft. Eine umfassende Übersicht findet sich bei Martin und Rief (2009). Nachfolgend werden beispielhaft Ergebnisse für ausgewählte Indikationsbereiche angeführt, in denen Biofeedback als evidenzbasierte Therapiemethode gesehen werden kann.

Bei der Behandlung von *Kopfschmerzen vom Spannungstyp* hat sich EMG-Biofeedback als sehr wirksames Therapieverfahren

Tabelle 2: Hypothesen zu den Wirkmechanismen von Biofeedback

Operante Konditionierung	Eine physiologische Funktionsänderung tritt häufiger oder stärker als zuvor auf, wenn sie kontingent zurückgemeldet wird und die Feedback-Signale die Funktion positiver Verstärker der erfolgreichen Kontrolle besitzen.
Physiologisches Lernen	Übergeordneter Begriff für die nachfolgenden Modellvorstellungen, die davon ausgehen, dass die direkte Kontrolle über physiologische Prozesse erworben wird.
• Spezifitätsmodell	Der Proband entwickelt die Fähigkeit zur physiologischen Selbstkontrolle speziell für den rückgemeldeten Parameter.
• Mediationsmodell	Erlernt wird nicht die direkte Kontrolle des Zielparameters, sondern von Mediatorprozessen (z.B. Kontrolle des Pulsschlages durch Atmungsveränderungen).
• Ansatz allgemeiner Entspannung	Gelernt wird, die generelle psychophysiologische Reaktionslage vom Pol hoher Aktiviertheit zum Pol der körperlichen Entspannung zu verschieben.
Verbesserung der Interozeption	Durch Biofeedback werden nicht oder nicht hinreichend wahrnehmbare physiologische Prozesse der bewussten Wahrnehmung zugänglich gemacht. Die Selbstkontrolle körperlicher Prozesse gelingt aufgrund der verbesserten Interozeption. Aber: Es konnte gezeigt werden, dass die Kontrolle auch ohne verbesserte Interozeption gelingt.
Kognitiver Ansatz	Die Erfahrung der erfolgreichen Kontrolle biologischer Funktionen bewirkt eine Stärkung der Selbstwirksamkeitserwartung und Reduktion der Hilflosigkeit. Die spezifische physiologische Veränderung ist nicht zwingend notwendig.

etabliert. Bereits 1987 berichteten Andrasik und Blanchard in einem Literaturüberblick starke Symptomverbesserungsraten von 46% durch EMG-Biofeedback. In einer Meta-Analyse basierend auf Daten von über 1500 Probanden (Nestoriuc, Rief und Martin, 2008) zeigten sich robuste, mittlere bis große Effektstärken hinsichtlich der Wirksamkeit von EMG-Biofeedback, welches reinen Entspannungsverfahren oder Pseudobehandlungen überlegen war. Auch physiologische Effekte in Hinblick auf die messbare Muskelspannung konnten festgestellt werden. Therapieerfolge wiesen eine langfristige Stabilität auf, bei einer durchschnittlichen Follow-Up Zeit von 15 Monaten. EMG-Biofeedback hat sich auch in der therapeutischen, nebenwirkungsfreien Behandlung der *Harninkontinenz* bewährt. Hier zeigte sich Überlegenheit, sowohl zu nicht behandelten Kontrollgruppen, als auch zu Alternativbehandlungen mit stabilen Symptomverbesserungen von knapp 73% (Glazer und Laine, 2006).

In der Behandlung der milden *essentiellen Hypertonie* ist Biofeedback als hilfreiche Methode einzuschätzen, wenn auch häufig eine Kombinationsbehandlung mit Pharmakotherapie und anderen psychologischen Interventionen (z.B. Entspannungsmethoden) indiziert erscheint. Nach einer Meta-Analyse von Nakao und Kollegen (2003) erwies sich Biofeedback des Blutdrucks jedoch nur dann als wirksam, wenn es mit Entspannungsmethoden kombiniert wird.

Im Bereich des EEG-basierten Neurofeedbacks stellt das *Aufmerksamkeitsdefizit-/Hyperaktivitätssyndrom (ADHS)* das am besten erforschte und am stärksten evidenzbasierte Anwendungsgebiet dar. In einer Meta-Analyse (Arns et al., 2009) konnte dem Verfahren durch Überlegenheit zu hochvergleichbaren aktiven Kontrollgruppen die höchste klinische Wirksamkeitsstufe in der Behandlung von ADHS (Stufe 5, „wirksam und spezifisch") bzgl. der Reduktion von Unaufmerksamkeit und Impulsivität bescheinigt werden.

Wenngleich die Befundlage besonders für neuere Indikationsgebiete noch immer nicht umfangreich genug ist, so belegen doch die zahlreichen empirische Ergebnisse die Wirksamkeit bei spezifischen Krankheitsbildern. Evaluiert wurden oftmals therapeutische Ansätze mit lediglich 4 bis 12 Sitzungen, die dennoch zu bedeutsamen symptomatischen Verbesserungen führten. Entsprechend lässt sich eine Biofeedback-Phase mit begrenztem Aufwand gut in eine laufende ambulante Psychotherapie integrieren.

! **Merke:** Oftmals bietet sich Biofeedback nicht nur als vollständig eigene Therapieform an, sondern in Kombination mit (allgemeiner) Psychotherapie.

3 Umsetzung in die klinische Praxis

3.1 Wozu Biofeedback in der eigenen psychotherapeutischen Praxis?

Die bereits erfolgte Darstellung der möglichen Zielsetzungen von Biofeedback und seiner Anwendungsfelder bzw. der Störungsbilder soll verdeutlichen, wie vielfältig die Einsatzmöglichkeiten dieser Methode sind. Demgegenüber bestehen vielleicht die Hauptnachteile in den Kosten, die mit der Anschaffung der Geräte verbunden sind, und in dem Zeitaufwand für den mit Biofeedback bisher unerfahrenen Therapeuten, um sich angemessen durch Weiterbildungen zu qualifizieren. Aus unserer eigenen klinischen Erfahrung können wir berichten, dass Biofeedback gerade bei Patienten mit initial organmedizinisch geprägten Krankheitsvorstellungen und Behandlungserwartungen zur Vermittlung eines psychosomatischen Krankheitsverständnisses hilfreich ist und schneller zu Einsichten beim Patienten führt als viele verbale Erläuterungen. Begleitet wird dies von einer hohen Akzeptanz und Glaubwürdigkeit der Methode. Die führende Biofeedback Fachgesellschaft in Deutschland (Deutsche Gesellschaft für Biofeedback e.V.) bietet entsprechende Curricula zum Einsatz von Biofeedback in der psychotherapeutischen Praxis an.

3.2 Welche Patienten kommen für die Biofeedback-Therapie in Frage?

Zur Frage, welche Patienten für eine Biofeedback-Behandlung in Frage kommen, kann eine bestimmte psychische, psychosomatische oder körperliche Störung bereits ein erster Indikationshinweis sein. Zusätzlich sollte ein bedingungsanalytisches Verständnis der Problematik des Patienten gewonnen werden, da sich die Behandlungsindikation nicht nur aufgrund von körperlichen Auffälligkeiten, sondern auch aus Informationen der kognitiven, affektiven oder verhaltensbezogenen Ebene ergeben kann. Auf dieser Basis können gemeinsam mit dem Patienten ein Störungsmodell und Behandlungsziele abgeleitet werden.

3.3 Und was gehört alles zur Diagnostik?

Erstgespräch

Zu Beginn steht die Erhebung der Symptomatik, Krankheitsgeschichte, Beeinträchtigungen und weiteren notwendigen anamnestischen Angaben. In der Regel ist es sinnvoll, die Hauptbeschwerden (Erstmanifestation, Vorbefunde und bisherige Behandlungen) vollständig zu erheben.

Medikation

Dazu gehört auch die Erhebung der aktuellen Medikation (Substanz, Dosierung, Einnahmedauer und -frequenz), um einen Medikamentenmissbrauch ausschließen zu können. Beispielsweise kann eine regelmäßige und exzessive Analgetikaeinnahme bei Kopfschmerzen zu so genannten Medikamenten-induzierten Dauerkopfschmerzen führen, die schwer vom primären Kopfschmerz abgegrenzt werden können (Literatur zum Thema: Diener et al., 1992). Weiter haben zahlreiche Substanzen Einfluss auf die gemessenen physiologischen Reaktionssysteme (z.B. Benzodiazepine, trizyklische Antidepressiva, Ergotamine, Betablocker, Muskelrelaxanzien).

Psychische Variablen

Wird der Patient bereits gezielt zur Biofeedback-Behandlung überwiesen (z.B. in stationären Behandlungszentren), variiert es sehr stark, *welche* psychischen Faktoren in *welchem Umfang* und zu *welchem Zeitpunkt* der Therapie erhoben werden. Depressivität, Ängste und Bewertungsmuster (dysfunktionale Kognitionen, Selbstwirksamkeitserwartung) können auch mit Hilfe ökonomischer Fragebögen erhoben werden.

Symptomprotokolle

Aus täglich geführten Symptomprotokollen lassen sich wertvolle Informationen zur Symptomatik (Häufigkeit, Intensität, Verlaufsmuster usw.), zu Einflussfaktoren und Bewältigungsstrategien gewinnen (Verlaufsbeobachtung ein bis zwei Wochen vor der Therapie). Durch die kontinuierliche Selbstbeobachtung erkennen Patienten die Variabilität ihrer Beschwerden und mögliche Zusammenhänge zwischen Auslösebedingungen, Bewertungsmustern, affektivem und körperlichem Erleben.

Psychophysiologische Untersuchung

Bei der diagnostischen psychophysiologischen Untersuchung werden symptomspezifische physiologische Reaktionen erfasst. Um Reaktionsauffälligkeiten zu identifizieren, ist es in der Regel indiziert, die Messung sowohl unter Ruhebedingungen als auch unter Stress- oder Belastungsbedingungen (z.B. wegen Stressreaktivität, Rückkehr zu den Ausgangswerten) durchzuführen. Hierzu ist häufig die parallele Ableitung mehrerer Biosignale sinnvoll.

Tabelle 3: Bewährte Biofeedback-Verfahren bei ausgewählten Störungen

Feedback-Art	*Sensor und Lokalisation*	*Anwendungsbeispiele*	
Muskelaktivität	EMG-Oberflächenelektroden an relevanten Muskelgruppen, von z.B. Stirn, Nacken, Rücken, Kiefer, Beckenboden	• Kopfschmerzen vom Spannungstyp • Bruxismus und temporomandibuläre Dysfunktion • Demonstration psychophysiologischer Zusammenhänge	• Rückenschmerzen • Harn- und Stuhlinkontinenz • Entspannung
Oberflächentemperatur	Thermistor, z.B. an Fingerspitze	• Psychophysiologische Zusammenhänge • Z.T. bei Migräne und Hypertonie	• Entspannung • Raynaud-Syndrom
Elektrische Hautleitfähigkeit	Oberflächenelektroden, am Handballen oder an den mittleren Fingergliedern	• Psychophysiologische Zusammenhänge • Entspannung	
Periphere Durchblutung	Photoplethysmograph, z.B. auf Fingerkuppe, Schläfenarterie	• Psychophysiologische Zusammenhänge • Migräne	• Entspannung • Raynaud-Syndrom
Blutdruck	Fingermanschette zur kontinuierlichen BP-Messung	• Essentielle Hypertonie	• „Weißkittel"-Bluthochdruck
Atemfunktion	Dehnungssensibler Gurt über Brust oder auf Bauchhöhe	• Entspannung • Abdominelle Schmerzen	• Hyperventilationssyndrom
Herzraten-variabilitäts-Training	Photoplethysmograph am Finger/Ohrläppchen oder EKG-Oberflächen-Elektroden an Extremitäten oder Brustkorb	• Psychophysiologische Zusammenhänge • Training der sympatho-vagalen Balance • Entspannung/Stressreduktion	
Elektrische Hirnaktivität (EEG-Biofeedback/ Neurofeedback)	EEG-Oberflächenelektroden auf der Kopfhaut	• Regulation dysfunktionaler Muster der Hirnaktivität • Aufmerksamkeitsdefizit-/Hyperaktivitätssyndrom (ADHS) • Abhängigkeitserkrankungen • Training kognitiver Funktionen (z.B. Konzentrationsfähigkeit)	• Entspannung • Epilepsie

Tabelle 4: Ablauf bzw. Inhalte einer Biofeedback-Sitzung

Beschreibung	Inhalte	Ziel/Zweck	Dauer (in Min.)
1. Kognitive Vorbereitung	Erläuterung Therapierational, Zielbestimmung, Anlegen der Sensoren	Erfolgserwartung vermitteln, angstfreies Klima schaffen	≥ 5 – 10
2. Adaptation/ Baseline	ohne spezielle Instruktion	Gewöhnung und Messung physiologischer Aktivität ohne Einflussnahme	≥ 5
3. Selbstkontrolle	Instruktion, zu entspannen / Muskeln zu lockern o. Ä., ohne Feedback	Beurteilung der eigenen Einflussmöglichkeiten ohne Biofeedback	≥ 3 – 5
4. Stimulation	Stress-Provokation (z.B. kognitive Stressoren, Imagination, körperliche Aktivierung)	physiologische Reaktivität und Rückbildung, Demonstration psychophysiologischer Zusammenhänge	je 1 – 3
5. Biofeedback	visuelles/akustisches Feedback der Biosignale, verschiedene Bedingungen (Haltung)	Verbesserung der Kontrolle	je ≥ 3, 4, 5 (je nach Anwendung)
6. Erneute Selbstkontrolle	Wiederholung der Messung ohne Feedback	Beurteilung der Veränderung	≥ 3 – 5
7. Nachbesprechung	Besprechung der Sitzung anhand des gespeicherten Werteverlaufs	Beurteilung der Übungserfolge, Besprechung von Schwierigkeiten, Ableitung von Hausübungen	

3.4 Welche Biofeedback-Verfahren kann ich verwenden?

Die Wahl des Feedbackverfahrens hängt von der vorliegenden Störung bzw. Symptomatik und der therapeutischen Zielsetzung ab. In Tabelle 3 sind Biofeedback-Arten einigen Anwendungsgebieten zugeordnet. Weiterführende praxisrelevante Informationen sind für verschiedene Indikationsbereiche bei Rief und Birbaumer (2010) beschrieben.

3.5 Wie ist der Ablauf einer Biofeedback-Behandlung?

In der Folge werden Kernstücke einer Biofeedback-Behandlung dargestellt. In Tabelle 4 wird ein Überblick gegeben, wie sich diese Inhalte innerhalb einer Sitzung gliedern lassen.

Kognitive Vorbereitung

Zur Vorbereitung auf die Biofeedback-Behandlung gehören die Vermittlung des Therapierationals, Informationen zur Vorgehensweise und eine gemeinsame Zielvereinbarung. Mögliche Befürchtungen und Ängste der Patienten gegenüber der geplanten Behandlung sollten angemessen Berücksichtigung finden. Die kognitive Vorbereitung ist von wesentlicher Bedeutung, da sie die (Erfolgs-)Erwartungen des Patienten und damit den tatsächlichen Behandlungserfolg beeinflussen kann.

Methodische Aspekte

Während die *Sensoren* zur Messung der interessierenden physiologischen Prozesse angebracht werden, können ihre Funktionen kurz erläutert werden (in verständlicher Sprache!). Da die meisten Messungen für *Bewegungsartefakte* anfällig sind, wird der Patient gebeten, eine möglichst ruhige normale Körperhaltung einzunehmen (außer bei gezielten Übungen, z.B. Untersuchungen zu Bewegungsasymmetrien). Nicht nur eine angenehme räumliche Gestaltung des Biofeedback-Zimmers, sondern auch die *Informationsvermittlung* zur Vorgehensweise hilft, das notwendige angstfreie Klima herzustellen. Spezifische Informationen zur Psychophysiologie und Messtechnik (Elektroden, Elektrodenplatzierung, Filtereinstellungen, Verstärkerbereich, Artefaktquellen) finden sich in weiterführender Literatur (u.a. Gramann und Schandry, 2009; Schwartz und Andrasik, 2005).

Baseline

Die anfängliche Adaptations- bzw. Baseline-Phase dient einerseits der Gewöhnung des Patienten an die Situation und erlaubt andererseits die Messung der Ausgangswerte der erfassten Reaktionssysteme.

Demonstration psychophysiologischer Zusammenhänge

Zu verschiedenen Zeitpunkten im Rahmen der Biofeedback-Therapie sollten *individuelle Stressoren* eingesetzt werden, um die individuelle Stressreaktion zu provozieren. Hierzu können Leistungsstressoren (z.B. arithmetische Aufgaben), soziale Stressoren (z.B. Rede halten), emotionale Stressoren (z.B. Imagination eines belastenden Ereignisses), Lärmprovokationen oder körperliche Stressoren (z.B. bestimmte Haltungen, Hyperventilationsprovokation) herangezogen werden. Manchmal reicht bereits die Ankündigung eines „Tests", um die Stressreaktion des Körpers auszulösen und auf diese Weise den Effekt von ängstlicher Erwartung oder gedanklicher Beschäftigung mit einem Thema zu zeigen.

Zu Beginn der Therapie kann ihr Einsatz hilfreich sein, um psychophysiologische Wirkzusammenhänge zu zeigen: Der Patient kann am Bildschirm sehen, wie sein Körper auf bestimmte Ereignisse reagiert (z.B. Anstieg der Muskelanspannung in schmerznaher Region). Gerade bei Patienten, die Schwierigkeiten haben, psychische Einflussfaktoren auf ihre körperliche Symptomatik zu erkennen, löst diese Demonstration häufig einen Aha-Effekt aus. Informationen zu körperlichen Regulationsmechanismen kann man bei der gemeinsamen Betrachtung des Kurvenverlaufs geben. Im Zuge dessen ist es möglich, dem Patienten Strategien zur Beeinflussung der Körpersignale vorzuschlagen und diese zu erproben, falls dem Patienten ein selbstständiges Ausprobieren verschiedener Optionen schwerfällt.

3

Kontrolle körperlicher Prozesse

Ein zentrales Ziel der Biofeedback-Therapie besteht darin, die *Kontrolle* über die zurückgemeldeten körperlichen Funktionen zu erlernen. Um dieses Ziel zu erreichen, wird im Rahmen des Biofeedbacks in der Regel die schrittweise Verhaltensformung („shaping") als zentrales Lernprinzip vorgeschlagen. Praktisch bedeutet dies, dass bereits kleine Veränderungen in die erwünschte Richtung positiv verstärkt werden sollten. Dies kann erreicht werden, indem das Biosignal bei ausreichender Mess-Sensibilität kontinuierlich zurückgemeldet wird und so jede kleine Veränderung widerspiegelt (z. B. proportionales Abfallen der Tonhöhe bei EDA-Reduktion). Diese Vorgehensweise bewährt sich vor allem beim Training der allgemeinen Entspannungsfähigkeit oder Rückmeldung von Atmungsvorgängen. Alternativ kann ein Zielkriterium bestimmt werden (als „Schwelle" markiert), welches in einer Übungsphase erreicht werden soll. Das Zielkriterium sollte besonders zu Beginn nur leicht vom Ausgangswert abweichen, um eine positive Rückmeldung zu ermöglichen. Dies lässt sich z. B. bei EMG-Biofeedback gut einsetzen: Mit einer sichtbaren Schwelle wird das Zielkriterium abgebildet, und das erfolgreiche Unter- oder ggf. Überschreiten wird mit einem zusätzlichen akustischen Signal verstärkt. Wenn der Patient ein Zielkriterium sicher erreichen kann, wird der Schwierigkeitsgrad sukzessive gesteigert, bis das übergeordnete Übungsziel erreicht wird. Der Therapeut sollte sich trotz der „maschinellen Verstärkung" nicht die Gelegenheit entgehen lassen, Übungserfolge auch verbal zu verstärken.

3

Alltagstransfer und Generalisierung der Therapieerfolge

Die *Rückmeldung* sollte zu Trainingsbeginn kontinuierlich erfolgen, um erste Lernerfolge zu stabilisieren. Im Verlauf und vor allem gegen Ende der Therapie wird die Rückmeldung immer wieder phasenweise *ausgeblendet* (in Selbstkontrollphasen). Auch werden die Übungsbedingungen erschwert und maximale Realitätsnähe hergestellt, indem *alltagsrelevante Stressphasen* in den Sitzungsablauf integriert werden. Zusätzlich haben im gesamten Therapieverlauf die *Hausaufgaben* einen wesentlichen Stellenwert: Zu Beginn können sie darin bestehen, Informationsmaterial zu lesen und Symptomtagebücher zu bearbeiten. Im Verlauf geht es in der Regel darum, die Kontrolle der Zielparameter auch im alltäglichen Umfeld zu erproben (evtl. mit Übungsprotokollen). Bei einigen Indikationsbereichen hat es sich als hilfreich erwiesen, den Patienten tragbare Übungsgeräte zu überlassen (z. B. bei Bruxismus oder Inkontinenz). Die fortschreitende Entwicklung erschwinglicher Biofeedback-Systemen, welche auf mobilen Endgeräten wie Tablets oder Smartphones nutzbar sind, erleichtert die Übertragung in den Alltag zusätzlich. Um Therapieerfolge zu erzielen, ist jedoch die regelmäßige Übung das zentrale Kernstück, unabhängig davon, ob mit oder ohne „Heimtrainer".

Evaluation des Behandlungserfolges

Der Therapieerfolg kann auf verschiedenen Ebenen beurteilt werden. Hierzu bietet sich als praktikable „Minimallösung" die Befragung des Patienten an (siehe Beispiel). Zur Evaluation können zusätzlich die gespeicherten Messwertverläufe (besonders aus Selbstkontrollphasen ohne direkte Rückmeldung) herangezogen werden. Die gängigen Biofeedbacksysteme bieten hierfür automatisierte Protokolle an, welche mit dem Patienten gemeinsam ausgewertet werden können. Die Symptomprotokolle ermöglichen die Beurteilung, inwiefern sich die Beschwerden verbessert haben und in welchen Situationen die Selbstkontrollfertigkeiten erfolgreich Einsatz finden.

Beispiel:

Therapeutische Fragen zum Abschluss der Behandlung

- „Wie hilfreich erlebten Sie die Biofeedback-Behandlung zur Bewältigung ihrer ...?"
- „Wenn Sie jetzt die Sitzung für sich bewerten, welche Aspekte erschienen Ihnen dann wichtig?"
- „Wie schätzen Sie Ihre Möglichkeiten ein, die Beschwerden zu beeinflussen? Was genau hat Ihnen geholfen?"
- „Wie werden Sie das hier Gelernte in Ihrem Alltag umsetzen?" (konkrete Umsetzungsvorschläge erbitten) „Welche Schwierigkeiten können dabei auftreten?"

Zusätzliche psychotherapeutische Interventionen

Die Biofeedback-Methode lässt sich flexibel mit anderen verhaltenstherapeutischen Standardmethoden kombinieren. Wie bereits aus dem beschriebenen Sitzungsablauf deutlich wird, gehören dazu das Führen von Symptomtagebüchern, Selbstbeobachtungsinstrumenten oder Übungsprotokollen, Entspannungstechniken und Imaginationsphasen sowie psychoedukative Elemente (z. B. Erläuterung der körperlichen Stressreaktion). Sinnvoll lassen sich im gesamten Therapieverlauf kognitive Techniken anwenden, z. B. zur Identifikation und Modifikation dysfunktionaler Bewertungsmuster (Interpretation körperlicher Missempfindungen, Bewertung eigener Bewältigungsstrategien, Erfolgsbewertung). Weiter ist je nach Therapieziel die Kombination denkbar mit Entspannungsverfahren (siehe Tabelle 5; weiterführende Informationen: Petermann und Vaitl, 2014), Stressbewältigungstechniken, Angstbewältigungsstrategien, Aufbau körperlicher Aktivierung und Veränderung von Gesundheitsverhalten. Diese Aufzählung soll die Möglichkeiten gar nicht erschöpfend darstellen, sondern nur unser Verständnis von einer Biofeedback-Therapie illustrieren, welche nicht ausschließlich auf der apparativen Rückmeldung von physiologischen Vorgängen beruht.

3.6 Wie richte ich mein Arbeitsfeld mit Biofeedback ein?

In Abhängigkeit von Einsatzwünschen und –häufigkeit können die Biofeedback-Instrumente zusammengestellt werden. Die inzwischen angebotenen Biofeedback-Geräte erlauben in der Regel eine parallele Mehrkanalableitung, sind einfach zu bedienen und können für verschiedene Indikationsbereiche eingesetzt werden. Diese Mehrkanalgeräte haben den Vorteil, die Auswirkung von Stress und psychischen Mechanismen auf unterschiedliche Reaktionssysteme zu zeigen. Auch bei diagnostischen Messungen, z. B. der Ableitung der Rückenmuskulatur an verschiedenen Stellen (Rückenscanning), ist die gleichzeitige Erfassung mehrerer Biosignale erforderlich. Gleichzeitig sind diese Geräte in der Regel etwas aufwendiger in der Handhabung als ambulante Geräte (mit nur 1 bis 2 Kanälen), welche den Patienten auch die Fortführung eines Trainings im häuslichen Alltag ermöglichen.

Tabelle 5: Entspannungsverfahren im Überblick

Beschreibung	**Inhalte**	**Ziel/Zweck**
Autogenes Training (AT)	Nach J. H. Schultz: Autosuggestives, übendes Verfahren, basierend auf dem Aufsagen verbaler Formeln, z. B. unterstützende Ruhe-Formel („Ich bin ganz ruhig") sowie sechs Unterstufen-Übungen (bzgl. Schwere, Wärme, Herzschlag, Atmung, Wärme im Bauchraum, Kühle/Frische im Stirnbereich). Übungsdauer: häufig und kurz, z.B. mehrmals 90 Sekunden.	„Selbsthypnose", Erzielen eines psychovegetativen Ruhezustandes • Abbau von Erschöpfung und Belastungen, Nervosität, Anspannung und psychophysiologischer Dysregulation. • Regulation von Leistungs- und Verhaltensschwierigkeiten, Schmerz und Problemen bei Selbstbestimmung und -kontrolle. AT kann in der Regel problemlos mit verschiedenen Biofeedback-Verfahren kombiniert werden.
Progressive Muskelrelaxation (PMR)	Nach E. Jacobson: Willentliche Spannungsminderung einzelner Muskelgruppen des Bewegungsapparates die nacheinander kurzzeitig kontrahiert und anschließend maximal entspannt werden. Fremd- oder Selbstanweisung.	Reduktion des neuromuskulären Tonus, Wahrnehmung körperlicher Anspannung, Regulation psychophysiologischer Prozesse. PMR kann mit den meisten Biofeedback-Verfahren kombiniert werden. Jedoch sollten mögliche Artefakte auf EMG- und EDA-Messungen berücksichtigt werden.
Meditation	Meditationsübungen bestehen in zahlreichen Formen, z. B.: • Aufmerksamkeitsfokussierte Meditation (z. B. Wandern durch den Körper, fokussierte Aufmerksamkeit auf den Atem, Objekte oder Mantren. Aber auch mit Fokus auf ein Erreichen „innerer Leere"). • Bewegungsmeditation (Tai Chi, Qi Gong, teilweise Yoga). • Transzendentale Meditation (ruhevoller, wacher Bewusstseinszustand). • Achtsamkeit (Übungen aus Hatha Yoga vereint mit buddhistischer Achtsamkeitsmeditation). Die Dauer von Meditationsübungen kann je nach Zweck und Übungsstand variieren.	Unterschiedliche Zielsetzungen je nach Meditationsform. • Stress- und Spannungsreduktion • Aufmerksamkeits-/Konzentrationsförderung • Spirituelle Selbsterfahrung • Verbessertes Körpergefühl • Akzeptanz, Geduld und Urteilsfreiheit Auswirkungen auf physiologische Entspannungsindikatoren und die Hirnaktivität konnten beobachtet werden. Bewegungsarme Meditationsarten lassen sich mit Biofeedbackverfahren kombinieren.
Imagination	Basiert auf möglichst realitätsgetreuer Vorstellung von Objekten, Situationen oder Handlungsabläufen, welche bestimmte physiologische oder psychische Reaktionen (z. B. Entspannung) auslösen. Imagination kann im Rahmen von Konfrontationsübungen (z.B. systematischer Desensibilisierung), Vorstellungssubstitution („Imagery rescripting") oder als gelenkte Imagination (z.B. Fantasiereise) eingesetzt werden. Die Dauer der Übungen kann variiert werden.	Etablieren und/oder korrigieren innerer Eindrücke und ihrer assoziierten Qualitäten, im Rahmen von Konfrontations- oder Spannungsreduktionstherapien. Vor allem gelenkte Imagination ist als Entspannungsverfahren verbreitet. Imaginationsverfahren lassen sich in der Regel gut und problemlos mit Biofeedbackmethoden kombinieren. Hierbei sind auditive Rückmeldungen zu bevorzugen, da vielen Patienten Imagination bei geschlossenen Augen leichter fällt.
Atemübungen	Atemübungen spielen sowohl bei einigen der zuvor angeführten Verfahren, als auch als selbstständige Methode eine Rolle in den Entspannungsverfahren. Auch hier lassen sich verschiedene Formen unterscheiden: • Atembeobachtung (bewusstes Wahrnehmen der Atmung). • Atemvisualisierung (Assoziation des Atemvorgangs mit inneren Bildern, z. B. „Licht atmen"). • Atemregulation (willentliche Steuerung des Atems, z. B. bewusste Zwerchfellatmung oder „Slow-Paced Breathing" als Atmen mit besonders niedriger Frequenz).	• Aufmerksamkeitslenkung • Verbesserung der interozeptiven Fähigkeiten • Stärkung der vagalen Einflüsse des autonomen Nervensystems zum Erzielen von Entspannung. Slow-Paced Breathing ist eine Standardstrategie des HRV-Biofeedback-Trainings. Beim Einsatz von Atemregulationsübungen im Biofeedback-Bereich sollten eventuelle Artefakte (EDA, EMG, EEG) berücksichtigt werden. Reine Atembeobachtungstechniken lassen sich in der Regel gut mit Biofeedbackverfahren kombinieren.

Zu den gängigen Standardableitungen können das Elektromyogramm (EMG), die Messung der Hautoberflächentemperatur, der elektrodermalen Aktivität (EDA), das Elektrokardiogramm (EKG) die Atmungsaktivität und die Blutvolumenpulsamplitude gezählt werden. Die kontinuierliche Blutdruckmessung erfordert eine weitere spezielle technische Ausstattung und ist damit für den „Biofeedback-Einsteiger" nicht unbedingt zu empfehlen. Auch die Messung der elektrischen Hirnströme auf Basis des Elektroenzephalogramms (EEG-Biofeedback/Neurofeedback) hat sich als Standardableitung von Parametern des zentralen Nervensystems etabliert. Durch entsprechende Geräte und Weiterbildungen ist auch Neurofeedback heute gut und einfach in der Praxis anwendbar. Bewährt haben sich aus unserer Sicht Geräte, die sowohl über optische als auch akustische Rückmeldeoptionen verfügen. In jedem Fall sollten die Geräte mit Messwertspeichern ausgestattet sein, so dass die Übungen nicht nur „online" verfolgt werden können, sondern auch im Anschluss an Selbstkontrollphasen bzw. den gesamten Therapieverlauf.

4 Frequently Asked Questions (FAQ)

1. *Sollte der Biofeedback-Therapeut immer anwesend sein, oder kann der Patient auch allein üben?*

→ Zu den Argumenten für die Anwesenheit des Therapeuten zählt vor allem die Möglichkeit, Sitzungsablauf, Übungsprotokolle und Therapieinhalte flexibel zu gestalten. Auch können übermäßige Frustrationen des Patienten vermieden werden, indem Rückmeldemodalitäten, das Übungszielkriterium und Verstärkerpläne kurzfristig verändert werden können. Mögliche Artefakte können unmittelbar beobachtet werden. Der *Standard* der Biofeedback-Therapie sollte darin bestehen, dass der qualifizierte Therapeut weitgehend anwesend ist. Es kann sinnvoll sein, kurze Phasen in den Übungsablauf zu integrieren, in denen der Patient allein übt, z.B. um bei fortgeschrittener Therapie die entwickelten Selbstkontrollmöglichkeiten zu erproben.

2. *Sind reine Entspannungsverfahren nicht genauso effektiv wie Biofeedback?*

→ Wie aus den bisherigen Darstellungen hervorgeht, besteht das Ziel einer Biofeedback-Therapie nicht immer darin, die Entspannungsfähigkeit eines Probanden zu verbessern (siehe Anwendungsgebiete). Weiter gibt es Beschwerden, bei denen sich Biofeedback als wirksam herausgestellt hat, ohne dass vergleichbare Effekte durch eine Entspannungstherapie erreicht worden wären. Wahrscheinlich profitieren verschiedene Personengruppen von der einen oder anderen Therapieform stärker. Empirisch ist dies jedoch noch nicht abgesichert. Biofeedback stellt eine *Alternative oder zusätzliche Methode* dar, gerade für die Patienten, die von einem Entspannungsverfahren nicht ausreichend profitierten oder diesen gegenüber skeptisch eingestellt sind.

3. *Wie wichtig ist die Motivation der Patienten für die Biofeedback-Therapie?*

→ Verschiedentlich wurde versucht, Prädiktoren für eine erfolgreiche Biofeedback-Therapie zu identifizieren. Dabei wurde – unabhängig vom behandelten Störungsbild – gefunden, dass die Motivation des Patienten von wesentlicher Bedeutung ist. Gelingt es, dem Patienten eine positive Veränderungserwartung in Verbindung mit der Biofeedback-Methode zu vermitteln, trägt dies zu einer besseren Beteiligung bei. Diese ist wiederum von erheblicher Bedeutung, da die Therapie auf der Vermittlung von Selbstkontrollstrategien und von daher auf der Kooperation der Patienten basiert. Entsprechend wichtig ist die kognitive Vorbereitung des Patienten vor Therapiebeginn, um die Bereitschaft sicherzustellen, sich aktiv am therapeutischen Prozess zu beteiligen.

5 Prüfungsfragen

1. Was versteht man unter Biofeedback?
2. Bei welchen Störungsbildern gilt Biofeedback als evidenzbasierte Therapiemethode?
3. Welche Therapieziele können mit Hilfe von Biofeedback verfolgt werden?
4. Wie kann ich Biofeedback mit anderen Psychotherapieverfahren kombinieren?
5. Welche Veränderungen kann ich mit Hilfe von Biofeedback erzielen?
6. Was gehört zur Diagnostik vor Beginn der Biofeedback-Behandlung?
7. Was sind wesentliche Bestandteile einer Biofeedback-Behandlung?
8. Wie kann der Alltagstransfer für die in der Sitzung vermittelten Bewältigungsstrategien und erzielten Fortschritte gelingen?

6 Literatur

a) zitierte Literatur

- Andrasik F, Blanchard EB: The biofeedback treatment of tension headache. In: Hatch JP, Fisher JG, Rugh JD (eds.): Biofeedback. Studies in clinical efficacy. New York: Plenum Press, 1987, 281-321
- Arns M, de Ridder S, Strehl U, Breteler M, Coenen A: Efficacy of neurofeedback treatment in ADHD: the effects on inattention, impulsivity and hyperactivity: a meta-analysis. Clin EEG Neurosci 2009; 40 (3): 180-189
- Bischoff C: Biofeedback. Psychotherapeut, 40, 1995, 179-187
- Diener HC, Pfaffenrath V, Soyka D, Gerber WD: Therapie des medikamenteninduzierten Dauerkopfschmerzes. Empfehlungen der Deutschen Migräne- und Kopfschmerzgesellschaft. Munch Med Wochenschr 1992;134:159-162
- Glazer HI, Laine CD: Pelvic floor muscle biofeedback in the treatment of urinary incontinence: A literature review. Appl Psychophys Biof 2006; 31(3): 187-201
- Gramann K, Schandry R: Psychophysiologie. Körperliche Indikatoren psychischen Geschehens. 4. Überarb. Aufl. Weinheim: Verlagsgruppe Beltz, 2009
- Holroyd KA, Penzien DB, Hursey KG, Tobin DL, Rogers L, Holm JE, Marcille PJ, Hall JR, Chila AG: Change mechanisms in EMG biofeedback training: Cognitive changes underlying improvements in tension headache. J Consult Clin Psychol 1984 ;52 :1039-1053
- Nakao M, Yano E, Nomura S, Kuboki T: Blood pressure-lowering effects of biofeedback treatment in hypertension: a meta-analysis of randomized controlled trials. Hypertens Res; 2003: 26(1), 37-46.
- Nestoriuc Y, Rief W, Martin A: Meta-analysis of biofeedback for tension-type headache: efficacy, specificity, and treatment moderators. J Consult Clin Psych 2008: 76(3), 379-396
- Schwartz MS, Andrasik F: Biofeedback. A practitioner's guide. 3rd ed. New York, NY: Guilford Press, 2005

b) weiterführende Literatur

- Basmajian JV (ed.): Biofeedback. Principles and practice for clinicians. 3rd ed. Baltimore: Williams & Wilkins, 1989
- Demos JN: Getting started with Neurofeedback. New York: Norton & Company, 2005
- Hatch JP, Fisher JG, Rugh JD (eds.): Biofeedback. Studies in clinical efficacy. New York: Plenum Press, 1987
- Martin A, Rief W (Hrsg.): Wie wirksam ist Biofeedback. Eine therapeutische Methode. Bern: Huber, 2009
- Petermann F, Vaitl D: Entspannungsverfahren: Das Praxishandbuch. 5. überarb. Auflage, Weinheim: Verlagsgruppe Beltz, 2014
- Rief W, Birbaumer N: Biofeedback: Grundlagen, Indikationen, Kommunikation, Vorgehen. 3. Aufl. Stuttgart: Schattauer, 2010

3.5 Die Dritte Welle der Verhaltenstherapie

Kai G. Kahl, Lotta Winter, Ulrich Schweiger und Valerija Sipos

Die „Dritte Welle" der Verhaltenstherapie ist zu einem wesentlichen Bestandteil der gegenwärtigen Psychotherapieentwicklung geworden. Innerhalb der Dritten Welle ist es zu einem Zuwachs an Wissen über spezifische psychopathologische Mechanismen gekommen. Es wurde eine Vielzahl von innovativen Therapietechniken entwickelt. Mehrere der qualitativ besonders bemerkenswerten Psychotherapiestudien der letzten Dekade sind diesem Bereich zuzuordnen (Keller et al. (2000); Giesen-Bloo et al. (2006). Dabei wurden Therapiemöglichkeiten für Patientengruppen erschlossen, die bisher weder von Verhaltenstherapie noch für Pharmakotherapie gut erreichbar waren wie Patienten mit Borderline-Persönlichkeitsstörung oder chronischer Depression. Die Neuentwicklungen zeichnen sich durch eine gute Akzeptanz aus und weisen verhältnismäßig niedrige Therapieabbruchraten auf.

Die Methoden der „3. Welle" stehen in der Tradition und im konzeptuellen Rahmen der Verhaltenstherapie, die sich in den 50er Jahren des 20. Jahrhunderts entwickelt hat. Ausgehend von dem Anspruch, menschliches Verhalten durch lerntheoretische Gesetzmäßigkeiten zu erklären und dieses Wissen auf psychische Störungen anzuwenden, wurde die Theoriebildung in den darauffolgenden Jahrzehnten zunehmend durch weitere Elemente beeinflusst.

Auch wenn die Nomenklatur als „1. Welle", „2.Welle" und „3. Welle" die Entwicklung der Verhaltenstherapie sehr vergröbert wiedergibt, lassen sich die Hauptströmungen dennoch prägnant in dieser Weise beschreiben. Prägend für die erste, behaviorale Welle waren die Fortschritte in der Lerntheorie basierend auf den Forschungsarbeiten von Pawlow und Skinner (Bouton, 2007). Das hervorstechende Merkmal dieser Entwicklung war der Versuch, offen beobachtbares Problemverhalten (beispielsweise bei Angststörungen) mit dem Instrumentarium der klassischen und operanten Konditionierung zu erklären und einer Verhaltensmodifikation zugänglich zu machen. Entsprechend wurden in dieser Phase vorzugsweise Strategien zur Behandlung von Phobien und anderen Angsterkrankungen entwickelt. Bekannte Techniken wie die systematische Desensibilisierung beispielsweise durch Joseph Wolpe, und der Einsatz von operanten Techniken bei Patienten mit Schizophrenie durch Ogden Lindsley sind mit der „ersten Welle" der Verhaltenstherapie verknüpft. Allerdings wurde auch zunehmend klar, dass neben der Ebene des beobachtbaren Verhaltens auch andere Prozesse, vor allem Interpretations- und Bewertungsprozesse, eine Rolle spielen. Entsprechend sahen sich die Vertreter der ersten Welle durch andere Therapieschulen dem Vorwurf des Reduktionismus ausgesetzt. Aber auch innerhalb der Protagonisten von Verhaltenstherapie wurde Kritik an der methodischen Beschränkung auf elementare Lerngesetze laut, so dass sich ab den 1970er Jahren das Interesse auf die kognitiven Prozesse psychischer Störungen fokussierte.

Die zweite (kognitiv-behaviorale) Welle der Verhaltenstherapie wurde entscheidend durch die Entwicklung kognitiver Techniken durch Albert Ellis und Aaron Timothy Beck in den 60er Jahren geprägt (Beck, 2008). Obwohl zentrale Interventionen wie die kognitive Umstrukturierung eher auf Konzepten der platonischen Philosophie als auf experimentalpsychologischen Befunden beruhen, wurde die kognitive Therapie zum führenden Paradigma der Psychotherapie. Die Kombination kognitiver mit verhaltensbezogenen Interventionen ist die Grundlage einer Vielzahl von Manualen und durch Evidenzen aus kontrollierten Studien gestützten Methoden innerhalb der Verhaltenstherapie (Shafran et al., 2009). Evidenzbasierte Manuale liegen für ein breites Spektrum von psychischen Störungen wie Depression, Angsterkrankungen, Substanzabhängigkeit, Somatoforme Störungen, Psychotische Störungen, Essstörungen oder Sexuelle Störungen vor. Kennzeichen dieser Manuale ist eine ausgeprägte Fortentwicklung und Differenzierung des störungsspezifischen Wissens, während die vorgeschlagenen therapeutischen Techniken im Wesentlichen auf die Entwicklungen von Beck zurückzuführen sind.

Die Erfolge der kognitiv-behavioralen Therapie sind unbestritten, ihre Evidenzbasierung wird weiter ausgebaut (Beck & Dozois, 2011). Dennoch lag es in der Natur der Sache, dass mit der Ausweitung des mittlerweile differenzierten Methoden- und Strategiearsenals auf spezielle Patientengruppen auch „Schwachstellen" der Methode offenbar wurden. So beobachtete Marsha Linehan, dass Patienten mit Borderline-Persönlichkeitsstörung nicht im selben Maß von klassischen kognitiv-behavioralen Interventionen wie kognitive Umstrukturierung profitierten wie andere Patientengruppen, und integrierte spezifische Achtsamkeitsstrategien in die Behandlung. Steven Hayes betonte den Aspekt von Akzeptanzstrategien, was ein Umdenken innerhalb der auf Veränderung fokussierten Therapiestrategien bedeutete. Ebenso wurden Aspekt von Werteorientierung in einige Therapiemethoden integriert. Diese heterogenen Entwicklungen wurden zuerst von Steven Hayes als „Dritte Welle der Verhaltenstherapie" zusammengefasst und benannt (Hayes, 2004; Kahl, Winter und Schweiger, 2012; Kahl, Winter, Schweiger und Sipos, 2011).

3

Ein gemeinsames Merkmal der Gruppe ist eine kritische Neuevaluation der Wirksamkeit der Technik der kognitiven Umstrukturierung (Longmore und Worrell, 2007; Hayes et al., 2013; Lorenzo-Luaces, German und DeRubeis, 2014).

Mit der „Dritten Welle" sind eine Reihe von neuen Techniken und Themen innerhalb der Verhaltenstherapie entstanden: Metakognition, kognitive Defusion, Emotionen, Akzeptanz, Achtsamkeit, Dialektik, Werte, Spiritualität und Beziehung. Dabei wird aus verschiedenen Quellen geschöpft: Fortschritte der psychologischen Forschung zu den Themen Gedankenunterdrückung (Wenzlaff und Wegner, 2000), Metakognition (Frith, 2012; Fletcher und Carruthers, 2012), Emotionsregulation (Gross, 2014), aus psychodynamischen und humanistischen Psychotherapieverfahren sowie aus religiösen und philosophischen Traditionen. Philosophisch folgen diese Techniken eher einem kontextualistischen oder konstruktivistischen als einem objektivistischen Ansatz (Neimeyer und Mahoney, 1999; Gross, 2014). Es werden (in Sinne von Watzlawick) eher Veränderungen zweiter Ordnung als Veränderungen erster Ordnung angestrebt (Fraser und Solovey, 2007). Veränderungen erster Ordnung beziehen sich auf Intensität, Häufigkeit, Dauer von spezifischem Verhalten oder Inhalte von Kognitionen, während Veränderungen zweiter Ordnung aus der ursprünglichen Perspektive kontraintuitiv anmuten und die Regeln des Verhaltenssystems verändern.

Wesentliche und inzwischen auch in Deutschland angewendete Methoden der „Dritten Welle der Verhaltenstherapie" sind die Akzeptanz- und Commitment Therapie (Acceptance and Commitment Treatment; ACT) (Hayes und Lillis, 2012), Verhaltensaktivierung (Behavioral Activation) (Martell, Dimidjian und Herman-Dunn, 2010), das Cognitive Behavioral Analysis System of Psychotherapy (CBASP) (McCullough, 2006; 2003), die Dialektisch-Behaviorale Therapie (DBT) (Linehan, 1996), die Achtsamkeitsbasierte Kognitive Therapie (Mindfulness Based Cognitive Therapy; MBCT) (Segal, Wiliams und Teasdale, 2012), die Metakognitive Therapie (MCT) (Wells, 2008) und die Schematherapie (Arntz et al., 2010). Einschränkend muss dabei festgestellt werden, dass der Begriff der „Dritten Welle" auch unter Verhaltenstherapeuten strittig ist. Wegen der gemeinsamen Hintergründe, der technischen Gemeinsamkeiten der Methoden und der übereinstimmenden Zielrichtung erscheint der Sammelbegriff „Dritte Welle" jedoch durchaus sinnvoll (Kahl et al., 2011).

3

1 Akzeptanz und Commitment Therapie (Acceptance and Committment Treatment; ACT)

1.1 Grundannahmen

Die theoretische Grundlage der Akzeptanz- und Committment Therapie ist die Bezugsrahmentheorie *Relational Frame Theory* (Hayes, Barnes-Holmes und Roche, 2001). Die Bezugsrahmentheorie erklärt Sprache und Kognition und Symptombildung aus einer lerntheoretischen Perspektive. Besondere psychotherapeutische Bedeutung haben dabei die Fallen, die sich daraus ergeben, dass sprachliche Beziehungen automatisch bidirektional sind. Der philosophische Hintergrund ist der des funktionalen Kontextualismus.

ACT geht davon aus, dass folgende psychologische Prozesse eine dominante Rolle in der Entstehung psychischer Störungen spielen:

- Kognitive Fusion: Hierbei wird sprachliche Symbolisierung von Realität mit der Realität fusioniert. Daraus ergeben sich günstige und ungünstige Konsequenzen für die Handlungsfähigkeit und für den emotionalen Zustand.
- Erlebnisvermeidung: Äußere Erfahrungen und Emotionen werden vermieden.
- Dominanz eines sprachlich konstruierten Selbstkonzepts
- Fehlen von Werten, Verwechslung von Werten mit Zielen
- Fehlende Selbstverpflichtung zu werteorientiertem Handeln

! **Merke:**
ACT ist eine verhaltenstherapeutische Methode, die Akzeptanz, Achtsamkeit, Selbstverpflichtung und Verhaltensveränderungen nutzt. Ziel der Interventionen ist es, die psychologische Flexibilität der Patienten zu erhöhen, ihnen wieder eine Teilnahme am Leben und Handeln entsprechend ihrer Werte zu ermöglichen.

1.2 Spezifische Techniken

ACT arbeitet mit Metaphern, Therapiegeschichten, Gedankenexperimenten, Verhaltensexperimenten, Fragebögen und Arbeitsblättern.

- Akzeptanz wird in ACT als Alternative zum Vermeidungsverhalten gelehrt. Akzeptanz bedeutet, innere Ereignisse wie Emotionen, Gedanken oder Erinnerungen wahrzunehmen ohne mit ihnen zu kämpfen, ohne zu versuchen, sie zu verändern.
- Kognitive Defusion beschreibt eine Gruppe von Techniken, die darauf ausgerichtet sind, die Beziehung des Patienten zu seinen Gedanken und Emotionen zu verändern. Dabei nimmt der Patient eine Beobachterrolle gegenüber seinen Gedanken und Emotionen ein. Die fusionierte Beziehung zwischen Symbol und Objekt wird abgeschwächt oder aufgehoben. Gedankeninhalte werden nicht mehr wörtlich genommen. Gedanken werden nur noch als Gedanken behandelt und nicht als die Realität, auf die sie sich beziehen.
- Kontakt mit dem gegenwärtigen Augenblick. Hierbei geht es darum, mit der Gegenwart, mit der Umwelt und inneren Ereignissen in Kontakt zu bleiben ohne diese Ereignisse zu bewerten.
- Self as Context: Dem Patienten wird ein Modell des eigenen Selbst vermittelt, in dem er sich aus seiner Beobachterrolle heraus definiert. Das Selbst ist entsprechend der verwendeten Metapher das Schachbrett, auf dem die Spielfiguren (Gedanken und Emotionen) ihr eigenes Leben haben. Es wird vermittelt, dass sich das Selbst letztlich nicht aus irgendeinem kognitiven oder emotionalen Inhalt heraus definieren lässt, sondern eine eigene transzendente Qualität hat.
- Werte sind aktiv ausgewählte, verbal konstruierte Qualitäten des Handelns. Werte sind dadurch gekennzeichnet, dass ihre Bedeutung als unmittelbar evident erlebt wird, sie aber nicht durch ein dahinterstehendes Konstrukt begründet werden können. Werte können niemals als Objekt erreicht werden, sondern definieren Richtungen des Handelns. Ziele sind konkrete

Meilensteine in der gewählten Richtung. ACT gibt als Orientierungshilfe Wertebereiche vor (z. B. Partnerschaft, Beruf).
- Werteorientiertes Handeln: ACT unterstützt eine Ausrichtung des Verhaltens des Patienten auf seine selbst gewählten Werte.

ACT ist für eine große Zahl von Störungen manualisiert: Depression, Angststörungen, Essstörung, Somatoforme Störungen (Öst, 2014).

Tabelle 1: Die Akzeptanz- und Commitment Therapie im Überblick

Theoretische Grundlagen	Relational Frame Theory
Fokus	Kognitive Fusion Erlebnisvermeidung Werte
Spezifische Techniken	Kognitive Defusion Akzeptanz Werte-orientiertes Handeln
Anwendung	Transdiagnostisch

1.3 Evidenzbasierung

Es liegen mehrere aktuelle Meta-Analysen zur Wirksamkeit von ACT bei unterschiedlichen psychiatrischen und medizinischen Störungen vor (Öst, 2014; A-Tjak et al., 2015). Diese weisen auf eine überlegene Wirksamkeit von ACT gegenüber Treatment as Usual bei unterschiedlichen Störungen wie Zwangserkrankung, Angststörungen, Abhängigkeitserkrankungen und Depression hin. Öst weist allerdings auch auf die mangelnde methodische Qualität einiger Studien hin (Öst, 2014).

2 Verhaltensaktivierung (Behavioral Activation; BA)

2.1 Grundannahmen

Im Mittelpunkt der Behavioral Activation steht die Annahme, dass Vermeidungsverhalten (wie soziale Abkapselung) zu Depression beiträgt, während Verhaltensaktivierung eine Depression überwinden hilft. Das Konzept geht auf die 1974 von Lewinsohn formulierte Verstärkerverlusttheorie zurück, die Depression aus einer niedrigen Frequenz von verhaltenskontingenter positiver Verstärkung erklärt. Lewinsohn betonte dabei den Einfluss schwerwiegender Lebensereignisse und Defizite in interpersonellen Fähigkeiten, die die Fähigkeit zu sozialer (positiver) Verstärkung zu kommen bei den Betroffenen einschränken. Fehlender Kontakt zu positiven Verstärkern wird als zentraler aufrechterhaltender Faktor von Depression gesehen, Verhaltensdefizite stehen im Zentrum der therapeutischen Interventionen. Die wichtigste Veränderung in der aktuellen Version von Behavioral Activation ist allerdings, dass der Aufbau von Verhalten nicht mehr entlang angenehmer Aktivitäten erfolgt, sondern sich an den persönlichen Werten des Betroffenen orientiert. Dabei ist zu beachten, dass Werte-orientiertes Handeln auch Akzeptanz gegenüber aversiven äußeren und inneren Erfahrungen benötigt. Beispielsweise kann die Pflege eines kranken Familienangehörigen durchaus als wertvoll erlebt werden, erfordert aber bei dem Pflegenden häufig Akzeptanz gegenüber dem damit verbundenen Leid. Auf der anderen Seite sind positive Emotionen nicht gleichzusetzen mit nachhaltiger kontingenter Verstärkung von adaptivem Verhalten – dies wird schnell deutlich bei Patienten mit Abhängigkeitserkrankungen, die zwar im Kontext des Drogenmissbrauchs „positive" Emotionen wahrnehmen können, aber gerade dadurch erkrankt bleiben.
Die Veränderungstheorie von Behavioral Activation geht davon aus, dass die Veränderung des Verhaltens zu einer Veränderung von Emotionen und Kognitionen führt. Dabei verzichtet Behavioral Activation auf eine inhaltliche Auseinandersetzung mit dysfunktionalen kognitiven Prozessen. Depressionstypische kognitive Verzerrungen werden als Konsequenzen von Verstärkerverlust interpretiert, und zirkuläre Prozesse wie Grübeln und Sorgen werden im Rahmen von Emotionsvermeidung und Erlebnisvermeidung kontextualisiert.

! Merke: Die zentrale Annahme von Behavioral Activation ist, dass eine niedrige Frequenz von verhaltenskontingenter positiver Verstärkung zu einer Depression führt, und dass Verhaltensaktivierung eine Depression überwinden hilft. Die Verhaltensaktivierung wird dabei im Kontext individueller Werte verankert.

3

2.2 Spezifische Techniken

- Vermittlung des Behandlungsrationals: Diesem Aspekt der Therapie kommt besondere Bedeutung bei, weil das Behandlungsrational zunächst für Patienten ungewohnt und kontraintuitiv ist. Depressives Erleben wird als Konsequenz von Vermeidungsverhalten verstanden. Patienten befürchten häufig, dass sie durch Aktivität unter zusätzlichen Stress geraten und dies die Depression fördern würde. Diese Annahme wird durch das Rational infrage gestellt, da bei BA davon ausgegangen wird, dass das Vermeidungsverhalten (beispielsweise Einstellung sozialer Aktivitäten, Vernachlässigen von Beziehungen und von Hobbies) die Depression aufrechterhält, und eben nicht zu einer „Stressreduktion" beiträgt.
- Erhebung der Werteprioritäten: Werte sind individuell als wichtig erachtete Verhaltensweisen, die für einen Menschen zentral sind und auf die er bereit ist, sein Leben auszurichten. Werte können inhaltlich unterschiedlichsten Bereichen zugeordnet werden. Die meisten Menschen handeln nach Werten, ohne sich darüber bewusst zu sein. Beispiele für Wertebereiche sind: Partnerschaft, Familie, Beruf, Sport, Kunst, Kultur. Innerhalb dieser Bereiche werden spezifische Werte identifiziert (z.B. ein liebevoller Partner für meine Freundin sein, meiner Tochter ein angenehmes Zuhause bieten und sie bei ihrer schulischen Ausbildung unterstützen, mich in meinem Beruf durch kreative Ideen fortentwickeln). Entsprechend werden persönliche Wertehierarchien mit Patienten erarbeitet und als Rahmen für den nachfolgenden Aktivitätsaufbau genutzt.
- Aktivitätsaufbau und Aktivitäts-Monitoring: Zentral sind Tages- und Wochenprotokolle, die von Sitzung zu Sitzung mit dem

Patienten überprüft und modifiziert werden. Häufig werden spezifische Fertigkeitendefizite offenbar, die dann mit dem Instrumentarium der Verhaltenstherapie verbessert werden. Fertigkeitendefizite können in vielen Bereichen vorliegen, beispielsweise im interpersonellen Bereich (Kommunikation), planerischem und vorausschauendem Handeln (Problemlösestrategien), Emotionsregulation und weiteren Bereichen.

- Validierungsstrategien sind ein wichtiger Baustein in der Haltung des Therapeuten gegenüber dem depressiven Patienten. An Stelle einer einseitigen Defizit-orientierte Haltung gegenüber den depressiven Symptomen einzunehmen, werden diese als logische Konsequenz der Erkrankung angesehen. Validierungsstrategien fördern eine Haltung der Akzeptanz gegenüber Rückschlägen, und motivieren dazu auch schwierigere Herausforderungen anzugehen.

Tabelle 2: Verhaltensaktivierung (behavioral activation) im Überblick

Theoretische Grundlagen	Verstärkerverlusttheorie
Fokus	Emotions- und Erlebnisvermeidung
Spezifische Techniken	Werte-orientierter Aktivitätsaufbau Aktivitäts-Monitoring Validierung Entgegengesetzes Handeln
Anwendung	Major Depression

2.3 Evidenzbasierung

Die vorliegenden Reviews und Metaanalysen weisen auf eine gute Wirksamkeit von BA bei depressiven Störungen hin (Dimidjian et al., 2011; Ekers er al., 2014).

3

3 Cognitive Behavioral Analysis System of Psychotherapy (CBASP)

3.1 Grundannahmen

Das „Cognitive Behavioral Analysis System of Psychotherapy", kurz CBASP, wurde von James McCullough spezifisch zur Behandlung von Patienten mit chronischer Depression entwickelt. Ausgangspunkt für die Entwicklung von CBASP waren die Beobachtungen McCulloughs an Patienten mit früh beginnender Major Depression, deren Denkstil sich durch folgende Charakteristika auszeichnet:

- Einen durchgängig „ich-zentrierten" Denkstil, der durch das Verhalten des Interaktionspartners wenig beeinflusst wird.
- Monologisierende verbale Kommunikation.
- Schwierigkeit bei der Entwicklung von Empathie.
- Präkausales und prälogisches Denken.
- Intoleranz für Stress und mangelnde emotionale Kontrolle.

McCullough folgerte, dass die kognitiv-emotionale Entwicklung chronisch depressiver Patienten aufgrund einer Reihe zum Teil früher einsetzender negativer Lernerfahrungen (beispielsweise Traumatisierung oder emotionale Vernachlässigung) zum Stillstand kam und zu einem ängstlich-vermeidenden Lebensstil führte. Diese spezifischen kognitiv-emotionalen Muster in Verbindung mit einem Entwicklungsrückstand resultieren nach McCullough in der Unfähigkeit, Problemverhalten zu verändern. Hierin sieht McCullough auch die Ursache für die mangelnde Wirksamkeit von klassischer kognitiv-behavioraler Therapie. Er nimmt an, dass diese den Patienten überfordert. CBASP geht davon aus, dass der Patient aufgrund einer Entkoppelung auf der Ebene der Wahrnehmung nicht in der Lage ist, sein Verhalten flexibel auf die Notwendigkeiten des unmittelbaren Kontextes abzustimmen und deshalb wenig Verstärkung für sein Verhalten erhält. Er ist nicht in der Lage, seine Wünsche angemessen an die Umgebung zu vermitteln. Ziele werden nicht erreicht. Der Patient bleibt in interpersonellen Situationen erfolglos. In Anlehnung an Piagets Entwicklungstheorie geht McCullough davon aus, dass es Patienten mit chronischer Depression nicht gelingt, formal-operatorisch zu denken. Stattdessen überwiegen Ähnlichkeiten mit dem präoperatorischen Status. Operatorisches Denken beginnt nach Piaget im Alter von etwa sieben Jahren, die Entwicklung erstreckt sich über die gesamte Adoleszenz und führt zur Entwicklung von spezifischen erwachsenen kognitiv-emotionalen Fähigkeiten. Hierzu zählen die Fähigkeit zu erkennen, dass Menschen sich in ihren Verhaltensmerkmalen unterscheiden, dass aktuelle Ereignisse in einer zeitlichen Kette zwischenmenschlicher Ereignisse stehen (dass eigene Verhaltensweisen auf das Gegenüber rückwirken), und dass situationsgebundene emotionale Reaktionen veränderbar sind (Piaget und Warden, 2007). Dementsprechend bestehen die Ziele von CBASP darin, den Patienten zu schulen, die Konsequenzen seines Verhaltens zu erkennen und sein Verhalten auf erwünschte Konsequenzen auszurichten, den eigenen Stimuluswert für andere und den Stimuluswert anderer für sich selbst zu erkennen, und neue Verhaltensfertigkeiten und funktionale Bewältigungsstrategien einzuüben.

> **!** **Merke**: Im Zentrum von CBASP steht die Annahme, dass Patienten mit chronisch depressiver Erkrankung einen präoperationalen, prä-kausalen und Ich-zentrierten Denkstil haben, vergleichbar den von Piaget beschriebenen Entwicklungsstadien bei Kindern. Dies führt zu einer Entkoppelung der Wahrnehmung von sozialen Signalen und Verstärkern, wodurch die Depression aufrechterhalten wird.

3.2 Spezifische Techniken

Die Behandlungsprinzipien von CBASP lassen sich wie folgt zusammenfassen: Eine zentrale Rolle kommt dem gezielten Aufbau von Fertigkeiten in der Planung von Verhalten, insbesondere der Ausrichtung des Verhaltens auf erwünschte Ergebnisse zu. Der Patient soll die Erfahrung machen, dass bestimmte Lebenskonstellationen und Dilemmata von ihm selbst beeinflusst werden können. Mit dem gezielten Einsatz von Kontingenzmanagement, auch negativer Verstärkung, soll die Wahrnehmung von Verhaltenskonsequenzen und der Erwerb sozialer Kompetenzen verbessert werden. Darüber hinaus besteht ein Fokus der Therapie darin, dass Beziehungsverhalten des Patienten in der „therapeutischen Dyade" zu verbessern.

3.2.1 Situationsanalyse

Die therapeutischen Techniken, die CBASP von anderen kognitiv-behavioralen Methoden unterscheiden, sind zum einen eine besondere Art der Verhaltensanalyse, die in CBASP „Situationsanalyse" bezeichnet wird. Die Situationsanalyse basiert auf dem generischen Modell der Verhaltensanalyse von Kanfer (Kanfer und Saslow, 1965), führt aber eine große Zahl von Spezifikationen ein, die dazu dienen die Situationsanalyse als Trainingsinstrument für operatorisches Denken zu optimieren. Der Fokus liegt primär darauf, die vom Patienten intendierten Ziele in einer Situation mit den tatsächlich erreichten Zielen zu vergleichen und nach geeigneten zielführenden interpersonellen Strategien zu suchen. Interpretationen werden auf ihre Genauigkeit, ihre Relevanz für den unmittelbaren Kontext und ihre Funktionalität überprüft. Implizit wird mit der Situationsanalyse eine Vielzahl von Fertigkeiten geschult: genaues Beobachten und nicht-bewertendes Beschreiben von interpersonellen Situationen, Aufmerksamkeitslenkung auf Schlüsselelemente von Interaktionen, Entwicklung von angemessenen Selbstinstruktionen, Überprüfung eigener Fertigkeiten, Entwicklung von realistischen Zielen entsprechend eigener Wertvorstellungen (Schweiger und Sipos, 2009). Die Situationsanalyse stellt vom Zeitaufwand her den Schwerpunkt des CBASP dar. Prozessdaten zeigen, dass die Entwicklung von Fertigkeiten im Bereich der Situationsanalyse ein wesentlicher Prädiktor des Therapieerfolges ist (Manber et al., 2003).

3.2.2 Interpersonelle Diskriminationsübung

Eine weitere Technik in CBASP ist die „interpersonelle Diskriminationsübung" die dann zum Einsatz kommt, wenn innerhalb einer Therapiesitzung emotionale Brennpunkte auftreten. Diese Übung basiert auf der Annahme, dass präoperativ denkende Patienten eine Tendenz haben, die Erwartungen an das Verhalten des Therapeuten aus den Erfahrungen mit dysfunktional handelnden Personen aus der eigenen Vergangenheit heraus zu generieren. Mit dem Patienten wird dazu eine Liste prägender Bezugspersonen erarbeitet und daraus spezifische Übertragungshypothesen für kritische zwischenmenschliche Bereiche (u.a. Intimität, emotionale Bedürfnisse, Kritik äußern) gebildet. Befinden sich Patient und Therapeut in einer relevanten Beziehungssituation, wird basierend auf der Übertragungshypothese eine Diskriminationsanalyse durchgeführt, um die negativen Annahmen des Patienten systematisch mit dem tatsächlichen Therapeutenverhalten zu vergleichen. Dies erfordert auf Seiten des Therapeuten u.a. die Fähigkeit, sich in einer kontrollierten Weise mit seinen Gefühlen und Gedanken in die Therapie einzubringen („kontrollierte Selbstöffnung").

Tabelle 3: Das Cognitive Behavioral Analysis System of Psychotherapy im Überblick

Theoretische Grundlagen	Piaget's Entwicklungstheorie
Fokus	Interpersonelles Verhalten
Spezifische Techniken	Situationsanalyse Interpersonelle Diskriminationsübung
Anwendung	Chronische Depression

3.3 Evidenzbasierung

Es gibt vier publizierte kontrollierte Studien zu CBASP (Keller et al., 2000; Kocsis et al., 2009; Schramm et al., 2011; Wiersma et al., 2014). Drei dieser Studien weisen auf eine Überlegenheit von CBASP gegenüber Treatment as Usual hin. CBASP ist besonders gut wirksam bei Patienten mit chronischer Depression in Verbindung mit kindlicher Traumatisierung (Nemeroff et al., 2003). CBASP eignet sich als therapeutische Strategie bei chronischer Depression, wenn die Behandlung mit antidepressiver Medikation nicht erfolgreich ist (Schatzberg et al., 2005).

4 Dialektisch-Behaviorale Therapie (DBT)

4.1 Grundannahmen

Noch in den 1990er Jahren galt die Borderline-Persönlichkeitsstörung als eine schwer zu behandelnde Erkrankung mit geringen Erfolgs- und hohen Therapieabbruchraten. An kaum einem anderen psychiatrischen Krankheitsbild lässt sich allerdings der psychotherapeutische Fortschritt durch das Ineinandergreifen von psychopathologischer (Neu-)Konzeptualisierung, trennscharfer Diagnostik und der Entwicklung Störungs-orientierter Interventionen besser dokumentieren. Basierend auf den Arbeiten von Marsha Linehan an Patientinnen mit chronisch-suizidalem Verhalten etablierte sich die Dialektisch-Behaviorale Therapie (DBT) als eine empirisch gut abgesicherte Störungs-spezifische Psychotherapie, die sich mittlerweile in Deutschland im stationären und – wenngleich ungleich langsamer – im ambulanten Rahmen verbreitet hat.

Im Zentrum der Borderline-Persönlichkeitsstörung, die an anderer Stelle im Buch ausführlich beschrieben wird, steht aus der Sicht der DBT eine Störung der Emotionsregulation mit einer niederschwelligen Auslösung emotionaler Zustände, einem hohen Erregungsniveau und einer ausgeprägten Instabilität emotionaler Zustände. Emotionen werden von den Betroffenen oft undifferenziert wahrgenommen und äußern sich als diffuse „Spannungszustände". Selbstverletzendes Verhalten wird eingesetzt, um diese Spannungszustände zu reduzieren. Viele Wahrnehmungs- und Verhaltensweisen der Patientinnen sind bei Kenntnis der zugrundeliegenden kognitiven Muster und Lernerfahrungen erklärbar und können einer Veränderung zugänglich gemacht werden. Scheinbar unmotiviert auftretende autodestruktive Verhaltensweisen, die sich beispielsweise als Selbstverletzungen oder in Form von Essstörung, Dissoziation oder Substanzmissbrauch zeigen, werden als Bewältigungsstrategien aversiver emotionaler und kognitiver Zuständen konzeptualisiert. Aufgrund der Störung der Emotionsregulation sind die Patientinnen – obwohl sie über eine gute Kenntnis sozialer Spielregeln verfügen – nicht in der Lage, sich sozial kompetent zu verhalten („Scheinkompetenz"). Besonders schwierig wird es für sie, wenn die Situation mit der Erfüllung eigener Wünsche oder traumabezogenen Inhalten verbunden ist. Dementsprechend wird die Förderung von Selbstmanagement-Kompetenzen und sozialer Kompetenz angestrebt. Zu den Grundannahmen über Patientinnen mit Borderline-Persönlichkeitsstörung gehört weiterhin, dass Patientinnen sich wirklich ändern wollen und sich Mühe geben, gesetzte Therapieziele zu erreichen. Dabei wird gleichermaßen akzeptiert, dass die Lebensqualität der Patientinnen stark eingeschränkt ist.

DBT macht Vorschläge für die Grundhaltung des Therapeuten. Hierzu gehört der von Linehan bewusst provokant formulierte Satz, dass Patienten mit Borderline-Persönlichkeitsstörung in der Therapie nicht versagen können. Diese Annahme ist vor allem gegen die bei vielen Therapeuten vorherrschende Einstellung gerichtet, dass es an der mangelnden Motivation der Patientinnen liegt, wenn der Therapieerfolg ausbleibt. Vielmehr wird vom Therapeuten eine hohe Flexibilität zwischen akzeptierenden und stützenden Strategien einerseits und verändernden und fordernden Strategien andererseits erwartet. Therapeuten, die Patientinnen mit Borderline-Persönlichkeitsstörung behandeln, sollten Unterstützung erhalten, beispielsweise im Rahmen von Supervision oder kollegialer Intervision.

! **Merke:** Im Zentrum des Störungsmodells der Dialektisch-Behavioralen Therapie steht die Annahme einer Emotionsregulationsstörung bei Patienten mit Borderline-Persönlichkeitsstörung, in der Regel auf der entwicklungsgeschichtlichen Grundlage invalidierender (und zum überwiegenden Teil traumatisierender) Lebensbedingungen. Dies führt zu einer niederschwelligen Auslösung emotionaler Zustände, einem hohen Erregungsniveau und einer ausgeprägten Instabilität.

3

4.2 Spezifische Techniken

4.2.1 Hierarchisierung der Therapieziele

Therapeuten von Patientinnen mit Borderline-Persönlichkeitsstörung stehen häufig vor dem Problem, dass eine Vielzahl von komorbiden psychischen (und zum Teil auch körperlichen) Störungen vorliegt. Hierzu gehören beispielsweise rezidivierende Depressionen, Angststörungen, Essstörungen und Substanzassoziierte Erkrankungen. Die Frage, wann und worauf der therapeutische Fokus gelegt wird, ist in der DBT klar strukturiert. In der ersten Therapiephase steht die Reduktion von suizidalen Verhaltensweisen und selbstverletzendem Verhalten im Vordergrund, später werden andere Störungen und Problembereiche thematisiert.

4.2.2 Validierungstechniken

Validierung ist eine kommunikative Strategie, die mehrere Funktionen hat: der Patientin wird der Kontext ihres Verhaltens und damit die subjektive Sinnhaftigkeit des Problemverhaltens deutlich, ihre Fähigkeit zur Veränderung wird gestärkt, die Anstrengungen des Therapeuten, sich in die Perspektive der Patientin hineinzudenken werden deutlich und die therapeutische Beziehung wird gestärkt. Eine einseitig auf Problemlösen und Veränderung fokussierte Therapie wäre für den Aufbau von alternativen Verhaltensweisen ungünstig und wird von den Patientinnen als „invalidierend“ erlebt. Die DBT strebt deshalb eine Balance zwischen Validierungs- und Veränderungsstrategien an.

4.2.3 Skillstraining

Der Aufbau von funktionalen Verhaltens- und Wahrnehmungsweisen steht im Zentrum der Therapie der Borderline-Persönlichkeitsstörung. Hierzu zählen Module zur Achtsamkeit, Stresstoleranztraining, Emotionsmanagement, interpersonelle Fertigkeiten und zur Selbstwertregulation. Diese psychoedukativen Module werden im Gruppenformat vermittelt und sind durch ausführliche Arbeitsmaterialien unterlegt. Einige Strategien haben einen Bezug zu buddhistischen Meditationstechniken.

4.2.4 Kettenanalysen

Kettenanalysen dienen zunächst der Diagnostik von Verhaltensketten einschließlich ihrer kognitiven und emotionalen Komponenten und Vulnerabilitätsfaktoren, die letztlich in Problemverhalten münden. Kettenanalysen eignen sich besonders dazu, Punkte zu identifizieren, an denen problematische Verhaltensmuster frühzeitig erkannt, unterbrochen und durch Alternativverhalten ersetzt werden können. Kettenanalysen untersuchen zeitlich einen Bereich, der größer angelegt ist, als bei der Verhaltensanalyse nach Kanfer. Der Schwerpunkt der Analyse ist bei den antezedenten Bedingungen.

4.2.5 Committment-Strategien

Commitment-Strategien dienen der Erzeugung und Aufrechterhaltung einer Veränderungsdynamik. Sie beziehen sich auf die Übernahme von Verantwortung für den Veränderungsprozess in der Therapie. Commitment bedeutet aber darüber hinaus auch Verbindlichkeit in der Zusammenarbeit und Bereitschaft, Absprachen einzuhalten und mit Hingabe den neuen Weg in der Therapie zu verfolgen.

Tabelle 4: Die Dialektisch-Behaviorale Therapie im Überblick

Theoretische Grundlagen	Borderline-Störung als Störung der Emotionsregulation
Fokus	Achtsamkeit
Spezifische Techniken	Hierarchisierung der Therapieziele Validierungsstrategien Skillstraining (Emotionsregulation, Achtsamkeit, interpersonelle Fertigkeiten, Stresstoleranz) Entgegengesetztes Handeln
Anwendung	Borderline-Persönlichkeitsstörung, ADHS, Essstörungen, posttraumatische Belastungsstörung

4.3 Evidenzbasierung

Die vorliegenden Reviews und Metaanalysen weisen auf eine gute Wirksamkeit von DBT bei der Borderline-Persönlichkeitsstörung hin (Kliem, Kroger und Kosfelder, 2010; Panos et al., 2014). Besonders gut ist DBT hinsichtlich der Reduktion von Selbstverletzungen und suizidalem Verhalten. DBT ist vermutlich auch bei weiteren Störungsgruppen wirksam: posttraumatische Belastungsstörung, Substanzbezogene Störungen, Essstörung und Aufmerksamkeitsdefizit-/Hyperaktivitätsstörung wirksam (Burmeister et al., 2014). DBT eignet sich auch, um die Reintegration ins Alltagsleben zu fördern.

5 Achtsamkeits-basierte Kognitive Therapie (Mindfulness-based cognitive therapy, MBCT)

5.1 Grundannahmen

Ausgangspunkt für die Entwicklung von MBCT war die Beobachtung, dass das Rückfallrisiko von Patienten mit Depression umso höher ist, je mehr depressive Episoden durchlebt wurden. So wird das Rückfallrisiko für eine depressive Episode mit 70-80% für diejenigen Patienten angegeben, die schon mindestens drei vorherige Episoden hatten. Eine weitere Beobachtung betraf die Phase vor Ausbruch der erneuten depressiven Episode. Negative kognitive Muster, Grübeln und Sorgen, werden bei ehemals depressiven Patienten schon durch leichte niedergeschlagene Stimmungen induziert, schaukeln sich auf, und gehen dem Ausbruch einer neuen Episode voraus. Während leicht bis moderat niedergeschlagene Stimmung bei den meisten Menschen häufiger vorkommen und ohne weitere Folgen wieder abklingen, verschlechtern und stabilisieren negative kognitive Muster bei ehemals depressiven Patienten die Stimmung erheblich, was nach Art eines Teufelskreises wiederum zur Stabilisierung und Verfestigung von negativen Gedankenmustern beitragen kann (Michalak, Holz und Teisman, 2011; McLaughlin und Nolen-Hoeksema, 2011). Dieses Modell des Rückfallgeschehens konnte auch empirisch belegt werden und führte zu der Idee einer spezifischen Vulnerabilität depressiver Patienten. Die Leichtigkeit, mit der negative Kognitionen durch moderat niedergeschlagene Stimmungen ausgelöst werden können, sagt das Rückfallrisiko für eine erneute depressive Episode voraus. Der Ausgangspunkt für die Entwicklung von MBCT war, basierend auf der Annahme einer spezifischen Rolle von leicht induzierbaren Ruminationsprozessen, eine Methode speziell für die Rückfallprophylaxe der Depression zu entwickeln. Kennzeichen der psychologischen Vulnerabilität sind der bei niedergeschlagener Stimmung relativ leichte kognitive Zugang zu negativem Material (Gedanken, Erinnerungen und Einstellungen). Zum zweiten ist die Art des Umgangs mit dem negativen Material und der depressiven Stimmung entscheidend. Depressive Patienten neigen dazu, die Ursachen für ihr momentanes Befinden herausfinden zu wollen und ihre Probleme und persönlichen Unzulänglichkeiten zu verstehen. Sie sind davon überzeugt, dass sie durch diese Art des Nachdenkens einen Weg finden, aktuelle Belastungen zu reduzieren. Tatsächlich führt aber das kontinuierliche Nachdenken über negative Selbstanteile oder problematische Situationen zu einer Aufrechterhaltung der depressiven Symptome. Grundannahme des MBCT ist daher, dass die frühe therapeutische Beeinflussung der Grübelprozesse Rückfall-verhütend wirkt.

> **!** **Merke**: Die zentrale Annahme von MBCT ist, dass depressive Wiedererkrankungen durch leicht induzierbare Ruminationsprozesse ausgelöst werden. Dabei haben vormals depressive Patienten eine spezifische Vulnerabilität und neigen dazu, bei niedergeschlagener Stimmung rasch einen Zugang zu negativen Gedanken, Erinnerungen und Einstellungen zu bekommen.

5.2 Spezifische Techniken

Die Hauptkomponente der MBCT liegt darin, Patienten einen dezentrierten Umgang in Bezug auf ihre Denkmuster einnehmen zu lassen. Diese Vorgehensweise unterscheidet sich von der kognitiven Therapie grundlegend darin, dass nicht mehr eine Veränderung der Inhalte oder der Stärke von dysfunktionalen Überzeugungen im Mittelpunkt der Therapie steht. Die spezifischen Techniken des MBCT sind angelehnt an Achtsamkeitsbasierte Therapiestrategien, die in ähnlicher Form beispielsweise in Achtsamkeits-basierten Stressreduktionsprogrammen zur Anwendung kommen (Kabat-Zinn, 2008). Schwerpunkt ist dabei die Einübung von klassischen Meditations- und Achtsamkeitstechniken wie die Atmungsmeditation, Gehmeditation oder Body-Scan.

Tabelle 5: Die Achtsamkeits-basierte Kognitive Therapie im Überblick

Theoretische Grundlagen	Spezifische Vulnerabilität Depressiver
Fokus	Zirkuläre Denkprozesse (Rumination)
Spezifische Techniken	Dezentrierter Standpunkt Achtsamkeit
Anwendung	Depression, Rückfallprophylaxe

5.3 Evidenzbasierung

Eine Metaanalyse ergab gute Effekte von MBCT auf depressive Symptome und geringere Effekte auf Angstsymptome (Strauss, Cavanagh, Oliver und Pettman, 2014). Der Effekt der MBCT wird vermutlich durch eine Zunahme des metakognitiven Bewusstseins gegenüber negativen Gedanken und Emotionen und einen Rückgang von Grübel- und Sorgenprozessen vermittelt (Teasdale et al., 2002; Gu et al., 2015). Die Wirksamkeit von MBCT wurde mittlerweile auch bei Patienten mit Sozialer Phobie, Generalisierter Angststörung, Panikstörung und bipolarer Störung untersucht.

6 Metakognitive Therapie (MCT)

6.1 Grundannahmen

Metakognitive Therapie (MCT) wurde ursprünglich von Adrian Wells für die Behandlung der generalisierten Angststörung (GAS) entwickelt. Die theoretische Grundlage von MCT basiert auf der Annahme, dass spezifische Informationsverarbeitungsprozesse mit der Initiierung und Aufrechterhaltung emotionaler Probleme assoziiert sind. Kognitive Prozesse laufen nach diesem Modell auf verschiedenen Ebenen ab, die sich gegenseitig regulieren. Auf der obersten Ebene stehen Metakognitionen (Kognitionen über Kognitionen), die den Denk- und Handlungsstil einer Person steuern; automatische Kognitionen (beispielsweise Intrusionen) sind demgegenüber untergeordnet und der bewussten Kontrolle wenig zugänglich. Das Cognitive Attentional Syndrom ist (CAS) charakteristisch für ein Spektrum psychischer Störungen. Mit dem CAS wird ein exzessiver, perseverierender Denkstil (z.B. in Form von Grübeln, Sich-Sorgen oder der Fokussierung von Aufmerksamkeit auf Gefahrensignale) mit einhergehenden ungünstigen Coping Strategien wie Gedankenunterdrückung, Gedankenvermeidung oder Substanzmissbrauch beschrieben. Nach dem metakognitiven Modell ist somit nicht der Inhalt von Gedanken („ich bin wertlos") die Quelle eines psychischen Problems, sondern die Art und Weise, wie ein Mensch auf seine Gedanken reagiert. Das CAS wird durch fehlerhafte Annahmen (Metakognitionen) über die Natur von kognitiven Prozessen aufrechterhalten. Sich-Sorgen-Machen und Grübeln wird einerseits als notwendig für die eigene Sicherheit oder Bewältigung von Schwierigkeiten erachtet, andererseits werden diese Denkprozesse als nicht steuerbar und gesundheitsschädigend etikettiert. Das CAS verhindert die effektive Selbstregulation von Gedanken und Gefühlen sowie die Fähigkeit zu korrektiver Lernerfahrung.

! **Merke**: Im Gegensatz zur traditionellen kognitiv-behavioralen Therapie steht bei MCT nicht die Disputation dysfunktionaler Gedanken im Zentrum. Vielmehr wird der kognitive Prozess selbst mitsamt den steuernden Metakognitionen fokussiert. Das „cognitive attentional syndrome" beschreibt dabei einen exzessiven und perserverierenden Denkstil mit einhergehenden ungünstigen Coping Strategien wie Gedankenunterdrückung oder Gedankenvermeidung.

6.2 Spezifische Techniken

MCT zielt auf die Modifikation von Metakognitionen und metakognitiven Prozessen, um zu einer therapeutischen Änderung zu gelangen. Hierzu werden verschiedene spezifische Techniken eingesetzt:

Abbildung 1: Das reformulierte AMC-Modell in der metakognitiven Therapie

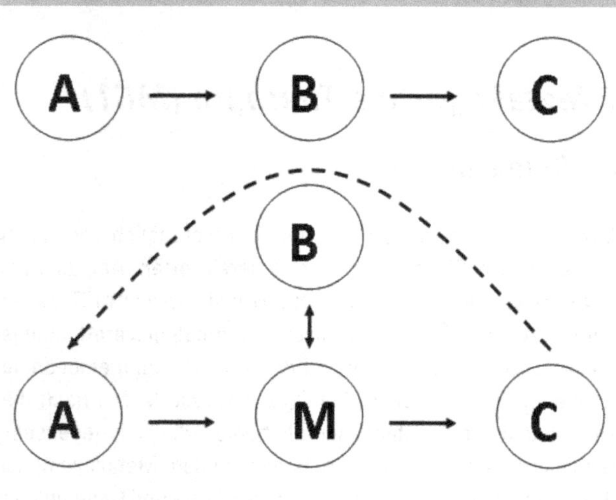

Positive und negative Metakognitionen regulieren die Art der Bewertung. A: Vorausgehendes Ereignis; B: Überzeugung; C: Konsequenz (emotional, behavioral); M: Metakognition

6.2.1 Reformulierte ABC-Analyse

In Abänderung des Standardverfahrens aus der rational-emotiven Therapie wurde von Wells ein modifiziertes ABC-Schema unter Einbezug metakognitiver Prozesse vorgeschlagen (Wells, 2008). In diesem Modell werden antezedente Stimuli als Kognitionen oder Emotionen aufgefasst, deren Bewertung durch Metakognitionen kontrolliert wird. Die emotionalen Konsequenzen (C= consequences) als Folge der Bewertung (B= beliefs) externer oder interner Ereignisse (A= activating events) können nach Wells erst dann hinreichend verstanden werden, wenn Metakognitionen und das dazugehörige „cognitive attentional syndrome" erfasst wurden.

6.2.2 Fallkonzeption

In MCT wird eine spezifische Fallkonzeption durchgeführt, die sich von der klassischen Verhaltenstherapie unterscheidet. Besondere Aufmerksamkeit wird der Erhebung von positiven und negativen Metakognitionen, der Art des CAS sowie den zugehörigen Auslösern gewidmet, die zu einer ängstlichen Aktivierung und selektiven Aufmerksamkeitsfokussierung führen. Im Mittelpunkt der Fallkonzeption steht, dem Patienten ein Erklärungsmodell für den Zusammenhang zwischen den exzessiv ablaufenden Gedankenprozessen in Form von z. B. Sorgen und Ruminationen und dem erlebten Unwohlsein zu geben. Das Erstellen dieses Modells bildet den Ausgangspunkt für den Einsatz und die Anwendung der therapeutischen Strategien.

6.2.3 Techniken zum Aufmerksamkeitstraining

Ein primäres Ziel der MCT ist die Reduktion unflexibler, selbstzentrierter Informationsverarbeitung, um eine bewusstere Kontrolle metakognitiver Prozesse zu ermöglichen. Mit dem Aufmerksamkeitstraining wird eine Art Basisübung zur Steigerung der Flexibilität der Aufmerksamkeit zur Verfügung gestellt, die die Bereiche der selektiven Aufmerksamkeit, der schnellen Verlagerung der Aufmerksamkeit sowie der geteilten Aufmerksamkeit trainiert. Nach Erklärung des Rationales wird der Patient dazu motiviert, täglich 10-15 Minuten des Aufmerksamkeitstrainings durchzuführen.

6.2.4 Achtsamkeit (Detached Mindfulness)

Detached Mindfulness (losgelöste Achtsamkeit) strebt die Entwicklung eines Metabewusstseins an, in dem die konzeptuelle kognitive Verarbeitung ausgesetzt werden kann und eine Trennung des Selbst von kognitiven Ereignissen erfolgt. DM ist also ein Zustand der bewussten Wahrnehmung innerer Ereignisse aus einer Beobachterperspektive, die dazu verhilft auf Bewertungen, Kontrollversuche, Unterdrückung von Gedanken oder Emotionen oder Reaktionen auf der Ebene des Verhaltens zu verzichten. Das Wissen, dass es sich bei Gedanken oder Intrusionen lediglich um ein mentales Ereignis handelt, eröffnet Entscheidungsspielraum für die Art der Reaktion auf dieses Ereignis. Zur Veranschaulichung und zum Einüben werden konkrete Übungen und Metaphern zur Verfügung gestellt, die durch den Therapeuten durch eine metakognitive Gesprächsführung angeleitet werden.

Tabelle 6: Die Metakognitive Therapie im Überblick	
Theoretische Grundlagen	Metakognitives Modell
Fokus	Cognitive Attentional Syndrome Metakognitionen
Spezifische Techniken	Detached Mindfulness Attentional Training Techniques (ATT)
Anwendung	Transdiagnostisch

6.3 Evidenzbasierung

Die Metakognitive Therapie ist aus psychologischer Grundlagenforschung heraus entstanden und somit das Ergebnis langjähriger Forschungs- und Entwicklungsarbeit. Die bislang vorliegenden, zum Teil randomisiert-kontrollierten Untersuchungen weisen auf eine gute Effektivität von MCT bei Angsterkrankungen und Depressionen hin (48). Interessanterweise zeigen Studien zur Wirksamkeit von MCT bei chronischer und therapierefraktärer Depression eine gute Wirksamkeit, so dass möglicherweise eine weitere Therapieoption für diese in der Regel schwer zu behandelnden Störungen vorliegt (49). Weitere Studien wurden bei der generalisierten Angsterkrankung und bei Zwangsstörungen durchgeführt (50). Diese Untersuchungen weisen auf eine sehr gute Wirksamkeit der MCT bei der generalisierten Angsterkrankung (Überlegenheit gegenüber einer Gruppe mit Entspannungsverfahren), sowie auf eine vergleichbar gute Wirksamkeit wie „klassische" Expositionstherapie mit Reaktionsverhinderung bei der Zwangsstörung. Darüber hinaus belegen mehrere offene Kohortenstudien die Wirksamkeit der MCT bei der posttraumatischen Belastungsstörung, Zwangsstörungen und bei Abhängigkeitserkrankungen (51-54).

7 *Schematherapie*

7.1 Grundannahmen

Ein Schema ist eine organisierte Wissensstruktur, die sich in Verhalten, Emotionen und kognitiven Prozessen offenbart. Schemata können nicht direkt erschlossen werden, werden aber durch Analyse des Verhaltens und der zugrundeliegenden Regeln und Strategien in verschiedenen interpersonellen Situationen offenbar. Traumatische Erfahrungen und ausbleibende Befriedigung von Grundbedürfnissen in der Kindheit führen zur Entwicklung dysfunktionaler Schemata. Patienten mit komplexen psychischen Störungen, beispielsweise der Borderline-Persönlichkeitsstörung haben häufig gleichzeitig mehrere dysfunktionale Schemata aktiviert und wechseln in Abhängigkeit von Umweltbedingungen die aktivierten Schemata. Dies hat innerhalb der Schematherapie zur Ausbildung des Modus-Modells geführt. Ein Modus ist eine Gruppe von Schemata und psychischen Prozessen, die in spezifischen Situationen das Denken, Fühlen und Handeln der Patienten bestimmen. Young schlug beispielsweise vor, dass die folgenden fünf Modi für die BPD charakteristisch sind: (1) der distanzierte Selbstschutz-Modus, (2) der Modus des verlassenen oder missbrauchten Kindes, (3) der Modus des wütenden oder impulsiven Kindes, (4) der bestrafende oder überkritische Modus und (5) der gesunde Erwachsenen-Modus. In der Schematherapie wird davon ausgegangen, dass diese Modi und ihre Wechselwirkungen das Verhalten und Erleben der Patienten bestimmen (Arntz et al., 2010; Kellogg und Young, 2006).

> ! **Merke**: Die zentrale Idee der Schematherapie ist die Annahme von biografisch geprägten „Modi", die situationsspezifisch ausgelöst werden und zu problematischem Verhalten führen können. Die unterschiedlichen „Modi" sind gekennzeichnet durch eine Gruppe von Schemata und psychischen Prozessen, die in spezifischen Situationen das Denken, Fühlen und Handeln der Patienten bestimmen.

7.2 Spezifische Techniken

Die Schematherapie arbeitet auf der Grundlage eines individuellen Fallkonzepts mit einem breiten Spektrum von Techniken: Psychoedukation, kognitiven Techniken, Problemlösetechniken, Rollenspielen, Imaginationsübungen (z.B. Imagery Rescripting), Arbeit mit mehreren Stühlen, Verhaltensexperimenten.

Tabelle 7: Die Schematherapietherapie im Überblick	
Theoretische Grundlagen	Modusmodell
Fokus	Stärkung des gesunden Erwachsenenmodus, Abschwächung des Selbsschutzmodus, Bekämpfung strafender Modi
Spezifische Techniken	Arbeit mit Modi Imagery Rescripting Limited Reparenting Arbeit mit Stühlen
Anwendung	Persönlichkeitsstörungen

7.3 Evidenzbasierung

Zur Anwendung der Schematherapie bei der Borderline-Persönlichkeitsstörung liegt ein großer Multicenter- RCT vor, in der eine Überlegenheit gegenüber der übertragungsfokussierten Therapie dargestellt werden konnte (Giesen-Bloo et al., 2006). Bemerkenswert an dieser Studie sind die in der Schematherapie beobachtete gute therapeutische Beziehung und niedrige Therapieabbruchraten (Spinhoven et al., 2007). Ein kleinerer RCT verglich Schematherapie im Gruppenformat mit Treatment as Usual und erbrachte eine deutliche Überlegenheit der Schematherapie (Farrell, Shaw und Weber, 2009).

3

8 Frequently Asked Questions (FAQ)

1. *Welche Wellen der Verhaltenstherapie werden voneinander abgegrenzt?*

→ Die erste behaviorale Welle basiert auf den Forschungsarbeiten von Pawlow und Skinner, die das Instrumentarium der klassischen und operanten Konditionierung beschrieben haben. Interventionen bezogen sich auf beobachtbares Verhalten.
Die zweite (kognitiv-behaviorale) Welle der Verhaltenstherapie basiert auf der Kombination kognitiver mit verhaltensbezogenen Interventionen.
Die Methoden der dritten Welle der Verhaltenstherapie führen eine Reihe von neuen Techniken in die Verhaltenstherapie ein. Dazu gehören insbesondere Achtsamkeits-basierte Techniken und Werteorientierung.

2. *Welche Methoden werden derzeit zur „3. Welle der Verhaltenstherapie" gezählt?*

→ Zu den Methoden der dritten Welle der Verhaltenstherapie zählen die Akzeptanz- und Commitment Therapie, Verhaltensaktivierung (Behavioral Activation), das Cognitive Behavioral Analysis System of Psychotherapy (CBASP), die Dialektisch-Behaviorale Therapie DBT, die Achtsamkeits-basierte Kognitive Therapie (MBCT), die Metakognitive Therapie (MCT) und die Schematherapie. Allerdings ist der Begriff der „Dritten Welle" als auch die Zuordnung der genannten Methoden zur dritten Welle unter Verhaltenstherapeuten strittig.

3. *Gibt es einen gemeinsamen Bezugsrahmen der unterschiedlichen Methoden innerhalb der Verhaltenstherapie?*

→ Gemeinsamer Bezugsrahmen aller Methoden der Verhaltenstherapie, also auch der der dritten Welle, ist deren Theoriegebundenheit, und die empirische Überprüfung der Konzepte durch kontrollierte Studien.

3

9 Prüfungsfragen

1. Welches sind die Grundlagen der Akzeptanz- und Commitment Therapie?
Die theoretische Grundlage der Akzeptanz- und Commitment Therapie ist die Bezugsrahmentheorie (Relational Frame Theory), die Sprache, Kognition und Symptombildung aus einer lerntheoretischen Perspektive erklärt.
2. Welche spezifischen Techniken und Strategien kommen in der Akzeptanz- und Commitment Therapie zur Anwendung?
Defusion, Akzeptanzstrategien und Werte-orientiertes Handeln.
3. Welches Konzept liegt der Verhaltensaktivierung bei Depression zugrunde?
Behavioral Activation fußt auf der Verstärkerverlusttheorie, die Depression aus einer niedrigen Frequenz von verhaltenskontingenter positiver Verstärkung erklärt.
4. Welche Rolle spielt die Disputation dysfunktionaler Kognitionen bei der Verhaltensaktivierung der Depression?
In Behavioral Activation wird auf eine inhaltliche Auseinandersetzung mit dysfunktionalen kognitiven Prozessen verzichtet. Die Veränderungstheorie von Behavioral Activation geht davon aus, dass die Veränderung des Verhaltens zu einer Veränderung von Emotionen und Kognitionen führt.
5. Werden bei der Verhaltensaktivierung der Depression (Behavioral Activation) Validierungsstrategien eingesetzt?
Ja. Validierungsstrategien sind ein wichtiger Baustein in der Haltung des Therapeuten gegenüber dem depressiven Patienten. An Stelle einer einseitigen Defizit-orientierte Haltung gegenüber den depressiven Symptomen der Patienten, werden diese als Konsequenz der Erkrankung angesehen.
6. Welche Charakteristika zeichnen den typischen Denkstil von Patienten mit chronischer Depression aus?
Der Denkstil von Patienten mit chronischer Depression ist gekennzeichnet durch: Einen durchgängig „ich-zentrierten" Denkstil, monologisierende verbale Kommunikation, Schwierigkeiten bei der Entwicklung von Empathie, präkausales und prälogisches Denken, Intoleranz für Stress und mangelnde emotionale Kontrolle.
7. Worin besteht der Unterschied zwischen einer Situationsanalyse (CBASP) und einer Verhaltensanalyse (KVT)?
Der Fokus bei der Situationsanalyse liegt darauf, die vom Patienten intendierten Ziele in einer Situation mit den tatsächlich erreichten Zielen zu vergleichen. Therapeutisch wird nach geeigneten zielführenden interpersonellen Strategien gesucht. Bei der Verhaltensanalyse im Rahmen einer kognitiv-behavioralen Therapie werden vorausgehende kontingente Bedingungen und nachfolgende Konsequenzen eines Symptoms untersucht. Daraus leiten sich Strategien zur Symptomreduktion ab.
8. Welches Störungsmodell liegt der Borderline-Persönlichkeitsstörung im Rahmen der Dialektisch-Behavioralen Therapie zugrunde?
Im Zentrum des Störungsmodells der Dialektisch-Behavioralen Therapie steht die Annahme einer Emotionsregulationsstörung auf der Grundlage zum Teil traumatisierender Lebensbedingungen. Dies führt zu einer niederschwelligen Auslösung emotionaler Zustände, einem hohen Erregungsniveau und nachfolgender Symptombildung wie beispielsweise selbstverletzendem Verhalten.
9. Welches sind wichtige Techniken und Strategien bei der Behandlung der Borderline-Persönlichkeitsstörung im Rahmen der Dialektisch-Behavioralen Therapie (DBT)?
Hierarchisierung der Therapieziele, Validierungsstrategien, Training der Emotionsregulation, Achtsamkeitsübungen, Training interpersoneller Fertigkeiten, Stresstoleranz-Skills
10. Wird die Dialektisch-Behaviorale Therapie nur bei erwachsenen Patienten mit Borderline-Persönlichkeitsstörung angewendet?
Nein. Es liegen mittlerweile Behandlungskonzepte für Jugendliche und Adoleszenten sowie für weitere Störungen vor, beispielsweise Essstörungen und Abhängigkeitserkrankungen (siehe weiterführende Literatur im Kapitel).
11. Welche Rolle spielen zirkuläre Denkprozesse für das Rückfallrisiko der Depression?
Negative kognitive Muster, Grübeln und Sorgen, werden bei ehemals depressiven Patienten schon durch leichte niedergeschlagene Stimmungen induziert, schaukeln sich auf, und gehen dem Ausbruch einer neuen Episode voraus. Dieses Muster ist umso ausgeprägter, je mehr vorangehende depressive Episoden ein Patient hatte.

12. Welche therapeutischen Techniken werden bei der Achtsamkeits-basierten Kognitiven Therapie (MBCT) eingesetzt?
Die spezifischen Techniken des MBCT sind angelehnt an Achtsamkeits-basierte Therapiestrategien. Die Hauptkomponente liegt darin, Patienten einen dezentrierten Umgang in Bezug auf ihre Denkmuster einnehmen zu lassen.
13. Welche Grundannahme ist in der Metakognitiven Therapie zentral?
Nach dem metakognitiven Modell ist nicht der Inhalt von Gedanken die Quelle eines psychischen Problems, sondern die Art und Weise, wie ein Mensch auf seine Gedanken reagiert. Damit unterscheidet sich das Störungsmodell der Metakognitiven Therapie von der traditionellen Kognitiv-Behavioralen Therapie, in der dysfunktionale Gedanken eine wesentliche Rolle bei der Auslösung und Aufrechterhaltung psychischer Störungen haben.
14. Was versteht man unter dem „Cognitive Attentional Syndrome"?
Das Cognitive Attentional Syndrom (CAS) beschreibt einen exzessiven, perseverierenden Denkstil, der sich beispielsweise in Form von Grübeln, Sich-Sorgen machen oder in der Fokussierung von Aufmerksamkeit auf Gefahrensignale zeigt. Das CAS geht einher mit ungünstigen Copingstrategien wie Gedankenunterdrückung, Gedankenvermeidung oder Substanzmissbrauch.

Abbildung 2: Spezifische Fertigkeitentrainings innerhalb der „3. Welle"-Methoden

Metakognitive Fertigkeiten
Aufmerksamkeitslenkung: MCT Dezentrierter Standpunkt zu eigenen Kognitionen: ACT, MCT, MBCT Eigene Modi erkennen und wechseln: Schematherapie Achtsamkeit: DBT, MBCT, ACT
Werte-orientiertes Handeln
Behavioral Activation, ACT, DBT
Interpersonelle Fertigkeiten
CBASP, DBT, Schematherapie
Fertigkeiten zur Emotionsregulation
Dialektisch-Behaviorale Therapie
Akzeptanzstrategien
Dialektisch-Behaviorale Therapie ACT

ACT: Akzeptanz- und Committment Therapie; BA: Behavioral Activation; CBASP: Cognitive Behavioral Analysis System of Psychotherapy; DBT: Dialektisch-Behaviorale Therapie; MBCT: Achtsamkeitsbasierte Kognitive Therapie; MCT: Metakognitive Therapie; ST: Schematherapie

15. Nennen Sie spezifische Techniken und Strategien der Metakognitiven Therapie.
Detached Mindfulness, Attentional Training Techniques.
16. Welche Modi spielen bei der Schematherapie der Borderline-Persönlichkeitsstörung eine Rolle?
Der distanzierte Selbstschutz-Modus, der Modus des verlassenen oder missbrauchten Kindes, der Modus des wütenden oder impulsiven Kindes, der bestrafende oder überkritische Modus, und der gesunde Erwachsenen-Modus.
17. Welches ist die zentrale Idee in der Schematherapie?
In der Schematherapie wird davon ausgegangen, dass biografisch geprägten „Modi", situationsspezifisch ausgelöst werden und zu problematischem Verhalten führen können. Die unterschiedlichen „Modi" sind gekennzeichnet durch eine Reihe von psychischen Prozessen, die in spezifischen Situationen das Denken, Fühlen und Handeln der Patienten bestimmen.

10 Literatur

a) zitierte Literatur

- A-Tjak, J. G., Davis, M. L., Morina, N., Powers, M. B., Smits, J. A., & Emmelkamp, P. M. (2015). A meta-analysis of the efficacy of acceptance and commitment therapy for clinically relevant mental and physical health problems. Psychotherapy and psychosomatics, 84(1), 30-36.
- Arntz, A., Van Genderen, H., Schweiger, J., Schweiger, U., Jacob, G., & Sipos, V. (2010). Schematherapie bei Borderline-Persönlichkeitsstörung. Weinheim: Beltz.
- Beck, A. T. (2008). The evolution of the cognitive model of depression and its neurobiological correlates. Am J Psychiatry, 165(8), 969-977.
- Beck, A. T., & Dozois, D. J. (2011). Cognitive therapy: current status and future directions. Annual review of medicine, 62, 397-409.
- Bouton, M. E. (2007). Learning and behavior: a contemporary synthesis. Sunderland: Sinauer Associates.
- Burmeister, K., Hoschel, K., von Auer, A. K., Reiske, S., Schweiger, U., Sipos, V. et al. (2014). [Dialectical Behavior Therapy (DBT)--developments and empirical evidence]. Psychiatrische Praxis, 41(5), 242-249.
- Dimidjian, S., Barrera, M., Jr., Martell, C., Munoz, R. F., & Lewinsohn, P. M. (2011). The origins and current status of behavioral activation treatments for depression. Annual review of clinical psychology, 7, 1-38.
- Ekers, D., Webster, L., Van Straten, A., Cuijpers, P., Richards, D., & Gilbody, S. (2014). Behavioural activation for depression; an update of meta-analysis of effectiveness and sub group analysis. PloS one, 9(6), e100100.
- Farrell, J. M., Shaw, I. A., & Webber, M. A. (2009). A schema-focused approach to group psychotherapy for outpatients with borderline personality disorder: a randomized controlled trial. Journal of behavior therapy and experimental psychiatry, 40(2), 317-328.
- Fisher, P. L., & Wells, A. (2008). Metacognitive therapy for obsessive-compulsive disorder: a case series. J Behav Ther Exp Psychiatry, 39(2), 117-132.
- Fletcher, L., & Carruthers, P. (2012). Metacognition and reasoning. Philosophical transactions of the Royal Society of London, 367(1594), 1366-1378.
- Fraser, J. S., & Solovey, A. D. (2007). Second-order change in psychotherapy. The golden thread that unifies effective treatments. American Psychological Association: Washington.

- Frith, C. D. (2012). The role of metacognition in human social interactions. Philosophical transactions of the Royal Society of London, 367(1599), 2213-2223.
- Giesen-Bloo, J., Van Dyck, R., Spinhoven, P., van Tilburg, W., Dirksen, C., van Asselt, T. et al. (2006). Outpatient psychotherapy for borderline personality disorder: randomized trial of schema-focused therapy vs transference-focused psychotherapy. Archives of general psychiatry, 63(6), 649-658.
- Gross, J. J. (2014). Emotion regulation: conceptual and empirical foundations. In: J. J. Gross (ed), Handbook of emotion regulation. Guilford: New York.
- Gu, J., Strauss, C., Bond, R., & Cavanagh, K. (2015). How do mindfulness-based cognitive therapy and mindfulness-based stress reduction improve mental health and wellbeing? A systematic review and meta-analysis of mediation studies. Clinical psychology review, 37, 1-12.
- Hayes, S. C. (2004). Acceptance and commitment therapy, relational frame theory, and the third wave of behavioral and cognitive therapies. Behavior therapy, 35, 639-665.
- Hayes, S. C., Barnes-Holmes, D., & Roche, B. (2001). Relational frame theory. A post-skinnerian account of human language and cognition. New York: Kluwer.
- Hayes, S. C., Follette, V. M., & Linehan, M. M. (2004). Mindfulness and acceptance. Expanding the cognitive-behavioral tradition. Guilford: New York.
- Hayes, S. C., & Lillis, J. (2012). Acceptance and commitment therapy. American Psychological Association: Washington DC.
- Hayes, S. C., Levin, M. E., Plumb-Vilardaga, J., Villatte, J. L., & Pistorello, J. (2013). Acceptance and commitment therapy and contextual behavioral science: examining the progress of a distinctive model of behavioral and cognitive therapy. Behavior therapy, 44(2),180-198.
- Kabat-Zinn, J. (2008). Full catastrophe living. London: Piatkus.
- Kahl, K. G., Winter, L., & Schweiger, U. (2012). The third wave of cognitive behavioural therapies: what is new and what is effective? Curr Opin Psychiatry, 25(6), 522-8.
- Kahl, K. G., Winter, L., Schweiger, U., & Sipos, V. (2011). The third wave of cognitive-behavioural psychotherapies: concepts and efficacy. Fortschr Neurol Psychiatr., 79(6), 330-9.
- Kanfer, F. H., & Saslow, G. (1965). Behavioral Analysis: An Alternative to Diagnostic Classification. Archives of general psychiatry, 12, 529-538.
- Keller, M. B., McCullough, J. P., Klein, D. N., Arnow, B., Dunner, D. L., Gelenberg, A. J. et al. (2000). A comparison of nefazodone, the cognitive behavioral-analysis system of psychotherapy, and their combination for the treatment of chronic depression. New England Journal of Medicine, 342, 1462-1470.
- Kellogg, S. H., & Young, J. E. (2006). Schema therapy for borderline personality disorder. Journal of clinical psychology, 62(4), 445-458.
- Kliem, S., Kroger, C., & Kosfelder, J. (2010). Dialectical behavior therapy for borderline personality disorder: a meta-analysis using mixed-effects modeling. Journal of consulting and clinical psychology, 78(6), 936-951.
- Kocsis, J. H., Gelenberg, A. J., Rothbaum, B. O., Klein, D. N., Trivedi, M. H., Manber, R. et al. (2009). Cognitive behavioral analysis system of psychotherapy and brief supportive psychotherapy for augmentation of antidepressant nonresponse in chronic depression: the REVAMP Trial. Archives of general psychiatry, 66(11), 1178-1188.
- Longmore, R. J., & Worrell, M. (2007). Do we need to challenge thoughts in cognitive behavior therapy? Clinical psychology review, 27(2),173-187.
- Lorenzo-Luaces, L., German, R. E., & DeRubeis, R. J. (2014). It's complicated: The relation between cognitive change procedures, cognitive change, and symptom change in cognitive therapy for depression. Clinical psychology review.
- Manber, R., Arnow, B., Blasey, C., Vivian, D., McCullough, J. P., Blalock, J. A. et al. (2003). Patient's therapeutic skill acquisition and response to psychotherapy, alone or in combination with medication. Psychological medicine, 33(4), 693-702.
- Martell, C. R., Dimidjian, S., & Herman-Dunn, R. (2010). Behavioral Activation for Depression. A Clinician's Guide. The Guilford Press.
- McCullough, J. P. (2003). Treatment for Chronic Depression: Cognitive Behavioral Analysis System of Psychotherapy (CBASP). Guilford Publications.
- McCullough, Jr. J. P. (2006). Treating Chronic Depression with Disciplined Personal Involvement. Cognitive Behavioral Analysis System of Psychotherapy (CBASP). Therapeutische Beziehung und die Behandlung chronischer Depression. New York: Springer-Verlag.
- McLaughlin, K. A., & Nolen-Hoeksema, S. (2011). Rumination as a transdiagnostic factor in depression and anxiety. Behaviour research and therapy, 49(3), 186-193.
- Michalak, J., Holz, A., & Teismann, T. (2011). Rumination as a predictor of relapse in mindfulness-based cognitive therapy for depression. Psychology and psychotherapy, 84(2), 230-236.
- Neimeyer, R. A., & Mahoney, M. J. (1999). Constructivism in psychotherapy. American Psychological Association: Washington.
- Nemeroff, C. B., Heim, C. M., Thase, M. E., Klein, D. N., Rush, A. J., Schatzberg, A. F. et al. (2003). Differential responses to psychotherapy versus pharmacotherapy in patients with chronic forms of major depression and childhood trauma. Proc Natl Acad Sci U S A, 100(24), 14293-14296.
- Normann, N., van Emmerik, A. A., & Morina, N. (2014). The efficacy of metacognitive therapy for anxiety and depression: a meta-analytic review. Depression and anxiety, 31(5), 402-411.
- Ost, L. G. (2014). The efficacy of Acceptance and Commitment Therapy: an updated systematic review and meta-analysis. Behav Res Ther, 61, 105-121.
- Panos, P. T., Jackson, J. W., Hasan, O., & Panos, A. (2014). Meta-analysis and systematic review assessing the efficacy of dialectical behavior therapy (DBT). Research on Social Work Practice, 24, 213-223.
- Piaget, J., & Warden, M. (2007). The language and thought of the child. Alchester, England: Read Books.
- Schatzberg, A. F., Rush, A. J., Arnow, B. A., Banks, P. L., Blalock, J. A., Borian, F. E. et al. (2005). Chronic depression: medication (nefazodone) or psychotherapy (CBASP) is effective when the other is not. Archives of general psychiatry, 62(5), 513-520.
- Schramm, E., Hautzinger, M., Zobel, I., Kriston, L., Berger, M., & Harter, M. (2011). Comparative efficacy of the Cognitive Behavioral Analysis System of Psychotherapy versus supportive psychotherapy for early onset chronic depression: design and rationale of a multisite randomized controlled trial. BMC psychiatry, 11, 134.
- Schweiger, U., Sipos, V. (2009). Situationsanalyse nach dem Modell des Cognitive Behavioral Analysis System of Psychotherapy (CBASP). Verhaltenstherapie & Verhaltensmedizin, 30, 56-68.
- Segal, Z. V., Williams, M. G., & Teasdale, J. D. (2012). Mindfulness-based cognitive therapy for depression. New York: Guilford.
- Shafran, R., Clark, D. M., Fairburn, C. G., Arntz, A., Barlow, D. H., Ehlers, A. et al. (2009). Mind the gap: Improving the dissemination of CBT. Behaviour research and therapy, 47(11), 902-909.
- Spada, M. M., Moneta, G. B., & Wells, A. (2007). The relative contribution of metacognitive beliefs and expectancies to drinking behaviour. Alcohol Alcohol, 42(6), 567-574.
- Spinhoven, P., Giesen-Bloo, J., van Dyck, R., Kooiman, K., & Arntz, A. (2007). The therapeutic alliance in schema-focused therapy and transference-focused psychotherapy for borderline personality disorder. Journal of consulting and clinical psychology, 75(1), 104-115.

- Strauss, C., Cavanagh, K., Oliver, A., & Pettman, D. (2014). Mindfulness-based interventions for people diagnosed with a current episode of an anxiety or depressive disorder: a meta-analysis of randomised controlled trials. PloS one, 9(4), e96110.
- Teasdale, J. D., Moore, R. G., Hayhurst, H., Pope, M., Williams, S., & Segal, Z. V. (2002). Metacognitive awareness and prevention of relapse in depression: empirical evidence. Journal of consulting and clinical psychology, 70, 275-287.
- Wells, A. (2008). Metacognitive Therapy for Anxiety and Depression. Guilford Publications.
- Wells, A., Fisher, P., Myers, S., Wheatley, J., Patel, T., & Brewin, C. R. (2012). Metacognitive therapy in treatment-resistant depression: a platform trial. Behaviour research and therapy, 50(6), 367-373.
- Wells, A., & King, P. (2006). Metacognitive therapy for generalized anxiety disorder: an open trial. J Behav Ther Exp Psychiatry, 37(3), 206-212.
- Wells, A., & Sembi, S. (2004). Metacognitive therapy for PTSD: a preliminary investigation of a new brief treatment. Journal of behavior therapy and experimental psychiatry, 35(4), 307-318.
- Wells, A., Welford, M., King, P., Papageorgiou, C., Wisely, J., & Mendel, E. A (2010). Pilot randomized trial of metacognitive therapy vs applied relaxation in the treatment of adults with generalized anxiety disorder. Behaviour research and therapy, 48(5), 429-434.
- Wenzlaff, R. M., & Wegner, D. M. (2000). Thought suppression. Annual review of psychology, 51, 59-91.
- Wiersma, J. E., Van Schaik, D. J., Hoogendorn, A. W., Dekker, J. J., Van, H. L., Schoevers, R. A. et al. (2014). The effectiveness of the cognitive behavioral analysis system of psychotherapy for chronic depression: a randomized controlled trial. Psychotherapy and psychosomatics, 83(5), 263-269.

b) weiterführende Literatur

- Belz, M., & Caspar, F. (2013). Therapieren mit CBASP: Chronische Depression, Komorbiditäten und störungsübergreifender Einsatz. Elsevier GmbH, Urban und Schwarzenberg Verlag.
- Bohus, M., & Wolf-Arehult, M. (2012). Interaktives Skillstraining für Borderline-Patienten. Stuttgart: Schattauer.
- Bowen, S., & Chawla, N. (2012). Achtsamkeitsbasierte Rückfallprävention bei Substanzabhängigkeit. Das MBRP-Programm. Weinheim: Beltz.
- Brakemeier, E. L., & Normann C. (2012). Praxisbuch CBASP – Behandlung chronischer Depression. Weinheim: Beltz.
- Ciarrochi, J. V., & Bailey, A. (2010). Akzeptanz- und Commitment Therapie in der KVT. Weinheim: Beltz.
- Faßbinder, E., & Schweiger, U. (2011). Therapie-Tools Schematherapie. Weinheim: Beltz.
- Fleischhacker, C., & Sixt, B. (2011). DBT-A: Dialektisch-Behaviorale Therapie für Jugendliche - Ein Therapiemanual. Berlin, Heidelberg: Springer.
- Hayes, S. C., Wilson, K. G. (2014). Amzeptanz- und Commitment Therapie: Achtsamkeitsbasierte Veränderungen in Theorie und Praxis. Paderborn: Junfermann.
- Heidenreich, T., & Michalak, J. (2013). Die „dritte Welle" der Verhaltenstherapie. Grundlagen und Praxis. Weinheim: Beltz.
- Jacob, G., & Arntz, A. (2015). Schematherapie in der Praxis. Weinheim: Beltz.
- Klein, J. P. & Belz, M. (2014). Psychotherapie chronischer Depression. Göttingen: Hogrefe.
- Körner, K. (2013). Praxisbuch DBT: Strategien der Dialektisch-Behavioralen Therapie. Weinheim: Beltz.
- Linehan, M. (1996). Trainingsmanual zur Dialektisch Behavioralen Therapie. München: CIP Medien.
- Linehan, M. (1996). Dialektisch-Behaviorale Therapie der Borderline-Persönlichkeitsstörung. München: CIP Medien.
- Martell, C. R., Dimidjian, S., & Herman-Dunn, R. (2015). Verhaltensaktivierung bei Depression. Eine Methode zur Behandlung der Depression. Stuttgart: Kohlhammer.
- McCullough, J. P. (2006). Psychotherapie der chronischen Depression: Cognitive Analysis System of Psychotherapy (CBASP). (Schramm, E., Ed.). München [u. a.]: Elsevier GmbH, Urban & Fischer.
- McCullough, J. P., & Schweiger, U. (2011). Therapeutische Beziehung und die Behandlung chronischer Depression; Cognitive Behavioral Analysis System of Psychotherapy (CBASP). Berlin, Heidelberg: Springer.
- Rödiger, E. (2011). Praxis der Schematherapie: Lehrbuch zu Grundlagen, Modell und Anwendung. Stuttgart: Schattauer.
- Schramm, E., Brakemeier, E. L., & Fangmeier, R. (2012). CBASP in der Gruppe.Stuttgart: Schattauer.
- Schweiger, U., & Wells, A. (2011). Metakognitive Therapie bei Angststörungen und Depression. Weinheim: Beltz.
- Sipos, V., & Schweiger, U. (2011). Therapie der Essstörung durch Emotionsregulation. Stuttgart: Kohlhammer.
- Segal, Z. V., & Williams, M. G. (2015). Die Achtsamkeitsbasierte Kognitive Therapie der Depression. Ein neuer Ansatz zur Rückfallprävention. (2. Auflage). Tübingen: DGVT Verlag.
- Wengenroth, M. (2012). Therapie-Tools Akzeptanz- und Commitmenttherapie. Weinheim: Beltz.
- Young, J. E., & Klosko, J. S. (2008). Schematherapie. Ein praxisorientiertes Handbuch. Paderborn: Junfermann.

3

4 Anwendungen – Störungsspezifische Interventionen

4.1 Psychotherapie bei Demenz

Janine Diehl-Schmid und Alexander Kurz

1 Einleitung

Verhaltenstherapeutische Interventionen werden in der Regel bei Menschen ohne nennenswerte Einschränkungen der kognitiven Fähigkeiten eingesetzt, weil diese Behandlungsform ein erhebliches Maß an Problemeinsicht, Therapiemotivation, Umstellungsfähigkeit und Lernvermögen der Betroffenen erfordert. Wenig ist darüber bekannt, ob verhaltenstherapeutische Verfahren auch für ältere Menschen mit kognitiven Beeinträchtigungen hilfreich sein können. Bei ihnen werden sie kaum angewandt, weil sie die genannten Voraussetzungen nur in begrenztem Maß erfüllen. Angesichts der steigenden Zahl von Patienten mit demenziellen Erkrankungen im mittleren und höheren Lebensalter sowie im Hinblick auf die begrenzten pharmakotherapeutischen Möglichkeiten und auf die Nebenwirkungen von Medikamenten, wäre es wünschenswert, wenn verhaltenstherapeutische Techniken sie dabei unterstützen könnten, sich auf ihr vermindertes Leistungsvermögen einzustellen, Ziele neu zu definieren und trotz der Erkrankung eine zufrieden stellende Lebensqualität zu erreichen. In dem vorliegenden Beitrag geben wir einen Überblick über psychotherapeutische und psychosoziale Interventionen, die bei demenziellen Erkrankungen eingesetzt werden können. Dabei beziehen wir sowohl die Verhaltenstherapie im engeren Sinne ein, die sich zur Behandlung in leichtgradigen Stadien einer Demenz eignet, als auch aktivierende und das Wohlbefinden steigernde Verfahren, die auch in weiter fortgeschrittenen Stadien einer demenziellen Erkrankung in Betracht kommen.

2 Demenz

Demenzen sind erworbene Symptomverbände, die als Kernmerkmale kognitive Beeinträchtigungen aufweisen und in den meisten Fällen durch strukturelle oder metabolische Erkrankungen des Gehirns hervorgerufen werden. Sie gehen mit einer Einschränkung der Fähigkeit einher, alltägliche Aufgaben zu bewerkstelligen (World-Health-Organization 2007). Unter den Ursachen für chronische und fortschreitende Demenzen stehen neurodegenerative Krankheiten (Alzheimer-Krankheit, Lewy-Körper-Krankheit, frontotemporale Degenerationen) an erster Stelle, gefolgt von zerebrovaskulären Krankheiten. Metabolische, endokrine und infektiöse Ursachen sind im Vergleich dazu selten (Markesbery, 2010; Schneider et al., 2007). Im Verlauf einer Demenzerkrankung kommt es zu einem allmählichen Verlust der Eigenständigkeit, so dass in zunehmendem Maß die Unterstützung durch Bezugspersonen erforderlich wird. Zu den Hauptsymptomen der Demenz zählen neben Einschränkungen der kognitiven Leistungsfähigkeit und einer Minderung der Alltagsfertigkeiten auch affektive Störungen wie Depression und Angst sowie Veränderungen des Verhaltens wie Antriebsminderung, Unruhe oder Aggressivität (siehe Tabelle 1).

Tabelle 1: Nicht-kognitive Symptome der Demenz

Antriebsminderung/Apathie	Wahnhafte Überzeugungen
Antriebssteigerung/Agitiertheit	Sinnestäuschungen (meist optisch)
Depressive Stimmungslage	Mangelndes Krankheitsbewusstsein
Ängste	Motorische Unruhe
Inadäquat gehobene Stimmung	Schlaflosigkeit oder vermehrte Schläfrigkeit
Nervosität, Reizbarkeit, Aggressivität	Hyperoralität
Enthemmung	

Wenn frontotemporale Degenerationen zu Grunde liegen treten auch Enthemmung, Missachtung sozialer Normen, Verlust der Empathie, repetitive und stereotype Verhaltensweisen sowie Veränderungen der Essgewohnheiten auf (Nunnemann et al., 2012). Vor allem in sehr frühen Stadien einer Demenzerkrankung, wenn die Einsicht des Patienten in die eigenen Beeinträchtigungen und die daraus folgenden Konsequenzen noch nicht wesentlich eingeschränkt ist, kann es zu Minderung des Selbstwertgefühls, Unsicherheit, Zukunftsängsten, Hilflosigkeit, Trauer und depressiver Verstimmung kommen. Im Verlauf entwickelt sich zudem unweigerlich eine deutliche Verschiebung der sozialen Beziehungen und Rollen. Die Betroffenen und ihre Angehörigen müssen sich mit einer Fülle an Problemen auseinandersetzen, die sämtliche Lebensbereiche betreffen. Aus diesem Grund richten sich die therapeutischen Interventionen oft auf mehrere Ziele gleichzeitig und beziehen die Bezugspersonen in die Behandlung ein.

> **!** **Merke:** Demenzerkrankungen sind charakterisiert durch Einschränkungen der kognitiven Fähigkeiten, die ein Ausmaß erreichen, dass es zu einer Beeinträchtigung der Alltagsaktivitäten kommt. Neben den kognitiven Beeinträchtigungen treten zumeist auch affektive Symptome und/oder Verhaltensänderungen auf.

4

3 Ziele und Formen der Psychotherapie bei Demenz

Bei Patienten mit chronischen und fortschreitenden demenziellen Erkrankungen können psychotherapeutische Interventionen vier hauptsächliche Ziele verfolgen. Dazu zählen die Verbesserung oder Stabilisierung von kognitiven Fähigkeiten, die Aufrechterhaltung von Alltagskompetenz und Eigenständigkeit, die Milderung von affektiven Symptomen wie Depression oder Angst und die Reduktion von Verhaltensänderungen wie Unruhe oder Aggressivität, sowie die Unterstützung und Entlastung der versorgenden Angehörigen (Olazaran, Muniz et al. 2004). Um diese Ziele zu erreichen und damit die Lebensqualität der Patienten und deren Angehörigen zu verbessern, werden zahlreiche psychotherapeutische Techniken eingesetzt und häufig auch miteinander kombiniert (Tabelle 2).

3.1 Verbesserung oder Aufrechterhaltung von kognitiven Fähigkeiten

Kognitive Stimulation

Ihr Ziel ist eine allgemeine Förderung kognitiver Fähigkeiten mittels Aktivitäten zur Anregung von Gedächtnis, Konzentration, problemlösendem Denken und Kommunikation. Die Übungen haben in der Regel eine ausgeprägte soziale Komponente und werden entweder im Gruppenformat oder gemeinsam mit Angehörigen durchgeführt (Woods et al., 2012). Die Interventionen bewirken bei Patienten mit Demenz im Vergleich zu Kontrollbedingungen wie Standardtherapie oder Warteliste eine Verbesserung der allgemeinen kognitiven Leistungsfähigkeit. Diese Effekte treten zusätzlich zu jenen einer gleichzeitig durchgeführten pharmakologischen Therapie auf und können mehrere Monate nach Beendigung der Intervention noch nachweisbar sein. Die Kogniti-

Tabelle 2: Ziele und Formen der Psychotherapie bei Demenz

Ziel	*Verfahren*	*Definition*
Verbesserung oder Aufrechterhaltung der kognitiven Fähigkeiten	Kognitive Stimulation	Allgemeine Anregung von kognitiven Funktionen, meist in der Gruppe
	Realitätsorientierung	Vermittlung von Informationen über Umgebung, Zeit, anwesende Personen und aktuelle Ereignisse
	Kognitives Training	Üben von spezifischen kognitiven Funktionen im Einzel- oder Gruppenformat, oft computergestützt
Aufrechterhaltung von Alltagsfunktionen und Eigenständigkeit	Kognitive Rehabilitation	Individuelle Strategien zur Lösung von Alltagsproblemen oder zur Erreichung persönlicher Ziele
	Ergotherapie	Individuelle Maßnahmen zur Förderung verbliebener Fähigkeiten, zur Aufrechterhaltung der Funktionsfähigkeit und Eigenständigkeit, Minimierung von Behinderung
Milderung von Depression, Angst, Unruhe und anderen Verhaltenssymptomen	Verhaltenstherapie	Informationsvermittlung, Unterstützung bei Krankheitsverarbeitung, Anpassung an die veränderte Lebenssituation, Modifikation von Einstellungen und Bewertungen, Stärkung des Selbstvertrauens, Mobilisierung von Ressourcen, Aktivitätsaufbau
	Interpersonelle Therapie	Lösung von Partnerschaftskonflikten, Kommunikationsanalyse, Umgang mit Rollenwandel und Verlusten
	Erinnerungstherapie	Anregung von Erinnerungen durch geeignete Materialien wie Fotos, Zeitungsausschnitte, Alltagsgegenstände oder Musikstücke, neuerdings auch in der Form von individuellen elektronischen Dokumentationen
	Musiktherapie	Hören, Singen oder Spielen von Musikstücken, meist im Gruppenformat
	Multisensorische Stimulation	Anregung aller Sinne durch optische, akustische und taktile Reize, meist in der Form eines speziell präparierten Raums
	(Um-) Gestaltung des Lebensraums	Veränderung der Umgebung, wenn eine bestimmte Umgebungsbedingung problematische Verhaltensweisen verursacht
Unterstützung und Entlastung versorgender Angehöriger	Umstellung im Verhalten der Bezugspersonen	Anpassung an die sich im Krankheitsverlauf ändernden Bedürfnisse der Patienten
	Edukative Programme	Standardisierte Vermittlung von krankheitsbezogener Information und über versorgungsrelevante Themen
	Verhaltenstherapie	Veränderung von negativen Einstellungen und Denkmustern, Auseinandersetzung mit den Anforderungen der Versorgerrolle, Maßnahmen zur Förderung des eigenen Wohlbefindens
	Angehörigengruppen	Erfahrungsaustausch, Vermittlung von sozialem Rückhalt

ve Stimulation hat auch positive Einflüsse auf Lebensqualität und Kommunikationsverhalten, wirkt aber nicht auf Stimmung, Alltagsaktivitäten oder Verhaltenssymptome (Woods et al., 2012).

Kognitives Training

Im Unterschied zur kognitiven Stimulation besteht das kognitive Training in Übungen zu spezifischen kognitiven Fähigkeiten, die im Einzel- oder Gruppenformat stattfinden. Das Ziel ist die Verbesserung von Gedächtnis, Aufmerksamkeit, Sprache, visueller Wahrnehmung oder Reaktionsgeschwindigkeit. Innerhalb des kognitiven Trainings lassen sich zwei Hauptformen unterscheiden, die häufig miteinander verbunden werden. Die erste besteht in der wiederholten Ausführung von Aufgaben wie Kopfrechnen, Merken von Objekten, Erkennen von Bildern, Ordnen von Bildserien oder Navigieren in einem Labyrinth. Zur Präsentation solcher Aufgaben werden oft Computerprogramme eingesetzt. Die zweite Hauptform ist die Aneignung von Mnemotechniken wie Methode des Ortes, Verbalisierung, Visualisierung oder Verknüpfung von unterschiedlichen Informationsqualitäten. Zu diesen Strategien gehören auch das Lernen mit Fehlervermeidung (errorless learning) und der Abruf mit zunehmendem zeitlichen Abstand zur Informationsspeicherung (spaced retrieval) (Clare and Woods, 2004).
Verfahren des kognitiven Trainings können bei Patienten mit leichtgradiger Demenz zu einer Steigerung der Gedächtnisleistung führen (Martin, Clare et al., 2011). Allerdings übertragen sich die Therapieeffekte wohl nicht von den trainierten Aufgaben auf andere kognitive Bereiche und wirken sich nicht auf die Alltagsbewältigung aus (Jean et al., 2010). Bei Patienten in fortgeschrittenen Stadien einer Demenz sind die Wirkungen eines kognitiven Trainings ebenfalls auf die geübten Funktionen beschränkt. In einigen Studien konnten auch günstige Effekte auf Alltagstätigkeiten nachgewiesen werden. Auf die Lebensqualität oder problematische Verhaltensweisen hat das Kognitive Training keinen Einfluss (Kurz and Lautenschlager, 2011).

Realitätsorientierung

Die Realitätsorientierung ist eine Vorläuferin der Kognitiven Stimulation und wird vor allem bei Patienten in fortgeschritteneren Stadien einer Demenz in der stationären oder teilstationären Pflege durchgeführt. Ihr Prinzip besteht darin, der Orientierungslosigkeit und Ratlosigkeit von Bewohnern oder Besuchern durch die systematische Vermittlung von Information über Ort, Zeit, anwesende Personen und aktuelle Ereignisse entgegenzuwirken. Dies geschieht einerseits in Form regelmäßiger Kleingruppen, andererseits auch fortlaufend bei allen Kontakten mit Pflegepersonen (Greene et al., 1983). Die ursprüngliche Form der Realitätsorientierung ist in Kritik geraten, weil sie zu einer Konfrontation mit der Wirklichkeit führen kann und dadurch auf die Patienten belehrend oder sogar demütigend wirken kann (Spector et al., 2000).
Bei Patienten in tagesklinischen und stationären Einrichtungen ist die Realitätsorientierung im Gruppenformat mit Verbesserungen der kognitiven Leistungsfähigkeit im Vergleich zu Kontrollbedingungen wie sozialem Kompetenztraining oder Standardbehandlung verbunden (Spector et al., 2000). Vor allem wird eine Zunahme der geübten Funktionen beobachtet, also der Orientiertheit. Die Wirkungen bezüglich Depressivität, Verhaltenssymptomen und Alltagsaktivitäten sind uneinheitlich (Carrion, Aymerich et al., 2013).

Praktische Beispiele:

1. Beim 24-Stunden-ROT wird dem Patienten rund um die Uhr Information über Ort, Zeit, Situation vermittelt. Dies geschieht durch klare Orientierungspunkte, externe Erinnerungshilfen wie Hinweistafeln und Schilder, sowie durch aktiv orientierendes Verhalten der pflegenden Angehörigen oder der Pflegekräfte. Sie erinnern die Patienten daran, wer und wo sie sind, welche Tageszeit ist, mit welchen Personen sie zusammen sind und was um sie herum vorgeht.

2. ROT in Gruppen: Hier findet die Realitätsorientierung in zeitlich begrenzter Form statt, nämlich in mehrfach pro Woche stattfindenden strukturierten Gruppensitzungen. Darin werden die Patienten durch eine Vielzahl von Materialien und externen Gedächtnishilfen dazu angeregt, sich mit ihrer Umgebung auseinanderzusetzen und Kontakt mit den Mitbewohnern aufzunehmen. Auch auf diese Weise lässt sich der Stand der Orientiertheit und Informiertheit Demenzkranker verbessern.

3.2 Aufrechterhaltung von Alltagskompetenz und Eigenständigkeit

Interventionen dieser Art sind nicht darauf gerichtet, kognitive Fähigkeiten oder bestimmte Alltagsfertigkeiten zu verbessern, sondern individuelle Strategien zu entwickeln und einzuüben, die es den Betroffenen erlauben, trotz eingeschränkter Funktionsfähigkeit wichtige Alltagsaufgaben selbständig zu bewältigen und eine optimale Lebensqualität aufrecht zu erhalten (Hahn and Andel, 2011). Zu diesen Strategien gehört auch die Anwendung technischer Hilfen wie Alarmsysteme, Sicherungseinrichtungen, Sensoren und bestimmte Applikationen in Smartphones oder Tablet-Computern. Die Wirksamkeit wurde bisher nur in sehr kleinen Studien untersucht (Khosravi and Ghapanchi, 2015). Bei Patienten mit leichtgradiger Demenz führt die Erarbeitung von praktischen Strategien gegen gedächtnisbezogene Alltagsschwierigkeiten zur Verbesserungen der kognitiven Geschwindigkeit und zu einer größeren Zufriedenheit mit der Alltagsbewältigung (Londos, Boschian et al., 2008).

Kognitive Rehabilitation

Bei der Kognitiven Rehabilitation geht es um die Erarbeitung von individuellen Strategien zur Lösung von kognitionsbedingten Alltagsproblemen (Wilson, 2002), die für den einzelnen Patienten bedeutsam sind. Die Kognitive Rehabilitation schließt die Anwendung von Erinnerungshilfen durch Smartphones oder Notizbücher ein. Sie hat bei Patienten mit leichtgradiger Demenz zwar keinen Einfluss auf die kognitive Leistungsfähigkeit, führt aber im Vergleich zu Kontrollbedingungen wie Entspannungsübungen zu einer verbesserten Erreichung persönlich bedeutsamer Ziele (Clare et al., 2010), zu einer Steigerung von Alltagskompetenz und Lebensqualität (Londos, Boschian et al., 2008) und zu einer Minderung von gedächtnisbezogenen Problemen im Alltag (Greenaway et al., 2008). Auf den langfristigen Krankheitsverlauf und auf die Häufigkeit von Pflegeheimaufnahmen haben Verfahren der Verhaltenstherapie und der Kognitiven Rehabilitation keinen Einfluss (Koivisto et al., 2015).

Ergotherapie

Die Ergotherapie verfügt nicht über ein eigenes Repertoire an therapeutischen Techniken, sondern nutzt Verfahren, die auch bei der kognitiven Stimulation und der kognitiven Rehabilitation eingesetzt werden. Allerdings liegt der Schwerpunkt auf dem Erhalt der Eigenständigkeit und der sozialen Kontakte (Steultjens et al., 2004). Im Rahmen dieser praxisorientierten Interventionen werden oft externe Hilfen eingesetzt wie Notizbücher, in zunehmendem Maß auch elektronische Erinnerungshilfen (Lazar et al., 2014). Häufig werden Angehörige in die Therapie einbezogen. Die Zielsetzung ergotherapeutischer Interventionen verschiebt sich mit zunehmendem Schweregrad der Symptome von der Förderung von Alltagsfunktionen und Eigenständigkeit zur Aufrechterhaltung grundlegender Fähigkeiten wie Ankleiden, persönliche Hygiene oder Nahrungsaufnahme (Letts, Edwards et al., 2011). Ergotherapeutische Interventionen wie Vereinfachung von Aufgaben und Umgestaltung der Wohnung in Verbindung mit einer Anleitung der Bezugspersonen sind in der Lage, den Verlust von Alltagskompetenzen zu verlangsamen und den Betreuungsaufwand der Angehörigen zu verringern (Gitlin, 2003), die Fähigkeit zur Erledigung von Alltagsaufgaben sogar zu verbessern (Graff, 2006), die Lebensqualität von Patienten und Angehörigen zu erhöhen (Graff et al., 2007), die Eigenständigkeit der Betroffenen zu stärken und ihre Teilnahme an Aktivitäten zu intensivieren (Gitlin, 2010).

3.3 Milderung von Depression, Angst, Unruhe und anderen Verhaltensstörungen

Verhaltenstherapie und interpersonelle Therapie

Die Verhaltenstherapie kommt in frühen Stadien von Demenzerkrankungen zum Einsatz. Vor allem unmittelbar nach der Diagnose einer Demenz treten bei einigen Patienten depressive Reaktionen auf. Diesen Betroffenen sind die Konsequenzen der Diagnose zumindest teilweise bewusst, sie leiden unter Zukunftsängsten, reagieren mit Hoffnungslosigkeit oder sogar gänzlicher Resignation. Ziele der Verhaltenstherapie sind, Informationen über die Demenzerkrankung anzubieten, Strategien zur Krankheitsverarbeitung zu vermitteln, die Patienten mit ihrer Erkrankung zu begleiten und zu stützen, konkrete Probleme zu identifizieren und Problemlösestrategien zu erarbeiten, das Selbstvertrauen und den Selbstwert der Patienten zu stärken, sowie informelle Hilfen und Unterstützungsmöglichkeiten aufzufinden und zu etablieren. Auch ist es bei Patienten mit leichtgradiger Demenz möglich und sinnvoll, dysfunktionale Einstellungen zu identifizieren und zu modifizieren. Generell gilt es, die Psychotherapie in Bezug auf Intensität, Geschwindigkeit und Anforderungen an die kognitiven Fähigkeiten der Patienten anzupassen: Vereinfachungen, Wiederholungen, Verwendung von Erinnerungshilfen und ein generell langsameres Tempo werden empfohlen (Robbie, 1999). Zu den interpersonellen Methoden zählen Lösung von Partnerschaftskonflikten, Kommunikationsanalyse, sowie Bewältigung von Rollenwandel und Verlusten (Orgeta et al., 2014; Stanley et al., 2013).

Erinnerungstherapie, Musiktherapie, multisensorische Stimulation

Gegen Unruhe und Agitiertheit haben sich bei Bewohnern von Pflegeheimen auch Aktivierungsprogramme im Gruppenformat, Musiktherapie und multisensorische Stimulation (Berührung, Massage, Licht, Klänge) als hilfreich erwiesen. Diese Formen der Verhaltensstörung lassen sich auch durch eine spezifische Schulung des Pflegepersonals im Hinblick auf personenzentrierte Pflege und Kommunikation dauerhaft vermindern (Livingston et al., 2014). Im Mittelpunkt der Erinnerungstherapie steht die Belebung von Erinnerungen durch geeignete Materialien (Zeitungsausschnitte, Fotos, Musikstücke, Haushaltsgegenstände) und Gruppengespräche darüber (Coleman, 1988). Zur Erinnerungstherapie gehören auch Biografiebücher, in denen Dokumente aus der Vergangenheit mit persönlicher Bedeutung zusammengestellt werden. Eine moderne Variante der Biografiebücher sind individuelle elektronische Dokumentationen, die am Computer, Tablet oder Smartphone gestaltet und betrachtet werden können.

Praktisches Beispiel:
Ein 70-jähriger ehemaliger Kunsthistoriker kommt wegen einer schweren Depression zur Behandlung. Die Eingangsuntersuchung zeigt, dass neben der affektiven Störung eine leichtgradige Demenz vorliegt. Er fühlt sich in der Tagesklinik als Außenseiter, meidet den Kontakt zu den Mitpatienten. Das ändert sich rasch, als er im Rahmen der Erinnerungstherapie Ausschnitte seiner Sammlung von Drucken aus fast allen Kunstmuseen der Welt vorstellt. Durch die Wiederbelebung seiner Expertenrolle hellt sich seine Stimmung spürbar auf.

Zur Musiktherapie gehört das Anhören, Singen oder Spielen von Musikstücken, oft in der Gruppe. Auf diese Weise werden alte Erinnerungen wachgerufen, Gefühle angesprochen und die soziale Interaktion gefördert (McDermott et al., 2012). Die Anregung aller Sinne durch Berührung, Massage, Licht, Klänge und Düfte wird in stationären Einrichtungen bei Patienten mit fortgeschrittener Demenz vor allem zur Behandlung von Unruhe und anderen störenden Verhaltensweisen eingesetzt. Ihr liegt die Annahme zu Grunde, dass eine Reizverarmung am Auftreten der Verhaltenssymptome beteiligt ist (Sánchez et al., 2013). Besonders schwer zu beeinflussen sind die Verhaltensänderungen bei Patienten mit frontotemporaler Demenz. Eine Strategie ist die gezielte Einführung von Aktivitäten, die auf die Vorlieben und früheren Tätigkeiten der Patienten abgestimmt sind (Gitlin et al., 2008). In Verbindung mit einer Beratung der Angehörigen kann sie zu einer Milderung problematischer Verhaltensweisen und zu einer Verbesserung der Funktionsfähigkeit der Patienten führen (O'Connor, Clemson et al., 2015). Weitere Techniken bestehen z. B. darin, stimulusabhängige und stereotype Verhaltensweisen durch feste Routinen zu ersetzen oder verhaltensauslösende Faktoren zu ändern (Shinagawa, Nakajima et al., 2015).

(Um-) Gestaltung des Lebensraums

Problematische Verhaltensweisen können ggf. durch eine Veränderung der Umgebungsbedingungen modifiziert werden. Voraussetzung hierfür ist, einen Zusammenhang zwischen einem bestimmten (unerwünschten) Verhalten und äußeren Bedingungen zu ermitteln. Es muss festgestellt werden, ob das betreffende Verhalten regelmäßig in einer bestimmten Umgebung (in Gesellschaft, bei Tisch, in Abwesenheit anderer Menschen), zu einer bestimmten Zeit (beim Aufwachen, abends), bei bestimmten Handlungen (im Bad, beim Ankleiden), oder in Gegenwart bestimmter Personen (Angehörige, Pflegedienst) auftritt. Wenn ein solcher Zusammenhang erkennbar wird, ergeben sich Möglichkeiten der Modifikation des problematischen Verhaltens durch gezielte Veränderung der Umgebungsbedingungen. Bei Patienten in fortgeschrittenen Stadien einer Demenzerkrankung, die in Pflegeheimen leben, wird die Verhaltensmodifikation durch Veränderung der Umgebungsbedingungen auch als „Milieutherapie" bezeichnet. Als Verhaltensverstärker werden hier auch Architektur, Gartengestaltung, Farb- und Lichtregie, Oberflächenstrukturen und Hintergrundgeräusche eingesetzt.

Praktisches Beispiel:
Bei einer alleinlebenden Patientin mit einer mittelgradigen Demenz, wird festgestellt, dass sie die in ihrem Badezimmer befindliche Toilette nicht benutzt, was äußerst unangenehme Folgen für die Wohnung hat. An einer Wand des Badezimmers hängt ein großer Spiegel. Dessen Entfernung löst das Problem: die Patientin erkannte ihr eigenes Spiegelbild nicht und war offenbar davon überzeugt, fremde Menschen seien in ihrem Badezimmer.

Umstellung im Verhalten der Bezugspersonen

Die meisten Demenzerkrankungen erzeugen eine ungewöhnliche Dichte der sozialen Interaktion zwischen den Patienten und ihren hauptsächlichen Bezugspersonen. Aus diesem Grund können die gesunden Bezugspersonen der Patienten Träger verhaltensmodifizierender Interventionen sein. Dazu müssen sie in einem langwierigen und anstrengenden Lernprozess ihre natürlichen, unreflektierten Reaktionen auf das Verhalten der Patienten zunächst analysieren und anschließend systematisch verändern. Vor allem kommt es darauf an, die verständlichen Versuche, die Krankheit und die aus ihr folgenden Veränderungen in der Beziehung zu akzeptieren, unnötige Konfrontationen zu vermeiden und die subjektive Weltsicht der Patienten anzuerkennen.

Praktisches Beispiel:
Eine lebenslang äußerst selbständige, jetzt mittelgradig demenzkranke Patientin verhält sich regelmäßig sehr abweisend, manchmal auch aggressiv, wenn ihre Tochter versucht, ihr im Bad oder beim Ankleiden zu helfen. Es ist leicht zu erkennen, dass die gutgemeinten Hilfestellungen das Schamgefühl und den Stolz der Patientin verletzen. Nachdem die Tochter diese Aufgaben an einen Pflegedienst abgibt, werden die abwehrenden Verhaltensweisen erheblich geringer.

3.4 Unterstützung und Entlastung von versorgenden Angehörigen

Die Versorgung und Pflege eines Angehörigen mit einer Demenzerkrankung ist mit einer hohen körperlichen und psychischen Belastung der versorgenden Personen verbunden. Zu den unmittelbaren Aufgaben der Versorgerrolle wie Hilfestellungen, Beaufsichtigung oder körperliche Pflege kommen ihre emotionalen Folgen hinzu, hervorgerufen durch den Wandel der Beziehung, den Verlust einer geliebten Person, das Gefühl der Überforderung und des Gefangenseins. Zusätzlich treten Schwierigkeiten in anderen Lebensbereichen auf, vor allem in der Elternrolle, im Beruf, in der Unterstützung von hilfsbedürftigen Eltern sowie im Freundes- und Bekanntenkreis (Kurz and Wilz, 2010; Sörensen, Duberstein et al., 2006). Aus diesem Grund sind Beratung und Entlastung der Angehörigen ein unentbehrlicher Bestandteil der Therapie (Brodaty and Donkin, 2009). Auch bei den Interventionen für versorgende Angehörige lassen sich verschiedene Formen unterscheiden (Pinquart and Sörensen, 2006). Edukative Programme konzentrieren sich auf die strukturierte Vermittlung von Information über Demenz und über versorgungsrelevante Themen. Bei der kognitiven Verhaltenstherapie für Angehörige geht es um die Entwicklung von Lösungsstrategien, vor allem in Bezug auf problematische Verhaltensweisen der Patienten, aber auch um die Veränderung von negativen Einstellungen und Denkmustern sowie um Maßnahmen zur Verbesserung des eigenen Wohlbefindens. In Angehörigengruppen können die Teilnehmer Erfahrungen austauschen, sich gegenseitig Rückhalt geben und die soziale Isolation überwinden.

Eine Reihe von Studien hat gezeigt, dass die Vermittlung von krankheitsbezogenem Wissen depressive Symptome der versorgenden Angehörigen mildern kann, als alleinige Intervention aber wenig wirksam ist. Kognitive Verhaltenstherapie mit den Komponenten Problemlösen und Verhaltensmodifikation hat einen positiven Einfluss auf die Stimmungslage und das subjektive Wohlbefinden und kann sogar die Häufigkeit von Pflegeheimaufnahmen der Patienten senken. Individuelle Interventionen unter Mitwirkung der Patienten haben die stärksten Effekte (Medical-Advisory-Secretariat, 2008). Allgemeine Unterstützungsprogramme wie Angehörigengruppen haben das Potenzial, die subjektive Belastung der Angehörigen durch die Versorgerrolle zu vermindern (Parker et al., 2008). Auch die Mitwirkung versorgende Angehöriger an verhaltensbezogenen Interventionen kann positive Wirkungen haben, vor allem im Hinblick auf einen besseren und gelasseneren Umgang mit problematischen Verhaltensweisen (Brodaty and Arasaratnam, 2012).

> **!** **Merke:** Zahlreiche psychotherapeutische Verfahren sind geeignet, bei Patienten mit demenziellen Erkrankungen, die kognitiven Fähigkeiten zu stabilisieren, Alltagskompetenz und Eigenständigkeit zu fördern, affektive Symptome und Verhaltensänderungen zu beeinflussen und auch die versorgenden Angehörigen zu entlasten.
> Die Art der Verfahren muss sich an den Symptomen und dem Schweregrad der demenziellen Erkrankung orientieren.
> Die Verhaltenstherapie im engeren Sinne kommt in frühen Stadien der Demenz zum Einsatz, wenn bei vielen Patienten infolge der Demenzerkrankung eine depressive Reaktion auftritt. Die Verhaltenstherapie erfordert meist gewisse Modifikationen, welche die kognitiven Einschränkungen des individuellen Patienten berücksichtigen.

4 Frequently Asked Questions (FAQ)

1. *Nehmen Demenzkranke ihre Probleme überhaupt wahr?*

→ Ja, in frühen bzw. leichtgradigen Stadien ihrer Krankheit. Sie reagieren darauf mit Beschämung, Depression, Verzweiflung oder Wut.

2. *Schließen sich organische Hirnkrankheit und Psychotherapie nicht aus?*

→ Nein. Eine Demenzkrankheit ist eine schwere Lebenskrise, bei deren Bewältigung psychotherapeutische Techniken helfen können.

3. *Nützt das „Hirnjogging"?*

→ Gedächtnis- und Konzentrationsübungen sind für kognitiv gesunde ältere Menschen hilfreich, weil sie neue Lern- und Aufmerksamkeitsstrategien lernen können. Demenzkranke können das nicht, deswegen führt bei ihnen das „Hirnjogging" nicht zu Verbesserungen, sondern eher zu Enttäuschung.

5 Zusammenfassung und Schlussfolgerungen

Bei demenziellen Erkrankungen können zahlreiche psychotherapeutische und psychosoziale Interventionen eingesetzt werden. Ihre Ziele sind die Verbesserung oder Stabilisierung von kognitiven Fähigkeiten, die Aufrechterhaltung von Alltagskompetenz und Eigenständigkeit, die Milderung von affektiven Symptomen wie Depression oder Angst und die Reduktion von Verhaltensauffälligkeiten wie Unruhe oder Aggressivität, sowie die Unterstützung und Entlastung der versorgenden Angehörigen. Die Auswahl der geeigneten Verfahren muss die Bedürfnisse, Symptome und den Schweregrad der Demenz des einzelnen Patienten berücksichtigen. Verhaltenstherapie im engeren Sinne kann und sollte bei gegebener Indikation in frühen Stadien von Demenzerkrankungen durchgeführt werden, wenn die Patienten kognitiv in der Lage sind, mitzuarbeiten. Nicht nur Patienten mit Demenz sondern auch die versorgenden Angehörigen können von Unterstützung und Entlastung durch psychotherapeutische Verfahren profitieren.

6 Prüfungsfragen

1. Was sind die Hauptsymptome einer Demenz?
2. Welche vier übergeordneten Ziele haben psychotherapeutische Interventionen bei Patienten mit Demenz?
3. Welche Verfahren sind geeignet, die kognitiven Fähigkeiten zu verbessern bzw. aufrecht zu erhalten?
4. In welchen Stadien einer Demenz wird Verhaltenstherapie im engeren Sinne eingesetzt?
5. Welche Besonderheiten ergeben sich bei der frontotemporalen Demenz?
6. Wie können Angehörige von Patienten mit Demenz durch psychotherapeutische Verfahren unterstützt und entlastet werden?

7 Literatur

a) zitierte Literatur

- Brodaty, H. and C. Arasaratnam (2012). "Meta-analysis of nonpharmacological interventions for neuropsychiatric symptoms of dementia." Am J Psychiatry 169: 946-953.
- Brodaty, H. and M. Donkin (2009). "Family caregivers of people with dementia." Dialogues Clin Neurosci 11: 217-228.
- Carrion, C., M. Aymerich, E. Baillés and A. López-Bermejo (2013). "Cognitive psychosocial intervention in dementia: A systematic review." Dement Geriatr Cogn Disord 36: 363-375.
- Clare, L., Linden D. E. J. Woods R. T., Whitaker R., Evans s. J., Parkinson C. H., van Paasschen J., Nelis S. M., Hoare Z., Yuen K. S. L. and Rugg M. D. (2010). "Goal-oriented cognitive rehabilitation for people with early-stage Alzheimer disease: A single-blind randomized controlled trial of clinical efficacy." Am J Geriatr Psychiatry 18: 928-939.
- Clare, L. and R. T. Woods (2004). "Cognitive training and cognitive rehabilitation for people with early-stage Alzheimer's disease: A review." Neuropsychological Rehabiliation 14: 385-401.
- Coleman, P. (1988). Issues in the therapeutic use of reminiscence with elderly people. Mental Health Problems in Old Age. B. Gearing, M. Johnson and T. Heller. Chichester, Wiley: 177-184.
- Gitlin, L. N., L. Winter, J. Burke, N. Chernett, M. P. Dennis and W. W. Hauck (2008). "Tailored activities to manage neuropsychiatric behaviors in persons with dementia and reduce caregiver burden: A randomized pilot study." Am J Geriatr Psychiatry 16: 229-239.
- Graff, M., M. J. Vernooij-Dassen, M. Thijssen, J. Dekker, W. H. Hoefnagels and M. G. Olde-Rikkert (2007). "Effects of community occupational therapy on quality of life, mood and health status in dementia patients and their caregivers: A randomized controlled trial." J Gerontol A 62A: 1002-1009.
- Greenaway, M. C., S. M. Hanna, S. W. Lepore and G. E. Smith (2008). "A behavioral rehabilitation intervention for amnestic mild cognitive impairment." Am J Alzheimers Dis Other Demen 23: 451-461.
- Greene, J. G., G. C. Timbury, R. Smith and M. Gardiner (1983). "Reality orientation with elderly patients in the community: An empirical evaluation." Age Ageing 12: 38-43.
- Hahn, E. A. and R. Andel (2011). "Nonpharmacological therapies for behavioral and cognitive symptoms of mild cognitive impairment." J Aging Health 23: 1223-1245.
- Jean, L., M. E. Bergeron, S. Thivierge and M. Simard (2010). "Cognitive intervention programs for individuals with mild cognitive impairment: Systematic review of the literature." Am J Geriatr Psychiatry 18: 281-296.
- Khosravi, P. and A. H. Ghapanchi (2015). "Investigating the effectiveness of technologies applied to assist seniors: A systematic literature research." Int J Med Inform(June 11).
- Koivisto, A. M., I. Hallikainen, T. Välimaki, K. Hongisto, A. Hiltunen, P. Karppi, J. Sivenus, H. Soininen and J. Martikainen (2015). "Early psychosocial intervention does not delay institutionalization in persons with mild Alzheimer disease and has impact on neither disease progression nor caregivers' well-being: ALSOVA 3-year follow-up." Int J Geriatr Psychiatry(14. Juli).
- Kurz, A. F. and N. T. Lautenschlager (2011). "The clinical significance of cognition-focused interventions for cognitively impaired older adults." Int Psychogeriatr 23: 1364-1375.
- Lazar, A., H. Thompson and G. Demiris (2014). "A systematic review of the use of technology for reminiscence therapy." Health Educ Behav 41: 51S-61S.

- Letts, L., M. Edwards, J. Berenyi, K. Moros, C. O'Neill, C. O'Toole and C. McGratz (2011). "Using occupations to improve quality of life, health and wellness, and client and caregiver satisfaction for people with Alzheimer's disease and related dementias." Am J Occup Ther 65: 497-504.
- Livingston, G., L. Kelly, E. Lewis-Holmes, G. Baio, S. Morris, N. Patel, R. Z. Omar, C. Katona and C. Cooper (2014). "Non-pharmacological interventions for agitation in demenia: sysgtematic review of randomised controlled trials." BJPsych 205: 436-442.
- Londos, E., K. Boschian, A. Lindén, C. Persson, L. Minthon and J. Lexell (2008). "Effects of a goal-oriented rehabilitation program in mild cognitive impairment. a pilot study." J Alzheimers Dis Other Demen 23: 177-183.
- Martin, M., L. Clare, A. M. Altgassen, M. H. Cameron and F. Zehnder (2011). "Cognition-based intrventions for healthy older people and people with mild cognitive impairment." Cochrane Database Syst Rev CD006220.
- McDermott, O., N. Crellin, H. M. Ridder and M. Orrell (2012). "Music therapy in dementia: a narrative synthesis systematic review." Int J Geriatr Psychiatry(Oct 18).
- Medical-Advisory-Secretariat (2008). Caregiver- and patient-directed interventions for dementia. An evidence-based analysis. Ontario Health Technology Assessment Series. Toronto. 8.
- Nunnemann, S., A. Kurz, S. Leucht and J. Diehl-Schmid (2012). "Caregivers of patients with frontotemporal lobar degeneration: A review on burden, problems, needs and interventions." Int Psychogeriatr 24: 1368-1386.
- O'Connor, C. M., L. Clemson, H. Brodaty, L. N. Gitlin, O. Piguet and E. Mioshi (2015). "Enhancing caregivers' understanding of dementia and tailoring activities in frontotemporal dementia: two case studies." Disabil Rehabil(9. Juni): 1-11.
- Olazaran, J., R. Muniz, B. Reisberg, J. Pena-Casanova, T. del-Ser, A. J. Cruz-Jentoft, P. Serrano and E. Navarro (2004). "Benefits of cognitive-motor intervention in MCI and mild to moderate Alzheimer disease." Neurology 63: 2348-2353.
- Parker, D., S. Mills and J. Abbey (2008). "Effectiveness of interventions that assist caregivers to spport people with dementia living in the community: a systematic review." Int J Evid Based Healthc 6: 137-172.
- Pinquart, M. and S. Sörensen (2006). "Helping caregivers of persons with dementia: which interventions work and how large are their effects?" Int Psychogeriatr 18: 577-595.
- Robie, K. J. (1999). "An exploration of psychologists' perceptions of the process of psychotherapy for the treatment of psychological concerns and mental disorders in elders who have concomitant dementia". Dissertation Abstracts International: Section B: The Sciences and Engineering 59: 5108
- Sánchez, A., J. C. Millán-Calenti, L. Lorenzo-López and A. Maseda (2013). "Multisensory stimulation for people with dementia: a review of the literature." Am J Alzheimer's Dis Other Demen 28: 7-14.
- Schneider, J. A., Z. Arvanitakis, W. Bang and D. A. Bennett (2007). "Mixed brain pathologies account for most dementia cases in community-dwelling oder persons." Neurology 69: 2197-2204.
- Shinagawa, S., S. Nakajima, E. Plitman, A. Graff-Guerrero, M. Mimura, K. Nakayama and B. L. Miller (2015). "Non-pharmacological management for patients with frontotemporal dementia: A systematic review." J Alzheimer's Dis 45: 283-293.
- Sörensen, S., P. Duberstein, D. Gill and M. Pinquart (2006). "Dementia care: mental heatlh effects, intervention strategies, and clinical implications." Lancet Neurol 5: 961-973.
- Spector, A., M. Orrell, S. Davies and B. Woods (2000). "Reality orientation for dementia." Cochrane Database Syst Rev CD001119.
- Stanley, M. A., J. Calleo, A. L. Bush, N. Wilson, A. L. Snow, C. Kraus-Schuman, A. L. Paukert, N. J. Petersen, G. A. Brenes, P. E. Schulz, S. P. Williams and M. E. Kunik (2013). "The Peaceful Mind Program: A pilot test of a CBT-based intervention for anxious patients with dementia." Am J Geriatr Psychiatry 21: 696-708.
- Steultjens, E. M. J., J. Dekker, L. M. Bouter, S. Jellema, E. B. Bakker and C. H. M. van-den-Ende (2004). "Occupational therapy for community dewlling elderly people: a systematic review." Age Ageing 33: 453-460.
- Wilson, B. A. (2002). "Cognitive rehabilitation in the 21st century." Neurorehabil Neural Repair 16: 207-210.
- Woods, B., E. Aguirre, A. E. Spector and M. Orrell (2012). "Cognitive stimulation to improve cognitive functioning in people with dementia (Review)." Cochrane Database Syst Rev CD005562.
- World-Health-Organization (2007). International Statistical Classification of Diseases and Related Helath Problems, 10th Revision. Geneva, World Health Organization.

4.2 Störungen im Zusammenhang mit psychotropen Substanzen

4.2.1 Abhängigkeit und schädlicher Gebrauch von Alkohol

Johannes Lindenmeyer

1 Einleitung

Eine Alkoholabhängigkeit stellt in den westlichen Industrienationen bei Männern die häufigste und bei Frauen nach Angststörungen die zweithäufigste psychische Erkrankung dar. Entsprechend werden jährlich in der Bundesrepublik über 31.000 ambulante und stationäre Entwöhnungsbehandlungen bei Alkoholabhängigen durchgeführt. Darüber hinaus gibt es eine etwa zweimal so große Gruppe, die einen Alkoholkonsum aufweist, der bereits zu ernsthaften gesundheitlichen oder sozialen Folgen geführt hat. Schließlich spielen Alkoholprobleme auch bei anderen psychischen Störungen häufig eine Rolle. Letztere können in diesem Fall nur dann wirksam behandelt werden, wenn auch für erstere mit einer qualifizierten Intervention begonnen wird. Vor diesem Hintergrund soll dieses Kapitel dazu dienen, verschiedene Erscheinungsformen von Alkoholproblemen sicher zu diagnostizieren, ein verhaltenstherapeutisches Erklärungsmodell für Alkoholprobleme mit dem Patienten erarbeiten und spezifische verhaltenstherapeutische Intervention ableiten zu können.

2 Theoretische Inhalte und Kenntnisse

2.1 Hauptmerkmale

Bei alkoholbezogenen Störungen handelt es sich nicht um ein einheitliches Phänomen, vielmehr können ein ganz unterschiedliches Trinkverhalten sowie eine Vielfalt von körperlichen, sozialen und psychischen Symptomen das klinische Bild dominieren und jeweils spezifische Behandlungsangebote erforderlich machen (vgl. Tab. 1).

! **Merke:** Alle Versuche, verschiedene Typen der Alkoholabhängigkeit zu unterscheiden, sind bislang empirisch nicht befriedigend gesichert, sondern bestenfalls geeignet, die Beschreibung der spezifischen Problematik eines Alkoholabhängigen im klinischen Alltag zu erleichtern.

Tabelle 1: Mögliche Vielfalt von alkoholbezogenen Störungen

Substanzbezogene Symptome	*Körperliche Symptome*	*Soziale Symptome*	*Psychische Symptome*
Häufige Räusche	Entzugserscheinungen	Partnerschaftskonflikte	Aggressive Entgleisungen
Dosissteigerung	Krampfanfälle	Trennung/Scheidung	Verringertes Selbstwertgefühl
Toleranzsteigerung	Alkoholbedingte Krebserkrankung	Schulden	Selektive Wahrnehmung
Toleranzminderung	Verstärkte Infektanfälligkeit	Verringerte Arbeitsleistung	Distanzlosigkeit
Alkoholvergiftung	Sexuelle Funktionsstörungen	Konflikte am Arbeitsplatz	Gefühlsschwankungen
Spiegeltrinken	Gelenkschmerzen	Arbeitsplatzverlust	Konzentrationsschwierigkeiten
Morgendliches Trinken	Pankreatitis	Verlust der Fahrerlaubnis	Gedächtnisstörungen
Umsteigen auf harte Alkoholika	Kardiomyopathie	Straftaten	Depression
Heimliches Trinken	Bluthochdruck	Wohnungsverlust	Delirium tremens
Trinken in Gesellschaft unter Niveau	Polyneuropathie	Verwahrlosung	Alkoholhalluzinose
Periodische Trinkexzesse	Traumen	Rückzug von Freunden	Suizidalität
Erfolglose Abstinenzversuche	Fettleber	Haftstrafen	Soziale Ängste
Wiederholte Entgiftungsbehandlung	Leberentzündung		Panikanfälle
Erfolglose Behandlungsversuche	Leberzirrhose		Chronische Eifersucht
Häufige Rückfälle	Mangelernährung		
	Anämie		
	Gastritis		
	Knochenbrüche durch Stürze und Unfälle		

(aus Lindenmeyer, 2016)

4

Vier Formen von Trinkverhalten bei Alkoholabhängigen
- *Konfliktrinken:* Der Betroffene greift in bestimmten Situationen zu Alkohol, da er über keine anderen Lösungs- oder Bewältigungsmöglichkeiten verfügen.
- *Rauschtrinken:* Der Betroffene schafft es trotz bester Vorsätze nicht, lediglich kleinere Mengen Alkohol zu trinken. Vielmehr endet sein Trinken meist in mehr oder weniger starkem Rausch (sog. Kontrollverlust).
- *Spiegeltrinken:* Der Betroffene trinkt über den Tag verteilt regelmäßig Alkohol, um die Alkoholkonzentration im Blut nie unter einen bestimmten „Spiegel" sinken zu lassen, da sonst unangenehme Entzugserscheinungen auftreten.
- *Periodisches Trinken:* Der Betroffene hat trotz zwischenzeitlicher Abstinenz (bzw. unauffälligen Alkoholkonsums) immer wieder Phasen eines heftigen und unkontrollierten Alkoholkonsums. Dem Betroffenen sind oft keinerlei Anlass oder Auslöser hierfür bewusst, weswegen er sog. magisches Denken zur Erklärung der Trinkphasen entwickelt.

2.2 Epidemiologie

Nach dem aktuellen deutschen Suchtsurvey (Pabst et al., 2013) sind etwa 3,4% (1,8 Millionen) der erwachsenen Bevölkerung über 18 Jahren als alkoholabhängig anzusehen. Weitere 3,1% (1,6 Millionen) sind als Alkoholmissbraucher einzustufen, deren Alkoholkonsum bereits zu körperlichen, psychischen oder sozialen Schäden geführt hat. Bei weiteren 14,2% (7,3 Millionen) ist ein riskanter Alkoholkonsum dergestalt zu verzeichnen, dass ein signifikant erhöhtes Risiko für Folgeschäden besteht.
Insgesamt besteht in der Bundesrepublik mit 9,5 Liter reinem Alkohol pro Kopf pro Jahr (das sind etwa 105,5 Liter Bier, 24,5 Liter Wein bzw. Sekt sowie 5,3 Liter Spirituosen) ein hoher und weitverbreiteter Alkoholkonsum (Gaertner et al., 2014). Lediglich 3,6% (lebenslang) bzw. 9,8% (in den letzten 12 Monaten) der Erwachsenenbevölkerung trinken überhaupt keinen Alkohol. Männer trinken im Schnitt etwa doppelt so viel Alkohol wie Frauen (Pabst et al., 2013).

4

> **!** **Merke:** In repräsentativen Untersuchungen wurde keine Häufung von Alkoholproblemen in Abhängigkeit der sozialen Schicht festgestellt

Dagegen konnte bei Personen über 60 Jahren ein Rückgang des Alkoholkonsums beobachtet werden verbunden mit einer Zunahme des Anteils an abstinent lebenden Personen (Pabst et al., 2013). Eine besondere Häufung von Personen mit Alkoholproblemen findet sich bei Patienten in Krankenhäusern (v.a. in Psychiatrischen Einrichtungen, Abteilungen für Innere Medizin und traumatologischen Abteilungen).

2.3 Onset und Verlauf

In Deutschland ist Alkohol in der Regel das erste Suchtmittel, mit dem ein junger Mensch zwischen dem 6. und 10. Lebensjahr in Berührung kommt. Zu einem deutlichen Anstieg des Alkoholkonsums kommt es häufig bei Jugendlichen, wenn sie erstmals das Elternhaus verlassen (Studium, Lehre, Bundeswehr). Allerdings überwinden zwei Drittel aller Jugendlichen diese Alkoholprobleme bis zum 30. Lebensjahr ohne jede Behandlung (mature out). Jährlich sterben ca. 40.000 – 43.000 Menschen in Deutschland an den Folgen ihres Alkoholkonsums.

> **!** **Merke:** Die Vorstellung von einer Alkoholabhängigkeit als einheitlich verlaufender, chronisch progredienter, schließlich zu sozialem Abstieg oder Tod führender Erkrankung hat sich als falsch erwiesen.

In prospektiven Langzeitstudien mit einer Beobachtungszeit von bis zu 40 Jahren konnte neben einer progredienten Verschlechterung auch ein Pendeln zwischen schweren Trinkphasen und kontrolliertem Alkoholkonsum bzw. Abstinenz festgestellt werden. Die Spontanremissionsrate betrug als Jahresprävalenz etwa 20%.

> **!** **Merke:** Für den Verlauf einer Alkoholabhängigkeit ist bestimmend, dass die Betroffenen das Gesundheitswesen in ineffektiver Weise nutzen.

Etwa 70% aller Alkoholabhängigen haben mindestens einmal im Jahr Kontakt zu einem Arzt, ohne dass dort die Alkoholabhängigkeit entdeckt bzw. angesprochen würde. Jährlich werden etwa 24% aller Alkoholiker in internistischen oder chirurgischen Kliniken ohne spezifische Angebote zur Suchtbehandlung aufgenommen. Eine Entwöhnungsbehandlung treten lediglich etwa 3% aller Alkoholabhängigen an. Im Schnitt vergehen dadurch 9-10 Jahre bis ein Alkoholabhängiger einer effektiven Behandlung zugeführt wird. Damit müssen Alkoholabhängige als eine der am schlechtesten versorgten Patientengruppe angesehen werden (Bühringer et al., 2000).

2.4 Diagnostik und Differenzialdiagnostik

Angesichts der Vielfalt von unterschiedlichen Alkoholproblemen sind differentialdiagnostische Abwägungen von großer Bedeutung für die Behandlungsart, die Therapieziele und das erforderliche Ausmaß an Behandlung. Die Abklärung folgender 3 Aspekte ist hierbei vorrangig:
- Bestehen körperliche oder soziale Begleit- und Folgeerkrankungen, die einer vorrangigen Behandlung bedürfen? In diesem Fall ist die Sicherung des Überlebens, die Verhinderung schwerer körperlicher Folgeschäden bzw. die Verhinderung sozialer Desintegration im Sinne von „harm reduction" vorrangig vor der psychotherapeutischen Behandlung der Alkoholproblematik.
- Handelt es sich um einen riskanten bzw. schädlichen Gebrauch von Alkohol oder um eine Alkoholabhängigkeit? Im Unterschied zu einer Alkoholabhängigkeit ist bei schädlichem Alkoholkonsum lebenslange Abstinenz kein unbedingt notwendiges, insbesondere aber kein realistisches Therapieziel. Spezielle Behandlungsansätze für riskanten oder schädlichen Gebrauch von Alkohol wurden von Westermann & Wessel (2002), Körkel (2015) und Lindenmeyer (2013) veröffentlicht.

- Abklärung von Komorbidität. Die aktuelle Prävalenzrate für weitere psychische Störungen beträgt bei Alkoholabhängigen ca. 65 % (Mills und Marel, 2013). Die Differentialdiagnose einer komorbiden Störung zwingt zu einer besonders sorgfältigen, integrierten Behandlungsplanung. Es ist in diesem Fall nicht ausreichend, die Behandlung ausschließlich auf eine Entwöhnungsbehandlung zu beschränken. Als ebenso illusorisch erweist es sich aber auch, durch eine ausschließliche Behandlung der Primärerkrankung die sekundäre Alkoholabhängigkeit überwinden zu können. Die S3 Leitlinie (AWMF, 2015) empfiehlt daher eine parallele Behandlung aller Störungsbereiche in einem integrierten Therapiekonzept.

In Deutschland werden Alkoholprobleme nach ICD-10 (Dilling et al., 2000) in Alkoholabhängigkeit und schädlicher Gebrauch von Alkohol unterteilt.

Tabelle 2: Diagnosekriterien des Alkoholabhängigkeitssyndroms (F10.2) nach ICD-10

Zumindest 3 der folgenden Kriterien müssen innerhalb der letzten 12 Monate wiederholt aufgetreten sein:	
1.	Craving (starkes Verlangen oder eine Art Zwang, Alkohol zu trinken)
2.	Kontrollverlust des Alkoholkonsums bezüglich Beginn oder Menge
3.	Körperliches Entzugssyndrom bei Reduzierung der Alkoholmenge
4.	Toleranzentwicklung gegenüber der Alkoholwirkung
5.	Einengung auf das Alkoholtrinken und dadurch Vernachlässigung anderer Interessen
6.	Anhaltender Alkoholkonsum trotz eindeutiger schädlicher Folgen (gesundheitlich, psychisch oder sozial)
Die fünfte Stelle dient der weiteren Unterteilung des Alkoholabhängigkeitssyndroms:	
F1020	gegenwärtig abstinent
F1021	gegenwärtig abstinent, aber in beschützter Umgebung
F1023	gegenwärtig abstinent, aber in Behandlung mit aversiven oder hemmenden Medikamenten (z.B. Antabus oder Disulfiram)
F1024	gegenwärtiger Alkoholkonsum
F1025	ständiger Alkoholkonsum
F1026	episodischer Alkoholkonsum

International werden Diagnosen häufig mit Hilfe des „Diagnostischen und Statistischen Manuals psychischer Störungen" DSM gestellt. Während in der Vergangenheit keine gravierenden Unterschiede zwischen DSM und ICD bestanden, sieht das DSM-5 (Falkai et al., 2014) eine völlig andere diagnostische Einordnung der sog. Alkoholgebrauchsstörung nach Schweregrad vor, je nachdem wie viele der folgenden 11 Kriterien bei einer Person erfüllt sind (Tab. 3):

Der Vorteil dieses Vorgehens liegt darin, dass nunmehr leichtere Formen von alkoholbezogenen Störungen besser diagnostiziert werden können und dadurch Betroffene möglicherweise früher eine Behandlung erfahren. Vollkommen unklar ist allerdings gegenwärtig die klinische Relevanz des so bestimmten Schweregrades hinsichtlich Prognose, Mortalität, Behandlungsziel (Abstinenz oder Trinkmengenreduktion), Behandlungsbedarf und des erforderlichen Behandlungsaufwands. Für die

Tabelle 3: Diagnosekriterien der Alkoholgebrauchsstörung nach DSM-5

Ein problematischer Alkoholgebrauch, der innerhalb der letzten 12 Monate zu folgenden Auffälligkeiten geführt hat: • Eine leichte Alkoholgebrauchsstörung besteht, wenn 2-3 der folgenden Kriterien erfüllt sind. • Eine mittelschwere Alkoholgebrauchsstörung besteht, wenn 4-5 der folgenden Kriterien erfüllt sind. • Eine schwere Alkoholgebrauchsstörung besteht, wenn mehr als 5 der folgenden Kriterien erfüllt sind.	
1	Wiederholter Konsum, der zu Versagen wichtiger Verpflichtungen führt
2	Wiederholter Konsum in Situationen, in denen es zu körperlichen Gefährdungen kommen kann
3	Wiederholter Konsum trotz ständiger/wiederholter sozialer und zwischenmenschlicher Probleme
4	Toleranzsteigerung (Dosissteigerung oder verminderte Wirkung)
5	Entzugssymptome und deren Vermeidung durch Konsum
6	Konsum länger und in größeren Mengen als geplant (Kontrollverlust)
7	Anhaltender Wunsch oder vergebliche Versuche der Kontrolle
8	Hoher Zeitaufwand für Beschaffung und Konsum sowie Erholung
9	Aufgabe oder Reduzierung von anderen Aktivitäten zugunsten des Konsums
10	Konsum trotz Kenntnis von körperlichen oder psychischen Problemen
11	Starkes Verlangen oder Drang zum Konsum (Craving)

Behandlung eines Alkoholproblems ist eine Diagnose nach DSM-5 hierzulande solange wenig hilfreich, wie sozialrechtlich nicht entschieden wurde, ab welchem Schweregrad ein Suchtbehandlungsanspruch besteht. Derzeit ist auch nicht absehbar, ob ICD-11 sich dieser veränderten Systematik anschließen wird, oder bei einer dichotomen Einteilung bleibt.

Schädlicher Alkoholkonsum (F10.1)

Nach ICD-10 liegt ein schädlicher Gebrauch von Alkohol vor, wenn alkoholbedingte Schäden auf psychischem oder körperlichem Gebiet nachweisbar sind, aber keine Hinweise für eine Abhängigkeit gefunden werden können. In den diagnostischen Leitlinien der ICD-10 wird ausdrücklich betont, dass hierbei die Ablehnung des Alkoholkonsums durch andere Personen ebenso wie etwaige negative soziale Folgen (z. B. Inhaftierung, Arbeitsplatzverlust oder Eheprobleme) allein nicht ausreichen für die Diagnose eines schädlichen Alkoholkonsums. Hierdurch soll bei der Vergabe dieser Diagnose jeder soziokultureller Bias ausgeschlossen werden.

Um trotzdem Personen mit einem behandlungsbedürftigen Alkoholkonsum unterhalb einer Alkoholabhängigkeit frühzeitig zu identifizieren, können folgende Kriterien des DSM-5 (Falkai et al., 2014) herangezogen werden. Mindestens eines der folgenden Kriterien sollte zutreffen:

- wiederholter Konsum, der zu Versagen wichtiger Verpflichtungen führt
- wiederholter Konsum in Situationen, in denen es zu körperlichen Gefährdung kommen kann
- Wiederholter Konsum trotz ständiger/wiederholter sozialer und zwischenmenschlicher Probleme

- Nachweis einer Toleranz
- Konsum länger und in größeren Mengen als geplant
- Hoher Zeitaufwand für Beschaffung und Konsum sowie Erholung
- Aufgabe oder Reduzierung von anderen Aktivitäten zugunsten des Konsums

Diese Definition von schädlichem Alkoholgebrauch entspricht weitgehend dem im angelsächsischem Sprachraum weitverbreiteten Begriff des „problem drinkers", dessen Alkoholkonsum zu verschiedensten Problemen führt, der aber nicht etwa wegen Problemen trinkt.

Riskanter Alkoholkonsum (F10.8)
In diesem Fall sind durch den Alkoholkonsum noch keine gravierenden Schäden aufgetreten, das Problem besteht vielmehr in dem erhöhten Risiko von einschneidenden negativen Folgen. In großen epidemiologischen Studien wurden kritische Grenzwerte für den Umgang mit Alkohol danach ermittelt, wie hoch die Wahrscheinlichkeit von körperlichen Folgeschäden bzw. einer verringerten Lebenserwartung in Abhängigkeit von der durchschnittlichen Trinkmenge pro Tag ist. Dabei wurden die Grenzwerte in den letzten Jahren immer stärker gesenkt (Seitz et al., 2008).

Als Faustregel für einen risikoarmen Konsum sind folgende Obergrenzen geeignet:

Frauen: maximal 5mal in der Woche 12g Alkohol (1 Standardglas) pro Tag
Männer: maximal 5mal in der Woche 30g Alkohol (2 Standardgläser) pro Tag

Als Standardglas (Trinkeinheit = TE) gilt hierbei: 0,33 l Bier, 025l Wein/Sekt bzw. 0,02l Spirituosen.

Gleichzeitig sollte der Alkoholkonsum niemals mehr als 5 Gläser an einem Tag betragen. Das heißt, auch das einmalige Trinken von beispielsweise 7 Gläsern Bier oder 1 Flasche Wein an einem Tag ist als riskanter Alkoholkonsum einzustufen, selbst wenn im Anschluss 7 Tage lang kein Alkohol getrunken wurde.

Bei der Vergabe der Diagnose sollte man sich allerdings nicht sklavisch an der oben genannten Trinkmenge orientieren, vielmehr ist das Lebensalter und die individuelle Lebenssituation eines Patienten im Einzelfall zu berücksichtigen (Rehm et al., 2003):

- ein erhöhter Alkoholkonsum vor dem 20. Lebensjahr ist riskanter als derselbe Alkoholkonsum nach dem 50. Lebensjahr. Andererseits verringert sich die Alkoholverträglichkeit ab etwa dem 60. Lebensjahr;
- ein hoher Alkoholkonsum führt in der Unterschicht zu größeren körperlichen Risiken als in der Mittel- und Oberschicht
- und schließlich sind die besonderen alkoholbedingten Risiken bei Führungskräften, Berufstätigen im Hochrisikobereich (z.B. Berufskraftfahrer, Piloten, Ärzte, Polizisten) oder mit der Betreuung von Säuglingen oder Kleinkindern befassten Personen ebenso zu berücksichtigen wie bei körperlichen Einschränkungen oder der erforderlichen Einnahme von Medikamenten.

2.5 Störungsmodell

Bislang existiert kein einheitliches Störungsmodell für die Entstehung einer Alkoholabhängigkeit. Alle eindimensionalen Hypothesen (z.B. Persönlichkeit, Genetik, Herkunftsfamilie) haben nur begrenzte empirische Bestätigung gefunden, weswegen ein biopsychosoziales Modell am ehesten geeignet erscheint, die Entstehung und Aufrechterhaltung von Alkoholabhängigkeit zu beschreiben.

Abbildung1: Situatives Suchtmodell

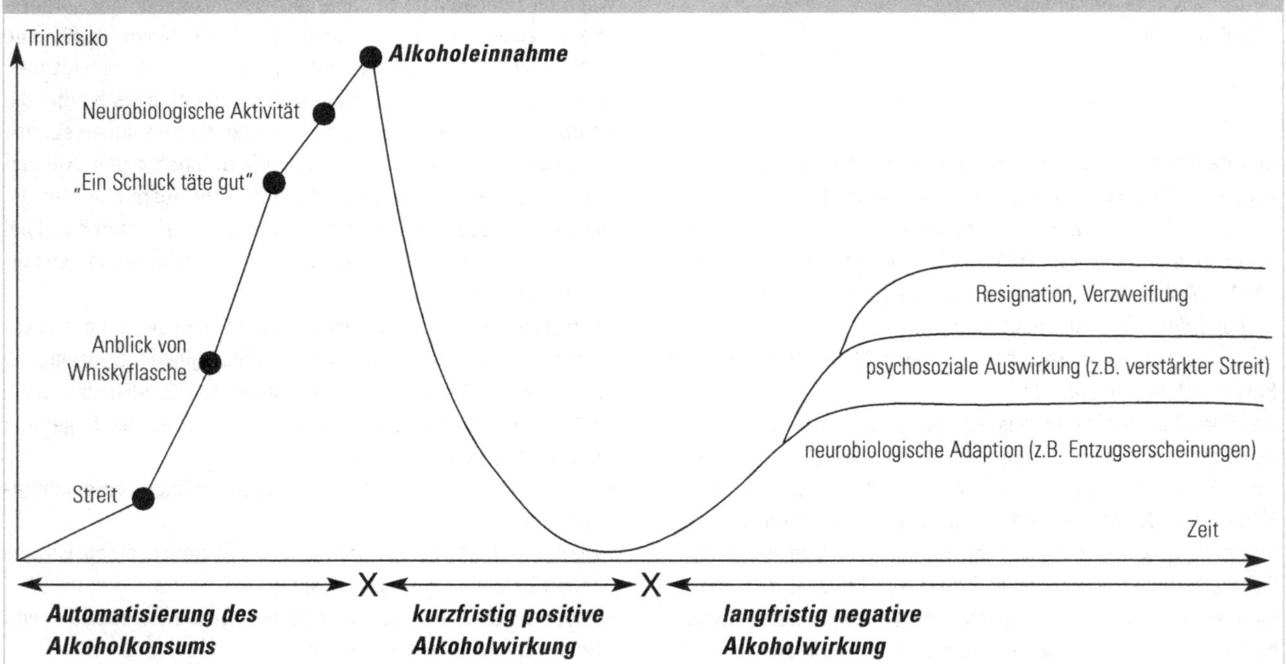

Tabelle 4: Behandlungsangebote für Alkoholabhängige in Deutschland

Entzugsbehandlung	Überwindung von Entzugserscheinungen Motivierung zu weiteren Behandlungsmaßnahmen	stationär ambulant	Allgemeinkrankenhäuser Spezialstationen in Psychiatrischen Kliniken Niedergelassener Arzt	max. 7 Tage 2-4 Wochen 7-14 Tage
Entwöhnungsbehandlung	Aufbau von Abstinenzmotivation Soziale Stabilisierung Behandlung von psychischer Komorbidität Wiederherstellung der Erwerbsfähigkeit Rückfallprävention	stationär teilstationär ambulant	Fachkliniken Spezialstationen in Psychiatrischen Kliniken Suchtberatungsstellen	2-6 Monate 6-9 Monate
Adaptionsbehandlung	Berufliche Wiedereingliederung	stationär	Adaptionseinrichtungen	2-4 Monate
Langzeitbehandlung	Soziale Stabilisierung	stationär	Soziotherapeutische Heime	≥12 Monate
Selbsthilfegruppen		ambulant	Anonyme Alkoholiker Guttempler-Orden Blaues Kreuz Kreuzbund Freundeskreise	

! **Merke:** Für eine Verhaltenstherapie bei Alkoholproblemen ist entscheidend, dass dem Patienten ein einfaches, auf den Einzelfall abgestimmtes Erklärungsmodell vermittelt wird, aus dem unmittelbare Interventionen abgeleitet werden können.

Anstelle von Trait-orientierten Begriffen wie „Kontrollverlust", „Willensschwäche" oder „Suchtcharakter" lässt sich mit Hilfe der zwei folgenden Suchtmechanismen ein verhaltenstheoretisches Modell mit dem Patienten erarbeiten, das die situative Einbettung des Alkoholkonsums betont:

- *Zwei-Phasen-Wirkung von Alkohol:* Unmittelbar im Anschluss an die kurzfristig angenehm erlebte Alkoholwirkung (Trinkmotiv) treten langfristig aversive Zustände ein, die wiederum Auslöser für die erneute Einnahme von Alkohol werden. Hierdurch kann gemäß dem Paradigma der operanten Konditionierung die immer größere Attraktivität des Alkohols erklärt werden. Es wird vom Einzelfall abhängen, ob bei den aversiven Zuständen eher psychische Alkoholfolgen (z.B. negatives Selbstbild, Coping-Defizite, Resignation nach einem Rückfall), somatische Veränderungen (z.B. Toleranzsteigerung, Entzugserscheinungen) oder negative psychosoziale Auswirkungen (z.B. Konflikte) des Trinkens im Vordergrund stehen.
- *Automatisierung des Alkoholkonsums:* Im Verlauf einer Abhängigkeitsentwicklung wird der Alkoholkonsum allerdings immer mehr zu einer situativ automatisch ausgelösten und ritualisierten Handlung, die einer rationalen Kontrolle immer schwerer zugänglich ist. Über Prozesse der klassischen Konditionierung (cue reactivity) bzw. eine Sensitivierung des Belohnungssystems entsteht im Verlauf der Suchtentwicklung das so genannte Suchtgedächtnis in Form einer immer engeren Koppelung von neuronaler Aktivität an alkoholbezogene Stimuli, die selbst dann nur schwer zu löschen ist, wenn gar keine subjektiv angenehme Alkoholwirkung mehr erlebt wird. Entsprechend haben Alkoholabhängige mitunter wenig Bewusstheit darüber, warum sie Alkohol trinken. Außerdem können hierdurch plötzlich auftretendes Verlangen und scheinbar unverständliche Rückfälle bei Alkoholabhängigen selbst nach längeren Abstinenzphasen erklärt werden.

Am besten werden beide Suchtmechanismen anhand einer typischen Trinksituation des Patienten durch das Aufzeichen und Erläutern der folgenden Risikokurve erläutert (siehe Abb. 1). Ziel ist es, dass der Patient „entdeckt",

- dass verschiedene Situationsmerkmale (Ort, Zeit, anwesende Personen, Anblick und Geruch von Alkohol, Gesprächsthema, Verhalten der Interaktionspartner) sowie internale Bedingungen (Stimmung, Gedanken, Wirkungserwartung, Durst, physiologische Reaktionen) als so genannte Trigger additiv die Wahrscheinlichkeit für sein Trinken erhöhen (Automatisierung des Alkoholkonsums);
- dass die kurzfristig angenehme Wirkung des Alkohols langfristig einen unangenehmen Zustand erzeugt, der ebenfalls die Wahrscheinlichkeit für weiteren Alkoholkonsum erhöht (Zweiphasenwirkung des Alkohols).

3 Umsetzung in die klinische Praxis

Oft stehen in der Behandlung von alkoholbezogenen Störungen die medizinische Versorgung sowie gezielte Maßnahmen zur beruflichen und sozialen Rehabilitation im Vordergrund. Zum einen geht es häufig primär um das Überleben der Betroffenen. Zum anderen hängt der Behandlungserfolg bei Alkoholabhängigkeit viel stärker als bei anderen Störungen von Ereignissen und der sozialen Situation der Betroffenen im Anschluss an eine Behandlung ab. Entsprechend sind die einzelnen Therapieangebote so vielfältig und unterschiedlich, dass sie hier nicht ausführlich dargestellt werden können (vgl. Tabelle 4).

! **Merke:** Die Behandlung von Alkoholproblemen kann nur im Rahmen eines interdisziplinären Behandlungsansatzes erfolgreich sein, bei dem der Stellenwert der medizinischen, psychotherapeutischen und sozialtherapeutischen Maßnahmen von der individuellen Situation der Betroffenen abhängt.

Dabei ist der Fokus der Behandlung weniger auf eine Auseinandersetzung mit der Vergangenheit, sondern vielmehr auf eine unmittelbare Stabilisierung bzw. positive Veränderung der künftigen Lebenssituation zu legen.

3.1 Drei Komponenten der Behandlung von Alkoholabhängigen

Entzugsbehandlung innerhalb des Akutsystems

Viele Alkoholabhängige kommen als medizinischer Notfall in Behandlung (z. B. Traumata durch Stürze, Unfälle oder körperliche Auseinandersetzungen, Dekompensation körperlicher substanzbedingter Schädigungen oder starke Entzugserscheinungen). Eine Entzugsbehandlung dauert dann zwischen 3 bis 7 Tagen, bis die körperlichen Entzugserscheinungen vollkommen abgeklungen sind. Die S3 Leitlinie (AWMF, 2015) empfiehlt in Abhängigkeit der Schwere des Entzugs die Gabe von Medikamenten (z. B. Benzodiazepine oder Clomethiazol). In vielen Entzugseinrichtungen wird über die rein körperliche Entgiftung hinaus ein psychosoziales Unterstützungsprogramm angeboten. Dieser sogenannte *„qualifizierte Entzug"* dauert ca. 14 Tage und enthält ein dichtes Angebot von Gruppentherapie, Informationsveranstaltungen und Maßnahmen zur Entspannung und Ablenkung. Auf diese Weise können wesentlich mehr Betroffene dazu bewegt werden, nach erfolgreicher Entzugsbehandlung die erforderlichen Hilfen in Anspruch zu nehmen, um dauerhaft abstinent zu bleiben.

Entwöhnungsbehandlung als medizinische Rehabilitationsmaßnahme

So gut sich ein Betroffener nach abgeschlossener Entzugsbehandlung auch körperlich fühlen mag, die Chancen dauerhaft abstinent zu bleiben sind ohne weitere Behandlung gering. Denn ohne Alkohol realisieren viele Betroffene erstmals, welchen Scherbenhaufen sie vor sich haben. Ihre soziale und berufliche Situation ist oftmals desolat, die Familienbeziehungen angespannt oder zerbrochen. Dazu kommt, dass die Betroffenen in persönlich relevanten Risikosituationen immer wieder Verlangen nach Alkohol entwickeln werden, was sie häufig frustriert bzw. entmutigt. Aus diesen Gründen empfiehlt sich dringend eine sog. Entwöhnungsbehandlung. In der Regel handelt es sich hierbei um eine durch Rentenversicherungsträger finanzierte mehrmonatige, stationäre, teilstationäre oder ambulante Behandlung.

Nachsorge

Erfahrungsgemäß dauert es etwa ein Jahr, bis Betroffene ihre Alkoholabstinenz ausreichend stabilisiert haben. Entsprechend ereignen sich in diesem kritischen Zeitfenster auch die meisten Rückfälle. Es empfiehlt sich daher dringend, nicht nur bis zum Ende der Entwöhnungsbehandlung zu planen, sondern einen gezielten Ein-Jahresplan aufzustellen und für diesen Zeitraum weitere Unterstützung in Anspruch zu nehmen. Es wird hierbei vom Einzelfall abhängen, ob es sich hierbei um den Besuch einer Selbsthilfegruppe, eine ambulante Weiterbehandlung oder stationäre Formen der Nachsorge handeln soll.

> **!** Merke: Die traditionelle Grundhaltung von Suchttherapeuten: „Ein Alkoholiker muss erst physisch und sozial ganz am Boden sein, um für eine Behandlung motiviert zu sein", ist aus ethischer Sicht abzulehnen.

Durch ein Fortschreiten der Alkoholproblematik können schwerwiegende körperliche und soziale Folgen eintreten, die dann auch durch Abstinenz nicht mehr rückgängig gemacht werden können. Außerdem sinken durch eine fortschreitende, suchtbedingte Zerstörung des sozialen Stützsystems die Abstinenzchancen der Betroffenen. Stattdessen sollte Alkoholabhängigen der Therapiebeginn so leicht wie möglich gemacht werden. Falls ein Betroffener noch nicht zu einer dauerhaften Alkoholabstinenz bereit bzw. in der Lage ist, ist im Sinne von „harm reduction" zumindest eine Verringerung der körperlichen und sozialen Alkoholfolgeschäden anzustreben.

3.2 Erstkontakt

> **!** **Merke:** Menschen mit Alkoholproblemen suchen in der Regel nicht aus eigener Motivation, sondern aufgrund körperlicher Probleme oder erheblichen Außendrucks durch Arbeitgeber oder Bezugspersonen Hilfe.

Der Therapeut kann insofern nicht damit rechnen, dass ihm der Patient bereitwillig Auskunft gibt und seinen Ratschlägen folgt. Der Erstkontakt stellt vielmehr einen entscheidenden Motivierungsversuch dar, von dessen Erfolg es abhängt, ob überhaupt eine Behandlung erfolgen wird. Es geht darum, den Betroffenen im Verlauf des Erstkontakts die Erfahrung machen zu lassen, dass es sich für ihn lohnt, offen mit dem Therapeuten über seine Alkoholprobleme zu sprechen.

Abbildung 2: Struktur des therapeutischen Erstgesprächs (Lindenmeyer, 2016)

Therapeutisches Erstgespräch

1. Eingangsfrage: *„Was kann ich für Sie tun?"*
2. Freier Bericht des Patienten (und seiner Angehörigen): Gesprächsstrategie des Therapeuten: Empathie und Verstärkung aller Gesprächsteilnehmer, Konkretisierung
3. Systematische Abklärung: *„Darf ich Ihnen jetzt noch ein paar konkrete Fragen stellen, um sicherzustellen, dass wir nichts Wichtiges vergessen haben?"*
   Alkoholkonsum: bevorzugte Getränke, Menge, Trinkmuster, Entzugserscheinungen, bisherige Behandlungsversuche, Abstinenzzeiten
   Soziale Situation: Familienstand, Kinder, Wohnsituation, Schulden
   Berufliche Situation: Ausbildung, aktuelle Arbeitssituation, Krankschreibungen im letzten Jahr
   Weitere Problembereiche
4. Besprechung des weiteren Vorgehens und Vereinbarung geeigneter Rahmenbedingungen

3.3 Indikationsstellung und Therapieplanung

Bislang sind keine empirisch abgesicherten Indikationskriterien für eine bestimmte Form der Behandlung von Alkoholabhängigen vorhanden. Die Beantwortung der folgenden 10 Indikationsfragen kann somit nur pragmatischer Natur sein:

1) Braucht der Patient überhaupt professionelle Hilfe, um seine Alkoholprobleme zu bewältigen?
2) Ist eine andere Störung vorrangig?

3) Handelt es sich bei den Alkoholproblemen um schädlichen Konsum oder eine Abhängigkeit?
4) Wie beschaffen ist die Veränderungsbereitschaft des Patienten?
5) Worin bestehen die zentralen Rückfallrisikosituationen des Patienten?
6) Bedarf die soziale Situation des Patienten therapeutischer Aufmerksamkeit?
7) Ist eine stationäre oder ambulante Behandlung erforderlich?
8) Wie lange sollte die Behandlung dauern?
9) Welche konkreten Behandlungsmaßnahmen sind für den Patienten optimal?
10) Ist eine Nachsorge bzw. Nachbehandlung für den Patienten zur Stabilisierung der Therapieerfolge erforderlich?

> ! **Merke:** Bei der Auswahl des Therapiesettings und der Therapieschwerpunkte sollte neben der individuellen Problembereiche eines Patienten immer auch die Veränderungsbereitschaft Berücksichtigung finden.

Dadurch ergibt sich eine zweidimensionale Differenzierungsmöglichkeit der Behandlungsmaßnahmen bei Alkoholabhängigen (vgl Abb. 3).

Abbildung 3: Zweidimensionale Differenzierungsmöglichkeit von Therapieangeboten (Lindenmeyer, 2016)

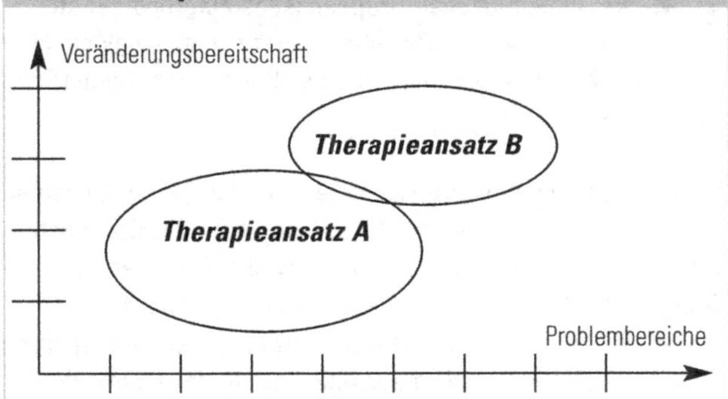

3.4 Verhaltensanalyse des Alkoholkonsums

Eine Verhaltensanalyse ist bei Alkoholproblemen in der Regel schwieriger als bei anderen Störungsbereichen:
- Die meisten Fragen sind den Betroffenen äußerst unangenehm, da sie sich auf peinliches bzw. schuldhaftes Verhalten beziehen.
- Der Konsum von Alkohol ist oftmals weitgehend automatisiert, so dass den Betroffenen kaum noch Einzelheiten bewusst sind. Außerdem können die persönlichen Trinkmotive durch soziale Trinkanlässe bzw. Trinkrituale verdeckt sein (sog. soziale Maskierung).
- Oftmals sind Gedächtnis und Konzentrationsfähigkeit bei Personen mit Alkoholproblemen dauerhaft beeinträchtigt.

> ! **Merke:** Die Verhaltensanalyse stellt bei Alkoholproblemen häufig eine erhebliche motivationale Hürde dar. Sie impliziert eine veränderte Sichtweise des eigenen Alkoholkonsums und ein erhebliches Maß an kritischer Selbstreflexion, die zu Behandlungsbeginn keinesfalls vorausgesetzt werden können.

Inhaltliche Schwerpunkte der Verhaltensanalyse bei Alkoholproblemen
- Welches waren die häufigsten Trinksituationen in der Vergangenheit? In diesen Situationen wird aller Voraussicht nach auch das größte Rückfallrisiko in der Zukunft bestehen.
- Welche Situationsmerkmale (sog. Trigger) sind besonders eng mit dem Wunsch bzw. Verlangen nach Alkohol verknüpft?
- Welche Gefühle, Gedanken und Wirkungserwartungen gehen dem Trinken von Alkohol typischer Weise voraus?
- Worin besteht die kurzfristig angenehme Wirkung des Alkohols? Hierbei kann es sich sowohl um eine unmittelbare Veränderung des Betroffenen durch die Einnahme von Alkohol als auch um die interaktionelle Wirkung des Alkoholtrinkens auf die Umwelt handeln.

4 Verfahren zur Verhaltensanalyse bei Alkoholproblemen

- *Analyse eines Trinktages:* Die einzelnen Trinkepisoden von morgens bis abends werden chronologisch durchgefragt. Zu jeder Trinkepisode wird der situative Kontext, das konkrete Trinkverhalten und die unmittelbare Wirkung des Alkohols festgehalten. Bei der unmittelbaren Alkoholwirkung wird zwischen den zwei Hauptwirkrichtungen des Alkohols (Erreichen eines positiven Zustandes vs. Verringerung eines unangenehmen Zustandes) unterschieden.
- *F-90:* Es wird der Zeitraum der letzten 90 Trinktage festgelegt. Der Patient wird gebeten, alle wichtigen persönlichen Ereignisse in diesem Zeitraum zu notieren (z. B. Arbeitstage, Urlaub, Arztbesuche, Familienbesuche, Übernachtungen außer Haus, Feiern). Dann werden alle Tage markiert, an denen der Patient überhaupt keinen Alkohol getrunken hat. Danach werden die Tage genommen, an denen „wie üblich" getrunken wurde. Schließlich werden die Tage exploriert, an denen besonders viel bzw. besonders wenig getrunken wurde.
- *Lebenslinie:* Der Patient wird gebeten, für sein ganzes Leben eine Verlaufskurve über die Menge seines Alkoholkonsums zu zeichnen. Die Lebenslinie dient der Entwicklung eines individuellen Erklärungsmodells für den Suchtmittelkonsum. Von besonderem Interesse sind hierbei vor allem die sog. Wendepunkte, d.h. Abstinenzphasen und Rückfälle bzw. Lebensabschnitte, die mit einem Anstieg oder einer Abnahme des Alkoholkonsums verbunden sind.
- *Tagebücher:* Eine Besonderheit der Behandlung von Alkoholabhängigen besteht in der Abwesenheit des Hauptsymptoms als Voraussetzung für eine Behandlung. Tagebücher können

daher in der Behandlung von Alkoholabhängigen besonders wichtig sein, um die Betroffenen auf Risikosituationen, Stimmungsschwankungen auch ohne Alkohol und auf das Erleben von Alkoholverlangen aufmerksam zu machen. Entscheidend für die Qualität der Daten ist die möglichst zeitnahe Eingabe. Wichtig ist eine einfache Protokollierung durch entsprechende Kodierungen, die vom Patienten auch realistischerweise in der Situation vorgenommen werden kann. In diesem Zusammenhang können elektronische Therapietagebücher eine wichtige Hilfe darstellen.

4.1 Informationsvermittlung

Die Vermittlung von Informationen über körperliche, soziale und psychische Aspekte einer Alkoholproblematik hat fünf Hauptziele:

- *Realisieren des ganzen Ausmaßes der eigenen Alkoholproblematik*
  Hierzu ist es erforderlich, die gesellschaftlich allgemein übliche Einstellung gegenüber Alkohol zu überwinden und eine besondere Sensibilität und Genauigkeit hinsichtlich des Umgangs mit Alkohol zu entwickeln. Erst dadurch wird es den Betroffenen möglich, scheinbar harmlose Veränderungen in ihren Trinkgewohnheiten als Teil einer Suchtentwicklung zu erkennen.
- *Herstellen von Kompatibilität zwischen dem persönlichen Erklärungssystem des Patienten und dem Therapierational*
  Alkoholabhängige besitzen oft sehr festgefahrene Erklärungssysteme durch Selbsthilfegruppenideologien oder frühere Behandler. Selbsthilfegruppen favorisieren häufig ein medizinisches Krankheitsmodell (Sucht = lebenslange Allergie, der erste Schluck führt zwangsläufig zu einem Rückfall in altes Trinkverhalten), Suchttherapeuten favorisieren häufig ein Defizitmodell (Sucht und Rückfall sind zwangsläufig die Folge von schwerwiegenden Problemen)
- *Erzeugung von positiver Therapieerwartung und Compliance*
  Alkoholabhängige weisen aufgrund ihrer langwierigen Abhängigkeitskarriere und der oft erfolglosen Selbstheilungsversuche und/oder Entgiftungsbehandlungen besonders wenig Abstinenzzuversicht und positive Therapieerwartung auf. Hier gilt es, den Betroffenen plausibel zu machen, warum sie trotzdem gute Veränderungschancen haben.
- *Förderung von Ambivalenz als Grundlage für eine fundierte Therapieentscheidung des Patienten*
  Hier geht es darum, Patienten typische Motivationshürden im weiteren Behandlungsverlauf zu verdeutlichen. Suchtbehandlung ist häufig wenig verstärkend, der Erfolg ist nicht so spektakulär bzw. beflügelnd wie bei anderen Psychotherapien, da er im Unterlassen eines normalen, angenehmen Verhaltens besteht.
- *Verdeutlichen der Notwendigkeit einer individuellen Nachsorge nach Beendigung der Behandlung*
  Alkoholabhängige benötigen bei ihren Abstinenzbemühungen eine 1-Jahres-Perspektive, da in diesem Zeitraum das größte Rückfallrisiko besteht. Entsprechend sind die Betroffenen über die Möglichkeiten, aber auch Notwendigkeit einer individualisierten Nachsorge im Anschluss an ihre Behandlung zu informieren.

Tabelle 5: Ansätze zur Informationsvermittlung bei Alkoholproblemen:

„Die Suchtfibel"	100 Frage-Antwort-Texte zum Selbststudium oder gemeinsamen Durcharbeiten in Patientengruppen	Schneider, (2016)
„Lieber schlau als blau"	14 Kapitel zum Selbststudium mit jeweils anschließendem Fragebogen als Vorbereitung für Therapiesitzung	Lindenmeyer, (2016a)
Alkoholabhängigkeit	12 Gruppensitzungen á 90 Minuten mit jeweiligen Arbeitsblättern	Gutwinski et al. (2016)
TIQAAM	15 Therapiebausteine	Lippert (2010)

4.2 Gruppentherapie

Insbesondere die stationäre Behandlung von Alkoholabhängigen erfolgt in der Regel innerhalb von Gruppen mit 10-12 Patienten. Hierbei handelt es sich in der Regel um „halb offene" Gruppen, bei denen ausscheidende Patienten durch neue Patienten ersetzt werden. Der Vorteil von halb offenen Gruppen gegenüber „geschlossenen" Gruppen besteht in der Möglichkeit individuell unterschiedlich langer Therapiedauern in Abhängigkeit von der Problematik eines Patienten sowie in einer erheblich besseren Auslastung der Behandlungsplätze.

! **Merke:** In halb offenen Gruppen ist es aufgrund der ständigen Fluktuation der Patienten nur bedingt möglich, über einen längeren Zeitraum an einer bestimmten Thematik zu arbeiten.

Es empfiehlt sich stattdessen, jeweils für jeden einzelnen Patienten einen inhaltlichen Verlauf innerhalb der Gruppentherapie zu konzipieren, der dann intervallmäßig über mehrere Gruppenstunden fortgeführt werden kann (vgl. Abb. 4)

In den einzelnen Gruppentherapiesitzungen stehen dadurch jeweils mehrere Patienten nacheinander für eine begrenzte Zeit im Mittelpunkt. Die Gruppe kann hierbei sowohl als sachkundige Zuhörerschaft, als Übungsfeld oder als Mitbetroffene einbezogen werden.

Der Schwerpunkt kann bei diesen Therapieaufgaben in der Gruppe für den betroffenen Patienten darauf liegen:

- von den Mitpatienten Rückmeldung zu erhalten,
- seine Überlegungen erstmals anderen Menschen anzuvertrauen,
- seine Selbstsicherheit und Selbstbehauptung zu erproben bzw. zu steigern,
- durch die Veröffentlichung von Veränderungsabsichten eine erhöhte Selbstverpflichtung einzugehen,
- unmittelbare Unterstützung und Hilfe durch Mitpatienten zu erfahren.

Um als Therapeut den Überblick zu behalten, empfiehlt sich das Führen eines einfachen Protokollblattes für jede Gruppensitzung, in dem sowohl die Planung der nächsten Stunde (welcher Patient soll mit welchen Inhalten im Mittelpunkt stehen?), der Verlauf der aktuellen Stunde (welcher Patient war mit welchem Thema Gegenstand der Gruppensitzung?) sowie die vereinbarten Aufgaben für die nächsten Stunden (welcher Patient hat

4

Abbildung 4: Die Ablaufstruktur bei offenen Therapiegruppen (Lindenmeyer, 2011)

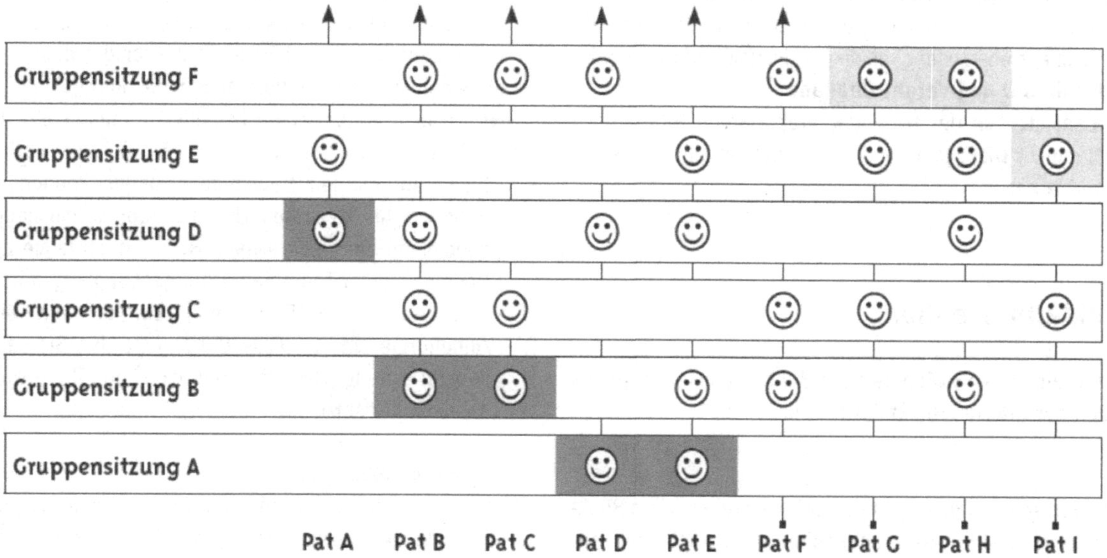

welche Hausaufgabe?) dokumentiert werden können. Der Einsatz von Teilnehmermaterialien (Lindenmeyer, 2010; 2011) erleichtert erheblich die Therapiedurchführung in offenen Gruppen.

Mögliche Abfolge einzelner Therapieinhalte eines Patienten im Verlauf einer mehrmonatigen Gruppentherapie (Lindenmeyer, 2016)

Vorstellung
Der neue Patient stellt sich den Mitgliedern seiner Bezugsgruppe vor. Er erläutert, wozu er sich in Therapie begeben hat. Die Mitpatienten stellen sich ebenfalls kurz vor und kommentieren die Vorstellung des neuen Patienten.

Darstellung der Suchtkarriere
Der Patient erläutert anhand einer für alle sichtbar aufgemalten so genannten Lebenslinie seine Suchtkarriere. Er beschreibt vor allem so genannte Wendepunkte, an denen sein Alkoholkonsum zugenommen bzw. abgenommen hat. Er stellt sich hierbei den kritischen Nachfragen seiner Mitpatienten.

Abwehrmechanismen
Der Patient listet zunächst alle negativen Auswirkungen seines Alkoholkonsums auf und erläutert dann, auf welche Weise er früher gegenüber sich und anderen versucht hat, diese zu verheimlichen bzw. zu verharmlosen. Die Mitpatienten vergleichen dies mit ihren eigenen Abwehrmechanismen.

Rückfallrisikosituationen
Der Patient erläutert, welche Situationen für ihn ein besonderes Rückfallrisiko enthalten. Gemeinsam mit den Mitpatienten werden die wichtigen Bestandteile (sog. Trigger) der Rückfallrisikosituationen des Patienten herausgearbeitet.

Abhängigkeitsverständnis
Der Patient erörtert in der Gruppentherapie, woran er erkennt, dass er alkoholabhängig ist. Patienten, die sich nicht für alkoholabhängig halten, können dies zur Diskussion stellen.

Vorstellung der persönlichen Therapieziele und des Therapieplans
Der Patient stellt seine persönlichen Therapieziele und seinen Therapieplan zur Diskussion.

Notfallplan im Falle eines Rückfalls
Der Patient berichtet über seinen Notfallplan im Falle eines Rückfalls und bittet seine Mitpatienten um Rückmeldung.

Ablehnungstraining
Der Patient übt im Rollenspiel das selbstsichere Ablehnen von Alkoholangeboten in sozialen Verführungssituationen. Er stellt hierbei zur Diskussion, in welchen Situationen er sich zu seiner Abhängigkeit bekennen will und in welchen nicht.

Planung und Auswertung von Expositionsübungen
Der Patient berichtet über geplante Expositionsübungen zur Rückfallprophylaxe bzw. berichtet über hierbei gemachte Erfahrungen.

Argumente für Abstinenz vertreten
Der Patient stellt zwei wichtige Gründe für seine künftige Alkoholabstinenz in der Therapiegruppe zur Diskussion. Die Mitpatienten versuchen die vorgetragenen Argumente gezielt zu attackieren und zu widerlegen.

Therapiezwischenbilanz
Der Patient stellt seinen bisherigen Therapieverlauf innerhalb seiner Therapiegruppe zur Diskussion und bittet um Rückmeldung.

Problemlösetraining
Der Patient bittet die Gruppe um Mithilfe bei der Bewältigung konkreter Schwierigkeiten nach dem Problemlöseprozess.

Das erste Jahr nach Entlassung
Der Patient stellt einen möglichst konkreten Plan für das erste Jahr nach Beendigung der Therapie zur Diskussion. Dieser Plan sollte u.a. kritische Rückfallsituationen, Termine für bestimmte Aufgaben und Vorsätze und konkrete Nachsorgebemühungen (z.B. Selbsthilfegruppenbesuch, ambulante Weiterbehandlung) beinhalten.

Heißer Stuhl
Der Patient erbittet von seinen Mitpatienten eine eindeutige und begründete Stellungnahme, ob sie glauben, dass er auf Dauer abstinent leben oder eher wieder rückfällig werden wird.
Abschlussbilanz und Verabschiedung
Der Patient stellt in der Gruppentherapie seine Bilanz der Behandlung zur Diskussion und verabschiedet sich von seinen Mitpatienten.

4.3 Rückfallprävention

! **Merke:** Die ersten 3 Monate nach Behandlungsende stellen die Zeit des größten Rückfallrisikos dar.

Innerhalb des ersten Jahres gibt es nochmals relativ viele Rückfälle, danach werden Rückfälle sehr selten. Als entscheidend für das Auftreten von Rückfällen erweisen sich zum einen die Lebensumstände nach Ende der Behandlung (kritische Lebensereignisse, soziale Unterstützung, drohende negative Folgen eines Rückfalls) und zum anderen die Bewältigungsfertigkeiten der Betroffenen im Umgang mit sog. Risikosituationen. Etwa drei Viertel aller Rückfälle bei Alkoholabhängigen ereignen sich in zeitlicher Nähe zu unangenehmen Gefühlszuständen, sozialen Konfliktsituationen und sozialer Verführung.

Behandlungsmaßnahmen zur Rückfallprävention (Lindenmeyer, 2018)

Ablehnungstraining
Immer wieder fühlen sich abstinent lebende Alkoholabhängige von Außenstehenden dazu gedrängt, Alkohol (mit)zutrinken. In derartigen sog. sozialen Verführungssituationen kommt es darauf an, die Aufforderung der Umwelt selbstsicher ablehnen zu können, ohne sich in eine längere Diskussion verwickeln zu lassen. Entsprechende Risikosituationen werden im Rollenspiel möglichst realistisch durchgespielt und dabei die eigenen Verhaltensmöglichkeiten schrittweise verbessert. Unter anderem gilt es, in diesem Zusammenhang zu überlegen, in welchen Situationen die Betroffenen beim Ablehnen offen zu ihrer Alkoholabhängigkeit stehen wollen und in welchen dies eher nicht angezeigt ist. Relevante Übungssituationen sind hierbei:
- Besuch von früheren Trinkkumpanen
- Ablehnen von Alkoholangeboten bei Familienfeiern oder Partys
- Ablehnen von Alkoholangeboten bei einer Verabredung/Flirt
- Ablehnen von Alkohol am Arbeitsplatz (Beförderung, Vertragsabschluss, Einstand, Messebesuch, Geschäftsessen)
- Ablehnen von alkoholhaltigen Medikamenten oder Medikamenten mit Suchtpotenzial in Apotheke, Krankenhaus oder beim Arzt

Vorstellungsübungen
Ziel ist, alkoholbezogene Assoziationsmuster und automatisierte Trinkgewohnheiten durch gezielte Bewältigungsstrategien und Abstinenzgedanken nach dem Paradigma der verdeckten Kontrolle zu überschreiben. Der Patient entwirft ein möglichst anschauliches Szenario einer möglichen Rückfallsituation und beschreibt, wie er diese Situation gerade noch rechtzeitig abstinent bewältigt. Er spricht das so entstandene Bewältigungsskript auf einen Tonträger, das er sich im Sinne einer selbst geleiteten Vorstellungsübung regelmäßig anhört. Neben dem angestrebten kognitiven Trainingseffekt hat die Methode weitere Vorzüge:
- Die besprochenen Bewältigungsskripts können von den Patienten als konkretes Therapieergebnis mit nach Hause genommen und jeweils nach Bedarf auch lange Zeit nach Beendigung der Therapie zur Auffrischung angehört werden.
- Das Anhören der Bewältigungsskripts stellt häufig für Angehörige eine gewisse Beruhigung dar. Sie sehen, wie konkret sich der Betroffene mit typischen Risikosituationen auseinander setzt.

Expositionsübungen
Ziel ist, durch die absichtliche Konfrontation mit persönlich relevanten Auslösebedingungen (z.B. die unmittelbare Konfrontation mit alkoholischen Getränken, Stimmungsinduktion durch Musik, gezielte Erinnerungen, das Aufsuchen bestimmter Örtlichkeiten oder Personen) eine erhebliche Versuchung, Alkohol zu trinken, zu erzeugen und anschließend abstinent zu bewältigen. Es geht nicht darum, für jede Risikosituation eine optimale Bewältigungsreaktion zu finden. Dies würde die kognitive und emotionale Stressbelastung des Betroffenen in Risikosituationen nur weiter erhöhen. Entscheidend für die Aufrechterhaltung der Abstinenz ist vielmehr, dass der Patient selbst bei zunächst erfolglosen Bewältigungsbemühungen ausreichend Abstinenzzuversicht behält, um selbst starkem Verlangen nach Alkohol in einer Risikosituation standhalten zu können. Bei der ersten Expositionsübung bedarf es einer genaueren Instruktion durch den Therapeuten.

Anti-Alkohol-Training (AAT)
Für die Rückfallprävention bei Alkoholabhängigen wurden mittlerweile wirksame computergesteuerten Trainings (sogenannte Cognitive Bias Modification) entwickelt. Beim „Alkoholvermeidungstraining" trainieren die Patienten auf dem Bildschirm erscheinende Abbildungen mit alkoholischen Getränken mittels eines Joysticks möglichst schnell von sich weg zu schieben und Abbildungen mit nichtalkoholischen Getränken möglichst schnell zu sich heranzuziehen. Hierdurch konnte die Abstinenzrate dauerhaft gesteigert werden (Wiers et al., 2011).

Abbildung 5: Die Joystick-Aufgabe des AAT (Wiers et al. 2011)

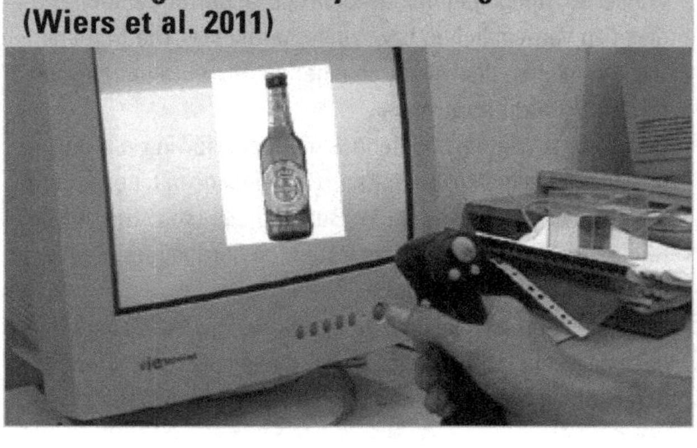

Notfallplan zur Überwindung von Rückfällen
Da in der Regel ein Rückfall selbst bei bester Prognose eines Patienten niemals mit Sicherheit auszuschließen ist, sollte jeder Patient auf die Möglichkeit eines Rückfalls vorbereitet werden. Ziel ist es hierbei, Rückfälle, wenn sie schon nicht verhindert werden konnten, im Sinne einer Schadensbegrenzung möglichst rasch beenden zu lernen.
Aufgrund des drohenden Rückfallschocks kommt es hierbei darauf an, dass der Patient und – falls möglich – Angehörige über einen einfachen und vor allem fest eingeprägten sog. Notfallplan verfügen. Ein Notfallplan sollte folgende Elemente enthalten:
- Wer ist der geeignete Ansprechpartner bei einem Rückfall?
- Festlegung der geeigneten Reihenfolge von Maßnahmen
- Wiedergewinnung von Abstinenzzuversicht

4.4 Die Einbeziehung von Angehörigen

! **Merke:** Eine der eindrucksvollsten Veränderungen in der Praxis der Suchtbehandlung im Verlauf der letzten 30 Jahre besteht darin, dass sich die therapeutischen Bemühungen zunehmend auch auf die Lebenspartner und Angehörigen eines Abhängigen erstrecken.

Bei der Arbeit mit Angehörigen in der Behandlung von Alkoholabhängigen sind folgende Therapieziele primär:
- Vermittlung eines therapierelevanten Modells über Abhängigkeit und Partnerschaft, das einerseits alle Beteiligten von gegenseitigen Schuldzuweisungen entlastet, andererseits aber ihre gemeinsame Einflussmöglichkeiten auf die Aufrechterhaltung der Abstinenz betont
- (Wieder-)Aufbau positiven Erlebens und gegenseitigen Verstehens in der Partnerschaft, um dadurch die Abstinenzzuversicht aller Beteiligten zu erhöhen (Reziprozitätstraining)
- Verbesserung der Kommunikations- und Konfliktlösefertigkeiten eines Paares, um dadurch die Voraussetzung für eine gemeinsame Bewältigung von Rückfallrisiken zu verbessern (kontrollierter Dialog)
- Erarbeiten eines gemeinsamen Notfallplans im Umgang mit drohenden oder eingetretenen Rückfällen

4.5 Therapeutischer Umgang mit Rückfällen während der Behandlung

! **Merke:** Rückfälle während der Behandlung stellen heute üblicherweise keinen Entlassungsgrund mehr dar, solange der Patient bei der Bewältigung des Rückfalls kooperiert und sinnvolle Konsequenzen aus dem Rückfall für die Weiterbehandlung gezogen werden können.

Therapeutisches Vorgehen bei Rückfällen
1) Medizinische Abklärung/Versorgung: Ein Suchtmittelrückfall ist ein potenziell gefährlicher Krisenzustand. Es ist daher dringend zu empfehlen, rückfällige Patienten als Erstes einem Arzt vorzustellen, damit dieser über das medizinisch indizierte Procedere und die gegebenenfalls notwendige Medikation entscheidet.
2) Die aktuelle Krisensituation bewältigen: Es ist zu klären, wie der rückfällige Patient wieder nüchtern werden kann, ohne eine Überforderung von Angehörigen oder des therapeutischen Personals bzw. eine unzumutbare Belästigung von Mitpatienten darzustellen. Längere Gespräche und unsystematische Zuwendung insbesondere bei stark intoxikierten oder demoralisierten Patienten sind kontraindiziert, da sie eine ungewollte Verstärkung des Problemverhaltens durch vermehrte Zuwendung und Aufmerksamkeit darstellen. Erforderlich ist vielmehr eine klare Struktur, um den Patienten zu verantwortlichem Verhalten und damit einem Wiederaufbau seiner Selbstwirksamkeitsüberzeugung zurückzuführen. Dem Patienten sollte klargemacht werden, dass eine Weiterbehandlung seine Kooperation (auch in angetrunkenem Zustand) voraussetzt.
3) Therapie- und Abstinenzsicherung: Erst wenn der Patient wieder nüchtern ist, sollte der Rückfall genauer untersucht werden. Allerdings sollte der Patient hierbei von demoralisierender Ursachenforschung über die vermeintlichen Hintergründe seines Rückfalls abgehalten werden. Stattdessen ist seine Aufmerksamkeit auf die künftige Bewältigung von Risikosituationen bzw. auf erforderliche Konsequenzen in der Therapie zu lenken.

! **Merke:** Die Möglichkeit eines Rückfalls sollte bereits zu Therapiebeginn und auch während der Behandlung mit dem Patienten besprochen und konkrete Vereinbarungen für diesen Fall getroffenen werden.

Auch im weiteren Therapieverlauf sollte das Thema Rückfall immer wieder durch den Therapeuten thematisiert werden. Der Patient sollte regelmäßig aufgefordert werden einzuschätzen, welche Situationen er mittlerweile aus seiner Sicht problemlos bewältigen kann, welche Situation weiterhin ein Risiko darstellen und was er im Falle eines Rückfalls zu tun gedenkt.

5 Frequently Asked Questions (FAQ)

1. *Können Alkoholabhängige wieder kontrolliert trinken?*

→ Der bisherige Forschungsstand kann dahingehend zusammengefasst werden, dass kontrolliertes Trinken zwar bei Alkoholabhängigen durchaus möglich ist, insgesamt aber im Vergleich zu Abstinenz ein weniger wahrscheinliches Behandlungsergebnis darstellt. Insbesondere wird das in der Tradition der rationalen Selbstkontrolle stehende Paradigma des kontrollierten Trinkens den aktuellen Erkenntnissen der neurophysiologischen Suchtforschung über die zentrale

Bedeutung subkortikaler Suchtmechanismen nicht gerecht. Insofern besteht kein Grund, gegen Versuche des kontrollierten Trinkens aufgeregt zu polemisieren. Alkoholabstinenz wird in der S3 Leitlinie bei Alkoholabhängigen (AWMF, 2015) als primäres Therapieziel bezeichnet. Dagegen wird für Personen mit riskantem oder schädlichem Alkoholkonsum eine Frühintervention mit dem Ziel der Konsumreduktion empfohlen. Hier weist das Paradigma der „Punktabstinenz" (Abstinenz in kritischen Trinksituationen) deutliche Vorteile gegenüber kontrolliertem Trinken als Behandlungsziel auf (Lindenmeyer, 2013).

2. *Ab wann ist jemand alkoholabhängig?*

→ Für den klinischen Alltag ist die Heterogenität der Diagnosekriterien nach ICD-10 nur wenig befriedigend. Hier kann als einfach zu handhabende Faustregel gelten:
Alkoholabhängig ist
- entweder wer den Konsum von Alkohol nicht beenden kann, ohne dass unangenehme Zustände körperlicher oder psychischer Art eintreten,
- oder wer nicht aufhören kann zu trinken, obwohl er sich oder anderen immer wieder schweren Schaden zufügt.

3. *Muss man gegenüber Alkoholabhängigen konfrontativ sein?*

→ Der traditionell konfrontative Interaktionsstil in der Behandlung von Alkoholabhängigen hat sich in zahlreichen Studien als wenig effektive Motivierungsstrategie erwiesen. Mit der Einführung des sog. motivational interviewing (Miller und Rollnik, 2015) hat sich das Motivationskonzept in der Suchtbehandlung grundlegend verändert. Motivation wird heutzutage nicht mehr als Voraussetzung, sondern vielmehr als Teil der Behandlung verstanden. Motivation wird außerdem nicht mehr als Zustand des Patienten („Herr X ist hochmotiviert"), sondern als interaktioneller Prozess zwischen Patienten und Behandler gesehen. Insofern ist im Einzelfall zu entscheiden, welcher Interaktionsstil des Behandlers die Veränderungsmotivation des Patienten erhöht.

4. *Wieviel Kontrolle ist in der Behandlung von Abhängigen erforderlich?*

→ Im Rahmen der Behandlung von Alkoholproblemen sind regelmäßige Atemalkoholkontrollen dringend zu empfehlen:
- *Sicherheit:* Die teilweise deutlich erhöhte Alkoholverträglichkeit der Betroffenen bewirkt, dass der tatsächliche Grad der Alkoholintoxikation im Kontakt erheblich unterschätzt wird. Um daher die Notwendigkeit einer medizinischen Behandlung sowie gegebenenfalls die Fahrtauglichkeit des Betroffenen bestimmen zu können, ist eine Atemalkoholkontrolle im Erstkontakt und vor allem bei einer ambulanten Behandlung in regelmäßigen Abständen zur Absicherung des Therapeuten sinnvoll.
- *Diagnostik:* Die Blutalkoholkonzentration stellt an sich eine wichtige diagnostische Information dar. Insbesondere wenn ein Patient trotz hoher Promillewerte in seinem Verhalten weitgehend unauffällig ist, besteht der dringende Verdacht auf eine Alkoholproblematik. Außerdem sind alle Patienten mit einem Blutalkoholspiegel von mehr als 1,7 Promille gezielt auf eine Alkoholabhängigkeit zu untersuchen.
- *Verlaufskontrolle:* Wiederholte Atemalkoholkontrollen im Verlauf einer Behandlung können wichtige Interventionen darstellen, um die Abstinenz der Patienten sicherzustellen. Im Rahmen ambulanter Behandlung kann u. U. eine Atemalkoholkontrolle zu Beginn jeder Sitzung sinnvoll sein, innerhalb stationärer Behandlungseinrichtungen gehören stichprobenartige Atemalkoholkontrollen zum Alltag.

5. *Ist Alkoholismus vererbt?*

→ Zahlreiche Studien belegen einen erheblichen genetischen Einfluss bei der Entwicklung einer Alkoholabhängigkeit. Insbesondere ist das Risiko von männlichen Kindern von alkoholabhängigen Vätern erhöht. Andererseits kommen diese Unterschiede erst zum Tragen, wenn die Betroffenen über einen langen Zeitraum erhebliche Mengen an Alkohol trinken, und dieses Trinkverhalten ist nicht erblich bedingt. Insofern haben sich die Verfügbarkeit von Alkohol, persönliche, soziale und psychische Ressourcen, das Ausmaß an Komorbidität und die Modellfunktion von Eltern ebenfalls als wichtige Einflussgrößen erwiesen.

6. *Wann sollte man Alkoholabhängige stationär, wann ambulant behandeln?*

→ Settingsentscheidungen nach den Prinzipien von „stepped care" (zunächst geringste Intervention, nur bei Scheitern nächst aufwändigere Intervention), „ambulant vor stationär" oder „wohnortnahe Versorgung" konnten keine ausreichende Evidenz aufweisen. Die S3 Leitlinie (AWMF, 2015) empfiehlt daher eine differentielle Entscheidung im Einzelfall. Stationäre Behandlungen bieten im Allgemeinen ein umfassenderes und intensiveres Therapieprogramm als ambulante Therapien und ermöglichen gleichzeitig eine stärkere Entlastung von beruflichen und familiären Alltagsproblemen. Sie entlasten auch kurzfristig das soziale Stützsystem des Betroffenen. Der Vorteil einer ambulanten Behandlung liegt dagegen in ihrer Niedrigschwelligkeit, der leichteren Einbeziehungsmöglichkeit von Bezugspersonen und in den geringeren Behandlungskosten. Sie könnte beispielsweise indiziert sein, wenn:
- der Patient über ein stabiles soziales Stützsystem verfügt, das im Rahmen einer ambulanten Behandlung in die Abstinenzbemühungen mit einbezogen werden kann,
- der Patient sich in einem Arbeitsprozess befindet, der durch die Behandlung nicht unterbrochen werden soll,
- eine längere Abwesenheit des Betroffenen in der Familie nicht möglich ist (z. B. wegen der Versorgung von Kindern oder Angehörigen),

6 Prüfungsfragen

1. Benennen Sie wichtige Kriterien für das Vorliegen einer Alkoholabhängigkeit!
2. Benennen Sie typische Schwierigkeiten bei der Verhaltensanalyse von Alkoholproblemen und zeigen Sie hierfür Lösungswege auf!
3. Beschreiben Sie das therapeutische Vorgehen bei einem Rückfall während der Behandlung!
4. Skizzieren Sie ein verhaltenstherapeutisches Erklärungsmodell für Alkoholabhängigkeit!
5. Benennen Sie Gründe für die Einbeziehung von Angehörigen in die Behandlung von Alkoholabhängigen!
6. Warum spielen differentialdiagnostische Fragen in der Behandlung von Alkoholproblemen eine so große Rolle?

7. Welche Ziele werden mit der umfangreichen Informationsvermittlung in der Behandlung von Alkoholproblemen verfolgt?
8. Welche Funktion haben Atemalkoholkontrollen in der Behandlung von Alkoholproblemen?
9. Warum ist es nicht sinnvoll, Abstinenzmotivation zur Voraussetzung für eine Behandlung zu machen?

7 Literatur

a) weiterführende Literatur

- Miller, W. R. & Rollnick, S. (2015). Motivierende Gesprächsführung. Ein Konzept zur Beratung von Menschen mit Suchtproblemen. (3. Aufl.). Freiburg: Lambertus.
- Miller, P .M. (2013) (Ed.). Principles in Addiction. Comprehensive Addictive Behaviours and Disorders. Volume 1. Amsterdam: Elsevier.
- Lindenmeyer, J. (2016): Alkoholabhängigkeit. Fortschritte der Psychotherapie. Band 6 (3. Aufl.). Göttingen: Hogrefe.

b) weitere Therapiematerialien

- Bowen, S., Chawla, N., & A. Marlatt, G.A. (2012): Achtsamkeitsbasierte Rückfallprävention bei Substanzabhängigkeit. Weinheim: Psychologie Verlags Union.
- Brueck, R. & Mann, K. (2007). Alkoholismusspezifische Psychotherapie. Manual mit Behandlungsmodulen. Köln: Deutscher Ärzteverlag.
- Gutwinski, S., Kienast, A., Lindenmeyer, J., Löb, M., Löber, S. & Heinz, A. (2016). Alkoholabhängigkeit. Ein Leitfaden zur Gruppentherapie. Stuttgart: Kohlhammer.
- Körkel J. & Schindler C. (2003). Rückfallprävention mit Alkoholabhängigen. Das strukturierte Trainingsmanual STAR. Berlin: Springer.
- Körkel, J. (2015). Das ambulante Gruppenprogramm zum kontrollierten Trinken – Akt. www.kontrolliertes-trinken.de.
- Körkel, J. (2015). EKT. Das ambulante Einzeltherapieprogramm zum kontrollierten Triken – Ekt. www.kontrolliertes-trinken.de.
- Meyer, R.J. & Smith, J.E. (2011). CRA-Manual zur Behandlung von Alkoholabhängigkeit. Köln: Psychiatrie Verlag.
- Lindenmeyer, J. (2018). Rückfallprävention. In J. Margraf (Hrsg.), Handbuch der Verhaltenstherapie. Band 1 (S. 616–640). Berlin: Springer.
- Lindenmeyer, J. (Hrsg.) (2010). Therapie-Tools Offene Gruppen 1. Weinheim: Beltz.
- Lindenmeyer, J. (Hrsg.) (2011). Therapie-Tools Offene Gruppen 2. Weinheim: Beltz.
- Lindenmeyer, J. (2012). Rückfallprävention. In G. Meinlschmidt, S. Schneider & J. Margraf (Hrsg.), Lehrbuch der Verhaltenstherapie. Band 4 (S. 197–210). Berlin: Springer.
- Lindenmeyer, J. (2013). Ich bin kein Alkoholiker. Die Behandlung von Alkoholproblemen in der ambulanten Psychotherapie. Heidelberg: Springer.
- Lindenmeyer, J. (2016a). Lieber schlau als blau. Entstehung und Behandlung von Alkohol- und Medikamentenabhängigkeit (9. Aufl.). Weinheim: Beltz.
- Lippert, A. (2010). Therapieprogramm zur Integrierten Qualifizierten Akutbehandlung bei Alkohol- und Medikamentenproblemen (TIQUAM). Tübingen: DGVT-Verlag.
- Schneider, R. (2016). Die Suchtfibel. Informationen zur Abhängigkeit von Alkohol und Medikamenten. Baltmannsweiler: Schneider.
- Wessel, Th., & Westermann, H. (2002). Problematischer Alkoholkonsum. Freiburg: Lambertus.

c) weitere zitierte Literatur

- Arbeitsgemeinschaft der Wissenschaftlichen Medizinischen Fachgesellschaften AWMF (2015). S3-Leitlinie – Screening, Diagnose und Behandlung von alkoholbezogenen Störungen. www.awmf.de.
- Bühringer, G., Augustin, R., Bergmann, E., Bloomfield, K., Funk, W., Junge, B., Kraus, L., Merfert-Diete, C., Rumpf, H. J., Simon, R. & Töppich, J. (2000). Alkoholkonsum und alkoholbezogene Störungen in Deutschland. Bd. 128 Schriftenreihe des Bundesministeriums für Gesundheit. Baden-Baden:Nomos.
- Dilling, H., Mombour, W., & Schmidt, M.H. (2014). Internationale Klassifikation psychischer Störungen. ICD-10 Kapitel V (F). Klinisch-diagnostische Leitlinien (9.Aufl.). Bern: Huber.
- Falkai, P., Wittchen, H.U., Rief, W., Saß, H. und Zaudig, M. (2014). Diagnostisches und statistisches Manual für Psychische Störungen DSM-5. Göttingen: Hogrefe.
- Gaertner, B., Meyer, C., John, U., & Freyer-Adam, J. (2014). Alkohol – Zahlen und Fakten zum Konsum. In Deutsche Hauptstelle für Suchtfragen (Hrsg.), Jahrbuch Sucht 2014. Lengerich: Pabst Science Publishers.
- Mills, K.L., & Marel, C. (2013). International data on the prevalence and correlates of comorbid substance use and psychiatric disorders. In P.M. Miller (Ed.), Principles of addiction, Volume 1 (481-487). Amsterdam: Eslevier.
- Pabst, A., Kraus, L., de Matos E.G., & Piontek, D. (2013). Substanzkonsum und substanzbezogene Störungen in Deutschland im Jahr 2012. Sucht, 59(6), 321-331.
- Rehm, J., Rehm, N., Room, R., Moneiro, M., Gmel, G., Jenigier D. & Frick, U. (2003). The global distribution of average volumne of alcohol consumption and patterns of drinking. European Addiction Research 9: 147 - 156.
- Seitz, H.K., Bühringer G., Mann, K. (2008). Grenzwerte für den Konsum alkoholischer Getränke. In DHS (Hrsg.). Jahrbuch Sucht 2008. Geesthacht: Neuland, 205-209.
- Wiers, R., Eberl, C., Rinck, M. & Lindenmeyer, J. (2011). Retraining automatic action tendencies. Changes alcoholic patient's approach bias for alcohol and improves treatment outcome. Psychological Science, 20, 1 - 8.

4.2 Störungen im Zusammenhang mit psychotropen Substanzen

4.2.2 Abhängigkeit und schädlicher Gebrauch von Drogen und Medikamenten*

HEINRICH KÜFNER

1 Einleitung

Patienten mit Drogenproblemen sind nicht nur ungeliebte Kinder der Psychiatrie, sondern auch der Psychotherapie. Ihre Behandlung ist komplex hinsichtlich substanz- und suchtspezifischer Aspekte sowie der Komorbidität und der beteiligten Therapieeinrichtungen und Berufsgruppen. Hinzu kommt, dass der Behandlungserfolg bei Drogenabhängigen generell als unbefriedigend eingeschätzt wird (vgl. Küfner, 2001). Medikamentenabhängige finden sich häufig im Klientel niedergelassener Ärzte und in psychosomatischen Kliniken (Schuhler & Vogelgesang, 2015). Bei Medikamentenabhängigen gibt es außer bei stationärer medizinischer Rehabilitation kaum Untersuchungen zum Behandlungserfolg, der aber wahrscheinlich generell größer ist als bei Drogenabhängigen (s. Soyka, 2016). Beide Patientengruppen sind eine Herausforderung für psychotherapeutische, aber auch für pharmakotherapeutische Behandlungsansätze (s. Batra und Bilke-Hentsch, 2012).
Die Behandlung von Medikamentenmissbrauch und -abhängigkeit (s. BÄK, 2007) lässt sich prinzipiell auch zusammen mit der Behandlung von Alkoholabhängigkeit beschreiben. Beide Störungsgruppen wurden bislang häufig stationär in den gleichen Suchtfachkliniken mit dem gleichen Therapieprogramm behandelt (siehe z. B. Schuhler und Baumeister, 1999, Baumeister, 2006), während Drogenabhängige, wenn sie nicht substituiert werden, stationär meist in drogenspezifischen Suchtfachkliniken einer länger dauernden Behandlung unterzogen werden. Es gibt aber auch gute Gründe, Medikamentenmissbrauch bzw. -abhängigkeit zusammen mit Drogenmissbrauch zu beschreiben, da Drogenabhängige sehr häufig auch Medikamente missbrauchen und von diesen häufig auch abhängig sind. Sie sind im Durchschnitt viel weniger sozial integriert als Medikamentenabhängige (vgl. Küfner et al., 1999).

2 Theoretische Inhalte und Kenntnisse

Hauptmerkmale

Schädlicher Gebrauch (ICD-10, Missbrauch in der DSM-IV) und Abhängigkeit von einer psychotropen Substanz im Sinne einer Diagnose können unter dem Oberbegriff Sucht zusammengefasst werden, der allgemeine Begriff Missbrauch von psychotropen Substanzen ist weiter gefasst und schließt auch einen nicht bestimmungsgemäßen Gebrauch (z. B. Drogenkonsum im Straßenverkehr) ohne Diagnose mit ein. In der neuen DSM-5 sind die früher getrennten Begriffe Missbrauch (abusus) und Abhängigkeit unter der Bezeichnung Substanzgebrauchsstörungen zusammengefasst worden und können durch einen Schweregradindex (Anzahl der Symptome von 11 Kriterien, mindestens zwei Symptome für die Diagnose erforderlich) weiter differenziert werden. Außerdem wurde das pathologische Glücksspielen als stoffungebundene Suchtstörung mit aufgenommen (s. Baumgärtner und Soyka, 2013).
Zentrale Begriffe der Sucht sind die psychische und körperliche Abhängigkeit. Die körperliche Abhängigkeit zeigt sich hauptsächlich in Entzugserscheinungen bei Absetzen der Droge bzw. des Medikaments. Sie ist bedingt durch die Gegenregulation der neuronalen Systeme und der Stoffwechselorgane auf die fortgesetzte Zufuhr von psychotropen Drogen- bzw. psychotropen Medikamenten. Bei Ausbleiben der Substanzzufuhr kommt es dann zu überschießenden Reaktionen mit Schwitzen, Tremor und Unruhezuständen u. ä. m. je nach Substanz. Bei Amphetaminen können depressive Reaktionen, Lethargie sowie Angst und Schlafstörungen auftreten. Speziell als Rebound Phänomen bezeichnet man das verstärkte Wiederauftreten von Symptomen, gegen die das Medikament ursprünglich eingesetzt wurde. Meist kommt es zu einer sogenannten Toleranzentwicklung, d. h. bei gleicher Dosis wird die Wirkung allmählich schwächer, und es muss eine größere Dosis der Substanz eingenommen werden, um die gleiche Wirkung zu erreichen (nicht bei Niedrigdosisabhängigkeit von Medikamenten). Nur unter den freien Bedingungen der Wahlmöglichkeiten stellt die körperliche Abhängigkeit einen starken Indikator auch für die psychische Abhängigkeit dar. Die psychische Abhängigkeit ist das Kernphänomen der Sucht und wird zum Teil über das sogenannte unwiderstehliche Verlangen (craving) definiert, einen Lustzustand zu erreichen oder zu steigern, in jedem Fall einen Unlustzustand zu vermeiden, zum Teil als Unfähigkeit zur Kontrolle des Drogenkonsums über einen längeren, nicht genau definierten Zeitraum oder solange der Vorrat reicht. Die Abhängigkeit von

* *Die Publikation der 1. Auflage wurde im Rahmen des Projekts „Optimierung der substitutionsgestützten Therapie Drogenabhängiger" erstellt. Die Studie war Teil des Forschungsverbundes ASAT (Allocating Substance Abuse Treatments to Patient Heterogenity). Der Forschungsverbund wird in dem Programm „Forschungsverbünde für Suchtforschung" vom Bundesminsterium für Bildung und Forschung finanziell gefördert (01EB0140-0142); www.asat-verbund.de*

einer psychotropen Substanz setzt zwar einen mehr oder weniger häufigen Konsum der Droge voraus, ist aber nicht an ein bestimmtes Konsummuster (Häufigkeit, Menge) gebunden. Abhängigkeit zeigt sich im Kern darin, dass jemand trotz offensichtlich durch den Substanzkonsum bedingten chronischen negativen Folgen im psychischen, sozialen oder körperlichen Bereich seinen Konsum nicht dauerhaft reduzieren bzw. aufgeben kann. Es erfolgt auch eine zunehmende Einengung auf die Beschaffung und den Konsum der Substanz, die einen zentralen Stellenwert im Leben des Abhängigen ausmacht.

> ! **Merke:**
> Nicht jeder Konsum von illegalen Substanzen ist mit einer Störungsdiagnose (Abhängigkeit, schädlicher Gebrauch nach ICD-10) verbunden. Bei Cannabis-Konsum bekommen etwa 13 bis 25% (s. 3.3) eine Diagnose Abhängigkeit oder schädlicher Gebrauch. Wichtige Leitsymptome für eine Abhängigkeit sind körperliche Entzugserscheinungen nach Absetzen der Droge, die Unfähigkeit, über eine längere Zeit (z. B. drei Monate) ohne die Substanz auszukommen sowie ein starkes, kaum kontrollierbares Drogenverlangen (craving).

Nach der Selbstmedikationshypothese erscheint es plausibel, dass die Abhängigkeit von einer psychotropen Substanz ausschließlich auf die positive, belastungsreduzierende Wirkung bei Störungen oder bei chronisch belastenden Problemen zurückgeführt wird, ohne die Eigenständigkeit und Verselbständigung der Abhängigkeitsentwicklung zu beachten. Diese Eigenständigkeit zeigt sich in der Vielfältigkeit und Beliebigkeit von Anlässen für eine Substanzeinnahme, die erlebnismäßig sowohl negativ als auch positiv geprägt sein können, in einer reduzierten Kontrollfähigkeit gegenüber der oder den psychotropen Substanzen, in der relativen Austauschbarkeit mancher psychotroper Substanzen (Kreuztoleranz) und in den unterschiedlichen Facetten physiologischer Auswirkungen (Dämpfung und Aktivierung von neuronalen Strukturen und Verhaltensweisen). Hinzu kommen auf biologischer Ebene relativ dauerhafte Veränderungen neuronaler Strukturen und Prozesse im Sinne einer neuronalen Plastizität (Wachstum oder Reduktion von Synapsen oder Rezeptoren, schnellere oder langsamere Wiederaufnahme der Transmittersubstanz in das präsynaptische Neuron, u. a.), die das eigenständige Störungsbild unterstreichen (vgl. Rommelspacher, 1999, Heinz et al., 2012). Auch wenn wahrscheinlich jedes Verhalten mit positiver Wirkung süchtig entarten kann (s. Grüßer und Thalemann, 2006), stellt die Abhängigkeit von psychotropen Substanzen eine besondere Entwicklung dar. Das Bedingungsgefüge (Sucht-Dreieck) umfasst die psychotrope Substanz, die Person und das psychosoziales Umfeld als komplexe Einflussbereiche. (Übersicht Suchttheorien: s. Küfner und Soyka, 2017).

Psychotrope Substanz mit Abhängigkeitspotenzial

> ! **Merke:** Nicht jede psychotrope Substanz (Droge) hat ein Abhängigkeitspotenzial (Suchtpotenzial).

Man schätzt, dass 4 bis 5 % aller verordneten Arzneimittel ein Abhängigkeitspotenzial haben (BÄK, 2007). So haben Neuroleptika und auch Antidepressiva, die nicht zu einem euphorisierten Zustand, wohl aber zu einem Abklingen depressiver Zustände (z. B. der Antriebslosigkeit) beitragen, kein bislang nachweisbares Abhängigkeitspotenzial. Eine Erklärung könnten das Fehlen eines euphorisierten Zustandes, die zeitliche verzögerte Wirkung von Antidepressiva und aversive Nebenwirkungen darstellen.
Vereinfacht lässt sich die Vielfalt psychotroper Substanzen einteilen in solche, die sedierend wirken (z. B. Opiate oder Benzodiazepine wie Valium), solche die stimulieren (z. B. Amphetamine, Kokain u. a.) und solche, deren Wirkung als psychedelisch bezeichnet wird wie z. B. LSD (Rockstroh, 2001). Die Substanzen sind hinsichtlich ihrer chemischen Struktur und den neuronalen Wirkmechanismen nicht einheitlich innerhalb dieser Gruppen. Bislang gibt es keine einheitliche Einteilung der psychotropen Substanzen, auch wenn die wichtigsten Stoffgruppen bei allen Einteilungen auftauchen (vgl. Julien, 1997, Poser und Poser, 1996, Rockstroh, 2001, Soyka, 2016). Tabelle A im Anhang gibt einen Überblick über die Wirkungen der in der ICD-10 aufgeführten Substanzklassen.
Trotz der substanzspezifischen Unterschiede (verschiedene neurobiologische und psychische Wirkungen, verschiedene Verfügbarkeit, verschiedene Folgestörungen) gibt es auch gemeinsame Merkmale: Alle Substanzen werden als Verstärker betrachtet, fast alle Substanzen nehmen Einfluss auf das Dopamin System, (s. Heinz et al, 2012), das die Antizipation von positiven Folgen codiert, insbesondere von Veränderungen (s. Schultz, 2011) und phänomenologisch sich auf Erwartungen bezieht; schließlich haben alle zumindest mittel- und langfristig erhebliche negative Auswirkungen (körperlich, psychisch und sozial). Ein weiteres Merkmal bei Drogen- und abgeschwächt bei Medikamentenabhängigen ist, dass die Droge einen zentralen Lebensinhalt darstellt. Drogenabhängige ordnen alle anderen Bereiche und Interessen der Beschaffung und dem Konsum der Droge unter. Bei primär Medikamentenabhängigen ist dies allerdings weniger ausgeprägt.

Person

> ! **Merke:** Die Substanz allein führt nicht automatisch zu einer Abhängigkeitsentwicklung, wenn man von einer körperlichen Abhängigkeit bei erzwungener Einnahme absieht.

Ohne Disposition (Vulnerabilität) auf Seiten des Individuums gibt es keine Abhängigkeit, auch wenn wir bislang nicht genau sagen können, wie diese Disposition aussieht. Wahrscheinlich gibt es verschiedene Bedingungskonstellationen für eine Suchtentwicklung. Die Freiwilligkeit im Sinne einer Wahlmöglichkeit ist selbst im Tierversuch eine notwendige, aber nicht hinreichende Voraussetzung für eine Abhängigkeitsentwicklung (Wolfgram und Heyne, 1995). Eine nützliche, zumindest bei Alkoholabhängigen belegte Hypothese zur Abhängigkeitsentwicklung ist die, dass zu Beginn des Konsum die positiven Wirkungen der Substanz deutlich ausgeprägter sind und gleichzeitig negative Auswirkungen gering bis gar nicht vorhanden sind (Schuckit und Smith, 1997), so dass anfangs kein Grund zur Gegensteuerung vorliegt (allerdings keine unterschiedlichen Reaktionen bei Diazepam zwischen Söhnen mit und ohne familiären Suchthintergrund, Schuckit et al., 1991).
In einem biopsychosozialen Bedingungsgefüge der Sucht ist die Gesamtheit der Person neben der Substanz und dem sozialen

Umfeld zu berücksichtigen. Die wichtigsten Persönlichkeitsmerkmale, die mit einem erhöhten Risiko für eine Abhängigkeitsentwicklung assoziiert sind, sind eine erhöhte Impulsivität, mehr „Sensation seeking" als Neugierde und Offenheit für neue extreme Erfahrungen (s. Bidwell et al., 2015), eine geringere Frustrationstoleranz (z.B. als geringere Fähigkeit zum Belohnungsaufschub, s. Mischel, 2014) und antisoziale Merkmale (erhöhte Aggressivität, mangelnde emotionale Empathie).
Andererseits ist ein wesentliches Ergebnis der persönlichkeitsorientierten Suchtforschung, dass es „die" Abhängigkeit bzw. „den" Abhängigen sowohl prämorbid als auch nach der Abhängigkeitsentwicklung nicht gibt. Es findet sich einerseits der gut angepasste, beruflich und sozial integrierte Erwachsene, der z.B. Kokain zur Leistungssteigerung oder Tranquilizer zur Entspannung einnimmt und daneben der sozial und psychisch völlig desintegrierte Heroinsüchtige mit zahlreichen körperlichen Folgeerkrankungen, Verwahrlosungstendenzen und kriminellen Verhaltensweisen (vor allem Beschaffungskriminalität). Betrachtet man die Gruppe der Medikamentenabhängigen, dann stößt man häufig auf einen anderen Typus von Abhängigen, nämlich von psychosozial unauffälligen Frauen, die die Medikamente zunächst aufgrund einer ärztlichen Verordnung einnahmen. Die Hypothese der Selbstmedikation gegen eine Erkrankung wie Migräne oder gegen Angststörungen hat bei Medikamentenabhängigen eine größere Bedeutung als bei Alkoholabhängigen. Empirische Untersuchungen zur Komorbidität zeigen jedoch, dass diese keine ausreichende Erklärung für die Entstehung einer Sucht als komorbider Störung zu einer bestehenden Psychose oder anderen psychischen Störung darstellt (vgl. Moggi, 2014). Eine umfassendere Hypothese ist die von Defiziten der Affektregulation, die zur Entwicklung einer Sucht, aber auch zu einer anderen Störung führen kann, wobei aber offen bleibt, welcher Aspekt der Affektregulation jeweils zu welcher Störung beiträgt (Berking und Wuppermann, 2012). In der Suchtliteratur gibt es zahlreiche Typologie-Ansätze, von denen sich aber bislang keiner durchgesetzt hat, vielleicht mit Ausnahme der Unterscheidung von Niedrig- und Hochdosisabhängigkeit bei Medikamentenabhängigen. Solche Differenzierungsversuche können von unterschiedlichen Entwicklungsverläufen (z.B. früher oder später Beginn des Drogenmissbrauchs), unterschiedlichen Konsummuster (niederfrequente oder hochfrequente Einnahme u.a.) sowie unterschiedlichen kurz- und langfristigen Folgen im körperlichen, psychischen oder sozialen Bereich ausgehen. Am ehesten erscheint noch die Unterscheidung von Early-Onset und Late-Onset Typen (mit unklaren Altersgrenzen) für Entwicklung und Verlauf von prädiktiven Wert mit einem größeren Schweregrad bei den Early-Onset Fällen (vgl. Babor und Caetano, 2006).

Komorbidität

Zunächst wird generell auf die hohe Komorbidität von Sucht und anderen psychischen Störungen hingewiesen (s. auch S. 215). Bei Drogenabhängigkeit liegt z.B. eine höhere Rate Posttraumatischer Belastungsstörungen vor als bei Alkoholabhängigen (34,1 % bei Drogen- und Alkoholabhängigen und 29,9 % der nur Drogenabhängigen versus 15.4 % bei Alkoholabhängigen) (Drießen et al., 2008).
Für die Therapie von Drogen- und Medikamentenabhängigen erscheint eine Differenzierung nach primären (vor Beginn der anderen Störung) und sekundären komorbiden Störungen relevant (s. z. B. Zimberg, 1999, Kessler et al., 2003, zit. in Lieb und Isensee, 2007), um die Rolle einer suchtspezifischen Therapie entsprechend zu gewichten (s. Tabelle 1).
Im Fall der Komorbidität von Angst- und Suchtstörungen geht die Angststörung der Sucht voraus bei 74 % der Männer und 85 % der Frauen. Bei den affektiven Störungen ist der Anteil mit einem Beginn vor und nach der Suchtstörung bei den Männern genau ausgeglichen, bei den Frauen überwiegt der vorhergehende Beginn der affektiven Störung. Bei Zwangsstörungen ist das Verhältnis von vorhergehender und nachfolgender Entwicklung der Sucht fast gleich (Lieb und Isensee, 2007). Das bedeutet, dass unterschiedliche Konstellationen von primären und sekundären Störungen auftreten können.
Wenn jemand von anderen psychischen Störungen ausgeht, werden diese meist zur Hauptstörung und es stellt sich die Frage, ob eine eigene Suchttherapie oder eine integrierte Therapie überhaupt erforderlich ist. Zur Klärung steht zunächst die Selbstmedikationshypothese im Vordergrund und die damit verbundene Annahme, dass sich die Suchtstörung nach der primären psychischen Störung entwickelt hat. Wegen ihrer Plausibilität wird die Selbstmedikationshypothese für den Zusammenhang zwischen Suchtstörung und anderen psychischen Störungen überschätzt, sie kann hinsichtlich einer Allgemeingültigkeit empirisch ausreichend nur für die Posttraumatische Belastungsstörung sowie partiell bei Angststörungen bestätigt werden (s. Moggi, 2014). Deshalb sind je nach Fall andere Hypothesen wie die einer Störung der Affektregulation als gemeinsamer Grundlage einer Sucht und einer andren psychischen Störung häufig vorzuziehen. Außerdem ist die Eigendynamik einer Suchtstörung mit dauerhaften Auswirkungen auf Gehirnprozesse und der Beeinträchtigung von Kompetenzen für Problemlösungen ohne Suchtmittel zu beachten (eventuell als organisches Psychosyndrom).

Tabelle 1: Zeitlicher Zusammenhang von komorbiden Angststörung und affektiven Störungen bei Drogenabhängigen (Kessler et al., 2003, zit. in Lieb und Isensee, 2007)

Komorbide Diagnose	*Vor der Suchtstörung in %*	*Gleichzeitig in %*	*nach der Suchtstörung in %*
Männer			
Irgendeine Angststörung	74,0	5,3	20,7
Zwangsstörung	30,1	30,9	39,0
Irgendeine affektive Störung			
Frauen			
Irgendeine Angststörung	85,1	2,9	12,0
Schmerzmittel	46,8	-	53,2
Irgendeine affektive Störung	56,4	16,1	27,5

Geht man von den Substanzstörungen aus, dann ist die Frage, welche andere psychische Störungen zusätzlich auftreten und in welcher Form diese bei der Therapie berücksichtigt werden müssen. Hat sich z. B. eine affektive Störung als Folgestörung entwickelt, wird diese wahrscheinlich als reaktive Störung von selbst wieder zurückgehen, wenn das Suchtproblem kontrolliert werden kann.

Aus der Literatur (Moggi, 2007, Walter und Gouzoulis-Mayfrank, 2014) ergibt sich das Bild, dass alle möglichen Kombinationen von primärer und sekundärer Störung sowie von eigenständiger Entwicklung auftreten können (s. Tabelle 1), die eine individuelle Entscheidung erforderlich machen.

Außerdem stellt sich speziell bei Drogenabhängigen die Frage nach der psychosozialen Beeinflussbarkeit durch psychotherapeutische und andere psychosoziale Methoden. Depressive Reaktionsweisen des Patienten gelten im Gegensatz zu starken antisozialen Tendenzen als Indikator für eine leichtere Beeinflussbarkeit durch psychosoziale Maßnahmen (Woody et al., 1985). Eine entsprechende Anamnese kann diese Frage am besten beantworten.

Soziales Umfeld

Die Verfügbarkeit bzw. die Zugänglichkeit der Droge bzw. der Medikamente mit Abhängigkeitspotenzial ist eine Voraussetzung für den Konsum und damit für die Abhängigkeitsentwicklung. Sie wird durch eine Reihe sozio-ökonomischer Faktoren und sozialer Normen und Sanktionen einschließlich repressiver Maßnahmen (z. B. Gesetze zu Produktion und Verkauf von legalen und illegalen Drogen) bestimmt. Die soziale Akzeptanz der Droge erschwert bzw. erleichtert die Zugänglichkeit zu illegalen Substanzen und zu Medikamenten, wenn diese verschreibungspflichtig sind (Aspekt sozialer Kontrolle über psychotrope Substanzen).

Zunächst beeinflusst die Familie mit dem Schutzfaktor der familiären Kohäsion (und der damit ermöglichten sozialen Unterstützung und Kontrolle) sowie einer mittleren Anpassungsfähigkeit und Toleranz der Familie gegenüber Konflikten und Problemen das Risiko einer Abhängigkeitsentwicklung. Familiäre emotionale und körperliche Verwahrlosung oder sexueller und körperlicher Missbrauch im Sinne traumatischer Kindheitserfahrungen gelten als Risikofaktoren (vgl. Küfner et al., 2000, Affi et al., 2012). Später hat auch die Peer-Gruppe mit ihren Normen und Einstellungen erheblichen Einfluss auf den Drogenkonsumenten (Sieber, 1993). Das komplexe Zusammenwirken dieser drei Bedingungsbereiche wird im Abschnitt „Onset und Verlauf" betrachtet.

Stress-Ansatz als Brückenkonzept

Stressfaktoren haben einen Einfluss sowohl auf die Entstehung einer Sucht (über traumatische Lebenserfahrungen (körperlicher, sexueller oder psychischer Missbrauch) in der Kindheit als auch später als Risikofaktoren für einen Rückfall (Sinha, 2007, Sinha und Jastreboff, 2013 u. a.). Im Stressansatz treffen sich Lebensereignisse, individuelle Charakteristika der betroffenen Person (genetische und epigenetische Faktoren, Persönlichkeitsfaktoren) und neurobiologische Faktoren wie die Stress-Achsen (Hypothalamus-Hypophyse-Nebennierenrindenachse, HHN) als langsamere Stress-Reaktion und der Hypothalamus-Hypophyse-Nebennierenmark-Adrenalin Achse, (HHNA, im Englischen HPA-Achse oder kurz Adrenalin-Achse, als schnelle Stress-Reaktion) sowie mit den verschiedenen Substanzen wie dem Kortisol-Releasing Hormon, dem Kortisol oder dem Adrenalin/Noradrenalin. Auch wenn die Komplexität der Zusammenhänge noch wenig überschaubar ist, bleibt die generelle Aussage, dass Stress einen Einfluss auf Suchtrückfälle aufweist, bestehen, so dass sich daraus ein Interventionsansatz zur Verbesserung der Stress-Bewältigung und damit auch der Sucht ergibt (vgl. Sina, 2007, 2008, DeMoal, 2009, Berennz und Coffrey, 2012).

Epidemiologie

In der bundesweiten Repräsentativerhebung 2012 zum Gebrauch und Missbrauch psychoaktiver Substanzen in den Altersgruppen 18-64 Jahre zeigte sich folgendes (s. Tabelle 2): Von allen illegalen Substanzen wurde In den letzten 12 Monaten deutlich am häufigsten Cannabis konsumiert mit 4,5%, gefolgt von Kokain/Crack mit 0,9%, Amphetaminen mit 0,7% und Heroin/Opioide mit 0,5 %. Ein Missbrauch von Cannabis nach DSM-IV ergab sich bei 0,5% und eine Abhängigkeit bei ebenfalls 0,5%. Bei Amphetaminen erhielten 0,2% die Diagnose Missbrauch und 0,1% die Diagnose Abhängigkeit. Bei Kokainkonsumenten zeigte sich bei 0,2% die Diagnose Abhängigkeit. Vermutlich wegen zu geringer Fallzahlen wurden bei Opiaten keine Missbrauchs-bzw. Abhängigkeitsdiagnosen angegeben. Zur Prävalenz anderer Drogen siehe Tabelle 2. Auffällig, aber auch zu erwarten ist, dass deutlich mehr Männer als Frauen illegale Drogen missbrauchen oder von ihnen abhängig sind.

Beim Medikamentenkonsum und Medikamentenmissbrauch/Abhängigkeit ergeben sich folgende Prävalenzraten (s. Tabelle 3): 61,9 % konsumierten Schmerzmittel im letzten Jahr, in weitem Abstand folgen Schlafmittel mit mit 5,5 %, Beruhigungsmittel mit 5,4 % sowie Anregungsmittel und Appetitzügler mit 0,4 %. Bei Schmerzmitteln wiesen 8,7 % einen Missbrauch und 3,4 % eine Abhängigkeit auf. Bei Schlafmitteln hatten 0,8 % einen Missbrauch und ebenfalls 0,8 % eine Abhängigkeit. Die Kriterien für einen Missbrauch erfüllten bei Beruhigungsmitteln 0,8 % und für Abhängigkeit 1,4 %. Zusammengefasst kam es bei 5,6 % zur Diagnose Medikamentenabhängigkeit und bei 10,3 % zu der Diagnose Missbrauch von Arzneimitteln (s. Tabelle 3). Frauen sind häufiger betroffen als Männer, und am stärksten betroffen ist die Altersgruppe der 50- bis 59-Jährigen.

Onset und Verlauf

Pragmatisch kann man zwischen einer Anfangsphase mit der ersten meist positiven Erfahrung, einer Gewöhnungsphase und einer Abhängigkeitsphase mit deutlich negativen Auswirkungen unterscheiden.

Illegale Drogen

Viele Drogenabhängige beginnen mit dem Konsum von illegalen Drogen in ihrer Jugend. Das Einstiegsalter für den Erstkonsum ist von Substanz zu Substanz verschieden (vgl. Tabelle 4). Ein häufiges Motiv für den Erstkonsum ist Neugier. Vergleicht man Drogenab-

Tabelle 2: Konsum und Missbrauch illegaler Substanzen (12-Monatsprävalenz, Missbrauch und Abhängigkeit nach DSM IV) im Jahr 2012 in Deutschland Repräsentativerhebung 18-64 Jahre (ESA-Studie N=9084, 2012, Pabst et al., 2013)

Substanz	Gesamt 12-Mon %	Männer %	Frauen %	Missbrauch %*	Abhängigkeit %*
Cannabis	4,5%	6,0%	3,0%	0,5%	0,5%
Amphetamine	0,7%	1,2%	0,3%	0,2%	0,1%
Ecstacy	0,4%	0,7%	0,1%		
LSD	0,3%	0,5%	0,1%		
Heroin	0,2%	0,3%	0,1%		
Andere Opiate	0,3%	0,4%	0,3%		
Kokain	0,8%	1,3	0,3%	0%	0,2%
Crack	0,1%	0,2	0,0		
Pilze	0,3%	0,5	0,1		
Spice	0,2%	0,3	0,0		

Vergleichszahlen für Alkohol: Missbrauch 3,1%, Abhängigkeit 3,4%. Für Tabak: Abhängigkeit 10,8%

** Wegen zu kleiner Fallzahlen war bei einigen Substanzen keine diagnostische Einordnung möglich.*

Tabelle 3: Konsum und Missbrauch vom Medikamenten in Deutschland im Jahr 2012 (ESA-Studie N=9084, 2012, Pabst et al, 2013)

Substanz	Gesamt 12-Mon %	Männer %	Frauen %	Missbrauch %	Abhängigkeit %
Schmerzmittel	61,9%	56,1%	68,0%	8,7%	3,4%
Schlafmittel	5,5%	4,2%	6,8%	0,8%	0,8%
Beruhigungsmittel	5,4%	4,6%	6,2%	0,8%	1,4%
Anregungsmittel	0,9%	1,2%	0,7%		
Appetitzügler	0,4%	0,2%	0,6%		

Tabelle 4: Einstiegsalter bei Erstkonsum verschiedener psychoaktiver Substanzen in zwei Altersgruppen[3]

	Altersgruppe 15-18 [1]	Altersgruppe 18-20 [2]
Alkohol	14,0	13,4
Tabak	14,3	14,7
Inhalantien (Lösungsmittel)	-	13,9
Cannabis	15,0	16,4
Aufputschmittel		16,5
Heroin, andere Opiate		16,9
Ecstasy		17,1
Kokain/Crack		17,1

[1] *Drogentrends in Frankfurt 2016, keine Auflistung weiterer einzelner Substanzen; bei einzelnen Substanzen keine getrennten Angaben verfügbar (Werse et al., 2017)*

[2] *ESA-Studie 2015, Piontek et al, 2016 (ohne LSD, Neue Psychoaktive Substanzen und Pilze)* [3] *Tendenziell: Je jünger die Altersgruppen, desto niedriger das Einstiegsalter*

hängige mit Drogenkonsumenten, dann stellt man fest, dass Erstkonsumenten mit einer späteren Suchtdiagnose eine starke Substanzwirkung und insgesamt die Atmosphäre als angenehm erlebt haben und bald darauf angefangen haben, die Droge regelmäßig einzunehmen (Schumann, Augustin, Duwe und Küfner, 2000).

Am Anfang steht zwar häufig eine positive, unter Umständen eindrucksvolle Rauscherfahrung mit der Droge, aber auch eine allmähliche Gewöhnung an die zunächst nicht als sonderlich positiv oder sogar negativ eingeschätzte Substanzwirkung kann zu einem Einstieg in den Substanzmissbrauch führen. Eine positive Kontextkonditionierung anfangs und eine zunehmend negative Verstärkung später führen insgesamt zu einer positiven Verstärkung des Drogenkonsums. Zahlreiche Faktoren sind bei einer Suchtentwicklung beteiligt: die familiäre Vorbelastung mit Substanzmissbrauch (z. B. Vater mit Alkoholabhängigkeit mit sowohl genetischen als auch verhaltensbezogenen Merkmalen wie Gewalttätigkeit), die fehlenden Schutzfaktoren der familiären Kohäsion, traumatische Missbrauchserfahrungen, Persönlichkeitsfaktoren wie Impulsivität, Sensation Seeking, Aufmerksamkeitsdefizite und Hyperaktivitätsstörungen (ADHD) oder antisoziale Tendenzen, soziale Faktoren wie Normen und Einstellungen der Peer-Gruppe und die Verfügbarkeit und Zugänglichkeit der Droge (s. Glanz und Pickens, 1992).

Medikamentenmissbrauch

Eine Medikamentenmissbrauch/abhängigkeit kann sich im Verlauf einer ärztlichen Behandlung einer chronischen Schmerzstörung wie z. B. einer Migräne oder einer Schlafstörung oder auch einer Angststörung mit Benzodiazepinen oder mit sog. Z-Medikamenten (Benzodiazepin-Analoga) entwickeln (vgl. Poser et al., 2006, Soyka, 2016). Bei einem Medikamentenmissbrauch muss zwischen einer niedrig- und einer hochdosierten Medikamentenabhängigkeit unterschieden werden. Mischanalgetika (Schmerzmittel + Coffein oder Codein z. B.) gelten als besonders problematisch. Die Selbstmedikation mit Schmerzmittel kann ebenfalls zu einer Abhängigkeit führen. Bei den Schmerzmitteln wird zwischen opioidartigen Schmerzmitteln (z. B. Fentanyl) und nicht opioiden Schmerzmitteln (z.B. Aspirin) unterschieden. Auch Schlaf- und Beruhigungsmittel (Hypnotika, Sedativa, Tranquilizer) haben ein unterschiedliches Suchtpotenzial je nach Substanzgruppe (Benzodiazepine, Z-Drugs wie Zolpidem, Barbiturate, Schmerzmittel, Narkosemittel u. a.).

Drogen- und Medikamentenkonsum werden einerseits durch die erwarteten oder tatsächlichen positiven Auswirkungen der psychoaktiven Substanz (tatsächliche Schmerzreduktion, Euphorie von Stimmung oder gesteigerter Antrieb) und andererseits durch die negativen Auswirkungen (Beeinträchtigungen der Wahrnehmung oder der Motorik, der Stimmung und des Antriebs oder der Folgeerkrankung) auf unterschiedlichen Rückmeldeebenen von der unmittelbaren erlebten Wirkung der Substanzen (z.B. negative Nebenwirkungen bei Medikamenten, Dämpfung oder Aktivierung) bis hin zu Wahrnehmung sozialer Folgen (z.B. Erwünschtheit oder sozialer Druck durch die Peer-Gruppe) gesteuert. Drogenmissbrauch/-abhängigkeit liegt vor, wenn diese Regelung mittels einer positiven und negativen Rückkopplung der Auswirkungen und Folgen derart gestört ist, dass negative Folgen im psychischen, sozialen und körperlichen Bereich deutlich überwiegen.

Suchtspezifisch ist die Frage, wie trotz offensichtlich negativer Folgen die positive Rückwirkung überwiegt bzw. wie die positive Erwartung der Substanzwirkung weiterhin aufrechterhalten werden kann. Einerseits kann dazu eine erhöhte psychosoziale oder physiologisch durch Dopamin vermittelte Wertigkeit der erwarteten Substanzwirkung im Belohnungssystem mittels klassischer und operanter Konditionierung beitragen, andererseits können Defizite im Warn- und Kontrollsystem (mangelnde Wahrnehmung negativer Auswirkungen) oder beides auftreten. Beide Bedingungsbereiche können genetisch bedingt oder im Verlauf des Substanzgebrauchs erlernt worden sein. Dieses zunächst abstrakte funktionale Rückkopplungsmodell erlaubt eine Einordnung wichtiger Hypothesen wie der anfangs erwähnten Selbstmedikationshypothese (Drogen gegen Störungen, z.B. Ängste) oder auch genetischer Unterschiede hinsichtlich positiver oder negativer Drogenwirkungen als Ausgangspunkt der Suchtentwicklung.

Bei der unterschiedlich lang dauernden Gewöhnungsphase überwiegen zunächst die positiven Folgen, so dass das Kontrollsystem (automatische und bewusst erlebte negative Erwartungen) zu Beginn der Missbrauchs- und Abhängigkeitsentwicklung nicht ausreichend gegensteuern kann, sei es dass anfangs keine negativen Folgen der Drogenwirkung auftreten oder diese viel zu schwach oder zeitlich verzögert in Erscheinung treten oder sei es, dass das Warnsystem die negativen Folgen nicht ausreichend wahrnehmen und attribuieren kann. In der Phase der Abhängigkeit kommen sogenannte Teufelskreise hinzu, die dadurch charakterisiert sind, dass die jeweils negativen Folgen des Drogenkonsums (z.B. Entzugserscheinungen) Anlass sind, erneut zum Medikament oder zur Droge zu greifen (siehe Abb. 2). Die verschiedenen Teufelskreise im körperlichen, psychischen und sozialen Bereich führen zu einer Einengung von Interessen und des gesamten Verhaltens auf Drogen, d.h. auf deren Beschaffung und Konsum mit einer Reihe negativer Folgen wie soziale Isolierung und reduzierte Entwicklung von Kompetenzen zur Problemlösung ohne Drogen .

Abbildung 1: Funktionales Rückkopplungsmodell der Sucht

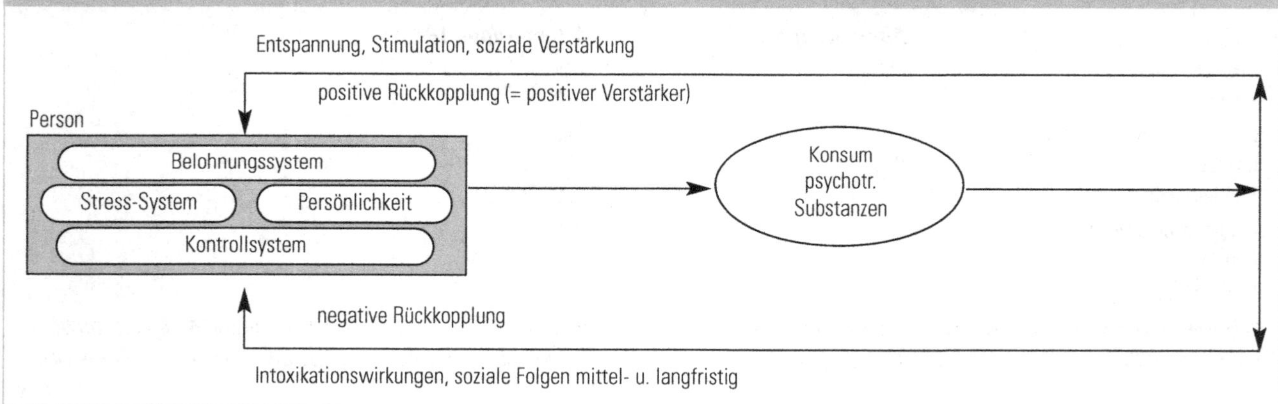

Abbildung 2: Teufelskreismodell Sucht

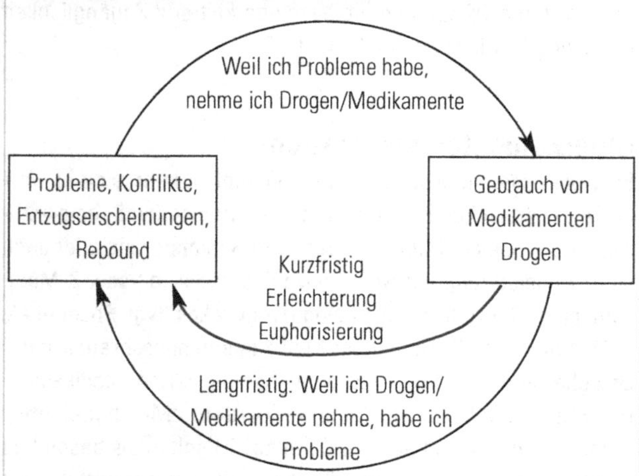
Weil ich Probleme habe, nehme ich Drogen/Medikamente
Probleme, Konflikte, Entzugserscheinungen, Rebound
Gebrauch von Medikamenten Drogen
Kurzfristig Erleichterung Euphorisierung
Langfristig: Weil ich Drogen/ Medikamente nehme, habe ich Probleme

Für die Bewältigung der Abhängigkeit erscheint das Veränderungsmodell von Prochaska und DiClemente (1983) heuristisch nützlich (s. Abb. 3). Es unterscheidet die Phasen der Absichtslosigkeit (Drogen und Medikamente werden nicht als Problem gesehen), der Absichtsbildung (es entstehen Fragen über negative Folgen), der Vorbereitung (Überlegung und Entscheidung,

Abbildung 3 Das Transtheoretische Kreismodell (Prochaska & Di Clemente, 1983)

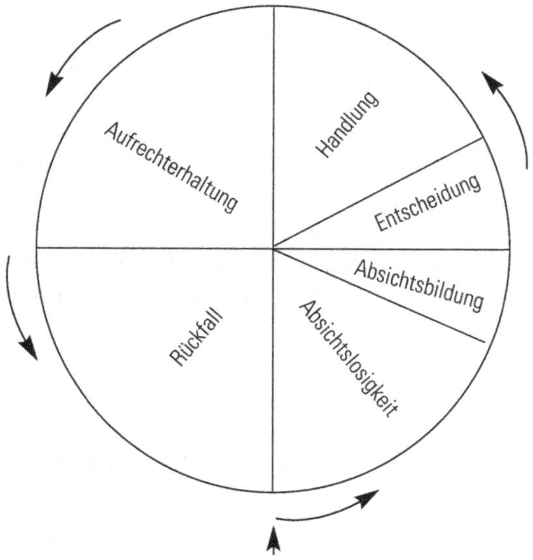

wie der Drogenkonsum reduziert oder eingestellt werden kann), der Handlung (Durchführung der Reduktion oder Drogenabstinenz), der Aufrechterhaltung (Gewöhnung an die Situation ohne Drogen) und des Rückfalls (eventuell Rückfall mit Drogen oder Medikamenten und Wiedereinstieg in frühere Phasen). Der empirische Nachweis dieser Phasen ist jedoch umstritten (s. Migneault, Adams und Read, 2005).

Klinische Merkmale

Illegale Drogen

Drogenabhängige Jugendliche fallen häufig in der Schule durch stark nachlassende Leistungen, durch die Anbindung an Peer-Gruppen mit Drogenkonsum und durch delinquente Verhaltensweisen auf. Erwachsene Drogenabhängige leben häufig in einem drogennahen Umfeld, fallen durch Drogendelinquenz auf und zeigen Entzugserscheinungen, wenn der Stoff nicht ständig zur Verfügung steht. Auch bestimmte Erkrankungen wie Abszesse an Einstichstellen, Hepatitis-C und zum Teil auch HIV-Infektionen können Hinweise, aber allein keinesfalls ausreichende Indikatoren für eine Drogenabhängigkeit darstellen. Charakteristisch für Kiffer (Cannabiskonsumenten) sind gerötete Augen und bei aktuellem Konsum erweiterte Pupillen (Mydriasis), Opiatabhängige haben dagegen verengte Pupillen (Miosis).

Sozial besser angepasste Drogenabhängige fallen eher im Straßenverkehr auf oder am Arbeitsplatz durch häufiges unentschuldigtes Fernbleiben oder zeigen einen starken Leistungsabfall. Zeichen akuter Intoxikation sind Überwachheit oder starke Gedämpftheit, verwaschene Sprache und Gangstörungen (Ataxien, Verwirrtheitszustände).

Ein praktisch sehr bedeutsames Merkmal von Drogenabhängigkeit ist die hohe Komorbidität mit anderen psychischen Störungen. In einer Metaanalyse von 16 Studien wiesen 78% der Opiatabhängigen eine zusätzliche psychiatrische Störung auf. Am häufigsten waren Persönlichkeitsstörungen mit 42%, gefolgt von affektiven Störungen mit 31% und Angststörungen mit 8% (Frei & Rehm, 2002). In einer Gruppe von Drogenabhängigen aus einer stationären Einrichtung wiesen 63% sowohl eine primäre Substanzabhängigkeit als auch mindestens eine primäre substanzunabhängige Störung auf und 37% zeigten eine primäre Substanzabhängigkeit und zusätzlich sekundär andere psychische Störungen. Die Kombination einer primären substanzunabhängigen Störung und einer sekundären Substanzstörung trat in dieser Gruppe gar nicht auf. Dagegen fand sich dieser letztere Typ von Komorbidität in 21 % der Fälle in einem ambulanten psychiatrischen Setting von Patienten mit einer Dualdiagnose (Zimberg, 1999). Besonders kritisch ist die gleichzeitige Einnahme verschiedener Drogen und Medikamente mit schwer abschätzbaren Wechselwirkungen der verschiedenen Substanzen.

Seit dem Bekanntwerden der hohen Komorbiditätsraten bei Drogenabhängigen wird kritisiert, dass bisherige suchtspezifische Behandlungsprogramme zu wenig auf zusätzliche psychische Störungen bei Süchtigen eingehen (Krausz et al., 1998, Schwoon, 2001, Wittchen et al., 2011). Das Problem der Priorität wird durch eine möglichst gleichzeitige Behandlung gelöst.

Medikamentenmissbrauch

Medikamentenabhängige haben oft über Jahre psychotrope Medikamente verschrieben bekommen oder sich diese geschickt von unterschiedlichen Ärzten verschreiben lassen. Dabei können chronische Schmerzzustände zugrunde liegen oder psychovegetative Beschwerden unterschiedlichster Art auftreten. Häufig kommt es zu Schlafstörungen, Konzentrationsstörungen und Entzugserscheinungen, wenn das Medikament einmal nicht zur Verfügung steht, bis hin zu Krampfanfällen. Auch häufige hausinterne Unfälle bei älteren Menschen, die anderweitig keine Erklärung finden, können im Zusammenhang mit Ataxien und psychomotorischen Koordinationsstörungen auf der Grundlage eines Medikamentenmissbrauchs gehäuft auftreten. Von Rebound spricht man, wenn nach Absetzen verstärkt die Symptome auftreten, die vorher mit dem Medikament bekämpft wurden (s. Soyka, 2016).

Eine Niedrigdosisabhängigkeit von Medikamenten zeigt sich in einer kontinuierlichen, regelmäßigen, aber niedrigdosierten Einnahme von Psychopharmaka (geringer als übliche Dosierungen), die trotz entsprechender Versuche der Patienten nicht aufgegeben werden können (Unfähigkeit zur Abstinenz). Bei einer Hochdosisabhängigkeit sind die Einnahmemuster eher heterogen und es kommt immer wieder zu Intoxikationszuständen (siehe Tabelle A im Anhang).

Diagnostik

Im Diagnosesystem ICD-10 sind Störungen im Zusammenhang mit illegalen Substanzen und Medikamenten im Kapitel F1 *Psychische und Verhaltensstörungen durch psychotrope Substanzen* aufgeführt. Die Diagnose Medikamentenabhängigkeit wird somit nur bei Medikamenten mit Abhängigkeitspotenzial vergeben, die auf Erleben und Verhalten eine als positiv erlebte euphorisierend Wirkung haben. Hierzu gehören nicht Neuroleptika (aversive Nebenwirkungen, keine Euphorisierung) und Antidepressiva (stark verzögerte Wirkung). Tabelle 5 fasst die diagnostischen Kriterien für ein Abhängigkeitssyndrom und einen „schädlichen Gebrauch" nach ICD-10 zusammen.

Tabelle 5: ICD-10 Kriterien für eine Störung durch psychotrope Substanzen

Diagnose Abhängigkeitssyndrom

1. Mindestens drei der folgenden Kriterien müssen erfüllt sein:
   - Ein starkes Verlangen oder eine Art Zwang, die Substanzen zu konsumieren (Craving)
   - Verminderte Kontrollfähigkeit über den Substanzgebrauch d.h. über Beginn, Beendigung oder die Menge des Konsums, deutlich daran, dass oft mehr von der Substanz oder über einen längeren Zeitraum als geplant, oder an den anhaltenden Wunsch oder an erfolglosen Versuchen, den Substanzkonsum zu verringern oder zu kontrollieren.
   - Körperliches Entzugssyndrom, wenn die Substanz reduziert oder abgesetzt wird, mit dem für die Substanz typischen Entzugserscheinungen.
   - Toleranzentwicklung gegenüber den Wirkungen der Substanz. Für eine Intoxikation, oder um den gewünschten Effekt zu erreichen, müssen größere Mengen der Substanz konsumiert werden oder es treten bei fortgesetztem Konsum deutlich geringere Effekte auf.
   - Einengung auf den Substanzgebrauch, deutlich an der Vernachlässigung oder Aufgabe anderer wichtiger Vergnügen oder Interessenbereiche wegen des Substanzgebrauchs; oder es wird viel Zeit darauf verwandt, die Substanz zu bekommen, zu konsumieren oder sich davon zu erholen.
   - Anhaltender Substanzgebrauch trotz eindeutig schädlicher Folgen, obwohl der Betreffende sich über die Art und Ausmaß des Schadens bewusst ist oder bewusst sein könnte.
2. Die Symptome müssen über einen Zeitraum von 12 Monaten auftreten.

Diagnose Schädlicher Gebrauch

1. Konsumverhalten, das zu einer Gesundheitsschädigung führt (körperliche und psychische Störungen in den letzten 12 Monaten, mindestens seit einem Monat)
2. Kein Abhängigkeitssyndrom

Bei den diagnostischen Kriterien für ein Abhängigkeitssyndrom werden gleichermaßen psychische und körperliche Abhängigkeitssymptome berücksichtigt. Ein Abhängigkeitssyndrom liegt vor, wenn eine körperliche und/oder psychische Abhängigkeit vorhanden ist. Unter psychischer Abhängigkeit versteht man ein kaum zu kontrollierendes fast zwanghaftes Verlangen nach der Substanz (Craving); in der Drogenszene oder Umgangssprache wird dieses Phänomen oft mit Gier, Japp oder Schussgeilheit umschrieben. Eine psychische Abhängigkeit äußert sich in der Unfähigkeit zur Abstinenz über längere Zeit (z. B. vier Wochen) und in der Dominanz eines Drug Seeking behavior (= Verhalten, das auf die Beschaffung der Droge ausgerichtet ist). Merkmale einer körperlichen Abhängigkeit sind das Auftreten von körperlichen Entzugssymptomen (Schwitzen, psychomotorische Unruhe, Übelkeit, etc.) nach Absetzen oder Reduzieren der Substanz und die Entwicklung von Toleranz gegenüber der Substanz (d.h. der Betroffene muss im Laufe der Zeit eine höhere Dosis einnehmen, um die gleiche Wirkung zu erlangen). Darüber hinaus verlieren andere Interessen nach und nach an Bedeutung.

Die Diagnose *Schädlicher Gebrauch* (ICD-10) wird vergeben, wenn zwar körperliche und psychische Folgeschäden vorhanden sind, aber keine psychische und physische Abhängigkeit festzustellen ist. Eine Diagnose nach ICD-10 erlaubt zudem eine Kodierung der Art der Substanz (dritte Stelle) und des aktuellen Zustands (fünfte Stelle, z. B. F10.2 = Abhängigkeitssyndrom). Die Klassifikation der Substanzstörungen im amerikanischen Diagnosesystem DSM-IV unterscheidet sich hinsichtlich der Abhängigkeit kaum von der oben dargestellten Einteilung nach ICD-10. Die beiden Systemen unterscheiden sich jedoch in den diagnostischen Kriterien für Substanzmissbrauch und schädlichem Gebrauch (keine sozialen Schäden). In der DSM-5 ist die schon erwähnte (S. 209) Unterscheidung von Missbrauch und Abhängigkeit aufgehoben. Mittels 11 Kriterien (neu ist Craving) spricht man ab zwei Symptomen von einer Substanzgebrauchsstörung, die hinsichtlich des Schweregrads in zwei Stufen eingeteilt wird (2-3 Kriterien = moderat, ab 4 = schwer).
In der klinischen Praxis ist die Unterscheidung von Abhängigkeit und schädlichem Gebrauch bzw. von Missbrauch und Abhängig-

4

Tabelle 6: Diagnostische Testverfahren

Screening	Kurzfragebogen zum Medikamentengebrauch (Watzl, Rist, Höcker und Miehle, 1991). Wenn 4 von den 12 Fragen als zutreffend bewertet werden, dann sollte geklärt werden, ob ein Abhängigkeitssyndrom vorliegt. MINI-DIPS (Margraf, 1994): Diagnostisches Kurzinterview: Erfasst anhand von 9 Fragen die wesentlichen Merkmale von Abhängigkeit und Kurzfragebogen zum Medikamentengebrauch.
Standardisierte Interviews	CIDI-SAM Substance Abuse Modul des Composite International Diagnostic Interviews (Lachner und Wittchen, 1996): Diagnosestellung und Bestimmung von Beginn, Schweregrad und Persistenz des Substanzgebrauchs. Sektion E des Strukturierten Interviews für Klinische Störungen (SKID) (Wittchen, Zaudig und Fydrich, 1997): Lebenslauf- und Querschnittsdiagnosen von Missbrauch und Abhängigkeit von psychotropen Substanzen.
Mehrdimensionale Instrumente	Internationale Diagnose Checklisten für ICD-10 bzw. DSM-IV (IDCL) (Hiller, Zaudig und Mombour, 1995, 1997): Diagnostik von Abhängigkeit und Missbrauch/Angaben zu Schweregrad und Verlauf.
Biochemische Testverfahren (vgl. Backmund, 1999, Gölz, 1998)	Urin-Analysen: Dabei sind die unterschiedlichen Halbwertszeiten zu beachten. D.h. die meisten Drogen außer Cannabis sind nur kurzfristig innerhalb weniger Tage nachweisbar. Haar-Analysen: Damit lassen sich längerfristige (Wochen und Monate) Einnahmen von Drogen nachweisen.

keit umstritten. Manche Therapieansätze, wie z. B. die Kognitive Therapie der Sucht nach Beck et al., 1997, verzichten auf diese Unterscheidung und gehen immer dann von einem Therapiebedarf aus, wenn der Drogenkonsum mit erheblichen sozialen, gesundheitlichen oder rechtlichen Problemen verbunden ist, unabhängig davon, ob der Betroffene die Kriterien einer Abhängigkeitsdiagnose erfüllt oder nicht (Beck et al., 1997). In Zusammenhang mit der Komorbidität und der Frage, welchen Stellenwert Abstinenz von der Droge für Therapie und Verlauf zukommt, erscheint diese Unterscheidung von Schädlichem Gebrauch und Abhängigkeit jedoch bedeutsam. Nur der Abhängigkeitsdiagnose, unabhängig von den aufgetretenen Folgen, wird ein Krankheitswert zuerkannt und der Behandlungsbedarf ist bei Abhängigen deutlich größer.

Eine Anamnese von Patienten mit Suchtproblemen sollte auf folgende Aspekte des süchtigen Verhaltens eingehen (vgl. Müller, 2001):

- Erstkonsum (Alter, Art der Droge, Motiv und Wirkung)
- Problembewusstsein: Zusammenhang von Konsum und Folgen; Bereitschaft zum Verzicht auf tatsächliche oder vermeintliche Vorteile
- Aktuelles Konsumverhalten (Menge, Häufigkeit, psychische und körperliche Wirkung, kurzfristige Folgen), typisches Konsummuster)
- Reaktionen der Umwelt des Klienten auf das Konsumverhalten (soziale Folgen)
- Längerfristige Folgen im körperlichen Bereich (z. B. Nierenerkrankungen bei manchen Medikamenten)
- Früher Abstinenzversuche/Selbstkontrollversuche (Gab es solche Perioden?)
- Frühere Behandlungen der Sucht (Entgiftungen, Entwöhnungstherapien etc.) als Hinweis auf größeren Schweregrad der Sucht (Brewer et al., 1998)

Ein im Suchtbereich weltweit eingesetztes Instrument, mit dem sich u. a. die oben erwähnten Aspekte des Konsumverhaltens erfassen lassen, ist der Addiction Servity Index bzw. EuropASI (Gsellhofer et al., 1999). Der EuropASI erhebt Art und Schweregrad der Probleme des Klienten in sieben Lebensbereichen und eignet sich auch zur Therapieplanung. Weitere hilfreiche diagnostische Instrumente für süchtiges Verhalten sind in der Tabelle 6 angeführt.

Bei der Diagnostik des Substanzkonsums ist davon auszugehen, dass der Klient automatisch versucht, das tatsächliche Ausmaß seines Konsums zu verkleinern. Es ist daher nützlich, zusätzlich zu den Selbst- auch Fremdangaben durch Partner, Angehörige und eventuell auch durch Polizei, Behörden einzuholen. Die bei Drogenabhängigen oftmals vorkommende geringere Konzentrationsfähigkeit und geringere Selbstaufmerksamkeit lässt eine umfassende Diagnostik zu einem langwierigen Prozess werden. Zum Beispiel ist es durchaus üblich, dass eine diagnostische Erhebung mittels eines Instruments wie dem EuropASI (Gsellhofer et al., 1999) auf zwei Sitzungen verteilt werden muss. Dennoch lohnt sich eine ausführliche Diagnostik, da sich aus ihr wesentliche Punkte für die Therapieplanung ergeben. Auch für Medikamentenabhängige gibt es im deutschen Sprachraum einen Screening Test (Kurzfragebogen für Medikamentenabhängige KFM, Watzl et al., 1991) und ein mehrdimensionales Instrument, das Trierer Inventar für Medikamentenabhängige (Funke et al., 2001).

Störungsmodell

> **!** **Merke:** Die Annahme eines multifaktoriellen biopsychosozialen Bedingungsmodells findet im Suchtbereich breite Zustimmung, auch wenn im medizinischen Bereich die Tendenz sich verstärkt hat, Sucht primär als Gehirnstörung zu betrachten. Allein der Gedanke, dass die Substanz mit Abhängigkeitspotenzial in ausreichendem Maße zur Verfügung stehen muss, damit sich eine Abhängigkeit entwickeln kann, stellt die alleinige Gehirnkonzeption der Sucht in Frage. Auch bei Verhaltenssüchten wie z. B. einer Glücksspielsucht bedarf es eines entsprechend großen Angebots von Spielautomaten. Ausgangspunkt für ein breites Suchtkonzept ist das Phänomen eines nicht ausreichend kontrollierten Gebrauchs psychotroper Substanzen mit den drei Aspekten: 1. der Belohnung (Antizipation, Erwartungen, starkes Verlangen), 2. der Kontrolle (neuropsychologisch und phänomenologisch als geringe Fähigkeit zum Bedürfnisaufschub) und 3. den langfristigen negativen Auswirkungen (Organschäden, Problemlösefähigkeiten und soziale Beziehungen).

Eine erste Grundannahme hinsichtlich der Substanzwirkung besteht darin, dass psychotrope Substanzen und Medikamente funktional eingesetzt werden, damit Defizite, Probleme und Störungen besser bewältigt (z.B zur Affektregulation) oder mehr Genuss oder mehr Leistung erreicht werden kann (Unlustvermeidung, Luststeigerung und Leistungssteigerung).

Eine zweite Grundannahme betrifft Defizite und Störungen in der Selbstkontrolle des Substanzkonsums, wobei offen bleiben muss, wo im Einzelnen die Unterschiede liegen, die einem Kontrolldefizit zugrunde liegen (z. B. geringe Fähigkeit zum Aufschub von Verstärkungen, s. Mischel, 2014 oder Probleme, aus Misserfolgen und Fehlern zu lernen. Soweit es um Handlungen geht wird der Begriff der exekutiven Funktionen (Risikotendenz, Entscheidungsfähigkeit u. a.) verwendet, bei denen Defizite sowohl als Folge als auch als Entstehungsfaktoren angenommen werden.

Eine dritte Grundannahme bezieht sich auf die drogenbedingten körperlichen und psychischen Folgen, das heißt auf körperliche Erkrankungen (z. B. Leberzirrhose, Nierenstörung) oder auf kognitive Folgestörungen der Aufmerksamkeit, Konzentration und Gedächtnis, den substanzbedingten Defiziten der Aufgaben- und Problembewältigung und von sozialen Folgeproblemen in den verschiedenen sozialen Lebensbereichen, die ihrerseits Anlass zum Drogenkonsum sein können (siehe Abbildung 3). In dem statischen Bedingungsmodell der Abbildung 3 sind neben der psychotropen Substanz als Verstärker und der betroffenen Person die wichtigsten Einflussbereiche dargestellt, nämlich Herkunftsfamilie, Peer-Gruppe und Soziale Institutionen wie Schule und Arbeitsbereich.

Innerhalb des Systems der Person kann man neuropsychologisch das Belohnungssystem und das Selbstkontrollsystem des Betroffenen unterscheiden. Von den Persönlichkeitskonstrukten wird in Abbildung 4 stellvertretend nur die Impulsivität eingezeichnet. Auch wenn es, wie bereits erwähnt, keine typische Suchtpersönlichkeit als Disposition zur Abhängigkeitsentwicklung gibt, werden häufig zusätzlich die Persönlichkeitsmerkmale Sensation Seeking und antisoziale Persönlichkeit als Dispositionsfaktoren oder als Teil der Vulnerabilität für die Entstehung

Abbildung 4: Allgemeines Strukturmodell des Gebrauchs und Missbrauchs psychotroper Substanzen

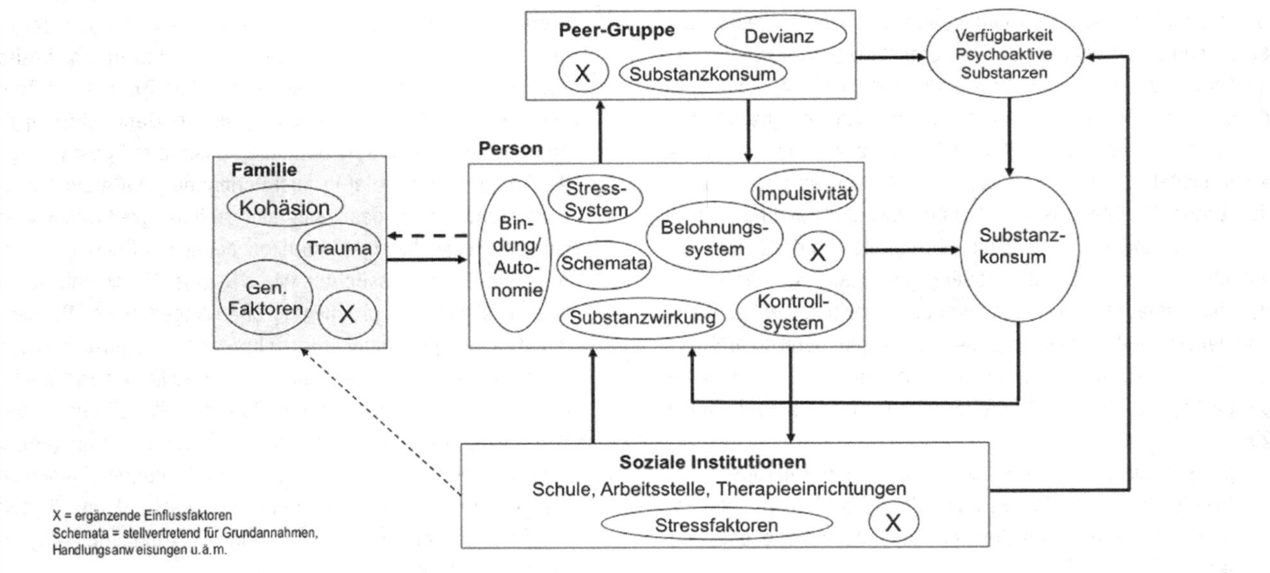

von Sucht betrachtet. Der Stress-Ansatz hat die oben schon angesprochene Brückenfunktion zwischen traumatischen Erfahrungen, den psychosozialen Anforderungen in der Familie oder am Arbeitsplatz, den Lösungskompetenzen des Betroffenen und der neurobiologischen Ebene und wird hier nicht weiter ausgeführt. Die Komplexität der neurobiologischen Zusammenhänge und dem phänomenologischen Erleben lässt aber zahlreiche Fragen offen (z.B. Zusammenhang mit Grundbedürfnissen, mit Hormonsystem u.a.).

Weitere wichtige Konstrukte sind die Bindung an die Herkunftsfamilie (mit den Aspekten Sicherheit, Akzeptanz, Unterstützung), aber auch die Beziehung zu anderen Bezugspersonen können eine wichtige Rolle für den Umgang mit Suchtmittel spielen. Die Herkunftsfamilie wirkt zum einen über die genetische Grundlage des Drogenkonsums (Unterschiede in der positiven oder negativen physiologischen Wirkung psychotroper Substanzen, über Defizite im familiären Belohnungs- oder Kontrollsystem und über die familiäre Kommunikation, und zum anderen über traumatische Erfahrungen in der Familie und außerhalb. Die familiäre Sozialisation des Betroffenen prägt die Vermittlung von Normen und Einstellungen zu psychotropen Substanzen, zu Lust und Leistung sowie zu traumatische Erlebnisse wie emotionaler, körperlicher oder sexueller Missbrauch oder körperliche Verwahrlosung). Ein weiteres psychologisches Konstrukt ist die familiäre Kohäsion zwischen den Betroffenen und seiner Herkunftsfamilie. Als problematisch gilt eine zu starke oder zu schwache familiäre Bindung, so dass die Autonomieentwicklung behindert wird. Meist erfolgt ein Bruch mit der Herkunftsfamilie, so dass die Peer-Gruppe entscheidenden Einfluss auf den Jugendlichen und jungen Erwachsenen ausübt.

Die biologische Bedingungsebene bezieht sich auf die physiologischen Wirkungen der Substanzen im ZNS, auf die automatische Gegenregulation zur Kompensation der hemmenden oder aktivierenden Substanzwirkung sowie auf genetische Faktoren, die zu einer Modifikation dieser Wirkungen beitragen (stärkere Sensivität), so dass das Verlangen nach der Substanz verstärkt und die Kontrolle darüber geschwächt wird. Außerdem gehören die körperlichen Folgeerkrankungen zu dieser Analyseebene. Etwa 50 % der Suchtentwicklung werden auf genetische Faktoren zurückgeführt (Demers et al., 2014).

Drogen und psychotrope Medikamente mit Abhängigkeitspotential wirken hauptsächlich im ZNS auf verschiedene Weise (vgl. Rommelspacher, 1999; Tretter, 2001, Heinz et al., 2012). Sie können stimulierend oder dämpfend auf neuronale Aktivitäten einwirken, wobei es phänomenal, d.h. beobachtbar und erlebbar, auch zu gegensätzlichen Effekten zwischen neuronaler (z.B. hemmend) und erlebter Wirkung (z.B. befreiend, antriebssteigernd) kommen kann. Die physiologische Wirkung beruht zum Teil auf den Effekten der Substanzen an spezifischen Rezeptoren der Neuronen, die nur durch bestimmte Substanzgruppen (Agonisten) aktiviert werden. Das gilt für die Opioide, die an Opiatrezeptoren (mit unterschiedlichen Subgruppen) anbinden und normalerweise von körpereigenen Endorphinen aktiviert werden. Bei Cannabis wird von Endocannabinoiden gesprochen, die als körpereigene Substanzen (z. B. Anandamid) an Cannabinoid-Rezeptoren (mindestens zwei Subtypen) andocken. Auch Benzodiazepine haben spezielle Rezeptoren im ZNS, die zum GABAergen Transmittersystem gehören, das wiederum aus hemmenden Neuronen mit der im ZNS weit verbreiteten Substanz GABA besteht. (s. Heinz et al, 2012). Andere Substanzgruppen greifen in komplexer und häufig nicht im Einzelnen bekannter Weise in das Transmittersystem und in das endokrine System der Hormone mit ein, z.B. in die Hypothalamus-Hypophyse-Nebennierenrinden-Achse, die bei der Stressverarbeitung aktiviert ist. Im ZNS kommt es auf die wiederholte Einnahme von Medikamenten und Drogen zu Anpassungsprozessen der Neurone mit der Folge vermehrter oder reduzierter Ausschüttung von Transmittersubstanzen und einer vermehrten Bildung oder Reduzierung der Anzahl von Rezeptoren (Neuroplastizität). Einerseits kommt es also zu einer Sensitivierung für die psychotrope Substanz, die durch eine verstärkte neuronale Reaktion bei gleichem Reiz charakterisiert ist und als neuronales Substrat der Sucht für das Drogenverlangen diskutiert wird. Andererseits kommt es zu Adaptationsprozessen (Gegenregulation), die eine erhöhte Dosis erfordern, wenn die gleiche Wirkung erreicht werden soll (Toleranzentwicklung). Bei Absetzen der psychotropen Substanz kann es zu den unterschiedlichsten Entzugsphänomenen (von leichten Entzugserscheinungen bis zum Delir) kommen, da das neu entwickelte adaptive Gleichgewicht der neuronalen Prozesse nach Absetzen der Droge gestört wird, so dass verschiedene, zum Teil von der Substanz abhängige Entzugserscheinungen auftreten (s. Tretter, 2001, 2008, Soyka, 2016).

Die positive psychische Wirkung bezieht sich je nach Substanzgruppe auf die schmerzreduzierende, angstreduzierende, euphorisierende, antriebssteigernde oder Wahrnehmungs- oder Aufmerksamkeit verändernde Wirkung. Drogen sind unterschiedliche starke positive und negative Verstärker (vgl. Rist und Watzl, 1999). Die dämpfende, abschirmende Wirkung ist bei Tranquilizern von zentraler Bedeutung.

Der nahe liegende Ansatz, den Drogenkonsum oder den Medikamentenkonsum drastisch zu reduzieren oder auf Null zu bringen, stößt bei Patienten im Drogenbereich zunächst auf Ambivalenz oder totale Ablehnung. Änderungsmotivation und Abstinenzmotivation bezüglich des Drogenkonsums sind keine selbstverständliche Voraussetzung, sondern müssen erst als Teil der Therapie erarbeitet und stabilisiert werden und kann bei Drogenabhängigen häufig nur als Fernziel betrachtet werden. Wegen dieser problematischen Motivationslage versucht man bei Drogenabhängigen zunächst nach dem Prinzip der Schadensminimierung ein möglichst gesundes Überleben zu sichern. Bei schwacher Abstinenzmotivation und starkem Drogenverlangen werden Substitutionsmittel (z. B. Methadon) eingesetzt, die das Verlangen reduzieren sollen und gleichzeitig eine euphorisierende Wirkung vermeiden.

Ein abstinenzorientierter Ansatz besteht darin, antagonistisch wirkende Substanzen wie Naltrexon einzusetzen, das Opiate (Agonisten) von den Opiatrezeptoren verdrängt, so dass diese keine Wirkung mehr entfalten können (Tretter, 2008). Therapeutisch ist das Problem, die Drogenabhängigen zu einer regelmäßigen Einnahme der Substanz zu motivieren. Retardierte Substanzformen und Depotpräparate können das Problem abschwächen.

Die Verhaltensanalyse des Drogenmissbrauchs führt zu situativen, externen oder internen, konditionierten oder diskriminativen Reizbedingungen (cue reactivity), die durch Antizipation der Substanzwirkung Drogenverlangen auslösen und schließlich zum Drogenkonsum führen (siehe Marlatt und Gordon, 1985, Beck et al., 1997). Solche Reizbedingungen können entweder vermieden oder durch wiederholte Exposition ohne Substanzkonsum habituiert werden. Irrationale Gedanken und Vorstellungen über Drogen und deren Wirkung (Grundannahmen zur Substanzwirkung) sowie die defizitäre Verarbeitung von Problemzuständen verstärken ein Drogenverlangen, das dann für den Betroffenen nicht mehr kontrollierbar erscheint. Einen vollständigen Ersatz der positiven Effekte psychotroper Substanzen für die Euphorie oder für die Abschirmung vor aversiven Emotionen zu finden, stellt einen wichtigen, aber nur partiell erreichbaren therapeutischen Ansatz dar. Besonders wichtig sind die automatischen positiven Grundannahmen über die Substanzwirkung und die Erlaubniserteilung für einem Gebrauch nach dem Modell von Beck (Beck et al., 1997). Die Drogenwirkung kann nicht direkt ersetzt werden, sie ist aber auch nicht so viel wert, wie zunächst erlebt und erwartet wird. Die negativen Begleitfolgen werden häufig nicht den Drogen, sondern anderen Personen wie den Eltern oder der Gesellschaft ursächlich zugeordnet und gleichzeitig das Ausmaß und die Intensität der Schäden bagatellisiert. Grundsätzlich wird eine Ambivalenz bezüglich des Drogenkonsums und seiner Kontrolle angenommen. Da Rückfälle häufig sind und sich negativ auswirken, geht es darum, den Patienten auf Risikosituationen vorzubereiten. Die Erfolge von Rückfalltherapie sind bislang bescheiden (s. Tabelle 7). Rückfallprävention ist nur Teil einer Gesamttherapie.

Die sozialen Anpassungsstörungen in verschiedenen Lebensbereichen (Alltagssituation, Wohnung, finanzielle Situation) sowie die Vielfalt reaktiver psychischer Symptome und Beschwerden (Ängste, Depressionen u. a.) legen einen störungsspezifischen Ansatz nahe, der nicht allein den Drogenmissbrauch betrifft, sondern die einzelnen Problembereiche und Störungen auch für sich betrachtet. Eine Brücke stellt das oben beschriebene Stresskonzept dar.

Die Peer-Gruppe und die sozialen Institutionen wie Schule, Arbeitsplatz wirken ebenfalls in vielfältiger Weise auf den Betroffenen. Die Bindung an die Peer-Gruppe mit der Vermittlung von Normen und Einstellungen zum Substanzkonsum ist von erheblicher Bedeutung für den Einstieg und die Aufrechterhaltung des Drogenkonsums. Ein anderer drogenfreier Freundeskreis ist hilfreich für das Erreichen und Aufrechterhalten einer Drogenabstinenz. Soziale Institutionen können eine drogenfreie Alternative aufzeigen, gleichzeitig auch durch Sanktionen und

Tabelle 7: Ergebnisse der Meta-Analyse von Dutra et al, 2008: Aggregierte Effektgrößen d

Gruppe	*Effektgröße d*[1]	*r*	*95%-Konfidenzintervall*	*Abstinenzrate In %*
Cannabis	0,81	0,38	0,25 – 1,36	26,0
Kokain	0,62	0,30	0,16 – 1,08	31,7
Opiate	0,39	0,19	0,18 – 0,60	36,2
Multipler Subtanzmissbrauch	0,24	0,12	0,03 – 0,44	
Kontingenzmanagement KM	0,58	0,28	0,25 – 0,90	
Kognitive VT	0,28	0,14	0,06 – 0,51	
Rückfallprävention	0,32	0,15	0,06 – 0,56	
KM + kogn. VT	1,02	0,51		

[1] Die Effektgrößen wurden wegen der Anschaulichkeit in Korrelationsgrößen umgerechnet nach Schulze, 2004, S. 31

Durchschnittliche Gesamteffektstärke: d=0,45 (95%-Konfidenzintervall 0,27 – 0,63, entspricht r=.22)

Nach Selbstbeurteilung: d=0,61 (0,35 – 1,02)

Nach Fremdbeurteilung (Urin-Analysen): d=0,33 (0,17 – 0,49)

negative Reaktionen auf den Einzelnen einwirken. Beide Einflusssysteme steuern auch die Verfügbarkeit der Droge für den Betroffenen.

Therapieansätze von Drogenabhängigen orientieren sich an den verschiedenen Teufelskreisen zum Drogenmissbrauch, bei denen der Zusammenhang zwischen Drogenkonsum und negative Folgen in den verschiedenen Lebensbereichen unterbrochen werden soll. Zum Beispiel: Drogenabhängigkeit führt häufig zu delinquentem Verhalten, z. B. um sich Drogen zu beschaffen (Beschaffungskriminalität). Dieser Zusammenhang soll durch die Einnahme eines Substitutionsmittels unterbunden werden, so dass der Beschaffungsdruck von Drogen wegfällt. Gleichzeitig wird versucht, personale Ressourcen der Einzelnen zu aktivieren, sowohl für alternative drogenfreie Problemlösungen als auch zur Förderung von mit Drogen inkompatiblen Verhalten, so dass auf diese Weise der Drogenkonsum zurückgeht oder ganz aufhört. Außerdem sind bei Drogenabhängigen besonders häufig komorbide Störungen in die Behandlungsplanung zu integrieren. Die Einbeziehung des sozialen Umfeldes (Partner, Familie) erscheint generell hilfreich (Gesamtüberblick, Planung von Änderungsprozessen).

Auswahl von Therapieformen und Interventionen

Die Effekte psychosozialer Interventionen bei Drogenabhängigen zeigen sich in einer Meta-Analyse von Dutra et al, 2008 (s. Tabelle 7): Bemerkenswert ist vor allem die große Effektstärke von 1,02 (SMD) für eine Kombination von Kontingenzmanagement und kognitiver Therapie, allerdings nur bezogen auf den Prä-Post Verlauf. Rückfallprävention und kognitive Therapie allein zeigen nur geringe Effekte. Aussagen über die Effekte achtsamkeitsbasierter Rückfallprogramme und der suchtspezifischen Schematherapie konnten mangels Evaluationsstudien nicht beurteilt werden.
In den letzten Jahren wurden achtsamkeitsbasierte Konzepte (Mindfulness) auf die Sucht übertragen (s. Götz et al. 2014). Die Achtsamkeitstherapie wird zusammen mit der Schematherapie als dritte Welle der VT (nach klass. VT und kognitiver Wende) bezeichnet. Sie stammt aus fernöstlicher spiritueller Tradition (z. B. Buddhismus). Im Kontext der Psychotherapie wird Achtsamkeit als weltanschaulich neutral verstanden. Sie kann als Fertigkeit aufgefasst werden, die Aufmerksamkeit nicht wertend im hier und jetzt auf die jeweils aktuelle Tätigkeit zu richten (Heidenreich und Michalak, 2014).
Folgende Aspekte einer achtsamkeitsorientierten Haltung werden von Schmidt (2014) zurückgehend auf Kabat-Zinn und Shapiro & Schwartz aufgezählt: Nicht wertende Haltung, Geduld, Akzeptanz und Loslassen, Vertrauen, Sanftmut, Großzügigkeit, Empathie, Dankbarkeit, liebende Güte. Achtsamkeit wird als Verbindung zweier Ansätze betrachtet: 1. der Selbstregulation der Aufmerksamkeit und 2. der Orientierung an der Erfahrung mit Neugierde, Offenheit und Akzeptanz. Auch wurde ein suchtspezifisches achtsamkeitsbasiertes Programm der Rückfallprophylaxe entwickelt (Bowen et al., 2012).
Ein schematheoretischer Ansatz zur Sucht fasst Sucht als Bewältigungsstrategie (Dual Focus Schema Therapy, Ball, 1998, Roediger, 2009) auf und versucht dysfunktionale Schemata aufzudecken und zu verändern. Solche Schemata (18 nach Young), z. B. „Du bist ein Versager" werden als Modi (z. B. verletztes Kind) aktiviert und stehen in Zusammenhang mit Grundbedürfnissen (5 nach Young, z. B. Autonomie). Die empirische Evidenz für die Suchtbehandlung erscheint aber noch nicht ausreichend nachgewiesen (s. Kienast et al., 2014).

3 Umsetzung in die klinische Praxis

Die Behandlungsmotivation (Änderungsmotivation, Abstinenzmotivation, Bereitschaft Hilfe anzunehmen) stellt ein erhebliches Problem, besonders bei Drogenabhängigen dar. Die Anwendung der motivationalen Gesprächsführung (Miller und Rollnick, 2002, Demmel, 2012) gilt als Grundlage, um mit Ambivalenzen und Abwehrtendenzen flexibel und nicht konfrontativ umzugehen.
Nach einer Sicherung des Überlebens ist das Ziel, möglichst schnell eine Reduzierung oder Unterbrechung des Drogenkonsums zu erreichen, um weitere negative Folgen zu verhindern und andere Problembereiche therapeutisch angehen zu können. Anschließende Therapieansätze können suchtspezifisch sein, wobei die dauerhafte Reduzierung oder Abstinenz des Substanzkonsums (Rückfallprävention) im Mittelpunkt stehen; sie können störungsspezifisch sein, wobei die Therapie nach den jeweiligen Störungen bzw. Syndromen oder Problembereichen ausgerichtet ist; und sie können ganzheitlich ausgerichtet sein, wobei die Lebenssituation des Betroffenen und seine psychosozialen Aufgaben (Beziehungsklärung, Arbeit u. ä. m.) im Mittelpunkt stehen.
Die klassische Behandlungskette der Sucht besteht in einer Klärungs- und Motivationsbehandlung (Kontaktphase), einer Entzugsbehandlung (Entgiftungsphase), einer Entwöhnungsbehandlung (medizinische Rehabilitation, Entwöhnungsphase) und der Nachsorge (Nachsorgephase mit professioneller Nachsorge bzw. Weiterbehandlung oder als Selbsthilfegruppen). In einer qualifizierten Entzugsbehandlung werden Elemente der Entwöhnungsbehandlung mit der Entgiftung verknüpft. Eine neuere Einteilung unterscheidet nur noch eine Akutphase und eine Postakutphase mit medizinischer Rehabilitation und Nachsorge (s. Behandlungsleitlinien S2, Schmidt et al., 2006). Fragen der Indikation werden für Medikamenten- und Drogenabhängige getrennt behandelt.
Entsprechend den vier allgemeinen Wirkfaktoren der Psychotherapie nach Grawe (1995) sollte eine Suchtbehandlung folgende Prozesskomponenten enthalten:

1. Problemaktualisierung
Zunächst wird psychoedukativ auf die negativen und positiven Auswirkungen des Medikamentenkonsums hingewiesen. Unter dem Aspekt der Ambivalenz ist es wichtig, die für die Patienten positiven Wirkungen anzusprechen, wie sie in der Selbstmedikationshypothese angenommen wird. Dazu kann eine Verhaltensanalyse des Problemverhaltens herangezogen werden. Von den verschiedenen Modellen und Varianten einer Verhaltensanalyse erscheint pragmatisch das Modell mit den Komponenten S (Stimulus, Situation), Organismus O (hier Bedürfnisse, Gefühle wie z. B. Allein sein), I (Interpretation, dysfunktionale Schemata), R Reaktion (emotional, kognitiv, motorisch, handlungsorientiert)

4

und K als die Konsequenzen am besten vermittelbar. Je nach Verlauf können pragmatisch unterschiedliche Störungen oder Problembereiche fokussiert werden.

2. Motivationsförderung
Dazu gehören verschiedene Aspekte der Motivation: Die Bereitschaft Hilfe anzunehmen ist bei Medikamentenabhängigen in der Regel besser ausgeprägt als bei Drogenabhängigen. Hilfe für sich selbst notwendig zu haben stellt für nicht wenige Patienten eine Kränkung ihres Selbstwertgefühls dar. Die Motivation zur Reduktion des Medikamentenkonsums kann am anschaulichsten in Form einer sog. Entscheidungswaage dargestellt werden, bei der Vor- und Nachteile sowohl für die Beibehaltung des problematischen Medikamentenkonsums als auch für den Zustand der Abstinenz von psychotropen Substanzen aufgelistet werden (reflektierte Entscheidung). Dabei soll die Ambivalenz und Vielschichtigkeit der Gründe für und gegen eine Reduzierung sowie das Für und Wider gegen die Aufrechterhaltung des bisherigen Drogenkonsums sichtbar werden. Zur Vertiefung ist jedoch die Verankerung der Konsummotivation in Form von Grundannahmen über den Gebrauch von Medikamenten und Drogen (s. Bohus und Wolf-Arehult, 2013. Anhang 1 Grundannahmen zu Suchtmitteln nach F. D. Wright) sowie eine Erlaubniserteilung in Notsituationen zu berücksichtigen.

3. Ressourcenaktivierung
Um die Selbstwirksamkeitserwartung zu stärken kann generell auf Zeiten rekurriert werden, in denen das Problem nicht oder nur deutlich abgeschwächt aufgetreten ist. Die Frage ist, ob die damals vorhandenen Ressourcen heute wieder zur Lösung der anstehenden Probleme und Aufgaben aktiviert werden können. Das Ansprechen erfolgreicher Aktivitäten in den verschiedensten Lebensbereichen stärkt die Selbstsicherheit des Patienten und führt zu einer größeren Selbstwirksamkeitserwartung.

4. Aktive Hilfe
Als Rückfallprophylaxe werden individuelle Risikosituationen erarbeitet und deren Bewältigung in Rollenspielen erprobt. Darüber hinaus kann es auch um die Bewältigung der Alltagssituation oder um eine Schuldenberatung gehen.

Für die individuelle suchtspezifische Behandlungsplanung sind folgende Fragen hilfreich:
(1) Liegt ein Missbrauch (DSM-IV) bzw. schädlicher Gebrauch (ICD-10) (geringer Schweregrad bei DSM-5) oder eine Abhängigkeit von einer psychotropen Substanz (hoher Schweregrad bei DSM-5) vor?
Bei einem Missbrauch kommt anderen primären Störungen eine größere Bedeutung zu. Die Suchtbehandlung steht in der Regel nicht im Vordergrund, sondern die Bewältigung der Probleme und Störungen ohne psychoaktive Substanzen hat Vorrang vor suchtspezifischen Therapieansätzen. In der DSM-5 entfällt diese kategoriale diagnostische Unterscheidung und man spricht allgemein von Substanzgebrauchsstörung. Stattdessen wird der Schweregrad der Störung mittels der 11 Symptome differenziert. Die Folgen für die Therapie sind noch unklar. Die Annahme einer Vorstufe zur Drogenabhängigkeit erscheint plausibel, ist aber bislang empirisch nicht belegt.

(2) Zeigen sich zusätzliche Abhängigkeiten von anderen psychotropen Substanzen? Dies ist wahrscheinlich für Opioidabhängige (häufig zusätzlich Alkoholmissbrauch oder Benzodiazepinmissbrauch), gilt grundsätzlich aber auch für andere illegale Drogen (multipler Substanzkonsum) ohne dass immer eine diagnostische Einordnung des zusätzlichen Substanzkonsums gegeben werden kann. In jedem Fall spricht ein zusätzlicher Substanzmissbrauch für einen größeren Schweregrad der Abhängigkeit.

(3) Gibt es andere psychische Störungen mit Krankheitswert, z. B. eine affektive Störung oder eine Angststörung? Wenn eine solche vorliegt, ist zu fragen, ob diese im Vergleich zur Abhängigkeit als primär oder sekundär eingestuft werden kann? Bei sekundär aufgetretenen psychischen Störungen im Sinne einer zeitlich nach der Suchtentwicklung entstandenen Störung steht die Suchtbehandlung im Mittelpunkt, außer z. B. bei einer akuten Psychose. Eventuell ist die sekundäre Diagnose auch als Folge der Abhängigkeit von psychotropen Substanzen zu verstehen. Bei primären Störungen werden die komorbide Störung und die Suchtstörung als gleichgewichtig angesehen (Doppeldiagnose). Eine integrierte Behandlung steht dann im Vordergrund (vgl. Moggi, 2007, Walter und Gouzoulis-Mayfrank, 2014). Wenn die Suchtproblematik unter Kontrolle ist, wird die primäre Störung im Mittelpunkt der Behandlung stehen.

(4) Liegen körperliche Folgeerkrankungen vor, die eine sofortige Behandlung erfordern? Drogenabhängige haben sehr häufig eine Form von Hepatitis und andere körperliche Erkrankungen, die unter Umständen eine Akutbehandlung erforderlich machen.

(5) Besteht eine psychosoziale Krise, die eine sofortige Intervention erfordert, oder handelt es sich eher um psychosoziale Anpassungsstörungen, die eine eigenständige Entwicklung erreicht haben und einer Intervention bedürfen (Wohnsituation, Alltagsstrukturierung, Arbeit, finanzielle Situation, soziale Beziehungen)?

Weitere diagnostische Fragen, die unmittelbar für die Therapieplanung wichtig sind:

(6) Welche Bedingungsfaktoren (Situationen, Stimmungen u. a.) beeinflussen den Drogen oder Medikamentenkonsum? Durch eine Verhaltensanalyse können solche Fragen zumindest vorläufig geklärt werden.

(7) Welche Bewältigungsversuche wurden bislang mit welchem Erfolg versucht? Welche Ressourcen liegen bei dem Patienten vor? – Dies ist wichtig für ein ressourcenorientiertes Vorgehen, das nebenbei auch die Patient-Therapeut-Beziehung stärkt.
Eine Suchtanamnese eruiert die bisherigen Behandlungsversuche. Zeiten mit geringerem oder keinem Substanzkonsum sowie erfolgreiche Aufgabenbewältigungen, subjektiv erlebte Aktivitäten des Erfolgs, der Freude und des Genießens ergeben Hinweise auf personale Ressourcen des Patienten und stärken generell die Erfolgserwartung.

(8) Welche Änderungsbereitschaft bezüglich des Substanzkonsums zeigt der Patient (Abstinenz versus Reduktion des Substanzkonsums) oder kann voraussichtlich erreicht werden?

Die therapeutischen Maßnahmen selbst können am besten wie oben dargestellt nach den 4 bzw. 5 Wirkfaktoren von Grawe als Handlungsschema strukturiert werden.

3.1 Medikamentenabhängigkeit

Im Gegensatz zu Drogenabhängigen sind Medikamentenabhängige stärker sozial integriert und mehrheitlich Frauen (s. Pabst et al., 2013, Poser et al., 2006, DHS 2013, Soyka, 2016). Die Symptomatik ist charakterisiert durch eine mehr oder weniger typische Trias: (1) Affektive Indifferenz als Abschirmung vor aversiven Gefühlen und Ereignissen (2) kognitiv-mnestische Defizite (verzerrte Realitätswahrnehmungen und Aufmerksamkeits- und Gedächtnisprobleme, (3) Körperliche Schwäche mit psychovegetativen Beschwerden und Schlafstörungen.
Im Mittelpunkt steht zunächst die Motivation für eine Unterbrechung des Medikamentenkonsums mit einer Aufklärung über die Folgen des Medikamentenmissbrauchs und einer funktionalen Analyse der Medikamenteneinnahme. Bei einer sekundären Substanzabhängigkeit bekommt die Behandlung der primären psychischen Störung eine zumindest gleiche Wichtigkeit.

Motivationsbehandlung
Die Klärung des Medikamentenproblems durch den Arzt oder einem anderen Behandler und die Motivierung zu einer Behandlung kann in wenigen Gesprächen erfolgen und stellt dann eine Kurzintervention dar, sie kann unter Umständen aber auch längere Zeit erfordern, um den Verzicht auf den Substanzkonsum zu akzeptieren und gleichzeitig neue Möglichkeiten der Problembewältigung zu erschließen. Dabei erfolgt eine Entscheidung, ob eine ambulante oder stationäre Entzugsbehandlung erforderlich ist, je nachdem wie stark und welche Entzugserscheinungen (z. B. Krampfanfälle) erwartet werden. In manchen Fällen kommt es auch zu einer schnellen, zumindest vorläufigen Abstinenzentscheidung mit einem „kalten" d.h. nicht medikamentengestützten Entzug.

Entzugsbehandlung
Elsesser und Sartory (2001) schlagen für den Benzodiazepin-Entzug ein umfangreiches Programm vor (qualifizierter Entzug): Es besteht aus den Komponenten Information über den Entzugsverlauf, Festlegung der Reduktionsschritte der Medikamenteneinnahme, Atem- und Entspannungstraining, Angstbewältigungstraining, Symptommanagement-Training für Entzugssymptome, Tagebuch, Hausaufgaben und Rückfallprophylaxe.
Bei einer Niedrigdosisabhängigkeit kann eine derartige Entzugsbehandlung schon ausreichend sein, wenn der Patient die gesamte Behandlung durchhält.
Auch ein früher Einsatz von achtsamkeitsorientierten Übungen wie dem Body Scan im Sinne eines umfassenden komplexen Entspannungstrainings (Aufmerksamkeitslenkung, akzeptierende Haltung gegenüber auch unangenehmen Gedanken und Gefühlen) kann während der Entzugsbehandlung erfolgen. Die positiven Auswirkungen der Abstinenz gilt es zu entdecken und zu bestärken.

Entwöhnungsbehandlung (medizinische Rehabilitation)
Diese kann ambulant oder stationär erfolgen. Spezielle suchtspezifische ambulante Programme für Medikamentenabhängige werden bislang kaum angeboten, meist erfolgt die Behandlung wie bei Alkoholabhängigen. Nach einem Entzug kann für sekundäre Medikamentenabhängigkeit vielfach auch eine suchtunspezifische ambulante Psychotherapie gegen eine zugrundeliegende psychische Störung erfolgen, wenn die Patienten eine Abstinenzphase erreicht haben oder in wenigen Sitzungen eine solche erwartet werden kann. Die stationäre Entwöhnungsbehandlung von Medikamentenabhängigen erfolgt in Suchtfachkliniken, meist gemeinsam mit Alkoholabhängigen, je nach Beteiligung illegaler Substanzen auch zusammen mit Drogenabhängigen (siehe z. B. Schuler und Baumeister, 1999).

Nachsorge
In dieser Behandlungsphase sollte eine Stabilisierung der Abstinenz von psychotropen Medikamenten durch neue Gewohnheitsbildungen im Alltag und bei Problemlösungen erreicht werden. Ohne Stützung durch Medikamente gilt es neue Ziele, Aufgaben und soziale Beziehungen zu finden oder wieder zu aktivieren. Wenn komorbide Störungen noch vorhanden sind, sollten diese auch behandelt werden, auch um die Abstinenz zu stabilisieren.

Zusammenarbeit mit anderen therapeutischen Einrichtungen
Die Psychotherapie von Patienten mit Medikamentenmissbrauch oder Abhängigkeit erfordert die Zusammenarbeit vor allem mit niedergelassenen Ärzten sowohl zur Abklärung des Medikamentenmissbrauchs und der körperlichen Folgeschäden, als auch wegen einer eventuell erforderlichen Entzugsbehandlung. Wenn eine stationäre Entwöhnungsbehandlung notwendig erachtet wird, ist ebenfalls ein niedergelassener Arzt einzuschalten (Soyka, 2016).

3.2 Drogenabhängigkeit

Allgemeine Handlungsprinzipien

Drogenabhängige werden meist in suchtspezifischen Therapieeinrichtungen (Suchtberatungsstellen, Suchtfachkliniken, Praxen substituierender Ärzte) behandelt (DHS, 2013a). Hauptsächliche Therapieansätze sind die substitutionsgestützte Behandlung, d.h. im wesentlichem die ambulante Substitutionsbehandlung, und die meist abstinenzorientierte stationäre oder ambulante psychosoziale Therapie als medizinische Rehabilitationsbehandlung. Bei einer klaren Abhängigkeit erscheint kein kontrollierter Umgang mit Drogen möglich. Dies wird allerdings kontrovers diskutiert. Kontrollierter Konsum von Heroin und Kokain erscheint möglich, ist aber nicht häufig (Schippers und Cramer, 2002). Wegen der erheblich schwankenden Veränderungsbereitschaft bzw. der u.U. überhaupt nicht vorhandenen Bereitschaft zur Abstinenz ist die Behandlung von Drogenabhängigen stärker nach dem Prinzip der Schadensminimierung ausgerichtet.
Bei weitem am häufigsten verbreitet ist die Substitutionstherapie (oder substitutions-gestützte Behandlung), die aus der Vergabe eines Substitutionsmittels (Methadon oder Buprenorphin, in schweren Fällen auch Diamorphin) und einer psychosozialen Therapie (psychosozialer Begleitung) besteht. Die wichtigsten Substitutionsmittel sind zurzeit Methadon und Buprenorphin (DHS, 2013a).

Zur psychosozialen Begleittherapie gibt es einige Therapiemanuale (z. B. Küfner und Ridinger, 2008), die aber nicht auf die Behandlung komorbider Störungen abzielen. Bei ausgeprägten komorbiden Störungen ist im Rahmen eines Case Management Ansatzes eine zusätzliche Pharmakotherapie oder Psychotherapie für die Bereiche Persönlichkeitsstörungen, affektive Störungen und Angststörungen erforderlich, wenn diese auch nach Kontrolle des Substanzmissbrauchs weiter bestehen und Behandlungsbedarf besteht. Entscheidend ist, dass der Suchtmittelkonsum durch eine spezifische Suchttherapie in ständiger Kontrolle bleibt. Die Substitution muss in der Regel über Jahre erfolgen und sollte grundsätzlich wegen der sehr hohen Rückfallgefahr zeitlich nicht befristet sein (außer als Übergang zur Entzugsbehandlung).

Während der Beginn der Substitution je nach bisheriger Konsummenge schnell erfolgen kann, bedarf es zur Vorbereitung der psychosozialen Therapie im Sinne einer medizinischen Rehabilitation (außer Krisenintervention) einer unterschiedlich langen Orientierungsphase zur ersten Abklärung von Zielen, Aufgaben und Motivation für eine psychosoziale Behandlung (s. z. B. Küfner et al., 1999).

Entzugsbehandlung

Zur Unterbrechung des Drogenkonsums, zur Behandlung von körperlichen Begleiterkrankungen, zur Krisenbewältigung der oft sehr schwierigen psychosozialen Lage und bei zu erwartenden schwerwiegenden Entzugserscheinungen ist meist eine stationäre Entzugsbehandlung erforderlich. Auch die Einleitung einer Substitutionsbehandlung erfolgt manchmal stationär.

Eine Variante zur erweiterten Erfassung und Motivation von Drogenabhängigen stellt der „niedrigschwellige, qualifizierte Entzug" dar. Nach Mann und Kapp (1997) stellt er eine Bereicherung des Therapieangebotes an der Schnittstelle zwischen Entgiftung und längerfristiger Entwöhnung dar (s. DHS, 2013a).

Ambulante Entwöhnungsbehandlung von Drogenabhängigen

Im ambulanten Bereich können folgende Behandlungsansätze unterschieden werden: (1) eine ambulante medizinische Rehabilitation entsprechend der von den Krankenkassen und Rentenversicherungsträgern ausgehandelten Vereinbarung „Abhängigkeitserkrankungen, 2001", (2) eine psychosoziale Beratung für Drogenabhängige außerhalb dieser Vereinbarung mit zum Teil ähnlichen, zum Teil aber auch mehr drogenakzeptierenden Konzepten und (3) eine ambulanten Psychotherapie bei Drogenabhängigen. Von einer Entwöhnungsbehandlung im engeren Sinn sollte nur gesprochen werden, wenn das Suchtverhalten im Mittelpunkt steht. Außerdem gibt es noch eine Reihe komplementärer Hilfen wie Schuldenberatung, Rechtsberatung, berufliche Wiedereingliederungshilfen, Betreutes Wohnen u. a. Durch die Vielfalt der beteiligten Einrichtungen und der instabilen Behandlungsverläufe entstehen Probleme der Vernetzung, die einen Gesamtplan erforderlich machen, z. B. als Case-Management Ansatz (vgl. Wendt, 1997).

Von psychosozialer Therapie wird hier gesprochen, um die Einheit von psychotherapeutischen und soziotherapeutischen Elementen und Hilfen zu bezeichnen, die über eine Psychotherapie hinausgehen, z. B. Maßnahmen der beruflichen Rehabilitation. Als Alternative zur stationären drogenfreien medizinischen Rehabilitation ist die ambulante medizinische Rehabilitation, abgesehen von einer substitutionsgestützten Behandlung wenig etabliert. Drohende Strafverfahren, Schulden, körperliche Folgekrankheiten, ungesicherter Lebensunterhalt und ungesicherte Unterkunft sowie komorbide Persönlichkeitsstörungen sind ungünstige Rahmenbedingungen für eine strukturierte ambulante Therapie. Vor allem in der Anfangsphase besteht die ambulante psychosoziale Therapie von Drogenabhängigen oft in einer Suchtbegleitung als einem niedrigschwelligen Therapieangebot: Das bedeutet, die Betreuung wird nach dem Prinzip der Schadensminimierung durchgeführt, auch wenn der Patient weiterhin Suchtmittel zu sich nimmt. Im Mittelpunkt dieses Ansatzes stehen ein möglichst gesundes Überleben durch Praktiken des „safer use" (z. B. Spritzentausch) und „safer sex" (Sexualpraktiken zur Vermeidung der Ansteckung durch das AIDS-Virus) sowie die Sicherung von Lebensunterhalt und Unterkunft. Außerdem geht es immer wieder um aktuelle Probleme und Konflikte im Sinne einer Krisenintervention, um die Motivierung zur Drogenreduktion bzw. Drogenabstinenz sowie um die Förderung sozialer Kompetenzen. Depressive und angstbezogene Störungen und ausgeprägte Persönlichkeitsstörungen sind Indikationshinweise für Psychotherapie bzw. für den Einsatz spezieller Therapieprogramm wie eine Dialektisch-Behaviorale Therapie der Sucht (z. B. Lüdecke et al., 2013). Im Ansatz der medizinischen Rehabilitationsbehandlung (der Begriff wird von Rentenversicherungsträgern für ein von ihnen anerkanntes Therapiekonzept verwendet) kann nach einer Orientierungsphase eine ambulante medizinische Rehabilitation mit einer strukturierten drogenfreien psychosozialen Therapie begonnen werden. Ambulante drogenfreie Behandlung wird häufig bei Rückfällen nach stationärer Entwöhnungsbehandlung in Anspruch genommen, wenn ein länger dauernder stationärer Aufenthalt nicht erforderlich erscheint. Auch um einen Patienten nicht aus seinem stützenden sozialen Umfeld herauszunehmen, erscheint in solchen Fällen eine ambulante Behandlung wünschenswert. Der Therapeut sollte über spezielle Erfahrung in der Behandlung von Drogenabhängigen verfügen. Meist wird eine solche ambulante Behandlung nur in speziellen Beratungsstellen für Drogenabhängige durchgeführt.

In der Regel besteht die ambulante Entwöhnungsbehandlung wegen der Gefahr szeneartiger Gruppenbildung in einer Einzelbehandlung, psychotherapeutische oder freizeitorientierte Gruppen können jedoch zusätzlich durchgeführt werden. Auch familientherapeutische Ansätze werden erfolgreich angeboten, z. B. bei Cannabisabhängigen Jugendlichen (Ritger et al., 2013) Vereinzelt gibt es auch Tageskliniken für Drogenabhängige (ambulante Ganztagsbetreuung). Hinzu kommen die oben dargestellten komplementären Hilfen.

Indikation für eine ambulante drogenfreie Rehabilitation sind Drogenrückfälle nach früherer stationärer Behandlung bei guter Abstinenz- und Therapiemotivation sowie günstigem sozialen Umfeld. Bei jüngeren Drogenabhängigen mit guter familiärer Integration ist ein familientherapeutischer Ansatz erfolgsversprechend (s. Thomasius, 1996).

Weitere Kriterien für eine Indikation zur ambulanten Behandlung: Wohnung und Lebensunterhalt sollten gesichert sein, ein stützendes und vom Klienten akzeptiertes soziales Umfeld außerhalb des Drogenmilieus, das Einhalten von Terminen, das Erreichen drogenfreier Phasen.

Stationäre drogenfreie Behandlung

In vielen Fällen ist eine stationäre Behandlung angezeigt, damit der Betroffene mehr Abstand zum Drogenmilieu gewinnen und z.B. gleichzeitig eine Arbeitsperspektive entwickeln kann. Die Vermittlung und Vorbereitung stationärer Behandlung für Drogenabhängige erfolgen hauptsächlich durch Drogenberatungsstellen und Entzugsstationen.

Nicht selten erfordert die labile Therapiemotivation eine persönliche Begleitung des Drogenabhängigen durch seinen Therapeuten oder Betreuer von der stationären Entgiftung unmittelbar zur stationären Rehabilitation.

Äußerer Druck zur Behandlung, meist bedingt durch justizielle Auflagen, ist die Regel. Grundlage für gerichtliche Auflagen sind bei einer Beschaffungsdelinquenz das Betäubungsmittelgesetz (§35: Bedingungen für Therapie statt Strafe, §36: Anrechnung von Therapiezeiten, §37: Aufschieben drohender Strafverfahren) sowie die Paragraphen 64 (Unterbringung in einer Entziehungsanstalt), 20, 21 (Schuldfragen) des Strafgesetzbuches z. B. § 153 (Geringfügigkeit) der Strafprozessordnung sowie Paragraphen des Bürgerlichen Gesetzbuches (Schuldverhältnisse) (s. auch Havemann-Reinicke et al., 2006).

Die abstinenzorientierte Behandlung erfolgt meist in Suchtkliniken für Drogenabhängige, in denen relativ selten auch Alkoholabhängige behandelt werden. Es gibt aber auch umgekehrt Suchtfachkliniken für Alkoholabhängige, die Drogenabhängige behandeln. Außerdem gibt es noch Behandlungseinrichtungen in Justizvollzugsanstalten (Maßregelvollzug) mit längeren Behandlungszeiten von einem Jahr und länger. Die Therapiezeiten in der Rehabilitation betragen zwischen 4 und 6 Monaten mit einer anschließenden Adaptionsphase (meist in einer anderen angeschlossenen Einrichtung) von ca. 3 Monaten. Die Behandlung verläuft in zwei, meist noch weiter unterteilte Phasen. Phase 1: Schwerpunkt psychische Entwöhnung und Bearbeitung von Persönlichkeitsproblemen. Phase 2 (Adaptionsphase): berufliche und soziale Integration als Übergang zu Alltagsbedingungen. Hauptsächlich für Phase 1 werden von den Behandlungseinrichtungen Stufenprogramme mit jeweils abgestuften Rechten und Pflichten aufgestellt. Viele Einrichtungen arbeiten nach dem Prinzip der therapeutischen Gemeinschaft. Das Grundprinzip einer therapeutischen Gemeinschaft (s. Vanderplasche et al., 2013) besteht darin, im Rahmen eines engen, quasifamiliären Zusammenlebens nach sozialen Grundregeln (z.B. Gewaltlosigkeit, Selbstverantwortung) einen kontinuierlichen Lernprozess der sozialen Integration und persönlichen Entwicklung in Gang zu bringen. Dabei stehen meist die Gruppe und das Gespräch mit den anderen Betroffenen als therapeutisches Agens im Vordergrund. Selbstorganisation (z.B. Verpflegung) und Selbsthilfe sind ein wesentliches Merkmal. Im Zusammenleben kommt es zu Problemen und Konflikten, deren Bewältigung unter Mithilfe von Therapeuten und Mitpatienten zur sozialen Integration und Persönlichkeitsentwicklung (Nachreifung, Ich-Stärkung) des Betroffenen beiträgt. Die Orientierung an anderen Drogenabhängigen, die es geschafft haben, von den Drogen weg zu kommen oder die „weiter" sind im Therapieverlauf, fördern die Entwicklung im Sinne eines Modellernens. Die unterschiedlichen Rollen und Aufgaben, die der Einzelne im Therapieverlauf einnehmen kann, tragen zur Entwicklung sozialer Kompetenzen bei. Schließlich wird auf diese Weise die Identifizierung mit Normen und Werten eines drogenfreien Lebens begünstigt. Im Übrigen wird ein breites Spektrum von Verfahren (kreative Verfahren bzw. Beschäftigungstherapie, Sport, Einzeltherapie, Gruppentherapie u.a.) angewandt. Das Angebot der Arbeitstherapie oder spezieller Ausbildungsprogramme soll die spätere berufliche Integration erleichtern. Reine Selbsthilfeorganisationen wie Synanon sind selten (vgl. Fredersdorf, 1997).

Substitutionsgstützte Behandlung von Opiatabhängigen

Durch die drogenfreien Therapieangebote wird nur ein relativ kleiner Teil der Opiatabhängigen erreicht. Unter anderem deshalb wurden Substitutionstherapien entwickelt, die jene Gruppen von Opiatabhängigen ansprechen sollen, die für eine drogenfreie Behandlung nicht zugänglich sind oder mehrmals erfolglos behandelt worden sind.

Eine Indikation für eine substitutionsgestützte Therapie ist gegeben, wenn eine Abwägung verschiedener Therapieoptionen, vor allem ein Vergleich mit einer abstinenzorientierten Therapie für die Substitutionstherapie die größten Erfolgschancen verspricht. Neben der Diagnose Opiatabhängigkeit sind weitere Kriterien zur Konsummenge und zur Wahl des Substitutionsmittels zu beachten (BÄK, 2017). Am häufigsten sind Substitutionstherapien mit Methadon (Methadon Racemat oder Levomethadon) und Buprenorphin (Havemann-Reinecke et al., 2006, Tretter, 2008, Wittchen et al., 2011). In Ausnahmefällen ist auch Codein und Dihydrocodein (Remedacen) zugelassen (BÄK, 2017, Uchtenhagen, 1997). In besonders schweren Fällen erfolgt auch eine Diamorphin gestützte Behandlung (Haasen et al., 2007) Methadon und Buprenorphin als Ersatzmittel soll das Verlangen nach Opiaten aufheben oder zumindest stark reduzieren, ohne selbst euphorisierend zu wirken, es soll die Beschaffungskriminalität abbauen und die Wiederaufnahme einer geregelten Arbeit erleichtern. Die Drogenabhängigen erhalten täglich eine bestimmte Menge Methadon Racemat oder Levomethadon (L-Polamidon), die sie unter Aufsicht zu sich nehmen (zu Dosierung und Nebenwirkungen s. Gölz, 1998, BÄK, 2017). Der substituierende Arzt benötigt eine arztbezogene Genehmigung der KV. Eine Verschreibung von Methadon zur freien Verfügung eines Süchtigen ist gegenwärtig nach dem Stand der Rechtsprechung nicht zulässig. Es gibt aber eine sogenannte Take Home Dosis, wenn die Stabilität des Drogenabhängigen keinen Missbrauch erwarten lässt. Wenn nach ärztlicher Beurteilung eine Stabilität erreicht ist, kann z. B. für das Wochenende eine Take Home Dosis mitgegeben werden. Ohne zusätzliche psychosoziale Betreuung/Therapie erscheint eine Methadonvergabe nicht ausreichend (s. Hönekopp & Stöver, 2011). Es besteht die Gefahr, dass zusätzlich in unkontrollierter Weise weitere Drogen (Beikonsum) eingenommen werden. Zur Kontrolle zusätzlicher Drogeneinnahme sind Urinuntersuchungen erforderlich (s. hierzu Gölz 1998; Gastpar, Mann und Rommelspacher, 1999, BÄK, 2017).

Bei der Substitutionsbehandlung geht man davon aus, dass durch die meist über mehrere Jahre bis lebenslang erfolgende Substitution eine zunehmende soziale Integration (Beruf, Familie) ermöglicht wird und schließlich Drogenfreiheit als Fernziel erreicht werden kann. Die Frage einer evtl. lebenslangen Substitution ist umstritten. Die bisherigen Ergebnisse zeigen zwar einen positiven Effekt der Substitutionsbehandlung, allerdings erreichen nur wenige eine stabile Drogenabstinenz. Hinsichtlich der psychischen Komorbidität gibt sich jedoch keine positive Entwicklung (PREMOS Studie, Wittchen et al., 2011). Die Behandlung der Komorbidität einschließlich traumatischer Erfahrungen in der Kindheit wird zu wenig fokussiert (vgl. Specka und Scherbaum, 2011).

Behandlung mit Opiatantagonisten (Naltrexon)
Nach einer Entgiftung kann bei Opiatabhängigen auch an den Einsatz von Opiatantagonisten (Naltrexon) gedacht werden. Diese besetzen die Opiatrezeptoren im ZNS und blockieren auf diese Weise die Wirkung des Heroins. Das Verlangen nach der Droge werde dadurch allerdings nicht beeinflußt (Wanke u. Täschner et al., 2010). Die Wirkungsdauer von Naltrexon (Nemexin) ist mit bis zu 72 Stunden deutlich länger als die von Naloxon (Keup, 1991, Scherbaum, 2012, Soyka, 2013), das nur bei akuter Intoxikation verwendet wird. Es weist kein Missbrauchspotential auf (weder körperliche noch psychische Abhängigkeit). Hinsichtlich des antagonistischen Effekts tritt keine Gewöhnung auf. Nebenwirkungen werden als sehr geringfügig eingestuft (Keup, 1991; Koc, Weyandt und Pruchniewicz, 1998). Das entscheidende Problem besteht in einer geringen Akzeptanz durch die Patienten und der notwendigen guten Motivation (Compliance). Erforderlich ist auch eine kontinuierliche Überwachung und regelmäßige Urinkontrolle (Havemann-Reinecke et al., 2006).

Indikation
Hochmotivierte Heroinabhängige nach vollständiger Entgiftung mit guter Compliance und guter sozialer Integrationc (Havemann-Reinecke et al., 2006).

3.3 Cannabis Abhängigkeit

Cannabis ist die deutlich am weitesten verbreitete illegale Droge (s. Tabelle 2). Cannabis ist der Hauptwirkstoff der Cannabis Pflanze und wird meist als Marihuana geraucht (Joint), als Tee eingenommen oder in Keksen gebacken. Haschisch als getrocknetes Harz der Cannabis Pflanze wirf meist geraucht. Es gibt auch synthetische Canabinoide, die häufig als Spice (Pflanzen mit synthetischen Cannabinoiden u.a.) angeboten werden. Fast alle Konsumenten anderer illegaler Drogen gebrauchen auch Cannabis. Die Risikoeinschätzung ist niedriger als die von Alkohol und Tabak (s. Nutt et al., 2007), aber das heißt natürlich nicht, dass damit kein Risiko verbunden ist. Ein erster Hinweis ist das Verhältnis von abhängigen Usern zur Anzahl von Konsumenten (zw. 13 und 25 %, Gouzuolis-Mayfrank, 2014). Die Komorbidität ist sehr hoch mit Alkoholmissbrauch oder Abhängigkeit (Lifetime 88 %, NESARC Studie, Regier et al., 1990, zit. in Gouzuolis-Mayfrank, 2014, Stinson et al., 2006). 25 % weisen eine zusätzliche affektive Störung auf (ECA Studie), 50 bzw 60 % in der NESARC-Studie, ebenso häufig sind Angststörungen. Am häufigsten ist eine Persönlichkeitsstörung bei zwei Drittel, in den letzten 12 Mon. drei Viertel. Eine Psychose wiesen 6 % auf.
Die Wirksamkeit verschiedener Therapieformen ist nachgewiesen. In Deutschland gilt das für ein VT-Programm CANDIS (Hoch et al., 2012) und ein Familientherapeutisches Programm INCANT (Rigter et al., 2013). Behandlungsziel ist nicht immer Abstinenz, sondern eine Reduktion der Tage mit Substanz-Konsum. Die Therapien sind schwerpunktmäßig auf das Suchtverhalten ausgerichtet, so dass die Behandlung der Komorbidität in der Regel zu kurz kommt und eine zusätzliche störungsspezifische Behandlung erfordert.

3.4 Kokainabhängigkeit (Kokain + Natron = Crack, Kokain + Heroin = Speedball)

Kokain wird häufig geschnupft, kann aber auch injiziert werden. In der Form von Freebase und Crack (Kokain + Natron) kann es geraucht werden und gelangt dann schneller in das ZNS. Es wirkt als Wiederaufnahmehemmer für Dopamin, Serotonin und Noradrenalin, so dass mehr Neurotransmitter im synaptischen Spalt verbleiben. Durch das Kokain wird vor allem das sympathische NS aktiviert (erhöhter Blutdruck, Puls, erweiterte Pupillen, verstärkte Wachsamkeit und erhöhte Reaktionsbereitschaft, Appetit und Schlafbedürfnis werden reduziert, subjektiv erlebt sich der Konsument als stärkerund energiegeladen. Nach einem Kokain-Rausch kommt es zu einer Phase der Lethargie und Depressivität (Kokain Crash) .
Der Anteil von komorbiden Störungen ist wiederum sehr hoch. Hauptfolgen sind ausgelöste Psychosen und schwere Depressionen und es kommt zu Gesamtveränderungen der Persönlichkeit. Die Behandlungsansätze sind multimodal und ähnlich wie bei Cannabis und Opiatabhängigkeit. Die Ergebnisse lassen sich noch nicht ausreichend beurteilen.

3.5 Psychostimulantien

Dazu gehören die Amphetamine wie Methylphenidat (Ritalin) oder Modafinil, das natürlich vorkommende Ephedrin und die stärker wirksamen Methamphetamine, früher in der Form von Pervitin Tabletten bekannt, in den letzten Jahren als Crystal Meth verbreitet (s. Tabelle A). Die Wirkung besteht in einer starken Aktivierung des Sympathischen Nervensystems. Amphetamine wirken ähnlich wie Kokain, wenn auch weniger stark (s. Gouzoulis-Mayfrank und Bilke, 2012). Auch Ecstasy (primär MDMA) gehört zu den Psychostimulantien und ist vor einigen Jahren als Party-Droge bekannt geworden (s. auch Poser et al., 2006).
Bei Abhängigkeit ist eine länger dauernde psychosoziale und psychotherapeutische Behandlung erforderlich, wie sie von Fachkliniken für Drogenabhängige angeboten werden.

3.6 Andere Drogen (s. DHS, 2013a)

Verschiedene andere Substanzen, die in den Drogenszenen manchmal eine Rolle spielen, sind GHB (Gamma-Hydroxybuttersäure), das als Narkosemittel verwendet wird und in der Wirkung dem GABA Transmitter nahe steht.
GBL (Gamma-Butyroacton) ist ein Reinigungs- und Lösungsmittel. (s. Rath, 2012, DHS, 2013). Die Behandlung erfolgt nach dem allgemeinen abstinenzorientierten Vorgehen in der Behandlung illegaler Drogenabhängiger.
Jedes Jahr kommen neue Drogen auf den Markt, über die z.B. die Europäische Drogenbeobachtungsstelle in Lissabon (EMCDDA, European Monitoring Center of Drug and Drug Addiction) umfassend informiert.

4 Frequently Asked Questions (FAQ)

1. *Warum machen nicht alle psychoaktiven Substanzen abhängig?*

→ Eine Substanz macht umso eher abhängig, je schneller sie positiv wirkt, je weniger aversive Nebenwirkung sie hat, je breiter das positive Wirkungsspektrum ist und je leichter verfügbar die Substanz ist.

2. *Wenn psychotrope Substanzen zur Bewältigung von Problemen und Störungen genommen werden, dann müsste doch die Bewältigung dieser Probleme und Störungen ohne psychotrope Substanzen dazu führen, dass Betroffene wieder kontrolliert damit umgehen kann!*

→ Drogen haben nicht nur eine die Problemlösung erleichternde, sondern auch eine die Lust und das Erleben scheinbar steigernde Wirkung, so dass nicht immer ein Problem als Grund einer Drogeneinnahme vorliegen muss. Außerdem gewinnt die Suchtentwicklung eine Eigenständigkeit, in dem der Anwendungsbereich immer breiter und die Gründe für Drogengebrauch immer vielfältiger werden. Parallel dazu kommt es zu neuroplastischen Veränderungen im ZNS (limbisches System, Nucleus accumbens), die kaum oder sehr schwer veränderbar erscheinen. Schließlich bleibt eine biologisch-genetische Disposition erhalten, die als erhöhtes Risiko für eine erneute Suchtentwicklung aufgefasst werden muss.

3. *Kann eine Abhängigkeit wieder verlernt werden, so dass wieder ein kontrollierter Konsum der psychoaktiven Substanz möglich ist? – (siehe auch Frage 2)*

→ Gegen das Erlernen eines kontrollierten Umgangs mit Drogen bei eindeutig Drogenabhängigen sprechen folgende Gründe:
- biologisch-genetische Faktoren, die nach wie vor wirksam bleiben;
- das Suchtgedächtnis mit neuronalen Veränderungen, die kaum oder nur sehr schwer zu verändern sind;
- bisherige umstrittene Erfahrungen mit dem Ziel eines kontrollierten Konsums (individuell, aber auch in wissenschaftlichen Untersuchungen und Erfahrung von Selbsthilfegruppen);
- eine ständig aufrechtzuerhaltende differenzierte Kontrolle erscheint schwieriger realisierbar und weniger klar als eine eindeutige Ja-Nein-Aussage.

4. *Dürfen Medikamentenabhängige nie wieder Psychopharmaka mit Abhängigkeitspotenzial einnehmen?*

→ Psychotrope Medikamente ohne Abhängigkeitspotenzial (z.B. Neuroleptika) können bei medizinischer Indikation eingenommen werden. Die Anwendung von Schmerzmitteln in Fällen klar körperlicher Ursachen und in weitgehend vom Patienten unabhängiger Einnahmeform sowie in Notfallsituationen erscheint gerechtfertigt, das Risikoin solchen Situationen für eine erneute Abhängigkeitsentwicklung ist gering.

5 Prüfungsfragen

1. Ist die körperliche Abhängigkeit eine notwendige Bedingung für die Diagnose Abhängigkeit?
2. Was ist psychische Abhängigkeit?
3. Warum werden manche Menschen abhängig, andere nicht?
4. Von welchen Bedingungsfaktoren ist die Wirkung einer Droge abhängig?
5. Welche Faktoren tragen zur Abhängigkeitsentwicklung bei?
6. Warum ist es für einen Drogenabhängigen schwierig, auf Drogen zu verzichten?
7. Welche Merkmale von Drogenabhängigen erschweren deren psychotherapeutische Behandlung?
8. Was sind die primären Ziele bei der Behandlung von Drogenabhängigen?
9. Welche Behandlungsformen gibt es für Drogen- und Medikamentenabhängige?

6 Literatur

- Affi, TO., Henriksen, CA., Asmundson, GJ., Sareen, J. (2012). Childhodd maltreatment and substance use disorders among men and women in a national representative sample. Can. J. Psychiatry 75(11): 677-86
- Babor, TF. & Caetano, R. (2006). Subtypes of substance dependence and abuse: Implications for diagnostic and empirical research. Addcition: 101 (Suppl. 1): 104-110
- Backmund, M. (1999). Sucht-Therapie. Grundlagen, Klinik, Standards. Leitfaden für die Praxis und Fortbildung. Landsberg: ecomed
- Barnow, S. (2008). Persönlichkeitsstörungen: Ursachen und Behandlung. Bern: Hans Huber, Hogrefe
- Batra, A., Bilke-Hentsch, O. (Hrsg.) (2012). Praxisbuch Sucht. Therapie der Suchterkrankungen im Jugend und Erwachsenenalter. Stuttgart: Thieme.
- Baumeister, H.(2006). Psychotherapie bei Medikamenenabhängigkeit. In. Schuhler, P., Vogelgesang, M. (Hrsg.) (2006). Psychotherapie der Sucht. Lengerich: Pabst
- Baumgärtner1, G. & Soyka, M. (2013). DSM-5 – What has changed in therapy for and research on substance-related and addictive disorders? Fortschr. Neurol. Psychiatr. 81(11): 648-654
- Beck, A. T., Wright, F. D., Newman, C. F. & Liese, B. S. (1997). Kognitive Therapie der Sucht. Weinheim: Psychologie Verlags Union
- Berenz, EC., Coffrey, SF., (2012). Treatment of co-occuring posttraumatic stress disorder and substance use disorder. Curr. Psychiatry Reports 14(5): 469-77
- Berking, M. & Wuppermann, P. (2012). Emotion regulation and mental health: recent findings, current challenges, and future directions.Current Opin. Psychiatry 25(2) 128-134
- Bidwell, LC., Knopik, VS., Audrain_McGovern, J., Glynn, TR., Spillane, NS., Ray, LA., Riggs., Guillot, CR., Pang, RD., Leventhal, AM. (2015). Novelty seeking as a Phenotypic Marker of Adolescent Substance Use. Substance Abuse 17(9) Suppl 1: 1-10
- Brewer, DD., Catalano, RF., Haggerty, K., Gainey, RR., Fleming, CB. (1998). A meta-analysis of predictors of continued drug use during and after treatment for opiate addiction. Addiction 93(1): 73-92
- Bundesärztekammer BÄK (2017). Richtlinie der Bundesärztekammer zur Durchführung der substitutionsgestützten Behandlung Opioidabhängiger. http://www.bundesaerztekammer.de/fileadmin/user_upload/downloads/pdf-Ordner/RL/Substitution.pdf, zuletzt abgerufen 05.01.2018

4

- Bundesärztekammer (2010). Richtlinien der Bundesärztekammer zur Durchführung der substitutionsgestützten Behandlung Opiatabhängiger Deutsches Ärzteblatt 107 (11), Seite A-511-516
- Bundesärztekammer (2007). Medikamente – schädlicher Gebrauch und Abhängigkeit: Leitfaden für die ärztliche Praxishttp://www.bundesaerztekammer.de/fileadmin/user_upload/downloads/LeitfadenMedAbhaengigkeit.pdf, zuletzt aufgerufen 05.01.2018
- Demers, CH., Bogdan, R., Agrawal, A. (2014). The Genetics, Neurogenetics and Pharmacogenetics of Addiction. Current Behavior Neuroscienc Report 1(1): 33-44
- Denis, C., Lavie, E., Fatseas, M., Auriacombe, M. (2006). Psychotherapeutic Interventions for cannabis use and/or dependende in outpatient settings. Cochrane Database Syst. Rev. 19(3):CD005336
- DHS, Deutsche Hauptstelle für Suchtfragen (2013a). 4 Drogenabhängigkeit. Suchtmedizinische Reihe Band 4
- DHS, Deutsche Hauptstelle für Suchtfragen (2013b). Medikamentenabhängigkeit. Suchtmedizinische Reihe Band 5
- Driessen, M., Schulte, S., Luedecke, C., Schaefer, I., Sutmann, F., Ohlmeier, M., Kemper, U., Koesters, G., Chlodsinski, C., Schneider, U., Broese, T., Dette, C., Havemann-Reinecke, U., & TraumaB-Study group (2008). Trauma and PTSD in Patients with alcohol, drug, or dual Dependence: A Multi-Center study Alcohol Clin. Exp. Res. 32(3): 481-88
- Dutra, L., Stathopoulou, G., Basden, S.L., Leyro, T.M., Powers, M.B., Otto, M.W. (2008). A meta-analytic review of psychosocial interventions for substance use disorder. Am. J. Psychiatry 165: 179-87
- Elsesser, K. & Sartory, G. (2001). Medikamentenabhängigkeit. Göttingen: Hogrefe
- Fredersdorf, F. (1997). Sucht, Selbsthilfe und soziale Netzwerke. Geesthacht: Neuland
- Frei, A. & Rehm, J. (2002). Komorbidität: Psychische Störungen bei Opiatabhängigkeit zu Beginn einer heroingestützten Behandlung. Psychiatrische Praxis, 29, 251-257
- Funke, J., Funke, W., Klein, M., & Scheller, R. (2001). Trierer Inventar für Medikamentenabhängige (TIM). Konzeption und erste Befunde. Sucht, 47, 88-103
- Gastpar, M., Mann, K. & Rommelspacher, H. (1999). Lehrbuch der Suchterkrankungen. Stuttgart, New York: Thieme
- Gemeinsamer Bundesausschuss G-BA (2009). Psychotherapie Richtlinien https://www.g-ba.de/downloads/62-492-1266/PT-RL_2016-11-24_iK-2017-02-16.pdf zuletzt abgerufen 05.01.2018
- Glantz, M. & Packens, R. (1992). Vulnerability to drug abuse. Washington D.C.
- Gölz, J. (1998). Moderne Suchtmedizin. Stuttgart, New York: Thieme
- Gouzoulis-Mayfrank, E. (2014) Psychotische Störungen und komorbide Suchterkrankungen. In: Walter, M. & Gouzoulis-Mayfrank, E. (Hrsg.) Psychische Störungen und Suchterkrankungen. Diagnostik und Behandung von Doppeldiagnosen. Stuttgart: Kohlhammer
- Grant, JE., Chamberlain, SR. (2014). Impulse action and impulsive choice across substance and behavioral addictions: cause or consequence? Addictive Behaviors 39(11): 1632-9
- Grawe, K. (1995). Grundriß einer Allgemeinen Psychotherapie. Psychotherapeut, 40, 130-145
- Grüsser, SM., Thalemann, CN. (2006). Verhaltenssucht. Diagnostik, Therapie, Forschung. Bern: Hans Huber, Hogrefe
- Gsellhofer, B., Küfner, H., Vogt, M. & Weiler, D. (1999). European Addiction Severity Index – EuropASI. Manual für Training und Durchführung. Stuttgart: Schneider Verlag
- Julien, R. M. (1997). Drogen und Psychopharmaka. Heidelberg: Spektrum.
- Haasen C, Verthein U. et al. (BMG Hrsg.) (2007) Das bundesdeutsche Modellprojekt zur heroingestützten Behandlung. Band 1 bis 3, Berlin
- Havemann-Reinecke, U., Küfner, H., Schneider, U., Günthner, A., Schalast, N., Vollmer, C. (2006). In Schmidt, LG., Gastpar, M., Falkai, P., Gaebel, W. (Hrsg). Evidenzbasierte Suchtmedizin. Behandlungsleilinie substanzbezogene Störungen. Köln: Deutscher Ärzte-Verlag
- Heidenreich, T. & Michalak, J. (2014). Achtsamkeitsbasierte Psychotherapie –Chancen und Grenzen der dritten Generation der Verhaltenstherapie. Sucht 60(1):7-12
- Heinz, A., Batra, A., Scherbaum, N, & Gouzoulis-Mayfrank, E. (2012). Neurobiologie der Abhängigkeit. Stuttgart: Kohlhammer
- Hiller, W., Zaudig, M. & Mombour, W. (1997). Internationale Diagnosen Checklisten für DSM-IV und ICD-10. Göttingen: Hogrefe
- Hoch, E., Zimmermann, P., Henker, J., Rohrbacher, H., Noack, R., Bühringer, G., Wittchen, H-U. (2011). Modulare Therapie von Cannabisstörungen. Das CANDIS-Programm. Göttingen: Hogrefe
- Hönekopp, J., & Stöver, H. (Hrsg) 2011) Beispiel Guter Praxis in der Substitutionsbehandlung. Freiburg: Lambertus
- Keup, W. (1991). Naltrexon-Einsatz für Opiatabhängige. Arzneimitteltherapie 9, 129-132
- Kienast, T. Stoffers, J. Bermpohl, F. Lieb, K. (2014). Borderline Personality Disorder and comorbid addiction. Deutsches Ärzteblatt 111(16): 280-6
- Koc, J., Weyandt, M. & Pruchniewicz, P. (1998). Rezeptorblockade mit Naltrexon. In J. Gölz, (Hrsg.), Moderne Suchttherapie (S. C3.9.1 1-5). Stuttgart, New York: Thieme
- Koluza, G. (2004). Stressbewältigung. Trainingsmaterial zur psychologischen Gesundheitsförderung. Heidelberg: Springer
- Küfner, H., Vogt, M. Weiler, D. (1999). Medizinische Rehabilitation und Methadon-Substitution. Hohengehren: Schneider
- Küfner (2013). Substitutionstherapie und psychosoziale Therapie bei Opioidabhängigen. Suchtaktuell 20(3): 53-72
- Lachner, G. & Wittchen, H.-Ulrich (1995). Familiär übertragene Vulnerabilitätsmerkmale für Alkoholmißbrauch und -abhängigkeit. Zeitschrift für klinische Psychologie, 24 (2), 118-146
- LeMoal, M. (2009). Drug abuse: vulnerability and transition to addiction. Pharmacopsychiatry 42(Suppl. 1): S42-55
- Lieb, R., Isensee, B. Häufigkeit und zeitliche Muster von Komorbidität. In: Moggi, F. (Hrsg.) (2007). Doppeldiagnosen. Bern: Hans Huber, Hogrefe
- Lieb, R., Schuster, P., Pfister, H., Fuetsch, M., Höfler, M., Isensee, B., Müller, N., Sonntag, H., Wittchen, H-U. (2000) Epidemiologie, des Konsums, Mißbrauchs und der Abhängigkeit von legalen und illegalen Drogen bei Jugendlichen und jungen Erwachsenen: Die prospektiv-longitudinale Velaufsstudie EDSP Sucht 46(1), 18-31
- Lobmaier. P., Kornor. H., Kunoe, N., Biorndal, A. (2008). Sustained-Release Naltrexone For Opioid Dependence. Cochrane Database Syst Rev. 16;(2DOI: 10.1002/14651858.CD006140.pub2
- Lüdecke, C., Luedecke, D., & Scarpinato-Hirt, F. (2015). DBT in der Suchtbehandlung: Das Göttinger Modell. Suchttherapie, 16(02), 75-81
- Mann, K. & Kapp, B. (1997). Die Baden-Württemberg Studie Drogenentzug. Schriftenreihe des Sozialministeriums Baden Würtemberg
- Margraf J. (1994). Mini-DIPS: Diagnostisches Kurz-Interview bei psychischen Störungen. Berlin: Springer
- Marlatt, G. A. & Gordon, J. R. (1985). Relapse Prevention: Maintenance Strategies in the Treatment of Addictive behaviors. New York: Guilford
- Migneault, JP., Adams, TB., Read, JP. (2005). Application of the Transtheoretical Model to substance abuse: historical development and future directions. Drug. Alcohol Rev. 24(5): 437-48
- Miller, W. R., Rollnick, S. (2002). Motivational Interviewing: Preparing people to change. New York: Guilford
- Miller, W. R. & Rollnick, S. (1999). Motivierende Gesprächsführung. Freiburg im Breisgau: Lambertus

- Mischel, W. (2014). Der Marshmellow Test. München: Siedler
- Moggi, F. (Hrsg.) (2007). Doppeldiagnosen. Bern: Hans Huber, Hogrefe
- Moggi, F. (2014). Theoretische Modelle bei Doppeldiagnosen. In: Walter, M. & Gouzoulis-Mayfrank, E. (Hrsg.). Psychische Störungen und Suchterkrankungen. Diagnostik und Behandlung von Doppeldiagnosen. Stuttgart: Kohlhammer
- Mundle, G., Bowen, S., Heinz, A. & Kienast, T. (2014). Praktische Anwendung von Achtsamkeit in der Suchttherapie am Beispiel des MBRP Programms und der DBT-Sucht. Sucht 60(1):29-36
- Nutt, D. King, L.A., Saulsbury, W., Blakemore, C. (2007) Development of a rational scale to assess the harm of drugs of potential misuse. Health Policy 369: 1047-1053
- Pabst, A., Kraus, L., Gomes de Matos, & Piontek, D. (2013).Substanzkonsum und substanzbezogene Störungen in Deutschland im Jahr 2012. Sucht 59 (6): 321-331
- Piontek, D., Gomes de Matos E., Atzendorf, J., Kraus, L.: Kurzbericht Epidemiologischer Suchtsurvey 2015 Tabellenband: Konsum illegaler Drogen, multiple Drogenerfahrung und Hinweise auf klinisch relevanten Drogenkonsum nach Geschlecht und Alter im Jahr 2015. https://esa-survey.de/fileadmin/user_upload/Literatur/Berichte/ESA_2015_Illegale_Drogen-Kurzbericht.pdf. Zuletzt abgerufen am 8.03.2018
- Piontek, D., Atzendorf, J. Gomes de Matos, E., Kraus L.: Kurzbericht Epidemiologischer Suchtsurvey 2015. Tabellenband: Tabakkonsum und Hinweise auf klinisch relevanten Tabakkonsum nach Geschlecht und Alter im Jahr 2015. https://www.esa-survey.de/fileadmin/user_upload/Literatur/Berichte/ESA_2015_Tabak-Kurzbericht.pdf. Zuletzt abgerufen am 8.03.2018
- Piontek, D., Gomes de Matos, E., Atzendorf, J., Kraus, L.: Kurzbericht Epidemiologischer Suchtsurvey 2015. Tabellenband: Alkoholkonsum, episodisches Rauschtrinken und Hinweise auf klinisch relevanten Alkoholkonsum nach Geschlecht und Alter im Jahr 2015.https://www.esa-survey.de/fileadmin/user_upload/Literatur/Berichte/ESA_2015_Alkohol-Kurzbericht.pdf. Zuletzt abgerufen am 8.03.2018
- Poser, W., Böning, R., Holbach, r., Schmidt, L:G: (2006) In: Schmidt, LG., Gastpar, M., Falkai, P., Gaebel, W. (Hrsg). Evidenzbasierte Suchtmedizin. Behandlungsleilinie substanzbezogene Störungen. Köln: Deutscher Ärzte-Verlag
- Poser, W. & Poser, S. (1996). Medikamente – Mißbrauch und Abhängigkeit. Stuttgart: Thieme.
- Prochaska & DiClemente (1983). Stages and processes of self-change of smoking: toward an integrative model of change. J. Consult. Clin. Psychol. 51. 390-395
- Rath, M. (2012) GHB/GBL („Liquid Ecstasy"). In: Batra, A., Bilke-Hentsch, O. (Hrsg.) (2012). Praxisbuch Sucht. Therapie der Suchterkrankungen im Jugend und Erwachsenenalter. Stuttgart: Thieme
- Rigter, H., Henderson, C.E., Pelc, I., Tossmann, P., Phan, O., Hendriks, V., Schaub, M., Rowe, C.L. (2013). Multidimensional familiy therapy lowers rate of cannabis dendence in adolescents: A randomised controlled trial in Western European outpatient settings. Drug Alc. Dependence 130: 85-93
- Rist, F. & Watzl, H. (1999). Psychologische Ansätze. In M. Gastpar, K. Mann, H. Rommelsbacher (Hrsg.), Lehrbuch der Suchterkrankungen (S. 39-49). Stuttgart, New York: Thieme
- Rockstroh, S. (2001). Einführung in die Neuropsychopharmakologie. Bern: Verlag Hans Huber
- Roediger, E. (2009). Praxis der Schematherapie. Grundlagen-Perspektiven. Stuttgart: Schattauer
- Rommelspacher, H. (1999). Modelle der Entstehung und Aufrechterhaltung süchtigen Verhaltens. In M. Gastpar, K. Mann & H. Rommelspacher (Hrsg), Lehrbuch der Suchterkrankungen (S. 28-66). Stuttgart, New York: Thieme
- Schäfer, I., Schulze, C. & Stubenvoll, M. (2011). Psychotherapie bei Abhängigkeitserkrankungen und Posttraumatische Belastungsstörung. Sucht 57: 353-361
- Scherbaum, N. (2012). 3.4 Opiate In: Batra, A. & Bilke-Hentsch, O. (Hrsg.) Praxisbuch Sucht- Therapie der Suchterkrankungen im Jugend- und Erwachsenenalter. Stuttgart: Thieme
- Schippers, GM., Cramer, E. (2002). Kontrollierter Gebrauch von Heroin und Kokain. Suchttherapie 3: 71-80
- Schmidt, LG., Gastpar, M., Falkai, P., Gaebel, W. (Hrsg). (2006)Evidenzbasierte Suchtmedizin. Behandlungsleilinie substanzbezogene Störungen. Köln: Deutscher Ärzte-Verlag
- Schuckit, AM., Smith, TL. (1997). Assessing the risk for alcoholism among sons of alcoholics. J. Studies Alcohol. 58(2): 141-5
- Schuhler, P. & Vogelgesang, M. (2015). Schädlicher Gebrauch von Alkohol und suchtpotenten Medikamenten in der stationären psychosomatischen Rehabilitation: Spezifische Differenzierung in Diagnose und Therapie. Teil1:Diagnose, Motivierung, Exploration der Funktionalität. Zielfindung und Skizzierung ds therapeutischen Vorgehens.Sucht Aktuell 22 (1): 9-17
- Schultz, W. (2011). Potential vulnerabilities of neuronal reward, risk, and decision mechanisms to addictive drugs. Neuron 69: 603-617
- Schuhler, P. & Baumeister, H. (1999). Kognitive Verhaltenstherapie bei Alkohol- und Medikamentenmißbrauch. Weinheim: Beltz
- Schumann, J., Augustin, R., Duwe, A. & Küfner, H. (2000). Welchen Einfluß haben erste Erfahrungen und Begleitumstände zu Beginn des Drogenkonsums auf den weiteren Verlauf? Zeitschrift für Gesundheitspsychologie, 8 (2), 69-82
- Schwoon, D. R. (2001). Koinzidenz psychischer Störungen und Sucht. In F. Tretter, & A. Müller (Hrsg), Psychologische Therapie der Sucht (S. 503-518). Göttingen: Hogrefe
- Sinha, R. (2007). The role of stress in addiction relapse. Curr. Psychiatry Report 9(5): 388-95
- Sinha, R. (2008). Chronic stress, drug use and vulnerability to addiction. Ann. N.Y. Acad. Science 1141: 105-30. Current Psychiatry Report 9(5): 388-395
- Sinha, R. & Jastreboff, A.M. (2013). Stress as a common risk factor for obesity and addiction. Biological Psychiatry 73(9):827-35
- Soyka, Michael (et al.) (2005). Wo verstecken sich 1,9 Millionen Medikamentenabhängige? In: Der Nervenarzt, 76(1), 72-77
- Soyka, M. (2016) Medikamentenabhängigkeit. Stuttgart: Schattauer
- Specka, M. & Scherbaum, N. (2011). Die Psychotherapie Drogenabhängiger in Substitutionsbehandlung. Sucht 57:347-352
- Stinson, FS., Grant, BF, Dawson, DA., Ruan, WJ., Huang, B., Saha, T. (2005). Comorbidity between DSM-V alcohol and specific drug use disorder in the United States: Results from the National Epidemiologic Survey on Alcohol and Related Conditions. Drug Alcohol Dependence 80(1): 105-16
- Stöver, H., Gerlach, R. (2012). Gesundheitliche und soziale Auswirkungen der Prohibition. In: Gerlach, R., Stöver, H. (Hrsg.) Entkriminalisierung von Drogen. Frankfurt, Fachhochschulverlag
- Täschner, K-L., Bloching, B., Bühringer, G., Wiesbeck, G. (2010). Therapie der Drogenabhängigkeit. Stuttgart: Kohlhammer
- Thomasius, R. (1996). Familiendiagnostik bei Drogenabhängigkeit. Berlin, Heidelberg, New York: Springer
- Tretter, F. (2008). Suchtmedizin kompakt. Stuttgart, New York: Schattauer
- Tretter, F. (2001). Drogenaffekte aus pharmakologischer und neurobiologischer Sicht. In F. Tretter & A. Müller (Hrsg), Psychologische Therapie der Sucht (S:73- 98). Göttingen: Hogrefe
- Uchtenhagen, A. (1997). Versuche für eine ärztliche Verschreibung von Betäubungsmitteln. In: A. Uchtenhagen, F. Gutzwiller & A. Dobler-Mikola. (Hrsg.), Abschlussbericht der Forschungsbeauftragten, Zürich. 1-161
- Walter,M. & Gouzoulis-Mayfrank, E. (Hrsg.) (2014). Psychische Störungen

und Suchterkrankungen. Diagnostik und Behandlung von Doppeldiagnosen. Stuttgart: Kohlhammer
- Watzl, H., Rist, F., Höcker, W. & Miehle, K. (1991). Entwicklung eines Fragebogens zur Erfassung von Medikamentenmißbrauch bei Suchtpatienten. In: M. Heide & H. Lieb (Hrsg.), Sucht und Psyxchosomatik: Beiträge des 3. Heidelberger Kongresses (S. 123-139). Bonn: Nagel
- Wendt, W. R. (1997). Case Management im Sozial- und Gesundheitswesen – Eine Einführung. Freiburg: Lambertus
- Werse, B., Egger, D., Sarvari, L., Kamphausen, G., Freiberg, N. (2017). MOSYD Jahresbericht 2016 Drogentrends in Frankfurt am Main. https://www.frankfurt.de/sixcms/media.php/738/MoSyD_Jahresbericht%202016.pdf. Zuletzt abgerufen am 8.03.2018
- Wittchen, H-U., Bühringer, G., Rehm, J.T. (2011). Effekte der langfristigen Substitution Opioidabhängiger: Prädiktoren, Moderatoren und Outcome: Ergebnisse und Schlussfolgerungen der PREMOS-Studie (Predictors, Moderators and Outcome of Substitution Treatment). Suchtmedizin 13: Sonderheft 198-299
- Wittchen, H.- U., Zaudig M. & Fydrich Th. (1997). Strukturiertes Klinisches Interview für DSM-IV. (SKID I). Göttingen: Hogrefe
- Wolffgramm, J. (1997). Abhängigkeitsentwicklung im Tiermodell. In H. Watzl & B. Rockstroh (Hrsg.), Abhängigkeit und Mißbrauch von Alkohol und Drogen (S. 25-43). Göttingen: Hogrefe
- Woody, G. E., Mclellan, A. T., Luborsky, L. & O`Brien, C.P. (1985). Sociopathy and psychotherapy outcome. Archives of General psychiatry, 42, 1081-1086
- Zimberg, S. (1999). A dual diagnosis typologie to improve diagnosis and treatment of dual disorder patients. J Psychoactive Drugs, 31, 47-51

Tabelle A: Psychische und körperliche Wirkungen verschiedener Substanzgruppen[1]

Substanz	***Psychische und körperliche Wirkung (unmittelbar)***	***Intoxikation, körperliche und psychische Abhängigkeit, Folgen***
Opioide z.B. Morphium Heroin Codein Methadon	***Psychische Wirkung*** Euphorie, Benommenheit, träumerischer Zustand „Rush" bei Heroin = ein warm strömendes, ekstatisches Gefühl unmittelbar nach der Injektion, mehrere Stunden Gefühl der Freiheit von Sorgen und Ängsten, selbstbewusst, Schmerzreduktion ***Körperliche Wirkung:*** (an speziellen Opiatrezeptoren) Atemdepression (Gefahr der Überdosierung), Schläfrigkeit, Übelkeit und Erbrechen	***Intoxikation:*** Pupillenverengung (Miosis), Atemdepression, Einstichstelle bei Fixern als Hinweis ***Körperliche Entzugssymptome Abhängigkeit:*** Niesen, Schwitzen, Tränenfluss, Muskelschmerzen, häufiges Gähnen (Symptome ähneln denen einer starken Erkältung), Diarrhoe ***Psychische Abhängigkeit:*** schnelle Entwicklung, starkes Craving und Unfähigkeit zur Abstinenz ***Folgen:*** Beschaffungskriminalität, Drogenhandel, Prostitution
Cannabinoide (Wirkstoff primär THC, Cannabidiol) z.B. Marihuana (Gras), Haschisch (Harz)	***Psychische Wirkung:*** entspannend, beruhigend, stimmungsaufhellend, verlangsamtes Zeiterleben, gesteigerte Kontaktfreudigkeit; Verlangsamung kognitiver und psychomotorischer Funktionen; bei höheren Dosen oft: schnelle Stimmungswechsel, Abstumpfung der Aufmerksamkeit, fragmentiertes Denken/Gedächtnisstörungen. langfristige Verminderung der Leistungsfähigkeit ***Körperliche Wirkung (über spezielle Rezeptoren):*** Erhöhung der Pulsfrequenz, Rötung und Jucken der Augen, trockener Mund und Kehle, Appetitsteigerung, leichte Übelkeit, Risiko für Herz- und Lungenerkrankungen	***Intoxikation:*** gerötete Bindehaut, trockener Mund, Änderung der Sinneseindrücke bis hin zu Halluzinationen, höhere Dosen auch mit Depressions- und Panikanfällen verbunden, Beeinträchtigung von Lern- und Gedächtnisvorgängen, Desinteresse, Gleichgültigkeit gegenüber Aufgaben des Alltags, Rückzug, Amotivationales Syndrom, das durch zunehmende Teilnahmslosigkeit und mangelnde Aktivität gekennzeichnet ist (umstritten) ***Körperliche Entzugssymptome Abhängigkeit:*** Toleranzentwicklung tritt auf, kein körperliches Entzugssyndrom, auch nicht bei chronischem Konsum; manchmal werden folgende Symptome beobachtet: Reizbarkeit, Ruhelosigkeit; Schlafstörungen ***Psychische Abhängigkeit:*** Störung der Konzentration, traumähnliche Zustände
Sedativa/ Hypnotika (Beruhigungsmittel, Schlafmittel) Wichtigste Gruppen: Tranquillanzien (Tranquilizer) z.B. Benzodiazepine, Betablocker; Non Benzodiazepine Barbiturate	***Psychische Wirkung:*** Angstreduzierung, Euphorisierung, Entspannung geringere Dosen: Wirkung abhängig von der psychischen Verfassung ***Körperliche Wirkung:*** gestörte Bewegungskoordination (unsicherer Gang = Ataxie) (z.T. durch summative Effekte oder „hang over"-Effekte) Benommenheit, Schwindel, herabgesetzte Wachheit, Koordinationseffekte	***Intoxikation:*** starke Ermüdung, atemlähmende Wirkung, verwaschene Sprache (ohne Alkoholfahne), Kognitionsstörungen (?), unsicherer Gang, Nystagmus, Aufmerksamkeits- und Gedächtnisstörungen, Stupor oder Koma ***Körperliche Abhängigkeit:*** Toleranzentwicklung, Entzugssymptome treten auf mit üblichen Symptomen wie Unruhezustände, u. U. Krampfanfälle ***Psychische Abhängigkeit:*** häufig als Craving und Unfähigkeit zur Abstinenz

4

Fortsetzung Tabelle A: Psychische und körperliche Wirkungen verschiedener Substanzgruppen[1]		
Substanz	***Psychische und körperliche Wirkung (unmittelbar)***	***Intoxikation, körperliche und psychische Abhängigkeit, Folgen***
Kokain z.B. Koks Schnee Crack (Kokain + Natron)	***Psychische Wirkung:*** gesteigerte Aufmerksamkeit, motorische Hyperaktivität, Schärfung der Wahrnehmung, gesteigertes Selbstvertrauen und sexuelles Verlangen, Produktivität, reduziertes Schlafbedürfnis, reduzierter Appetit, lindert Schmerzen. ***Körperliche Wirkung:*** Pupillenerweiterung, Anstieg der Pulsfrequenz, Gefäßverengung	***Intoxikation:*** übersteigerte Wachheitszustände; Ängste, Schlafmangel, Wahnvorstellungen und Verfolgungsangst (toxische paranoide Psychose), sexuelle Störungen, depressive Verstimmung, keine wie bei Opioiden übliche körperliche Abhängigkeit, psychische Abhängigkeit steht im Vordergrund Stadien des Kokainrausches: 1. euphorisches Stadium 2. Rauschstadium 3. depressives Stadium ***Körperliche Abhängigkeit:*** geringe Entzugssymptome, extremes Schlafbedürfnis, starkes Verlangen nach Essen, Ängste ***Psychische Abhängigkeit:*** starkes Craving, schnelle Entwicklung ***Folgen:*** Schädigung der Nasenschleimhaut Kokainpsychose, v.a. taktile Halluzinationen (z.B. Dermatozoenwahn)
Halluzinogene psychedelische Drogen z.B. LSD (= Acid), DOM, Meskalin, Psilocybin	***Psychische Wirkung:*** Wechsel von Euphorie und Dysphorie, Verzerrungen von Wahrnehmungen, Gedanken und Emotionen bis hin zu Halluzinationen (v.a. visuell) Veränderung der Körperwahrnehmung (z.B. Glaube, fliegen zu können) ***Körperliche Wirkung:*** in geringem Maß Anstieg der Körpertemperatur, Pulsfrequenz, Benommenheit, Übelkeit, Schwindelgefühle, Blutdruck, Blutzuckerspiegel	***Intoxikationen:*** psychotisches Verhalten ***Körperliche Abhängigkeit:*** Toleranzentwicklung, Flashback, keine Entzugserscheinungen ***Psychische Abhängigkeit:*** unklar ***Folgen:*** Flashback, Risiko für eine psychotische Entwicklung
Amphetamine, Methamphetamin (früher Pervitin, in neuerer Zeit Crystal Meth, Speed), Designerdrogen wie Ecstasy (Entaktogene z. B. MDMA)	***Psychische Wirkung:*** Überwachheit, antriebssteigernd, erhöhte psychomotorische Aktivität, aktiviert aggressives Verhalten ***Körperliche Wirkung:*** Erhöhung des Blutdrucks (Herzklopfen), Entspannung der Bronchialmuskulatur, Stimulierung der Atmung, Schweißausbrüche, Hitzewallungen, Kälteschauer, Schwindel, Brechreiz, Erbrechen, Herzrasen, verwaschene Sprache	***Körperliche Abhängigkeit:*** Toleranzentwicklung ***Psychische Abhängigkeit:*** rasche Entwicklung, Craving ***Hohe Dosen:*** stereotype sinnlose Tätigkeiten, Ausbrüche aggressiven Verhaltens, paranoide Vorstellungen, starke Appetitlosigkeit, ***Folgen:*** Nierenschäden, Abmagerung, Zersetzung der Schleimhäute (bei Rauchen oder Schnupfen) Risiko einer Psychoseentwicklung, Angststörungen, Depressionen

[1] *(s. Julien, 1998, Tretter, 2008, Soyka, 2016) Alkohol wird hier nicht beschrieben. Seltene psychoaktive Substanzen wie Khat wurden nicht einbezogen.*

4.3 Kognitiv-verhaltenstherapeutische Interventionen bei schizophrenen und verwandten Störungen

Annette Schaub

1 Einleitung

Dieses Kapitel gibt einen Einblick in die Diagnostik schizophrener Störungen, ihre klinischen Merkmale und ihre Abgrenzung von anderen Erkrankungen. Wenngleich die Psychopharmakotherapie den Hauptpfeiler in der Behandlung schizophren erkrankter Menschen darstellt, hat eine Kombination mit kognitiv-verhaltenstherapeutischen Ansätzen im Sinne der evidenzbasierten Psychotherapie an Bedeutung gewonnen und die Behandlung optimiert. Das Vulnerabilitäts-Stress-Bewältigungs-Modell (Nuechterlein, Dawson, Gitlin et al., 1992) bildet als mehrschichtiges interaktives Störungsmodell die Grundlage für pharmakologische und psychotherapeutische Interventionen. Kognitive und soziale Funktionen, Bewältigungskompetenzen, die Mitarbeitsbereitschaft für die Behandlung, aber auch die Kommunikations- und Problemlösefertigkeiten im familiären Bereich sollen modifiziert werden, um die soziale Anpassung, die Lebensqualität und den Krankheitsverlauf zu verbessern. Wesentliche Voraussetzung ist hierbei, das therapeutische Vorgehen an die spezifische Vulnerabilität der Patienten, ihre kognitiven Defizite und ihre verminderte Belastbarkeit anzupassen.
Der Stellenwert dieses Kapitels für die Psychotherapie(-ausbildung) ist als hoch einzustufen. Zwar fällt im Vergleich zu depressiven Störungen die Prävalenzrate schizophrener Erkrankungen niedriger aus, jedoch bedarf diese Patientengruppe insbesondere der differenzierten verhaltenstherapeutischen Behandlung in der Prodromal-, Akut-, oder Stabilisierungsphase im ambulanten und stationären Setting. Nach Abklingen der Akutsymptomatik zeigen sich häufig prämorbide kognitive und soziale Defizite sowie sekundäre Behinderungen (z. B. Selbstwertprobleme), die die Rezidivgefährdung erhöhen können. Hinsichtlich der Krankheitsverarbeitung ergeben sich deutliche Anhaltspunkte für psychoedukative und psychotherapeutische Interventionen. Die Reduktion von Positivsymptomatik und Negativsymptomatik sowie von Depressivität sind von Bedeutung.
Dieses Kapitel informiert über den aktuellen Stand der Therapieforschung bei schizophrenen Störungen und weist auf mögliche „Fallstricke" der Behandlung hin. Das Hauptanliegen ist den Leser zu ermutigen, sich bei dieser Patientengruppe im stationären sowie insbesondere im ambulanten Bereich therapeutisch zu engagieren.

2 Theoretische Inhalte und Kenntnisse

2.1 Klinische Merkmale, Diagnostik und Differenzialdiagnostik

Bereits 1911 beschrieb Bleuler die assoziative Lockerung, die affektive Veränderung und den Autismus als wesentliche Symptome der Schizophrenie. Zu den markanten Symptomen der akuten Phase zählen Denkstörungen formaler (z. B. Zerfahrenheit des Denkens) und inhaltlicher Art (z. B. Verfolgungswahn), Halluzinationen (akustische kommentierende oder dialogisierende „Stimmen") sowie Ich-Störungen (z. B. Gedankeneingebung) mit dem Kriterium des Gemachten. Diese Symptome werden auch als positive oder Plussymptome bezeichnet, da sie zum „normalen" Erleben hinzukommen, während negative oder Minussymptome (z. B. Antriebslosigkeit, Anhedonie) auf ein im Vergleich zum „Normalen" reduziertes Erleben verweisen. Wenngleich die Plussymptome in der Akutphase der schizophrenen Erkrankung sehr eindrücklich sind, überwiegt die Minussymptomatik im weiteren Krankheitsverlauf.
In den europäischen (International Classification of Diseases, ICD-10, World Health Organisation, Dilling et al., 1993) und amerikanischen Klassifikationssystemen (Diagnostic and Statistical Manual. of Mental Disorder (DSM-5®), American Psychiatric Association, 2013, dt. Ausgabe Falkai und Wittchen, 2015) wurde die Diagnose Schizophrenie weiter spezifiziert, jedoch zeigen sich im Vergleich zum DSM-IV mäßige kleinschrittige Veränderungen (Reddy et al., 2014; Paulzen und Schneider, 2014). Wesentliche Unterschiede zwischen beiden Systemen beziehen sich auf die geforderte Dauer der Akutsymptomatik (ICD-10: ein Monat, DSM-IV: sechs Monate). Katatone, paranoid-halluzinatorische oder residuale Unterformen kommen in beiden Systemen vor, jedoch werden sie z.T. unterschiedlich definiert. Bei der *Schizophrenia simplex* persistiert die Negativsymptomatik (z. B. Affektverflachung) über mindestens ein Jahr, wobei keine floriden psychotischen Symptome auftreten. Eine *schizophreniforme Störung* liegt vor, wenn die Akutsymptomatik länger als einen Monat, jedoch weniger als sechs Monate andauert. Als prognostisch günstig gelten u. a. das Auftreten ausgeprägter psychotischer Symptome innerhalb von vier Wochen oder eine gute prämorbide soziale und berufliche Leistungsfähigkeit. *Kurze psychotische Störungen* dauern mindestens einen Tag, aber weniger als einen Monat, und das prämorbide Leistungsniveau sollte wieder vollständig erreicht werden. Eine *schizoaffektive Psychose* wird diagnostiziert, wenn während einer Krankheitsphase sowohl schizophrene als auch affektive Symptome gleichzeitig auftreten. Die Entwicklung einer einzelnen Wahnidee oder mehrerer aufeinander bezogener Wahninhalte, die sehr lange bis lebenslang

4

andauern können, kennzeichnet die *wahnhaften Störungen*. Wenn man von den primären und sekundären Auswirkungen des Wahns absieht, ist weder die Leistungsfähigkeit wesentlich beeinträchtigt noch das Verhalten auffallend seltsam oder bizarr. Der Wahninhalt und der Zeitpunkt seines Auftretens stehen häufig mit der Lebenssituation des Patienten im Zusammenhang (z.B. Verfolgungswahn bei Mitgliedern von Minderheiten oder älteren sozial sehr isolierten Menschen). Die *schizotype Störung* wird charakterisiert durch exzentrisches Verhalten, schizophren anmutende Auffälligkeiten des Denkens und der Stimmung, wobei eindeutige und charakteristische schizophrene Symptome fehlen. Entwicklung und Verlauf entsprechen gewöhnlich einer Persönlichkeitsstörung.

Im Hinblick auf die *Differenzialdiagnostik* ist es wesentlich, dass die Krankheitssymptome nicht mit substanzinduzierten oder hirnorganischen Störungen in Zusammenhang stehen.

Schizophrenie tritt bei ca. 1% der Allgemeinbevölkerung auf. Es erkranken Menschen aus allen Schichten, Männer und Frauen gleichermaßen, meist im Alter von 16-30 Jahren. Das durchschnittliche Erkrankungsalter der Männer (21 Jahre) liegt deutlich unter dem der Frauen (26 Jahre). Wenn ein Elternteil an einer Psychose erkrankt ist, liegt das Risiko bei 13% und steigt bei einer Erkrankung beider Eltern auf 46% (Gottesman, 1993). Der Krankheitsverlauf lässt sich vereinfacht folgendermaßen charakterisieren: 20% der Patienten haben nur eine Krankheitsphase und erreichen wieder ihr ursprüngliches Leistungsniveau, 40% haben mehrfache Krankheitsphasen ohne wesentliche Einbußen, 40% leiden unter mehrfachen Krankheitsschüben mit wesentlichen Veränderungen über die Zeit. Die Suizidrate liegt bei über 10%.

> **!** **Merke:** Um eine schizophrene Störung zu diagnostieren, müssen substanzinduzierte oder hirnorganische Störungen ausgeschlossen sein, und die Produktivsymptomatik sollte nach ICD-10 einen Monat bzw. nach DSM-IV sechs Monate andauern. Formale und inhaltliche Denkstörungen, akustische Halluzinationen (kommentierende oder dialogisierende Stimmen) und Ich-Störungen sind für die Diagnose nach ICD-10 sehr bedeutsam. Schizophrenie tritt bei 1% der Allgemeinbevölkerung auf, wobei biologische, psychische und soziale Faktoren bei der Ätiologie und dem Verlauf zusammenwirken. Erbliche Faktoren erhöhen die Wahrscheinlichkeit der Erkrankung, können diese aber nicht ausschließlich erklären.

2.2 Das Vulnerabilität-Stress-Bewältigungsmodell und seine Implikationen

Das aktuelle Störungsmodell der Schizophrenie ist das *Vulnerabilität-Stress-Modell*, das um die Aspekte der *Bewältigung und Kompetenz* erweitert wurde (Nuechterlein, Dawson, Gitlin et al., 1992). Übereinstimmend mit dem Basisstörungskonzept (Süllwold und Huber, 1986) wird die Beeinträchtigung der Informationsverarbeitung als kognitive Grundstörung postuliert. *Kognitive Vulnerabilitätsindikatoren* treten unabhängig vom klinischen Zustand sowohl bei akuten als auch remittierten Patienten auf und imponieren insbesondere als Aufmerksamkeitsstörungen. Vulnerabilität und Belastungen stehen in einem reziproken Verhältnis zueinander. Bei Menschen mit einer spezifischen Veranlagung können unter Belastungen kognitive Dysfunktionen auftreten, die in psychotische Symptome übergehen. Es wird angenommen, dass die psychobiologische Vulnerabiltät durch den prophylaktischen Gebrauch von Neuroleptika gesenkt und durch Alkohol und Substanzmittelgebrauch (z.B. Stimulanzien) erhöht werden kann. *Bewältigungskompetenzen*, die Mitarbeitsbereitschaft mit der *psychopharmakologischen Behandlung*, familiäre und psychosoziale *Ressourcen* können den Krankheitsverlauf positiv beeinflussen. *Belastende Lebensereignisse*, ein *hoch emotionales Familienklima* (*High Expressed Emotion, HEE*) und *Überforderungen* können zu Rückfällen führen. Abbildung 1 veranschaulicht die verschiedenen Einflussfaktoren auf den Krankheitsverlauf.

Die Psychopharmakotherapie mit Antipsychotika (Benkert und Hippius, 2014) stellt seit über 40 Jahren den wichtigsten Therapiepfeiler in der Behandlung der Schizophrenie dar. Dies gilt

Abbildung 1: Modell zur Veranschaulichung der wechselseitigen Interaktionen von Vulnerabilität, Stress, Bewältigung und Kompetenz (mod. nach Liberman et al., 1986; Nuechterlein et al., 1992)

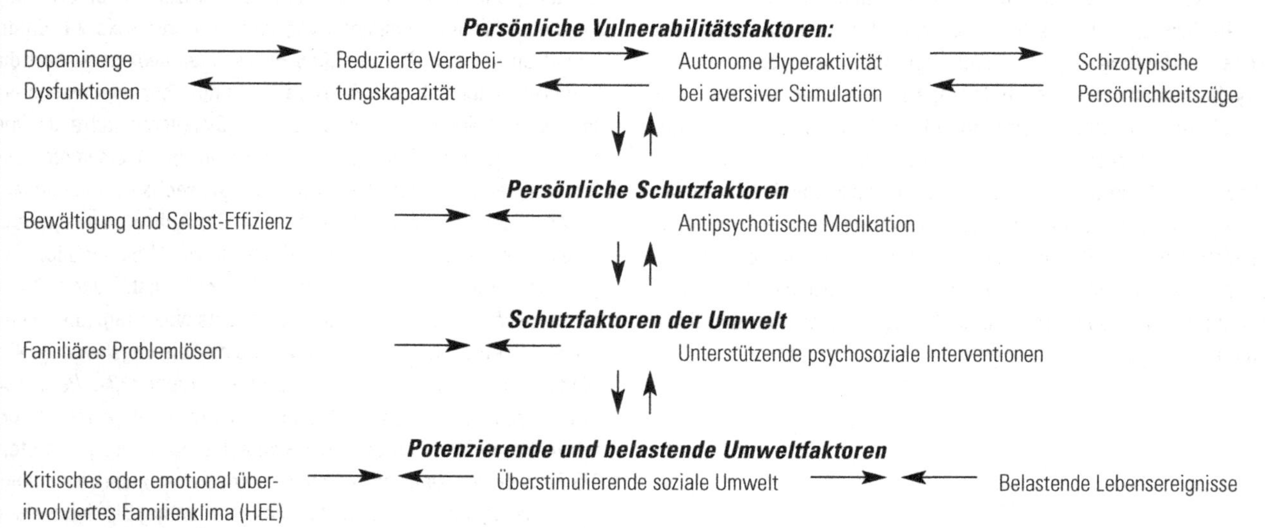

sowohl für die Behandlung der akuten Krankheitsphase als auch für die Rezidivprophylaxe. Krankheitsverleugnung und das Auftreten von Nebenwirkungen (z.B. Bewegungsstörungen wie Muskelsteifigkeit, vegetative Störungen wie Mundtrockenheit) können in der Behandlung mit traditionellen (z.B. Haldol, Glianimon) und atypischen Antipsychotika (z.B. Risperdal, Leponex) eine hohe Non-Compliance zur Folge haben. Um Nebenwirkungen durch Antipsychotika so gering wie möglich zu halten und somit die Compliance der Patienten zu erhöhen, wird in der Akut- und in der Langzeitbehandlung möglichst niedrig dosiert behandelt (Bäuml, 2008). Die Negativsymptomatik, vor allem im Rahmen chronischer Residualsyndrome, erweist sich als ein bisher nur unzureichend gelöstes Problem. Neben dem Einsatz von atypischen Antipsychotika sind auch Behandlungsversuche mit Antidepressiva angezeigt. Richtlinien zur Psychopharmakatherapie empfehlen bei Ersterkrankten eine einjährige Antipsychotikatherapie, bei mehrfachen Rezidiven eine drei- bis fünfjährige Behandlung (Möller, Laux und Kapfhammer, 2011). Die Rezidivrate ist unter Antipsychotika erheblich niedriger (1. Jahr: 15%, 2. Jahr: 40%) als ohne (1. Jahr: 75%, 2. Jahr: 85%). Eine zusätzliche kognitiv-verhaltenstherapeutische Psychotherapie kann die Rückfallrate um weitere 10-15% senken (Buchkremer, Klingberg, Holle et al., 1997).

Besonders gefährdet sind die Patienten, die nach dem stationären Aufenthalt in ein hoch emotionales Familienklima (HEE) entlassen werden. Im Vergleich zu Patienten in einem unterstützenden Familiensetting (LEE) steigt ihre Rückfallrate nach neun Monaten um das 2-3 fache. Diese Familien zeichnen sich durch überhöhte Kritikbereitschaft, Fürsorglichkeit, seltener Feindseligkeit aus und können von verhaltenstherapeutischen Strategien wie Psychoedukation, Kommunikationstraining und Problemlösen (Hahlweg, Dürr und Müller, 2006) profitieren. Es handelt sich um ein störungsunspezifisches Konzept, da der Zusammenhang zwischen HEE und Rückfallrate auch bei anderen Erkrankungen (z.B. Depression) vorliegt (Schaub, 2003). Frühere Annahmen, die einen bestimmten Kommunikationsstil (z.B. „double bind Hypothese"; schizophrenogene Mutter) als ursächlich ansahen, konnten nicht bestätigt werden.

> **!** **Merke:** Das Vulnerabilität-Stress-Bewältigungsmodell bildet die Grundlage für psychopharmakologische und verhaltenstherapeutische Interventionen. Kognitive Vulnerabilitätsindikatoren treten unabhängig vom klinischen Zustand sowohl bei akuten als auch remittierten Patienten auf. Für den Krankheitsverlauf ungünstig sind eine fehlende Mitarbeitsbereitschaft für die pharmakologischen Behandlung sowie Überforderungen auf kognitiver (z.B. Leistungsbereich) oder emotionaler Ebene (z.B. hohe Kritikbereitschaft, Überfürsorglichkeit wichtiger Bezugspersonen). Protektive Faktoren sind individuelle und familiäre Kommunikations- sowie Bewältigungsstrategien. Auch psychopharmakologische Interventionen können zur Stabilisierung beitragen, da sie die Informationsverarbeitungsdefizite reduzieren und die Stressschwelle erhöhen. Eine zusätzliche Kombination mit geeigneten kognitiv-verhaltenstherapeutischen Interventionen geht mit der niedrigsten Rückfallrate einher.

3 Umsetzung in die klinische Praxis

3.1 Indikation

Für verhaltenstherapeutische Interventionen eignen sich insbesondere die Patienten, die sich in einem *postakuten Zustand* der Erkrankung befinden und hinreichend belastbar sind, ein- bis zweimal pro Woche an einer 30- bis 45minütigen Therapie teilzunehmen, jedoch können auch Patienten mit Positiv-Symptomatik psychotherapeutisch behandelt werden (Lincoln 2013, Klingberg, Schaub und Conradt, 2003; Klingberg und Hesse, 2014), wenn sehr ausgeprägte kognitive Störungen (z.B. massive Konzentrationsstörungen, erhebliche formale Denkstörungen), hohe emotionale Instabilität und innere Unruhe kompensiert werden können. Bei akut *psychotischen Patienten* mit formalen Denkstörungen sollten vorab pharmakologische Interventionen und Reizabschirmung angewandt werden. Wenn die kognitiven Defizite berücksichtigt werden (z.B. häufige Pausen, kurzzeitige Interventionen), kann die Therapie bei entsprechender Modifikation auch bei akuten Patienten durchgeführt werden. Es bietet sich folgende Groborientierung an: je ausgeprägter die kognitive Störung oder die Negativsymptomatik, desto stärker strukturierend sollte vorgegangen werden.

Der Patient wird als *gruppenfähig* eingestuft, wenn er an einem ca. 30 minütigen Einzelgespräch konzentriert teilnehmen kann. Wenn er hierzu nicht fähig ist, wird er nur schwerlich von einer komplexen Gruppenintervention profitieren.

Im Rahmen der Psychotherapie gilt es das Problem der *Suizidalität* ernstzunehmen und möglichen Krisen vorzubeugen. Mögliche Anhaltspunkte sind Suizidversuche in der Anamnese, Klagen über Stagnation in einer mehrwöchigen Behandlung sowie der Verlust wesentlicher Lebensziele durch die Erkrankung (z.B. endgültiges Scheitern des Elektronikstudiums).

> **!** **Merke:** Die Mehrzahl der kognitiv-verhaltenstherapeutischen Interventionen ist auf postakute Patienten zugeschnitten. Eine fortbestehende produktiv-psychotische Symptomatik stellt keine generelle Kontraindikation dar, jedoch formale Denkstörungen und sehr ausgeprägte emotionale Instabilität und innere Unruhe. Je ausgeprägter die kognitive Störung oder die Negativsymptomatik, desto stärker strukturierend sollte vorgegangen werden.

3.2 Basiskompetenzen in der Behandlung schizophrener Störungen

Von dem oben genannten Störungsmodell gingen wesentliche Impulse für die Therapie schizophrener Störungen aus. Überforderungen durch zu forcierte psychosoziale Interventionen (z.B. Rehabilitationsmaßnahmen) oder einen emotional zu stimulierenden Interaktionsstil, aber auch Unterforderungen, die zu einer Verstärkung der Selbstwertprobleme und der Negativsymptomatik beitragen, sind zu vermeiden. Tabelle 1 gibt einen Überblick über wichtige Bereiche, die zu berücksichtigen sind.

Tabelle 1: Basisverhalten in der Therapie schizophrener Störungen
Eindeutige Kommunikation
• Klare und einfache Sprache
• Eigenes Sprachniveau dem des Patienten anpassen
• Eindeutige Behandlungsabsprachen
• Transparenz des Vorgehens
Belastbarkeit des Patienten berücksichtigen
• Dauer der Intervention anpassen
• Pausen ermöglichen
• Emotionale Überforderung vermeiden
Kognitive Defizite kompensieren
• Struktur der Therapie und ihrer Sitzungen
• Zusammenfassungen und Wiederholungen
• Veranschaulichen durch Metaphern
Selbstwertförderndes Vorgehen
• Wertschätzung und Akzeptanz
• Positive Rückmeldungen
• Ressourcenorientiertes Vorgehen

! **Merke:** Die Therapie bei Patienten mit schizophrenen Störungen wird mit einem Seiltanz zwischen Über- und Unterforderung verglichen. Als Basiskompetenzen gelten eine eindeutige Kommunikation und Strukturierung, die die Belastbarkeit und kognitiven Defizite berücksichtigen und auf eine Förderung des Selbstwertes abzielen. Ein emotional zu stimulierender Interaktionsstil, zu forcierte psychosoziale Interventionen sowie das Nicht-Ernstnehmen möglicher Suizidalität sind zu vermeiden.

3.3 Spezifische kognitiv-verhaltenstherapeutische Interventionen

4

Wenngleich in früheren Jahrzehnten eine erhebliche Scheu vorherrschte, die Patienten über ihre Erkrankung zu informieren, haben in den letzten Jahren **psychoedukative bzw. bewältigungsorientierte Ansätze** an Bedeutung gewonnen und ihre Effizienz belegt (Schaub, 2008; Bäuml, Pitschel-Walz, Berger et al., 2010). Diese informieren die Patienten über ihre Krankheitssymptome, das Vulnerabilität-Stress-Bewältigungsmodell, ihre Diagnose, psychopharmakologische und psychosoziale Interventionen, Bewältigungsstrategien der Betroffenen sowie Maßnahmen zur Rückfallprävention (z.B. Erkennen und Umgang mit Frühwarnsymptomen). Familientherapeutische Interventionen belegen einen hohen rezidivprophylaktischen Effekt. Die **kognitive Verhaltenstherapie** (Klingberg et al., 2003; Lincoln, 2014) hat sich in der Behandlung der Plussymptomatik als effizient erwiesen (Klingberg und Hesse, 2014; Schaub und Falkai, 2016).

Zu Beginn der Therapie ist es wesentlich, eine therapeutische Behandlungspartnerschaft aufzubauen, den Patienten zu motivieren, aktiv an der Behandlung teilzunehmen sowie klare, positive Behandlungserwartungen zu etablieren. Gemeinsam mit dem Patienten werden mögliche Therapieinhalte abgeklärt sowie das therapeutische Vorgehen besprochen. Diese Behandlungsabsprache sollte für den Patienten verständlich und die jeweiligen Erwartungen transparent sein. Nur wenn der Patient den Zusammenhang zwischen seinen Veränderungswünschen und dem Vorgehen des Therapeuten verstanden hat, wird er aktiv in der Behandlung mitarbeiten (z.B. Süllwold und Herrlich, 1998). Neben den Schwierigkeiten und Defiziten des Patienten gilt es seine Bewältigungsstrategien und Ressourcen herauszuarbeiten (z.B. „Was haben Sie als hilfreich erlebt, um diese schwierige Situation zu bewältigen? Haben Sie Erfahrungen gemacht, ob bestimmte Verhaltensweisen diese Symptome verschlimmern oder verbessern helfen?").

Insbesondere bei Patienten mit Ersterkrankungen (Klingberg et al., 2003) und bei Patienten mit Suizidversuchen in der Anamnese sollte das Vorgehen selbstwertschonend sein und Hoffnungslosigkeit und Suizidalität ernstgenommen werden. Was den Ablauf der Sitzungen anbelangt, hat sich ein Vorgehen bewährt, bei dem zuerst Aktuelles und Hausaufgaben besprochen werden (ca. 5-10 Min.), dann das Thema der aktuellen Sitzung (z.B. Psychoedukation, Stressmanagement, Erarbeiten von Zielen, Training sozialer Fertigkeiten oder von Bewältigungsstrategien) vorgestellt und bearbeitet wird (15-25 Min.) und abschließend die Vergabe der Hausaufgaben und der Ausblick auf den weiteren Verlauf erfolgt (5-10 Min.).

Tabelle 2 gibt einen Überblick über verhaltenstherapeutische Interventionen und ihre konkreten Zielsetzungen bei schizophrenen Störungen (Schaub, 1999).

Die jeweiligen Interventionen sollten auf die Bedürfnisse und Defizite der Patienten abgestimmt werden und nicht nach dem „Gießkannenprinzip" verteilt werden: z.B. 36-jähriger Arzt, der erstmals an einer Psychose erkrankt ist und keine nennenswerten kognitiven Defizite hat, wird mit dem kognitiven Training konfrontiert, was erhebliche Selbstwertprobleme auslöst.

! **Merke:** Es ist wünschenswert, dass zu Beginn der Therapie ein Behandlungskontrakt ausgearbeitet wird, der die Therapiewünsche des Patienten aufgreift. Wenn der Patient den Zusammenhang zwischen seinen Veränderungswünschen und dem Vorgehen des Therapeuten verstanden hat, kann er aktiv in der Behandlung mitarbeiten. Die Behandlungsziele umfassen die Förderung eines Krankheitsverständnisses und der Behandlungsmotivation zur Rückfallprävention, die Verbesserung von kognitiven, sozialen und Bewältigungsstrategien im Umgang mit Belastungen und Symptomen, die Modifikation dysfunktionaler Kognitionen sowie die Stärkung des sozialen Netzes.

3.4 Mögliche Therapiebausteine und Schwierigkeiten

Therapiemotivation

Ein wenig krankheitseinsichtiger Patient drängt auf Entlassung und Absetzen der Medikamente, da nur diese ihn krank machten. Der Therapeut motiviert ihn zur Teilnahme an der Verhaltenstherapie, indem er mit ihm seine persönlichen Ziele diskutiert. Die Realisierung dieser Ziele können ihm helfen, ein selbstständiges Leben außerhalb des Krankenhauses zu führen und seinen Platz in der Gesellschaft (z.B. Arbeiten, Freundeskreis) zu finden (z.B. „Die meisten Patienten, die schon mal in der Psychiatrie waren, finden es sehr erstrebenswert, so gut wie möglich draußen klarzukommen. Wie sehen Sie das?") Die Patienten müssen nicht zugeben, an einer Schizophrenie zu leiden, um an einer verhaltenstherapeutischen Behandlung teilzunehmen und von ihr zu

Tabelle 2: Kognitiv-verhaltenstherapeutische Interventionen und ihre Zielsetzungen

Interventionen	*Zielsetzungen*
Etablieren einer Behandlungspartnerschaft und eines Therapiekontraktes	Aufbau einer vertrauensvollen Beziehung, Verhaltensanalyse, Zielbestimmung und Therapieplanung
Psychoedukation bzw. bewältigungsorientierte Interventionen	Krankheitsverständnis, Compliance, Erkennen und Umgang mit Frühwarnsignalen, Bewältigungskompetenzen, Stressmanagement, Rezidivprophylaxe,
Familienbetreuung und Angehörigenarbeit	Krankheitsverständnis, Compliance, Erkennen und Umgang mit Frühwarnsignalen, Bewältigungskompetenzen, Kommunikationsfertigkeiten, Rezidivprophylaxe
Kognitive Trainingsprogramme	Störungen der Informationsverarbeitung, zumeist über Kompensationsprozesse
Strukturierung des Tagesablaufs, Aufbau positiver Aktivitäten, u. U. Verstärkungskungsprogramm	Minussymptomatik
Training sozialer Fertigkeiten, Problemlösen und Erarbeiten persönlicher Ziele, Arbeits- und Freizeitbereich	Soziale Fertigkeiten und selbstständige Lebensführung
Kognitive Therapie oder Aufbau von Bewältigungskompetenzen	Dysfunktionale Kognitionen hinsichtlich der Erkrankung, des Selbstwertes oder chronisch-produktiver Symptome

profitieren. Wenn die Therapieziele besprochen werden, ist es hilfreich, auf Bestätigung und Rückmeldung des Patienten zu achten, um sicherzustellen, dass dieser die Informationen aufnimmt und ihre Bedeutung erfassen kann.

Psychoedukation

Patient und Therapeut diskutieren aktiv die jeweiligen Inhalte des didaktisches Materials (z. B. Luderer, 1998). Die Art der Informationen sollte an das kognitive Funktionsniveau, die Krankheitseinsicht und die Symptomatik des jeweiligen Patienten angepasst sein. Patienten, die sehr feindselig auf das Gespräch über eine Krankheit reagieren, sollten sorgsam behandelt und u.U. kränkende Informationen verkürzt oder weggelassen werden (z.B. vorsichtiger Umgang mit dem Begriff Schizophrenie), um die therapeutische Allianz nicht zu gefährden.
Der Therapeut sollte erklären, dass es sich um eine biologische, behandelbare Krankheit handelt, die durch Stress ausgelöst oder verschlechtert werden kann, und Schwierigkeiten, klar zu denken, sowie soziale Probleme für diese Erkrankung charakteristisch sind.

Stressmanagement

Der Patient wird aufgefordert, seine aktuellen Belastungen in verschiedenen Bereichen (z. B. Krankheit, soziales Umfeld) zu benennen und seine individuellen Stressanzeichen (z. B. körperliche, affektive Veränderungen) zu identifizieren. Gewöhnlich effektives Stressmanagement umfasst z. B. Planung und Durchführung regelmäßiger Entspannungszeiten, direkte Kommunikation, positive Selbstgespräche, Meiden von zu belastenden Situationen. Als Entspannungsstrategien haben sich die kurzzeitige progressive Muskelentspannung oder Atemübungen bewährt, das autogene Training erscheint weniger geeignet.

Bewältigungsstrategien bei Frühwarnsymptomen und Rückfallprävention

Ansätze zum Erkennen von und zum adäquaten Umgang mit Frühwarnsignalen sind insbesondere für Patienten mit phasischem Krankheitsverlauf geeignet. Ein Rückfall erstreckt sich gewöhnlich über einen Zeitraum von mehreren Wochen oder Monaten, während dessen sich die Symptome allmählich verschlechtern. Der Patient wird aufgefordert, anhand einer Liste von Frühwarnzeichen seine persönlichen Anzeichen einer sich anbahnenden Krise zu erkennen, und gemeinsam wird ein Krisenplan erstellt (s. Tabelle 3). Anschließend wird er zu einem Rollenspiel mit einer für ihn wichtigen Bezugsperson und dem behandelnden Arzt ermutigt, um seine spezifischen Frühwarnzeichen und seinen Rückfallplan zu erläutern. Anschließend wird er gebeten, dies in vivo durchzuführen. Es empfiehlt sich, konkrete beobachtbare Verhaltensweisen als Frühwarnsignale zu benennen, damit diese auch von dem sozialen Umfeld registriert werden können. Wenn der Patient lernt, die Frühwarnzeichen eines drohenden Rückfalls zu erkennen, kann dies eine schnelle Intervention erleichtern und einen Rückfall verhindern.

Definition von Zielen und Problemlösestrategien

Dem Patienten werden kognitive Strategien vermittelt, die ihm helfen, persönliche Ziele zu definieren, diese in erreichbare Zwischenschritte zu untergliedern und die möglichen Konsequenzen der geplanten Handlungen und Hindernisse zu antizipieren. Nach einem „ungefilterten" Brainstorming werden die Vor- und Nachteile der Lösungen abgewogen, die beste Lösung ausgewählt, ihre Realisierung ausgearbeitet und im Alltag umgesetzt. In nachfolgenden Sitzungen werden die Fortschritte im Hinblick auf die Zielerreichung noch mal überprüft.

Training sozialer Fertigkeiten

Negative Symptome interferieren mit dem sozialen Funktionsniveau und eine klare Unterscheidung zwischen diesen Symptomen und den sozialen Defiziten ist nicht immer möglich. Vorab wird abgeklärt, in welchen Bereichen zwischenmenschliche Schwierigkeiten auftreten sowie mit welchen sozialen Defiziten und Situationen diese in Zusammenhang stehen. Das Training gliedert sich in kognitive Vorgaben (Vermittlung des theoretischen Hintergrunds, kognitive Aufarbeitung der zu übenden Situation) sowie spezifische Übungsschritte (Demonstration, Modellieren im Rollenspiel, positives und korrektives Feedback,

Tabelle 3: Frühwarnsignale und Krisenplan

- ***Frühwarnsignale ernst nehmen (3 – 4 benennen)***
  z.B. Schlafstörungen („wach liegen und grübeln") ....
  innere Unruhe („den Tiger im Tank") ....
  intensive Beschäftigung mit religiösen Themen („Ich bete dann ständig") ....
- ***Strategien, die sich früher bewährt haben***
  z.B. „Ich mach mir dann Mut und hol mir Hilfe"; weniger arbeiten; kurzzeitige Krankschreibung ....
- ***Aktuell geplante Bewältigungsstrategien***
  z.B. etwas zur Entspannung tun (Atemübung); Belastungen meiden („Ich geh es langsamer an und sag mir, morgen ist auch ein Tag")....
  ....
- ***Eine Vertrauensperson informieren*** ....

4

Tabelle 3: Fortsetzung
• ***Reservemedikation einnehmen, falls mit dem Arzt vorher abgesprochen*** ....
• ***Derzeitige Medikation:*** ....
Nebenwirkungen: ....
• ***Behandelnder Arzt:*** ....
Tel.: ....
• ***Hausarzt:*** ....
Tel.: ....
• ***Ambulanz einer Psychiatrischen Klinik:*** ....
Tel.: ....

Vergabe von Hausaufgaben und In-vivo-Training) (Roder, Brenner und Kienzle, 2008). Folgende Inhalte können von Bedeutung sein: eigene Bedürfnisse erkennen und realisieren, Hilfe erbitten, überhöhte Anforderungen innerhalb der Familie bzw. im Arbeitsbereich ablehnen, mögliche Einschränkungen der Krankheit (z. B. beim Arbeitgeber) thematisieren. Die Inhalte des Rollenspiels können sich auf vorgegebene Skripte oder vorzugsweise auf individuelle, für den Patienten in seiner aktuellen Lebenssituation relevante, im Rollenspiel umsetzbare Situationen beziehen. Das Training der emotionalen Intelligenz kann in diesem Zusammenhang auch von Bedeutung sein (Vauth und Stieglitz, 2008).

3.5 Psychotherapie bei Plussymptomatik

Die kognitive Therapie nimmt in den NICE „National Institute for Health and Care Excellence-Guidelines" einen hohen Stellenwert ein (Kuipers, Yesufu-Udechuku, Taylor und Kendall, 2014). Diese Evidenz-basierten Empfehlungen sollen das medizinische und soziale Gesundheitssystem in England optimieren. Die Wirksamkeit von Familientherapie und kognitiver Verhaltenstherapie in Kombination mit Pharmakotherapie ist für die Symptomreduktion und Rezidivprophylaxe bei schizophrenen Störungen gut belegt und sollte daher regelhaft angeboten werden. Der einzeltherapeutische Ansatz von Lincoln (2014) bietet Anleitungen zum Therapiebeginn, Zielerklärung, Diagnostik und Erarbeitung von Erklärungsmodellen bei der Arbeit mit Halluzinationen (z. B. Teufelskreis von Halluzinationen bei paranoiden Bewertungen) oder mit Wahn.

Trotz erheblicher psychopharmakologischer Behandlungserfolge in der Akutphase leiden ca. 40 % der ambulanten Patienten unter einer chronifizierten Produktivsymptomatik. Bei diesen Patienten ist es wesentlich, dass der Therapeut die Veränderungswünsche des Patienten genau konkretisiert. Wenn z. B. ein Patient trotz mehrfacher antipsychotischer Behandlungsversuche seit mehr als 15 Jahren „Stimmen" hört und sich mit seinen teils wohlwollenden, teils ablehnenden „Stimmen" arrangiert hat, wird er diesen ambivalent gegenüber stehen: er wird sie nicht vollständig verlieren wollen, u. U. aber interessiert sein zu lernen, wie er die „sehr ablehnende Stimme" in Schach halten kann. Es ist zu vermeiden, den Patienten mit der Irrationalität seiner Symptome zu konfrontieren und diese ihm ausreden zu wollen, da dies zu einem Behandlungsabbruch führen wird. Eine andere Möglichkeit wäre nach einem sokratischen Dialog mit kognitiven Umstrukturierungen zu arbeiten. (Klingberg et al., 2003; Vauth und Stieglitz, 2007).

Das Metakognitive Training von Moritz, Veckenstedt, Randibar et al. (2011) erfasst die Attribuierungsmuster, kognitive Verzerrungen und Korrigierbarkeit bzw. Beharrungstendenzen, die Fähigkeit zum Perspektivenwechsel (Theory of Mind 1. oder 2. Ordnung) sowie Leistungen des Gedächtnis (Vermeidung von Intrusionen) und depressive Denkstile. Das Arbeitsmaterial ist sehr ansprechend gestaltet und auch neuere Behandlungsmethoden integrieren den Laptop für das Training (Fisher, Loewy und Carter et al., 2015).

Ziel der Verhaltenstherapie ist, dass die Patienten mit diesen unangenehmen Erfahrungen besser umgehen können oder dass sich die Belastungen, die sie hervorrufen, reduzieren (siehe Tabelle 4). Diese Symptome können auch durch kognitive Therapie angegangen werden.

Tabelle 4: Mögliche Strategien im Umgang mit chronischen Plussymptomen (mod. nach Tarrier et al., 1993, s. auch Lincoln, 2013, Klingberg et al., 2003, Klingberg und Hesse, 2014)
• ***Analyse der Situationen, in denen Symptome auftreten***
• ***Wahrnehmen der Hinweise vor Auftreten der Symptome***
• ***Kontrolle dieser Hinweisreize sowie der Reaktionen darauf***
• ***Einsatz hilfreicher Strategien:***
a) Kognitive Strategien: Wechsel oder Einengung der Aufmerksamkeit, Selbstinstruktionen (Bsp.: Über Kopfhörer sehr laute Musik hören; den „Stimmen" sagen, sie sollen verschwinden)
b) Verhaltensbezogene Strategien: Zunahme des Aktivitätsniveaus, sozialer Rückzug oder vermehrte Kontaktsuche, Realitätstestung (Bsp.: Sich körperlich betätigen; sich selbst oder Freunde fragen, ob diese Erlebnisse real sein können)
c) Veränderung der physiologischen Erregung (Bsp.: Ein wenig schlafen, sich hinlegen und entspannen)
• ***Verstärken bzw. Einüben der für den Patienten möglicherweise hilfreichen Strategien unter simulierten Bedingungen***
• ***Umsetzung des Gelernten in Alltagssituationen***

4 Zusammenfassung

Psychosoziale Belastungen wie ungünstige familiäre Interaktionsmuster (High Expressed Emotion), dysfunktionale Krankheitskonzepte und die fehlende Mitarbeitsbereitschaft mit der psychopharmakologischen Behandlung können den Verlauf schizophrener Erkrankungen negativ beeinflussen, hingegen können adäquate kognitiv-psychotherapeutische Interventionen in Kombination mit Psychopharmakotherapie zu einer erheblichen Reduktion der Rückfallrate beitragen.

5 Frequently Asked Questions (FAQ)

1. *Sollte der Patient die Antipsychotika absetzen, bevor er eine Verhaltenstherapie beginnt?*

→ Nein. Bei schizophrenen Erkrankungen liegt eine Störung des Gehirnstoffwechsels vor und Psychopharmaka haben eine stabilisierende Funktion. Sie tragen dazu bei, dass der Patient psychotherapiefähig wird. Durch Pharmako- und Psychotherapie kann der Patient nicht von der Psychose geheilt werden. Diese können aber dazu beitragen, dass es trotz der individuellen Vulnerabilität nicht zu weiteren Rezidiven kommt und sich die Lebensqualität verbessert.

2. *Machen Antipsychotika abhängig?*

→ Nein. Ein vereinfachtes Modell besagt, dass bei schizophrenen Störungen ein Überschuss eines bestimmten Neurotransmitters (Übertragungsstoffes), des Dopamins, im Gehirn vorliegt. Aufgrund dieses Überschusses kommt es zu Störungen der Informationsverarbeitung und es werden z. B. eigene Gedanken als „Stimmen" wahrgenommen. Die klassischen *Antipsychotika* (z.B. Haldol) bewirken nun eine Blockade der Synapsen und das Dopamin kann nicht mehr in diesem Ausmaß weitergeleitet werden. Es kommt zu einer Reizabschirmung. Der Patient sollte ermutigt werden, seine Ängste und Vorbehalte mit dem behandelnden Arzt zu thematisieren. Kenntnisse über die psychopharmakologische Behandlung, ihre Wirkungen und Nebenwirkungen sind empfehlenswert (z. B. Falkai et al., 2017).

3. *Wann kann der Patient die Medikamente wieder absetzen?*

→ Bei einer Ersterkrankung ist es ratsam, dass der Patient 1-2 Jahre, bei einer mehrfachen Erkrankung ca. 3-5 Jahre pharmakologisch behandelt wird.

4. *Kann der Verhaltenstherapeut bei einem schizophren erkrankten Patienten auch emotionszentriert vorgehen?*

→ Ja, jedoch ist es wesentlich, die jeweiligen Inhalte auch kognitiv aufzuarbeiten und darauf zu achten, dass es nicht zu emotionalen Überforderungen kommt. Ein selbstwertschonendes, auf Selbstkontrolle und Grenzsetzung achtendes Vorgehen ist indiziert. Die therapeutische Beziehung kann in diesem Zusammenhang ein Übungsfeld und somit eine wichtige Ressource für Interaktionsverhalten darstellen.

5. *Welche Zielsetzungen sind erstrebenswert bei schizophrenen Patienten, die unstrukturiert und perspektivelos sind?*

→ Durch das Aufgreifen persönlicher Ziele wird der Patient zur Therapie motiviert. Es empfiehlt sich, möglichst konkret vorzugehen (z. B. Tagesstrukturierung, Baselineerhebung zum Tätigkeiten- und Befindlichkeitsprofil, Herausarbeiten von Zusammenhängen zwischen Aktivierung und Befindlichkeit) und auf Ressourcen der Vergangenheit zurückzugreifen, um den Selbstwert des Patienten zu stabilisieren. Ist eine Eigenmotivierung nicht möglich, können Fremdanregungen durch Verstärkermodelle oder der Einbezug wichtiger Bezugspersonen hilfreich sein.

6. *Wie sollte der Therapeut auf Wahnerleben reagieren?*

→ Der Therapeut sollte den Patienten nicht zu Beginn mit der Irrationalität seiner Wahninhalte konfrontieren, sondern seinen eigenen Standpunkt behutsam vermitteln oder ggf. hintanstellen. Vorerst werden gemeinsam mit dem Patienten mögliche realistische Therapieziele anvisiert und im weiteren Verlauf das Wahnthema kognitiv differenziert („Sie glauben, dass dieser Mann Sie absichtlich in die Bäckerei verfolgt hat. Dies ist eine Sicht, die Dinge zu sehen. Alternativ wäre es auch möglich, dass er genau wie Sie Hunger hatte und Brot kaufen wollte").

7. *Es ist für den Patienten wichtig, dass er seine spezifische Diagnose benennen kann, z. B. schizophrene Störung?*

→ Nein. Der Begriff „schizophren" wird von einigen Patienten abgelehnt. Der Begriff Psychose ist meist eher akzeptabel. Es ist wichtig, gemeinsam mit dem Patienten ein für ihn annehmbares Krankheitskonzept zu erarbeiten, anhand dessen er seine individuellen Möglichkeiten der Einflussnahme erkennt.

8. *In welchen Fällen ist es sehr wichtig, die Familie des Patienten mit einzubeziehen?*

→ In Familien mit hohem emotionalen Engagement (HEE: hohe Kritikbereitschaft bis Feindseligkeit, hohe Überfürsorglichkeit).

6 Prüfungsfragen

1. Wie hoch ist die Rückfallrate nach einem Jahr, wenn Patienten mit mehrfachen psychotischen Krisen nach ihrem stationären Aufenthalt ihre *Antipsychotika* absetzen? (75 %)
2. Sollte der Patient die *Antipsychotika* absetzen, bevor er eine Verhaltenstherapie beginnt? (Nein)
3. Muss man im Rahmen der pharmakologischen Behandlung die medikamentöse Dosis steigern und ggf. mit einer Abhängigkeit rechnen? (Nein)
4. Wie lautet das aktuelle Störungsmodell für schizophrene Störungen? (Vulnerabilität-Stress-Bewältigungsmodell)
5. Was sind mögliche Schutzfaktoren in diesem Modell? (persönliche Faktoren: Bewältigung und Selbst-Effizienz, antipsychotische Medikation; Faktoren der Umwelt: familiäres Problemlösen, unterstützende psychosoziale Interventionen)
6. Welche Faktoren können den Krankheitsverlauf erschweren? (kritisches oder emotional überinvolviertes Familienklima (High Expressed Emotion); überstimulierende soziale Umwelt (z. B. zu forcierte Rehabilitation; stark emotions-fokussierende psychotherapeutische Interventionen wie Gestaltübungen); belastende Lebensereignisse (z. B. Tod eines Angehörigen)
7. Was ist das eigentliche Behandlungsziel im Rahmen einer Verhaltenstherapie bei schizophrenen Störungen? (Weniger die schizophrene Störung an sich als sekundäre Überlagerungen (z. B. depressiv-ängstliche Entwicklungen bei Selbstwertproblematik), prämorbide Verhaltensdefizite oder Minussymptomatik nach abgelaufener Psychose sind Ziele der VT)
8. Was ist bei der Psychotherapie von Patienten mit schizophrenen Psychosen zu beachten? (Bedürfnisse und Ziele des Patienten explorieren und gemeinsam eine Behandlungsabsprache treffen; kognitiven Defiziten des Patienten Rechnung tragen (z. B. strukturiertes und transparentes Vorgehen, klare und eindeutige Kommunikationsmuster); keine Überforderung durch stark emotions-fokussierende Interventionen (z. B. Gestaltübungen).
9. Wie können die kognitiven Defizite der Patienten kompensiert werden? (klare und eindeutige Kommunikationsmuster, Wiederholungen, Zusammenfassungen, Veranschaulichungen)

7 Literatur

a) zitierte Literatur

- Bäuml J (2008) Psychosen aus dem schizophrenen Formenkreis. Ein Ratgeber für Patienten und Angehörige. 2. Aufl., Berlin: Springer
- Bäuml J, Pitschel-Walz G, Berger H, Gunia H, Heinz A, Juckel G (2010) Arbeitsbuch PsychoEdukation bei Schizophrenie (APES). 2. Aufl., Stuttgart: Schattauer
- Benkert O, Hippius H (2014) Kompendium der Psychiatrischen Pharmakotherapie. Berlin: Springer
- Bleuler E (1911) Dementia praecox oder Gruppe der Schizophrenien. In: Aschaffenburg G (Hrsg), Handbuch der Psychiatrie. Leipzig: Deuticke
- Buchkremer G, Klingberg S, Holle R, Schulze Mönking H, Hornung WP (1997) Psychoeducational psychotherapy für schizophrenic patients and their key relatives or care-givers: results of a 2-year follow-up. Acta Psychiatrica Scandinavica 96, 483-491
- Dilling H, Mombour W, Schmidt MH (1993) Internationale Klassifikation psychischer Störungen: ICD-10, Kapitel V (F). 2. korr. Aufl. Bern: Huber
- Falkai P, Schennach-Wolf R, Lincoln T, Schaub A, Hasan A (2017) Schizophrene Psychosen, Kap. 65, S. 1583-1674. In: Möller H-J, Lausx G, Kapfhammer HP (Hrsg.): Psychiatrie, Psychosomatik und Psychotherapie (5. Aufl.) Berlin: Springer
- Falkai P, Wittchen HU Hrsg. (2014) Diagnostisches und Statistisches Manual Psychischer Störungen DSM-5®. Dt. Übersetzung des Diagnostic and Statistical Manual of Mental Disorders (DSM-5, American Psychiatric Association (2013). Göttingen: Hogrefe
- Fisher M, Loewy R, Carter C et al. (2015) Neuroplasticity-based auditory training via laptop computer improves cognition in young individuals with recent onset schizophrenia. Schizophr Bull;41(1):250-8. doi: 10.1093/schbul/sbt232. Epub 2014 Jan 20
- Garety P, Waller H, Emsley R et al. (2015) Cognitive mechanisms of change in delusions: An experimental targeting reasoning to effect change in paranoia. Schizophr Bull;41;400-410
- Gottesman II (1993) Schizophrenie. Ursachen, Diagnosen und Verlaufsformen. Heidelberg: Spektrum Akademischer Verlag
- Hahlweg K, Dürr H, Müller U (2006) Familienbetreuung schizophrener Patienten. 2. Aufl., Weinheim: Psychologie Verlags Union
- Klingberg S, Schaub A, Conradt B. Rezidivprophylaxe bei schizophrenen Störungen (2003) Weinheim: BeltzPVU
- Klingberg S, Hesse K (2014) Stationäre evidenzbasierte Psychotherapie bei Psychosen. Stuttgart: Kohlhammer
- Kuipers E, Yesufu-Udechuku A, Taylor C, Kendall T (2014) Management of psychosis and schizophrenia in adults: summary of updated NICE guidance. British Medical Journal, 348, g1173. doi: 10.1136/bmj.g1173
- Liberman RP, Jacobs HE, Boone SE, Foy DW, Donahoe CP, Falloon IRH, Blackwell C, Wallace CJ (1986) Fertigkeitentraining zur Anpassung Schizophrener an die Gemeinschaft. In: Böker W, Brenner HD (Hrsg.), Bewältigung der Schizophrenie. Bern: Huber, S. 96-112
- Lincoln T (2014) Kognitive Verhaltenstherapie der Schizophrenie (Wahn, Halluzinationen und Negativsymptomatik). 2. Aufl., Göttingen: Hogrefe
- Luderer H-J (1998) Schizophrenie: Mit der Krankheit umgehen lernen. Hilfreiche Informationen für Patienten und Angehörige. Stuttgart: Trias
- Möller H-J, Laux G, Kapfhammer H-P (2011) Psychiatrie, Psychosomatik, Psychotherapie. Bd 1 und 2. Allgemeine und Spezielle Psychiatrie. 4nd edition. Berlin: Springer
- Moritz S, Veckenstedt R, Randibar S, Vitzthum F (2011) MKT+, Individualisiertes metakognitives Therapieprogramm für Menschen mit Psychose. Berlin: Springer
- Nuechterlein KH, Dawson ME, Gitlin M, Ventura J, Goldstein MJ, Snyder KS, Yee CM, Mintz J (1992) Developmental Processes in Schizophrenic Disorders: Longitudinal Studies of Vulnerability and Stress. Schizophrenia Bulletin VOL. 18, NO. 3, 387-425
- Paulzen M, Schneider F (2014) Schizophrenie und andere psychotische Störungen im DSM-5. Nervenarzt 5: 533-542
- Reddy LF, Horan WP, Green MF (2014) Revisions and refinements of the diagnosis of schizophrenia in DSM-5. Clinical Psychology: Science and practice, 21, 236-244
- Roder V, Kienzle N, Brenner HD (2008) Integriertes psychologisches Therapieprogramm für schizophrene Patienten (IPT). 6. Aufl. Weinheim: Beltz Psychologie VerlagsUnion
- Schaub A (2003) (ed) New family interventions and associated research in psychiatric disorders. Wien: Springer
- Schaub A (2008) Coping-Forschung und bewältigungsorientierte Therapie bei schizophrenen Störungen. In: Bäuml J, Pitschel-Walz G, eds. Psychoedukation bei schizophrenen Erkrankungen. Stuttgart: Schattauer; 220-234
- Schaub A, Falkai P (2016) Proceedings of the 4th Kraepelin Symposium. Cognitive dysfunction in schizophrenia: Origins and cutting-edge innovative treatments. Schizophrenia Bulletin, Volume 52
- Schaub A, Mueser KT, von Werder T, Engel R, Möller HJ, Falkai P (2016) A Randomized Controlled Trial of Group Coping-Oriented Therapy vs Supportive Therapy in Schizophrenia: Results of a 2-Year Follow-up. Schizophr Bull; 42 Suppl1: S71-80. IF 7.757
- Süllwold L, Herrlich J (1998) Psychologische Behandlung schizophren Erkrankter. Stuttgart, Berlin: Kohlhammer, 2. überar. Aufl.
- Süllwold L, Huber G (1986) Schizophrene Basisstörungen. Berlin: Springer
- Tarrier N, Beckett R, Harwood S, Baker A, Yusupoff L, Ugarteburu I (1993) A trial of two cognitive-behavioural methods of treating drug-resistant residual psychotic symptoms in schizophrenic patients: I. outcome. British Journal of Psychiatry 162: 524-532
- Vauth R, Stieglitz R-D (2007) Chronisches Stimmenhören und persistierender Wahn. Göttingen. Hogrefe
- Vauth R, Stieglitz R-D (2008) Training emotionaler Intelligenz bei schizophrenen Störungen, Göttingen: Hogrefe

b) weiterführende Literatur

- Amering M (2012) Recovery. Bonn: Psychiatrie Verlag
- Behrendt B (2006) Meine persönlichen Warnsignale. Manual für Gruppenleiter und Arbeitsbuch für Gruppenteilnehmer. 2. Aufl., Tübingen: Deutsche Gesellschaft für Verhaltenstherapie
- Fowler D, Garety P, Kuipers E (1995) Cognitive behavior therapy for psychosis. Chichester, New York: John Wiley & Sons
- Knuf A (2003) Bevor die Stimmen wieder kommen. Bonn: Psychiatrie Verlag.
- Roder V, Müller DR (2013) Integrative neurokognitive Therapie bei schizophren Erkrankten. Berlin: Springer
- Schaub A, Mueser KT, von Werder T, Engel R, Möller H-J, Falkai P (2017) Bewältigungsorientierte Therapie (BOT) für Patienten mit schizophrenen Psychosen und ihren Angehörigen, Schizophrenie. Beiträge zu Forschung, Therapie und psychosozialem Engagement. Mitteilungsorgan der Gesellschaft zur Förderung empirisch begründeter Therapieansätze bei schizophrenen Menschen gfts .Hrsg. Jahrg. 33 (2017) 28-63
- Schaub S, Falkai P (2016) Special supplement introduction: the Fourth Kraepelin Symposium – cognitive dysfunction in schizophrenia: origins and innovative treatment. Schizophr Bull; 42 Suppl1: S1-S3
- Schaub A, Hippius H, Möller H-J, Falkai P (2016) Psychoeducational and Cognitive Behavioral Treatment Programs: Implementation and Evaluation From 1995 to 2015 in Kraepelin's Former Hospital. Schizophr Bull; 42 Suppl1: S81-87.9
- Schaub A, Roth L, Goldmann U (2013) Kognitiv-psychoedukative Therapie zur Bewältigung von Depressionen. 2. Überarb Aufl., Göttingen: Hogrefe
- Schaub A, Bernhard B, Gauck L (2004) Kognitiv-psychoedukative Therapie bei bipolaren Störungen. 2. überarb Aufl.,Göttingen: Hogrefe

4.4 Depressive und Bipolare Störungen

MARTIN HAUTZINGER

1 Einleitung

Affektive Störungen sind psychische Beschwerden, bei denen die Veränderung der Stimmung, der Interessen und des Antriebs zentral sind. Neben Depressionen mit Niedergeschlagenheit, Verlust der Freude, emotionaler Leere, Antriebslosigkeit, Interessenverlust und zahlreichen körperlichen Beschwerden als wesentliche Merkmale sind Manien mit expansiver Stimmung, Gereiztheit, Euphorie, Überaktivität, Unruhe, Ablenkbarkeit und Ideenflucht zu unterscheiden. Viele der genannten Zustände und Beschwerden kennen jedoch alle Menschen. Sie sind, wenn sie eine bestimmte Dauer und/oder Intensität nicht überschreiten, normale, gesunde Reaktionen auf die Erfahrungen von z.B. Verlusten, Erfolgen bzw. Misserfolgen, Belastungen, Zeiten der Ziellosigkeit, der Erfüllung, der Einsamkeit oder der Erschöpfung. Wann und wodurch die Grenze zwischen diesen normalen Reaktionen und den als klinisch auffällig betrachteten Symptomen überschritten wird, gehört unverändert zu den ungelösten Fragen im Zusammenhang mit affektiven Störungen.

Fallbeispiele: Depression

Der 64-jährige Mann hatte sich in seine Wohnung zurückgezogen, die Tür nicht mehr geöffnet und den Briefkasten nicht mehr geleert. Die Nachbarn riefen die Angehörigen (eine Tochter aus erster Ehe), die dann eine Klinikeinweisung veranlasste. Der schlanke, äußerlich gepflegte Patient sprach mit leiser Stimme, zeigte kaum Mimik, wirkte deprimiert, antriebslos, gequält und sein Blick war gesenkt. Er war orientiert, ohne auffallende Gedächtnisprobleme. Er war in Gedanken versunken, grübelte viel über seine Lage, war pessimistisch, selbstzweiflerisch und äußerte Schuldgefühle. Er klagte über Schlafstörungen und Verstopfung. Suizidale Absichten verneinte er, obgleich er des Lebens überdrüssig war. In der Hamilton Depression Ratingskala erzielte er mit 32 Punkten deutlich erhöhte Werte (Grenzwert 18 Punkte). Bereits früher, nach beiden gescheiterten Ehen, war er resignativ und antriebslos zusammengebrochen, was jeweils eine ambulante psychiatrische Behandlung zur Folge hatte. Seit der zweiten Scheidung vor 11 Jahren lebte der Patient in einer Wohnung allein, hatte jedoch zu einer Nachbarin engen Kontakt entwickelt. Die aktuelle Lage hatte nach dem überraschenden Tod der Nachbarin vor 8 Monaten begonnen. Dieser Verlust führte zum Wegfall von Besuchen, Kontakten, gemeinsamen Aktivitäten, Unterstützung und Tagesstruktur. Er zog sich zurück, lebte mehr in der Vergangenheit, und da vor allem in den Erinnerungen an das wenig erbauliche Elternhaus, die gescheiterten Ehen bzw. das Versagen als Vater. Er machte sich Vorwürfe und sah sich am Ende eines Lebens, das vor allem durch Misserfolge gekennzeichnet war.

2 Theoretische Inhalte und Kenntnisse

Definitionskriterien und Diagnostik

Zur Operationalisierung und Objektivierung der Diagnostik affektiver Störungen wurden in den letzten Jahren verschiedene Kriterien vorgeschlagen. Durch die Weltgesundheitsorganisation wurde das „International Classification of Diseases" überarbeitet, so dass die weltweit gültige 10. Revision (ICD-10) hier zu Lande das verbindliche kategoriale Diagnosesystem ist. Die Tabelle 1 fasst die affektiven Störungen der ICD-10, verschlüsselt als F3-Störungsgruppe, zusammen.

Tabelle 1: Diagnostische Kategorien affektiver Störungen nach ICD-10
Manische Episode (F30)
Bipolare Störung (F 31) • hypomanische Episode • manische Episode • mit psychotischen Symptomen • ohne psychotische Symptome
Depressive Episode (F 32) • ohne somatische Symptome • mit somatischen Symptomen • ohne psychotische Symptome • mit psychotischen Symptomen
Rezidivierende depressive Störung (F 33) • mit/ohne somatische Symptome • mit/ohne psychotische Symptome
Anhaltende affektive Störung (F 34) • Zyklothymia • Dysthymia
Sonstige affektive Störungen (F 38)
Andere affektive Störungen NNB (F 39)
Anpassungsstörung (F 43.2)
Post-partum-Depression (F 53.0)
Organische affektive Störung (F 06.3)

4

> **!** **Merke:** Manien und Depressionen werden demnach durch eine gewisse Anzahl an gleichzeitig vorhandenen Symptomen, die über eine gewisse Zeit andauern müssen und nicht durch andere Erkrankungen bzw. Umstände erklärbar sind, definiert (Tab. 2).

Tabelle 2: Definition gestörter affektiver Episoden

Manische Episode	*Depressive Episode*
abnorme, anhaltend gehobene, expansive oder reizbare Stimmung von mindestens 1 Woche Dauer (oder Hospitalisierung) sowie mindestens 3 der folgenden Symptome gleichzeitig: • gesteigertes Selbstwertgefühl • Größenideen • vermindertes Schlafbedürfnis • redseliger als gewöhnlich • Drang, weiterzureden • Ideenflucht, Gedankenjagen • leichte Ablenkbarkeit • Aktivitätssteigerung, Unruhe, Verhaltensexzesse, die unangenehme Folgen haben (Geld, Sex, Investitionen usw.) Bei hypomanischer Episode werden das Zeitkriterium (es reichen 4 Tage) und die starke Beeinträchtigung der Lebensführung nicht erreicht.	mindestens 5 der folgenden Symptome gleichzeitig während eines Zeitraumes von mindestens 2 Wochen (depressive Stimmung und Interesseverlust muss darunter sein): • Antriebslosigkeit • depressive Verstimmung • deutlich vermindertes Interesse oder Freude • Gewichtszunahme/-verlust • Schlaflosigkeit • Unruhe, Hemmung, Verlangsamung • Müdigkeit, Energieverlust • Wertlosigkeit, Schuld • Konzentrationsprobleme • Todeswunsch, Suizidideen

Endogenität: Die veraltete, nicht länger gebrauchte Diagnose einer „endogenen Depression" wird heute als „Major Depression mit Melancholie" (DSM-5) oder „depressive Episode mit somatischen psychotischen Symptomen" (ICD-10) beschrieben. Die folgenden Symptome weisen die höchsten Korrelationen auf und werden zur Charakterisierung herangezogen: psychomotorische Veränderungen (in der Regel Hemmung, gelegentlich aber auch Agitation), schwere depressive Symptomatik und Mangel an Reagibilität, depressive (nihilistische) Wahnideen, Schuld- und Selbstvorwürfe, deutlicher Interessenverlust, (terminale) Schlafstörungen, Morgentief, Appetitverlust. Ob Verlaufskriterien oder Ansprechen auf Behandlung weitere differenzierende Merkmale darstellen, ist umstritten.

Schwere der Depression: Depressive Episoden gelten als „leicht", wenn 4 bis 5, als „mittelschwer", wenn 6 bis 7 und als „schwer", wenn 8 und mehr der in Tabelle 2 aufgelisteten depressiven Symptome gleichzeitig vorliegen.

Unipolare und bipolare Verläufe: Die Einteilung affektiver Störungen in mono- bzw. unipolare und bipolare Verläufe ist heute breit akzeptiert und wissenschaftlich gut begründet. Die seltene Gruppe der unipolar verlaufenden Manien wird heute allgemein den Bipolaren Störungen zugeordnet, in der ICD-10 jedoch als eigene Subkategorie geführt. Die unipolar verlaufende Depression (depressive Episode, Dysthymia) ist die weitaus häufigste Störungsform affektiver Erkrankungen. Zahlreiche Familienstudien, Zwillingsstudien, Adoptionsstudien, biologische Markerstudien, Studien zu lebensgeschichtlichen, soziodemografischen und persönlichkeitsbezogenen Variablen sowie zur Symptomatologie, zum Verlauf, zum Ansprechen auf Behandlungsmaßnahmen und zur Prognose unterstützen die Unterteilung in bipolare und unipolare affektive Störungen.

Psychotische Symptome: Diese zusätzliche Beschreibung einer depressiven Episode bzw. einer bipolaren affektiven Störung erfordert das Vorliegen stimmungskongruenter wahnhafter Symptome. Diese haben im Rahmen einer Depression typischerweise den Inhalt von Schuld, Sünde, Verarmung, Strafe, selten von Verfolgtwerden. Bei Manien herrschen Inhalte der Wichtigkeit, der Einmaligkeit, der Größe, der Unverletzbarkeit, doch auch des Geliebtwerdens vor. Bei stimmungsinkongruenten psychotischen Symptomen bzw. bei zusätzlich formalen Denkstörungen ist die Diagnose einer schizoaffektiven oder einer schizophrenen Störung in Erwägung zu ziehen.

Chronische affektive Störungen: Persistierende depressive Störungen (PDS, früher Dysthymie und chronische depressive Episode als getrennte Diagnosen) sind lang anhaltende (mindestens 2 Jahre) affektive Störungen, die sich im Ausmaß depressiver Symptomatik unterscheiden, doch den chronischen Verlauf gemeinsam haben. Die Abgrenzung zu rezidivierenden depressiven Störungen ergibt sich dadurch, dass dabei depressive Episoden vorliegen, abklingen und erneut auftreten (Rezidiv). Denkbar sind jedoch vor dem Hintergrund einer lang anhaltenden depressiven Störung (Dysthymie) gelegentliche depressive Krisen, in denen die Kriterien einer depressiven Episode erfüllt werden. In diesem Fall spricht man oft von „doppelter Depression", doch nun einheitlich von PDS. Zyklothymien sind lang dauernde, abgeschwächte bipolare affektive Störungen, bei denen sich Phase dysphorischer Beeinträchtigung mit Phasen euphorischer, hypomanischer Symptome abwechseln, ohne dass die Kriterien einer bipolaren Störung erfüllt werden.

Ergänzende Unterteilungen: Weitere Spezifizierungen depressiver Störungen ergeben sich durch das jahreszeitlich gebundene Auftreten affektiver Störungen („Winterdepression" bzw. „saisonal abhängige Depression") und durch das Auftreten einer Depression in engem zeitlichem Zusammenhang mit der Geburt eines Kindes („Post-partum-Depression").

Differenzialdiagnose

> **!** **Merke:** Wie schon betont sind Traurigkeit, Euphorie, Selbstzweifel, Resignation, Gereiztheit, Dysphorie und einzelne depressive oder auch manische Symptome nicht gleichbedeutend mit dem Vorliegen einer affektiven Störung.

Auf der anderen Seite gibt es zahlreiche Studien, die zeigen, dass mit körperlichen Erkrankungen (z. B. Schilddrüsenfehlfunktion, neuronale Noxen), Somatisierungsstörungen, Substanzmissbrauch bzw. -abhängigkeit, endokrinen bzw. immunologischen Störungen, zerebralen Abbauprozessen sowie bei neurologischen Erkrankungen affektive Störungen einhergehen. Es gibt Schätzungen, dass 20% der Patienten in einer Allgemeinarztpraxis an in der Regel nicht erkannten Depressionen leiden, dementsprechend nicht bzw. falsch behandelt werden und so zur Chronifizierung der Störung beigetragen wird.

Sind depressive Symptome gebunden an den Tod einer nahe stehenden, geliebten Person, dann gilt dies als sozial erwartete und normal angesehene „Trauer" und nicht als eine Störung mit Krankheitswert. Erst wenn die Trauerreaktion über längere Zeit (2 Monate) unverändert anhält bzw. die Symptomatik ein schweres und bedrohliches Ausmaß (z.B. Suizidtendenzen, psychotische und selbstvernachlässigende Auffälligkeiten) annimmt, wird dies als abweichend und behandlungsbedürftig angesehen.

Differenzialdiagnostisch wichtig ist bei Vorliegen wahnhafter Symptome die Abgrenzung von schizophrenen und schizoaffektiven Störungen. Dabei ist vor allem auf den Inhalt der psychotischen Symptome im Sinne einer Stimmungskongruenz zu achten.

! **Merke:** Depressionen weisen eine hohe Rate an Komorbidität (bis zu 75%) auf. Überlappungen bzw. gleichzeitige Depressionen mit Angststörungen (Phobien, sozialen Ängsten, Panikstörung, generalisierter Angststörung), Zwängen, posttraumatischen Belastungsstörungen, Essstörungen, Substanzmissbrauch, Substanzabhängigkeiten, Schlafstörungen, sexuellen Störungen, somatoformen Störungen, psychophysiologischen Störungen, doch auch mit schizophrenen Störungen, hirnorganischen Störungen, zerebralem Abbau sowie verschiedenen Persönlichkeitsstörungen sind üblich.

Epidemiologie und Risikofaktoren

Prävalenz, Inzidenz und Morbiditätsrisiko:

Untersuchungen in Industrienationen und unter Anlegen der Kriterien operationaler Diagnostik kommen zu einer Punktprävalenz für depressive Störungen von 5% (depressive Episoden und Dysthymien). Die Lebenszeitprävalenzschätzungen für depressive Episoden und Dysthymien liegen bei 14 %. Die Tabelle 3 fasst den aktuellen Kenntnisstand zur Epidemiologie zusammen.

Tabelle 3: Häufigkeiten affektiver Störungen

	12-Monats-prävalenz	*Lebens-zeitrisiko*
Unipolare Depressive Störungen	5-7 %	12-25 %
Bipolare Störungen	1-2 %	1-3 %

Die Inzidenzschätzungen (neue Fälle pro Jahr) für die Diagnose einer depressiven Episode liegen bei 1-2 Neuerkrankungen auf 100 Personen. Die Wahrscheinlichkeit, im Laufe des Lebens eine Depression zu erleiden, liegt bei bis zu 12 % für Männer und bis zu 25 % für Frauen. Mehrere Arbeiten unterstützen diese hohen Schätzungen. In einer repräsentativen Bevölkerungsstichprobe fand sich ein Morbiditätsrisiko für Depression von insgesamt 17 Prozent.

Risikofaktoren:

Gesicherte und inzwischen mehrfach empirisch bestätigte Risikofaktoren für bzw. Schutzfaktoren vor Depressionen sind:

Geschlecht: Frauen weisen in nahezu allen (Quer- und Längsschnitt-) Untersuchungen ein doppelt so hohes Erkrankungsrisiko für unipolare Depressionen wie Männer auf. Neuere Studien, insbesondere unter Berücksichtigung jüngerer Stichproben und mehrerer Indikatoren (Punktprävalenz und Inzidenz), lassen vermuten, dass das Erkrankungsrisiko für Mädchen und junge Frauen früher liegt und außerdem in Jugendalter bzw. frühen Erwachsenenalter steiler ansteigt als für Jungen und junge Männer. Frauen weisen zudem eine höhere Rückfallneigung für weitere depressive Phasen auf. Diese Geschlechterunterschiede werden im mittleren und höheren Lebensalter geringer, d.h., die Depressionsraten der Geschlechter gleichen sich allmählich an. Bei den bipolaren affektiven Erkrankungen finden sich in der Regel keine bedeutsamen Geschlechterunterschiede.

Lebensalter: Depressionen treten in jedem Lebensalter auf. Lag in früheren Untersuchungen der Ersterkrankungsgipfel zwischen dem 30. und 40. Lebensjahr, so zeigen neuere Studien, dass sich dieser Altersgipfel vorverlagert hat, nämlich zwischen das 20. und 30. Lebensjahr. Bis zum Alter von 25 Jahren sind nahezu die Hälfte aller Depressionen bereits aufgetreten. Bei den Dysthymien kann über die Lebensspanne zunächst mit einer stetigen Zunahme, dann jedoch ab dem 30. Lebensjahr eine allmähliche und ab dem 65. Lebensjahr eine deutliche Abnahme festgestellt werden. Für die bipolaren affektiven Störungen ist das typische Ersterkrankungsalter im frühen Erwachsenenalter (16-26 Jahre).

Sozioökonomische Faktoren: Unter den sozialen Faktoren sind der Familienstand und das Vorhandensein bzw. Fehlen einer vertrauensvollen persönlichen Beziehung als Risiko- bzw. Protektionsfaktoren bei unipolaren Depressionen gesichert. Getrennte und geschiedene Personen und solche ohne vertraute Personen erkranken eher. Ferner erhöht die Zugehörigkeit zur unteren sozialen Schicht, Armut, belastende Lebensereignisse, Arbeitslosigkeit, soziale Diskriminierung (Bullying, Mobbing), komplexe Umwelten (Industrialisierung) und Leben in einer (Groß-) Stadt das Depressionsrisiko.

! **Merke:** Als wichtige protektive Faktoren erwiesen sich positive Sozialbeziehungen, aber auch der Wohn- und berufliche Bereich. Verheiratete Personen, Personen mit höherer Bildung und beruflicher (sicherer) Anstellung sowie ein Wohn- und Lebensraum in eher ländlich-kleinstädtischer Umgebung haben die niedrigsten Depressionsraten.

Verlauf und Prognose: Alle Verlaufsstudien kommen zu dem Schluss, dass die Verläufe von depressiven und manisch-depressiven Syndromen eine starke interindividuelle Variabilität aufweisen. Angesichts dieser großen Variabilität der Krankheitsverläufe und des Fehlens eindeutiger Parameter wird von verschiedenen Fachgesellschaften folgende Einteilung in Abschnitte einer manischen bzw. depressiven Episode vorgeschlagen: „Akutphase" ist definiert durch die Kriterien einer depressiven, manischen bzw. hypomanischen Phase; „Remission" wird definiert als Zustand bzw. kurze Zeitstrecke der (vollständigen oder partiellen) Besserung der jeweiligen Symptomatik; „Recovery" (Genesung) ist eine vollständige Remission über einen längere Zeitstrecke (mindestens 2 Monate), dabei ist der Bezug die aktuelle depressive bzw. manische Episode; „Rückfall" (Relapse) ist das Wiederauftreten von depressiven bzw. manischen Symptomen während der Remission, bevor Recovery erreicht und damit die aktuelle Episode abgeschlossen ist; „Wiedererkrankung" (Recurrence) ist das Auftreten einer neuen Episode nach Recovery (vollständige Gesundung). Entsprechend lassen sich therapeutische Interventionen der „Akuttherapie" (Symptomreduktion während der depressiven bzw. manischen Episode), „Erhaltungstherapie" (bei und während der Remission zur Verhinderung von Rückfällen) und der „prophylaktischen Therapie" (Verhinderung von Wiedererkrankungen und neuen affektiven Episoden) zuordnen.

Uni- und bipolare Verläufe: Bereits die Unterteilung in uni- und bipolare Verläufe ist nicht unproblematisch, da man bei einer oder auch mehreren depressiven Episoden nicht sicher wissen kann, ob nicht noch manische Episoden folgen werden. Mit Hilfe von intensiv untersuchten Patienten, die nach einer unipolaren Depression eine manische Phase entwickelten, wurden folgende Merkmale, die das Risiko dieses Diagnosewechsels erhöhen, identifiziert: jüngeres Lebensalter, psychomotorische Retardierung, atypische Symptome (z.B. Hypersomnie, Appetitsteigerung), psychotische Symptome, deutliche familiäre Belastung mit affektiven Erkrankungen, vorbekannte (Hypo-)Manien in der Familie.

Prognose: In Bezug auf den Ausgang bzw. die Prognose depressiver Erkrankungen kann bei der sehr heterogenen und methodisch wenig vergleichbaren Befundlage nur grob geschätzt werden, dass etwa zwei Drittel der Patienten so weit gebessert werden, dass sie wieder ihre gewohnte Leistungsfähigkeit besitzen und das alte Selbst hervortritt, oft einzelne Beschwerden dennoch weiterbestehen. Entscheidend für die Beurteilung der Heilungs- und Besserungschancen ist die Länge der Katamnese. Eine Phase ohne Rückfälle von mindestes 5 Jahren fand sich bei knapp 30% der bipolaren und bei 42% der unipolaren Patienten. Übereinstimmend wird für etwa 20 Prozent der unipolaren und der bipolaren Erkrankungen eine Chronifizierung (Minimaldauer der Beschwerden von 2 Jahren) gefunden. Diese Rate scheint für ältere Personen höher zu sein und auch mit einsetzenden bzw. parallel bestehenden körperlichen Erkrankungen zu korrelieren. Spätremissionen auch bei langen Phasen und solchen in hohem Lebensalter wurden wiederholt gefunden.

> ! **Merke:** Der Ausgang Suizid wird auf etwa 15 Prozent geschätzt, liegt also beträchtlich höher als in der Normalbevölkerung und konnte auch durch moderne Behandlungsformen nicht gesenkt werden. Darüber hinaus besteht auch eine gegenüber Nicht-Depressiven erhöhte Mortalität wegen körperlichen Störungen, besonders parallel zu Altersdepressionen.

Epidemiologischen, prospektiven Studien zufolge ist das Risiko Depressiver, folgende Erkrankungen zu erleiden, erhöht: arteriosklerotische Herzerkrankungen, vaskuläre Läsionen des Zentralnervensystems, Asthma bronchiale, Heuschnupfen (Allergien), Ulcus pepticum, Diabetes mellitus, Infektionserkrankungen und bei Depressionen. Eine Schwächung des Immunsystems wurde für Trauernde nachgewiesen und könnte die Assoziation depressiver und körperlicher/psychosomatischer Erkrankungen erklären.

Diagnostische Verfahren und Dokumentationshilfen

Für die Störungsdiagnostik, zur Beurteilung des Schweregrads der Störung, zur Dokumentation des Verlaufs bzw. der Veränderungen und zur Diagnostik assoziierter Merkmale stehen zahlreiche reliable und objektive Messinstrumente, strukturierte bzw. standardisierte Interviews, psychologische Tests, Fragebögen und Skalen, Selbst- und Fremdbeurteilungsbögen zur Verfügung. Daneben gibt es Problemanalyse-Schemata, Zielskalierungen, Beobachtungsprotokolle und Materialien, die für therapeutische Zwecke entwickelt wurden, die sich jedoch auch als Dokumentationshilfen eignen. Die verbreitetsten Instrumente zur Messung der Schwere depressiver bzw. manischer Symptomatik sind: Beck Depressionsinventar (BDI), Hamilton Depressionsratingskala (HAMD), Inventar depressiver Symptome (IDS bzw. QIDS), Allgemeine Depressions- und Manieskala (ADMS), Depressionstest für Kinder (DTK), Geriatrische Depressionsskala (GDS), Bech-Raphaelson-Manie-Skala (BRMAS) (alle beschrieben in Hautzinger und Meyer, 2002).

Störungstheorien und Erklärungsmodelle

Erklärungshypothesen affektiver Störungen lassen sich vereinfacht biologischen und psychologischen Modellvorstellungen zuordnen. Keine dieser soziologischen Erklärungsansätze kann bislang für sich in Anspruch nehmen, überzeugende kausale Aussagen zu treffen (Hautzinger, 2010; Hautzinger und Meyer, 2011; Brakemeier, Schramm und Hautzinger, 2012).

> ! **Merke:** Es ist angesichts der Heterogenität der affektiven Syndrome vermutlich auch unwahrscheinlich, dass ein Faktor allein für die Entstehung einer Manie oder Depression verantwortlich ist.

Hilfreich für die pharmakologische und psychologische Behandlung affektiver Störungen sind multifaktorielle Erklärungsmodelle, die jedoch z.T. auf noch nicht zweifelsfrei belegten Annahmen über die Entstehung von Depressionen bzw. Manien beruhen. Diese Ansätze billigen, neben kognitiven, interaktionellen und behavioralen Faktoren, genetischen und neuroendokrinen Prozessen, dispositionellen Faktoren, innerpsychischen Mechanismen, verändertem unmittelbarem Erleben und Erinnern nach aversiven Erfahrungen sowie sozialen und instrumentellen protektiven Faktoren (wie Unterstützung, Ressourcen) eine wichtige Funktion zu.

Bereits in den 70er Jahren haben Akiskal und McKinney (1975) ein „Final-Common-Pathway"-Modell der Depression vorge-

4

schlagen, das postulierte, dass das Auftreten einer Depression bzw. Manie eine gemeinsame Endstrecke neuronal gestörten Stoffwechsels erfordert. Diese Störung der Neurotransmission bzw. anderer neuronaler Funktionen kann nun durch die unterschiedlichsten Bedingungen (physikalisch, genetisch, sozial, entwicklungspsychologisch, zwischenmenschlich usw.) und deren multiplen Interaktionen verursacht werden.

> **!** **Merke**: Nach dem „Final-Common-Pathway"-Modell der Depression besteht zwischen sozialen, psychologischen und biologischen „Ursachen" kein Gegensatz, sondern eine Ergänzung.

Denkbar ist natürlich auch, dass es unterschiedlichste Entwicklungswege hin zu den gestörten Funktionen einer affektiven Störung gibt. Entsprechend setzen die Behandlungen an mehreren Stellen an, und eine Kombination aus Pharmakotherapie und Psychotherapie wird sinnvoll.

Aldenhoff (1997) fasst neurobiologische und entwicklungspsychologische Befunde zu einem psychobiologischen Phasenmodell (siehe Abb. 1) zusammen. Er geht davon aus, dass bei den später affektiv erkrankenden Menschen ein „frühes Trauma" vorliegt. Dabei soll dieser Begriff eine sehr heterogene Ausgangsbedingung darstellen, wie frühkindliche Deprivation, Vernachlässigung, Missbrauch, Veränderungen der Rezeptorenstruktur durch Virusinfektionen, genetische Aberrationen und noch bislang unbekannte Mechanismen. Die Adaptation an diese „Traumen" erfolgt im Sinne eines biologischen „Priming", das neurobiologische Veränderungen bewirkt, die der Depression lange vorausgehen, persönlichkeitsbildend wirken und an Lebensbedingungen (Lebensereignisse) Anteil haben. In diesem Anpassungszustand, der über Jahre unbemerkt bestehen kann (Latenzphase), ist das Individuum empfindlich für depressions- bzw. manieauslösende Bedingungen. Durch entsprechende psychologische oder/und biologische Ereignisse kommt es zu einer Reaktivierung mit einer möglichen ersten subsyndromalen bzw. unerkannten affektiven Reaktion, die nach inädaquater Bewältigung und damit einhergehender affektiv-kognitiver Dissoziation in eine zweite Latenzphase mündet. Nun wird das Individuum anfälliger und befindet sich in einem Zustand der „psychobiologischen Stressreaktion" und es kommt episodisch und durch geringfügige Ereignisse ausgelöst zu manischen bzw. depressiven Phasen, also dem syndromalen Bild einer affektiven Störung.

Deutlich behandlungsbezogener sind Modellvorstellungen von Hautzinger (2013) zur unipolaren Depression bzw. von Meyer und Hautzinger (2013) zu bipolaren affektiven Störungen.
Als Heuristik für die Problemanalyse unipolar depressiver Störungen ist es wichtig zu unterscheiden:

a) mögliche aktuelle bzw. chronische Belastungen, kritische Auslöser und aversive Bedingungen
b) objektive schwierige, unüberwindbare bzw. unveränderbare persönliche, soziale und kulturelle Hintergrundbedingungen
c) ungeschickte, dysfunktionale Verarbeitungsmuster und negative Kognitionen
d) Defizite im Verhalten, ungeschickte Interaktions-, Kommunikations-, Problemlöse- und Bewältigungsfertigkeiten

Abbildung 1: Psychobiologisches Modell der Entwicklung affektiver Störungen

Frühes Trauma
psychologisch, z. B. Deprivation, Missbrauch, unbekannte ...
biologisch, z. B. Virusinfektion, Genetik, Nichtkontrolle, unbekannte ...
sozial, z. B. Armut, soziales Netz, Stadtleben, unbekannt ...
↓
Biologisches Priming
Narben und Veränderungen in den neuronalen Transmissionen, der Rezeptorstruktur, den Second-Messenger-Kaskaden usw.
↓
Erste Latenzphase
↓
Reaktivierung
durch psychologische Mechanismen, z. B. Verluste, Misserfolge usw.
durch biologische Ereignisse, z. B. Operation, Unfall, Infektion usw.
↓
Subsyndromale Reaktion
(depressiv, hypomanisch)
Inadäquate Bewältigung und Verarbeitung
↓
Zweite Latenzphase
↓
Psychobiologische Stressreaktion
CRH-Overdrive, Cortisolanstieg, Zunahme der Beta-Rezeptoren usw.
↓
Depression/Manie
↓
Rezidive, Chronifizierung, episodische Verläufe

e) wenig verstärkende, einseitige Alltagsstruktur und ein Mangel an positiv verstärkenden Erfahrungen

Diese Problembereiche interagieren miteinander und schaukeln sich zu einer depressiven Entwicklung auf, die dann selbst wieder als negative Eingangsbedingung auf diesen Prozess zurückwirkt und so die depressive Spirale bedingt (siehe Abb. 2).

> **!** **Merke:** Entsprechend bedarf eine erfolgreiche Behandlung der Reduktion bzw. Beseitigung der belastenden Bedingungen, einer Korrektur der dysfunktionalen kognitiven Muster, einer Behebung der Verhaltensdefizite sowie der Steigerung positiver Alltagserfahrungen.

Das Modell ist somit die Grundlage einer kognitiv-verhaltenstherapeutischen Depressionsbehandlung.
Zum Verständnis des Verlaufs und der Behandlung bipolarer affektiver Störungen schlagen Meyer und Hautzinger (2013) das in Abbildung 3 dargestellte Modell vor.

> **!** **Merke:** Dabei wird deutlich, dass die notwendige medikamentöse Therapie bipolarer affektiver Störungen ergänzt werden muss durch psychologische Maßnahmen zum Aufbau eines realistischen Krankheitskonzepts, der angemessenen Selbststeuerung und Problembewältigung, der stabilen Alltagsgestaltung sowie zum Abbau von Interaktionskonflikten und dysfunktionaler, überfordernder bzw. überschätzender Kognitionen.

4

Abbildung 2: Integratives psychologisches Therapiemodell für unipolare Depressionen und deren psychologischer Therapie

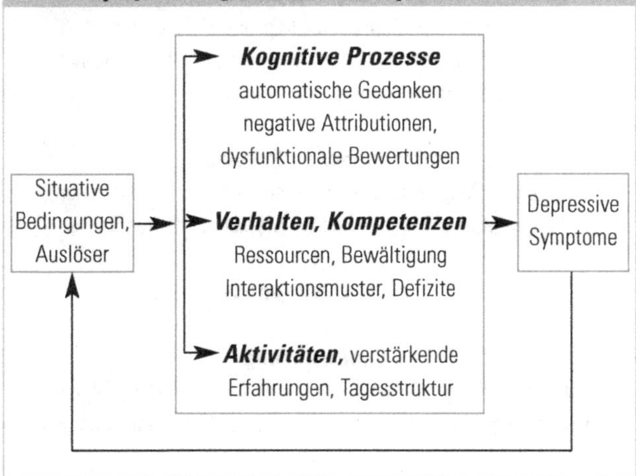

3 Umsetzung in die klinische Praxis – Behandlung depressiver Störungen

Trotz vieler Unklarheiten bei der Ätiologie affektiver Störungen sind die pharmakologischen, physikalischen, psychotherapeutischen und psychosozialen Behandlungsmöglichkeiten vielfältig und erfolgreich. Dabei sind die psychopharmakologischen und psychotherapeutischen Behandlungen, sei es alleine oder in Kombination angewendet, die wichtigsten.
Heute stehen nationale Versorgungsleitlinien mit differenzierten, Evidenz basierten Empfehlungen zur Verfügung (www.leitlinie-depression.de und www.leitlinie-bipolar.de), die sich mit den hier gemachten Ausführungen decken.

Pharmakologische Behandlungen

Nach zahlreichen wissenschaftlichen Untersuchungen darf heute die Wirksamkeit der trizyklischen Antidepressiva, der MAO-Inhibitoren, der (neueren) selektiven Serotonin-Wiederaufnahmehemmer (sog. SSRI), der selektiven Serotonin-Noradrenalin-Wiederaufnahmehemmer (SNRI oder duale Antidepressiva) und sog. Mood Stabilizer (Lithium, Carbamazepin, Valproat) als gesichert gelten. Die Tabelle 4 fasst einige der häufig verordneten Antidepressiva zusammen.

Die SSRI-Präparate (z.B. Fluctin) weisen gegenüber den klassischen Antidepressiva bei den unerwünschten Nebenwirkungen und der Verträglichkeit deutliche Vorteile auf, was sich günstig auf die Akzeptanz und die Einnahmebereitschaft der Patienten auswirkt.

Die psychiatrischen Gesellschaften geben gegenwärtig folgende Empfehlungen für die pharmakologische Behandlung unipolarer Depressionen.

! **Merke:** Jeder depressiv erkrankte Patient bedarf einer individuell zugeschnittenen Behandlung, die Begleiterkrankungen (z. B. Suchtmittelmissbrauch, Komorbidität) und Komplikationen (z. B. Suizidtendenzen) berücksichtigt.

Sprechen Patienten bei ausreichendem Plasmaspiegel nach 4 bis 6 Wochen auf richtig verabreichte Medikation nicht an, dann ist der Wechsel zu einem anderen Antidepressivum (andere Gruppe), u. U. die zusätzliche Gabe von Lithium oder Tranquilizern sinnvoll. Ersterkrankte Patienten sollen nach Remission der Depression die Medikamente bis zu 9 Monaten einnehmen. Bei sich wiederholenden depressiven Phasen soll-

Abbildung 3: Heuristik zum Verständnis und Verlauf Bipolare Störungen und zur Begründung der Behandlungsmaßnahmen

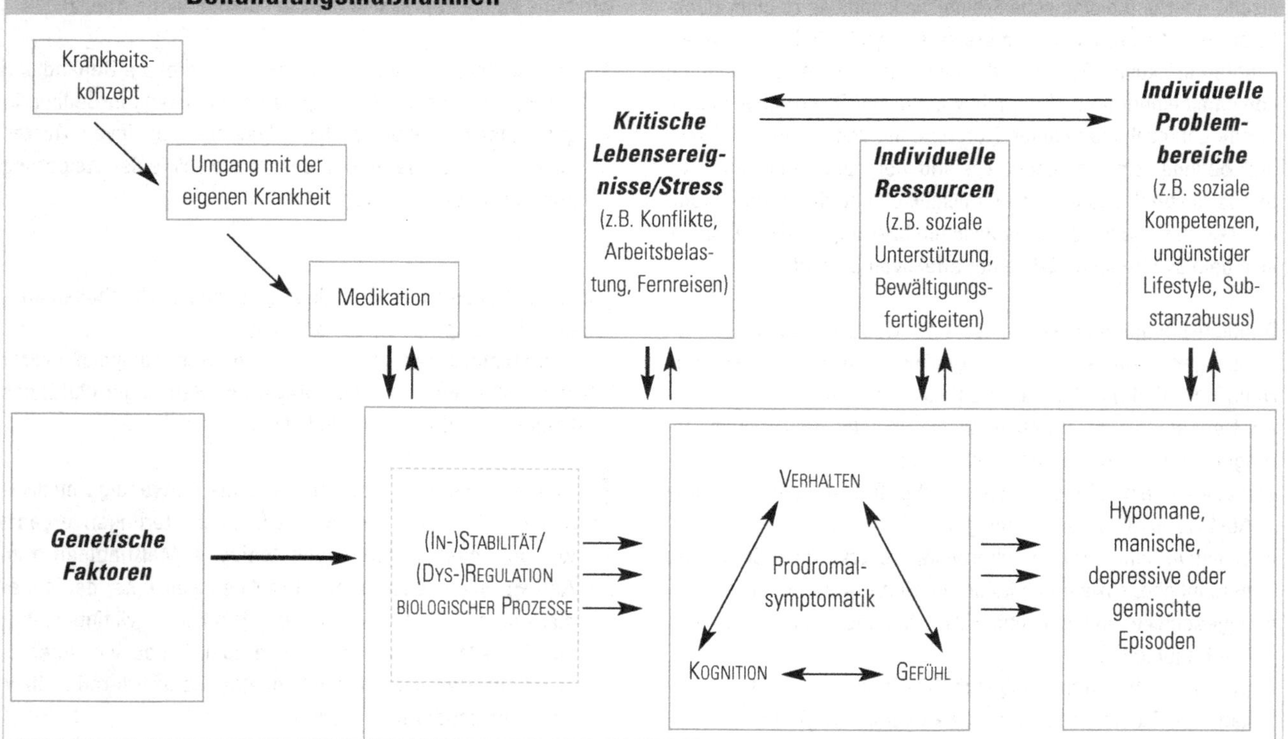

4

Tabelle 4: Zielsymptome und Arten häufig verordneter Antidepressiva

im depressiven Zustandsbild überwiegen eher:	***im depressiven Zustandsbild überwiegen eher:***	***im depressiven Zustandsbild überwiegen eher:***
Antriebsschwäche Hemmung Apathie	traurige Verstimmtheit Bedrücktheit Niedergeschlagenheit	Angst ängstliche Unruhe Agitiertheit
Concordin® (Protriptylin) Maximed® (Protriptylin) Nortrilen® (Nortriptylin) Pertofran® (Desipramin)	Anafranil® (Clomipramin) Cipramil® (Citalopram) Fevarin® (Fluvoxamin) Floxyfral® (Fluvoxamin) Fluoxetin® (Fluctin) Gamonil® (Lofepramin) Ludiomil® (Maprotilin) Paroxetin® (Seroxat) Tofranil® (Imipramin) Trevilor® (Venlafaxin) Zoloft® (Sertralin)	Aponal® (Doxepin) Laroxyl® (Amitriptylin) Melleril® (Thioridazin) Remergil ® (Mirtazapin) Saroten® (Amitriptylin) Sinequan®, Sinquan® (Docepin) Stangyl® (Trimipramin) Thombran® (Trazodon) Tolvin®, Tolvon® (Mianserin) Trittico® (Trazodon) Tryptizol® (Amitriptylin)

te auf sehr viel längere, u. U. fortwährende Einnahme der Medikamente geachtet werden. Ohne fortgesetzte Behandlung erleiden 80% der depressiven Patienten in einem Zeitraum von 2 Jahren eine erneute depressive Phase. Wird die antidepressive Medikation über ein oder mehrere Jahre (Empfehlungen gehen bis zu 3 Jahren) mit voller Dosis fortgesetzt, dann überstehen drei Viertel der ehemals depressiven Patienten diesen Zeitraum ohne Rückfall. Bipolare affektive Störungen werden in den akuten Episoden mit Antidepressiva bzw. Neuroleptika und zur Verhinderung von weiteren (manischen bzw. depressiven) Krankheitsepisoden mit Lithium, Carbamazepin oder Valproat meist auf Dauer mediziert.

Psychologische Behandlungen

Drei psychologische Behandlungsansätze haben sich in den letzten Jahren klinisch durchgesetzt und empirisch bewährt. Dies ist die Interpersonelle Psychotherapie (IPT), die psychodynamische Fokaltherapie (STPP) und die Kognitive Verhaltenstherapie (KVT). Im Folgenden wird nur auf die verhaltenstherapeutische Behandlung der Depression eingegangen. Bei der Psychotherapie im Rahmen bipolarer Störungen hat sich bislang nur die KVT etabliert.

Kognitive Verhaltenstherapie

Die Kognitive Verhaltenstherapie ist eine problemorientierte, strukturierte, konkrete und spezifische psychologische Behandlung speziell für depressive Störungen. Durch die Kooperationen zwischen Patient und Therapeut geht es darum, Probleme zu identifizieren, die individuellen (kognitiven) Blockaden zu erkennen, Alternativen dazu zusammenzutragen und zu prüfen sowie diese auszuprobieren. Neben der besonderen Beachtung kognitiver Prozesse gehören verhaltenstherapeutische Elemente wie Aktivierung, Kompetenzerweiterung, Problemlösen, Übungen in Alltag, Aufbau von Bewältigungsfertigkeiten und Kommunikationsübungen mit zum therapeutischen Repertoire. Behandlungsphasen und therapeutische Hauptelemente der Kognitiven Verhaltenstherapie (Hautzinger, 2013) sind in Abbildung 4 zusammengefasst.

Abbildung 4: Phasen und Elemente Kognitiver Verhaltenstherapie bei Depression

1. Phase ***Schlüsselprobleme benennen*** Überblick verschaffen, Kriterien: Dringlichkeit, Wichtigkeit, Veränderbarkeit ***Aufbau einer therapeutischen Beziehung*** Patienten in negativer Sichtweise akzeptieren, Interesse (aktives Zuhören) Professionalität (Kenntnis, Sicherheit), Arbeitsbündnis, empirisches Vorgehen, Erklärungen und Informationen zum Krankheitsbild Depression
2. Phase ***Vermittlung des therapeutischen Modells*** Zusammenhang von Gedanken, Gefühlen und Verhalten anhand der Erlebnisse des Patienten herausarbeiten, Elemente und Struktur der Therapie darstellen
3. Phase ***Aktivitätsaufbau (Verhaltensaktivierung)*** Erfolg-Vergnügen-Technik, Wochenplanung, gestuftes Vorgehen, realistische Standards setzten, den Ablauf planen: Wie sieht der erste Schritt aus? Welche Hilfen kann es geben?
4. Phase ***Aufbau von Fertigkeiten und Kompetenzen*** Rollenspiele, klare Instruktionen, Bezug zu Problemen des Patienten (darf nicht nur dem Therapeuten klar sein!), differenzierte, verhaltensbezogene Rückmeldung, erneutes Üben, Transfer
5. Phase ***Interventionen*** Erfassen von negativen Gedanken und Einstellungen, Zusammenhang von negativen Gedanken, Gefühlen und Verhalten verdeutlichen, Realitätstestung, Reattribution, alternative Erklärungen, Entkatastrophisieren, Situationsanalysen, Rollentausch, Schemaanalysen, Pros und Kontras, kurzfristige und langfristige Konsequenzen von Einstellungen
6. Phase ***Transfer, Erfolgssicherung und Rückfallverhinderung*** Rückblick und Zusammenschau der angewandten, als hilfreich erlebten Interventionen, Einbau von Interventionen, Materialien in den Alltag, Erkennen von Krisen, Frühsymptomen, Verschlechterungen, Notfall- und Krisenplanung, Auffrischungs- und Stabilisierungssitzungen

Diese Therapie kann im Einzel- und im Gruppensetting mit Erfolg durchgeführt werden. Die Behandlungen dauern, in Abhängigkeit von der Schwere der Depression, zwischen 20 und 40 Sitzungen, anfangs meist zweimal bzw. einmal wöchentlich, später dann seltener (zweiwöchentlich, monatlich). Zur Verhinderung von Rückfällen bzw. zur raschen Krisenbewältigung haben sich Auffrischungssitzungen und Kurzkontakte bewährt.

Rational und Behandlungsheuristik

Grundgedanke der Kognitiven Verhaltenstherapie ist der Zusammenhang von Stimmung (Fühlen), Denken und Handeln, wie er aus den Schilderungen und Erfahrungen der Patienten herausgearbeitet wird. Dabei geht es nicht um kausale, sondern um korrelative Beziehungen. Die drei Eckpunkte stehen alle in wechselseitiger Beziehung zu einander, so dass eine negative Stimmung die Aktivitäten herunterziehen und das Denken einengen, doch auch eine bestimmte Handlung die Stimmung und das Denken verändern oder ein Gedanke (z.B. eine schlechte Erinnerung) das Verhalten lähmen und die Emotionen niederdrücken kann. Aus den Schilderungen von Patienten lassen sich in der Regel zahlreiche Beispiele für diese Zusammenhänge finden, die auch als nach unten gerichtete Spirale einer sich immer weiter einengenden, trüben, negativen Verfassung gedeutet werden können.

> **!** **Merke:** Ziel und Aufgabe der Kognitiven Verhaltenstherapie ist es, diese depressive Spirale zu stoppen, umzukehren und eine konstruktive Entwicklung einzuleiten.

In Umkehrung der in die Depression führenden Spirale gilt es, durch die KVT auf der Handlungs- und der kognitiven Ebene Veränderungen zu erzielen, die aus der dysphorischen Stimmung herausführen.

Grundlegende therapeutische Merkmale dieses problemorientierten Ansatzes sind Interesse, Bemühen, Neugier, Echtheit und Aufrichtigkeit, Empathie und Verständnis, Akzeptanz und Wärme, doch auch fachliche Kompetenz und professionell entspanntes Verhalten in der Interaktion. Therapeut und Patient arbeiten zusammen an der Lösung bestimmter Probleme. Dazu strukturiert der Therapeut den therapeutischen Rahmen, den Inhalt und die Sitzungszeit. Wiederholt fasst er zusammen, lenkt das Gespräch auf zentrale Aspekte und Probleme, gibt Rückmeldungen und achtet darauf, dass Übungen, Hausaufgaben und konkrete Übertragung in der Realität die Sitzung bzw. ein Thema beschließen. Beim Arbeiten an kognitiven Mustern verwirklicht der Therapeut den so genannten sokratischen Fragestil, eine Interaktionsform, die aus gelenkten, offenen Fragen besteht, um den Patienten selbst dazu zu bringen, Widersprüche und den Überzeugungen zuwiderlaufende Erfahrungen zu berichten, zu erkennen und zuzulassen. Dadurch werden Patienten dazu gebracht, selbständig alternative Sichtweisen und Lösungswege zu überlegen und für eine nachfolgende Prüfung, Erprobung und Einübung bereitzuhaben.

Verhaltenstherapeutische Elemente

Es kommen verhaltenstherapeutische Elemente zum Einsatz, durch die eine direkte Verhaltensbeeinflussung, unmittelbare Hilfe, rasche Veränderungen und Erleichterungen, vermehrte positive Erfahrungen und die Behebung von Verhaltensdefiziten erreicht werden sollen.

> **!** **Merke:** Mit verhaltensaktivierenden Elementen werden folgende Ziele verfolgt:
> 1. Durchbrechen des Teufelskreises von Inaktivität, Passivität, Rückzug und depressiven Symptomen
> 2. Strukturierung der Zeit bezüglich bestimmter Handlungen und Aktivitäten
> 3. Unterbrechung und Ablenkung von Grübeleien und Gedankenkreisen
> 4. Erwerb von neuen Fertigkeiten und Bewältigungsressourcen, um depressives Verhalten und Rückfälle weniger wahrscheinlich zu machen
> 5. Rollenspiele, Aktivitätsaufbau und verhaltensorientierte Aufgaben liefern in Form von „Experimenten" und „Realitätsprüfungen" wichtige Informationen für die kognitiven Interventionen

Aktivitätsaufbau

Mit zu den ersten therapeutischen Maßnahmen bei depressiven Patienten gehört es, auf der konkreten Handlungsebene erste Versuche der Aktivierung zu starten, um damit früh positive Erfahrungen und Verstärkung durch die Therapie zu erreichen.

> **!** **Merke:** Beim Aktivitätsaufbau geht es einerseits um die Steigerung bzw. den Wiederaufbau positiver Erfahrungen und Aktivitäten, andererseits um die Reduktion eines Übermaßes an negativen, belastenden Erfahrungen.

Wichtigstes Instrument dabei ist der Wochenplan. Wird der Patient in einer Anfangsphase gebeten, in Form einer täglichen Selbstbeobachtung der Aktivitäten und Ereignisse dieses Protokoll auszufüllen, so dient es später auch dazu, die Tage zu strukturieren und Aktivitäten zu planen.

Mehrfach am Tag (etwa alle 4 Stunden) sollen die Patienten stichwortartig die Ereignisse, die Aktivitäten und Handlungen während einer Stunde in die Kästchen fortlaufend über den Tag eintragen. Dazu sollen sie außerdem ihre Stimmung während jeder Stunde z.B. mittels ++ für sehr gute Stimmung, + für gute Stimmung, - für schlechte Stimmung, -- für sehr schlechte Stimmung und +/- für eine Weder-noch-Stimmung markieren. Auf diese Art und Weise gelingt es, Stimmungsvariationen, Muster bei den Stimmungstiefs sowie den Einfluss, den Aktivitäten bzw. Ereignisse auf das Befinden haben, zu erkennen.

Konnten mit den Patienten gemeinsam anhand der Aufzeichnungen im Wochenplan der Zusammenhang von Handeln, Tun und Befinden, Stimmung herausgearbeitet werden, dann gilt es, als Nächstes persönlich wichtige, verstärkende Aktivitäten zusammenzutragen, damit diese vermehrt in den Alltag eingebaut werden können.
Eine Liste möglicher Verstärker und angenehmer Aktivitäten (es sind zahlreiche Listen im Umlauf bzw. in den Therapiemanualen zu finden) hilft, in dieser Phase genügend Ideen und Anregungen für diese sukzessive Steigerung der Aktivitäten verfügbar zu

haben. Ziel dieser Sammlung ist es, eine ganz persönliche Liste verstärkender, angenehmer Aktivitäten zusammenzustellen und diese dann allmählich in den Alltag einzubauen. Patienten, die trotz ihrer Depression einen „vollen" Tag haben, muss oft erst geholfen werden zu erkennen, dass die bisherigen Aktivitäten „Pflichten", wenig geliebte, nicht verstärkende Handlungen sind, die eingeschränkt und reduziert werden müssen, um Platz für verstärkende, stimmungsaufhellende Aktivitäten zu schaffen.

Verbesserung interaktioneller Fertigkeiten

Die sozialen Beziehungen sind bei depressiven Patienten häufig belastet. Soziale Kontakte sind verkümmert, soziales Verhalten ist gehemmt und reduziert. Bei vielen Patienten reicht allein die Behebung der Depression nicht aus, um dieses Brachliegen der sozialen Interaktionen und Interaktionsfähigkeiten zu überwinden.

> **!** **Merke:** Der Aufbau und die Verbesserung von sozialer Sicherheit, Kontaktverhalten, Kommunikationsfertigkeiten und partnerschaftlichen Problembewältigungsfertigkeiten gehören daher mit zu einer erfolgversprechenden kognitiven Verhaltenstherapie.

Die wesentlichen Mittel dabei sind das Rollenspiel und die Verhaltensübung, die Einbeziehung des Partners und der Familie. Durch dieses Behandlungselement sollen die Patienten in die Lage versetzt werden, ihre persönlichen Wünsche und Ansprüche in der sozialen Umwelt angemessen durchzusetzen. Dazu gehört, dass die Patienten eigene Wünsche und Ansprüche erkennen, benennen und akzeptieren lernen. Es ist ferner nötig, auch die Bedürfnisse der Sozialpartner bzw. die Besonderheiten der sozialen Situation wahrzunehmen, anzuerkennen und mit in die Handlungsplanung einzubeziehen. Da depressive Patienten sich selbst und ihrer Umwelt häufig sehr negativ und verbittert gegenüberstehen und es nicht fertig bringen, positive Äußerungen zu machen, ist es zunächst nötig, mit den Patienten positive selbstbezogene und partnerbezogene Äußerungen (z. B. Komplimente, Selbstlob, Äußerung positiver Gefühle) zu trainieren. Ähnlich wichtig ist die Fertigkeit, soziale Kontakte, Gespräche und Aktivitäten selbständig zu initiieren, aufrechtzuerhalten, eigene Interessen einzubringen und zu gestalten. Wiederholte, zunächst vorsichtig beginnende und sich allmählich steigernde Rollenspiele (mit Videoaufzeichnung) sind hier das zentrale therapeutische Vorgehen.
Das Rollenspiel einer bestimmten Situation wird mit der ständigen Verstärkung und den erforderlichen Korrekturen so lange geübt, bis das vorher festgelegte Ziel erreicht ist. Elemente sozial kompetenten Verhaltens sind im Kasten zusammengefasst. Schon beim Herausschälen einer im Rollenspiel zu bearbeitenden Situation sollte darauf geachtet werden, dass die Verhaltensweisen später in die Realität übertragen werden können, was oft eine große Hürde darstellt. In-vivo-Übungen sind daher eine wichtige Ergänzung der Rollenspiele. Bei den anfänglichen Übungen in der Lebenswelt der Patienten ist auf eine nicht überfordernde, zu Misserfolgen führende Aufgabenstellung zu achten. Mögliche Hindernisse und Schwierigkeiten sind vorab zu klären. Nur die im Rollenspiel bereits gut beherrschten Verhaltensweisen in Situationen, bei denen die Sozialpartner eher mit Zustimmung, denn mit Ablehnung reagieren, sollten Gegenstand der Hausaufgaben werden.

Verbesserung partnerschaftlicher Kommunikation

Probleme im Bereich sozialer Interaktionen ergeben sich häufig durch Schwierigkeiten im Umgang mit engen Sozialpartnern, der Familie und dem Ehepartner. So sind Menschen mit Depressionen im Umgang mit engen Bezugspersonen häufig verbittert, reizbar, ablehnend, passiv, klagsam, pessimistisch, lustlos, äußern negative Zukunftserwartungen. Dies führt leicht zu Entmutigung, Rückzug und Entfremdung zwischen den Partnern und Familienangehörigen.

> **!** **Merke:** Es ist daher im Rahmen einer Depressionstherapie oft nötig – unter Einbeziehung der Angehörigen – das Interaktions- und Kommunikationsverhalten zwischen Familienmitgliedern und Partnern zu bearbeiten.

Auch hier hat sich das Üben an konkreten Situationen und Verhaltensweisen bewährt. Wichtige Bestandteile partnerschaftlicher Gespräche sind (siehe Kasten):

a) aktives, aufmerksames und akzeptierendes, verstärkendes Zuhören
b) richtiges Verstehen, Wahrnehmungsprüfungen Informationssuche durch Rückfragen
c) Paraphrasieren (ohne zu analysieren bzw. zu interpretieren), Wiederholen der Partneräußerungen mit eigenen Worten
d) Mitteilung der eigenen Gefühle und Empfindungen in Bezug auf die Partneräußerungen
e) Verstärkung von positivem Verhalten, Aufbau von positiven Kommunikations- und Interaktionselementen
f) Äußern von Störungen, Kritik ohne Vorwurf
g) Kompromisse herausarbeiten

Diese Übungen sind durch häufigen Rollenwechsel der Partner bzw. der Familienangehörigen gekennzeichnet.

Kognitive Methoden

Vorbereitend für die Anwendung kognitiver Methoden ist eine verständliche und an den persönlichen Erfahrungen des Patienten ansetzende Information und Erklärung dessen, was Kognitionen sind, welche Rolle sie spielen und welche Auswirkungen sie für das emotionale Erleben und Verhalten haben.

> **!** **Merke:** Grundsätzlich ungünstig ist es, den depressiven Patienten unterstellen zu wollen, dass sie falsch oder irrational denken. Die automatisch ablaufenden kognitiven Prozesse sind das Ergebnis von Lernen und Sozialisation, nicht der Ausdruck von Absicht oder Unvermögen.

Trotz allem kann man bei genauer Analyse zu dem Urteil kommen, dass bestimmte kognitive Mechanismen unlogisch, verzerrt und situationsunangemessen sind. Depressive unterlaufen aufgrund ihrer Krankheit und aufgrund der persönlichen Lerngeschichte in bestimmten Lebensbereichen unterschiedliche gedankliche Verzerrungen. Es ist therapeutisch von Nutzen, mit den Patienten für sie zutreffende Verzerrungen zu benennen, und ihnen so eine Hilfe an die Hand zu geben, im Alltag emotionale Einbrüche auf die kognitiven Blockaden zurückzuführen.

> **Merke:** Wesentlich ist dann, die Art und Weise des Denkens in ganz konkreten Zusammenhängen zu erkennen, die Verbindung des Denkens zu den Gefühlen und körperlichen Symptomen herauszufinden und immer wieder die Adäquatheit und den Realitätsgehalt der Gedanken zu hinterfragen bzw. zu testen.

Der erste Schritt zur Bearbeitung kognitiver Prozesse ist daher die Entdeckung, das Beobachten und Protokollieren von automatischen Gedanken in relevanten und zentralen Problembereichen. Ausgangspunkt dabei sind die Empfindungen, Gefühle und Stimmungen, auch Beschwerden in einem konkreten Zusammenhang, etwa einer Situation oder einer Sensation, also internen und externen Auslösern. Heute hat sich dafür der Begriff der „Situationsanalyse", also einer minutiösen Analyse konkreter Ereignisse, automatischer Gedanken, Erwartungen, eigenen Verhaltens, Verhalten des Gegenüber, Wahrnehmung, Interpretationen usw. Der Patient soll sich die auslösende Bedingung nochmals genau vorstellen und seine Gefühle zurückerinnern. Während dies geschieht, bitten die Therapeuten die Patienten alles zu äußern, was ihnen zu dieser Vorstellung einfällt, durch den Kopf geht, bildhaft erscheint usw. Bevorzugt benutzt man für das Festhalten dieser Kognitionen das „Protokoll negativer Gedanken", das aus fünf Spalten besteht: auslösender Reiz, Situation/Gefühle, Empfindungen/automatische Gedanken/alternative, angemessene Gedanken/erneutes Gefühlsurteil aufgrund der Alternativen, angemessene automatische Gedanken. Das anfängliche Beobachten und Protokollieren automatischer Gedanken füllt die ersten drei Spalten dieses Arbeitsblattes. Patient und Therapeut lernen auf diese Weise zu erkennen und zu benennen, welche automatischen Gedanken, welche kognitiven Fehler und immer wiederkehrenden Themen im Zusammenhang mit bestimmten Auslösern auftreten.

Eine Vielzahl von kognitiven Techniken ist vorgeschlagen worden, um die so zu Tage tretenden automatischen Gedanken und Themen, später auch die Grundüberzeugungen zu beeinflussen.

> **Merke:** Grundlage all dieser Strategien ist immer das geleitete Entdecken durch geschicktes Fragen des sokratischen Dialogs.

4

Wesentliche Methoden für die Änderung kognitiver Muster sind: Überprüfung und Realitätstesten, Experimentieren, Reattribuierung, kognitives Neubenennen, Alternativen finden, Rollentausch, Kriterien prüfen, Was-ist-wenn?-Technik, Übertreiben, Entkatastrophisieren, Stuhltechnik, Vorteile/Nachteile benennen usw.

Rückfallprophylaxe

Patienten sollen durch die kognitive Verhaltenstherapie in die Lage versetzt werden, mit zukünftigen depressiven Beschwerden, Krisen und möglichen Rezidiven selbständig umzugehen. Dazu werden gegen Therapieende die Patienten darauf vorbereitet. Es wird trainiert, das bislang Gelernte verfügbar zu haben und bei Belastungen anzuwenden. Es werden wahrscheinliche Belastungen und Krisen angesprochen und die Möglichkeit der eigengesteuerten Überwindung durchgesprochen. Entscheidend ist es, den Patienten die in der Therapie verwendeten Materialien mitzugeben, um sie als zukünftige Hilfsmittel verfügbar zu haben.
Bei rezidivierenden Depressionen mit mehr als 3 depressiven Episoden in der Vorgeschichte hat sich ein spezielles Training (MBCT – Segal et al., 2008; KET – Risch et al., 2012) zur Rückfallprophylaxe bewährt.

Als günstig erwiesen hat sich ferner, die Therapiekontakte allmählich auszublenden, immer größere Abstände zwischen den Sitzungen zu wählen und über einen Zeitraum von einem Jahr (oder länger) bei Krisen, Stimmungseinbrüchen des Patienten verfügbar zu sein. Durch diese „Booster"-Sitzungen können aktuelle Rückschläge bearbeitet und mit den bereits erworbenen Strategien bewältigt werden. Oft reicht die therapeutische Unterstützung, die gemeinsame Problemanalyse und Planung der Problembewältigung in einer Sitzung aus, um auf den neuen, nicht depressiven Weg zurückzufinden.

Gruppentherapie

Ein Beispiel für ein kognitiv-verhaltenstherapeutisches Gruppenprogramm für leichtere Depressionen ist in Abbildung 5 dargestellt. Bewährt hat sich, die therapeutischen Materialien den Patienten auszuhändigen und die Beibehaltung zu empfehlen.

Kognitive Verhaltenstherapie bei bipolaren Störungen

Zur Behandlung bipolarer affektiver Störungen wurden ähnliche kognitiv-verhaltenstherapeutische Konzepte vorgeschlagen (Meyer und Hautzinger, 2013). Ausgehend von dem in Abbildung 3 dargestellten Modell werden über einen Zeitraum von mehreren Monaten nach Symptomreduktion und zuverlässiger Medikation folgende vier Behandlungsaspekte umgesetzt: Motivation und Information (zur Krankheit, zum Krankheitsverlauf, zur Notwendigkeit der Medikation), Beobachtung und Problemanalyse (Stimmungstagebuch, Analyse der Bedingungen der Stimmungsveränderung, Wahrnehmen und Lernen von Frühwarnsymptomen), Verhalten und Kognitionen (feste und stabile Alltagsstruktur, Tagesplanung, Erkennen und Verändern dysphorischer, euphorischer bzw. übersteigerter und dysfunktionaler Gedanken), Problemlösen und kompetentes Verhalten (Problem- und Energiekuchen, Umgang mit Problemen, richtiges Problemlösen, Verbesserung der Kommunikation und partnerschaftlichen Interaktion, Verhinderung von sozialen Eskalationen). Als Methoden kommen Verhaltensübungen, Rollenspiele, Emotionsregulation, Einsatz von Materialien, Protokollblätter (z. B. Life Chart, Wochenplan, Spaltenprotokoll, Vorteile-Nachteile-Liste usw.) in Betracht.

Interpersonelle Psychotherapie

Dieses Behandlungskonzept geht davon aus, dass Depressionen ungeachtet psychobiologischer Vulnerabilität stets in einem psychosozialen und interpersonellen Kontext auftreten.

> **Merke:** Das der Interpersonellen Psychotherapie zugrunde liegende Depressionskonzept postuliert drei an der Entstehung beteiligte Prozesse: die Symptombildung, die sozialen und interpersonellen Beziehungen sowie (dependente) Persönlichkeitsfaktoren.

Tabelle 5: Überblick über die Inhalte der einzelnen Therapiesitzungen eines kognitiv-verhaltens-therapeutischen Gruppenprogramms (nach Hautzinger, 2013)

Sitzung	Inhalt	Hausaufgabe	Material
Einzelgespräch	*Informationen über den Ablauf der Gruppe und Aufklärung über die Entstehung von Depression:* • Symptome • Ursachen und Entstehung • Handeln – Denken – Fühlen	• Lesen der Aufklärungsbroschüre • je nach Stand der Gruppe	• Broschüre • multifaktorielles Erklärungsmodell • Stressmodell • Dreiecksmodell
Sitzung 1	*Der Zusammenhang zwischen Aktivität und Stimmung:* • die Stimmungsspirale • der Zusammenhang von Stimmung und Aktivitäten • angenehme Aktivitäten • Pflichten	• Wochenplan • Liste angenehmer Aktivitäten • angenehme Aktivität durchführen	• Liste angenehmer Aktivitäten • Waagemodell • Wochenplan
Sitzung 2	*Die Selbstverstärkung* • Besprechen der Liste angenehmer Aktivitäten, Schwierigkeiten mit Wochenplan • Verstärkung und Selbstverstärkung	• individuelle Liste angenehmer Aktivitäten • für eine oder mehrere Tätigkeiten belohnen • Wochenplan	• Modell der operanten Konditionierung
Sitzung 3	*Vertiefung des Aktivitätsaufbaus* • Wiederholung • Pausenmanagement	• angenehme Aktivität durchführen • Wochenplan	• individuelle Liste angenehmer Aktivitäten • Wochenplan
Sitzung 4	*Das kognitive Modell* • der Einfluss von Gedanken auf die Stimmung	• Protokollierung von Gedanken mit Hilfe 3-Spalten-Technik	• 3-Spalten-Technik • projektive Kurzgeschichte
Sitzung 5	*Andere Sichtweisen: Technik und Alternativgedanken* • Spaltentechnik Erweiterung um zwei Spalten	• 5-Spalten-Technik	• 5-Spalten-Technik
Sitzung 6	*Vertiefung der Spaltentechnik* • 5-Spalten-Technik	• 5-Spalten-Technik • Rollenspiele	• 5-Spalten-Technik
Sitzung 7	*Soziale Kompetenzen: Einführung und Situationstyp „Recht durchsetzen"* • Definition soziale Kompetenz • Kriterien „Recht durchsetzen"	• In-vivo-Übung: Recht durchsetzen	• Kriterien für sicheres, unsicheres und aggressives Verhalten
Sitzung 8	*Situationstyp „Beziehungssituationen"* • Kriterien „Beziehungssituationen"	• In-vivo-Übung: ein Gefühl äußern	• Arbeitsblatt „Beziehungssituationen"
Sitzung 9	*Situationstyp „Sympathie gewinnen"* • Kriterien „Sympathie gewinnen" • Gespräche führen • nonverbale Faktoren und Verstärker	• In-vivo-Übung: ein Gespräch beginnen • Wochenplan	• Arbeitsblatt „Sympathie gewinnen" • Arbeitsblatt „Gespräche führen"

Das Ziel der Therapie ist die Linderung der depressiven Symptomatik und die Verbesserung der zwischenmenschlichen Beziehungen (Schramm, 2010).

Der therapeutische Prozess umfasst zwischen 12 und 20 wöchentliche Einzelsitzungen. In der initialen Phase geht es in erster Linie um die Symptombewältigung. Dabei verwendete therapeutische Strategien dienen hauptsächlich der Entlastung und der Psychoedukation des Patienten. Die Anlage als fokale Kurztherapie erlaubt nur die Bearbeitung von zwei der möglichen interpersonellen Problembereiche: Verluste und Trauer, interpersonelle Auseinandersetzungen (Partnerkonflikte), Rollenwechsel (Transition), interpersonelle Defizite (Isolation), die dann in der mittleren Therapiephase im Mittelpunkt stehen. In der Beendigungsphase wird das Ende der Behandlung explizit als Trauer- und Abschiedsprozess (auch mit Wut, Ärger) thematisiert und bearbeitet. Ferner wird resümiert, was Patient gelernt, erreicht und verändert hat.

Zur Behandlung Bipolarer Störungen wurde das interpersonelle Vorgehen zur „Interpersonellen und Sozialen Rhythmus-Therapie" erweitert. Es geht zusätzlich um die Normalisierung des Lebens- und sozialen Rhythmus der Patienten. Dazu führen die Patienten detaillierte Selbstbeobachtungen durch. Ziel ist die Symptombewältigung und die angemessene Anpassung an die Krankheit.

Behandlung chronischer Depressionen

Mit dem Cognitive Behavioral Analysis System of Psychotherapy (CBASP – McCullough, 2000) hat sich über die letzten Jahre eine theoretische Richtungen übergreifende Psychotherapie etabliert, die für sich in Anspruch nimmt, speziell für PDS (Persistierende Depressive Störungen) entwickelt zu sein und insbesondere bei frühem Erkrankungsbeginn und früher Traumatisierung wirksam zu sein (Brakemeier, Schramm und Hautzinger, 2012). CBASP ist in der Regel immer in Kombination mit antidepressiver Medikation besonders wirksam. Die interessanten Weiterentwicklungen von CBASP, über die klassische KVT und IPT hinaus, bestehen in den Vorschlägen zur Beziehungsgestaltung (DPE = diszipliniertes persönliche Einlassen), zu frühen Prägungen durch signifikante Personen und deren Wirken in die heutigen Beziehungen, den Vorschlägen zur Analyse von Übertragungshypothesen und interpersoneller Diskrimination, die Analyse von Selbst- und Fremdwahrnehmungen sowie deren Rückmeldung (sog. Kiesler Kreis), detaillierte Situationsanalysen vor allem interpersoneller Ereignisse mit der Gegenüberstellung von aktuellem Ergebnis und gewünschten Ergebnis, der Ableitung von Handlungsalternativen, um das gewünschte Ergebnis zu erreichen sowie der Einübung von neuen Sicht- und Verhaltensweisen. Hilfreiche Materialien dafür liegen vor.

In einer aktuellen Studie (Schramm et al., 2011) haben wir CBASP erfolgreich bei nicht medizierten Patienten mit einer PDS über ein Jahr (bei 32 individuellen Sitzungen) nach diesem Schema angewandt. Dabei erwies sich CBASP einer wenig spezifischen, doch unterstützenden, auf die Verbalisierung emotionaler Zustände ausgerichteten Psychotherapie (SYSP) überlegen. Vergleichsstudien mit bewährten Psychotherapien, etwa KVT oder IPT (wie oben dargestellt) stehen aus, was jedoch den kreativen Beitrag zur Praxis der Psychotherapie bei chronischen Depressionen nicht schmälert.

Abbildung 5: Elemente von CBASP (nach Brakemeier et al., 2012)

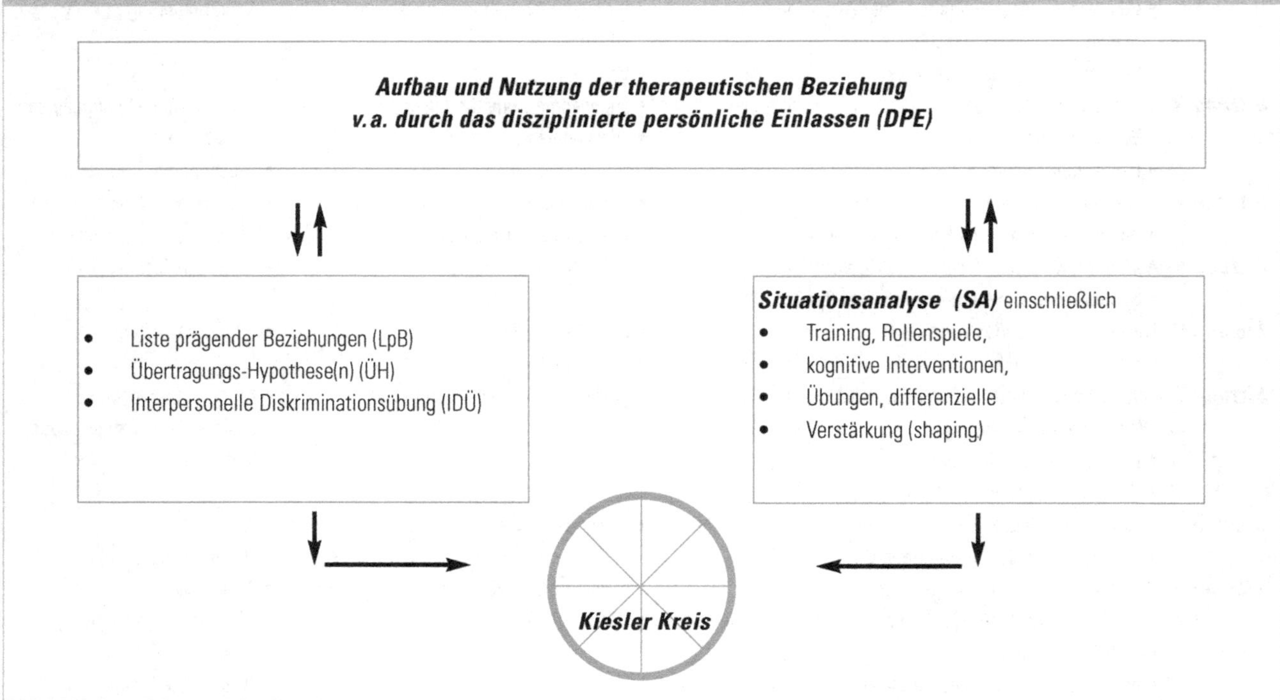

Stand der Psychotherapieforschung bei Depressionen

Nach dem gegenwärtigen Stand vergleichender Therapieforschung bei Depressionen lässt sich mit zunehmender Sicherheit sagen, dass die kurzfristigen Erfolge (Prä-post-Vergleiche) mit den Effekten einer Pharmakotherapie bzw. einer Kombination von Psychotherapie und Pharmakotherapie vergleichbar sind. Zwischen den untersuchten Psychotherapien ergeben sich kaum Unterschiede (ausführliche Darstellung in der Nationalen Versorgungsleitlinie Depression Revision 2015 zugänglich unter: www.leitlinie-depression.de).

! **Merke:** Bei der längerfristigen Beurteilung (Katamnesen bis zu 2 Jahren) schneiden die Psychotherapien gut und besser ab als die Pharmakotherapie. Kombiniert man die Pharmakotherapie mit einer Psychotherapie, dann zeigen sich langfristig gute, z. T. sogar größere Effekte als bei den Monotherapien.

Die Anzahl weiterhin symptomfreier Patienten ist bei den Psychotherapien und bei der Kombinationsbehandlung größer. Es gibt weniger Rückfälle und eine deutlich bessere Compliance (geringe Abbruchraten). Außerdem erweist sich die Psychotherapie bzw. die Kombinationsbehandlung als langfristig kostengünstiger.

Aufgrund dieser empirischen Evidenzen haben verschiedene Autoren folgende therapeutische Vorgehensweisen als entscheidend im Umgang mit depressiven Patienten bezeichnet: Das Therapeutenverhalten ist aktiv, strukturiert, bemüht, geduldig, sicher, beruhigend, doch direktiv; es geht um die Analyse und Bewältigung von (Alltags-)Problemen sowie deren konsequente Bearbeitung aufgrund klarer Ziele; Erarbeitung eines den Patienten überzeugenden und ihn betreffenden Erklärungsmodells; gestuftes Vorgehen, ausgerichtet auf Möglichkeiten des Patienten und die formulierten Ziele; Anwendung von Materialien, Techniken und Übungen; Rückschläge und Krisen sind normal und werden entsprechend vorbereitet; Einbezug der Familie und von Lebenspartnern ist wichtig.

Psychotherapie als Ergänzung der Pharmakotherapie bei Bipolaren Störungen wurde inzwischen erfolgreich evaluiert und die Effekte bleiben bis über fünf Jahre hinweg stabil bzw. günstiger, als medikamentöse Monotherapie (Hautzinger und Meyer, 2011). Die Behandlungsleitlinien (www.leitlinie-bipolar.de) halten fest, dass begleitende Psychotherapie bei Bipolaren Störungen sinnvoll und wirksam ist, der Krankheitsverlauf deutlich günstiger ist, mit weniger Rückfällen bzw. weniger starken depressiven und manischen Episoden zu rechnen ist.

Indikation zu Psychotherapie

Für die Versorgung depressiver Patienten lässt sich nach den wissenschaftlichen Befunden und klinischen Erfahrungen folgern: Bei leichten bis mittelschweren unipolaren Depressionen ist eine Behandlung durch einen Psychiater und durch ein Psychopharmakon nicht erforderlich. Strukturierte, fokussierte Psychotherapie (Kognitive Verhaltenstherapie, Interpersonelle Psychotherapie) ist hier vor allem langfristig die bessere Wahl. Bei schweren Depressionen ist die Behandlung mit einem antidepressiv wirkenden Medikament indiziert. Jedoch ist Psychotherapie (allein oder in Kombination mit einer Medikation) eine wirksame Alternative. Kognitive Verhaltenstherapie hat sich unter dem Gesichtspunkt längerfristiger Erfolge bislang am besten bewährt und stellt somit die entscheidende Intervention, in Kombination mit einem Medikament auch bei schweren Depressionen, dar.

> ! **Merke:** Aktuelle Metaanalysen zeigen, dass die Kombination von Psychotherapie (KVT) und Antidepressiver Medikation die besten Ergebnisse und höchsten Erfolgsraten erbringt.

Diese Patienten sind durch ihre Erkrankung für diese Interventionen zunächst kaum zugänglich. Hier steht die entlastende, unterstützende und medikamentöse Behandlung anfangs im Vordergrund. Im weiteren Verlauf sollte eine Kombinationsbehandlung unter Einsatz von Psychotherapie verwirklicht werden. Längerfristig erweist sich bei diesen depressiven Störungen diese Therapie als effizienter.

Bei Bipolaren Störungen ist die Kognitive Verhaltenstherapie immer nur eine Ergänzung zu einer stimmungsstabilisierenden Langzeitmedikation. Der Erkenntnisstand zur Bedeutung von Psychotherapie bei bipolaren affektiven Störungen ist nach wie vor unzureichend (Meyer und Hautzinger, 2013).

4 Frequently Asked Questions (FAQ)

1. *Gibt es zentrale Symptome (Leitsymptome) für das Erkennen einer Depression?*

→ Ja, zur Diagnose müssen zwei der folgenden Leitsymptome vorliegen: Niedergeschlagenheit (Dysphorie), Interessenverlust (Freudlosigkeit), Antriebsmangel (Energielosigkeit).

2. *Gibt es so etwas wie eine „larvierte Depression"?*

→ Nein. Diagnostisch gibt es diese Kategorie nicht. Es gibt jedoch Depressionen, die sich vor allem somatisch, vegetativ und durch motorische Symptome zeigen. Für die Diagnose einer Depression müssen jedoch immer die entsprechenden Kriterien erfüllt sein. Sprachlich (im klinischen Alltag) hält sich jedoch dieser Begriff der „larvierten Depression" ebenso wie die „endogene Depression".

3. *Gibt es befriedigende Erklärungen für die Zunahme depressiver Störungen, das vorverlagerte Ersterkrankungsalter oder die Häufung von Depressionen bei Frauen?*

→ Nein. Klar ist jedoch, dass wir es in keinem Fall allein mit methodischen Artefakten zu tun haben. Das Zusammenwirken verschiedenster Faktoren ist anzunehmen.

4. *Kann man das Ansprechen auf eine Behandlung vorhersagen?*

→ Ja, wobei der beste Prädiktor bislang die Symptomreduktion während den ersten (2-3) Wochen nach Therapiebeginn ist. Dies gilt – soweit untersucht – für alle Therapieformen.

5. *Erweist sich eine Kombinationstherapie aus Pharmakotherapie und Psychotherapie nicht in jedem Fall als am erfolgreichsten?*

→ Ja. Die Kombinationstherapie ist in der Regel bei schweren und chronischen Depressionen, den Monotherapien überlegen.

5 Prüfungsfragen

1. Wie definiert man eine depressive und eine manische Episode?
2. Welche Subtypen von affektiven Störungen werden unterschieden?
3. Durch welche Faktoren wird die Prävalenz depressiver Störungen erhöht?
4. Welche Faktoren sind bei der Entwicklung (Ätiologie) von Depressionen bzw. Bipolaren Störungen zu berücksichtigen?
5. Welche Hauptgruppen von Medikamenten zur Behandlung affektiver Störungen werden unterschieden?
6. Welche Überlegungen liegen einer kognitiven Verhaltenstherapie bei Depressionen zugrunde?
7. Welche Erfahrungen rückt die Interpersonelle Psychotherapie in den Mittelpunkt ihrer Erklärungen für eine Depression?
8. Welche empirisch bewährten Psychotherapien bei Depressionen gibt es?
9. Welchen Stellenwert hat Psychotherapie bei der Behandlung Bipolarer Störungen?
10. Kann man bei älteren depressiven Patienten eine Psychotherapie durchführen? Diskutieren Sie die Möglichkeiten und Schwierigkeiten!
11. Welche Indikationskriterien für Psychotherapie bei affektiven Störungen lassen sich nennen?

6 Literatur

- Akiskal H.S., McKinney W. (1975). Overview of recent research in depression. Arch Gen Psychiatry; 32:285-295
- Aldenhoff J. (1997). Überlegungen zur Psychobiologie der Depression. Nervenarzt 1997;68:379-389
- Brakemeier, E.L., Schramm E., Hautzinger M. (2012). Chronische Depression. Fortschritte der Psychotherapie. Hogrefe, Göttingen
- Hautzinger M. (2003). Kognitive Verhaltenstherapie bei Depression. 6. Aufl. Weinheim: Beltz/PVU
- Hautzinger M., Meyer T.D. (2002). Diagnostik affektiver Störungen. Göttingen: Hogrefe
- Hautzinger M. (2010). Akute Depression. Fortschritte der Psychotherapie. Göttingen: Hogrefe
- Hautzinger M., Meyer T.D. (2011). Bipolare Störungen. Fortschritte der Psychotherapie. Göttingen: Hogrefe
- McCullough, J.P. (2000). Treatment of chronic depression. The Cognitive Behavioural Analysis System of Psychotherapy. Guilford, New York
- Meyer T.D., Hautzinger M. (2013). Kognitive Verhaltenstherapie bei Bipolaren Störungen. Weinheim: Beltz/PVU
- Risch A.K., Stangier U., Heidenreich T., Hautzinger M. (2012). Kognitive Erhaltungstherapie bei rezidivierender Depression. Heidelberg: Springer
- Schramm, E., Hautzinger, M., Zobel, I. et al. (2011). Comparative efficacy of CBASP versus supportive psychotherapy for early onset chronic depression. Design and rationale of a multi-site randomized controlled trial. BMC Psychiatry 11, 134-143
- Schramm E. (2010).: Interpersonelle Psychotherapie. 2. Aufl. Stuttgart: Schattauer
- Segal Z.V., Williams J.M.G., Teasdale J.D. (2008). Die Achtsamkeitsbasierte Kognitive Therapie der Depression. Ein neuer Ansatz zur Rückfallprävention. Tübingen: DGVT-Verlag 2008
- www.leitlinie-depression.de
- www.leitlinie-bipolar.de

4.5 Angst- und Zwangsstörungen

4.5.1 Panikstörungen und Agoraphobie

Armin Zlomuzica, Silvia Schneider und Jürgen Margraf

1 Einleitung

Panikstörungen und Agoraphobie gehören zu den häufigsten Angststörungen in der klinischen Praxis. Da sich die Störung oft hinter rein somatischen Symptomen verbirgt, werden im Verlauf vielfach aufwändige und kostspielige differentialdiagnostische Untersuchungen durchgeführt. Dies hat nicht nur für die Kostenträger schwerwiegende Folgen, sondern insbesondere für den betroffenen Patienten, da sich im Verlauf die Angststörung chronifiziert haben könnte und selten eine Spontanheilung auftritt. Im Durchschnitt dauert es ca. 7 Jahre, bis die Angsterkrankung richtig diagnostiziert wird. Zudem kann es zu einer Art Abwärtsspirale kommen, indem die Angststörung nicht nur die Lebensqualität massiv beeinträchtigt, sondern langfristig auch die Prävalenz zur Entwicklung weiterer psychischer Störungen erhöht.

Im vorliegenden Kapitel sollen Behandlungsformen beider Störungsformen in der klinischen Praxis diskutiert werden. Zunächst wird jedoch auf theoretische Inhalte und Kenntnisse, betreffend Epidemiologie, Verlauf, klinischer Merkmale, Diagnostik und Differentialdiagnostik, sowie auf vorhandene Störungsmodelle eingegangen.

2 Theoretische Inhalte und Kenntnisse

Hauptmerkmale von Panikstörungen und Agoraphobie

Charakteristisch für Panikstörungen sind spontan auftretende, zeitlich umgrenzte Episoden akuter Angst. Unter dem Begriff Agoraphobie wird die Vielzahl der Situationen zusammengefasst, die die Patienten vermeiden und fürchten. In Tabelle 1 werden die wichtigsten Charakteristika der Panikstörung und der Agoraphobie in einem klinischen Steckbrief aufgeführt.

Epidemiologie

Epidemiologische Studien in Deutschland, den USA und in Europa zeigen, dass die Prävalenzraten für Panikstörungen und Agoraphobie hoch sind (Tab. 2, siehe Somers et al., 2006), wobei es einige regionale Unterschiede gibt (Michael et al., 2007). Insgesamt ergaben sich sowohl für Panikstörungen wie auch für Agoraphobie hohe Prävalenzraten (Tab. 2).

Untersuchungen über Panikstörungen und Agoraphobien bei Kindern und Jugendlichen zeigen eine ähnliche Symptomatik sowie eine ähnliche Geschlechtsverteilung und Komorbiditätsrate (Schneider, 2004).

Tabelle 1: Klinischer Steckbrief Panikstörungen und Agoraphobie

Panikstörung	*Agoraphobie*
• Spontanes Auftreten akuter Angst ohne reale Gefahr während eines umgrenzten Zeitraums (ca. 10-30. Min.)	• Umgrenztes bis generalisiertes Vermeidungsverhalten, betreffend Situationen, aus denen Flucht bei Panikanfall schwierig oder peinlich wäre
• Auslöser: körperinterne Reize (z. B. Herzklopfen und Atembeschwerden), seltener kognitive Stimuli (Gedanken, Vorstellungen)	• Selten verdecktes Vermeidungsverhalten (Situation wird unter starkem Angstanstieg ausgehalten)
• Häufigste somatische Symptome: Herzklopfen, Herzrasen, Atemnot, Schwindel, Benommenheit, Schwitzen, Brustschmerzen, Druck- und Engegefühl in der Brust	• Entfernung von sicheren Orten (meist zu Hause) wird als bedrohlich erlebt: Gefühl des In-der-Falle-Sitzens, „trapped"
• Subjektiv geschildertes Ausmaß körperlicher Symptome ohne entsprechende somatische Erregung	• Agoraphobische Situationen werden in Begleitung oder mit Sicherheitssignalen (Medikamente, Riechsubstanzen, Telefonnummer der Behandlungsperson) leichter ertragen
• Häufigste kognitive Symptome: Interpretation der körperlichen Empfindungen, bspw. „Angst, zu sterben, Kontrolle zu verlieren"	
• Häufigstes Symptom auf Verhaltensebene: Hilfesuchendes Verhalten, Fluchtverhalten	

Tabelle 2: Epidemiologie bei Panikstörungen und Agoraphobie

	Panikstörung	*Agoraphobie*
Lebenszeitprävalenz	1-3 %	3-5 %
12-Monats Prävalenz	0.5-1.5 %	1.0-2.3 %
Beginn der Störung (MW)	24 Jahre	28 Jahre
Geschlechtsverteilung (w:m)	2:1	3:1

Ersterkrankung und Verlauf

Die Erstmanifestation bei Panikstörungen und Agoraphobie erfolgt im Durchschnitt mit ca. 24 bzw. ca. 28 Jahren (Tab. 2). Bei Männern existiert ein zweiter Gipfel der Erstmanifestation nach dem 40. Lebensjahr. Der Verlauf ist bei suboptimaler Behandlung ungünstig und die Tendenz zur Chronifizierung hoch. In einer Studie von Wittchen (1991) zeigte sich, dass lediglich 14.3 % der Probanden nach 7 Jahren eine Spontanremission aufwiesen. Oft treten im Verlauf zusätzlich affektive Störungen und Substanzabhängigkeit oder -missbrauch auf. Ausgeprägte Beeinträchtigungen im psychosozialen Bereich und eine starke Inanspruchnahme des Gesundheitssystems sind weitere Konsequenzen. Die mit der Behandlung und differentialdiagnostischen Abklärung verbundenen Gesundheitskosten bei Panikstörungen gehören im Vergleich zu allen anderen psychischen Störungen zu den höchsten.

Klinische Merkmale

Ein wichtiges klinisches Merkmal von Panikstörungen und Agoraphobie stellt die hohe Komorbiditätsrate dar. Nur ca. 10 % der Panikpatienten weisen keine komorbiden psychischen Störungen auf (Michael et al., 2007). Dass Komorbidität nicht die Ausnahme, sondern die Regel ist, zeigt auch die hohe Prävalenzrate für affektive Störungen, die sich im Durchschnitt ca. 3 Jahre nach Erstmanifestation der Angststörung entwickelt. Weiter weisen ca. 50 % aller Patienten mit unbehandelter Panikstörung einen Alkohol- und ca. 28.6 % einen Medikamentenabusus auf. Bei rund 80 % der Patienten konnten kurz vor dem ersten Auftreten einer Panikstörung schwerwiegende Lebensereignisse (critical live events), wie z. B. Tod oder schwere Erkrankung nahe stehender Personen, Erkrankung oder akute Gefährdung der Patienten selbst, Schwangerschaft oder Geburt, festgestellt werden. Zudem stellen psychosoziale Belastungen wie z. B. Trennung und Scheidung Risikofaktoren dar. Hingegen fanden sich keine Hinweise auf einen Einfluss der Schichtzugehörigkeit, des beruflichen Status oder des Wohnortes (Stadt/Land). Als weiteres klinisches Merkmal gilt, dass ca. 90 % der ersten Panikanfälle an einem öffentlichen Ort auftreten.

Zu den individuellen prädisponierenden Merkmalen gehören habituelle kognitive Prozesse wie z. B. die Aufmerksamkeitszuwendung auf Gefahrenreize (meist über Modell-Lernen erworben) oder eine ausgeprägtere Introspektionsfähigkeit. Betreffend körperlicher prädisponierender Eigenschaften werden eine erhöhte Sensitivität der Chemorezeptoren oder mangelnde körperliche Fitness diskutiert.

Diagnostik und Differentialdiagnostik

Panikstörungen und Agoraphobie werden im ICD-10 unter F41.0 und F40.0 diagnostiziert (Tab. 3 und 4).

Bislang wurde im DSM-IV-TR die Panikstörung als primäre Störung diagnostiziert, die mit oder ohne eine Agoraphobie auftre-

4

Tabelle 3: Diagnosekriterien der Panikstörung

Diagnosekriterien der Panikstörung (F41.0) nach ICD-10
A. Wiederholte Panikanfälle, die oft spontan auftreten und nicht ausschließlich auf eine spezifische Situation, ein spezifisches Objekt, eine reale Gefahr oder besondere Anstrengung bezogen sind.
B. Eine Panikattacke ist eine einzelne Episode intensiver Angst oder Unbehagens. Sie beginnt abrupt und erreicht innerhalb weniger Minuten ein Maximum und dauert mindestens einige Minuten. Es müssen mindestens vier Symptome der folgenden Liste vorhanden sein. Ein Symptom muss dabei aus der Gruppe der ersten vier Symptome stammen: 1. Palpitationen, Herzklopfen oder erhöhte Herzfrequenz 2. Schweißausbrüche 3. Fein- oder grobschlägiger Tremor 4. Mundtrockenheit 5. Atembeschwerden 6. Beklemmungsgefühl 7. Thoraxschmerzen und -missempfindungen 8. Nausea oder abdominale Missempfindungen (z. B. Unruhegefühl im Magen) 9. Gefühl von Schwindel, Unsicherheit, Schwäche oder Benommenheit 10. Gefühl, die Objekte sind unwirklich (Derealisation), oder man ist selbst weit entfernt oder nicht wirklich hier (Depersonalisation) 11. Angst vor Kontrollverlust, verrückt zu werden oder „auszuflippen" 12. Angst zu sterben
C. Ausschlusskriterium: Die Panikattacken dürfen nicht Folge einer körperlichen, organischen psychischen Störung oder anderen psychischen Störung sein.
Aufgrund der großen Variationsbreite in der Auftretenshäufigkeit von Panikanfällen werden in der ICD-10 zwei Schweregrade unterschieden. Bei mindestens vier Panikanfällen in vier Wochen wird die Panikstörung als mittelgradig (F41.00) eingestuft, bei mindestens vier Panikanfällen pro Woche über einen Zeitraum von vier Wochen wird eine schwere Panikstörung (F41.01) diagnostiziert.

Tabelle 4: Diagnosekriterien der Agoraphobie
Diagnosekriterien der Agoraphobie (F40.0) nach ICD-10
A. Eine deutliche und anhaltende Furcht vor oder Vermeidung von mindestens zwei der folgenden Situationen: - Menschenmengen - Öffentliche Plätze - Alleine reisen - Reisen mit weiterer Entfernung von zu Hause
B. Mindestens einmal nach dem Beginn der Störung müssen mindestens zwei Angstsymptome der Panik-Symptomliste (zusätzlich wird die Liste der Symptome der Agoraphobie um die Symptome 13: Hitzewallungen und 14: Gefühllosigkeit oder Kribbelgefühl ergänzt) gleichzeitig vorhanden gewesen sein. Ein Symptom muss dabei aus der Gruppe der ersten vier Symptome stammen.
C. Die Betroffenen müssen sich durch das Vermeidungsverhalten oder die Angstsymptome sehr belastet fühlen und haben die Einsicht, dass ihr Verhalten übertrieben und unvernünftig ist.
D. Die Symptome müssen sich ausschließlich oder vornehmlich auf die gefürchteten Situationen oder Gedanken an sie beschränken.
E. Ausschlusskriterium: Die Furcht oder Vermeidung darf nicht durch Wahn, Halluzinationen oder andere Symptome organischer psychischer Störungen, Schizophrenien, affektive Störungen oder Zwangsstörung bedingt sein. Sie darf auch nicht Folge einer kulturell akzeptierten Anschauung sein (z.B. Frauen, die aufgrund kulturell-religiöser Prinzipien das Haus nicht alleine verlassen dürfen).
Je nachdem, ob gleichzeitig zur Agoraphobie eine Panikstörung vorliegt, wird die Diagnose „Agoraphobie ohne Panikstörung" (F40.00) oder „Agoraphobie mit Panikstörung" (F40.01) gestellt.

ten kann. Eine Agoraphobie ohne Panikanfälle wurde gemäß dem DSM-IV-TR als „Agoraphobie ohne Panikstörung in der Vorgeschichte" diagnostiziert. Mit der Einführung des DSM 5 fand eine Annäherung an die ICD-10 Kriterien statt: Die Agoraphobie wird im DSM 5 eigenständig diagnostiziert und der Diagnose einer Panikstörung vorgeordnet. Eine Agoraphobie kann demnach unabhängig davon diagnostiziert werden, ob diese auf eine Panikattacke in der Vergangenheit zurückzuführen ist.
Für differentialdiagnostische Überlegungen ist insbesondere der Kontext, in dem Ängste auftreten wichtig (siehe Tab. 5). Panikanfälle kommen bei unterschiedlichen Angst- und anderen Störungen vor. Bei Panikstörungen und Agoraphobie steht die Furcht vor einer körperlichen oder geistigen Katastrophe im Vordergrund.

> ! **Merke:** Gefürchtet wird der Panikanfall und seine Folgen und nicht die spezifische Situation, in der er auftritt.

> ! **Merke:** Die sorgfältige Differentialdiagnose stellt die Grundlage einer differenziellen Indikation bzw. einer wirksamen Behandlung dar. So erfordert eine Sozialphobie oder eine Posttraumatische Belastungsstörung ein anderes therapeutisches Vorgehen als eine Agoraphobie.

Zu Beginn des diagnostischen Prozesses steht die gemeinsame Problemanalyse. Entsprechende Informationen werden im Gespräch und mit Hilfe von Tagebüchern (Margraf und Schneider, 2009) erhoben. Ein weiteres wichtiges Element der Diagnostikphase ist der Hyperventilationstest. Die Hyperventilation stellt, ohne dass sie bewusst wahrgenommen wird, bei vielen Patienten einen wichtigen Angstauslöser und aufrechterhaltenden Faktor dar. Vor der Durchführung müssen somatische Komplikationen ausgeschlossen werden (genaue Anleitung zur Durchführung vgl. auch Margraf und Schneider, 1990). Im Folgenden werden die wichtigsten Fragebögen dargestellt, die den diagnostischen und therapeutischen Prozess unterstützen (Tab. 6).

Tabelle 5: Abgrenzung von Panikstörung und Agoraphobie von anderen Angst- bzw. psychischen Störungen

Differentialdiagnostische Überlegung	***Angstinhalt***
Sozialphobie	Angst vor Bewertung oder Blamage in sozialen Situationen (öffentliches Sprechen, fremde Menschen ansprechen usw.).
Spezifische Phobie	Angst vor best. Aspekten spezifischer Situationen (Fliegen: „das Flugzeug könnte abstürzen", Fahrstuhl, Höhe usw.).
Zwangsstörungen	Angst vor Konfrontation mit dem Objekt der Zwangsvorstellung, z. B. Angst vor Kontamination bei Berührung von Schmutz.
Generalisierte Angststörung	Sorgen in mindestens 2 Bereichen, die nicht mit der Panikstörung in Verbindung stehen.
Posttraumatische Belastungsstörung	Symptome des Wiedererlebens, der Vermeidung und anhaltender erhöhter Aktivierung infolge eines extrem traumatischen Erlebnisses. Angst oder Vermeidung wird durch Stimuli ausgelöst, die an das Trauma erinnern.
Schwere affektive Störungen	Vermeiden von Situationen aufgrund von Hoffnungslosigkeit und Antriebsmangel oder dem Gefühl des Überfordertseins.
Hypochondrie	Furcht bzw. Überzeugung, die Symptome stellten sicheres Zeichen einer somatischen Krankheit dar.
Somatisierungsstörung	Fokussieren auf rezidivierende, klinische bedeutsame Symptome: treten meist nicht anfallsartig auf!
Organische Differentialdiagnose	Hyper- und Hypothyreose, Phäochromozytom (Panikstörung und Agoraphobie können auch zusätzlich zur somatischen Diagnose auftreten)

Tabelle 6: Fragebögen zur Erfassung von Panikstörungen und Agoraphobie

Fragebogen/ Ratingskala	*Inhalt*	*Altersbereich*	*Dauer*
ACQ Fragebogen zu angst-bezogenen Kognitionen (Ehlers et al., 1993)	Selbstbeurteilungsfragebogen: Ausmaß angstbezogener Kognitionen, Kontrollverlust, Vermeidung	ab 16 Jahren	3 min
BSQ Fragebogen zur Angst vor körperlichen Symptomen (Ehlers et al., 1993)	Selbstbeurteilungsfragebogen: Ausmaß der Angst vor der Angst/Angst vor körperlichen Symptomen	ab 16 Jahren	3 min
MI Mobilitätsinventar (Ehlers et al., 1993)	Selbstbeurteilungsfragebogen: Ausmaß agoraphobischen Vermeidungsverhaltens	ab 16 Jahren	5 min
Beeinträchtigungsrating (Margraf und Schneider, 1990)	Selbstbeurteilungsfragebogen: Ausmaß der Einschränkung des Bewegungsraums		
Globales Erfolgsrating (Schneider und Margraf, 1998)	Selbst- und Fremdbeurteilungsrating: Globale Einschätzung der Verbesserungen bzw. Verschlechterungen im Therapieverlauf	ab 16 Jahren	3 min
Zielerreichungsskalierung (Schulte, 1996)	Selbst- und Fremdbeurteilungsrating: Konkretisieren des Therapieprozesses, -ziele	keine Angaben	ca. 15-30 min

Störungsmodell

Es werden die wichtigsten, aktuellen Modellvorstellungen der Panikstörung und Agoraphobie erläutert, die die Grundlage der verhaltenstherapeutischen Behandlung darstellen.

Panikstörung:

Aktuelle Modellvorstellungen gehen davon aus, dass Panikattacken durch positive Rückkopplungsprozesse zwischen körperlichen Symptomen, deren Assoziation mit Gefahr und der daraus resultierenden Angstreaktion entstehen. Den Beginn des psychophysiologischen Teufelskreises stellt meist ein psychologischer Reiz dar. Die Wahrnehmung der Symptome und deren Assoziation mit Gefahr löst einen weiteren Erregungsanstieg aus und verstärkt die Symptomatik. Panikattacken können durch negative Rückkoppelungsprozesse (siehe gestrichelte Linien in Abb. 1) wie Habituierung, Ermüdung oder dem respiratorischen Reflex bei Hyperventilation unterbrochen werden. Werden Bewältigungsstrategien wie Flucht- und Vermeidungsverhalten oder Reattribution der Symptomatik eingesetzt, kommt es ebenfalls zum Abflachen der Angstkurve. Bei Versagen sämtlicher Bewältigungsstrategien steigt die Angst weiter an. Angstmodulierend wirken individuelle Prädisposition und situative Faktoren. Hier kann zwischen kurz- und langfristig wirksamen Einflussgrößen unterschieden werden. Während individuelle Faktoren, wie z.B. die Fähigkeit zur Interozeption, Angst vor dem Erleben weiterer Panikanfälle oder situative Umstände im Sinne belastender Lebensereignisse langfristig wirksam sind, können momentane situative Faktoren wie z. B. Hitze, Einnahme von Koffein, Veränderung der Körperposition usw. das Auftreten einer Panikattacke kurzfristig begünstigen.

> ! **Merke:** Kurzfristig und langfristig wirksame situative und individuelle Faktoren können für das Auftreten von Panikanfällen prädisponieren. Panikattacken sind Folgen von psychophysiologischen Aufschaukelungsprozessen. Eine Angstreaktion kann jederzeit durch negative Rückkoppelungsprozesse unterbrochen oder beendet werden.

4

Abbildung 1: Das psychophysiologische Modell der Panikstörung (modifiziert nach Ehlers und Margraf, 1989)

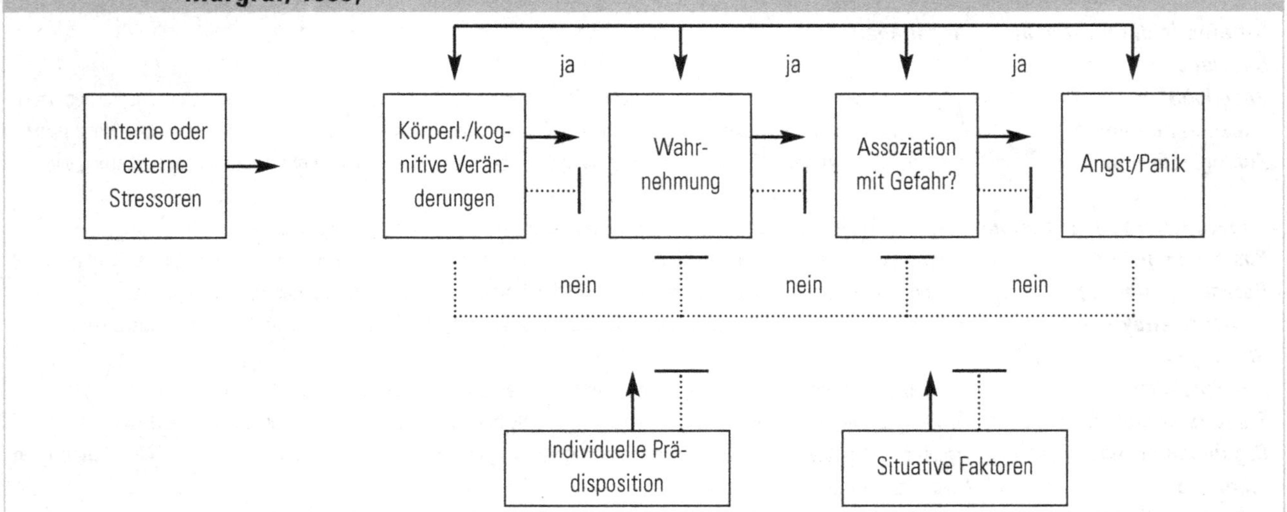

Agoraphobie:

Die verhaltenstherapeutische Behandlung der Agoraphobie basiert auf der Zwei-Faktoren-Theorie von Mowrer (1960), in der angenommen wird, dass bei Phobien ursprünglich neutrale Reize (z.B. Restaurantbesuch) aufgrund traumatischer Ereignisse (z.B. Ohnmacht) mit dem Angstzustand assoziiert werden (klassische Konditionierung). Die darauf folgende Vermeidung dieses Zustands wird durch den Abbau des unangenehmen Zustands verstärkt (operante Konditionierung). Die Theorie Mowrers ist jedoch für die Erklärung klinischer Phobien nicht ausreichend. So erinnern sich Agoraphobiker oft nicht an traumatische Ereignisse zu Beginn der Störung. Weiter scheiterte der Versuch, tierexperimentelle Resultate auf den Menschen zu übertragen und Phobien klassisch zu konditionieren. Reize für agoraphobische Ängste zeigen zudem über verschiedene Kulturen hinweg eine stabile Verteilung, die weder der Wahrscheinlichkeit unangenehmer oder traumatischer Erfahrungen noch der Häufigkeit, mit der diese Reize im Alltag auftreten, entspricht (mangelnde Äquipotenzialität phobischer Reize bzw. „preparedness"). Goldstein und Chambless (1978) nahmen Bezug auf die Einschränkungen der Zwei-Faktoren-Theorie und postulierten eine „einfache" und eine „komplexe" Form der Agoraphobie. Bei der einfachen Form fürchten die Patienten die angstauslösende Situation selbst. Bei der häufigeren, komplexen Phobie steht die „Angst vor der Angst" bzw. die Angst vor den Konsequenzen der Angst im Vordergrund. Diese Annahme ist für das Verständnis des Zusammenhangs von Panikanfällen und Agoraphobie zentral.

> **!** **Merke:** Bei der Entstehung der Agoraphobie spielen Konditionierungsprozesse und die „Angst vor der Angst" (Angstsensitivität) eine wesentliche Rolle. Die Zwei-Faktoren-Theorie stellt die Grundlage der Ableitung konfrontativer Interventionen zur Behandlung dar.

3 Umsetzung in die klinische Praxis

Behandlung von Panikstörungen:

Das therapeutische Vorgehen bei Panikstörungen wird am Beispiel des auf seine Wirksamkeit validierten kognitiv-verhaltenstherapeutischen Behandlungsprogramms für Panikanfälle (Margraf und Schneider, 1990) erläutert. Das Behandlungsprogramm ist formal folgendermaßen aufgebaut:

- Einzeltherapie
- 15 Sitzungen von ca. 50 Minuten Dauer
- Sitzungsfrequenz: zehnmal zweimal wöchentlich, anschließend fünfmal einmal wöchentlich
- alle Sitzungen werden aufgezeichnet und die Patienten erhalten die Aufgabe, die Aufzeichnungen zu Hause anzuhören

Inhaltlich kann das Behandlungsprogramm in vier Phasen unterteilt werden:

- Psychoedukation: Vermitteln eines Erklärungsmodells
- Kognitive Therapie: Korrektur der Fehlinterpretationen körperlicher Symptome
- Verhaltensexperimente
- Rückfallprophylaxe

Im Folgenden werden die einzelnen Interventionsphasen und mögliche Schwierigkeiten bei der Umsetzung besprochen.

- Vermitteln eines Erklärungsmodells:

Vor dem Hintergrund des individuellen Erklärungsmodells (Abb. 2, 3) können therapeutische Interventionen hergeleitet und deren Akzeptanz bzw. die Generalisierung der Erfolge gefördert werden. Zudem stellt das Modell den Patienten eine alternative Erklärung der Angstsymptome zur Verfügung und dient der Rückfallprophylaxe. Für die meisten Patienten in klinischen Settings ist es eine Erleichterung, eine Erklärung für ihre Beschwerden zu erhalten. Wichtig ist die Information, dass die Beschwerden nicht „nichts" sind, sondern einen Namen haben und eine oft vorkommende psychische Erkrankung darstellen, die Leiden verursacht und sachgemäß behandelt werden muss.

Bei der Umsetzung dieser Inhalte in die klinische Praxis hat sich die Technik des „geleiteten Entdeckens" bewährt. Mit dieser Technik wird gewährleistet, dass der Therapeut den Patienten

Abbildung 2, 3: Teufelskreis bei Panikanfällen nach Schneider und Margraf (1998)

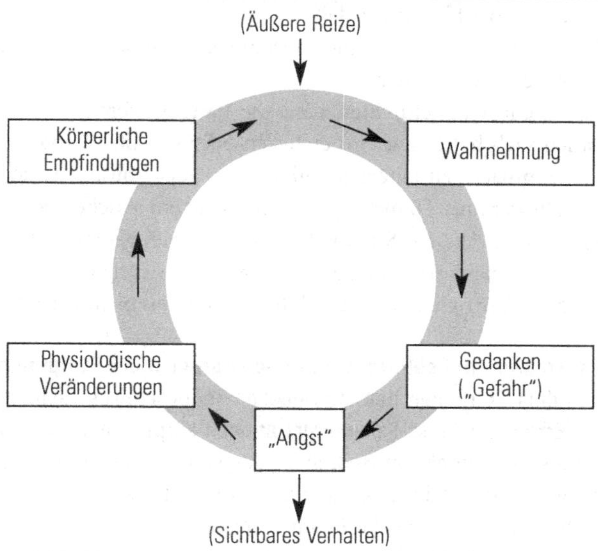

Der „Teufelskreis" bei Angstanfällen. Typischer Aufschaukelungsprozess, der während Panikanfällen auftritt, und für den raschen Angstanstieg verantwortlich ist (nach Margraf und Schneider, 1998, S. 37)

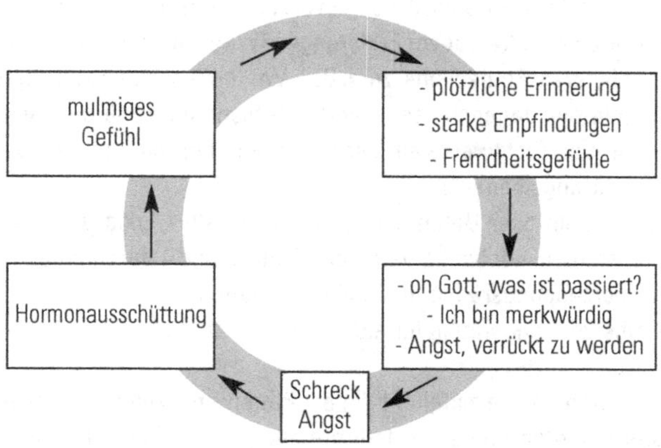

Individualisierter „Teufelskreis" für einen konkreten Patienten (nach Schneider und Margraf, 1998, S. 38)

durch gezielte Fragen unterstützt, die individuellen Bedingungen und Folgereaktionen in „seinem" Teufelskreis selbst zu entdecken.

Beispiel: Geleitetes Entdecken beim Erarbeiten des individuellen Teufelskreises der Angst

Therapeut: Berichten Sie mir doch bitte, womit Ihr letzter Angstanfall begonnen hat.

Patient: Zuerst habe ich dieses Engegefühl in der Brust gespürt, und ich hatte das Gefühl, keine Luft mehr zu bekommen. Dann fing mein Herz wieder an, so schnell zu klopfen, und ich spürte dieses Kribbeln in den Fingern.

Therapeut: Was ist Ihnen dann durch den Kopf gegangen?

Patient: Mein erster Gedanke war: Jetzt beginnt das schon wieder, und das Atmen wurde immer schwieriger.

Therapeut: Und dann, wie ging es weiter? Kamen noch Symptome dazu?

Patient: Mein Herz schlug immer schneller, und ich musste mich richtig anstrengen, um überhaupt noch Luft zu bekommen.

Therapeut: Welche Gedanken gingen Ihnen durch den Kopf, als es so schlimm wurde?

Patient: Ich hatte nur einen Gedanken, nämlich raus hier, bevor etwas passiert!

Therapeut: Was befürchteten Sie, was hätte passieren können?

Patient: Ich hatte Angst zu ersticken oder vor allen Leuten in Ohnmacht zu fallen! Ich ging dann auch sofort aus dem Theater raus. Draußen ging es mir bald ein bisschen besser.

Therapeut: Lassen Sie mich das, was Sie gesagt haben, zusammenfassen, um zu sehen, ob ich Sie richtig verstanden habe. Korrigieren Sie mich bitte, wenn etwas nicht zutrifft ...

- Korrektur der Fehlinterpretationen körperlicher Symptome:
Aus dem Erarbeiten des individuellen Teufelskreises resultiert die Erkenntnis, dass Fehlinterpretationen körperlicher Symptome als Zeichen aktiver Bedrohung Angst auslösen, aufrechterhalten und verstärken. Panikpatienten zeigen typische Fehlinterpretationen, die in Tabelle 7 aufgelistet sind.
Die kognitive Umstrukturierung der individuellen Fehlannahmen folgt einem allgemeinen Schema, bestehend aus acht Schritten:

1. Identifikation der Fehlinterpretation
2. Überzeugungsrating (Skala von 0-100%), die Fehlinterpretation betreffend, getrennt für Zeitpunkt während eines Panikanfalls und danach.
3. Sammeln aller Daten, die für die Fehlinterpretation sprechen
4. Sammeln aller Daten, die gegen die Fehlinterpretation sprechen
5. Erarbeiten alternativer Erklärungen (Wechsel von Technik des geleiteten Entdeckens zu z.B.: „Wir haben nun Argumente dafür und dagegen gesammelt. Ihre bisherige Erklärung deckt nur eine Sichtweise ab, wir brauchen aber ein umfassendes Erklärungsmodell")
6. Sammeln aller Daten, die für die alternative Erklärung sprechen (evtl. nochmals Daten aus Punkt 3 und 4 durchgehen)
7. Überzeugungsrating für Fehlinterpretation
8. Überzeugungsrating für alternative Erklärung

Das Schema ermöglicht dem Patienten, zunächst seine Beschwerden und seine Interpretation zu schildern. Erst dann werden Argumente erarbeitet, die für eine alternative Erklärung sprechen. Auf diese Weise wird verhindert, dass sich der Patient überredet und nicht verstanden fühlt.

Tabelle 7: Typische Fehlinterpretationen bei Panikstörungen (nach Margraf und Schneider, 1990)

Symptome	*Interpretation*
Palpitationen Brustschmerzen Schwitzen Atembeschwerden	„Herzrasen, ich bekomme einen Herzinfarkt"
Schwindel	„Ich werde in Ohnmacht fallen"
Schwächegefühle	„Ich habe einen Hirntumor"
Benommenheit Visuelle Symptome Zittern, Blässe	„Ich bekomme einen Schlaganfall"
Atemnot Würgegefühl Kloß im Hals	„Ich ersticke"
Kribbeln im Körper	„Ich werde gelähmt, bin schwer krank"
Derealisations- und Depersonalisationsgefühle Rasende Gedanken Konzentrationsstörungen	„Ich verliere die Kontrolle, werde verrückt"
Alle intensiven Angstsymptome	„Diese Angst bringt mich um"

Beispiel: Korrektur von Fehlinterpretationen

Therapeut: Ich möchte jetzt mit Ihnen alle Argumente sammeln, die dafür sprechen, dass Sie ersticken könnten. Unabhängig davon, ob diese Ihnen jetzt plausibel vorkommen oder nicht.

Patient: Diese Atemnot muss doch von den Lungen herkommen, das kann nicht nur Angst sein. Und wenn es doch nur Angst ist, dann muss es mir doch auf Dauer schaden.

Therapeut: Was spricht weiter für Ihre Befürchtung?

Patient: Ich erinnere mich natürlich auch an meine Mutter, die mit 45 Jahren plötzlich Asthma bekam und mehrere Erstickungsanfälle hatte, an denen sie beinahe gestorben wäre.

Therapeut: Gibt es noch etwas, was für Ihre Befürchtung zu ersticken spricht?

Patient: Mehr fällt mir im Moment nicht ein.

Therapeut: Gut. Vielleicht fallen Ihnen zu Hause noch mehr Dinge ein. Dann schreiben Sie sie doch bitte auf und bringen Sie die Notiz in die nächste Stunde mit. Ich möchte nun mit Ihnen überlegen, ob es auch Hinweise gibt, die gegen Ihre Befürchtung sprechen, die Symptome während eines Angstanfalls könnten Zeichen dafür sein, dass Sie ersticken.

Patient: Das gibt es schon immer wieder, z.B. wenn ich hier sitze, dann denke ich auch, du bist noch nie erstickt, obwohl du so stark Atemnot hattest. Zudem sagt mir mein Hausarzt immer wieder, dass alles in Ordnung sei!

Therapeut: Kommt Ihnen sonst noch etwas in den Sinn, das gegen Ihre Befürchtung zu ersticken spricht?

Patient: Ja, das ist mir auch oft peinlich! Die Symptome lassen nach, sobald ich an die frische Luft gehe. Oder auch dann, wenn ich meinen Arzt anrufen kann. Meist ist alles vorbei, bis er kommt.

- Verhaltensexperimente:
Verhaltensexperimente sind wichtige Hilfsmittel bei der Korrektur von Fehlinterpretationen und erlauben zudem, Befürchtun-

Tabelle 8: Angstauslösende Symptome und Verhaltensexperimente	
Angstauslösender Reiz	***Verhaltensexperiment***
Herzklopfen, -rasen	- Übungen zur körperlichen Belastung: Treppensteigen, Kniebeugen, Laufen - Konfrontation mit dem eigenen EEG - Koffeinkonsum
Atemnot, -beschwerden	- Hyperventilation - Aufforderung, Atmung willentlich zu stoppen
Schwindel	- Auf der Stelle oder auf Drehstuhl drehen, Kopf hin und her drehen
Schwitzen	- Saunabesuch
Angst, verrückt zu werden	- Versuch, „ganz normal zu denken" - Gedankenunterdrückung

gen in konkreten Situationen zu konfrontieren, zu überprüfen bzw. alternative Erklärungen zu unterstützen. Die Konfrontation erfolgt im Unterschied zur Behandlung von Phobien mit internalen Stimuli wie z.B. Herzklopfen, Hyperventilation, Gedankenkreisen usw. Tabelle 8 zeigt eine Auswahl an Verhaltensexperimenten, die in Abhängigkeit von den individuellen Symptomen durchgeführt werden können.

- Rückfallprophylaxe
Panikstörungen weisen einen stark fluktuierenden Verlauf auf. Deshalb ist die Rückfallprophylaxe ein besonders wichtiger Bestandteil der Behandlung. Folgende Techniken zur Rückfallprophylaxe sind im Therapieverlauf eingebettet:
- Transfer in den Alltag: Erlernte Fertigkeiten im Umgang mit der Angst werden vom Patienten von Beginn an im Alltag erprobt (Hausaufgaben)
- Kognitive Umstrukturierung des Alles-oder-nichts-Denkens: ein Rückschlag bedeutet ein Rückfall: Die Patienten werden über den fluktuierenden Verlauf der Panikstörung informiert
- Früher Aufbau von Fertigkeiten zur Selbstverstärkung für Bemühungen im Umgang mit der Angst
- Wiederholtes Überprüfen der Umstrukturierung individueller Fehlinterpretationen

Behandlung der Agoraphobie:

Die Methode der Wahl bei der Behandlung von phobischem Vermeidungsverhalten stellt die Konfrontation in vivo dar. Die massierte Konfrontation bzw. Reizüberflutung hat sich als die langfristig effektivste Methode herausgestellt. Im Unterschied zur graduellen Konfrontation weist sie verschiedene Vorteile auf:
- Signalisieren der eindeutigen Metabotschaft: „Angst ist nicht gefährlich"
- Schnelle Angstreduktion und geringere Belastung für Patienten (häufig schon nach dem 3. Tag der Konfrontationstherapie)
- Weniger Erwartungsangst („Wenn ich das Schlimmste überstanden habe, werde ich wohl auch weniger schwierige Situationen bewältigen")

Kontraindikationen für die massierte Konfrontation stellen real gefährliche Situationen (Autofahren, Bergsteigen), Komorbidität mit somatischen Krankheiten (Herz-Kreislauf-Erkrankungen, Epilepsie, Asthma) und Leistungssituationen dar. In diesen Fällen sollte ein graduelles Verfahren angewendet werden, in dem der Patient Schritt für Schritt an die angstauslösenden Situationen herangeführt wird.

Optimalerweise ist die massierte Konfrontationsbehandlung wie folgt aufgebaut:
- Einzeltherapie
- 5-10 Tage Konfrontation (Dauer: mehrere Stunden)
- Ausschleichen des Therapeutenkontakts

Inhaltlich lässt sich das Vorgehen in vier Phasen unterteilen:
- Psychoedukation: Vorbereitung auf die Konfrontationsübungen
- Planung der Konfrontationsübung
- Durchführung der massierten Konfrontation in vivo
- Rückfallprophylaxe

Im Folgenden wird das Vorgehen bei der massierten Reizkonfrontation dargestellt.

- Vorbereitung auf die Konfrontationsübung
Der Schwerpunkt liegt auf dem gemeinsamen Erarbeiten eines individuell plausiblen Erklärungsmodells in Anlehnung an die Zwei-Faktoren-Theorie der Angst, ergänzt durch Erläuterungen zu der Preparedness-Theorie (evolutionsgeschichtlich vorbereitete Angstreize) sowie der Funktion von Sicherheitssignalen. Dem Patienten soll die Erkenntnis vermittelt werden, dass das Vermeidungs- und Fluchtverhalten den zentralen aufrechterhaltenden Faktor der Störung darstellt.

Als therapeutische Mittel zur Erarbeitung eines individuellen Genesemodells können die Kurven zum Angstverlauf in agoraphobischen Situationen mit und ohne Behandlung (Abb. 4 und 5) verwendet werden.

Folgende Vorgehensweise hat sich für das Erarbeiten der Erklärungsmodells in der klinischen Praxis bewährt:
1. Patient stellt bisherige Erfahrungen graphisch dar (Vorlage entsprechend Abb. 4). Am besten wird mit stark angstauslösender Situation begonnen
2. Informationsvermittlung zur bisherigen Lerngeschichte: Informationen zur Angst und ihrer aufrechterhaltenden Funktion bei der Agoraphobie
3. Gedankenexperiment: Was wäre, wenn ...? Patient denkt den Gedanken, was in agoraphobischer Situation passieren würde, wenn eine Flucht oder Vermeidung unmöglich wäre, zu Ende. Ziel: Auch die schlimmste Angst flacht ab!
4. Therapieziel erläutern: Konfrontation der Angst und Erleben des Angstrückgangs

- Planen der Konfrontationsübung
Folgende Punkte sollten bei der Planung berücksichtigt und mit dem Patienten vorbesprochen werden:
- Ggf. aktuelle Medikation vor Beginn der Konfrontation in Absprache mit dem behandelnden Arzt absetzen, da ansonsten die Wirksamkeit der Übung beeinträchtigt und die Therapiedauer verlängert wird („Ohne die Medikamente hätte ich das nicht ausgehalten!")
- Gegenseitiges Einverständnis darüber, dass mögliche Fluchttendenzen vom Therapeuten aktiv verhindert werden
- Während der Übung sind keine Sicherheitssignale erlaubt! Eine einzige mitgebrachte Tablette (auch homöopathische Mittel) kann den Erfolg einer ganzen Konfrontationsübung vernichten
- Vor Beginn der Konfrontationsübung: Bedenkzeit von mehreren Tagen einräumen

Abbildung 4, 5: Angstverlauf in phobischen Situationen mit und ohne Behandlung nach Schneider und Margraf (1998)

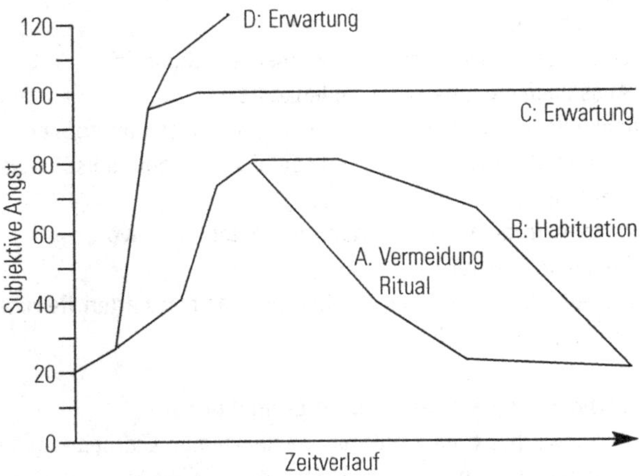

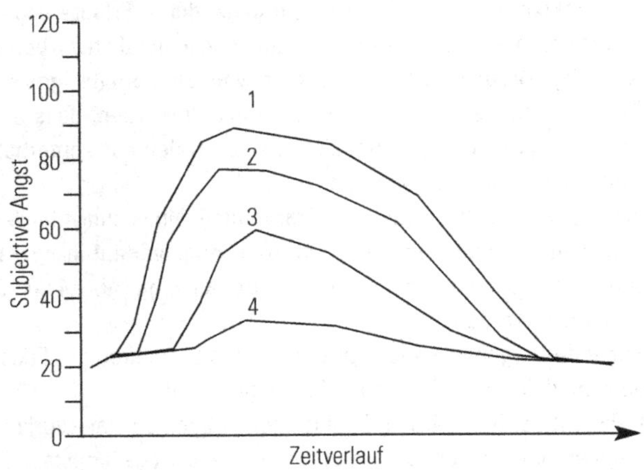

Graphische Darstellung des Verlaufes von Angst bzw. Erregung bei der Konfrontation mit Angstreizen. Der erste Teil der Abbildung zeigt Verlaufskurven ohne therapeutische Intervention. Typisch ist der rasche Anstieg mit einem langsameren Abfallen der Angst. Ohne Behandlung zeigen die Patienten in der Regel Vermeidungsverhalten (Kurve A: Vermeidung) und erreichen so nicht den Punkt, an dem die Kurve von allein abfällt (Kurve B: Habituation). Die Kurven C und D zeigen vom Patienten befürchtete Verläufe mit einer scheinbar „unendlich" anhaltenden (C) oder immer weiter ansteigenden (D) Angst, die erst durch eine als imminent wahrgenommene Katastrophe (z. B. Tod durch Herzstillstand) beendet werden könnte. Der zweite Teil der Abbildung zeigt die Verlaufskurven bei therapeutischer Konfrontation: Dabei machen die Patienten die Erfahrung, dass Angst von allein abnimmt („habituiert"), wobei die Kurve bei wiederholter Konfrontation (1. bis 4. Durchgang) immer weiter abflacht (nach Schneider und Margraf, 1998, S. 49).

Beispiel:

Fördern der Therapiemotivation, Entscheidungsfindung für oder gegen massierte Konfrontation

Patient: Ich habe einfach wahnsinnige Angst davor, als Erstes gleich auf den Turm zu gehen. Können wir nicht mit einer einfacheren Übung anfangen?

Therapeut: Es ist absolut verständlich, dass Ihnen diese Vorstellung Angst macht. Aber überlegen Sie selbst: Was lernen Sie, wenn Sie schrittweise immer nur leichte Angst zulassen, im Vergleich zu der Erfahrung ganz starke Angst überwunden zu haben? ... Ich befürchte einfach, dass Sie im ersten Fall lernen, „nur nicht zu viel Angst zulassen, denn dann passiert wirklich etwas Schlimmes". Im zweiten Fall würden Sie stattdessen erkennen, dass selbst starke Angst von alleine abnimmt. Was meinen Sie dazu? ... Meist ist es sogar so, dass ein schnelleres Abflachen der Angst stattfindet und es wird später leichter, andere angstauslösende Situationen aufzusuchen. Denken Sie immer daran! Das Auftreten von starker Angst ist zwar sehr belastend, stellt aber keine reale körperliche oder psychische Gefahr dar! Lassen Sie uns die Argumente, die dafür und dagegen sprechen, nochmals gemeinsam aufzählen. Anschließend können Sie sich dann einige Tage Zeit nehmen und sich in Ruhe entscheiden.

- Durchführung der massierten Konfrontationsübung

Bei der Durchführung der massierten Konfrontation ist es wichtig, genügend lange zu üben und einen deutlichen Angstanstieg bzw. -abfall zu bewirken. Weiter sollte der Patient für das Aushalten der Angst und nicht für Angstfreiheit verstärkt werden (Beispiel siehe Tab. 9). Extinktion wird als ein zentraler Mechanismus bei der Konfrontation diskutiert (Craske et al., 2014). Bei der Extinktion geht man davon aus, dass „neues, korrektives Lernen" stattfindet. Extinktion ist demnach nicht gleich zu setzen mit dem Vergessen. In den letzten Jahren wurden mithilfe der Grundlagenforschung zur Extinktion neue Stategien identifiziert, die sich zur Verbesserung der Effektivität von Konfrontationsbehandlungen eignen (Tabelle 10). Mithilfe der Strategien lässt sich der Erwerb, die Konsolidierung und der Abruf neuer korrektiver Lerninhalte während der Konfrontation verbessern. Tabelle 11 fasst die therapeutischen Ziele, Techniken, Schwierigkeiten und Lösungsvorschläge bei der Behandlung von Panikstörungen und Agoraphobie zusammen.

Tabelle 9: Beispiel für zwei Tage massiertes Konfrontationstraining

Tag 1	*Tag 2*
- Autofahrt zu Turm - Turmbesteigung - Zugfahrt von Basel nach Zürich - Mahlzeit im Zugrestaurant - Ankunft Zürich: Stadtrundfahrt in Tram - Abendessen in überfülltem Restaurant - Besuch einer Vorstellung im Stadttheater - Übernachtung im Hotel	- im Hotel: Sauna- und Solariumbesuch - Bummeln in der Bahnhofstraße - Mittagessen im Kaufhaus Globus - Schifffahrt auf Zürichsee - Tramfahrt allein - Besuch einer überfüllten Bar - In Hotel auf dem Land übernachten - Zugfahrt nach Basel

Wirksamkeit der Behandlung von Panikstörungen und Agoraphobie:

Die Wirksamkeit des hier geschilderten kognitiv-verhaltenstherapeutischen Vorgehens bei Panikstörungen wurde sowohl kurz- wie auch langfristig in Katamnesen belegt (Margraf et al., 1993; Ruhmland und Margraf, 2001). Über 80% der Patienten waren nach der Behandlung anfallsfrei. Eine zusätzliche Behandlung mit Antidepressiva brachte infolge der Nebenwirkungen und damit assoziierten hohen Abbrechquoten nur begrenzt Vorteile. Zusammenfassend gilt, dass die Behandlung von Panikstörungen und Agoraphobie mit kognitiver Verhaltenstherapie wirksamer ist als die kombinierte Behandlung mit psychologischer Intervention und Anxiolytika. Bei der Behandlung der Agoraphobie ist die Wirksamkeit der bereits seit langer Zeit untersuchten

Neues aus der Grundlagenforschung

Tabelle 10: Strategien zur Optimierung von Konfrontation (modifiziert nach Mohr & Schneider, 2015; auf der Basis von Craske et al., 2014)

Zeitpunkt	*Strategie*	*Gestaltung*
Vor der Konfrontation	Vorbereitung der Extinktion	→ Planung der Konfrontation nach dem **Prinzip der Erwartungsverletzung** (d.h. die Erwartung des Patienten bzgl. (negativer) Folgen bei der Konfrontation soll nicht erfüllt werden) → Erhöhung des positiven **Kontrast**es **zwischen** der **zu erwartenden und tatsächlich aufgetretenen Konsequenz** (Patient lernt: „Das genaue Gegenteil zur gefürchteten Katastrophe ist eingetreten") → **Reduktion der Vorhersagbarkeit von Stimulusdarbietung** (d.h. unkonditionierte Stimuli werden ohne Ankündigung bzw. unvorhersehbar dargeboten)
Während der Konfrontation	Verstärkung des Extinktionslernens	→ **Variation der Frequenz, Dauer, Intensität und Art der Stimulusdarbietung** während der Konfrontation → **Variation der Umgebungsbedingungen** bzw. des Kontextes über die Konfrontationsübungen hinweg → **Aufmerksamkeitslenkung auf** den **konditionierten Stimulus** während der Konfrontation → Anleitung des Patienten, **emotionales Erleben** während der Konfrontation zu **verbalisieren** (multimodales Lernen)
Nach der Konfrontation	Konsolidierung des Extinktionslernens	→ **Wiederholung und Rekapitulation** der Konfrontationsübungen („Hausaufgaben") → Verstärkung der Konsolidierung neuer erfolgreicher Erfahrungen nach der Konfrontation (z.B. durch Schlaf oder positive Verstärker)
Vor erneuter Konfrontation	Abruf des Extinktionsgedächtnisses	→ **Mentales Simulieren vorheriger erfolgreicher Konfrontationssitzungen** → **Nutzung von Hinweisreizen** aus vorherigen erfolgreichen Konfrontationssitzungen

Tabelle 11: Therapeutische Ziele, Techniken, Schwierigkeiten und Lösungsmöglichkeiten bei der Behandlung von Panikstörungen und Agoraphobie

	Ziele	*Techniken*	*Schwierigkeiten*	*Lösungsmöglichkeiten*
Panikstörungen	- Angstreduktion (Intensität und Frequenz)	→ Erklärungsmodell vermitteln	- Mangelnde Auseinandersetzung des Patienten mit dem psychophysiologischen Erklärungsmodell - Patienten überreden, „overkill", Kreuzverhör	→ Individualisierung des Erklärungsmodells, Wiederholungen → Geleitetes Entdecken
	- Kognitive Umstrukturierung	→ Korrektur der Fehlinterpretationen	- Alternative Erklärung verkaufen wollen	→ Perspektive des Patienten aufgreifen, keine Erklärung verkaufen, medizinisches Wissen vermitteln, für Zweifel und Fragen aktiv verstärken; Geduld, nicht drängen!
	- Alternative Erklärungen auf Verhaltensebene überprüfen, Generalisierung (Konfrontation mit angstauslösenden Stimuli)	→ Verhaltensexperiment	- Angst vor Übung zu groß (ungenügende Vorbereitung), Übung wird nicht lange genug durchgeführt, zu Hause nicht geübt	→ Sorgfältiges gemeinsames Herleiten der Verhaltensübungen als Test zur Überprüfung der Fehlannahmen, Besprechen des Übungsablaufs
	- Rückfallprophylaxe	→ Fertigkeiten zum Umgang mit Angst trainieren	- Alles-oder-nichts-Denken: Ein Rückschlag ist ein Rückfall - Wunsch nach 100%iger Sicherheit	→ Psychoedukation:Verlauf von Panikstörungen, Selbstverstärkungtechniken trainieren → Signalisieren, dass Wunsch nachvollziehbar, aber unrealistisch ist, Wunsch ad absurdum führen, Kosten-Nutzen-Rechnung aufstellen
Agoraphobie	- Angstreduktion, Ausweitung des Bewegungsradius - Rückfallprophylaxe (siehe Panik)	→ Massierte Konfrontation in vivo (Reizüberflutung)	- Motivationsprobleme beim Patienten, Angst vor der Angst - Angsthöhepunkt wird in Übung nicht erreicht - Transfer in den Alltag gelingt nicht	→ Sorgfältiges individualisiertes Herleiten des Rationals, Vorbesprechen des Konfontationsablaufs, stringente Botschaft: Angst ist ungefährlich! (Überzeugung des Therapeuten überprüfen) → Konfrontationsdauer, Sicherheitsverhalten des Patienten? Therapeutenkontakt ausschleichen → Selbstverstärkungstechniken des Patienten? Antizipation von Schwierigkeiten

4

Methode der Konfrontationstherapie deutlich belegt. Studien zur massierten Konfrontation zeigen starke Wirkungen auf die individuellen Zielsymptome sowie Verbesserungen in psychosozialen Bereichen wie z. B. allgemeine Lebensqualität, Arbeit und Freizeit. Das Auftreten anderer Symptome anstelle des phobischen Vermeidungsverhaltens (Symptomverschiebung) wird nicht häufiger als in der Allgemeinbevölkerung beobachtet (für weiterführende Literatur zum Thema Evaluation kognitiv-verhaltenstherapeutischer Interventionen siehe Grawe et al., 1994). Zur Behandlung und deren Wirksamkeitsnachweis bei Kindern und Jugendlichen siehe In-Albon und Schneider, 2007.

4 Frequently Asked Questions (FAQ)

Folgende Fragen und Unsicherheiten ergeben sich bei vielen Therapeuten in Ausbildung:

1. *Wie gehe ich vor, wenn der Patient nicht nur eine Panikstörung und Agoraphobie hat, sondern zusätzlich unter einer anderen psychischen Störung, z. B. einer affektiven Störung oder Borderline-Störung leidet?*

→ Für die Behandlung bei Mehrfachdiagnosen ist eine gründliche diagnostische Untersuchung mittels strukturierter klinischer Interviews notwendig (Mini-DIPS, DIPS für DSM-IV, SKID I oder II). Die im Vordergrund stehende psychische Störung wird dabei zuerst behandelt. Weitere psychische Störungen können nachfolgend angegangen oder eine Kooperation mit einem anderen Therapeuten (z. B. Gruppenpsychotherapie der affektiven Störung) geplant werden.

2. *Das standardisierte Vorgehen nach Manual wird dem einzelnen Patienten nicht gerecht!*

→ Die manualisierte standardisierte Behandlung stellt dem Therapeuten eine Vorlage zur Verfügung, von der die Interventionen abgeleitet werden können. Wichtig ist jedoch, dass es dem Therapeuten gelingt, die Inhalte so zu individualisieren, dass der Patient sich persönlich angesprochen fühlt.

3. *Wie kooperiere ich mit dem behandelnden Arzt beim Absetzen von Anxiolytika?*

→ Es empfiehlt sich, den behandelnden Arzt in einem kurzen, aber präzisen Erstbericht über die Problem-, Zielanalyse und die geplanten Interventionen zu informieren. Das konkrete Vorgehen kann anschließend telefonisch oder in einer gemeinsamen Sitzung besprochen werden. Zuvor muss jedoch das Einverständnis des Patienten eingeholt werden.

4

5 Prüfungsfragen

1. Bei wem und in welchem Alter treten Panikstörungen und Agoraphobie gehäuft auf?
2. Woran erkennt man Panikstörungen und Agoraphobie in der klinischen Praxis?
3. Was weiß man über die Prognose und den Verlauf von Panikstörungen und Agoraphobie?
4. Welche differentialdiagnostischen Überlegungen müssen berücksichtigt werden?
5. Welche typischen Fehlinterpretationen körperlicher Symptome als Zeichen aktiver Bedrohung treten bei Patienten mit Panikstörungen häufig auf?
6. Welches sind die Ziele und die wichtigsten therapeutischen Interventionen bei der Behandlung von Panikstörungen und Agoraphobien?
7. Welche Schwierigkeiten können auftreten, und wie können sie umgangen bzw. bewältigt werden?
8. Was weiß man über die Wirksamkeit der beschriebenen Behandlungsprogramme?

6 Literatur

a) zitierte Literatur

- Craske MG, Treanor M, Conway CC, et al.: Maximizing exposure therapy: an inhibitory learning approach. Behav Res Ther 2014; 58: 10-23.
- Ehlers A, Margraf J: Etiological models of panic-medical and biological aspects. In Baker R (Ed.): Panic Disorder: Research and Therapy. London: Wiley, 1989.
- Ehlers A, Margraf J, Chambless DL: Fragebogen zu körperbezogenen Ängsten, Kognitionen und Vermeidung (AKV). Weinheim: Beltz, 1993.
- Goldstein AJ, Chambless DL: A reanalysis of agoraphobia. Behav Ther 1978;9:47-59.
- In-Albon T, Schneider S.Psychotherapy of childhood anxiety disorders: A meta-analysis. Psychother Psychosom. 2007;76(1):15-24.
- Margraf J, Schneider S: Lehrbuch der Verhaltenstherapie. Band 1. 3. Aufl. Berlin: Springer, 2009.
- Margraf J, Schneider S: Panik-/Angstanfälle und ihre Behandlung. 2. Aufl. Berlin: Springer, 2013.
- Margraf J, Barlow DH, Clark DM, Telch MJ: Psychological treatment of panic: Work in progress on outcome, active ingredients, and follow-up. Behav Res Ther 1993;32/1:1-8.
- Michael, T., Zetsche, U., & Margraf, J.: Epidemiology of Anxiety Disorders. Psychiatry,6:4, 136-142, 2007.
- Mohr C, Schneider S.: Zur Rolle der Exposition bei der Therapie von Angststörungen. Verhaltenstherapie, 25(1), 32-39, 2015.
- Mowrer OH: Learning Theory and Behavior. New York: Wiley, 1960.
- Ruhmland M, Margraf J: Effektivität psychologischer Therapien von Panik und Agoraphobie: Meta-Analysen auf Störungsebene. Verhaltenstherapie 2001;11/1:41-53.
- Schneider S (Hrsg.): Angststörung bei Kindern und Jugendlichen: Grundlagen und Behandlung. Berlin: Springer, 2004.
- Somers, M., Goldner, E.M., Waraich, P. & Hsu, L.: Prevalence and incidence studies of anxiety disorders: A systematic review of the literature. Canadien Journal of Psychiatry-Revue Canadienne de Psychiatrie, 51(2), 100-113, 2006.
- Schneider S, Margraf J: Agoraphobie und Panikstörungen. Göttingen: Hogrefe, 1998.
- Schulte D: Therapieplanung. Göttingen: Hogrefe, 1996.
- Wittchen H-U: Der Langzeitverlauf unbehandelter Angststörungen: Wie häufig sind Spontanremissionen? Verhaltenstherapie 1991;1:273-282.

b) weiterführende Literatur

- Grawe K, Donati R, Bernauer F: Psychotherapie im Wandel. Von der Konfession zur Profession. Göttingen: Hogrefe, 1994.
- Schneider S (Hrsg.): Angststörung bei Kindern und Jugendlichen: Grundlagen und Behandlung. Berlin: Springer, 2004.

4.5 Angst- und Zwangsstörungen

4.5.2 Spezifische Phobien

Nicole Aufdermauer, Judith Siegl und Sascha Wendler

1 Einleitung

Das Empfinden von Angst und der rasche Ablauf von Fluchtreaktionen stellen sowohl in der Phylogenese als auch für den heute lebenden Menschen einen unverzichtbaren (Überlebens-) Vorteil dar, machen sie doch eine Anpassung an reale Bedrohungen möglich. Bis zu einem gewissen Grad steigert Angst als Form der Aktivierung sogar die Leistungsfähigkeit bzw. wird als Nervenkitzel aktiv herbeigeführt, man denke an Extremsportarten oder das offenbar angenehme Gruseln beim Besuchen der Geisterbahn, eines Thrillers im Kino etc.

Angst ist somit aus dem Leben jedes Einzelnen nicht wegzudenken, eine spezifische Phobie geht jedoch weit über dieses normale Maß hinaus und behindert den Betroffenen zumindest in bestimmten Bereichen seiner Lebensführung. Therapeuten sollen bereits an dieser Stelle davor gewarnt werden anzunehmen, die „einfache Phobie" sei in jedem Fall einfach zu behandeln. Auch wenn Studien immer wieder von Heilungserfolgen in nur einer oder wenigen Sitzungen berichten, ist dies nicht zu verallgemeinern, zu unterschiedlich ist die Einbettung der Phobie in den Lebenskontext.

Übersicht 1: Merkmale der Angst nach *Marks* (1987):

- Die Angstreaktionen sind der Situation nicht angemessen.
- Die Angstreaktionen sind überdauernd.
- Das Individuum besitzt keine Möglichkeit zur Erklärung, zur Reduktion oder zur Bewältigung der Angst.
- Die Angstzustände führen zu einer massiven Beeinträchtigung des Lebensvollzugs der Person

In diesem Kapitel sollen generell wirksame Interventionsstrategien bei spezifischen Phobien dargestellt werden. Zudem wird auf einige Besonderheiten bei den Untergruppen der Blutphobie und der Krankheitsphobie eingegangen. Allgemeine ätiologische Aspekte werden an dieser Stelle nicht behandelt (vgl. hierzu Kap. 2.1 zur lern- und verhaltenspsychologischen Krankheitslehre).

Tabelle 1: Kriterien der spezifischen Phobien in den Klassifikationssystemen

DSM-IV	***ICD-10***
Ausgeprägte und anhaltende Angst, die übertrieben oder unbegründet ist und die durch das Vorhandensein oder die Erwartung eines spezifischen Objekts oder einer spezifischen Situation ausgelöst wird.	Deutliche Furcht oder Vermeidung eines bestimmten Objekts oder einer bestimmten Situation.
Die Konfrontation mit dem phobischen Reiz ruft fast immer eine unmittelbare Angstreaktion hervor, die das Erscheinungsbild einer situationsgebundenen oder einer situationsbegünstigten Panikattacke annehmen kann (Bei Kindern kann sich die Angst in Form von Weinen, Wutanfällen, Erstarren oder Anklammern ausdrücken).	Mindestens einmal seit Auftreten der Störung müssen Symptome einer Panikattacke (vgl. entsprechende Liste) aufgetreten sein.
Die Person erkennt, dass die Angst übertrieben oder unbegründet ist (Bei Kindern darf dieses Merkmal fehlen).	Deutliche emotionale Belastung durch die Symptome oder das Vermeidungsverhalten; Einsicht, dass diese übertrieben und unvernünftig sind.
Deutliche Einschränkung in der Lebensführung, der beruflichen Leistungsfähigkeit, sozialen Aktivitäten, oder die Phobie verursacht erhebliches Leiden für die Person.	
Bei Personen unter 18 Jahren hält die Phobie über mindestens 6 Monate an.	
Die Angst, Panikattacken oder das phobische Vermeidungsverhalten werden nicht besser durch eine andere psychische Störung erklärt.	

Im DSM-5 soll die Angst bei Phobien in Bezug auf die tatsächliche Gefahr übermäßig sein. Eine Einsicht der betroffenen Person in das Übermaß der Angst ist nicht gefordert. Unabhängig vom Alter wurde eine Mindestdauer von 6 Monaten festgelegt (vgl. Ehret und Berking, 2014).

4

2 Theoretische Inhalte und Kenntnisse

Hauptmerkmale

Charakteristisch für die spezifische Phobie ist die ausgeprägte und unbegründete Angst vor einem spezifischen Objekt oder spezifischen Situationen, die bis zu situationsgebundenen Panikattacken führen kann.
Im Gegensatz zur Agoraphobie oder zur sozialen Phobie sind die angstauslösenden Stimuli enger umgrenzt. Deshalb ist vielfach der Leidensdruck auch nicht so hoch wie bei den genannten anderen Störungen, eine Behandlung aus Sicht der Betroffenen oft nicht nötig. Das vierte Kriterium der pathologischen Angst nach Marks (vgl. Übersicht) erhält somit zentrale Bedeutung – es werden nur solche Personen mit spezifischer Phobie eine Therapie aufsuchen, bei denen die Störung mit dem Lebenskontext in erheblichem Maße kollidiert. Es ist zum Beispiel für die meisten Menschen kein Problem, ihr Leben zu führen, ohne jemals in ein Flugzeug zu steigen – für jemanden, der im Rahmen einer neue Stelle viele Geschäftsreisen unternehmen muss, stellt Flugangst jedoch ein ernstes Problem dar. Sehr deutlich werden Einschränkungen im Alltag, wenn sich jemand wegen Hunde- oder Taubenphobie nicht mehr auf die Straße wagt oder wenn medizinische Behandlungen aufgrund einer Blut-/Spritzenphobie nicht möglich sind.
Auch in den Klassifikationssystemen ist dieser Aspekt einer deutlichen Beeinträchtigung aufgenommen (vgl. Tabelle 1).

Wie bei allen Angststörungen spielt **Vermeidungsverhalten** eine entscheidende Rolle, es wird in der Regel jede andere Art von Unannehmlichkeiten in Kauf genommen, wenn dadurch eine Konfrontation mit dem angstbesetzten Stimulus verhindert werden kann. Der betroffenen Person ist dabei durchaus klar, dass ihre Angst unbegründet oder übertrieben ist.

Epidemiologie

In der Allgemeinbevölkerung sind spezifische Phobien ausgesprochen häufig, sie bewirken jedoch in vielen Fällen keine größere Beeinträchtigung im Lebensvollzug der Person. Das Vorliegen einer spezifischen Phobie sagt also noch wenig über die Behandlungsbedürftigkeit aus. Die Prävalenzzahlen in den betreffenden Studien hängen somit auch davon ab, ob bzw. wie hoch die Schwelle für die Beeinträchtigung im Alltag jeweils angelegt wurde. Die Angaben der Tabelle beziehen sich auf groß angelegte epidemiologische Studien, die in der Normalbevölkerung der USA und der BRD durchgeführt wurden.

Tabelle 2: Prävalenz der spezifischen Phobien

	ECA	*MFS*	*NCS*
6-Monatsprävalenz	4,5-11,8%	4,1%	-
Lebenszeitprävalenz	11,3%	8%	11,3%
	Epidemiological Catchement Area Study: Eaton et al. (1991)	Münchner Follow-up- Studie: Wittchen et al. (1989)	National Comorbidity Survey: Kessler et al. (1994)

Frauen überwiegen mit einem Anteil von 90 bis 95% der Betroffenen deutlich. Es ist anzunehmen, dass diese Zahlen für die westlichen Industriestaaten eine gute Annäherung liefern, sie sind jedoch keinesfalls übertragbar auf andere Kulturräume.

Beginn und Verlauf

Spezifische Phobien weisen einen weniger klaren Gipfel in der Altersverteilung des Störungsbeginns auf als soziale Phobie und Agoraphobie. Generell können sie in jedem Lebensalter auftreten, etwa aufgrund bestimmter traumatischer Erfahrungen. Die Kindheit stellt einen Altersabschnitt für vielerlei Ängste dar, die aber meist nur vorübergehender Natur sind. Nichtsdestoweniger entstehen viele der chronischen Phobien bereits sehr früh, noch vor dem Alter von 10 Jahren. Wenn also kindliche Phobien nicht relativ rasch remittieren, sinkt die Wahrscheinlichkeit späterer Spontanheilungen. Der Beginn der Phobie variiert mit dem Typ der Phobie: Tierphobien stellen die Störung mit dem durchschnittlich frühesten Beginn dar (7 Jahre), gefolgt von der Blutphobie (9 Jahre), der Zahnarztphobie (12 Jahre) und schließlich der Klaustrophobie (20 Jahre) (nach Emmelkamp, 1988).
Wie bei anderen Angststörungen sind Spontanremissionen selten. Hat die Angst erst einmal über einen gewissen Zeitraum Bestand, ist ein chronischer Verlauf wahrscheinlich.

Zusammenfassung: Spezifische Phobien sind subklinisch sehr häufig, die Beeinträchtigung im Lebensvollzug ist die entscheidende Determinante für die Behandlungsbedürftigkeit. Der Beginn chronischer spezifischer Phobien liegt oft bereits in der Kindheit, ist jedoch prinzipiell in jedem Alter möglich. Ca. 90% der Betroffenen sind Frauen.

Klinische Merkmale

Komorbidität

Folgeprobleme wie Depression oder Alkoholismus finden sich im Vergleich zu sozialer Phobie oder Agoraphobie in weniger ausgeprägtem Maße, was mit der tendenziell geringeren Beeinträchtigung im Alltag zusammenhängen dürfte. Dennoch liegt das Risiko für die Entwicklung einer Depression oder von Alkoholabusus mit einer Komorbiditätsrate von etwa einem Drittel deutlich höher als in der Allgemeinbevölkerung.

Prädisponierende Faktoren

Traumatische Erlebnisse können nach DSM-IV als prädisponierende Faktoren angesehen werden, z.B. also der Angriff eines Tieres oder eine Panikattacke in einer bestimmten Situation. Diese Erfahrungen können auch stellvertretend gemacht werden, beispielsweise wenn jemand beobachtet, wie eine andere Person einer traumatischen Erfahrung ausgesetzt ist, oder aber schlichtweg erlebt, dass eine andere Person in einer bestimmten Situation ängstlich reagiert. Schließlich können Instruktionen über die Gefährlichkeit einer Situation, z.B. durch Eltern oder Medien, prädisponierend wirksam werden. Die Grenze zwischen prädisponierenden und auslösenden Faktoren bleibt unscharf.

Übersicht 2: Die drei Wege zur Angst (Rachman, 1990):

- Konditionierung
- Modelllernen
- Kognitionen/Informationsverarbeitung

Familiäre Häufung

Es zeigt sich eine familiäre Häufung im Bezug auf die Untergruppen der spezifischen Phobie, d.h., das Risiko, dass Verwandte ersten Grades eine Phobie desselben Untertypus entwickeln wie die Indexperson, ist erhöht. In besonderem Maße trifft dies für den Typus der Blut-/Verletzungsphobie zu.

3 Untergruppen der spezifischen Phobie

Bei den genannten Untergruppen wird deutlich, dass offenbar nicht jede Art von Stimulus gleichermaßen geeignet ist, sich zum phobisch besetzten Reiz zu entwickeln (Äquipotenzannahme), sondern dass sich charakteristische Häufungen bei bestimmten Stimuli/Situationen bilden. Diese Selektivität wird durch die evolutionäre Bahnung bestimmter assoziativer Verknüpfungen erklärt. Aus phylogenetischer Perspektive ist es sinnvoll, dass gerade Ängste vor potenziell gefährlichen Tieren, Räumen ohne Fluchtmöglichkeit etc. schnell erlernt werden und stabil bleiben (preparedness; vgl. Seligman, 1971; McNally, 1987).

Übersicht 3: Untergruppen der spezifischen Phobie nach DSM-IV:

- Tier-Typus
- Umwelt-Typus, z.B. Höhen, Stürme, Wasser
- Blut-Spritzen-Verletzungs-Typus
- Situativer Typus, z.B. Flugzeuge, Fahrstühle, enge geschlossene Räume
- Anderer Typus, z.B. phobische Vermeidung von Situationen, die zum Ersticken, Erbrechen oder zum Erwerb einer Krankheit führen könnten

Phobien des Tier- und Umwelttypus

Die Angst vor bestimmten Tieren wie Spinnen, Schlangen, Mäusen, Hunden, Insekten, Vögeln etc. ist weit verbreitet, meist jedoch nur subklinisch ausgeprägt. In extremer Stärke kann jedoch auch die Tierphobie zu starken Belastungen führen, wenn beispielsweise die Angst vor Tauben oder Hunden solche Ausmaße annimmt, dass sich die betroffene Person kaum mehr auf die Straße wagt. Die Möglichkeit zur Vermeidung des Stimulus spielt eine entscheidende Rolle; so kann sich beispielsweise eine Spinnenphobikerin, die in der Stadt wohnt, womöglich relativ leicht mit ihrer Angst arrangieren, ein Umzug in ein altes Haus auf dem Land bringt jedoch große Schwierigkeiten mit sich.
Ähnlich sind Ängste vor Höhe, Stürmen, Gewittern, Wasser etc. zusammengefasst als Phobie des Umwelt-Typus einzuordnen. Betroffene Personen sind selten behandlungsbedürftig. Allerdings kann z.B. auch eine Gewitterphobie beeinträchtigend sein, wenn die betroffene Person schon bei Gewittergefahr das Haus nicht verlässt.

Blut-Spritzen-Verletzungs-Typus

Ein gewisses Unwohlsein befällt wohl die meisten Menschen in Zusammenhang mit Bildern von Blut, Verletzungen etc. Bestimmte Erregungsprozesse sind im Falle einer eigenen Verletzung auch durchaus sinnvoll, sie bewirken auf physiologischer Ebene u.a. die Verengung der Blutgefäße und somit einen möglichst geringen Blutverlust.
Bei der klinisch relevanten Phobie dieses Untertypus ist die Angst vor Blut oder Spritzen derart stark ausgeprägt, dass sie zu gravierenden Beeinträchtigungen führt, bis hin zur Vermeidung wichtiger medizinischer Untersuchungen oder Eingriffe. Eine kontinuierliche Vermeidung des angstbesetzten Stimulus ist hier nicht möglich bzw. u.U. mit einer erheblichen sekundären Selbstschädigung verbunden: Wichtige Routineuntersuchungen werden unterlassen, da sie mit einer Blutentnahme verbunden sind, größere Eingriffe oder Schwangerschaften werden vermieden. Auch beruflich kann es zu Einschränkungen kommen, wenn beispielsweise eine Lehrerin sich nicht im Stande fühlt, kleinere Verletzungen der Schulkinder zu versorgen etc.

Eine Besonderheit der Blutphobie besteht in einem **spezifischen physiologischen Reaktionsmuster:** Bei der Konfrontation mit Blut steigen Herzrate und Blutdruck zunächst an, wie es der typischen Angstreaktion entspricht, fallen dann aber schnell ab, was bis zur Ohnmacht führen kann (diphasische vasovagale Reaktion). Speziell bei Männern findet sich nach Öst und Hellström (1997) manchmal eine weitere physiologische Besonderheit: Asystolen bis hin zu einer halben Minute Dauer, die dann ihrerseits wiederum Ohnmacht hervorrufen können. Die Ätiologie dieser Reaktionsmuster ist weitgehend unklar: Es kann spekuliert werden, inwieweit sie eine Entsprechung zu einem evolutionär gebahntem Totstellreflex repräsentieren.
Oft schildern Betroffene ihr Problem gar nicht als Angst, sondern als Übelkeit oder eben unpassende Ohnmachtsreaktion – ein Großteil der Betroffenen hat bereits Ohnmachtsanfälle bei der Konfrontation mit Blut erlebt. Diese besonderen psychophysiologischen Aspekte implizieren Konsequenzen für die Therapie dieser Phobie (vgl. unten). Der Beginn der Blutphobie liegt meist schon vor dem 10. Lebensjahr, und es ist eine starke familiäre Häufung zu beobachten.

Erwähnt werden soll in diesem Zusammenhang noch die **Zahnarztphobie**, die ebenfalls weit verbreitet ist (ca. 3 bis 5% der Normalbevölkerung) und im Extremfall auch zu gesundheitlichen Problemen führen kann.

Situativer Typus

Diese Kategorie umfasst eine heterogene Gruppe von Ängsten, die in spezifischen Situationen auftreten. Ein prominentes Beispiel ist die **Klaustrophobie**, die oft im Rahmen der Agoraphobie auftritt, aber auch als spezifische Phobie in Form von Angst vor engen Räumen, Fahrstühlen, Zügen etc.

Einen besonderen Fall stellt die **Flugphobie** dar, die ebenfalls im Rahmen einer Klaustrophobie auftreten kann – im Mittelpunkt steht dann die Angst vor der Enge und des Eingeschlossenseins.

Es können aber auch ganz andere Aspekte die entscheidende Rolle spielen, wie die Befürchtung eines Unfalls, die Angst vor instabilen Flugbedingungen, die Höhe des Fluges oder die Angst vor den eigenen Reaktionen während des Fluges und einer eventuellen Blamage.

Als **Sphinkter-Phobien** ist eine weitere Gruppe von Ängsten zusammenzufassen, die sich um den Vorgang des Wasserlassens und/oder Stuhlgangs drehen. Die Betroffenen sind u.U. nicht mehr in der Lage, öffentliche Toiletten zu benutzen, was naturgemäß den Bewegungsradius deutlich einschränkt und bei starker Urinretention gesundheitsgefährdend sein kann. Umgekehrt kann das Problem darin liegen, dass sich Betroffene nicht weit von Toiletten zu entfernen wagen, um beim geringsten Harndrang sofort die Toilette aufsuchen zu können. Die Sorge kann hierbei auch darin bestehen, die Kleidung zu verschmutzen.

Sexualphobien sind vor allem im Zusammenhang mit funktionellen Sexualstörungen zu sehen und müssen bei deren – meist komplexen – Behandlung mitbedacht werden. Häufig spielen hierbei mangelnde Informationen, aber auch traumatische Vorerfahrungen eine wichtige Rolle. Problematische Interaktionsmuster in der Partnerschaft können die Aufrechterhaltung der Ängste fördern und müssen in die Therapie einbezogen werden – es ist somit meist ein deutlich breiterer therapeutischer Ansatz gefordert als die reine Phobiebehandlung.

Anderer Typus

In dieser Restkategorie sind besonders die Ängste vor dem Erwerb einer Krankheit hervorzuheben, was hier am Beispiel der **Aidsphobie** erörtert werden soll – mittlerweile auch von der Prävalenzrate her ein prominenter Untertypus. Deutlich wird hierbei die Rolle von historisch-kulturellen Einflüssen bei der Auftretenshäufigkeit von bestimmten Krankheitsphobien (Beispielsweise spielt heute in unserem Kulturraum die Syphilophobie keine Rolle mehr, sehr wohl aber die Cancerophobie). Die Angst davor, sich mit HIV zu infizieren, ist durchaus real, und es ist vernünftig, entsprechende Vorsichtmaßnahmen zu ergreifen. Aidsphobiker zeigen allerdings keinerlei Risikoverhalten für den Erwerb der Krankheit, fürchten sich jedoch unbegründet vor einer Reihe von objektiv ungefährlichen Situationen/Stimuli wie Toiletten, Arztbesuchen, Händeschütteln etc. und vermeiden diese. Es bestehen etliche Ähnlichkeiten und z.T. fließende Übergänge zur Zwangsstörung, wo die Angst vor Verseuchung irgendeiner Art häufig anzutreffen ist und von den Betroffenen in der Regel durch extrem häufiges Waschen bekämpft wird. Differenzialdiagnostisch fehlt bei Phobikern diese Komponente der aktiven Vermeidung durch Zwangshandlungen, zumindest in einem für eine Zwangsstörung charakteristischen Ausmaß.

Eine andere Störungsgruppe, die eng verwandt ist mit den Krankheitsphobien, ist die Hypochondrie (vgl. somatoforme Störungen): Von diesem Störungsbild betroffene Patienten leben in der ständigen Furcht, an einer bedrohlichen Krankheit zu leiden, sie suchen ihren Körper nach Symptomen ab und frequentieren Arztpraxen auf der Suche nach Rückversicherung. Differenzialdiagnostisch besteht bei Personen mit einer Krankheitsphobie die Angst, sich mit einer Krankheit zu infizieren. Im Kontrast dazu hegen Personen mit einer hypochondrischen Störung die Befürchtung, bereits erkrankt zu sein.
Die befürchteten Konsequenzen bei einer Krankheitsphobie (z.B. der Nachweis einer HIV-Infektion) liegen in der ferneren Zukunft, was für die Therapie ein im Vergleich zu anderen Phobien verändertes Vorgehen impliziert (vgl. unten).
Es existiert eine Reihe weiterer seltener Phobien wie die Angst, ersticken oder erbrechen zu müssen, die Angst vor dem Schlucken, vor dem Fallen etc., auf die an dieser Stelle nicht gesondert eingegangen werden kann (vgl. Davey, 1997).

4 Therapie

Bei Personen mit einer spezifischen Phobie stellt sich, genau wie bei allen anderen psychischen Störungen, zu Beginn der Therapie die Frage, warum sie gerade jetzt eine Behandlung aufsuchen (vgl. Kasten). Am Anfang der Therapie ist somit nicht klar, wie stark die Phobie mit dem Alltag des Patienten vernetzt ist und ob die Störung eine bestimmte Funktion im Leben der Person erfüllt. Ob es bei einer Behandlung der isolierten Phobie bleibt, ist ebenfalls noch nicht sicher. Daher sollten Problemanalyse, Zielklärung und Therapieplanung auch bei einer sehr einfach erscheinenden Phobie gewissenhaft durchgeführt werden (vgl. die entsprechenden Kapitel dieses Buches). Im Idealfall einer umgrenzten Phobie ohne weitere Probleme erfolgt dies freilich wesentlich schneller und stellt sich weniger komplex dar als z.B. bei einer Agoraphobie. Am Ende der verhaltensdiagnostischen Phase erfolgt dann die Entscheidung für ein bestimmtes methodisches Vorgehen.

Übersicht 4: Gründe für das Aufsuchen einer Therapie bei Phobikern (Marks, 1987):

- Situationale oder personale Umstellungen (Umzug, Stellenwechsel etc.)
- Information über Behandlungsmöglichkeiten
- Wunsch, über den Umweg der spezifischen Phobie Hilfe für anderen Probleme (Depressivität, Partnerschwierigkeiten etc.) zu erhalten.

5 Konfrontationsverfahren: Exposition und Reaktionsverhinderung (ERV)

Das Therapieprinzip der **Exposition und Reaktionsverhinderung** in vivo gilt als Methode der Wahl bei spezifischen Phobien. Exposition bezeichnet die Konfrontation eines Patienten mit einer von ihm gefürchteten Situation, Reaktionsverhinderung meint das Unterlassen der Flucht- bzw. Vermeidungsreaktion (weitere Begriffsklärungen vgl. Kap. 3.3). Der Patient wird dazu angehalten, in der Situation zu verbleiben, bis die Angst nachlässt, was letztendlich die Voraussetzung für ein „Verlernen" der unangemessenen Angstreaktion darstellt. Aus theoretischer Sicht ist das Modell der Löschung grundlegend, für das in der Literatur auf verschiedene Erklärungen verwiesen wird. Besonders plausibel und auch für Klienten einsichtig erscheint seine kognitive Interpretation, d.h., dass Löschung vor allem auf

der Veränderung von Erwartungen beruht. Durch die Aufgabe des Vermeidungsverhaltens und das Verbleiben in der Situation geht der Betroffene dieser Theorie folgend eine Realitätstestung ein und kann so mittels neuer Erfahrungen allmählich seine Katastrophenerwartungen korrigieren. Somit wird durch Konfrontation neues Verhalten geübt und wiedererlernt (= **Aspekt der Übung**) und zugleich eine Veränderung des kognitiven Repräsentationssystems vorgenommen, indem die angstbesetzten Objekte nach und nach eine andere Bedeutung erlangen (= **kognitiver Aspekt**).
Ein wesentlicher Schritt in der Therapie besteht darin, dies dem Patienten in Form eines plausiblen Therapiemodells nahe zu bringen. Nur wenn der Patient das Modell verstanden hat und als schlüssig bewertet, wird er motiviert sein für die anstrengenden und für ihn zunächst durchaus unangenehmen Übungen. Für die Erklärung wird typischerweise die Skizze der Angstverlaufskurve herangezogen (vgl. Kap. 3.3)

Beispiel: Erklärung des Modells für eine Patientin mit Hundephobie (sinngemäß)
„Bislang, Frau E., ist Folgendes passiert, wenn Sie einen Hund in ihrer Nähe wahrgenommen haben: Zunächst haben Sie oft versucht, nicht zu fliehen, obwohl Ihnen schon mulmig wurde. Wenn sich der Hund dann näherte, haben Sie gemerkt, wie die Angst kommt, wie Ihr Herz rast, der Schweiß ausbricht usw. Sie haben festgestellt, dass die Angst noch größer wird, und hatten die Befürchtung, dass sie immer weiter ansteigen würde. Schließlich hatten Sie den Eindruck, es nicht mehr aushalten zu können, und haben daraufhin die Flucht angetreten. Die Angst ließ nach. Durch das Flucht- bzw. Vermeidungsverhalten kam es nie dazu, dass Sie Ihre Erwartungen überprüft haben, dass Sie erlebt haben, was tatsächlich geschieht, wenn Sie in der Situation bleiben. Was in der Therapie nun ansteht, ist zu erleben, dass Ihre Befürchtungen so nicht eintreffen. Die Angst wird in der Nähe des Hundes noch ein bisschen ansteigen, das ist richtig, sie wird einige Zeit auf einem hohen Niveau bleiben, aber dann wird sie allmählich nachlassen. Und nur indem Sie das erleben – zunächst mit meiner Unterstützung -, werden Sie mit der Zeit in dieser Situation immer weniger Angst empfinden."

Unter Umständen bietet sich bei einigen spezifischen Phobien eher an, mit dem Prozess der Gewöhnung zu argumentieren. Eine Spinnenphobikerin mag auf das Erwartungsmodell entgegnen, sie habe keine Katastrophenerwartungen, was mit ihr passieren könnte, sie würde bei dem Anblick einer Spinne schlicht reflexartig mit Flucht reagieren, außerdem sei das Gefühl nicht unbedingt Angst, sondern Ekel. In diesem Fall kann die Rolle der Erwartungen in der Erklärung des Therapieprinzips zurück-, der Prozess der Gewöhnung an bestimmte Reize in den Vordergrund treten. Die sonstige Argumentation bleibt gleich, es geht darum, dass die Patientin sich so lange bestimmten Stimuli aussetzt, bis die Angst/der Ekel nachlässt.
Der Prozess der Reaktionsverhinderung kann durch den Therapeuten gefördert werden, liegt jedoch letztlich in der Kontrolle des Klienten. Aufgabe des Therapeuten ist es, an vorher getroffene Vereinbarungen zu erinnern und den Klienten zu ermutigen, in der Situation zu verbleiben. Kognitive Vermeidungsstrategien entziehen sich ohnehin der therapeutischen Kontrolle – entscheidend ist somit letztlich die Motivation des Klienten, sich wirklich auf diese Intervention einzulassen. Dementsprechend ist Motivationsaufbau eine nicht zu vernachlässigende therapeutische Aufgabe. Die Technik der Exposition und Reaktionsverhinderung kann in verschiedenen Variationen durchgeführt werden.

Varianten der Durchführung

Eine grundsätzliche Variable betrifft die Frage, ob in der Vorstellung oder in der Realität – **in sensu vs. in vivo** – konfrontiert wird. Dieser Punkt ist von der Entwicklungsgeschichte der Verfahren beeinflusst, denn die Technik der systematischen Desensibilisierung basiert größtenteils auf der Vorstellung des angstbesetzten Stimulus (vgl. Kap. 3.3). Die heutige Datenlage spricht jedoch für die Priorität von Konfrontation in vivo, was aufgrund der größeren Realitätsnähe einleuchtend ist. Manchmal allerdings ist eine solche Exposition nur schwer oder nur mit großem zeitlichen Aufwand zu verwirklichen – man denke z.B. an eine Flugphobie. Hier kann Konfrontation in sensu zumindest am Anfang eine brauchbare Option darstellen. Verschiedene Techniken der Konfrontation in sensu (systematische Desensibilisierung, verdecktes Gegenkonditionieren etc.) sind in Kap. 3.3 beschrieben.

Eine zweite wichtige Variable der Exposition und Reaktionsverhinderung ist durch die **massierte oder graduierte Darbietung** der angstbesetzten Stimuli gegeben. Ein graduiertes Vorgehen basiert auf der Erstellung einer **Angsthierarchie**, d.h., der Patient wird aufgefordert, verschiedene Stimuli/Situationen auf einer Skala von 0 bis 100 nach Schwierigkeitsgrad einzuordnen. Bei den Expositionsübungen wird dann mit den leichteren bis mittelschweren Items begonnen und bei erfolgreicher Bewältigung allmählich zu den schwierigeren übergegangen.

Beispiel:
Ein gestuftes Vorgehen bei einer Spinnenphobie könnte wie folgt aussehen:
- Spinnenphotos betrachten, evtl. eines zu Hause aufhängen,
- Spinnenfilm anschauen,
- allmähliche Annäherung an Spinnen verschiedener Größe, mit verschieden großem Abstand, in Glas mit Abdeckung/ohne,
- je nach Ziel bis zum Item „Spinne in die Hand nehmen oder über den Arm laufen lassen".

Das Vorgehen bei massierter Konfrontation konzentriert sich von Anfang an auf die sehr stark angstbesetzten Stimuli/Situationen und wird deswegen auch bildhaft **„flooding"** genannt. Welche Strategie geeignet ist, muss vom individuellen Fall abhängig gemacht werden und ist sicherlich auch vom Behandlungsrahmen beeinflusst. Die entscheidende Variable stellt die kognitive Vorbereitung und die Motivation des Patienten dar – wenn er bereit ist, massierte Konfrontation durchzuführen, so verspricht dies prinzipiell einen schnelleren Erfolg als ein graduiertes Vorgehen. Allerdings betrifft dies eher einen kleinen, hoch motivierten Teil der Betroffenen. Die Mehrzahl ist für ein solches Procedere nicht zu gewinnen, möchte sich lieber allmählich an die Angst herantasten. Ein wesentlicher Faktor ist hierbei auch das **Gefühl der Kontrolle** bzw. die Angst vor Kontrollverlust, die bei der Konfrontation mit dem Top-Item größer ist. Bei graduierter ERV ist es üblich, die Betroffenen selbst bestimmen zu lassen, wann zur nächsten Stufe der Hierarchie übergegangen wird, was diesem Wunsch nach Kontrolle stärker gerecht wird. Beide Varianten haben somit ihre Vorzüge, entscheidend für den Erfolg ist, dass sich der Patient dem Angsterleben aussetzt – also auch nicht gedanklich vermeidet – und wieder eine Steigerung seiner Selbstwirksamkeitserwartungen erfährt. Letzteres ist auch für die Rückfallprophylaxe zentral. Das Extrembeispiel der graduierten Vorgehensweise ist die graduierte Löschung: Hier werden die angsterzeugenden Stimuli in so kleinen Schritten gesteigert, dass kaum Angst aufkommt und keine Vermeidungsreaktion ausgelöst wird.

Auch wenn die Technik der Exposition und Reaktionsverhinderung immer breiten Raum bei der Darstellung der Therapie der spezifischen Phobie einnimmt, bedeutet dies nicht, dass sie als der alleinig wirksame Faktor der Behandlung begriffen werden sollte. Andere Interventionen wie **Modelllernen** und Veränderung der **Informationsverarbeitung** sind nicht zu vernachlässigen, finden jedoch oft implizit statt und sind somit schwer in standardisierter Form zu beschreiben.

Manchen Patienten hilft es, wenn der Therapeut modellhaft Übungen vormacht, z. B. also beschreibt, was er alles an einer Spinne im Glas wahrnehmen kann oder sie in die Hand nimmt – andere reagieren auf eine modellhafte Darstellung mit der Aussage „dass Sie das können, weiß ich schon – *ich* kann es aber nicht".

Ähnliches gilt für Informationsvermittlung: Bei einer Flugphobie kann es beispielsweise hilfreich sein, Gefährlichkeitsüberschätzungen anhand von Statistiken zu korrigieren oder auch gezielt die einzelnen Geräusche des Flugzeugs bei Start, Landung etc. durchzusprechen (wie es z. B. bei den Programmen der Fluggesellschaften durch einen Flugkapitän geschieht). Es gibt aber auch Patienten, die angeben, all dies sehr wohl zu wissen, es ändere aber nichts an ihrer Angst.

Es ist somit im Einzelfall herauszufinden, welche zusätzlichen Interventionselemente für den jeweiligen Patienten zielführend sind. Grundlage für Indikationsentscheidungen ist in jedem Fall die genaue funktionale Analyse des Problemverhaltens.

Die Effektivität von Konfrontationsverfahren bei Spezifischen Phobien ist unbestritten. Die neuere Forschung konzentriert sich bei ihren Untersuchungen z. B. auf spezifische Durchführungsbedingungen. So konnten Michael und Lass-Hennemann (2014) in einer Studie zeigen, dass eine Therapie gegen Spinnenphobie, die morgens durchgeführt wird, weitaus wirksamer ist als eine Therapie am Abend. Die Autoren führen dies auf den höheren Cortisol-Spiegel des Menschen am Morgen zurück.

Aus dem heterogenen Feld der spezifischen Phobien sollen im Folgenden die Blut- und die Krankheitsphobie hervorgehoben werden, sind hier doch einige Besonderheiten der Therapie zu beachten.

Zusammenfassung: Zu Beginn der Therapie wird eine individuelle Problemanalyse und Zielbestimmung durchgeführt. Vor Beginn der Konfrontationsübungen wird dem Patienten ein plausibles Modell seiner Angst vermittelt, aus dem die Notwendigkeit der Konfrontation ersichtlich wird. Konfrontation in vivo ist normalerweise die Methode der Wahl, wobei die Entscheidung für ein graduiertes oder massiertes Vorgehen in Abhängigkeit von der Motivation des Klienten getroffen werden sollte. Entscheidend für den Erfolg des Verfahrens ist die echte emotionale Auseinandersetzung des Klienten mit der Angst (emotional processing; vgl. Foa und Kozak, 1986).

Therapie der Blut-/Verletzungsphobie

Auf die speziellen physiologischen Reaktionsmuster der Blut- und Verletzungsphobie wurde oben hingewiesen. Bei der Löschung der Angstreaktion durch Exposition und Reaktionsverhinderung muss somit berücksichtigt werden, dass die Gefahr einer Ohnmacht besteht, die ihrerseits den Löschungsprozess verhindert. Öst und Sterner (1987) haben eine Technik entwickelt, um diesem autonomen Prozess des Blutdruckabfalls entgegenzuwirken. Auch bei Patienten, die keine Ohnmachten erleben aber andere unangenehme Begleiterscheinungen wie Übelkeit, Schwäche etc., ist der Einsatz dieser Strategie sicherlich sinnvoll.

Die Autoren bezeichnen die Methode als **„applied tension"**: Vor der ersten Exposition werden die Patienten darin unterrichtet, gezielt die großen Skelettmuskeln (Arme, Beine, Brustbereich) anzuspannen, die Spannung für 15 bis 20 sec zu halten und dann wieder zu lockern, jedoch nicht bis zur Entspannung, sondern nur bis zum Ausgangsniveau. Dies wird alle 30 sec wiederholt. Erst wenn der Patient die Technik beherrscht, wird zur graduierten Konfrontation übergegangen. Hierbei gilt es, die ersten Anzeichen (z. B. mulmiges Gefühl im Magen, Schwindel, Ohrensausen etc.) eines beginnenden Blutdruckabfalls mit der Anspannungstechnik zu beantworten und diese so lange durchzuführen, bis die entsprechenden Symptome verschwinden. Es wird deutlich, dass bei dieser Problematik ein graduiertes Vorgehen vorzuziehen ist. Öst und Sterner (1987) geben die Items standardisiert vor – Dias mit Verletzten, Blutspendezentrum, Beobachtung einer Herzoperation – es spricht jedoch unseren Erachtens nichts gegen (sondern viel für) eine individualisierte Vorgehensweise mit einer vom Patienten entwickelten Angsthierarchie.

Fazit: Bei Blut-/Verletzungsphobie sind Konfrontationsübungen durch den Blutdruck stützende Anspannungsübungen zu ergänzen.

Therapie der Krankheitsphobien

Die Krankheitsphobien sind durch Überlappungen mit Zwängen, somatoformen Störungen (insbesondere Hypochondrie) gekennzeichnet (vgl. oben). Im Vergleich zu den anderen spezifischen Phobien ergeben sich hieraus einige Besonderheiten, auch

4

Schwierigkeiten für die Therapie, die am Beispiel der Aidsphobie erläutert werden.
Wie beschrieben basiert das Prinzip der Exposition und Reaktionsverhinderung vor allem darauf, dass der Patient selbst die Erfahrung macht, dass seine Katastrophenerwartungen nicht eintreten und seine Angst nachlässt. Im Fall der Aidsphobie beziehen sich die Ängste auf eine HIV-Infektion in einer Situation, wo dies nicht zu befürchten ist. Dass durch die Konfrontation mit einer Situation aber wirklich keine Erreger übertragen wurden, ist erst Monate später feststellbar. Die befürchtete Konsequenz liegt weit in der Zukunft, Realitätsprüfung kann somit zum Zeitpunkt der Exposition nur sehr begrenzt stattfinden. Hier gewinnen **kognitive Interventionen** an Stellenwert, zum Teil ganz ähnlich wie bei Zwängen (vgl. Therapiemanual von Lakatos und Reinecker, 1999). Zum einen gilt es, die Einschätzung der Wahrscheinlichkeit einer Infektion durch den Patienten zu explorieren. Wenn diese realistisch ausfällt, der Patient also weiß, dass seine Sorge unbegründet ist (so wie die meisten Spinnenphobiker sich im Klaren sind, dass Spinnen in Deutschland nicht gefährlich sind), dann wird er relativ rasch bereit sein, sich mit seinen Ängsten zu konfrontieren. Leider ist diese Einsicht am Anfang der Therapie meist nicht oder nur sehr bedingt gegeben. Es geht also zunächst – vor der Exposition – darum, eine Verschiebung der Problemdefinition zu bewirken: weg von der „Gefahr" der Situation, hin zu „das Problem ist die Angst und die Unsicherheit".

Beispiel zur Verschiebung der Problemdefinition:

Pat.: Ich kann nicht auf die Toilette in der Arbeit gehen, da ich Angst habe, mich dort mit Aids zu infizieren.

Ther.: Wie machen sie das mit Ihren Kindern, verbieten Sie ihnen, auf öffentliche Toiletten zu gehen?

Pat.: Nein, natürlich nicht. Bei ihnen habe ich keine Angst, dass etwas passiert.

Ther.: Ah, dann scheint es eher um die Angst an sich zu gehen als um eine reale Gefahr – denn wenn eine reale Gefahr bestünde, würden Sie sicherlich versuchen, auch Ihre Kinder davor zu schützen ...

Insgesamt ist die Methode der Exposition und Reaktionsverhinderung bei einer Aidsphobie also weniger als Realitätstestung zu sehen denn als Übung, sich mit Ängsten und Unsicherheiten auseinander zu setzen und neue **Bewältigungsstrategien** für diese zu entwickeln.

Eine weitere Möglichkeit liegt in der Disputation der Gefahreneinschätzung im Anschluss an eine Konfrontationsübung, um so zumindest auf dieser kognitiven Ebene das Erleben von Ungefährlichkeit zu bewirken. Allerdings besteht die Gefahr, dass eine solche rationale Erörterung mit dem Therapeuten die gefühlsmäßige Auseinandersetzung mit der Angst behindert, die im Sinne von „emotional processing" (Foa und Kozak, 1986) aber unbedingt nötig ist.

> **Fazit:** Bei Krankheitsphobien sind – ähnlich wie bei Zwängen – oft kognitive Interventionsstrategien zur Verschiebung der Problemdefinition und Reduktion der Gefahrenüberschätzung heranzuziehen. Ein weiterer Schwerpunkt liegt auf dem Erwerb von Bewältigungsstrategien für Gefühle der Angst und Unsicherheit.

Bearbeitung weiterer Problembereiche

Wie anfangs erwähnt, nützen Patienten manchmal die Behandlung der spezifischen Phobie als eine Art Einstieg in die Therapie. Es ist somit gut möglich, dass mit der erfolgreichen Angstbewältigung die Therapie nicht beendet ist, sondern andere Probleme deutlich werden, die vielleicht wesentlich komplizierter erscheinen. Auf der anderen Seite besteht die Möglichkeit, dass die Phobie eine derart wichtige Funktion im Leben des Klienten erfüllt, dass das therapeutische Ansetzen an der Angst nicht ausreicht, sondern parallel z. B. Beziehungsprobleme bearbeitet werden müssen.
Insofern gilt es für den Therapeuten, auch bei einer scheinbar klar umgrenzten Problematik, offen für neue Informationen zu bleiben und gegebenenfalls seine Therapiestrategie zu modifizieren.

6 Frequently Asked Questions (FAQ)

1. *Der Patient ist der Meinung, er müsse erst die Ursachen seiner Angst kennen, sonst könne nichts vorangehen. Wie reagiere ich als Therapeut?*

→ Es gibt nicht *die* Ursache für die Angst, rückblickend kann gar nicht genau festgestellt werden, was zur Ausprägung der Störung geführt hat. Es ist freilich möglich, über das Zusammenwirken verschiedener Faktoren Hypothesen anzustellen, was u. U. subjektiv befriedigend sein mag, aber in aller Regel keine Veränderung des Problems bewirkt. Die Verhaltenstherapie ist hier stark gegenwartsorientiert, ihr geht es darum herauszufinden, welche Bedingungen aktuell das Problemverhalten – die Angst – aufrechterhalten, um an diesen therapeutisch ansetzen zu können.

2. *Der Patient berichtet: „Ich mache alle Übungen wie vereinbart, aber bei mir sinkt die Angst nicht ab!"*

→ Hier besteht die Notwendigkeit, genau zu überprüfen, wie der Patient die Übungen macht, wobei eine verbale Darstellung bei diesem Problem nicht ausreichend ist (verbal behavior ≠ behavior). Der Therapeut sollte deshalb mit dem Patienten Expositionsübungen machen und darauf achten, wie der Patient diese genau durchführt. Eventuell verlässt der Patient die Situation zu frühzeitig, oder verhindert durch subtile Vermeidungsstrategien eine echte emotionale Auseinandersetzung mit der Angst und dadurch letztendlich auch ihr Absinken (indem die Angst durch kognitives Vermeidungsverhalten immer wieder leicht reduziert wird, dann aber wieder ansteigt ...).

3. *Was ist zu tun, wenn ein neues Problem auftritt, sobald der Patient eine Angstsituation bewältigt hat?*

→ Zentral ist bei dieser Sachlage die nochmalige Beschäftigung mit der funktionalen Analyse der Angst. Das Auftreten eines neuen Problems stellt einen Hinweis dafür dar, dass bestimmte Bedingungen (auf α-, β- oder γ-Ebene) nicht ausreichend berücksichtigt und verändert worden sind. Mit anderen Worten, bestimmte funktionale Zusammenhänge lassen es nicht zu, dass die Angstproblematik bewältigt wird. Diese gilt es herauszufinden und zu bearbeiten.

4. *Der Patient fragt: „Was ist, wenn wirklich etwas passiert, wenn ich z.B. bei der Konfrontation einen Herzanfall bekomme oder einen Autounfall verursache?*

→ Dem Patienten sollte vermittelt werden, dass das eigentliche Problem nicht in einem potenziellen Unfall oder einer Herzattacke liegt, sondern in der lähmenden Angst vor einem solchen Ereignis. Kein Mensch ist sicher davor, beim Autofahren einen plötzlichen Herzanfall zu erleiden oder einen Unfall zu verursachen – die meisten Menschen lassen sich jedoch von einer solchen Angst nicht lähmen und einschränken. Für den Patienten heißt dies, ein nicht gänzlich auszuschließendes Risiko in Kauf nehmen zu lernen, statt sich von diesem seinen Bewegungsradius einschränken zu lassen.

7 Prüfungsfragen

1. Wann ist eine Phobie behandlungsbedürftig?
2. Was ist bei Krankheitsphobien besonders zu beachten?
3. Warum sollte man einem Patienten ein plausibles Modell (ätiologisch/therapeutisch) vermitteln?
4. Kann man in der Behandlung von Phobien ein standardisiertes Vorgehen wählen?
5. Inwiefern sind Manuale bei der Behandlung von Phobien nützlich?
6. Was spricht für graduierte, was für massierte Konfrontation?

8 Literatur

a) zitierte Literatur

- Eaton WW, Dryman A, Weissman MM: Panic and Phobia. In: Robins LN, Regier DA (eds): Psychiatric Disorders in America: the Epidemiological Catchment Area Study. New York: Free Press, 1991, 155-179
- Ehret AM, Berking M: DSM-IV und DSM-5: Was hat sich tatsächlich verändert? Verhaltenstherapie 2013;23:258-266
- Emmelkamp PMG: Phobic Disorders. In: Last CG, Hersen M (eds.): Handbook of Anxiety Disorders. New York: Pergamon Press, 1988
- Foa E, Kozak MJ: Emotional processing of fear: Exposure to corrective information. Psychol Bull 1986;99:20-35
- Kessler RC, McGonagle K, Zhao S, Nelson C, Hughes M, Eschlemann S, Wittchen H-U, Kendler KS: Lifetime and 12-Month Prevalence of DSM-III-R Psychiatric Disorders in the United States. Results from the National Comorbidity Survey. Arch Gen Psychiatry 1994;51:8-19
- Lakatos A, Reinecker H: Kognitive Verhaltenstherapie bei Zwangsstörungen. Ein Therapiemanual. Göttingen: Hogrefe, 1999
- Marks IM: Fears, phobias and rituals. Panic, anxiety and their disorders. New York: Oxford University Press, 1987
- McNally RJ: Preparedness and phobias: A review. Psychological Bulletin 1987;101:283-303
- Michael T, Lass-Hennemann J: Endogenous cortisol levels influence exposure therapy in spider phobia. Behaviour Research and Therapy 2014;60:39-45
- Öst LG, Hellström K: Blood-Injury-Injection Phobia. In: Davey GCL (Ed.): Phobias. A Handbook of Theory, Research an Treatment. Chichester: John Wiley & Sons, 1997
- Öst L-G, Sterner U: Applied tension: a specific behavioral method for treatment of blood phobia. Behaviour Research and Therapy 1987; 25, 25-29
- Seligman MEP: Phobias and preparedness. Behavior Therapy. 1971; 2: 307-320
- Wittchen HU, Hand I, Hecht H: Prävalenz, Komorbidität und Schweregrad von Angststörungen – Ergebnisse der Münchner Follow-up-Studie (MFS). Z Klin Psychol 1989;18:117-133

b) weiterführende Literatur

- Bartling G, Fliegenbaum W, Krause R: Reizüberflutung – Theorie und Praxis. Stuttgart: Kohlhammer, 1980
- Bandelow B, Lichte T, Rudolf S, Wiltink J, Beutel ME: Clinical practice guideline: The diagnosis of and treatment recommendations for anxiety disorders. Dtsch Ärztebl Int 2014;111:473-480
- Davey GCL (ed): Phobias. A Handbook of Theory, Research and Treatment. Chichester: John Wiley & Sons, 1997
- Hamm A: Spezifische Phobien. Göttingen: Hogrefe, 2006
- Last CG, Hersen M: Handbook of anxiety disorders. New York: Pergamon Press, 1988
- Marks IM: Fears, phobias and rituals. Panic, anxiety and their disorders. New York: Oxford University Press, 1987
- Rachman S: Angst. Diagnose, Klassifikation und Therapie. Bern: Huber, 2000
- Reinecker H: Phobien. Agoraphobien, soziale und spezifische Phobien. Göttingen: Hogrefe, 1993
- Schienle A, Leutgeb V: Blut-Spritzen-Verletzungsphobie. Göttingen: Hogrefe, 2012
- Strian F (unter Mitarbeit von M. Berger, H. Bürke, F. Caspar, V. Irrgang, Ch. Klicpera, W. Ladisch, R. Maurach, E. Rüther, R. Schandry): Angst. Grundlagen und Kritik. Ein Handbuch zur Psychiatrie und medizinischen Psychologie. Berlin: Springer, 1983
- Wolpe J: Praxis der Verhaltenstherapie. Bern: Huber, 1973

4.5 Angst- und Zwangsstörungen

4.5.3 Soziale Phobie

THOMAS FYDRICH, BABETTE RENNEBERG UND ERIC LEIBING

1 Einleitung

Es gibt wohl kaum einen Menschen, der sich nicht schon einmal in sozialen Situationen als ungeschickt, unfähig oder sogar dumm erlebt hat oder Angst davor hatte, Leistungsanforderungen nicht zu erfüllen. Schüchternheit ebenso wie Prüfungsängste, Lampenfieber oder Befürchtungen, in Konversationen nicht hinreichend klug und informiert zu sein oder sich schlecht ausdrücken zu können und dabei auf andere unsicher zu wirken, gehören in vielen Fällen zu normalen, nicht pathologischen Formen sozialer Ängstlichkeit. Manche Menschen gelten als scheu, schüchtern, zurückhaltend und ruhig, möglicherweise auch als ungesellig. Selbst bei „Profis", wie beispielsweise Künstlern, Politikern oder Sportlern sind öffentliche Auftritte häufig von Anspannung und Lampenfieber begleitet – dies ist ja vielleicht in gewissem Maß sogar notwendig für deren Erfolg.

Wenn Ängste und Befürchtungen in sozialen Situationen jedoch so stark werden, dass sie die betroffenen Personen in ihrer Lebensführung deutlich einschränken und das berufliche und soziale Leben darunter leidet, kann unter den unten angegebenen Voraussetzungen von einer Sozialen Phobie im Sinne einer Angststörung oder von einer selbstunsicheren Persönlichkeit (bzw. Persönlichkeitsstörung) gesprochen werden. Charakteristisch für Soziale Phobien ist eine intensive Angst, in sozialen Situationen durch bestimmte Verhaltensweisen oder durch das Sichtbarwerden von körperlichen Angstsymptomen peinlich aufzufallen und abgelehnt zu werden. Die Angst kann sich dabei auf Interaktionen mit anderen beziehen, z.B. eine fremde Person anzusprechen, zu einer Gruppe hinzuzutreten oder alltägliche Smalltalk-Situationen nicht meistern zu können. Andere typische Situationen für soziale Ängste oder Phobien sind das Essen, Trinken, Sprechen oder Schreiben in der Öffentlichkeit, aber auch die Benutzung öffentlicher Toiletten. Personen mit Sozialen Phobien leiden meist unter erheblichen Einschränkungen der Lebensqualität. Diese betreffen die Partnerschaft, die schulische oder berufliche Ausbildung und die Berufsausübung, Sozialkontakte und die Gestaltung der Freizeit.

2 Diagnostik und Differenzialdiagnostik

2.1 Hauptmerkmale der Sozialen Phobie

Wichtig: Von einer Sozialen Phobie spricht man, wenn dauerhaft eine übertriebene Angst vor einer oder mehreren sozialen oder Leistungssituationen besteht, bei denen eine Konfrontation oder Interaktion mit anderen stattfindet oder erwartet wird. Dabei wird befürchtet, zu versagen, von anderen negativ beurteilt zu werden oder ein Verhalten zu zeigen, das demütigend oder peinlich sein könnte. Die Konfrontation mit der Situation oder auch deren bloße Antizipation muss dabei Angstreaktionen hervorrufen, zu denen physiologische Reaktionen (z.B. Herzklopfen, Erröten), negative Gedanken („Katastrophengedanken") mit der Befürchtung der Abwertung durch andere und/oder Vermeidungsverhalten gehören. Die Ängste müssen so stark sein, dass die Lebensführung im privaten und/oder beruflichen Alltag deutlich beeinträchtigt ist.

Nach den **Kriterien der ICD-10** wird darüber hinaus spezifiziert, dass in den gefürchteten Situationen mindestens eines der folgenden Symptome auftritt: (1) Erröten oder Zittern, (2) Angst zu erbrechen oder (3) Drang zum Stuhlgang oder zum Urinieren bzw. die Angst davor. Weiterhin muss bei der betroffenen Person die Einsicht vorhanden sein, dass die Ängste übertrieben und/oder unvernünftig sind.

Ein wesentliches Merkmal Sozialer Phobien sind dysfunktionale Kognitionen; die Störung wird hauptsächlich durch die *Erwartung* negativer Bewertung durch andere ausgelöst bzw. aufrechterhalten. Daher gehören negative, meist automatisch auftretende Gedanken über die eigene Person und über erwartete abwertende Reaktionen anderer zu den typischen Kognitionen von Personen mit Sozialen Phobien.

Beispiele für solche Gedanken sind:

„Ich bin dumm und ungeschickt, dies werden die anderen sicherlich bemerken", „Andere bemerken meine Unsicherheit und meine Unattraktivität und werden mich ablehnen", „Mir wird die Sprache wegbleiben; die Leute werden mich anstarren und denken, dass mit mir etwas nicht stimmt oder ich psychisch nicht in Ordnung bin". Weiterhin sind die Gedanken von Sozialphobikern meist durch ungünstige soziale Vergleiche gekennzeichnet: „Alle anderen sind klüger, attraktiver und

4

selbstsicherer als ich", „Die anderen sind sozialen und Leistungsanforderungen deutlich besser gewachsen als ich". Bei Personen mit phobischen Sozialängsten findet sich zudem oft ein hohes Maß an Perfektionismus: „Du darfst auf keinen Fall Schwächen zeigen", „Vermeide auf jeden Fall, dass du nach außen unsicher erscheinst" sowie Erwartungen von persönlichen Katastrophen als ungünstigstes Ergebnis von sozialen Situationen: „Du wirst dich so blamieren, dass du dich nie mehr in diesem Personenkreis blicken lassen kannst", „Wenn du in dieser Situation versagst, wird dies das Ende deiner beruflichen Laufbahn sein" oder „Wenn du heute das Treffen mit der neuen Bekannten nicht arrangierst und dabei positiv auf sie wirkst, wirst du niemals eine Partnerin finden; dies ist deine letzte Chance".

Zu den bei Sozialphobikern häufig auftretenden *körperlichen Symptomen* gehören Reaktionen, von denen einige auch von anderen bemerkt werden können: Erröten, Zittern, Schwitzen, Mundtrockenheit, Stottern, Herzrasen, Schwindelgefühle, Atemnot und Hitzewallungen, Übelkeit, Durchfall, aber auch Blutdruckabfall mit erniedrigter Körpertemperatur, vor allem in den Extremitäten.

Die typischen *Verhaltensweisen* von Personen mit Sozialen Phobien können eingeteilt werden in
- **Vermeidungs- oder Fluchtverhalten** bzw. Verhaltenshemmungen (auch: „sich verstecken", starr werden, schweigen, ungünstige soziale Performanz)
- **Sicherheitsverhalten** (z.B. eine Tasse besonders fest umklammern, um nicht zu zittern)
- **sozial wenig angemessenes Verhalten** (distanziertes Verhalten, keinen oder scheuen Blickkontakt, Konversationen nicht beginnen oder nicht weiterführen, Einsilbigkeit in der Gesprächsführung)

Bei der Diagnostik Sozialer Phobien können unterschieden werden:
- **Distinkte** (umschriebene) **Formen Sozialer Phobie** (z.B. Sprechen in der Öffentlichkeit; Ängste vor Kontakt mit Personen des anderen Geschlechts: F40.1)
- **Generalisierte Soziale Phobie** (Ängste treten in vielen unterschiedlichen sozialen Situationen auf: F40.1)
- **Ängstlich-vermeidende** (im DSM-IV: selbstunsichere) **Persönlichkeit** bzw. Persönlichkeitsstörung (F60.6)

Die ICD-10 sieht die Differenzierung zwischen distinkter und generalisierter Form nicht vor. Die Unterscheidung ist jedoch klinisch sinnvoll und wurde entsprechend den Kriterien des DSM-IV vorgenommen. Die Diagnose einer ängstlich-vermeidenden Persönlichkeitsstörung tritt meist nur als Zusatzdiagnose neben der (generalisierten) Sozialen Phobie auf (vgl. Differenzialdiagnostik). Nach dem DSM-5 (Falkai und Wittchen, 2015) wird die Soziale Phobie nun Soziale Angststörung (F40.10) genannt. Wie bei anderen Phobien gilt auch hier, dass die Angst in Bezug auf die tatsächliche Gefahr übermäßig sein soll – eine Einsicht der betroffenen Person in das Übermaß der Angst ist aber nicht Voraussetzung für die Diagnose. Unabhängig vom Alter gilt als Kriterium eine Mindestdauer von 6 Monaten. Anders als noch im DSM-IV wurde das Spezifikationsmerkmal „generalisiert" aufgegeben und das neue Spezifikationsmerkmal «nur in Leistungssituationen» (Angst ist auf das Sprechen oder das Erbringen von Leistungen vor anderen beschränkt) ersetzt.

2.2 Störungsspezifische Diagnostik

Zur kategorialen Diagnostik Sozialer Phobien und der ängstlich-vermeidenden Persönlichkeitsstörung können standardisierte oder strukturierte Interview- oder Checklistenverfahren eingesetzt werden (SKID-I und II, DIPS, CIDI, IDCL). Um den Schweregrad sozialer Ängste und Phobien festzustellen, werden spezifische psychometrische Instrumente eingesetzt. Je nach Konzept legen sie den Schwerpunkt auf kognitive oder verhaltensbezogene Aspekte und kommen als Selbst- und Fremdbeurteilungsverfahren zum Einsatz. Einen umfassenden Überblick geben Heidenreich und Stangier (2002). Eine Auswahl an (deutschsprachig verfügbaren) Verfahren zeigt Tabelle1.

4

Tabelle 1: Störungsspezifische diagnostische Verfahren/Skalen für Soziale Phobie (Auswahl)

	Verfahren	*Inhalte*
1	IAF (Interaktions-Angst-Fragebogen)	u.a. Angst in Leistungssituationen
2	LSAS (Liebowitz Social Anxiety Scale)	soziale Angst v.a. in Leistungssituationen (Fremdrating)
3	RSK (Ratingskala soziale Kompetenz)	sozial kompetentes Verhalten (Fremdrating)
4	SIAS (Social Interaction Anxiety Scale)	Angst in sozialen Interaktionen
5	SIT (Fragebogen sozialphobischer Einstellungen)	dysfunktionale Grundannahmen
6	SPAI (Soziale Phobie und Angst-Inventar)	kognitive Symptome; Vermeidungstendenz; physiologische Symptome
7	SPIN (Social Phobia Inventory)	Vermeidungsverhalten; physiologische Symptome
8	SPK (Fragebogen zu sozialphobischen Kognitionen)	negative Gedanken in sozialen Situationen
9	SPS (Social Phobia Scale)	Angst vor Beobachtung durch andere
10	SPV (Fragebogen zu sozialphobischem Verhalten)	Sicherheitsverhalten in sozialen Situationen
11	U-Fragebogen	Selbstunsicherheit; Fehlschlag- und Kritikangst
12	Fragebogen sozialphobischer Einstellungen (SPE)	Konditionale und unkonditionale Annahmen der Person
	Skalen	*Inhalte*
1	FPI (Freiburger Persönlichkeitsinventar)	Skala „Gehemmtheit"
2	IIP-D (Inventar Interpersonaler Probleme)	Skala „zu selbstunsicher" und Dimension „Dominanz – Unterwürfigkeit"
3	SCL-90 R und BSI (Symptomcheckliste und Kurzform)	Skala 3: Unsicherheit im Sozialkontakt

Die genannten Verfahren sind entweder deutschsprachige Entwicklungen oder als deutschsprachige Adaptationen verfügbar. Mit Ausnahme der LSAS und der RSK, mit denen Verhaltensaspekte sozialer Angst und sozialer Kompetenz von Beobachtern beurteilt werden, sind die aufgelisteten Verfahren Selbstbeurteilungs-Fragebögen. Im Kontext anderer Symptome, Einstellungen und (Persönlichkeits-)Merkmale werden soziale Ängste auch über einzelne Skalen verbreiteter Checklistenverfahren für psychische Beeinträchtigungen (SCL-90R und BSI) sowie in Persönlichkeitsfragebögen (FPI; IIP-D) erhoben.

2.3 Differenzialdiagnostik

Symptome der Sozialphobie lassen sich auch bei einigen anderen psychischen Störungen feststellen. Bei einer Vielzahl von psychischen Störungen treten soziale Ängste oft als Empfindungen der Scham über die erlebte eigene Unzulänglichkeit auf, verbunden mit zusätzlichen Befürchtungen, dass andere diese bemerken könnten. Eine zusätzliche Soziale Phobie kann jedoch nur dann diagnostiziert werden, wenn die Angstsymptome, die sich auf die soziale Situation beziehen, (auch) unabhängig von der weiteren Störung (beispielsweise der Agoraphobie, der Zwangsstörung oder der affektiven Störung) auftreten, d.h., durch die soziale Situation oder die Antizipation der sozialen Situation ausgelöst werden. Umgekehrt treten bei Personen mit Sozialen Phobien ebenfalls Angstreaktionen auf, die zu den Merkmalen anderer Angst- und affektiver Störungen gehören: Reaktionen, die denen bei einem Panikanfall gleichen oder starke Selbstabwertungen, Empfindungen der Sinnlosigkeit und Antriebslosigkeit wie bei affektiven Störungen.

Ob die Unterscheidung der Sozialen Phobie von der ängstlich-vermeidenden (bzw. selbstunsicheren) Persönlichkeitsstörung sinnvoll ist, wird in der Fachliteratur vielfach angezweifelt. Schon die starke Überlappung der Bestimmungsmerkmale für diese beiden Diagnosen lässt es nicht zu, von zwei distinkten Störungen zu sprechen. Es gibt nahezu keine Person, die die Kriterien einer ängstlich-vermeidenden Persönlichkeitsstörung erfüllt, ohne nicht auch sozialphobisch zu sein.

Zusammenfassend weisen Befunde einschlägiger Untersuchungen zu dieser Frage darauf hin, dass bei der Bestimmung unterschiedlicher Formen sozialer Ängste und Phobien in Abhängigkeit von der Stärke der Befürchtungen und der damit verbundenen Einschränkungen ein Kontinuum besteht: von Schüchternheit und sozialer Ängstlichkeit im Normalbereich über distinkte Formen (pathologischer) sozialer Angst (beispielsweise starke Prüfungsangst, Angst, in der Öffentlichkeit zu sprechen oder zu essen) bis hin zu starker generalisierter Sozialer Phobie, ggf. mit zusätzlichen Merkmalen der ängstlich-vermeidenden (selbstunsicheren) Persönlichkeitsstörung.

Wichtig: Schüchternheit, soziale Zurückgezogenheit, Scham, Verlegenheit und Unsicherheit in sozialen Kontakten („Selbstunsicherheit") oder auch verübergehende leistungsbezogenen Ängste (z.B. Prüfungsangst) werden nur dann als Soziale Phobien bezeichnet, wenn neben den Inhalten der Angst auch die unter 2.1 genannten Kriterien (starke Einschränkung der Lebensführung; andauernder subjektiver Leidensdruck) zutreffen.

Unterschieden werden Soziale Phobien hinsichtlich (a) ihres Inhalts: Interaktionsängste; leistungsbezogene Versagensängste und (b) des Schweregrades: distinkte (umschriebene) soziale Phobien, generalisierte soziale Phobien; Soziale Phobien bei gleichzeitiger ängstlich-vermeidender Persönlichkeitsstörung.

2.4 Epidemiologie

Im Vergleich zu sonstigen Angst- und/oder affektiven Störungen spielt die Soziale Phobie als Indexdiagnose bei Beginn einer stationären oder ambulanten Behandlung eine vergleichsweise geringe Rolle. Bei systematisch durchgeführter Diagnostik ist jedoch nach aktuellen epidemiologischen Befunden die Soziale Phobie nach Depressionen und Alkoholabhängigkeit die dritthäufigste psychische Störung (vgl. Lieb und Müller, 2002; Fehm et al., 2005).

Lieb und Müller (2002) zeigen im Überblick für die Allgemeinbevölkerung – basierend auf den diagnostischen Kriterien des DSM-III-R oder des DSM-IV – stark schwankende Prävalenzzahlen. Europäische Studien zeigen (vgl. Fehm et al., 2005) eine Lebenszeitprävalenz von 4-12% (Median 6,6%) und eine Jahreszeitprävalenz von 2%. Frauen haben im Vergleich zu Männern ein um etwa 1,5- bis 2fach erhöhtes Risiko für die Entwicklung einer Sozialen Phobie, wobei bei der Häufigkeit von generalisierten Formen der Sozialphobie kaum ein Geschlechterunterschied besteht. Vergleichende Studien zu unterschiedlichen Altersgruppen zeigen, dass bei Kohorten von Personen, die in den sechziger Jahren geboren sind, die kumulierte Lebenszeitinzidenz im Vergleich zu älteren Kohorten deutlich angestiegen ist. Erstmals tritt die Störung in der Regel im (oft frühen) Jugendalter auf; spätestens jedoch im jungen Erwachsenenalter, wobei Formen der generalisierten Sozialen Phobie (teilweise deutlich) früher beginnen. Unbehandelt hat die Soziale Phobie meist einen chronischen Verlauf; dabei geht ein frühes Auftreten der Störung mit einem höheren Risiko für Chronizität einher.

Als ko-prävalente Störung hat die Soziale Phobie eine sehr große Bedeutung. In klinischen Stichproben tritt sie zusätzlich bei bis zu 60% der Patienten auf; wobei höchste Ko-Prävalenzen für Personen mit Affektiven Störungen, spezifischen Phobien und Essstörungen (in unterschiedlichen Studien jeweils bis zu 60%) und Agoraphobie (45%) festgestellt wurden; etwas niedriger sind die Zahlen für das gemeinsame Auftreten der Sozialen Phobie und Substanzmittelmissbrauch bzw. -abhängigkeit (13-18%; vgl. Zusammenstellung bei Lieb und Müller, 2002 sowie bei Fehm und Wittchen, 2004). Dabei ist der Schweregrad der sozial phobischen Symptomatik bei ko-prävalent vorhandenen Störungen erwartungsgemäß meist besonders hoch.

2.5 Ätiologie und Risikofaktoren

Vergleichbar mit anderen psychischen Störungen gibt es auch für Soziale Phobien eine erhöhte Auftretenswahrscheinlichkeit innerhalb von Familien (etwa dreifach erhöhtes Risiko); dies gilt insbesondere für die generalisierte Form der Sozialphobie. Hierbei spielen sowohl hereditäre als auch soziale bzw. umweltbedingte Faktoren eine bedeutsame Rolle. Befunde zu Temperamentsunterschieden bei Kindern und der Entwicklung von Sozialen Phobien im Jugend- und Erwachsenenalter geben empirisch fundierte Hinweise darauf, dass eine – vermutlich erbliche – Disposition zur „behavioral inhibition" (Tendenz, auf neue Situationen eher gehemmt, scheu und zurückhaltend zu reagieren bei gleichzeitiger hoher autonomer Aktivierung) ein Risiko für die Entwicklung einer Sozialen Phobie darstellt. Umgekehrt ist das Vorliegen einer Sozialen Phobie ein deutliches Risiko für die Entwicklung anderer psychischer Störungen, besonders Depressionen, anderen Angststörungen und Suchtmittelabhängigkeit (v. a. Alkohol und Nikotin). Dabei geht die Soziale Phobie der Entwicklung anderer psychischer Störungen meist voraus (Merikangas und Angst, 1995).

Rapee und Spence (2004) weisen auf Befunde hin, welche die Bedeutung von Erziehungsstilen und der Eltern-Kind-Beziehung, negative Ereignisse in der Lebensgeschichte, sowie soziale und kulturelle Faktoren auf die Entwicklung der Sozialen Phobie untersuchen.

Nach der Zwei-Faktoren-Theorie der Angst (Mowrer, 1960) können Soziale Phobien durch schwerwiegende, unangenehme Erfahrungen ausgelöst werden (z. B. gravierende oder andauernde Hänseleien; Erfahrungen von sehr beschämendem Versagen in Leistungssituationen). Dies entspricht dem respondenten Paradigma. Die Aufrechterhaltung sozialer Ängste wird mit der negativen Verstärkung des Vermeidungsverhaltens begründet. Diese operante Sichtweise kann auch für den Bereich der Sozialen Phobie um das Konzept der „Preparedness", einer evolutionär begründeten, biologisch verankerten Tendenz, Angst vor aggressiven, kritischen oder ablehnenden Personen zu zeigen, erweitert werden. Der evolutionäre Selektionsvorteil einer solchen Bereitschaft zu sozialer Angst könnte darin bestehen, dass es günstiger ist, sich auch als unterlegenes Gruppenmitglied wechselnden Dominanzhierarchien anzupassen, um damit aus einer (möglicherweise lebensnotwendigen) Gruppe nicht ausgeschlossen zu werden.

> **!** **Merke:** Unbehandelt hat die Soziale Phobie meist einen chronischen Verlauf. Ein frühes Auftreten ist mit einer höheren Chronizität verbunden.

4

2.6 Kompetenzorientiertes Störungsmodell der Sozialen Phobie

Im kompetenz- und performanzorientierten Störungsmodell der Sozialen Phobie (Fydrich, 2002) werden hypothetisch angenommene Zusammenhänge und empirisch belegte Befunde über die Entstehung und die Aufrechterhaltung sozialer Ängste und Phobien berücksichtigt. Im dargestellten pathopsychologischen Modell finden sich sowohl Anteile der Vulnerabilitäts-Stress-Hypothese als auch kognitive Modelle der Ätiologie und Aufrechterhaltung psychischer Störungen im Allgemeinen (Beck, 1979) und der Sozialen Phobie im Besonderen (Clark und Wells, 1995).

Im Mittelpunkt des Modells (siehe Abb. 1) steht die soziale Situation als auslösende Bedingung für sozial ängstliches Verhalten. Ebenfalls als auslösende Bedingungen gelten gedankliche Antizipationen einer als (sozial) bedrohlich angenommenen Situation. Symptome der Angst in oder vor sozialen Situationen umfassen danach folgende Reaktionsbereiche:

- negative Gedanken (Kognitionen), die mit starken Angstempfindungen einhergehen
- körperliche Reaktionen (hierzu gehören die für sozial ängstliche Personen besonders wichtigen und unerwünschten Reaktionen Erröten, Schwitzen, Zittern, aber auch Herzklopfen und Atembeschwerden)
- nonverbales und verbales motorisches Verhalten (u. a. Vermeidungsverhalten, Sicherheitsverhaltensweisen und die „soziale Performanz").

Zu den wichtigen kognitiven Symptomen gehört die Interpretation der sozialen Situation als *soziale Gefahr*. Diese kann sich in Befürchtungen äußern, von anderen lächerlich gemacht zu werden, abgewertet zu werden und damit auch von der Gesellschaft oder einer Gruppe ausgestoßen zu sein oder von einzelnen Personen abgelehnt zu werden.

Drei kognitive Besonderheiten sind bei Sozialphobikern häufig festzustellen:

1. **übertrieben hohe Standards** für das Auftreten in sozialen Situationen,
2. **konditionale** (d.h. in sozialen Situationen auftretende) **Überzeugungen** über ungünstige oder gar „katastrophale" Konsequenzen des eigenen Verhaltens oder der eigenen Erscheinung sowie
3. **unkonditionale** (d.h. eher dauerhaft vorhandene) **negative und abwertende Überzeugungen** über die eigene Person (vgl. Clark und Ehlers, 2002; Clark und Wells, 1995).

Übertrieben hohe Standards spielen auch im sozialpsychologischen Modell der Sozialen Phobie von Leary und Kowalsky (1995) eine bedeutsame Rolle, wonach soziale Ängste dann auftreten, wenn ein bestimmter (positiver) Eindruck bei anderen Personen erzielt werden soll, sich die Person jedoch nicht in der Lage sieht, diese (überhöhten) Anforderungen zu erfüllen; zum Teil auch aufgrund selbst wahrgenommener inadäquater oder nicht ausreichender sozialer Fertigkeiten.

Nach dem kognitiven Modell psychischer Störungen werden entsprechende Annahmen in spezifischen Situationen oder in Antizipation solcher Situationen ausgelöst. Entsprechende negative Interpretationen einer (sozialen) Situation sind durch so genannte kognitive Schemata (Grundannahmen) bedingt (vgl. Beck, 1979; Beck und Emery, 1981; Beck, 2013). Kognitive Schemata können dabei als „Filter" verstanden werden, die die Interpretation gegebener (sozialer) Situationen direkt beeinflussen. Im Sinne von Beck und Mitarbeitern beziehen sich die wichtigsten Schemata auf die Sicht der eigenen Person und die Sicht anderer Menschen. Für Personen mit sozialen Ängsten kann daher etwa von folgenden beiden Schemata ausgegangen werden:

Sicht der eigenen Person: „Ich bin ungeschickt", „Ich bin minderwertig", „Ich bin unfähig und dumm", „Ich bin nicht liebenswert".

Sicht der anderen: „Andere sind kritisch und demütigend", „Andere sind überlegen", „Andere sind intelligent und kompetent".

Diese „Grundannahmen" werden in einer sozialen Situation so aktiviert, dass die Situation als (sozial) bedrohlich interpretiert wird und infolgedessen soziale Angst auftritt. Weitere kognitive Aspekte betreffen die Lenkung der Aufmerksamkeit auf

a) die eigene Person und dabei besonders auf eigene, als minderwertig oder peinlich interpretierte Attribute, Verhaltensweisen und körperliche Symptome und
b) die selektive Fokussierung der Aufmerksamkeit auf sozial bedrohliche Reize.

Wichtig sind auch die bei Clark und Ehlers (2002) beschriebenen ungünstigen Rückblicke („post mortem") auf die erlebte soziale Situation: die Selbstwahrnehmung als unzulänglich, ungeschickt oder als versagend, als peinlich reiht das Ereignis in die so wahrgenommene Serie vergangener Misserfolgserfahrungen ein und determiniert damit meist eine verstärkt negative Antizipation für ähnliche zukünftige Situationen.

Exkurs: Das kognitive Modell von Clark und Wells (1995)

Nach der Theorie von Clark und Wells (1995) spielen kognitive Prozesse eine zentrale Rolle bei der Entstehung, Auslösung und vor allem auch Aufrechterhaltung sozialer Ängste. In sozialen Situationen werden danach automatische Gedanken aktiviert, die befürchtete negative Bewertungen durch andere Menschen zum Inhalt haben. Diese basieren auf kognitiven Schemata, die lerngeschichtlich erworben wurden.

Die folgenden Mechanismen sollen die Angst aufrechterhalten (vgl. Stangier et al., 2006):

(1) „erhöhte, exzessive Selbstaufmerksamkeit"; hierdurch sind weniger Ressourcen für die Informationsverarbeitung der realen Situation verfügbar.
(2) verzerrte Vorstellungen des „sozialen Selbst"; („Ich sehe aus wie ein Hanswurst, Trottel, Depp."; „Ich werde rot wie eine Tomate.")
(3) „Sicherheitsverhalten"; d.h. Strategien, die dazu dienen sollen, das Eintreten der gefürchteten, als Katastrophe eingeschätzten Folgen, („andere sehen, dass ich zittere") zu verhindern (etwa die Speisekarte so stellen, dass man nicht gesehen wird; sich beim Trinken abwenden). Oft sind diese Verhaltensweisen so auffällig, dass sie gerade die Aufmerksamkeit erregen. Weiterhin wird von einer besonderen Form der Informationsverarbeitung ausgegangen: In der „antizipatorischen Verarbeitung" stellen sich Patienten besonders gefürchtete Ausgänge sozialer Situationen intensiv vor („Auf der Feier werde ich mich so richtig blamieren – das wird eine Katastrophe"), was zu stärkeren Ängsten führt. In der „nachträglichen Verarbeitung (post mortem)" findet dann eine selektive Verarbeitung statt („hast dich mal wieder wie der letzte Trottel verhalten"; „alle halten dich jetzt für einen Versager"), die eine weitere Festigung der dysfunktionalen Schemata bewirkt.

Aus dem kognitiven Modell wurde ein spezifischer Behandlungsansatz (deutsches Manual von Stangier et al., 2006) abgeleitet.

Auf der *physiologischen Ebene* treten Symptome auf, die auch von anderen Angststörungen bekannt sind: adrenerge Reaktionen wie die Erhöhung der Pulsfrequenz und des Blutdrucks, Veränderung der Atemfrequenz, Erhöhung des Harn- oder Stuhldrangs. Zusätzlich sind jedoch gerade bei der Sozialen Phobie physiologische Reaktionen häufig, die in besonderer Weise eine Relevanz für soziale Interaktionen haben (vor allem Erröten und Schwitzen; vgl. Gerlach, 2002). Besonders die zuletzt genannten physiologischen Reaktionen haben die Besonderheit, dass sie prinzipiell von anderen beobachtet werden können. Dies ist Personen mit sozialen Ängsten bewusst, und es ist daher für sozial phobische Menschen besonders wichtig, diese körperlichen Reaktionen mit allen erdenklichen Mitteln zu verbergen, um in der eigenen Einschätzung von anderen nicht mehr als schwach oder als versagend eingeschätzt zu werden.

Das (offene, motorische und/oder verbale) sozial phobische *Verhalten* besteht häufig darin, dass entsprechende Situationen vermieden werden. Nicht allen sozialen Situationen kann jedoch zeitüberdauernd aus dem Weg gegangen werden. Daher sehen sich Personen mit Sozialen Phobien häufig genötigt, soziale Situationen „durchzustehen", was diesen dann aber nur mit einem starken Gefühl der Angst möglich ist.

Ein weiterer, hier besonders betonter Aspekt des phobischen Verhaltens sind die konkreten Interaktionen mit anderen und damit das gezeigte Verhalten in (angstauslösenden) sozialen Situationen, die *soziale Performanz*. Personen mit sozialen Ängsten verhalten sich in sozialen Situationen meist ungünstiger und oft der Situation unangemessen, wobei solches Verhalten im Sinne der Sicherheitsverhaltensweisen interpretiert werden kann: Rückzug, Verstecken, Schweigen, Meiden von Augenkontakt, Manipulieren am eigenen Körper oder an der Kleidung, kurzer, sehr sparsamer oder wenig flüssiger Konversationsstil. Durch die starke Fokussierung auf die eigene Person ist es jedoch ebenso wahrscheinlich, dass hierdurch das Zuhören erschwert wird, die Aufmerksamkeit für Inhalte eines Gesprächs reduziert ist und damit die Kontaktaufnahme mit anderen und die Empathie für andere ebenfalls eingeschränkt ist.

Die drei dargestellten Faktoren des Verhaltens bei Sozialen Phobien (motorisch-sprachlich, physiologisch, kognitiv) sind so miteinander verknüpft, dass sie sich wechselseitig ungünstig beeinflussen können und damit ein sich aufschaukelnder Prozess in Gang kommen kann, der zu starken Angstsymptomen führt. Dysfunktionale und negative, auf die eigene Person bezogene Gedanken führen somit – zusammen mit dem dominanten Motiv, in Gesellschaft auf keinen Fall negativ auffallen zu dürfen – zu erhöhter Erregung. Diese wird – begründet durch die hohe Aufmerksamkeit für die eigene Person und die eigenen Reaktionen – von Soziophobikern besonders deutlich wahrgenommen und als eine Bestätigung der antizipierten Ängste erlebt, was erneut eine weitere Erhöhung der physiologischen Aktivierung hervorrufen kann. Hierdurch werden die Situation und die eigenen Reaktionen als immer „gefährlicher" eingeschätzt. Damit ist für Betroffene die Notwendigkeit gegeben, entweder Sicherheitsverhaltensweisen zu intensivieren oder aber aus der Situation zu fliehen.

Die Modelldarstellung in Abbildung 1 verdeutlicht zudem, dass der Einsatz der möglicherweise vorhandenen sozialen Kompetenz durch die oben dargestellten kreisförmigen Prozesse der sozialen Angstreaktion gehemmt werden kann. Die Wahrschein-

Abbildung 1: Kompetenzorientiertes Störungsmodell der Sozialen Phobie

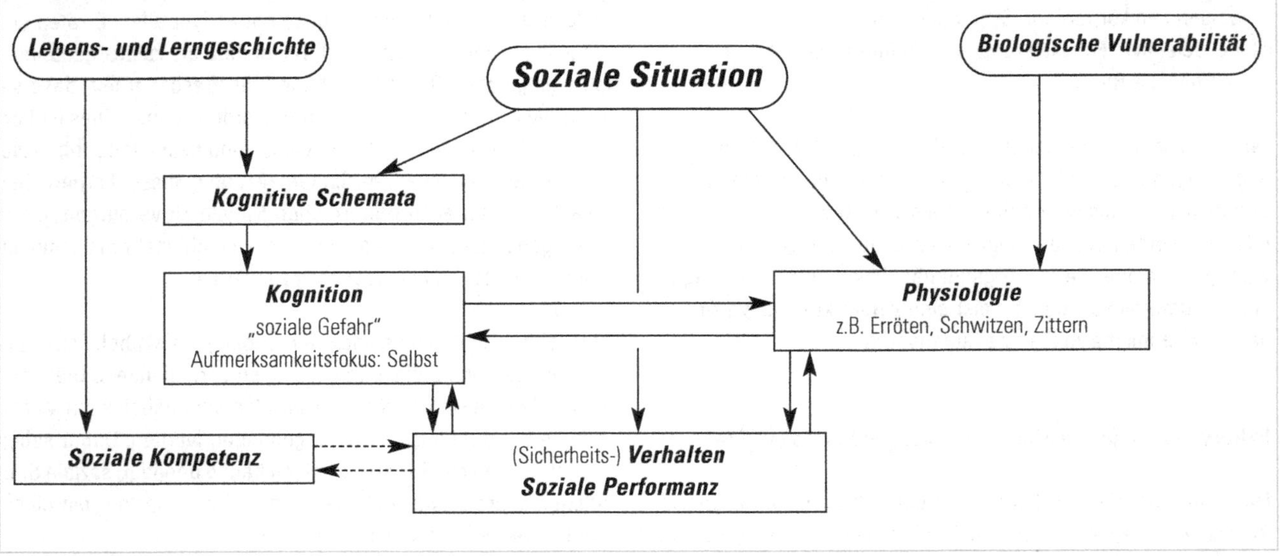

lichkeit, dass soziale Performanz in sozialen Situationen ungünstiger ist als das aufgrund der vorhandenen Repertoires erwartet werden kann, ist damit deutlich erhöht.
Bis hierher erklärt das Modell im Wesentlichen die Aufrechterhaltung sozialer Ängste sowie einige Zusammenhänge zwischen aktuellen angstverstärkenden Verhaltensanteilen und den sich über die Zeit akkumulierenden Defiziten hinsichtlich der sozialen Performanz, aber auch der sozialen Fertigkeiten. Kurz und schematisch ist im Modell angedeutet, dass die *Ätiologie der psychologischen Vulnerabilität*, in unserem Modell also die ungünstig wirkenden kognitiven Schemata oder die Ausbildung von möglicherweise zu geringen sozialen Kompetenzen, über Faktoren und Ereignisse in der Lebensgeschichte gesehen werden kann. Zu erwähnen sind Erfahrungen mit ungünstigen persönlichen Modellen des sozialen Verhaltens (z. B. starke Normorientierung, soziale Isolierung), Erziehungsstile (z. B. überbehütend, kontrollierend und/oder abwertend, kühl), die Instabilität persönlicher Beziehungen einschließlich dem Erleben häufiger Missachtungen oder die gleichgültige Haltung wichtiger Bezugspersonen. Weiterhin können auch einzelne besonders negative Erfahrungen in sozialen Situationen ebenso wie Persönlichkeitsfaktoren oder Charaktereigenschaften, z. B. Schüchternheit oder soziale Zurückgezogenheit, als psychologische Vulnerabilitätsfaktoren betrachtet werden (vgl. Asendorpf, 2002).

Die *biologische Vulnerabilität* bei Sozialen Phobien kann aus körperlichen Dispositionen zu starken physiologischen Reaktionen bestehen; spezifisch sind dabei beispielsweise eine „dünne Haut", die eine stärkere Durchblutung über Errötung leichter sichtbar werden lässt oder eine leichte Erregbarkeit, die möglicherweise mit ungünstigerem Temperament zusammenhängt (vgl. Konzept der „social inhibition"; Kagan et al., 1987). Zu einem gewissen Anteil (etwa 30-50 %; Hermann, 2002) werden solche körperlichen Faktoren auch durch Vererbung übertragen.

3 Umsetzung in die klinische Praxis

Dem dargestellten Modell entsprechend werden im Rahmen verhaltenstherapeutischer Interventionen bei Sozialen Phobien nach Diagnostik, Anamnese sowie Problem- und Verhaltensanalyse vier Behandlungsmodule realisiert:

1. Darstellung des Störungsmodells und individuelle Validierung
2. Entspannungsverfahren
3. Verhaltensorientierte Interventionen (Rollenspiel, Video-Feedback, Exposition in vivo und therapeutische Transfer-Aufgaben)
4. Kognitive Interventionen

3.1 Darstellung des Störungsmodells und individuelle Validierung

Die Störungsanamnese und die Darstellung der individuellen Problematik sollen für den Patienten so zusammengefasst werden, dass eine einfache Form des Störungsmodells nachvollziehbar ist und die bei ihm auftretenden individuellen Schwierigkeiten in dem Modell ihren Platz finden (individuelle Anpassung des Modells; Validierung).

Beispiel:

Therapeut: „Ängste in sozialen Situationen oder Ängste vor sozialen Situationen haben immer drei Anteile des Erlebens und Verhaltens. Angst ist zunächst ein sehr starkes Gefühl des Unbehagens und des Leidens und geht mit stark selbstabwertenden Gedanken einher. Bei Ihnen tritt beispielsweise immer wieder der Gedanke auf, dass Sie unattraktiv, langweilig und weniger schlau sind als andere. Zusätzlich nährt sich das Gefühl der Angst aus Befürchtungen, dass andere Ihre empfundenen Unzulänglichkeiten sofort bemerken werden. Oft gehen die Befürchtungen so weit, dass Sie sich sagen, dass Ihr Leben total verbaut sein wird, wenn Sie sich diese Blöße geben oder in der erwarteten Situation versagen. Wir nennen solche extremen Gedanken auch „Katastrophengedanken".

Treten solche Befürchtungen auf, so ist es logisch, solche Situationen zu meiden, was Sie bisher oft getan haben. Bei einer solchen Angst versuchen die meisten Menschen, entsprechenden Situationen aus dem Weg zu gehen. Bei Ihnen war das bisher so, dass Sie über viele Jahre hinweg vermieden haben, das notwendige Referat in Ihrer Ausbildung zu halten. Andere Tendenzen, das Gefürchtete zu vermeiden, finden sich bei Ihnen in der Tatsache, dass Sie sich nur ganz selten in der Öffentlichkeit mit anderen verabreden oder dass Sie sich in öffentlichen Situationen „verstecken", indem Sie beispielsweise einen Platz im Restaurant suchen, an dem Sie nicht oder kaum beobachtet werden können. Nach solchen Situationen fühlen Sie sich dann immer beschämt, minderwertig, überlegen lange und ausführlich, was Sie hätten besser machen müssen.
Auf der körperlichen Seite gibt es bei Ihnen das Problem, dass Sie eine helle Haut haben und dass Sie dazu neigen, schneller rot zu werden als andere. Sie wissen dies und versuchen daher, in entsprechenden Situationen, sich zu verbieten, rot zu werden. Dies hat jedoch in aller Regel genau den gegenteiligen Effekt. Sie spüren eine gewisse Errötung und fühlen sich dann von anderen „ertappt" und abgewertet; dies führt dann zu einer weiteren Erhöhung der Anspannung und zu größer werdender Angst. Dies ist ein sich aufschaukelnder Prozess so wie in einem Teufelskreis."

Die Modellerläuterung und Validierung helfen, dem Patienten den Sinn der einzelnen Therapiebausteine zu erklären: Entspannungsverfahren als Intervention gegen die körperliche Erregung; Rollenspiele und In-vivo-Konfrontation zum Erlernen bzw. zur Übung angemessener Verhaltensweisen und kognitive Interventionstechniken, um ungünstige, nicht hilfreiche Gedanken zu erkennen und hilfreiche, Mut machende und förderliche Einstellungen zu unterstützen.

3.2 Entspannungsverfahren

Die Reduktion ungünstiger körperlicher Anspannung und Nervosität erfolgt durch das Erlernen eines Entspannungsverfahrens (z.B. progressive Muskelentspannung oder autogenes Training). Besondere Bedeutung kommt diesem Modul zu, um die Nervosität in der Antizipation sozialer Situationen zu reduzieren. Da Entspannungsverfahren in den relevanten Situationen selbst nur sehr selten erfolgreich eingesetzt werden, ist es bei Anspannungen und Ängsten in sozialen Situationen hilfreicher, eine akzeptierende Haltung gegenüber körperlichen Reaktionen einzunehmen; beispielsweise in der folgenden Form: „Du bist jetzt in einer für dich schwierigen Situation, und da ist es logisch, dass dein Körper nervös reagiert."

3.3 Verhaltensorientierte Interventionen

Den verhaltensorientierten Interventionen bei sozialen Ängsten und Phobien kommt eine sehr zentrale Bedeutung zu. Bei vielen Menschen mit Sozialen Phobien ist ein Mangel an Fertigkeiten festzustellen, soziale Aufgaben kompetent zu meistern oder eigene Interessen angemessen zu vertreten. Zumindest aber erleben sich Betroffene in sozialen Situationen als ungeschickt und minderwertig. Sowohl für die Verbesserung sozialer Performanz als auch die Veränderung ungünstiger Kognitionen (meist negative Selbstbewertung) sind daher konkrete, für die Person relevante Verhaltensübungen unerlässlich. Hierbei bietet sich an, die Verhaltensübungen und den Transfer in den Alltag der Patienten mit kognitiven Interventionsbausteinen (siehe unten) zu kombinieren. Zu den verhaltensorientierten und kognitiven Behandlungsmodulen gehören:

a) Rollenspiele
b) Rollenspiele mit Video-Feedback
c) Exposition in vivo und therapeutische Transfer-Aufgaben

Bei der Durchführung der jeweiligen Module ist es nicht so sehr bedeutsam und oft auch nicht möglich, dass auf alle individuell relevanten Situationen eingegangen wird. Im therapeutischen Kontext zeigt sich vielmehr, dass von den Patienten eine weitgehende Transferleistung auf andere bedeutsame Situationen und den Alltag geleistet wird. Im Folgenden werden die Behandlungsmodule genauer erläutert:

a) Rollenspiele

Vor der Durchführung der therapeutischen Rollenspiele müssen zunächst persönlich relevante Situationen identifiziert und ausgewählt werden. Hierzu ist es hilfreich, dass Patienten angstauslösende Situationen protokollieren und im Sinne einer Angsthierarchie beurteilen (Skala 100 = „extrem schwierig und beängstigend" bis 0 = „neutral, ohne Angst zu bewältigen"). Nach der Zielfestlegung („Was möchten Patienten in der Situation erreichen; wie möchte sie sich verhalten?") kann mit dem Rollenspiel begonnen werden, wobei folgende Prinzipien hilfreich sind:

- *Patienten in die Situation führen.* Dies gelingt mit kleinen Veränderungen im Raum (z.B. Stühle in andere Position rücken), durch Einsatz einfacher Requisiten (Tisch, Stühle) sowie durch Nutzung des Präsens in der Sprache (Beispiel: „Hier ist jetzt Ihr Büro, dort ist die Tür, durch die Ihr Vater jetzt gleich den Raum betritt"); ggf. auch durch Übernahme von Rollen eines Interaktionspartners.
- *Graduiertes Vorgehen:* Einfache Situationen sollen zuerst geübt werden.
- *Kleine Schritte:* Sehr kurze Sequenzen üben und erst nach verbesserter Bewältigung die Übung erweitern (z.B. nur einen Satz sprechen oder bei der Wiederholung den Satz in einer anderen Körperhaltung aussprechen).
- *Therapeut als Modell und Coach:* Oft haben Patienten nicht hinreichende Vorstellungen über angemessenes Verhalten oder angemessene Formulierungen in sozialen Interaktionen. Der Therapeut kann und soll durch Übernahme der Rolle konkrete Vorschläge machen. Dabei muss sowohl auf verbale als auch auf nonverbale Aspekte des Verhaltens geachtet werden.
- *Wiederholungen:* Sequenzen so lange üben, bis eine positive Veränderung des Verhaltens erkennbar ist.
- *Einsatz von Lob und Verstärkung:* Selbst kleine positive Veränderungen rückmelden und bekräftigen; dabei positive Selbstattribution fördern.
- *Trennung von Verhalten und Gefühlen.* Oftmals „fühlt" sich selbstsicheres oder nicht-phobisches Verhalten für die Patienten „unecht" an. Hilfreich ist dabei, dass Patienten ermuntert werden, lediglich das vorgeschlagene oder modellhafte Ver-

halten „wie ein Schauspieler" nachzuahmen und dabei zunächst eine „innere Distanz" zu dem neuen Verhalten zu behalten. Hierdurch ist es möglich, Patienten zunächst überhaupt dazu zu bewegen, eine entsprechende Übung durchzuführen. Bei mehrfachen Wiederholungen entwickeln Patienten dann oft sehr schnell einen eigenen Stil.

Beispiel:
Instruktion für einen jungen Mann, der in der Firma seines Vaters sich gegen dessen andauernde Bevormundungen und Kontrolle wehren möchte: „Ich weiß, dass dies für Sie jetzt sehr schwierig ist und dass es sich für Sie absolut fremd anfühlt. Ich schlage Ihnen daher vor, dass Sie jetzt lediglich den von mir vorgeschlagenen einfach Satz nachsprechen. Fühlen Sie dabei ruhig die innere Distanz zum Inhalt des Satzes, denn ein solches – eher selbstsicheres Verhalten – kennen Sie von sich kaum oder gar nicht. Vor allem nicht Ihrem Vater gegenüber. Ich möchte nur, dass Sie mit dem Nachsprechen des Satzes so tun, als wären Sie selbstsicher. So wie Sie die Situation geschildert haben, haben Sie eine Reihe von Briefen mit Angeboten an Kunden fertig gestellt und Ihr Vater kommt, um sie – wie gewöhnlich – vor dem Ausgang nochmals zu kontrollieren. Sie merken die Anspannung in Ihrem Inneren, wenn er sich Ihnen, wie Sie am Schreibtisch sitzen, nähert. Jetzt sagen Sie ihm Folgendes: „Vater, ich weiß, dass ich die Angebote fachgerecht fertig gestellt habe und dass sie so in Ordnung sind. Ich möchte, dass du mir vertraust und die Briefe ab heute ohne deine Kontrolle die Firma verlassen."

- *Individuelle und soziale Validierung:* Das nach mehreren Übungssequenzen gezeigte Verhalten in Rollenspielen wird hinsichtlich der individuellen „Validität" (passt das Verhalten zu mir? Entspricht es meinem Ziel?) und der Angemessenheit für die soziale Situation geprüft. Diese Überprüfung kann von dem Patienten selbst und dem Therapeuten vorgenommen werden; ggf. auch über die Rückmeldung von Gruppenmitgliedern erfolgen.

4

b) Rollenspielübungen mit Video-Feedback
Rollenspiele mit Video-Feedback ermöglichen die Einnahme einer Beobachterperspektive, die es den Patienten ermöglicht, die befürchtete Sichtbarkeit ihrer Unzulänglichkeit und Angstreaktionen selbst zu beurteilen und ggf. das eigene Verhalten hinsichtlich der Funktionalität (erreiche ich das, was ich möchte?) und der sozialen Performanz (tatsächlich beobachtbares Verhalten) zu verbessern. Meist wird dabei deutlich, dass auch die Patienten selbst ihre eigene Erscheinung und ihr Verhalten als besser und adäquater einschätzen, als sie selbst vorher antizipierten. Für die praktische Durchführung der Rollenspiele gelten die gleichen Prinzipien wie unter (a). Zusätzlich werden (möglichst kurze) Video-Sequenzen gemeinsam angesehen und auf dieser Basis Handlungssequenzen weiter verbessert oder ggf. „validiert".

c) Exposition in vivo und therapeutische Transfer-Aufgaben
Die Konfrontation mit realen, angstauslösenden Situationen in der Behandlung von Personen mit Sozialen Phobien dient – im Unterschied zur Expositionstherapie bei Agoraphobien und Panikstörungen – weniger der (physiologischen) Habituation, sondern eher der Widerlegung der übersteigerten negativen Annahmen über die Folgen der Situation und des eigenen Verhaltens (vgl. Peitz et al., 2002). Die kognitive Vorbereitung der Expositionsübungen beinhaltet dabei auch die Integration der Befunde zur Aufmerksamkeitsfokussierung in interpersonalen Situationen: Der Fokus soll auf die Interaktion mit anderen gerichtet werden: Wie reagiert mein Gegenüber? Was genau antwortet es? Wie ist sein Gesichtsausdruck, sein Blickkontakt? Nach einer Vorbereitung, ggf. auch einer Rollenspielübung, werden gefürchtete Situationen aufgesucht und dabei überprüft, in welchem Ausmaß die erwarteten negativen Reaktionen anderer tatsächlich auftreten.

Beispiel:
Die 29-jährige Studentin fürchtet, beim Eintreten in ein Café von den anderen Gästen genau gemustert und als hässlich eingestuft zu werden. Bei der Vorbereitung einer entsprechenden Exposition werden ihre ungünstigen Erwartungen notiert. Diese beinhalten, dass etwa drei Viertel der Gäste sie beobachten und mustern werden und davon mindestens die Hälfte sie auch negativ beurteilen wird. Die Situation ist für die Studentin besonders schwer, wenn das Café voll besetzt ist und sie lange braucht, um einen Platz zu finden. Die Patientin erhält die Instruktion, zunächst zusammen mit dem Therapeuten das Café aufzusuchen und dabei die anwesenden Gäste aktiv daraufhin zu beobachten, ob und wie sie sie beobachten. Sie wird angeleitet, diese Beobachtungen sowie alle sichtbaren Anzeichen von Ablehnung anschließend zu protokollieren. Danach werden die befürchteten Reaktionen mit den beobachteten Ereignissen verglichen. Die Übung wird (unter Umständen an anderen Orten) mehrfach wiederholt.

Auch bei Expositionsübungen in vivo ist es ratsam, ebenso wie bei Rollenspielen graduiert vorzugehen. Dabei können zunehmend auch so genannte Mittelpunktsübungen vorgenommen werden, in denen Patienten Verhaltensweisen zeigen, die die Aufmerksamkeit anderer erhöhen (z.B. in der Öffentlichkeit jemandem etwas zurufen; andere Personen ansprechen; mit erhobenen Händen durch eine Fußgängerzone laufen; sich gezielt ungeschickt verhalten). Weitere Übungen sind das Telefonieren mit einem Mobiltelefon in der Öffentlichkeit, in einem vollen Bus sich durch die Menschenmenge zum Ausgang hin bewegen, in einem vollen Raum nach Beginn einer Veranstaltung einen vorderen Platz einnehmen; vorzeitig eine Veranstaltung verlassen oder absichtlich zu spät kommen (vgl. Wlazlo, 1995).

3.4 Kognitive Interventionen

Es bietet sich an, kognitive Interventionsmodule parallel zu den verhaltensorientierten Übungen durchzuführen. Einzelne Schritte und Techniken sind dabei:

a) Identifikation und Veränderung dysfunktionaler Gedanken
- Identifizieren und Antizipieren der ungünstigen Gedanken (Beispiel: „Da Sie sich selbst immer wieder als unzulänglich und

unfähig erlebt haben, wird es auch in der kommenden Situation so sein, dass Sie nicht an einen Erfolg glauben können, sondern voller negativer Erwartungen stecken. Dabei werden Sie es sich kaum vorstellen können, erfolgreich und selbstsicher aufzutreten. Ich schlage Ihnen vor, dass Sie diese Gedanken erwarten. Können wir noch einmal darüber sprechen, was das für negative Erwartungen sind?").

- Negative Gedanken tolerieren, aber nicht daran festhalten (Therapeut: „Ich möchte, dass Sie die negativen Gedanken zur Seite stellen, sie beobachten und sie prüfen. Sie können feststellen, dass das Wiederholen und Grübeln negativer Gedanken Ihnen vor und während der Situation nicht hilft").
- Positive Gedanken ermöglichen (Therapeut: „Versuchen Sie, auch neutralen oder gar positiven Gedanken eine Chance zu geben. Welche Gedanken könnten neutral sein oder Ihnen sogar Mut machen?").
- Experimentieren mit alternativen Gedanken („Wie ist es für Sie, wenn Sie annehmen, dass die Ihnen gegenüberstehende Person Sie nicht negativ beurteilt, sondern generell ein eher unfreundlicher Mensch ist?").

b) Förderung positiver Selbsteinstellungen (Spiegelübung)

Ein weiteres für Sozialphobiker relevantes kognitives Interventionsmodul ist die Förderung positiver Selbstsicht (positive Selbstverbalisation). Hierzu ist die so genannte Spiegelübung eine hilfreiche Methode. Dabei stellt sich der Patient vor einen Spiegel und wird aufgefordert, eine positive Aussage über sich selbst zu treffen. Dies fällt Personen mit Sozialen Phobien in der Regel besonders schwer. Die Hilfestellung des Therapeuten umfasst dabei

1. eine Vorbereitung der Übung, die auf die besondere Schwierigkeit hinweist;
2. die Erläuterung, dass im Sinne „automatischer Gedanken" bei Selbstunsicherheit und Sozialer Phobie nahezu in allen sozialen Situationen und Anforderungen automatisch negative, selbstabwertende Gedanken über die eigene Person auftreten und es daher Sinn und Ziel dieser Übung ist, diesen ungünstigen Automatismus zu verändern;
3. möglicherweise auch trivial erscheinende Aussagen (z. B. über Körpergröße, „innere Werte", Aussehen, spezifische Fertigkeiten) zu erlauben.

Bei dieser Übung ist es möglich, vergleichbar mit den oben genannten Aspekten bei der Durchführung von Rollenspielen, dass die erste Verbalisation einer positiven Aussage vom Therapeuten vorgenommen wird und der Patient ggf. aufgefordert wird, diese Äußerung „wie ein Schauspieler" nachzusprechen. Dabei ist es hilfreich, auch bei dieser Übung die Patienten zu ermuntern, den (positiven) Inhalt der Aussage von der emotionalen Bedeutung zu trennen (siehe Durchführungsprinzipien bei Rollenspielen). Nach mehreren Wiederholungen kurzer Aussagen kann zunehmend geprüft werden, in welchem Ausmaß die Patienten von dem positiven Inhalt der Aussage überzeugt sind. Auch hierbei bietet es sich an, eine Ratingskala einzusetzen. Wie bei den therapeutischen Rollenspielen ist es auch bei dieser Übung hilfreich, die Aussagen kurz und einfach zu halten. Es kommt nicht darauf an, dass die Betroffenen viele positive Aussagen über sich selbst finden. Wichtig ist, dass die Patienten üben, eine positive Haltung sich selbst gegenüber einzunehmen, sich selbst etwas Gutes zu tun und mit sich selbst fürsorglich und wohlwollend umzugehen.

Beispiel:
In einer Spiegelübung zur positiven Selbstverbalisation fiel es Herrn V., einem Geschäftsmann im mittleren Management, besonders schwer, irgendetwas Positives an sich selbst zu finden und dies in der Gruppensituation zu äußern. Mit Hilfe des Therapeuten war es möglich, herauszuarbeiten, dass er mit seiner Körpergröße einverstanden und zufrieden war. Die daraus resultierende positive Äußerung war: „Es gefällt mir, dass ich 1,82 m groß bin." Diese trivial erscheinende Äußerung wirkte auf Herrn V. wie ein Durchbruch. Nach der mehrfachen Wiederholung dieser Aussage und der Nachbesprechung der Übung wurde deutlich, dass er über viele Jahre hinweg sich nahezu ausschließlich negativ beurteilt hatte und für anerkennende und positive Bewertungen eigener Fähigkeiten nicht offen gewesen war.

Beim Aufbau positiver Selbstverbalisationen ist es wichtig, dass die selbstbezogenen Äußerungen der Patienten authentisch sind. Ein therapeutisches Vorgehen nach dem Motto „think positive and you'll be happy" wird nicht den erwünschten Effekt haben. Für die Durchführung dieses Behandlungsmoduls ist es weiterhin bedeutsam, die Übungen im Alltag fortzusetzen: Hierfür ist es wichtig, dass die Patienten auch zu Hause positive Selbstverbalisationen (zu Beginn in Form der Spiegelübung) üben. Weiterhin werden Patienten ermuntert, in Situationen, in denen häufig hinderliche, negative Gedanken auftreten, mögliche alternative Gedanken zu finden und besonders hilfreiche zu notieren.

3.5 Therapie Sozialer Ängste und Phobien in Gruppen

Die erläuterten Module zur Behandlung Sozialer Ängste und Phobien eignen sich auch sehr gut zur Durchführung strukturierter Gruppentherapien (Renneberg und Fydrich, 1999). Um das gesamte Programm durchzuführen, sollte bei einer Gruppengröße von sechs bis maximal acht Personen etwa ein Umfang von 15 Doppelstunden zur Verfügung stehen. Auf der Basis der individuellen Eingangsdiagnostik muss darauf geachtet werden, dass die Patienten „teamfähig" sind. Bei deutlich vorhandenen ko-prävalenten Störungen ist eine Kombination mit einer einzeltherapeutischen Behandlung ratsam.

Strukturierte verhaltenstherapeutische Gruppentherapien bei Sozialen Phobien bringen eine Reihe günstiger Rahmenbedingungen mit sich. Im Unterschied zur Einzeltherapie können für die Gruppenbehandlung zusätzlich besondere Wirkfaktoren im Sinne instrumenteller Gruppenbedingungen angenommen werden (vgl. Fiedler, 1996):

- Gruppenkohäsion
- Förderung der Selbstöffnungsbereitschaft
- Entwicklung kooperativer Arbeitsbeziehungen
- Erleben und Erlernen von Altruismus und Identifikation
- Anregungs- und Feedbackfunktionen

- Möglichkeiten zum Modelllernen
- Ressourcen hinsichtlich der Problemlösekompetenzen
- Stützfunktionen der Gruppenmitglieder
- soziale Validierung von Erlebens- und Verhaltensweisen

Für die Behandlung von Angst in sozialen Situationen hat die Gruppe als sozialer Mikrokosmos eine besondere Wirkung, und zwar durch

- die Konfrontation mit einer neuen sozialen Situation; hierdurch werden Löschung, Habituation und Normalisierung ängstlicher Gefühle und Verhaltensweisen erleichtert;
- die Möglichkeit, soziale Fertigkeiten im Umgang mit anderen auszubilden;
- die Chance, im Rahmen von Rollenspielen Verhaltensweisen auszuprobieren und zu trainieren (therapeutisches Probehandeln);
- die vorhandenen Rückmeldekompetenzen der Gruppenmitglieder besonders hinsichtlich interpersonellen Verhaltens („soziale Validierung") und
- die Möglichkeit, Problemlösekompetenzen der Gruppenmitglieder besonders hinsichtlich sozialer Konfliktsituationen zu nutzen.

3.6 Das Manual von Stangier, Clark und Ehlers (2006)

Das Manual basiert auf dem kognitiven Modell der Sozialen Phobie von Clark und Wells (1995). Übergeordnetes Ziel der Behandlung ist es, mit dem Patienten gemeinsam Strategien für die Überprüfung negativer Gedanken und Überzeugungen zu entwickeln. Folgende Behandlungstechniken bzw. Behandlungsstrategien kommen dabei zum Einsatz:

A) Erarbeitung eines individuellen Erklärungsmodells, das die wesentlichen Komponenten des kognitiven Modells umfasst (z. B. kognitive Schemata, automatische Gedanken, physiologische Veränderungen, Sicherheitsverhalten, Selbstaufmerksamkeit). Dieses wird mit Hilfe des „geleiteten Entdeckens" gemeinsam erarbeitet und schriftlich (Flipchart) festgehalten und kann im Verlauf der Therapie jeweils angepasst werden.

B) Interventionen zum Sicherheitsverhalten und zur Selbstaufmerksamkeit. Diese finden als Verhaltensexperimente in den Therapieräumen (z. B. mit Videofeedback) oder außerhalb in realen Situationen statt. Im Gegensatz zur klassischen Exposition, bei der primär eine (physiologische) Habituation angestrebt wird, ist das wesentliche Ziel eine Veränderung der kognitiven Anteile des Störungsmodells, wozu ein eher mittleres Angstniveau anzustreben ist. Hierfür ist eine sehr differenzierte kognitive Vorbereitung notwendig.
Relativ früh soll ein Experiment zur Selbstaufmerksamkeit/Sicherheitsverhalten durchgeführt werden, um durch eine Erhöhung der kognitiven Dissonanz (Zweifel an der Nützlichkeit des bisherigen Verhaltens) die Motivation für Veränderungen zu erhöhen. Die dann auch als Hausaufgabe durchzuführenden Übungen und die Durchführung von Videofeedback-Analysen sollen kognitive Fehleinschätzungen korrigieren (Ergebnis: „Gefühle können trügen", „Ich wirke weniger auffällig, als erwartet.").

C) Überprüfung negativer Gedanken und Entwicklung eines realistischeren Eindrucks des „sichtbaren Selbst". Hierzu werden ebenfalls Verhaltensexperimente sowie ein Aufmerksamkeitstraining durchgeführt. Im Manual gibt es hierzu konkrete Beispiele für sinnvolle Verhaltensexperimente (a. a. O, Tab. 2, S. 63-65). Später finden dann auch Vorstellungsübungen zum Aufbau eines zutreffenderen Bildes des „sichtbaren Selbst" statt.

D) Klassische kognitive Interventionen (vgl. Beck, 2013) wie verbale Restrukturierung negativer automatischer Gedanken (z. B. durch Spaltentechnik nach Beck oder Sokratischem Dialog) kommen zwar auch zum Einsatz, der Schwerpunkt liegt aber auf der experimentellen Überprüfung negativer automatischer Gedanken.

E) Die Therapie endet – vor allem auch zur Rückfallprophylaxe – mit einer ausführlichen Therapieevaluation und dem schriftlichen Abfassen einer „Therapiegeschichte". Ebenfalls vorgesehen sind Auffrischungssitzungen („Booster"), in denen im Alltag aufgetretene Probleme besprochen werden können. Im Manual wird empfohlen, die letzte Auffrischungssitzung ein Jahr nach Therapieende durchzuführen. Dies ist allerdings im Rahmen der durchgeführten Studie nicht möglich gewesen und scheint auch in der niedergelassenen Praxis nur schwer praktikabel.

3.7 Wie erfolgreich ist die kognitiv-verhaltenstherapeutische Behandlung bei Sozialen Phobien?

Meta-analytische Überblicke von Chambless und Hope (1996) sowie von Ruhmland und Margraf (2001) zeigen mittlere Effektstärken (Prä-post-Effektstärken) etwa in der Größenordnung von d=1.0. Danach kann für einen „durchschnittlichen" Patienten erwartet werden, dass seine Symptomatik im Verlauf einer Therapie sich um etwa eine Standardabweichung verbessert. Die Befunde weisen darauf hin, dass mit einer Kombination kognitiver Verfahren und In-vivo-Konfrontation im Vergleich zu rein kognitiven Verfahren oder zu Trainingsverfahren zur sozialen Kompetenz die besten Erfolge erzielt werden. Diese Effekte sind auch nach dem Ende der Behandlung stabil; nach den Ergebnissen einiger Studien sind im Katamnesezeitraum sogar weitere Verbesserungen feststellbar.

Auch für die Behandlung von Patienten mit generalisierten sozialen Phobien und zusätzlicher selbstunsicherer Persönlichkeitsstörung liegen ebenfalls positive Befunde vor (z. B. Alden, 1989; Renneberg et al., 1990).

Häufig wird davon ausgegangen, dass die kognitive Verhaltenstherapie im Gruppensetting die Therapie der Wahl darstellt. Studien weisen jedoch darauf hin, dass soziale Angststörungen auch erfolgreich in Einzeltherapie behandelt werden können (vgl. Harb und Heimberg, 2002).

3.8 Aktuelle Ergebnisse zur Wirksamkeit der Kognitiven Therapie

Der interdisziplinäre „Forschungsverbund zur Psychotherapie der Sozialen Phobie" (vgl. Leichsenring, Hoyer et al., 2009; Leichsenring, Salzer et al., 2013) wurde vom Bundesministerium für Bildung und Forschung (BMBF) von 2006 bis 2014 gefördert und hatte neben begleitenden grundlagenorientierten Projekten (Bindung, Gesundheitsökonomie, Neurobiologie) mehrere psychotherapeutische Interventionsstudien zum Schwerpunkt. Bei der größten Interventionsstudie im SOPHO-NET (vgl. Leichsenring et al., 2013, 2014) handelt es sich um eine multizentrische randomisierte kontrollierte Studie, bei der an fünf deutschen Universitäten N=495 erwachsene Patienten mit der Primärdiagnose einer Sozialen Phobie ambulant psychotherapeutisch behandelt wurden. Damit ist diese Studie die weltweit größte Interventionsstudie zur Psychotherapie der Sozialen Phobie. Die Patienten wurden randomisiert entweder einer manualisierten psychodynamischen Therapie (PDT; N=207), einer manualisierten kognitiven Verhaltenstherapie (KVT; N=209) oder einer sechsmonatigen Wartebedingung (N=79) zugewiesen. Im KVT-Arm des SOPHO-NET wurden die Patienten in Anlehnung an das Manual von Stangier, Clark und Ehlers (2006) behandelt, welches auf dem kognitiven Modell von Clark und Wells (1995) basiert. Beide Therapien erwiesen sich hinsichtlich Response- und Remissions-Raten als der Wartegruppe signifikant überlegen. Unmittelbar nach Therapieende erwiesen sich PDT und KVT im Hinblick auf die Response-Raten (PDT: 52% vs. KVT: 60%) sowie in der Reduzierung der komorbiden depressiven Symptomatik statistisch als hochwirksam, zwischen den Therapiebedingungen fand sich kein statistisch signifikanter Unterschied. Bei den Raten für Remission (PDT: 26% vs. KVT: 36%) und bei der Reduktion interpersoneller Probleme erreichte die KVT signifikant größere Effekte, die Unterschiede waren jedoch vom Betrag her klein und lagen unterhalb des a priori als bedeutsam festgelegten Mindestwertes. Im Langzeitverlauf 6, 12 und 24 Monate nach Therapieende zeigten beide Therapiearme einen stabilen Verlauf. In diesen Katamnesen konnte kein statistisch signifikanter Unterschied zwischen PDT und KVT mehr gefunden werden (Leichsenring et al., 2014). Nach 24 Monaten lagen die Remissions-Raten für die KVT und die PDT bei 39% und 38%, die Response-Raten bei jeweils 69%.
Aus diesen Ergebnissen kann geschlossen werden, dass sowohl die KVT als auch die PDT kurz- und langfristig hochwirksame Behandlungsoptionen für die Soziale Phobie sind. Die KVT erreicht in manchen Bereichen positive Veränderungen eher, im Langzeitverlauf fanden sich keine Unterschiede.

Insgesamt kann festgestellt werden, dass mit dem Einsatz kognitiver und handlungsorientierter Interventionen Personen mit sozialen Angststörungen mit befriedigendem Erfolg behandelt werden können. Problematisch erscheinen Hinweise, dass in der Alltagspraxis von Verhaltenstherapeuten aktuelle Behandlungsansätze, die In-vivo-Konfrontationen enthalten, teilweise wider besseren Wissens zu wenig eingesetzt werden.

4 Frequently Asked Questions (FAQ)

1. *Wie gehe ich damit um, wenn Patienten sich nur schwer oder gar nicht mit dem Störungsmodell identifizieren?*

→ Es ist notwendig, das Störungsmodell schrittweise an die individuell geäußerten Beschwerden des Patienten anzupassen. Dies gelingt am besten, wenn schon bei der Erläuterung einzelner Teile des Störungsmodells auf die Erfahrungen, subjektiven Theorien und Erklärungen eingegangen wird. Dies wird durch Nachfragen erleichtert („Wie war das bei Ihnen?", „Stimmt das so für Sie?"). Hierdurch gelingt es, das Störungsmodell genau auf den Einzelfall abzustimmen.

2. *Was tue ich, wenn die Patienten die Übungsaufgaben zu Hause nicht gemacht haben?*

→ Prüfen, ob die Schritte zu groß oder zu schwierig waren; Barrieren erfragen, Motivation des Patienten prüfen („Ist es wichtig genug für Sie?). Danach kann die Aufgabe in anderer Form neu gestellt werden.

3. *Ist eine Gruppentherapie mit weniger als 15 Sitzungen möglich und sinnvoll?*

→ Teilweise erlauben Rahmenbedingungen der Therapie nur wenige Sitzungen (z.B. in Reha-Einrichtungen mit kurzen Verweilzeiten). Hier zeigt sich, dass auch einzelne Module des Therapieprogramms sinnvoll eingesetzt werden können. Am wichtigsten sind die Rollenspiele.

4. *Was mache ich, wenn einem Patienten während der Spiegelübung nichts Positives über sich selbst einfällt?*

→ Bereits einleitend wird erläutert, dass es sich um Kleinigkeiten (hilfreiche Verhaltensweisen anderen gegenüber, „innere Werte") oder vermeintlich Triviales handeln kann, die angesprochen werden können. Dazu fällt in der Regel allen Patienten etwas ein. Hilfreich ist auch, z.B. Verhaltensweisen zu erwähnen, die der Therapeut beim Patienten während der Therapie beobachtet hat oder die in der Gruppe positiv aufgefallen sind.

5 Prüfungsfragen

1. Welches sind wichtige Module der verhaltenstherapeutischen Behandlung Sozialer Phobien?
2. Sollte bei der Reizkonfrontation und bei Rollenspielen eher mit schwierigen oder mit weniger schwierigen Situationen begonnen werden?
3. Welche Rolle spielen Kompetenzdefizite bei Sozialen Phobien und wie wird dies in der Behandlung berücksichtigt?
4. Stellen Sie kurz ein einfaches Störungsmodell der sozialen Phobie dar, so wie Sie es einem Patienten erklären würden!
5. Mit welchen besonderen dysfunktionalen Kognitionen müssen Sie bei einer Person mit einer Sozialen Phobie rechnen?
6. Welche Ko-Diagnosen sind bei Sozialphobikern häufig anzutreffen?
7. Geben Sie Beispiele für die biologischen Aspekte der Vulnerabilität bei der Entwicklung einer Sozialen Phobie!
8. Wie gehe ich mit einem Patienten um, der starke Angst vor Erröten hat und tatsächlich häufig errötet?
9. Gehören Prüfungsängste und Lampenfieber zu den Sozialen Phobien?

10. Geben Sie Beispiele für angemessene Reizkonfrontationsverfahren bei Personen mit Sozialen Phobien.
11. Welche Interventionstechnik kann man einsetzen, um positive Selbstsicht zu fördern?
12. Welche Vorteile hat die Durchführung eines strukturierten Behandlungsprogramms für Soziale Phobien in Gruppen?

6 Literatur

a) zitierte Literatur

- Alden L: Short-term structured treatment for Avoidant Personality Disorder. J Consult Clin Psychol 1989;57:756-764
- Asendorpf J: Risikofaktoren in der Kindheit für Soziale Phobien im Erwachsenenalter. In: Fydrich T, Stangier U (Hrsg.): Soziale Phobie und Soziale Angststörung. Göttingen: Hogrefe, 2002, 246-263
- Beck AT: Cognitive therapies and the emotional disorders. New York: International Universities Press, 1979
- Beck AT, Emery G: Kognitive Verhaltenstherapie bei Angst und Phobien. Tübingen: Deutsche Gesellschaft für Verhaltenstherapie, 1981
- Beck JS: Praxis der Kognitiven Verhaltenstherapie. Weinheim: Beltz PVU, 2. Aufl., 2013
- Chambless D, Hope DA: Cognitive approaches to the psychopathology and treatment of social phobia. In: Salkovskis PM (ed.): Frontiers of cognitive therapy. New York: Guilford, 1996, 345-382
- Clark D, Ehlers A: Soziale Phobie: Eine kognitive Perspektive. In: Fydrich T, Stangier U (Hrsg.): Soziale Phobie und Soziale Angststörung. Göttingen: Hogrefe, 2002, 157-180
- Clark DM, Wells A: A cognitive model of social phobia. In: Heimberg RG, Liebowitz MR, Hope DA, Schneier FR (eds.): Social phobia: diagnosis, assessment, treatment. New York: Guildford, 1995, 69-93
- Fehm L, Pelissolo A, Furmark T, Wittchen HU: Size and burden of social phobia in Europe. Eur Neuropsychopharmacol. 2005;15(4): 453-462
- Fehm L, Wittchen HU: Comorbidity in Social Anxiety Disorder. In B. Bandelow & D. Stein (Eds.), Social Anxiety Disorder 2004 (pp. 49-63). New York: Dekker
- Fiedler P: Verhaltenstherapie in und mit Gruppen. Weinheim: Psychologie Verlags Union, 1996
- Fydrich T: Soziale Kompetenz und soziale Performanz bei Sozialer Phobie. In: Fydrich T, Stangier U (Hrsg.): Soziale Phobie und Soziale Angststörung. Göttingen: Hogrefe, 2002, 181-203
- Gerlach A: Psychophysiologie der Sozialen Phobie – Symptom oder Ursache? In: Fydrich T, Stangier U (Hrsg.): Soziale Phobie und Soziale Angststörung. Göttingen: Hogrefe, 2002, 87-111
- Harb GC, Heimberg RG: Kognitiv-behaviorale Therapie der Sozialen Phobie: Ein Überblick. In: Fydrich T, Stangier U (Hrsg.): Soziale Phobie und Soziale Angststörung. Göttingen: Hogrefe, 2002, 311-338
- Heidenreich T, Stangier U: Störungsspezifische Diagnostik der Sozialen Phobie. In: Fydrich T, Stangier U (Hrsg.): Soziale Phobie und Soziale Angststörung. Göttingen: Hogrefe, 2002, 66-86
- Hermann C: Neurobiologische Aspekte und lerntheoretische Grundlagen der Sozialen Phobie. In: Fydrich T, Stangier U (Hrsg.): Soziale Phobie und Soziale Angststörung. Göttingen: Hogrefe, 2002, 112-156
- Kagan J, Reznick J, Snidman N: The physiology and psychology of behavioral inhibition in children. Child development 1987, 58, 1459-1473
- Leary ML, Kowalski RM: Social Anxiety. New York: Guilford, 1995
- Leichsenring F, Hoyer J, Beutel M, Herpertz S, Hiller W, Irle E, Joraschky P, König HH, de Liz TM, Nolting B, Pöhlmann K, Salzer S, Schauenburg H, Stangier U, Strauss B, Subic-Wrana C, Vormfelde S, Weniger G, Willutzki U, Wiltink J, Leibing E: The Social Phobia Psychotherapy Research Network: the first multicenter randomized controlled trial of psychotherapy for social phobia: rationale, methods, and patient characteristics. Psychother Psychosom. 2009, 78:35-41
- Leichsenring F, Salzer S, Beutel ME, Herpertz S, Hiller W, Hoyer J, Huesing J, Joraschky P, Nolting B, Poehlmann K, Ritter V, Stangier U, Strauss B, Stuhldreher N, Tefikow S, Teismann T, Willutzki U, Wiltink J, Leibing E: Psychodynamic therapy and cognitive-behavioral therapy in social anxiety disorder: a multicenter randomized controlled trial. Am J Psychiatry. 2013, 170:759-67
- Leichsenring F, Salzer S, Beutel ME, Herpertz S, Hiller W, Hoyer J, Huesing J, Joraschky P, Nolting B, Poehlmann K, Ritter V, Stangier U, Strauss B, Stuhldreher N, Tefikow S, Teismann T, Willutzki U, Wiltink J, Leibing E: Longterm outcome of psychodynamic therapy and cognitive-behavioral therapy in social anxiety disorder. American Journal of Psychiatry. 2014, 171, 1074-1082
- Lieb R, Müller N: Epidemiologie und Komorbididät der Sozialen Phobie. In: Fydrich T, Stangier U (Hrsg.): Soziale Phobie und Soziale Angststörung. Göttingen: Hogrefe, 2002, 34-63
- Merikangas KR, Angst J: Comorbidity and social phobia: Evidence from clinical, epidemiologic, and genetic studies. Eur Arch Psychiatry Clin Neurosci 1995;244:297-303
- Mowrer OH: Learning theory and behavior. New York: Wiley, 1960
- Peitz M, Heidenreich T, Stangier U: Kognitive Therapie bei Sozialer Phobie: Grundlegende Techniken. In: Fydrich T, Stangier U (Hrsg.): Soziale Phobie und Soziale Angststörung. Göttingen: Hogrefe, 2002, 339-369
- Rapee RM, Spence SH: The etiology of social phobia: empirical evidence and an initial model. Clin Psychol Rev. 2004;24:737-767
- Renneberg B, Fydrich T: Verhaltenstherapeutische Therapiekonzepte in der Gruppenbehandlung der selbstunsicheren Persönlichkeitsstörung. In: Saß H, Herpertz S (Hrsg.): Psychotherapie von Persönlichkeitsstörungen. Stuttgart: Thieme, 1999, 159-170
- Renneberg B, Goldstein AJ, Phillips D, Chambless DL: Intensive behavioral group treatment of avoidant personality disorder. Behav Ther 1990;21:363-377
- Ruhmland M, Margraf J: Effektivität psychologischer Therapien von generalisierter Angststörung und sozialer Phobie: Meta-Analysen auf Störungsebene. Verhaltenstherapie 2001;11(1):27-40
- Stangier U, Clark DM, Ehlers A: Soziale Phobie. Fortschritte der Psychotherapie. Göttingen: Hogrefe, 2006
- Wlazlo Z: Soziale Phobie. Eine Anleitung zur Durchführung einer Exposition in vivo. Basel: Karger, 1995

b) weiterführende Literatur

- Ambühl H, Maier B, Willutzki U: Soziale Angst verstehen und behandeln. Stuttgart: Pfeiffer bei Klett-Cotta, 2001
- Beck AT, Emery G: Kognitive Verhaltenstherapie bei Angst und Phobien. Tübingen: Deutsche Gesellschaft für Verhaltenstherapie, 1981
- Fiedler P: Verhaltenstherapie in und mit Gruppen. Weinheim: Psychologie Verlags Union, 1996
- Stangier U, Fydrich U (Hrsg.): Soziale Phobie und Soziale Angststörung. Göttingen: Hogrefe, 2002
- Stangier U, Heidenreich T, Peitz M: Soziale Phobien. Ein kognitiv-verhaltenstherapeutisches Behandlungsmanual. Weinheim: Psychologie Verlags Union, 2003
- Wlazlo Z: Soziale Phobie. Eine Anleitung zur Durchführung einer Exposition in vivo. Basel: Karger, 1995

4.5 Angst- und Zwangsstörungen

4.5.4 Generalisierte Angststörung

Michael Linden

1 Einleitung

Generalisierte Angststörungen (Generalized Anxiety Disorder, GAD) gehören mit einer Prävalenz von etwa 5% zu den häufigen Angststörungen und damit auch zu den häufigen psychischen Erkrankungen insgesamt. Sie sind ihrer Natur nach Langzeiterkrankungen und führen regelhaft zu deutlichem subjektiven Leiden, aber auch Einschränkungen in der Lebensführung. Patienten mit GAD suchen psychiatrische bzw. psychotherapeutische Hilfe meist nicht wegen der Angststörung, sondern erst, wenn komorbide Störungen oder sonstige Lebensprobleme auftreten. Die Patienten sind sich ihrer GAD oft nicht bewusst, sondern kommen mit dem Gefühl, durch vielfache Lebensanforderungen belastet oder überfordert zu sein (Becker und Hoyer, 2005, Weisberg, 2009, Volz und Stieglitz, 2010, Leichsenring et al. 2012).

Zur Therapie der GAD liegen inzwischen umfangreiche Studien sowohl zur Pharmakotherapie wie Psychotherapie vor. Für die kognitive Verhaltenstherapie sind mittlere bis gute Wirkungen belegt, mit Hinweisen auf eine Überlegenheit gegenüber Kontrollbedingungen oder anderen Therapieformen (Linden et al., 2002, Leichsenring et al., 2009, Salzer et al., 2011; Bandelow et al., 2013, Cuijpers, 2014).

2 Theoretische Inhalte und Kenntnisse

2.1 Symptomatik der GAD

Hauptmerkmal der generalisierten Angststörung sind vielfältige, häufig auftretende und übertriebene Sorgen und Befürchtungen bzgl. Alltäglichkeiten ("minor hassles") und umso mehr bei echten Problemen. Diese Sorgen und Befürchtungen sind nicht auf bestimmte Situationen beschränkt wie z.B. bei den phobischen Störungen, sondern wechseln je nach Situation ihren Inhalt. Es ist nahezu gleichgültig, was ansteht, die Patienten machen sich verstärkt Sorgen (Hoyer et al., 2001, Olatunji et al., 2011). Patienten halten die Waschmaschine im Auge, damit sie nicht ausläuft, bleiben wach, bis die Tochter aus der Disko zurück ist, benutzen keinen Schnellkochtopf wegen der Explosionsgefahr und vieles andere mehr. Eine Zusammenfassung wichtiger Sorgencharakteristika findet sich im Penn State Worry Questionnaire (Meyer et al., 1990).

Beispielitems aus dem Penn State Worry Questionnaire (16 Items, Meyer, Miller, Metzger, Borcovec, 1990)

- Ich mache mir in vielen Situationen Sorgen
- Wenn ich mit etwas fertig bin, fange ich an, mir über etwas anderes Sorgen zu machen
- Wenn ich erst einmal anfange mir über etwas Sorgen zu machen, dann kann ich nicht mehr aufhören
- Ich weiß ich sollte mir nicht so viele Sorgen machen, aber kann nicht anders
- Wenn ich unter Druck gerate, mache ich mir schnell Sorgen
- Ich mache mir ständig über irgendetwas Sorgen
- Meine Sorgen wachsen mir über den Kopf
- Ich war schon immer jemand, der sich viel Sorgen macht.

Aufgrund dieser ständigen und wiederholten Besorgnisse geraten die Patienten unter Stress und erleben *unspezifische Symptome* wie Schlafstörungen, Muskelverspannungen, leichte Ermüdbarkeit, Konzentrationsstörungen, Reizbarkeit, aber auch körperliche Symptome wie Schwitzen, Herzrasen, Magenbeschwerden, Übelkeit, Erstickungsgefühle und Schwindel. Die Patienten merken, dass sie nicht abschalten können, d.h. die Sorgen werden als schwer kontrollierbar erlebt.

Die Patienten erleben sich als gestresst aufgrund der vielen *Problemwahrnehmungen.* Sie meinen, keine Angst sondern Probleme zu haben. Sie halten ihr Sorgen- und Kontrollverhalten als funktional und wollen nicht „leichtfertig" oder „sorglos" werden, sondern erwarten in der Therapie Hilfe bei der Lösung der vielen Probleme, die sie haben. Für viele GAD-Patienten ist es daher schwierig, ihre Beschwerden als Teil einer psychischen Erkrankung zu akzeptieren. Dies wiederum beeinflusst die Darstellung der Symptomatik gegenüber dem Arzt bzw. dem Psychotherapeuten.

Patienten mit GAD zeigen entsprechend ihrer Befürchtungen ein *„Sorgen-Verhalten"* wie häufige Anrufe bei der Familie, um sich nach deren Wohlbefinden zu erkundigen oder das Vermeiden von Nachrichtensendungen im Fernsehen, um einer Beunruhigung durch unangenehme Neuigkeiten vorzubeugen oder eine genaue Kontrolle des Kühlschrankinhalts oder Vermeidung von ungeplanten Reisen, auf denen ja etwas passieren könnte. Werden Patienten daran gehindert beispielsweise Kontrollanrufe bei den Kindern durchzuführen, dann geraten sie in verstärkte Besorgnis mit Anspannung, Unruhe und manifester Angst bis hin zu Panik. Sie zeigen auch phobische Symptome in dem Sinne, dass sie „gefährliche" Situationen vermeiden wie volle Jahrmärkte auf denen man überfallen werden könnte, U-Bahnen die stecken bleiben könnten oder Kinos die brennen könnten, was nach Wissen der Patienten ja schon alles vorgekommen ist. GAD-Patienten machen sich „Sorgen" und sind nicht „ängstlich". Von Sorgen getrieben kann es sein, dass sie nachts zur Tochter in die Disko fahren.

Im ICD-10 (WHO 1993) wird die Generalisierte Angststörung beschrieben als „Die Angst ist generalisiert und anhaltend. Sie ist nicht auf bestimmte Umgebungsbedingungen beschränkt, oder auch nur besonders betont in solchen Situationen, sie ist vielmehr „frei flottierend". Die wesentlichen Symptome sind variabel, Beschwerden wie ständige Nervosität, Zittern, Muskelspannung, Schwitzen, Benommenheit, Herzklopfen, Schwindelgefühle oder Oberbauchbeschwerden gehören zu diesem Bild. Häufig wird die Befürchtung geäußert, der Patient selbst oder ein Angehöriger könnten demnächst erkranken oder einen Unfall haben."

Diese Beschreibung fasst die Symptomatik treffend zusammen, ist terminologisch bzw. fachlich aber insofern falsch, als die Ängste nie „frei flottierend" sondern „generalisiert" sind. Frei flottierende Ängste finden sich nur bei bestimmten depressiven Störungen mit dem Gefühl von Angst gejagt zu werden, ohne zu wissen wovor und warum. Bei der GAD hingegen können Patienten zu jedem Zeitpunkt genau angeben, weshalb und worüber sie sich gerade sorgen bzw. „einen Kopf machen".

Fallbeispiel:

Zum Erstgespräch kommt eine 35j. Pat., die auf Nachfrage berichtet, seit Monaten nicht mehr richtig ein- und durchschlafen zu können. Sie fühle sich sehr erschöpft. Sie berichtet über eine große Vergesslichkeit. Sie mache sich Sorgen um ihr Gedächtnis und habe die Befürchtung, an einer „Art juvenilem Alzheimer" erkrankt zu sein, da sie „wirklich alles vergesse, was ich nicht sofort aufschreibe". In der Gedächtnissprechstunde habe man jedoch nichts festgestellt, außer, dass sie sehr nervös und sehr verkrampft sei – aber das habe sie auch vorher schon gewusst. Sie leide seit Monaten unter starken Verspannungsschmerzen im Nackenbereich. Auch ihr Orthopäde habe gesagt, dass diese Schmerzen nichts mit einer HWS-Problematik zu tun haben, sondern „wohl psychisch sein müssen" und dass sie lernen müsse, besser mit Stress umzugehen.
Die Pat. „gibt zu", dass sie eine Tendenz habe, in stressigen Situationen „vollkommen zu überdrehen, wie mein Mann das nennt". So seien Urlaubsvorbereitungen für sie ein „Horror": Sie mache sich schon Tage vor Urlaubsbeginn Gedanken darüber, welche und wie viel Kleidung sie für welches Wetter und welche Gelegenheit für die Kinder, ihren Mann und sich mitnehmen müsse. Das dauere dann nicht „mal eben 10 Minuten", sondern „verfolgt mich tagelang, wenn mir dann so ein Gedanke einschießt wie: Was ist, wenn es 14 Tage am Stück regnet und die Wäsche nicht draußen trocknen kann und die Kinder nicht rauskönnen und sich langweilen oder sich erkälten ...".
Auf Nachfrage berichtet die Patientin, dass sie sich häufig Sorgen mache, wobei „Lieblingsthemen" die Gesundheit der Kinder, die finanzielle Situation der Familie und die eigene Gesundheit seien. Um ihren Mann mache sie sich vor allem dann Sorgen, wenn er auf Dienstreise sei und mit dem Auto Strecken fahren müsse, die er noch nicht kenne. An solchen Tagen stünde sie häufig am Fenster und warte auf ihn. Sie habe auch Probleme mit dem Computer, weil man ja so schnell etwas falsch machen könne. U-Bahnen vermeide sie, weil man dort überfallen werden könne oder die U-Bahn stecken bleiben könne. Den Inhalt des Kühlschranks kontrolliere sie sorgfältig, damit die Familie keinen Schaden leidet. Bevor sie die Wohnung verlasse, kontrolliere sie immer noch ganz genau, ob alle Fenster zu sind.

Instrumente zur Erfassung der GAD-spezifischen Symptomatik

Instrument	*Items*	*Kurzbeschreibung*
GAD-Q	9	Items des GAD-Q sind an DSM-IV-Kriterien orientiert; eignet sich zur Vor-Diagnostik klinischer GAD-Symptome
PSWQ Penn State Worry Questionnaire	16	gängiges Instrument zur Erfassung von pathologischem „Worrying". Erfasst werden formale Aspekte der Sorgen i.S. von Häufigkeit, Exzessivität, Kontrollierbarkeit
MKF Metakognitions-Fragebogen	65	geeignet zur Abklärung des Vorliegens von mit Sorgenverhalten assoziierten Meta-Kognitionen; enthält u.a. Skalen zu positiven Überzeugungen bezüglich „Worrying" oder dessen Unkontrollierbarkeit
WDQ Worry Domains Questionnaire	25	Messinstrument zur Erfassung allgemeiner Besorgnis; wurde ursprünglich nicht für den klinischen Bereich konzipiert, weswegen die Charakteristika pathologischen „Worryings" nicht erfragt werden; umfasst allerdings 5 Sorgenbereiche, die einen Anhalt auf spezifische Sorgenthemen liefern können
AnTI Anxious Thoughts Inventory	22	erfasst sowohl 2 GAD-typische Inhaltsbereiche von Sorgen („social worry", health worry") als auch Meta-Worry
FAS Formale Aspekte von Sorgen – Ratingskala	35	erfasst werden fünf konkrete GAD-typische Alltagssituationen jeweils sieben formale Aspekte von Sorgen i.S. von Häufigkeit, Stärke, Sorgenketten, Kontrollierbarkeit, externale und internale Attribution, Sinnhaftigkeit der Sorgen

Die Erkrankung ist zumeist bis in die Kindheit und Jugend zurückzuverfolgen. Die GAD hat Ähnlichkeit mit einer Persönlichkeitsstörung. Der Verlauf der GAD ist in der Regel chronisch-persistent und durch Fluktuationen gekennzeichnet, wobei es unter Belastungen zu einer Exazerbation der Symptomatik kommen kann (Wittchen und Hoyer, 2001).

Je nach Studie werden Punktprävalenzraten zwischen ca. 1,2 und 6,4 % in der Bevölkerung gefunden. In der primärärztlichen Versorgung wurden institutionelle Prävalenzraten für GAD von bis zu 10 % festgestellt. Im Vergleich hierzu sind die viel eindrücklicheren Panikerkrankungen mit ca. 1 % eher selten. Etwa Zweidrittel der Patienten mit GAD sind Frauen (Linden et al., 1996, Kessler et al., 2001, Wittchen und Hoyer, 2001, Weisberg, 2009).

> **!** **Merke:** Die GAD ist eine der häufigsten psychischen Erkrankungen, die mit vielfältigen Beschwerden und einer hohen Beeinträchtigung einhergeht.

2.2 Sorgen bei GAD und Differenzialdiagnostik

Da das Leitsymptom der GAD Sorgen sind, hängt jegliche Diagnose von einem korrekten Verständnis und der Erfassung dieses Symptoms ab. Sorgen sind vorwiegend verbalgedankliche, in die Zukunft gerichtete Kognitionen, häufig in Form eines kognitiven Rehearsals, i.S. eines Durchspielens von potentiellen Gefährdungsmöglichkeiten. Sie sind daher mit einem negativen Affekt verbunden. Sie sind eine Form antizipatorischer Problemlösung, obwohl diese meist nicht sehr konkret ist. Sie werden als ich-synton, wenn nicht sogar als dringend nötig erlebt. Die Patienten fühlen sich nur bedingt durch die Sorgen an sich, sondern eher durch die potentiellen Bedrohungen belastet.

Hinsichtlich der *Inhalte der Sorgen* konnten zwischen Patienten mit GAD und gesunden Kontrollen keine wesentlichen Unterschiede festgestellt werden. GAD-Patienten haben eine größere Bandbreite von Sorgenthemen und beschäftigen sich vermehrt mit alltäglichen Kleinigkeiten (sog. Minor Hassles), interpersonellen Verunsicherungen oder auch nicht absehbaren zukünftigen Ereignissen. Menschen mit GAD machen sich selbstverständlich auch bei ernsten Anlässen Sorgen, so wie jeder andere Mensch auch. Die Diagnose kann daher nicht mit Blick auf wichtige Lebenssituationen wie Krankheit, familiäre Konflikte oder Arbeitsprobleme gestellt werden sondern es muss nach Minor Hassles und Alltäglichkeiten gefragt werden, wie z.B. dem Verfallsdatum des Joghurts im Kühlschrank. Letztlich ist die Störung bei GAD nicht durch die Inhalte, sondern formale Aspekte abzugrenzen, wie den Anlass, die Häufigkeit, die Dauer und die Kontrollierbarkeit der katastrophisierenden Kognitionen. GAD kann insofern als eine „formale Denkstörung" beschrieben werden.

> **!** **Merke:** GAD-Patienten unterscheiden sich von gesunden Kontrollen weniger durch die Inhalte sondern durch formale Aspekte ihrer Sorgen, wie Anlass, Dauer, Intensität, Häufigkeit, Katastrophisierung und Unkontrollierbarkeit. Es handelt sich um eine formale Denkstörung, die am Umgang mit Minor Hassles bzw. Alltäglichkeiten und nicht an ernsten Lebensbelastungen zu erkennen ist.

Sorgen von GAD-Patienten sind abzugrenzen von ähnlichen kognitiven Phänomenen bei anderen psychischen Erkrankungen. Im Gegensatz zum ziellosen *Grübeln depressiver Patienten* sind Sorgen immer auf ein konkretes Problem und präventive Überlegungen bezogen. GAD geht gelegentlich mit „schlechter Stimmung", jedoch nicht mit einem anhedonen depressiven Affekt einher. GAD-Patienten verbringen deutlich mehr Zeit am Tag mit Sorgen als Patienten mit anderen Angststörungen, sie erleben diese emotional belastender und haben stärkere Schwierigkeiten das Sorgen zu beenden. Bei *Zwangsstörungen* finden sich Zwangshandlungen oder Zwangsdenken im Sinne von ritualisierten, repetitiven, ich-dystonen und sinnfreien Handlungen. Das Kontrollieren aller Fenster oder das besonders sorgfältige Verschließen der Wohnungstür bei GAD-Patienten ist hingegen eine funktionale Aktion. Eine *soziale Phobie* ist charakterisiert durch die Angst, angeschaut zu werden, im Sinne einer Blickphobie. GAD-Patienten haben stattdessen damit kein Problem, sie machen sich aber Gedanken, ob es zu interaktionellen Missverständnissen kommen könnte mit weitreichenden negativen Folgen. *Agoraphobie* ist gekennzeichnet durch ein Vermeidungsverhalten, d.h. Angstanstieg mit Annäherung an ein gefürchtetes Objekt und Erleichterung bei Abwendung. GAD-Patienten betreten gelegentlich ebenfalls keine U-Bahn oder gehen nicht zu Fussballspielen. Es handelt sich aber nicht um eine situationsgebundene Angst, sondern um eine „Klarsichtigkeit" und Vorsichtsverhalten statt Vermeidungsverhalten gegenüber allen Situationen, die Gefahren bergen könnten. Menschen mit *Hypochondrie* wissen genau an welcher körperlichen Erkrankung sie leiden und Patienten mit *Somatisierungsstörungen* sind schnell irritiert, wenn es Hinweise auf eine Störung der körperlichen Unversehrtheit gibt. GAD-Patienten haben keine speziellen Krankheitsängste, verhalten sich aber genauso wie Patienten mit Somatisierungsstörung, mit dem Unterschied, dass sie auch noch darüber hinausgehend bei jeder Gelegenheit ähnliche, aber eben nicht körperbezogene Befürchtungen zeigen. GAD-Patienten leiden wie Menschen mit einer *ängstlichen Persönlichkeitsstörung* lebenslang mit Fluktuationen unter ihrer Erkrankung, sie sind aber nicht ängstlich erschreckbar, wie dies für die ängstliche Persönlichkeitsstörung gilt. Sorgen sind auch keine Intrusionen wie bei PTSD, die als sich aufdrängende Erinnerungen zu verstehen sind. Sorgen sind in die Zukunft gerichtet. Die Sorgen sind häufig und drängen sich zu einem gewissen Grad den Patienten auch auf. Dennoch handelt es sich dabei nicht um „Gedankendrängen", wie es bei *Manie* beobachtet wird, wo sich die Gedanken schnell wechselnd überschlagen. Bei der GAD bleiben die Sorgen jeweils bei einem Thema. Sorgen sind auch abzugrenzen von überwertigen Ideen, mit denen sich beispielsweise Patienten mit *Persönlichkeitsstörungen* befassen. Überwertige Ideen sind eher grundsätzliche und überdauernde

Differenzialdiagnostische Abgrenzung von Sorgen

Störungsbild	***Charakteristika der kognitiven Phänomene (in Abgrenzung zur GAD)***
Depression	Kreisendes Grübeln über die Vergangenheit, Gegenwart und Zukunft, ohne Fokussierung auf ein konkret anstehendes Problem, ggfls. auch frei flottierende Angst
Zwangsstörungen	Repetitive, ritualisierte, ich-dystone, sinnfreie Handlungen oder Gedanken
Sozialphobie	Angst davor angesehen zu werden, Blickphobie
Agoraphobie/Panikstörung	Vermeidungsverhalten einschließlich Phobophobie
Hypochondrie	Inhalte der Sorgen sind auf die Hypothese des Vorhandenseins einer bestimmten körperlichen Erkrankung bzw. die körperliche Unversehrtheit beschränkt
PTSD	Intrusionen
Ängstliche Persönlichkeitsstörung	Unspezifische Erschreckbarkeit

theoretische Überlegungen und Lebensdeutungen, während Sorgen sich auf wechselnde konkrete Probleme beziehen.

2.3 Störungsmodell

Hypothesen zur *Genese einer GAD* diskutieren eine genetisch bedingte bzw. biologische Vulnerabilität. Es wird ein frühkindliches unsicheres Attachment oder eine Überprotektion postuliert, in deren Folge die Umwelt als unkontrollierbar und nicht bewältigbar wahrgenommen wird. Es werden Defizite im Bewältigungsrepertoire möglicherweise im Zusammenhang mit überfordernden Lebensereignissen oder die Entwicklung von spezifischen Grundannahmen und kognitiven Schemata („Die Welt ist gefährlich") angenommen (Beck et al., 1985, Barlow, 1988,).
Unabhängig von den Ursachen sind bei GAD mehrere *typische psychologische Prozesse* zu beobachten, die die Störung aufrechterhalten und an denen in der Therapie anzusetzen ist. GAD Patienten haben einen ausgeprägten *Sensitizer-Stil*, d.h. es sind Menschen, die ihr Verhalten an der Vermeidung von Gefahren orientieren im Gegensatz zum Repressor-Stil, der sich an Zielen unter evtl. Missachtung von Gefahren orientiert. Daraus folgt eine erhöhte *Aufmerksamkeitsorientierung auf Gefahrenstimuli* als Versuch einer antizipatorischen Gefahrenerkennung und -abwehr (Olatunji et al., 2011, Korn et al., 2012). Hinzu kommt eine erhöhte *Ungewissheitstoleranz*, d.h. schon geringe Unabsehbarkeiten lösen bei GAD-Patienten ein verstärktes Angsterleben aus (Bomeya et al. 2015, Koerner et al. 2015). Ungewissheit selbst ist aber wiederum ein *unbedingt angstauslösender Stimulus* (Buhr & Dugas 2012). Wer nach potentiellen Gefahren sucht findet auch welche, und selbst wenn er keine findet, führt auch dies zu Unsicherheit, was beides wiederum Angst generiert, woraus sich ein selbstverstärkender Mechanismus i.S. des bekannten *„Teufelskreises der Angst"* ergibt. Angst führt dann selbst wiederum zur Erhöhung von Insuffizienzgefühlen, Induktion angstbezogener negativer Kognitionen, Stressreaktionen und schließlich auch psychosomatischen Beschwerden, die selbst dann auch wieder Anlass zu Sorgen geben i.S. sog. Metakognitionen (Wells und Mathews, 1996, Wells, 1999, Korn et al., 2012).
Von Bedeutung ist im nächsten Schritt eine *Negativfluency*, d.h. schnelle fortlaufende katastrophisierende Assoziationen (Gass et al. 1994). Wenn der Chef schlechte Stimmung hat, kommt möglicherweise der Gedanke, dass man etwas falsch gemacht hat und endet in Millisekungen bei der Vorstellung, dass man gekündigt werden könnte, kein Einkommen hat und der Mann einen verlässt. Gleichzeitig haben diese Patienten eine *geringe Positiv-Fluency*, d.h. keine Vorstellung, dass es erfreuliche Gründe geben kann, wenn das Kind nicht rechtzeitig aus der Schule kommt. Solche Prozesse werden nicht nur bei Minor Hassles aktiviert sondern erst recht bei tatsächlichen Lebensbelastungen, weshalb Streßbelastungen zur Exazerbation der Symptomatik führen.
Die Patienten klagen in der Regel nicht über „Angst", sondern über zu viele „Probleme" oder Stress (Romera et al., 2010). Sie haben das Erleben, dass ihnen die Dinge über den Kopf wachsen, dass sie für alles verantwortlich sind und es letztlich aber nicht schaffen. Sie haben ein Erleben des *Kontrollverlustes*. Der ständige Kampf um Gefahrenabwehr verursacht Stress und gibt wiederum Anlass zur Sorge, die Kontrolle zu verlieren. Auch dies ist ein Aspekt im Modell der „Self-Regulatory Executive Function (S-REF)" und der metakognitiven Theorie (Wells und Mathew, 1996, Korn et al., 2012).

Da die Problemlösungsversuche angstgesteuert sind und ständig durch neue Katastrophenassoziationen unterbrochen werden, kommt es zu inadäquatem oder unvollständigem *Problemlöseverhalten*. Die Fähigkeit zur Verarbeitung komplexer Informationen wird durch die Belegung von Arbeitsspeicher mit aufgabenirrelevanten Kognitionen beeinträchtigt. Die Dinge werden nicht sachlich bis zu Ende gedacht, sondern es kommt zu einem vordergündigen Sorgenvermeidungs- und Rückversicherungsverhalten, wie z.B. häufige Anrufe bei den Kindern, um zu sehen ob alles in Ordnung ist. Dieses „Worrying" und Sorgenverhalten hat subjektiv die Qualität eines „antizipatorischen Problemlöseprozesses" und kann daher emotional beunruhigen. Die Patienten haben die Überzeugung, „wenn ich mir Sorgen mache, dann bin ich auf zukünftige Katastrophen vorbereitet". Durch Worrying, Vermeidung oder Rückversicherungsverhalten kommt es zu einer *„negativen Verstärkung"*, d.h. kurzfristig wird dadurch die Angst etwas reduziert, während sie langfristig zunimmt (Roemer und Borkovec, 1993, Roemer und Orsillo, 2002; Upatel und Gerlach, 2008; Buhr und Dugas, 2012; Korn et al., 2012).

Psychologie der GAD

- Sensitizer/Repressor
- Aufmerksamkeitsfokussierung auf Bedrohungsstimuli
- Ungewissheitsintoleranz
- Induktion von Ängstlichkeit und Intoleranz gegenüber Angstsymptomen
- Teufelskreis der Angst (Angst führt zu weiterer Wahrnehmungseinengung, Insuffizienzerleben u.a.)
- Stresserleben (Entwicklung von Überforderungserleben und somatoformen Störungen)
- hohe Fluency für katastrophisierende Erwartungen und Negativassoziationen
- geringe Fluency für positive Erwartungen
- Kontrollverlusterleben und Meta-Worrying
- inadäquates Problemlöseverhalten
- negative Verstärkung durch Worrying, Vermeidungs- und Rückversicherungsverhalten

3 Praktische Umsetzung

Aufgrund des klinischen Bildes und der theoretischen Modelle zur GAD und zu pathologischen Sorgen setzt eine kognitive Verhaltenstherapie in der Behandlung von Patienten mit generalisierter Angststörung an bei der Änderung der formalen Denkstörung und ihrer Folgen, d.h.

- der Distanzierung und inneren Relativierung von Sorgengedanken
- der hohen Fluency für katastrophisierende Erwartungen und Negativassoziationen
- der Aufmerksamkeitsfokussierung auf Bedrohungsstimuli
- der Ungewissheitsintoleranz
- der Toleranz gegen Stresserleben einschließlich der somatoformen Symptomatik
- der Besserung inadäquaten Problemlöseverhaltens

Es wird nicht versucht, die vorgetragenen „Probleme" zu bearbeiten oder zu lösen, da dies zu einer Verschlechterung der Störung führen kann.

3.1 Entwicklung eines Störungsmodells und Aufbau einer Behandlungsmotivation

Die Patienten stellen sich in der Regel nicht wegen „Ängsten" vor, sondern wegen multipler Lebensbelastungen oder Problemen oder dem Gefühl der subjektiven Überforderung oder auch damit zusammenhängender Verzweiflung oder niedergeschlagener Stimmung. Es ist daher die Gefahr vorschneller *Fehldiagnosen* gegeben. Der Patient klagt über eine akute Belastungssituation in der Familie oder am Arbeitsplatz und es wird die Diagnose einer Anpassungsstörung oder gar posttraumatischen Störung gestellt. Er stellt seine Verzweiflung und Hilflosigkeit in den Vordergrund und die Diagnose lautet Depression. Er klagt über körperliche Probleme und die Diagnose lautet Somatisierungsstörung. Er berichtet von der Vermeidung der U-Bahn und die Diagnose lautet Agoraphobie. Er berichtet von Problemen mit Kollegen und erhält die Diagnose soziale Phobie. Zu ähnlichen Fehldiagnosen kommt es auch insbesondere bei der Verwendung standardisierter diagnostischer Interviews.

Die Aufgabe in der Initialphase ist also, das *Gesamtbild der Störung* zu erfassen. Nach der Schilderung der subjektiven Problemsicht ist entscheidend weiterzufragen: Was ist es, das Ihnen Stress macht? Wie gehen Sie mit der Situation um? Sind Sie ein „ordentlicher Mensch", der die Dinge ernst nimmt? Kann man Ihnen ein Kind überlassen und sicher sein, dass nichts passiert? Würden sie in Ihrer Küche einen Schnellkochtopf verwenden? Hat man Ihnen schon einmal gesagt, dass Sie sich „zu viele Gedanken machen"?

Die Fragen gehen weg vom „richtigen" Problem am Arbeitsplatz hin zu *Minor Hassles*, wie die Bedienung eines Schnellkochtopfs, der Waschmaschine oder des Autos. Wenn Patienten auf solche Fragen so reagieren, als würden Sie gar nicht verstehen, wie man auf die Idee kommen kann, einen Schnellkochtopf zu haben, da dieser doch jederzeit explodieren kann, oder wie man ohne Hotelbuchung nach Rom fahren könnte, dann ist diese verwunderte Reaktion und Verständnislosigkeit ein wichtiges diagnostisches Zeichen.

Von besonderer Bedeutung ist die Frage nach kritischen *Kommentaren von Ehegatten* oder Kindern. Häufig quittieren dies die Patienten mit einem verschämten Lächeln, weil sie solche Ermahnungen schon häufiger gehört haben. Dies zeigt aber gleichzeitig dann auch die *Ambivalenz der Patienten gegenüber ihrer Störung.* Sie fühlen sich überfordert, sie sehen, dass der Partner „sich das Leben viel leichter macht", sie möchten aber auf gar keinen Fall so „leichtfertig" werden wie ihr Partner. Sie wollen im Kern also behandelt werden ohne sich ändern zu müssen. Entsprechend ist auch mit einem Misstrauen gegenüber dem Therapeuten zu rechnen, von dem sie erahnen, dass er eher der Sicht des Partners als der eigenen zuneigt.

Der nächste therapeutische Schritt ist also die Frage, ob und wie oft es vorkommt, dass man sich Stress gemacht hat und mit Katastrophen gerechnet hat, ohne dass nachher tatsächlich ein Problem gewesen wäre und ob die Wahrnehmung richtig ist, dass man sich häufiger „einmal einen Kopf macht", wo es gar nicht nötig war. Das sehen die Patienten meist dann auch so. Daraus ergibt sich dann das Therapieziel, dass der Patient selbstverständlich weiterhin ein sorgsamer Mensch bleiben muss, anders als der Partner, dass es aber vielleicht entspannend sein könnte, wenn man den „überflüssigen" Stress los wäre. Dem stimmen die Patienten in aller Regel zu, womit das Therapieziel vereinbart ist.

3.2 Identifizierung des Sorgenprozesses

Im nächsten Schritt wird anhand von *Mikroanalysen* der Stil der Problemwahrnehmung und -Verarbeitung analysiert. Dies geschieht nicht anhand wirklicher Probleme sondern am Beispiel von Minor Hassles (die Tochter geht abends auf eine Party, der Mann macht eine Dienstreise, man plant den Urlaub, man hilft den Kindern bei den Hausaufgaben). Es beginnt mit einer detaillierten Verhaltensablaufbeschreibung bezüglich der Antezedenzen (z. B. „minor hassles") der katastrophisierenden Kognitionen, der vegetativen Reaktionen, der Verhaltenskonsequenzen (z. B. Angstreduktion, Vermeidung, soziale Konsequenzen).

In der *Makroanalyse* wird die Entwicklung der Störung über die Biographie hin geprüft. Die Patienten haben schon als Kind immer die Aufgaben gemacht, damit keine Katastrophen passieren, in der Clique waren sie eher vorsichtig zurückgenommen, als Eltern waren sie überprotektiv, als Arbeitnehmer äußerst verlässlich und immer in Sorge, etwas falsch zu machen.

Eine der Hauptschwierigkeiten ist, dass Patienten die Unterscheidung zwischen normalen Sorgen als Alltagsphänomen und dem pathologischen „Sichsorgen" nicht klar ist. Sie erleben das „Sich Sorgen machen" häufig als normal, wenn nicht sogar zwingend geboten. Man denke nur, was es heißt, wenn eine Mutter behaupten würde, sie würde sich keine Sorgen um die Gesundung ihres erkrankten Kindes machen. Es geht also um das „sich zu viel Sorgen". Dem Patienten muss immer wieder versichert werden, dass das Therapieziel nicht darin bestehen kann, dass er keine Sorgen und keine Angst mehr erlebt, sondern dass er lernen soll, zwischen überflüssiger, d. h. pathologischer Sorge und Angst und normaler Angst und Sorge unterscheiden zu können. Diese Sicht sollte aber nicht die Form einer theoretischen Unterweisung annehmen, sondern aus dem Erleben der Patienten selbst sich entwickeln.

Beispiel für eine Sensibilisierung für die Störung

Therapeut: Sie haben gerade berichtet, dass Sie immer unruhiger geworden sind, als sich Ihre Tochter verspätet hat.

Patientin: Das stimmt. Als sie um 10 nach 12 immer noch nicht da war, habe ich wirklich gedacht, dass ihr irgendwas zugestoßen ist.

Therapeut: Was haben Sie denn gedacht, was ihr zugestoßen sein könnte?

Patientin: Na ja, ich habe an einen Fahrradunfall gedacht, oder dass sie von einem Auto überfahren worden ist, oder dass jemand sie angesprochen und mitgenommen hat, man hört ja gerade in letzter Zeit soviel von gestörten Männern, die Kinder entführen und umbringen. ...

Therapeut: Das hat Sie also ziemlich mitgenommen, als Sie daran gedacht haben, was der Grund für die Verspätung Ihrer Tochter hätte sein können ... Wann ist sie denn dann gekommen und was war letztlich der Grund fürs Späterkommen?

Patientin: Meine Tochter kam dann endlich um 20 nach 12. Die Mutter ihrer Freundin hat die beiden Mädchen noch zum Eis eingeladen, weil sie beide eine Eins in der Mathearbeit hatten.

Therapeut: Hatten Sie, als die Tochter zu spät war, auch an diese positive Erklärung gedacht?

Patientin: Nein

Therapeut: Wenn ich Sie recht verstehe, fallen Ihnen mögliche Gefahren und Katastrophen schneller ein als mögliche positive Erklärungen?

Patientin: Ja, ich habe wohl einen Hang dazu, immer gleich an was Negatives zu denken.

Therapeut: Mhm, nur probeweise: könnten Sie mal aus dem Stand 10 negative Gründe nennen, warum Ihre Tochter zu spät kommt, und danach 10 positive?

Die Patientin berichtet innerhalb weniger Minuten 10 negative Erklärungen, sie kommt trotz intensiven Nachdenkens nicht auf 10 positive Gründe.

Therapeut: Nehme ich das richtig wahr, dass Sie immer nur Negatives sehen, aber Schwierigkeiten haben, andere Alternativen zu erkennen? Ist das nicht gefährlich, so einseitig zu denken, wenn man Probleme in den Griff bekommen will? Müssten Sie nicht einmal üben, die Realität korrekt zur Kenntnis zu nehmen und alle relevanten Fakten zu sehen?

Der nächste Therapieschritt ist dann, dass die Patienten angehalten werden, auf Stress-Symptome zu achten und sich dann sofort die Frage zu stellen, welche „Katastrophe siehst Du jetzt schon wieder kommen?". Bei vielen Patienten zeigt sich dann, dass sie sich durchaus auch schon früher immer wieder spontan bei überflüssigen Sorgen „erwischt" haben. Wie im Therapiekonzept der „Applied Relaxation" (Zargar et al., 2013) beschrieben, wird die innere Anspannung und Stresserleben als „Sentinelsymptom (Wächtersymptom)" eingeführt, um dann rückblickend nach automatischen katastrophisierenden Kognitionen zu fahnden.

Bei Patienten, denen es schwer fällt, ihr pathologisches Sorgenverhalten zu erkennen, ist eine hilfreiche Therapieintervention die *Induktion von fortlaufenden Katastrophenassoziationen.* Der Patient wird an einem beliebigen Bagatellereignis aufgefordert zu sagen, was schief gehen könnte und dann weiterzuspinnen, was daraus wiederum an Negativem folgen könnte und dann daraus, und so weiter. Wenn einem im Beruf ein Fehler unterläuft, dann kann es vorkommen, dass man vom Chef kritisiert wird. Es kann sein, dass man dann in eine andere Abteilung versetzt, dass man unter besondere Beobachtung kommt, dass man dann unsicher wird, dass man neue Fehler macht, dass man dann abgemahnt wird, dass man entlassen werden kann, dass man in finanzielle Probleme gerät, dass man seine Wohnung nicht mehr halten kann, dass deswegen der Ehepartner einen verlässt usw. Die einzelnen Assoziationsschritte sind in der Regel alle sehr vernünftig. Es ist aber höchst unvernünftig, gleich an Ehescheidung zu denken, nur weil man eine Fehleingabe am Computer gemacht hat.

Beispiel für die Induktion und Erkennung der Negativefluency

Therapeut: Ich habe richtig verstanden, Sie müssen u.a. Kontodaten eingeben und sorgen sich, dass Ihnen dabei Fehler unterlaufen könnten. Was würde daraus denn folgern?

Patientin: Mh, da muss man sehr genau sein, sonst gibt es am Ende eine Fehlüberweisung. Das ärgert Kunden.

Therapeut: Und wenn sich Kunden ärgern?

Patientin: Dann schreiben sie eine Beschwerde und ich werde zum Chef zitiert.

Therapeut: Und was droht da?

Patientin: Ich kann eine Abmahnung bekommen oder werde sogar in eine andere Abteilung versetzt, damit solche Fehler nicht wieder passieren.

Therapeut: Und in der anderen Abteilung?

Patientin: Die Kollegen und Chefs wissen doch dann, warum ich versetzt wurde. Die werden mich dann genau beobachten.

Therapeut: Und das bedeutet für Sie?

Patientin: Wenn ich so etwas merke, dann werde ich ganz unsicher und dann passieren mir erst recht Fehler.

Therapeut: Viele Fehler sind natürlich eine Katastrophe.
Patientin: Da muß man sich nicht wundern, wenn man auf der Entlassungsliste steht. Ich erinnere mich an einen Fall vor fünf Jahren, da ist auch ein Kollege entlassen worden, weil er zu viele Fehler gemacht hat.
Therapeut: Und dann?
Patientin: Ich finde dann keinen neuen Job mehr. Wer will jemand der wegen schlechter Leistung gekündigt wurde. Wir brauchen aber das Geld. Wir haben eine teure Wohnung. Die müssten wir dann aufgeben. Das wäre für meinen Mann nicht zu ertragen. Ich bin mir nicht sicher, ob er unter einer solchen Situation bei mir bleiben würde.
Therapeut: Habe ich Sie richtig verstanden? Wenn es passiert, dass Sie eine falsche Kontonummer eingeben, dann kommen vor Ihrem inneren Auge.Gedanken hoch, dass Sie deswegen Ihr Mann im Stich lassen könnte?
Patientin (verschämt lächelnd): Oh weh, dass ist schon etwas verrückt. Aber ich bin nun einmal so, ich denke immer gleich an das Schlimmste.

3.3 Modifikation des Worrying

Wenn die Patienten das Erleben gewonnen haben, dass sie sich vor allem „Sorgen machen" statt „Sorgen zu haben", dann ist die nächste Frage, wie man zu einem „realistischen" Denken kommen kann. Es ist für die Patienten geradezu ein erneuter Anlass, sich Sorgen zu machen, wenn sie verstanden haben, dass sie sehr schlecht sind in einer korrekten Problemerkennung und damit auch Problembewältigung, wo dies doch ihr wichtigstes Lebensziel ist. Damit ist die Motivation gegeben, aktiv an einem „realistischeren" Denken zu arbeiten.
Kognitive Selbstkontrolle und Modifikation: Zentraler Bestandteil des kognitiv-verhaltenstherapeutischen Vorgehens ist nun die Modifikation kognitiver Verzerrungen. Ziel ist, dass der Patient erkennen lernt, dass er eine Tendenz hat, wie ein „Sicherheitsingenieur" auf der Suche nach potentiellen Gefahren durch die Welt zu laufen. Es gilt diese einseitige Aufmerksamkeitsausrichtung zu erweitern. Es ist dann die Tendenz zu fortlaufenden und sich selbst verstärkenden Katastrophenphantasien herauszuarbeiten und Methoden zu erarbeiten, sie frühzeitig zu unterbrechen und sie durch Alternativgedanken i.S. interner Dialoge zu relativieren. Dies schließt auch das sog. Meta-Worrying mit ein, wie z.B. die Sorge, dass man vor Sorgen umkommt. Dies erfolgt unter Rückgriff auf verhaltenstherapeutische Standardverfahren (Linden und Hautzinger 2015). Hierzu zählen:

- Selbstbeobachtungsaufgaben
- Gelenkte Phantasie
- Reframing
- sokratische Dialoge
- Zweispaltentechnik
- Entkatastrophisieren
- interne Dialoge
- Realitätsprüfung

Beispiel für eine Realitätstestung und Entkatastrophisierung

Therapeut: Ich möchte mir jetzt gerne mit Ihnen gemeinsam anschauen, was wäre, wenn Sie wie befürchtet in der nächsten Woche die Führerscheinprüfung nicht bestehen?
Patientin: Das wäre entsetzlich.
Therapeut: Was genau wäre entsetzlich?
Patientin: Ich würde mich nicht nach Hause trauen. Meine Eltern und Großeltern wären enttäuscht, auch mein Fahrlehrer. Der hat sich schon so viel Mühe mit mir gegeben. Grausam.
Therapeut: Wenn Sie den Führerschein nicht bestehen, würde es Ihnen schlecht gehen, weil Sie glauben, andere enttäuscht zu haben. Mh. Ich würde gern mit Ihnen 6 Monate in die Zukunft gehen. Wie wäre es dann: Sie haben vor 6 Monaten den Führerschein nicht bestanden. Was glauben Sie, wie es Ihnen geht und wie es den anderen ergeht?
Patientin: Oi, ... ich denke, dass ich die Prüfung noch mal versucht hätte. Mein Opa hätte bestimmt noch mal Geld dazu gegeben. Ich hätte einfach noch mal mit dem Fahrlehrer geübt. Meine Mutter hätte mir da schon geholfen, dass ich noch mal in die Fahrschule gehe.
Therapeut: Wie würde es Ihnen in 6 Monaten gehen?
Patientin: Ich glaube, ich wäre froh, dass ich es noch mal probiert habe.
Therapeut: Wie würde es Ihren Eltern, den Großeltern oder dem Fahrlehrer gehen?
Patientin: Na ja (lacht), der Fahrlehrer ist wahrscheinlich froh, noch mal Geld dazuverdient zu haben. Ja, und meine Mutter sagt mir ja auch heute andauernd, dass einmal durchfallen dazugehört – hat sie ja schließlich auch. Ach, und die Großeltern sehen das ganz locker. Ich glaube, die reden gar nicht mehr davon.
Therapeut: Damit ich es richtig verstehe, was war dann nochmal das Problem, das Sie so in Unruhe versetzt hat?
Patientin: Ich weiß es eigentlich selbst nicht, ich sehe immer gleich in allem eine Katastrophe. So bin ich eben. Das hat mein Opa auch schon gesagt.

Sorgenexposition

Ein besonderes Verfahren der kognitiven Verhaltenstherapie bei GAD ist die „Exposition gegen Sorgen" (Hoyer & Becker 2005). Hintergrund ist, dass die einschießenden automatischen Gedanken so schnell sind, dass sie nicht zu verhindern sind. Sie führen dann zu einem Angsterleben, das die Patienten zu ihrem Sorgenverhalten treibt. Will man diesen Mechanismus unterbrechen, müssen die Patienten eine Symptomtoleranz lernen oder diesen Angstgefühlen mit „Achtsamkeit" (Zargar et al., 2013, Millstein et al., 2015) akzeptierend zu begegnen. Ziel der Sorgenexposition ist die Unterbindung von gedanklichem Meideverhalten, von bildlichen statt kognitiven Inhalten, Konkretisierung von Sorgen und den damit verbundenen schlimmsten Befürchtungen, sowie indirekt eine Veränderung ungünstiger Annahmen über die Sorgen, d.h. eine Beeinflussung negativer Metakognitionen wie z.B. der Sorge, dass zuviel Sorgen verrückt machen. Dies kann gelernt werden, im Rahmen eines „kognitiven Rehearsals". Es wird eine ungefährliche aber aufregende Situation gewählt, wie beispielsweise, dass man sich mit Nachbarn zum Theater verabredet, die Karten besorgt und dann den Termin vergessen hat, weshalb diese nun ohne Eintrittskarten dastehen und die Vorstellung nicht besuchen können. Der Patient wird angeleitet, sich in diese Szene bildhaft und lebendig hineinzuversetzen und gedanklich auch nicht abzuweichen. Der Therapeut kann die Lebendigkeit der Vorstellung unterstützen, indem er Situationsdetails vorgibt (die Nachbarn müssen das Theater verlassen, es regnet, sie haben keinen Schirm, es gibt kein Lokal und keinen Unterstand in der Nähe, der Bus ist weg). Wichtig ist, dass sich der Patient i.S. einer Reaktionsexposition den inneren Angstgefühlen und Peinlichkeitsgefühlen stellt, sie sich anschaut und mit Achtsamkeitshaltung erträgt. Dies sollte über einen längeren Zeitraum geschehen, bis der Patient eine akzeptierende Haltung gewonnen hat.

Positiv-Fluency-Übung

In dem Vorgehen von Brown et al. (1993) schließt dann auch noch eine Positiv-Fluency-Übung an. Der Patient soll nun möglichst viele Alternativen zum schlimmsten Ausgang der vorgestellten Szene entwickeln (es gab doch noch Karten zu kaufen, nebenan war ein Kino mit einem Film, den die Nachbarn seit langem sehen wollten, sie sind mit dem Auto gefahren usw.) und auch danach sollte der Patient nochmals das Ausmaß seiner Beunruhigung einschätzen.

Abbau des Sorgen- und Vermeidungsverhaltens

Ein wichtiges Therapieziel ist die Unterbindung des Sorgen- und Vermeidungsverhaltens in Form einer Exposition mit Reaktionsverhinderung. So wird beispielsweise die Zahl der Anrufe reduziert, mit denen überprüft werden soll, ob mit den Kindern zu Hause „alles in Ordnung ist". Bei einer derartigen Reaktionsverhinderung zeigt sich am deutlichsten, dass die GAD im Kern eine Angststörung ist. Patienten können bei solchen Übungen mit erheblicher Angst, bis hin zu Panik reagieren. Die Übungen müssen entsprechend so gewählt werden, dass es nie zu einem Kontrollverlust für den Patienten kommt. Wie bei jeder anderen Angststörung wird anhand solcher Übungen die aufsteigende Angst identifiziert und Angstbewältigungsstrategien eingeübt.

Aufbau von Bewältigungsstrategien: Zur Bearbeitung von Defiziten in der Bewältigung von Alltagsproblemen kann ein Problemlösetraining eingeführt werden. Vordergründig scheinen Patienten mit GAD weniger Defizite in den Problemlösefertigkeiten an sich zu haben, sondern eher Schwierigkeiten in der Anwendung der Problemlösefertigkeiten. Ziel des Problemlösetrainings ist, ineffizientes Sorgenverhalten durch effizientes Problemlöseverhalten zu ersetzen. Zu den zu erlernenden Basisfertigkeiten gehören z. B. die Abgabe von Verantwortung, Selbstsicherheit (um z.B. „nein" zu sagen), aber auch die Fähigkeit, Aufgaben hinsichtlich ihrer Wichtigkeit zu ordnen. Ziel ist, dass die Patienten lernen, ihre Konzentration und Aufmerksamkeit auf die anstehenden Aufgaben zu lenken und z.B. nicht auf die Sorge, ob sie diese Anforderung bewältigen oder nicht.

Förderung von mit Angst inkompatiblen Aktivitäten

Während der gesamten Therapie sollte ein Augenmerk des Therapeuten auf den vorhandenen Ressourcen des Patienten liegen, d.h. der Therapeut sollte mit Angst inkompatibles Verhalten, das der Patient zeigt, fördern bzw. sollte aktiv mit dem Patienten am Aufbau von Verhalten arbeiten, das vom Patienten ohne Angst ausgeführt werden kann.

> **!** **Merke**: Die zentralen Methoden eines kognitiv-verhaltenstherapeutischen Vorgehens sind
> - Kognitive Selbstkontrolle und Modifikation durch interne Dialoge
> - Sorgenexposition
> - Positiv-Fluency-Übungen
> - Reaktionsverhinderung
> - Entspannung

Vermittlung von Entspannungsverfahren: Zusätzlich kann auch die Vermittlung eines Entspannungsverfahrens hilfreich sein. Eine hierfür geeignete Methode ist die Progressive Muskelrelaxation nach Jacobson (1938). Das Ziel ist die Bewältigung der inneren sorgenassoziierten Unruhe. Der Patient sollte lernen, sich nicht nur während der eigentlichen Entspannungsübungen herabzuregulieren, sondern auch unter belastenden Alltagsbedingungen (angstinkompatible Entspannung).

4 Frequently Asked Questions (FAQ)

1. *Wie kann man die Diagnose einer GAD stellen, wenn der Patient über eine schwere Lebensbelastung klagt?*

→ Man beginnt mit den Problemen des Patienten und erweitert dann die Problemanalyse indem man auf die „verlässliche Persönlichkeit" des Patienten zu sprechen kommt und schließlich auf den Umgang mit Alltäglichkeiten (Minor Hassle).

2. *Was ist der Hauptfehler bei der Behandlung der GAD?*

→ Das Hauptproblem ist, wenn der Therapeut nicht die formale Denkstörung, sondern die Probleme des Patienten als Therapieziel nimmt. Durch die Analyse von Problemen kommen Patienten zunehmend auf weitere Katastrophenmöglichkeiten mit der Gefahr einer Verschlechterung der Störung.

3. *Welche Probleme können bei der Durchführung von Entspannungsverfahren auftreten?*

→ Der Patient kann sich in Sorgenphantasien verlieren und noch ängstlicher werden.

4. *Wie kann eine Sorgenexposition durchgeführt werden, wenn ein Patient Schwierigkeiten aufweist, sich eine Sorgen-Szene bildlich vorzustellen?*

→ Man führt ein kognitives Rehearsal durch.

5 Prüfungsfragen

1. Wie häufig ist die GAD?
2. In welchem Alter beginnt eine GAD typischerweise?
3. Nennen Sie die Diagnosekriterien der GAD.
4. Beschreiben Sie die charakteristischen Merkmale der Sorgen bei GAD-Patienten.
5. Was ist ein Sensitizer-Stil?
6. Nennen Sie Unterschiede zwischen Sorgen und Zwangshandlungen, Grübeln, Intrusionen.
7. Erläutern Sie, warum Sorgen negativ verstärkt werden.

8. Was versteht man unter Fluency allgemein und unter Sorgen-Fluency im Speziellen?
9. Was sind interne Dialoge?
10. Wie könnte ein interner Dialog eines GAD-Patienten nach erfolgreicher Therapie aussehen ?

6 Literatur

a) zitierte Literatur

- Bandelow B., Boerner R.J., Kasper S., Linden M., Wittchen H.U., Möller H.J. (2013). Generalisierte Angststörung: Diagnostik und Therapie. Deutsches Ärzteblatt, 110, 300-310.
- Barlow, D.H. (1988). Anxiety and its disorders. The nature and treatment of anxiety and panic. Guilford Press, New York.
- Beck A.T., Emery G. & Greenberg R.L. (1985). Anxiety disorders and phobias. New York, Basic Books.
- Becker E.S., Hoyer J. (2005). Generalisierte Angststörung. Hogrefe, Göttingen
- Becker E., Margraf J. (2016). Generalisierte Angststörung. Ein Therapieprogramm. Weinheim, Beltz.
- Bomyea J., Ramsawh H., Ball T.M., Taylor C.T., Paulus M.P., Lang A.J., Stein M.B. (2015). Intolerance of uncertainty as a mediator of reductions in worry in naq cognitive behavioral treatment program for generalized anxiety disorder. J Anx Dis, 33, 90-94.
- Borkovec, T.D., Hazlett-Stevens, H. & Diaz, M.L. (1999). The role of positive beliefs about worry in generalized anxiety disorder and its treatment. Clinical Psychology and Psychotherapy, 6, 126-138.
- Brown, T.A., O'Leary, T.A. & Barlow, D.H. (1993). Generalized anxiety disorder. In D.H. Barlow (Ed.). Clinical Handbook of Psychological Disorders. New York: Guilford Press (pp 137-188).
- Buhr, K., Dugas, M.J. (2012). Fear of emotions, experiental avoidance, and intolerance of uncertainty in worry and generalized anxiety disorder. Intern J Cogn Ther. 5, 1-17.
- Cuijpers P., Sijbrandij M., Koole S., Huibers M., Berking M., Andersson G. (2014). Psychological treatment of generalized anxiety disorder: a meta-analysis. Clin Psychol Rev. 34:130-40.
- Gass C.S., Ansley J., Boyette S. (1994). Emotional correlates of fluency test and maze performance. J Clin Psychol. 50:586-590.
- Hoyer J., Becker E.S. (2005) Sorgenexposition bei Generalisierter Angststörung. In: Neudeck P, Wittchen HU, Konfrontationstherapie bei psychischen Störungen. Hogrefe, Göttingen
- Hoyer, J. & J. Margraf (Hrsg.) (2013). Angstdiagnostik: Grundlagen und Messverfahren. Berlin: Springer.
- Hoyer J., Becker E.S., Roth W.T. (2001) Characteristics of worry in GAD patients, social phobics, and controls. Depress Anxiety.13, 89-96.
- Jacobson, E. (1938). Progressive relaxation. Chicago, Univ. of Chicago Press.
- Kessler, R.C., Keller, M.B. & Wittchen, H.U. (2001). The epidemiology of Generalized Anxiety Disorder. The Psychiatric Clinic of North America 24, 19-39.
- Koerner N., Tallon K., Kusec A. Maladaptive core beliefs and their relation to generalized anxiety disorder. Cogn Beh Ther 2015, 1: 1-15.
- Korn, O., Sipos, V., Schweiger, U.: Die Metakognitive Therapie der Generalisierten Angststörung. Psychotherapie 2012, 17, 119-130.
- Leichsenring F., Salzer S., Jaeger U., Kächele H., Kreische R., Leweke F., Rueger U., Winkelbach C., Leibing E.. Short-term psychodynamic psychotherapy and cognitive-behavioral therapy in generalized anxiety disorder: a randomized controlled trial. American Journal of Psychiatry 2009; 166:875-881.
- Leichsenring, F., Winkelbach, C. & Leibing, E. (2002). Die Generalisierte Angststörung – Krankheitsbild, Diagnostik und Therapie. Zeitschrift für Psychosomatisch Medizin und Psychotherapie, 48, 235-55.
- Linden, M. & Hautzinger, M. (Hrsg.) (2015). Verhaltenstherapiemanual. Berlin: Springer.
- Linden, M., Bär, T., Zubrägel, D., Ahrens, B. & Schlattmann, P. (2002). Wirksamkeit der Kognitiven Verhaltenstherapie bei Generalisierten Angststörungen. Ergebnisse der Berliner KVT-GAD-Studie. Verhaltenstherapie 12, 173-181.
- Linden, M., Maier, W., Achberger, M., Herr, R., Helmchen, H. & Benkert, O. (1996). Psychische Erkrankungen und ihre Behandlung in Allgemeinarztpraxen in Deutschland. Ergebnisse aus einer Studie der Weltgesundheitsorganisation (WHO). Nervenarzt 67: 205-215.
- Meyer, T. J., Miller, M. L., Metzger, R. L., & Borkovec, T. D. (1990). Development and validation of the Penn State Worry Questionnaire. Behaviour Research and Therapy, 28, 487–495.
- Millstein D.J., Orsillo S.M., Hayes-Skelton S.A., Roemer L. (2015). Interpersonal Problems, Mindfulness, and Therapy Outcome in an Acceptance-Based Behavior Therapy for Generalized Anxiety Disorder. Cogn Behav Ther. 31: 1-11.
- Olatunji B.O, Ciesielski B.G, Armstrong T., Zhao M., Zald D.H.: Making something out of nothing: neutral content modulates attention in generalized anxiety disorder. Depress Anxiety. 2011; 28: 427-434.
- Roemer, L. & Borkovec, T.D. Worry: Unwanted cognitive activity that controls unwanted somatic experience. In: Wegner, D.M. & Pennebaker, J.W. (Hrsg.): Handbook of mental control. Prentice Hall, Englewood Cliffs/NJ 1993, S. 220-238.
- Roemer, L. & Orsillo S.M.: Expanding our conceptualization of and treatment for generalized anxiety disorder: Integrating mindfulness/acceptance-based approaches with existing cognitive-behavioral models. Clin Psychol Sci Practice 2002; 9: 54-68.
- Romera I., Fernández-Pérez S., Montejo A.L., Caballero F., Caballero L., Arbesú J.Á., Delgado-Cohen H., Desaiah D., Polavieja P., Gilaberte I. (2010). Generalized anxiety disorder, with or without co-morbid major depressive disorder, in primary care: prevalence of painful somatic symptoms, functioning and health status. J Affect Disord. 127, 160-168.
- Ruhmland, M. & Margraf, J. (2001). Effektivität psychologischer Therapien von generalisierter Angststörung und sozialer Phobie: Meta-Analysen auf Störungsebene. Verhaltenstherapie 11:27-40.
- Salzer S., Winkelbach C., Leweke F., Leibing E. & Leichsenring F. Long-term effects of short-term psychodynamic psychotherapy and cognitive-behavioral therapy in generalized anxiety disorder: 12-month follow-up. Canadian Journal of Psychiatry 2011; 56,8,503-508.
- Schmidt-Traub S. (2017). Generalisierte Angststörung: Ein Ratgeber für übermäßig besorgte und ängstliche Menschen. Hogrefe, Göttingen.
- Upatel T., Gerlach A.L. Appraisal of activating thoughts in generalized anxiety disorder. J Behav Ther Exp Psychiatry. 2008; 39, 234-49.
- Volz H.P., Stieglitz R.D. (2010). Generalisierte Angststörung. Stuttgart, Schattauer.
- Weisberg R.B. (2009). Overview of generalized anxiety disorder: epidemiology, presentation, and course. J Clin Psychiat 70, 4-9.
- Wells, A. & Carter, K. (1999). Preliminary tests of a cognitive model of generalized anxiety disorder. Behaviour Research and Therapy 37, 585-594.
- Wells A., Matthews G. (1996). Modelling cognition in emotional disorder: the S-REF model. Behav Res Ther. 34, 881-888.
- WHO (1993). Internationale Klassifikation psychischer Störungen. ICD-10. Bern: Verlag Hans Huber.
- Zargar F., Farid A.A., Atef-Vahid M.K., Afshar H., Omidi A. (2013). Comparing the effectiveness of acceptance-based behavior therapy and applied relaxation on acceptance of internal experiences, engagement in valued actions and quality of life in generalized anxiety disorder. J Res Med Sci. 18:118-22.

4

4.5 Angst- und Zwangsstörungen

4.5.5 Zwangsstörungen und zwangsverwandte Störungen

Angelika Lakatos-Witt

1 Einleitung

Den Zwangsstörungen ist im neuen DSM 5 (APA, 2014) ein eigenes Kapitel gewidmet worden, das „Zwangsstörungen und verwandte Störungen" heißt. Als zwangsverwandte Störungen wurden das pathologische Horten und Beschaffen von den Zwängen separiert und die körperdysmorphe Störung, das pathologische Haarausreißen und das Hautzupfen/quetschen aus anderen Gruppen hierher transferiert. Zudem wurden neue Kategorien u.a. „Andere näher bezeichnete Zwangsstörungen" geschaffen, in der das Nägelbeißen und ähnliches als „körperbezogene Wiederholungszwänge" eingeordnet sind ebenso wie die zwanghafte Beschäftigung mit bestimmten Gedankeninhalten z.B. die zwanghafte Eifersucht. Der Transfer und die Neudefinition beruht auf dem Konsens einer internationalen Expertenkommission, die die Ähnlichkeit dieser Phänomene zu den Zwängen anhand vorher festgelegter valider Kriterien überprüft hat, eines dieser Kriterien war das Ansprechen auf dieselben Interventionstechniken. Die Neugruppierungen sollen die Therapieforschung und – entwicklung fördern.
Konsequenterweise sind in die folgenden Erörterungen auch die zwangsverwandten Störungen und die jeweiligen Besonderheiten hinsichtlich der praktischen Umsetzung der kognitiv-verhaltenstherapeutischen Interventionen mit einbezogen.

2 Theoretische Inhalte und Kenntnisse

2.1 Beschreibung der Störung und Definitionskriterien

Beispiel:
Liliane K., eine 37-jährige Sekretärin, ist auffallend blass und untergewichtig. Unter Tränen berichtet sie: „Ich kann kaum mehr etwas essen, weil ich Angst habe, an den Lebensmitteln könnten sich gefährliche Krankheitserreger befinden, Hepatitis oder Aids-Viren oder so etwas. Deshalb untersuche ich alle Lebensmittel und Verpackungen auf verdächtige Flecken hin, die Spuren von menschlichen Körperpartikeln sein könnten. Rote Flecken sind besondern schlimm, denn dann denke ich an getrocknete Blutreste. Die Nahrungsbeschaffung ist die reinste Tortur für mich. Oft kann ich das, was ich eigentlich brauche, auch gar nicht mitnehmen, weil es kein Stück gibt, das mir unverdächtig erscheint. Gemüse und Obst sind für mich von vorneherein ausgeschlossen, weil sie unverpackt durch zu viele Hände gegangen sind und immer voll unidentifizierbarer Flecken. Wenn ich mit den Einkäufen zu Hause bin, stelle ich alles auf den Küchentisch und dann wird Stück für Stück noch einmal genauestens kontrolliert. Diese Kontrollen können sich über Stunden hinziehen, weil selbst kleine Farbtupfer auf den Etiketten oder Verpackungen mir Probleme bereiten, mir gefährlich erscheinen. Ich weiß, es ist lächerlich, aber ich habe solche Angst davor, dass ich nicht anders kann. Ich nehme jede einzelne Packung in die Hand, drehe sie und betrachte sie von allen Seiten. Wenn ich einigermaßen sicher bin, dass nichts dran ist, verstaue ich es im Schrank, aber dann muss ich mir nach jedem Stück die Hände noch mehrmals waschen. Manchmal, wenn es ganz schlecht geht und ich einfach nicht sicher bin, werfe ich das Eingekaufte wieder weg. So wird es oft 21 Uhr oder später, bis ich etwas essen kann, sofern ich dann nicht schon zu erschöpft bin. Theoretisch könnte ich mir von meinen Eltern, in deren Haus ich eine Wohnung habe, etwas mitbringen oder kochen lassen, aber dann müsste ich ihnen erklären, warum, und dafür schäme ich mich zu sehr. Sie würden es auch nicht verstehen. Ich verstehe es ja selber nicht. Mein Freund ist der Einzige, der etwas von meinem Problem weiß. Er versucht manchmal, mir zu helfen, wird aber schnell ärgerlich und ungeduldig, und dann ist es besser, wenn ich es allein erledige. Er hat schon öfter mit Trennung gedroht, denn es bleibt uns ja kaum noch gemeinsame Freizeit. Am Wochenende liege ich auch viel im Bett, weil ich einfach zu erschöpft bin und den Kampf nicht mehr aufnehmen will. Solange ich im Bett bleibe, gibt es nichts, was ich tun muss, ohne es zu wollen."

Anhand dieses typischen Beispiels lassen sich die entscheidenden Merkmale für Zwangsstörungen gut erläutern:

1. Die Betroffenen verspüren einen subjektiven Drang, bestimmte Dinge zu denken oder zu tun, um eine vermeintliche Gefahr abzuwenden, was quälend bzw. zeitaufwendig ist.
2. Sie versuchen deshalb, diese Gedanken abzuwehren bzw. den Handlungsimpulsen zu widerstehen, es gelingt ihnen aber nicht, sie zu unterlassen.
3. Sie erleben diesen Drang als etwas, was von ihnen selbst kommt (interner Ursprung), sie können sich aber davon distanzieren (ich-dyston).

Da diese „Einsichtsfähigkeit" aber durchaus stark variiert, wurde im DSM 5 eine Zusatzkategorie geschaffen, bei der diese beurteilt werden soll in a, Betroffene mit guter/ausreichender Einsicht oder b, wenig Einsicht oder c, fehlender Einsicht/wahnhaften Überzeugungen. Früher sprach man bei letzteren von „Zwangsstörungen mit überwertigen Ideen" und verstand dies eher als Ausnahme. Heute hat man ein dimensionales Konzept der Einsichtsfähigkeit und trägt damit auch den Studienergebnissen Rechnung, die zeigen, dass (je nach Erhebungsmethodik) jeder 5.-10. Patienten nur geringe oder keine Einsicht in die Unbegründetheit seiner Zwangshandlungen zeigt (vgl. Backenstrass, 2014). Das Konstrukt Einsicht ist wohl zu wenig differenziert, denn die meisten Betroffenen sind sich der Übertriebenheit ihrer Handlungen durchaus bewusst, aber unsicher über die Gefahr und damit die Notwendigkeit der Handlungen.

Die Bezeichnungen sind etwas irreführend, insofern als Zwangshandlungen durchaus keine beobachtbaren Handlungen sein müssen, sondern ebenso auf mentaler Ebene stattfinden können. Entscheidend ist der funktionale Unterschied, der in den Bezeichnungen **aufdringliche Gedanken** (intrusions) statt Zwangsgedanken und **Neutralisierungen** statt Zwangshandlungen für alle absichtlich durchgeführten Gegenmaßnahmen (seien sie nun beobachtbar oder gedanklicher Natur) besser zum Ausdruck kommt. Insbesondere bei rein mentalen Zwängen ist diese Unterscheidung sehr wichtig.

> ! **Merke:** Bei **Zwangsgedanken** müssen zwei Komponenten unterschieden werden: die Angst auslösenden **aufdringlichen Gedanken** (z. B. „Ich habe jemanden umgebracht") und die als Gegenmaßnahmen eingesetzten **Neutralisierungsgedanken** („Ich war doch gar nicht aus dem Haus" etc.)

Beispiel:

Herr S. ist 38 Jahre alt, verheiratet, hat zwei Kinder und ist Musiklehrer von Beruf. Er leidet unter dem Gedanken, er könnte ein Kind sexuell missbrauchen (Zwangsgedanke = **aufdringlicher Gedanke**). Aus diesem Grund vermeidet er eine ganze Reihe von Dingen. Er versucht, nicht mit Schülerinnen allein in einem Raum zu sein, gibt keinen Einzel- Klavierunterricht mehr, vermeidet die Nähe von Schülerinnen im Klassenzimmer etc. (passive Vermeidung). Zusätzlich hat er eine Reihe von aktiven Strategien mentaler Art, um sicherzugehen, dass er kein Kind missbraucht haben kann (aktive Vermeidung = Zwangshandlungen = **Neutralisierung**). So kontrolliert er seinen Körper mental auf Zeichen sexueller Erregung hin. Und er sagt sich selbst beruhigende Sätze, z.B. „Du hast noch nie etwas in der Art getan" und „Du willst es auch nicht tun" usw. Zusätzlich versucht er, sich nach Begegnungen mit Mädchen genau zu erinnern, was er dabei getan hat, wo er stand etc.

Dagegen spricht, dass für einen paraphil Veranlagten Vorstellungen von sexuellen Kontakten mit Kindern zumindest partiell angenehm sind und er entsprechende Reize sucht (z.B. Bilder von nackten Kindern), auch wenn er sich gleichzeitig der gesellschaftlichen Sanktionierung solchen Verhaltens bewusst ist und sich von der tatsächlichen Ausführung sexueller Kontakte zu Kindern zurückhält.

Herr S. hingegen empfindet auch nicht ansatzweise Vergnügen oder Lust beim Gedanken an Sex mit Kindern, sondern massive Angst, Abscheu und Ekel vor sich selber. Und er sucht keine entsprechenden Reize, sondern vermeidet diese und darüber hinaus noch sehr viel mehr Stimuli und Situationen, die man gemeinhin als absolut nicht sexuell erachten würde, z. B. das Sitzen neben einem Kind auf der Klavierbank.

Es gibt auch keinerlei Hinweise aus der Vergangenheit oder Gegenwart auf ein tatsächlich abweichendes Sexualverhalten bei Herrn S. Er beschreibt ein normales und befriedigendes Sexualleben mit seiner Frau.

Sehr typisch für eine Zwangsstörung ist außerdem die Entwicklung der Problematik: Herr S. hatte bereits in der Kindheit subklinische Kontrollzwänge und war ängstlich.

Ausgelöst wurde die aktuelle Zwangsproblematik in einer stark belasteten Lebensphase durch eine Berichterstattung im Fernsehen über einen Sexualmord bei einem zehnjährigen Mädchen, der die Nation erschüttert hatte. In der Folge ließ ihn der Gedanke „Könntest du das gewesen sein?" nicht mehr los und verursachte massive Angst beim Klienten. Zur Bewältigung des Gedankens wurden die oben zitierten Gegengedanken und das Vermeidungsverhalten eingesetzt, das anfänglich nur Körperkontakte betraf, dann aber zunehmend generalisierte.

Für die diagnostische Einordnung entscheidend ist, dass Herr S. bereits den Gedanken an Sex mit Kindern/Kindesmissbrauch als nicht tolerabel beurteilt und als ein Zeichen dafür, dass etwas mit ihm nicht stimmt/er sich selbst nicht trauen kann etc. Danach befragt, was es für ihn bedeuten würde, wenn er tatsächlich ein Kind missbraucht hätte/missbrauchen würde, sagt er: „Wenn ich so etwas getan hätte, hätte ich kein Recht mehr, weiterzuleben, denn das ist das Verabscheuungswürdigste, was ich mir vorstellen kann."

> ! **Merke:** Entscheidend für die Einordnung eines Gedankens als **Zwangsgedanken** bzw. **aufdringlichen Gedanken** ist die abwehrende Haltung des Patienten gegenüber dem Gedanken. Die Betreffenden wissen, dass es ihre eigenen Gedanken sind, aber empfinden sie als unsinnig, verurteilenswert, nicht tolerabel und kämpfen dagegen an.

Worauf ist diagnostisch zu achten?

Bei diesem Beispiel drängt sich natürlich sofort die Frage auf, inwieweit man als Therapeutin sicher sein kann, dass es sich um Zwangsgedanken handelt und der Klient nicht tatsächlich paraphile Neigungen hat, die er mit seinen Vermeidungsstrategien unter Kontrolle zu halten versucht? (Die gleiche Frage wird in Bezug auf aggressive Zwangsgedanken häufig gestellt: Woher weiß ich, dass der Betreffende den Gedanken nicht ausführt und wirklich jemanden verletzt, misshandelt etc.?)

Wenn man aufgrund dieser Fakten die Diagnose „Zwangsgedanke" abgesichert hat, so braucht man als Therapeut keine Sorge zu haben, dass der Gedanke in eine (z. B. aggressive oder obszöne) Handlung umgesetzt wird. Eben diese Gleichsetzung bzw. Verwechslung von Gedanken und Handlungen (thought-action-fusion) ist ein wichtiges aufrechterhaltendes Element der Problematik und daher Ziel therapeutischer Interventionen (siehe Punkt 3.3.3).

! **Merke:** Zwanghafte Impulse d.h. Gedanken sich ungewollt aggressiv, obszön, peinlich oder anderweitig intolerabel zu verhalten, werden nie in die Tat umgesetzt. Womit die Betroffenen Schwierigkeiten haben, ist die Kontrolle ihrer Gedanken, nicht ihrer Taten, diesbezüglich funktioniert der Widerstand/die Kontrolle perfekt (vgl. Rachman & Hodgson, 1980).

2.2 Erscheinungsformen, Untergruppen und Inhalte

Im Hinblick auf die Therapie und zur besseren Orientierung innerhalb der Vielfalt von Zwangsstörungen wurden Untergruppen gebildet (s. Tabelle 1), doch sind die konkreten Auslöser, die Vorstellungen über vermeintliche Gefahren und Verbreitungswege sowie die Vermeidungsstrategien immer hochgradig idiosynkratisch. Auch weisen die wenigsten Klienten nur eine Form von Zwang auf. Zudem wechselt die Symptomatik häufiger, verschiebt sich im Verlauf der Störung auf andere Stimuli oder Zwangsformen.

2.3 Epidemiologie, Verlauf und Komorbidität

Nach einer aktuellen Studie des Robert-Koch-Instituts zur Gesundheit Erwachsener in Deutschland sind Zwangsstörungen mit einer 12-Monats-Prävalenz von 3,6 % die vierthäufigste psychische Störung nach den Angststörungen, Alkoholstörungen und unipolaren Depressionen (Jacobi et al., 2014). Frauen sind in dieser Studie etwas häufiger betroffen als Männer (4,0 vs. 3,3 %). Die aus anderen epidemiologischen Studien bekannten Lebenszeitprävalenzen sind nicht wesentlich geringer (1-3 %), so dass man von einer sehr geringen Spontanremissionsrate ausgeht (Rasmussen et al., 1992).
Hinsichtlich des Verlaufs beschreibt die überwältigende Mehrheit der Betroffenen eine ununterbrochene, in der Intensität jedoch schwankende Symptomatik, die sich vor allem in Stressphasen verschlimmern würde.
Etwa ein Drittel der Behandlungssuchenden erfüllt auch die Kriterien einer unipolaren Depression. Aber auch die Überschneidungen mit anderen Angststörungen sind hoch. Alkohol- und Medikamentenmissbrauch kommen meist als Folge von Selbstbehandlungsversuchen ebenfalls nicht selten vor (Wittchen & Jacobi, 2012).
Etwa **50% der Behandlungssuchenden** mit Zwängen weisen gleichzeitig auch eine **Persönlichkeitsstörung** auf, wobei die selbstunsicheren und dependenten Stile dominieren (vgl. Ecker und Dehmlow, 1994; Winkelmann et al., 1994).

2.4 Differenzialdiagnostik

Untersuchungen über die Wege und Irrwege von Betroffenen im Gesundheitssystem zeigen, dass Zwangsstörungen erschütternd oft fehldiagnostiziert werden (Wahl et al., 2010). Mögliche Gründe mögen darin zu suchen sein, dass Zwänge sehr schambesetzt sind und nicht ohne weiteres berichtet werden, aber auch bei Fachleuten viel Unkenntnis herrscht und es neben den klassischen Zwängen einige gibt, die zunächst sehr bizarr wirken:

Tabelle 1: Untergruppen der Zwangsstörungen und die damit typischerweise verbundenen Befürchtungen
A. Zwangshandlungen
Wasch- und Putzzwänge
Damit verbundene Befürchtungen: die Ansteckung mit HIV oder anderen Krankheitskeimen, Verunreinigung mit menschlichen Ausscheidungen, Tierhaaren, Chemikalien etc.
Kontrollzwänge
Typische Ausformungen: Kontrollieren von Fenstern, Türen oder Elektrogeräten. Kontrollieren, ob man einen anderen Menschen verletzt hat, z.B. beim Autofahren, oder einen folgenschweren Fehler begangen haben könnte
Wiederholungszwänge, Zählzwänge und Ordnungszwänge
Verbunden typischerweise mit einer Art magischen Denkens (z.B. der Befürchtung, dass einem Angehörigen ein Unglück zustoßen könnte, wenn bestimmte Tätigkeiten nicht wiederholt werden oder die Dinge nicht am richtigen Platz stehen)
B. Zwangsgedanken
Ausprägungsformen: Gedanken im engeren Sinne (z.B. jemandem etwas anzutun, zwanghafte Impulse (z.B. Herausschreien obszöner Worte) oder zwanghafter Vorstellungen/Bilder (z.B. Bilder von Katastrophen, Autounfällen etc.) Inhaltlich handelt es sich dabei um Befürchtungen, gegen ein soziales Tabu zu verstoßen, also sich unbeabsichtigt aggressiv zu verhalten, einen Schaden zu verursachen, gegen sexuelle, religiöse oder sonstige Verhaltensnormen zu handeln

Beispiel:
Ein Sozialpädagoge, 31 Jahre alt, bat am Telefon um einen Termin, der jedoch nicht im Therapiezimmer stattfinden sollte, sondern auf dem (für ihn jederzeit wieder zugänglichen) Flur. Bei diesem Treffen erklärte sich sein Wunsch durch die spezielle Problematik: Er hatte die Befürchtung, im Cyberspace verloren gehen zu können, und daher bedeutet das Betreten eines Zimmers durch eine Tür für ihn die potenzielle Gefahr, eine imaginäre Grenze zwischen Realität und Cyberspace überschritten haben zu können, ohne dies zu wissen. Alles was sich dann im Zimmer abspielt, könnte nicht Realität, sondern Fiktion sein. Daran kettet sich eine ganze Reihe von ungewöhnlichen Zwangshandlungen, z. B. Rückwärtsgehen, beim Überschreiten einer Schwelle seitwärts wackeln etc.

Solche abstrusen Geschichten über eine andere Realität verleiten natürlich zu dem Gedanken an eine Psychose. Bei einem anderen Patienten war es seine Formulierung: „Meine innere Stimme befiehlt mir", (womit er die Stimme seines Gewissens meinte), die zur Fehldiagnose Schizophrenie führte.

Zur **Abgrenzung** dieser Zwänge **gegenüber der Schizophrenie** bzw. einem Wahn ist wichtig, dass abgesehen von der berichteten Symptomatik bei den Betreffenden eine völlige Intaktheit des Denkens und Handelns in allen anderen Lebensbereichen gegeben war (außer in den Momenten, in denen der Zwang sie überlagerte). So war der Zwangsgedanke, im Cyberspace verloren gehen zu können, eindeutig ich-dyston. Er sprach selbst davon, dass dieser Gedanke „irre" sei. Bei einem Wahn hingegen ist der Patient unbeirrbar von der Richtigkeit seiner Gedanken und Wahrnehmungen überzeugt.

> **!** **Merke:** Die Inhalte und Verhaltensweisen können bei einer Zwangsstörung durchaus sehr bizarr sein. Wenn sonst alle Merkmale der Zwangsstörung erfüllt sind bzw. keine anderen psychotischen Symptome feststellbar sind, ist dies kein Grund, von der Diagnose Zwang abzurücken.

Trotz manchmal vorhandener Ähnlichkeiten zwischen Zwangsstörungen und **zwanghafter Persönlichkeit**, z.B. einer extremen Ordnung im häuslichen Milieu oder dem Ansammeln von wertlosen Dingen, sind Zwangsstörungen anhand der subjektiven Merkmale (innerer Drang, ich-dyston, Widerstand, Einsicht) gut von zwanghaften Persönlichkeitsstörungen zu unterscheiden.

2.5 Zwangsverwandte Störungen

Das zwanghafte Horten und Sammeln wurde im DSM 5 diagnostisch separiert als „pathologisches Horten" und das Sammeln allgemeiner gefasst als „exzessive Beschaffung", so dass nun auch das exzessive Kaufen in Läden oder im Internet und das Stehlen von Dingen dazugehört. Begründet wird die Abtrennung des Hortens von den klassischen Zwängen damit, dass dieses mit einer höheren Ich-Syntonie verknüpft ist, mit sentimentaler Bindung an Objekte und massiven Entscheidungsschwierigkeiten. Auch ist beim Horten wie auch beim Beschaffen offenkundig, dass es nicht nur mit der Bewältigung von negativen Emotionen dient, sondern auch mit positiven Emotionen gekoppelt ist. Insbesondere das Horten betrifft höhere Altersgruppen.
Die körperdysmorphe Störung ist durch die zwanghafte gedankliche Beschäftigung mit einem oder mehreren wahrgenommenen Defekten oder Mängeln im äußeren Erscheinungsbild gekennzeichnet, die von anderen Personen entweder überhaupt nicht wahrgenommen werden oder als geringfügig eingeschätzt werden. Wenn die Reaktion auf die Befürchtungen darin besteht, dass an der Haut herumgezupft oder gequetscht wird, so spricht man von pathologischen Hautzupfen/quetschen oder Dermatillomanie. Auch bei diesen beiden Störungsvarianten ist die Distanzierung von den Inhalten nur sehr wenig bis gar nicht möglich.
Beim pathologische Haareausreißen (Trichotillomanie) besteht der Unterschied zu den klassischen Zwängen darin, dass die Handlungen weniger durch explizierbare Befürchtungen ausgelöst sind, sondern durch konditionierte Reize (Anblick des Kopfhaares im Spiegel und den Gedanken „es passt so nicht") und innere Zustände der Anspannungen oder negative Gefühle wie Leere und Langeweile oder Frustration. Beim Haareausreißen erleben die Betreffenden im Gegensatz zu den Zwangspatienten einen Kontrollverlust, hinterher Scham.
In der Unterkategorie „andere näher bezeichnete Zwangsstörungen" werden zwanghafte Verhaltensweisen ohne Befürchtungen, aber mit einer gewissen Form von Widerstand, beschrieben u.a. „körperbezogenen Wiederholungszwänge" wie Nägelbeißen etc. Eine andere Variante betrifft die zwanghafte Beschäftigung mit bestimmten Gedankeninhalten, die zumindest teilweise ich-synton erlebt wird, wie die zwanghafte Eifersucht.

2.6 Erklärungsmodelle

Aus therapeutischer Perspektive ist das gegenwärtig wichtigste Modell zur Erklärung von Zwängen das kognitiv-behaviorale Modell von Salkovskis (1989, 1998). Es beruht auf dem klassischen Zwei-Faktoren-Modell (Mowrer, 1947) und erweitert dieses um kognitive Elemente.
Das Modell geht davon aus, dass das Auftreten aufdringlicher Gedanken zunächst einmal ein völlig normales Ereignis darstellt. Der Schlüssel zum Verständnis des Problems liegt in der Art und Weise, wie auf diese Gedanken reagiert wird, nämlich mit speziellen Bedeutungszuschreibungen. Die Gedanken werden aufgrund dysfunktionaler beliefs als höchst relevant, negativ und – im Falle tabuisierter Inhalte – als nicht zulässig erlebt.
Durch diese Bedeutungszuschreibungen erlangen die aufdringlichen Gedanken eine affektive Bedeutung und lösen einen Spannungszustand bzw. einen negativen Affekt, meist Angst/Unruhe oder Ekel, aus. Um diesen unangenehmen Emotionszustand wieder zu beenden, wird eine Neutralisierung ausgeführt. Dabei ist unerheblich, ob der Neutralisierungsversuch auf der Verhaltensebene oder in gedanklicher Form stattfindet. In jedem Fall besteht der **Effekt des Neutralisierens darin, dass die Spannung/Angst/Unruhe bzw. der Ekel zwar kurzfristig reduziert wird,** gleichzeitig damit aber auch ein **weiteres Signal** für die **Relevanz des Gedankens und die Richtigkeit der dysfunktionalen Annahmen** geliefert wird. Einerseits wird der Betreffende in dem Glauben bestärkt, dass es tatsächlich zu einer Katastrophe gekommen wäre, wenn er sich nicht so verhalten hätte. Andererseits überschätzt er seine eigenen Einflussmöglichkeiten und damit die Verantwortung, die er für das Nichteintreten der Katastrophe trägt (auf dem linken Rückkopplungsast in Abbildung 1 dargestellt). Menschen mit Zwangsstörungen handeln nach dem Motto: „Wenn ich die Möglichkeit habe, etwas Schlimmes zu verhindern, dann muss ich es auch tun, denn sonst mache ich mich genauso schuldig, als hätte ich das Unheil selbst verursacht." Diesbezüglich unterscheiden sie sich klar von Normalpersonen, die in ihrer Verantwortlichkeitsüberzeugung immer einen so genannten „omission bias" haben, d.h., sich für negative Folgen ihres Verhaltens, wenn sie etwas unterlassen haben, weniger verantwortlich fühlen als wenn sie eine aktive Handlung vollzogen haben (Wroe et al., 2000). Durch das Ausführen des aktiven Vermeidungsverhaltens in Form des Zwangs wird die Korrektur dieser dysfunktionalen Annahmen ständig verhindert. Dadurch wird der Zwang stabilisiert. Abbildung 1 veranschaulicht diesen Prozess.

Beispiel:
Ein Patient mit dem Zwangsgedanken, er könnte einen Menschen umgebracht haben, antwortete auf die Frage, was das Schlimmste daran für ihn wäre: Das Schlimmste daran ist für mich, dass ich es nicht genau weiß. Wenn ich es wüsste, dann könnte ich etwas tun, dann würde ich die Verantwortung dafür übernehmen. ...

Abbildung 1: Modell (nach Salkovskis und Warwick, 1988)

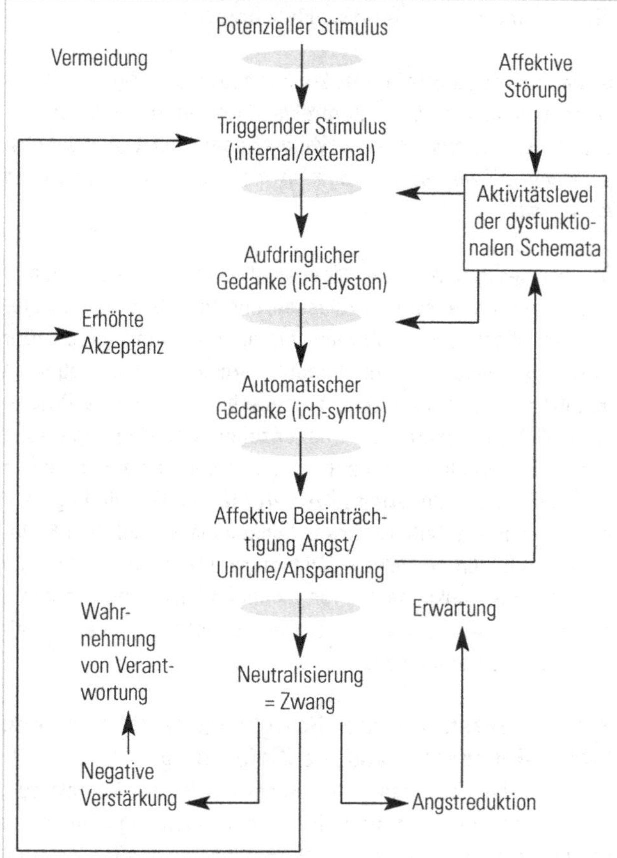

Ergänzungen

Eine interessante Ergänzung zu den kognitiven Modellen stellt die so genannte Netzwerktheorie von Zwängen dar, die von Foa und ihren Mitarbeitern entwickelt wurde (Foa und Kozak, 1986). Sie besagt, dass Emotionen wie Angst in Form einer Netzwerkstruktur im Gedächtnis gespeichert sind und korrektive Informationen nur dann aufgenommen werden können, wenn das Netzwerk aktiviert ist. Die Theorie macht plausibel, warum das Auslösen der Angst/ Unruhe mittels Exposition notwendig für die emotionale Verarbeitung und Korrektur ist.

Bindungstheoretische Überlegungen beleuchten den Aspekt der starken Verunsicherung der Patienten näher. Sie erklären wie die lebensgeschichtlichen Besonderheiten bei den Betroffenen zu einem unsicheren Bindungsstil geführt haben. Entwicklungspsychopathologische Theorien beschreiben auf diesem Hintergrund die psychosozialen Entwicklungsmängel. Demnach sind Menschen mit Zwängen auf der Stufe von Jugendlichen stehen geblieben, die zwischen den Polen Autonomie und Bindung hin und herpendeln. Es gelingt ihnen in der Pubertät und den folgenden Übergangsphasen nicht, das Gleichgewicht zwischen den beiden wichtigsten Bestrebungen des Menschen, dem Streben nach Unabhängigkeit und dem Streben nach Zugehörigkeit, neu auszubalancieren. Die Zwangsstörung bietet hier die Lösung. Der Rückgriff auf das Ritual schafft Sicherheit und die Möglichkeit zur Abgrenzung und Rückzug bei sozialer Überforderung.

2.7 Ergebnisse der Therapieforschung

Im Jahr 2013 wurde erstmals eine S 3 Leitlinie für Zwänge im Auftrag der Deutschen Gesellschaft für Psychiatrie und Psychotherapie, Psychosomatik und Nervenheilkunde herausgegeben. Zu diesem Zweck erfolgte eine sehr umfassende Literaturrecherche des aktuellen Forschungsstands (Kordon et al., 2015; das Gesamtdokument der Leitlinie mit allen Literaturhinweisen findet sich im Internet auf den Seiten der DGPPN, siehe www. Dgppn.de/publikationen/leitlinien/leitlinien1.html).

Zusammenfassend kam man zu der Interpretation, dass die Wirksamkeit der kognitiven Verhaltenstherapie, einschließlich Exposition und Reaktionsmanagement[1], durch eine Vielzahl von randomisierten und kontrollierten Studien klar belegt ist. Die berichteten Besserungsraten lagen zwischen 50 und 85%, zusammenfassende Meta-Analysen ergaben Effektstärken > 1. Die Katamnesen zeigen, dass im Schnitt 70-80% dieser Erfolge auch über längere Zeit Bestand haben. (Van Balkom et al., 1994; Abramowitz, 1997; Ruhmland und Margraf, 2001; Gava et al., 2007) Die medikamentöse Therapie mit SSRI´s steht im Vergleich dazu weit zurück. Auch die Kombination aus VT und Medikamenten stellt grundsätzlich keinen Gewinn gegenüber einer reinen VT dar, ausgenommen logischerweise bei depressiven Patienten. Daher wird die störungsspezifische kognitive Verhaltenstherapie als Mittel der Wahl bei Zwängen empfohlen.

3 Umsetzung in die klinische Praxis

3.1 Beziehungsgestaltung, Motivations- und Zielklärung

In den Lebensgeschichten von Menschen, die Zwänge entwickeln, finden sich gehäuft Erfahrungen von starker Verunsicherung und Unterdrückung.

Beispiel

Ein junger Mann kommt mit dem Zwangsgedanken, er könnte einen Menschen umgebracht haben ohne es bemerkt zu haben. Zentral ist in seiner Lebensgeschichte, dass die Eltern sich scheiden ließen als der Junge 3 Jahre alt war und der Patient dann bei der Mutter aufwuchs, die er als sehr streng und unerbittlich erlebte. Materiell sei er versorgt gewesen, aber emotional nicht. „Sie war Lehrerin von Beruf und behandelte uns auch zuhause wie Schüler". Die Mutter musste viel arbeiten um die Familie durchzubringen und die Söhne (ein Bruder, +2) mussten viel im Haushalt helfen. Der ältere Bruder wälzte viel davon auf den Patienten ab, der sich fügte, um keine Prügel vom großen Bruder zu beziehen. Während der Bruder renitent gegen die Mutter war, verhielt sich der Klient immer angepasst und brav. Er wurde zu einem Partnerersatz für die Mutter. Als der Klient in die Pubertät kam, fand die Mutter einen neuen Partner, der bei ihnen einzog. Während der Bru-

1) Anmerkung: Man ist dazu übergegangen den Begriff „Reaktionsmanagement" statt „Reaktionsverhinderung" zu verwenden um deutlicher werden zu lassen, dass es nicht um eine Unterdrückung der negativen Emotionen wie Angst etc. geht, sondern um das bewusste Zulassen und Aushalten.

der rebellierte und ständig im Clinch mit dem Freund und der Mutter lag, verhielt sich der Patient auch hier fügsam und brav. Es entwickelten sich aber Zwangsgedanken, unbeabsichtigt jemanden geschädigt zu haben oder sich aggressiv verhalten zu haben. Nach außen durfte von diesen Zuständen in der Familie nicht gesprochen werden; es war enorm wichtig, was die Leute denken.

Typische Faktoren in den Ursprungsfamilien von Zwängepatienten:

- Das ***emotionale Klima in der Familie*** war durch ***Unsicherheit, Unberechenbarkeit oder Bedrohung*** geprägt. Zumeist war die materielle Versorgung des Kindes zwar gegeben, es fehlte jedoch an emotionaler Wärme und dem Ausdruck von Zuneigung. Es ging primär um das Funktionieren des Kindes, wenig um Beziehung und Gefühle. Anerkennung erfolgte nur für Leistung.
- Die ***Autonomie-Entwicklung konnte nicht angemessen*** erfolgen z.B. aufgrund übermäßiger ***Dominanz der Eltern*** oder unerfüllbar ***hoher, rigider Normen.*** Der Erziehungsstil war oftmals übermäßig kontrollierend oder dominant bis hin zur Missachtung der persönlichen Grenzen. Soziale Normen und die Wahrung des guten Ansehens in der Gesellschaft waren wichtige Werte in der Familie, der Alltagsablauf oft stark von Regeln geprägt. Dies ging einher mit inneren Haltungen wie Rigidität, Perfektionismus und ***Überbetonung der persönlichen Verantwortung.*** Typische Familienbotschaften lauten: „Man muss immer aufpassen, was man tut. Man muss immer alles unter Kontrolle, im Griff haben.
- Es ***fehlte an Einfühlung und Respekt für die Eigenständigkeit wie auch für die Schutzbedürftigkeit des Kindes*** Der Ausdruck belastender Gefühle beim Kind, wie Traurigkeit oder Angst, führte zur Zurückweisung durch die Bezugspersonen, daher blieb den Betreffenden nichts anderes übrig als die Aufmerksamkeit vom eigenen Kummer abzulenken, Gefühle abzuspalten und bindungsgefährdende Informationen eher vom Bewusstsein auszuschließen.

Motive und Schemata, die das Beziehungsverhalten steuern

Auf dem Hintergrund solcher Erfahrungen von mangelnder Geborgenheit, Ohnmacht und Demütigung ist es nicht verwunderlich, dass bei den Patienten eine massive Verunsicherung besteht, eine Empfindlichkeit gegenüber Unterdrückung und Angst vor Fehlern. Schuld- und Schamgefühle dominieren.
Entsprechend stehen Vermeidungsschemata im Vordergrund. Zentrale Schemata, die das Beziehungsverhalten steuern sind:

- **Die Vermeidung von Unsicherheit und Unbestimmtheit bzw. die chronisch aktivierte Suche nach Sicherheit**
- **Die Vermeidung von Unterdrückung bzw. das Bewahren von Autonomie**

Das Selbst- und Fremdbild ist entsprechend ungünstig und rigide. Die Betroffenen sehen sich leicht unzulänglich, verletzlich und chancenlos. Die anderen hingegen werden als mächtig, überlegen und bedrohlich erlebt. Die Welt an sich als feindlich.

Beispiel:

Nach einer Metapher dafür befragt, wie sie sich in sozialen Beziehungen erlebt, nennt eine Patientin das Bild einer Löwenbändigerin, die die Raubkatzen in der Manege in Schach und sich selbst vom Leib zu halten versucht. Sie glaubt ihre Freunde manipulieren und jonglieren zu müssen, um nicht alleine zu sein, wenn sie Hilfe braucht.

Streben nach Kontrolle. Als kompensatorischer Mechanismus besteht ein ausgeprägtes Kontrollbedürfnis in Beziehungen.
Zitat eines Supervisanden: „Wenn er dann zum x-ten Mal dasselbe von mir wissen will, frage ich mich, ob er mich zum Narren halten will."

Das will der Patient in der Regel nicht, aber ihm fehlt die Fähigkeit sich vertrauensvoll einzulassen, und seine bisherige Strategie der übermäßige Kontrolle der anderen aufzugeben. Der Ausdruck „etwas im Griff haben" wird von vielen Patienten benutzt und ist die typische Versprachlichung dieses Bestrebens. Auf der konkreten Verhaltenseben sind Überanpassung bzw. Trotzverhalten zu beobachten, denen eine mangelnde Fähigkeit eigene Bedürfnisse zu vertreten, zu Grunde liegt. Auf der emotionalen Seite ist dies gekoppelt mit Schuld- und Hilflosigkeitsgefühlen respektive Wutunterdrückung oder Wutausbrüchen. Die Funktionalität von Zwängen liegt daher oft darin, ein Mittel zur Abgrenzung zu sein oder unbefriedigenden Sozialkontakten auszuweichen.

Konsequenzen für die Beziehungsgestaltung, den Motivationsaufbau und die Zielklärung

Aufgrund der oben genannten Schemata ist der Kontakt zum Therapeuten zunächst stark durch Vermeidung von Nähe und Emotionalität geprägt. Das Beziehungsangebot des Therapeuten muss darauf abgestimmt sein, über die Basisvariablen der Empathie und Wertschätzung hinausgehend, komplementär zu diesen Motiven gestaltet werden und im Sinne einer Bringschuld aktiv darauf abzielen, zuallererst das

- **Sicherheits- und Zugehörigkeitsbedürfnis der Patienten zu stillen**
- **und ihre Angst vor Fremdbestimmung nicht zu triggern.**

Sicherheit wird zunächst Vertrauen in die Kompetenz des Therapeuten bedeuten, dann Vertrauen in die Person. Ersteres entsteht beim sachkundigen Ausleuchten des komplexen Zwangssystems und dessen Logik. Hilfreich sind auch Informationen und die explizit geäußerte Sicherheit des Therapeuten z. B. darüber, dass die befürchteten aggressiven Handlungen nicht ausgeführt werden.
Zitat eines Patienten: „Am meisten hat mir geholfen, dass sie sich immer sicher waren, dass ich sowas nicht tue, auch wenn ich mir gar nicht sicher war."

Vertrauen in die Person des Therapeuten wird sich vor allem aus der gleichbleibenden Geduld und Freundlichkeit des Therapeuten ergeben, die auch der ewigen Unsicherheit, Unentschlossenheit und Rückversicherungstendenz des Patienten nicht nur mit Verständnis begegnet, sondern auch die Motive und Bedürfnisse dahinter versteht und versprachlicht. Bsp. „Sie wünschen sich die gefühlte Sicherheit, dass ..."
Ein adäquates Therapeutenverhalten verlangt aber auch sich nicht nur auf die Defizite einzustellen, sondern auch Veränderungen und Entwicklung des Patienten wahrzunehmen, zuzulassen bzw. zu fördern, sich selbst in seinem Beziehungsangeboten sensibel daran anzupassen und dann wieder ein neues Beziehungsgleichgewicht herzustellen.

So sind Rückversicherungswünsche des Patienten etwas, worauf man sich selbstverständlich zu Beginn und in kritischen Phasen einlässt und diese dann erst schrittweise ausblendet. Dies ist ein Prozess, den man fein regulieren wird, und zwar immer angepasst an den jeweiligen emotionalen Zustand des Patienten. Im Fortschreiten dieses Prozesses werden (nonverbale) Signale der Verbundenheit und des Verständnisses wichtiger als inhaltsbezogene Antworten.

Bestehen von Beziehungstests

Neben den Rückversicherungswünschen sind weitere typische Beziehungstest, denen man seitens der Patienten ausgesetzt wird, Machtkämpfe.

Manche Patienten sind sehr weitschweifig und lassen sich kaum unterbrechen. Andere verhalten sich unterschwellig aggressiv (Haben Sie sich die Hände gewaschen?), kommen immer wieder zu spät, füllen die Fragebögen nicht aus, machen die Hausaufgaben nicht oder andere als vereinbart etc.

Es mag dann leichter fallen solche Beziehungstests zu bestehen, wenn man sich als Therapeut vergegenwärtigt, dass die Patienten dies nicht tun um uns zu ärgern, sondern dass es Teil des Problems ist und Ausdruck ihrer Angst, die Kontrolle über das Geschehen zu verlieren und man versuchen sollte sich so kooperativ machtfrei wie möglich zu verhalten und unpassendes Verhalten (natürlich in vernünftigen Grenzen) so lange auszuhalten bis andere Interventionen greifen.

Beziehungsgestaltung im Zusammenhang mit der Exposition

Die Exposition ist ein Verfahren, das sehr belastend ist und vom Patienten verlangt sich im Vertrauen auf einen anderen Menschen emotional stark zu exponieren und damit verletzlich zu machen.

> ! **Merke**: Exposition darf erst dann erfolgen, wenn der Patient ersatzweise aus der therapeutischen Beziehung so viel Halt schöpfen kann wie er braucht, sonst ist kein Sicherheitstransfer vom Ritual über die Beziehung zum Therapeuten zur persönlichen Integrität möglich.

Die eigentliche Herausforderung von therapeutischer Seite ist dabei, der Vermeidungstendenz und Unentschlossenheit des Patienten durch klare Aufforderungen etwas entgegenzusetzen, ohne die alten Ohnmachtsgefühle zu reaktivieren. Statt zwangsbedingter Fremdbestimmtheit soll die Therapie zur Selbstbestimmtheit führen unter Nutzung aller uns zur Verfügung stehenden Informationsquellen, einschließlich des bisher vernachlässigten emotionsregulierten Wissens. Der Therapeut muss also immer wieder **Versprachlichungs- und Klärungshilfen** geben bezüglich der **aktuellen Gefühle und Bedürfnisse**, er muss mit großer Geduld immer wieder **Entscheidungshilfen und Ermutigungen** geben bis der Patient aus sich selbst heraus entscheiden kann. Hoffmann und Hofmann (2004) sprechen in diesem Kontext sehr treffend von „Hilfen zur Subjektkonstituierung".

Wenn dies gelingt, bietet die Exposition gleichzeitig die große Chance wichtige, korrigierende Beziehungserfahrungen zu machen: **Dass sie auch in ihrer Not und Verletzlichkeit und Bedrängnis weder im Stich gelassen werden, noch dafür mit Unterwerfung bezahlen müssen, sondern selbstbestimmt entscheiden dürfen.**

Zielklärung, Bearbeitung der Funktionalität

Die Korrektur des ungünstigen Selbst- und Fremdbildes und die Erhöhung der sozialen Kompetenzen sind immer ein zentraler Bestandteil der Therapie, dennoch zeigt die Erfahrung, dass sich dadurch die direkte Behandlung der Zwangssymptome so gut wie nie erübrigt, da diese eine hohe Eigendynamik haben und die Patienten zumindest anfänglich dafür am meisten motiviert sind. Daher ist es am erfolgversprechendsten hiermit zu beginnen. Ausgenommen davon sind Zwänge bei Jugendlichen, die (zumeist in Form von Ordnungszwängen) ein Respektieren der zunehmenden Autonomie der Jugendlichen durch die übermäßig vereinnahmenden oder kontrollierenden Eltern erzwingen. Hier ist die Therapie am Symptom vorbei sinnvoller als symptomorientierte Maßnahmen.

> ! **Merke:** Auch wenn die Bearbeitung der Funktionalität der Zwänge und die Erhöhung der sozialen und emotionalen Kompetenz zentrale Elemente der Therapie sind, erübrigt sich dadurch die direkte Behandlung der Zwangssymptome fast nie.

3.2 Therapietechniken und -inhalte

3.2.1 Veränderung der Problemsicht

Am Beginn jeder Veränderung der Zwangssymptomatik steht die Modifikation dessen, was der Klient für sich als Problem definiert. Dies lässt sich am deutlichsten durch eine Gegenüberstellung der Zwänge mit der Phobie und der hypochondrischen Störung erklären.

Ein Phobiker, der sich in Behandlung begibt, kommt bereits mit dem Verständnis, dass sein Problem in seiner übertriebenen Furcht und in der daraus resultierenden Vermeidung besteht. Er würde also der Aussage „Sie haben Angst, obwohl es keinen Grund dazu gibt", relativ leicht zustimmen, und er ist sich im Klaren darüber, dass es in der Therapie darum gehen wird, diese Angst zu überwinden, auch wenn er sich noch nicht vorstellen kann bzw. mag, wie dies genau vor sich gehen wird.

Ein Zwangspatient hingegen ist sich nicht sicher, was eigentlich sein Problem ist. Er erkennt zwar sein Verhalten als eindeutig übertrieben, beurteilt jedoch die Gefahr als tatsächlich gegeben. Er spricht auch explizit von seiner Angst, z.B. sich anzustecken. Er sieht aber nicht das **Angsthaben** als sein Problem, sondern einerseits das **Sich-anstecken-Können**, andererseits sein **übertriebenes Waschverhalten.** Selten gibt es einen Betroffenen, der, wenn er in Therapie kommt, der Feststellung *„Sie haben Angst, obwohl es keinen Grund dazu gibt"*, zustimmen könnte. Er schwankt vielmehr beständig hin und her zwischen einer eher objektiven Problemsicht („Ich bin in Gefahr, mich anzustecken") und einer subjektiven Problemsicht („Mein Problem ist: Ich wasche mich zu viel").

Demzufolge besteht der erste Schritt in der Behandlung von Zwängen in einer **Veränderung der Problemsicht des Klienten im Sinne einer Verschiebung der Problemsicht weg vom Inhalt der Gedanken hin zu der Überzeugung, dass es sich um ein emotionales Problem handelt.**

Dies gilt in ganz ähnlicher Weise auch für die hypochondrische Störung. Ein hypochondrischer Patient kommt in die Behandlung mit der Überzeugung, sein Problem sei, dass er **krank ist**, aber die Ärzte unfähig sind, dies festzustellen. In der Therapie muss

4

mehr oder minder ein Konsens darüber erreicht werden, dass sein Problem nicht das **Kranksein** ist, sondern die **Angst davor, krank zu sein**, und ihm daher psychotherapeutische Maßnahmen, die ihm helfen sollen, mit dieser Angst zurechtzukommen, nutzen können.
An dieser Analogie lässt sich auch gut verdeutlichen, dass die Verschiebung der Problemdefinition nicht etwas ist, was einmal durchgeführt wird und dann gewissermaßen erledigt ist, sondern etwas, was sich wie ein roter Faden durch die gesamte Therapie zieht.

Verschiebung der Problemauffassung auf dem Kontinuum

Objektives Problem	***Subjektives Problem***
Inhalt der Befürchtungen, z.B. Gefahr der Kontamination →	einen aufdringlichen Gedanken und ein Gefühl der Unruhe oder Angst haben

Praktisch geschieht dies, indem man bereits vom ersten Gespräch an Äußerungen des Klienten in Richtung einer Emotionsproblematik verstärkt und zwischen Verstand und Gefühl polarisiert.
Besonders hilfreich ist es, den Klienten nach seinem Kriterium für die **Beendigung** seiner Zwangshandlungen bzw. Neutralisierungsgedanken zu fragen, denn das Kriterium ist immer subjektiver Natur. Entweder beenden die Klienten ihre Zwänge, weil sie ruhiger werden oder weil sie bestimmte Sicherheitssignale erreichen. So legen viele Patienten von vorneherein eine bestimmte Reihenfolge oder eine Anzahl von Wiederholungen fest, die dann nach einer Alles-oder-nichts-Regel eingehalten werden müssen. Objektiv lässt sich jedoch beim Waschen der Hände keinerlei Unterschied zwischen der 29. und der 30. Wiederholung bemerken, so dass dem Klienten sehr eindrücklich vor Augen geführt werden kann, dass sein Problem subjektiver, d.h. emotionaler Natur ist.

Formulierungsbeispiel:
Th: Woran merken Sie, dass es in Ordnung ist und Sie aufhören können?
Kl: Naja, wenn ich sicher bin, dass ich alles genau kontrolliert habe und ...
Th: Wenn Sie sicher sind, d. h., das Ausschlaggebende ist Ihr Gefühl. Ihre Augen können ja beim fünften Mal auch nichts anderes an Ihren Händen sehen als beim ersten Mal, aber Sie werden ruhiger und dann können Sie aufhören.

Weitere Möglichkeiten zur Veränderung der Problemsicht sind:
- Darauf aufmerksam machen, dass die Inhalte der Befürchtungen in der Vergangenheit gewechselt haben und letztlich zufällig sind, es also um negative Emotionen, nicht um die Inhalte geht
- Der Vergleich mit früher, wo man diese speziellen Befürchtungen noch nicht hatte und unbeschwert und unbeschadet gelebt hat bzw. auf die Generalisierung aufmerksam machen
- Der Hinweis darauf, dass das Neutralisierungsverhalten das Problem nicht löst
- Auf den Wunsch zur Geheimhaltung aufmerksam machen bzw. den Vergleich mit anderen, von denen der Betreffende ja nicht das gleiche Verhalten erwartet und verlangt
- Auf die Abhängigkeit der Zwänge von Stimmung und Stress hinweisen
- Den Zwang externalisieren und einen Namen oder eine Metapher dafür finden z. B. mein Waschteufel, denn dann kann sich der Therapeut mit dem Patienten gegen den Zwang verbünden.

Sehr hilfreich ist auch, wenn der Zwang externalisiert wird, d. h., im Sinne einer „anderen, getrennten Person" einen Namen erhält (z. B. mein Teufel), und die Klienten sich dem Zwang im inneren Dialog zu widersetzen beginnen. So kann der Therapeut die Rolle des Verbündeten im Kampf gegen den „Dritten", d. h. den Zwang, übernehmen.
Je besser die Problemverschiebung gelingt, desto günstiger sind die Voraussetzungen dafür, dass die Klienten der Exposition zustimmen und sie auch tatsächlich zu Veränderungen führt.

3.2.2 Reduktion der subjektiven Bedeutung aufdringlicher Gedanken

Aufbauend auf der Veränderung der Problemdefinition besteht der nächste Schritt in der Therapie darin, die Aufmerksamkeit zu reduzieren, die der Patient seinen aufdringlichen Gedanken schenkt. Der Gedanke „Ich könnte mich mit Aids infizieren" oder „Ich könnte jemanden ermorden", soll als das angesehen werden, was er ist, nämlich einfach ein Gedanke ohne Handlungsrelevanz. Dieser Gedanke wird umso eher im Strom der Gedanken untergehen, je weniger man versucht, gegen ihn anzukämpfen. Deshalb wird immer wieder auf den Unterschied zwischen Gedanken und Taten hingewiesen. Besonders für Menschen, die befürchten, sie könnten etwas sehr Peinliches oder Gefährliches tun, ist es ungeheuer entlastend zu erfahren, dass zwanghafte Impulse so gut wie nie ausagiert werden. Diese Information allein und die Auseinandersetzung mit den aversiv besetzten Inhalten im Gespräch mit dem Therapeuten bieten bereits die Möglichkeit für einen ersten Schritt hin zu einer weniger abwehrenden Haltung den Zwangsgedanken gegenüber.
Auch als Ziel der Therapie wird konsequenterweise nicht das Verschwinden der aufdringlichen Gedanken definiert, sondern ein veränderter Umgang mit den Gedanken. Dem Klienten wird vermittelt, dass man Gedanken prinzipiell nicht kontrollieren kann, sondern die einzig wirksame Strategie darin besteht, sich von den Gedanken zu distanzieren.
Hilfreich für eine solche Distanz kann es sein, die Angst und Bestürzung positiv zu konnotieren, indem man sie als Beweis dafür interpretiert, was für ein friedfertiger bzw. religiöser Mensch der Betreffende ist, und damit seine bisherige Logik umkehrt. Das folgende Beispiel einer Mutter mit aggressiven Gedanken gegenüber ihrem Kind soll dies verdeutlichen:
P: Wenn Sie nun von jemanden erfahren, dass er ständig daran denkt, seinem Kind etwas anzutun. Würden Sie ihm das Kind dann nicht wegnehmen?
Th: Das hängt ganz davon ab, wie derjenige auf diese Gedanken reagiert. Wenn ich jemanden vor mir habe, der allein schon durch den Gedanken daran sehr erschreckt wird, dann würde ich es für äußerst unwahrscheinlich halten, dass er dies tun würde.
Ich möchte es Ihnen einmal demonstrieren: Versuchen Sie doch einmal, in der nächsten Minute nicht an einen Elefanten zu denken.
P: Nicht zu denken? (Lacht). Das geht nicht.
Th: Was ist passiert.

P: Ich habe einen Elefanten vor mir gesehen.
Th: Das passiert, wenn Sie versuchen, einen Gedanken nicht zu denken, der Sie nicht beunruhigt. Umso schwieriger bzw. unmöglich ist es, einen Gedanken zu unterdrücken, der Sie ängstigt. Um nun auf Ihre Frage zurückzukommen. Würden Sie jemandem sein Kind wegnehmen, der versucht nicht einmal, daran zu denken, dass er ihm etwas antun könnte, und deshalb Probleme hat.
P: Ich glaube nicht. Das ist ja auch, was ich ständig versuche. Ich möchte die Gedanken wegdrängen, aber es gelingt mir nicht.

Derartige **Strategien zur Akzeptanz** unerwünschter Gedankeninhalte sind auch der Kern anderer Therapieansätze zum Umgang mit Zwängen z.B. der Metakognitiven Therapie (Wells, 2011), Achtsamkeitsbasierte Ansätze und der Accepantance und Commitment Therapie (Hayes et al., 1999) und der Inferenzbasierten/Zweifeltherapie (O'Connor und Aardema, 2005).
Sie alle empfehlen das Zulassen der Gedanken ohne den Versuch der Unterdrückung und ohne die Gleichsetzung von Gedanken mit Wirklichkeit. Dabei wird viel mit Metaphern gearbeitet z.B. Vorüberziehenlassen der aufdringlichen Gedanken wie Wolken am Himmel oder die Busmetapher, in der die aufdringlichen Gedanken als unliebsame Fahrgäste bezeichnet werden, die sich schlecht benehmen, aber irgendwann von selbst wieder aussteigen werden. Da diese Strategien sich gut für die Selbsthilfe eignen, gibt es auch entsprechende Selbsthilfemanuale („myMKT" Erfolgreich gegen Zwangsstörungen von Moritz & Hauschildt, 2011).
Die Inferenzbasierte oder auch Zweifeltherapie (O'Connor et al., 2012; O'Connor und Aardema, 2005) etikettiert die Zuschreibungen von Gefährlichkeit zu bestimmten Reizen als eine **Geschichte (Narrativ), die sich die Betroffenen erzählen und in der hypothetische Möglichkeiten (was ist, wenn ...) ihr Vertrauen in ihre Sinneswahrnehmungen** erschüttern. Wird dieser „primäre Zweifel" beseitigt, sind die sekundären dysfunktionalen Überzeugungen (ich wäre verantwortlich, das kann ich nicht aushalten ...) nicht mehr relevant. Der Kern der Therapie besteht darin, über psychoedukative Maßnahmen und Disputation die Patienten zu unterstützen, **diese Denkstrategien zu erkennen und frühzeitig das Überschreiten der Grenze von Realität zu „Geschichten spinnen" (das Eintauchen in die Zwangsblase) zu bemerken,** damit den Zweifel zu reduzieren und wieder ihrer Sinneswahrnehmung und ihrem gesunden Menschenverstand zu vertrauen.

Die Idee der Assoziationsspaltung
Die Idee der Assoziationsspaltung (Moritz und Jelinek, 2007) basiert auf dem Netzwerkmodell. Der Patient wird dabei angeleitet sich zu jeder Zwangskognition neutrale oder positive Assoziationen als Begriffspaare vorzustellen (z.B. Zwangsgedanke „Krebs": Krebs -> Tier, Krebs -> Essen, Krebs -> Sternzeichen, siehe www.uke.de/assoziationsspaltung). Durch die neuen Verknüpfungen sollen die zwangsbedingten Verknüpfungen abgeschwächt werden, da die fächerförmigen Verknüpfungsmöglichkeiten von Assoziationen begrenzt sind.

3.2.3 Exposition und Reaktionsmanagement

Auf technischer Ebene ist der Dreh- und Angelpunkt der Therapie bei Zwängen nach wie vor die Exposition mit Reaktionsmanagement. Das Vorgehen besteht darin, dass der Klient mit den von ihm gefürchteten gedanklichen und situativen Auslösern konfrontiert wird, während gleichzeitig die Ausführung der üblichen Zwangsrituale unterlassen und die aufkommenden negativen Emotionen bewusst zugelassen und ausgehalten werden sollen. Anders als bei der Konfrontation mit Ängsten geht es dabei weniger darum, die Ungefährlichkeit bestimmter Situationen oder körperlicher Veränderungen zu erleben. Ziel ist vielmehr, erleben zu lassen, dass der Zustand von Aufregung, Angst o.Ä. zwar sehr unangenehm, aber auszuhalten ist. Tatsächlich ist er für die meisten Klienten – wenn man sie darauf aufmerksam macht – weniger schlimm als der Gefühlszustand, den sie erleben, wenn sie intensiv mit den Zwängen beschäftigt sind und kein Ende finden können.
Als plausibles Modell wird eine vereinfachte Version des kognitiv-behavioralen Modells von Salkovskis vermittelt (s. Abb. 2).
Bei Zwangsgedanken erfolgt die Exposition, indem die **aufdringlichen Gedanken** mit Hilfe bislang vermiedener Stimuli und Orte (z.B. mit einem Messer ins Kinderzimmer gehen) bewusst provoziert und laut ausgesprochen werden. Die Neutralisierungsgedanken („ich will meinem Kind nichts antun") sollen dabei nicht absichtlich eingesetzt werden, lassen sich aber meistens nicht vollständig unterbinden, da sie quasi automatisch an die aufdringlichen Gedanken gekoppelt sind. Die Exposition ist trotzdem möglich und effektiv, wenn die aufdringlichen Gedanken kontinuierlich wieder provoziert werden. Hierfür empfiehlt sich z.B. die Aufnahme der aufdringlichen Gedanken auf das Handy und Abhören in den Auslösesituationen.

> **!** **Merke:** Die Exposition bei Zwangsgedanken wird analog zur Exposition mit Zwangshandlungen durchgeführt, indem die aufdringlichen Gedanken laut ausgesprochen oder aufgeschrieben werden. Wichtig ist, dass die Klienten selbst gut unterscheiden können zwischen den aufdringlichen Gedanken (Intrusionen), die zu provozieren sind, und den Neutralisierungen, die zu unterlassen sind.

3.2.4 Die kognitive Umstrukturierung in Bezug auf die Überschätzung der Gefahr

Während die meisten Menschen denken, dass bei fehlenden Anzeichen von Gefahr die Situation als sicher anzusehen ist, haben Zwangspatienten genau die umgekehrte Denkweise. Sie wollen absolute Sicherheit, die nie zu erreichen ist, was man ihnen sehr schön anhand paradoxer Überlegungen vermitteln kann z.B. „Stellen Sie sich doch mal vor, Sie würden die Sache einmal umgekehrt betrachten und wollten sich mit Bakterien selber umbringen, z.B. weil Sie eine Lebensversicherung abgeschlossen haben, die Ihre Kinder erhalten sollen, es also weder Selbstmord noch Fahrlässigkeit gewesen sein darf. Wie würden Sie das anstellen?"

Für Zwangpatienten ist es charakteristisch, dass sie die Wahrscheinlichkeit bestimmter Ereignisse überschätzen. Dies gilt jedoch nur für negative Vorkommnisse, nicht für positive. Daher hat es sich als nützlich erwiesen, hier Parallelen herzustellen und gemeinsam mit den Klienten einen vergleichbar unwahrscheinlichen, jedoch positiv oder neutral bewerteten Gedanken auf seinen Realitätsgehalt zu überprüfen bzw. ihn um eine Wahrscheinlichkeitseinschätzung zu bitten. Bei magischem Denken

Abbildung 2: Das vereinfachte Erklärungsmodell für Klienten in Anlehnung an Salkovskis

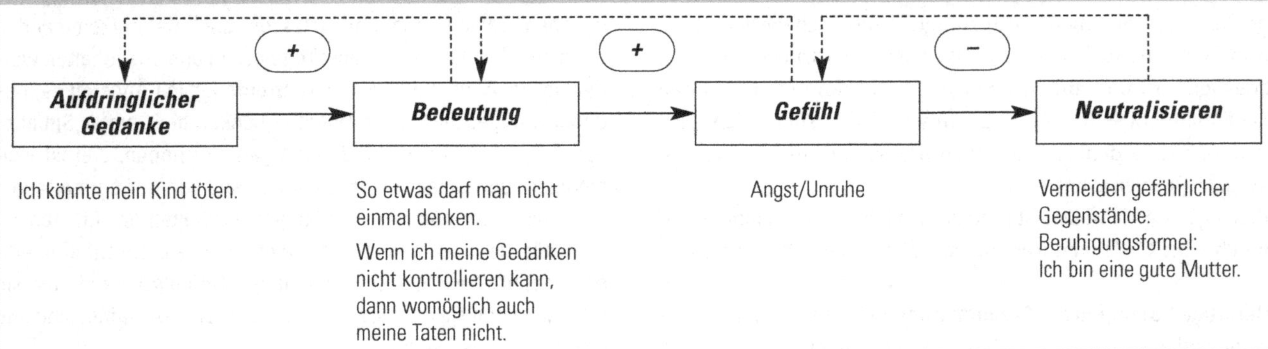

beispielsweise kann man mit den Klienten diskutieren, ob sie sich auch in der Lage sehen, die Lottozahlen vorherbestimmen zu können. Bei aggressiven Zwangsgedanken kann man mit den Klienten besprechen, wie sie es anstellen würden, jemanden gegen seinen Willen zu küssen. Bei Aidsängsten könnte man die Möglichkeiten diskutieren, ohne Geschlechtsverkehr schwanger zu werden etc.

3.2.5 Die kognitive Umstrukturierung in Bezug auf die Überschätzung der persönlichen Verantwortung

Ein ganz wesentliches Charakteristikum der Zwangsstörung ist die Überschätzung der persönlichen Verantwortung. Die Betreffenden übernehmen Verantwortung für Dinge, auf die sie keinen oder wenig Einfluss haben und/oder haben sehr dysfunktionale Kognitionen, was ihre Fähigkeiten angeht, mit Verantwortung für negative Ereignisse, d.h. Schuld, umzugehen.

Um Ersteres anzugehen, eignet sich besonders die „pie-chart-Technik". Hierbei werden zunächst alle möglichen Einflussfaktoren aufgelistet und entsprechend ihrer Bedeutung als Segmente in einem Kreis dargestellt. Erst am Schluss wird der Verantwortungsanteil des Patienten eingefügt, für den erfahrungsgemäß dann nur noch wenig Raum bleibt. Dies führt dann in der Regel zu einer deutlichen Veränderung der Verantwortlichkeitsüberzeugung.

Eine weitere Methode besteht darin, externe Beurteilungsinstanzen zum Vergleich heranzuziehen. Zwangspatienten, die einen Einbruch in ihr Haus fürchten, geben dem Einbrecher bezeichnenderweise in der Regel überhaupt keine Schuld. Fragt man sie aber, wie ein Gericht die Schuldfrage hier beurteilen würde, sieht ihre Einschätzung der Verantwortlichkeit völlig anders aus.

Die Bearbeitung derartiger doppelter Standards führt schnell zu den dysfunktionalen Kernannahmen über Schuld und Wertlosigkeit etc., die den zweiten Teil des Problems bilden. In der Therapie werden diese Annahmen explizit gemacht und modifiziert, wobei nach den Grundregeln der kognitiven Therapie vorgegangen wird. Es kann beispielsweise die Zweispaltentechnik (nach Beck) angewendet werden, um Belege für und wider die problematischen Annahmen zu sammeln. Der bevorzugte Gesprächsstil ist hierbei der sokratische Dialog. Im Unterschied zu der kognitiven Standardtherapie für Depressionen sollten aber dem Patienten gegenüber seine Gedanken nie als dysfunktional oder zu verändernd bezeichnet werden, weil dies mit der Reduktion der subjektiven Wichtigkeit von Gedanken im Widerspruch stehen würde. Demzufolge sollten auch keine Tagebücher oder auf die Veränderung der dysfunktionalen Annahmen bezogene Hausaufgaben eingesetzt werden.

3.2.6 Der Einsatz von Verhaltensexperimenten

Verhaltensexperimente sind eine sehr gute Ergänzung zu den kognitiven Techniken und lassen sich sowohl im Hinblick auf eine Veränderung der Gefahreneinschätzung und der Verantwortlichkeitsüberzeugung als auch generell zur Veränderung des belief-systems der Zwangspatienten einsetzen.

Anhand von Risikoübungen, die objektiv gesehen ungefährlich sind, soll der Klient hierbei zu einer Lockerung und Korrektur seiner Standards gelangen. Die Klienten werden also ermutigt, kleine Risiken im Alltag einzugehen, z.B. den Kofferraum unversperrt zu lassen oder sich darin zu üben, Verantwortung zu tragen, indem sie freiwillig Babysitting übernehmen o.Ä. Prinzipiell eignen sich viele Übungen aus dem ATP auch für diese Zwecke, denn letztlich geht es auch für Zwangspatienten darum, im konkreten Erleben zu lernen, mit Unsicherheit umzugehen, in der Öffentlichkeit aufzufallen, die Missbilligung anderer auszuhalten etc.

3.2.7. Emotive Techniken

Maladaptive Emotionen wie Schuld- und Schamgefühle, Ohnmacht und Unzulänglichkeitssempfinden, die im Zuge der Exposition oder bei der Bearbeitung der Gefühle in sozialen Beziehungen, bewusst geworden sind, **lassen sich am besten über emotive Techniken bearbeiten. Hierbei werden relevante Episoden in der Kindheit in einem Zustand der Entspannung/Versenkung wiedererlebt und die dahinterstehenden angemessenen Gefühle wie Traurigkeit oder Wut mit Unterstützung der Therapeuten ausgedrückt.** Dies bewirkt tiefgreifende Veränderung der Schemata und in der Folge des Erlebens und Verhaltens der Patienten. Ein typisches Beispiel ist das Bearbeiten und Auflösen von übermäßigen Schuldgefühlen. Dazu geht man in der Vorstellung zurück in Szenen, in denen dem Kind Schuld zugewiesen wurde, die im Nacherleben nun aber zurückgewiesen werden kann.

Beispiel:

Eine Patientin erlebte in der Exposition, nachdem die Angst ausgehalten und gesunken war, ein sehr starkes Gefühl der Machtlosigkeit. Dieses Gefühl kannte sie aus Einschlafsituationen als Drei- bis Sechsjährige, in der sie aus Angst nicht einschlafen konnte, die Mutter bat sich neben sie zu legen und diese das widerwillig tat, ihr aber dabei den Rücken zukehrte. Sie fühlte sich dann wie gelähmt und machtlos, aber auch schuldig, dass sie ihre Mutter „zwang" bei ihr zu bleiben. Mittels Affektbrücke wurde die Situation wiedererlebt und verändert. Durch entsprechende therapeutische Fragen konnte die Patientin ihre damaligen kindlichen Bedürfnisse nach Unterstützung, Verständnis und Zuwendung nachempfinden und erstmals auch äußern. Durch das „Nacherleben" veränderte sich das Gefühl der Angst bzw. das Ohnmachtserleben in das primäre adaptive Gefühl von Traurigkeit, welches die Klientin zulassen und annehmen konnte. Die Therapeutin bestärkte die Selbstfürsorge und regte die Selbstberuhigung durch Trösten der eigenen Person an.

3.2.8. Parallelen und Besonderheiten in der Therapie bei den Zwangsverwandten Störungen

Bei allen zwangsverwandten Störungen ist eine noch geringere Ich-Dystonie vorhanden als bei den Zwängen, daher ist die **Veränderung der Problemdefinition** höchst sinnvoll einzusetzen, um die zunächst wenig vorhandene innere Distanz zu den Inhalten zu erhöhen z.B. die Überzeugung, entstellt zu sein. Anschießend können alle **Akzeptanz- und Defusionstechniken**, wie unter 3.3.2. beschrieben gewinnbringend eingesetzt werden.

Die Exposition mit Reaktionsmanagement ist auch bei den Zwangsverwandten Störungen das zentrale Behandlungselement. Das Aufgeben der Vermeidungs- und Kontrollstrategien wird je nach Problematik unterschiedlich gestalten sein, beim Horten etwa werden Dinge weggeworfen und der Fokus liegt auf der **Überwindung der Entscheidungsschwierigkeiten**, diese sind gekoppelt mit zunächst sehr unklaren affektiven Zuständen. Im Zuge der Exposition werden die diffusen affektiven Zustände klarer als Gefühle von Verlust und Trauer erkannt und mit Hilfe der Therapeuten versprachlicht und in Verbindung zu den lebensgeschichtlichen Verlust- und Mangelerlebnissen gebracht. Beim Sammeln respektive exzessivem **Beschaffen von Dingen** wird man bei der Exposition **die kritischen Situationen aufsuchen und auf das Beschaffen verzichten** z.B. keine Kartons beim Altpapier einzusammeln, durch das Kaufhaus zu gehen oder im Internetshop zu surfen ohne zu kaufen. Die dabei entstehenden Frustrations- und Ärgergefühle werden wahrgenommen und die dahinterstehenden Gefühle, meist der Traurigkeit und Isolation, erkundet und in Bezug zur Lebensgeschichte und unerfüllten aktuellen emotionalen Bedürfnissen gesetzt.

Bei der **körperdysmorphen Störung, dem Hautquetschen und dem Haareausreißen** genügt ein Betrachten im Spiegel zur Auslösung von kognitiv-emotionalen Zuständen, meist **Ekel- und Selbstabwertung. Diese Gefühle sind selbstschädigend und im Gegensatz zu Angst oder Trauer nicht nur zuzulassen, sondern auch zu verändern.** Hierzu sind emotive Techniken geeignet. Dies geschieht über eine Verknüpfung der erlebten Emotionen mit biografisch bedeutsamen Erlebnissen, etwa über Affektbrücken, während oder nach der Exposition. Es werden in einem geleiteten Suchprozess relevante Szenen aus der Kindheit wiedererlebt, in der primäre Bezugspersonen sich dem Kind gegenüber fehlverhalten haben z.B. übergriffig oder demütigend waren. Die in diesen Ursprungsituationen eigentlich angemessene Wut oder Selbstbehauptung konnte damals durch das Kind nicht ausgedrückt werden, da es sonst die Bindung gefährdet hätte. Im Wiedererleben jedoch wird dies durch die Unterstützung des Therapeuten ermöglicht und so die Minderwertigkeitsgefühle aufgelöst. Diese Bearbeitung der ursprünglichen verstörenden Erfahrungen macht einen wesentlichen Teil der Therapie aus, jedoch ist der Zugang dazu verstellt und erst im Zuge der Exposition bzw. der anderen störungsspezifischen Elemente werden die bisher vermiedenen Emotionen zum Vorschein kommen.

Hinsichtlich der kognitiven Strategien sind beim **Horten und Beschaffen** typische dysfunktionale Kognitionen und Grundüberzeugungen zu identifizieren, die mit dem Thema Versorgung und Vernachlässigung zu tun haben z.B. die Überzeugung **„ich bekomme nicht das vom Leben, was mir zusteht"** und der trotzigen Haltung, „man gönne sich ja sonst nichts im Leben". Bei den **körperdysmorphen Störungen** kann man die **überzogene Wichtigkeit von Äußerlichkeiten für den (Selbst-)Wert** einer Person hinterfragen, ähnliches gilt für die Dermatillomanie, wiewohl hier die emotionalen Auslöser und weniger Kognitionen determinierend sind.

4 Frequently Asked Questions (FAQ)

1. *Was tut man, wenn bei der Exposition keine Angst auftritt?*

→ Den paradoxen Effekt, wie man ihn von der Konfrontation bei Panikstörungen her kennt, nämlich dass die Angst ausbleibt, wenn man sich ihr bewusst stellt, findet man bei der Exposition mit Zwängen nicht. Wenn keine oder so gut wie keine Angst erlebt wird, ist die Expositionsübung nicht richtig gestaltet. Möglicherweise sind die eigentlichen Angstauslöser in den Gedanken zu sehen, die erst nach der Situation auftreten, z.B. bei Kontrollzwängen aufgrund der Befürchtung, jemanden beim Autofahren überfahren zu haben. Hier beginnt die eigentliche Exposition erst im Anschluss an die Autofahrt, indem man den Betroffenen dazu anregt, sich so viele Sorgen wie irgend möglich darüber zu machen, was passiert sein könnte. Diese Befürchtungen sollen dann laut geäußert und nicht durch beruhigende Gedanken neutralisiert werden.

2. *Sollte man die Klienten ihre Impulse auch mal ausführen lassen, wenn kein reale Gefahr damit verbunden ist, z.B. jemandem, der Angst hat, er könne im Theater plötzlich losschreien. Es ist zwar peinlich, aber es kann ja nichts passieren, und im ATP macht man ja ähnliche Aufgaben.*

→ Nein, das sollte man keinesfalls tun, denn das Ziel ist, das der Klient sein Problem als Gedankenproblem ansieht, nicht als Realität. Also wäre es kontraproduktiv, denn die Inhalte der Gedanken wechseln ja.

3. *Kommt es vor, dass die Klienten in der Exposition richtige Traumata wiedererinnern z.B. Missbrauch, von dem vorher nichts bekannt war.*

→ Nein, ich habe es noch nie erlebt und auch nie davon gehört. Sie brauchen keine Sorgen zu haben, dass Sie einen Patienten durch die Exposition in ein negative Erleben hineinschaukeln, das Sie dann nicht mehr auffangen könnten.

5 Prüfungsfragen

1. Nennen Sie die Kriterien für eine Zwangsstörung!
2. Was sind typische Inhalte von Zwangsgedanken?
3. Wie ist die Verbreitung der Zwänge in der Bevölkerung und der typische Verlauf, wenn keine Behandlung erfolgt?
4. Skizzieren Sie (mit Graphik) kurz das kognitiv-behaviorale Erklärungsmodell nach Salkovskis, so wie es den Klienten vermittelt wird!
5. Welches verhaltenstherapeutische Verfahren ist bei Zwängen indiziert, wie wird dieses durchgeführt?
6. Wie kann man dieses Verfahren auch bei Zwangsgedanken anwenden?
7. Welche Medikamente (bzw. Medikamentengruppe) sind wirksam bei der Behandlung von Zwängen?
8. Welche kognitiven Techniken haben sich bei Zwängen bewährt?
9. Welche charakteristischen dysfunktionalen Grundannahmen sollten modifiziert werden?
10. Welche speziellen kognitiven Techniken sind bei Zwangsgedanken hilfreich?

6 Literatur

a) zitierte Literatur

- Abramowitz J: Effectiveness of psychological and pharmacological treatments for obsessive-Compulsive Disorder: A Quantitative Review. J Consult Clin Psychol 1997; 65:44-52l
- American Psychiatric Association: Diagnostisches und Statistisches Manual Psychischer Störungen DSM-5. Deutsche Ausgabe herausgegeben von P. Falkai & H.-U. Wittchen. Göttingen: Hogrefe, 2014
- Backenstrass M: Krankheitseinsicht bei Zwangskranken. Ein obsoletes Kriterium. Psychotherapie im Dialog, 2014, 2, 42-45
- Ecker W, Dehmlow A: Der Einfluß von Persönlichkeitsstörungen auf die Behandlung von Zwängen. Praxis der Klinischen Verhaltensmedizin und Rehabilitation 1994; 25:23-31
- Foa E, Kozak M: Emotional processing of fear: Exposure to corrective information. Psychol Bull 1986; 99:20-35
- Gava I, Barbui C, Aguglia E et al.: Psychological ratments vs. treatment as usual for obsessive compulsive disorder (OCD) (Cochrane Review). Cochrane Database Systematic Review, 2007; 18: CD005333
- Hayes St, Strosal K & Wilson K: Acceptance and Commitment Therapy. New York. Guilford Press, 2011
- Hoffmann N & Hofmann B: Expositionen bei Ängsten und Zwängen. Weinheim: Beltz/PVU, 2004
- Jacobi F, Höfler M, Strehle J et al.: Mental disorders in the general population: Study on the health of adults in Germany and the additional module mental health (DEGS1-MH). Nervenarzt, 2014, 85, 77-87
- Kordon A, Lotz-Rambaldi W, Muche-Borowski C, Hohagen F: S3-Leitlinie Zwangsstörungen erstellt von der Steuergruppe S3-Leitlinien Zwangsstörungen im Auftrag der DGPPN. Göttingen: Hogrefe, 2015
- Lakatos A, Reinecker H: Kognitive Verhaltenstherapie bei Zwangsstörungen. Ein Therapiemanual. 4. Auflage. Göttingen: Hogrefe, 2015
- Moritz S, Hauschildt M. (Hrsg.): Erfolgreich gegen Zwangsstörungen. Ein Metakognitives Training. Denkfallen erkennen und entschärfen. Heidelberg. Springer, 2011
- Moritz S, Jelinek L, Kline R et al.: Fight fire with firelies! Association Splitting. A novel cognitive technique to reduce obsessive thoughts. Behavioral and Cognitive Psychotherapy, 2007, 35, 31-635, 20
- Mowrer O: On the dual nature of learning- a re-interpretation of „conditioning" and problem-solving. Havard Educational Review 1947; 17:102-148
- Rachman S, Hodgson R: Obsessions and compulsions. Englewood Cliffs, New York: Prentice Hall, 1980
- O'Connor K, Aardema F, Bouthillier D: Evaluation of an inference-based approach to treating obsessive-compulsive disorder. Cognitive Behavior Therapy, 2005, 34,148-163
- O'Connor K, Ecker W, Lahoud M. et al.: Der inferenzbasierte Ansatz bei Zwangsstörungen. Verhaltenstherapie, 2012, 22, 47-55
- Rasmussen S, Eisen J: The Epidemiology and Differential Diagnosis of Obsessional Disorder. J Clin Psychiatry 1992; 53: 4-10
- Ruhmland M, Margraf J: Effektivität psychologischer Therapien von spezifischer Phobie und Zwangsstörungen: Meta-Analysen auf Störungsebene. Verhaltenstherapie 2001; 11:14-26
- Salkovskis P: Obsessive and intrusive thoughts: Clinical and nonclinical aspects. In: Emmelkamp P, Everaerd W, Kraaimaat F, van Son M (eds.): Fresh Perspectives on Anxiety Disorders. Amsterdam: Swets & Zeitlinger, 1989
- Salkovskis P: Psychological approaches to the understanding of obsessional problems. In: Swinson R, Anthony M, Rachman S, Richter M (eds.): Obsessive-compulsive disorder: Theory, research and treatment. New York: Guilford, 1998
- Salkovskis P, Warwick H: Cognitive therapy of obsessive-compulsive disorder. In: Perris C, Blackburn I, Perris H (eds.): Cognitive Psychotherapy-Theory and Practice. Berlin. Springer, 1988, 376-395
- Van Balkom A, Van Oppen P, Vermeulen A, Nauta M, Vorst H, Van Dyck R: A metaanalysis on the treatment of obsessive-compulsive disorder: A comparison of antidepressants, behavior and cognitive therapy. Clin Psychol Rev 1994; 14: 359-381
- Wahl K, Kordon A, Kuelz K et al.: Obsessive-Compulsive Disorder (OCD) is still an unrecognised disorder. A study on the recognition of OCD in psychiatric outpatients. European Psychiatry, 2010, 25, 374-377
- Wells A: Metacognitive Therapy for Anxiety and Depression. New York. Guilford Press, 2011
- Winkelmann G; Rasche H, Hohagen F: Zwangsstörungen: Komorbidität und Implikationen für die Behandlung. Praxis der Klinischen Verhaltensmedizin und Rehabilitation 1994; 25:32-40
- Wittchen HU, Jacobi F: Was sind die häufigsten psychischen Störungen in Deutschland? Vortrag auf dem DEGS-Symposium am 14. Juni 2012. Im Internet: http://wwwrki.de/DE/Content/ Gesundheitsmonitorin/Studien/Degs/degs_w1/symposium/degs_psychische_stoerungen.pdf?_blob=publicationsFile;Stand 3/2014.
- Wroe A, Salkovskis P, Richards H: Now I know it could happen, I have to prevent it: A clinical study of the specificity of intrusive thoughts and the decision to prevent harm. Behav Cognit Psychother 2000; 28:63-70

b) weiterführende Literatur

- Lakatos A, Reinecker H: Kognitive Verhaltenstherapie bei Zwangsstörungen. Ein Therapiemanual. 4. Auflage. Göttingen: Hogrefe, 2015
- Reinecker H: Zwänge. Diagnose, Theorien und Behandlung. 2. Aufl. Bern: Huber, 1998
- Schmidt U, Crombach G, Reinecker H: Der Weg aus der Zwangserkrankung. Bericht einer Betroffenen für ihre Leidensgefährten. Göttingen: Vandenhoeck & Ruprecht, 1996
- Van Oppen P, Emmelkamp P: Issues in Cognitive Treatment of Obsessive-compulsive disorder. In: Goodman W, Rudorfer M, Maser J (Eds.): Obsessive-compulsive disorder. Contemporary issues in treatment. Mahwah: Erlbaum, 2000, 117-132

4.6 Posttraumatische und Akute Belastungsstörung

Regina Steil

1 Einleitung

Die **kognitiv-behaviorale Therapie (KBT)** der Posttraumatischen Belastungsstörung (PTB) und der Akuten Belastungsstörung (AB) wird dargestellt. Die Behandlung der psychischen Folgen von Traumatisierung hat für die Psychotherapieausbildung allgemein eine große Bedeutung: findet man doch Traumatisierung häufig auch in der Vorgeschichte anderer psychischer Erkrankungen oder Probleme, wie z. B. Essstörungen, der Borderline-Persönlichkeitsstörung, bei Substanzabusus oder somatoformer Schmerzstörung. Besonders bedeutsam ist dabei der Bereich der *sekundären Prävention* der PTB: Wie bei nur wenigen anderen psychischen Störungen bietet sich die Möglichkeit, kurz nach dem potenziellen Auslöser der Störung – dem Trauma – frühzeitig zu intervenieren, um einer Chronifizierung posttraumatischer Symptomatik entgegenzuwirken. Zunächst wird ein Überblick über Erscheinungsbild, Epidemiologie und Verlauf der Störung wie ätiologische Modelle gegeben, es folgt eine praxisbezogene Darstellung der Interventionen.

2 Theoretische Inhalte und Kenntnisse

Hauptmerkmale:

Die PTB ist eine gravierende psychische Störung, die nach besonders belastenden Erlebnissen wie z.B. Unfällen, Naturkatastrophen oder dem Erleben sexueller oder nichtsexueller Gewalt auftreten kann. Die auslösenden traumatischen Ereignisse sind dadurch gekennzeichnet, dass die Person direkt eine oder mehrere Situationen erlebt, die eine Bedrohung der körperlichen Unversehrtheit ihrer selbst oder eines anderen Menschen beinhalten. Diese Situation oder Situationen erlebt sie mit intensiver Angst, Hilflosigkeit oder Entsetzen. Teile der Traumatisierung erlebt die Person in der Folge auf sehr belastende Weise im Wachen oder Schlafen wieder. Auf die Erinnerungen reagiert sie z.T. mit körperlichen Symptomen wie Herzrasen, Übelkeit etc. Verbunden ist dies meist mit der Vermeidung von Situationen/Dingen, die an das Trauma erinnern, bzw. einer emotionalen Taubheit (Numbing). Weiterhin treten Symptome autonomer Übererregung wie Schlaf- oder Konzentrationsstörungen, erhöhte Schreckhaftigkeit oder Reizbarkeit auf. Auch schon kurz nach einer Traumatisierung können die typischen Symptome in Verbindung mit denen der Dissoziation (Amnesie, Depersonalisation, Derealisation) als Akute Belastungsstörung (AB) vorliegen.

> ! **Merke:** Kennzeichnend für die PTB ist eine Symptomtriade aus belastendem Wiedererleben, Vermeidung traumarelevanter Reize und Zeichen autonomer Übererregung nach einem Ereignis, das als Trauma zu werten ist.

Diagnostik und Differenzialdiagnostik:

Tabelle 1 zeigt die *Diagnosekriterien laut ICD-10.* Die Kriterien der AB/PTB nach ICD-10 werden von vielen Seiten kritisiert, so z.B. die normative Definition der Traumatisierung und die mangelnde Berücksichtigung subjektiven Erlebens während des Traumas. Anders als das DSM-IV erlaubt die ICD-10 z.B. eine eindeutige Diagnose der Störung nur bei einem Einsetzen der Symptomatik bis zu 6 Monate nach dem Trauma, danach wird eine „wahrscheinliche" Diagnose vergeben. Im Vergleich mit dem DSM-IV wird nach IDC10 wahrscheinlich sehr viel häufiger die Diagnose PTB vergeben, da in den Kriterien für die Klinische Praxis als einziges hinreichendes Kriterium das der Intrusion verlangt wird. Eine Orientierung an den im Vergleich eindeutiger operationalisierten Forschungskriterien der ICD-10 wird empfohlen. Differenzialdiagnostisch muss die PTB unterschieden werden von affektiven Störungen, von anderen Angststörungen oder psychotischen Störungen bzw. der Borderline-Persönlichkeitsstörung, die ebenfalls in der Folge eines Traumas auftreten können, sowie von der Anpassungsstörung, von Trauer und von den Folgen von Kopfverletzungen (hiernach lang anhaltende Symptome wie Irritabilität, Angst etc. sollten jedoch auf eine psychische Verursachung hin überprüft werden).

> ! **Merke:** Die Kriterien der PTB in ICD-10 und DSM-IV unterscheiden sich in wesentlichen Punkten. Bei der Diagnostik sollte man sich an den Forschungskriterien der ICD-10 orientieren, um ein Überdiagnostizieren zu verhindern.

Tabelle 2 zeigt *deutschsprachige Interviews und Selbstbeurteilungsinstrumente* zur Diagnostik der PTB bzw. zur Schweregradbestimmung. Zur Diagnosestellung wird die Anwendung eines strukturierten oder standardisierten klinischen Interviews empfohlen. Ein Kind sollte wenn möglich selbst befragt werden, da Eltern und Lehrer in empirischen Studien die Belastung der Kinder im Vergleich zu deren eigenen Angaben grob unterschätzten. Für ein Screening zur PTB-Diagnose eignet sich die an den DSM-IV-Kriterien der Störung orientierte Posttraumatische Diagnose Skala (PDS, Steil und Ehlers, in Vorbereitung). Empfehlenswert ist eine weitere therapiespezifische Diagnostik. Art und

Tabelle 1: Diagnosekriterien der AB / PTB nach ICD-10

Kriterien zu	*ICD-10 (WHO, 1991)*	
Traumatisierung	***PTB:***	• belastendes Ereignis oder eine Situation außergewöhnlicher Bedrohung oder katastrophenartigen Ausmaßes • Ereignis würde bei fast jedem eine tiefe Verstörung hervorrufen
	AB:	• überwältigendes traumatisches Ereignis mit ernsthafter Bedrohung für die Sicherheit oder körperliche Unversehrtheit des Patienten oder einer geliebten Person oder ungewöhnlich plötzliche und bedrohliche Veränderung der sozialen Stellung und/oder des Beziehungsnetzes
hinreichenden Symptomen	***PTB:***	• wiederholte, unausweichliche Erinnerungen oder Wiederinszenierung des Ereignisses in Gedächtnis, Tagträumen oder Träumen in Zusammenhang mit einem traumatischen Ereignis
	AB:	• gemischtes Bild: anfänglich Betäubung, Depression, Angst, Ärger, Verzweiflung, Überaktivität, Rückzug
Beginn der Störung	***PTB:***	• innerhalb von 6 Monaten nach dem Trauma
	AB:	• in unmittelbarem zeitlichem Zusammenhang mit außergewöhnlicher Belastung, beginnen innerhalb weniger Minuten
Dauer der Störung	***PTB:***	• keine Angaben
	AB:	• Symptome rasch rückläufig, innerhalb von Stunden bei Entfernung aus der belastenden Situation, bei weiter bestehender Belastung nach 24 bis 48 h
Beeinträchtigung durch Störung		• keine Angaben

Ausmaß der Intrusionssymptomatik kann erfasst werden mit Hilfe eines Tagebuches (Steil et al., 1997). Zur Erfassung der Intensität möglicher dysfunktionaler Kognitionen zur Traumatisierung und ihrer Folgen kann der Fragebogen zu dysfunktionalen Kognitionen (Steil, 2002) herangezogen werden oder der Fragebogen zu Gedanken nach traumatischen Erlebnissen (vgl. Ehlers, 1999). Zur Erfassung von Strategien zur Kontrolle oder Vermeidung von Intrusionen eignet sich der Fragebogen zum Umgang mit traumatischen Erlebnissen (vgl. Ehlers, 1999).

! **Merke:** Zur Diagnostik der Störung sollten ein klinisches Interview (SKID), ein Selbstbeurteilungsinstrument (IES-R oder PDS) sowie therapiespezifische Instrumente zur Erfassung z.B. der traumaspezifischen Kognitionen (z.B. Steil, 2003) eingesetzt werden.

Epidemiologie:

Die PTB gehört mit einer Lebenszeitprävalenz von ca. 1 bis 9% zu den häufigeren psychischen Störungen (vgl. Kessler et al., 1995). Kessler und Kollegen untersuchten eine große repräsentative amerikanische Gruppe (N = 5877) mit hoher Rücklaufquote (82%), die so ermittelte Lebenszeitprävalenz von ca. 8% kann als fundierteste Schätzung gelten. Zur AB liegen bislang keine Daten aus großen epidemiologischen Studien vor. Verschiedene Formen von Traumatisierung führen zu unterschiedlichen Erkrankungsraten: Interpersonelle – hier besonders sexuelle – Gewalt birgt generell ein gegenüber anderen Formen der Traumatisierung 6-7fach höheres Risiko, an PTB zu erkranken, als andere Traumata (46% der Frauen und 65% der Männer erkrankten in der Studie von Kessler und Kollegen nach dem Erleben sexueller Gewalt an PTB, Kessler et al., 1995). Traumata, die ebenfalls ein vergleichsweise hohes Erkrankungsrisiko bergen, sind Kampfeinsatz im Krieg, physischer Angriff oder das Mitansehen-Müssen, wie jemand getötet oder verletzt wird. Naturkatastrophen, Unfälle oder Brände führen dagegen in weitaus geringerem Maße zur Entwicklung einer PTB (bei Kessler et al., 1995, in weniger als 10% der Fälle). Mit der Intensität der Traumatisierung steigt für Erwachsene wie Kinder das Risiko, an PTB zu erkranken.

Tabelle 2: Deutschsprachige Diagnoseinstrumente zur PTB

PTB bei Erwachsenen			
Diagnose-stellung	SKID	Interview	Strukturiertes Klinische Interview für DSM-IV (Wittchen, Zaudig und Fydrich, 1997)
	PDS	Fragebogen, als Screening geeignet	Posttraumatische Diagnoseskala (Steil und Ehlers, in Vorbereitung)
Erfassung des Schweregrades	IES-R	Fragebogen	Impact of Event Scale Revised (Maercker und Schützwohl, 1998)
	PDS	Fragebogen	Posttraumatische Diagnoseskala (Steil und Ehlers, in Vorbereitung)
PTB bei Kindern und Jugendlichen			
Diagnose-stellung	IPAB	Interview mit Kind	Interview zur posttraumatischen und akuten Belastungsstörung bei Kindern und Jugendlichen (Steil und Füchsel, 2004)
	DIPS-K	Interview mit Kind und Eltern	Diagnostisches Interview bei psychischen Störungen für Kinder und Eltern (Unnewehr, Schneider und Margraf, 1995)
Erfassung des Schweregrades	IPAB	Interview mit Kind	Interview zur posttraumatischen und akuten Belastungsstörung bei Kindern und Jugendlichen (Steil und Füchsel, 2004)

Frauen erkranken nach Traumatisierung insgesamt häufiger an PTB als Männer (z.B. 20,4% vs. 8,2% bei Kessler et al., 1995). Ihre Lebenszeitprävalenz der PTB liegt mit 10,4% zweifach höher als für Männer mit 5,0%. Männer haben zwar im Laufe ihre Lebens ein deutlich höheres Risiko als Frauen, eine Traumatisierung zu erleben (vgl. Kessler et al., 1995: 61% vs. 51%), Frauen scheinen jedoch allgemein vulnerabler zu sein für die Ausbildung einer PTB und haben zudem ein hohes Risiko, Traumata, wie z.B. sexuelle Übergriffe, zu erleben, die mit hoher Wahrscheinlichkeit zur Ausbildung einer PTB führen. Das Risiko der Entwicklung einer PTB sinkt mit steigendem Lebensalter zum Zeitpunkt der Traumatisierung – besonders vulnerabel sind Kinder und Jugendliche (vgl. Steil und Straube, 2002).

Onset und Verlauf:

Man vermutet, dass Kinder ab einem Alter von ca. 4 Jahren von der Störung betroffen sein können, wobei sich die Symptomatik in diesem frühen Lebensalter bzw. bei Kindern allgemein in einem etwas anderen Symptommuster äußert (vgl. Steil und Straube, 2002). So stehen bei Kindern z.T. neu erworbene Ängste (Trennungsangst, Angst im Dunkeln), externalisierende Verhaltensprobleme oder der Verlust von schon erworbenen Fähigkeiten im Vordergrund. Meist zeigt sich die posttraumatische Symptomatik schon kurz nach der Traumatisierung. Die initiale, akute Symptomatik (AB, darunter möglicherweise besonders Symptome der emotionalen Taubheit, der Intrusion und der Depersonalisation) prädiziert dabei den Grad späterer Symptombelastung. In circa 40 bis 50 % der Fälle nimmt die PTB einen chronischen Verlauf (vgl. Kessler et al., 1995). Ohne Behandlung dauert die Symptomatik mitunter über Dekaden an. Folgt der Traumatisierung ein Aufenthalt im Krankenhaus oder einer Rehabilitationseinrichtung, so tritt bisweilen das volle Symptombild erst nach der Rückkehr in den Alltag zutage. In einigen Fällen (genauere Befunde fehlen) beginnt die Störung erst mit einer Verzögerung von Monaten oder gar Jahren (delayed onset). Der Grund kann z.B. neue Information über die Gefährlichkeit der traumatischen Situation sein (Beispiel: ein Vergewaltigungsopfer erfährt, dass der Täter das nächste Opfer ermordet hat).

> **!** **Merke:** Eine PTB findet sich bei ca. 1% bis 9% der Allgemeinbevölkerung irgendwann im Leben, sexuelle Gewalt führt mit der größten Wahrscheinlichkeit zur Ausbildung der Störung. Frauen erkranken häufiger als Männer. In ca. 50% der Fälle verläuft die Störung chronisch. Die akute Symptomatik kann als guter Prädiktor für den längerfristigen Verlauf gelten.

Klinische Merkmale:

Begleitmerkmale der Störung:

Die PTB geht auf der kognitiven Ebene einher mit typischen dysfynktionalen Bewertungen und Interpretationen des Geschehenen („Alles war gänzlich meine Schuld", „Mein Leben ist völlig ruiniert"). So empfinden z.B. viele Opfer von sexuellem Missbrauch eine übergroße und unangemessene Verantwortung für das Geschehen. Affektiv herrschen entsprechend häufig Gefühle wie Schuld oder Scham vor. PTB-Patienten wenden typische Strategien zur Kontrolle oder Beendigung von belastenden Erinnerungen und Gedanken an das Trauma an, wie z.B. Gedankenunterdrückung oder Rumination über Aspekte der Traumatisierung („Warum ist es ausgerechnet mir passiert? Wie hätte ich es verhindern können?"). Physiologisch findet sich eine erhöhte Reagibilität auf traumarelevante Reize. Die Symptome der PTB verursachen oft erhebliche Beeinträchtigung in Beruf, Freizeit, Sozialkontakten oder Familie, bis hin zur Arbeitsunfähigkeit und Berentung. Meist folgen auf das Trauma sekundäre und andauernde Stressoren (wie der Verlust von Angehörigen, schmerzhafte medizinische Behandlungen, körperliche Entstellung, Umzug und Verlust der vertrauten Umgebung).

Komorbidität:

Bei ca. 75% aller PTB-Patienten findet sich in der Lebensgeschichte eine komorbide andere psychische Störung (Kessler et al., 1995). Am häufigsten sind Depressionen, andere Angststörungen, Substanzmissbrauch und Somatisierungsstörung, die ihrerseits erhebliches Leid verursachen. Verschiedene Autorengruppen (Breslau et al., 1997; Kessler et al., 1995) fanden retrospektiv, dass affektive Störungen und Substanzmissbrauch sich meist sekundär zu einer PTB entwickelten. Zum Missbrauch von Alkohol kommt es z.B. häufig als Folge einer anxiolytischen Selbstmedikation. Man fand andererseits, dass eine prätraumatisch bereits bestehende psychische Störung (insbesondere eine affektive Störung) das Risiko, nach Traumatisierung eine PTB zu entwickeln, steigerte (Breslau et al., 1997). Komorbide Angststörungen gingen in der Hälfte der Fälle der PTB voraus. Auch komorbide körperliche Erkrankungen treten auf – so wurden z.B. eine erhöhte Infektanfälligkeit, aber auch muskuloskeletale bzw. neurologische Störungen als Begleiterscheinung der PTB gefunden.

Prädisponierende Faktoren:

In empirischen Studien zeichnet sich eine genetisch bedingte Vulnerabilität für die Ausbildung einer PTB nach Traumatisierung – möglicherweise auch für das Erleben von Traumatisierung – ab (True und Lyons, 1999). Von Bedeutung ist ebenfalls das peritraumatische Erleben von Lebensbedrohung. Bleibende körperliche Schäden erhöhen das PTB-Risiko. Auch anhand kognitiver Variablen wie dem Ausmaß der Rumination bzw. der negativen idiosynkratischen Bedeutung des Geschehenen kurz nach der Traumatisierung lässt sich das Erkrankungsrisiko vorhersagen.

Störungsmodelle:

Die KBT basiert vorwiegend auf psychologischen Konzepten der PTB (vgl. Steil und Ehlers, im Druck). Lerntheoretische Modelle stellen eine Anwendung der Zwei-Faktoren-Theorie von Mowrer (1947) bei den psychischen Folgen einer Traumatisierung dar. Sie erklären die PTB als konditionierte emotionale Reaktion, welche schwer löschbar ist mit Hilfe der Prinzipien der klassischen Konditionierung (während des Traumas werden Merkmale der traumatischen Situation verknüpft mit den emotionalen und physiologischen Reaktionen, in der Folge lösen ähnliche Merkmale vergleichbare Reaktionen aus) und der operanten Konditionierung (eine Löschung wird durch die Vermeidung traumarelevanter Stimuli verhindert, letztere bleibt operant im Sinne einer negativen Verstärkung aufrechterhalten). Möglicherweise werden auch aggressives Verhalten, Rumination, das Empfinden von Wut und Ärger und Substanzmissbrauch, die ebenfalls die mit der Erinnerung verbundenen belastenden Emotionen beenden, operant aufrechterhalten (Steil et al., 1997). In Netzwerkmodellen wird die Symptomatik der PTB auf die Ausbildung eines spezifischen Traumagedächtnisnetzwerkes zurückgeführt, das die Wahrnehmung und Verarbeitung von Reizen in selektiver Weise lenkt (Foa et al., 1989). Hierbei wird das Modell pathologischer Furchtstrukturen von Lang (1979) auf die Ätiologie der PTB angewandt. Die Gedächtnisrepräsentation traumatischer Geschehnisse, so die Annahme, ist umfassend und leicht aktivierbar, die Aktivierung zeigt sich in intrusivem Wiedererleben, Angst und Erregung sowie in der chronischen Erwartung erneuter Bedrohung und der aktiven Suche nach Gefahrensignalen. Eine Veränderung des spezifischen Furchtnetzwerkes ist nur durch dessen direkte Aktivation (d.h. über Konfrontation mit traumarelevanten Reizen) möglich. In Modellen kognitiver Schemata wird postuliert, dass eine Traumatisierung grundlegende Überzeugungen und Erwartungen (von persönlicher Sicherheit, von der Welt als bedeutungsvoll und sinnhaft und von sich selbst als kompetent und zur Kontrolle fähig) grundlegend erschüttert und dysfunktional verändert bzw. dass sie prätraumatisch latent vorhandene dysfunktionale Schemata und Überzeugungen (z.B. von sich selbst als wertloser Person, die Bestrafung verdient hat) validiert (Beck et al., 1986; Brewin et al., 1996; Foa und Riggs, 1993; Horowitz, 1976, 1986; Janoff-Bulman, 1992). Die traumatische Information bleibt so lange in einem aktiven Teil des Gedächtnisses, bis das Geschehen in das persönliche Weltbild integriert ist. Die Vermeidung traumarelevanter Stimuli verhindert generell eine Veränderung dysfunktionaler Einstellungen, z.B. durch neue, korrigierende Erfahrungen. Neuere kognitive Modelle betonen die Rolle der idiosynkratischen Bedeutung der Traumatisierung und ihrer Folgen sowie die kognitiven Vermeidung bei der Aufrechterhaltung der Symptomatik (Ehlers und Clark, 2000; Steil et al., 1997; Steil und Ehlers, 2000). So ist von großer Bedeutung, ob eine Person ihre posttraumatischen Symptome als Teil eines normalen Genesungsprozesses wertet oder sie katastrophisierend interpretiert. Dysfunktionale Kognitionen, die mit den Intrusionen zusammen auftreten (z.B: „Diese starken Erinnerungen bedeuten, ich werde verrückt", „Es ist passiert, weil ich so bin, wie ich bin") determinieren die subjektive Belastung, die mit dem Auftreten von Intrusionen einhergeht. Sie vermitteln Symptome eines erhöhten Erregungsniveaus. Sie motivieren Betroffene, Strategien zur Kontrolle der intrusiven Erinnerungen und Gedanken einzusetzen, die ihrerseits die Symptome entweder direkt verschlimmern (so z. B. führt Gedankenunterdrückung zum vermehrten Auftreten intrusiver Erinnerungen) oder eine adäquate Auseinandersetzung mit dem Trauma unterbinden (z. B. durch Rumination oder den Gebrauch von Anxiolytika). Überlegungen zur Entwicklung des episodischen bzw. des autobiografischen Gedächtnisses sind ebenfalls wichtiger Teil neuer kognitiver Theorien der PTB. So vermuten Ehlers und Clark (2000), dass eine persistierende PTB dann entsteht, wenn die traumatische Erinnerung nur ungenügend elaboriert und in einen autobiografischen Kontext eingeordnet wird. Postuliert wird, dass eine datengesteuerte Enkodierung traumatischer Informationen (d.h. primär die Verarbeitung sensorischer Reize) im Gegensatz zu einer konzeptuell gesteuerten Enkodierung (d.h. eine Verarbeitung der Bedeutung der Situation und ihres Kontextes in einer geordneten und organisierten Weise) das Risiko der Ausbildung einer PTB erhöht, da sie die willentliche Abrufbarkeit der Erinnerung erschwert und zu einem starken Priming für traumarelevante Stimuli führt. Joseph, Williams und Yule (1995) betonen die Rolle der Attribution bezüglich dessen, warum das Trauma geschah, bezüglich des Geschehens während der Traumatisierung und bezüglich der nachfolgenden emotionalen Reaktionen. Über Formen der unterschiedlichen Attribuierung lassen sich, so die Autoren, Gefühle wie Schuld, Scham, Wut und Ärger, die in der Folge des Traumas auftreten, erklären.

> **!** **Merke:** Gemeinsam sind allen psychologischen Modellen folgende Annahmen:
> a) Vermeidung, emotionale Taubheit und sozialer Rückzug werden als Reaktion des Individuums auf das Auftreten belastender Intrusionen und damit einhergehender Übererregung gewertet,
> b) Vermeidung verhindert eine hilfreiche und adäquate Konfrontation mit den traumatischen Erlebnissen,
> c) eine dysfunktionale Bewertung des Traumas ist an der Pathogenese der PTB beteiligt.
> Als Interventionen werden die Konfrontation mit den traumabezogenen Reizen sowie die Identifikation und Veränderung dysfunktionaler Kognitionen abgeleitet.

3 Umsetzung in die klinische Praxis

Indikation:

Eine KBT ist indiziert

a) wenn die Diagnose der PTB bzw. einer subklinischen PTB gesichert ist,
b) bei akuter und chronischer posttraumatischer Symptomatik,
c) im Gruppen- wie auch im individuellen Setting und
d) im ambulanten wie im stationären Setting.

Das Gruppensetting bietet die Möglichkeit für den Patienten, durch einen Perspektivewechsel negative Verzerrungen bei anderen zu erkennen, die er bei sich selbst nicht sehen kann. Nachteilig ist, dass für individuelle Konfrontationselemente weniger Zeit bleibt und die kognitiven Interventionen nicht immer individuell zugeschnitten werden können. Ist der Patient in der Lage, seinen Alltag zu bewältigen, so ist eine ambulante Behandlung der stationären vorzuziehen, weil Hausaufgaben zur selbst geleiteten Exposition und Verhaltensexperimente zur Überprüfung unangemessener Überzeugungen im Alltag der Patienten meist leichter zu organisieren sind. Steht für den Patienten selbst eine andere Symptomatik (z.B. Schmerz) im Vordergrund oder befürchtet der Patient zu Beginn z.B. katastrophale Konsequenzen einer Beschäftigung mit der Traumatisierung, so kann mit einer erfolgreichen psychotherapeutischen Intervention zur Verbesserung der Lebensqualität die Motivation für eine Behandlung der PTB-Symptomatik geschaffen werden.

Kontraindikationen:

Kontraindiziert ist eine KBT der PTB beim Vorliegen akuter Suizidalität und psychotischer Symptomatik bzw. wenn eine komorbi-

Tabelle 3: Regeln zum Aufbau einer vertrauensvollen therapeutischen Beziehung
• Wird der Behandlungsbeginn immer wieder verschoben, werden geduldig neue Termine angeboten.
• Der Patient erhält maximale Kontrolle über äußere Bedingungen der Behandlung (Sitzplatz, Lichtverhältnisse, Abfolge und Beginn von Interventionselementen etc.).
• Am Ende jeder Sitzung wird die Rückmeldung des Patienten erbeten zu a) dem, was für ihn heute das Wichtigste war, und b) Aspekten der Behandlung, die er sich anders wünscht/die geändert werden sollten.
• Die Standarddiagnostik findet nicht in der ersten, sondern frühestens in der zweiten Sitzung statt.
• Der Therapeut fragt detailliert nach Aspekten der Traumatisierung, zeigt, dass er den Bericht über schreckliche Dinge wird ertragen können, benutzt kritische Begriffe (z.B. bei der Exploration sexueller Traumata) und signalisiert dem Patienten so, dass er belastbar ist. Er wiederholt Teile des Berichtes, zeigt Empathie und spiegelt die Gefühle des Patienten.
• Der Therapeut spricht kritische Situationen immer an (der Patient weint oder zeigt Zeichen von Misstrauen).

de Störung (Drogenabusus, Borderline-Persönlichkeitsstörung, Essstörung) den Patienten akut gefährdet oder die Behandlung stark behindern würde. In diesen Fällen sollte die klinische Aufmerksamkeit in einem ersten, vorgeschalteten Schritt der Verbesserung der genannten Symptomatik gelten. Während der Behandlung sollte der Patient nicht mehr in akuter Gefahr sein. Hegen Patienten lediglich den Verdacht, dass eine Traumatisierung (z.B. sexueller Art in der frühesten Kindheit) stattgefunden hat, haben aber keine Erinnerung daran, so ist eine PTB-Behandlung nicht angezeigt.

Behandlungsziel ist

a) die Veränderung dysfunktionaler Einstellungen und Interpretationen zum Trauma und seinen Folgen, das Erarbeiten einer hilfreicheren bzw. realistischeren Einstellung und der Abbau kognitiver und behavioraler Vermeidung traumarelevanter Stimuli und

b) **nicht** die „Beseitigung" intrusiven Wiedererlebens (die von vielen Betroffenen zunächst als oberstes Behandlungsziel gewünscht wird im Sinne von „Löschen Sie das Erlebte aus meinem Gedächtnis!"), sondern die Fähigkeit des Patienten, Intrusionen mit geringer subjektiver Belastung zu erleben.

Therapeutisches Setting und therapeutische Beziehung:

Sitzungen von 90 Minuten Dauer haben sich bewährt. Hilfreich ist der Einsatz einer Tafel, um z.B. gemeinsam diagnostische Informationen zusammenzutragen und sich ein „Bild" (= individuelles Modell) der Symptomatik zu machen. Hausaufgaben sind obligatorisch und bieten Gelegenheit, fehlende Informationen einzuholen und die Exposition in vivo durchzuführen. Jede Sitzung wird audiografiert, der Patient hört den Mitschnitt als Hausaufgabe zu Hause an. Die Konfrontation mit den traumatischen Erinnerungen ist für Diagnostik und Behandlung unerlässlich, aber gefürchtet von den Patienten. So findet man bei der PTB-Behandlung relativ hohe Therapieabbruchquoten. Der Aufbau einer vertrauensvollen therapeutischen Beziehung ist besonders wichtig und kann mit Hilfe der in Tabelle 3 dargestellten Regeln gelingen. Manche Patienten „testen" die Belastbarkeit des Therapeuten zunächst, bevor sie sich ganz anvertrauen. So brachte z.B. ein Patient Bilder von sich selbst und seinem Wagen nach einem schweren Verkehrsunfall mit und beobachtete die Reaktion des Therapeuten genau. Wichtig war ihm, dass der Therapeut sich nicht scheute, die schrecklichen Bilder anzuschauen. Bisweilen ruft die Schilderung der Patienten sehr viel Mitgefühl oder Entsetzen auch beim Therapeuten hervor, er muss möglicherweise sogar weinen. Eine mögliche Reaktion wäre: „Ich merke, wie sehr mich Ihre Schilderung bewegt. Um wie viel schwerer muss es für Sie sein, die Sie all das erlebt haben."

Das Erstgespräch:

Neben dem Beziehungsaufbau beinhaltet das Erstgespräch eine Exploration zur Traumatisierung und die Psychoedukation über die üblichen Folgen einer Traumatisierung zur Entlastung des Patienten und zur Depathologisierung der Symptomatik („Die Symptome bedeuten nicht, dass Sie verrückt werden oder einen schwachen Charakter haben, xx% aller Menschen mit einem ähnlichen Erlebnis geht es wie Ihnen. Die üblichen psychischen Folgen solch eines Ereignisses sind ..."). Es folgt eine ausführliche therapiebezogene Eingangsdiagnostik und die Entwicklung eines persönlichen Modells der Störung. Meist wirkt es sich sehr positiv auf die Compliance und die Therapiemotivation des Patienten aus, wenn schon in der ersten Sitzung durch die kurze Exposition zentrale Befürchtungen entkräftet werden können bzw. der Patient erlebt, dass er sich auf kontrollierte Weise an Elemente der Traumatisierung erinnern konnte. Den Abschluss der Sitzung bildet die Besprechung der Ressourcen des Patienten (unterstützende Personen, gesunde Bereiche des Lebens, Hobbys, Dinge, die der Patient genießen kann). Tabelle 4 fasst die Bestandteile des Erstgespräches (und die weiterer Sitzungen) zusammen.

Ausführliche therapiebezogene Eingangsdiagnostik:

Neben der Erfassung der Symptomatik ist eine therapiebezogene Diagnostik der Schwere und Art der Instrusionssymptomatik und kognitiver wie behavioraler Vermeidung sowie möglicher dysfunktionaler Kognitionen und Interpretationen zu empfehlen, hierzu können die oben genannten Instrumente herangezogen werden. Die Intrusionssymptomatik kann erfasst werden mit Hilfe eines Tagebuches (Steil et al., 1997), das der Patient als Hausaufgabe über jeweils 7 Tage hinweg führt und in dem das Auftreten von Intrusionen anhand folgender Aspekte erfasst wird: der Zeitpunkt des Auftretens der Erinnerung, deren Inhalt, mit der Intrusion verbundene Kognitionen, ein Rating des Ausmaßes der Belastung durch die Intrusion, mögliche Auslöser und die Reaktion des Patienten (evtl. Flucht aus der Situation, Gedankenunterdrückung, Rumination, Einsatz von Anxiolytika

Tabelle 4: Therapieplan für eine kognitiv-behaviorale Behandlung der PTB
Dauer einer Sitzung: 90 Minuten, 1 bis 2 mal wöchentlich ***Obligatorisches in jeder Sitzung:*** 1. Fragen am Ende: „Gab es etwas, was Sie so sehr gestört hat oder Ihnen so unangenehm war, dass es Sie daran hindern könnte, wiederzukommen?" „Was war heute das Wichtigste für Sie?" 2. Hausaufgabe: Tonbandaufnahme der Sitzung anhören. 3. Beginn: Hausaufgabe besprechen, imaginatives Nacherleben des Traumas mit Einschätzung der Belastung durch Intrusionen während der vergangenen Woche von 0 (gar nicht) bis 100 (maximal/extrem)
Sitzung 1: Erstgespräch 1. Informationen gewinnen über Traumatisierung und Symptomatik 2. Beziehungsaufbau!! Therapieziel? 3. Psychoedukation über Folgen einer Traumatisierung/Entlastung d. Patienten/Normalisierung der Symptome 4. Störungsspezifische Diagnostik / individuelles Modell erarbeiten 5. Rational des imaginativen Nacherlebens erarbeiten, evtl. Experiment zur Gedankenunterdrückung 6. Einstieg in kognitive Intervention ***Hausaufgabe:*** Tagebuch zu Intrusionen führen (7 Tage lang), Selbstbeurteilungsinstrumente ausfüllen, Intrusionen in verabredeten Zeiten nicht bekämpfen
Sitzung 2: Diagnostik / Beginn kognitiver Intervention 1. Diagnostik mit Hilfe eines klinischen Interviews 2. Nacherleben des Traumas, weitere Exploration der Interpretationen/Bedeutungen 3. Beginn der Umstrukturierung bei einem zentralen dysfunktionalen Gedanken 4. Aufrechterhaltende Verhaltensweisen aufgeben (Gedankenunterdrückung, Grübeln etc.) ***Hausaufgabe:*** Imaginatives Nacherleben, evtl. spezifische Hausaufgabe passend zur kognitiven Umstrukturierung (z.B. Verhaltensexperiment)
Sitzung 3 und 4: Kognitive Intervention 1. Nacherleben des Traumas, weitere Exploration der Interpretationen/Bedeutungen 2. Fortsetzen der kognitiven Intervention bei gleichem bzw. anderen dysfunktionalen Gedanken ***Hausaufgabe:*** Imaginatives Nacherleben, evtl. Verhaltensexperimente, Übungen zur Implementierung neuer, hilfreicher Gedanken
Sitzung 5: Kognitive Intervention, Rekonstruktion des Traumas 1. Falls möglich, Besuch des Ortes der Traumatisierung. Achtung: Nie reale Gefahr!! 2. Genaue Rekonstruktion des Geschehenen, Unterscheiden zwischen damals und heute, bewusst auf Unterschiede achten 3. Überprüfen der Interpretationen ***Hausaufgabe:*** Imaginatives Nacherleben, evtl. Verhaltensexperimente, evtl. in vivo-Exposition
Sitzung 6-xx: Kognitive Intervention 1. Fortsetzung kognitive Intervention 2. Evtl. neue Sicht in das Nacherleben integrieren, evtl. mit Imaginationsteckniken 3. Aufrechterhaltendes Verhalten weiter modifizieren 4. Wenn nötig/hilfreich Angehörige mit einladen zu Informationssitzung und Planung ***Hausaufgabe:*** je nach Themen der Sitzungen
Abschlusssitzung der Behandlung: Rückfallprophylaxe, Abschied ***Kriterien für Beendigung der Behandlung:*** Imaginatives Nacherleben: Belastung unter 20, keine Intrusionen mehr, kaum Vermeidung mehr (Tagebuch abermals über 7 Tage einsetzen) • Resümee: Was hat sich alles verändert? • Sammeln: Was hat der Patient an Techniken erlernt, die er mittlerweile selbständig anwenden kann? • Plan für den zukünftigen Umgang mit Intrusionen, belastenden Gedanken, Vermeidung etc.
Katamnesen: Wenn erforderlich weitere kognitive Intervention, weitere Veränderung aufrechterhaltenden Verhaltens, Genaue Analyse aufgetretener schwieriger Situationen, Schlussfolgerungen?

etc.). Anhand eines solchen Tagebuches können die Belastung durch Intrusionen, kritische Kognitionen und dysfunktionale Strategien zum Umgang mit Intrusionen im Alltag des Patienten erfasst werden, die sonst im Behandlungssetting evtl. unberücksichtigt blieben.

Entwicklung eines persönlichen Modells der Störung:

Hierzu werden die belastendsten Intrusionen aktiviert, die mit ihnen verknüpften primären und sekundären Emotionen und Kognitionen wie die Reaktion auf ihr Auftreten werden erfragt und in ein grafisches Schema der Aufrechterhaltung der Symptomatik integriert. Diese Teilintervention beinhaltet bereits eine erste, kurze Expositionsphase: Der Patient wird gebeten, die belastendste Erinnerung kurz in der Gegenwarts- und Ich-Form zu schildern (vgl. auch den Abschnitt zu den Expositionselementen). Befürchtet der Patient starke negative Konsequenzen einer solchen kurzen Exposition, so wird an dieser Stelle zunächst mit Hilfe kognitiver Methoden über seine Befürchtungen debattiert (vgl. Tab. 5 bei den kognitiven Interventionen). Folgende Aspekte werden hernach erfasst: Gefühle und Gedanken während und kurz nach dem Trauma, mit den Intrusionen verbundene Kognitionen und Emotionen, Strategien kognitiver Vermeidung, die Vermeidung intrusionsauslösender Situationen und Verhaltensweisen und typische Auslöser von Intrusionen (vgl. Steil et al., 1997). Abbildung 1 zeigt eine solche grafische Darstellung. Hier schon sollte der Patient immer wieder auf den Zusammenhang zwischen seinen Gefühlen, seinen Gedanken, seinen körperlichen Reaktionen und Reaktionen der Vermeidung aufmerksam gemacht werden. Meist wirkt es sich sehr positiv auf die Compliance und die Therapiemotivation des Patienten auf, wenn er schon in der ersten Sitzung erlebt, dass er sich auf kontrollierte Weise an Elemente der Traumatisierung erinnern kann.

Tabelle 5: Typische kognitive Techniken in der Behandlung der PTB

Techniken	*Beispiele*
Demonstrationen zum Zusammenhang zwischen Gedanken und Gefühlen	„Immer, wenn ich denke, dass ich es hätte verhindern können, fühle ich mich noch trauriger und schlechter."
die Betrachtung von Befürchtungen und Erwartungen als Hypothesen, die man testen kann, sowie der Gebrauch von Wahrscheinlichkeitsschätzungen, Beweissammlung und Verhaltensexperimenten, um Überzeugungen und Erwartungen zu überprüfen	„Sie befürchten, dass Sie nicht mehr aufhören können zu weinen, wenn Sie mir genau erzählen, was vorgefallen ist. Haben Sie schon einmal einen Menschen erlebt, der bei einer traurigen Erinnerung nie mehr aufhören konnte zu weinen? Wie wahrscheinlich ist es, dass Sie drei Stunden lang weinen werden?"
die logische Analyse von Gedanken und Überzeugungen	„Wenn Sie sich an das Ereignis erinnern, dann denken Sie, Ihr Leben sei ruiniert. Was meinen Sie genau damit? Bedeutet das, dass in Ihrem Leben nie mehr etwas Positives wird passieren können? Welche Bereiche in Ihrem Leben sind Ihnen wichtig? Welche Dinge genießen Sie in Ihrem Leben? Auf welche Dinge in der Zukunft könnten Sie sich sogar freuen?"
Advocatus-diaboli-Technik	„Sie werfen sich vor, dass Sie sich als Kind nicht gegen die sexuellen Übergriffe Ihres Vaters gewehrt haben. Ich würde gerne genau wissen, warum Sie sich nicht gewehrt haben. Wie kam es dazu?"
dem Patienten helfen, sich mit den Augen des Menschen zu sehen und zu beurteilen, der er vor der Traumatisierung oder währenddessen war, bzw. sein Handeln auf der Grundlage der Informationen zu beurteilen, die ihm vor oder während des Traumas zur Verfügung standen	„Sie grübeln darüber nach, warum Sie an diesem Tag trotz Nebel und ihrer Erkältung mit dem Auto gefahren sind. Sie haben, so sagen Sie, den Radfahrer, der vom Radweg abkam, einfach nicht gesehen, und Sie meinen, Sie hätten seinen Tod verhindern können, wenn Sie das Auto nicht benützt hätten. Was dachten Sie an jenem Morgen, bevor Sie losfuhren? Als wie groß schätzten Sie das Risiko an diesem Morgen, dass Sie eventuell den Tod eines anderen Menschen mit herbeiführen könnten, wenn Sie sich in das Auto setzen und losfahren?"
die Entwicklung alternativer und hilfreicher Gedanken und Erwartungen	„Wenn ich anderen von den belastenden Erinnerungen erzähle, werde ich vielleicht recht traurig werden und weinen müssen, aber das wird vorübergehen. Ich werde nicht die Kontrolle über mich verlieren, und die anderen werden wahrscheinlich gut verstehen können, warum ich so traurig bin. Ich werde mich vielleicht nicht mehr so isoliert fühlen, wenn ich über meine Erinnerungen sprechen kann."

Konfrontationsrational:
Es ist von größter Wichtigkeit, dass der Patient den Sinn des Einsatzes der Exposition und der Überprüfung von Einstellungen versteht. Hierzu stehen dem Therapeuten mehrere Möglichkeiten zur Verfügung:

- ein direktives, psychoedukatives Vorgehen („Leider hilft es bei sehr schlimmen Erlebnissen nicht, die Gedanken und Gefühle zu unterdrücken. Wir wollen Ihnen helfen, die Erfahrungen besser zu verarbeiten, indem Sie sich an das erinnern, was geschehen ist, und wir dann Ihre Gefühle und Gedanken genau besprechen"; vgl. Foa und Rothbaum, 1998);
- das Zurückgreifen auf Erfahrungen, die der Patient bereits in anderen Lebensbereichen mit der Habituation an negative Emotionen oder der Veränderung von Einstellungen gemacht hat („Haben Sie schon einmal erlebt, dass etwas, was Ihnen zu Beginn sehr schwer gefallen ist, mit der Zeit für Sie leichter geworden ist?", „Wenn Ihr Kind sehr große Angst vor dem Fahrradfahren hat, wie würden Sie ihm helfen?");
- das Benutzen von Analogien und Bildern („Manchmal kann eine Wunde nur heilen, wenn man sie noch einmal öffnet und dann behandelt"; vgl. Maercker, 1997; „Ihre Erinnerungen sind vergleichbar mit einem Mosaik, das in seine Teile zerfallen ist. Wir wollen alles wieder zu einem Ganzen zusammensetzen, dazu müssen wir uns jedoch jedes Teil genau anschauen"; vgl. Ehlers, 1999);

- der Einsatz kognitiver Methoden, um die bisherigen Strategien zur Bewältigung der Symptomatik (behaviorale und kognitive Vermeidung) gemeinsam auf ihre Wirksamkeit zu prüfen und alternative Bewältigungsmöglichkeiten zu sammeln („Wie sind Sie bislang mit den Erinnerungen umgegangen? Wie hilfreich war diese Strategie? Was waren die kurzfristigen, was die langfristigen Konsequenzen? Welche anderen Möglichkeiten haben wir noch?"). Hilfreich ist hier der Einsatz eines Experimentes zu den paradoxen Konsequenzen der Gedankenunterdrückung (vgl. den Abschnitt zu kognitiven Interventionen).

Der Therapeut klärt den Patienten darüber auf, dass sich seine psychische Befindlichkeit in den ersten Wochen der Behandlung durch die intensive Beschäftigung mit den traumatischen Erinnerungen zunächst kurzfristig verschlechtern kann.

> **!** **Merke:** Die beiden wichtigsten Pfeiler der KBT bei der PTB sind a) das imaginative Nacherleben der Traumatisierung und b) die Restrukturierung kritischer Überzeugungen.

Abbildung 1: Beispiel eines grafischen Schemas zur Darstellung des individuellen Modells der Symptomatik (am Beispiel einer Patientin mit PTB nach sexuellem Missbrauch in der Kindheit, nach Steil, 2001)

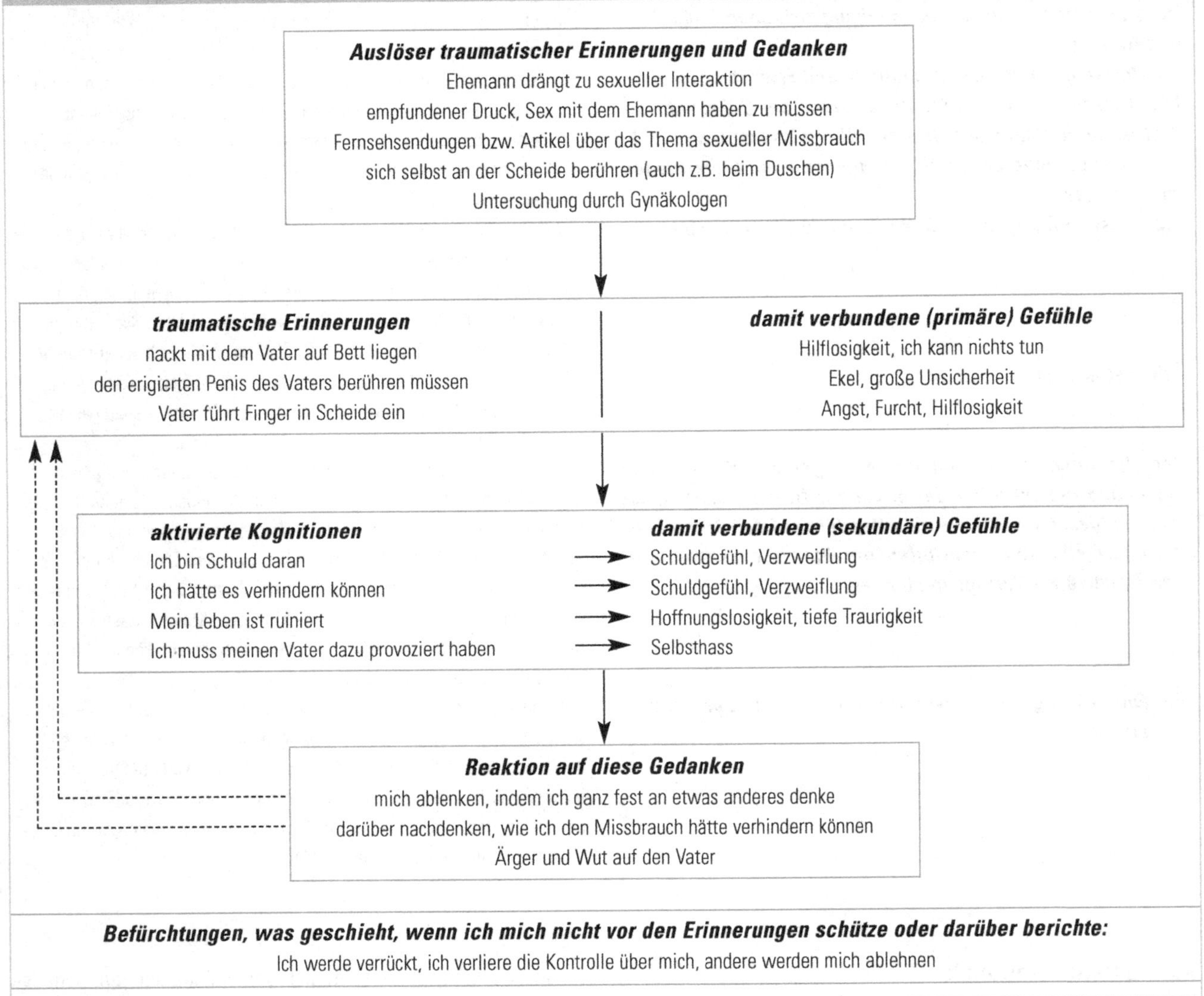

Das imaginative Nacherleben der Traumatisierung (Exposition in sensu):

Zu Beginn jeder Sitzung wird der Patient gebeten, die jeweils belastendsten Teile der Erinnerung an die Traumatisierung nachzuerleben (so erfolgt die Exposition immer mit den Teilen der Erinnerung, die für den Patienten aktuell von größter Bedeutung sind). Der Patient imaginiert (möglichst mit geschlossenen Augen) Teile des traumatischen Geschehens so, als würden sie wieder stattfinden, und berichtet dabei über sein Erleben in der Ich- und der Gegenwartsform. Empfindet der Patient das Sprechen über die Traumatisierung zu Beginn als zu belastend, so ist zu Beginn auch das Schreiben über die Traumatisierung möglich. Dabei soll er die auftretenden Kognitionen und Emotionen nicht bekämpfen. Im Rahmen der KBT wird die Exposition als eine therapeutische Strategie unter anderen und vorwiegend zur Exploration des traumatischen Geschehens, zur Elaboration der traumatischen Erinnerungen und zur Identifizierung kritischer Kognitionen genutzt.

Exposition in vivo:
Sie gewinnt im Verlauf der Behandlung an Bedeutung. Typische Inhalte sind das Aufsuchen des Ortes der Traumatisierung bzw. einer ähnlichen (natürlich immer objektiv ungefährlichen) Situation, das Anschauen von Bildern oder Filmszenen mit ähnlichem Inhalt etc. Je nach Ausmaß der Belastung beim Patienten kann ein hierarchisches Vorgehen gewählt oder mit stark angstauslösenden Situationen begonnen werden. Zu Beginn begleitet der Therapeut den Patienten, danach erfolgt die Konfrontation in vivo selbst gesteuert in Form von Hausaufgaben. Sie kann die Möglichkeiten der Überprüfung von katastrophisierenden Befürchtungen und der Beschaffung von Informationen sehr sinnvoll ergänzen.

Therapeutenverhalten vor, während und nach der Exposition:
Vor Beginn der Exposition werden die Befürchtungen des Patienten, was geschehen könnte, genauestens erhoben und mit Hilfe typischer kognitiver Methoden einer Überprüfung unterzogen (vgl. kognitive Methoden). Die Konfrontationsphase beginnt erst dann, wenn der Patient es möchte. Während der Exposition in sensu wie in vivo sollte die Therapeutin ein zugewandtes Verhalten zeigen, Hörersignale geben, Lob spenden (bei Exposition in sensu auf die Einhaltung des Präsens und der Ich-Form achten) und bei längeren Pausen etc. Fragen stellen („Was fühlen Sie jetzt? Was sehen Sie?" etc.). Verliert der Patient den Kontakt zur Gegenwart, indem er z.B. dissoziative Symptome zeigt, so fokussiert die Therapeutin auf sein gegenwärtiges körperliches Befinden („Sie fühlen, wie Sie im Sessel sitzen/sich bewegen ..."). Nach Beendigung der Exposition erfolgt eine Analyse der befürchteten im Vergleich zu den eingetretenen emotionalen, kognitiven und physischen (bzw. bei der Exposition in vivo möglicherweise auch sozialen) Konsequenzen. Die vorher geäußerten Befürchtungen werden so einer Realitätstestung unterzogen. Der Patient muss zur Exposition angeleitet werden, es wird aber vereinbart, dass die Kontrolle über deren Durchführung (z.B. über Beginn, Ausstieg, Tempo etc.) beim Patienten bleibt. Bricht er ab, so kann dies als beispielhafte Situation zur weiteren Diagnostik besonders kritischer Emotionen und Kognitionen genutzt werden („Was hat es Ihnen eben so schwer gemacht, sich weiter zu erinnern?").

Veränderung der traumatischen Erinnerungen:
Hilfreich kann die Veränderung der traumatischen Erinnerungen in der Imagination hin zum Positiven oder weniger Bedrohlichen sein (vgl. Ehlers, 1999; Smucker und Dancu, 1999). Eingesetzt werden dabei z.B. Techniken, die das Trauma zu einem erträglicheren Ende führen (z.B. eine Mutter verändert imaginativ die durch einen Unfall zerstückelte Leiche ihres Kindes zu einem heilen, aber toten Körper). Persistierende Alpträume können ebenfalls auf diese Weise gelindert und die Schlafqualität verbessert werden (vgl. Krakow et al., 1995, 1996).

Restrukturierung kritischer Überzeugungen:
Basis kognitiver Intervention ist der sokratische Dialog und das geleitete Entdecken. Am Anfang steht die Identifikation zentraler dysfunktionaler Kognitionen. Im Mittelpunkt einer Sitzung stehen jeweils eine bis zwei bedeutsame maladaptive Kognitionen. Die subjektive Gültigkeit dieser Kognitionen wird zunächst mit Hilfe von Ratingskalen erfasst (z.B. „Wie sehr sind Sie davon überzeugt auf einer Skala von 0 = überhaupt nicht bis 100 = voll und ganz?"). Geduldig lässt der Therapeut den Patienten prüfen, ob seine Einstellungen, Überzeugungen und Interpretationen zum Trauma und seinen Folgen angemessen und hilfreich oder wenig angemessen und dysfunktional sind. Welche Belege hat der Patient dafür, dass seine Auffassung zutreffend ist? Sind auch andere Auffassungen denkbar? Von zentraler Bedeutung ist es, den Patienten nicht zu überreden, sondern gemeinsam mit ihm Argumente für und wider seine Auffassung abzuwägen und ihn zu eigenen Schlussfolgerungen kommen zu lassen. Zum Ende der Debatte über die Kognition schätzt der Patient erneut deren Gültigkeit ein. In einem zweiten Schritt werden im Sinne der Spaltentechnik hilfreiche Kognitionen gesucht, mit denen der Patient die maladaptiven in kritischen Situationen ersetzten kann. In der Imagination kann die Implementierung der neuen, hilfreichen Kognition geübt werden. In Tabelle 5 findet sich eine Beschreibung typischer kognitiver Techniken mit kurzen Beispielen.

Tabelle 6: Mögliche kognitive Fehler bei unangemessener Verantwortungszuschreibung (vgl. Kubany, 1998):

Kognitive Fehler	*Beispiele*
Das Wissen über den Ausgang beeinflusst die Erinnerung daran, was man vor oder während der Traumatisierung wusste.	„Ich hätte wissen müssen, dass ich mit einer Erkältung und bei Nebel als Autofahrer einen Unfall verursachen würde ..."
Entscheidungen, die unter Zeitdruck gefällt wurden, werden auf der Grundlage ausführlicher Kontemplation im Nachhinein bewertet.	„Ich hätte damals wissen müssen, dass genügend Zeit sein würde, das Opfer von der Fahrbahn zu bergen ..."
Der Patient glaubt, er hätte Lösungsmöglichkeiten nutzen müssen, die erst in der Retrospektive sichtbar wurden. Einfluss faktoren außerhalb der eigenen Person werden nicht bedacht.	Die Person berücksichtigt bei der Bewertung ihrer eigenen Handlungen nicht, dass sie unter Schock stand, bzw. sie berücksichtigt nicht den Zufall.
Positive Auswirkungen der tatsächlichen Handlungen bzw. Geschehnisse, die während der Traumatisierung wahrscheinlich erschienen, werden übersehen.	„Mich nicht zu wehren hat mir möglicherweise das Leben gerettet" „Ich dachte, er bringt mich um, wenn ich mich wehre" vs. „Ich hätte mich körperlich stärker wehren müssen"
Der Patient setzt die Möglichkeit, ein Ereignis verhindern zu können, mit dessen Verursachung gleich. Er misst sein Verhalten an dessen Konsequenzen, nicht an seiner Intention.	Eine Frau, die nach einem Suizid den Körper des Selbstmörders überfuhr, sagt: „Ich bin Schuld am Tod dieses Mannes."

Schuld und Verantwortung:

Häufig schreiben sich PTB-Patienten in sehr unangemessener Weise selbst die Verantwortung für weite Teile des traumatischen Geschehens zu (so z.B. sind Opfer sexuellen Missbrauchs häufig der Ansicht, durch ihr Verhalten/ihre Persönlichkeit die sexuelle Gewalt verursacht zu haben). Zunächst muss das Ausmaß der eigenen Verantwortungszuschreibung erfasst werden. Hierzu sammeln Patient und Therapeut, wer bzw. welche Umstände Anteil an der Verantwortung für die Taumatisierung bzw. für bedeutende Elemente daraus haben könnten. Hernach zeichnet der Therapeut einen „Verantwortungskuchen" (einen leeren Kreis), in dem der Patient den Anteil der Verantwortung für jede beteiligte Person/jeden Umstand markiert. Überschätzt der Patient den eigenen Anteil, so wird in der Folge debattiert, auf welche Weise er zu dem Geschehen beigetragen hat. Tabelle 6 zeigt eine Liste möglicher kognitiver Fehler bzw. falscher Schlussfolgerungen. Zunächst analysieren Therapeut und Patient gemeinsam die Vorgänge und Handlungen während des traumatischen Geschehens wie auch die wahrscheinlichen Konsequenzen alternativer Verhaltensweisen. Die Frage, warum der Patient sich in der Situation so und nicht anders verhalten hat, erlaubt ihm, noch einmal detailliert die Gründe für sein Handeln zusammenzutragen („Wie genau haben Sie Ihren Vater als 8-Jährige dazu gebracht, Sie zu missbrauchen?").

Verhaltensexperimente:

Zur Überprüfung bestimmter Annahmen oder Befürchtungen werden Verhaltensexperimente eingesetzt. So kann man z.B. mit Hilfe eines Experimentes zu den Folgen von Gedankenunterdrückung den Patienten erleben lassen, ob man tatsächlich seine Gedanken steuern kann oder nicht: Man bittet den Patienten, in der nächsten Minute an alles Mögliche zu denken, bloß nicht an weiße Bären (oder einen anderen festgelegten Reiz). Der Patient wird erleben, dass er nicht vermeiden kann, an den festgelegten Reiz zu denken. Die Rolle der Gedankenunterdrückung bei der Aufrechterhaltung seiner belastenden Erinnerungen an das Trauma kann dann besprochen werden. Der Patient erhält die Hausaufgabe, für einige Tage die belastenden Erinnerungen nicht zu bekämpfen und zu beobachten, ob sie dann häufiger oder weniger häufig auftreten bzw. ob sich am Grad der Belastung etwas verändert.

Verminderungen der Strategien kognitiver Kontrolle:

Die aufrechterhaltende Bedeutung der Gedankenunterdrückung, des Grübelns oder anderer Strategien kognitiver Vermeidung wird mit dem Patienten erarbeitet, im Rahmen von Hausaufgaben wird die Reduktion dieses Verhaltens geübt.

Ärger und Wut:

Sie sind als sekundäre Emotionen häufig präsent und werden möglicherweise über den Mechanismus der sekundären Verstärkung als subtile Strategie der Beendigung der mit Intrusionen aktivierten belastenderen primären Emotionen (Angst und Furcht) aufrechterhalten: Der Patient verändert die Qualität der Emotion (vgl. Steil et al., 1997) und vermindert damit das Erleben von Angst. Diese möglicherweise vermeidende Bedeutung von Wut und Ärger sollte der Patient entdecken. Zur Ärgerreduktion hat sich bei hochärgerlichen bzw. bei zu interpersoneller Gewalt neigenden PTB-Patienten ein kognitiv-behaviorales Programm bewährt, bei dem ein Training angemessener Kommunikation, von Ärgerkontroll- und Problemlösetechniken im Mittelpunkt stehen (vgl. Chemtob et al., 1997; Novaco und Chemtob, 1998).

Einbeziehen der Angehörigen:

Angehörige können auf vielfältige Weise den Erfolg der Behandlung fördern (indem sie den Patienten bei der Konfrontation mit Erinnerungen und der Veränderung dysfunktionaler Einstellungen unterstützen) oder behindern (indem sie ihn schützen wollen vor der Belastung durch das Erinnern und zur Aufrechterhaltung ungünstiger Einstellungen beitragen). Daher sollten sie in die Behandlung eingebunden werden: Sie erhalten Informationen über das Störungsbild, die Behandlung, hilfreiches und nicht hilfreiches Verhalten, entweder in einer oder mehreren gemeinsamen Sitzungen oder indem die Patienten den Angehörigen über vereinbarte Inhalte der Sitzungen informieren.

Evaluation des Behandlungsverlaufes:

Zur Evaluation des Behandlungsverlaufes eigenen sich die beiden Selbstbeurteilungsinstrumente IES-R und PDS (vgl. Tab. 2), die im Abstand von ca. 6 Wochen gegeben werden können. Ein Anstieg der Symptomatik zu Beginn der Behandlung ist normal und durch die vermehrte Beschäftigung mit dem traumatischen Geschehen zu erklären. Weiterhin ist das Führen zweier Verlaufsgrafiken durch den Patienten selbst empfehlenswert: Auf einer Graphik (siehe Abb. 2) wird die durchschnittliche Belastung durch Intrusionen in der letzten Woche, auf einer weiteren die durchschnittliche Belastung durch das imaginative Nacherleben während der Sitzung auf einer Skala von 0 (überhaupt keine Belastung) bis 100 (extrem starke Belastung) eingeschätzt und vermerkt. Gegen Ende der Behandlung wird der Patient gebeten, erneut über 7 Tage ein Tagebuch zu Intrusionen und Kognitionen zu führen und erneut den Fragebogen zu Gedanken nach traumatischen Erlebnissen auszufüllen. In allen Instrumenten sollte sich im Vergleich zur Eingangsdiagnostik im Laufe von 6-8 Sitzungen eine deutliche Verbesserung abzeichnen.

Abbildung 2: Formblatt zur Evaluation des Therapieerfolges

Wie belastend waren Ihre Erinnerungen und Gedanken an das belastende Ereignis während der letzten Woche? bzw. Wie belastend war das Wiedererleben heute für Sie?

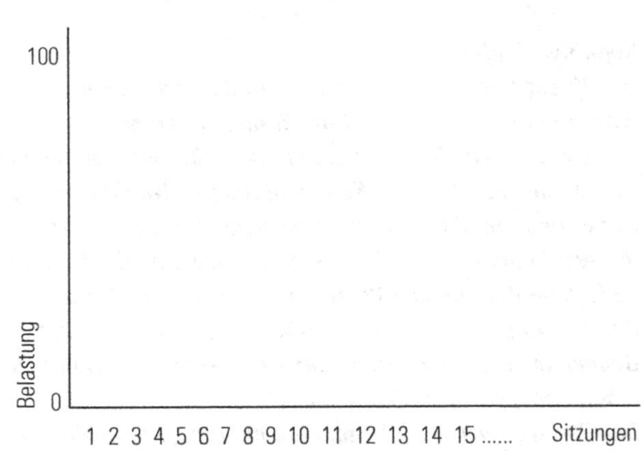

Tabelle 7: Struktur einer typischen Sitzung
• Besprechung der Hausaufgabe. Lob für Exposition bzw. Aufgabe von Vermeidung
• Einschätzung zur Belastung durch Intrusionen seit der letzten Sitzung (Eintrag des Wertes in eine Grafik)
• Wachrufen der aktuell belastendsten Erinnerung plus Einschätzung zur Belastung durch dieses imaginative Wiedererleben
• Bearbeitung und Überprüfung mit der Erinnerung aktivierter dysfunktionaler Einstellungen und Überzeugungen mit Hilfe von kognitiven Techniken
• Erarbeiten der neuen Hausaufgabe (obligatorisch: Tonbandaufnahme der Sitzung zu Hause anhören)
• Frage: Gibt es etwas an der heutigen Sitzung, was Ihnen unangenehm war, was wir ändern sollten bzw. was Sie daran hindern könnte, wiederzukommen?
• Frage: Was war für Sie an der heutigen Sitzung das Wichtigste?
• Zeit für die Patientin, in einem geschützten Raum so lange zu verweilen, bis sie wieder in den Alltag gehen möchte

Typische Sitzungs- und Behandlungsstruktur:
Tabelle 7 zeigt die Struktur und den Ablauf einer typischen Sitzung (90 min. Dauer), Tabelle 4 die beispielhafte Struktur einer PTB-Behandlung.

Abschluss der Behandlung:
In den letzten Sitzungen steht die Generalisierung und das erneute Üben der neu erlernten Bewältigungsstrategien im Vordergrund. So kann sich z.B. der Therapeut im Rollentausch vom Patienten über den angemessenen Umgang mit belastenden Erinnerungen bzw. kritischen Interpretation und Bewertungen „beraten" lassen. Der Patient erhält die Aufgabe, schriftlich zu sammeln, welche Verbesserungen und Veränderungen er wahrnimmt und welche Verhaltensweisen oder Strategien am hilfreichsten waren. Zukünftige möglicherweise belastende Situationen werden mit dem Patienten besprochen, Bewältigungsstrategien vorbereitet (Jahrestage, Gerichtsverhandlungen etc.). Booster sessions können je nach Bedarf verabredet werden.

Fallbeispiel:
Frau X. ist 33 Jahre alt. Im Alter von 8 bis 10 Jahren wurde sie von ihrem Stiefvater regelmäßig sexuell missbraucht, bis hin zur analen und oralen Penetration. Sie litt während dieser Zeit extrem, vertraute sich aber niemandem an. Ihr Stiefvater sagte ihr, er müsse das tun, weil sie so hübsch sei und er sie so lieb habe. Der sexuelle Missbrauch wurde nie aufgedeckt, die Patientin schwieg bis heute darüber – selbst gegenüber ihrem Ehemann. Sie fühlt sich schuldig an den Geschehnissen („Ich habe mich nicht genügend gewehrt, er hat es getan, weil ich so bin, wie ich bin etc. ..."). Damit verbunden ist eine tiefe Scham, die sie immer fühlt, wenn sie sich an Aspekte des Missbrauches erinnert („Ich bin schmutzig, ich bin abstoßend"). Diese Scham hindert sie daran, über ihre Gefühle und Erfahrungen mit anderen zu sprechen bzw. therapeutische Hilfe zu suchen. Sie vermeidet Gedanken und Gespräche über diesen Lebensbereich und bekämpft Erinnerungen auf verschiedenste Weise. Damit nimmt sie sich die Chance, korrigierende Erfahrungen zu machen, wie z.B. die, dass andere Menschen keinerlei Schuld und Verantwortung für das Geschehene bei ihr erkennen können, oder die, im Rahmen einer kognitiven Behandlung, geleitet von der Therapeutin und in geschütztem Rahme, in Ruhe zu überprüfen, ob ihre Überzeugung zu ihrer eigenen Verantwortung angemessen ist oder vielleicht bestimmt wird durch Äußerungen des Täters.
Sexualität hat sie nie als genussvoll und schön erlebt, eher als notwendig, um ihren Mann zufrieden zu stellen.

Am Anfang der Behandlung steht der Beziehungsaufbau im Mittelpunkt. Frau X erhält viele Informationen zu den üblichen Folgen sexueller Gewalt in unterschiedlichen Bereichen des Lebens. Im Zentrum der Behandlung stehen die Bedeutung, die der Missbrauch und seine Folgen für die Patientin haben. Nach anfänglichen Schwierigkeiten gelingt es Frau X. zunehmend besser, die Erinnerungen nachzuerleben und so die mit den Erinnerungen verknüpften Gefühle und Gedanken zu ergründen. Mit Hilfe kognitiver Methoden werden unangebrachte Überzeugungen zu eigener Verantwortung an dem Geschehenen bearbeitet (z.B. Advocatus-diaboli-Technik: „Was haben Sie getan, um Ihren Vater dazu zu bringen, Sie zu missbrauchen?"). Im Laufe der Therapie wird der Ehemann einbezogen, Frau X. erzählt ihm von ihren belastenden Erfahrungen, die Kommunikationsfähigkeit beider Partner wird gezielt durch ein Training verbessert, Herr X. wird als Cotherapeut trainiert, damit er hilfreiches Verhalten seiner Frau unterstützen kann. Frau X. erfährt von ihm Verständnis und Zuwendung. Am Ende der Behandlung erfolgen Interventionen aus der Therapie sexueller Störungen der Frau, anhand derer Frau X. ihren Körper und ihre Bedürfnisse besser kennen lernen kann, durch das Kommunikationstraining verbessert sich auch bei beiden Partnern die Zufriedenheit mit der ehelichen Sexualität.

Wirksamkeit kognitiv-behavioraler Therapie der PTB:
Einen Überblick über Befunde zur Wirksamkeit der KBT bietet Steil (2001). Die Wirksamkeit eines vorwiegend behavioralen wie eines vorwiegend kognitiven therapeutischen Vorgehens wurde in kontrollierten und randomisierten Studien belegt (vgl. z.B. Marks et al., 1998; Tarrier et al., 1999). Die Kombination kognitiver und behavioraler Intervention erwies sich ebenfalls als wirksam (vgl. Steil, 2001). Im Vergleich mit nur einer der Behandlungskomponenten alleine ergaben sich jedoch bislang keine Effektivitätsvorteile, beide Behandlungsstrategien scheinen gleich erfolgreich zu sein (Marks et al., 1998, Tarrier et al., 1999). Die Adaptation einer kognitiv-behavioralen Intervention zur Behandlung der AB bzw. zur Prävention der PTB zeigte in einer randomisierten und kontrollierten Studie eine gute Wirksamkeit (Bryant et al., 1999). Dies steht im Kontrast zu der bislang nicht nachgewiesenen Wirksamkeit des häufig angewandten Critical Incident Stress Debriefing (vgl. Wessely et al., 2001).

4 Frequently Asked Questions (FAQ)

1. *Wie gehe ich mit dem Verdacht auf das Vorliegen einer Traumatisierung in der Lebensgeschichte um?*

→ Fragen Sie den Patienten, welche Ereignisse ihn in seinem Leben am meisten belastet haben bzw. lassen Sie ihn eine entsprechende Checkliste ausfüllen (vgl. SKID). Es gibt keine seriöse Methode, mit der man herausfinden kann, ob eine Person eine Traumatisierung erlebte, an die sie keine Erinnerung hat. Niemals darf vom Vorliegen bestimmter Symptome auf das Vorliegen einer (z.B. sexuellen) Traumatisierung geschlossen werden.

2. *Was sind die Besonderheiten bei der Behandlung von sexueller Traumatisierung?*

→ Sexuelle Gewalt führt zu den höchsten Inzidenzraten der PTB und ist damit das Schlimmste, was ein Mensch einem anderen antun kann. Zudem findet sexueller Missbrauch früh im Leben statt, und es ist bekannt, dass eine Traumatisierung umso schlimmere Folgen hat, je geringer das Lebensalter des Betroffenen ist (Steil und Straube, 2002). Gefühle der Scham erschweren es Opfern sexueller Gewalt in besonderer Weise, mit anderen über ihr Erleben zu sprechen, soziale Unterstützung bzw. auch Zugang zu einer Behandlung zu bekommen. Sexuelle Gewalt betrifft in besonderer Weise die Bereiche interpersonelles Vertrauen, persönliche Sicherheit und Intimität.

3. *Kann es durch eine Konfrontationsbehandlung zu einer Retraumatisierung kommen?*

→ Empirische Befunde belegen eindeutig die positive Wirksamkeit von Exposition, auch z.B. bei den Folgen von sexueller Gewalt (Resick und Schnicke, 1992). Im Rahmen einer vertrauensvollen therapeutischen Beziehung und unter der Bedingung, dass der Patient selbst die Kontrolle über Beginn und Ende der Expositionselemente erhält, sind keine negativen Wirkungen der Konfrontationsbehandlung zu befürchten.

4. *Was tue ich, wenn der Patient sich nicht auf das Wiedererleben der traumatischen Erinnerungen einlassen möchte?*

→ Erarbeiten Sie mit den typischen kognitiven Methoden, warum die bisherigen vermeidenden Copingversuche des Patienten nicht hilfreich waren. Streichen Sie hervor, dass Vermeidung immer nur kurzfristig hilfreich ist, langfristig nicht. Erfassen Sie genau und geduldig, was der Patient im Falle des Nicht-Bekämpfens seiner Erinnerungen befürchtet („Ich werde verrückt". „Ich werde gewalttätig"), und bearbeiten Sie diese unangemessenen Befürchtungen mit kognitiven Mitteln. Ziel ist, beim Patienten eine „kreative Hoffnungslosigkeit" bezüglich aller vermeidenden Strategien zu erzeugen und die Erlaubnis zu erhalten, zunächst nur ein einziges Mal auszuprobieren, ob die Befürchtungen, die der Patient bezüglich des Wiedererinnerns hat, zutreffen.

5. *Was tue ich, wenn es beim imaginativen Wiedererleben nicht zu einem deutlichen Belastungsanstieg kommt?*

→ Der Patient verhindert die Reaktivierung der primären traumatischen Emotionen, er konfrontiert sich nicht wirklich mit den Erinnerungen an das Trauma. So fehlt evtl. ein bedeutsames Element des Geschehens (Bsp: Patientin berichtet in Deutsch, während der Traumatisierung (sexuelle Gewalt) kommunizierte sie jedoch auf Englisch), oder es existieren weiterhin katastrophisierende Befürchtungen dazu, was bei der Reaktivierung der traumatischen Emotionen geschehen könnte. Explorieren Sie diese Faktoren.

6. *Die Behandlung führt nicht zu einer Verbesserung der Symptomatik – was mache ich falsch?*

→ Der Patient war vielleicht noch nicht in der Lage, eine zentrale Kognition oder Interpretation offen zu legen und mitzuteilen, weil er sich dafür schämt (Bsp: Eine Patientin nach sexuellem Missbrauch in der Kindheit empfand z.T. während der sexuellen Gewalterfahrungen Lust und verabscheut sich dafür („Ich bin ein schmutziger Mensch, weil ich so empfand").

7. *Woran merke ich, dass die Behandlung abgeschlossen werden kann?*

→ Die Belastung bei Konfrontation mit den vorher belastendsten Erinnerungen liegt unter 30, Intrusionen werden nicht mehr als belastend erlebt, es gibt kaum mehr behaviorale bzw. kognitive Vermeidung (Tagebuch abermals über 7 Tage einsetzen).

5 Prüfungsfragen

1. Welche Instrumente sind zur Diagnose der PTB und des Schweregrades der posttraumatischen Symptomatik geeignet? Was kann das Erkennen der Störung erschweren?
2. Nennen Sie Risikofaktoren, die schon kurz nach einer Traumatisierung für die Abschätzung der individuellen Vulnerabilität der betroffenen Person für eine chronische PTB herangezogen werden können!
3. Bitte beschreiben Sie die theoretischen Grundlagen der Konfrontationsbehandlung der PTB!
4. Bitte beschreiben Sie die theoretischen Grundlagen der kognitiven Behandlung der PTB!
5. Bitte schildern Sie das Vorgehen bei der imaginalen Exposition. Auf welche Aspekte müssen Sie besonders achten?
6. Schildern Sie bitte, welche Gesichtspunkte Sie bei der Gesprächsführung mit PTB-Patienten beachten müssen!
7. Bitte schildern Sie das Vorgehen bei der kognitiven Behandlung der PTB am Beispiel übersteigerter subjektiver Verantwortung für das Trauma. Auf welche Aspekte müssen Sie besonders achten?
8. Nennen Sie diagnostische Instrumente und Methoden, welche zur Evaluation des Behandlungsverlaufes herangezogen werden können.

6 Literatur

a) zitierte Literatur

- Beck AT, Rush AJ, Shaw BF, Emery G: Kognitive Therapie der Depression. München: Psychologie Verlags Union, Urban & Schwarzenberg, 1986
- Breslau N, Davis GC, Andreski P, Peterson EL, Schultz LR: Sex differences in posttraumatic stress disorder. Arch Gen Psychiatry 1997;54:1044-1048
- Brewin CR, Dagleish T, Joseph S: A dual representation theory of posttraumatic stress disorder. Psychol Rev 1996;103:670-686
- Bryant R, Sackville T, Dang ST, Moulds M, Guthrie R: Treating acute

stress disorder : An evaluation of cognitive behavior therapy and supportive counselling techniques. Am J Psychiatry 1999;156:1780-1786
- Chemtob CM, Novaco RW, Hamada RS, Gross DM: Cognitive-behavioral treatment for severe anger in posttraumatic stress disorder. J Consult Clin Psychol 1997;65:184-189
- Ehlers A: Posttraumtische Belastungsstörung. Göttingen: Hogrefe, 1999
- Ehlers A, Clark DM: A cognitive model of posttraumatic stress disorder. Behav Res Ther 2000;38:319-345
- Foa EB, Riggs DS: Posttraumatic stress disorder in rape victims. In: Oldham J, Riba MB, Tasman A (eds.): American Psychiatric Press Review of Psychiatry. Vol. 12. Washington, D.C: American Psychiatric Press, 1993, 273-303
- Foa EB, Rothbaum B: Treating the trauma of rape: Cognitive-behavioral therapy for PTSD. New York: Guilford Press, 1998
- Foa EB, Steketee G, Rothbaum B: Behavioral/cognitive conceptualizations of post-traumatic stess disorder. Behav Ther 1989;20:155-176
- Horowitz MJ: Stress response syndromes. New York: Aronson, 1976
- Janoff-Bulman R: Shattered assumptions: Towards a new psychology of trauma. New York: The Free Press, 1992
- Joseph S, Williams R, Yule W: Psychosocial perspectives on post-traumatic stress. Clin Psychol Review 1995 ;15 :515-544
- Joseph S, Yule W, Williams R: Post-traumatic stress: Attributional aspects. Journal of Traumatic Stress 1993;6:501-513 (kein Zitat im Text)
- Kessler RC, Sonnega A, Bromet E, Hughes M, Nelson CB: Posttraumatic stress disorder in the national comorbidity sample. Arch Gen Psychiatry 1995;52:1048-1060
- Krakow B, Kellner R, Pathak D, Lambert L: Imagery rehearsal treatment for chronic nightmares. Behav Res Ther 1995; 33:837-843
- Krakow B, Kellner R, Pathak D, Lambert L: Long term reduction of nightmares with imagery rehearsal treatment. Behav Cognit Psychother 1996; 24:135-148
- Lang P: A bio-informational theory of emotional imagery. Psychophysiology 1979;16:495-512
- Maercker A: Therapie der Posttraumatischen Belastungsstörungen. Heidelberg: Springer, 1997
- Maercker A, Schützwohl M: Erfassung von psychischen Belastungsfolgen. The Impact of Event Scale Revised. Diagnostica 1998;44(3):130-141
- Marks I, Lovell K, Noshirvani H, Livanou M, Thrasher S: Treatment of Posttraumatic Stress Disorder by exposure and/or cognitive restructuring. Arch Gen Psychiatry 1998;55:317-325
- Mowrer OH: On the dual nature of learning – a re-interpretation of „conditioning" and „problem-solving". Harvard Educational Review 1947; 17:102-148
- Novaco RW, Chemtob VM: Anger and trauma: Conceptualization, assessment, and treatment. In: Follette VM, Ruzek JI, Abueg FR (eds): Cognitive-behavioral therapies for trauma. New York: Guilford, 1998
- Smucker, M. R. und Dancu, C. V. (1999). Cognitive-behavioural treatment for adult survivors of childhood trauma: Imagery rescripting and reprocessing. Northvale: Aronson.
- Steil R: Fragebogen zu dysfunktionalen Kognitionen. In: Hoyer J, Margraf J (Hrsg.): Angstdiagnostik. Berlin: Springer, 2002
- Steil R: Fragebogen zu dysfunktionalen Kognitionen (FDK). In Hoyer J, Margraf J (Hrsg,). Angstdiagnostik. Grundlagen und Testverfahren. Heidelberg: Springer, 2003; 383-387
- Steil R, Ehlers A: Dysfunctional meaning of posttraumatic intrusions in chronic PTSD. Behav Res Ther 2000;38:537-558
- Steil R, Ehlers A: Die Posttraumatische Diagnose Skala (PDS). Göttingen: Hogrefe (in Vorbereitung)
- Steil R, Ehlers A: Posttraumatische Belastungsstörung. In: Reinecker H (Hrsg.): Lehrbuch der Klinischen Psychologie. Göttingen: Hogrefe (im Druck)
- Steil R, Ehlers A, Clark DM: Kognitive Aspekte bei der Behandlung der posttraumatischen Belastungsstörung. In: Maercker A (Hrsg.): Therapie der posttraumatischen Belastungsstörungen. Berlin: Springer, 1997
- Steil R, Füchsel G: IPAB (Interview zur posttraumatischen und akuten Belastungsstörung bei Kindern und Jugendlichen). Göttingen: Hogrefe, 2004
- Steil R, Straube ER: Die Posttraumatische Belastungsstörung bei Kindern und Jugendlichen – ein Überblick. Z Klin Psychol 2002; 31:1, 1-13
- Tarrier N, Pilgrim H, Sommerfield C, Faragher B, Reynolds M, Graham E, Barrowclough C: A randomized trial of cognitive therapy and imaginal exposure in the treatment of chronic posttraumatic stress disorder. J Clin Consult Psychol 1999 ;67:13-18
- True WR, Lyons MJ: Genetic risk factors for PTSD: A twin study. In: Yehuda R (ed.): Risk factors for posttraumatic stress disorder. Washington: APA, 1999
- Unnewehr S, Schneider S, Margraf J: Diagnostisches Interview bei psychischen Störungen im Kindes- und Jugendalter. Berlin: Springer, 1995
- Wessely S, Rose S, Bisson J: Brief psychological interventions („debriefin") for immediate trauma related symptoms and the prevention of post traumatic stress disorder. The Cochrane Library, 2001; 4,1-19
- Wittchen H-U, Zaudig M, Fydrich T: Strukturiertes Klinisches Interview für DSM-IV. Göttingen: Hogrefe, 1997

b) weiterführende Literatur

- Ehlers A (1999). Posttraumatische Belastungsstörung. Göttingen: Hogrefe.
- Foa EB, Rothbaum B: Treating the trauma of rape: Cognitive-behavioral therapy for PTSD. New York: Guilford Press, 1998
- Follette VM, Ruzek JI, Abueg FR: Cognitive-behavioral therapies for trauma. New York: Guilford 1998
- Steil R: Posttraumatische Belastungsstörung. In: Hautzinger M (Hrsg.): Kognitive Verhaltenstherapie bei psychischen Störungen. Weinheim: Beltz, 2001
- Steil R: Kognitive Verhaltenstherapie der Posttraumatischen Belastungsstörung. Göttingen: Hogrefe (in Vorbereitung)
- Steil R, Ehlers A, Clark DM: Kognitive Aspekte bei der Behandlung der posttraumatischen Belastungsstörung. In: Maercker A (Hrsg.): Therapie der posttraumatischen Belastungsstörungen. Berlin: Springer, 1997
- Yehuda R: Risk factors for posttraumatic stress disorder. Washington, DC: American Psychiatric Press, 1999

4.7 Somatoforme und dissoziative Störungen

4.7.1 Somatoforme Störungen

Gaby Bleichhardt und Wolfgang Hiller

1 Einleitung

Der Begriff „somatoform" wird verwendet, wenn Patienten über körperliche Symptome klagen, die zunächst das Vorhandensein einer hierfür verantwortlichen körperlichen Erkrankung vermuten lassen, welche aber anschließend durch medizinische Diagnostik nicht bestätigt werden kann. Solche „medizinisch unklaren" körperlichen Symptome treten in allen klinischen Settings ausgesprochen häufig auf, entweder als Hauptbeschwerdebild oder als zusätzliche Merkmale bei anderen psychischen Störungen. Psychopathologisch steht der Fokus auf den eigenen Körper im Vordergrund. Dementsprechend setzen Behandlungen bei der Wahrnehmung und Bewertung von Körperprozessen an sowie bei Verhaltensweisen, die hiermit in Verbindung stehen. Ausschließlich biomedizinische Behandlungen sind zumindest bei länger dauernder somatoformer Symptomatik fast immer erfolglos. Lange Zeit galten Patienten mit somatoformen Störungen als schwierig bis kaum therapierbar, jedoch haben kognitiv-behaviorale Therapieansätze in den letzten Jahrzehnten große Fortschritte erbracht. Verhaltenstherapie gilt daher heute als Behandlungsmethode der Wahl. Das Erkennen und Behandeln von somatoformen Störungen sollte eine Basisqualifikation jedes Psychotherapeuten darstellen.

2 Theoretische Inhalte und Kenntnisse

2.1 Hauptmerkmale

Das wesentliche Kernmerkmal aller somatoformen Störungen ist das Leiden unter körperlichen Beschwerden, die nicht (oder nicht ausreichend) durch einen medizinischen Krankheitsfaktor erklärt werden können. Bevor die Betroffenen einen Psychotherapeuten aufsuchen, haben sie in der Regel eine zwei- bis dreistellige Zahl an Arztbesuchen hinter sich. Patienten mit somatoformen Störungen sorgen sich oft über körperliche Vorgänge oder über mögliche Krankheiten, und sie beschäftigen sich intensiv mit ihrem Körper und seinen Vorgängen. Üblicherweise werden körperliche Missempfindungen organmedizinisch interpretiert, und es fällt den Betroffenen zumeist schwer, eine Beteiligung psychologischer Faktoren an ihren körperlichen Beschwerden anzunehmen.
In der Literatur finden sich zuweilen noch andere, eher ältere Begriffe für somatoforme Störungen. Am häufigsten ist dabei der Begriff der „funktionellen Störungen", andere Umschreibungen lauten z. B. „somatisierte" oder „larvierte Depression" sowie „vegetative Dystonie".

2.2 Epidemiologie

Die Lebenszeitprävalenz somatoformer Störungen mit dem Hauptmerkmal einzelner oder multipler körperlicher Beschwerden liegt in den westlichen Zivilisationen bei 10-15 %, die der hypochondrischen Störung bei schätzungsweise 1 %. Am häufigsten kommen Schmerzsymptome (v. a. Kopf- und Rückenschmerzen), Symptome des Magen-Darm-Trakts sowie Herz-Kreislauf-Systems vor. Es liegen Hinweise vor, dass Frauen häufiger betroffen sind und die Störungen mit steigendem Alter zunehmen. In Allgemeinarztpraxen muss mit einem Anteil von 20-30 % somatoformer Störungen gerechnet werden, im Facharzt-Setting sind die Prävalenzen mindestens gleich hoch. Studien haben ferner gezeigt, dass in medizinischen Allgemein- und Fachkrankenhäusern bis zu etwa einem Drittel der Patienten an behandlungsbedürftigen somatoformen Beschwerden leidet. Es kommt nicht selten vor, dass die somatoforme Symptomatik nicht erkannt und daher auch nicht adäquat diagnostiziert wird.

2.3 Onset und Verlauf

Der Beginn somatoformer Störungen kann bereits in der Kindheit und Jugendzeit liegen. In einer epidemiologischen Studie in Deutschland mit der Zielgruppe 14-24-Jähriger wurde bereits bei 12,6 % eine entsprechende Diagnose gestellt (Lieb et al., 2000). Allerdings sind Befunde zum Zusammenhang mit dem Alter uneinheitlich (vgl. Kleinstäuber et al., 2011). Andere Studien deuten darauf hin, dass nur bei etwa einem Drittel im Spontanverlauf oder bei medizinischer Standardbehandlung mit einer vollständigen Remission zu rechnen ist, wenn sich bereits das Vollbild einer somatoformen Störung entwickelt hatte. Daher besteht ein hohes Chronifizierungsrisiko. Es muss erwartet werden, dass die vorherrschenden körperlichen Beschwerden im Störungsverlauf wechseln oder weitere Symptome hinzukommen.

2.4 Klinische Merkmale

2.4.1 Komorbidität

Es ist eher die Regel als die Ausnahme, dass bei Patienten mit somatoformen Störungen komorbide psychische Störungen vorliegen. Dabei sind die depressiven Störungen die häufigste Begleiterkrankung. Je schwerer die somatoforme Störung, desto höher ist die Warscheinlichkeit für eine Komorbidität. Jedoch ist zu beachten, dass Onset und Verlauf sehr unterschiedich sein können. Die wesentlichen prozentualen Häufigkeiten komorbider Störungen sind der Tabelle 1 zu entnehmen:

Tabelle 1: Komorbiditätsraten bei somatoformen Störungen

Irgendeine psychische Störung	bis zu 90%
Depressive Störungen	30-70%
Angststörungen	20-50%
Substanzabhängigkeit oder -missbrauch	15-20%
Persönlichkeitsstörungen	30-60%

> ! **Merke:** Die überwiegende Mehrzahl somatoformer Störungen geht einher mit komorbiden Störungen, am häufigsten mit Depressionen – jedoch sind Onset und Verlauf stets gesondert zu erfragen.

Die häufigste depressive Störung dabei ist die Major Depression. Die häufigsten Angststörungen scheinen die Panikstörung und/oder Agoraphobie zu sein, jedoch finden einige Untersucher auch hohe Raten für die generalisierte Angststörung. Auch wenn sich die histrionische Persönlichkeitsstörung gleichsam wie die somatoformen Störungen auf den im Altertum verwendeten Begriff der Hysterie zurückführen lassen und viele Patienten durch eine impressionistische Schilderung ihrer Beschwerden imponieren, findet sich als häufigste komorbide Persönlichkeitsstörung eher die selbstunsichere Persönlichkeitsstörung.

2.4.2 Biologische Faktoren

Aufgrund der wenigen Untersuchungen zu genetischen Grundlagen somatoformer Störungen lassen sich darüber kaum zuverlässige Aussagen treffen. Insgesamt lässt sich daraus schließen, dass genetische Aspekte vermutlich eine kleine Rolle spielen. Zunehmendes Interesse kommt den psychobiologischen Auffälligkeiten bei Patienten mit somatoformen Störungen zu. Befunde weisen auf eine verminderte Cortisolausschüttung sowie -reagibilität hin, so dass auf eine ungünstige Aktivierung des Immunsystems geschlossen wird. Vermutet wird weiterhin, dass sich einige somatoforme Beschwerden durch Hyperventilation erklären lassen.

2.4.3 Psychologische Merkmale

Kognitive und attentive Prozesse:

Enger Gesundheitsbegriff: Für somatoforme Störungen im engeren Sinne als auch für Hypochondrie konnte belegt werden, dass die Betroffenen alltägliche Empfindungen eher als Krankheitszeichen sehen und sich für körperlich schwächer und weniger belastbar halten.

Katastrophisierende Bewertung von Körperempfindungen: Patienten mit Somatisierungssyndrom und/oder Hypochondrie neigen auch im Vergleich zu klinischen Kontrollpersonen stärker dazu, körperliche Sensationen katastrophisierend zu interpretieren (z.B. Gelenkschmerzen als Vorzeichen einer Lähmung) (Hiller et al., 1997; Rief et al., 1998).

Somatosensorische Verstärkung (somatosensory amplification): Von Barsky und Mitarbeitern (z.B. Barsky et al., 1990) wurde Hypochondrie, später auch die somatoformen Störungen im engeren Sinne, durch einen Teufelskreis aus Aufmerksamkeitsfokussierung auf körperliche Vorgänge einerseits und einer katastrophisierenden Bewertung der körperlichen Empfindungen andererseits erklärt. Dieses als somatosensorische Verstärkung bezeichnete Modell wird durch empirische Untersuchungen gestützt und in Abschnitt 2.6 genauer beschrieben.

Emotionale Merkmale:

Nicht nur aus der tiefenpsychologischen Literatur ist die Annahme bekannt, unklare körperliche Beschwerden resultierten aus einem Defizit der Emotionsregulation. Mitunter wird auch das Konzept der Alexithymie zur Erklärung somatoformer Störungen herangezogen. Unter Alexithymie versteht man im Wesentlichen die reduzierte Fähigkeit, eigene Gefühle wahrzunehmen und auszudrücken, sowie das Unvermögen, zwischen körperlichen Sensationen und Emotionen zu unterscheiden. Empirisch finden sich zwar einzelne Hinweise auf Emotionsregulationsdefizite bei diesen Störungsbildern, jedoch scheint Alexithymie eher eine engere Verknüpfung zur Depressivität aufzuweisen (vgl. Witthöft et al., 2013).

Verhaltensbezogene Merkmale:

Im Zusammenhang mit somatoformen Störungen wird oft von unangemessenem Krankheitsverhalten gesprochen. Das Krankheitsverhalten kann dabei die folgenden Bereiche umfassen:

Medizinische Dienste: Der Wunsch nach einer Diagnose, die Hoffnung auf Heilung sowie die Suche nach medizinischer Rückversicherung sind die wesentlichen Motive, die Patienten mit somatoformen bzw. hypochondrischen Störungen in der Regel zu sehr häufigen Arztkonsultationen sowie verschiedenster Ärzte gleicher Spezialisierungen bringen (das sog. doctor hopping). Auch die Einnahme von Medikamenten, das wiederholte Durchführen aufwendiger diagnostischer Untersuchungen (z.B. Endoskopien) oder das Aufsuchen paramedizinischer Behandler oder Institutionen zählen zum Krankheitsverhalten.

Schon- und Vermeidungsverhalten: Oftmals geht eine Chronifizierung somatoformer Störungen mit gesteigertem Schon- oder Vermeidungsverhalten einher. Die häufigsten Formen sind die Vermeidung bestimmter Bewegungen (v.a. bei Schmerzen), jedoch auch die Vermeidung allgemeiner Belastungen und Verpflichtungen, Vermeidung von Nahrungsmitteln bei gastrointestinalen Beschwerden und sozialer Rückzug.

Rückversicherungen sind typisch: Vor allem Patienten mit Hypochondrie neigen dazu, sich von Fachpersonen oder privaten Bezugspersonen die Unbedenklichkeit der körperlichen Beschwerden versichern zu lassen.

Kontrollverhalten (Checking Behaviour): Ähnliche Funktionen erfüllt das sog. Checking Behaviour, bei dem die Patienten ihren Körper häufig nach bestimmten Symptomen absuchen (z.B. Abtasten von Körperteilen oder der Haut).

2.4.4 Life-Events und psychosoziale Faktoren

Als besondere Entwicklungsbedingungen in Kindheit und Jugend wurden bisher schwierige Lebensbedingungen, belastende Ereignisse und Verlusterlebnisse in Verbindung mit somatoformen Störungen gebracht. Auch findet sich bei Patienten mit somatoformen Störungen eine überzufällige Häufung von Erfahrungen des körperlichen/sexuellen Missbrauchs sowie anderer traumatischer Erlebnisse (v. a. Kriegserfahrungen).
Retrospektive Studien konnten gehäufte Krankheitserfahrungen bei Familienangehörigen von Personen mit somatoformen Störungen feststellen, so dass vermutlich auch Modellfunktionen eine ätiologische Rolle spielen. Ebenfalls lerntheoretisch bedeutsam erscheint die operante Verstärkung der Krankenrolle in Form von Zuwendung durch Bezugspersonen, durch den Wegfall von privaten oder beruflichen Verpflichtungen sowie materielle Kompensationen (z. B. Rentenzahlung).

2.5 Diagnostik und Differenzialdiagnostik

2.5.1 Diagnostische Kriterien nach ICD-10

ICD-10 subsumiert die somatoformen Störungen unter dem Kapitel F4, die sog. neurotischen, Belastungs- und somatoformen Störungen. Die diagnostischen Kriterien der wesentlichen somatoformen Störungen sind in den Tabellen 2 bis 5 zusammengestellt. Die Konversionsstörung, bei der unklare Beschwerden, wie z. B. Bewegungs- oder Empfindungsstörungen, im Vordergrund stehen, befindet sich in der Gruppe der dissoziativen Störungen (F 44).

Tabelle 2: ICD-10-Kriterien der Somatisierungsstörung

	Somatisierungsstörung F 45.0
A.	Multiple körperliche Symptome mindestens 2 Jahre, nicht ausreichend erklärt durch diagnostizierbare körperliche Krankheit
B.	Subjektives Leiden unter den Symptomen und mehrfache Arztbesuche
C.	Medizinische Feststellung, dass keine ausreichende körperliche Ursache für die körperlichen Symptome vorliegt, wird nicht akzeptiert
D.	Mindestens 6 Symptome aus mindestens 2 Organgruppen: gastrointestinal (z. B. Übelkeit, Diarrhöe) kardiovaskulär (Atemlosigkeit oder Brustschmerzen) urogenital (z. B. Dysurie, unangenehme Genitalempfindungen) Haut- und Schmerzsymptome (z. B. Schmerzen in Gliedern oder Gelenken)
E.	Ausschlussklausel: Störung nicht ausschließlich während Schizophrenie oder anderer F2-Störung, affektiver (F3) oder Panikstörung (F41.0)

Tabelle 3: ICD-10-Kriterien der hypochondrischen Störung

	Hypochondrische Störung F 45.2
A.	Entweder 1. oder 2.: 1. Überzeugung, an max. 2 schweren körperlichen Krankheiten zu leiden, über mind. 6 Monate (hypochondrische Störung im engeren Sinne) 2. Anhaltende Beschäftigung mit einer vom Betroffenen angenommenen Entstellung oder Missbildung (dysmorphophobe Störung)
B.	Leiden durch diese Überzeugung/Symptome und Nachsuchen um medizinische Behandlungen oder Untersuchungen
C.	Medizinische Feststellung, dass keine ausreichende körperliche Ursache für Symptome/Einstellungen vorliegt, wird nicht akzeptiert
D.	Ausschlussklausel: Störung nicht ausschließlich während Schizophrenie oder anderer F2-Störung, affektiver (F3) oder Panikstörung (F41.0)

Tabelle 4: ICD-10-Kriterien der somatoformen autonomen Funktionsstörung

	Somatoforme autonome Funktionsstörung F 45.3
A.	Symptome autonomer Erregung, die zu mind. einem von 5 Organsystemen zugeordnet werden: kardiovaskuläres System, oberer und unterer Gastrointestinaltrakt, respiratorisches sowie Urogenitalsystem
B.	Mind. 2 vegetative Symptome: z. B. Palpitationen, Schweißausbrüche, Mundtrockenheit
C.	Mind. ein weiteres Symptom einer vorgegebenen Liste, z. B. Brustschmerzen, außergewöhnliche Ermüdbarkeit, häufiger Stuhldrang
D.	Organische Störung der Organe nicht nachweisbar
E.	Ausschlussklausel: Störung nicht ausschließlich während Schizophrenie oder anderer F2-Störung, affektiver (F3) oder Panikstörung (F41.0)

Tabelle 5: ICD-10-Kriterien der anhaltenden somatoformen Schmerzstörung

	Anhaltende somatoforme Schmerzstörung F45.4
A.	Schwerer Schmerz in einem Körperteil, der nicht adäquat organmedizinisch erklärt werden kann, anhaltender Hauptfokus der Aufmerksamkeit des Patienten, dauert mind. 6 Monate an
B.	Ausschlussklausel: Störung nicht ausschließlich auf während Schizophrenie oder anderer F2-Störung, affektiver Störung (F3), Somatisierungsstörung, undifferenzierter Somatisierungsstörung oder hypochondrischer Störung

Als „kleine Somatisierungsstörung" im Sinne einer Restkategorie kann die **undifferenzierte Somatisierungsstörung (F45.1)** gesehen werden; dabei wurde das Zeitkriterium auf 6 Monate gelockert, auch dürfen Kriterien B und D unvollständig erfüllt sein.
Kaum intuitiv erschließt sich, dass die körperdysmorphe Störung unter der Hypochondrie subsumiert wird. Es bestehen jedoch sowohl phänomenologisch als auch das Therapierational betreffend kaum Gemeinsamkeiten zwischen dysmorphophober und hypochondrischer Störung.

Das ICD-10 gibt **zwei weitere Restkategorien** an:
- sonstige somatoforme Störungen F 45.8 (z. B. Globus hystericus, Bruxismus)
- nicht näher bezeichnete somatoforme Störung F45.9

Das von der amerikanischenpsychiatrischen Gesellschaft APA 2013 herausgegebene Diagnostic and Statistical Manual of Mental Disorders DSM-5 (dt.: Falkai et al., 2014) stellt eine radikale Änderung des Störungskonzepts vor: Unter der sog. somatischen Belastungsstörung (F 45.1) werden hinfort jegliche

4

Syndrome subsummiert, die mit einem ausgeprägten körperlichen Leiden (und einem psychologischen Zusatzmerkmal) verbunden sind. Damit werden sehr unterschiedliche Störungsbilder, wie die Somatisierung, die klassische Hypochondrie sowie körperliche Erkrankungen in eine einzige Kategorie gefasst.
Eine ausführliche kritische Stellungnahme findet sich bei Rief und Martin (2014).

2.5.2 Differenzialdiagnostische Überlegungen

Die meisten Menschen erleben von Zeit zu Zeit körperliche Missempfindungen, für die es keine feststellbaren organischen Ursachen gibt. Wie bei allen anderen psychischen Störungen sollte auch die Diagnose einer somatoformen Störung nur dann gestellt werden, wenn ein ausgeprägter Leidensdruck bzw. eine deutliche Beeinträchtigung in mindestens einem wichtigen Lebensbereich vorhanden ist.

> ! **Merke:** Somatoforme Störungen sind entgegen dem umgangssprachlichen Gebrauch nicht gleichzusetzen mit dem klassischen Begriff der psychosomatischen Erkrankungen.

Unter psychosomatischen Krankheiten versteht man körperliche Erkrankungen, bei denen organische Substrate feststellbar sind, jedoch psychische Faktoren eine ausgeprägte modifizierende Rolle spielen, wie z. B. Migräne, Neurodermitis oder Asthma bronchiale. Allerdings wird der Begriff „psychosomatisch" zunehmend als allgemeiner Ausdruck verwendet, um das Zusammenwirken von psychischen und somatischen Faktoren bei der Entstehung und Aufrechterhaltung unterschiedlicher Störungsbilder zu beschreiben.

Organische Erkrankungen: Per definitionem sind somatoforme Störungen dann vorhanden, wenn keine ausreichende organische Ursache besteht. Wenn sich Patienten wegen ihrer Beschwerden in Psychotherapie begeben, wurden sie i. d. R. ausführlich medizinisch untersucht. Jedoch lassen sich bei einer zunehmenden Komplexität von Medizindiagnostik und Ausdifferenzierung von Krankheitsbildern häufig keine klare Grenzen mehr ziehen zwischen "organischen Ursachen" und dem Fehlen solcher.

4

> ! **Merke:** Die meisten somatoformen Patienten sind eher bereits zu häufig medizinisch untersucht worden. In anderen Fällen sollte jedoch eingangs versucht werden, organische Ursachen auszuschließen.

Depressive Störungen: Älteren Konzepten zufolge wurden somatoforme Störungen als eine Art „unterdrückte Depression" gesehen, so dass ihnen kein eigenständiger Störungscharakter beigemessen wurde. Empirisch konnte dieses Konstrukt nie ausreichend belegt werden. Da jedoch die Kernsymptomatik von körperlichen Beschwerden einerseits und einer gedrückten Stimmung, Antriebsarmut und Interessenverlust andererseits klar zu trennen ist, ist die diagnostische Abgrenzung verhältnismäßig leicht vorzunehmen.
Angststörungen: Treten körperliche, insbesondere vegetative Symptome ausschließlich während Panikanfällen, in Angstsituationen oder im Rahmen eines erhöhten Angstarousals auf, sollten diese nicht als somatoform gewertet werden.
Psychotische Störungen: Vor allem im Rahmen von floriden psychotischen Episoden kann es vorkommen, dass Patienten unter bizarren körperlichen Empfindungen (z. B. Stahlgerüst im Bauch, Ameisen im Gehirn) leiden. Diese nennt man coenästhetische Halluzinationen, und sie sind Teil der psychotischen Symptomatik.
Artifizielle Störungen und Simulation: Hierbei handelt es sich um das absichtliche Erzeugen bzw. das Vortäuschen körperlicher Symptome. Im Fall der Simulation ist typischerweise ein offensichtlicher Vorteil für den Patienten (z. B. finanzielle Entschädigungen) beabsichtigt. Bei artifiziellen Störungen (in schweren Fällen auch: Münchhausen-Syndrom) besteht vermutlich eine hohe Motivation, die Krankenrolle einzunehmen. In einigen Fällen ist die Abgrenzung zur Simulation nicht leicht, zumal auch somatoforme Patienten Aggravationstendenzen haben können, da sie einen Vorteil für sich anstreben (z. B. bei einem Rentenwunsch).

2.5.3 Selbst- und Fremdbeurteilungsverfahren

Fremdbeurteilungsverfahren:
Die Diagnose somatoformer Störungen kann mit Hilfe der gängigen strukturierten und standardisierten Interviews SKID, DIPS, SCAN und CIDI vorgenommen werden. Da diese Interviewverfahren oft sehr aufwendig sind, bieten die Internationalen Diagnosen Checklisten IDCL (Hiller et al., 1997) eine ökonomische Alternative. Sie sind jedoch insbesondere dann zu empfehlen, wenn der Interviewer über eine gute Kenntnis diagnostischer Kriterien und Explorationstechniken verfügt.

Selbstbeurteilungsverfahren:
Im Folgenden werden die gängigsten Fragebogenverfahren zur Selbstbeurteilung bei somatoformen Störungen dargestellt.
Screening für somatoforme Störungen – SOMS Rief und Hiller, 2008. Das Verfahren dient zum Vorscreening der Klassifikation, der Quantifizierung sowie der Verlaufsbeschreibung von Personen mit somatoformen Störungen. Das SOMS existiert in zwei verschiedenen Versionen, die sich auf unterschiedliche Zeitfenster (2 Jahre; 7 Tage zur Verlaufsmessung) beziehen. Wesentlicher Bestandteil beider Versionen ist eine ausführliche Liste der in Diagnosesystemen relevanten somatoformen Symptome.
Fragebogen zu Körper und Gesundheit – FKG Hiller et al., 1997; Rief et al., 1998.
Der Fragebogen erfasst störungsspezifische Einstellungen und Bewertungen mittels der fünf Skalen „katastrophisierende Bewertung", „Intoleranz von körperlichen Beschwerden", „Selbstbild der körperlichen Schwäche", „vegetative Missempfindungen" und „Gesundheitsverhalten". Patienten mit somatoformen Störungen unterscheiden sich signifikant von klinischen Kontrollpersonen bzgl. der ersten vier Skalen.
Internationale Skalen für Hypochondrie – Hiller und Rief, 2004.
Diese Skalen umfassen zum einen den **Whiteley-Index (WI)**, ein nur 14 Items umfassendes Instrument zur Erfassung der Hypochondrie. Es ermöglicht die Berechnung eines Gesamtscores sowie von Werten der drei Unterskalen „Krankheitsängste", „somatische Beschwerden" und „Krankheitsüberzeugung".

Der zweite Bestandteil sind die **Illness Attitude Scales (IAS)**, bei denen es zudem möglich ist, hypochondrische Merkmale und Krankheitsverhalten in abgrenzbarer Form erfassen zu können. Es ließen sich die Unterskalen „Krankheitsängste" und „Krankheitsverhalten" empirisch abbilden, zudem ist die Berechnung eines Gesamtscores möglich.

Krankheitsverhalten bei somatoformen und hypochondrischen Patienten kann mit der **Scale for the Assessment of Illness Behaviour (SAIB) (Rief et al., 2003)** erfasst werden. Die SAIB umfasst fünf Aspekte des Krankheitsverhaltens: Verifizierung von Diagnosen, Ausdruck der Beschwerden, Medikamente/Behandlung, Konsequenzen der Erkrankung, Scanning. Patienten mit multiplen somatoformen Beschwerden unterscheiden sich von gesunden Personen in allen Skalen sowie dem Gesamtwert mit Ausnahme der Skala „Ausdruck der Beschwerden". Eigene Untersuchungen weisen darauf hin, dass bei Hypochondrie signifikant pathologischere Werte auftreten als bei den anderen somatoformen Störungen.

Häufig interpretiert wird zudem die Skala **„Somatisierung"** des **SCL-90-R** (Franke, 2002). Sie enthält unterschiedliche körperliche Symptome, wie z. B. Kopfschmerzen, Schwindelgefühle oder Rückenschmerzen. Im SCL-90-R wird nicht zwischen körperlichen Beschwerden mit und ohne ausreichende organische Ursachen getrennt. Dennoch weisen Patienten mit somatoformen Beschwerden hier normabweichende Werte auf, und eine positive Veränderung nach erfolgreicher Psychotherapie konnte belegt werden.

2.6 Störungsmodell

Somatoforme Störungen entstehen stets durch ein Zusammenwirken verschiedener Faktoren, so dass ein brauchbares Störungsmodell stets multiple Bedingungsfaktoren integrieren muss. Entsprechend der oben beschriebenen klinischen Merkmale (Abschnitt 2.4) tragen biologische/psychophysiologische, kognitive, emotionale und verhaltensbezogene Risikofaktoren zur Entstehung bei. Ein solches multifaktorielles Störungsmodell der somatoformen Störungen ist in Abbildung 1 dargestellt.

Die Theorie der somatosensorischen Verstärkung stellt hier einen Kernbestandteil dar (s. o.). Eine Voraussetzung für die Entstehung der Störung ist dabei zunächst eine Körperreaktion oder körperliche (Miss)-Empfindung, wie sie z. B. durch autonome Erregung, Inaktivität und Muskelverspannungen auftreten kann. Diese oder andere funktionale Körpervorgänge, körperliche Veränderung wird vom Betroffenen wahrgenommen. Nicht selten sind die ersten Trigger für somatoforme Beschwerden auch körperliche Krankheiten oder Schädigungen, und die abgebildeten Prozesse führen dann trotz „eigentlicher Genesung" zu einem Fortbestehen der Beschwerden. Durch einen Teufelskreis von erhöhter Aufmerksamkeitszuwendung (die wiederum weiter getriggert wurde durch z. B. Medieninformationen über bedrohliche Erkrankungen) und einer katastrophisierenden Interpretation der körperlichen Veränderung kommt es zu einer Verstärkung unangenehmer körperlicher Empfindungen. Zusätzlich misst das Modell verhaltensbezogenen Variablen Bedeutung zu, indem es sie in einen weiteren Teufelskreis einschließt. So führen auch typische Krankheitsverhaltensweisen, wie z. B. Schonverhalten oder Checking Behaviour direkt zu einer Erhöhung körperlicher Missempfindungen, da sich als Folge des Schonverhaltens die körperliche Belastbarkeit vermindert und beim Checking Behaviour (z. B. beim Abtasten des Körpers) in der Regel harmlose Hautreaktionen oder Schmerzempfindungen entstehen. Ergänzend ist zu beachten, dass Krankheitsverhalten oft auf eine kurzfristige Beruhigung der Patienten abzielt (z. B. Arztbesuche, Rückversicherung bei Bezugspersonen, Checking Behaviour). Dies wirkt deshalb lerntheoretisch verstärkend, erhält jedoch langfristig die Symptomatik aufrecht bzw. verstärkt sie weiter.

Abbildung 1: Ein psychophysiologisches Störungsmodell der somatoformen Störungen

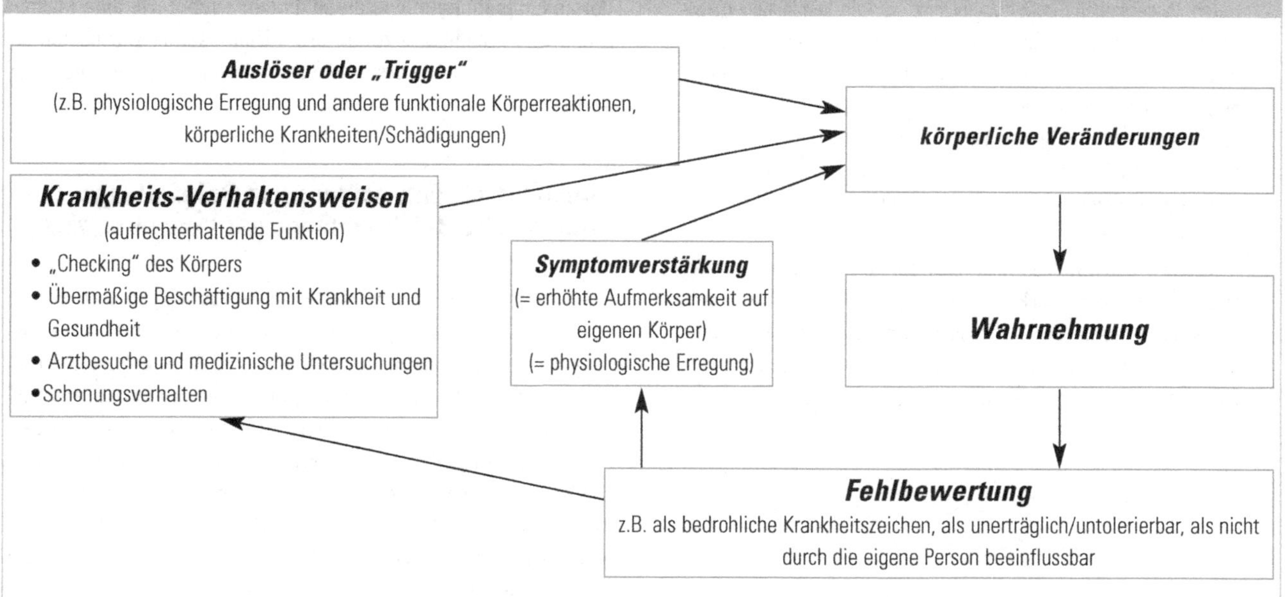

3 Umsetzung in die klinische Praxis

3.1 Therapieeingangsphase

Bevor Patienten beim Psychotherapeuten erscheinen, haben diese zumeist eine langjährige Geschichte zahlreicher Arztbesuche, aufwendiger diagnostischer Untersuchungen, verschiedenster erfolgloser Medikationen und Konsultationen diverser Spezialisten hinter sich. Auf der Seite der Behandler werden diese Untersuchungen und Behandlungsversuche oft mit Feststellungen wie „Sie haben nichts" (oder noch problematischer: „Ihre Beschwerden sind rein psychisch") abgeschlossen. Verständlicherweise führen diese Erfahrungen auf der Seite der Betroffenen zu einer Haltung, die es dem Psychotherapeuten zunächst einmal nicht leicht macht. So generalisieren die Patienten einerseits diese negativen Erfahrungen auf den Psychotherapeuten („Keiner nimmt mich und meine Beschwerden ernst"). Andererseits verstehen Patienten Empfehlungen zur Psychotherapie oft falsch im Sinne von: „Der Arzt hat nichts gefunden. Er denkt, ich habe keine Beschwerden. Da ich aber trotzdem welche habe, hält er mich wohl für verrückt."
Erschwerend kommt hinzu, dass Patienten, die jahrelang durch körperliche Beschwerden beeinträchtigt waren, lange Arbeitsunfähigkeitszeiten haben und u. U. eine Berentung anstreben, bereits beantragt oder bewilligt bekommen haben, wenn sie eine Psychotherapie beginnen. In einer eigenen Untersuchung konnte bei 23 % der Somatisierungspatienten ein Rentenbegehren festgestellt werden (Bleichhardt et al., 2004). Aus diesen Gründen ist es für die Eingangssitzungen einer verhaltenstherapeutischen Behandlung essenziell, die Hintergründe für die Aufnahme der Therapie zu klären.
Hinweise zum Umgang mit Somatisierungspatienten sind der folgenden Abbildung 2 zu entnehmen.

Abbildung 2: Hinweise zum Umgang mit Patienten mit somatoformen Störungen

1. Stellen Sie die Realität der Beschwerden nicht in Frage.
2. Lassen Sie sich die körperlichen Symptome schildern, wie sie auftreten. Widerstehen Sie der Versuchung, zu früh Verbindungen zwischen körperlichen Symptomen und psychologischen Stressoren herzustellen. Der Patient könnte sich sonst in seinem Leidensdruck nicht ernst genommen fühlen.
3. Psychotherapeutische Behandlungen sind für Patienten oft ein „völlig unbekanntes" Unternehmen, so dass hier ausreichend Informationen gegeben werden müssen. Ängste und Erwartungen sollten thematisiert werden.
4. Manche Patienten werden von Ärzten, der Rentenversicherung oder anderen Personen geschickt und sind nur gering intrinsisch motiviert. Eine Möglichkeit, die Behandlungsbereitschaft der Patienten zu erhöhen, ist deshalb die Vereinbarung einer „Probezeit" von z. B. 5 Therapiesitzungen, in der der Patient versucht, sich auf die Behandlung einzulassen.

Sind Patient und Psychotherapeut übereingekommen, dass eine Verhaltenstherapie indiziert ist, so kann mit der Diagnostik der somatoformen Störung mit Hilfe der in Abschnitt 2.5.3 beschriebenen Verfahren fortgefahren werden. Bei der Diagnostik ist zu beachten:

! **Merke:** Alle körperlichen Beschwerden sollten ausführlich und unter Einbeziehung ihres Erstauftreten sowie der durchgeführten diagnostischen Untersuchungen exploriert werden. Dies erweist sich mitunter als zeitintensiv, fördert jedoch zusätzlich, dass der Patient sich ernst genommen fühlt.

! **Merke:** Um von somatoformen Symptomen auszugehen, ist auch bei deutlich erkennbarer Modulation durch psychologische Faktoren eine ausreichende organische Ursache auszuschließen. Deshalb sollten die Vorbefunde bestmöglich gesichtet werden. Psychologischen Psychotherapeuten kann dabei das notwendige Hintergrundwissen fehlen, so dass innerhalb der probatorischen Phase die Besprechung mit dem medizinischen Hauptbehandler des Patienten unbedingt angeraten ist.

Die Entwicklung positiver Behandlungsziele in der Eingangsphase stellt oft eine größere Herausforderung für den Therapeuten dar. Fragt man somatoforme Patienten nach ihren Zielen, so antworten sie in der Regel damit, dass ihre Beschwerden verschwinden sollen. Dieser Wunsch sollte als sehr nachvollziehbar validiert werden. Danach bietet es sich an zu erfragen, zu welchen Änderungen es in den wichtigen Lebensbereichen (Beruf, enge Beziehungen, Freizeit) käme, wenn Beschwerden sich reduziert hätten. Um auch kleine Veränderungen zu bemerken und anzuerkennen, bietet sich die Festsetzung von kurz-, mittel- und langfristigen Zielen an. Eine Möglichkeit, positive Zielvorstellungen zu fördern, sind Phantasie- oder Imaginationsübungen, wie sie z. B. von Kanfer et al. (2012, S. 389-393) vorgeschlagen werden. Ein Beispiel („3-Jahres-Frage") wird in Abbildung 3 dargestellt.
Vorstellungsübungen wie diese dienen auch dazu, eine positive „Aufbruch-"Stimmung zu kreieren. Umfassende Diskussion zur Rationalität solcher Vorstellungen und Ziele sind hier nicht förderlich.

Abbildung 3: Entwicklung von Behandlungszielen – Die 3-Jahres-Frage (vgl. Kanfer et al., 2012)

„Ich möchte mit Ihnen eine kleine Vorstellungsübung machen. Dabei setzen Sie sich entspannt hin, und wenn es Ihnen möglich ist, schließen Sie die Augen. Vielleicht gelingt es Ihnen, Ihre Gedanken und Gefühle ein wenig umherschweifen zu lassen. Stellen Sie sich vor, die nächsten drei Jahre verlaufen ganz so, wie Sie es sich wünschen. Auch Dinge, die Sie nur gehofft oder geträumt haben, können dabei in dieser Übung in Erfüllung gehen. Und stellen Sie sich vor, ich würde Sie in drei Jahren wiedertreffen. Wo würde ich Sie antreffen? Wo würden Sie leben? Wie verbringen Sie Ihren Alltag? Was machen Sie in Ihrer freien Zeit? Mit welchen Menschen umgeben Sie sich?"

4

3.2 Vermittlung eines psychophysiologischen Störungsmodells

Verständlicherweise machen Menschen, die unter körperlichen Beschwerden leiden, eine organische Ursache dafür verantwortlich und nehmen an, dass diese durch gängige medizinische Interventionen wie Medikamente oder Operationen wieder zurückgehen. Versucht man nun, dem Patienten ein psychophysiologisches Krankheitsmodell (wie unter Abschnitt 2.6 beschrieben) nahe zu bringen, so befindet man sich bereits bei den wesentlichen Inhalten der Therapie. Dabei ist es außerordentlich hilfreich,

1. einzelne Mechanismen zur Entstehung und Aufrechterhaltung der Störung in isolierten Schritten zu bearbeiten (statt die Patienten mit einem komplexen multifaktoriellen Modell zu überfordern),
2. den Patienten selbst unter Zuhilfenahme von möglichst vielen Verhaltensexperimenten sowie des Sokratischen Dialogs Bestandteile des Erklärungsmodells erarbeiten zu lassen,
3. zu betonen, dass es stets mehrere Bedingungsfaktoren für eine somatoforme Störung gibt, um Missverständnisse und Frustrationen zu vermeiden („Ich soll also ‚einfach' meine Gedanken über die Beschwerden ändern"?!).

Sinnvoller Bestandteil jeder Therapie sowie eine wirksame Methode, äußere Einflussfaktoren zu ermitteln, bieten **Symptomtagebücher**, in denen die Intensität körperlicher Beschwerden, situative Einflüsse vor Verbesserung oder Verschlechterung der Beschwerden sowie Reaktionen auf solche Veränderungen täglich erfasst werden.

Vielseitig einsetzbar und auch zur Steigerung der Therapiemotivation ausgesprochen hilfreich ist der Einsatz von **Biofeedback** bei Somatisierungspatienten (vgl. Martin und Rief, 2006). So können z.B. Stressprovokationstests induziert und dabei eine Mehrkanalableitung (EMG, Hautleitfähigkeit und -temperatur, periphere Durchblutung) durchgeführt werden. Der Patient erhält durch die Visualisierung körperlicher Vorgänge eine plausible Erklärung für die Entstehung oder Verstärkung von Beschwerden. Klinischen Beobachtungen zufolge fühlen sich Patienten durch diese technisch-medizinisch anmutende Methode ernst genommen, erleben „am eigenen Leibe" einen Zusammenhang zwischen psychologischen und körperlichen Faktoren und bekommen eine Strategie an die Hand, körperliche Symptome selbst beeinflussen zu können.

3.3 Vermittlung einzelner Bewältigungsstrategien

Anders als bei den Angststörungen gibt es hier nach gegenwärtigem Forschungsstand keine einzelne Intervention, die den Königsweg darstellt. Vielmehr hat sich eine Reihe von Therapiebausteinen als hilfreich erwiesen. Dabei ist es oft sinnvoll, Strategien wie Entspannung und Aufmerksamkeitsumlenkung an den Beginn zu stellen, da sie bereits kurzfristig Wirkung zeigen, hoch plausibel sind und sich so die therapeutische Beziehung weiter installieren kann.

Für alle der im Folgenden genannten Bewältigungsstrategien gilt, dass sie kontinuierlich erprobt werden müssen, um körperliche Beschwerden und körperliches Wohlbefinden ausschlaggebend zu verändern. Viele Patienten wehren die Interventionen oft vorschnell ab mit dem Argument, sie hätten diese bereits ohne Erfolg erprobt (z. B. bei Entspannungstechniken). Deshalb sollte betont werden, dass sich ein seit vielen Jahren bestehendes Problem oft nicht durch eine über einen kurzen Zeitraum durchgeführte Bewältigungsstrategie verändern kann.

3.3.1 Entspannung

Als zentrale Coping-Strategie haben sich Entspannungsverfahren erwiesen. Diese helfen, ein erhöhtes Anspannungsniveau zu senken, einen Rahmen für eine „Aus-Zeit" innerhalb fordernder Lebensbedingungen zu schaffen, muskuläre Verspannungen zu lösen und das körperliche Wohlbefinden zu verbessern. Dabei wird die progressive Muskelentspannung von Patienten oft besser angenommen als das autogene Training, da die Wirkprozesse leichter nachvollziehbar sind und Patienten dabei aktiver beteiligt sind. Bereits im Abschnitt 3.2 wurde die Bedeutsamkeit des Biofeedbacks angesprochen, das ebenfalls eine wirksame Methode zur Verbesserung der Entspannungsfähigkeit ist.

3.3.2 Aufmerksamkeitsumlenkung

Durch verschiedenste Verhaltensexperimente (z.B. eine „Körperreise" mit Fokussierung auf verschiedene Körperregionen) kann die Intensivierung körperlicher Beschwerden durch Aufmerksamkeitsfokussierung verdeutlicht werden. Ebenso kann die Umlenkung des Aufmerksamkeitsfokus weg von körperlichen Beschwerden leicht praktisch vermittelt werden (intern z.B. in Imaginationsübungen oder extern z.B. auf bestimmte Gegenstände). Es sollte erwähnt werden, dass Aufmerksamkeitslenkung einen kleinen oder größeren Beitrag zur Verstärkung körperlicher Beschwerden einnehmen kann (und nicht die (einzige) Ursache ist). Dann jedoch wird dieses Therapieelement von Patienten verhältnismäßig leicht akzeptiert.

3.3.3 Kognitive Therapie dysfunktionaler Überzeugungen

Wie bei anderen psychischen Störungen wird auch hier den kognitiven Aspekten ein großer Stellenwert eingeräumt. Im Folgenden werden störungsspezifische Strategien genannt, geordnet nach verschiedenen Bereichen dysfunktionaler Gedanken und Einstellungen.

Erarbeitung eines realistischen Gesundheitsbegriffs: Um die rigiden Vorstellungen der Patienten über Gesundheit zu modifizieren, können Verhaltensexperimente (z. B. Auf- und Ablaufen von Treppen, Hyperventilation, Schwindel-Provokation) helfen. Die dabei entstehenden Missempfindungen können dann als natürliche und harmlose Konsequenzen dieser Übungen evaluiert werden, so dass sich allmählich ein realistischeres Gesundheitskonzept entwickeln lässt.

Körperliche Folgen von Symptomvorstellungen: Anhand von Vorstellungsübungen (z. B. Zitronenübung) kann abgeleitet werden, dass sich aufgrund bedrohlicher Krankheitsvorstellungen tatsächlich körperliche Prozesse beeinflussen lassen. So ist es z. B. möglich, dass jemand, der überzeugt ist, in seinem Magen befände sich ein großes, blutiges Geschwür, dadurch vermehrt Magensäure produziert und in Folge unter den dies begleitenden Missempfindungen leidet.

Veränderung von Annahmen über die Ursachen von Beschwerden, auch hypochondrische Befürchtungen und Überzeugungen: Identifikation, Infragestellung und Veränderung der Kognitionen (z.B. Globusgefühl als Zeichen für Kehlkopfkrebs). Wichtige Aufgaben des Therapeuten dabei sind, die Krankheitsannahmen so konkret wie möglich herauszuarbeiten und den Patienten bei der Suche nach alternativen Erklärungen auch durch Psychoedukation über körperliche Prozesse zu unterstützen. Bei Krankheitsängsten sind zur Veränderung der angstbesetzten Kognitionen auch Worst-Case-Expositionen hilfreich (die Pat. sollen ihre schlimmsten Befürchtungen formulieren und präzisieren, bis es zu einer Habituation oder inneren Distanzierung kommt; vgl. Bleichhardt und Weck, 2015).

3.3.4 Umgang mit Krankheitsverhalten

Krankheitsverhalten bei Somatisierungspatienten kann die unterschiedlichsten Formen annehmen. Die Gemeinsamkeit aller Krankheitsverhaltensweisen ist, dass ihre negativen Konsequenzen nur langfristig, die positiven Konsequenzen jedoch schon kurzfristig spürbar sind. Um den Patienten für Verhaltensänderungen zu motivieren, sollten deshalb zunächst kurz- und langfristige Konsequenzen der jeweiligen Verhaltensweise erarbeitet werden. Weiterhin können für die verschiedenen Arten von Krankheitsverhalten nachfolgende Interventionen folgendermaßen aussehen:

Schon- und Vermeidungsverhalten: Graduierte Steigerung der körperlichen Belastbarkeit bzw. des vermiedenen Verhaltens. Patienten sollten vorgewarnt sein, dass dabei kurzfristig, jedoch passager, unangenehme Symptome auftreten können. Für einige Patienten geht eine Wiederbelastung einher mit Ängsten und Befürchtungen, oft verknüpft mit der Idee, dem Körper Schaden zufügen zu können. In diesem Fall ist die Reduktion des Schonverhaltens wie Reizexpositionen bei Angststörungen zu gestalten. Auch die Begleitung durch einen Therapeuten bei den ersten Belastungsübungen kann indiziert sein. Ausführliche Behandlungsinformationen für Expositionen bei Schmerz finden sich bei Vlaeyen et al., 2012.

Bei hypochondrischen Patienten besteht oft ein spezifisches Vermeidungsverhalten von Situationen, die inhaltlich mit Krankheit verknüpft sind (z.B. Krankenhäuser). In diesem Fall sollte analog zur Behandlung von Angststörungen Reizexpositionen durchgeführt werden, in denen in Begleitung des Therapeuten befürchtete Situationen aufgesucht werden und auf eine Habituation der Angst abgezielt wird (z.B. auch Betrachten medizinischer TV-Sendungen oder Bücher).

Checking Behaviour: Ausführung exzessiven Kontrollverhaltens in Verhaltensübungen. Vereinbarung eines realistischen Zeitraums zum Unterlassen des Checking Behaviour. Ggf. Verhaltensalternativen (Ablenkung oder Methoden zur Spannungsreduktion) besprechen.

Übermäßige Frequenz von Arztbesuchen: Vereinbarung einer festen, niedrigeren Frequenz von Arztbesuchen gemeinsam mit medizinischem Hauptbehandler, Patienten und Therapeuten. Wenn keine neuen Körpersymptome auftreten: zeitkontingente statt symptomkontingente Arztkonsultationen.

Rückversicherungsverhalten: Wird direkt versucht, beim Therapeuten Rückversicherung einzuholen, sollten zu gegebenem Zeitpunkt die Konsequenzen dieser Fragen besprochen werden, statt den Patienten wiederholt kurzfristig zu beruhigen. Vereinbarung, Rückversicherungsverhalten zu unterlassen. Bei Bedürfnis nach Rückversicherung alternative Verhaltensweisen einsetzen (z.B. Ablenkung, Vergegenwärtigung von funktionalen Kognitionen, wie z.B. „Völlige Sicherheit kann mir keiner geben", „Ich möchte nicht mehr von anderen abhängig sein").

3.4 Ergänzende Therapieelemente

Die folgenden weiteren Maßnahmen sind nicht durchgehend indiziert, werden jedoch in der Literatur berichtet und erweisen sich zuweilen als hilfreich:

- **Pharmakotherapie:** Kleinstäuber et al. (2014) untersuchten in einem Cochrane-Review ausführlich die Wirksamkeit verschiedener Psychopharmaka. Sie finden bei insgesamt niedriger Evidenzqualität eine Überlegenheit gegenüber Placebo für Antidepressiva der neueren Generation (z.B. selektive Serotonin-Wiederaufnahmehemmer) und pflanzliche Mittel (z.B. Johanniskraut). Da Katamnesen fehlen und insb. gänzlich ungeklärt bleibt, was nach Absetzen der Medikamente geschieht, sind die Ergebnisse mit Vorsicht zu betrachten.
- **Wechsel von Anspannungs- und Erholungsphasen:** Für Schmerzpatienten konnte bereits belegt werden, dass auch stark ausgeprägtes Durchhalteverhalten zu einer Verstärkung körperlicher Beschwerden führen kann. In diesem Fall ist (entgegen einiger o.g. Interventionen) eine Schulung der Körperwahrnehmung sowie der gezielte Einsatz von Entspannungsphasen indiziert.
- **Training sozialer Kompetenz:** Es ließ sich empirisch nachweisen, dass Somatisierungspatienten weniger problemorientierte Bewältigungsstrategien einsetzen. Auch ist das inhaltliche Denken und Kommunikationsverhalten der Patienten oft auf Krankheiten und Beschwerden eingeengt. Letztlich ist es oft auch zur Veränderung von Belastungssituationen hilfreich, soziale Kompetenzen zu fördern und schulen. Das Unvermögen, eigene Wünsche auszudrücken und durchzusetzen, erweist sich bei dem Klientel mitunter als aufrechterhaltender Faktor.
- **Andere aufrechterhaltende Faktoren:** Wie bei anderen psychischen Störungen ist es auch hier sinnvoll, bei stabiler therapeutischer Beziehung mit dem Patienten zu erarbeiten, welche negativen Konsequenzen entstünden, wenn die somatoforme Störung nicht mehr existieren würde (z.B. Befürchtung, als „gesunder" Mensch weniger beachtet oder vom Partner verlassen zu werden).
- **Einbezug von Bezugspersonen:** Soziale Systeme von Somatisierungspatienten sind oft durch eine verstärkte Belastung aufgrund der Beschwerden einerseits (zB. durch auf krankheitsrelevante Themen eingeengte Kommunikation, weniger gemeinsame Freizeitaktivitäten) sowie durch eine positive Verstärkung des Krankheitsverhaltens (durch Rückversicherung, Abnahme von Verpflichtungen) andererseits gekennzeichnet. Bei fortgeschrittener Therapie ist es deshalb oft sinnvoll, diese Aspekte in Paar- oder Familiengesprächen zu thematisieren und Alternativen zu erarbeiten.

4

3.5 Wirksamkeit / Erfolgsaussichten

Evaluationsstudien zur kognitiven Verhaltenstherapie bei somatoformen Störungen belegen einheitlich den Erfolg der Behandlungen. Dabei lässt sich eine Reduktion des Krankheitsverhaltens, der Beschwerden sowie störungsspezifischer Kognitionen finden. Lebensqualität und -zufriedenheit können längerfristig erfolgreich gesteigert werden (auch Bleichhardt et al., 2004). Hiller et al. (2003) fanden in einem zweijährigen Katamnesezeitraum eine Reduktion der stationären und ambulanten Krankheitskosten um 1480 Euro pro Patient nach stationärer Behandlung in einer Psychosomatischen Fachklinik. Die indirekten Kosten aufgrund von Arbeitsausfallzeiten gingen um 35% zurück. Einzelne sehr positive Befunde werden von den Ergebnissen neuerer Meta-Analysen jedoch relativiert: Kleinstäuber et al. (2011) sowie van Dessel et al. (2013) dokumentieren eine stabile, jedoch im Ausmaß nur gering ausgeprägte Überlegenheit von Psychotherapien gegenüber Kontrollbedingungen.

Nur über kognitiv-verhaltenstherapeutische Ansätze, wie sie hier beschrieben wurden, lassen sich zuverlässige Aussagen treffen. Eine viel versprechende Weiterentwicklung kognitiv-behavioraler Programme bietet eine Ergänzung dieser durch Emotionsregulationsstrategien (Gottschalk et al., 2015; Bleichhardt et al., 2014).

4 Frequently Asked Questions (FAQ)

1. *Sollte man mit einer Psychotherapie beginnen, auch wenn der Patient plant, parallel dazu noch weitere medizinische Untersuchungen oder Behandlungen durchführen zu lassen?*

→ Zumeist schon. Es ist ja ein Teil der somatoformen Störung, dass der Patient noch Hoffnung in das organmedizinische System setzt. Allerdings sollten Psychotherapeuten in der Eingangsphase nicht selbst zum Eindruck kommen, dass noch wesentliche somatische Diagnostik betrieben werden muss. Der Therapeut sollte im Verlauf immer wieder kritisch thematisieren, wie hoch die Erfolgschance weiterer medizinischer Maßnahmen wirklich ist. Meist werden diese von den Patienten überschätzt. Im stationären Kliniksetting sind diesbezüglich klare Absprachen mit den mitbehandelten Ärzten zu treffen.

2. *Ist eine psychotherapeutische Behandlung überhaupt sinnvoll, wenn ein Rentenbegehren als „Krankheitsgewinn" offensichtlich ist?*

→ Diese Anfangssituation sollte nicht automatisch als „hoffnungslos" angesehen werden. Ein Rentenbegehren hat sich empirisch zwar erwartungsgemäß als generell negativer Prädiktor für den Therapieverlauf erwiesen, jedoch wurden auch immer wieder Fälle berichtet, in denen sich die Therapie trotz anfänglichen Rentenwunsches sehr positiv entwickelte (bis hin zur Aufgabe des Rentenbegehrens). Daher kann ein Behandlungsversuch durchaus sinnvoll sein (Bleichhardt et al., 2005).

3. *Kann man bei gutem Therapieverlauf damit rechnen, dass sich die körperlichen Symptome wieder vollständig zurückbilden?*

→ Vermutlich nicht. In Therapieverlaufsstudien kamen völlige Symptomremissionen zwar vor, waren aber sehr selten. Patienten mit gutem Verlauf berichten meist über eine Besserung der Symptomintensität (z.B. geringere Schmerzen) oder der subjektiven Symptombelastung (z.B. bessere Schmerztoleranz). Dennoch ist es nicht selten, dass Patienten von der psychotherapeutischen Behandlung die vollständige Symptombeseitigung erwarten („Können Sie meine Schmerzen wegmachen?"). Für Patienten ist dies jedoch unter Umständen mit einem schmerzhaften Abschied von einer großen Hoffnung verbunden, so dass die Thematisierung realistischer Ziele und die Einführung von Akzeptanzstrategien behutsam vorgenommen werden sollte.

4. *Wann ist es notwendig, mit dem Haus- oder Facharzt des Patienten Kontakt aufzunehmen?*

→ Dies ist immer sinnvoll, um sich bezüglich des Gesamtbehandlungsplans abzustimmen. Unterschiedliche „Botschaften" von Arzt und Psychotherapeut verunsichern den Patienten und verringern die Erfolgsaussichten. Der Kontakt mit dem Arzt ist insbesondere hilfreich, um genauere Informationen über die medizinische Relevanz der körperlichen Symptome zu erhalten, einen zeitkontingenten Modus von Arztbesuchen zu finden und Vereinbarungen über mittel- bis langfristige medikamentöse Behandlungsstrategien (insbesondere bei drohender oder bereits entwickelter Schmerzmittel- oder Benzodiazepinabhängigkeit) zu treffen.

5 Prüfungsfragen

1. Nennen Sie die wesentlichen somatoformen Störungen gemäß ICD-10!
2. Nennen Sie einige kognitive Merkmale von Patienten mit somatoformen Störungen!
3. Wie lässt sich die Entstehung und Aufrechterhaltung somatoformer Beschwerden erklären?
4. Was sollte in der Eingangsphase der Therapie beachtet werden?
5. Nennen Sie einige Grundbausteine bei der Behandlung somatoformer Störungen!
6. Aus welchen Gründen sollte man sich mit dem Hausarzt des Patienten in Verbindung setzen?
7. Welche Schwierigkeiten können sich bei der Behandlung von Patienten mit somatoformen Störungen ergeben?
8. Wie effektiv ist die verhaltenstherapeutische Behandlung bei somatoformen Störungen?

4

6 Literatur

a) zitierte Literatur

- Barsky AJ, Whyshak G, Klerman GL: The somatosensory amplification scale and its relationship to hypochondriasis. J Psychiatr Res 1990;24:323-334
- Bleichhardt G, Timmer B, Rief W: Prädiktoren für den direkten und längerfristigen Therapieerfolg bei Patienten mit somatoformen Störungen nach verhaltenstherapeutischer Behandlung. ZKPPP 2005;53:40-58

- Bleichhardt G, Gottschalk JM, Rief W.: Emotionsregulationstraining zur Optimierung der KVT bei unklaren Körperbeschwerden. Verhaltenstherapie und Verhaltensmedizin 2014;35:43-56
- Bleichhardt G, Timmer B, Rief W: Cognitive-behavioural therapy for patients with multiple somatoform symptoms – a randomised controlled trial in tertiary care. J Psychosom Res 2004; 56:449-454
- Falkai P, Wittchen H-U, Döpfner M, Gaebel W, Maier W, Rief W, Saß H, Zaudig M (Hrsg.): Diagnostisches und Statistisches Manual Psychischer Störungen DSM-5®. Göttingen: Hogrefe, 2015
- Franke GH: SCL-90-R. Die Symptom-Checkliste von L. R. Derogatis. Göttingen: Hogrefe, 2002
- Gottschalk JM, Bleichhardt G, Kleinstäuber M, Berking M, Rief W: Erweiterung der kognitiven Verhaltenstherapie um Emotionsregulationstraining bei Patienten mit multiplen somatoformen Symptomen: Ergebnisse einer kontrollierten Pilotstudie. Verhaltenstherapie 2015;25:13-21
- Hiller W, Fichter MM, Rief W: A controlled treatment study of somatoform disorders including analysis of health care utilization and cost-effectiveness. J Psychosom Res 2003;54:369-380
- Hiller W, Rief W: Internationale Skalen für Hypochondrie. Whiteley-Index und Illness Attitude Scales. Göttingen: Hogrefe, 2014
- Hiller W, Rief W, Elefant S, Margraf J, Kroymann R, Leibbrand R, Fichter MM: Dysfunktionale Kognitionen bei Patienten mit Somatisierungssyndrom. Z Klin Psychol 1997;26:226-234
- Hiller W, Zaudig M, Mombour W: Die Internationalen Diagnose Checklisten für ICD-10. Göttingen: Hogrefe, 1995
- Kanfer F, Reinecker H, Schmelzer D: Selbstmanagement-Therapie. Ein Lehrbuch für die Klinische Praxis. Berlin: Springer, 20012
- Kleinstäuber M, Witthöft M, Hiller W: Efficacy of short-term psychotherapy for multiple medically unexplained physical symptoms: A meta-analysis. Clin Psych Rev 2011;31:146-160
- Lieb R, Zimmermann P, Friis RH, HoflerM., Tholen S, Wittchen HU: Somatoform syndromes and disorders in a representative population sample of adolescents and young adults: prevalence, comorbidity and impairments. Acta Psychiatr Scand 2000;101:194-208
- Rief W, Hiller W,: SOMS – Das Screening für Somatoforme Störungen. Göttingen: Hogrefe, 2008
- Rief W, Hiller W, Margraf J: Cognitive Aspects of Hypochondriasis and the Somatization Syndrome. J Abnorm Psychol 1998;107:587-595
- Rief W, Ihle D, Pilger F: A New Approach to Assess Illness Behaviour. J Psychosom Res 2003, 54, 405-414

b) weiterführende Literatur

- Bleichhardt G, Martin A: Krankheitsängste erkennen und bewältigen. Göttingen: Hogrefe, 2016
- Bleichhardt G, Martin A: Hypochondrie und Krankheitsangst. Göttingen: Hogrefe, 2010
- Bleichhardt G, Weck F: Kognitive Verhaltenstherapie bei Hypochondrie und Krankheitsangst. Berlin: Springer, 2015
- Kleinstäuber M, Thomas P, Witthöft M, Hiller W: Kognitive Verhaltenstherapie bei medizinisch unerklärten Körperbeschwerden und somatoformen Störungen. Berlin: Springer, 2012
- Martin A, Rief W: Somatoforme Störungen. In: Rief W, Birbaumer N (Hrsg.): Biofeedback. Grundlagen, Indikation, Kommunikation und praktisches Vorgehen. Stuttgart: Schattauer, 2006
- Mayou R, Creed F, Sharpe M: Treatment of functional physical symptoms. Oxford: Oxford University Press, 1995
- Morschitzky H: Somatoforme Störungen. Diagnostik, Konzepte und Therapie bei Körpersymptomen ohne Organbefund. Wien: Springer, 2000
- Rief W, Exner C: Psychobiology of Somatoform Disorders. Biol Psychiatry 2002;11:1063-1077
- Rief W, Hiller W: Somatisierungsstörung. Göttingen: Hogrefe, 2010
- Rief W, Martin A: How to Use the New DSM-5 Somatic Symptom Disorder Diagnosis in Research and Practice: A Critical Evaluation and a Proposal for Modifications. Ann Rev Clin Psych, 2014, 339-367
- van Dessel N, den Boeft M, van der Wouden JC, Kleinstäuber M, Leone SS, Terluin B, Numans ME, van der Horst HE, van Marwijk H: Non-pharmacological interventions for somatoform disorders and medically unexplained physical symptoms (MUPS) in adults. Cochrane Database Syst Rev 2014, Issue 6. Art. No.: CD011142. DOI: 10.1002/14651858.CD011142 .pub2
- Vlaeyen J, Morley SJ, Linton SJ, Boersma K, de Jong J: Pain-related fear. Exposure-based treatment for chronic pain. Seattle: IASP Press, 2012
- Witthöft M, Loch N, Jasper F: Somatoforme Beschwerden und Stile der Emotionsregulation. Verhaltenstherapie & Verhaltensmedizin, 2013,34, 444-464

4.7 Somatoforme und dissoziative Störungen

4.7.2 Körperdysmorphe Störung

ULRICH STANGIER UND VIKTORIA RITTER

1 Einleitung

Die Körperdysmorphe Störung (KDS) ist gekennzeichnet durch die übermäßige Beschäftigung mit einem oder mehreren wahrgenommenen Defekten im äußeren Erscheinungsbild, die für andere Personen übertrieben und nicht nachvollziehbar ist. Unter dem Begriff „Dysmorphophobie" (griechisch: dysmorphia = die Hässlichkeit insbesondere des Gesichtes, phobeein = die Furcht) wurde die Störung 1886 erstmals von dem italienischen Arzt Morselli in einem Artikel erwähnt („Sulla dismorfofobia e sulla tafefobia"). Die Einordnung des Störungsbildes hat sich im Laufe der Zeit verändert; ursprünglich den wahnhaften Störungen zugeordnet, wurde die KDS lange Zeit als somatoforme Störung angesehen. Im ICD – hier findet sich die Störung seit der 10. Revision – wird sie als Unterkategorie der Hypochondrischen Störung, noch unter der veralteten Bezeichnung „Dysmorphophobie", aufgeführt. Trotz einiger Ähnlichkeiten mit Angststörungen, insbesondere der sozialen Phobie, stellen jedoch die Angstsymptome und phobisches Vermeidungsverhalten nicht die Leitsymptome des Störungsbildes dar, weshalb der Begriff Dysmorphophobie nicht mehr verwendet wird. Aufgrund der Parallelen in der Symptomatik wurde die Störung im DSM-5 im Rahmen der Zwangsspektrumstörungen eingeordnet.

2 Theoretische Inhalte und Kenntnisse

2.1 Hauptmerkmale der Störung

Bei der KDS steht die exzessive Beschäftigung mit einem Körperteil im Vordergrund, der als hässlich oder gar entstellt angesehen wird, obwohl keine oder höchstens minimale Veränderungen festzustellen sind. Langdauernde, große Teile des Tages einnehmende ritualisierte Handlungen und/oder eine zwanghafte gedankliche Beschäftigung stehen im Vordergrund und führen zu starkem Leiden. Die Betroffenen sind überzeugt, dass der Mangel für andere genauso offensichtlich ist und sie deswegen abgewertet und abgelehnt werden. Dies hat oft zur Folge, dass sie ihre alltäglichen Anforderungen im sozialen, beruflichen oder anderen Bereichen nicht mehr bewältigen können. Folgeerscheinungen können Depressivität, Suizidalität, Substanzmissbrauch u.a. Probleme sein.

> ! **Merke:** Hauptmerkmal der KDS ist die Diskrepanz zwischen subjektivem Erleben und körperlichem Befund.

2.2 Epidemiologie

Die Störung kommt häufiger vor, als bisher angenommen. Prävalenzraten für KDS in der Allgemeinbevölkerung variieren zwischen 1.7 % und 2.4 % (Buhlmann et al., 2013). Bei ambulanten dermatologischen Patienten erreicht diese bis zu 14.1%, bei plastisch-chirurgischen Patienten 15 %. In klinischen Stichproben zeigen sich schwankende, teilweise sehr hohe Komorbititätsraten mit Major Depression (8-69 %), Dysthymia (18-19 %), Soziale Angststörung (16-69%), Zwangsstörungen (6-38%), etwas geringer für Essstörungen (4-19 %) und Substanzbezogenen Störungen (2-17 %) (Buhlmann et al., 2013). Hohe Komorbiditäten werden weiterhin mit Persönlichkeitsstörungen (insgesamt bei 57 %) festgestellt, insbesondere Vermeidend-Selbstunsichere Persönlichkeitsstörung (43-82 %), Zwanghafte PS (14-82 %) und Abhängige PS (15-71 %). Aufgrund bisheriger epidemiologischer Untersuchungen kann von einer Gleichverteilung der Störung bei Frauen und Männern ausgegangen werden.

2.3 Beginn und Verlauf

Der Beginn der Körpersdysmorphen Störung liegt typischerweise in der Adoleszenz bei einem durchschnittlichen Alter von 16 Jahren (Buhlmann et al., 2013). Anfänglich sind die Betroffenen zumeist wegen einer Körperregion besorgt, es treten jedoch im Krankheitsverlauf neue Körperregionen in den Mittelpunkt der Besorgnis. Der Schweregrad der Symptomatik kann aufgrund von veränderten Lebenssituationen und komorbiden Störungen Schwankungen unterliegen. Der Verlauf der Störung ist chronisch bei einer durchschnittlichen Dauer von 18 Jahren. Bislang überprüfte kognitiv-behaviorale Interventionen (Exposition mit Reaktionsverhinderung, kognitive Umstrukturierung) können zu einer deutlichen Besserung der Symptomatik führen, häufig werden jedoch keine vollständigen Remissionen erzielt. Als prognostisch ungünstige klinische Merkmale im Krankheitsverlauf haben sich ein ausgeprägter Schweregrad, eine längere Dauer, komorbide Persönlichkeitsstörungen, wahnhafte Denkstörungen und ein starkes Vermeidungsverhalten erwiesen. Ein Wechsel zwischen Phasen der Einsicht in die Störung und Phasen einer wahnhaften Fixierung ist häufig (Buhlmann et al., 2013).

2.4 Klinische Merkmale

Aufgrund der Diskrepanz zwischen subjektivem Leiden und dem objektivierbaren Erscheinen des betroffenen Körperteils sind die Belastungen des Patienten für andere Personen schwer nachzuvollziehen. Daher können die realen beruflichen, sozialen und emotionalen Beeinträchtigungen im Leben der Patienten leicht unterschätzt werden. Sehr oft wird die Störung aus Scham verschwiegen. Die Patienten suchen in der Regel Fachärzte (plastische Chirurgen, Dermatologen, Kiefer-Chirurgen) auf, um durch Operationen den vermeintlichen Defekt zu beseitigen. Überwiegend führen diese Maßnahmen jedoch nicht zu einer Veränderung der KDS-Symptomatik, teilweise zu Verschlechterungen (10-25%), nur in geringem Maße zu Verbesserungen (10-20%) (Buhlmann et al., 2013). Der erhebliche Grad an psychischer Belastung findet seinen Ausdruck in akuter Suizidalität bei 40% der Betroffenen. Weiterhin häufig ist ein niedriges Selbstwertgefühl, Hypersensibilität für Schuldgefühle (bezogen auf die Gewissheit, das eigene Aussehen „ruiniert" zu haben) und interpersonelle Zurückweisungen.

Als prädisponierende Faktoren werden ein übersteigerter Perfektionismus in Bezug auf das Aussehen und ein gesteigertes Empfinden für Ästhetik angenommen. Ebenso prädisponierend können negative autobiografische Erfahrungen (Hänseleien bzgl. des Aussehens) in der Pubertät, prämorbide Persönlichkeitsstrukturen sowie soziokulturelle Faktoren (Schönheitsideale) wirken.

Am häufigsten beziehen sich die Beschwerden auf das Gesicht, in der Mehrheit der Fälle auf die Haut, teilweise aber auch der Haare, oder Symmetrie oder Größe von Körperteilen. Mitunter aber werden die Beschwerden eher vage und wenig konkret dargestellt. Trotzdem besteht die Gewissheit der Offensichtlichkeit der Anormalität für andere Personen. Beispiele sind Beschwerden über eine (subjektiv wahrgenommene) übermäßige Behaarung oder Haarausfall, Flecken, Falten, Gefäßzeichnungen der Haut, Narben, Gesichtsfarbe (zu blass oder zu gerötet), zu große Nase, großer/geringer Augenabstand, zu große/kleine Brüste bei Frauen, schmächtiger Körperbau bei Männern. Typisch ist die übermäßige Beschäftigung mit der eingebildeten Entstellung, die oft viele Stunden des Tages einnehmen kann (s. Kasten 1).

4

! **Merke:** Die Beeinträchtigungen der Patienten werden oft unterschätzt aufgrund der Diskrepanz zwischen objektiver Erscheinung und subjektivem Leiden. Komplikationen stellen u. a. unangemessene Operationen, Depressionen, Suizidalität dar. Bevorzugter Körperteil ist das Gesicht. Die Beschäftigung mit eingebildeten Mängeln kann viele Stunden des Tages einnehmen.

Kasten 1: Charakteristische Verhaltensweisen bei der KDS

- permanentes Vermeidungsverhalten, bezogen auf Situationen, in denen die Befürchtung besteht, der Mangel könnte bemerkt werden
- das Einholen von – allerdings erfolglosen – Rückversicherungen über die Normalität des Aussehens und ein Vergleich des eigenen „defekten" Körperteils mit denen anderer Personen
- nachhaltige unangemessene Einfordern von medizinischen Behandlungen (kosmetische Operationen, Laserbehandlungen) oder Missbrauch von Medikamenten (Cortison, etc)
- der vermeintliche Makel wird durch ausgedehnte, oft stundenlange Kontrollrituale überprüft (z. B. vor Spiegeln, in Schaufenstern)
- der Körperteil wird einer exzessiven Körperpflege (Rasieren, Kämmen) oder Manipulationen – wie etwa bei Fixierungen auf die Haut (Neurotische Exkoriationen bei Akne) unterzogen

2.5 Diagnostik und Differenzialdiagnostik

2.5.1 ICD-10-Kriterien

Im ICD-10, der jedoch in Kürze revidiert wird, stellt die KDS keine eigenständige Diagnose dar, sondern wird unter den somatoformen Störungen als Unterkategorie der hypochondrischen Störung genannt. Im Gegensatz dazu wird die KDS im DSM-5 als Störung des Zwangsspektrums eingeordnet. Die Kriterien sind in Kasten 2 aufgeführt.

Kasten 2: Diagnose-Kriterien

Im ICD-10 stellt die KDS noch eine Unterform der Hypochondrische Störung (F45.2) und definiert als „anhaltende Beschäftigung mit der eigenen körperlichen Erscheinung. Normale oder allgemeine [Empfindungen und] Erscheinungen werden von der betroffenen Person als abnorm und belastend interpretiert und die Aufmerksamkeit meist auf nur ein oder zwei Organe oder Organsysteme fokussiert. Die befürchtete körperliche [Erkrankung oder] Entstellung kann von der betroffenen Person benannt werden. Zwischen den einzelnen Konsultationen variiert der Grad der Überzeugung, von ihr betroffen zu sein, und die vorwiegende Betonung einer Erkrankung gegenüber einer anderen. [...]"

Im DSM-5 wird die KDS im Spektrum der Zwangsstörungen eingeordnet und durch folgende Kriterien definiert:

- übermäßige Beschäftigung mit einem oder mehreren wahrgenommenen Makel(n) in der äußeren Erscheinung, die für andere nicht oder allenfalls minimal erkennbar sind
- repetitive Verhaltensweisen (Spiegelritual ...) und mentale Beschäftigung mit dem Makel (Vergleich des Aussehens mit anderen ...)
- starker Leidensdruck (Depression, Scham ...) und große Beeinträchtigungen in sozialen, beruflichen oder anderen wichtigen Funktionsbereichen (zwischenmenschliche Beziehungen, Schule, Arbeit, Haushalt)

Zusätzlich wird das Ausmaß von Einsicht spezifiziert; keine Einsicht entspricht dem wahnhaften Subtyp.

2.5.2 Differenzialdiagnosen

- *Anpassungsstörungen bei entstellenden Erkrankungen:* keine Diskrepanz zwischen körperlichem Befund und subjektivem Erleben
- *Wahnhafte Störungen mit körperbezogenem Wahn:* oft fließende Übergänge zwischen körperbezogenem Wahn und KDS, Doppeldiagnosen können vergeben werden
- *Zwangsstörungen:* bei diesen weisen Zwangsgedanken und -handlungen ich-dystonen Charakter auf
- *Depression:* zwar können auch Gefühle von Unattraktivität und Hässlichkeit existieren, diese zeichnen sich durch weniger zwanghafte Präokkupation und geringere Intensität aus und gehen mit Rückgang der depressiven Symptomatik zurück
- *Soziale Angststörung:* Bei der KDS steht die Erwartung der Abwertung aufgrund des (vermeintlich hässlichen) Aussehens im Vordergrund im Gegensatz zu der Erwartung einer Blamage aufgrund des (vermeintlich peinlichen) Verhaltens
- *Essstörungen:* Bei der Anorexia nervosa ist eine allgemeinere Störung des Körperkonzeptes (Figur) vorherrschend

2.5.3 Selbst- und Fremdbeurteilungsverfahren

Die Diagnose kann mit dem Body Dysmorphic Diagnostic Module (BDDDM; Stangier, 2002) festgestellt werden. Weiterhin kann eine einfache Rating-Skala als valider und ökonomischer Ansatz zur Quantifizierung des Hauptkriteriums herangezogen werden, mit der die Diskrepanz zwischen Fremd- und Selbsteinschätzung der Entstellung bestimmt wird (Stangier et al., 2002).

Wenn psychologische Zusammenhänge in Bezug auf die Krankheit ausreichend akzeptiert werden, kann eine modifizierte Form der Yale-Brown Obsessive-Compulsive Scale für KDS (BDD-YBOCS; Stangier et al, 2002) zur Absicherung der Diagnose Verwendung finden. Es lassen sich sowohl Schweregrad der KDS wie ausführlichere Informationen für eine Verhaltensanalyse aus der BDD-YBOCS ableiten. Als Screeninginstrument eignet sich der Fragebogen körperdysmorpher Symptome (FKS; Buhlmann et al., 2009). Für die Therapieplanung wurde der Fragebogen zur Erfassung körperdysmorpher Kognitionen (FKDK; Stangier und Ritter, 2015) entwickelt.

2.6 Störungsmodelle

Bislang existieren nur wenige Erklärungsmodelle zur Entstehung der Störung, da die KDS erst vor kurzem das Interesse der Forscher gefunden hat. Drei Ansätze haben Hypothesen zur Entstehung vorgelegt:

Ausgehend von der „preparedness"-Theorie, wird ein gesteigertes Empfinden für Ästhetik (‚Ästhetikalität') als eine biologisch determinierte Disposition für KDS angesehen. Ein evolutionär verankertes Bedürfnis nach Symmetrie, Proportion und Größe bestimmter Körperteile soll bei Menschen mit einer KDS im Sinne einer erhöhten Sensibilität für ästhetische Proportionen übersteigert sein.

Neurobiologische Theorien (Li et al., 2014) gehen davon aus, dass Störungen in den primären visuellen Verarbeitungszentren des Gehirns (striatale und extrastriatale Regionen des visuellen Cortex) den Ausgangspunkt für eine Verarbeitung von Körper-(Gesichts-)merkmalen darstellen.

Eine eingeschränkte Emotionsverarbeitung sowie Dysfunktionen des frontostriatalen Systems (eingeschränkte Reaktionsinhibition und Raumwahrnehmung) könnten zur Entwicklung von Zwangsgedanken und begleitenden zwanghaften Ritualen und Vermeidungsverhalten führen. Zusätzlich könnte die Unfähigkeit, Rituale und Gedanken zu kontrollieren, auch die gestörte Körperwahrnehmung sowie verzerrte Wahrnehmung der Reaktionen anderer auf den Defekt aufrechterhalten.

Im Einklang mit neurobiologischen Ansätzen werden in kognitiv-behavioralen Erklärungsansätzen (Ritter und Stangier, 2013) fehlerhafte ästhetische Wahrnehmungs- und Bewertungsprozesse des eigenen Aussehens als Ausgangspunkt hervorgehoben. Verschiedene Faktoren wie z.B. soziokulturelle Determinanten (durch Medien vermittelte Schönheitsideale; Überbetonung der Bedeutung körperlicher Attraktivität), belastende Erfahrungen in Kindheit und Adoleszenz durch Hänseleien und negative Kommentare über die äußere Erscheinung, Einstellungen wie auf das Aussehen bezogener Perfektionismus, aber auch ein negatives Selbstbild stellen mögliche Dispositionen für die Entwicklung einer Störung dar. Sie begünstigen eine detailorientierte Körper-

Abbildung 1: Kognitives Modell der Körperdysmorphen Störung

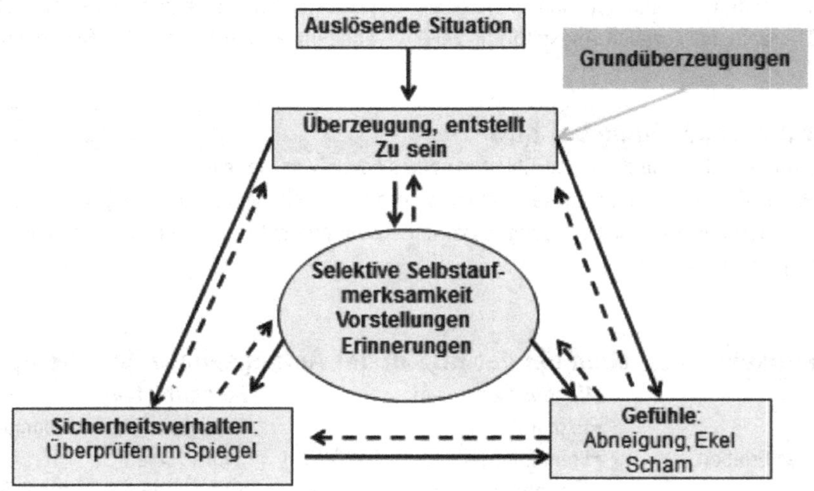

4

wahrnehmung und verzerrte negative Bewertungen des eigenen Aussehens. Die (oftmals wahnhafte) Evidenz der Überzeugung, hässlich und entstellt zu sein, wird durch das Zusammenspiel von ungünstigen Verarbeitungsprozesse erklärt: selektive Selbstaufmerksamkeit, Erinnerungen an Gehänseltwerden und inbesondere eine verzerrte bildhafte Repräsentation des Aussehens verstärken Gefühle von Scham und Ekel. Sicherheitsverhalten (Spiegelrituale) verstärken diese kognitiven Prozesse und negativen Emotionen tragen dazu bei, dass eine Widerlegung der Überzeugung, entstellt zu sein, verhindert wird. Kasten 3 gibt zentrale Kognitionen bei KDS wieder.

Kasten 3: Charakteristische dysfunktionale Kognitionen bei KDS

- „Meine äußere Erscheinung muss perfekt sein."
- „Das ... (Körperteil) sieht verunstaltet (hässlich, lächerlich, abstoßend) aus!"
- „Ich bin als Mensch wertlos, wenn irgendetwas an meiner äußeren Erscheinung hässlich ist."
- „Mit diesem Defekt im Aussehen habe ich keine Identität und kann so von anderen nie akzeptiert werden."

3 Umsetzung in die klinische Praxis

Bislang gibt es nur wenige kontrollierte Studien zur Behandlung der KDS, die dafür sprechen, dass kognitiv-behaviorale Therapie effektiv ist, in der Regel traditionell ausgerichtete kognitive Umstrukturierung mit Exposition und Reaktionsverhinderung (Buhlmann et al., 2013). Dieser Ansatz wird jedoch kaum den neueren, kognitiven Modellen für die Entstehung und Aufrechterhaltung von KDS gerecht. In einer neueren Studie erweiterte Wilhelm et al. (2014) die Therapie um ein Wahrnehmungstraining (perceptional retraining), das eine ganzheitliche, nichtwertende Wahrnehmung von Gesicht und Körper einübt. Die guten Resultate zeigen, dass eine deutliche Verbesserung der Wirksamkeit der Therapie erzielt werden kann, wenn die beschriebenen ungünstigen kognitiven Verarbeitungsmechanismen (Wahrnehmung/Aufmerksamkeit, Vorstellung, Erinnerungen), die die Präokkupation mit dem Aussehen und die Überzeugung, entstellt zu sein, aufrechterhalten, verändert werden. Erst nach der Veränderung dieser Mechanismen ist eine Konfrontation mit angstauslösenden Situationen sinnvoll, wobei Studienergebnisse zur Therapie der sozialen Angststörung zeigen, dass Verhaltensexperimente gegenüber traditioneller, habituationsorientierter Exposition überlegen ist. Aufgrund der deutlichen Parallelen zwischen sozialer Angststörung und KDS, insbesondere der großen Bedeutung von bildhaften Vorstellungen, haben Ritter und Stangier (2013) ein Therapiekonzept entwickelt, das auf der kognitiven Behandlung der Sozialen Angststörung (Stangier et al., 2016) beruht, in vorläufigen Pilotbehandlungen gute Ergebnisse zeigte (Ritter und Stangier, 2016) und deshalb im Folgenden ausführlicher dargestellt werden soll. Die Therapie enthält 4 Module, deren Zielsetzungen auch auf die kognitive Therapie anderer Störungen übertragbar ist (transdiagnostisches Modell; s. Kasten 4). Es sollte jedoch betont werden, dass in Abhängigkeit vom Schweregrad der KDS und wahnhaften Ausprägungen, hoher Komorbidität und auch Stabilität der aktuellen Lebenssituation der Therapieprozess oftmals kompliziert verläuft und sich nicht selten auch über eine längere Therapiedauer hinziehen kann.

3.1 Diagnostik, Motivierung, Beziehungsaufbau

Oftmals suchen Patienten eine Psychotherapie aufgrund von wachsenden psychischen Belastungen, insbesondere depressiven Verstimmungen, auf und wünschen sich eine emotionale Entlastung von den permanent das Denken beherrschenden Vorstellungen eigener Hässlichkeit. Andererseits stehen viele Patienten gleichzeitig aufgrund der Fixierung auf das Symptom einer psychologischen Erklärung ablehnend gegenüber. Um den Patienten zu einer psychologischen Betrachtungsweise seines Problems zu motivieren, ist eine vertrauensvolle Beziehung ein zentraler Ausgangspunkt. Deshalb sollte der Therapeut dem Patienten Empathie in Bezug auf sein Entstellungsgefühl vermitteln, andererseits als Rahmenbedingung für die Therapie einen vorübergehenden Verzicht des Patienten auf operative Lösungen einfordern. Einen Überblick über das therapeutische Vorgehen in der Anfangsphase zeigt Kasten 5.

Die Exploration konzentriert sich zunächst auf die möglichst genaue Erfassung der vom Patienten erlebten Veränderung im Aussehen. Dabei sollte sich der Therapeut jeglicher Stellungnahme, selbst bei direkter Frage des Patienten, enthalten und dem Patienten gegenüber vor allem sein Verständnis des subjektiven Erlebens vermitteln. Es schließt sich die Exploration von Entstehung und Verlauf der Beschwerden an, die dem Thera-

Kasten 4: Struktur der Behandlung bei KDS

1. Diagnostik, Motivierung, Beziehungsaufbau und Ableitung eines kognitiven Modells
2. Veränderung ungünstiger Verarbeitungsprozesse (Aufmerksamkeit, Vorstellungen, Erinnerungen)
3. Veränderung körperdysmorpher Grundüberzeugungen (Verhaltensexperimente zum Aufbau von positiven Erfahrungen)
4. Abschluss und Rückfallprophylaxe

Kasten 5: Therapeutisches Vorgehen bei der KDS in der Anfangsphase der Therapie

Beziehungsaufbau	***Diagnostik***	***Modellbildung***
• Vertrauensbildung	• Exploration	• individualisiertes kognitives Erklärungsmodell für Problem
• Empathie für subjektives Erleben	• Fremdbeurteilung (BDD-YBOCS)	• Ziel: hohe subjektive Evidenz
• Aktivierung von Ressourcen	• Fragebögen (z. B. FKS, FKDK)	• Behandlungsrational: „Entlastung"

peuten die Möglichkeit gibt, das Ausmaß der Einschränkungen durch die Beschäftigung mit dem „Defekt" sowie dysfunktionale Verhaltensweisen zu erfassen. Die Verwendung der BDD-YBOCS ist sehr gut geeignet, um die gegenwärtigen kognitiven und behavioralen Symptome genauer zu erfassen. Die Erfassung komorbider Störungen und von Suizidalität stellt eine weitere wichtige Aufgabe der Eingangsdiagnostik dar. Bei akuter Suizidalität sind zunächst entlastende und stützende Interventionen – auch in Form einer stationären Aufnahme des Patienten – notwendig und haben Priorität vor einer störungsspezifischen Therapie. Die Feststellung einer wahnhaften Fixierung ist nicht einfach, da der Grad der Überzeugtheit schwankt und von der situativen Aktivierung dysfunktionaler Verarbeitungsprozesse abhängig ist. Die Frage „Wie überzeugt sind Sie von dieser Annahme, dass Sie aufgrund ... hässlich sind?" kann deshalb eher nur eine aktuelle Einschätzung wiedergeben, die im Therapieverlauf ggf. auch revidiert werden muss.
Einen wichtigen Ausgangspunkt für die Motivierung des Patienten zur therapeutischen Bearbeitung des Problems stellt der Leidensdruck aufgrund der Einschränkungen durch die Symptome dar. Hieraus lässt sich als ein Minimalkonsens das Ziel einer Therapie ableiten, die emotionalen Belastungen durch die permanenten belastenden Gedanken zu reduzieren.

> **!** **Merke:** Exploration und störungsbezogene Informationen beinhalten Entstehung und Verlauf der Störung, derzeitige Lebensumstände/Belastungen, Selbst-/Fremdeinschätung, BDD-YBOCS, BDDDM, Abklärung komorbider Störungen, Suizidalität und initiale stationäre Aufnahme

3.2 Ableitung eines kognitiven Modells

Aufbauend auf Exploration und Fragebögen ist es von zentraler Bedeutung, ein kognitives Erklärungsmodell für die Problematik zu entwerfen, das weniger auf den Wahrheitsgehalt der Überzeugungen abzielt, als vielmehr das Erleben des Patienten in evidenter Weise wiedergibt. Ausgangspunkt ist hierbei die genaue Exploration einer kürzlich zurückliegenden Situation (d.h. in den letzten Tagen), in der die emotionale Belastung am stärksten war. Abbildung 2 gibt ein solches individuelles Modell für einen Beispielfall wieder.

Die Akzeptanz des Modells hängt entscheidend davon ab, in welchem Maße es als eine Abbildung des eigenen Erlebens gesehen wird. Es ist daher ratsam, keinesfalls eine direktive Vermittlung von Informationen i.S. von Psychoedukation vorzunehmen, sondern im Sinne von Geleitetem Entdecken sukzessive durch gezielte Fragen das Modell aufzubauen (s. Kasten 6). Dabei ist es zunächst nicht notwendig, die funktionalen Verbindungen im Einzelnen zu reflektieren, sondern gemeinsam mit dem Patienten zu reflektieren, ob sich die inneren Prozesse gegenseitig beeinflussen (z.B. „Wenn Sie Ihr Aussehen vor dem Spiegel prüfen, hat dies Auswirkungen auf Ihre Aufmerksamkeit?").

Ein wesentliches Ziel der ersten Therapiephase ist erreicht, wenn der Patient hieraus gemeinsam mit dem Therapeuten ein psychologisches Verständnis für seine Störung und hierbei auch eine gewisse Distanz zum Erleben entwickeln kann. Hierbei sollte der Therapeut Empathie und Akzeptanz gegenüber dem Entstellungserleben des Patienten vermitteln und eine Konfrontation des Patienten mit seinem übertriebenen und verzerrten Erleben hinsichtlich seines körperlichen Defektes vermeiden. Es werden nicht die verzerrten Überzeugungen eines körperlichen Defektes als Problem definiert, sondern die Beeinträchtigungen in den verschiedenen Lebensbereichen durch die Beschäftigung mit der äußeren Erscheinung (Überbewertung von Aussehen). Hieraus wird eine Begründung für die psychischen und nicht für die somatischen Probleme abgeleitet und Psychotherapie als Möglichkeit dargestellt, die resultierenden Belastungen besser bewältigen zu können.

Abbildung 2: Beispiel für ein kognitives Modell bei einer Patientin mit Körperdysmorpher Störung

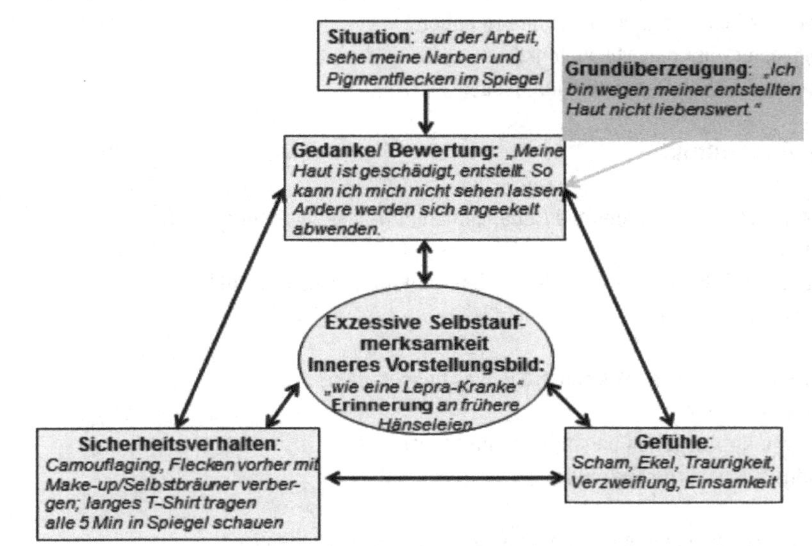

Beispiel:

„Das, was Sie sehr belastet, ist, dass viel Zeit Ihres Tages mit der Beschäftigung mit ... (Defekt benennen) verloren geht. Die Bedeutung, die das Aussehen hierdurch erhalten hat, schmälert Ihr Selbstbewusstsein sehr stark und überschattet Ihr Leben. Daher ist ein wichtiges Ziel in der Therapie, dass Sie Ihr Selbstbewusstsein wieder aufbauen, indem Sie sich lösen können von den negativen Verarbeitungsprozessen, Gedanken, inneren Bildern und Gefühlen. Wir werden hierfür bestimmte Methoden in der Therapie anwenden, die Sie dabei unterstützen, die Wahrnehmung Ihres Aussehens zu normalisieren, eine Verbesserung der Beziehungen zu anderen Menschen herbeizuführen und ein positiveres Selbstbild zu entwickeln. Diese Methoden haben sich bei Problemen wie Ihren als wirksam herausgestellt“.

Die schriftliche Fixierung des Modells ist von großer Bedeutung für den weiteren Therapieprozess, da dieses zentrale Aspekte des Problems heraushebt und somit der Bezugspunkt für alle Interventionen darstellt. Es regt den Patienten immer wieder dazu an, die Entstellung als Folge ungünstiger Verarbeitungsprozesse und nicht als Realität zu sehen. Daher sollte eine Kopie dem Patienten mitgegeben werden mit der Aufforderung, sich dieses noch einmal anzusehen und ggf. zu korrigieren oder zu erweitern. Der Therapeut sollte eine Kopie immer verfügbar haben, um das Erleben des Patienten in den Therapiesitzungen hierauf zu beziehen und die Bewusstheit für die inneren Verarbeitungsprozesse zu fördern.

3.3. Veränderung ungünstiger Verarbeitungsprozesse (Aufmerksamkeit, Vorstellungen, Erinnerungen)

Wahrnehmungstraining (Perceptional Retraining)

Das Wahrnehmungstraining (Perceptual Retraining, Wilhelm et al., 2014) hilft dem Patienten bei der Entwicklung einer ganzheitlichen Wahrnehmung des Körpers und ermöglicht dadurch eine Veränderung der Wahrnehmung (ganzheitlich statt detailorientiert) sowie des Denkens, Fühlens und Handelns in Spiegelsituationen.

Kasten 6: Fragen zur Ableitung eines kognitiven Modells

1. Identifizierung einer aktuellen Belastungssituation
Wann hatten Sie in der letzten Zeit (z.B. in den letzten drei Tagen) intensive Gefühle von Entstelltsein? Was war das für eine Situation?

2. Negative Gedanken
Was ging Ihnen durch den Kopf, was für Gedanken hatten Sie?
Welche Bedeutung hat es für Sie?
Was ist daran so schlimm für Sie?

3. Negative Emotionen
Welche Gefühle hatten Sie?
War das Gefühl wie Abneigung? Scham? Verzweiflung? Angst?

4. Sicherheitsverhalten:
Gibt es etwas, das Sie getan haben, um den Makel zu verdecken?
Haben Sie etwas getan, um Ihre Gefühle zu kontrollieren?
Haben Sie etwas getan, um zu verhindern, dass man auf Ihr Aussehen aufmerksam wird?
Haben Sie den Makel vor dem Spiegel überprüft? Um herauszufinden, dass es doch nicht so schlimm aussieht?
Vermeiden Sie den Spiegel, um keine negativen Gefühle zu haben?
Fragen Sie Ihren Partner, was er über den Makel denkt?
Haben Sie im Internet nach möglichen Behandlungen gesucht?

5. Verarbeitung des Aussehens
Selbstaufmerksamkeit
Worauf richtet sich Ihre Aufmerksamkeit, wenn Sie Gedanken an Ihr Aussehen haben?
Sind Sie mit sich beschäftigt?
Konzentrieren Sie sich ganz auf Details Ihres Aussehens? Oder auf Ihr ganzes Gesicht?
Bekommen Sie weniger mit, was um Sie herum geschieht?
Bilder
Haben Sie ein Bild davon, wie Sie aussehen? Können Sie dies beschreiben?
Wie stellen Sie sich vor, auszusehen?
Haben Sie ein Bild davon, wie Ihr Aussehen bei anderen ankommt?
Wenn jemand ein Foto aufnehmen würde, was wäre darauf zu sehen?
Erinnerungen
Gibt es eine bestimmte Erinnerung, die mit der Vorstellung des Makels verbunden ist?
Ist mit der Vorstellung des Makels ein bestimmtes Erlebnis in der Vergangenheit verbunden?

Zunächst wird dem Patienten das Ziel erklärt, nämlich eine ganzheitliche Wahrnehmung statt Fokussierung auf Details. Das Prinzip wird in einem kurzen Wahrnehmungsexperiment demonstriert, bei dem der Patient ein Detail im Gesicht des Therapeuten fixiert. Um den Patienten nicht durch Blickkontakt abzulenken, verwendet der Therapeut einen Taschenspiegel, in dem er sich ebenfalls betrachtet. Im Allgemeinen verändert sich das fixierte Detail (z.B. wird die Nase größer). Hieraus entwickeln Therapeut und Patient eine Erklärung dafür, wie sich die Wahrnehmung durch anhaltende Konfrontation verändert und zu Wahrnehmungsverzerrungen führt.

Es folgen Spiegelexpositionen, bei denen zunächst aus größerer Distanz (am besten im Ganzkörperspiegel) die Patienten dazu angeleitet werden, statt einer detailorientierten eine ganzheitliche, objektive, nicht-wertende Perspektive gegenüber dem eigenen Spiegelbild zu entwickeln. Die Patienten werden dazu angeleitet, den gesamten Körper anhand objektiver Kriterien (z.B. Form und Farbe der Augen) und ohne emotionale Bewertungen (z.B. hässlich, riesig) zu beschreiben. Dabei ist es erforderlich, dass der Patient auf Sicherheitsverhaltensweisen (z.B. Make-up) verzichtet. Die Übung wird dann mit geringerer Distanz und in anderen verfügbaren Spiegeln zunächst in der Therapie eingeübt. Der Patient sollte die Übung dann als Hausaufgabe auch auf seine Spiegelsituationen im Alltag übertragen, um die Fähigkeit zur ganzheitlichen Wahrnehmung einzuüben.

Einhergehend mit der Konfrontation werden negative Gedanken und Gefühle ausgelöst. Es ist zentrale Aufgabe des Therapeuten, den Patienten hierbei immer wieder zu einer bewussteren Wahrnehmung des Erlebens als Gedanken und Gefühle anzuregen, diese als Teil des Problems zu akzeptieren und sich von diesen zu lösen. Dieser Prozess ist eine der wesentlichen Fähigkeiten, die in allen nachfolgenden Schritten der Therapie eingeübt werden.

Aufmerksamkeitstraining

Das Aufmerksamkeitstraining zielt darauf ab, die Richtung der Aufmerksamkeit in sozialen Situationen willentlich beeinflussen können (Stangier et al., 2016). In den Übungen wird der Patient dazu angeleitet, den Wechsel zwischen „Innen" und „Außen" einzuüben.

Dabei wird der Patient zunächst instruiert, die Augen zu schließen und sich auf umgebene Geräusche zu konzentrieren und diese zu benennen. Ziel ist es, dass der Patient völlig in den Geräuschen der Außenwelt aufgeht. Anschließend wird der Patient danach befragt, wie gut er die Aufmerksamkeit nach außen richten konnte (in %) und sich hierbei von störenden Gedanken lösen konnte. Zusätzlich soll er seine Stimmung (wie positiv, in %) einschätzen.

In einem nächsten Schritt soll er nun die Aufmerksamkeit nach innen richten, zunächst auf Körperwahrnehmungen, dann auf Gedanken und dann auf Gefühle, und diese jeweils benennen. Erneut schätzt der Patient ein, wie gut er die Aufmerksamkeit nach innen richten konnte, und wie seine Stimmung war.

Schließlich wird der Patient dazu angeleitet, die Aufmerksamkeit abwechselnd nach außen (auf Geräusche) und nach innen (Gedanken, Gefühle, Körperempfindungen) zu richten. Erneut schätzt der Patient Aufmerksamkeit und Stimmung ein.

In der Regel führt die nach innen gerichtete Aufmerksamkeit eher zu einer weniger positiven Stimmung. Dieser Unterschied wird aufgegriffen und mit dem Patienten besprochen, dass die Ausrichtung auf die äußere Realität hilft, sich von belastenden Gedanken und Gefühlen zu lösen.

In einer weiteren Übung wird der Patient angeleitet, sich auf eine Geschichte (z.B. Fabel oder ein Nachrichten-Text, ca. 10 Min. Dauer) zu konzentrieren, die der Therapeut vorträgt. Dabei wird mit dem Patienten vereinbart, sich zunächst ganz auf die Geschichte zu konzentrieren. Auf ein Zeichen (z.B. Klopfen) hin soll sich der Patient dann vorübergehend nach Innen (Vorstellungsbild vom Makel oder schlimmste Befürchtung) konzentrieren. Anschließend soll er die Aufmerksamkeit wieder auf die Geschichte richten. In der Nachbesprechung wird erfragt, wie gut es dem Patienten gelungen ist, seine Aufmerksamkeit zwischen der Aufgabe (Geschichte zuhören) und dem Inneren (Vorstellungsbild vom Makel oder schlimmste Befürchtung) wandern zu lassen.

Die Aufmerksamkeitsausrichtung auf den Inhalt des Geschehens soll vom Patienten zuhause geübt werden, zunächst in nicht-bedrohlichen Situationen (z.B. Fernsehsendungen, Kochen, Lesen, Sport, Telefonate), später auch bei alltäglichen Tätigkeiten (z.B. Zähneputzen, Duschen ...) und in Gesprächen mit Interaktionspartnern etc. Erst wenn es dem Patienten gelingt, in nicht-bedrohlichen Situationen den Blick seiner Aufmerksamkeit für eine Weile willentlich zu verschieben, sollten Verhaltensexperimente geplant werden, die der Patient vermeidet.

Videofeedback

Videofeedback ermöglicht eine Korrektur der statischen mentalen Vorstellungsbilder bezüglich des Aussehens. Das Vorgehen ist analog dem bei Sozialer Angststörung (s. Stangier et al., 2016). Darüber hinaus können durch Videofeedback dynamische Aspekte von Attraktivität verdeutlicht werden. Es führt zu einer Verschiebung der Perspektive, in der zunehmend mehr das eigene Verhalten und die Persönlichkeit in den Mittelpunkt der Aufmerksamkeit treten.

Mit Hilfe einer Videokamera werden einzelne Gesprächssequenzen in den Therapiesitzungen aufgenommen und dem Patienten präsentiert. Es wird darauf geachtet, dass der Patient kein Sicherheitsverhalten zeigt. Vor dem Abspielen der Videos wird der Patient befragt, welche Erwartungen er hat, was auf dem Video zu sehen ist (in der Regel wird der Patient vor allem den eigenen Makel fokussieren); die Erwartungen werden notiert. Die Videosequenzen werden dann unter dem Blickwinkel betrachtet, sich selbst „wie eine fremde Person" anzusehen und Gefühle oder Bewertungen dabei außer Acht zu lassen. Anschließend soll der Patient ausschließlich beurteilen, was zu sehen und zu hören ist, jedoch keine Bewertung seines Aussehens abgeben. Ziel ist es, „die eigene Persönlichkeit zu entdecken". Treten bei der Rückmeldung negative Gedanken und Gefühle auf, so wird der Patient dazu angeleitet, sich dieser bewusst zu werden (Bezugnahme auf das Modell), sie zu akzeptieren und zu versuchen, sich von Ihnen zu lösen.

Dieses Vorgehen wird dann auch auf die Rückmeldung von Aufnahmen des ganzen Körpers und auch kritischer Körperteile wie Gesicht ausgedehnt („body movies").

In der Nachbesprechung wird dann eine Einschätzung des tatsächlichen Erscheinungsbildes erfragt und diese mit den Erwartungen verglichen. Im Allgemeinen sind die objektiven Einschätzungen nach dem Videofeedback günstiger als vorher. Viele

Patienten machen während des Feedbacks die wichtige Erfahrung, dass die eigenen Gefühle bezüglich des Aussehens (z.B. „Ich fühle mich hässlich") „kein guter Ratgeber" für das tatsächliche Aussehen sind. Dem Patienten können Videosequenzen auf DVD mitgegeben werden, so dass er sie sich diese zu Hause anschauen kann. Er sollte instruiert werden, sich in kritischen Situationen bewusst an sein reales Bild aus dem Videofeedback zu erinnern und das „alte" statische Bild durch das „neue" dynamische Bild zu ersetzen.

Umschreiben negativer Erinnerungen in der Vorstellung (Imagery Rescripting)

Die Technik zielt darauf ab, dem Patienten die Entwicklung einer neuen Sichtweise auf negative Erinnerungen, die mit dem Makel assoziiert sind, zu ermöglichen (Ritter und Stangier, 2016). Den Erlebnissen wird eine weniger verzerrte, negative Bedeutung gegeben, indem die Erinnerungen mit neuen Informationen und einer neuen Sichtweisen verknüpft werden.

Zunächst werden die verzerrten Vorstellungsbilder, die biographischen Erfahrungen, die mit diesen Vorstellungen zusammenhängen sowie die zugrundeliegende zentrale negative Bedeutung exploriert (soweit nicht schon in vorangegangenen Sitzungen erarbeitet). Mittels geleitetem Entdecken wird zudem die Bedeutung, die das Erlebnis für das gegenwärtige Erleben von Entstelltsein hat, diskutiert und eine angemessenere Bewertungsperspektive entwickelt.

In einem 1. Durchgang wird der Patient nun instruiert, sich das Erlebnis möglichst intensiv (als wäre es gegenwärtig) aus der damaligen (Kind-)Perspektive vorzustellen. Nach dem Durchgang werden die hierbei aufgetretenen Gefühle und deren Intensität befragt. Im 2. Durchgang wird nun der Patient instruiert, sich erneut die Szene sich aus der Beobachterperspektive (als Erwachsener) vorzustellen.

Erneut werden die hierbei auftretenden Emotionen erfragt. Sie können die Basis bilden für die Diskussion der Bedeutung, die das Erlebnis für das gegenwärtige Erleben von Entstelltsein hat. Im Geleiteten Entdecken wird nun ein Skript erstellt, wie der Patient in der Erwachsenenrolle die Situation verändern kann (z. B. indem er das Kind-Ich in Schutz nimmt).

In einem 3. Durchgang wird dann der Patient dazu angeleitet, sich das erarbeitete Skript intensiv vorzustellen. In der Nachbesprechung werden erneut die aufgetretenen Gefühle besprochen und in welchem Maße sich diese geändert haben. Der Patient wird dann zu regelmäßigen Vorstellungs-Übungen des 3. Durchgangs im Alltag angeleitet. Er soll sich hierdurch eine alternative Sichtweise bewusst machen und diese Alternative bildhaft vorstellen.

3.4. Veränderung körperdysmorpher Grundüberzeugungen

Verhaltensexperimente zum Aufbau von positiven Erfahrungen (Kasten 7): Verhaltensexperimente zielen darauf ab, zentrale negative Erwartungen und Grundüberzeugungen in kritischen Situationen direkt zu überprüfen und an der Realität zu testen (Stangier et al., 2016). Ähnlich wie in der traditionellen Exposition wird die problematische Situation aufgesucht und Vermeidung überwunden, jedoch keine Habituation angestrebt. Vielmehr sollen Verhaltensexperimente neue Erfahrungen vermitteln, die eine Neubewertung ermöglichen. Hierzu ist jedoch eine unverzerrte Verarbeitung der Erfahrung notwendig; Voraussetzung für wirkungsvolle Verhaltensexperimente ist somit, dass sich der Patient von dysfunktionalen kognitiven Prozessen (Aufmerksamkeit, Vorstellungen, Erinnerungen) und Sicherheitsverhalten ausreichend lösen kann.

Kasten 7: Vorgehen bei Verhaltensexperimenten:

1. Befürchtungen klar und operational definieren z.B.: wie wird sich negative Bewertung zeigen?
2. Kritische Situation aufsuchen
   in-vivo-Übung (therapeutenbegleitet), „Hausaufgabe"
3. Makel zeigen, auf Sicherheitsverhalten verzichten
   z.B. Makel betonen, kein camouflaging
4. Überprüfung eigener Befürchtungen
   Reaktionen anderer beobachten (ggf. erfragen)
5. Protokollieren
   Ergebnis auswerten, Schlussfolgerungen diskutieren

4

Kasten 8: Verhaltensexperiment von einem Patienten mit Körperdysmorpher Störung

Situation	Vorhersage	Experiment	Ergebnis	Erfahrung
Fahre mit dem Bus	Wenn ich in den Bus steige, werden mich wegen meines hässlichen Gesichts alle Menschen anstarren. Überzeugung: 90 %	Ich werde in einen Bus einsteigen und mich nach einem Sitzplatz umschauen. Dabei werde ich die Reaktionen aller Personen beobachten und wie viele Personen auf mein Gesicht starren (mind. 2 Sek.). Ich werde kein Make-up benutzen, oder mein Gesicht verstecken, und meine Aufmerksamkeit nach außen richten.	Ich habe es ohne Sicherheitsverhalten getan und die Personen im Bus angeschaut (ca. 20). Zwei Personen schauten nach mir, aber starrten mich nicht wirklich an, vermutlich weil ich Ihnen unsicher erschien, wo ich mich hinsetzen kann.	Mein Gesicht scheint weniger auffällig als ich dachte. Wenn überhaupt, ist mein Verhalten wichtiger als mein Erscheinungsbild. Überzeugung nach dem VE: 30 % Überzeugung in der Zukunft: 50 %

Ein weiteres Merkmal von Verhaltensexperimenten ist die geplante Überprüfung von Überzeugungen, analog einem wissenschaftlichen Experiment, indem die Erwartungen vor dem Experiment festgehalten und mit dem Ergebnis nach dem Experiment verglichen werden. Grundlage für die Planung ist keine Hierarchie; vielmehr orientieren sich Therapeut und Patient in der Planung an den Informationen, die in dem individuellen Modell festgehalten sind.
Ausgangspunkt ist eine situationsbezogene Operationalisierung der Erwartungen und Überzeugungen des Patienten. Dazu werden möglichst eindeutige verbale oder nonverbale Anzeichen für negative Reaktionen definiert und festgehalten, in welchem Ausmaß diese erwartet werden. Es wird abgesprochen, wie sich der Patient während des Experiments verhalten soll (d.h. Aufmerksamkeit auf die Reaktionen anderer richten, kein Sicherheitsverhalten zeigen). Der Patient sucht dann die kritische Situation auf und beobachtet genau, ob andere Personen die erwartete Reaktion zeigen. Abschließend erfolgt ein Vergleich der Ergebnisse des Verhaltensexperiments mit den ursprünglichen Erwartungen des Patienten. In der Regel sind die Patienten über die Reaktionen anderer positiv überrascht, oftmals schenken Interaktionspartner dem Makel keine Beachtung oder nehmen ihn nicht wahr. Ziel ist, den Patienten im Sinne des Geleiteten Entdeckens dazu anzuregen, die Diskrepanzen zwischen Erwartung und Ergebnis zu erklären. Ein Beispiel für ein Verhaltensexperiment ist in Kasten 8 abgebildet.
Bei der Auswertung der Verhaltensexperimente ist von großer Bedeutung, dass der Patient sich den Situationen ohne kognitive und emotionale Vermeidung stellt (d.h. ohne die Angst kontrollieren oder der emotionalen Erfahrung ausweichen zu wollen). Gleichzeitig soll die Aufmerksamkeit von den eigenen Emotionen oder verzerrten Vorstellungsbildern nach „außen", d.h. ganz auf äußere Situationsaspekte umgelenkt werden, um korrigierende Informationen wahrnehmen zu können. Das Gesprächsverhalten des Therapeuten entspricht dem geleiteten Entdecken: der Therapeut versucht nicht, den Patienten zu überzeugen, sondern er ermutigt ihn, in immer neuen Verhaltensexperimenten die verbleibenden Überzeugungen und Zweifel zu überprüfen. Eine gute Orientierungshilfe bietet hierbei die regelmäßige Vorlage des Fragebogens körperdysmorpher Kognitionen (s. 2.5.3).
Im weiteren Verlauf der Therapie können grundlegendere Überzeugungen, insbesondere Perfektionismus bezüglich Aussehen und das negative Selbstbild, mit Hilfe von Geleitetem Entdecken und Verhaltensexperimenten bearbeitet werden.

3.5 Therapieabschluss und Rückfallprophylaxe

Zum Abschluss der Therapie sollten Therapeut und Patient besprechen, welche Ziele erreicht wurden und an welchen Problemen weiterhin gearbeitet werden muss. Der Patient sollte rechtzeitig vor der letzten Sitzung angeregt werden, seine subjektiven Eindrücke aus der Therapie und die hilfreichen Aspekte aufzuschreiben (Therapiegeschichte, s. Kasten 9). Weiterhin wird in einem „Notfallkoffer" festgehalten, welche in der Therapie erlernten Übungen bei einem Rückfall der Symptomatik wieder aufgenommen werden sollten. Darüber hinaus ist es ratsam, mit dem Patienten in größeren Zeitabständen Wiederauffrischungs-Sitzungen zu vereinbaren.

Kasten 9: Therapieabschluss und Rückfallprophylaxe

- Bilanzierung
- Niederschrift der individuellen „Therapiegeschichte" („Was ich in der Therapie gelernt habe")
- Maßnahmenkatalog („Notfallkoffer")
- Wiederauffrischungs-Sitzungen

! **Merke:** Die Veränderung dysfunktionaler Verarbeitungsprozesse (Wahrnehmung, Aufmerksamkeit, Vorstellungsbilder und Erinnerungen) stellt den zentralen Wirkmechanismus der Psychotherapie dar. Erst dann kann Vermeidungs- und Sicherheitsverhalten abgebaut und der Patient ermutigt werden, in Verhaltensexperimenten eine neue Sichtweise von sich selbst zu entwickeln.

4 Frequently Asked Questions (FAQ)

1. *Wie kann ich einen Patienten mit einer KDS zu einer psychologischen Therapie motivieren?*

→ Oftmals wird der Patient aufgrund anderer komorbider Störungen eine Psychotherapie aufnehmen. Erst nach dem Aufbau einer vertrauensvollen, von Empathie getragenen therapeutischen Beziehung wird der Patient überhaupt bereit sein, Auskunft über seinen Leidensdruck und seine exzessive Beschäftigung mit dem vermeintlichen Defekt zu geben. Der Patient muss die Erfahrung machen, dass der Therapeut das Entstellungserleben akzeptiert, und gleichzeitig eine Verringerung der Belastung erreichen.

2. *Was tun, bei Non-Compliance des Patienten, z.B. wenn er wiederholt Termine absagt oder auch die Sitzungen nach kurzer Zeit abbricht?*

→ Dies wird in der Anfangsphase häufig vorkommen, weil der Patient immer wieder zwischen einer Operation als vermeintlich leichterem Weg und einer Psychotherapie als mühseligem und bedrohlichem Weg schwanken wird. Andererseits ist es gerade bei schwereren Fällen so, dass es für die Patienten eine manchmal unerträgliche Belastung ist, mit dem Therapeuten über seine Entstellung zu reden. Hier sollte der Therapeut empathisch auf den Patienten eingehen und versuchen, mit ihm die krisenhaften Phasen durchzustehen.

3. *Was tun, wenn der Patient zu sehr einem organmedizinischen Modell verhaftet ist, also seine einzige Möglichkeit in einer Operation sieht?*

→ Hier erscheint es sinnvoll, nicht in aggressiv aufgeladene Diskussionen hineinzugeraten oder den Patient unter allen Umständen zu einer Einsicht in die Fehlerhaftigkeit seiner Wahrnehmung zu bringen. Doch sind anhaltende somatische Behandlungserwartungen eine permanente Gefahr für die therapeutische Beziehung. Dies kann für den Therapeut sehr frustrierend sein. Er muss aber dennoch immer Empathie vermitteln für das Entstellungsgefühl des Patienten und eine Gratwanderung zwischen somatischer und psychologischer Orientierung gewährleisten. Die Betonung sollte dann darauf liegen, dass in der Psychotherapie an der Verringerung der Belastungen durch die Beschäftigung mit dem Defekt gearbeitet werden soll.

4. *Ist eine pharmakologische Therapie nicht sinnvoller angesichts der Schwere der Störung?*

→ Dies hängt von dem Ausmaß der wahnhaften Fixierung und komorbiden Störungen ab. Bei einem wahnhaften Subtyp scheint eine pharmakologische Behandlung mit Serotonin-Wiederaufnahmehemmern oder Neuroleptika, bei einem nichtwahnhaften Subtyp eine kognitiv-behaviorale Therapie effektiver zu sein. Bei komorbider Depression ist möglicherweise eine Kombination von Antidepressiva und kognitiv-behavioraler Therapie am sinnvollsten.

5. *Welche Störung sollte bei Komorbiditäten zuerst behandelt werden?*

→ Prinzipiell sollte zuerst die beeinträchtigendste Störung behandelt werden. Bei einer KDS liegen häufig zusätzlich Depressionen, Substanzmissbrauch und akute Suizidalität vor. Dies sollte zu Beginn der Therapie besprochen werden. Initial können entlastende und stützende Interventionen oder eine stationäre Behandlung indiziert sein, bevor sich die Behandlung gezielter auf die KDS beziehen kann.

6. *Hat es Sinn, den Patienten direkt mit der Diskrepanz zwischen Fremd- und Selbstwahrnehmung zu konfrontieren?*

→ Nein, grundsätzlich sollte auf das Entstellungserleben des Patienten mit Akzeptanz und Empathie reagiert werden. Die Betonung der Therapie liegt nicht auf der Behebung des Defektes oder darin, Einsicht in die Fehlwahrnehmung zu erreichen, sondern die verzerrten Verarbeitungsmechanismen zu verändern, die zu einer Bewertung des betroffenen Körperteiles als ‚hässlich' beitragen.

5 Prüfungsfragen

1. Erscheint die diagnostische Zuordnung zu den somatoformen Störungen sinnvoll?
2. Welches Modell zur Erklärung einer KDS können Sie nennen?
3. Wie lässt sich die KDS differentialdiagnostisch von einer Zwangsstörung abgrenzen?
4. Welches sind die zentralen Wirkelemente der kognitiv-behavioralen Therapie bei der KDS?
5. Welche Psychopharmaka haben sich bei der Behandlung der KDS als wirksam erwiesen?
6. Welches sind typische problematische Verhaltensweisen von Patienten mit einer KDS?
7. Nennen Sie zwei typische Grundannahmen von Patienten mit einer KDS!
8. Welche Technik der kognitiv-behavioralen Therapie hat sich beim Hinterfragen der Grundüberzeugungen als hilfreich erwiesen?
9. Welche halbstrukturierten Interviewverfahren gibt es, um die Diagnose „Körperdysmporphe Störung" abzusichern?
10. Welche komorbiden Störungen sollten zusätzlich abgeklärt werden?

6 Literatur

a) zitierte Literatur

- Buhlmann, U., Martin, A., Tuschen-Caffier, B. & Heinrichs, N. (2013). Die körperdysmorphe Störung. Symptomatik und evidenzbasierte Behandlung Zeitschrift für Klinische Psychologie und Psychotherapie, 42, 153-162.
- Buhlmann, U., Wilhelm, S., Glaesmer, H., Brähler, W., & Rief, W. (2009). Fragebogen körperdysmorpher Symptome (FKS): ein Screening-Instrument. Verhaltenstherapie, 19, 237-242.
- Li, W. Arienzo, D. & Feusner, J.D. (2013). Neurobiological Features and an Updated Model. Zeitschrift für Klinische Psychologie und Psychotherapie, 42, 184-191.
- Ritter, V. & Stangier, U. (2013). Kognitive Therapie bei Körperdysmorpher Störung. Zeitschrift für Klinische Psychologie und Psychotherapie, 42, 192-200.
- Ritter, V., & Stangier, U. (2016). Seeing in the mind's eye: Imagery rescripting for patients with body dysmorphic disorder. A single case series. Journal of Behavior Therapy and Experimental Psychiatry, 50, 187-195.
- Stangier, U., Clark, D.M., Ginzburg, D.M. & Ehlers, A. (2016). Soziale Angststörung. Fortschritte der Psychotherapie. Hogrefe Verlag, Göttingen
- Wilhelm, S., Phillips, K.A., Didie, E., Buhlmann, U., Greenberg, J.L., Fama, J.F., Keshaviah, A., & Steketee, G. (2014). Modular cognitive-behavioral therapy for body dysmorphic disorder: A randomized controlled trail. Behavior Therapy, 45, 314-327.

b) weiterführende Literatur

- Ritter, V. & Stangier, U. (2010). Wenn das Spiegelbild zur Qual wird. Ein Ratgeber zur Körperdysmorphen Störung. Göttingen: Hogrefe.
- Stangier (2002). Hautkrankheiten und Körperdysmorphe Störung. Fortschritte der Psychotherapie. Göttingen: Hogrefe.
- Veale, D. & Neziroglu, F. (2010). Body Dysmorphic Disorder. A Treatment Manual. Chichester: Wiley-Blackwell.
- Wilhelm, S., Phillips, K. A. & Steketee, G. (2013). Cognitive-Behavioral Therapy in Body Dysmorphic Disorder. A Treatment Manual. New York: Guilford Press.

4.7 Somatoforme und dissoziative Störungen

4.7.3 Dissoziative Störungen

Harald J. Freyberger und Carsten Spitzer

1 Einleitung

Bereits auf der diagnostischen Ebene ist die Behandlung dissoziativer Störungen problematisch, da vor allem die dissoziativen Störungen des Bewusstseins häufig nicht identifiziert und damit in den Therapieprozess nicht mit einbezogen werden (Freyberger und Spitzer, 2005). Der substanzielle Mangel an Therapiestudien ist darauf zurückzuführen, dass das heutige Störungskonzept aus dem klassischen Hysteriemodell entwickelt wurde und breite Überschneidungen zu den posttraumatischen Belastungsstörungen aufweist. Vor diesem Hintergrund beschäftigt sich der Beitrag mit den konzeptionellen Grundlagen dieser scheinbar inhomogenen Störungsgruppe, mit Fragen der Diagnostik und Differenzialdiagnostik und den bisher relevanten Therapieansätzen.

2 Theoretische Inhalte und Kenntnisse

2.1 Zur Konzeptualisierung dissoziativer Störungen

Das mit dem Hysterie- und Somatisierungsbegriff verbundene Konzept der Dissoziation wurde zwischen 1850 und 1920 von Briquet, Charcot, Janet und Freud entwickelt (vgl. Briquet, 1859; zusammenfassend Spitzer et al., 1996). Während Briquet und Charcot sich um eine phänomenologische Sichtweise psychogener Störungen des Bewusstsein, der sensorischen und motorischen Funktionen bemühten, wurde erstmalig von Janet die **Abspaltung bestimmter Erlebnisanteile aus dem Bewusstsein** als entscheidender ätiopathogenetischer Mechanismus zur Symptomentstehung postuliert. Danach entziehen sich die dissoziierten Vorstellungs- und Funktionssysteme der willkürlichen Kontrolle, bleiben jedoch weiterhin aktiv und sind so für die dissoziativen Phänomene verantwortlich.

Freud stellte dieser Konzeptualisierung sein **Konversionsmodell** gegenüber, nach dem ein intrapsychischer Konflikt zwischen nicht zugelassenen Wünschen und Phantasien (meist sexueller Natur), die in das Bewusstsein drängen, und dem Bestreben, diese Wünsche nicht im Bewusstsein zuzulassen, besteht. Um diesen Konflikt zu lösen, werden die Triebregungen in ein Körpersymptom konvertiert, das den Konflikt symbolhaft darstellt (vgl. Freud und Breuer, 1895).

Unter dem Einfluss dieses psychoanalytischen Konversionsmodells geriet der Dissoziationsbegriff lange in Vergessenheit und wurde erst mit dem Beginn empirischer Forschungsarbeiten zu posttraumatischen Belastungsstörungen bzw. der Einführung operationalisierter Diagnosensysteme wieder etabliert.

Die Auflösung des komplexen Hysteriemodells in den operationalisierten Diagnosensystemen DSM-IV (APA, 1994) und ICD-10 (Dilling und Freyberger, 2015) geht auf empirische Ergebnisse zurück, die belegen, dass dissoziative und Konversionssymptome auch unabhängig von psychosexuellen Konflikten bzw. Auslösesituationen im weitesten Sinne auftreten können und keineswegs an hysterische Persönlichkeitsstrukturen gebunden sind. Unter rein deskriptiven Gesichtspunkten wurden im angloamerikanischen Raum die zugehörigen Störungen in 4 diagnostischen Hauptkategorien neu abgebildet:

1. **Somatisierungsstörung** (im traditionellen neurosenpsychologischen Verständnis wird hier der sog. polysymptomatische Typ der Hysterie mit disseminiert auftretenden, stark wechselnden körperlichen Symptomen subsumiert)
2. **Konversionsstörungen** (hierunter werden die sog. pseudoneurologischen Störungen, wie etwa psychogene Anfälle, motorische und sensorische Störungen zusammengefasst)
3. Die Gruppe der **dissoziativen Störungen** im engeren Sinne, d.h. auf psychischem Niveau (Amnesien, Trance, Besessenheit, Dämmerzustände, Fugue, multiple Persönlichkeit)
4. **Histrionische Persönlichkeitsstörung**

Während das DSM-IV bzw. DSM-5 die dissoziativen und Konversionsstörungen in getrennten diagnostischen Kategorien abbildet, nähert die ICD-10 Störungen auf kognitiv-psychischer und pseudoneurologischer Ebene einander an, indem die dissoziativen und die Konversionsstörungen in einer einzigen diagnostischen Kategorie zusammengefasst werden. Dies beruht im Wesentlichen auf einer hohen Koinzidenz mit einer Reihe gemeinsamer anderer Symptome und hohen Komorbiditätsraten zwischen beiden Störungsgruppen.

Für dissoziative Symptome ist eine kontinuierliche Verteilung anzunehmen, die von alltäglichen, subklinischen Symptomen bis zu schwersten Formen der Desintegration reicht. Auf symptomatologischem Niveau lassen sich hinsichtlich des dissoziativen Erlebens vier Dimensionen unterscheiden (Spitzer et al., 2014):

Tabelle 1: Dissoziative Störungen in der ICD-10 und dem DSM-III-R/DSM-IV

ICD-10		***DSM-III-R und DSM-IV***	
F44 Dissoziative Störungen		***Dissoziative Störungen***	
F44.0	dissoziative Amnesie	300.12	psychogene Amnesie
F44.1	dissoziative Fugue	300.13	psychogene Fugue
F44.2	dissoziativer Stupor		
F44.3	dissoziative Trance- und Besessenheitszustände		
F44.4	dissoziative Bewegungsstörungen	300.11	Konversionsstörung (gehört zu den somatoformen Störungen)
F44.5	dissoziative Krampfanfälle		
F44.6	dissoziative Sensibilitäts- und Empfindungsstörungen		
F44.7	dissoziative Störungen, gemischt		
F44.8	andere		
F44.80	Ganser-Syndrom		
F44.81	multiple Persönlichkeit	30-0.14	multiple Persönlichkeitsstörung
F44.8	andere näher bezeichnete		
F44.9	nicht näher bezeichnete	300.15	nicht näher bezeichnete
F45 Somatoforme Störungen		***Somatoforme Störungen***	
F45.0	Somatisierungsstörung	300.81	Somatisierungsstörung
F45.1	undifferenzierte Somatisierungsstörung	300.70	undifferenzierte somatoforme Störung
F45.3	somatoforme autonome Funktionsstörung		
F45.4	anhaltende somatoforme Schmerzstörung	307.80	somatoforme Schmerzstörung
F48 Sonstige neurotische Störungen			
F48.1	Depersonalisationsstörung/Derealisation	300.60	Depersonalisationsstörung (gehört zu den dissoziativen Störungen)
F60 Persönlichkeitsstörungen		***Persönlichkeitsstörungen*** (Achse II)	
F60.4	histrionische Persönlichkeitsstörung	301.50	histrionische Persönlichkeitsstörung

1. Amnesie
2. Absorption/Tendenz zu imaginativen Erlebnisweisen
3. Depersonalisation/Derealisation
4. pseudoneurologische Phänomene

Die fortschreitende medizinische Aufklärung hat dabei offensichtlich im Verlauf der vergangenen 100 Jahre dazu geführt, dass „klassische" Ausdrucksformen der Symptomatik, wie z.B. der „arc de cercle" und die monosymptomatischen Konversionsstörungen, seltener auftreten und heute subtilere und polysymptomatischerer Formen zu beobachten sind.

4

Dissoziative Störungen aus dem pseudoneurologischen Bereich können zahlreiche neurologische Störungen kopieren. Den **dissoziativen Bewegungsstörungen** sind in erster Linie verschiedene Formen dissoziativer Lähmungen zuzuordnen, es kommen aber auch Aphonien, Dysphonien, Dysarthrien, Akinesien, Dyskinesien und Ataxien vor. Wie bei den **dissoziativen Sensibilitäts- und Empfindungsstörungen** folgen die Symptomausgestaltungen häufig den subjektiven Vorstellungen der Patienten, die von physiologischen oder anatomischen Gegebenheiten abweichen können. Bei den **dissoziativen Krampfanfällen** ist darauf hinzuweisen, dass keine phänomenologischen Kriterien existieren, die eine klare Differenzierung gegenüber Epilepsien erlauben und hohe Komorbiditätsraten mit Epilepsien beobachtet werden.

Bei den dissoziativen Störungen auf psychischem Niveau ist die **dissoziative Amnesie** am häufigsten. Die **dissoziative Fugue** wird selten beobachtet und ebenso wie die **multiple Persönlichkeitsstörung** (dissoziative Identitätsstörung in DSM-IV) häufig eher im Kontext komplexer Persönlichkeitsstörungen diskutiert. Komplexe **dissoziative Trance- und Besessenheitszustände** kommen in der westlichen Welt eher selten vor, leichtere Ausprägungen werden jedoch häufig unterschätzt.

Die nosologische Bedeutung der **multiplen Persönlichkeitsstörung** wird von vielen Autoren immer wieder bezweifelt. Angesichts einer hohen Komorbidität mit komplexen Persönlichkeitsstörungen, vor allem vom Borderline-Typus, und einer hohen, iatrogene Effekte nahe legenden Suggestibilität der betroffenen Patienten werden die zu Grunde liegenden Spaltungsprozesse eher kritisch beurteilt. Es muss bezweifelt werden, dass sich die multiple Persönlichkeit tatsächlich von komplexen Persönlichkeitsstörungen diagnostisch trennen lässt.

Bei dem **Ganser-Syndrom** handelt es sich um eine Störung, die durch das dissoziative Vorbeireden und Vorbeiantworten des Betroffenen im Gespräch charakterisiert ist.

Vor dem Hintergrund der empirisch gesicherten engen Assoziation zwischen Dissoziation und Depersonalisation/Derealisation wird im DSM-IV die **Depersonalisierungsstörung** ebenfalls zu den dissoziativen Störungen gerechnet, während die ICD-10 das Depersonalisations-/Derealisationssyndrom den anderen neurotischen Störungen zuordnet. Die Depersonalisierungsstörung ist im DSM-IV gekennzeichnet durch anhaltendes oder rezidivierendes Entfremdungserleben gegenüber eigenen psychischen Prozessen oder dem eigenen Körper bei intakter Realitätsprüfung während des Depersonalisationserlebens.

> **!** **Merke:** Bei dissoziativen Störungen ist zwischen Störungen der Bewusstseinsfunktionen und pseudoneurologischen Störungen zu differenzieren. Dimensional betrachtet ist eine Normalverteilung von subklinischen bis hin zu schwersten Formen anzunehmen.

2.2 Epidemiologie und Verlauf

Die **Prävalenzraten** dissoziativer Störungen variieren auf Grund methodischer Erfassungsprobleme und in Abhängigkeit von kulturellen Einflüssen stark. In Inanspruchnahmepopulationen werden Diagnosenraten bis zu 30% stationär aufgenommener Patienten ermittelt (z.B. Saxe et al., 1993; Modestin et al., 1996), wobei diese klinisch offensichtlich häufig übersehen werden.

In der Allgemeinbevölkerung ist für den Gesamtbereich dissoziativer Störungen von einer Prävalenz von 1,4–4,6% auszugehen, wobei die Frauen im Geschlechterverhältnis mit 3:1 überwiegen. Auch pseudoneurologische dissoziative Störungen werden bei Frauen sehr viel häufiger als bei Männern diagnostiziert (Verhältnis ca. 3:1). Sie finden sich im stationären neurologischen Bereich bei ca. 8–9% aller Patienten und im stationären psychiatrischen Bereich bei ca. 6–8%.

Obgleich umfassendere epidemiologische und Verlaufsstudien fehlen, muss davon ausgegangen werden, dass bei klinisch relevanten dissoziativen Störungen der Gipfel des Krankheitsbeginns vor Beginn bzw. am Anfang des dritten Lebensjahrzehnts liegt. In größeren klinisch behandelten Populationen wird bei ca. 75% der Patienten der Erkrankungsbeginn zwischen dem 17. und 32. Lebensjahr gesehen.

Hinsichtlich möglicher Komorbiditäts- und Verlaufsmuster zeigt sich, dass dissoziative Störungen mit einem hohen Maß an Desintegration psychischer Funktionen, wie dissoziative Krampfanfälle, Fugue oder eine multiple Persönlichkeitsstörung bei isoliertem Vorkommen, eher einen chronischen Verlauf aufweisen, während die Amnesie, die Bewegungs-, Sensibilitäts- und Empfindungsstörungen bei isoliertem Vorkommen häufig episodenhaft verlaufen. In Komorbiditätsstudien konnte darüber hinaus gezeigt werden, dass Patienten mit dissoziativen Störungen eine hohe **Komorbidität** mit Persönlichkeitsstörungen (ca. 30%), Phobien und anderen Angsterkrankungen (12–25%) und somatoformen Störungen (ca. 15%) aufweisen. Das Risiko einer ungünstigen Prognose scheint dabei mit dem Ausmaß der Komorbidität, mit dem Zeitpunkt einer adäquaten Diagnosenstellung und der Erkrankungsdauer zu steigen. Als problematisch erweist sich dabei vor allem, dass zahlreiche Patienten zum Teil über lange Zeiträume als neurologisch erkrankt verkannt und damit zusätzlich iatrogen fixiert werden. In Stichproben von Patienten mit dissoziativen Störungen, die in der Neurologie hospitalisiert wurden, wurde eine mittlere Erkrankungsdauer von ca. 7 Jahren gefunden, bevor erstmals eine psychiatrische Intervention erfolgte. Während zu Beginn einer dissoziativen Störung auslösende Ereignisse und Auftreten der Symptomatik inhaltlich und zeitlich korreliert sind, kommt es im Verlauf häufig zu einer zunehmenden Generalisierung auf unspezifische innere und äußere Stimuli.

> **!** **Merke:** Dissoziative Störungen sind häufig und werden klinisch oft nicht hinreichend bewertet. Die Komorbiditätsraten liegen hoch und sind in Abhängigkeit vom persönlichkeitsstrukturellen Niveau und Erkrankungsdauer mit Generalisierungstendenz der dissoziativen Symptomatik mit einer eher ungünstigen Prognose assoziiert.

2.3 Differenzialdiagnostischer Prozess

Die Erfassung dissoziativer Phänomene erfordert eine genaue Exploration der betroffenen Funktionsbereiche hinsichtlich Häufigkeit, Dauer und Intensität. In den letzten Jahren wurden verschiedene diagnostische Interviews und Selbstbeurteilungsverfahren entwickelt, die zur Diagnosenstellung verwendet bzw. als Screeninginstrumente eingesetzt werden können. Sie weisen meist eine befriedigende bis gute Reliabilität und Validität auf. So konnten z.B. für die Dissociative Experience Scale (DES) für einen Cut-off-Wert über 30 die höchsten Werte für Sensitivität und Spezifität ermittelt werden. Da die Verfahren große inhaltliche Überschneidungen aufweisen, haben sie in der Regel eine hohe Korrelation. Neben diesen spezifischen Verfahren lassen sich dissoziative Störungen auf Diagnoseebene auch durch einige allgemeine Interviewverfahren wie das Composite International Diagnostic Interview (CIDI) oder die computerisierte Weiterentwicklung, das Expertensystem DIA-X, erfassen. Da dissoziative Symptome im klinischen Alltag oft übersehen werden, bietet sich zumindest die Anwendung von Selbstbeurteilungsverfahren zu Screeningzwecken an (vgl. zusammenfassend Freyberger et al., 1998; Spitzer et al., 2015).

Differenzialdiagnostisch sind bei den dissoziativen Störungen auf **somatischem** Niveau in erster Linie neurologische Erkrankungen auszuschließen, wie etwa Epilepsien, cerebrovaskuläre Erkrankungen, Kleinhirnsyndrome und die Encephalomyelitis disseminata. Es ist davon auszugehen, dass sich dissoziative Störungen allein auf Grund des klinischen Bildes nicht von neurologischen Störungen differenzieren lassen. Steinberg (1994; deutsch Gast et al., 2000) hat auf der Grundlage des strukturierten klinischen Interviews für dissoziative Störungen nach DSM-IV versucht, Kriterien für die Abgrenzung dissoziativer und psychotischer Störungen zu erarbeiten.

> **!** **Merke:** Dissoziative Störungen sind phänomenologisch nicht gut von neurologischen Störungen zu differenzieren. Zur Erfassung verschiedener Dimensionen sollten Selbstbeurteilungs-verfahren, zur Diagnosensicherung bei problematischen klinischen Fällen diagnostische Interviews eingesetzt werden

2.4 Ätiologie und Pathogenese

Die pathogenetische Grundlage der dissoziativen Symptombildung ist im Wesentlichen auf den **Abwehrmechanismus** bzw. den initial zumeist funktionalen Mechanismus der Dissoziation zurückzuführen. Konflikthafte Ereignisse oder Prozesse werden von den Patienten aus einem vorgegebenen situativen Kontext herausgelöst und die integrativen Funktionen vorübergehend ausgeschaltet. Die Dissoziation dient dabei der Neutralisierung subjektiv bedrohlicher oder unerträglicher Inhalte. Für die schweren dissoziativen Störungen des Bewusstseins ist die besondere ätiologische Bedeutung situativer oder sequenzieller realtraumatisierender Ereignisse in verschiedenen Untersuchungen gezeigt worden. Deprivation in der Kindheit und Jugend, sexueller Missbrauch und frühe Erfahrungen von Gewalt und Aggressivität seitens zentraler Bezugspersonen spielen in diesem Zusammenhang eine Rolle. Darüber hinaus sind lerntheoretische und kognitive Aspekte von besonderer Bedeutung. Bei Patienten mit dissoziativen Störungen lassen sich überzufällig häufig in der Umgebung neurologische und andere körperliche Erkrankungen finden, die die Symptomausgestaltung der Patienten determinieren. Zum Beispiel wird die Symptomatik naher Angehöriger oder früherer eigener Erkrankungen fast vollständig kopiert, ohne dass dem Patienten dies vollständig bewusst wird.

Dissoziative Symptome sind konfliktunspezifisch und kommen bei zahlreichen psychischen Störungen vor. Zu unterscheiden sind dissoziative Störungen im Rahmen von Anpassungsstörungen bzw. posttraumatischen Belastungsstörungen, sog. neurotischen Störungen (vor allem Angst- und somatoformen Störungen) und als Begleitsymptomatik von (in erster Linie narzisstischen und Borderline-)Persönlichkeitsstörungen. Zahlreiche Untersuchungen belegen, dass dissoziative Symptome mit frühen oder späteren Realtraumatisierungen, z.B. sexuellem Missbrauch, assoziiert sind. Bezogen auf den Abwehrcharakter der Dissoziation bedeutet dies, dass die Patienten sich mittels der Symptombildung in einen Zustand versetzen, in dem sie sich selbst und die Erinnerung an die Traumatisierung anders, fremdartig und damit weniger intensiv erleben können. Umgekehrt können dabei komplexe dissoziative Phänomene als klinisch relevanter Hinweis auf eventuellen früheren sexuellen oder psychischen Missbrauch betrachtet werden. Im Zuge des traumatischen Geschehens werden bestimmte emotionale, kognitive, motorische und sensorische Sinneseindrücke abgespalten, weil die Reizintensität und ihre Bedrohlichkeit die normale Reizverarbeitungskapazität übersteigt (Konzept der peritraumatischen Dissoziation). Während diese initiale Reaktion funktional ist, kann es in späteren Verarbeitungsprozessen zu einer dysfunktionalen posttraumatischen Dissoziation kommen, in die auch Aspekte des sekundären Krankheitsgewinnes mit einfließen. Weitere traumatisierende Erfahrungen und andere Bedingungen, die eine Konditionierung begünstigen, führen eventuell zu einer Generalisierung der dissoziativen Symptomatik, wobei die Schwelle für symptomauslösende innere oder äußere Hinweisreize zunehmend sinkt (Fiedler, 1999).

! **Merke:** Dissoziation weist einerseits eine enge ätiologische und pathogenetische Assoziation mit traumatisierenden Erfahrungen auf. Andererseits führen Reaktualisierungssituationen zu einer Verstärkung bzw. Generalisierung der Symptomatik. Lernen am Modell und sekundärer Krankheitsgewinn sind als weitere Faktoren zu gewichten.

3 Therapie

3.1 Allgemeine Rahmenbedingungen

Zu differenzieren ist hier zwischen den verschiedenen Typen der Dissoziation. Pseudoneurologische dissoziative Störungen werden in der Regel nicht in der Psychiatrie, sondern in der Neurologie ambulant oder stationär erstbehandelt. Da die Patienten typischerweise ein somatisches Krankheitskonzept sowie die Symptome einer zunächst als neurologisch fehlidentifizierten Erkrankung aufweisen, werden sie in der Regel einem umfangreichen diagnostischen Programm unterworfen, das zu einer iatrogenen Fixierung beiträgt.

Das **Behandlungskonzept** sollte initial das somatische Symptomverständnis der Patienten aufnehmen, so dass es notwendig erscheint, den durch die Symptomatik ausgedrückten Beschwerdedruck zu respektieren und **nicht durch vorschnelle Konfrontation** einen Beziehungskonflikt auszulösen, in dem der Behandler das Psychogenesekonzept vertritt und der Patient über die Verstärkung alter und die Entwicklung neuer Symptome eine zu Grunde liegende körperliche Störung nachzuweisen versucht. Am Anfang jeder psychotherapeutischen Behandlung hat daher eine **sorgfältige Analyse des Krankheitskonzepts, der Behandlungsbereitschaft, symptomauslösender und -aufrechterhaltender Faktoren sowie der Introspektionsfähigkeit und Psychotherapiemotivation** zu stehen. In Abhängigkeit von den Ergebnissen sollten konfrontative Schritte sorgfältig vorbereitet und in einen Gesamtbehandlungsplan integriert werden. Dabei kann es im stationären Bereich notwendig sein, die Patienten im Rahmen eines Konsultations-Liaison-Angebots über einen längeren Zeitraum in der Neurologie zu betreuen mit dem Ziel, Aspekte eines psychischen Krankheitskonzepts und eine differenzierte Psychotherapiemotivation zu erarbeiten. Nach übereinstimmender Auffassung zahlreicher Autoren empfiehlt sich folgendes Vorgehen:

1. **Aufklärung des Patienten,** dass mit hoher Wahrscheinlichkeit psychische Ereignisse und Prozesse einen verlaufsmodifizierenden, teilursächlichen oder ursächlichen Einfluss auf seine derzeitige Symptomatik haben. Dabei sollte nachdrücklich betont werden, dass dem Untersucher die Schwere der Symptomatik, der damit verbundene Leidensdruck und die resultierenden psychosozialen Konsequenzen im persönlichen und beruflichen Umfeld durchaus bewusst sind, und nicht davon ausgegangen wird, dass der Patient „nichts hat".
2. Einleitung einer **symptomorientierten Behandlung,** die die Symptompräsentation und den somatischen Beschwerdedruck der Patienten respektiert, z.B.
   - Krankengymnastik bei motorischen Störungen,
   - logopädische Therapie bei Sprach- und Sprechstörungen,
   - kognitive Verfahren bei Amnesien.
3. **Angebot suggestiv-hypnotherapeutischer Verfahren** (etwa autogenes Training, Muskelrelaxation nach Jacobson), die in ein supportiv-psychotherapeutisches Angebot eingebettet sein sollten, zuungunsten konfliktbearbeitender psychotherapeutischer Verfahren, bei denen den Patienten initial ein eher passiv-rezeptiver Zugang gestattet werden kann.

4. Auf der Grundlage der hierdurch gewonnenen Behandlungserfahrungen kann die differenzielle Indikation einer konfliktbearbeitenden bzw. verhaltenstherapeutischen Therapie gestellt werden.

3.2 Verhaltenstherapeutische Behandlungsansätze

Es liegen bisher nur sehr wenige kontrollierte Therapiestudien vor (Übersicht bei Priebe et al., 2013), so dass sich nur Behandlungsempfehlungen formulieren lassen. Verhaltenstherapeutisch lassen sich dissoziative Störungen ätiologisch im Rahmen eines Vulnerabilitäts-Stress-Modells verstehen, wonach Dissoziation als autoregulative Verarbeitungsstörung traumatischer Erfahrungen angesehen wird. Unter gedächtnispsychologischen Gesichtspunkten spielen implizite Gedächtnisinhalte, die nicht mit bewusstem Erinnern verbunden sind, das Erleben und Verhalten jedoch maßgeblich steuern, eine dominante Rolle. Eine erhöhte Suggestibilität und eine genetisch bedingte Anfälligkeit werden als Risikofaktoren für die Entwicklung dissoziativer Symptome betrachtet. Als aufrechterhaltende Faktoren lassen sich negative und positive Verstärkerprozesse diskutieren.
Um der stark wechselnden und instabilen Symptomatik Rechnung zu tragen, schlagen Priebe et al. (2013) 16 Behandlungsmodule vor, die in 5 Gruppen eingeteilt werden.

Gruppen	Module
Dissoziative Symptome verstehen und Veränderungsmotivation erhöhen	- Problem- und Verhaltensanalyse - Psychoedukation - Stärkung der Veränderungsmotivation
Dissoziative Symptome erkennen und reduzieren	- Erarbeitung von Frühwarnzeichen - Strategien zur Unterbrechung der Dissoziation (antidissoziative Fertigkeiten) - Kontingenzmanagement der Konsequenzen
Akute Verwundbarkeit reduzieren	- Normalisierung von Trink- und Essverhalten - Besserung des Schlafs - Reduktion sonstiger Verwundbarkeitsfaktoren
Situationsüberdauernde Anfälligkeit reduzieren	- Achtsamkeitsübungen - Verbesserung der Affektregulation - kognitive Interventionen - Aufbau eines erfüllten Lebens
Auslösesituationen angehen	- Beenden ungünstiger Auslösesituationen - Exposition gegenüber nicht schädlichen Stimuli - Behandlung der PTSD

Dem liegt als Störungsmodell zu Grunde, das Stressoren, intensive Emotionen und konditionierte Auslöser bei Patienten mit einer situationsüberdauernden Anfälligkeit insbesondere bei zusätzlicher akuter emotionaler Verwundbarkeit dissoziative Symptome auslösen können. Diese führen zu einer kurzfristigen Reduktion aversiv erlebter Affekte, führen jedoch langfristig zu einer Verstärkung der Anfälligkeit für Dissoziation. Die Gestaltung der therapeutischen Beziehung wird als modulübergreifend verstanden und bezieht neben generellen Aspekten auch spezifische Techniken wie die komplementäre Beziehungsgestaltung und die Validierungstechniken der dialektisch-behaviouralen Therapie mit ein (Linehan, 1996).

3.3 Andere Verfahren

Darüber hinaus werden vor allem in den USA **Hypnoseverfahren** relativ breit in der Therapie eingesetzt, ohne dass deren Effekte bisher in kontrollierten Studien untersucht worden wären. Von der Mehrzahl der Autoren wird dabei hervorgehoben, dass Hypnosetechniken nicht allein, sondern im Kontext multimodaler Ansätze appliziert werden sollten, da es bei unkontrolliertem Einsatz auch zur Verstärkung dissoziativer Phänomene kommen kann.

Auch im Zusammenhang mit dissoziativen Störungen wurde in letzter Zeit das so genannte **Eye Movement Desensitization and Reprocessing (EMDR)** eingesetzt. Hierbei handelt es sich im weitesten Sinne um ein Expositionsverfahren, bei dem durch Induktion sakkadischer Augenbewegungen bei gleichzeitiger Wiedererinnerung traumatischer Erlebnisanteile die Erlebnisverarbeitung unterstützt werden soll. Hierzu liegt eine Reihe kontrollierter Studien für den Bereich der posttraumatischen Belastungsstörungen vor, die allerdings zu stark divergierenden Ergebnissen kommen. In diesen wird zudem als wesentliche Nebenwirkung das Auftreten traumaassoziierter Flashbacks bei bis zu 50% der untersuchten Patienten berichtet. Generell wird von der Mehrzahl der Autoren empfohlen, EMDR als eine potenzielle Methode im Rahmen eines komplexen Gesamtbehandlungsplanes einzusetzen (Sheperd et al., 2000).

Die **Indikation zu einer stationären Psychotherapie** ist bei einer laufenden Behandlung gegeben, wenn

1. die Symptomatik eine ambulante Behandlung nicht zulässt (z. B. dissoziative Halbseitenlähmung, wiederholte dissoziative Krampfanfälle);
2. eine Therapieresistenz über einen Zeitraum von mehr als 6 Monaten in der ambulanten Behandlung vorliegt;
3. rezidivierende Störungen auftreten;
4. eine Komorbidität mit anderen psychischen Störungen vorliegt;
5. Symptomverschiebungen und Komplikationen im therapeutischen Prozess (siehe unten) auftreten.

Dabei sollte die symptomorientierte Behandlung auch bei einem Rückgang der Symptomatik prinzipiell über einen längeren Zeitraum fortgesetzt werden.

Neben dem Ziel einer symptomatologischen Besserung und einer Differenzierung der Krankheitsverarbeitung besteht die Aufgabe stationärer psychotherapeutischer Ansätze vor allem darin, die zu Grunde liegende Konfliktdynamik herauszuarbeiten. Nach den wenigen bisher vorliegenden Therapiestudien scheinen dabei Patienten mit dissoziativen Störungen vor allem von **gruppenpsychotherapeutischen Ansätzen** zu profitieren, in denen dissoziative Abwehrprozesse offenbar besser als in einzeltherapeutischen Settings identifiziert und korrigiert werden können. Für die therapeutische Bearbeitung der realtraumatischen Aspekte ist allerdings eine Kombination mit einer Einzeltherapie indiziert.

Ausreichende empirische Hinweise für die Wirksamkeit **psychopharmakologischer Interventionen** bei dissoziativen Störungen liegen bisher nicht vor. Vor dem Einsatz von Benzodiazepinen ist in diesem Zusammenhang zu warnen, da diese Substanzen in der Regel dissoziative Phänomene verstärken (Freyberger et al., 1996).

> **!** **Merke:** Durch ein initial symptomorientiertes Vorgehen, das das individuelle Krankheitskonzept aufgreift, ist die therapeutische Beziehung zu sichern, bevor mit störungsspezifischen Interventionstechniken begonnen werden kann. Bevor potenziell symptomprovokative (Exposition) Interventionstechniken eingesetzt werden, ist Symptomstabilität zu gewährleisten.

4 Frequently Asked Questions (FAQ)

1. *Wie kann ich erkennen, dass ein Patient im Explorationsgespräch dissoziiert?*

→ In der Verhaltensbeobachtung fällt auf psychischem Niveau auf, dass der Patient abgelenkt erscheint, in seiner Vigilanz schwankt oder sich Mimik und Gestik plötzlich verändern. Der Beobachter hat manchmal den Eindruck, dass der Betroffene um die Aufrechterhaltung der Kommunikation ringt und in Selbstversunkenheit abzugleiten droht. Die Stringenz des Gedankenganges geht verloren oder verändert sich qualitativ. Sollten Sie sich in Ihrer Beobachtung nicht sicher sein, fragen Sie den Patienten direkt nach Schwankungen etwa seiner Aufmerksamkeit, seiner Konzentration und seines Gedächtnisses. Patienten mit einer gut ausgeprägten Selbstwahrnehmung können auch kurze dissoziative Episoden häufig bei sich identifizieren.

2. *Was kann ich tun, wenn ein Patient im Gespräch dissoziiert?*

→ Holen Sie den Patienten in die Gesprächsrealität zurück. Sprechen Sie ihn direkt auf die Veränderungen seiner Bewusstseinslage an und versuchen Sie durch eine deutliche Strukturierung der Gesprächsinhalte eine adäquate Kommunikation wiederherzustellen. Sofern Ihnen dies gelingt, versuchen Sie mit dem Patienten zu klären, welcher internale oder externale Stimulus (warum?) einer Dissoziation vorausgegangen ist. Gerät der Patient in einen komplexen dissoziativen Zustand, etwa eine nicht zu unterbrechende Bewusstlosigkeit, ist die Gesprächssituation aufzulösen und zunächst eine dritte Person hinzuzuziehen. Führen die Bemühungen durch direkte und gezielte Ansprache nicht dazu, den Bewusstseinszustand zu verbessern, ist die Indikation einer umgehenden stationären Behandlung zu prüfen.

3. *Wie kann ich einem Patienten mit somatischem Krankheitskonzept die Diagnose einer dissoziativen Störung mitteilen?*

→ Klären Sie ihn vorsichtig und schrittweise auf, dass seine Symptome durch psychische Ursachen mitbedingt werden und nicht allein durch die körperlichen Befunde erklärt werden können. Explorieren Sie dabei die Symptomatik und die Krankheitsmodelle des Patienten und knüpfen Sie daran an. Vermeiden Sie, dass es zu einer Auseinandersetzung mit dem Patienten kommt, in der er ein somatisches Krankheitskonzept und Sie ein Psychogenesekonzept vertreten, in dem Sie auf ganzheitliche biopsychosoziale Krankheitskonzepte verweisen.

4. *Wie kann ich mit einem Patienten therapeutisch arbeiten, der nicht für eine Psychotherapie motiviert ist?*

→ Dies ist ein entscheidendes Problem bei zahlreichen Patienten mit dissoziativen Störungen. Holen Sie den Patienten dort ab, wo er steht! Das Erarbeiten einer Psychotherapiemotivation setzt zumeist eine intensive Beschäftigung mit der Symptomatik, dem damit verbundenen Leidensdruck und der psychosozialen Folgen der Symptomatik voraus. Erarbeiten Sie mit dem Patienten vorsichtig die symptomauslösenden und -aufrechterhaltenden Bedingungen und respektieren Sie seine körperliche Symptomatik.

5 Prüfungsfragen

1. Bezeichnen Sie die verschiedenen dissoziativen Störungen, die in operationalisierten Diagnosensystemen abgebildet werden!
2. Welche Dissoziationssyndrome lassen sich dimensional beschreiben?
3. Nennen Sie die häufigsten komorbide auftretenden Störungen und diskutieren Sie die therapeutischen Konsequenzen, die sich daraus ergeben!
4. Nennen Sie die wichtigsten symptomauslösenden Faktoren bei dissoziativen Störungen!
5. Welche Aspekte tragen bei dissoziativen Störungen zu einer Aufrechterhaltung der Symptomatik bei?
6. Welche differenzialdiagnostischen Erwägungen sind bei dissoziativen Störungen unerlässlich?
7. Welche einzelnen Schritte sind bei der Einleitung einer psychotherapeutischen Behandlung vor allem bei vergleichsweise gering psychotherapiemotivierten Patienten zu berücksichtigen?
8. Unter welchen Voraussetzungen ist eine Expositionsbehandlung indiziert?
9. Welche anderen verhaltenstherapeutischen Behandlungsstrategien sind bei dissoziativen Störungen zu empfehlen?
10. Unter welchen Bedingungen ist bei Patienten mit dissoziativen Störungen die Indikation für eine stationäre Behandlung gegeben?

6 Literatur

a) zitierte Literatur

- American Psychiatric Association (APA): Diagnostic and Statistical Manual of Mental Disorders DSM-IV. Washington, DC:APA, 1994
- American Psychiatric Association: Diagnostik and Statistical Manual of Mental Disorders. 5th ed. (DSM-5). American Psychiatric Publishing. Deutsche Übersetzung: Falkai, P, Wittchen, HU (Hrsg.): Diagnostisches und Statistisches Manual Psychischer Störungen – DSM-5. Göttingen, Hogrefe, 2013
- Briquet P: Traité clinique et thérapeutique de l'hystérie. Paris : J. B. Baillière, 1859
- Dilling, H, Freyberger, HJ (Hrsg.): Taschenführer zur ICD-10 Klassifikation psychischer Störungen. Hans Huber-Verlag, Bern, 6. Auflage, 2014
- Fiedler P: Dissoziative Störungen und Konversion. Weinheim: Psychologische Verlagsunion, 1999
- Freud S, Breuer J: Studien über Hysterie. GW 1. Frankfurt am Main: Fischer, 1895, 75–312
- Freyberger HJ, Spitzer C: Zur Wahrnehmbarkeit dissoziativer Phänomene in der Psychotherapie. Eine Studie zu Symptom-Kontext-Beziehungen. Psychodynamische Psychotherapie 2005; 4:128-136
- Freyberger HJ, Drescher S, Dierse B, Spitzer C: Psychotherapeutic outcome among inpatients with neurotic and personality disorders with and without benzodiazepine dependence syndrome. Eur Add Res 1996;2: 53–61
- Gast U, Zündorf F, Hofmann A: Strukturiertes Klinisches Interview für DSM-IV Dissoziative Störungen (SKID-D). Göttingen: Hogrefe, 2000
- Linehan M: Dialektisch-Behaviorale Therapie der Borderline-Persönlichkeitsstörung. München, CIP-Medien, 1996
- Modestin J, Ebner D, Junghan M, Erni T: Dissociative exeperiences and dissociative disorders in acute psychiatric inpatients. Compr Psychiatry 1996;37:355-361
- Priebe K, Schmahl C, Stieglmayr C: Dissoziation. Theorie und Therapie. Heidelberg:Springer, 2013
- Saxe GN, van der Kolk BA, Berkowitz R, Chinman G, Hall K, Lieberg G, Schwartz J: Dissociative disorders in psychiatric inpatients. Am J Psychiatry 1993;150:1037–1042
- Shepherd J, Stein K, Milne R: Eye movement desentitization and reprocessing in the treatment of post-traumatic stress disorder: a review of an emerging therapy. Psychol Med 2000;30:863-871
- Spitzer C, Stieglitz R-D, Freyberger HJ: Fragebogen zu Dissoziativen Symptomen (FDS). Bern, Göttingen, Toronto: Huber, 2015

b) weiterführende Literatur

- Priebe K, Schmahl C, Stieglmayr C: Dissoziation. Theorie und Therapie. Heidelberg: Springer, 2013
- Spitzer C, Stieglitz R-D, Freyberger HJ: Fragebogen zu Dissoziativen Symptomen (FDS). Bern, Göttingen, Toronto: Huber, 2015
- Spitzer C, Wibisono D, Freyberger HJ: Theorien zum Verständnis von Dissoziation. In: Seidler GH, Freyberger HJ, Maercker A (Hrsg.): Handbuch der Psychotraumatologie. Stuttgart: Klett-Cotta, 2015, 22-37
- Spitzer C, Freyberger HJ: Dissoziative Störungen. In: Seidler GH, Freyberger HJ, Maercker A (Hrsg.): Handbuch der Psychotraumatologie. Stuttgart: Klett-Cotta, 2015, 231-244

4.8 Essstörungen

Manfred M. Fichter

1 Hauptmerkmale von Essstörungen

Vorliegen oder Nichtvorliegen von Gewichtsabweichungen, Heißhungerattacken und unangemessenen, einer Gewichtszunahme entgegensteuernden Verhaltensweisen (Purging) sind die Basis, auf der wir folgende wesentliche Essstörungsgruppierungen unterscheiden (vgl. Abb. 1): Anorexia nervosa (AN) – **[1] AN restriktiver Typ, [2] AN vom Binge eating/Purging-Typ; [3] Bulimia nervosa (BN)** – mit Normalgewicht oder leichtem Übergewicht, Heißhungerattacken und unangemessenen gewichtsgegenregulierenden Verhaltensweisen; **[4] Binge Eating Disorder (BED)** – mit Heißhungerattacken ohne unangemessene gewichtsgegenregulierende Verhaltensweisen (Purging), nicht selten verbunden mit Übergewicht und **[5] Adipositas** mit einem Body Mass Index (BMI > 30) anderer Genese.

Essen oder Nichtessen kann sehr unterschiedliche Funktionen haben: Essen erfüllt die biologische Erfordernis, uns am Leben zu erhalten. Essen kann aber auch als Genuss erlebt werden, und es erfolgt nicht selten in einem sozialen Kontext (Gastmahl, Festivität). Für jemanden, der gegen seinen Willen hungert, ist dies demotivierend und schwächend; für eine Magersüchtige, die ein selbst gesetztes niedriges Gewichtsziel erreicht hat, ist

Abbildung 1: Schema der diagnostischen Unterteilung von Essstörungen

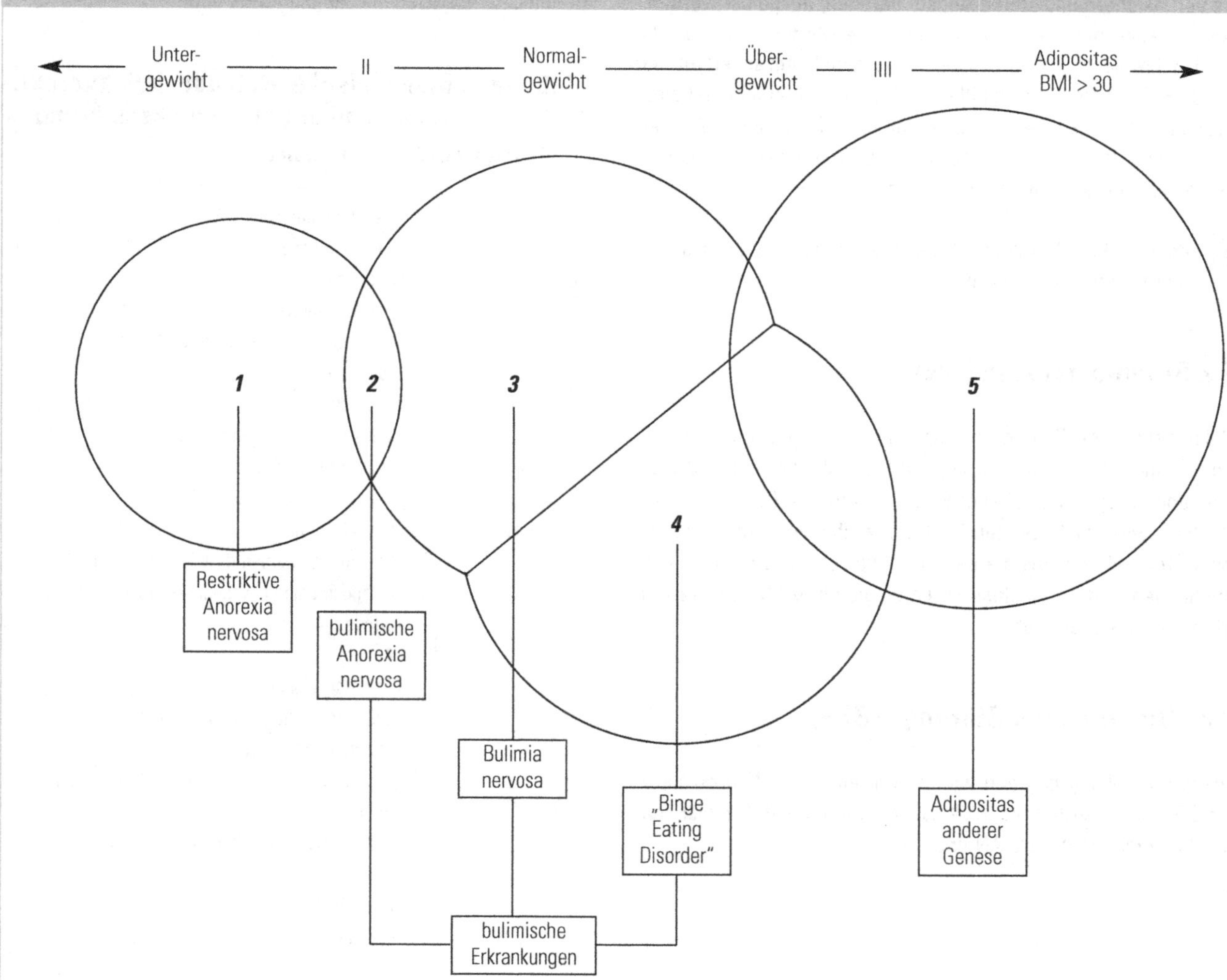

dies mit Stolz über die erzielte Leistung verbunden. Das Motiv für das bestehende Untergewicht ist von Bedeutung für das Verstehen und diagnostische Einordnen von Essstörungen. Hungerstreik auf der Ebene der Gesellschaft kann erheblichen politischen Druck verursachen. Innerhalb einer Familie bewirkt das auffällige Essverhalten einer Magersüchtigen Ohnmacht und Hilflosigkeit bei den Angehörigen; für die Magersüchtige kann es (der zum Scheitern verurteilte) Versuch sein, sich selbst abzugrenzen und zu finden. Heißhungerattacken können kurzfristig negative Emotionen wie Ärger, Wut, Frustration verdecken; Verhaltensweisen wie Erbrechen, Missbrauch von Abführmitteln, entwässernden Präparaten oder Schilddrüsenmedikamenten (Purging) erfolgen, um die Gewichtszunahme durch zu viel Essen zu verhindern.

2 Häufigkeit, Verlauf und Prognose

2.1 Anorexia nervosa (AN)

Im Verlauf des 20. Jahrhunderts, insbesondere in den 60er und 70er Jahren, haben anorektische Essstörungen erheblich zugenommen. Ca. 0,4-1,1 % der jugendlichen Mädchen und jungen Frauen im Hauptrisikoalter von 15-35 Jahre sind von einer AN betroffen. Meist beginnt die Erkrankung in der Adoleszenz. Sie kann durch bedrohliche Lebensereignisse, welche die Betroffene verunsichern und starke Ängste bereiten, ausgelöst werden. AN hat auch heute noch eine sehr hohe Mortalität, höher als Schizophrenie oder Depression; sie liegt im Langzeitverlauf bei ca. 6-18 % (Fichter und Quadflieg, 2016). Man unterscheidet eine restriktive Anorexia nervosa (AN) von einer bulimischen Anorexia nervosa (bAN). Der Verlauf von AN ist ungünstiger als der von anderen Essstörungen (Fichter et al., 2017).

! **Merke:** Die Mortalität ist bei Magersucht höher als bei Depression oder Schizophrenie.

2.2 Bulimia nervosa (BN)

BN findet sich bei Frauen im Hauptrisikoalter zwischen 15 und 35 Jahren mit einer Häufigkeit von 0,8-3 %. Wie bei AN sind vorwiegend Frauen und seltener Männer betroffen (Relation 12:1). Deshalb wird im folgenden Text die weibliche Form gewählt, wenn von AN oder BN die Rede ist. Aus Langzeitverlaufsuntersuchungen ist bekannt, dass BN im Vergleich zu AN einen etwas günstigeren Verlauf hat.

2.3 „Binge Eating Störung" (BES)

Diese Erkrankung ist noch weiter verbreitet als BN (Prävalenz 1,5-3,5 % und betrifft Frauen (70 %) und Männer (30 %) meist erst ein Jahrzehnt später als AN und BN.

3 Klinische Merkmale, psychiatrische Komorbidität und Komplikationen

Zur Behandlung kommende Patientinnen mit BES sind mehr als 10 Jahre älter als im Falle von AN oder BN. Magersüchtige sind per definitionem untergewichtig, Patientinnen mit BN normal oder übergewichtig, und Patientinnen mit BES sind nicht immer, aber häufig übergewichtig (BMI 25-29,9) oder adipös (BMI > 30). Die meisten Patientinnen mit AN, BN oder BES zeigen ein selektives Essverhalten und versuchen zumindest streckenweise kalorienarm zu essen. Heißhungerattacken finden sich per definitionem bei Patientinnen mit BN und BES sowie bulimischer AN. Allerdings auch Magersüchtige, die zum Untersuchungszeitpunkt ein restriktives Essverhalten zeigen, hatten zu 26 % früher einmal Essattacken. Exzessive körperliche Aktivität findet sich bei allen Essstörungsgruppen relativ häufig oder per definitionem (DSM-5)– am wenigsten (50 %) bei BES. Patientinnen mit AN weisen häufig eine Amenorrhoe auf. Allerdings haben auch Patientinnen mit BN oder BES im Verlauf nicht selten eine Amenorrhoe oder weisen anovulatorische Zyklen auf, da Diätverhalten auch bei Normal und Übergewicht Einfluss auf die hormonelle Sekretion hat. Sehr oft finden sich Depression und Angstsyndrome bei AN, BN und BES. Selbstmordversuche sind am häufigsten bei bulimischen Essstörungen (bAN, BN und BES), weniger häufig bei restriktiver AN (rAN).

! **Merke:** Es besteht bei Essstörungen eine hohe Komorbidität mit Depressionen und Angsterkrankungen.

Tabelle 1: Medizinische Befunde bei anorektischen und bulimischen Essstörungen

	Bedingt durch	*Symptomatik*
„Purging"-Verhalten	Erbrechen:	Erhöhung der Amylase im Blut
		Herzrhythmusstörungen
		Nierenversagen
		Hypokaliämie
		Hypochlorämie
		Metabolische Alkalose mit erhöhtem Serum-Bikarbonat
		Zahnschäden
		Schwellung der Speicheldrüsen
	Abführmittel:	Metabolische Azidose
	Starvation bzw. selektives Essen:	Hypercholesterinämie
		Hyperkarotinämie
		Erhöhte Leberenzyme GOT, GPT, Gamma-GT
		Normochrome Leukopenie bei relativer Lymphozytose
		Anaemie
		Thrombozytopenie
		Schilddrüsenhormon T3 vermindert
		Hyperkortisolismus
		Regression der Hypothalamus-Hypophysen-Gonoden-Achse
		Verminderung des Energieverbrauchs
		Osteoporose
		Hypophosphatämie
		Hypozinkämie
		Hirnatrophie

Bei anorektischen und bulimischen Essstörungen können zahlreiche medizinische Komplikationen auftreten (vgl. Tab. 1). Bei untergewichtigen Magersüchtigen zeigen sich zahlreiche Auffälligkeiten in Klinik und Laborbefunden, die Folge des Starvationszustandes sind. Diese Befunde sind in der Regel mit Gewichtszunahme bis Normalgewicht und gesunder Ernährung reversibel. Bei bulimischen Erkrankungen mit unangemessenen, einer Gewichtszunahme entgegensteuernden Maßnahmen (inappropriate compensatory behavior), wie z. B. Erbrechen und Abführmittelabusus, kann es zu schweren körperlichen Schäden kommen, die irreversibel sind, wie z. B. Nierenversagen und Herzrhythmusstörungen.

4 Diagnostik und Differenzialdiagnostik

Labor und andere technische Befunde (z.B. bildgebende Verfahren) können zur Diagnosestellung von Essstörungen so gut wie nichts beitragen. Die meisten dieser Befunde bei AN erfassen Folgen der Starvation: Manche Befunde können Hinweise geben, wie z.B. Hypokaliämie auf Erbrechen. Die Diagnosestellung muss durch eine detaillierte Exploration erfolgen, bei der die Motive und der Kontext des veränderten Essverhaltens genau erfragt werden. Tabelle 2 gibt einen Überblick über die neuen diagnostischen Kriterien für AN, BN und BES nach dem Entwurf der ICD 11 (Beta Draft).

! **Merke:** Die Diagnosestellung erfolgt bei Essstörungen durch gezielte Exploration und nicht durch Laboruntersuchungen.

4.1 Anorexia nervosa

AN ist besonders dadurch charakterisiert, dass der bestehende Gewichtsverlust von der Patientin selbst herbeigeführt und intendiert ist. Es bestehen eine Weigerung, sich Nahrung in ausreichender Menge zuzuführen, und große Ängste davor, zu dick bzw. übergewichtig zu werden (was nahezu niemals eintritt); das Selbstwertgefühl wird von Magersüchtigen in hohem Maße über das Erreichen von Untergewichtszielen definiert; ausgeprägtes Untergewicht zu erreichen erfüllt sie mit Stolz. Auch bestehen Körperschemastörungen in dem Sinne, dass sich Magersüchtige insgesamt oder an bestimmten Körperstellen deutlich dicker vorkommen, als dies real der Fall ist. Man unterscheidet eine **restriktive Magersucht** (rAN), bei der mit asketischen Mitteln (Diäthalten, Fasten, erhöhte körperliche Bewegung) ein Gewichtsverlust herbeigeführt wird, und eine **bulimische Magersucht** (bAN), die mit Heißhungerattacken und meist mit unangemessenen, einer Gewichtszunahme gegensteuernden Maßnahmen (Erbrechen, Abführmittelabusus) einhergeht. Zwanghafte Symptome hinsichtlich Essen, Nahrung und Gewicht, aber auch in anderen Bereichen sind häufig. Viele Magersüchtige haben ausgeprägte sexuelle Ängste. Von AN differenzialdiagnostisch zu unterscheiden sind medizinische Erkrankungen, die mit einer Kachexie einhergehen (z.B. Infektionserkrankungen, Tumore). Nicht das Ausmaß der Kachexie ist für die Diagnosestellung relevant, sondern das Motiv dafür. Eine reduzierte Nahrungsaufnahme findet sich gelegentlich auch bei anderen psychischen Erkrankungen wie Depression oder Schizophrenie, sind dort aber Folge von Appetitverlust (Depression) oder von Wahnvorstellungen (Schizophrenie).

Tabelle 2: Diagnostische Kriterien für Essstörungen nach ICD-11 (Beta Draft) (www.who.int.classivications/icd11/caveats.html)

6C10	***Anorexia nervosa***
	AN ist charakterisiert durch ein signifikant erniedrigtes Körpergewicht in Bezug auf Körpergröße, Alter und Entwicklungsstand (Body-Mass-Index (BMI) beträgt weniger als 18,5 kg/m^2 bei Erwachsenen und BMI für das Alter unter der 5. Perzentile bei Kindern und Jugendlichen), was nicht bedingt ist durch eine andere Erkrankung oder Nichtverfügbarkeit von Nahrung. Dies geht einher mit persistierenden Verhaltensmustern zur Verhinderung der Erreichung normalen Körpergewichts; dies kann sich zeigen durch Verminderung der Nahrungszufuhr, Purging-Verhalten (z. B. selbst induziertes Erbrechen, Missbrauch von Laxantien) und Verhaltensweisen zur Erhöhung des Energieverbrauchs, wie z. B. exzessive Bewegung. Dies ist typischerweise verbunden mit Ängsten vor einer Gewichtszunahme. Ein niedriges Körpergewicht zu halten oder eine schlanke Figur zu haben, ist zentral für die Selbstevaluation der Person oder wird unzutreffenderweise als normal oder gar exzessiv wahrgenommen. Unterschieden werden ein restriktiver und ein Binge-/Purge-Typ von AN, jeweils bei signifikant niedrigem sowie gefährlichem Körpergewicht.
6C11	***Bulimia nervosa***
	Bulimia nervosa ist charakterisiert durch häufige, wiederholte Episoden von binge-Eating (i. e. einmal pro Woche oder häufiger über einen Zeitraum von mindestens einem Monat). Eine Bing-Eatinge-Episode ist eine distinkte Zeitperiode, während der die Person subjektiv einen Kontrollverlust über das Essen erlebt, indem mehr oder anderes gegessen wird; die Person fühlt sich nicht imstande, das Essen zu stoppen oder Art und Menge des Gegessenen zu begrenzen. Binge-Eating ist begleitet durch widerholte unangebrachte, einer Gewichtszunahme gegensteuernde Verhaltensweisen, wie z. B. selbstinduziertes Erbrechen, Missbrauch von Laxantien oder Übelkeit induzierten Mitteln bzw. exzessive Bewegung. Die Person ist übermäßig beschäftigt mit Figur und Körpergewicht, und dies beeinflusst stark die Selbstevaluation. Die Person ist nicht signifikant untergewichtig und erfüllt somit auch nicht die diagnostischen Kriterien der Anorexia nervosa.
6C12	***Binge-Eating-Störung***
	Die Binge-Eating-Störung ist charakterisiert durch häufige, wiederauftretende Episoden von Binge-Eating (i. e. einmal pro Woche oder häufiger über eine Zeitstrecke von mehreren Monaten). Eine Binge-Eating-Episode ist definiert als eine distinkte Zeitperiode, während derer die Pserson einen subjektiven Kontrollverlust über das Essen erlebt. Die Person isst typischerweise mehr oder anders als gewöhnlich und es ist ihr nicht möglich, das Essen zu stoppen oder Menge und Art des Essens begrenzen. Binge-Eating wird als bedrückend erlebt und ist oft begleitet mit negativen Gefühlen wie Schuld oder Ekel. Jedoch anders als bei Bulimia nervosa folgen auf Binge-Eatinge-Episoden keine unangebrachten gegensteuernden Verhaltensweisen, die das Ziel hätten, eine Gewichtszunahme durch Erbrechen, Missbrauch von Laxantien oder Enemas oder übermäßige Bewegung zu verhindern.

4.2 Bulimia nervosa

BN beginnt ebenso wie AN bei adoleszenten Mädchen oder jungen Frauen und selten bei jungen Männern. Bei BN besteht kein ausgeprägtes Untergewicht (wie bei AN), sondern Normalgewicht oder in einigen Fällen Übergewicht. Die bulimische Symptomatik hat kurzfristig verstärkende Wirkung, langfristig können Essattacken und besonders die einer Gewichtszunahme gegensteuernden Maßnahmen (z.B. Erbrechen, Abführmittelabusus) ernste Folgen nach sich ziehen. Neurologische und andere medizinische Erkrankungen wie das KleinLevinSyndrom und hypothalamische Tumore sind differenzialdiagnostisch auszuschließen. Bei diesen medizinischen Erkrankungen fehlt die bei BN und bulimischer AN bestehende übermäßige Beschäftigung mit Figur und Gewicht sowie körperliche Überaktivität. Übergänge bestehen zu impulsiven Syndromen (multiimpulsive BN).

4.3 „Binge Eating Störung (BES)"

BES ist im Wesentlichen ähnlich definiert wie BN, mit einem wesentlichen Unterschied: Bei BES bestehen zwar Essattacken, doch fehlt ein „Purging"-Verhalten, das einer Gewichtszunahme entgegensteuert (kein Erbrechen oder Abführmittelabusus, keine Einnahme von Schilddrüsenpräparaten oder entwässernden Medikamenten). Bei BES fehlen somit auch die durch „Purging"-Verhalten entstandenen Folgesymptome. Je nach Nahrungszufuhr können BES-Patientinnen normalgewichtig, übergewichtig (BMI 25 – 30) oder adipös (BMI > 30) sein.

Für die Diagnostik von Essstörungen hilfreich sind verschiedene Selbst und Fremdeinschätzungsskalen. Für den deutschsprachigen Raum gibt es das Strukturierte Inventar für Anorektische und Bulimische Syndrome (SIAB). Dieses liegt sowohl in einer Selbsteinschätzungsform (SIAB-S) als auch in Form einer Experteneinschätzung (SIAB-EX) vor. Das SIAB ermöglicht daneben auch eine Diagnosestellung nach DSM-IV und ICD-10 (Fichter und Quadflieg, 2001). Die deutschsprachige Fassung ist über den Verlag Hogrefe oder den Buchhandel zu beziehen.

5 Störungsmodell

Sowohl soziokulturelle und biologische Faktoren (genetisch, neurochemisch) als auch Lebensereignisse und chronische Belastungen müssen in einem Störungsmodell über Ätiologie und Pathogenese Beachtung finden (vgl. Abb. 2).

5.1 Soziokulturelle Faktoren:

In Entwicklungsländern der Dritten Welt sind anorektische und bulimische Essstörungen sehr selten. Sie sind besonders in industrialisierten Ländern mit einem Überfluss an Nahrung vorzufinden. In diesen Industrieländern besteht angesichts einer zunehmenden Verbreitung von Adipositas ein Ideal körperlicher Schlankheit. Schlank zu sein ist erstrebenswert und wird gleichgesetzt mit Erfolg und Schönheit. Sehr viele Frauen fasten zeit-

Abbildung 2: Ätiologische und krankheitsperpetuierende Faktoren der Bulimia

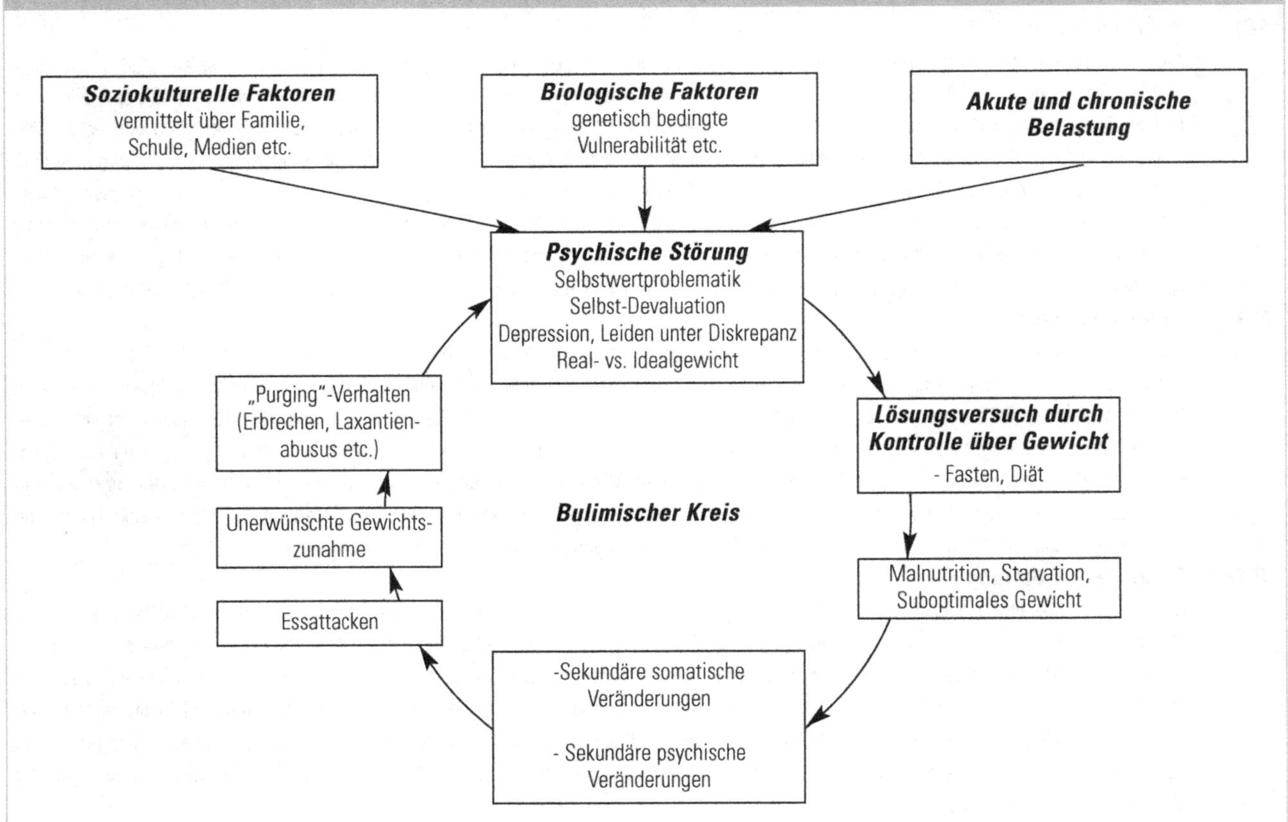

weilig und machen Diäten. Manche von ihnen geraten auf diesem Wege in eine Essstörung. Neben dem Schlankheitsideal, das in besonderem Maße Frauen betrifft, gibt es auch ein Fitnessideal, das beide Geschlechter in den Industrienationen betrifft – Männer etwas mehr als Frauen. Dementsprechend finden sich bei Männern mit AN oder BN häufiger als bei essgestörten Frauen Symptome exzessiver körperlicher Betätigung. Ansonsten ist das Erscheinungsbild der Essstörung bei Frauen und Männern sehr ähnlich.
AN und BN beginnen sehr häufig in der Adoleszenz, einer Zeit, in der äußerlich und innerlich erhebliche körperliche Veränderungen stattfinden. In dieser Zeit bekommt das körperliche Aussehen eine sehr viel größere Bedeutung als in der Kindheit.

5.2 Biologische Faktoren

In der ersten Hälfte des 20. Jahrhunderts dominierte die These von Morris Simmonds, dass Magersucht durch eine primäre Insuffizienz der Hypophyse bedingt sei. Diese biologistische These ist inzwischen gänzlich widerlegt. Durch die verminderte Nahrungszufuhr kommt es bei AN zu einem Starvationssyndrom, das eine Sparschaltung des Organismus nach sich zieht. Ausdruck der Sparschaltung ist z.B. eine Verringerung des Sympathikotonus. Dies schlägt sich in Form von Verlangsamung des Herzrhythmus (Bradykardie), Verringerung des Blutdruckes (Hypotension) und Dysregulation der Körpertemperatur nieder. Darüber hinaus gibt es zahlreiche hormonelle Veränderungen bei AN, wie z.B. eine Verringerung der Ausschüttung von Sexualhormonen und eine Erhöhung der Cortisolausschüttung. Sowohl eine Verringerung des Sympathikotonus als auch die genannten endokrinen Veränderungen zeigen sich nicht nur bei Magersucht, sondern auch bei gesunden Menschen unter Starvationsbedingungen, so dass sie nicht als Ausdruck der Essstörung, sondern des Starvationszustandes zu werten sind. Auch bei einem Teil der BN-Patientinnen finden sich eine Verringerung des Sympathikotonus und entsprechende endokrine Veränderungen, die durch zeitweises Fasten, Diäten und selektives Essen bedingt sein dürften.

Für die Regulation der Nahrungszufuhr spielen der laterale Hypothalamus („Esszentrum") und der mediale Hypothalamus („Sättigungszentrum") eine wichtige Rolle. Eine Verminderung der Nahrungszufuhr wird durch bestimmte Neurotransmitter und Peptide bewirkt: Kortikotropin-Releasing-Hormone (CRH), Cholecystokinin (CCK), Glukagon, Bombesin, Gastrin-Releasing-Peptide, Somatostatin, Leptin sowie durch das Monoamin Serotonin. Andere Substanzen hingegen können eine Erhöhung der Nahrungszufuhr bewirken – so z. B. Peptid YY, Neuropeptid Y, Galanin, Dynorphin, Beta-Endorphin, Growth-Hormone Releasing-Hormone und das Monoamin Noradrenalin. Experimentell konnte auch gezeigt werden, dass Stress verschiedene Verhaltensweisen nach sich ziehen kann, darunter auch vermehrtes Essen (Frustessen).

Nach der so genannten Sollwert-Theorie der Regulation des Körpergewichts, die aus der tierexperimentellen Forschung stammt, besteht ein kybernetischer Sollwert für das Körpergewicht. Der Körper reguliert bei den zahlreichen möglichen Störeinflüssen sein eigenes Gewicht auf sehr wirkungsvolle Weise. Bei Essstörungen wird durch Verminderung der Nahrungszufuhr (Fasten, Diäten, Erbrechen) oder durch Essattacken eine Störung in diesem System herbeigeführt, so dass es zu Gewichtsabweichungen vom Sollwert kommt (Untergewicht bzw. Übergewicht).

> **!** **Merke:** Der Hormonstatus ist bei Essgestörten allein schon durch das Essverhalten (Fasten, Diät, Heißhungerattacken, Erbrechen und bei AN Untergewicht) auffällig.

5.3 Akute und chronische Belastungen

Adoleszenz ist eine Zeit des Überganges von der Kindheit zum Erwachsensein. Für das Individuum stellen sich in dieser Zeit neue Anforderungen, wie z.B. Leistungserwartungen in Ausbildung und Beruf, Beziehungsfähigkeit mit dem anderen Geschlecht und die Entwicklung der inneren Reife zur späteren Übernahme der Rolle als erwachsene Frau. Sowohl durch Fasten als auch durch Heißhungerattacken können Probleme und Konflikte vorübergehend unterdrückt werden. In der überschaubaren Arena des Essens oder Nichtessens kann sich die Essgestörte Kontrolle leichter beweisen als in der Komplexität des gesamten Lebens. Wiederholt wurde die Behauptung aufgestellt, dass sexueller Missbrauch bei essgestörten Patientinnen besonders häufig anzutreffen ist. Kontrollierten wissenschaftlichen Untersuchungen zufolge unterscheiden sich Essgestörte darin nicht von Frauen mit anderen psychischen Erkrankungen. Viele unbelegte Behauptungen wurden über den Einfluss der Familie auf die Entstehung und Aufrechterhaltung von anorektischen und bulimischen Essstörungen aufgestellt. Russell et al. konnte in einer der ersten Untersuchungen (1987) aufzeigen, dass die Einbeziehung der Eltern in die Therapie (Familientherapie) besonders bei jüngeren Patientinnen (< 18 Jahren) wirkungsvoll war. Daraus entwickelte sich das „Mandsley Model" und eine familien-basierte Therapie (FBT) (Ciao et al., 2015).

6 Therapeutisches Vorgehen

Es ist wesentlich für das Verständnis von Essstörungen, und damit ihrer Behandlung, dass das Essverhalten (Essattacke mit nachfolgendem Erbrechen bzw. Fasten) der kurzfristigen emotionalen Stabilisierung dient. Dies verstärkt die Essstörung und führt langfristig immer tiefer in die Erkrankung hinein. Bei einer Therapie, die direkt auf eine Reduzierung der Essstörungssymptomatik abhebt, sollte deshalb der Therapeut besonders beachten, dass dann der Patientin etwas genommen wird, was ihr kurzfristig half, ihre emotionale Balance wieder zu gewinnen. Dies sollte mit der Patientin thematisiert werden. Parallel zu einer symptombezogenen Behandlung sollten in der Therapie besonders auch Ängste, Unsicherheiten und das Gefühl, unter Druck zu stehen, bearbeitet werden.

Eine Übersicht über therapeutische Interventionen in relevanten Störungsbereichen bei Essstörungen ist in Tabelle 3 dargestellt.

4

Tabelle 3: Therapeutische Interventionen in relevanten Essstörungsbereichen

Störungsbereiche	***Therapeutische Interventionen***
1. Gestörtes Essverhalten	Beratung hinsichtlich wirklich gesunder Ernährung und Verhaltenstherapie bzgl. Essverhalten: • Verhaltensanalyse • Expositionsbehandlung bezüglich Essen: Tagesstrukturierung mit 3 festen Mahlzeiten und evtl. 12 Zwischenmahlzeiten; Verbreiterung des Nahrungsspektrums (keine „verbotenen" Nahrungsmittel) • kein Essen außerhalb fester Mahlzeiten
2. Informationsdefizite	Vermittlung von Informationen über: • Folgen anorektischen bzw. bulimischen Verhaltens • Stressreaktionen • Möglichkeiten und Grenzen einer Behandlung • Selbsthilfe • Rückfallprophylaxe
3. Dysfunktionale, irrationale Gedanken, Überzeugungen und Werthaltung	Kognitive Verhaltenstherapie: • funktionale Analyse von Auslösereizen → Verhalten → Konsequenzen • Identifikation dysfunktionaler Gedanken und Überzeugungen • Infragestellung dysfunktionaler Gedanken und Überzeugungen („Sokratischer Dialog") • Aufbau rationaler, angemessener Gedanken und Überzeugungen
4. Störungen der interozeptiven, propriozeptiven und emotionalen Wahrnehmung	Wahrnehmungstraining • Körperorientierte Übungen • Schulung der proprio- und interozeptiven Wahrnehmung • Schulung der emotionalen Wahrnehmung
5. Störungen im Ausdruck von Gefühlen	Training des emotionalen Ausdruckes • Katharsisübungen • Aufbau sozialer Kompetenz im Rollenspiel • Übungen zum angemessenen Ausdruck von Gefühlen
6. Chronische Belastungen Belastende Lebensereignisse bei unzureichender Bewältigungs-kompetenz	Abbau von Druck und Stress durch kompetente Bewältigung: • Fokussieren auf interpersonale Beziehungen, z.B. durch interpersonale Therapie (IPT) • Entscheidungsfindung, Klärung von Ambivalenzen • Einbeziehen des sozialen Umfeldes (Eltern, Partner etc.)
7. Unter- oder Übergewicht	Gewichtskontrolle und -management • Essen wenn hungrig, nicht wenn unter Druck • bei Untergewicht: schrittweiser Aufbau des Körpergewichts, z.B. durch kontingentes verhaltenstherapeuti-sches Gewichtsprogramm • bei Übergewicht: schrittweise, langsame Gewichtsreduktion mit therapeutischer Begleitung; keine Crash-Diäten; bei Extremfällen ggf. chirurgische Intervention
8. Passivität und Mangel an Verant-wortungsübernahme	• Bearbeitung vorhandener Ängste z.B. vor Zurückweisung • Tagesstrukturierung und Aktivierung • Heranführung an Verantwortungsübernahme
9. Medikation	Soweit indiziert: • Substitution von Kalium und anderen Elektrolyten • bei Bulimia nervosa und Binge Eating Disorder Gabe von Antidepressivum (speziell Serotonin-Wiederauf-nahmehemmer, z.B. Fluoxetin, Paroxetin
10. Ängste vor Rückfall	„Maintenance"Programm • Problemsituationen antizipieren und klären • schrittweises Heranführen an Alltag • weiterführende Therapie einleiten

Hierin wurde versucht, das weite Spektrum an Interventionsmöglichkeiten darzustellen. Wissenschaftliche Untersuchungen der letzten Dekaden erstrecken sich besonders auf die Beeinflussung dysfunktionaler emotionaler Gedanken, Überzeugungen und Werthaltungen **(kognitive Verhaltenstherapie)** bei bulimischen Erkrankungen (BN, BES). Ein anderer, bisher weniger beachteter Ansatz fokussiert auf die **Expositionsbehandlung** bezüglich Essen und auf das Erleben des eigenen Körpers. Für den deutschsprachigen Bereich gibt es empirisch fundierte (S-3)-Leitlinien für Essstörungen (www.awmf.org.leitlinien/detail/ll/051-026.html von 2010; sowie Herpertz et al., 2011).

Diese wurden bis Ende 2017 überarbeitet und werden über www.awmf.org veröffentlicht.

Zahlreiche Untersuchungen liegen zur **medikamentösen Behandlung** von AN, BN und BES vor. Gegen AN ist bis dato „kein Kraut gewachsen". Für einige trizyklische Antidepressiva und

4

Serotonin-Wiederaufnahmehemmer wurde eine signifikante positive Auswirkung bei BN und BES aufgezeigt.
Hinsichtlich psychologischer Therapien liegen inzwischen zahlreiche Untersuchungen zur Wirksamkeit von kognitiver Verhaltenstherapie (CBT) bei BN sowie einige zur Wirksamkeit kognitiver Verhaltenstherapie bei BES vor. Bis heute gibt es nur wenige Studien zur Wirksamkeit von kognitiver Verhaltenstherapie bei AN. Kognitiv verhaltenstherapeutische Interventionen fokussieren besonders auf den in Tabelle 3 genannten Bereich 3 (dysfunktionale, irrationale Gedanken, Überzeugungen und Werthaltungen). Im Rahmen funktionaler Analysen (vgl. Tab. 4) werden Auslöserreize für pathologisches Essverhalten herausgearbeitet, dysfunktionale Gedanken und Überzeugungen offen gelegt und diese im Sokratischen Dialog in Frage gestellt. Anstelle dysfunktionaler Gedanken und Überzeugungen werden sinnvolle positive und konstruktive Gedanken und Überzeugungen entwickelt. Es gibt allerdings auch Belege dafür, dass gänzlich andere Behandlungsansätze bei bulimischen Essstörungen eine positive Wirkung haben. Derartiges konnte aufgezeigt werden für **interpersonale Therapie** (IPT), **psychoedukative Ansätze, Ernährungsmanagement** und für AN-Patientinnen mit leichtem Untergewicht für psychodynamische Therapie (Zipfel et al., 2013).

Bei der Verwendung eines Essprotokolls sollte der Schwerpunkt nicht so sehr auf einer genauen Protokollierung der konsumierten Speisen, als vielmehr dem Zusammenhang zwischen Essverhalten und dem Kontext liegen. Besonders am Anfang der Therapie sind den Patienten die funktionalen Zusammenhänge nicht bekannt. Beispielsweise berichtete eine Patientin im Essprotokoll an ihrem Studienort, dass sie täglich gegen 20.00 Uhr erbrach. Sie konnte sich nicht erklären, warum überhaupt und warum zu dieser Zeit. Das Essprotokoll zeigte, dass sie jeden Abend um 19.15 Uhr mit ihrer Hauptbezugsperson (in diesem Fall Mutter) telefonierte und diese subtil Druck auf die Patientin ausübte, ihr Zwischenexamen in Angriff zu nehmen. Das Essprotokoll half, nicht nur den zeitlichen, sondern auch den funktionalen Zusammenhang herzustellen und darauf aufbauend einen Teil der Therapie zu konzipieren: Wahrnehmung des subtilen Drucks anderer, dies ansprechen und sich gegen ungerechtfertigten Druck wehren und durchsetzen. Sehr häufig begegnet man bei Essgestörten einem dichotomen Denken, d.h. einem Alles-oder-nichts-Denken („Wenn ich die Prüfung nicht mit einer Eins schaffe, habe ich versagt"). Hier gilt es, in der kognitiven Verhaltenstherapie derartige Denkfehler zu erkennen und den fehlerhaften Gedanken, der Druck erzeugt, durch einen neutralen Gedanken zu ersetzen („Hauptsache ist, dass ich jetzt oder später die Prüfung schaffe; mit welchem Ergebnis ist zweitrangig").

In einer multizentrischen Studie (Agras et al., 2000) zeigte die kognitive Verhaltenstherapie (CBT) bei Bulimia nervosa eine deutlichere Wirkung als die interpersonale Therapie bei Therapieende und bei Nachuntersuchung. Schwer übergewichtige (adipöse) Patientinnen haben häufig den Wunsch oder es ist notwendig, das Gewicht zu senken. Bei Patientinnen mit Normalgewicht oder leichtem Übergewicht sollte darauf hingearbeitet werden, das bestehende Gewicht besser zu akzeptieren; Gewichtsabnahme bei Adipositas sollte in sehr langen Zeiträumen (Jahren) geplant werden, da durch drastische Diäten keine dauerhafte Gewichtsabnahme zu erzielen ist. Bei schwerster Adipositas ist ggf. auch eine medikamentöse oder chirurgische Behandlung zusätzlich zu einer Psychotherapie zu erwägen.
Bei untergewichtigen Magersüchtigen besteht die Erfordernis, die Patientin zu einer Gewichtszunahme zu veranlassen. Falls dies durch Zuwendung, Zureden, soziale Unterstützung und therapeutische Strukturierung nicht erreicht werden kann, sollte ein verhaltenstherapeutisches kontingentes Programm zur Gewichtszunahme mit der Patientin vereinbart und schriftlich festgelegt werden. Das Gewicht kann zu einem geringen Teil gesteigert werden durch Reduktion des Energieverbrauchs (z.B. weniger gymnastische Übungen und Joggen) sowie durch Erhöhung der Energiezufuhr. Es ist bei Magersüchtigen, die ein ausgeprägtes Autonomiebestreben haben, wichtig, sie in die Entscheidung möglichst mit einzubeziehen, sie schrittweise Verantwortung übernehmen zu lassen und ihnen da, wo es sinn-

Tabelle 4: Das Essprotokoll als Basis für funktionale Analyse bei Essstörungen (Muster)

Uhrzeit	*Nahrungszufuhr (Essen, Flüssigkeit)*	*A, E, L*	*Ort*	*Kontext und Situation*
07.30	4 Löffel Haferflocken 1 Tasse Kaffee ohne Z+M	-	Küche	Frühstück. Noch verschlafen
15.20	1/2 Brötchen mit 1 Salatblatt	-	Büro	Mittagessen bis jetzt aufgespart. Arbeit verläuft wie immer. Kollege N. etwas unfreundlich
20.50	2 Scheiben Toast 1 Diät-Cola	-	Küche	Nach Ankunft zu Hause gewogen (61 Kg). Hab weinen müssen. Fernsehen aus Langeweile
21.45	1 Putenschlegel 20 Butterkekse 1 Diät-Cola 1 Glas Sekt	A E	Küche	Langeweile. Einsamkeitsgefühle, nachdem Gerda telefonisch nicht erreichbar war
22.15	2 Becher Joghurt 2 Eier dann 1 Pizza	A E	Küche	Einsam. Muss mit jemand reden, oder ...
23.00	3 Packungen Butterkekse	A E	Schlafzimmer	Freund Florian rief an. Drang auf Entscheidung. Irgendwie dick gefühlt. Vollgestopft. Eh schon egal
23.15		L	Schlafzimmer	Vor dem Schlafengehen

A = Essattacke; E = Erbrechen; L = Laxanzieneinnahme

4

voll ist, Entscheidungsfreiheiten einzuräumen. Eine Magersüchtige, die selbst erfahren hat, dass sie aus eigener Kraft das Gewicht nicht steigern kann, obwohl darüber Buch geführt wurde, wird eher für einen kontingenten Gewichtsvertrag zu motivieren sein. Es gibt kein Patentrezept für einen Gewichtsvertrag, doch einige Grundregeln:

1. Eine vertrauensvolle Therapeut-Patient-Beziehung und die Glaubwürdigkeit des Therapeuten sind wesentlich für den Aufbau einer ausreichenden Motivation, diesen Konflikt zu lösen und es zuzulassen, dass das Körpergewicht mehr und mehr zunimmt.
2. Vermeiden eines Machtkampfes zwischen Therapeut und Patientin: Es geht nicht darum, wer gewinnt, sondern darum, die Magersüchtige aufzubauen und zu motivieren, sich mit ihren inneren Konflikten (die Krankheit Magersucht gegen ihr gesundes Selbst) auseinander zu setzen, innerlich auf die Ängste, die eine Gewichtszunahme auslösen, zuzugehen – ganz im Sinne einer Expositionstherapie bei Angsterkrankungen – und es auszuhalten, es durchzustehen, um Bewältigung zu lernen.
3. Der Gewichtsvertrag und der damit zusammenhängende Kontext sollten so transparent wie möglich für die Patientinnen sein.
4. Zum Gelingen eines Gewichtsvertrages trägt entscheidend bei, welche konkreten Abmachungen vereinbart werden und zu welchen Dingen mit welchen Verstärkern sie auf welche Weise gekoppelt sind. Die Verstärker sollten im Einvernehmen mit der Magersüchtigen ausgewählt werden. Es ist wichtig, Verstärker zum Einsatz zu bringen, die einen wirklichen Anreiz bieten. Die Verwendung unzureichend motivierender Verstärker ist ein häufiger Anfängerfehler.
5. Im Verlauf der Gewichtszunahme kann es möglich werden, einen bestehenden Vertrag neu zu adaptieren, z.B. wenn die Patientin durch eine interkurrente Erkältung nicht ausreichend zunehmen konnte.
6. Jeder Gewichtsvertrag sollte den individuellen Bedingungen unter Berücksichtigung des Gesamtkontextes und der Eigenschaften der jeweiligen Patientin angepasst sein. Oft ist es hilfreich, wenn die Magersüchtige den Gewichtsverlauf in einer Grafik darstellt und für andere sichtbar auslegt. Da der Vertrag ein Kontrakt zwischen Therapeut und Patientin ist, sollten beide ihn unterschreiben und am besten jeder eine Kopie behalten.

Erst wenn dies lege artis gemacht wurde und nicht zum Erfolg führte, sollte eine Sondenernährung erwogen werden. Eine sinnvolle Gewichtszunahme bei untergewichtig Magersüchtigen liegt bei ca. 150 g pro Tag. Weniger ist zu wenig und mehr kann zu viel sein!

Kontrollierte Therapie-Evaluationsstudien sind notgedrungen versuchsplanbedingt enger konzipiert, als es die Erfordernisse des klinischen Alltags verlangen. Neben der Bearbeitung dysfunktionaler, irrationaler Gedanken, Überzeugungen und Werthaltungen durch kognitive Verhaltenstherapie sind im Rahmen einer therapeutischen Gesamtkonzeption auch eine **Normalisierung des gestörten Essverhaltens,** eine **Bearbeitung gestörter Wahrnehmungen,** eine **Bearbeitung des Ausdrucks von Gefühlen** über Kartharsis-Übungen und darauf aufbauend **Vermittlung sozialer Kompetenz im Rollenspiel** sowie eine **Verstärkung der Verantwortungsübernahme** durch die Patientin mit einzubeziehen. Besonders für BN gibt es heute eine Reihe von **Selbsthilfemanualen,** die erfolgreich mit einer ambulanten oder stationären Therapie in Verbindung gesetzt werden können.
Ein erheblicher Forschungsbedarf besteht derzeit 1. für die Wirksamkeit von Behandlungen für AN; 2. der Evaluation von Therapien, die auf Störungen der interozeptiven, propriozeptiven und emotionalen **Wahrnehmung** abzielen (Laumer et al., 1997) und 3. Studien (statt Vergleiche zwischen Therapien unterschiedlicher Therapieschulen), welche die Wirksamkeit einzelner möglicher Wirkfaktoren aufzeigen (kognitive, emotionale Faktoren, Ernährungsberatung, Gestaltung, Bewegungstherapie).

Wiederkehrende Schwierigkeiten bei der Behandlung Essgestörter:

1. Unaufrichtigkeit: Essgestörte Patientinnen sind oft sehr aufrichtige Menschen außerhalb der Themen Essen, Nahrung und Gewicht. Was ist zu tun, wenn der Therapeut von einer Patientin belogen oder getäuscht wurde. Lügen sind unvereinbar mit einer positiven therapeutischen Beziehung, die auf Vertrauen begründet ist. Wenn eine Täuschung offenbar wird, besteht die Chance, die therapeutische Beziehung auf eine künftig ehrlichere Basis zu stellen. Eine solche Situation erfordert konsequente Reaktionen durch den Therapeuten, aber keine Überreaktionen.
2. Machtkämpfe: Magersüchtige haben einen starken Willen. In der Therapie gilt es dies konstruktiv und nicht kontraproduktiv einzusetzen. Bei Machtkämpfen mag kurzfristig der Therapeut durch massiven Druck obsiegen („Die Patientin isst sich aus der Klinik heraus"), langfristig wird es zu Misserfolg führen. Wenn ein Machtkampf zwischen Patientin und Therapeut besteht, bedarf der Therapeut der Supervision.
3. Umgang mit selbstdestruktivem Verhalten: Das Auftreten von selbst verletzendem Verhalten, von verdeckten oder offenen Selbstmorddrohungen und „Acting out" in der Therapie (Alkoholmissbrauch, disziplinarische Probleme) sind kritische Situationen in der Therapie. Hilfreich können hier sein: klare Strukturen, Klarheit im Umgang mit Konsequenzen (ohne Überreaktion), Kontrakte, die klar und deutlich die Konsequenzen festlegen, und Erfahrung der Therapeuten (ggf. ergänzt durch Supervision). Sinnlos sind Kontrakte, die als Konsequenz die Beendigung der Therapie vorsehen; bei einer schwer suizidalen Patientin wird man im Falle eines Falles nicht die Therapie abbrechen können.
4. Passivität in der Therapie: Essstörungen treten erstmals üblicherweise bei Heranwachsenden oder jungen Erwachsenen auf. Patientinnen sind in einer Lebensphase, in der die Autonomieentwicklung wichtig ist. Andererseits bestehen oft Ängste vor mehr Verantwortung und den Risiken eigener falscher Entscheidungen. Bei Patienten in dieser Altersstufe ist es wichtig, den Auftrag von mehr Selbstverantwortung und Selbstkontrolle als ein Ziel in der Therapie zu sehen. Es gilt, das jeweils richtige Maß zwischen Selbstkontrolle und externen Kontrollen zu finden.

7 Frequently Asked Questions (FAQ)

1. *Was mache ich als Therapeut, wenn mich Angehörige einer Patientin mit Bulimia nervosa kontaktieren, die sich weigert, Therapie zu machen,?*

→ Informationen zukommen lassen über das Wesen von Essstörungen und Behandlungsmöglichkeiten. Bei Angehörigen ist Geduld und Bereitstehen angesagt. Motivieren der Patientin für ein unverbindliches Probegespräch mit einem geeigneten Therapeuten.

2. *Was mache ich falsch, wenn eine Magersüchtige in meiner Therapie trotz kontingenten Gewichtsprogramms nicht zunimmt?*

→ Abklären, ob Heimlichkeiten auf Seiten der Patientin bestehen. Gestaltung des Gewichtsprogramms genügend kontrastreich hinsichtlich der Vergünstigung, die die Patientin erhält, wenn Gewichtsziele eingehalten wurden. Abklärung, ob Wassereinlagerungen (meist bei stärkerem Untergewicht während Gewichtszunahme) vorliegen. Bearbeitung tief sitzender Ängste, welche die Magersüchtige unterhalb einer bestimmten Gewichtsschwelle halten.

3. *Welche Gefahren bestehen, wenn eine bulimische Patientin schwanger wird?*

→ Ausgeprägtes bulimisches Verhalten mit Erbrechen oder Laxanzienabusus etc. hat nachgewiesenermaßen schädliche Auswirkungen auf das werdende Kind, so dass erforderlichenfalls eine Therapie während der Schwangerschaft intensiviert werden sollte.

8 Prüfungsfragen

1. Welches sind die diagnostischen Kritieren nach ICD-11 für Anorexia nervosa und für Bulimia nervosa?
2. Welche Folgesymptome können bei anorektischen und bulimischen Essstörungen auftreten?
3. Schildern Sie den Einfluss soziokultureller Faktoren, biologischer Faktoren und belastender Lebensereignisse auf Ideologie und Verlauf anorektischer und bulimischer Essstörungen!
4. Schildern Sie das kognitivverhaltenstherapeutische Vorgehen bei einer typischen Patientin mit Bulimia nervosa!
5. Welche Medikamentgruppen sind bei welchen Essstörungen ggf. indiziert?
6. Schildern Sie das Wesen anorektischer und bulimischer Essstörungen und die Implikationen für die Therapie!

9 Literatur

a) zitierte Literatur

- Agras WS, Walsh BT, Fairburn CG, Wilson GT, Kraemer HC: A multicenter comparison of cognitive behavioral therapy and interpersonal psychotherapy for bulimia nervosa. Arch Gen Psychiatry 2000;57:459-466
- American Psychiatric Association: Diagnostic and Statistical Manual of Mental Disorders (DSM-5). American Psychiatric Publishing, Washington DC, London, 2013.
- Ciao AC, Accurso EC, Fitzsimmons-Craft EE, Lock J, Le Grange D: Family functioning in two treatments for adolescent anorexia nervosa. Int J Eat Disord 2015;48:81-90
- Fichter MM, Quadflieg N: Das Strukturierte Interview für Anorektische und Bulimische Essstörungen nach DSMIV und ICD10 (SIABEx) und dazugehöriger Fragebogen zur Selbsteinschätzung (SIABS). Verhaltenstherapie 2001;11:314325
- Fichter MM, Quadflieg N: Mortality in eating disorders – results of al large prospective clinical longitudinal study. Int J Eat Disord 2016; 49:391-401
- Fichter MM, Quadflieg N, Crosby RD, Koch S: Long-term outcome of anorexia nervosa: results from a large clinical longitudinal study. Int J Eat Disord 2017; 50:1018-1030
- Herpertz S, Herpertz-Dahlmann B, Fichter M, Tuschen-Caffier B, Zeeck A: S3-Leitlinie Diagnostik und Behandlung der Essstörungen. Springer, Berlin, Heidelberg, Wien, 2011.
- Laumer U, Bauer M, Fichter M, Milz H: Therapeutische Effekte der Feldenkrais-Methode „Bewußtheit durch Bewegung" bei Patienten mit Essstörungen. Psychother Psychosom Med Psychol 1997;47:170180
- Russell GFM, Szmuckler GI, Dare C: An evaluation of family therapy in anorexia nervosa and bulimia nervosa. Arch Gen Psychiatry 1987; 44:10471056
- S3-Essstörungsleitlinien der AWMF: Diagnostik und Therapie der Essstörungen. www.awmf.org/leitlinien/detail/II/051-026.html, 2010.
- WHO – International Classification of Diseases 11 (Beta Draft); https://icd.who.int/dev11/l-m.en
- Zipfel S, Wild B, Groß G, Friederich H-C, Teufel M, Schellberg D, Giel KE, de Zwaan M, Dinkel A, Herpertz S, Burgmer M, Löwe B, Tagay S, von Wietersheim J, Zeeck A, Schade-Brittinger C, Schauenburg H, Herzog W: Focal psychodynamic therapy, cognitive behavour therapy, and optimized treatment as usual in outpatients with anorexia nervosa (ANTOP study): randomized controlled trial. www.thelancet.com, dx.doi.org/10.1016/ 50140-6736(13)67146-8, 2013

b) weiterführende Literatur

- Agras WS, Walsh BT, Fairburn CG, Wilson GT, Kraemer HC: A multicenter comparison of cognitive behavioral therapy and interpersonal psychotherapy for bulimia nervosa. Arch Gen Psychiatry 2000;57:459-466
- APA: Diagnostic and statistical Manual of Mental Disorders. 5ed.– DSM 5. Washington, DC: American Psychiatric Press, 2013
- Bailer UF, Frank GF, Price JC, Meltzer CC, Becker C, Mathis CA, Wagner A, Barbarich-Marsteller NC, Bloss CS, Putnam K, Schork NJ, Gamst A, Kaye WH: Interaction between serotonin transporter and dopamine D2/D3 receptor radioligand measures is associated with harm avoidant symptoms in anorexia and bulimia nervosa. Psychiatry Res 2013;211:160-168
- Bodell LP, Brown TA, Keel PK: Weight supression predicts bulimic symptoms at 20-year follow-up: the mediating role of drive for thinness. J. Abnorm. Psychol. 2017; 126:32-37
- Boraska V, Franklin CS, Floyd JA et al.: A genome-wide association study of anorexia nervosa. Mol Psychiatry 2014;19:1085-1094
- Brownell K, Greenwood MRC, Stellar E, Shrager EE: The effects of repeated cycles of weight loss and regain in rats. Physiol Behav 1986;38:459-464
- Fichter MM: Psychological Therapies in Bulimia nervosa. In: Fichter MM (Hrsg.): Bulimia nervosa. Chichester: Wiley, 1990, 273-291
- Fichter MM, Quadflieg N: Sixyear course of bulimia nervosa. Int J Eat Disord 1997;22:124
- Fichter MM: Essstörungen. In: Möller H-J, Laux G, Kapfhammer HP (Hrsg.). Psychiatrie, Psychosomatik, Psychotherapie. Springer, Heidelberg, New York, 5. Aufl., Bd. 4: 2017; 2257-2279

- Fichter MM, Quadflieg N, Gnutzmann A: Binge eating disorder: Treatment and outcome over a six year course. J Psychosom Res 1998;44:120
- Fichter M, Quadflieg N, Nisslmüller K, Lindner S, Osen B, Huber T, Wünsch-Leiteritz W: Does internet-based prevention reduce the risk of relapse for anorexia nervosa. Behavior Research and Therapy 2012;50:180-190
- Fichter MM, Krüger R, Rief W, Holland R, Döhne J: Fluvoxamin in prevention of relapse in bulimia nervosa. J Clin Psychopharmacol 1996; 16:918
- Franko DL, Keshavia A, Eddy KT, Krishna M, Davis MC, Keel PK, Herzog DB: A longitudinal investigation of mortality in anorexia nervosa and bulimia nervosa. Am J Psychiatry 2013; 170:917-925
- Hudson JI, Hiripi E, Pope HG, Kessler RC: The prevalence and correlates of eating disorders in the National Comorbidity Survey replicaton. Biol Psychiatry 61, 2017; 348-358
- Jacobi F, Becker M, Müllender S et al.: Epidemiologie psychischer Störungen. In: Möller H-J, Laux G, Kapfhammer HP (Hrsg.). Psychiatrie, Psychosomatik, Psychotherapie. Springer, Heidelberg, New York, Bd. 1: 2017; 123-246
- Kask J, Ekselius L, Brandt L et al. (2016): Mortality in women with anorexia nervosa: the role of comorbid psychiatric disorders. Psychosomatic Medicine 78: 910-919
- Kaye WH, Wierenga CE, Bailer UF, Simmons AN, Bischoff-Grethe A: Nothing tastes as good as skinny feels: neurobiology of anorexia nervosa. Trends Neurosci 2013;36:110-120
- Lindblad F, Lindberg L, Hjern A: Improved survival in adolescent patients with anorexia nervosa: A comparison of two Swedish national cohorts of female inpatients. Am J Psychiatry 2006;163:1433-1435
- Lindner S, Fichter M, Quadflieg N: Decision-making and planning in full recovery of anorexia nervosa. Int J Eat Disord 2012;45:866-875
- Steinhausen HC, Jakobsen H, Helenius D, Munk-Jorgensen P, Strober M: A nation-wide study of the family aggregation and risk factors in anorexia nervosa over three generations. Int J Eat Disord 2015;48:1-8
- Wierenga CE, Bischoff-Grethe A, Melrose AJ, Irvine Z, Torres L, Bailer UF, Simmons A, Fudge JL, McClure SM, Ely A, Kaye WH. Hunger does not motivate reward women remitted from anorexia nervosa. Biol Psychiatry 2015;77:642-652
- Yilmaz Z, Kaplan AS, Tiwari AK, Levitan RD et al.: The role of leptin, melanocortin, and neurtrophin system genes on body weight in anorexia nervosa and bulimia nervosa. J Psychiatr Res 2014;55:77-86

4.9 Sexuelle Funktionsstörungen

Heike Anderson-Schmidt, Jörg Signerski-Krieger
Überarbeitet nach einem Text von Werner Scholz

1 Einleitung

Sexualität stellt ein primäres Bedürfnis des Menschen dar und Probleme in diesem Bereich führen oft zu erheblichen Einbußen in der Lebensqualität. Bei sexuellen Problemen kommt es im weiteren Verlauf zusätzlich nicht selten zu depressiven Symptomen und Spannungen im familiären Umfeld. Störungen der Sexualität können vielfältige Ursachen haben. Dabei muss immer wieder das komplexe Zusammenspiel der vielschichtigen sozialen, biologischen und psychologischen Faktoren betrachtet werden. Aufgabe bei der Behandlung von sexuellen Funktionsstörungen ist es nicht, alle notwendigen diagnostischen und therapeutischen Maßnahmen selbst durchzuführen, sondern aufgrund der Komplexität dieses Themas bei Diagnostik und Behandlung eng mit niedergelassenen Urologen, Gynäkologen, Endokrinologen, Psychiatern, Psychotherapeuten und Allgemeinmedizinern zusammenzuarbeiten (Driemeyer und Signerski-Krieger, 2013).

Nicht nur die Sexualtherapie, sondern auch die Herausforderungen an die Sexualtherapeuten haben sich auf Grund von gesellschaftlichen Veränderungen sowie Fortschritten in der Medizin in den letzten Jahren gewandelt.
Der Wandel und die Differenzierung der Beziehungs- und Erlebnisaspekte von Partnerschaft und Sexualität führen zu einer Veränderungen der Lebens- und Beziehungsqualität. Trotz scheinbar zunehmender Offenheit im Bereich der Sexualität konnte keine Zunahme der sexuellen Zufriedenheit über die letzten Jahrzehnte festgestellt werden, sondern eher das Gegenteil. Zum Beispiel ist es mittlerweile sehr leicht geworden, über Internet-Partnerbörsen die vermeintlich richtige Beziehung „gematcht" zu bekommen. Trotzdem ist es zu einer Zunahme der Scheidungsrate und alleinerziehender Elternteile sowie einer Abnahme der Heirats- und Kinderraten gekommen. Auch haben sich Teile der Sexualität durch den leichten und uneingeschränkten Zugang zu Internetpornographie ins „world wide web" verlagert (Sigusch, 2013). Gleichzeitig ist es in einigen Bereichen zu einer Pathologisierung von vorher normalem Sexualverhalten aufgrund von wirtschaftlichen Interessen der Pharmaindustrie gekommen. Beispielhaft seien hier der frühzeitige Samenerguss (Dapoxetin), Erektionsstörungen (Viagra) und die sexuelle Lustlosigkeit der Frau (Flibanserin) genannt. Im klinischen Alltag ist nicht selten zu beobachten, dass es dadurch zu einem erhöhten Erwartungs- und Leistungsdruck kommen kann. Sexualstörungen werden oft verkannt, nicht erfragt oder verdrängt. Dies gilt für Patienten wie für Therapeuten. Untersuchungen zeigen, dass nur ein äußerst geringer Teil von Frauen und noch weniger Männer ungefragt über Sexualprobleme sprechen, auch nicht über Beschwerden, wie z. B. Schmerzen. Die Anwendung psychoaktiver Medikamente hat oft unerwünschte Nebenwirkungen auf die Sexualität. Wird nach ihnen nicht na gefragt, sind psychotherapeutische Anstrengungen nur von begrenztem Erfolg und die Medikamentencompliance ist dementsprechend schlecht. Psychotherapeuten müssen lernen, offen über Sexualität zu sprechen.

> ! Merke: Sexualität in der psychotherapeutischen Diagnostik zu erheben ist elementar.

Psychotherapeuten müssen sich bei der Behandlung von sexuellen Problemen/Störungen u.a. intensiv mit medizinischen, pharmakologischen, psychologischen und soziologischen Aspekten auseinander setzen. Sexualtherapie/Sexualmedizin ist somit nicht nur die Angelegenheit einer einzelnen Berufsgruppe.

> ! Merke: Psychotherapeuten müssen lernen, über Sexualität zu sprechen.

2 Allgemeine theoretische Inhalte und Kenntnisse

2.1 Klassifikation

Unter sexuellen Funktionsstörungen verstehen wir eine heterogene Gruppe von Störungen, die normalerweise eine Person klinisch relevant dabei beeinträchtigt, sexuell zu reagieren oder Lust zu empfinden. Dabei kann eine Person gleichzeitig an mehreren sexuellen Funktionsstörungen leiden. Psychotherapeuten müssen sich dabei ständig bewusst sein, dass es eine große Bandbreite „normalen Sexualverhaltens" gibt, welches sich im Fluss des sexuellen Kontextes ständig wandelt. Beispielsweise sei hier die aktuelle Diskussion genannt, ab wann wir eine Sexualpraktik als „paraphil" einzuordnen haben. Eine Übersicht der beiden hauptsächlich in der Psychiatrie genutzten Klassifikationsmanuale, ICD-10 (World Health Organization, 1992) mit Symptomatik und DSM-5 (Association & American Psychiatric Association, 2013) wird in Tabelle 1 dargestellt.

Tabelle 1: Klassifikation der sexuellen Funktionsstörungen laut DSM-5 und ICD-10

Störungen der sexuellen Appetenz		
DSM-5	***ICD-10***	***Symptomatik laut ICD-10***
Weibliche sexuelle Lust-/ Erregungsstörung (Female Sexual Interest/ Arousal Disorder, 302.72)	Verminderte sexuelle Appetenz (F52.0)	Selten oder nie sexuelles Verlangen, sexuelle Gleichgültigkeit
Verminderte sexuelle Luststörung bei Männern (Male Hypoactive Sexual Desire Disorder, 302.71)		
Andere spezifizierte sexuelle Dysfunktion (302.79)	Sexuelle Aversion und mangelnde sexuelle Befriedigung (F52.1)	Angst vor einem oder mehreren Aspekten der Sexualität, totale oder partielle Vermeidung sexueller Situationen
Nicht als eigenständige Kategorie verschlüsselt	Gesteigertes sexuelles Verlangen (F52.7)	Übersteigertes sexuelles Verlangen
Störungen der sexuellen Erregung		
DSM-5	***ICD-10***	***Symptomatik laut ICD-10***
Weibliche sexuelle Lust-/ Erregungsstörung (Female Sexual Interest/ Arousal Disorder, 302.72)	Versagen genitaler Reaktionen (F52.2)	Erregung reicht in Stärke und Dauer für den Verkehr nicht aus (fehlende Erektion, fehlende Lubrikation)
Erektionsstörung (Erectile Disorder, 302.72)		
Orgasmusstörungen		
DSM-5	***ICD-10***	***Symptomatik laut ICD-10***
Weibliche Orgasmusstörung (Female Orgasmic Disorder, 302.73)	Orgasmusstörung (F52.3)	Orgasmus selten oder nie
Verzögerter Samenerguss (Delayed Ejaculation, 302.74)	Ejaculatio praecox (F52.4)	Ejakulation vor, beim oder kurz nach dem Einführen
Vorzeitiger (früher) Samenerguss (302.75)		
Sexuelle Schmerzstörungen		
DSM-5	***ICD-10***	***Symptomatik laut ICD-10***
Genitale Schmerzen, Penetrationsstörung (Genito-Pelvic Pain/Penetration Disorder (302.76)	Nichtorganischer Vaginismus (F52.5)	Einführen des Gliedes wegen krampfartiger Verengung des Scheideneingangs gar nicht oder nur unter Schmerzen möglich
	Nichtorganische Dyspareunie (F52.6)	Brennen, Stechen, andere Schmerzen oder Missempfindungen im Genitalbereich

4

! Merke: Die Einteilung Appetenz – Erregung – Orgasmus – Refraktärphase bildet immer noch ein gutes Grundgerüst für die Diagnose und Behandlung.

Standen früher Erregungs- und Orgasmusstörungen im Vordergrund, so hat sich in den letzten Jahren der Schwerpunkt mehr auf die Störungen sexueller Appetenz verlagert; dies gilt besonders für Frauen. Ein Zusammenhang mit veränderten diagnostischen Kriterien ist mit zu reflektieren. So etablierte sich z.B. die Diagnose der sexuellen Lustlosigkeit erst in den 1980er Jahren. Eine Verlagerung der Diagnoseschwerpunkte wird es möglicherweise durch die neuen DSM-5 Kriterien geben. Lust- und Erregungsstörungen der Frau wurden in DSM-5 als „sexual interest/arousal disorder" ebenso wie der Vaginismus und Dyspareunie als „genito-pelvic pain/penetration disorder" jeweils in eine Kategorie zusammengefasst.

Als Orientierung kann eine Meta-Analyse über 52 Studien von Simons & Carey (2001) dienen. Unter Verwendung der ICD-10-Kriterien fanden diese Prävalenzen von 7 – 10 % Orgasmusstörungen bei der Frau, 1 – 3 % herabgesetztes sexuelles Interesse beim Mann, 1 – 5 % Erektionsstörungen, 4 – 5 % Ejaculatio praecox sowie 1 – 3 % verzögerter Orgasmus beim Mann. Hingegen liegen keine epidemiologischen Studien für die einzelnen paraphilen Störungen vor (Briken, Franque und Berner, 2013). Chronifizierte Sexualstörungen treten häufig gemeinsam mit Depressionen, Zwängen, posttraumatischen Belastungsstörungen, hypochondrischen Ängsten und chronischen Schmerzen auftreten. Eine weitere Schwierigkeit besteht darin, die beobachtete sexuelle Symptomatik entweder als Symptom der psychischen Erkrankung, als Medikamentennebenwirkung oder als eigenes sexuelles Störungsbild einzuordnen. In diesem Zusammenhang ist es interessant, dass depressive Männer die sexuellen Schwierigkeiten eher den Medikamenten und Frauen eher der Depression zuordnen.

2.2 Sexuelle Mythen

Zum Verständnis sexueller Schwierigkeiten spielen sexuelle Mythen (siehe Box 1 & Box 2, angelehnt an (Nobre und Pinto-Gouveia, 2006; Zilbergeld, 1994), die unsere alltägliche Sexualität immer noch prägen, eine nicht zu vernachlässigende Rolle.

! Merke: Sexuelle Mythen spielen als Ursache von sexuellen Schwierigkeiten eine wichtige Rolle und können therapeutisch gut bearbeitet werden.

Box 1: Sexuelle Mythen für Frauen

Allgemeine Mythen:
- der vaginale Orgasmus ist besser als der klitorale.
- die meisten Frauen kommen bei jedem Koitus zum Orgasmus.
- der gleichzeitige Orgasmus ist die Kunst eines jeden Liebhabers.
- Frauen täuschen selten einen Orgasmus vor.
- als Mann bekommt man mit, ob die Frau einen echten Orgasmus hat.

Sexuell konservative Einstellung:
- Selbstbefriedigung ist falsch und eine Sünde.
- Selbstbefriedigung ist keine angemessene Tätigkeit für eine ehrbare Frau.
- Das beste Geschenk, was eine Frau in die Ehe bringen kann, ist ihre Jungfräulichkeit.
- Einen Orgasmus zu bekommen ist akzeptabel für Männer aber nicht für Frauen.
- Sexuelle Aktivitäten sollten vom Mann initiiert werden.
- Einen Orgasmus kann man nur durch vaginalen Geschlechtsverkehr bekommen.
- Sexualverkehr während der Menstruation kann zu gesundheitlichen Problemen führen.
- Oralsex ist eine der größten Perversionen, Analsex ist eine perverse Praktik.
- Sex sollte nur zur Fortpflanzung benutzt werden.
- Männer anzulächeln ist gefährlich.

Sexuelles Verlangen und Vergnügen als eine Sünde
- Sex ist schmutzig und eine Sünde.
- Es gibt nur eine akzeptable Stellung beim Sex (die Missionarsstellung).
- Eine gute Mutter muss ihr sexuelles Verlangen im Zaum halten.
- Eine Frau, die nur sexuelles Vergnügen durch Stimulation der Klitoris bekommt, ist krank.

Altersbedingte Überzeugungen:
- Nach der Menopause verlieren Frauen ihr sexuelles Verlangen.
- Frauen, die sexuelle Fantasien haben, sind pervers.
- Nach der Menopause können Frauen keinen Orgasmus mehr bekommen.
- Im Schlafzimmer hat der Mann das Sagen.
- Mit zunehmendem Alter wird das sexuelle Vergnügen geringer.

Überzeugungen zum Körperbild:
- Frauen, die nicht körperlich attraktiv sind, können nicht sexuell befriedigt werden oder ihren Partner befriedigen.

Partnerschaftliche Gefühle:
- Liebe und Gefühle vom Partner sind notwendig für guten Sex.
- Das Ziel von Sex ist die Befriedigung des Mannes.

Box 2: Sexuelle Mythen für Männer

Allgemeine Mythen:
- Sex ist gleich Geschlechtsverkehr.
- Guter Sex ist spontan, es gibt nichts zu reden oder zu planen.
- „Echte" Männer haben keine sexuellen Probleme.

Sexuell konservative Einstellung:
- Frauen haben keine andere Wahl, als ein Lustobjekt zu sein.
- Einen Orgasmus zu bekommen ist nur durch vaginalen Geschlechtsverkehr möglich.
- Ein kürzerer Geschlechtsverkehr ist ein Anzeichen der männlichen Kraft.
- Vaginaler Geschlechtsverkehr ist die einzige legitime oder akzeptable Form des Geschlechtsverkehrs.
- Vorspiel ist eine Zeitverschwendung.
- Sex vor der Ehe ist eine Sünde.
- Wiederholter Oral-/Analverkehr ist gesundheitsschädigend und pervers.
- Während des Geschlechtsverkehrs ist es verboten, sexuelle Fantasien zu haben.

Einstellungen zur weiblichen Sexualität aus männlicher Sicht:
- Die Konsequenzen sexuellen Versagens haben katastrophale Folgen.
- Im Bett hat die Frau das Sagen.
- Sobald sich ein Mann sexuell in einer Beziehung sexuell gehen lässt, wird er von der Frau kontrolliert.
- Ein „richtiger" Mann braucht wenig Stimulation, um zum Orgasmus zu kommen.
- Je größer die sexuelle Intimität, desto stärker kann man verletzt werden.

Chauvinistische Einstellungen:
- Ein „richtiger" Mann hat ständig Sex.
- Homosexualität ist eine Krankheit.
- Beim Sex ist der Orgasmus das Wichtigste.
- Ein „richtiger" Mann muss jederzeit bereit zum Sex sein und jede Frau jederzeit befriedigen können.
- Ein Mann muss eine Erektion bis zum Ende des Geschlechtsverkehrs halten können.
- Ein „richtiger" Mann mag keinen „Weiberkram", wie über Gefühle dauernd reden.

Überzeugungen zur Befriedigung der Frau:
- Die Erektion ist notwendig für die weibliche sexuelle Befriedigung.
- Eine Frau hat Zweifel über die männliche Potenz bei fehlender Erektion.
- Ein Mann muss allzeit bereit zum Sex sein.
- Ein Mann, der eine Frau nicht befriedigen kann, ist ein Versager.

Negative Folgen von Sex:
- Sex entzieht männliche Energie.
- Sex entehrt den weiblichen Körper.

2.3 Modelle der sexuellen Funktion und deren Störungen

Es gibt unterschiedliche Modelle, wie sexuelle Reaktionszyklen aussehen und an welcher Stelle sie gestört werden können. Meist führen mehrere Faktoren zu sexuellen Problemen. Als beeinflussende Faktoren sind hier psychische Störungen, somatische Erkrankungen, Versagensängste, Persönlichkeitseigenschaften (z. B. introvertiert vs. extrovertiert), Medikamente, Lebensstil (z. B. Ernährungsstil), partnerschaftliche Aspekte (z. B. Umgang mit

Konflikten), soziodemographische (z.B. Bildung) und soziokulturelle (z.B. religiöse Weltanschauung) Aspekte zu nennen.

Basson (2002) entwickelte ein nichtlineares Modell für die sexuelle Reaktion der Frau. Der zentrale Aspekt ist das spontane sexuelle Verlangen, welches in Langzeitbeziehungen durch den Wunsch nach emotionaler Intimität bei vielen Frauen zu einer Wahrnehmung sexueller Stimuli und sexueller Erregung führt (siehe Abbildung 1). Biologische (z.B. Hormone) und psychologische Faktoren (z.B. Stress) beeinflussen diesen Reaktionskreislauf. Im weiteren Verlauf kommt es im Idealfall zu einer emotionalen und körperlichen Befriedigung durch die Sexualität und als Konsequenz zu einer Verstärkung der emotionalen Intimität. Ein gut verständliches Störungsmodell für sexuelle Funktionsstörungen wurde von Hartmann (1994, 1997) entwickelt (siehe Abbildung 2). Er geht davon aus, dass es Vulnerabilitätsfaktoren

Abbildung 1: Sexueller Reaktionszyklus der Frau nach Basson (2002)

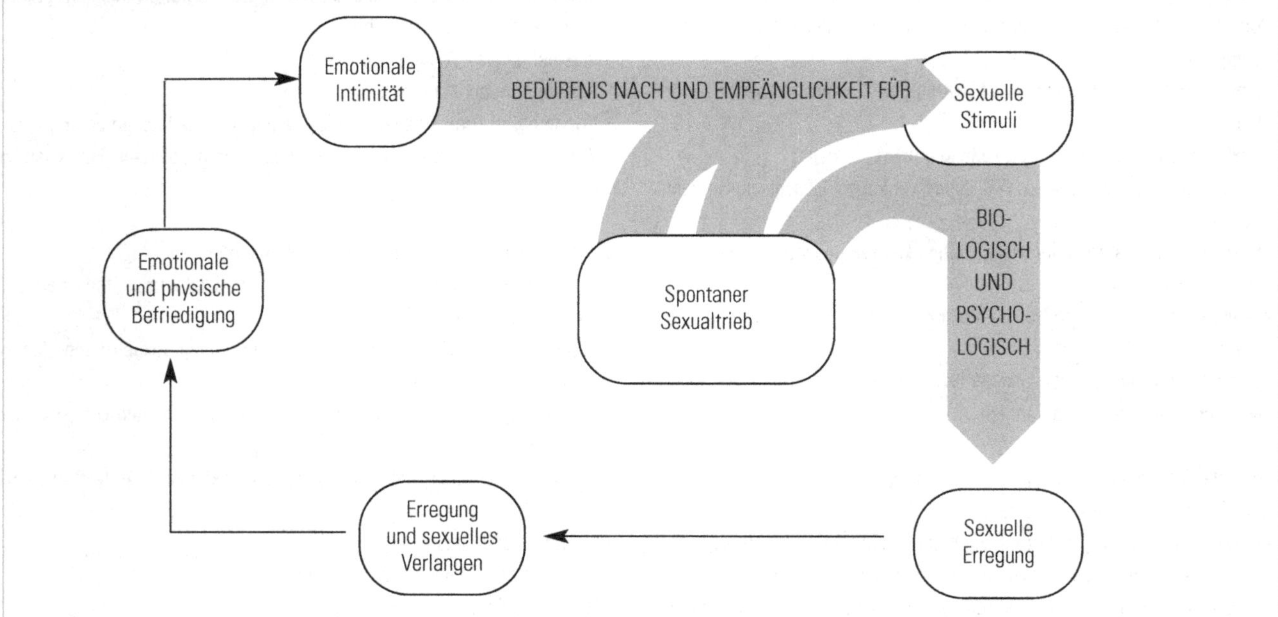

Abbildung 2: Störungsmodell der sexuellen Funktionsstörungen nach Hartmann (1994, 1997)

Dispositionelle Faktoren
Auffälligkeiten des sexuellen Reaktionssysteme auf Stressoren
Früh angelegte psychische Defizit und Konflikte

Äthiologische Faktoren
INTRAPSYCHISCHE FAKTOREN (restriktive Erziehung, traumatische Lebensereignisse, Triebängste, Beziehungsängste)
PARTNERBEZOGENE FAKTOREN (Machtkämpfe, unbewusstes Interesse an der Störung des Partners, Misstrauen)
AKUTE BELASTENDE LEBENSEREIGNISSE

Pathogenetische Faktoren
Kognitive Mechanismen
Psychophysiologische Mechanismen (Aktivierung der sympathikotonen Erregung)

Chronifizierende Faktoren
Versagensangst
Phobische Vermeidung
Depression
Rückzug
Verlust der sexuellen Appetenz

für Störungen der Sexualität gibt. Damit diese zum Tragen kommen, müssen Auslöser wie partnerbezogene Probleme, intrapsychische Ursachen oder belastende Lebensereignisse das Auftreten von sexuellen Problemen triggern. Im weiteren Verlauf kann es dann zu dysfunktionalen Bewertungen der sexuellen Schwierigkeiten (z.B. ich bin kein richtiger Mann, ich bin nicht attraktiv) kommen. Chronifizierende Faktoren wie Rückzug und Versagensängste sorgen dann dafür, dass eine sexuelle Funktionsstörung auftritt.

! Merke: Unbehandelte sexuelle Funktionsstörungen führen in den meisten Fällen zum langsamen Erliegen der Sexualität. Immer seltenere Versuche führen zu wiederkehrenden Enttäuschungen, zu einer Erhöhung der Angst und schließlich zur Chronifizierung der Symptomatik.

2.4 Sexualtherapie und Psychotherapie

2.4.1 Allgemeine Überlegungen zur Sexualtherapie

Die folgenden Ausführungen behandeln ausschließlich sexualtherapeutische Interventionen, diese reichen allein meist nicht aus, um dauerhafte Erfolge zu erzielen. Persönliche Aspekte des Therapeuten spielen in der Sexualtherapie eine große Rolle. Die Therapie sexueller Funktionsstörungen ist nahezu immer eingebettet in den Rahmen genereller Psychotherapie. Sexualtherapeutische Überlegungen und Verfahren müssen in diese einbezogen werden, wenn Sexualstörungen vorliegen.

! Merke: Sexualtherapie ist meist eingebettet in eine generelle Psychotherapie. Sexualstörungen haben Auswirkungen auf viele Aspekte des Lebens, zumindest der Partnerschaft, oder sie sind selbst Auswirkungen individueller oder partnerschaftlicher Probleme.

Eine intensive Selbsterfahrung ist in diesem Zusammenhang unverzichtbar. Bin ich mit meiner eigenen Sexualität im Klaren? Wie gehe ich mit meinen eigenen sexuellen Bedürfnissen und Problemen um? Kann ich die Bedürfnisse meiner Patienten und meine eigenen Bedürfnisse auseinander halten? Kann ich offen, ohne Scheu und ohne Übertreibung über Sexualität sprechen? Zusätzlich nützliche Fähigkeiten des Therapeuten sind eine positive Grundeinstellung zur Sexualität, umfangreiche Kenntnisse über die Vielfältigkeit der Sexualität, Wertfreiheit, die Fähigkeit sexuelles Erleben und Verhalten offen anzusprechen und zu diskutieren sowie die Überzeugung, dass bei bestehender Partnerschaft das Paar zu behandeln ist und nicht der Einzelne.

! Merke: Von besonderer Wichtigkeit und Schwierigkeit sind eine ausreichend weitgehende sexuelle Anamnese und Exploration, in der auch schwierige sexuelle Sachverhalte geklärt werden müssen.

Im klinischen Alltag sind folgende Rahmenbedingungen empfehlenswert bei der Exploration des Patienten bezüglich seines sexuellen Erlebens und Verhaltens. Das sexuelle Anliegen sollte nicht bagatellisiert sowie Moralisierung und Bewertung vermieden werden. Stattdessen sollte der Therapeut genug Raum und Zeit einplanen und die sexuellen Ressourcen des Patienten mit explorieren. Nicht selten kommt es zu einer Erotisierung bzw. es werden für den Therapeuten sexuell erregende Inhalte angesprochen. Diesbezüglich muss der Therapeut lernen, damit umzugehen.

Dabei ist Flexibilität im Gesprächsablauf essentiell. Hat der Patient Hemmungen, sich dem Therapeuten gegenüber zu öffnen, so ist es empfehlenswert, sich entweder langsam an das Thema heranzutasten oder zuerst eine tragfähigere Therapeuten-Patienten Beziehung aufzubauen und sich dann erneut dem Thema zu widmen.

Eingebettet in eine psychotherapeutische Anamnese mit einem zusätzlichen Fokus auf Familienanamnese und die Anamnese gegenwärtiger sowie früherer Beziehungen sind bei der Sexualanamnese einige Besonderheiten zu beachten:

So lässt man sich bei der Exploration der sexuellen Problematik berichten, seit wann die Störung besteht, ob diese abhängig von Partner, Praktik und/oder Situation ist und ob es Vermeidungsverhalten gibt. Oft ist es sinnvoll, einzelne Funktionen separat abzufragen. Bei der Beschreibung der gegenwärtigen Sexualität ist es hilfreich, sich den letzten Sexualakt mit dem Satz „beschreiben Sie Ihren letzten Sexualkontakt, als ob Sie der Regisseur bei einem Videodreh wären" beschreiben zu lassen. Wichtige Themen in diesem Zusammenhang sind auch Selbstbefriedigung, sexuelle Fantasien, Vorlieben/Abneigungen, Verhütung/Kinderwunsch und Stellenwert von Sexualität in der Partnerschaft. Organische Ursachen für sexuelle Funktionsstörungen, wie z.B. schwere Allgemeinerkrankungen, neurologische, endokrinologische, metabolische, kardiovaskuläre, urologische und gynäkologische Erkrankungen sollten abgeklärt werden.

Für das darauffolgende therapeutische Vorgehen eignet sich nach wie vor das Plissit-Modell (Annon, 1987). Schon das alleinige Reden über das sexuelle Erleben führt bei einigen Patienten zu einer deutlichen Verbesserung der Symptomatik (permission). Im zweiten Schritt gibt der Therapeut dem Patienten spezifische Informationen, welche für den Patienten relevant sind (limited information). An dritter Stelle der Behandlung stehen spezifische Empfehlungen zur unmittelbaren Beeinflussung pathogenetischer Faktoren (specific suggestions). Erst wenn diese Interventionen nicht ausreichen, ist eine intensive Sexualtherapie (intensive therapy) zu empfehlen.

! Merke: Besonders wichtig sind klare Informationen. Allein dadurch können manche angebliche Störungen schon behoben oder weitgehend entschärft werden.

2.4.2 Sexualtherapeutische Methoden

In den jeweiligen Psychotherapieverfahrenn (z.B. Verhaltenstherapie, Tiefenpsychologie, Psychoanalyse, systemische Therapie) gibt es eigene sexualtherapeutische Manuale. All diese Verfahren sind auf das Patientenpaar anstelle des individuellen Symptomträgers ausgerichtet, allerdings gibt es in all diesen Therapiemodellen auch einzeltherapeutische Ansätze.

Basis der verhaltenstherapeutischen Ansätze bilden sowohl die Arbeiten von Masters & Johnson (1970, 1973) als auch die von

Singer-Kaplan (1974) und Lobitz und Lopiccolo (1972). Aufbauend auf die verhaltenstherapeutischen Ansätze wurde das Hamburger Modell entwickelt (Hauch, 2013), auf welches wir im Anschluss zur exemplarischen Verdeutlichung des praktischen Vorgehens näher eingehen werden.

! Merke: Auch sexuelles Verhalten muss geübt werden!

Besonderen Einfluss haben aktuell die systemischen Therapien von Schnarch (1997, 2006, 2011), welche für den deutschen Raum von Clement (2004) fortgeführt wurden. Im Fokus steht dabei "nicht die sexuelle Funktion, sondern das sexuelle Begehren als Dreh- und Angelpunkt des Störungsverständnisses und der Intervention" (Clement, 2001). Ein Schwerpunkt von Schnarchs Ideen ist dabei die Differenzierung. So schreibt er, dass Menschen mit einem hohen Differenzierungsgrad „sich weder darum [kümmern], wie sie wirken [...]. Es geht ihnen allein darum, wer sie sind und wie sie sein wollen" (Schnarch, 2006). Das daraus resultierende Selbstwertgefühl bildet die Grundlage für einen engen/stabilen emotionalen und körperlichen Kontakt in der Partnerschaft.

Medikamentöse Behandlungsversuche können ein Baustein im sexualtherapeutischen Kontext sein. Eine medikamentöse Behandlung muss aber gut durchdacht und zumindest in eine ausführliche Sexualberatung eingebunden werden. Ohne ein begleitendes psychotherapeutisches Behandlungskonzept kann eine medikamentöse Therapie im schlimmsten Fall zu einer verstärkten Chronifizierung der Symptomatik führen.

Über die Frequenz sexualtherapeutischer Sitzungen gibt es unterschiedliche Ansichten. Manche Therapeuten, besonders in den USA, bevorzugen intensive Therapien über mehrere Tage hinweg (Kaplan, 1988, 1999). Zu dichte Termine können jedoch zu einem Leistungsdruck führen, hingegen können zu große Abstände den therapeutischen Prozess durch fehlendes Umsetzen der aufgegebenen Übungen bzw. durch verzerrte Erinnerungen an die Hausaufgaben behindern.

2.4.3 Das Hamburger Modell (Hauch, 2013)

Das Hamburger Modell ist ein paartherapeutisches Verfahren, in welchem die Patienten sowohl durch Einzel- als auch Paarübungen im häuslichen Umfeld den selbstverantwortlichen Umgang mit Sexualität erlernen. Das Ziel ist in erster Linie nicht die Wiederherstellung der sexuellen Funktion, sondern die Verbesserung der zwischenmenschlichen Kommunikation, Emotionsregulation, Körperwahrnehmung und dem eigenverantwortlichen Umgang mit Grenzen. Eine wichtige Betrachtungsebene liegt in der Eröffnung von sexuellen Handlungsspielräumen und der Selbstverantwortung. Die Übungen ermöglichen einen körperlichen Zugang (nonverbale Ebene) zusätzlich zum kognitiv-therapeutischen, so dass unbewusste Ängste und Konflikte bewusster gemacht werden können (Scharff, 2006).

Dabei wird hauptsächlich auf Paarebene gearbeitet, da der erkrankte Partner als Symptomträger betrachtet wird, die Ursache aber u.a. durch die Paardynamik verursacht und/oder aufrechterhalten wird. Die multifaktoriellen Auslöser (z.B. Erwartungsängste, aktuelle Lebensumstände, biographische Aspekte) der sexuellen Problematik, wie bereits beschrieben, werden bei den therapeutischen Überlegungen in allen Facetten mit einbezogen.

Das Hamburger Modell kann mittlerweile keiner Schule mehr zugeordnet werden, da verschiedene theoretische Elemente in diesem Modell verankert sind.

Die Hauptindikation für das „Hamburger Modell" sind chronische sexuelle Funktionsstörungen. Dabei geht es weniger um eine strikte Kriterienerfüllung laut ICD-10 sondern um eine chronisch gestörte sexuelle Interaktion des Paares in der Partnerschaft. Ausschlusskriterien sind akute Suchterkrankungen, schwere depressive Episoden und akute psychotische Störungen. Patienten mit schweren neurotischen Störungen, Persönlichkeitsstörungen, Traumata und/oder Partnerschaftskonflikten können bei ausreichender psychischer Stabilität behandelt werden. Bei komorbiden psychischen Störungen muss das therapeutische Vorgehen natürlich an das individuelle Störungsmodell (Verhaltens- und Bedingungsanalyse) angepasst werden.

Von besonderer Bedeutung ist auch die Erarbeitung der Therapiemotivation und Therapiezielen. Behandlungsaufträge, die sich auf Modifikation des Partners beziehen, sollten dem Patienten reflektiert und auf eigene Veränderungswünsche fokussiert werden. In Fällen, in denen dies unmöglich ist, ist ein therapeutischer Beginn nur schwer möglich.

Bei der Durchführung des Hamburger Modells sind folgende Punkte besonders wichtig: das Vorhandensein einer festen Partnerschaft und sichere Empfängnisverhütung. Eine Therapie kann nicht durchgeführt werden, wenn aktuelle Außenbeziehungen, Gewalttätigkeit in der Partnerschaft oder Trennungsabsichten bestehen, sowie während der Schwangerschaft und Stillzeit.

Bezüglich des therapeutischen Vorgehens muss im Vorfeld überlegt werden, welche Rahmenbedingungen man wählt. Idealerweise wird im Therapieprozess in einer Viererkonstellation gearbeitet, dem Patientenpaar sitzt ein Behandlungspaar gegenüber. Ein Vorteil dieser Version ist die grobe aber nicht stringente Aufteilung der therapeutischen Zuständigkeit jeweils für das gleichgeschlechtliche Gegenüber. Als zusätzlich diagnostisches und therapeutisches Mittel steht nicht nur die Interaktion der Patienten zu den unterschiedlichen Therapeuten, sondern auch die Interaktion zwischen den Therapeuten zur Verfügung (z.B. Übertragung, Gegenübertragung). Eine gute und intensive Vor- und besonders Nachbereitung sind deshalb bei dieser Variante unerlässlich. Aus ressourcentechnischen Gründen ist diese optimale Vorgehensweise selten möglich, so dass die häufigste Alternative ein Therapeut mit einem Paar (=Dreierkonstellation) ist. Auch einzeltherapeutisch bietet das Hamburger Modell Behandlungsmöglichkeiten. In diesem Rahmen wird nur auf die einzeltherapeutischen Übungen zurückgegriffen.

Im Anschluss an die detaillierten Einzelanamnesen erfolgt das „Round Table"-Gespräch, in den nun folgenden Sitzungen werden die Übungen nach einem hierarchisch aufgebauten Schema eingesetzt.

Ziel des „Round-Table"-Gesprächs ist es, das individuelle Störungsmodell der Paarsexualität zu erörtern. Dabei werden zusätzlich insbesondere die Ressourcen des Paares hervorgehoben und in deren Wirksamkeit verstärkt.

Zwei grundlegende Regeln werden im „Round-Table" eingeführt, auf der einen Seite die Egoismus-Regel, auf der anderen Seite steht die Vetoregel, zusammen werden diese als Prinzip der Selbstverantwortung verstanden. Die Egoismus-Regel beinhaltet dabei, die eigenen Empfindungen, Wünsche und Bedürfnisse wahrzunehmen, diese zu äußern und diesen nachzugehen. Die Vetoregel beinhaltet, unangenehme Empfindungen wahrzunehmen und eigene Grenzen durch Zeichen, z.B. „Stopp" zu wahren. Die als Hausaufgabe mitgegebenen Paarübungen (siehe Tabelle 2) haben ein gemeinsames Grundgerüst auf dem alle weiteren Paarübungen aufbauen: alternierendes Streicheln der Körperrückseite, dann der Vorderseite und zuletzt auf der Rückseite. Parallel dazu muss das Paar Einzelübungen machen. Die einzelnen Übungen werden in den therapeutischen Sitzungen detailliert besprochen (Mikroanalyse), wobei ein besonderes Augenmerk der Einhaltung der Selbstverantwortung gilt.

> ! Merke: Sexuelle Selbstverantwortung ist in der Sexualtherapie ein wichtiges Thema.

Im anschließenden Text finden Sie unter dem Unterpunkt „Umsetzung in die klinische Praxis" mögliche Behandlungsoptionen, die ergänzend zum Hamburger Modell eingesetzt werden können oder auf denen ein spezifischer Behandlungsfokus in einigen Fällen gelegt werden kann.

2.5 Störungsbilder

2.5.1 Störungen sexuellen Verlangens

Symptomatik

Die Diagnose von Störungen sexuellen Verlangens muss immer das Kontinuum sexueller Bedürfnisse der Menschen mitbedenken. Jeder Einzelne verfügt über eine biologisch bestimmte Bandbreite sexuellen Verlangens. Eine sehr niedrige Frequenz sexueller Betätigung kann für den einen normal sein, für den anderen eine Beeinträchtigung darstellen. Charakteristisch für eine Störung ist das geringe oder fast völlige Fehlen sexueller Fantasien oder Wünsche zu sexuellen Handlungen. Eine starke Tendenz zur Vermeidung sexueller Situationen bzw. den Sexualakt zügig zu beenden, ist zu beobachten, sexuelle Situationen werden als unangenehm und lästig empfunden. Das Gefühl, begehrt zu werden, ohne dem Partner Lust zu bereiten, beschreiben trotzdem ein Teil der Patienten als angenehm. Nur selten suchen Betroffene von sich aus therapeutische Hilfe, fast immer sind neue Partnerschaften oder Unzufriedenheit des jeweiligen Partners mit dem Sexualleben Grund hierfür. Die sexuelle Aversion wird als eine Sonderform der sexuellen Appetenzstörungen/Lustlosigkeit verstanden und zeichnet sich durch negative Gefühle, besonders Ekel, gegenüber sexuellen Handlungen, aus.

> ! Merke: Wesentliches Merkmal der Störungen sexuellen Verlangens ist ein Fehlen sexueller Motivation.

Ursachen

Es gibt sowohl Faktoren des Individuums als auch in der Partnerschaft, welche die sexuelle Lustlosigkeit beeinflussen. Vielfach spielen dabei Erziehung, gesellschaftliche Normen und Vorstellungen sowie Erwartungen eine erhebliche Rolle. So bestehen oft negative Gedanken oder unrealistische Schuldgefühle bzgl. der Sexualität. Des Weiteren hemmen meist sexuelle Leistungsängste oder eine Angst, die eigenen sexuellen Bedürfnisse wahrzunehmen bzw. zu äußern bei gleichzeitig bestehendem Erwartungsdruck, den Partner zu befriedigen, die Sexualität. In einigen Fällen führen auch sexuelle Vorsichtsmaßnahmen zu einer Lustlosigkeit, z.B. wenn es in der Partnerschaft Unstimmigkeit bzgl. eines Kinderwunsches gibt.

Patientenbeispiel:

Ein 47-jähriger Patient stellt sich aufgrund einer sexuellen Lustlosigkeit vor, er beschrieb den Sexualakt an sich als anstrengend, würde die sexuelle Initiative lieber von seiner Frau (10 Jahre jünger) ausgehend sehen, dann häufig abblocken und Ausreden suchen. Auf den Sexualakt mit seiner Frau würde er sich nur aufgrund seines schlechten Gewissens einlassen. Beim Sexualakt käme es schnell zur Erektion, diese läge sich jedoch schnell wieder. Zum Orgasmus sei er in den letzten Monaten beim Sexualakt mit seiner Frau nicht gekommen. Selbstbefriedigung fände ca. 2-3 Mal pro Woche statt, hier wären die Erektion und der Orgasmus kein Problem. Während des therapeutischen Prozesses stellte sich heraus, dass der Patient starke Angst vor einer unerwünschten Vaterschaft hatte, da die Partnerin einen ausgeprägten Kinderwunsch habe. Dieser Interessenkonflikt führte zu starker Spannung innerhalb der Partnerschaft. Der Patient fühlte sich diesbezüglich von seiner Frau unter Druck gesetzt und hatte große Angst, die Verantwortung als Vater übernehmen zu müssen.

Eine ausführliche Übersicht über die Komplexität der Ursachen von Störungen sexuellen Verlangens befindet sich in Tabelle 3. Differenzialdiagnostisch ist zu beachten, dass Depressionen und Zwangsstörungen oft zusammen mit dieser Störung auftreten; geringes sexuelles Verlangen ist definitionsgemäß ein Symptom

Tabelle 2: Der Therapieverlauf nach dem „Hamburger Modell"

Gespräche zur Indikationsstellung, Einzelanamnesen, „Round Table"	
Paarübungen	Einzelübungen (parallel zu den Paarübungen)
Streicheln I (unter Aussparung der Brüste und Genitalien)	Betrachten des Körpers im Spiegel
Streicheln II (oberflächliches Einbeziehen der Brüste/Genitalien)	Berühren des ganzen Körpers
Erkunden des Genitalbereichs (Zeigen und Berühren)	Betrachten und erkundendes Berühren des Genitalbereichs
Spiel mit Erregung/Stimulierendes Streicheln	Bei Frauen mit Vaginismus/Dyspareunie: Arbeit mit Hegarstäben
Einführen des Penis	Spiel mit der Erregung
Koitus mit erkundenden und stimulierenden Bewegungen	

der Depression. Nicht wenige depressive Patienten werden medikamentös behandelt; viele Medikamente verringern jedoch die sexuelle Lust oder bringen sie gar vollständig zum Erliegen. Somatische Ursachen, wie z.B. Hypothyreose sollten ebenso abgeklärt werden.

Umsetzung in die klinische Praxis

Die Wirkstärke von Sexualpsychotherapie nach dem Hamburger-Modell (Maß, Bauer und Briken, 2014) wird bei weiblicher Lustlosigkeit kontrovers diskutiert.

Erwähnt werden muss an dieser Stelle die seit 2014 in den USA zugelassene Behandlung mit Flibanserin. Dies ist das erste zugelassen Präparat zur Behandlung der weiblichen Lustlosigkeit. Es wirkt als Agonist am Serotonin-Rezeptor 5-HT1A und als Antagonist am 5-HT2A Rezeptor. Zusätzlich gibt es eine partialagonistische Wirkung am Dopamin-Rezeptor D4. Große klinische Erfahrungswerte diesbezüglich stehen aber noch aus. Die Medikamentalisierung der weilblichen Lustlosigkeit sehen wir als Sexualtherapeuten eher skeptisch. Unseren Erfahrungen nach stehen bei der weiblichen Lustlosigkeit eher psychische Ursachen im Vordergrund, welche nicht durch Medikamente allein behoben werden können. So könnte stattdessen die Verfügbarkeit einer Lustpille Frauen vermehrt unter Druck setzen, ihrem Sexualleben notfalls mit Chemie auf die Sprünge zu helfen.

2.5.2 Gesteigertes sexuelles Verlangen

Hypersexuelle Störungen sind diagnostisch schwer zu erfassen. So konnte sich die Diagnose im DSM-5 nicht etablieren und auch im ICD-11 wird sie als eigenständige Störung möglicherweise nicht vertreten sein. Hypersexuelles Verhalten zeichnet sich dadurch aus, dass alle Lebensbereiche, u.a. auch das Berufs- und Sozialleben, durch die sexuellen Verhaltensweisen deutlich beeinträchtig sind. Auch versuchen die Betroffenen vergeblich, ihre sexuellen Verhaltensweisen zu kontrollieren. Es kommt im weiteren Verlauf zu sozialen und beruflichen Funktionseinschränkungen mit erheblichem Leidendruck (Kafka, 2010).

Differenzialdiagnostisch muss bei dieser Symptomatik hypersexuelles Verhalten bei verschiedenen Erkrankungen ausgeschlossen werden: So kann Hypersexualität auch bei neurologischen Störungen (z.B. Temporallappenläsionen, Alzheimer, Huntington, Pick, Tourette, Epilepsie, Folgen neurochirurgischer Gehirneingriffe), endokrinen Erkrankungen (z.B. Testosteronproduzierende Hormone), psychischen Erkrankungen (z.B. bipolarer Störungen sowohl bei manischen als auch bei depressiven Symptomen), als Folge von Substanzmissbrauch oder Medikamenten und Persönlichkeitsstörungen auftreten.

Umsetzung in die klinische Praxis

Da hypersexuelle Störungen eher den Paraphilien als den sexuellen Funktionsstörungen zugerechnet werden, weicht das therapeutische Vorgehen von denen der Funktionsstörungen ab. Im ersten Schritt geht es um eine Beschränkung der sexuellen Stimuli und das Herausarbeiten von risikoreichen Situationen. In diesem Zusammenhang können Tagebuchaufzeichnungen und Verhaltensprotokolle sinnvoll sein. Im weiteren Verlauf sollten alternative Bewältigungsstrategien erarbeitet werden. Diesbezüglich kann unter anderem Skillstraining, soziales Kompetenztraining oder Entspannungsverfahren Hilfestellung leisten. Rückfälle können mit Hilfe von Verhaltensanalysen bearbeitet werden. Im weiteren therapeutischen Verlauf spielen zuneh-

Tabelle 3: Störungsmodell des reduzierten sexuellen Verlangens

Prädisponierende Faktoren (PF)	
Biologie/Physiologie	individuelles Kontinuum der sexuellen Appetenz, Altersvariablen, hormonelle Umstellung (Klimakterium), wenn weniger Sexualaktivität, dann geringere Hormonproduktion
Krankheit/ Medikamente/ Operationen	Depression, Zwänge, PTSD, Medikamente, Psychopharmaka, Hormone, organische Erkrankungen, Schmerzen, operative Eingriffe
Traumatische Erlebnisse	Sexueller Missbrauch, Vergewaltigung, sexuelle Verstümmelungen, Folter
Symptomsensibilisierende Ereignisse (SSE)	
Gesellschaft	religiös-philosophischer Hintergrund, sexueller Leistungsdruck, Normwandel der Sexualität im Sinne von Neoallianzen (z.B. Patchwork-Familien, Auflösung der traditionellen Vater-Mutter-Kind Familie) und Neosexualitäten (z.B. vielfältig praktizierte sexuelle Präferenzen)
Familie	Umgang mit Sex tabuisierend, Beobachtung sexueller Grenzüberschreitungen, unausgesprochene Verbote der Lustempfindung, negativer Umgang mit Selbstbefriedigung, asexuelle Vorbilder
Individuum	Bindungsprobleme, Angst vor Kontrollverlust, Versagensängste, negative Einstellung zur Sexualität, zwanghafte Einstellungen zu Körperfunktionen (Sauberkeit), individueller Leistungsdruck
Symptomauslösende Ereignisse (SAE)	
Kritische Sexualerfahrungen	kritische erste Erfahrungen unbefriedigend, negativ oder traumatisch, Versagenserlebnisse, unbefriedigendes Sexualleben in einer Partnerschaft, sexuelle Überforderung, paraphile/r, homosexuelle/r, bisexuelle/r Partnerin/Partner
Symptomaufrechterhaltende/-intensivierende Ereignisse (SAIE)	
Beziehung	Frau als „Heilige oder Hure"; Inzestangst: Partner/-in steht für ein Familienmitglied der Ursprungsfamilie; sexuelle Störung als Waffe im Beziehungskampf; sexuelle Störung zur Stabilisierung der Beziehung; Kinderwunsch: geplanter Verkehr, In vitro-Fertilisation
Sonstige Belastungen	berufliche/private Belastung, räumliche Einschränkung, Angst, gestört zu werden

–> Teufelskreis der Aufrechterhaltung und Verstärkung

mend Symptome wie innere Leere, Traurigkeit, Einsamkeit und Ängste eine wichtige Rolle (Carnes, 2001). Medikamentös kann unterstützend mit einem Selektiven Serotonin Wiederaufnahmehemmer (SSRI) behandelt werden (Kafka und Coleman, 1991). Es gibt auch Hinweise, dass eine Behandlung mit Naltrexon einen therapeutischen Effekt haben kann.

Patientenbeispiel:
Ein 41-Jähriger Patient erscheint mit folgender Symptomatik: Er lernte sechs bis sieben Frauen pro Woche über eine Internet-Plattform kennen. Sobald er mit einer Frau im Bett war, verlor er das Interesse an ihr. Zusätzlich befriedige er sich zwei bis dreimal am Tag. Trotz dieser häufigen sexuellen Kontakte fühlte er sich einsam, traurig und innerlich leer. Nach einer Behandlung mit einem SSRI (Citalopram 10 mg) sowie einer weiterführenden psychotherapeutischen Behandlung angelehnt an der dialektisch behaviourale Therapie nach Linehan (1993) konnte eine deutliche Reduktion der Symptomatik erreicht werden.

2.5.3 Erregungsstörungen

Symptomatik
Unter diese Diagnose fallen als weibliche Funktionsstörungen die Erregungsstörung und das Versagen genitaler Reaktionen, beim Mann die Erektionsstörungen. Die weibliche Erregungsstörung ist dadurch gekennzeichnet, dass die subjektiv empfundene sexuelle Erregung in Dauer und Stärke nicht ausreicht, um befriedigenden Geschlechtsverkehr zu haben. Dies kann begleitet sein von einer mangelnden oder ausbleibenden Lubrikation und Schwellreaktion der Geschlechtsorgane, wodurch der Verkehr auch objektiv erschwert wird. In der männlichen Form handelt es sich um Erektionsstörungen, wobei entweder die Erektion gänzlich ausbleibt oder in Dauer und Stärke für den Verkehr nicht ausreicht.

Ursachen der Erektionsstörung
Psychosoziale Einflüsse spielen bei fast allen Erektionsstörungen eine wichtige Rolle. Die meisten Erektionsstörungen haben jedoch eine somatische Problematik als Ursache. Diesbezüglich müssen zunächst organische Ursachen, wie z.B. Diabetes mellitus, Hyperlipidämie, Hypertonie, koronare Herzerkrankungen, neurologische und urologische Erkrankungen ausgeschlossen werden. Auch Medikamente wie Betablocker, Diuretika, SSRIs, Antikonvulsiva, Neuroleptika und Kortikoide können Erektionsstörungen verursachen. Des Weiteren spielen partnerbedingte Konflikte um Status und Dominanz, Probleme mit Intimität und Vertrauen sowie Schwierigkeiten mit sexueller Attraktivität und sexuellem Verlangen eine Rolle (siehe Tabelle 4). Im Verlauf von Erektionsschwierigkeiten entsteht ein Teufelskreis: so werden erotische Situationen weniger intensiv wahrgenommen, dadurch schwächt die Erektion zusätzlich ab und der Partner sowie Patient reagieren mit Abbruch der sexuellen Handlung als auch mit Anspannung und Enttäuschung. Im weiteren Verlauf kommt es bei dem Patienten zu Versagensangst und Vermeidungsverhalten. Die Identität als Mann wird in Frage gestellt, es folgt ein Verlust an sexueller Spontanität verbunden mit einer erhöhten Empfindlichkeit bzgl. einer negativen Reaktion.

! Merke: Somatische Ursachen sind die häufigsten Ursachen von Erektionsstörungen. Somit müssen organische Ursachen im Vorfeld immer abgeklärt werden. Trotzdem kann bei psychosozialen Einflüssen eine Sexualberatung oder Sexualpsychotherapie notwendig sein.

Umsetzung in die klinische Praxis
Häufig genügt eine Sexualberatung mit dem Ziel, mit dem Paar eine zufriedenstellende Sexualität auch ohne ausreichende Erektion zu erarbeiten. Zusätzlich kann dem Patienten zur Unterstützung seiner Erektion ein Penisring empfohlen werden. Liegen nur organische Ursachen der Erektionsstörung zu Grunde, so kann auch eine Behandlung mit einem PDE-5-Hemmer (z.B. Sildenafil) ausreichen. Bei Indikationsstellung bezüglich einer Sexualpsychotherapie (z.B. nach dem Hamburger-Modell) kann auch über eine unterstützende Behandlung mit einem PDE-5-Hemmer nachgedacht werden.

Patientenbeispiel:
Ein 52-jähriger Mann stellte sich zusammen mit seiner Ehefrau aufgrund einer Erektionsstörung vor. Der Patient berichtete, dass dieses Problem vor ca. 4 Jahren begonnen hatte. Zunehmend habe er Angst vor sexuellen Kontakten mit seiner Ehefrau, diesbezüglich habe sich auch eine sexuelle Lustlosigkeit entwickelt. Aktuell hätten sie nur noch alle 3 Monate Sex. Die Erektionsstörung war trotz Einnahme von Viagra weiterhin vorhanden. Eine Ausnahmesituation wären die gemeinsamen Urlaube, hier hätten sie bis zu 4-mal die Woche Geschlechtsverkehr. Beruflich war der Patient als Manager einer großen Firma angestellt und hatte teilweise einen 16-Stunden Tag. Die Partnerin erlebte die sexuellen Schwierigkeiten ihres Mannes als Ablehnung ihrer weiblichen Attraktivität. Nach Klärung der aus den Erektionsschwierigkeiten entstandenen Partnerschaftskonflikte, einem Stressmanagement sowie aufgrund gemeinsam verbrachter Zeit konnte eine Verminderung der Erektionsschwierigkeiten erreicht werden.

Ursachen der weiblichen Erregungsstörungen
Als Ursachen der Erregungsstörungen der Frauen werden Abwehr von Ängsten auf Beziehungsebene, Angst vor Zurückweisung, Ärger über den Partner und Unterdrückung aggressiver Impulse auf den Partner beobachtet. In einigen Fällen ist auch der Partner nicht in der Lage, angemessene und ausreichende sexuelle Stimulierung anzubieten oder die Frau ist bzgl. ihrer Aufmerksamkeit dem Partner zugewandt und nicht ihren eigenen sexuellen Bedürfnissen. Somatisch sind u.a. abzuklären: Östrogenmangel, Schädigung des Beckenplexus, Multiple Sklerose und diabetische/alkoholische Neuropathien (siehe Tabelle 5).

Umsetzung in die klinische Praxis
Ein Schwerpunkt im therapeutischen Prozess liegt in der Kontrolle über die eigene sexuelle Aktivität mit Selbstwertstärkung und einem Fokus auch bei sexuellen Situationen, nein sagen zu lernen. Ein Augenmerk liegt darauf, in entspannter und nicht ängstlicher Atmosphäre sexuelle Empfindungen und Erlebnisse wieder zu erlernen und zu genießen. Des Weiteren sind Masturbationsübungen zur Reduktion von sexuellen Ängsten und zum Kennenlernen der eigenen Sexualität wichtig.

Tabelle 4: Störungsmodell der Erektionsstörungen	
Prädisponierende Faktoren (PF)	
Biologie/Physiologie	Geringes Appetenzniveau, physiologische Störungen
Krankheit/Medikamente/ Operationen	Depression, Psychopharmaka, minimale Läsionen im Genitalbereich, Schmerzen, Diabetes mellitus, Hyperlipidämie, Hypertonie, koronare Herzerkrankungen, neurologische Erkrankungen, urologische Erkrankungen
Symptomsensibilisierende Ereignisse (SSE)	
Gesellschaft	sexueller Leistungsdruck, Mythen des Mannes als „Sexmaschine"
Familie	Umgang mit Sex tabuisierend oder „schmutzig", physische oder reale Grenzüberschreitungen, Bezugspersonen machen sich über Erektion lächerlich, symbolische Kastration des Sohnes durch ein Elternteil
Individuum	Geringer Selbstwert, Frau als „Heilige", „problematische" Sexualorientierung, nicht ausgelebte sexuelle Vorlieben, paraphile Präferenzen, Ängste wegen der Größe des Gliedes
Symptomauslösende Ereignisse (SAE)	
Kritische Sexualerfahrungen	Normale punktuelle Erektionsschwierigkeiten wird als Problem betrachtet, negative Reaktion der (ersten) Partnerin/des (ersten) Partners
Symptomaufrechterhaltende/-intensivierende Ereignisse (SAIE)	
Beziehung	Sexualität als Waffe in der Beziehung, mangelnde Stimulierung, geplanter Verkehr bei Kinderwunsch, Aversion gegen Partner
Sonstige Belastungen	Allgemeine Belastungen, z.B. Beruf, Sorgen, Ängste, mangelnde Gelegenheit, z.B. Kinder

–> Teufelskreis der Aufrechterhaltung und Verstärkung

Tabelle 5: Störungsmodell der sexuellen Erregung bei der Frau	
Prädisponierende Faktoren (PF)	
Biologie/Physiologie	Geringes Appetenzniveau, physiologische Störungen, angeborene anatomische Probleme, Geburt
Krankheit/ Medikamente/ Operationen	Depression, Zwang, Psychopharmaka, Schmerzen oder Scham, Operationen, Östrogenmangel, Schädigung des Beckenplexus, Multiple Sklerose, diabetische/alkoholische
Symptomsensibilisierende Ereignisse (SSE)	
Gesellschaft	Pflicht der Frau zu Lust und Orgasmus
Familie	Lustfeindliche Erziehung, Tabuisierung der Selbstbefriedigung, Verlassenheitserlebnisse,
Individuum	Lust des Mannes steht im Vordergrund, weibliche Sexualität ist unwichtig, Angst vor Kontrollverlust, selbst auferlegter Zwang zur Erregung zum Orgasmus
Symptomauslösende Ereignisse (SAE)	
Kritische Sexualerfahrungen	Übergriffe durch Männer, Vernachlässigung, aversive Praktiken beim Sex
Symptomaufrechterhaltende/-intensivierende Ereignisse (SAIE)	
Beziehung	Zu wenig Zeit für Zweisamkeit, Partner kommt zu schnell zum Orgasmus, mangelndes Verständnis des Partners, Druck durch den Partner wegen seiner narzisstischen Bedürfnisse nach Selbstbestätigung, Sexualstörung als Waffe in Auseinandersetzungen, Sexualstörung als Mittel, Beziehungen zu stabilisieren, Sexualität nach Plan bei Kinderwunsch, Schutz des Mannes vor dem Erkennen seiner eigenen Sexualstörung

–> Teufelskreis der Aufrechterhaltung und Verstärkung

4

2.5.4 Orgasmusstörungen

Symptomatik

Obwohl sich der männliche und weibliche Orgasmus in ihrer Phänomenologie unterscheiden, laufen beide ähnlich physiologisch ab; aus diesem Grund ergibt es Sinn, diese beiden Störungen zusammen zu beschreiben. Orgasmusstörungen liegen vor, wenn der Orgasmus nicht oder stark verzögert erlebt wird. Wir unterscheiden dabei generelle Orgasmusstörungen und Störungen beim Sexualverkehr. Bei letzterem kommt es zu einer befriedigenden Erregung während des Vorspieles und auch beim Koitus, die Erregung bricht jedoch plötzlich vor dem Orgasmus ab bzw. bleibt auf einem Punkt stehen. Es liegt also keine sexuelle Erregungsstörung vor. Bei der Diagnose weiblicher Orgasmusstörungen ist zu berücksichtigen, dass Frauen den Orgasmus nicht immer als notwendig empfinden. Statistiken zeigen, dass 35% beim Koitus selten oder nie zum Orgasmus kommen.

Behandlungsrelevant ist diese Störung nur, wenn die Patientinnen subjektiv darunter leiden oder, was häufiger der Fall ist, von ihren narzisstisch gekränkten Männern zur Therapie geschickt werden. Oft empfinden Männer den seltenen oder fehlenden Orgasmus ihrer Partnerinnen als belastender als diese selbst, da sie sich in ihrer männlichen Ehre gekränkt fühlen.

Das Gefühl mangelnder sexueller Befriedigung trotz Ejakulation/Orgasmus tritt bei beiden Geschlechtern eher selten auf. In diesem Zusammenhang beschreiben Frauen eine sexuelle Erregung, die sich im Verlauf des Sexualakts steigert, jedoch nie als Lusthöhepunkt empfunden wird. Männer schildern eine Ejakulation ohne Anspannung; es ist, als fließe der Samen ohne besonderes Empfinden einfach nur aus.

Die häufigste Orgasmusstörung beim Mann ist der vorzeitige Samenerguss (Ejaculatio praecox). Dabei wird unterschieden zwischen der Ejakulation schon bei sexueller Erregung vor dem Einführen des Gliedes, beim Einführen oder kurz danach. Die Männer beschreiben hier eine Unfähigkeit, die Erregung zu steuern, haben eine allgemeine Aufgeregtheit und Anspannung und versuchen, ihre Erregung durch Ablenkung zu steuern, was im Extremfall zu zusätzlichen Erektionsschwierigkeiten führen kann. Ein vorzeitiger Samenerguss wird von Männern erst dann als Problem gesehen, wenn die Probleme beim Koitus auftreten. Es kommt dann schnell zur Eskalation der Störung und zu zunehmendem Vermeidungsverhalten aufgrund von Erwartungsängsten. Laut Waldinger (2008) existieren vier verschiedene Typen des vorzeitigen Samenergusses. Er beschreibt den lebenslang vorherrschenden frühzeitigen Samenerguss, den erworbenen frühzeitigen Samenerguss, den natürlich variablen Typ, und den subjektiv empfundenen Typ. Eine Schwierigkeit, die sich im klinischen Alltag stellt, ist die Definition von ‚frühzeitig'. Weder der Versuch, ein Zeitlimit festzulegen, noch die Anzahl der Beckenbewegungen dafür heranzuziehen führt zu befriedigenden Ergebnissen.

Patientenbeispiel:

Ein 36-jähriger Patient stellte sich aufgrund eines frühzeitigen Samenergusses vor. Er wirkte im Kontakt theatralisch, jammerte und hatte große Angst vor Veränderung. Er beschrieb, dass er bei seiner Ehefrau schon seit Beginn der Partnerschaft nach 1-2 Minuten nach Einführen des Penis zum Orgasmus kommen würde. Auch in früheren Beziehungen sei dies stets der Fall gewesen. Beim Einführen des Penis habe er das Gefühl, ausgesaugt, von der Weiblichkeit gefangen und besessen zu werden. Des Weiteren hätte er den Gedanken, seinen Mann stehen und ‚der Hengst' sein zu müssen. Er habe es stets als seine Aufgabe gesehen, die Frau zu befriedigen und fühlte sich daher aufgrund des frühzeitigen Samenerguss nach dem Sex als „Loser". Eine allgemeine sexualtherapeutische Therapie zeigte am Anfang nur einen geringgradigen Effekt. Der Patient wurde im Anschluss in einer Psychotherapiegruppe für Männer angebunden, in der es hauptsächlich um die Stärkung des männlichen Selbstwerts ging. Die nach dieser Psychotherapiegruppe wiederaufgenommene Sexualtherapie nach dem Hamburger Modell (Hauch, 2013) führte nun zu einer Symptomreduktion und zu einem befriedigenden Sexualleben für beide Partner.

Ursachen des verzögerten und ausbleibenden Orgasmus
Da die Ursachen für die Störungen sexueller Erregungen als auch für Mann und Frau ähnlich sind, verweisen wir hier auf Tabelle 6.

Umsetzung in die klinische Praxis
Eine Aufgabe des Patienten ist es zu erlernen, bei Masturbationsübungen sein zwanghaftes Selbstbeobachten durch Fokussieren auf erotische Stimuli (Literatur oder Bilder/Filme) auszuschalten. Im weiteren therapeutischen Prozess soll der Patient seine eigenen sexuellen Phantasien erkunden und diese zur Reduktion seiner Selbstbeobachtung benutzen. Ein Augenmerk der Therapie liegt auch auf der Selbstverantwortung, die eigenen sexuellen Bedürfnisse und Wünsche zu äußern und zu leben. Falls sexuelle Verbote aus der Kindheit bestehen, müssen diese, genauso wie auch im späteren Entwicklungsprozess erlernte sexuelle Ängste, bearbeitet werden.

Ursachen des vorzeitigen Samenergusses (Ejaculatio praecox)
Ein Überblick über die Entstehungsbedingungen des vorzeitigen Samenergusses wird in Tabelle 7 präsentiert.

Tabelle 6: Störungsmodell der Orgasmusstörungen für beide Geschlechter

Prädisponierende Faktoren (PF)	
Biologie/Physiologie	physiologische Störungen, angeborene anatomische Probleme
Krankheit/Medikamente/ Operationen	Beeinträchtigung nervaler Strukturen (N. pudendus), Multiple Sklerose, diabetische/alkoholische Neuropathien, Testosterondefizit, Schilddrüsenunterfunktion, Störungen der Nebennierenrinde und Hypophyse, Psychopharmaka (besonders auf Serotoninrezeptor wirkende Antidepressiva)
Symptomsensibilisierende Ereignisse (SSE)	
Gesellschaft	Pflicht zu Lust und Orgasmus, sexuelle Mythen bezüglich des Orgasmus (siehe Box 1, Box 2)
Familie	Lustfeindliche Erziehung, Tabuisierung der Selbstbefriedigung
Individuum	Angst vor Kontrollverlust, Ekel, Schuldgefühle, Angst vor Selbstverlust, ständiges Selbstbeobachten beim Koitus, Fixiert sein auf das Erreichen des Höhepunktes, negatives Selbstbild
Symptomauslösende Ereignisse (SAE)	
Kritische Sexualerfahrungen	Verallgemeinerung weniger negativer sexueller Erfahrungen bezüglich des Orgasmuserlebens.
Symptomaufrechterhaltende/-intensivierende Ereignisse (SAIE)	
Beziehung	Negative Gefühle gegenüber dem Partner, mangelndes Verständnis des Partners, Druck durch den Partner wegen seiner narzisstischen Bedürfnisse nach Selbstbestätigung, Unfähigkeit, sexuelle Wünsche dem Partner gegenüber zu äußern.

–> Teufelskreis der Aufrechterhaltung und Verstärkung

Tabelle 7: Störungsmodell über Ejaculatio praecox	
Prädisponierende Faktoren (PF)	
Biologie/Physiologie	evolutionsbiologische begründete Prädisposition (je schneller, desto effizienter), physiologisch bedingte Übererregbarkeit, Hyposensitivität des 5-HT 2C und/oder Hypersensitivität des 5-HT 1A Rezeptoren
Krankheit/ Medikamente/ Operationen	Phimose
Symptomsensibilisierende Ereignisse (SSE)	
Gesellschaft	Leistungsdenken, Mythos Mann – endlose Potenz, Befriedigung des Partners/der Partnerin als Maßstab
Familie	Tabuisierung der Selbstbefriedigung
Individuum	Hang zur Eile, schnelle Selbstbefriedigung aus Angst, entdeckt zu werden, mangelndes Wissen über Sexualität der Frau
Symptomauslösende Ereignisse (SAE)	
Kritische Sexualerfahrungen	Angst, beobachtet zu werden, zu intensive Stimulation und/oder langes Vorspiel, besonders bei frühen Sexualerfahrungen, Versagenserlebnis
Symptomaufrechterhaltende/-intensivierende Ereignisse (SAIE)	
Beziehung	Sexualstörung als Waffe, Störung als Mittel der Stabilisierung der Beziehung, problemverstärkende Sexualpraktiken, Partner/in fordernd/destruktiv

–> Teufelskreis der Aufrechterhaltung und Verstärkung

Umsetzung in die klinische Praxis

Zur Unterstützung einer Sexualpsychotherapie kann eine Behandlung mit einem SSRI in Erwägung gezogen werden. Diesbezüglich wurde das Präparat Dapoxetin, welches sich durch seine geringe Halbswertszeit von 3 Stunden auszeichnet, zugelassen – ungeeignet durch seine schnelle Halbwertszeit als Antidepressivum. Im klinischen Alltag konnte sich das Präparat jedoch kaum durchsetzen, aufgrund der nur geringfügig verzögerten Ejakulationslatenz von circa einer Minute (Pryor et al., 2006).

2.5.5 Nachorgastische Verstimmungen

Nicht explizit im ICD-10 ausgeführt, aber auch dort kodierbar, sind die nachorgastischen Verstimmungen (Kodierung im ICD-10: F52.8). Dabei beschreiben die Patienten nach dem Orgasmus bei Selbstbefriedigung oder Verkehr unangenehme körperliche Zustände; oft wird von depressiven Einbrüchen, Weinanfällen, Gereiztheit, innerer Unruhe, Schlafstörungen, Ekel und subaggressiven Gefühlen berichtet. Wie bei der sexuellen Aversion handelt es sich um keine sexuelle Funktionsstörung im engeren Sinn, die Störung führt jedoch durchgängig zu einem ausgeprägten Vermeidungsverhalten in Bezug auf jede sexuelle Betätigung, denen die Verstimmungen folgen. Fast immer ist auch die sexuelle Funktionsfähigkeit selbst in einem oder mehreren Aspekten gestört.

Epidemiologische Daten zu dieser Symptomatik fehlen und auch in der klinischen Praxis werden diese Symptome selten beobachtet.

Umsetzung in die klinische Praxis

Etablierte medikamentöse Behandlungen für nachorgastische Verstimmungen sind bisher nicht bekannt. Psychotherapeutisch liegt der Fokus auf der Bearbeitung zugrunde liegender Konflikte oder eingefahrener Verhaltensmuster. Durch das dysfunktionale Erleben der eigenen Bedürfnisse ist im weiteren Verlauf der Sexualtherapie Achtsamkeitstraining und Genusstrainings nötig.

2.5.6 Sexuelle Schmerzstörungen (Vaginismus, Dyspareunie)

Symptomatik des Vaginismus

Unter dem Begriff „nichtorgastischer Vaginismus" versteht man die spastische Verengung des äußeren Drittels der Scheide und der Beckenbodenmuskulatur bei normalen anatomischen Verhältnissen als Reaktion auf vorgestellten oder versuchten Geschlechtsverkehr; auch der Versuch, etwas in die Scheide einzuführen (Tampon, Finger, Spekulum etc.), führt meist zur Verkrampfung. Die Verkrampfung ist oft nicht schmerzhaft, sondern das Einführen des Tampons oder Penis gegen den muskulären Widerstand. Die Partner von Frauen mit einem Vaginismus zeichnen sich meist durch einen passiv-abhängigen, mitfühlenden und verständnisvollen Charakter aus und sind oft unsicher bezüglich ihrer eigenen Sexualität. Dabei ist unklar, ob die Partnerwahl der Frau dieses Phänomen beeinflusst oder ob nur Partner mit einem solchem Charakter bereit sind, eine Beziehung mit einer unbefriedigten Sexualität aufrecht zu erhalten. Auch könnte eine Verunsicherung in der männlichen Sexualität, ausgelöst durch das vaginistische Problem, dieses Phänomen erklären. Einerseits hat das Verhalten des Partners eine stabilisierende Funktion für die Partnerschaft, andererseits verstärkt die schonende Haltung des Partners die Symptomatik.

Patientenbeispiel:

Eine 28-jährige Patienten, die sich mit ihrem Partner vorstellte, beschrieb, dass beide das letzte Mal Geschlechtsverkehr vor ca. 5 Jahren gehabt hätten. Damals sei dies nur aufgrund von zu viel Alkoholkonsum beiderseits möglich gewesen. Den letzten Versuch hätten sie vor einem Jahr unternommen. Obwohl beide Lust auf Sexualität hätten, würden sie den Geschlechtsverkehr meiden. Es sei immer die gleiche Schwierigkeit. Wenn er in sie eindringen wollte, sei sie so verkrampft, dass dies nicht gelinge oder nur unter Schmerzen möglich sei. In den ersten Monaten ihrer 9-jährigen Beziehung hätte dieses

Problem nicht bestanden. Der Partner wirkt im gesamten Gespräch bezüglich seiner Partnerin sehr verständnisvoll und einfühlsam. Bei der Exploration seiner eigenen Sexualität wird schnell eine diesbezügliche Verunsicherung sichtbar.
Therapeutisch wurde mit dem Paar nach dem Hamburger-Modell gearbeitet. In den Einzelübungen der Frau wurden zusätzlich Vaginal-Dilatoren eingesetzt. Beginnend mit einem sehr kleinen Stab wurden diese zunehmender größer. Es wurde zum jeweils größeren Stab gewechselt, nachdem der vorherige ohne Schwierigkeit 2-3-mal eingeführt werden konnte. Im Verlauf des therapeutischen Vorgehens wurden die Dilatoren in die Paarübungen integriert. Mit dem Partner wurde des Weiteren an seinem männlichem Selbstwert gearbeitet. Bei einer Katamnese nach 1 Jahr war eine lustvolle Sexualität in der Partnerschaft ohne vaginistische Symptome zu verzeichnen.

Ursachen des Vaginismus:
Der Vaginismus wird therapeutisch als eine spezifische Form der Penetrationsabwehr verstanden. Angst vor Nähe und Enttäuschung in der Partnerschaft sind bei den Patientinnen nicht selten zu finden. Die Befürchtung vor einem schmerzhaften und unangenehmen Koitus führt zu einem Vermeidungsverhalten durch die Patientin. Der rücksichtsvolle Charakter des Partners unterstützt die Koitusvermeidung zusätzlich (siehe Tabelle 8).

Umsetzung in die klinische Praxis
Zur psychotherapeutischen Behandlung gibt es unter anderem sexual-verhaltenstherapeutische Verfahren und das Hamburger-Modell als Manual. Bei den Einzelübungen werden in diesem Zusammenhang Vaginaldilatoren eingesetzt. Ergänzend können progressive Muskelrelaxation nach Jacobsen und Kegelübungen den Heilungsprozess verbessern. Bei den Kegelübungen wird der Musculus pubococcygeus angespannt und entspannt. Dabei müssen die Übungen mindestens 3-mal täglich wiederholt werden.

Ursachen der Dyspareunie:
Nichts selten findet man bei Patienten und Patientinnen im Vorfeld somatische Ursachen (u. a. Vulvovaginitis durch Pilze, Infektion der bartholinischen Drüsen, Herpesinfektionen des Genitalbereiches, Urethritis). Obwohl die somatischen Ursachen ausgeheilt sind, bestehen weiterhin schmerzhafte Symptome beim Sexualakt. Gleichzeitig sind psychische Konflikte wie Erwartungsängste, Sexualängste, Partnerschaftskonflikte, phobische/ sexuell aversive Reaktionen und Schuldgefühle oft vorhanden (siehe Tabelle 9). Differenzialdiagnostisch müssen organische Erkrankungen, u. a. gynäkologisch, urologisch oder internistisch abgeklärt werden.

! Merke: Die Behandlung sexueller Schmerzstörungen erfordert häufig einen interdisziplinären Therapieansatz.

Symptomatik der Dyspareunie
Eine Dyspareunie bei der Frau wird dann diagnostiziert, wenn vor, während oder nach dem Koitus ein Stechen, Schmerzen, Druck, Brennen oder sonstiges schmerzhaftes Gefühl im Bereich der Scheide auftreten. Die Schmerzen können unterschiedlich stark beschrieben werden. Teilweise können die Patientinnen den Ort des Schmerzes klar beschreiben.
Eine Dyspareunie beim Mann ist ebenfalls gekennzeichnet durch schmerzhafte Empfindungen beim Einführen des Gliedes, hierbei wird in den meisten Fällen von Schmerzen im Bereich der Eichel berichtet, die als überempfindlich geschildert wird und den Verkehr unerträglich macht. Seltener treten Schmerzen bei der Ejakulation auf.

Patientenbeispiel:
Frau M. (29 Jahre alt) beschrieb bei ihrem Ersttermin, dass sie meistens Schmerzen beim Sexualakt habe. Während des Geschlechtsverkehrs würden brennende Schmerzen in der Nähe der Dammregion auftreten. Somatische Ursachen einer Dyspareunie seien von der Gynäkologin ausgeschlossen wor-

Tabelle 8: Störungsmodell des Vaginismus

Prädisponierende Faktoren (PF)	
Biologie/Physiologie	Anomalien der Geschlechtsorgane
Krankheit/Medikamente/ Operationen	frühe, auch nicht sexuell begründete Verletzungen im Genitalbereich, Erkrankungen der Genitalien, auch ausgeheilt, Schmerzen, Operationen oder Bestrahlungen.
Symptomsensibilisierende Ereignisse (SSE)	
Gesellschaft	Fehlinformationen zum „1. Mal"
Familie	Erleben der Sexualität als schrecklich oder schmerzhaft, schambesetzte Erziehung, nicht vorhandene Aufklärung
Individuum	Nichtbefassen mit den eigenen Genitalien, Hässlichkeit des Genitals; Ängste, dass ein Mann das Genital sehen könnte; Angst, dass die Scheide zu klein und/oder der Penis zu groß ist; Angst vor Schwangerschaft; negative Erfahrungen beim Gynäkologen
Symptomauslösende Ereignisse (SAE)	
Kritische Sexualerfahrungen	schmerzhafte Erfahrungen beim „1. Mal", sexueller Missbrauch, Erleben sexueller Gewalt, schmerzhafte Sexualpraktiken
Symptomaufrechterhaltende/-intensivierende Ereignisse (SAIE)	
Beziehung	Symptom als Ausdruck einer Beziehungsstörung

–> Teufelskreis der Aufrechterhaltung und Verstärkung

Tabelle 9: Störungsmodell der Dypareunie

Prädisponierende Faktoren (PF)	
Biologie/Physiologie	erhöhte Schmerzanfälligkeit, Anomalien der Geschlechtsorgane
Krankheit/ Medikamente/ Operationen	Entzündungen/Verletzungen der Schamlippen, Vulvovaginitis durch Pilze, Trichomonaden, Herpesinfektionen des Genitalbereiches, Östrogenmangel, Zysten, Infektion der bartholinischen Drüsen, Narbenbildung als Operationsfolgen, Diabetes mellitus, Urethritis, Zystitis, Endometriose, Ovarialzysten und -tumore, extragenitales Schmerzsyndrom (z.B. Coxarthrose, Wurzelkompression), Spasmus der Abdominalmuskulatur, Vestibulitis-Vulvae Syndrom, Vulvadermatosen (Psoriasis, seborrhoische Dermatitis, chronische Kontaktdermatitis, Lichen simplex, planus, sclerosus), Verletzungen im Genitalbereich, Bestrahlungen im Genitalbereich
Symptomsensibilisierende Ereignisse (SSE)	
Gesellschaft	Fehlinformationen zum „1. Mal"
Familie	Erleben der Sexualität als schrecklich oder schmerzhaft, schambesetzte Erziehung, nicht vorhandene Aufklärung
Individuum	Nichtbefassen mit den eigenen Genitalien, Hässlichkeit des Genitals; Ängste, dass ein Mann das Genital sehen könnte, Angst, dass die Scheide zu klein und/oder der Penis zu groß ist; Angst vor Schwangerschaft; phobische/ sexuell aversive Reaktionen, Schuldgefühle bzgl. der eigenen Sexualität
Symptomauslösende Ereignisse (SAE)	
Kritische Sexualerfahrungen	schmerzhafte Erfahrungen beim „1. Mal", sexueller Missbrauch, Erleben sexueller Gewalt, schmerzhafte Sexualpraktiken
Symptomaufrechterhaltende/-intensivierende Ereignisse (SAIE)	
Beziehung	Symptom als Ausdruck einer Beziehungsstörung

–> Teufelskreis der Aufrechterhaltung und Verstärkung

den. Die Patientin schilderte, schon die ersten Sexualakte wären schwierig gewesen, aufgrund ihres erst verspätet eingerissenen Jungfernhäutchens. Auch sei es nach den ersten Sexualakten zu einer schweren Pilzinfektion gekommen. Auf Grund einer Affäre im 18. Lebensjahr mit einem 20 Jahre älteren Mann, dessen Ehe daran zerbrach, beständen schwere Schuldgefühle. Besonders aufgrund der sexuellen Erlebnisse mit diesem Mann verurteilte sich die Patientin selbst und verschloss Teile ihrer Sexualität.
Therapeutisch wurde mit der Patientin und ihrem Partner nach dem Hamburger-Modell gearbeitet. Zusätzlich benutzte die Patientin in den Einzelübungen einen Glasdildo, den sie vorher in einem warmen Wasserbad erwärmte und mit dem sie die schmerzhafte Stelle massierte. Im Fokus der Behandlung standen zusätzlich die Schuldgefühle, die sich die Patientin im Zusammenhang mit der Affäre machte. Ein weiteres Thema der Therapie war ein positiver und lustvoller Umgang mit ihren sexuellen Bedürfnissen.

Umsetzung in die klinische Praxis

Ein Schwerpunkt der Sexualpsychotherapie ist die Bearbeitung möglicher kognitiver Themen. Auch das Erlernen von Entspannungsverfahren oder eine spezifische Physiotherapie für den Becken- und Genitalbereich kann den Behandlungsverlauf positiv beeinflussen. Physiotherapeutisch können die Patientinnen z.B. die schmerzhafte Stelle mit einem im warmen Wasserbad gewärmten Glasdildo bearbeiten. Als Gleitmittel kann bei dieser Einzelübung Johanniskrautöl eingesetzt werden.

3 Frequently Asked Questions (FAQ)

1. *In welchem Rahmen soll Sexualtherapie stattfinden?*

→ In den meisten Fällen ist es wichtig, die Therapie mit dem Betroffenen zu beginnen, dann den Partner/die Partnerin hinzuzuziehen. Gruppentherapie mit anderen Betroffenen, meist den Paaren, ist eine sinnvolle Ergänzung. Die durchaus sinnvolle Idee, Therapeuten beiderlei Geschlechts in die Therapie einzubeziehen, scheitert meist an organisatorischen und besonders finanziellen Problemen.

2. *Welche Sprache soll der Therapeut benutzen?*

→ Die Sprache, das heißt die Wortwahl für sexuelle Sachverhalte, sollte dem Sprachniveau der Patienten anfangs angepasst sein. Lateinisierung und Vulgarisierung der Sprache sollte vermieden werden.

Zentrale Lerninhalte

→ Diagnostik: orientiert am sexuellen Reaktionszyklus: Appetenz – Erregung – Orgasmus – Refraktärphase; dazu Schmerz- und Angststörungen im Zusammenhang mit Sexualität.
→ Alle Störungen erfordern die Zusammenarbeit von Arzt und Psychotherapeut.
→ Funktionsstörungen müssen aus der Biografie verstanden werden. Missbrauch als Ursache ist nicht häufig.
→ Sexualtherapie ist fast immer ein Teil umfassender Psychotherapie.
→ Die Einstellung des Therapeuten zur eigenen Sexualität muss reflektiert werden.

3. *Ist eine Integration psychologischer und ärztlicher Maßnahmen sinnvoll?*

→ Ja, besonders in den Fällen, in denen empirisch gesicherte Erfolge mit medikamentöser Unterstützung berichtet werden. Vor Aufnahme einer Sexualtherapie muss die organische Seite gründlich abgeklärt werden.

4 Prüfungsfragen

1. An welchem Schema orientiert sich die diagnostische Einteilung sexueller Funktionsstörungen?
2. Differenzialdiagnostische Erwägungen zu den Störungen sexuellen Verlangens.
3. Differenzialdiagnostische Überlegungen zu Vaginismus und Dyspareunie.
4. Welche diagnostischen Veränderungen haben in den letzten zwei Jahrzehnten stattgefunden?
5. Welche Rolle spielen Störungen sexueller Präferenz bei sexuellen Funktionsstörungen?
6. Welche Rolle spielen gestörte Beziehungen in der Aufrechterhaltung sexueller Funktionsstörungen?
7. Welche Mechanismen tragen zur Aufrechterhaltung sexueller Funktionsstörungen bei?
8. Wie ist das allgemeine therapeutische Vorgehen beim Hamburger Modell?
9. Welche therapeutischen Besonderheiten sind bei der Behandlung des Vaginismus zu beachten?
10. Welche Bedeutung spielen sexuelle Mythen bei der Aufrechterhaltung von sexuellen Funktionsstörungen? Nennen Sie Beispiele für sexuelle Mythen.

5 Literatur

a) zitierte Literatur

- Annon, J. (1987). Einfache Verhaltenstherapie bei sexuellen Problemen. In J. M. Swanson & K. A. Forest (Eds.), Die Sexualität des Mannes (pp. 250–271). Köln: Deutscher Ärzteverlag.
- Association, A. P., & American Psychiatric Association. (2013). Diagnostic and Statistical Manual of Mental Disorders, Fifth Edition. Diagnostic and Statistical Manual of Mental Disorders 4th edition TR. Retrieved from dsm.psychiatryonline.org
- Basson, R. (2002). A model of women's sexual arousal. J Sex Marital Ther, 28(1), 1–10. Retrieved from http://www.ncbi.nlm.nih.gov/entrez/query.fcgi?cmd=Retrieve&db=PubMed&dopt=Citation&list_uids=11928174
- Briken, P., Franque, F., & Berner, M. (2013). Paraphilie und hypersexuelle Störungen. In P. Briken & M. Berner (Eds.), Praxisbuch sexueller Störungen (pp. 239–249). Stuttgart, New York: Thieme.
- Carnes, P. (2001). Out of the Shadows: Understanding Sexual Addiction. Center City, Minnesota: Hazelden Publishing.
- Clement, U. (2001). Systemische Sexualtherapie. Zeitschrift Für Sexualforschung, 14, 95–112.
- Driemeyer, W., & Signerski-Krieger, J. (2013). Sexuelle Funktionsstörungen. Ansichten und Aussichten. Psychotherapie Im Dialog, 14(2), 16–25.
- Hartmann, U. (1994). Diagnostik und Therapie der erektilen Dysfunktion. Theoretische Grundlagen und Praxisempfehlungen aus einer multidisziplinären Spezialsprechstunde. Bern: Peter Lang.
- Hartmann, U. (1997). Psychological subtypes of erectile dysfunction: results of statistically analyses and clinical practice. World Journal of Urology, 15(1), 56–64.
- Hauch, M. (2013). Paartherapie bei sexuellen Störungen: Das Hamburger Modell – Konzept und Technik. Stuttgart: Thieme.
- Kafka, M. P. (2010). Hypersexual disorder: A proposed diagnosis for DSM-V. Archives of Sexual Behavior, 39(2), 377–400.
- Kafka, M. P., & Coleman, E. (1991). Serotonin and paraphilias: the convergence of mood, impulse and compulsive disorders. Journal of Clinical Psychopharmacology, 11, 223.
- Kaplan, H. S. (1988). Sexualaversion, sexuelle Phobien und Paniksyndrome. Stuttgart: Enke.
- Kaplan, H. S. (1999). Sexualtherapie bei Störungen des sexuellen Verlangens. Stuttgart: Thieme.
- Linehan, M. M. (1993). Cognitive-behavioral treatment of borderline personality disorder. New York: Guilford Press.
- Lobitz, W., & Lopiccolo, J. (1972). New methods in the behavioral treatment of sexual dysfunction. Journal of Behavior Therapy and Experimental Psychiatry, 3(4), 265–271.
- M. Adams, Donald W. Robinson, K. (2001). Shame Reduction, Affect Regulation, and Sexual Boundary Development: Essential Building Blocks of Sexual Addiction Treatment. Sexual Addiction & Compulsivity, 8, 23-44.
- Maß, R., Bauer, R., & Briken, P. (2014). Das Hamburger Modell der Sexualtherapie – Evaluation der Intensivtherapien 1995 bis 2011. Zeitschrift Für Sexualforschung, 27(4), 352–370.
- Masters, W. H., & Johnson, V. E. (1970). Human sexual inadequacy. Boston: Little Brown.
- Masters, W. H., & Johnson, V. E. (1973). Impotenz und Anorgasmie. Hamburg: Goverts, Krüger & Stahlberg.
- Nobre, P. J., & Pinto-Gouveia, J. (2006). Dysfunctional sexual beliefs as vulnerability factors to sexual dysfunction. Journal of Sex Research, 43(1), 68–75.
- Pryor, J. L., Althof, S. E., Steidle, C., Rosen, R. C., Hellstrom, W. J., Shabsigh, R., ... Kell, S. (2006). Efficacy and tolerability of dapoxetine in treatment of premature ejaculation: an integrated analysis of two double-blind, randomised controlled trials. Lancet, 368(9539), 929–937.
- Scharff, J. M. (2006). Körperliche Berührungen in der Psychoanalyse. Psychotherapie Im Dialog, 2, 133–139.
- Schnarch, D. (1997). Passionate marriage. Sex, love, and intimacy in emotionally committed relationships. New York: Norton.
- Schnarch, D. (2006). Die Psychologie sexueller Leidenschaft. Stuttgart: Klett-Cotta.
- Schnarch, D. (2011). Intimität und Verlangen. Sexuelle Leidenschaft wieder erwecken. Stuttgart: Klett-Cotta.
- Sigusch, V. (2013). Kultureller Wandel der sexuellen Verhältnisse. In P. Briken & M. Berner (Eds.), Praxisbuch sexueller Störungen (pp. 18–24). Stuttgart: Thieme.
- Simons, J. S., & Carey, M. P. (2001). Prevalence of sexual dysfunctions: Results from a decade of research. Archives of Sexual Behavior, 30(2), 177-219.
- Singer-Kaplan, H. S. (1974). The New Sex Therapy. New York: Brunner/Mazel.
- Waldinger, M. D. (2008). Premature ejaculation: different pathophysiologies and etiologies determine its treatment. Journal of Sex & Marital Therapy, 34(1), 1–13.

- World Health Organization. (1992). The ICD-10 Classification of Mental and Behavioural Disorders. International Classification, 10, 1–267.
- Zilbergeld, B. (1994). Die Sexualität der Männer. Tübingen: dgvt.

b) weiterführende Literatur

- Becker, S., Hauch, M. & Leiblein, H.(2009). Sex, Lügen und Internet. Sexualwissenschaftliche und psychotherapeutische Perspektiven. Gießen: Psychosozial.
- Briken, P. & Berner, M. (2013). Praxisbuch sexueller Störungen. Stuttgart, New York: Thieme.
- Brockhausen, B. (2015). Guter Sex geht anders: So finden Sie Erfüllung zu zweit. Wege aus Langeweile, Frust und Unsicherheit. Aus dem Erfahrungsschatz einer Sexual-Therapeutin. Hannover: Humbold.
- Clement, U. (2004). Systemische Sexualtherapie. Stuttgart: Klett-Kotta.
- Clement, U. (2006). Guter Sex trotz Liebe. Wege aus der verkehrsberuhigten Zone. Berlin: Ullstein.
- Hauch, M. (2013). Paartherapie bei sexuellen Störungen. Das Hamburger Modell: Konzept und Technik. Stuttgart: Thieme.
- Quindeau, I. (2014). Sexualität Buchreihe: Analyse der Psyche und Psychotherapie. Gießen: Psychosozial.
- Schnarch, D. (2009). Die Psychologie sexueller Leidenschaft. München: Piper.
- Sigusch, V. (2007). Sexuelle Störungen und ihre Behandlung. Stuttgart: Thieme.

4.10 Psychische Störungen bei Patienten mit medizinischen Krankheitsfaktoren

4.10.1 Schmerzstörung

Paul Nilges und Joachim Korb

1 Einleitung

In diesem Kapitel stellen wir somatische und psychologische Aspekte der häufigsten in der Praxis auftretenden Schmerzen dar, beschreiben symptomspezifische und -übergreifende diagnostische und therapeutische Aspekte sowie geeignete Vorgehensweisen bei der Behandlung von Patienten.
Einer kurzen theoretischen Einführung folgen Kapitel zu physiologischen, operanten und kognitiven Verfahren der psychologischen Schmerztherapie. Diese Trennung der Interventionsebenen haben wir aus didaktischen Gründen gewählt: In der therapeutischen Praxis bestehen weitgehende Überschneidungen und zum Teil noch nicht verstandene – und damit wenig genutzte – Transfers und Wechselwirkungen zwischen den verschiedenen Interventionsformen. Hinweise auf weiterführende und vertiefende Literatur schließen den Beitrag ab.
Schmerz ist in psychologischen Praxen bisher selten der primäre Behandlungsanlass. Allerdings bestehen Schmerzen häufig als Begleitsymptomatik oder als zusätzliche Belastung. Zunehmend wird aber auch Patienten mit der Hauptindikation „Schmerz" eine psychologische Behandlung empfohlen.
„Schmerz ist eine unangenehme sensorische und emotionale Erfahrung, die mit tatsächlichem oder drohendem Gewebsschaden verbunden ist, oder in Begriffen einer solchen Schädigung beschrieben wird" (IASP Subcommittee on Taxonomy, 1979)
Aus dieser Definition der International Association for the Study of Pain (IASP) ergibt sich zwingend die Bedeutung von Emotionen, Kognitionen sowie Verhalten bei der Diagnose und Behandlung von Schmerz. „Chronisch" heißen Schmerzen entsprechend einer unscharfen, aber pragmatischen Definition dann, wenn sie länger als sechs Monate anhalten.

Schmerztherapie ist traditionell die **Aufgabe des Arztes:** „Einfache" Zahnschmerzen, chronische Schmerzen bei Erkrankungen wie Krebs oder entzündlichem Rheuma, besonders jedoch starke Akutschmerzen nach Operationen oder Unfällen mit schweren Verletzungen prägen unsere Vorstellungen. Vor allem die **Anästhesie** und insbesondere die damit eng assoziierte Notfallmedizin ist durch das Motto gekennzeichnet „nicht warten, handeln". Das Bild des Arztes, der im wehenden Kittel auf dem Weg zur Reanimation ist, prägt unsere Erwartungen an die Medizin: **Machbarkeit** und **Schnelligkeit** sind die Schlüsselbegriffe. Demgegenüber müsste das Motto der Schmerztherapie in den meisten Fällen eher lauten: „Nicht einfach machen, erst mal hinschauen und abwarten." Diese Haltung ist für viele Patienten irritierend, die eine sofortige und anhaltende Hilfe erwarten, die z.T. auch von Experten als Rechtsanspruch formuliert wird: „Kein Mensch muss in Deutschland noch unter Schmerzen leiden." Ebenso irritierend ist die Rolle der Psychologie in der Schmerzbehandlung („Bei mir ist das aber nicht psychisch ...").
Im Unterschied zu überwiegend asymptomatischen chronischen Erkrankungen wie Diabetes und Bluthochdruck besteht bei chronischen Schmerzen aufgrund der meist anhaltenden **aversiven Symptomatik** in der Beziehung zwischen Patient und Behandler (unabhängig von der Profession) ein besonderer und **doppelter Druck:**

- auf Patientenseite als **Leidensdruck** mit **hohen Erwartungen** an schnelle Lösungen,
- auf Behandlerseite als **Erfolgsdruck**.

„Und Sie können durch Gespräche meine Schmerzen wegkriegen ...??" ist eine gelegentliche provozierende Eingangsfrage von Patienten, die zu Psychologen geschickt werden. „Na ja, ausschließen kann man das natürlich nicht – erst einmal sollten wir uns aber gemeinsam einen Überblick verschaffen" ist eine der in diesem Fall möglichen Erwiderungen („augenzwinkernd" und ohne die bei Psychotherapeuten übliche „Neigung zur Selbstverkleinerung").
Zusammenhänge zwischen Schmerzen und Verhalten zu finden und für den Patienten nachvollziehbar herzustellen ist einer der wichtigsten Schritte in der interdisziplinären Schmerztherapie. Ziel ist es, eigene Einflussmöglichkeiten zusammen mit den Patienten zu entdecken.

Schmerz als **subjektives Phänomen** ist im Unterschied zu Hypertonie und Diabetes nicht beweisbar und auch nicht widerlegbar. Patienten erwarten aber eine „richtige", d.h. in der Regel „beweisende" Diagnose („Ich will ja nur endlich wissen, woher das kommt") – und denken dabei an Krankheiten, die einen klaren Namen haben. Daher rührt auch die Faszination für gut klingende, aber schwierig zu klassifizierende und schlecht definierte Störungen (z. B. Fibromyalgie, Lumboischialgie).
Die grobe Aufteilung in gesund vs. krank ist bei der Suche nach möglichen Ursachen chronischer Schmerzen regelmäßig wenig hilfreich: „Wir fangen erst langsam an zu begreifen, dass Pathologie für die Symptome irrelevant ist und Nicht-Pathologie gelegentlich den Vorrang hat. Und was machen wir, wenn für Schmerz beides zutrifft?" (Bilkey, 1996).
Patienten werden natürlich auch von der Familie und Kollegen gefragt: „Was ist es denn jetzt, was haben die denn gefunden?" Fehlende „krankhafte" Befunde, also mangelnde „richtige" Erklärungen für die Schmerzen, sind die Ursache für das Glaubwürdigkeitsproblem, das bei der psychologischen Schmerzbe-

handlung meist ein zentrales Thema ist, das die Arbeitsbeziehung sehr prägt.

Bei Behandlungsbeginn reagieren auch manche Psychologen ungünstig auf die skizzierten Besonderheiten: Die Identifikation mit dem Leiden und der Not der Patienten und damit verbundene diagnostische und therapeutische Misserfolge in Kombination mit der eigenen Unsicherheit in der somatischen Diagnostik führen gelegentlich zu somatisch-diagnostischem Aktionismus auf Psychologenseite. Die Anregung, weitere somatische Diagnostik zu suchen, ist für Schmerzpatienten am Anfang der Schmerzentwicklung ein oft sinnvoller Vorschlag und kann die Beziehung zum Patienten verbessern. Eine psychologische Schmerztherapie ohne sorgfältige ärztliche Untersuchung zu Beginn ist ein Kunstfehler!

Falsch und zumindest riskant ist eine erneute „Abklärung" allerdings dann, wenn bereits eine sorgfältige Diagnostik durch einen ärztlichen Schmerztherapeuten oder eine spezialisierte Klinik abgeschlossen ist und der Patient zur psychologischen Weiterbehandlung überwiesen wurde. Diese Form der Rückdelegation „deklassiert" Psychotherapie zur „Notlösung", bis die „eigentliche Ursache" gefunden wird, und erhöht wiederum das Risiko einer „somatischen Fixierung" durch die Konzentration auf irrelevante Nebenbefunde.

Die andere Seite ist die Überforderung der Patienten durch „Psychologisieren". Somatische Faktoren werden ignoriert und der Bedeutungsrahmen von Schmerzen auf psychologische Prozesse eingeengt: „Warum hatten Sie denn gestern schon wieder Kopfschmerzen, was wollte Ihr Körper Ihnen damit sagen?"

Wenn im Verlauf der Behandlung neue bzw. andere Schmerzen auftreten, kann (in Absprache mit einem kooperierenden Arzt) eine erneute Diagnostik allerdings wiederum notwendig werden.

Ziel sollte es sein, mit den Patienten gemeinsam eine „wissenschaftliche" Haltung zu entwickeln. Bei der Verhaltensanalyse gilt es, einfache somatische und psychologische Kausalattributionen („Sie müssen sich von Ihrem Partner trennen, dann haben Sie auch keine Kopfschmerzen mehr ..."; „Das ist halt der Verschleiß") zu vermeiden. Stattdessen geht es darum, angemessene und differenzierte biopsychosoziale Modelle zu erarbeiten, deren Erklärung plausibler ist und die Interventionen auf verschiedenen Ebenen überzeugender begründen. Zudem wird der traditionelle Leib-Seele-Dualismus mit seinen negativen Konsequenzen dadurch umgangen, dass somatische Interventionen (z. B. Entspannungsverfahren oder die Empfehlung von Physiotherapie und körperlichem Training) auch Themen der psychologischen Behandlung sind.

4

2 Theoretische Inhalte und Kenntnisse

Bei fast allen Schmerzformen sind Frauen häufiger betroffen. Dies bezieht sich sowohl auf die Schmerzprävalenz selbst als auch auf die Behandlungssuche (zu Geschlechtsunterschieden bei Schmerz siehe Seemann und Nilges, 2001).

Unabhängig von der Lokalisation hat sich inzwischen ein biopsychosoziales Schmerzkonzept durchgesetzt. In dessen Sinn werden Schmerzen nach physiologischen, kognitiv-emotionalen und Verhaltensaspekten differenziert. Es gibt kein für alle Beschwerden gleichermaßen zutreffendes Störungsmodell, die Bedeutung der einzelnen Dimensionen variiert innerhalb der Schmerzarten selbst stärker als zwischen den unterschiedlichen Schmerzformen.

Schmerzarten

Die häufigsten Schmerzen betreffen Kopf und Rücken mit einer Lebenszeitprävalenz von jeweils über 80 %, d. h., fast jeder Mensch hat irgendwann einmal in seinem Leben diese Beschwerden.

Bei **Rückenschmerzen** werden unspezifische von somatisch weitgehend erklärbaren Schmerzen unterschieden: Bei über 85 % ist es nicht möglich, spezifische Strukturen oder pathologische somatische Vorgänge mit den Schmerzen zu korrelieren. Eine Vielzahl möglicher Funktionsstörungen (Muskulatur, Bänder, Gelenke, vegetatives Nervensystem) kann starke und anhaltende Beschwerden verursachen. Mit bildgebenden Verfahren lassen sich solche Faktoren nicht ausreichend sicher identifizieren. Gleichzeitig werden bei der Diagnostik mit Computer- oder Kernspintomographie viele falsch positive Befunde erhoben und als „Pathologie" oder Erklärung der Schmerzen den Patienten mitgeteilt. Tatsächlich gehen Experten inzwischen davon aus, dass z. B. degenerative Veränderungen der Wirbelsäule so normal sind wie die mit den Jahren zunehmende Faltenbildung im Gesicht (Alf Nachemson, schwedischer Wirbelsäulenexperte).

Im Gegensatz zu den weit verbreiteten Befürchtungen nehmen Rückenschmerzen im höheren Alter nicht zu, sondern tatsächlich ab. Während sich Rückenschmerzen am häufigsten in der Altersgruppe zwischen 40 und 60 Jahren finden, geben Menschen über 80 im Vergleich zu allen anderen Altersgruppen die wenigsten Rückenschmerzen an (McFarlane et al., 2012)

Die häufigste **Kopfschmerz**form ist der Spannungskopfschmerz, gefolgt von Migräne. Spannungskopfschmerz und Migräne sind „primäre" Kopfschmerzen, d. h., sie sind keine Symptome einer zugrunde liegenden somatischen Krankheit. Die Ursachen sind – wie bei Rückenschmerzen auch – weitgehend unbekannt. Bestätigt hat sich die Bedeutung psychosozialer Faktoren für Entwicklung und Verlauf dieser Beschwerden. Die Verhaltenstherapie ist bei diesen Schmerzformen – auch im Vergleich zu den derzeit bekannten medizinischen Behandlungsformen – gut wirksam.

Werden über einen längeren Zeitraum regelmäßig Medikamente gegen Kopfschmerzen eingenommen, besteht die Gefahr, **medikamenteninduzierte** Beschwerden zu entwickeln. Der Verdacht besteht immer dann, wenn Patienten von anhaltenden Kopfschmerzen und täglicher Medikamenteneinnahme gegen Schmerzen (nicht aufgrund anderer Indikationen) berichten. In diesem Falle ist vor einer Psychotherapie ein Entzug – in der Regel stationär – durchzuführen.

Eine Klassifikation der über 150 Kopfschmerzformen hat das Kopfschmerz-Klassifikations-Komitee der International Headache Society 2004 vorgenommen.

Gesichtsschmerzen erleben bis zu 25 % der Menschen im Laufe eines Jahres, wobei ein Altersgipfel zwischen dem 25. und 45. Lebensjahr liegt und eine erhebliche Abnahme nach diesem Zeitraum feststellbar ist. Gesichtsschmerzen treten im Unterschied zu anderen Schmerzformen umso öfter auf, je höher der Bildungsstand ist. Die häufigste Form stellen Myoarthropathien (wörtl.: Muskel- und Gelenkbeschwerden) dar, d.h. Beschwerden mit vermutlich primär muskulärer Ursache. Da diese Beschwerden leicht mit Zahnschmerzen verwechselt werden, besteht hier vor allem die Gefahr von iatrogenen Schädigungen. **Neuropathische Schmerzen** sind Beschwerden, die auf pathologische Veränderungen des nozizeptiven Systems selbst zurückgeführt werden. Diese Schädigung kann auf mechanischen, stoffwechselbedingten oder krankheitsbedingten Veränderungen beruhen: Phantomschmerz, Polyneuropathien (z.B. bei Diabetes oder Alkoholmissbrauch), Schmerzen nach Herpes zoster (Gürtelrose) und das „chronic regional pain syndrome" (CRPS; dazu zählen u.a. früher als Morbus Sudeck bezeichnete Beschwerden). Bei diesen Schmerzformen ist die Funktion des Schmerzleitungssystems selbst beeinträchtigt. In Schmerzkliniken und -ambulanzen leiden etwa 40% der Patienten unter diesen Beschwerden, die sich auch als Folge von Operationen oder anderen somatischen Traumata entwickeln können: Nach Amputationen von Gliedmaßen, nach Operationen wie Zahnextraktionen, Eingriffen im Bauch- oder Brustraum sind anhaltende chronische Schmerzen noch immer häufig (zur möglichen Vermittlung eines zutreffenden Schmerzmodells siehe Kasten 1). Psychologische Verfahren zielen hier vor allem auf die Verarbeitung der Krankheitsfolgen.

Kasten 1: Vermittlung eines Schmerzmodells

Die Patientin leidet unter Handschmerzen nach einem Bruch des Handgelenkes und anschließender Versorgung: Diagnose M. Sudeck.

Patientin: Die sagen mir alle, da sei nichts mehr, aber das tut doch so weh, da muss doch noch was sein. Und ich muss immer aufpassen, dass ich nirgendwo dran komme.
Psychologe: Schmerz weist uns ja normalerweise darauf hin, dass eine Schädigung des Körpers vorliegt oder droht, so ein bisschen wie eine Alarmanlage. Sie kennen das doch: Bei den neuen Autos ist das ja serienmäßig eingebaut. Wenn jemand versucht, z.B. das Auto zu stehlen, geht der Alarm los.
Patientin: Ja, so was haben wir auch in unserem Auto.
Psychologe: Was machen Sie denn, wenn der Alarm abends um zehn losgeht?
Patientin: Ich laufe natürlich raus und sehe nach, ob jemand versucht, das Auto zu klauen!
Psychologe: Genau, und wenn Sie feststellen, dass alles o.k. ist, dann stellen Sie den Alarm ab – und ärgern sich erst mal über die Störung. Vielleicht warten Sie auch hinter der Haustür, vielleicht versucht ein Dieb das ja noch mal.
Patientin: Richtig, das kommt ja manchmal vor.
Psychologe: Wenn der Alarm kurz darauf wieder losgeht, werden Sie erst mal wieder rauslaufen und nachschauen. Spätestens beim dritten Mal werden Sie aber nicht mehr nach dem Dieb suchen, sondern Sie werden sich eher fragen: Was ist mit der Alarmanlage los, ist die vielleicht zu gut eingestellt? Das passiert manchmal auch bei uns. Schmerz warnt dann nicht mehr vor einem Problem, sondern ist selbst zum Problem geworden.
(Dank an Martina Moog, die uns auf diese Metapher gebracht hat!)

Spezifische pathologische Veränderungen sind bei chronischen Schmerzen selten. So ist der regelmäßig angeschuldigte Bandscheibenvorfall vermutlich für weniger als 5% der Patienten mit Rückenschmerzen von Bedeutung. Auch tumorbedingte Kopfschmerzen sind eine – zum Glück – rare Ausnahme. Die existierenden physiologischen Schmerzmodelle sind für chronischen Schmerz noch immer sehr unbefriedigend. Sie können anhaltende Schmerzen und Schmerzzunahme trotz fehlender Reize, Überreaktionen, muskuläre und vegetative Mitreaktionen sowie neuroplastische Veränderungen nur sehr unzureichend erklären.
Die „Zeitfenster" physiologischer Modelle sind sehr eng und decken meist nur die ersten Sekunden eines Schmerzereignisses ab. Plausible somatische Störungsmodelle finden sich nur für wenige sehr spezifische Schmerzformen (z.B. Gürtelrose = Herpes zoster). Ähnliches gilt auch für die Psychologie:

! **Merke:** Die Suche nach einer spezifischen Pathologie (z.B. „die Schmerzpersönlichkeit", „Schmerz als Depressionsäquivalent") oder nach Typologien wie der „Migränepersönlichkeit", dem „typischen" Kreuzschmerzpatienten oder der „typischen" Gesichtsschmerzpatientin sind ergebnislos geblieben.

Psychologische Klassifikation der Schmerzstörung

Die diagnostischen Kriterien der International Classification of Diseases (ICD-10; Dilling, Mombour und Schmidt, 2011) setzen für die Diagnose einer somatoformen Störung voraus, dass die vorhandenen körperlichen Befunde die vorhandene Symptomatik nicht oder nicht ausreichend erklären. Da Schmerzen ohne klare körperliche Befunde überwiegen, wäre dieses Eingangskriterium für fast alle Schmerzen „eigentlich" erfüllt. Damit wird die Diagnose in wichtigen Teilen als Fremdbeurteilung durch den somatischen Untersucher gestellt – eine anhaltende Quelle von Missverständnissen, Konflikten und Belastungen für Patienten und Behandler.
Eine positive Diagnostik psychologischer Faktoren in Form einer Verhaltensanalyse mit plausiblen Zusammenhängen zwischen Schmerzentwicklung und psychosozialen Faktoren ist für eine zuverlässige Diagnose notwendig. Komplizierend wirkt sich allerdings dabei aus, dass Patienten auch dann diese Information zurückhalten, wenn nach eigener Einschätzung psychosoziale Einflüsse bedeutsam sind, um nicht die Glaubwürdigkeit der Schmerzen und damit die Sorgfalt bei somatischer Diagnostik zu riskieren. Diese Befürchtungen sind bei den noch immer anzutreffenden einfachen Schmerzmodellen vieler Behandler realistisch (Stationsarzt zum Psychologen: „Gucken Sie sich den mal an, der hat nichts Organisches ...!")
In der klinischen Praxis wird dieses Problem dadurch gelöst, dass die Konzepte zu den relevanten somatischen Faktoren erweitert werden. Anstelle der selten diagnostizierbaren Krankheiten werden auch Funktionsstörungen ohne engere pathologische Substrate als ursächlich relevant gewertet. Dieser Entwicklung trägt die seit 2009 in der deutschen ICD eingeführte Diagnose „Chronischer Schmerz mit Somatischen und Psychischen Faktoren" (F45.41) Rechnung (Nilges und Rief, 2010). Diese

diagnostische Kategorie erfasst Schmerzformen, bei denen somatische Erkrankungen (z.B. Neuralgie nach Gürtelrose) oder Pathomechanismen (z.B. Migräne) zwar teilweise bekannt sind, die Varianz der Beschwerden und damit verbundene Beeinträchtigungen sowie der Behandlungserfolg jedoch wesentlich durch psychologische Faktoren beeinflusst werden. Im DSM-5 wird diese Entwicklung fortgeführt. Die Diagnose „Somatische Belastungsstörung mit Überwiegendem Schmerz" ersetzt die „Schmerzstörung". Im Fokus stehen für die Diagnosestellung nicht mehr fehlende körperliche Befunde sondern positive psychologische Kriterien wie schmerzbezogene Kognitionen, Ängste und Verhaltensaspekte (Falkai und Wittchen, 2015).

Schmerz und psychische Störungen

Die verbreitete Meinung, dass chronische Schmerzen zu Depressionen führen müssen, ist falsch; ebenso die Ansicht, dass Schmerzen bei Patienten ohne somatischen Befund ein „depressives Äquivalent" darstellen, also eine andere Ausdrucksform einer Depression sind.

Liegen Schmerz und weitere Störungen (somatisch, psychophysiologisch, psychisch) gleichzeitig vor, können übereilt kausale Beziehungen konstruiert werden. Tatsächlich handelt es sich häufig um Ko-Morbiditäten, erfahrungsgemäß um Erkrankungen, die den behandlungsrelevanten Schmerz zwar nicht auslösen, aber durchaus zu seiner Aufrechterhaltung beitragen können.

Die Häufigkeit psychischer Störungen (Mehrfachdiagnosen entsprechend der Achse I des DSM) ist nicht von der Zeitdauer der Schmerzen abhängig, sondern vom Ausmaß der Chronifizierung. Bei einer nicht über die Zeit definierten Klassifikation der Patienten nach drei Stadien der Chronifizierung (Merkmale sind u.a. Ausdehnung der Schmerzen, Medikamenteneinnahme, Zahl der Klinikaufenthalte etc.; vgl. www.schmerz-zentrum.de) zeigte sich eine Häufung von Störungen entsprechend Achse I des DSM-III-R. Bei den meisten Patienten in den Stadien I und II konnte keine Diagnose gestellt werden.

Kasten 2: Fordyce – Wie alles begann

Psychologische Schmerztherapie – Die ersten Schritte

Wilbert Fordyce, mit dessen Name die Einführung verhaltenstherapeutischer Konzepte in die Schmerzdiagnostik und -therapie verbunden ist, beschreibt den Anfang. Ein Patient mit einer in Remission befindlichen Polyarthritis war 1966 stationär in der Universitätsklinik Washington. Ziel der Behandlung war die Verbesserung der Mobilität, die durch anatomische Defekte erheblich eingeschränkt war. Wörtlich berichtet Fordyce:

„Der Patient weigerte sich donnerstags, das Bett zu verlassen, weil die Schmerzen bei Bewegungen zu stark seien. In der Fortbildung für das Team wurde freitags von einem externen Experten eine Vorlesung zum Thema Einflüsse zwischenmenschlicher Reaktionen auf Verhalten gehalten. Bei der täglichen Visite am folgenden Montag hatten wir die verrückte Idee, am Krankenbett auf jede Erwähnung von Schmerzen mit einem Blick aus dem Fenster zu reagieren als Weg, soziales Feedback zu verändern. Es war unverschämt und gefühlskalt, aber wir versuchten es. Zwei oder drei dieser Wortwechsel kamen an diesem ersten Morgen vor: Er sprach über Schmerz und wir drehten unsere Köpfe und schauten aus dem Fenster. Wir gingen zum nächsten Zimmer. Aus Gründen, die vielleicht nur eine höhere Macht kennt, stand der Patient auf, zog sich an, ging zur Krankengymnastik und versäumte keine Anwendung mehr. Seine Mobilität verbesserte sich erheblich. Wir ignorierten weiterhin konsequent sein Schmerzverhalten. Am Nachmittag des zweiten Tages sagte er zu einer Krankenschwester: Ich weiß, was die machen, sobald ich Schmerz erwähne, schauen die aus dem Fenster. Das Prinzip funktioniert demnach auch, wenn es dem Patienten bewusst ist" (Fordyce, 1996). – Ausgangspunkt war nicht die Frage, ist der Schmerz psychisch oder somatisch bedingt, sondern: Wie kann ein Problemverhalten (Schonung, Vermeidung) beeinflusst werden? (Ein Überblick zur Entwicklung verhaltenstherapeutischer Konzepte in der Schmerztherapie findet sich bei Kaiser und Nilges, 2015.)

Abbildung 1: Angst-Vermeidungs-Modell

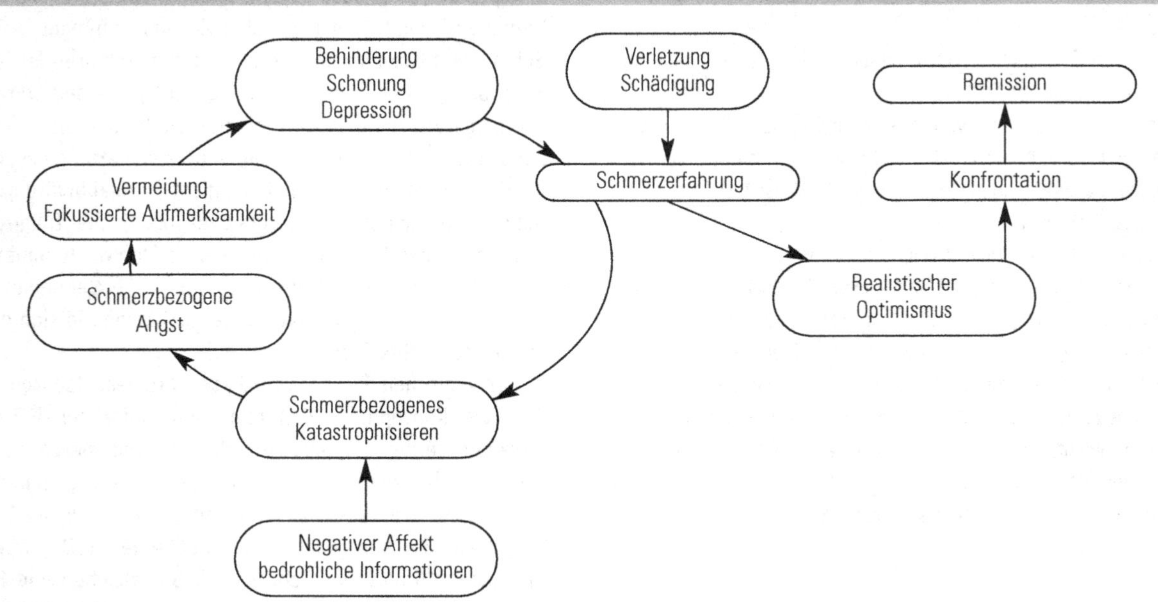

4

Bei der Mehrzahl der Patienten liegen Schmerzen unterschiedlicher Lokalisation gleichzeitig vor, z. B. leidet etwa die Hälfte der Patienten mit Gesichtsschmerzen auch unter Rückenschmerzen. Es ist wichtig, dass Beschwerden ausreichend differenziert betrachtet werden. Die Prozesse, die Rückenschmerzen aufrechterhalten, können andere sein als die für die Persistenz von Gesichtsschmerzen wesentlichen Faktoren.
Kaum vom Thema Schmerz trennbar ist die Annahme, dass eine körperliche Schädigung immer die „eigentliche" Schmerzursache ist. Daraus resultiert die Erwartung, dass Bewegung und Belastung zur Verschlimmerung dieser Schädigung führen und dass der „Körper Ruhe braucht", um eine erfolgreiche Heilung nicht zu gefährden. Die Konsequenz dieses weit verbreiteten Konzeptes ist Vermeidungsverhalten, das Patienten oft dann noch fortführen, wenn relevante körperliche Ursachen ausgeschlossen sind und Schmerzen bereits jahrelang bestehen. Das entsprechende Verhalten – z. B. Hinken, Schonung, häufiges Reiben oder Berührung der schmerzenden Stelle – kann bei längst ausgeheilter Verletzung fortbestehen.

Verhaltenstherapeutische Ansätze konzentrieren sich zunehmend auf die Konfrontation – graduell, aber auch massiert, in vivo und in sensu – mit Schmerzreizen bzw. Schmerz selbst. Ziel ist der Abbau von Problemverhalten, das auch auf physiologischer sowie kognitiv-emotionaler Ebene nachteilige Konsequenzen hat.

Kasten 3: Stationsbesprechung

Thema ist eine Patientin mit Beinschmerzen, die seit zwei Wochen stationär behandelt wird und durch ein auffallendes Schonverhalten von Beginn an allen im Team bekannt ist. Eine Besserung des Gangbildes ist zwar erkennbar, der Krankengymnast berichtet, dass er nicht versteht, warum die Patientin in der Einzeltherapie eingeübte Bewegungsmuster nicht unmittelbar umsetzt und stattdessen bei Verlassen des KG-Raumes erneut in Hinken verfällt: „Warum macht die Patientin das, will die was damit erreichen, darf es der nicht besser gehen?", äußert er mit fragendem Blick auf die Sozialarbeiterin seine Skepsis. Der Stationsarzt bemerkt: „Ich hatte bis vor 2 Wochen nach einem Bruch im Sprunggelenk einen Gipsfuß. Ich muss mich heute noch jedes Mal beim Aufstehen morgens oder auch nur vom Stuhl zwingen, normal zu gehen, obwohl ich keine Schmerzen mehr habe. Ich habe mir das über die Zeit vorher so angewöhnt und habe dadurch vermieden, beim Auftreten starke Schmerzen zu provozieren."
Diskrepanzen zwischen Verhalten und Befund werden häufig als Hinweis auf „Psyche", Aggravation oder Simulation interpretiert. Tatsächlich ist die Korrelation zwischen offenem Schmerzverhalten, Schmerzintensität, physiologischen Veränderungen sowie Emotionen und Kognitionen klein – eine ständige Quelle von Missverständnissen und Belastungen der Beziehung zwischen Patienten und Behandlern.

! **Merke:** Fehlende Befunde sind normal und kein Beleg dafür, dass es sich um „psychisch" bedingte Beschwerden handelt.

Diagnostik

Für die Diagnostik von Schmerz wurden spezifische Verfahren und Techniken für Eingangs-, Verlaufs- und Ergebnisuntersuchung entwickelt. Die Deutsche Schmerzgesellschaft (DGSS; www.dgss.org) hat sich um Standards bemüht und überarbeitet die bisherigen Empfehlungen. Auch die Deutsche Gesellschaft für Psychologische Schmerztherapie und -forschung (DGPSF; www.dgpsf.de) hat als Psychologische Fachgesellschaft Empfehlungen veröffentlicht, welche Verfahren für die Schmerzdiagnostik geeignet sind.

Fragebögen

Zur Erfassung von Angst und Depression sollten immer auch Fragebögen eingesetzt werden, ebenso wie für die verschiedenen Aspekte von Schmerz wie affektives und sensorisches Erleben, Bewältigungsstrategien und Behinderung. Die Selbstschilderung der Patienten ist für viele Merkmale – trotz der für diese Patientengruppe geltenden Einschränkungen – noch immer genauer als somatische Untersuchungsbefunde: Die Angst, dass Schmerzen durch den Beruf verursacht oder verstärkt werden, entscheidet wesentlich über die weitere soziale Entwicklung; das Ausmaß an Behinderung wird bei Patienten mit Rückenschmerzen über einen Zeitraum von einem Jahr durch die Ausprägung von Katastrophisieren zuverlässiger vorhergesagt als durch die somatischen Untersuchungsparameter.

Zunehmende Bedeutung erlangen allerdings solche Verfahren, bei denen ein expliziter Bezug zu den Beschwerden hergestellt wird. Dazu gehören der Fragebogen zur Erfassung der Schmerzverarbeitung (FESV; Geissner, 2001), der u.a. schmerzbezogene Hilflosigkeit, Depression und Angst erfasst. Zunehmend verwendet wird der FABQ in der Übersetzung von Pfingsten et al. (1997). Spezifische körperliche Angstsymptome (z. B. Herzrasen, Kloßgefühl) werden u. a. mit der Beschwerdeliste (von Zerssen und Petermann, 2011) erfasst.
Zur Einschätzung des Grades der subjektiven Beeinträchtigung lässt sich der mit sieben Items kurze Pain Disability Index (PDI; Dillmann et al., 1994) als Screening-Verfahren verwenden. Dieses Instrument wird auch von den Patienten gut akzeptiert. Im Vergleich zu anderen Verfahren ist der PDI weniger syndromabhängig, d.h., er ist bei Kopfschmerzpatienten ebenso verwendbar wie bei Patienten mit Rückenschmerzen.
Die beiden Dimensionen von Schmerz – sensorisch und affektiv – können zuverlässig mit der Schmerzempfindungs-Skala (SES; Geissner, 1996) erfasst werden. Die affektive Dimension beschreibt dabei den „Leidensaspekt", enge Beziehungen zu Angst, Depression und Hilflosigkeit sind feststellbar.
Die Übersetzung von Schmerz in nachvollziehbare Schätzungen – Zahlen von 0-10, Strecken auf einer Geraden oder mit Hilfe von Gesichtsschemata („smiley") für Kinder – ist ein wichtiger Schritt zu Kommunikation, Diagnostik und Therapieevaluation. Patienten im deutschsprachigen Raum sind den Umgang mit dieser Form der Schätzung oft nicht gewohnt und sollten sorgfältig instruiert werden: „Schmerz ist immer subjektiv! Es gibt keine richtige oder falsche Schmerzschätzung. Die einzige ‚richtige' Schmerzstärke ist die, die sie empfinden. Es geht auch nicht darum, Unterschiede zwischen Patienten herauszufinden, sondern um Unterschiede zum Beispiel vor und nach Behand-

lungen, nach krankengymnastischen Anwendungen, nach Entspannungsverfahren und im Verlaufe des Tages. Das ist wichtig, damit wir gemeinsam Ansatzpunkte für die weitere Behandlung finden."

Um Informationen über längerfristige Verläufe zu erhalten, sollten mehrere Schätzungen täglich vorgenommen werden. Schmerztagebücher enthalten meist vier Messzeitpunkte täglich und sind von 0 (= kein Schmerz) bis 10 (= stärkster vorstellbarer Schmerz) skaliert.

> **!** **Merke:** Eine hohe Ausprägung auf der affektiven Schmerzdimension weist auf die Bedeutung psychischer Einflussfaktoren hin und besagt nichts über die Genese: Auch Schmerz bei einer Krebserkrankung kann stark affektiv gefärbt sein.
> Bei Schmerz sind immer gleichzeitig emotionale und sensorische Aspekte beteiligt.

Anamnese und Erstkontakt – Besonderheiten im Umgang mit Schmerzpatienten

Die Anamnese ist das wichtigste Verfahren in der Diagnostik chronischer Schmerzen. Über die erhobenen Informationen hinaus ist der Verlauf des Gesprächs, die Art der sich entwickelnden Beziehung zwischen Patient und Behandler entscheidend für die weitere Therapie und damit für Erfolge und Misserfolge, speziell für Patienten mit langer Vorgeschichte und oft enttäuschten Hoffnungen.

Nur wenige Schmerzpatienten suchen aus eigenem Entschluss eine psychotherapeutische Praxis auf oder fragen während eines Klinikaufenthaltes nach einem Termin bei einem Psychologen. Meist werden sie von ärztlicher Seite „geschickt", bevorzugt dann, wenn die medizinische Behandlung stagniert. Vor dem psychologischen Erstkontakt bestehen daher nicht selten erhebliche Vorbehalte. Die Patienten befürchten, als psychisch krank abgestempelt zu werden („Ich hab's doch im Kreuz und nicht an der Waffel!"), dass ihre Schmerzen nicht ernst genommen oder die medizinischen und physiotherapeutischen Maßnahmen reduziert oder gar eingestellt werden könnten. Psychotherapie wird oft in Verbindung gebracht mit einer langwierigen Suche nach psychischen Ursachen und Aufarbeitung ihrer Vergangenheit oder ihrer Partnerschaft („Eins sage ich Ihnen gleich, meine Ehe ist völlig in Ordnung!"). Das Krankheitsmodell der Patienten ist in der Regel stark an medizinisch-somatischen Erklärungsversuchen orientiert (Bandscheibe, Wirbelsäule usw.). Selbst wenn ein allgemeines Verständnis für psychophysiologische Zusammenhänge vorhanden ist, wird dies nicht unbedingt auf die eigene Schmerzsymptomatik angewandt.

Den Patienten als Erstes nach seinen Zielen oder Erwartungen zu fragen („Was führt Sie zu mir? Was kann ich für Sie tun?") ist zwar üblicherweise sinnvoll, als Einstieg in ein Erstgespräch mit einem Schmerzpatienten ist dieses Vorgehen aber meist unangemessen. Bei der Ursachenzuschreibung dominieren somatische Konzepte. Für Einfluss- und Änderungsmöglichkeiten besteht dagegen bei den meisten Patienten eher eine psychosoziale Orientierung: dass Stress Einfluss auf Schmerzen hat und Verbesserungen der Lebensumstände auch zu Änderungen der Schmerzen führen können, nehmen fast alle Schmerzpatienten an, auch wenn ebenso fast alle davon ausgehen, dass einfache somatische Gründe für die ursprüngliche Genese ihre Beschwerden vorliegen. D.h., kritisch ist das Thema „Ursachenzuschreibung", während „Veränderungserwartungen" durchaus mit psychologischen Konzepten vereinbar sind.

Günstig ist es an dieser Stelle bereits, das Ziel „ohne Schmerzen leben" anzusprechen: „Sie haben ja keine Behandlung begonnen, um **mit** den Schmerzen zu leben, sie wollen ja **ohne** leben. Ob das möglich ist und wie lange es dauert, dieses Ziel zu erreichen, wissen wir ja beide nicht. Bis es so weit ist, kann das Ziel ja lauten: besser als bisher mit den Beschwerden leben."

Wesentlich für einen guten Erstkontakt ist es, eine mögliche somatische Grundlage der Schmerzen zu akzeptieren und dies dem Patienten auch zum Ausdruck zu bringen. Dazu gehört, sich für seine medizinischen Befunde zu interessieren und deutlich zu machen, dass – falls notwendig und vorgesehen – die medizinische Behandlung weiterläuft und eine psychologische Therapie als Ergänzung und nicht als Ersatz anzusehen ist.

Ein möglicher Einstieg ist es auch, die Ausgangssituation aufzugreifen und die momentane Stimmungslage des Patienten gezielt anzusprechen (z. B. „Ich könnte mir vorstellen, dass Sie sich jetzt fragen, was Sie eigentlich bei mir sollen"). Nebenbei erhält man auf diesem Wege oft schon gleich zu Beginn wichtige Informationen über Vorstellungen oder Vorbehalte des Patienten sowie eventuell auch über (nicht immer positive) Vorerfahrungen. Dieses Vorgehen empfiehlt sich allerdings nicht bei Patienten, die ihre Skepsis sehr deutlich – und nicht selten mit aggressivem Unterton – signalisieren.

Regeln für die Anamnese

Die folgenden „Regeln" können als grobe Orientierung dienen. Sie können helfen, typische Fehler zu vermeiden, und dazu beitragen, eine gute Arbeitsbasis herzustellen:

- symptomatischer Zugang, d. h. Beginn mit den Schmerzen selbst
- Wechsel zwischen Exploration und Information: Schmerzkonzepte, Ziele und Methoden der Diagnostik, Sinn und Möglichkeiten der Schmerzmessung mit Zahlen
- keine Kategorisierung in psychogen vs. somatogen

Man vermeide auf jeden Fall, den Eindruck zu vermitteln, man suche nun nach „der psychischen Ursache", der alleinigen Erklärung für die Schmerzen des Patienten.

- Integration der Vorbefunde, d. h. möglichst viele Vorinformationen nutzen
- Prozessanalyse, d. h., der Schwerpunkt liegt auf der Entwicklung und den aufrechterhaltenden Faktoren, auslösende Situation und „eigentliche" Ursache sind oft nicht mehr rekonstruierbar oder irrelevant
- Fremdanamnese, wenn möglich

Eine unvoreingenommene Anamnese, so wird gelegentlich betont, sei nur durch den Verzicht auf Vorinformationen möglich. Nach unseren Erfahrungen spricht sehr viel mehr für ein sorgfältiges Durcharbeiten vorhandener Unterlagen und vorbereitende Notizen bereits vor dem ersten Kontakt (vgl. Nilges und Diezemann, 2017):

- Patienten fühlen sich ernst genommen, wenn sie merken, dass man den Inhalt ihrer Akten kennt – für manche trotz jahrelanger Krankengeschichte eine neue Erfahrung.
- Patientenunterlagen enthalten meist wichtige Informationen zu psychologischen Fragestellungen, zu Vorerfahrungen im Ge-

sundheitswesen (z. B. ärgerlicher Unterton in Arztbriefen, auffallende Häufung von Arztbefunden in bestimmten Zeiträumen).

- Frühere Krankheiten und besondere Lebensereignisse werden vergessen. Gezieltes Nachfragen aufgrund von Vorbefunden ergibt häufig ein vollständigeres Bild.
- Informationen durch Pflegepersonal und Ärzte können wertvolle Hinweise zur Entwicklung diagnostischer Hypothesen geben (z. B. Wer brachte den Patienten; kam der Patient liegend, mit Gehstützen, im Rollstuhl?).
- Die Patienten erwarten berechtigterweise, dass ihre Vorarbeit berücksichtigt wird. D.h., wenn Patienten, wie inzwischen Standard, bereits vor der Aufnahme einen Schmerzfragebogen mit darin enthaltenen psychologischen Fragebögen ausfüllen, ist es sinnvoll, sich bereits in der Anamnese auf diese Informationen zu beziehen.
- Vorliegende Fragebogenergebnisse können als wichtige Hilfe dienen, die Exploration wird wesentlich erleichtert, wenn im Gespräch die Vorangaben der Patienten als Anknüpfungspunkte gewählt werden.

Eine Besprechung des Ergebnisses der Schmerzempfindungsskala (SES) mit dem Patienten kann ein Ausgangspunkt für die Einführung psychologischer Aspekte sein: „Bei Durchsicht und Auswertung Ihrer Unterlagen ist mir aufgefallen, dass Sie sich – auch im Vergleich mit anderen Schmerzpatienten – besonders stark durch Ihre Beschwerden belastet fühlen, dass sie Ihnen besonders viel auszumachen scheinen. Können Sie mir mehr darüber sagen, haben Sie eine Idee, warum?" Die Unterlagen sollten mit der nötigen Distanz gelesen werden: Die häufigsten Schmerzdiagnosen sind lediglich Beschreibungen und keine Erklärungen der Beschwerden (Nilges und Gerbershagen, 1994). Der Umgang mit Schmerz in der Herkunftsfamilie, die im Alltag gültigen Konzepte und damit Bewertungen stellen Weichen für die Reaktion auf Schmerzerfahrungen: „Krank ist man erst, wenn man im Krankenhaus liegt" ist eine typische Aussage eher „robuster" und tendenziell zu Überforderung neigender Patienten, während die Fehlinterpretation von alltäglichen Missempfindungen als Krankheitssymptome eher zu Unterforderung führen dürfte („Stellen Sie sich vor, in meiner Familie sind ja viele an Herzproblemen gestorben, und ich hatte heute morgen, nachdem ich 3 Stockwerke hochgegangen bin, so einen Druck auf der Brust. Und dann hat die Schwester festgestellt, dass ich einen Puls von 100 hatte, so schlecht geht es mir ..."). Die biografische Anamnese sollte Informationen zu den engeren Mitgliedern der Herkunftsfamilie enthalten, d. h. zu Gesundheit bzw. Krankheit oder Todesfällen und deren Ursachen. Empfehlenswert ist dieser Part der Anamnese auch zur Einleitung der Exploration der familiären Beziehungen. Der Einstieg über die Vorerkrankungen ist meist mit weniger Skepsis auf Patientenseite verbunden als sehr direkte Fragen zu den persönlichen Beziehungen am Anfang des Kontaktes.

! **Merke:** Wichtige Regeln für die Anamnese sind: symptomatischer Zugang, Wechsel zwischen Exploration und Information, keine Kategorisierung in psychogen vs. somatogen

Verhaltensanalyse

Verstärkende oder lindernde Einflüsse auf Schmerzen können unmittelbar oder verzögert wirken. Die Analyse kausaler Zusammenhänge ist dadurch erschwert. Eine hohe Stressbelastung z.B. wirkt auch im Tierversuch zunächst schmerzreduzierend: Direkte Ablenkung und Unterdrückung der Schmerzwahrnehmung wirken sich auf die Schmerzintensität anfangs günstig aus. Dieser Effekt führt jedoch – falls er regelmäßig genutzt wird – zu langfristiger Stabilisierung der Beschwerden: Ignorieren und Durchhaltestrategien als dominierende Verhaltensmuster bei körperlichen Beschwerden sind mit langfristig ungünstigen Prognosen verbunden (z. B. bei der Verarbeitung operativer Eingriffe).

Mit Hilfe von Schmerztagebüchern können Tages- oder Wochenschwankungen mit möglichen Beziehungen zu Belastungen identifiziert werden. Meist sind mehrere Faktoren beteiligt: Eher selten beginnen Schmerzen pünktlich am Montag zu Beginn der Arbeitswoche und lassen am Wochenende nach. Günstig ist es, mögliche Einflüsse zunächst ohne Wertung zu sammeln und dann – z. B. in Form eines Kuchendiagramms – die Patienten die anteilige Bedeutung einzelner Faktoren einschätzen zu lassen. In einem nächsten Schritt geht es dann um die Auswahl von Zielvariablen. Hier kommt zum Kriterium Bedeutung vor allem das Merkmal Beeinflussbarkeit hinzu.

! **Merke:** Pauschale Annahmen wie „psychisch überlagert" oder „psychogen" sind wenig hilfreich und stören die Beziehung zum Patienten erheblich. Damit wird die detaillierte Analyse spezifischer Einflussfaktoren eher be- und verhindert.

3 Umsetzung in die klinische Praxis: psychologische Therapie von und bei Schmerz

Entsprechend der Bedeutung verschiedener Ebenen bei Schmerz – Physiologie, Verhalten sowie Emotionen und Kognition – werden geeignete Verfahren angewandt. Es handelt sich meist um Techniken, die aus anderen Störungsbereichen bekannt und dort erprobt sind. Wir setzten diese Grundlagen voraus und wollen vor allem auf Besonderheiten eingehen, die bei Schmerzpatienten eine Rolle spielen.

Entspannungsverfahren

Das Erlernen eines Entspannungsverfahrens sollte als Baustein im Rahmen einer Schmerztherapie nie fehlen. Die in Zusammenhang mit den Schmerzen auftretenden Muskelverspannungen können im Sinne einer positiven Rückkopplung wiederum schmerzverstärkend wirken und somit wesentlichen Anteil an der Aufrechterhaltung der Beschwerden haben. Die am häufigsten angewandten Entspannungstechniken sind:

- Progressive Muskelrelaxation nach Jacobson
- Autogenes Training
- Biofeedbackverfahren
- Imaginationstechniken
- Hypnose

Progressive Muskelentspannung

Für Schmerzpatienten hat sich die Progressive Muskelrelaxation (PMR) gegenüber dem Autogenen Training als vorteilhaft erwiesen. Neben der schnelleren und leichteren Erlernbarkeit und der höheren Plausibilität für die Patienten aufgrund der stärkeren körperlichen Orientierung ist die Wirksamkeit empirisch besser belegt.

Besonderheiten bei der Vermittlung

Viele Patienten vermuten, dass Entspannungsverfahren lediglich dazu dienen, Stress abzubauen oder ruhiger zu werden. Sie sehen keinen direkten Zusammenhang mit ihren Beschwerden. Um die Motivation zu erhöhen, verwende man daher ausreichend Zeit zur Vermittlung eines plausiblen Modells. Günstig ist es dabei, vor allem die somatische Grundlage eines Entspannungstrainings zu betonen und die psychischen Aspekte (Stressbewältigung, besser abschalten können) zunächst eher in den Hintergrund zu stellen.

Schmerz – so ein plausibles Konzept – dient vor allem der Abwehr einer drohenden Schädigung. Wir ziehen die Hand plötzlich von der Herdplatte zurück, weil Schmerz uns warnt. Die dabei ausgelösten Reflexaktivitäten der Muskulatur haben zwar den Vorteil, dass die Reaktion schnell erfolgt. Der Körper unterscheidet jedoch nur unzureichend, ob die Schmerzquelle innerhalb oder außerhalb liegt. Das Ergebnis ist in vielen Fällen eine sinnlose Mitreaktion der Muskulatur bei Schmerzen, die innerhalb des Körpers selbst entstehen, und damit eine Reaktion, die selbst zum Problem geworden ist.

Nicht selten erwarten Schmerzpatienten von einem Entspannungsverfahren eine sofortige Wirkung und wenden es bevorzugt bei starken Schmerzen an. Um der Entmutigung durch den erlebten Misserfolg vorzubeugen, sollte man auf die langfristige Wirkung hinweisen und als Übungszeiten zu Beginn der Lernphase möglichst schmerzfreie oder eher schmerzarme Momente empfehlen. Auch eine realistische Anzahl sollte konkret vereinbart werden: In der Lernphase empfehlen wir unseren Patienten anfangs eine Langfassung (etwa 20 Minuten Dauer) einmal täglich und nach ein bis drei Wochen eine Kurzfassung von fünf bis zehn Minuten Dauer. Für die Alltagsanwendung sollte sich die Häufigkeit bei etwa einer Übung pro Tag einpendeln.

Varianten des Jacobson-Trainings, die eine starke Anspannungsphase vorschlagen („Ganz fest anspannen!"), sind für Schmerzpatienten meist ungeeignet, da sie häufig eine Schmerzverstärkung zur Folge haben. Man sollte sehr darauf achten, dass die Patienten die Muskulatur nur leicht bis mäßig anspannen, gerade so, dass sie den Unterschied wahrnehmen können.

Schmerzspezifische Schwierigkeiten

Für eine längere Zeit eine bestimmte Körperhaltung einzunehmen, fällt vielen Patienten schwer und führt oft zur Schmerzverstärkung. Von der Regel, in der ersten Zeit im Liegen, dann im Sitzen zu üben, muss daher oft abgewichen werden. Statt eine feste Körperposition vorzugeben, erscheint es besser, die Patienten zu ermutigen, anfangs zu experimentieren (Beine etwas anwinkeln oder höher legen, den Kopf mit einem zusätzlichen Polster unterstützen), bis sie die für sich optimale Lage gefunden haben. Den Hinweis, dass bei Schmerzverstärkung die Körperposition auch während der Übung verändert werden kann, sollte man vor allem in Gruppen nicht vergessen.

Ein weiterer Grund für eine Schmerzverstärkung während der Übung ist oft eine zu starke Betonung der Anspannungsphase. So kann es im Schmerzgebiet zuweilen auch notwendig sein, die Anspannung ganz wegzulassen.

„Ich spüre nichts!" Diese Bemerkung kommt zu Beginn relativ häufig von Patienten. Zum einen kann sie Ausdruck einer beeinträchtigten Körperwahrnehmung in Bezug auf Muskelanspannung und Entspannung sein, wie sie bei Schmerzpatienten häufig ist und die sich durch das Jacobson-Training verbessern soll. Zum andern setzen sich einige Schmerzpatienten auch beim Entspannungsverfahren unter Leistungsdruck, haben eine hohe Erwartung, dass sich eine besondere Wirkung einstellt. Entlastung schafft hier der Hinweis, dass es nicht um außergewöhnliche Körperempfindungen, sondern um die Wahrnehmung „ganz normaler" Körpervorgänge geht. Dies kann zusätzlich noch durch eine einfache kurze Wahrnehmungsübung (z. B. rechte Hand an- und entspannen; den Unterschied gegenüber links wahrnehmen) demonstriert werden.

Transfer in den Alltag

Eine schmerzlindernde Wirkung kann sich nur mit der Zeit bei regelmäßigem Training (möglichst einmal täglich die Kurzform des PMR) einstellen. Die häuslichen Übungen unter Zuhilfenahme von Tonaufnahmen sind daher von großer Bedeutung. Längerfristiges Ziel ist es jedoch, dass die Patienten die Übung selbständig durchführen können.

Um auch bei alltäglichen Verrichtungen auf entstehende Muskelanspannungen zu achten und diese durch gezielte Entspannung zu verringern, haben sich an gezielten Stellen platzierte aufklebbare Signalpunkte (z. B. am Telefonhörer) oder das Einrichten von Erinnerungs-Apps auf dem Handy als Hilfe sehr nützlich erwiesen.

> ! **Merke:** Um Entspannungsübungen besser in den Alltag zu integrieren und ein Aufschaukeln von Anspannung zu vermeiden, bietet sich die Kurz- oder Spontanentspannung an. Hierbei werden alle Übungsteile des Jacobson-Trainings zusammengefasst und in einem Durchgang die Muskeln einmal an- und danach entspannt. Zusammen mit den Patienten lassen sich meist vielfältige Situationen finden, in denen diese Übung kurzfristig eingebaut werden kann.

Biofeedback

Aufgrund der starken Orientierung an körperlichen Prozessen findet Biofeedback bei Schmerzpatienten meist eine hohe Akzeptanz. Neben der Anwendungsmöglichkeit in Form eines mehrwöchigen Trainingsprogramms (v.a. bei Kopfschmerzpatienten) zum Erlernen der gezielten Beeinflussung von Körperreaktionen (z. B. das Vasokonstriktionstraining bei Migräne) lässt es sich auch kurzfristig zur Unterstützung einer multimodalen Schmerztherapie einsetzen.

Obwohl Biofeedback meist bei stationärer Schmerztherapie eingesetzt wird, ist es aufgrund vereinfachter Technik, reduzierter Preise und z. B. der Option, den Patienten tragbare Geräte für den Alltag mitzugeben, auch zunehmend für die ambulante Behandlung interessant.

Den Patienten, die auf einer alleinigen somatischen Grundlage der Schmerzen beharren, kann ein biopsychosoziales Schmerzmodell auf anschauliche und glaubwürdige Weise nahe gebracht werden, indem ihnen ihre körperliche Reaktion (bevor-

zugt EMG, EDA) auf eine einfache Stressinduktion (z. B. Kopfrechnen, Beantworten von Wissensfragen, Erzählen eines persönlich belastenden Ereignisses) demonstriert wird.
Häufig neigen Schmerzpatienten dazu, nach einer körperlichen Belastung die Muskulatur nicht wieder vollständig zu entspannen, sondern verbleiben anschließend für längere Zeit auf einem erhöhten Anspannungsniveau. Durch dynamische EMG-Messungen (während verschiedener Bewegungsabläufe, wie z. B. Bücken, Rumpfdrehen, Heben, Nachstellen alltäglicher Arbeitsabläufe) kann man dies dem Patienten verdeutlichen und ihm die Gelegenheit zur Korrektur geben. Der Einsatz einfacher tragbarer Geräte ermöglicht auch eine Übung in Alltagssituationen.
Ein nicht zu unterschätzender Effekt des Biofeedbacks ist die gesteigerte Überzeugung des Patienten, selbst Einfluss auf die körperlichen Prozesse nehmen zu können (self-efficacy), was auch die Motivation für die Durchführung von Entspannungsübungen erhöht.

Imagination

Zur Vertiefung der Entspannung und um das Training interessant und abwechslungsreich zu halten, bietet sich die Anwendung von Imaginationsverfahren an. Als förderlich haben sich vor allem positive Vorstellungsbilder (Phantasiereisen, Urlaubserinnerungen, Naturerfahrungen) gezeigt. Viele Patienten erleben neben der Entspannung auch den Ablenkungseffekt von den Schmerzen als hilfreich.
Mit schmerztransformierenden Imaginationen (z. B. sich den Schmerz als eine Farbe vorstellen und diese dann in eine angenehme Farbe verändern) können einzelne Patienten erlernen, ihre Schmerzen zu beeinflussen, was jedoch eine längerfristige Einübungsphase erfordert.

Operante Verfahren – Aktivitätsaufbau bei/trotz Schmerz

Patienten mit ausgeprägtem Schon- und Vermeidungsverhalten (z. B. lange Bettlägerigkeit, tagsüber lange Liegezeiten, kaum körperliche Aktivität außer Haus) sollten zunächst eine Baseline der möglichen Aktivitäten erheben: Wie viele Schritte Gehen ist möglich, wie viele Treppenstufen, wie lange können sie sitzen, stehen oder wie schwer heben? Baseline bedeutet dabei die unterste Grenze für Anstrengungen, die schmerzfrei oder ohne deutliche Schmerzzunahme möglich sind. Es ist **nicht** die Grenze für Belastung überhaupt: Typisch ist die Angabe der Patienten: „Aber ich schone mich doch nicht, ich mache so viel, wie ich kann – und wenn es nicht mehr geht, muss ich aufhören!"
Ausgehend von diesen Angaben werden mit den Patienten gemeinsam Ziele festgelegt, die

- zunächst unterhalb der aktuellen Grenze liegen,
- langsam, systematisch und regelmäßig gesteigert werden

Zur Förderung der Motivation ist es wichtig, mit den Patienten zusammen möglichst konkrete Verbesserungen der Lebenssituation zu erarbeiten, was die Folgen gesteigerter Aktivität und körperlicher Belastbarkeit wären und welche einen positiven Anreiz darstellen würden (z.B. „Wenn ich wieder 300 Meter gehen kann, erreiche ich die Bushaltestelle und kann meinen Freund besuchen"). Notwendig ist es, dass Patienten die Baseline, vereinbarte Tätigkeit, vereinbarte Steigerung, und schließlich die tatsächlichen Aktivitäten dokumentieren. Eine sorgfältige Analyse dieser Aufzeichnung von Beginn an und frühzeitige Korrekturen von Zielen und Vorgehensweise ist die Voraussetzung für die Erhaltung der Behandlungsmotivation. In der psychologischen Schmerztherapie haben Fehler mitunter sehr aversive Konsequenzen, manchmal unmittelbar, meist jedoch mit weniger klaren Kontingenzen: Aktivitäten, die sofort oder verzögert zu Schmerz führen oder die vorhandene Beschwerden verstärken, werden nicht beibehalten.

Erfahrungsgemäß bestehen zwei grundlegende Einwände bzw. Hindernisse bei dieser Vorgehensweise:

- Die Baseline liegt für viele Patienten zu niedrig: „Ich muss ja schon 15 Minuten zum Arzt gehen, was nützen mir dann 150 Schritte ohne Schmerz und täglich 5 dazu?"
- Die Steigerung von Aktivitäten wird missverstanden als Austesten der Schmerzgrenze: „Ich habe jetzt endlich 4 Stockwerke geschafft, bin aber anschließend völlig fertig!"

Zur Vermittlung einer sehr niedrigen Ausgangsbasis kann die folgende Analogie dienen: „Ihr Ziel ist es, eine bestimmte Strecke ohne bzw. nur mit geringen Schmerzen hinter sich zu bringen. Sie wollen also vermeiden, dass der Schmerz die Regie übernimmt. Das ist nur möglich, wenn Sie vorher aufgrund Ihrer Erfahrungen entscheiden, wie weit Sie gehen können. Dass Sie im Alltag manchmal darüber hinausgehen müssen, ist selbstverständlich, hat aber mit dem langfristig angelegten Trainingsplan wenig zu tun."
Als ungünstige Verhaltensmuster im Umgang mit Schmerzen sind sowohl eine deutliche Vermeidung von körperlichen Belastungen, oft verbunden mit sozialem Rückzug, als auch ein ausgeprägtes Durchhalteverhalten anzusehen. Die Balance zwischen Aktivität und Ruhe/Entspannung wird gestört und mündet entweder in Überforderung oder Passivität.
Bei Vermeidung ist nach Klärung schmerzspezifischer Gründe (z.B. fear avoidance beliefs) und Modellvermittlung ein stufenweiser Aktivitätsaufbau angezeigt. Wenn die Vermeidung darüber hinaus mit Defiziten bei sozialer Kompetenz einhergeht („funktionalisiertes Schmerzverhalten"), sollte dieser Bereich ebenfalls in eine genaue Planung einbezogen werden.
In der Arbeit mit Patienten mit starkem Durchhalteverhalten gilt es zunächst, die Wahrnehmung eigener Belastungsgrenzen zu verbessern: dazu gehört, sie anzuleiten, auf frühzeitige Stresssignale (z. B. Muskelverspannungen) gezielt zu achten.
Eine Liste verschiedener Stressreaktionen (physiologisch, emotional, kognitiv, behavioral) ist für die Patienten als Informationsquelle hilfreich. An alltäglichen Beispielen werden Möglichkeiten erarbeitet, die Arbeiten so zu portionieren, dass lange einseitige Belastungen möglichst vermieden werden (z. B. an einem Tag nur zwei Fenster putzen statt alle auf einmal). Hierzu gehört auch, kurze Pausen einzuplanen, die zu ausgleichenden Dehnübungen und Kurzentspannung genutzt werden können. Dies sollte möglichst modellhaft auch in der Therapie praktiziert werden (z. B. kurze Entlastungsübungen im Stehen bei langem Sitzen in der Einzel- oder Gruppentherapie). Oft muss in diesem Zusammenhang auch an Einstellungen (z. B. Perfektionismus, überhöhte Leistungsorientierung) und Mangel an Fertigkeiten (z. B. soziale Kompetenz, Abgrenzung gegenüber fremden Anfor-

derungen) der Patienten gearbeitet werden („Ich kann doch nur eine Stunde am Stück sitzen, dann muss ich mal kurz aufstehen. Damit kann ich doch nicht ins Kino, was sollen denn die Leute denken, wenn ich da aufstehe?").

> **!** **Merke:** Aktivitätsaufbau heißt nicht Überwinden der Schmerzgrenze durch „Zähne zusammenbeißen", sondern langsame, systematische und regelmäßige Steigerung der jeweiligen Belastung.

Kognitive Verfahren: Schmerzbewältigung, Schmerzakzeptanz – „Leben mit dem Schmerz"

„Damit müssen Sie leben!" Diesen Satz haben viele Schmerzpatienten schon gehört. Die Aussicht, die Schmerzen nicht mehr loszuwerden, löst oft Gefühle von Angst, Wut, Trauer oder Neid aus. Werden die mit dem Verlust von Lebensqualität verbundenen Emotionen in der Therapie sofort als dysfunktional eingestuft und vorschnell mit der Erarbeitung von Strategien zur Schmerzbewältigung begonnen, ist die Motivation oft noch nicht ausreichend gesichert. „Schmerzpatienten wollen nicht lernen, **mit** dem Schmerz zu leben, sie wollen **ohne** Schmerzen leben" (Turk), eine Feststellung, die auch als Thema in die Therapie gehört. Das gemeinsame Erarbeiten von Vor- und Nachteilen, die Schmerzen zu akzeptieren, sensibilisiert für die Problematik und erhöht die Motivation, auch Methoden zu erlernen, die nicht das Ziel unmittelbarer Schmerzfreiheit verfolgen.

Akzeptanz ist nicht mit Resignation, Inaktivität oder der Aufgabe von Behandlungsmöglichkeiten gleichzusetzen, sondern betrifft vielmehr die Einstellung, welche Wertigkeit die Schmerzen im Leben einnehmen.

Hilfreich für eine wirksame Schmerzbewältigung ist eine bessere Kenntnis von Auslöse- und Verstärkungsfaktoren. Aufzeichnungen im Schmerztagebuch können helfen, einzelne Situationen zu identifizieren und diese dann mit Hilfe der „Spaltentechnik" (siehe Beispiel Verhaltensanalyse) genauer zu analysieren. Es gilt jedoch auch zu betonen, dass in vielen Situationen mit Schmerzverstärkung keine Einflussfaktoren identifizierbar sind. Ansonsten geraten Patienten wieder leicht unter Druck und lenken die Aufmerksamkeit eher verstärkt auf das Schmerzgeschehen.

Bei einer frühzeitigen Anwendung dieser Methode in der Therapie ist es wichtig, sicherzustellen, dass die Patienten das Modell verstanden haben und die Anwendung an einem konkreten Beispiel bereits durchführen können. Anhand der Situations- und Verhaltensanalyse lassen sich leichter ungünstige Kognitionen und Verhaltensmuster erkennen und Maßnahmen einer günstigeren Schmerzbewältigung planen. Der Sinn dieser Intervention sollte zunächst sehr sorgfältig erarbeitet und mögliche Missverständnisse auf Patientenseite geklärt werden. Beispielsweise durch eine Kontrastierung: „Stellen Sie sich einmal zwei Menschen mit den gleichen Rückenschmerzen vor. Der eine denkt: ‚Na ja, wird wohl wieder vorbeigehen', der andere denkt sich: ‚Um Gottes willen, das ist garantiert ein Bandscheibenvorfall'. Wem wird es vermutlich besser gehen?"

Es handelt sich um ein heikles Thema, da die Kenntnis des Unterschiedes zwischen schmerzbezogenen Kognitionen und „Einbildung" nicht unmittelbar vorausgesetzt werden kann („Heißt das denn, dass ich mir bisher was Falsches gedacht und deshalb die Schmerzen habe?").

Vor allem Situationen mit Schmerzverstärkung lösen bei Patienten oft eine Fülle ungünstiger Kognitionen aus. Besonders häufig sind es Gedanken mit katastrophisierendem Inhalt, die durch verstärkte Angst und Anspannung die Schmerzen zusätzlich verstärken.

Katastrophisieren scheint der wichtigste psychologische Prädiktor für die Schmerzerfahrung zu sein: Die Varianz der Schmerzintensität wird zu beträchtlichen Anteilen durch diese Coping-Strategie (besser: sekundäre Bewertung) erklärt. Für die schmerzbedingte Behinderung ist Katastrophisieren in vielen Studien auch langfristig wichtiger als Schmerz selbst oder die somatischen Befunde. Katastrophisieren ist definiert als

- anhaltendes Grübeln über Schmerz, verbunden mit einer
- Überschätzung der bedrohlichen Aspekte und einer
- Unterschätzung der eigenen Fähigkeiten zur erfolgreichen Bewältigung von Beschwerden.

Jeder dieser drei Aspekte kann Schwerpunkt in der Therapie sein: Anhaltendes Grübeln kann mit den vorhandenen Techniken

Kasten 4: Vorteile Akzeptanz

Mögliche Vorteile, Schmerzen zu akzeptieren

- Schmerz steht weniger im Mittelpunkt der Aufmerksamkeit; man kann sich leichter ablenken
- Der Kopf wird frei für andere Lebensthemen („Trotz Schmerzen das Leben genießen")
- weniger Ärger/Angst/Niedergeschlagenheit
- weniger Kampf und Auflehnung bedeuten weniger Stress und Anspannung
- größere Offenheit für neue Möglichkeiten der Schmerzbewältigung statt ständiger Suche nach Schmerzursache und wiederholter Diagnostik
- leichtere Akzeptanz von Leistungsgrenzen und dadurch Vermeiden von Überforderung („Nicht immer mit dem Kopf durch die Wand")

4

Beispiel Verhaltensanalyse

Situation	*Körperreaktion*	*Gefühle/Gedanken*	*Verhalten*
Büroarbeit am PC ständiges Telefon Zeitdruck Chef hat einen neuen, unerwarteten Auftrag	Herzklopfen Muskelanspannung steifer Nacken Kopfschmerzen	„Auch das noch!" „Das schaff ich nie!" Ärger, Ungeduld, Unkonzentriertheit	Hektik, Versuche, möglichst schnell zu arbeiten, keine Pause mehr, fange 1000 Dinge auf einmal an

kontrolliert werden, stehen die befürchteten negativen Konsequenzen im Vordergrund oder Unterschätzungen eigener Kompetenzen, sind die Brennpunkte zu verlagern.
Katastrophisieren kann mit Hilfe von Fragebögen erfasst werden (z. B. Coping Strategies Questionnaire – CSQ; Luka-Krausgrill et al., 1994). Allerdings erschließt sich diese Tendenz auch im Interview recht schnell, die verschiedenen Aspekte – Grübeln, Überschätzen der Bedrohung, Unterschätzen eigener Fähigkeiten – können differenziert erfasst werden. Das therapeutische Vorgehen bei diesen und anderen dysfunktionalen Kognitionen entspricht dem üblichen Ablauf in der kognitiven Verhaltenstherapie. Von besonderer Bedeutung ist es allerdings bei dieser eher skeptischen Patientengruppe vor der Erarbeitung von Alternativen ein einfaches Modell zum Einfluss von Kognitionen auf das körperliche und psychische Befinden zu vermitteln, möglichst auch durch eine kurze Selbstbeobachtungsübung. In der Gruppe könnte beispielsweise eine Stressinduktion darin bestehen, während einer kurzen Entspannungsphase anzukündigen, dass nun ein Patient ausgewählt wird, gleich vor der Gruppe einen kurzen Vortrag zu halten. Im Anschluss daran werden die Zusammenhänge zwischen Gedanken, Körper- und Gefühlsreaktionen gemeinsam besprochen. Auch wenn der Zusammenhang für Schmerzpatienten unmittelbar einsichtig erscheint, fühlen sich einige bei diesem Thema auch leicht zusätzlich unter Druck gesetzt. Es kann der Eindruck entstehen, sie seien nun doch für ihre Schmerzen verantwortlich und könnten diese durch „richtiges, positives" Denken beseitigen. Ausdrücklich zu betonen ist, dass das Auftreten ungünstiger Kognitionen in solchen Situationen völlig normal und oft unvermeidbar ist. Beeinflussbar – und darauf sollte die Therapie abzielen – sind eher die anschließende Dauer der Beschäftigung mit diesen Kognitionen sowie die Intensität damit verbundener Emotionen. Wichtig ist es auch, die Grenzen dieses Vorgehens zu akzeptieren. Der Anspruch (von manchen Psychotherapeuten so formuliert!), für jede Schmerzsymptomatik und Exazerbation geeignete Techniken zur Hand haben zu sollen, stellt sicherlich eine irrationale Kognition dar, die zu erheblichem Druck auf Patienten- und Therapeutenseite führt.

Kasten 5: ungünstige – hilfreiche Gedanken

Ungünstige Gedanken bei Schmerz	Hilfreiche Gedanken bei Schmerz
• Das hört ja nie mehr auf! • Die Schmerzen werden immer schlimmer! • Warum ausgerechnet ich? • Wie soll das nur weitergehen? • Bei mir hilft aber auch gar nichts! • Ich falle meiner Familie nur noch zur Last!	• Ich werde die Schmerzen schon wieder in den Griff bekommen! • Was hilft mir jetzt am besten? • Ich weiß, dass dieser Schmerz auch wieder abnehmen wird. • Ich habe solche Situationen schon öfters gemeistert.

Die Rolle der Aufmerksamkeit für unsere Wahrnehmung sollte im Rahmen kognitiver Modelle vermittelt werden. Dazu gehört, dass Ablenkung ein normales, alltägliches Phänomen ist, das die Schmerzwahrnehmung positiv beeinflussen kann. Ablenkung ist keine „eigenständige Therapie" und sollte nicht als anhaltende Durchhaltestrategie („überspielen" oder „sich nichts anmerken lassen") missverstanden werden.

! Eine Metapher, die das Ziel von besserer Schmerzbewältigung und Akzeptanz geeignet umschreibt, stammt von einem Patienten:
„Vor der Behandlung saß der Schmerz am Steuer, dann auf dem Beifahrersitz und inzwischen auf dem Rücksitz. Mein Ziel ist es, ihn noch in den Kofferraum zu bringen."

Interdisziplinarität

Schmerztherapie wird zunehmend als Gemeinschaftsarbeit fester Teams organisiert. Dabei finden sich von der ambulanten Versorgung (niedergelassener Arzt arbeitet mit Psychologen konsiliarisch zusammen) bis hin zu tagesklinischen und stationären Einrichtungen unterschiedliche Kooperationsformen. Diese Teams habe mehr Möglichkeiten als „Einzelkämpfer" und sind in ihrer Wirksamkeit monodisziplinären Ansätzen überlegen. Diese Behandlungsformen sind meist für sehr chronifizierte Patienten vorgesehen, für die ohnehin monodisziplinäre Konzepte nicht geeignet sind.

Interdisziplinäre Teams haben wesentliche Vorteile: Die Arbeitsbereiche sind nicht sequenziell, sondern parallel tätig. Ziel ist die schnelle Integration der Ergebnisse, die sinnvolle Gewichtung für die Behandlung und die Umsetzung in der Behandlung des einzelnen Patienten.
Die Diagnostik ist dadurch umfassender und schneller. Die Arbeit mit dem Patienten und die Befunde der verschiedenen Arbeitsgruppen werden für alle anderen nachvollziehbar dokumentiert. Die interdisziplinäre Diagnosestellung hat zur Folge, dass die Behandlungsverfahren genauer auf die Situation der Patienten abgestimmt werden können. Dadurch können Patienten sicherer sein, dass „nichts übersehen wird" und sie eine angemessene Behandlung erhalten. Auch für die einzelnen Disziplinen wird durch das Team größere Sicherheit für die eigene Arbeit möglich: Die Informationen der verschiedenen Gruppen werden gemeinsam analysiert, Ängste, Erwartungen und Konzepte der Patienten können besprochen werden.
Diese Transparenz im Team sollte auch für den Patienten erkennbar sein.
Die Modifizierung persönlicher Schmerztheorien kann durch kombinierte Verfahren, die im Kontext eines funktionierenden Schmerzmodells des Teams eingesetzt werden, eher erreicht werden als durch Einzelverfahren, die zudem meist nicht in Beziehung zueinander gesetzt werden.
Die International Association for the Study of Pain (IASP) stellt die Frage, ob in entwickelten Nationen überhaupt noch Schmerzbehandlungseinrichtungen bestehen sollten, die nicht interdisziplinär arbeiten.

! **Merke:** Eine Vielzahl von Einzelstudien kommt zu insgesamt positiven interdisziplinären Behandlungseffekten. In Metaanalysen konnte die kurz- und langfristig stabile Wirksamkeit von Behandlungskombinationen gegenüber unbehandelten oder unimodal behandelten Patienten belegt werden, auch Vorteile stationärer gegenüber ambulanten Behandlungen werden berichtet.

Abschluss der Therapie

Das nahende Therapieende sehen manche Patienten wie ein Ultimatum auf sich zukommen („Ich habe nur noch eine Woche bis zur Entlassung, und es ist immer noch nicht besser geworden"). Bei stationären Behandlungen führt die Angst, den bevorstehenden Alltagsbelastungen nicht gewachsen zu sein, gegen Ende manchmal zu einer erneuten Schmerzverstärkung (das „Entlassungssyndrom"). Damit die Motivation bestehen bleibt, ist es wichtig, rechtzeitig darauf hinzuweisen, dass die schmerzverstärkenden und aufrechterhaltenden Gewohnheitsmuster (z. B. Schon- und Vermeidungsverhalten) und die damit verbundenen körperlichen Veränderungen sich meist über Jahre aufgebaut haben und die Wirkung von therapeutischen Maßnahmen daher ebenfalls Zeit brauchen. Die Veränderung der Schmerzstärke ist nur eines der möglichen Erfolgskriterien.

Beispiel

Der 57-jährige Patient litt an Schmerzen bei einem Tumor im Bauchraum und wurde liegend im DRK-Schmerzzentrum Mainz eingeliefert. Er bewegte sich kaum und verließ sein Bett anfangs nur für kurze Momente. Die besorgte Ehefrau wich die ersten Tage nicht von seiner Seite. Seine Schmerzen gab der Patient mit 95 von 100 Punkten auf der visuellen Analogskala an, nach Medikamentengabe reduzierte sich diese Angabe auf 60. Zur Behandlung gehörten Umstellung der Medikamente, Physiotherapie sowie Entspannungsverfahren. Ebenfalls in den Behandlungsplan einbezogen wurde eine gezielte Aktivierung mit langsamer Steigerung der Gehstrecke und verlängerten Zeiten außerhalb des Bettes. Am Tag der Entlassung hielt die Ehefrau den Stationsarzt auf dem Gang an und beschwerte sich, dass ihr Mann unveränderte Schmerzen habe. Im gleichen Moment kam der Patient, links einen Koffer, rechts ein tragbares Fernsehgerät, aus seinem Krankenzimmer.

Angehörige können Patienten mit zu hohen Erwartungen an das Ergebnis der Behandlung unter Druck setzen, sie können aber auch ein ungünstiges Schonverhalten weiterhin unterstützen, indem alle Belastungen vom Patienten ferngehalten werden. Diese verschiedenen Möglichkeiten gehören in die langfristige Planung, die zusammen mit dem Patienten erarbeitet werden sollte.
Ein wesentlicher Faktor für einen längerfristigen Therapieerfolg ist die Fortführung erlernter Verfahren. Dazu erarbeite man mit dem Patienten einen konkreten und realistischen Übungsplan, unterstützt durch schriftliches Material.
Auf eine nach Abschluss der Therapie kurzfristig wieder einsetzende Schmerzverstärkung reagieren viele Patienten völlig überrascht und fassungslos. Gefühle von Hilflosigkeit und Resignation breiten sich aus („Die ganze Therapie war wieder mal umsonst!"). Daher ist es wichtig, als Rückfallprophylaxe frühzeitig mögliche kritische Situationen vorweg anzusprechen, sie als normal zu prognostizieren und die Patienten darauf vorzubereiten. Zukünftige Schmerzepisoden sollten weniger als Rückschlag, sondern als Anlass gesehen werden, die erlernten Strategien anzuwenden. In einer Art Notfallprogramm („der persönliche Erste-Hilfe-Koffer bei Schmerz") werden alle Maßnahmen schriftlich fixiert, die die Patienten im Sinne eines Stufenplans dann anwenden wollen (z. B. 1. Kurzentspannung, 2. Eisabreibung, 3. Dehnübung, 4. Ablenkung, Spaziergang, 5. Medikament).

Vereinbarte Booster-Sitzungen zu festen Terminen (nach 1, 3 oder 6 Monaten) geben dem Patienten die Rückversicherung, dass ein mit ihrer Situation und Problematik vertrauter Ansprechpartner weiterhin zur Verfügung steht. Außerdem kann dadurch die Motivation, das vereinbarte und geplante Übungsprogramm durchzuführen, deutlich erhöht werden. Dazu gehört auch das Angebot einer kurzfristigen Terminvereinbarung bei Krisen zur Rückfallprophylaxe.

Schlussbemerkung

Bei der Behandlung von Schmerzpatienten kommt es immer wieder zu typischen „Irritationen":

- Simuliert der Patient, schließlich haben die Untersuchungen keinen Befund ergeben?
- Der Befund ist nicht sehr bedeutsam, „stellt sich der Patient an?", „übertreibt er bloß?"

Schmerz ist uns allen „persönlich" vertraut, aber als somatisches Problem für uns als Profession seltsam fremd – und das können wir auch nach langer eigener Praxiserfahrung mit Schmerzpatienten noch immer behaupten. Es bleibt Unsicherheit und Ungewissheit, die Grenzen der Einfühlung werden schneller erreicht als in anderen psychologischen Arbeitsfeldern. Auf Psychologen lastet zudem ein spezifischer Erklärungsdruck: Sie sollen die Erkenntnisse liefern, die in der somatischen Diagnostik oft fehlen.
In Schmerzambulanzen und -kliniken werden kooperativ und interdisziplinär medizinische und psychologische Schwerpunkte gesetzt. Zu beobachten ist auch eine Verlagerung der diagnostischen Aspekte von der Selektion zur Integration: Es geht weniger darum, welche Patienten „psychisch überlagerte" Schmerzen haben und deshalb für eine medizinische Behandlung weniger geeignet sind, sondern mehr um eine sinnvolle Ergänzung der Verfahren.
Auch aufgrund der erheblichen Defizite bei der medizinischen Erklärung und Therapie von Schmerzen besteht ein „Zwang" zur Kooperation. Allerdings: Wenn Interdisziplinarität ernst genommen wird, sollte mit psychologischen Begriffen und vor allem Prozessen bei Patienten differenzierter umgegangen werden, als es aktuell meist noch geschieht. Begriffe wie „psychogen" oder „psychisch überlagert" gehören „auf den Index": Sie sind (mit wenigen Ausnahmen) keine Erklärungen sondern diagnostische Generalisierungen ohne Sinn, aber mit hoher negativer Bedeutung. Sie dienen eher dem Ausdruck eigener Unsicherheit und Unzufriedenheit. Eine akzeptierende und freundliche Atmosphäre wiederum konnte als deutlich effektiver auch für eine unmittelbare Schmerzreduktion identifiziert werden.

Es ist hilfreich, für häufig wiederkehrenden Themen und Hürden in der Diagnostik und Behandlung Interventionen einzuüben. Wir haben dazu über das Kapitel Anregungen und Beispiele verteilt, raten allerdings dringend dazu, einen „eigenen" Fundus zu erarbeiten, der dem eigenen Stil entspricht.

4 Frequently Asked Questions (FAQ)

1. *Wann sind Schmerzen „psychogen"?*

→ Fehlende medizinische Befunde sind bei chronischen Schmerzen häufig und kein Hinweis auf eine psychische Ursache. Statt monokausaler Modelle (somatogen vs. psychogen) geht man vielmehr von einem biopsychosozialen Krankheitsmodell aus.

2. *Was kann Psychotherapie bei chronischen körperlichen Schmerzen überhaupt erreichen?*

→ Auch wenn Schmerzfreiheit meist ein unrealistisches Ziel bleibt, so können verschiedene Methoden (z. B. Entspannungstraining) oft eine erhebliche Linderung bewirken. Weitere Therapieschwerpunkte liegen in der Verringerung der schmerzbedingten Beeinträchtigungen und der Minimierung von verstärkenden und aufrechterhaltenden Bedingungen der Beschwerden.

3. *Unterscheiden sich Schmerzpatienten in bestimmten Persönlichkeitsmerkmalen?*

→ Frühere Versuche der Bestimmung einer „Schmerzpersönlichkeit" haben sich als fruchtlos erwiesen. Die Annahme allgemeiner „trait"-Merkmale als Prädisposition für die spätere Entwicklung chronischer Schmerzen (z. B. das Konzept des „pain-prone-patient" von Engel) konnte nicht bestätigt werden.

5 Prüfungsfragen

1. Welche subjektiven Krankheitsmodelle sind bei chronischen Schmerzpatienten häufig anzutreffen?
2. Wie erklärt das Angst-Vermeidungsmodell die Aufrechterhaltung und Verstärkung des Schmerzgeschehens?
3. Was sind neuropathische Schmerzen?
4. Welche speziellen Testverfahren sind für die Diagnostik von Schmerzpatienten sinnvoll?
5. Welche Regeln gilt es, bei der Anamnese von Schmerzpatienten zu beachten?
6. Welche Entspannungsverfahren haben sich in der Schmerztherapie bewährt und wie können sie sinnvoll eingesetzt werden?
7. Mit welchem Ziel und auf welche Weise werden operante Verfahren in der Schmerztherapie eingesetzt?
8. Was ist „Katastrophisieren" und welche Bedeutung hat es in Zusammenhang mit chronischen Schmerzen?
9. Welche Vorteile bietet ein interdisziplinäres Vorgehen in der Schmerztherapie?

6 Literatur

a) zitierte Literatur

- Bilkey WJ: confusion, fear and chauvinism: Perspectives on the medical sociology of chronic pain. Perspectives in Biology and Medicine, 1996, 39:270-280
- Dilling H, Mombour W, Schmidt MH: Internationale Klassifikation psychischer Störungen ICD 10 Kapitel V (F). Bern: Huber, 2011
- Dillmann U, Nilges P, Saile H, Gerbershagen HU: Behinderungseinschätzung bei chronischen Schmerzpatienten. Der Schmerz 1994;8:100-110
- Fordyce WE: Chronic pain: the behavioral perspective. In MJM Cohen & JN Campbell (Eds.): Pain treatment centers at a crossroads (A practical and conceptual reappraisal). Seattle: IASP: 1996, 39-46
- Falkai P, Wittchen HU (Hrsg.): Diagnostisches und statistisches Manual psychischer Störungen - DSM-5. Göttingen: Hogrefe, 2015
- Geissner E: Die Schmerzempfindungsskala (SES). Hogrefe: Göttingen, 1996
- Geissner E: Fragebogen zur Erfassung der Schmerzverarbeitung (FESV). Hogrefe: Göttingen, 2001
- IASP Subcommittee on Taxonomy: Pain Terms:A List with definitions and notes on usage. Pain 1979;6:249-252
- International Headache Society: The international classification of headache disorders. Cephalalgia 24 [Supplement 1]. 2004
- Kaiser U, Nilges P: Verhaltenstherapeutische Konzepte in der Therapie chronischer Schmerzen. Schmerz 2015;29:179–185
- Luka-Krausgrill U, Wurmthaler C, Becker T: Die Beziehung zwischen Schmerzbewältigung, Beeinträchtigung und Depression bei chronischem Schmerz. In: Wahl R, Hautzinger M (Hrsg.): Psychotherapeutische Medizin bei chronischem Schmerz. Köln: Deutscher Ärzte Verlag,1994, 175-189
- Nilges P, Diezemann A: Schmerzanamnese und Verhaltensanalyse. In: Kröner-Herwig B, Frettlöh J, Klinger R, Nilges P (Hrsg): Schmerzpsychotherapie, 8. Aufl. Berlin: Springer, 2017, 179-214
- Nilges P, Gerbershagen HU: Befund und Befinden – Probleme und Gefahren einer somatisch fixierten Diagnostik und Therapie. Report Psychologie 1994;19/8:12-25
- Nilges P, Rief W: F45.41 – Chronische Schmerzstörung mit somatischen und psychischen Faktoren: Eine Kodierhilfe. Der Schmerz 2010; 24:209-212
- Pfingsten M, Leibing E, Franz C, Bansemer D, Busch O, Hildebrandt J: Erfassung der „fear-avoidance-beliefs" bei Patienten mit Rückenschmerzen. Dt. Version des fear-avoidance-beliefs questionnaire" (FABQ-D). Der Schmerz 1997;11:387-395
- Seemann H, Nilges P: Akute und chronische Schmerzen. In: Franke A, Kämmerer A (Hrsg.): Klinische Psychologie der Frau. Göttingen: Hogrefe, 2001, 1-3
- Zerssen D von, Petermann F: Die Beschwerdeliste. 2. rev. Aufl. Göttingen: Hogrefe, 2011

b) weiterführende Literatur

- Albrecht H: Schmerz. Eine Befreiungsgeschichte. München: Pattloch, 2015
- Kröner-Herwig B, Frettlöh J, Klinger R, Nilges P (Hrsg): Schmerzpsychotherapie. (8. Aufl.) Berlin: Springer, 2017

4

4.10 Psychische Störungen bei Patienten mit medizinischen Krankheitsfaktoren

4.10.2 Verhaltenstherapie neurologischer Erkrankungen

Kerstin Paetow und Bernd Leplow

1 Einleitung

Es gibt eine Vielzahl neurologischer Erkrankungen, die sich in mindestens neun zentrale Gruppen einteilen lassen (vgl. Hacke, 2010; Leplow und Paetow, 2015). Jede dieser Hauptgruppen umfasst wiederum eine große Anzahl einzelner Erkrankungen; diese unterscheiden sich hinsichtlich ihrer Ätiologie, der neuronalen Grundlagen, des neurologischen Erscheinungsbildes sowie der klinisch-psychologischen Besonderheiten. Es handelt sich also bei den neurologischen Erkrankungen um ausgesprochen heterogene Krankheitsbilder. Im Regelfall stehen bei deren Therapie zwar zunächst die medizinischen Interventionen und häufig auch die physio- sowie ergotherapeutischen Behandlungen im Vordergrund, doch kommt der Psychotherapie eine ständig wachsende Bedeutung zu. Da die Möglichkeiten einer konkreten psychotherapeutischen Umsetzung aber nach wie vor weit unterschätzt werden, soll in diesem Kapitel das diagnostische und psychotherapeutische Vorgehen beispielhaft an drei häufig auftretenden neurologischen Krankheitsbildern veranschaulicht werden: dem Schädel-Hirn-Trauma als Beispiel für eine akute, einmalige Schädigung, der Multiplen Sklerose als chronisch-entzündliche Erkrankung des Nervensystems und die cerebrale Durchblutungsstörung als Beispiel für eine akute Schädigung mit hohem Reinfarktrisiko. Die hier genannten psychotherapeutischen Behandlungsansätze lassen sich, in jeweils spezifizierter Form, auch auf die hier nicht berücksichtigten neurologischen Patientengruppen übertragen (Leplow und Paetow, 2002, 2015).
Im Folgenden werden die bei den genannten neurologischen Erkrankungen zugrunde liegenden, für die Psychotherapie relevanten Problembereiche und Interventionsziele sowie die Möglichkeiten und Grenzen psychotherapeutischer Interventionen in überblicksartiger Form beschrieben.

2 Theoretische Inhalte und Kenntnisse

2.1 Grundsätzliche Gesichtspunkte

Die größte Gruppe neurologischer Erkrankungen stellen die cerebralen Durchblutungsstörungen dar. Zum Teil häufig sind die oft tödlich verlaufenden Hirnblutungen, zu denen die auch jüngere Menschen betreffenden Subarachnoidalblutungen zählen. Cerebrale und spinale Gefäßfehlbildungen, cerebrale und spinale Tumore sowie Schädel-Hirn-Traumen sind weitere wichtige diagnostische Kategorien. In neuerer Zeit erlangten auch die infektionsbedingten und entzündlichen ZNS-Schädigungen sowie metabolische und toxische Schädigungen wieder eine größere gesundheitspolitische Bedeutung. Unverändert häufig sind dagegen die so genannten Basalganglienerkrankungen, bei denen sich in den vergangenen Jahren umfassende Behandlungsfortschritte ergeben haben (z. B. Leplow, 2011a), die, wie zum Beispiel bei den Parkinson-Erkrankungen und der „Tiefen Hirnstimulation", auch für das psychotherapeutische Vorgehen von essenzieller Bedeutung sind (Leplow, 2007; 2008a, b, 2016; Maier et al., 2013). Erhebliche Weiterentwicklungen liegen auch in der Diagnostik und Psychotherapie der Demenzerkrankungen vor (z. B. Werheid und Thöne-Otto, 2010). Weniger beachtet wurden von der Klinischen Psychologie bislang die peripheren Nervenschäden und Muskelerkrankungen, die jedoch aufgrund ihrer Immobilisations- und Schmerzproblematik für psychotherapeutische Indikationen ebenfalls von besonderer Bedeutung sind.
Orientiert man die Einteilung neurologischer Erkrankungen an eher psychotherapeutischen Indikationen, den klinisch-psychologischen Modellvorstellungen und ihren zugehörigen Behandlungsansätzen, so lassen sich stimulusgesteuerte Probleme, wie sie zum Beispiel bei vielen Demenzerkrankungen vorliegen, von primär operant gesteuerten Problemverhaltensweisen unterscheiden, für welche die Basalganglienerkrankungen paradigmatisch stehen (Leplow & Paetow, 2015). Von diesen wiederum ist das Selbstregulationsdefizit der Anfalls- und Tic-Erkrankungen zu unterscheiden. Dagegen basiert das psychologische Modell zu den motorischen Defiziten der Schlaganfallpatienten auf dem „learned non use"-Prinzip (Pulvermüller et al., 2001; Berthier et al., 2009; Taub, 2012). Entsprechend dieser Modellvorstellungen stellen Interventionsansätze wie die Stimuluskontrolle, das Kontingenzmanagement, die Interozeptionsschulung und Selbstkontrollsteigerung sowie das Immobilisationstraining wichtige Interventionsbausteine dar. Darüber hinaus sind selbst schwere neurologische Defizite, wie sie bei Patienten mit amnestischem Syndrom oder bei Patienten mit amyotropher Lateralsklerose vorkommen, mit systematischen, gegebenenfalls Neurofeedback-gestützten Verhaltenstrainings von psychologischer Seite mitbehandelbar (Strehl, 2006). Klassische psychotherapeutische Techniken sind dagegen bei den psychischen Langzeitfolgen leichter Hirnschädigungen und bei Anpassungsproblemen indiziert, die als Reaktion auf gravierende ZNS-Erkrankungen fast regelgerecht auftreten. Zusätzlich findet sich hier ein wichtiger Indikationsbereich für die psychotherapeutische Behandlung der Angehörigen (zur Systematik siehe Leplow, 2014; Wiltz et al., 2001).

Die Psychotherapie neurologisch Erkrankter ist zumeist „adjuvant" angelegt. Damit handelt es sich um eine Mitbehandlung, welche die neurologische Therapie ergänzt und unterstützt. Dabei werden die psychologischen Therapieziele an konkreten Verhaltensänderungen definiert, die gesunden Anteile, d. h. die Kompetenzen des Patienten gestärkt und die Entwicklung von der neurologischen „disability" zum Verlust der „Teilhabe" begrenzt. Erst wenn die kurativ angelegte medizinische Therapie aufgegeben wurde, wandelt sich auch der psychotherapeutisch-adjuvante Ansatz zu einem „emotionsregulierendem" Vorgehen. Im Gegensatz zu dem aktiven, auf konkrete Verhaltensziele ausgerichteten adjuvanten Ansatz liegt der Schwerpunkt bei der „emotionsregulierenden" Bewältigungsform eher auf der Anpassung an die gegebenen Umstände. Dabei wird der Patient in seiner Anpassung an die unumgänglichen und medizinisch nicht mehr umkehrbaren Erkrankungsfolgen unterstützt.

2.2 Schädel-Hirn-Trauma

Hauptmerkmale

Schädel-Hirn-Traumen werden danach unterschieden, ob der knöcherne Schädel, das Gehirn oder auch beides betroffen ist. Beim Kopftrauma ist die leichteste Form die Schädelprellung, die schwerste Form der offene oder gedeckte Schädelbruch. Innerhalb der Hirntraumen unterscheidet man u. a. nach dem Ausmaß der Bewusstseinstrübung in Commotio cerebri (Gehirnerschütterung), Contusio cerebri (Substanzschädigung des Gehirns) sowie Compressio cerebri (Gehirnquetschung). Die schwerste Folge eines Schädel-Hirn-Traumas ist die traumatische Dezerebration. Hierbei handelt es sich um eine funktionelle Trennung von Hirnmantel und Hirnstamm. Dieser Zustand führt zu einem als „apallisches Syndrom" beziehungsweise „persistent vegetative state" (Wachkoma) bezeichneten Syndrom.

Epidemiologie

In den Industrieländern geht man von bis zu 8000 Fällen pro eine Million Einwohner pro Jahr aus. In den USA sind traumatische Hirnschädigungen die häufigste Ursache für Behinderungen bei Personen unter 35 Jahren.

4

Manifestation und Verlauf

Aus der Natur der Sache heraus tritt ein Schädel-Hirn-Trauma plötzlich und unvorbereitet auf. Entsprechend vollständig verändert ein solches Ereignis oft sämtliche Lebenszusammenhänge. Der weitere Verlauf hängt sehr von Art und Ausmaß der Schädigung ab. Diese kann von minimalen, kaum messbaren Veränderungen bis hin zu dauerhaften motorischen und kognitiven Behinderungen jeden Schweregrades oder gar zum „persistent vegetative state" und zum Tode führen.

2.3 Multiple Sklerose

Hauptmerkmale

Die Multiple Sklerose (MS), auch Encephalomyelitis disseminata genannt, ist eine Erkrankung, bei der es zur Degeneration der myelinisierten Ummantelung der markhaltigen Nervenfasern kommt. Diese Markscheidenschädigung kann die weiße Substanz des gesamten zentralen Nervensystems betreffen. Es können zahlreiche motorische Symptome und Sensibilitätsstörungen auftreten; die emotionale Befindlichkeit kann deutlich eingeschränkt sein, und gelegentlich findet sich ein auffälliges Fehlen von Betroffenheit über die Erkrankung und deren Folgen. Ferner kann es je nach Lokalisation und Status des Entmarkungsgeschehens zu einer fortschreitenden Zahl kognitiver Veränderungen kommen; diese sind jedoch nicht zwangsläufig.

Epidemiologie

Die MS ist eine der häufigsten Erkrankungen des Nervensystems. Die Inzidenz wird in Mitteleuropa auf 3-7 Erkrankte, die Prävalenz mit mindestens 60-100 pro 100 000 Einwohner angegeben. Etwa 8 % der Patienten, die in einer neurologischen Klinik behandelt werden, leiden an MS. Frauen erkranken doppelt so häufig an der schubweisen Verlaufsform wie Männer, aber gleich häufig an chronisch progredienter MS. Das Hauptmanifestationsalter für die Erkrankung an MS liegt in der Zeit zwischen dem 20. und 40. Lebensjahr. Die MS kann aber auch schon in der Pubertät auftreten. Nach dem 45. Lebensjahr sinkt die Häufigkeit von Neuerkrankungen kontinuierlich ab. Die obere Grenze liegt im Bereich von 55 bis 60 Jahren. Dabei ist das tatsächliche Erkrankungsalter mit „stummen" Herden etwa 10 Jahre früher anzunehmen.

Manifestation und Verlauf

Aus „sich selbst heraus" („idiopathisch") kommt es zu herdförmigen Schädigungen und Auflösungen der Markscheiden, so dass die Nervenleitung erschwert ist beziehungsweise verhindert wird. In Abhängigkeit der Hirnlokalisation führen größere Herde zu Funktionsstörungen. Kleinere Herde in „stummen Regionen" können dagegen klinisch unerkannt bleiben. Schübe entwickeln sich akut oder subakut innerhalb von wenigen Tagen oder 1-2 Wochen. Nach einigen Tagen bis Wochen tritt im Regelfall eine partielle oder komplette Rückbildung der Symptome ein. Das Intervall zwischen zwei Schüben variiert stark und lässt sich nur selten vorhersagen. Eine MS-Erkrankung führt jedoch nicht zwangsläufig zu dem in der Bevölkerung vorherrschenden Bild des Patienten im Rollstuhl.

2.4 Schlaganfall

Hauptmerkmale

Die meisten Schlaganfälle beruhen auf so genannten ischämischen Infarkten, lediglich etwa 20 % der Hirninfarkte sind auf Blutungen zurückzuführen. Bei den ischämischen Insulten handelt es sich um die Folgen von Verschlüssen einzelner Hirngefäße. Diese verhindern oder reduzieren die Blut- und damit auch die Sauerstoffversorgung des betreffenden Hirngebietes. Das wiederum führt zur nachhaltigen Schädigung und damit zum Funktionsverlust der betroffenen Neuronenensembles. Das typische Bild eines Schlaganfall-Patienten ist durch motorische Beeinträchtigungen, wie z. B. eine Halbseitenlähmung (Hemiparese), gekennzeichnet. Hinzu kommen häufig, je nach hirnlokaler Schädigung, unterschiedlich ausgebildete, kognitive und/oder emotionale Störungen.

Epidemiologie

Cerebrale Durchblutungsstörungen stehen nach den Herz-Kreislauf-Erkrankungen sowie den malignen Tumoren an dritter Stelle der Todesursachen. In Deutschland geht man von einer jährlichen Neuerkrankungsrate von bis zu 150 000 Menschen aus. Derzeit leben in Deutschland 800 000 Menschen mit Zustand nach einem Schlaganfall. Davon sind zwei Drittel bleibend behindert und ein Drittel davon pflegebedürftig. Das Risiko eines Schlaganfalls verdoppelt sich ab dem 55. Lebensjahr zwar alle 10 Jahre, doch sind von dieser Erkrankung auch zunehmend die jüngeren Altersgruppen betroffen. Insofern handelt es sich nicht ausschließlich um eine Erkrankung des höheren Lebensalters.

Manifestation und Verlauf

Im Regelfall geht es bei der Behandlung der cerebralen Durchblutungsstörungen zunächst um das Überleben des Patienten. Im Gegensatz zu früheren Vorstellungen ist bei einem Schlaganfall eine innerhalb weniger Stunden erfolgende medizinische Sofortbehandlung indiziert. Da die neurotoxischen Folgen eines Schlaganfalls innerhalb eines kurzen Zeitfensters noch deutlich reduziert werden können, haben sich in den letzten Jahren so genannte Stroke Units etabliert. Bei der Behandlung der Patienten haben, nach einer entsprechenden Stabilisierung der Vitalfunktionen, die motorischen Beeinträchtigungen einen bedeutenden Stellenwert, da diese die zunächst offensichtlichsten Einschränkungen darstellen. Erst im weiteren, interindividuell sehr unterschiedlichen und teilweise auch Rückbildungen beinhaltenden Verlauf kommt der Indikation für die psychotherapeutischen und/oder neuropsychologischen Maßnahmen eine wachsende Bedeutung zu.

2.5 Klinische Merkmale und Diagnostik

Die folgende Tabelle 1 stellt eine Übersicht über häufige Auswirkungen erworbener Hirnschädigungen dar. Die genannten Folgen müssen nicht notwendigerweise alle bei ein und demselben Patienten auftreten. Stattdessen variieren die Zustände je nach Merkmalsmuster und Ausprägungsgrad der Schädigungsfolgen erheblich. Die möglichen Beeinträchtigungen sind bei Patienten nach einem Schlaganfall und Schädel-Hirn-Trauma im Prinzip äquivalent, allerdings kommt Letzteren bei den so genannten Exekutivfunktionen eine besondere Bedeutung zu. Diese resultieren häufig aus Schädigungen präfrontaler Cortexgebiete sowie der mit ihnen verbundenen kortiko-subkortikalen Regelkreise. Diese Schädigungen können nicht nur zu kognitiven, sondern im besonderen Maße auch zu ausgeprägten Verhaltens- und Persönlichkeitsänderungen führen (vgl. Matthes-von Cramon und Cramon, 2000).

Zusätzlich zu den in der Tabelle 1 genannten Folgen können entweder als primäre oder als sekundäre Resultate der Hirnschädigung auch spezifische psychische Störungen auftreten. Unter den **primären Folgen** versteht man diejenigen Beeinträchtigungen, die als unmittelbare Folge von Schädigungen spezifischer Hirnareale oder Transmittersysteme auftreten können. Dazu zählen alle organischen einschließlich der symptomatischen psychischen Störungen (ICD-10 F06 – F09). Häufig können beispielsweise die **sonstigen psychischen Störungen aufgrund einer Schädigung oder Funktionsstörung des Gehirns oder einer körperlichen Krankheit** (ICD-10 F06) diagnostiziert werden (siehe Tabelle 2a).

> ! **Merke:** Psychische Störungen treten bei neurologischen Patienten entweder als *primäre* oder *sekundäre Syndrome* in Erscheinung.

Tabelle 1: Häufige Folgen nach erworbenen Hirnschädigungen
• ***Motorische Störungen,*** wie z. B. Halbseitenlähmungen, verschiedene Tremorformen, Erhöhungen des Muskeltonus in Form einer Spastik
• ***Epileptische Anfälle,*** die als sog. partielle oder generalisierte Anfälle auftreten können
• ***Störungen der vegetativen Steuerung,*** wie z. B. Schwindel, Schwitzen, erhöhte Lärm- oder Lichtempfindlichkeit, Kopfschmerzen
• ***Aufmerksamkeitsdefizite,*** wie z. B. Störungen der Konzentrationsfähigkeit, der Vigilanz oder der Teilung der Aufmerksamkeit
• ***Probleme des Lernens und des Gedächtnisses,*** wie z. B. Beeinträchtigungen in der Informationsaufnahme und in der Enkodierung neuer Inhalte oder im Abruf vorhandener Gedächtnisinhalte
• ***Wahrnehmungsstörungen,*** wie z. B. Gesichtsfeldbeeinträchtigungen, Agnosien (Unfähigkeit, spezifische Objekte zu erkennen), cerebrale Hörstörungen sowie Hyposmien und Anosmien
• ***Störungen exekutiver Funktionen,*** bei denen es sich um kognitive Prozesse höherer Ordnung handelt, bei denen beispielsweise die Planung, Handlungsinitiierung oder kognitive Flexibilität gestört sein kann, aber auch Beeinträchtigungen des Sozialverhaltens auftreten können
• ***Sprach- und Sprechstörungen,*** wie z. B. Störungen der Sprechmotorik in Form einer Sprechapraxie oder Dysarthrie sowie Sprachstörungen wie die globale Aphasie und die Wernicke-, Broca- und die amnestische Aphasie
• ***Störungen des Lesens und Schreibens,*** z. B. die Alexie und die Agraphie
• ***Störungen der Bewegungsfolgen,*** die im Allgemeinen unter dem Begriff der Apraxien zusammengefasst werden. Hierbei handelt es sich um motorische Fehlhandlungen, die das Imitieren oder Ausführen von Gesten sowie den realen Objektgebrauch betreffen können.
• ***Affektveränderungen*** wie die Affektinkontinenz bzw. -labilität, das pathologische Lachen oder Weinen, eine „unangebrachte" Euphorie sowie vollständige Affektnivellierung
• ***Störungen der Krankheitseinsicht,*** auch als „awareness" bezeichnet. Hierzu gehört die Unfähigkeit, Funktionseinschränkungen einzusehen (Anosognosie) bzw. das Ausmaß der Beeinträchtigungen korrekt abschätzen zu können (Anosodiaphorie).
• ***Emotionale Störungen*** (Depression, Angst, Apathie)
• ***Wesensveränderungen*** (soziale Enthemmung, Affektverflachung, Persönlichkeitsakzentierungen etc.)
• ***Anpassungsstörungen***

Tabelle 2a: Sonstige psychische Störungen aufgrund einer Schädigung oder Funktionsstörung des Gehirns oder einer körperlichen Krankheit (ICD-10 F06)
1. Nachweis einer cerebralen Erkrankung, Verletzung oder Funktionsstörung oder einer systemischen körperlichen Erkrankung, von der bekannt ist, dass sie mit einem der hier aufgeführten Syndrome einhergehen kann
2. Ein zeitlicher Zusammenhang (Wochen oder einige Monate) zwischen der Entwicklung der zugrunde liegenden Krankheit und dem Auftreten des psychischen Syndroms
3. Rückbildung der psychischen Störung nach Rückbildung oder Besserung der zugrunde liegenden vermuteten Ursache
4. Kein überzeugender Beleg für eine andere Verursachung des psychischen Syndroms (wie z. B. sehr belastete Familiengeschichte oder belastende Ereignisse)

Im Folgenden ist eine Auswahl häufiger Diagnosen aufgelistet, die bei der Indikationsstellung für eine psychotherapeutische Behandlung neurologischer Erkrankungen besonders zu berücksichtigen sind.

Tabelle 2b: Häufige primäre psychische Störungen aufgrund einer Schädigung oder Funktionsstörung des Gehirns	
F06.32	Organische depressive Störung
F06.33	Organische gemischte affektive Störung
F06.4	Organische Angststörung
F06.6	Organische emotional labile Störung
F06.7	Leichte kognitive Störung
F07	Organische Persönlichkeitsstörung
F07.2	Organisches Psychosyndrom nach Schädelhirntrauma*

** Zur Problematik sowie mangelnden Differenziertheit dieser „Diagnose" wird u. a. auf Hartje und Poeck (2002) verwiesen.*

Psychische Störungen treten entweder als Anpassungsstörungen, als somatopsychische Wechselwirkung oder als eigenständige psychische Syndrome im Sinne einer „sekundären" psychischen Störung auf. Dabei sind die *Anpassungsstörungen* eine Folge der Erkrankung im Sinne eines reaktiven Prozesses (ICD-10 F43.2). Bei der Diagnosestellung ist die unmittelbare sowie zeitliche und kontextuelle Abhängigkeit von der Belastung, hier der Erkrankung, nachzuweisen.

4

Weiterhin gibt es eine Reihe von psychischen Auffälligkeiten, die weder im Rahmen einer F0-Störung (Tab. 2a und 2b) oder einer Anpassungsstörung (ICD-10 F43.2) auftreten können. Dieses sind die *somatopsychischen Wechselwirkungen,* die in Kombination mit dem medizinischen Krankheitsbild über die ICD-10-Kategorie F54 kodiert werden.

Ist die psychische Störung eine unmitttelbare Folge der cerebralen Substanz- oder Transmitterstörung, liegt vermutlich meist eine „sekundäre" psychische Störung im Sinne eines Angst-, Depressions- oder Apathiesyndroms vor (s. ICD-10, F06.X, F07.X). Diese treten häufig auch in „subsyndromaler" („subthreshold") Form auf.

Des Weiteren können auch andere psychische Komplikationen auftreten, wie beispielsweise der Missbrauch von Alkohol und anderer Drogen. Bei der Diagnostik der psychischen Störungen neurologischer Erkrankungen kommen die für die einzelnen Diagnosen üblichen Verfahren zum Einsatz. Trotzdem muss bei dieser Patientengruppe stets berücksichtigt werden, dass sich einige Symptome neurologischer Erkrankungen zum Teil auch in den Kriterienkatalogen psychischer Störungen und in einigen Fragebogen finden. Das trifft insbesondere auf die Depressivitätsabschätzung zu, deren Interpretation folglich immer vor dem Hintergrund der eingesetzten Instrumente gesehen werden muss.

! **Merke:** Psychische Störungen haben entweder den Charakter einer *Anpassungsstörung,* einer *somatopsychischen Interaktion* oder eines *eigenständigen Syndroms,* dessen Auftreten sich mit durch die neurologische Erkrankung manifestiert hat.

Wesentlich in der adäquaten Behandlung von Patienten mit erworbenen Hirnschädigungenin ist der Regel auch die **neuropsychologische Diagnostik** (Spreen und Strauss, 1998). Hier geht es zunächst um den Vergleich des aktuellen kognitiven Leistungsvermögens mit dem prämorbiden Niveau (Leplow, 2018). Dieses ist unter anderem bei der Einschätzung der Arbeits- und Erwerbsfähigkeit notwendig. Die neuropsychologische Diagnostik ist jedoch nicht als ein so genanntes Screening zu verstehen, sondern erfordert zur Erfassung spezifischer Defizit- und Kompetenzmuster ein auf der Basis der funktionellen Neuroanatomie und der individuellen Schädigungstopik basierendes, hypothesengeleitetes Vorgehen, welches dezidierte Spezialkenntnisse im Bereich der Neuropsychologie, der funktionellen Neuroanatomie sowie der Neurologie beinhaltet. Diese Kompetenz ist eine wesentliche Basis für eine adäquate neuropsychologische Diagnostik und die sich daraus ableitenden Empfehlungen für weiterführende Maßnahmen (Sturm et al., 2000). Hier ist bei Bedarf eine Kooperation mit klinischen Neuropsychologen indiziert.

! **Merke:** Bei neurologischen Patienten ist praktisch immer auch eine neuropsychologische Befunderhebung einschließlich der Diagnostik der Ressourcen erforderlich.

Aus der Vielfalt der möglichen Beeinträchtigungen bei neurologischen Erkrankungen wird ersichtlich, dass sich kein einheitliches, alle neurologischen Erkrankungen umfassendes Störungsmodell ableiten lässt, sondern dass die Erarbeitung des Störungsmodells immer in Abhängigkeit (i) von der zugrunde liegenden neurologischen Erkrankung und (ii) durch die Art sowie den Schweregrad der verschiedenen motorischen und psychischen Beeinträchtigungen geprägt ist. Exemplarisch wird dieses anhand der folgenden Fallbeispiele erläutert.

3 Umsetzung in die klinische Praxis

3.1 Allgemeine Prinzipien

Die psychotherapeutischen Interventionsmaßnahmen unterscheiden sich bei neurologischen Erkrankungen nicht prinzipiell von denen bei psychischen Störungen. Trotzdem sind bei den Interventionen vier Aspekte von besonderer Bedeutung, nämlich (1) die medizinischen Faktoren, (2) die gegebenenfalls vorhandenen neuropsychologischen Defizite, (3) die ZNS-wirksame Medikation und (4) das Vorliegen etwaiger prämorbider psychischer Störungen (Leplow, Jung und Henningsen, 2015). Vor dem Hintergrund dieser Faktoren wurde für neurologische Erkrankungen das folgende psychotherapeutische Diagnoseschema entwickelt (Tab. 3; von Cramon et al., 1993).

Tabelle 3: Psychotherapeutisches Diagnoseschema (von Cramon, Mai, Ziegler, 1993)

1. Medizinische Faktoren und neuropsychologische Defizite
2. Analyse des Problemverhaltens
3. Analyse der auslösenden Bedingungen
4. Analyse der aufrechterhaltenden Bedingungen
5. Analyse der Umweltbedingungen
6. Prämorbide psychische Störungen und lebensgeschichtliche Lernerfahrungen
7. Selbstkontroll- und Motivationsanalyse

Im Rahmen der Erstellung der Verhaltens- und Problemanalyse kommt auch der Organismus-Variable eine im Vergleich zu anderen psychischen Störungen spezifische Rolle zu; gerade hier ist es ratsam, die Organismus-Variable im Sinne der ursprünglichen, biologisch-physiologischen Bedeutung der Verhaltensanalyse bzw. des S-O-R-C-K-Modells aufzufassen.

! **Merke:** ORGANISMUS (O): Die Organismus-Variable umfasst im engeren Sinne alle medizinischen Faktoren, die neuropsychologischen Defizite sowie die Medikation und den *aktuellen* somatischen Zustand des Patienten.

Übergeordnete psychotherapeutische Behandlungsziele bei neurologischen Patienten sind immer abhängig von den jeweiligen individuellen Problembereichen. Im Folgenden wird eine Auswahl möglicher Behandlungsziele gegeben (Tab. 4); das übergeordnete Behandlungsziel ist dabei immer eine an die individuelle Situation des Patienten angepasste adäquate Krankheitsbewältigung.

! **Merke:** Die Behandlungsziele umfassen bei neurologischen Patienten sowohl die Akzeptanz unvermeidlicher Einschränkungen als auch die Umsetzung konkreter, „problemfokussierter" Aufgaben.

Basierend auf den aufgeführten Behandlungszielen können die im Folgenden aufgelisteten Interventionen umgesetzt werden (Tab. 5). Hierbei handelt es sich häufig um verhaltenstherapeutische Standardinterventionen, die jedoch wiederum an das individuelle Krankheitsgeschehen angepasst werden müssen.

! **Merke:** Die psychische Problematik vieler neurologischer Patienten ist durch Verstärkerverlust gekennzeichnet. Das erfordert den Aufbau alternativer Verhaltensfelder mit realem Verstärkungswert.

3.2 Schädel-Hirn-Trauma

Die im folgenden Kasten (Fallbeispiel 1) geschilderte Symptomkonstellation findet sich häufig bei Patienten mit erworbenen Hirnschädigungen. Gerade wenn keine oder nur geringe körperliche Beeinträchtigungen vorliegen, besteht oft ein mangelndes Verständnis für die zugrunde liegenden Beeinträchtigungen. Ein weiterer kennzeichnender Faktor ist das zunächst bestehende Unverständnis bezüglich der Notwendigkeit beziehungsweise Indikation für eine psychotherapeutische Behandlung: „Ich habe doch eigentlich nur einen Autounfall erlitten. Das ist eine Frage der Zeit, dann bin ich wieder wie vorher."

Fallbeispiel 1: Schädel-Hirn-Trauma

Herr B., 42 Jahre, erlitt als Beifahrer bei einem Autounfall eine Kopfverletzung. Anfangs war er 10 Minuten bewusstlos und erlangte noch am Unfallort sein Bewusstsein wieder. Zunächst war er nicht orientiert, hatte eine komplette Amnesie für den Unfallhergang und beklagte deutliche Übelkeit. Die neurologischen Untersuchungen ergaben einen diskreten Kontusionsschaden beidseits frontal. Diagnostiziert wurde ein leichtgradiges Schädel-Hirn-Trauma ohne weitere körperliche Beeinträchtigungen. Nach einem dreiwöchigen Aufenthalt in einer Neurologischen Rehabilitationsklinik wurde er mit folgendem Beschwerdebild entlassen: Herr B. berichtete, sehr schnell zu ermüden. Er habe

Tabelle 4: Ausgewählte psychotherapeutische Behandlungsziele bei neurologischen Patienten

1. Vermittlung eines adäquaten Störungsmodells bzgl. der prädisponierenden, auslösenden und aufrechterhaltenden Faktoren der Problematik
2. Aufbau eines angemessenen Störungsbewusstseins
3. Vermittlung von psychologischen Interventionsmöglichkeiten bei der neurologischen Erkrankung („somatopsychisches Krankheitskonzept")
4. Aufbau von Entspannungskompetenzen
5. Vermittlung von krankheitsspezifischen Stressbewältigungsstrategien zur Vermeidung von Überforderung
6. Realistische Lebensgestaltung unter Berücksichtigung der zugrunde liegenden Beeinträchtigungen
7. Reduktion beziehungsweise – wenn möglich – Abbau des Problemverhaltens
8. Verbesserung der emotionalen Befindlichkeit
9. Abbau von Vermeidungsverhalten (als Resultat der Erkrankung)
10. Verbesserung der sozialen Kompetenzen im Umgang mit den krankheitsbedingten Beeinträchtigungen
11. Unterstützung bei der beruflichen Wiedereingliederung (bei entsprechender Indikation)
12. Verbesserung des Selbstwertgefühls
13. ggf. Unterstützung bei der Erschließung alternativer Lebensfelder und -konzepte mit Verstärkungswert

Tabelle 5: Psychotherapeutische Interventionen bei neurologischen Erkrankungen

1. Aufklärung und Information über die Erkrankung
2. Wahrnehmungsschulung bezüglich individueller, krankheitsspezifischer Belastungsfaktoren im Sinne von Frühwarnsignalen
3. Gezielte Expositionsübungen (Erklären der Erkrankung, Abbau des sozialen Rückzugs durch Aufsuchen von angstauslösenden Situationen, Erwerb neuer und veränderter Kompetenzen)
4. Kognitive Interventionen beispielsweise mittels Gedankenstopp und Neubewertung von belastenden Situationen
5. Entspannung beziehungsweise Symptomblockaden von Überschusssymptomen (z.B. progressive Muskelrelaxation, Biofeedback, habit reversal)
6. Selbstverstärkung und Aufbau positiver Aktivitäten
7. Systematisches Problemlösetraining
8. Psychologische Rückfallprophylaxe
9. Nutzung operanter Mechanismen zur Verhaltensformung
10. Information, Beratung und Einbeziehen der Angehörigen

häufig Kopfschmerzen, verbunden mit Übelkeit. Beides verstärke sich besonders bei andauernden und zunehmenden Anforderungen und Belastungen. Er sei außerdem leicht reizbar. Weiterhin bestehen leichte Beeinträchtigungen im Bereich der Aufmerksamkeit sowie des Lernens und des Gedächtnisses. Herr B. hatte in den ersten zwei Wochen nach dem Unfall die Vorstellung, dass er sich nur noch einige Tage erholen müsse, um dann wieder in seinem Beruf als Arzt in einem Universitätsklinikum zu arbeiten. Am Ende der stationären Rehabilitation realisierte er allmählich, dass ein beruflicher Wiedereinstieg ihn noch überfordern würde; infolgedessen wurde er deutlich niedergeschlagen und ängstlich, besonders im Hinblick auf seine berufliche Perspektive.

Bei solchen Patienten ist gerade die Aufklärung und Information über die Erkrankung bedeutsam. Im Regelfall sind Compliance bzw. Adhärenz und Motivation für eine psychotherapeutische Behandlung erst dann gegeben, wenn gemeinsam mit dem Patienten ein transparentes Störungsmodell unter Berücksichtigung der medizinischen, neuropsychologischen, psychischen und sozialen Faktoren erarbeitet wurde (vgl. Kasten: Skizze eines Störungsmodells). Erst das Verständnis für diese Teufelskreis-Problematik hat bei dem Patienten aus dem Fallbeispiel 1 dazu geführt, dass er eine Bereitschaft gegenüber psychotherapeutischen Interventionen entwickelte. Hierbei waren die Befunde aus der neuropsychologischen Diagnostik sowie Therapie ebenfalls wichtig. Die geschilderten neuropsychologischen Beschwerden ließen sich testdiagnostisch verifizieren. Folgendes Störungsmodell wurde gemeinsam mit dem Patienten erarbeitet:

Skizze eines Störungsmodells

Herr B. hat infolge des Schädel-Hirn-Traumas die oben genannten Beschwerden. Die Basis für die Entwicklung der Problematik des Patienten ist also die neurologische Erkrankung. Bei der Verstärkung sowie Aufrechterhaltung der Problematik spielen neben den organischen Faktoren psychologische Faktoren eine wichtige Rolle. Folgende Reizkonstellationen führen zur Auslösung sowie zur Verstärkung der Kopfschmerzen und der Übelkeit sowie der erhöhten Reizbarkeit: länger andauernde körperliche und/oder geistige Anforderungen, komplexe Anforderungen an die Aufmerksamkeit im Sinne von Mehrfachanforderungen, unregelmäßiger Tagesrhythmus, Lärm, Wetterumschwung, Schlafdefizit und Misserfolgserlebnisse. Die genannten Faktoren tragen neben den organischen Faktoren zur Aufrechterhaltung der Problematik bei. Hinzu kommt eine Erwartungsangst bzgl. des Auftretens von Kopfschmerzen und Übelkeit, eine erhöhte Tendenz zur Selbstbeobachtung, ein erhöhtes psychophysiologisches Anspannungsniveau sowie eine depressive Stimmungslage. Weitere wesentliche aufrechterhaltende Faktoren der Symptomatik des Patienten sind sein hohes Anspruchsniveau an sich selbst, eine weit überdurchschnittliche Leistungsbereitschaft sowie eine sehr ausgeprägte Erfolgs- und Karriereorientierung. Diese Faktoren führen immer wieder dazu, dass Herr B. seine – zumindest aktuell bestehende – beeinträchtigte kognitive Leistungsfähigkeit, v.a. im Bereich der länger andauernden Belastbarkeit, nicht bzw. nur ungenügend berücksichtigt und sich immer wieder in Überforderungssituationen begibt, die wiederum den oben genannten Beschwerdekomplex auslösen. Das Ausbleiben der früheren Erfolge führte zu vermehrten Phasen tiefer Niedergeschlagenheit und dysfunktionaler Attributionsmuster, welche die Anfälligkeit für die genannten Stressoren weiter erhöhte.

In Ergänzung zu einer ambulanten neuropsychologischen Behandlung, in der die Therapie der Aufmerksamkeitsfunktionen im Vordergrund stand, wurde eine ambulante Psychotherapie eingeleitet, die dem Patienten bereits in der Rehabilitationsklinik empfohlen worden war. Erst nach einigem Widerwillen entschloss Herr B. sich jedoch zu dieser Behandlung, ohne dass ihm die Indikation hierfür zunächst einsichtig war. Deshalb wurden mit dem Patienten folgende Behandlungsziele erarbeitet (Kasten):

Psychotherapeutische Behandlungsziele für Herrn B.

1. Wahrnehmung von Frühwarnsignalen der Überforderung
2. Aufbau von Entspannungskompetenzen
3. Vermittlung von krankheitsspezifischen Stressbewältigungskompetenzen
4. Realistische Lebensgestaltung, v.a. im Hinblick auf die berufliche Wiedereingliederung
5. Selbstverstärkung und Aufbau positiver Aktivitäten

4

Bei dem Patienten führte die noch nicht wiederhergestellte Arbeitsfähigkeit und damit auch die verzögerte Berufsplanung immer wieder zu Phasen tiefer Niedergeschlagenheit und Verzweiflung. Das verdeutlichte Herrn B. die Diskrepanz zwischen seiner tatsächlichen aktuellen Leistungsfähigkeit, dem prämorbiden Fähigkeitsniveau und seinen Ansprüchen an sich selbst sowie seinem Selbstkonzept. Dieses waren Ansatzpunkte für die psychotherapeutische Behandlung, deren Verlauf im folgenden Kasten grob skizziert wird.

Therapieverlauf

Zunächst wurde Herr B. dazu angeleitet, ein Beobachtungsprotokoll über seine Kopfschmerzen und die Übelkeit zu führen. Ziel war es, spezifische auslösende und verstärkende Situationen zu eruieren sowie so genannte Frühwarnsignale für Überforderungssituationen und für die Auslösung der Beschwerden wahrzunehmen (*Ziel:* „Wahrnehmungsschulung bzgl. der individuellen Stressoren sowie der Frühwarnsignale"). Darauf basierend wurden spezifische Interventionen erarbeitet: Herr B. stellte seinen Alltag auf einen weitgehend regelmäßigen Tagesablauf mit fest eingeplanten Ruhepausen um. Bei unvermeidlichen länger andauernden Anforderungen versuchte er bereits im Vorwege sich nicht zu erschöpfen sowie hinterher gezielt eine Entspannungsphase einzulegen. Zur Unterstützung erlernte Herr B. die progressive Muskelrelaxation nach Jacobson, wobei der Schwerpunkt in der Umsetzung in den Alltag in Form von Kurzentspannung sowie der differenziellen Entspannung lag (*Ziel:* „Vermittlung von krankheitsspezifischen Stressmanagementstrategien einschließlich Aufbau von Entspannungskompetenzen"). Im Verlauf der Behandlung gelang es Herrn B. immer besser, diese Interventionen umzusetzen. Es gab aber auch Beschwerden, die Herr B. als unkontrollierbar erlebte. So wurde beispielsweise mittels kognitiver Interventionen wie der kognitiven Umstrukturierung versucht, das Auftreten wiederholter Kopfschmerzen nicht als Rückfall, sondern als normale Schwankung im Rehabilitationsprozess einzuordnen. Dieses erleichterte dem Patienten den Umgang mit den regelmäßig auftretenden Beschwerden (*Ziel:* „Aufbau selbstwertstabilisierender Kognitionen").

Wegen der sich im Therapieverlauf wiederholt einstellenden Phasen tiefer Niedergeschlagenheit bildeten kognitive Interventionen während der gesamten Therapiezeit einen Schwerpunkt. Zunächst wurden die bei dem Patienten bestehenden Metakognitionen erarbeitet und anhand einzelner Situationen veranschaulicht. Dann wurde mit Hilfe der kognitiven Umstrukturierung ein alternatives Selbstkonzept angestrebt und immer wieder so genannte Realitätsprüfungen durchgeführt, die schließlich zu einer veränderten Gewichtung der Wertvorstellungen des Patienten führten (*Ziel:* „Verbesserung des Selbstwertgefühls"). Zum Aufbau einer Kompetenz im Umgang mit der Erkrankung und ihren Folgen wurden Strategien erarbeitet, mit denen andere Personen seiner Umgebung adäquat über etwaige Einschränkungen aufgeklärt werden konnten. Dieses kollidierte zwar zunächst mit den Metakognitionen, ein allzeit leistungsperfekter Arzt zu sein, doch konnten durch die Bearbeitung aktueller Alltagssituationen Strategien der Umsetzung erarbeitet werden. Weiterhin wurden mit dem Patienten konkrete Maßnahmen besprochen, wie er – beispielsweise im Umgang mit Kollegen und Vorgesetzten – nicht nur die noch bestehenden Beeinträchtigungen, sondern auch die wiederhergestellten Kompetenzen deutlich machen konnte. Ebenso wurde mit ihm schrittweise die situationsangemessene Fähigkeit des Neinsagens aufgebaut (*Ziel:* „Exposition – Erklären der Erkrankung; Aufbau von Kompetenzen im Umgang mit den krankheitsbedingten Beeinträchtigungen").

Schließlich war Herr B. so weit stabilisiert, dass eine schrittweise Wiedereingliederung zur Arbeitserprobung angestrebt werden konnte. Auch diese wurde mit dem Patienten ausführlich vorbereitet und erfolgte in Abstimmung mit der neuropsychologischen Behandlung. Eine erneute neuropsychologische Begutachtung bezüglich der kognitiven Leistungsfähigkeit ermöglichte ein detailliertes Feedback über die aktuellen Beeinträchtigungen und Ressourcen. Dann wurde für den Prozess der Wiedereingliederung eine Tagesstruktur erarbeitet und Strategien zur Vermeidung von Überforderungssituationen ausgebaut. So stellte Herr B. für sich sog. Checklisten auf, um eine Art Selbstkontrolle seiner Tätigkeit ausüben zu können. Dabei konnte Herr B. über die Zeit hinweg seine Belastbarkeit so weit steigern, dass er einen Großteil seiner ursprünglichen Tätigkeit wieder ausüben konnte. Nachtschichten etc. konnte er jedoch nicht mehr übernehmen. Insgesamt lernte Herr B. mit zunehmendem Erfolg, sich auf seine Belastungsgrenzen einzustellen.

Zusätzlich wurden drei psychologische Beratungsgespräche mit der Lebensgefährtin des Herrn B. geführt, bei denen die Vermittlung von Informationen über die aktuell bestehenden Beeinträchtigungen sowie der Umgang damit im Vordergrund standen (*Ziel:* „Information und Beratung der Angehörigen"). Die psychotherapeutische Behandlung konnte nach 40 Stunden erfolgreich beendet werden; Herr B. war in der Lage, sich auf seine veränderte Leistungsfähigkeit in angemessener Form einzustellen; seine anfangs geschilderten vegetativen Beschwerden konnten deutlich reduziert sowie seine emotionale Befindlichkeit stabilisiert werden.

3.3 Multiple Sklerose

Die im folgenden Kasten geschilderte Beschwerdenkonstellation einschließlich der emotionalen Labilisierung findet sich häufig bei der Diagnose einer MS. Die meisten Patienten haben Schwierigkeiten, mit den körperlichen Einschränkungen zurechtzukommen und sich auf ihre verminderte Belastbarkeit einzustellen. Oft sind diese Beschwerden unmittelbar nach Diagnosestellung besonders ausgeprägt, da die üblichen Bewältigungsstrategien, wie beispielsweise Ablenkung durch Aktivitäten, nicht mehr eingesetzt werden können. Dieses führt in der Folge dann wiederum zu massiven Überforderungssituationen.

Fallbeispiel 2: Multiple Sklerose

Frau M., 33 Jahre, berichtet, sie habe anfangs festgestellt, dass sie zunehmend feinmotorische Schwierigkeiten hatte. Dies habe sie u. a. während ihrer Tätigkeit als Modedesignerin beim Zeichnen bemerkt. Sie habe auch unter Doppelbildern gelitten, sei deutlich schneller und stärker erschöpft gewesen, als sie es von sich kenne. Aufgrund der akuten Beschwerden sei sie in die Neurologie überwiesen worden. Dort habe man ihr nach einigen Untersuchungen mitgeteilt, dass sie an Multipler Sklerose erkrankt sei. Die Diagnose habe sie vor vier Monaten erhalten. Durch die Diagnosestel-

4

lung sei sie völlig geschockt und verzweifelt gewesen. Sie habe aufgrund der Erkrankung noch nicht wieder arbeiten können, was für sie die Situation noch verschlimmert habe, da sie sich nicht ablenken konnte. Dadurch sei sie emotional deutlich verunsichert, sei traurig, deprimiert, verzweifelt und mache sich Gedanken, wie es denn weitergehe. Sie versuche, sich auf die Erkrankung einzustellen; das falle ihr aber sehr schwer, da sie ein außerordentlich leistungsbewusster und ehrgeiziger Mensch sei. Außerdem wisse sie gar nicht genau, worauf sie sich nun einstellen müsse. Natürlich habe sie Angst, in einigen Jahren im Rollstuhl zu sitzen. Freunde hätten ihr zu einer Psychotherapie geraten.

Bei dieser Patientin stehen neben der Anpassung an die körperlichen Behinderungen die emotionalen Anpassungsschwierigkeiten an die Chronizität der Erkrankung sowie deren unklarer Verlauf im Vordergrund. Dieses ist der Behandlungsfokus der psychotherapeutischen Interventionen. Dabei sind ebenfalls die Ressourcen und Kompetenzen der Patientin zu berücksichtigen. Frau M. hat insgesamt sehr gute Unterstützung durch die Familie, Freunde sowie durch ihr berufliches Umfeld. Zu Beginn der psychotherapeutischen Behandlung wurden die psychischen Beschwerden der Patientin im Sinne einer Anpassungsstörung eingeordnet mit dem Schwerpunkt einer kurzen depressiven Reaktion.

Skizze eines Störungsmodells

Die Anpassungsstörung mit depressiver Reaktion von Frau M. steht eindeutig im Zusammenhang mit der Diagnosestellung der Multiplen Sklerose sowie der Konfrontation mit den aktuell bestehenden körperlichen Beeinträchtigungen. Zur Aufrechterhaltung der depressiven Symptomatik tragen folgende Faktoren bei: die Neigung der Patientin zum Perfektionismus, eine starke Leistungsorientierung sowie ein hohes Ausmaß an Aktivität. Für die Ausprägung dieser Haltungen und Verhaltensweisen hat der Vater der Patientin Modellfunktion gehabt. Weiterhin bestehen bei der Patientin folgende Einstellungen: „Ich habe alles immer im Griff", „Ich bin in meiner Arbeit schneller und organisierter als andere", „Ich arbeite gern und erfolgreich", „Ich bin immer aktiv und unterwegs". Diese Einstellungen waren bis zur Diagnosestellung der körperlichen Erkrankung handlungsleitend für ihre konkrete Lebensführung und sind in der Vergangenheit immer mit positiven Konsequenzen verbunden gewesen, so dass von einer regelmäßigen positiven Verstärkung und somit Aufrechterhaltung dieses Verhaltens auszugehen ist. Dieses Verhalten wirkt sich jedoch bei der zunehmenden körperlichen Erschöpfung durch die MS nicht mehr im Sinne einer positiven Verstärkung aus, es kommt vielmehr zur Zunahme der Beschwerden. Eine derartige „Bestrafung" reduziert die Auftretenswahrscheinlichkeit konstruktiver Bewältigungsversuche, ohne dass Frau M. mangels Verhaltensalternativen jedoch in der Lage gewesen wäre, ihr Leistungsstreben zu reduzieren. Die durch die körperlichen Einschränkungen resultierende Unfähigkeit, körperlich aktiv zu sein, führt zu einem Verstärkerverlust und damit zur depressiven Symptomatik. Letztlich befindet sich Frau M. in einem sich selbst aufrechterhaltenden Teufelskreis aus Aktivität und darauf folgender Erschöpfung und Überforderung, einer Phase der Regeneration, verbesserter körperlicher Befindlichkeit, erneut verstärkter Aktivität und wiederum eintretender Erschöpfung etc.

Im Gegensatz zum Fallbeispiel mit dem Schädel-Hirn-Trauma hat die Patientin nicht die Vorstellung, dass sie innerhalb kurzer Zeit wieder genesen würde, sondern sie ist mit der Diagnose einer chronischen Erkrankung konfrontiert, deren Verlauf zum Zeitpunkt des Therapiebeginns noch ungewiss ist. Folgende psychotherapeutische Behandlungsziele wurden mit der Patientin festgelegt:

Psychotherapeutische Behandlungsziele für Frau M.

Die folgenden übergeordneten *langfristigen Therapieziele* beinhalten

a) eine emotionale Stabilisierung der Patientin im Sinne einer Verminderung der depressiven Symptomatik sowie
b) eine verbesserte emotionale, kognitive und soziale Anpassung sowie Anpassung des Verhaltens an die MS.

Hieraus lassen sich folgende *Teilziele* ableiten:

1. Wahrnehmung von Frühwarnsignalen der körperlichen und emotionalen Überforderung
2. Aufbau von Entspannungskompetenzen
3. Aufbau positiver Aktivitäten, die mit der körperlichen Erkrankung kompatibel sind
4. Verminderung der Neigung zu Überforderung im Sinne eines krankheitsbezogenen Stressmanagements
5. Verbesserung der Problemlösefertigkeiten
6. Erarbeiten von angemessenen Zukunftsperspektiven bzgl. der privaten und beruflichen Lebenssituation
7. Strategien zur Einbeziehung ihres sozialen Umfeldes

Die Prognose hinsichtlich dieser Ziele erschien günstig, da Frau M. äußerst motiviert war und eine adäquate Krankheitseinsicht hatte. Ihre Veränderungsbereitschaft und ihr Vermögen, sich mit der aktuellen Situation in angemessener Form auseinander zu setzen, waren hoch. Aufgrund ihrer Kompetenzen konnten mit der Patientin positive Bewältigungsstrategien zur Anpassung an die Erkrankung sowie zu deren Bewältigung erarbeitet werden. Dabei kamen die in Tabelle 5 genannten Interventionen zum Einsatz. Mit Hilfe therapeutischer Unterstützung gelang es ihr, zum einen veränderte Prioritäten bezüglich ihrer Lebensführung aufzubauen, zum anderen die dazu notwendigen Einstellungs- und Verhaltensänderungen schrittweise zu vollziehen. Sie schaffte es, eine Teilzeittätigkeit in ihrem Beruf zu übernehmen, in der sie eine flexiblere Zeiteinteilung hatte, und konnte ihr hohes Aktivitätsniveau reduzieren. Sie bewertete vermehrt Phasen der Entspannung und Erholung als positiv und erstrebenswert und konnte diese in ihre alltägliche Lebensführung integrieren. Hier zeigt sich also ein positiv verlaufender Anpassungsprozess an die Erkrankung, der mit der Reduktion der depressiven Symptomatik einherging. Im Regelfall ist jedoch die Prognose zum Verlauf der psychischen Symptomatik deutlich vom Verlauf der körperlichen Erkrankung abhängig. Trotzdem ist im Sinne eines somatopsychischen Krankheitskonzepts das Ziel eines stabilen körperlichen Zustandes durch eine angemessene Krankheitsbewältigung und die damit verbundenen Verhaltensänderungen zu unterstützen.

3.4 Schlaganfall

Unter einem typischen Schlaganfall-Patienten stellt man sich im Regelfall einen männlichen Patienten vor, der bereits im Ruhestand ist. Diese Patienten finden sich in der Altersgruppe jenseits der 55 Jahre tatsächlich häufig; trotzdem können auch deutlich jüngere Menschen von einem Schlaganfall betroffen sein:

Falldarstellung 3: Schlaganfall

Frau G. ist 46 Jahre alt, halbtags als Bankangestellte berufstätig, verheiratet und hat einen 11-jährigen Sohn. Der Schlaganfall kam für sie „wie aus heiterem Himmel". „Ich merkte, dass meine rechte Hand anfing zu kribbeln. Das Sprechen wurde schwieriger. Ich bekam nur noch Wortsalat heraus, und mein Arm sowie meine rechte Körperhälfte wurden immer steifer. Mein Mann bekam es mit der Angst zu tun und rief zum Glück den Notarzt, der mich sofort in die Klinik brachte. Ich habe das alles bewusst mitbekommen und hatte eine entsetzliche Angst. In der Klinik kam ich auf eine Spezialstation." Frau G. wurde auf einer neurologischen Intensivstation behandelt und von dort in eine Rehabilitationsklinik verlegt. Auch nach einer dreiwöchigen Rehabilitation hatte sie noch deutliche Beschwerden, die sich in einer verminderten Konzentrationsfähigkeit und reduzierten allgemeinen Belastbarkeit bemerkbar machten. Sie hatte noch leichte Wortfindungsschwierigkeiten, konnte sich aber prinzipiell wieder angemessen ausdrücken. Dagegen konnte sie sich keine Zahlenreihen oder ähnliches Material mehr merken. Damit war auch ihre Rechenfähigkeit deutlich reduziert. Diese war jedoch für ihre Berufsausübung unumgänglich. Neben einer intensiven ambulanten neuropsychologischen Behandlung nahm sie nach mehreren Monaten zusätzlich auch eine psychotherapeutische Behandlung mit dem Ziel auf, sich auf die veränderte Lebenssituation (Unfähigkeit der Rückkehr an ihren alten Arbeitsplatz, verminderte Leistungsfähigkeit bei alltäglichen Anforderungen, veränderte Rolle innerhalb der familiären Konstellation) besser einstellen zu können sowie ihre Ängste vor einem erneuten Schlaganfall abzubauen.

Die psychotherapeutischen Behandlungsziele und die sich daraus ableitenden Interventionen ähneln denen der weiter oben aufgeführten Fallbeispiele. Insofern wird auf eine weitere Darstellung verzichtet. Gerade bei der Gruppe der Schlaganfallpatienten haben sich jedoch neben den unter 3.1 aufgeführten psychotherapeutischen Interventionen und der gezielten Behandlung der häufigsten „poststroke depression" neuere Varianten der Funktionsschulung bewährt (s. „constraint induced movement training", Übersicht s. Leplow, 2004), die zum einen bei Patienten mit armbetonter Hemiparese (Halbseitenlähmung) sowie zum anderen bei Patienten mit Aphasien erfolgreich umgesetzt wurden. Bei der Psychotherapie von Schlaganfallpatienten kommt es in besonderen Maße auf die Verbindung von Neuropsychologie und kognitiv-behavioraler Therapie an, da die klinisch-psychologischen Maßnahmen nicht nur an die durch den Insult veränderten kognitiven Funktionen angepasst werden müssen, sondern es darüber hinaus sehr häufig auch zu cerebral bedingten affektiven oder auch anderen psychischen Störungen kommt.

3.5 Zusammenfassung

Aus der Vielzahl neurologischer Erkrankungen wurden exemplarisch drei häufige Krankheiten herausgestellt: das Schädel-Hirn-Trauma, die Multiple Sklerose sowie die cerebralen Durchblutungsstörungen, besser bekannt als Schlaganfall. Aufgrund der Heterogenität sowohl der neurologischen Erscheinungsbilder als auch der klinisch-psychologischen Besonderheiten wurden die für die Psychotherapie relevanten Problembereiche, die Interventionsziele sowie die psychotherapeutischen Interventionen bei diesen Erkrankungen beispielhaft beschrieben. Dabei ist die psychotherapeutische Behandlung neurologischer Patienten in der Regel dadurch gekennzeichnet, dass sie die neurologische Behandlung ergänzt und unterstützt. Folgende Aspekte haben einen wesentlichen Stellenwert: die Stabilisierung der erhaltenen Kompetenzen, die Reduktion beziehungsweise der Abbau von unerwünschten Verhaltensweisen, der Aufbau von positiven Aktivitäten, die auch mit der Erkrankung zu realisieren sind, die Wahrnehmung von Frühwarnsignalen der Überforderung beziehungsweise von Stressoren sowie deren Bewältigung, das Erschließen alternativer Lebensfelder und -konzepte, die Verbesserung des Selbstwertgefühls sowie die Einstellungsmodifikation. Diese Maßnahmen gehen mit der Entwicklung eines adäquaten Störungsmodells und entsprechender Störungseinsicht sowie einer Förderung von Motivation und Compliance einher.

Häufig handelt sich bei psychotherapeutischen Interventionen um Maßnahmen zur Unterbrechung eines krankheitsinduzierten Teufelskreises. Dabei haben sich folgende Interventionen in der Praxis bewährt: Psychoedukation, Wahrnehmungsschulung individueller Belastungsfaktoren, Expositionsübungen, kognitive Interventionen, Aufbau von Entspannungskompetenzen oder symptom-inkompatiblen Verhaltensweisen oder operante Mechanismen der Verhaltensformung. Auch die Einbeziehung der Angehörigen spielt eine wichtige Rolle bei der Behandlung neurologischer Patienten. Insgesamt gibt es gerade in den letzten Jahren eine Vielzahl von psychotherapeutischen Interventionen bei dieser Patientengruppe, die in gezielter Weise auf das individuelle Störungsbild und Problemverhalten der Patienten zugeschnitten sind.

4 Frequently Asked Questions (FAQ)

1. *Ein depressiver Patient, 57 Jahre, hat vor 2 Jahren ein Schädel-Hirn-Trauma infolge eines Arbeitsunfalls erlitten. Wann würde man von einer organisch bedingten depressiven Störung (F06.32), einer Anpassungsstörung mit längerer depressiver Reaktion (F43.21) oder einer depressiven Episode (F32.x) ausgehen?*

→ Differenzialdiagnosen siehe Abschnitt 2.5

2. *Ein Patient mit depressiver Symptomatik hat vor einem Jahr einen Schlaganfall erlitten. Im BDI erreicht er eine Punktzahl von 30. Das würde einer schwergradigen Depression entsprechen. Die Angaben aus der Exploration sowie die Verhaltensbeobachtung geben jedoch nur einen Hinweis auf eine leichtgradige Depression. Worauf ist diese Diskrepanz vermutlich zurückzuführen?*

→ Das Ergebnis könnte auf „neurologiesensitive" Items im BDI zurückzuführen sein.

3. *Ein Patient mit einem Schlaganfall klagt wiederholt über Gedächtnisstörungen. Ist deshalb Gehirnjogging indiziert – oder welche anderen diagnostischen und therapeutischen Maßnahmen wären zusätzlich möglich?*

→ Bei diesem Patienten ist zunächst eine neuropsychologische Diagnostik indiziert, die seine Defizite, aber auch seine Kompetenzen differenziert erfasst. Auf dem Befund aufbauend sollte eine neuropsychologische Behandlung erfolgen, die einen möglichst weitgehenden Alltagsbezug aufweisen sollte.

4. *Ein Patient hat aufgrund eines Schädel-Hirn-Traumas starke Ängste entwickelt. Außerdem ist er kognitiv deutlich beeinträchtigt. Ist in einem solchen Fall eine Psychotherapie überhaupt möglich? Wenn ja, worauf sollte besonders geachtet werden?*

→ Prinzipiell ist eine Psychotherapie sinnvoll und möglich; der Schwerpunkt sollte dabei in der Veränderung der Umgebungsbedingungen sowie im Einbeziehen des sozialen Umfeldes des Patienten liegen. Weiterhin sind bei der Therapieplanung unbedingt die neurologisch bedingten Beeinträchtigungen zu berücksichtigen.

5 Prüfungsfragen

1. Welche neuronalen Schädigungen finden sich beim Schädel-Hirn-Trauma, der Multiplen Sklerose und einem Schlaganfall?
2. Nennen Sie die bei neurologischen Erkrankungen übliche diagnostische Unterteilung in primäre (ICD-Kategorie!) und sekundäre psychische Folgen (3 ICD-Oberkategorien)!
3. Welche psychotherapeutisch relevanten diagnostischen Ebenen müssen bei neurologischen Patienten berücksichtigt werden?
4. Nennen Sie die für neurologische Patienten wichtigen psychotherapeutischen Behandlungsziele!
5. Nennen Sie wesentliche Vorgehensweisen in der Psychotherapie neurologisch Erkrankter!
6. Formulieren Sie ein Störungsmodell zur Problematik minimaler kognitiver Defizite nach einem Schädel-Hirn Trauma!
7. Skizzieren Sie ein für eine Anpassungsstörung relevantes Störungsmodell am Beispiel einer neurologischen Erkrankung!

6 Literatur

a) zitierte Literatur:

- Berthier ML et al.: Memantine and constraint-induced aphasia therapy in chronic post stroke aphasia. Annals of Neurology 65, 2009, 577-585
- Birbaumer N, Strehl U, Kübler A, Kotchoubey B, Flor H: Verhaltensmedizin neurologischer Erkrankungen. In: Flor H, Hahlweg K, Birbaumer N (Hrsg.): Enzyklopädie der Psychologie. Anwendungen der Verhaltensmedizin. Klinische Psychologie. Bd 4. Göttingen: Hogrefe, 2001
- v. Cramon DY, Mai N, Ziegler W: Neuropsychologische Diagnostik. Weinheim: VCH, 1993
- Hacke W: Neurologie 13. Berlin: Springer, 2010
- Hartje W, Poeck K: Klinische Neuropsychologie. 5. Auflage. Stuttgart, New York: Georg Thieme Verlag, 2002
- Leplow B: Parkinson und Dystonie: Verhaltensmedizin der Basalganglienerkrankungen. In: v Leupoldt A, Ritz, T.: Lehrbuch der Verhaltensmedizin: Psychobiologie, Psychopathologie und klinische Anwendung. Stuttgart: Kohlhammer, 2008b; 325-340
- Leplow B: Primäre Dystonien – zwischen Botulinum Toxin-Behandlung, Neuropsychologie und Tiefer Hirnstimulation. Z. Neuropsychol, 2011, 22:167-180
- Leplow B: Prämorbide Leistungsdiagnostik. In: R. Drechsler, D. Heinemann, D. Schelling, W. Sturm (Hrsg.) Handbuch neuropsychologischer Testverfahren, Bd. 2. Göttingen, Hogrefe, 2018
- Leplow B, Jung E, Henningsen P: Neurologische Erkrankungen. In: W. Rief, P. Henningsen (Hrsg.): Lehrbuch der Psychosomatik und Verhaltensmedizin. Schattauer: 2015
- Leplow B, Paetow K: Psychotherapie in der Neurologie. In: Strauß B, Brähler E (Hrsg.): Medizinische Psychologie chronischer Krankheiten. Jahrbuch der Medizinischen Psychologie. Göttingen: Hogrefe, 2002a, 212-230
- Leplow B, Paetow K: Neurologische Erkrankungen. In: Ehlert U (Hrsg.): Lehrbuch der Verhaltensmedizin. 2. Aufl., Berlin: Springer, 2015, 571-602
- Leplow B: Parkinson-Erkrankungen. In: Schulte D, Grawe K, Hahlweg K, Vaitl D (Hrsg.): Fortschritte der Psychotherapie. Göttingen: Hogrefe, 2007
- Leplow B: Dystonie, Tic und Tremor; in Röhrle B et al. (Hrsg.): Lehrbuch der Klinisch-Psychologischen Diagnostik. Stuttgart: Kohlhammer, 2008a, 843-866
- Leplow B: Verhaltensmedizin in der Neurology: State of the art. Verhaltenstherapie, 2014, 24:115-123
- Maier F: Patients' expectations of deep brain stimulation, and subjective perceived outcom related to clinical measures in Parkinson's disease: a mixed approach. Journal of Neurology, Neurosurgery & Psychiatry: 2013, 84: 1273-1281
- Matthes-v. Cramon G, v. Cramon DY: Störungen exekutiver Funktionen. In: Sturm W, Herrmann M, Wallesch C-W (Hrsg.): Lehrbuch der Klinischen Neuropsychologie. Lisse: Swets & Zeitlinger Publishers, 2000, 392-410
- Poeck K, Hacke W: Neurologie, 13. Aufl. Berlin: Springer, 2010
- Pulvermüller et al.: Constraint-induced therapy of chronic aphasia after stroke. Stroke, 2001,32
- Sherman EM, Spreen O, Strauss E: A compendium of neuropsychological tests. Administration, norms, and commentary. 3rd ed. New York: Oxford University Press, 2006
- Strehl U, Trevorrow T, Veit R, Hinterberger T, Kotchoubey B, Erb, Birbaumer: Deactivation of Brain areas during self-regulation of slow cortical potentials in seizure patients. Appl Psychophysiol Biofeedback 2006: 31:85-94
- Sturm W, Herrmann M, Wallesch C-W (Hrsg.): Lehrbuch der Klinischen Neuropsychologie. Lisse: Swets & Zeitlinger Publishers, 2000

- Taub E: The behavior-analytic origins of constraint-included movement therapy: an example of behavioral neurorehabilitation. The Behavior Analyst. 2012, 35:155-178
- Werheid K, Thöne-Otto A: Alzheimer-Krankheit. Ein neuropsychologisch-verhaltenstherapeutisches Manual. Weinheim: Beltz, 2010
- Wilz G et al.: Gruppenarbeit mit Angehörigen von Demenzkranken. Göttingen: Hogrefe, 2001

b) weiterführende Literatur

- Birbaumer N, Ghanayim N, Hinterberger T, Iversen I, Kotchoubey B, Kubler A, Perelmouter, J, Taub E, Flor H: A spelling device for the paralysed. Nature 1999; 398(6725): 297-298
- Ehrhardt T, Plattner A: Verhaltenstherapie bei Morbus Alzheimer. Göttingen: Hogrefe, 1998
- Gauggel S, Schoof-Tams K: Psychotherapeutische Interventionen bei Patienten mit Erkrankungen oder Verletzungen des Zentralnervensystems. In: Sturm W, Herrmann M, Wallesch C-W (Hrsg.): Lehrbuch der Klinischen Neuropsychologie. Lisse: Swets & Zeitlinger, 2000
- Gellmann MD (Ed.) Encyclopedia of Behavioral Medicine. New York: Springer, 2013
- Heubrock D, Petermann F: Verhaltenstherapie in der Klinischen Neuropsychologie (1): Ansätze zur Verhaltensanalyse und Verhaltensmodifikation beim Frontalhirn-Syndrom. Verhaltenstherapie 1997a, 7:153-160
- Heubrock D, Petermann F: Verhaltenstherapie in der Klinischen Neuropsychologie (2): Verhaltensanalyse und Verhaltensmodifikation eines Patienten mit traumatisch erworbenem Frontalhirn-Syndrom. Verhaltenstherapie 1997b, 7:204-215
- Heinen G, Schmid-Schönbein C: Verhaltensmedizinische Stufentherapie. Selbstkontrolle epileptischer Anfälle. Therapiewoche Neurologie und Psychiatrie 1997, 11:552-558
- Hind J. et al.: Cognitive behavioural therapy for the treatment of depression in people with multiplesclerosis: a systematic review and meta-analysis. BMC Psychiatry 14(1). 2014: doi, 10.1186/1471-244X-14-5
- Kotchoubey B, Strehl U, Holzapfel S, Blankenhorn V, Froscher W, Birbaumer N: Negative potential shifts and the prediction of the outcome of neurofeed-back in the therapy of epilepsy. Clin Neurophysiol 1999; 110:683-686
- Konrad C et al.: Long-term cognitive and emotional consequences of mild traumatic brain injury. Psychological Medicine 2011; 41:1197-1211
- Kubler A, Kotchoubey B, Hinterberger T, Ghanayim N, Perelmouter J, Schauer M, Fritsch C, Taub E, Birbaumer N: A thought translation device: a neurophysiological approach to communication in total motor paralysis. Exp Brain Res 1999, 124:223-232
- Leplow B: Morbus Parkinson. In Hautzinger M (ed.): Kognitive Verhaltenstherapie bei psychischen Störungen, ed 4. Weinheim: Beltz, 2011
- Leupoldt A von & Ritz, T: Verhaltensmedizin: Psychobiologie, Psychopathologie und klinische Anwendung. Stuttgart: Kohlhammer
- Liepert J, Miltner W, Bauder H, Sommer M, Dettmers C, Taub E, Weiller C: Motor cortex plasticity during constraint-induced movement therapy in stroke patients. Neurosci Lett 1998, 250:5-8
- Liepert J, Bauder H, Miltner W, Taub E, Weiller C: Treatment-induced cortical reorganization after stroke in humans. Stroke 2000, 31:1210-1222
- Steptoe A. (Ed.): Handbook of Behavioral Medicine. Methods and Applications. New York: Springer, 2011
- Wedding D & Stuber ML: Behavioral Medicine. Cambridge, Mass: Hogrefe, 2010
- Wilz G, Kalytta T: Evaluation of cognitive-behavioral group intervention for family caregivers of persons with dementia. Psychotherapie, Psychosomatische Medizin und Medizinische Psychologie 2012, 62:359-366
- Woods, B, Aguirre E, Spector AE, Orell M: Cognive stimulation to improve cognitive functioning in people with dementia. The Cochrane Library, 2012, doi:10. 1002/14651858.CD005562.pub.2

4.10.3 Kardiovaskuläre Erkrankungen

ERIC LEIBING, HEINZ RÜDDEL UND THOMAS MEYER

1 Einleitung

In der Verhaltensmedizin wurde den arteriosklerotisch bedingten Erkrankungen des Herz-Kreislauf-Systems wegen des offensichtlichen Einflusses psychosozialer Faktoren von Anfang an eine besondere Aufmerksamkeit zuteil. Für den Verhaltenstherapeuten haben dabei die Rolle psychosozialer Faktoren für die Entstehung und den Verlauf kardiovaskulärer Erkrankungen und die Beeinflussung dieser Risikofaktoren durch geeignete psychotherapeutische Interventionen einen besonderen Stellenwert.

In diesem Beitrag werden zunächst Grundkenntnisse zur arteriosklerotischen Gefäßkrankheit, zu den daraus resultierenden Erkrankungen und zur Rolle von Risikofaktoren dargestellt. Hierauf aufbauend folgt eine kurze Darstellung der möglichen verhaltenstherapeutischen Interventionsstrategien, eine Übersicht zu Therapiestudien und die Umsetzung des Vorgehens in die therapeutische Praxis.

2 Theoretische Inhalte und Kenntnisse

Unter Arteriosklerose wird eine Vielzahl chronischer Umbauvorgänge im arteriellen Gefäßbereich zusammengefasst, die mit einem Elastizitätsverlust, Einengungen des Gefäßlumens und Veränderungen der zellulären und extrazellulären Auskleidung einhergehen können. Störungen der Gefäßarchitektur beginnen bereits im Jugendalter. Relevante Unterschiede im Progress der Arteriosklerose, der klinischen Manifestation der koronaren Herzerkrankung und der Prognose bestehen zwischen Männern und Frauen im jüngeren und mittleren Lebensalter, wobei Östrogenen eine Protektionsfunktion zugeschrieben wird.

Unter klinischen Gesichtspunkten werden arteriosklerotische Schädigungen nach ihrem Schweregrad unterschieden (Frühschädigung, fortgeschrittene Läsion, Gefäßschädigung mit komplexen Folgeerscheinungen wie Herzinfarkt oder Schlaganfall).

An der Entstehung von Frühschädigungen des Gefäßsystems sind viele Faktoren beteiligt:

- Faktoren innerhalb des strömenden Blutes (z.B. Lipidzusammensetzung und Veränderungen von Blutplättcheneigenschaften);
- hämodynamische Kräfte, die die Strömungseigenschaften des Blutes bestimmen (z.B. erhöhter Druck im Gefäßsystem, Veränderungen der Strömungsgeschwindigkeit, erhöhter Widerstand oder mangelnde Elastizität des Gefäßsystems);
- die Reaktion des Gefäßsystems, insbesondere der Gefäßwand (z.B. Reparaturvorgänge) auf mechanische Alterationen und entzündliche Reaktionen

! **Merke:** Die Arteriosklerose kann als eine komplexe metabolische Störung, die sich unter dem Bild einer inflammatorischen Reaktion der Arterienwand manifestiert, aufgefasst werden.

2.1 Hauptmerkmale, Krankheitsbilder, Diagnostik, Epidemiologie

In einem frühen, prinzipiell reversiblen Stadium fehlen zumeist typische organbezogene Symptome. Auch durch sorgfältige Untersuchungen werden klinische Veränderungen der Gefäßwand bislang nicht immer erfasst. Erst bei Einengungen von über 60% können klinische Symptome in Abhängigkeit des betroffenen Stromgebietes auftreten. Offensichtlich werden arteriosklerotische Gefäßveränderungen oft erst dann erkannt, wenn sie eindeutig zu Minderdurchblutung oder irreversiblen Schädigungen wichtiger Organsysteme führen. Epidemiologisch bedeutsame Komplikationen der Arteriosklerose sind in Tabelle 1 dargestellt.

Tabelle 1: Komplikationen arteriosklerotische Gefäßveränderungen
Manifestation der arteriosklerotischen Gefäßveränderung an den ***Herzkranzarterien*** (koronare Herzkrankheit), die oft zu einem Herzinfarkt oder zu wiederkehrenden Durchblutungsstörungen am Herzen (Angina pectoris) führt
Zerebrale Gefäßveränderungen, die zur Zerebralsklerose führen und häufige Ursache eines Schlaganfalls sind
Periphere Gefäßveränderungen, die meist in Durchblutungsstörungen der Beine resultieren. Bei Durchblutungsstörungen kann der zunehmende Sauerstoffbedarf während muskulärer Arbeit nicht gedeckt werden, und die Patienten können daher nur noch kurze Wegstrecken bewältigen („Schaufensterkrankheit"), weil ischämiebedingte Schmerzen auftreten
Verschlechterung der Nierenfunktion mit reduzierter glomerulärer Filtrationsrate bis hin zur Entwicklung einer terminalen, dialysepflichtigen ***Niereninsuffizienz***

4

In der Klassifikation der arteriosklerotischen Gefäßkrankheiten wird nach gängiger klinischer Praxis eine Krankheitsbezeichnung nach Organmanifestation gewählt (Tab. 2).

Tabelle 2: Häufige Organmanifestationen und Komplikationen von arteriosklerotischen Erkrankungen
Akutes Koronarsyndrom einschließlich stabiler/instabiler Angina pectoris und Myokardinfarkt
Chronische ischämische Herzkrankheit
Intrazerebrale Blutung
Hirninfarkt; Schlaganfall
Periphere Verschlusskrankheit
Retinopathie
Niereninsuffizenz

Die **koronare Herzkrankheit** ist die häufigste Manifestation der Arteriosklerose bei Männern. Sie ist ein multifaktorielles Krankheitsbild, das die Herzkranzarterien befällt und progredient verläuft. Bedingt durch Verengungen (Koronarstenosen) kommt es zu einem Missverhältnis von Sauerstoffangebot und -bedarf in dem durch die Stenose minderperfundierten Versorgungsgebiet. Schweregrad und Dauer der hierdurch hervorgerufenen Ischämie bestimmen die Manifestation in Form von stabiler oder instabiler Angina pectoris, stummer Myokardischämie, ischämisch bedingter Herzinsuffizienz, Herzrhythmusstörungen und akutem Myokardinfarkt.

Die **stabile Angina pectoris** manifestiert sich in mit gleicher Intensität auftretenden, anfallsartigen thorakalen, meist retrosternalen Schmerzen, Enge oder Druckgefühl, teilweise verbunden mit Luftnot oder Angst. Die Schmerzen können in Arme, Hals, Unterkiefer, Rücken oder Oberbauch ausstrahlen und werden durch körperliche oder psychische Belastung, Kälte- oder Windexposition ausgelöst. Die Schmerzen dauern in der Regel wenige Minuten an und bessern sich bei Ruhe oder nach Gabe von Nitroglyzerinpräparaten.

Bei der **instabilen Angina pectoris** treten die Beschwerden mit zunehmender Dauer und Intensität in Ruhe oder bei geringer Belastung auf. Auch das erstmalige Auftreten einer Symptomatik oder eine Zunahme der Beschwerden bei geringer Belastung wird als instabile Angina pectoris gewertet. Die Beschwerden sprechen dann oft verzögert oder gar nicht auf Nitroglyzerin an. Häufig sind diskrete EKG-Veränderungen oder minimale Anstiege von kardialen Markerproteinen im Serum nachweisbar.

Episoden von **stummer Myokardischämie** kommen häufig bei langjährigen Diabetikern oder älteren Patienten, aber auch im Wechsel mit Phasen von stabiler, symptomatischer Angina vor. Etwa ein Drittel der Patienten mit gesicherter koronarer Herzkrankheit, vorwiegend Diabetiker, hat solche Ischämien.

Von einem **Herzinfarkt** spricht man, wenn durch eine kritische Verminderung oder anhaltende Unterbrechung der Blut- und Sauerstoffversorgung eine vollständige oder partiell fleckförmige Nekrose eines Myokardbezirks auftritt. Ein Herzinfarkt setzt voraus, dass die mögliche Wiederbelebungszeit des Myokardgewebes überschritten wird, und stellt eine irreversible Schädigung der Herzmuskelfasern dar. Die untergegangenen Herzmuskelfasern setzen myokardiale Markerproteine in die Blutbahn frei, deren Nachweis der Herzinfarktdiagnostik dient. Typische, durch den Verlust der Integrität der Herzmuskelfasern bedingte myokardiale Potenzialveränderungen können im EKG ersichtlich werden und sind ebenfalls ein unverzichtbares Kriterium bei der Diagnosestellung. Auslöser eines Herzinfarkts sind häufig das Lumen der Herzkranzgefäße verschließende Blutgerinnsel, die sich an rupturierten arteriosklerotischen Plaques bilden.

! **Merke:** Häufige Krankheitsbilder im Zusammenhang mit arteriosklerotischer Gefäßveränderungen sind die koronare Herzkrankheit, Angina pectoris, Myokardischämie und der Herzinfarkt.

Zur **Diagnostik** arteriosklerotischer Veränderungen beruht auf der Anamnese und der klinischen Untersuchung des Patienten. Zusätzlich ergänzen Laboruntersuchungen, EKG-Registrierungen in Ruhe und bei Belastung, die Echokardiographie und ggf. ausgewählte bildgebende Verfahren zur Gefäßdarstellung die Diagnostik. Insbesondere die Koronarangiographie mit linksventrikulärer Angiographie erlaubt die selektive und präzise Darstellung der Koronararterien sowie die Beurteilung der regionalen und globalen linksventrikulären Funktion des Herzens. Neuerdings werden zunehmend nichtinvasive bildgebende Verfahren, wie die Computer- und Magnetresonanztomographie, für spezielle Fragestellungen eingesetzt.

Epidemiologie

Arteriosklerotische Gefäßveränderungen nehmen weiterhin die führende Position der Todesursachenstatistik ein, deutlich vor Krebserkrankungen. Fast 50% aller Menschen sterben in der Bundesrepublik Deutschland an den Komplikationen arteriosklerotischer Gefäßveränderungen. In den zurückliegenden Jahren hat sich das Krankheitsbild im Endstadium der Arteriosklerose gewandelt. Herzinfarkte mit Todesfolge im „mittleren" Lebensalter treten in den westlichen Industrienationen immer seltener auf; so ist im internationalen Durchschnitt die Infarktmortalität in den letzten zehn Jahren um 20-30% zurückgegangen. Ursache für diesen Rückgang sind eine verbesserte Diagnostik, Fortschritte bei der Akutbehandlung des Herzinfarktes und der Rehabilitation sowie ein konsequentes Behandeln der Risikofaktoren. Im hohen Lebensalter gewinnt hingegen die Herzinsuffizienz eine stärkere Bedeutung.

2.2 Die Rolle der Risikofaktoren bei arteriosklerotischen Gefäßveränderungen

Für die Entstehung und den Verlauf arteriosklerotischer Gefäßveränderungen und den sich daraus ergebenden Folgekrankheiten konnte eine Vielzahl von Risikofaktoren identifiziert werden, wobei den Risikofaktoren erster Ordnung eine besondere Bedeutung zukommt (Tab. 3).

2.2.1 Organische Risikofaktoren

Jede Kombination von Risikofaktoren potenziert Schwere und Verlaufsform einer arteriosklerotischen Gefäßerkrankung, was

Tabelle 3: Risikofaktoren für arteriosklerotische Gefäßerkrankungen

Risikofaktoren erster Ordnung	***Von Lebensgewohnheiten unabhängige Risikofaktoren***	***Risikofaktoren zweiter Ordnung***
Hypercholesterinämie	männliches Geschlecht	Übergewicht
arterielle Hypertonie	genetische Belastung (positive Familienanamnese)	Bewegungsmangel
Nikotinkonsum	Besonderheiten im Lipidstoffwechsel	Erhöhung von Homocystein oder bestimmten Gerinnungsfaktoren
Diabetes mellitus	Altern	psychosoziale Belastungen (Tab. 5)

von besonderer Bedeutung für bestimmte Risikogruppen ist. So ist etwa Übergewicht häufig gekoppelt mit mangelnder Bewegung und falscher Ernährung und damit verbundenen Änderungen im Lipidstoffwechsel und erhöhtem Blutdruck. Sowohl für die Prävention, erst recht aber für die Interventionsplanung muss das gesamte kardiovaskuläre Risiko abgeschätzt werden. Fachverbände schlagen vor, dass intensive Maßnahmen zur Risikobeeinflussung (einschließlich medikamentöser Verfahren) durchgeführt werden sollen, sobald ein erhöhtes Risiko für kardiovaskuläre Ereignisse besteht. Ziel ist es, die prognostisch ungünstigen Effekte dieser Risikofaktoren zu minimieren und positive Effekte auf die Gefäßsituation zu verbessern. Dabei sind anhaltende Verbesserungen der Risikofaktorenkonstellation sowohl in Bezug auf den Gesundheitszustand und das längerfristige subjektive Wohlbefinden, als auch auf die entstehenden Kosten im Gesundheitssystem gut dokumentiert.

! **Merke:** Risikofaktoren erster Ordnung sind Hypercholesterinämie, arterielle Hypertonie, Nikotinkonsum und Diabetes mellitus. Dabei potenziert jede Kombination dieser Risikofaktoren die Komplikationsrate der arteriosklerotischen Gefäßerkrankung.

Hypercholesterinämie

Die Cholesterinkonzentration im Serum korreliert positiv mit dem Arterioskleroserisiko, ohne dass bisher ein klinisch relevanter Schwellenwert identifiziert werden konnte. Die Festlegung eines „kritischen" Cholesteringrenzwerts beruht somit auf klinischen Konventionen und sollte das individuelle Risikoprofil des Patienten mitberücksichtigen (vgl. Tab. 4). Durch Interventionsstudien konnte die kausale Bedeutung der Serumlipide als Risikofaktoren nachgewiesen werden, dabei bewirkt die Senkung des Gesamtcholesterins um 1 % bereits eine signifikante Senkung der Herzinfarktrate.

Tabelle 4: Anzustrebende LDL-Cholesterin-Zielwerte (nach Reiner et al., 2011)

bei sehr hohem Risiko (z. B. bekannte KHK, Z. n. Myokardinfarkt, Z.n. ischämischem Schlaganfall, Diabetes mellitus, periphere arterielle Verschlusskrankheit oder dokumentierte arteriosklerotische Gefäßerkrankung, Risiko-Score ≥10 %)	LDL-Cholesterin-Zielwert <70 mg/dl oder >50% LDL-Senkung
bei hohem Risiko (z. B. starke Erhöhung einzelner Risikofaktoren wie familiäre Hypercholesterinämie oder ausgeprägte Hypertonie, Risiko-Score ≥5-10 %)	LDL-Cholesterin-Zielwert <100 mg/dl LDL
bei moderatem Risiko	LDL-Cholesterin-Zielwert <115 mg/dl LDL

! **Merke:** LDL-Cholesterin ist von wesentlicher Bedeutung für die Schädigung des Gefäßsystems, HDL-Cholesterin unterstützt die Wiederherstellung defekter Gefäßauskleidungen.

Während es sich bei den sekundären Hyperlipoproteinämien um Fettstoffwechselstörungen infolge anderer Erkrankungen (z. B. Diabetes, Leber- und Nierenerkrankungen, Schilddrüsenfehlfunktion, Alkoholmissbrauch) handelt, die sich nach Abheilen der Grunderkrankung wieder normalisieren, sind primäre Hyperlipoproteinämien Folgen eines genetischen Defekts und/oder einer Vielzahl von Ernährungs- und Lebensgewohnheiten. Die Serumlipide sind darüber hinaus abhängig von der Aktivität des sympathischen Nervensystems und damit auch stressabhängig. Liegt ein erhöhtes LDL-Serumcholesterin vor, insbesondere bei niedrigem HDL-Cholesterin, wird ein gestuftes Vorgehen vorgeschlagen: allgemeine Ratschläge zur Senkung des LDL-Cholesterins, spezielle Diätvorschriften und schließlich die medikamentöse Cholesterinsenkung. Leider ist eine Erhöhung der HDL-Konzentration und somit eine Verbesserung der Schutzfunktion nur in sehr geringem Ausmaß möglich.

! **Merke:** Die diätetische Therapie einer erhöhten Cholesterin- bzw. Triglyceridkonzentration besteht aus den folgenden Elementen: Reduktion der Kalorienzufuhr, Reduktion des Fettanteils der Nahrung, Verwendung ungesättigter Fettsäuren, Beschränkung der Cholesterinaufnahme und Umstellung auf ballaststoffreiche Ernährung.

Die diätetische Therapie stellt eine Langzeitintervention dar und bedarf der aktiven Mitarbeit der Patienten. Ohne Krankheitseinsicht der Patienten ist dabei eine dauerhafte Ernährungsumstellung nur schwer herbeizuführen. Medikamentöse Strategien zur Senkung des LDL-Cholesterins sind effektiv und drängen die Bedeutung der Fettreduktion in einer gesunden Diät etwas in den Hintergrund, machen diese aber nicht überflüssig.

Arterielle Hypertonie

Neben der Hyperlipidämie gilt die arterielle Hypertonie als wichtigster Risikofaktor für arteriosklerotisch bedingte kardiovaskuläre Erkrankungen. Die Blutdruckhöhe wird von der Pumpleistung des Herzens und vom Widerstand im Gefäßsystem bestimmt und unterliegt situativen und diurnalen (Tages-) Schwankungen. So liegen z. B. nachts die im Hochdrucksystem gemessenen Werte mindestens 10 % niedriger als die Tagesmittelwerte. Tagsüber hängen die Blutdruckwerte vom Ausmaß körperlicher Aktivität, emotionaler Anspannung sowie einer Vielzahl weiterer Faktoren ab. Aufgrund einer ängstlich angespannten Erwartung bei der Blutdruckmessung („Weißkitteleffekt") können sich etwa erhöhte Werte ergeben, ohne dass im Alltag Werte außerhalb des Normbereichs gefunden werden. Durch eine Standardisierung der Blutdruckmessung sowie eine Langzeitmessung soll der Einfluss dieser Faktoren minimiert werden. Ein erhöhter Blutdruck liegt dann vor, wenn der klinische Gelegenheitsblutdruck in Messungen nach einem Standardverfahren nach fünf Minuten Sitzen am Oberarm höhere Werte als 140 mmHg systolisch und/oder höhere als 90 mmHg diastolisch ergibt. Die Diagnose einer arteriellen Hypertonie wird dann gestellt, wenn bei mehreren Messungen außerhalb dieses Referenzbereiches gelegene, erhöhte Blutdruckwerte festgestellt werden. Je nach dem Ausmaß der systolischen und/oder diastolischen Erhöhung des Praxisblutdrucks werden drei verschiedene Grade der arteriellen Hypertonie unterschieden (Grad 1: systolisch 140-159 mmHg und/oder diastolisch 90-99 mmHg, Grad 2: systolisch 160-179 mmHg und/oder diastolisch 100-109 mmHg, Grad 3: systolisch ≥180 mmHg, und/oder diastolisch ≥110 mmHg). Eine isolierte systolische Hypertonie liegt bei ≥140 mmHg und diastolischen Werten <90 mmHg vor.

> **!** **Merke:** Ein erhöhter Blutdruck liegt bei Werten >140/90 mmHg vor.

Die Prävalenz der arteriellen Hypertonie liegt in der Allgemeinbevölkerung Europas bei 30-45% und steigt steil mit dem Alter an. Bei der Hypertonie handelt es sich keineswegs um ein nosologisch einheitliches Krankheitsbild. So muss die große Gruppe (etwa 95%) der Patienten mit essentieller (primärer) Hypertonie ohne erkennbare Ursache von den etwa 5% mit sekundärer Hypertonie infolge von Erkrankungen des Gefäßsystems, der Nieren oder von endokrinen Störungen (z.B. primärer Hyperaldosteronismus, Phäochromozytom und Cushing-Syndrom) unterschieden werden.
Zu den bekanntesten Faktoren, die zu einer Blutdruckerhöhung führen, gehört das Übergewicht. Wenn auch die pathophysiologischen Mechanismen noch nicht vollständig geklärt sind, gehören verhaltensmedizinische Maßnahmen zur Normalisierung oder zumindest zur Reduktion des Übergewichts bei den betroffenen Hochdruckpatienten zu den wichtigsten unspezifischen therapeutischen Bestrebungen.

> **!** **Merke:** Bei der Gewichtsreduktion wird ein Body-Mass-Index von <25 kg/m^2 und ein Taillenumfang von <102 cm bei Männern bzw. <88 cm bei Frauen empfohlen, sofern keine Kontraindikationen vorliegen.

Günstige Effekte gezielter Bewegungstherapie und sportlicher Betätigung im Sinne einer Verbesserung kardialer Parameter sind bei Patienten mit diastolischer Herzinsuffizienz beschrieben worden (Edelmann et al., 2011). Durch körperliches Training werden eine Vergrößerung der aeroben Kapazität der peripheren Muskulatur und damit eine verbesserte Herz-Kreislauf-Regulation, eine Steigerung der Insulinsensitivität des arbeitenden Skelettmuskels und insbesondere ein günstiges Stressreaktionsmuster erreicht. Es wird vermutet, dass unter physiologischen Bedingungen Trainingseffekte im Bereich der autonomen Kreislaufregulation auftreten. Eine angemessene sportliche Aktivität muss die Vorerfahrung des Patienten, den Trainings- und Gesundheitszustand und die Umsetzungsmöglichkeiten im Alltag berücksichtigen. Deshalb sollten mit dem Patienten individuelle Therapieziele erarbeitet und dokumentiert werden.

> **!** Merke: Körperliche Aktivität wird bei Patienten mit Hypertonie empfohlen.

Wichtig ist nicht die Sportart, sondern dass gerade bei Untrainierten mit einer niedrigen Belastungsintensität begonnen wird (Unterhaltung beim Sport noch möglich). Dies schützt vor einer zu hohen Belastung, die von „Anfängern" nicht ausreichend lang beibehalten werden kann. Für ältere Patienten ist das schnelle Gehen eine ideale sportliche Betätigung.
Aufgrund der oben beschriebenen Überlegungen lag es nahe, Entspannungsmethoden und Stress-Management-Ansätze zur Blutdrucksenkung einzusetzen. Trotz einer Vielzahl von positiven Studien seit den 80er Jahren liegen die erreichbaren Effekte im Mittel aber nicht über 10 mmHg.

> **!** Merke: Werden trotz Änderung der Lebensgewohnheiten erhöhte Blutdruckwerte (>140/90 mmHg) gemessen, besteht die Indikation für eine medikamentöse Blutdrucksenkung.

Generell wird heute auch in der medikamentösen Hochdrucktherapie das Gesamtrisikoprofil des Patienten (Nikotinkonsum, Hypercholesterinämie, positive Familienanamnese) mitberücksichtigt. Für die Auswahl des geeigneten Antihypertensivums oder einer Kombination von mehreren blutdrucksenkenden Medikamenten hat sich eine individualisierte Therapie durchgesetzt, die neben der Blutdruckhöhe auch die Art und das Ausmaß der hypertoniebedingten Organschädigungen sowie Begleiterkrankungen und sonstige Risikofaktoren einbezieht. Zudem müssen bei der Differenzialindikation zur pharmakologischen Behandlung mögliche unerwünschte Arzneimittelwirkungen individuell abgeschätzt werden.

Medikamentöse Intervention
In der medikamentösen Intervention bei Patienten mit einer arteriosklerotischen Gefäßerkrankung haben sich mehrere Klassen von Medikamenten bewährt, deren Hauptvertreter, Zielparameter und Wirkmechanismus in der folgenden Tabelle 5 aufgeführt sind. Diese werden therapeutisch, aber teilweise auch prophylaktisch verordnet.

Tabelle 5: Ausgewählte Medikamentengruppen, Zielparameter und Wirkmechanismus bei arteriosklerotischer Gefäßerkrankung

Medikamentengruppe	Zielparameter	Wirkmechanismus
Acetylsalicylsäure (ASS)	Hemmung der Blutgerinnung	Irreversible Hemmung der Cyclooxygenase in Thrombozyten
Clopidogrel	Hemmung der Blutgerinnung	Irreversible Hemmung der Adenosindiphosphat-induzierten Thrombozytenaktivierung
Betablocker (z. B. Metoprolol, Bisoprolol, Atenolol)	Senkung des Blutdrucks und der Herzfrequenz (Hemmung von Wirkung von Adrenalin/Noradrenalin)	Kompetitive Antagonisten am beta1-Adrenozeptor, Inhibition der Reninfreisetzung
ACE-Hemmer (z. B. Captopril, Enalapril, Ramipril)	Senkung des Blutdrucks, Therapie der Herzinsuffizienz	Inhibitoren des Angiotensin-Converting-Enzyms
AT1-Rezeptorblocker (z. B. Candesartan, Lorsatan, Valsartan)	Senkung des Blutdrucks, Therapie der Herzinsuffizienz	Angiotensin-II-Rezeptor-Antagonisten
Aldosteronrezeptor-Antagonisten (z. B. Spironolacton)	Senkung des Blutdrucks durch diuretische Wirkung	Kaliumsparende diuretische Wirkung, kardiales Remodelling
Statine (z. B. Simvastatin, Atorvastatin)	Lipidsenker bei Fettstoffwechselstörung	Lipidsenkung durch Hemmung der Hydroxymethylglutaryl-CoA-Reduktase

2.2.2 Psychosoziale Risikofaktoren

Viele epidemiologische Studien haben die Bedeutung der organischen Risikofaktoren für die arteriosklerotischen Gefäßveränderungen aufgezeigt. Allerdings gelingt es auch heute oft nicht, bei Einschluss sämtlicher organischer Risikofaktoren ein Myokardinfarktereignis bei Infarktpatienten zu erklären. Auch das erhöhte Vorkommen arteriosklerotischer Veränderungen in industrialisierten Ballungsgebieten legt nahe, dass psychosoziale Belastungen als zusätzliche Risikofaktoren der koronaren Herzerkrankung in Frage kommen (Rozanski et al., 1999; Tab. 6). Die Ergebnisse der INTERHEART-Studie zeigen, dass beim Vorliegen psychosozialer Belastungsfaktoren mit einem erhöhten Myokardinfarktrisiko gerechnet werden muss (Rosengren et al., 2004; Yusuf et al., 2004). Dabei können psychosoziale Faktoren sich direkt oder indirekt, d.h. über die Veränderung von Lebensgewohnheiten (Rauchen, Ernährungsverhalten, mangelnde Bewegung, Überforderung), im Sinne eines erhöhten kardiovaskulären Risikos auswirken.

Tabelle 6: Psychosoziale Risikofaktoren für arteriosklerotische Gefäßerkrankungen

depressive Verstimmung, depressive Störung, vitale Erschöpfung
Ängstlichkeit
Feindseligkeit, Ärger
Hilf- und Hoffnungslosigkeit
maladaptive Stress- und Krankheitsbewältigung
fehlende oder unbefriedigende soziale Unterstützung
niedriger sozialer Status

Basierend auf Überlegungen aus der Persönlichkeitspsychologie und den sehr allgemeinen Stresskonzepten wurde in den 60er Jahren das Typ-A-Konzept entwickelt (Rosenman et al., 1966). Die Typ-A-Persönlichkeit wird durch Persönlichkeitsmerkmale von Ungeduld, Ruhelosigkeit, Ehrgeiz, Wettbewerbsstreben sowie unterdrücktem Ärger und Feindseligkeit definiert. Während erste prospektive Studien der Western Collaborative Group Study die prognostische Bedeutung des Typ-A-Verhaltens als eines unabhängigen Risikofaktor für das Auftreten einer koronaren Herzerkrankung nahelegten (Rosenman et al., 1975), konnten mehrere nachfolgende Studien einen solchen Zusammenhang nicht bestätigen (Ragland und Brand, 1988). In der gegenwärtigen Literatur wird dem Typ-A-Verhalten deshalb keine klinische Bedeutung mehr beigemessen.

Ob andere Persönlichkeitsmerkmale von prognostischer Relevanz sind, wie z.B. die Typ-D-Persönlichkeit – gekennzeichnet durch eine Kombination von negativer Affektivität und soziale Inhibition (Dennollet et al., 1995) – wird gegenwärtig kontrovers diskutiert (Coyne und de Voogd, 2012).

> ! **Merke**: Die Bedeutung von spezifischen Persönlichkeitsmerkmalen als Risikofaktoren für eine koronare Herzerkrankung ist empirisch nicht hinreichend belegt und wird kontrovers diskutiert.

War man noch in den 70er-Jahren der Meinung, dass wegen einer hohen „Stressbelastung" vor allem „Manager" und „Leitende", die unter hoher Arbeitsbelastung stehen, ein erhöhtes Risiko hätten, an den Komplikationen der Arteriosklerose zu erkranken oder zu sterben, so zeigten umfassende epidemiologische Studien bald, dass vor allem „Vorarbeiter" ein besonders hohes Risiko aufwiesen, wenn sie sowohl eine hohe Beanspruchung als auch wenig Entscheidungskompetenz bei gleichzeitiger Weisungsbefugnis hatten. Siegrist entwickelte dazu ein Modell der beruflichen Gratifikationskrisen (Siegrist et al., 2004). Dieses Modell beschreibt die Konstellationen im Erwerbsleben, bei denen eine fortgesetzte hohe Verausgabung mit einer geringen Belohnung einhergeht (wie z. B. niedriges Einkommen, fehlende Anerkennung und Unterstützung, geringe Statuskontrolle). Dieses Modell konnte zwar in einigen Studien empirisch gesichert werden, in Replikationen wurde aber ein unabhängiger Effekt dieser soziologischen Konzepte zusätzlich zu den Variablen des negativen Affektes, der sozialen Isolation und einem niedrigen sozioökonomischen Status nicht gefunden (Li et al., 2015).

Der Stressbegriff, wie er in der heutigen (Psycho-)Kardiologie gebraucht wird, geht zwar auf Vorarbeiten von H. Selye zurück; gemeint ist aber in der Regel das transaktionale Stresskonzept von Lazarus, in dem die kognitive Bewertung von Belastungssituationen und die Überprüfung von verschiedenen Bewältigungsmechanismen eine zentrale Rolle spielen.

Die Rolle negativer Affekte und psychischer Störungen
Aus epidemiologischen Studien war seit längerem bekannt, dass Patienten mit einer Depression ein etwa doppelt so hohes Risiko für eine ischämische Herzerkrankung haben wie Personen ohne affektive Störung. Mittlerweile ist auch gut belegt, dass bei Patienten, die nach einem Herzinfarkt depressiv werden, die kardiovaskuläre Letalität etwa zwei- bis dreimal höher ist als bei Patienten, die nach einem Infarkt keine depressiven Veränderungen im Verlaufe der Behandlung und Rehabilitation aufweisen (van der Kooy et al., 2007).

> **!** **Merke**: Patienten mit einer depressiven Störung weisen sowohl ein erhöhtes kardiovaskuläres Risiko für eine ischämische Herzerkrankung, als auch eine deutlich erhöhte Sterblichkeitsrate nach Herzinfarkt auf.

Die Überaktivität des Hypothalamus-Hypophysen-Nebennieren-Systems, die Störung der autonomen Balance und negative Effekte auf die Lebensführung sind relevante pathophysiologische Mechanismen, die den prognostisch ungünstigen Einfluss einer Depression bzw. einer vitalen Erschöpfung verbunden mit Hilfs- und Hoffnungslosigkeit auf den Arterioskleroseprogress erklären können (Musselman et al., 1998; Niaura et al., 2000).

> **!** **Merke:** Aufgrund großer Überschneidungen zwischen Depressivität, Ängstlichkeit, vitaler Erschöpfung und Feindseligkeit spricht man allgemein auch vom „negativen Affekt".

Für die klinische Erfassung von Depressivität und Ängstlichkeit stehen speziell für körperlich Kranke gut überprüfte Fragebogen zur Verfügung, vor allem die deutsche Version der Hospital Anxiety and Depression Scale (Herrmann et al., 1995).

3 Umsetzung in der klinischen Praxis

In der psychotherapeutischen Praxis gibt es entsprechend zwei Zielrichtungen der Interventionen bei kardiovaskulären Erkrankungen:

- zum einen die Veränderung konkreter Verhaltensweisen, die in engem Zusammenhang mit den bekannten Risikofaktoren stehen (Risikoreduktion, primäre/sekundäre Prävention),
- zum anderen die Behandlung von psychischen Symptomen (negativer Emotion) und vor allem psychischen Störungen, die einen kausalen Zusammenhang zur kardiovaskulären Erkrankung aufweisen bzw. als dessen Folge aufzufassen sind.

> **!** **Merke:** Zielrichtungen von psychotherapeutischen Interventionen bei kardiovaskulären Erkrankungen sind die Reduktion von primären und von psychosozialen Risikofaktoren sowie die Behandlung (komorbider) psychischer Erkrankungen.

Psychische Störungen
Bei Vorliegen von psychischen – vor allem depressiven – Störungen ist bei den entsprechenden Patienten eine ambulante (Einzel-)Psychotherapie notwendig und sinnvoll, wobei die organische Grunderkrankung zentral berücksichtigt werden muss. Das hierfür erforderliche therapeutische Vorgehen unterscheidet sich nicht von einer „klassischen" ambulanten Verhaltenstherapie – die individuelle körperliche Erkrankung muss im Störungsmodell und in der Behandlungsplanung berücksichtigt werden. In diesem Zusammenhang können auch mit der psychischen Erkrankung verbundene Risikofaktoren für die körperliche Erkrankung berücksichtigt werden (vgl. Kap. 1.1.3 und 1.2).

Spezielle Interventionsprogramme zur Beeinflussung der Risikofaktoren für arteriosklerotische Gefäßerkrankungen
Ziel der speziellen (verhaltensmedizinischen) Interventionen ist der Abbau von Risikofaktoren und damit die Reduktion des Risikos einer koronaren Herzerkrankung. Nach der individuellen Erhebung der Risikofaktoren müssen die Interventionsziele operationalisiert und in eine Hierarchie gebracht werden, welche

4

Tabelle 7: Ziele und Methoden verhaltensmedizinischer Interventionen bei kardiovaskulären Erkrankungen

Reduktion primärer Risikofaktoren	
Ziele	***Methoden***
Raucherentwöhnung	Raucherentwöhnungsprogramm (vgl. Fiedler, 1996)
Entspannung	Autogenes Training, Muskelrelaxation, Biofeedback (vgl. Beitrag in diesem Band; Petermann und Vaitl, 1994)
verbesserte Stressbewältigung	kognitive Verfahren (vgl. Beitrag in diesem Band); Training sozialer Kompetenz (vgl. Hinsch und Pfingsten, 1991
Motivationserhöhung für Gewichtsreduktion, Ernährungsumstellung, körperliche Bewegung	motivierende Gesprächsführung (vgl. Beitrag in diesem Band, Miller und Rollnick, 1999); Ausdauertraining (vgl. Boldt und Feldt, 1991); Gewichtsreduktion (vgl. Shaw et al., 1995)
Verbesserung der Medikamenten-Compliance	Kontraktmanagement, Selbstverpflichtung, Gruppengespräche
Reduktion psychosozialer Belastungsfaktoren	
Ziele	***Methoden***
Abbau depressiver Symptomatik, Reduktion von Hilf- und Hoffnungslosigkeit	Kognitive Therapie (vgl. Beitrag in diesem Band)
Abbau von Ärgerverhalten und Aggressivität	Ärgermanagement (Deffenbacher, 1993)
Verbesserung der sozialen Unterstützung	Gruppengespräche, Teilnahme an Selbsthilfegruppen
Verbesserung von Krankheitsakzeptanz und Krankheitsbewältigung	Informationsvermittlung, Gruppengespräche, Kognitive Therapie (vgl. Beitrag in diesem Band)

die erreichbaren Veränderungen, die motivationalen Aspekte und die prognostische Bedeutsamkeit von Veränderungen berücksichtigt (vgl. Prochaska et al., 1992). Allgemein akzeptiert ist die Fokussierung auf Veränderungen im Nikotinkonsum, die Einstellung einer risikoangepassten Cholesterin- bzw. LDL-Cholesterin-Konzentration, der Blutdruckhöhe und des Körpergewichts (bzw. Body-Mass-Index). Einen Überblick über mögliche verhaltenstherapeutische Techniken/Methoden, die hierbei zur Anwendung kommen können, findet sich in Tabelle 7 (zur Übersicht der Techniken s. Kap. 3.3).
Beim Abbau mancher Risikofaktoren sind auch Nebenwirkungen zu erwarten. So ist etwa genau zu planen, ob ein Entzugssyndrom bei abrupter Beendigung des Nikotinkonsums akzeptabel und bei bereits pathologisch verändertem Gefäßsystem zu verantworten ist. Bei Beendigung des Nikotinkonsums ist eine Gewichtszunahme die Regel und kann nur durch sehr spezielle Intervention (z. B. Intensivierung des Bewegungsverhaltens und/oder Ernährungsumstellung) abgemildert werden. Auch bei kurzfristig (etwa stationär) durchgeführter Gewichtsreduktion mit nachfolgender Gewichtserhöhung über das Ausgangsgewicht hinaus kann es langfristig zu einer Risikoerhöhung kommen.

! **Merke:** „Nebenwirkungen" bei Änderungen der Risikofaktoren müssen abgewogen werden.

Ab Ende des 20. Jahrhunderts wurden spezifische Behandlungsprogramme entwickelt, in denen verschiedene therapeutische Elemente integriert wurden (zur Übersicht Langosch et al., 2003). Aufgrund des immer noch vorhandenen Primats der stationären Rehabilitation finden die psychotherapeutischen Interventionen dabei zumeist stationär und überwiegend in Gruppen statt. In der stationären Rehabilitation ist der Verhaltenstherapeut Teil eines multiprofessionellen Behandlungsteams, d.h. Therapieelemente können „ausgelagert" werden (Ernährungsberatung, Sporttherapie). Zunehmende Bedeutung bekommen allerdings auch präventive Maßnahmen, etwa im Auftrag von Krankenkassen oder Betrieben, auch diese finden überwiegend in Gruppen statt. Aus verhaltensmedizinischen Interventionsstudien der letzten Jahre ist bekannt, wie schwierig eine anhaltende Beeinflussung von Risikofaktoren für Herz-Kreislauf-Erkrankungen ist (vgl. Linden et al., 2007).
Im Folgenden werden kurz neuere internationale empirische Studien dargestellt, in welchen Psychotherapie bei KHK-Patienten systematisch untersucht wurde. Generell ist bei diesen Studien zu beachten, welche Interventionen von welchen Personen (Psychotherapeuten, Psychologen, Sozialarbeiter, Study-nurses), in welchem Umfang (Frequenz, Dauer, Intensität) und mit welcher Qualität (Adhärenz zum Manual, Kompetenz der Umsetzung) zur Anwendung kamen und welche Outcome-Kriterien im Einzelnen berücksichtigt wurden (etwa Remission psychischer Störung, Abnahme von Symptomatik oder Risikoverhalten, Besserung körperlicher Erkrankung, Überlebenszeit). Leider gibt es hier eine große Variationsbreite, weshalb aus öffentlichkeitswirksam berichteten Ergebnissen nicht unbedingt auf die Wirkung oder Wirkungslosigkeit psychotherapeutischer Interventionen per se geschlossen werden kann.
COPES (Coronary Psychosocial Evaluation Studies) war die erste Interventionsstudie bei depressiven Patienten mit akutem Koronarsyndrom, die über eine deutliche Reduktion schwerer kardialer Ereignissen nach einem abgestuften Behandlungsansatz der Depression berichtete (Davidson et al., 2010). In dieser prospektiven multizentrischen Studie wurden insgesamt 237 Patienten mit instabiler Angina pectoris oder Herzinfarkt und einem Beck-Depression-Inventory-Score ≥ 10 eingeschlossen, darunter 80 chronisch depressive Patienten, die auf den Interventionsarm randomisiert und mit 77 depressiven Patienten mit konventioneller Therapie und 80 nicht-depressiven Kontrollpatienten verglichen wurden. Die Studienteilnehmer in der Interventionsgruppe erhielten Psychotherapie in Form eines Problem-fokussierten Ansatzes und/oder Pharmakotherapie nach individuellen Vorlieben. Wie erwartet, berichteten Patienten in der Behandlungsgruppe über wesentlich bessere Zufriedenheit und reduzierte Depressionssymptome. Darüber hinaus fanden die COPES-Autoren aber auch ein niedrigeres Risiko für schwere kardiovaskuläre Ereignisse nach sechs Monaten, das grenzwertig signifikant war.
Die Enhancing Recovery in Coronary Heart Disease (ENRICHD) Studie hatte untersucht, ob sich Mortalität und Reinfarktrate durch eine Behandlung von komorbider Depression und niedrig wahrgenommener sozialer Unterstützung bei Patienten mit überstandenem Myokardinfarkt durch CBT, ggf. kombiniert mit einem Antidepressivum aus der Klasse der Serotonin-Wiederaufnahme-Hemmer (SSRI), reduzieren ließen (Berkman et al., 2003). Die Ergebnisse aus der ENRICHD-Studie, in die n=2481 Postmyokardinfarkt-Patienten eingeschlossen wurden, zeigte eine signifikante Verbesserung bzgl. der Depressivität und der sozialen Isolation in der CBT-Gruppe gegenüber der Kontrollgruppe mit konventioneller Therapie. Das Ausmaß der Besserung lag aber niedriger als erwartet, da sich auch in der Kontrollgruppe ohne CBT eine beachtliche Besserung nach dem initialen Myokardinfarkt zeigte, die allerdings niedriger ausfiel als in der Interventionsgruppe. Nach einer durchschnittlichen Follow-up-Periode von 29 Monaten ließ sich aber in der Interventionsgruppe kein verbessertes ereignisfreies Überleben feststellen (75,8% versus 75,9%). In einer Subkohorte der ENRICHD-Teilnehmer (n=358) zeigte sich ein erhöhtes Mortalitätsrisiko gegenüber n=408 nicht-depressiven Patienten mit den gleichen ENRICHD-Einschlusskriterien (Carney et al., 2003).
In der Stockholm Women's Intervention Trial for Coronary Heart Disease (SWITCHD) fanden Orth-Gomér und Kollegen (2009) bei n=237 Patientinnen, die wegen akutem Myokardinfarkt, Koronararterienbypass-Operation oder perkutaner Koronarintervention hospitalisiert waren, positive Effekte eines kognitiven Stress-Bewältigungsprogramms gegenüber einer konventionellen Behandlung (usual care). Die Therapie bestand aus 20 Gruppensitzungen, in denen die Teilnehmerinnen u.a. Kenntnisse über herzbezogenes Gesundheitsverhalten, Lebensstiländerungen, Strategien gegen Angst und Depression sowie Relaxationstechniken erlernten. Nach einem mittleren Nachbeobachtungszeitraum von sieben Jahren nach Studieneinschluss lag die Mortalität im konventionellen Behandlungsarm bei 20%, im Interventionsarm nur bei 7%.
Ähnlich günstige Effekte einer verhaltenstherapeutischen Intervention verzeichnete auch das Secondary Prevention in Uppsala Primary Health Care (SUPRIM) Projekt (Gulliksson et al., 2011). In dieser randomisiert-kontrollierten Studie, in die n=362 Patienten mit koronarer Herzerkrankung eingeschlossen wurde, fand sich in der Interventionsgruppe mit kognitiver Verhaltenstherapie (20 Sit-

4

zungen zur Stressbewältigung über ein Jahr) nach Ablauf einer mittleren Nachverfolgungsperiode von 94 Monate eine erniedrigte Rate an kardiovaskulären Ereignissen (41 %) und akuten Myokardinfarkten (45 %) gegenüber der Kontrollgruppe mit ausschließlich konventioneller Behandlung.
Ebenso konnte in der CREATE-Studie (Canadian Cardiac Randomized Evaluation of Antidepressant and Psychotherapy Efficacy Trial, n=284) eine Wirksamkeit von Citalopram in der Therapie von depressiven Patienten mit koronarer Herzerkrankung festgestellt werden, allerdings mit kleiner Effektstärke (Lesperánce et al., 2007). Bezüglich einer (zur Kontrollgruppe „clinical management" zusätzlich und vom gleichen Therapeuten am gleichen Tag) durchgeführten interpersonellen Psychotherapie (IPT mit 12 wöchentlichen Sitzungen, davon 4 telefonisch) fand sich kein Vorteil der IPT zwischen Studieneinschluss und Nachbeobachtung bezüglich der Depression (12 Wochen).

Erhöhung der Medikamenten-Compliance

Verbesserungen im verantwortungsvollen und leitliniengerechten Umgang mit Medikamenten haben eine besondere Bedeutung in der verhaltensmedizinischen Behandlung von Patienten bei Herz- und Gefäßerkrankungen. Aus klinischer Erfahrung ist bekannt, dass Antihypertensiva vergleichsweise gut vertragen werden und bei konsequenter Therapie die Mortalität bei Herz-Kreislauf-Erkrankungen, insbesondere die Wahrscheinlichkeit an einem Apoplex zu versterben, senken. Eine medikamentöse Senkung erhöhter Cholesterinwerte verringert das Risiko, an einem Herzinfarkt zu sterben und kann auch zu einer Rückbildung arteriosklerotischer Gefäßveränderungen führen. Beim Einsatz dieser Medikamente muss berücksichtigt werden, dass es sich um eine Langzeitbehandlung handelt. Nebenwirkungen sind zwar relativ selten, werden aber von den Patienten negativ wahrgenommen, wohingegen die positiven arteriosklerotischen Rückbildungen nicht erlebt werden. Häufig wird von Patienten ein „Auslassversuch" unternommen, wenn Nebenwirkungen auftreten oder eine notwendige, ggf. lebenslange medikamentöse Behandlung nicht akzeptiert wird. Daher ist die Zuverlässigkeit der Medikamenteneinnahme (Compliance) bei vielen Patienten nicht zufriedenstellend. Geschätzt wird, dass nur etwa die Hälfte aller Patienten die verordneten Antihypertensiva und Serumlipid-Senker regelmäßig und dosisgerecht einnehmen.

> ! **Merke**: Verhaltensmedizinische Programme zur Verbesserung der Compliance haben sich nicht nur als wirksam erwiesen, die Zuverlässigkeit der Medikation zu verbessern, sondern dienen auch der Optimierung der Blutdruck- bzw. Cholesterinsenkung.

Die Effektivität solcher Programme zur Verbesserung der Compliance hängt u.a. ab vom Alter, dem Bildungsstand und der Informiertheit des Patienten, der Art der Krankheitssymptome, der Erfolgserwartung, der sozialen Unterstützung und der Güte der Arzt-Patient-Beziehung.

Die Rolle der Verleugnung

Trotz der naheliegenden positiven Wirkung einer Reduktion der Risikofaktoren vor allem erster Ordnung gelingt in etwa zwei Drittel der betroffenen Patienten auf längere Sicht keine dauerhafte Änderung des Lebensstils. Hierbei spielt eine Rolle, dass die Risiken zwar einerseits bekannt sind und auch als prinzipiell bedeutsam eingeschätzt werden, der eigene (Krankheits-)Status aber nicht adäquat wahrgenommen und entsprechende Verhaltensänderungen nicht umgesetzt werden. Hierbei spielt zum einen der Suchtcharakter und die damit verbundene Stabilität bestimmter Verhaltensweisen (Rauchen, Essen) eine Rolle, andererseits aber auch der Prozess der Verleugnung. Dabei meint Verleugnung hier die Tendenz, die Bedeutung der kardiovaskulären Erkrankung, ihrer Symptome oder des eigenen diesbezüglichen Verhaltens zu ignorieren oder zu bagatellisieren. Diese Verleugnung führt auch dazu, dass notwendige Behandlungen nicht oder zu spät aufgesucht werden (Kenyon et al., 1991). Der Umgang mit Verleugnung innerhalb verhaltensmedizinischer Interventionen ist bislang nur wenig beschrieben worden. Neben klaren und eher direktiven Interventionen, wie sie in Schulungs- und Informationsprogrammen durchgeführt werden, ist weiterhin auch die Art der Gesprächsführung entscheidend. Übertragbare Konzepte finden sich etwa bei Miller und Rollnick (2005; vgl. Kap. 3.1) zur sog. Motivierenden Gesprächsführung. Hierbei sollten auch die „Stadien der Veränderung" (Prochaska et al., 1992) im Auge behalten werden.

> ! **Merke**: Verleugnung spielt bei Patienten mit kardiovaskulären Erkrankungen eine große Rolle und sollte im Rahmen einer umfassenden Verhaltensanalyse berücksichtigt werden.

Von entscheidender Bedeutung ist es weiterhin, die Funktionalität der Verleugnung im Rahmen der Verhaltensanalyse zu erfassen und entsprechend in der Therapie zu berücksichtigen, hier kann die Verleugnung sich auch als Widerstand in der Therapie äußern (vgl. Kap. 3.1). Als genereller Belastungsfaktor sowohl für den Patienten wie den Therapeuten spielt in diesem Zusammenhang die Beschäftigung mit Tod und Sterben eine entscheidende Rolle, die innerhalb von Super- bzw. Intervision oder innerhalb der Selbsterfahrung des Therapeuten thematisiert werden sollte.

4 Frequently Asked Questions (FAQ)

1. *Soll ich denn in der psychotherapeutischen Praxis jetzt Blutdruck messen und Cholesterinwerte bestimmen?*
→ Zur umfassenden Psychotherapie gehört bei Patienten mit Kreislauferkrankungen die Erarbeitung eines Gesamtbehandlungsplanes, die Festlegung von Interventionszielen und damit das Monitoring von Problembereichen. Bewährt hat sich in der Verhaltenstherapie ein Ansatz, angelehnt an das Selbstmanagement-Therapie-Konzept. Blutdruckwerte, Gewicht, körperliche Aktivität und LDL-Cholesterinwerte können gut in entsprechenden Diagrammen vom Patienten eingetragen werden. Abweichungen von Zielvorgaben können relevante Themen in der Psychotherapie werden.
2. *Wie verhalte ich mich, wenn mir der Patient berichtet, dass er den Hausarzt/Kardiologen im Glauben lässt, die verordneten Lipidsenker und Blutdruckmittel regelmäßig zu nehmen, aber in Wirklichkeit nur sehr unregelmäßig das „Gift" ein-*

nehme, da er nicht abhängig werden möchte und doch viel mehr Hoffnung in die Effekte der Psychotherapie setze?

→ Zur Psychotherapie gehört auch das Aufzeigen von Grenzen der Psychotherapie bei Kreislauferkrankungen mit dem Hinweis auf die Wichtigkeit einer konsequenten ärztlichen Betreuung (Konfrontation).

3. *Der Patient wünscht Psychotherapie, möchte aber seine Verhaltensweisen (Nikotin, keine adäquate Bewegung etc.) nicht verändern und auch an seinem Risikofaktorenmuster nichts ändern.*

→ In diesem Fall ist unter der Psychotherapie gemeinsam zu erarbeiten, was genau diese Widerstände erklärt und welche Möglichkeiten zu ihrer Überwindung bestehen. Hier kann eine Kurzzeittherapie indiziert sein mit dem Ziel einer verbesserten Stress- und Krankheitsbewältigung, um in einem zweiten Schritt zu einer systematischen Lebensstilveränderung zu kommen. Ein Therapieziel wäre hier der Motivationsaufbau.

5 Prüfungsfragen

1. Was sind die klassischen Risikofaktoren erster Ordnung für die arteriosklerotische Gefäßerkrankung?
2. In welchem Bereich sollten die Cholesterinwerte (Gesamt, LDL) liegen?
3. Ab welchem Bereich beginnt erhöhter Blutdruck?
4. Welche Zusammenhänge zwischen Depressivität und Kreislauferkrankungen sind für die Psychotherapie relevant?
5. Welche Zielbereiche gibt es für verhaltensmedizinische Interventionen bei kardiovaskulären Erkrankungen.
6. Welche verhaltensmedizinische Interventionsstrategien bei kardiovaskulären Erkrankungen kennen Sie?

6 Literatur

a) zitierte Literatur

- Berkman LF, Blumenthal J, Burg M, Carney RM, Catellier D, Cowan MJ, Czajkowski SM, DeBusk R, Hosking J, Jaffe A, Kaufmann PG, Mitchell P, Norman J, Powell LH, Raczynski JM, Schneiderman N; Enhancing Recovery in Coronary Heart Disease Patients Investigators (ENRICHD): Effects of treating depression and low perceived social support on clinical events after myocardial infarction: the Enhancing Recovery in Coronary Heart Disease Patients (ENRICHD) Randomized Trial. JAMA. 2003;289:3106-3116.
- Carney RM, Blumenthal JA, Catellier D, Freedland KE, Berkman LF, Watkins LL, Czajkowski SM, Hayano J, Jaffe AS: Depression as a risk factor for mortality after acute myocardial infarction. Am J Cardiol. 2003;92:1277-1281.
- Coyne JC, de Voogd JN: Are we witnessing the decline effect in the Type D personality literature? What can be learned? J Psychosom Res. 2012;73:401-407.
- Davidson KW, Rieckmann N, Clemow L, Schwartz JE, Shimbo D, Medina V, Albanese G, Kronish I, Hegel M, Burg MM: Enhanced depression care for patients with acute coronary syndrome and persistent depressive symptoms: coronary psychosocial evaluation studies randomized controlled trial. Arch Intern Med. 2010;170:600-608.
- Dennollet J, Sys SU, Brutsaert DL: Personality and mortality after myocardial infarction. Psychosom Med. 1995;57:582-591.
- Edelmann F, Gelbrich G, Düngen HD, Fröhling S, Wachter R, Stahrenberg R, Binder L, Töpper A, Lashki DJ, Schwarz S, Herrmann-Lingen C, Löffler M, Hasenfuss G, Halle M, Pieske B: Exercise training improves exercise capacity and diastolic function in patients with heart failure with preserved ejection fraction: results of the Ex-DHF (Exercise training in Diastolic Heart Failure) pilot study. J Am Coll Cardiol. 2011;58:1780-1791.
- Gulliksson M, Burell G, Vessby B, Lundin L, Toss H, Svärdsudd K: Randomized controlled trial of cognitive behavioral therapy vs standard treatment to prevent recurrent cardiovascular events in patients with coronary heart disease: Secondary Prevention in Uppsala Primary Health Care project (SUPRIM). Arch Intern Med. 2011;171:134-140.
- Herrmann C, Buss U, Snaith RP: Hospital Anxiety and Depression Scale. Deutsche Version: Ein Fragebogen zur Erfassung von Angst und Depression in der somatischen Medizin. Testdokumentation und Handanweisung. Bern: Huber, 1995
- Kaluza G: Effekte eines kognitiv-behavioralen Stressbewältigungstrainings auf Belastungen, Bewältigung und (Wohl-)Befinden – Eine randomisierte, prospektive Interventionsstudie in der primären Prävention. Z Klin Psychol. 1998;27:234-243.
- Kenyon LW, Ketterer MW, Gheorghiade M, Goldstein S: Psychological factors related to prehospital delay during acute myocardial infarction. Circulation. 1991;84:1969-1976.
- Kröger CB, Lohmann B. Tabakkonsum und Tabakabhängigkeit. Fortschritte der Psychotherapie, Band 31, Göttingen: Hogrefe, 2007
- Langosch W, Budde H-J, Linden W. Psychologische Interventionen zur KHK. Frankfurt/M.: VAS-Verlag, 2003
- Lespérance F, Frasure-Smith N, Koszycki D, Laliberté MA, van Zyl LT, Baker B, Swenson JR, Ghatavi K, Abramson BL, Dorian P, Guertin MC; CREATE Investigators: Effects of citalopram and interpersonal psychotherapy on depression in patients with coronary artery disease: the Canadian Cardiac Randomized Evaluation of Antidepressant and Psychotherapy Efficacy (CREATE) trial. JAMA. 2007;297:367-379. Erratum in: JAMA. 2007;298:40.
- Li J, Zhang M, Loerbroks A, Angerer P, Siegrist J: Work stress and the risk of recurrent coronary heart disease events: A systematic review and meta-analysis. Int J Occup Med Environ Health. 2015;28:8-19.
- Linden W, Phillips MJ, Leclerc J. Psychological treatment of cardiac patients: a meta-analysis. Eur Heart J. 2007;28:2972-2984.
- Miller WR, Rollnick S: Motivierende Gesprächsführung. Freiburg: Lambertus, 2005
- Musselman DL, Evans DL, Nemeroff CB: The relationship of depression to cardiovascular disease. Epidemiology, biology, and treatment. Arch Gen Psychiatry. 1998;55:580-592.
- Niaura R, Bank SM, Ward KD, Stoney CM, Spiro A, Aldwin CM, Landsberg L, Weiss ST: Hostility and the metabolic syndrome in older males: the Normative Aging Study. Psychosom Med. 2000;62:7-16.
- Orth-Gomér K, Schneiderman N, Wang HX, Walldin C, Blom M, Jernberg T: Stress reduction prolongs life in women with coronary disease: the Stockholm Women's Intervention Trial for Coronary Heart Disease (SWITCHD). Circ Cardiovasc Qual Outcomes. 2009;2:25-32.
- Prochaska JO, DiClemente CC, Norcross JC: In search of how people change. Applications to addictive behaviors. Am Psychol. 1992;47:1102-1114.
- Ragland DR, Brand RJ. Type A behavior and mortality from coronary heart disease. N Engl J Med. 1988;318:65-69.
- Reiner Z, Catapano AL, De Backer G, Graham I, Taskinen MR, Wiklund O, Agewall S, Alegria E, Chapman MJ, Durrington P, Erdine S, Halcox J,

4

Hobbs R, Kjekshus J, Filardi PP, Riccardi G, Storey RF, Wood D; ESC Committee for Practice Guidelines (CPG) 2008-2010 and 2010-2012 Committees: ESC/EAS Guidelines for the management of dyslipidaemias: the Task Force for the management of dyslipidaemias of the European Society of Cardiology (ESC) and the European Atherosclerosis Society (EAS). Eur Heart J. 2011;32:1769-1818.

- Rosengren A, Hawken S, Ounpuu S, Sliwa K, Zubaid M, Almahmeed WA, Blackett KN, Sitthi-amorn C, Sato H, Yusuf S; INTERHEART investigators: Association of psychosocial risk factors with risk of acute myocardial infarction in 11119 cases and 13648 controls from 52 countries (the INTERHEART study): Case-control study. Lancet, 364, 953–962. Lancet. 2004;364(9438):953-962.
- Rosenman RH, Brand RJ, Jenkins D, Friedman M, Straus R, Wurm M: Coronary heart disease in Western Collaborative Group Study. Final follow-up experience of 8 1/2 years. JAMA. 1975;233:872-877.
- Rosenman RH, Friedman M, Straus R, Wurm M, Jenkins CD, Messinger HB: Coronary heart disease in the Western collaborative group study. A follow-up experience of two years. JAMA. 1966;195:86-92.
- Rozanski A, Blumenthal JA, Kaplan J: Impact of psychological factors on the pathogenesis of cardiovascular disease and implications for therapy. Circulation. 1999;99:2192-2217.
- Siegrist J, Starke D, Chandola T, Godin I, Marmot M, Niedhammer I, Peter R: The measurement of effort-reward imbalance at work: European comparisons. Soc Sci Med. 2004;58:1483-1499.
- Steffgen G, de Boer C, Vöegele C. Ärgerbezogene Störungen. Fortschritte der Psychotherapie, Bd. 55, Göttingen: Hogrefe, 2014.
- Van der Kooy K, van Hout H, Marwijk H, Marten H, Stehouwer C, Beekman A: Depression and the risk for cardiovascular diseases: systematic review and meta analysis. Int J Geriatr Psychiatry. 2007;22:613-626.
- Yusuf S, Hawken S, Ounpuu S, Dans T, Avezum A, Lanas F, McQueen M, Budaj A, Pais P, Varigos J, Lisheng L; INTERHEART Study Investigators: Effect of potentially modifiable risk factors associated with myocardial infarction in 52 countries (the INTERHEART study): Case-control study. Lancet. 2004;364:937-952.

b) weiterführende Literatur

- Fiedler P: Verhaltenstherapie in Gruppen. Weinheim: Beltz PVU, 2005.
- Herrmann-Lingen C, Albus C, Titscher G. Psychokardiologie: Ein Praxisleitfaden für Ärzte und Psychologen. Köln: Deutscher Ärzte-Verlag, 2007.
- Jordan J: Klinische Psychokardiologie: Beiträge zur Psychotherapie von Herzkranken. Frankfurt/M.: Brandes & Apsel, 2014.
- Jordan J, Barde B, Zeiher AM (Hrgs.): Contributions toward evidence-based Psychocardiology: A systematic review of the literature. Amer Psychological Assn. 2006.
- Meyer T, Herrmann-Lingen C: Psychocardiology. Mechanisms and management of psychosocial and behavioral risk factors in patients with coronary heart disease. In: Mostofsky DI (Hrsg): The Handbook of Behavioral Medicine. Hoboken, NJ, USA: Wiley-Blackwell, 2014, 593-620.
- Rüddel H, Schächinger H: Erkrankungen des Herz-Kreislaufsystems. In: Flor H, Hahlweg K, Birbaumer N (Hrsg.): Enzyklopädie der Psychologie, Anwendungen der Verhaltensmedizin. Band2/4. Göttingen: Hogrefe, 2000, 201-236 .
- Statuskonferenz Psychokardiologie für die Systematisierung und Evaluation der Wissensbestände über psychosoziale Faktoren und deren Bedeutung für die Entstehung, den Verlauf und die Rehabilitation ischämischer Herzerkrankungen. J.W. Goethe Universität Frankfurt, unveröffentlichte Textsammlungen. Im Internet unter www.psychokardio.de abrufbar.

4.10 Psychische Störungen bei Patienten mit medizinischen Krankheitsfaktoren

4.10.4 Gastrointestinale Erkrankungen

Rolf Leibbrand und Ulrich Cuntz

1 Einleitung

In diesem Kapitel wird die Vorgehensweise bei der psychotherapeutischen Behandlung von gastrointestinalen Erkrankungen beschrieben. Zu unterscheiden sind primär die funktionellen gastrointestinalen Störungen (FGS), bei denen keine strukturellen Veränderungen im Gastrointestinaltrakt vorliegen, welche die Beschwerden bedingen, und die organisch bedingten Erkrankungen. Die chronisch-entzündlichen Darmerkrankungen (CED) spielen unter den organisch bedingten Erkrankungen eine Sonderrolle, da bei diesen schubweise auftretenden, chronischen Erkrankungen psychische Faktoren für den Verlauf und das Krankheitserleben eine besondere Bedeutung gewinnen. Auf die vielfältigen weiteren Erkrankungen des Gastrointestinaltraktes, bei denen in unterschiedlicher Ausprägung ebenso psychische Faktoren von Bedeutung sein können, wird hier aus Platzgründen nicht eingegangen. Psychotherapie ist wegen der großen Häufigkeit funktioneller Störungen und deren Neigung zur Spontanremission in der Regel nicht die Therapie der ersten Wahl. Für den behandelnden Arzt ist es allerdings von besonderer Bedeutung, die psychosomatischen Zusammenhänge bei der Betreuung von solchen Patienten zu berücksichtigen. Insbesondere bei chronischen Verläufen von funktionellen gastrointestinalen Störungen reichen jedoch medikamentöse, symptomatische Behandlung und diätetische Richtlinien nicht aus. In solchen Fällen haben sich unterschiedliche psychotherapeutische Techniken den medizinischen Maßnahmen als überlegen erwiesen.

In diesem Kapitel wird das psychotherapeutische Vorgehen im Rahmen der kognitiven Verhaltenstherapie für beide Erkrankungsarten illustriert. Da psychotherapeutischen Methoden in der Behandlung von FGS ein höherer Stellenwert als bei CED zukommt, wird der Schwerpunkt der Darstellung auf den Bereich der FGS und hier insbesondere auf das Reizdarmsymdrom gelegt, da dieses einerseits die größte klinische Relevanz aufweist und andererseits hier die Studienlage am besten ist.

2 Theoretische Inhalte und Kenntnisse

Hauptmerkmale funktioneller gastrointestinaler Störungen (Reizdarm-Syndrom)

Bei den FGS handelt es sich um eine heterogene Gruppe von Beschwerdekomplexen, die durch wiederholt auftretende Beschwerden des Verdauungstraktes – wie z. B. Durchfälle, Verstopfung, Übelkeit, Bauchschmerzen oder -krämpfe charakterisiert sind, und denen keine diagnostizierbare organische Ursache zugrunde liegt. Dazu zählen alle Symptome, deren Entstehung auf die Hohlorgane des Gastrointestinaltraktes, wie z. B. Gallenblase, Magen oder Speiseröhre zurückgeführt wird. Dabei gilt das Reizdarm-Syndrom (RDS) (vgl. *Diagnostik und Differenzialdiagnostik*) wegen seines häufig chronischen Verlaufs und der erheblichen subjektiven Beeinträchtigung der Betroffenen als wichtigste diagnostische Entität. Die folgende Betrachtung beschränkt sich bei den funktionellen gastrointestinalen Störungen daher auf das Reizdarmsyndrom.

Die Lebenserwartung wird durch funktionelle gastrointestinale Störungen nicht verringert; dagegen leidet in vielen Fällen die Lebensqualität ganz erheblich Die Möglichkeiten, mit Medikamenten oder Diät funktionelle Beschwerden zu behandeln, sind begrenzt. In der Regel ist allenfalls ein symptomatischer Effekt für die Dauer der Medikamenteneinnahme zu erwarten. Die psychotherapeutische Behandlung zielt auf die Beeinflussung aufrechterhaltender psychischer Faktoren, die Reduktion der Magen-Darm-Symptome, größere Beschwerdetoleranz sowie die Bewältigung der Störungsfolgen ab. Bei denjenigen Fällen, die langfristig mit erheblichen Beschwerden einhergehen und auf medizinische Maßnahmen nicht ausreichend ansprechen, kommt der Psychotherapie im allgemeinen und multimodalen verhaltenstherapeutischen Kurztherapien im Besonderen ein zentraler Stellenwert in der Behandlung zu. Auf der Basis bisher vorliegender Wirksamkeitsstudien kann Psychotherapie bei diesen Patientengruppen mittlerweile als Methode der Wahl angesehen werden.

Hauptmerkmale chronisch-entzündlicher Darmerkrankungen

Den CED – Morbus Crohn (MC) und Colitis ulcerosa (CU) – liegt ein entzündlicher Prozess unbekannter Ursache zugrunde, der in vielen Fällen mit einer progressiven Beeinträchtigung der betroffenen Darmabschnitte einhergeht. Den Veränderungen liegen immunologische Prozesse zugrunde, in die bakterielle Antigene involviert sind. Eine genetische Beteiligung gilt als gesichert, im Falle des Morbus Crohn sind einzelne Gen-Loci identifiziert, die die spezifische immunologische Reaktion prägen. Beim MC sind alle Wandschichten des Darms betroffen. Die Darmwand ist verdickt und mit Ansammlungen von Entzündungszellen durchsetzt. Bei der CU ist ausschließlich die innere Schleimhautschicht, die

Mukosa, betroffen, wobei oberflächliche Geschwüre (Ulzerationen) auftreten. Die Beschwerden des MC sind sehr stark abhängig vom individuell unterschiedlich ausgeprägten Befallsmuster des Gastrointestinaltrakts. Jeder Abschnitt des Magen-Darm-Traktes vom Mund bis zum After kann befallen sein, wobei der letzte Abschnitt des Dünndarms am häufigsten beteiligt ist. Dementsprechend sind wiederkehrende starke Bauchschmerzen, Übelkeit und Appetitlosigkeit, Gewichtsabnahme, Fieber, allgemeine Erschöpfungszustände und wiederkehrende Durchfälle häufige Symptome. Typische Komplikationen sind Fisteln, Abszesse und Darmverschlüsse. Bei CU ist immer der Dickdarm befallen, wobei bei den Erkrankten unterschiedlich lange Strecken des Dickdarms einbezogen sind. Kennzeichen der Symptomatik sind blutige breiige bis wässrige Durchfälle. Bei beiden chronisch-entzündlichen Darmerkrankungen entwickeln sich entzündliche Veränderungen auch an anderen Organen, z. B. Leber- und Gallenerkrankungen, Augen- und Gelenkentzündungen oder Hautveränderungen.

> **!** **Merke:** CED beruhen auf immunologischen Prozessen und sind durch einen chronisch progredienten Krankheitsprozess gekennzeichnet. Sie sind mit gravierenden körperlichen Beeinträchtigungen und Folgeerkrankungen verbunden.

Epidemiologie von funktionellen und chronisch-entzündlichen gastrointestinalen Erkrankungen

Von den mehr als 20 Störungskategorien innerhalb der FGS liegt nur zum RDS eine größere Anzahl von Befunden vor. Die Literaturdaten über die Inzidenz und Prävalenz des Reizdarmsyndroms beruhen überwiegend auf Bevölkerungsstichproben. Die Prävalenz und Inzidenz sind abhängig von den benutzten Definitionen und der Anzahl der verwendeten Kriterien innerhalb der Definitionen. Alle Patienten mit RDS gehen häufiger zum Arzt als der Durchgschnitt der Allgemeinbevölkerung, nicht nur die Subgruppe von Reizdarmpatienten mit schweren und lang anhaltenden Beschwerden.

Die Inzidenz ist in vielen Ländern trotz unterschiedlicher Lebensstile vergleichbar. Nach diesen Studien liegt die Prävalenz zwischen 2,5 und 20 % (Layer et al., 2011).

Bei ca. einem Drittel der Patienten mit RDS sind die Kriterien einer Somatisierungsstörung, der schwersten Ausprägung somatoformer Störungen, erfüllt. Umgekehrt nennen praktisch alle Patienten mit der Diagnose „Somatisierungsstörung" auch RDS-Symptome. Entsprechend besteht eine hohe Komorbidtät mit sog. funktionellen Syndromen, die in vielen Fällen somatoformen Störungen entsprechen, beispielsweise mit funktioneller Dyspepsie, Chronic-Fatigue-Syndrom oder Fibromyalgie-Syndrom. Die Subtypen somatoformer Störungen sind beim RDS nicht ausreichend untersucht. Insgesamt wird die Gesamt-Lebenszeitprävalenz für mindestens eine kriteriumsgemäße psychische Erkrankung zwischen 38 und 100 % angegeben; die Mehrzahl der Studien, die Patienten mit psychischen Erkrankungen nicht von vorneherein ausschließen, kommt auf eine Rate von über 90 %.

Im Einzelnen schwanken die Angaben für depressive Erkrankungen zwischen 20 und 70% und für Angsterkrankungen zwischen 20 und 50 %. Dabei kommt klinisch der Panikstörung mit den für sie pathognomonischen episodischen vegetativen Beschwerden offenbar eine besondere Bedeutung zu; sie wurde in verschiedenen Studien bei rund 30 % der untersuchten RDS-Patienten gesehen.

Umgekehrt ist das Risiko, an einem RDS zu leiden, bei Personen mit Panikstörung mindestens doppelt so hoch wie bei Personen ohne diese Diagnose. Ebenso leiden Patienten mit klinisch relevanten depressiven Erkrankungen und mit generalisierter Angststörung in sehr vielen Fällen auch an RDS.

Erst in den letzten Jahren wird die Assoziation von Traumafolgeerkrankungen und RDS beachtet; in allen außer einer Studie traten Posttraumatische Belastungsstörungen (Posttraumatic Stress Disorder, PTSD) bei Patienten mit RDS gehäuft auf. Spe-

Tabelle 1: Epidemiologie von RDS und CED:

	RDS	***CED***
Prävalenz	2 bis 20 % Reizdarmsyndrom	MC und CU jeweils 10 bis 100 Fälle je 100.000 Einwohner
Neuerkrankungen	?	jährlich 5 je 100.000 Einwohner
Geschlechterverteilung	w > m	w : m = ca. 3:2
Anteil in der ambulanten Gastroenterologie	ca. 20 bis 50 % von allen Diagnosen	?
Inanspruchnahme medizinischer Leistungen:	ca. 20 % suchen einen Arzt auf	Bei fast allen Patienten dieser Gruppe

Tabelle 2: Erstmaliges Auftreten und Verlauf von RDS und CED

	RDS	***CED***
Beginn:	Häufig im Anschluss an eine infektiöse Gastroenteritis	am häufigsten zwischen 20. und 24. Lebensjahr > 50 % der Erkrankungen zwischen 11. und 30. Lebensjahr
Prognose:	bei 35 bis 57 % Verschlechterung nach 2 bis 7 Jahren	50-70 % Rezidive bei MC innerhalb von 2 Jahren langfristige Symptomfreiheit bei 49 % bei CU
Verlauf:	kontinuierlich oder episodisch	vorwiegend chronisch rezidivierend, teilweise kontinuierlich
Sterblichkeit:	unverändert	Bei suffizienter Behandlung normale Lebenserwartung

ziell beim RDS wird darüber hinaus auch über eine Assoziation mit Essstörungen berichtet: Die Hälfte bis zwei Drittel der Patienten mit einer aktuellen oder früheren Essstörung erfüllten die RDS-Kriterien.

Klinische Merkmale chronisch-entzündlicher Darmerkrankungen

Wie bei vielen anderen chronischen Erkrankungen sind Angst und Depression häufig komorbide Begleiter der chronisch entzündlichen Darmerkrankungen. Eine besonders gut epidemiologisch basierte Studie aus Kanada zeigt, dass Depression im Vergleich zur Restbevölkerung bei chronisch entzündlichen Darmerkrankungen dreimal häufiger ist (Walker et al., 2011). Die Prävalenz von Angst und Depression scheint dabei von der Krankheitsaktivität abhängig zu sein. Eine große Bevölkerungsstichprobe im südlichen England machte deutlich, dass vor Auftreten der Erkrankung die psychiatrische Komorbidität vergleichbar mit der Bevölkerung war (Kurina et al., 2001). Allerdings scheint das Vorliegen einer Depression zum Auftreten eines Morbus Crohn in späteren Jahren zu prädisponieren
Auch subklinische Depressivität hat einen Einfluss auf die Lebensqualität der Patienten. Bei vergleichbarer Krankheitsaktivität leiden diejenigen Patienten deutlich mehr unter ihren Symptomen, die ein höheres Maß an Depressivität aufweisen. Zudem scheint die psychische Komorbidität den Krankheitsverlauf ungünstig zu beeinflussen. Patienten, die vermehrt depressiv oder ängstlich sind, weisen einen schlechteren Verlauf auf und sprechen schlechter auf die antientzündliche Therapie an. (Cuntz, 2015).
Patienten mit CED sind mehrheitlich der Überzeugung, dass Schübe der Erkrankung durch belastende Lebensereignisse und Stress induziert werden. Um diesen Zusammenhang wissenschaftlich zu belegen, sind langfristig geplante prospektive Studien erforderlich, die methodisch sehr aufwändig sind. Dennoch liegt mittlerweile eine ganze Reihe prospektiver Studien vor (Rampton, 2009; Bernstein et al., 2010). Hierdurch gibt es überzeugende Evidenz, dass Stress und symptomatische Aktivität der CED miteinander assoziiert sind. Gleichzeitig finden sich auch Belege für eine bidirektionale Beziehung von Krankheitsaktivität und Stress in dem Sinne, dass eine aktive Erkrankung dazu prädisponiert, sich „gestresst zu fühlen".

Klinische Merkmale funktioneller gastrointestinaler Störungen

Für keine der FGS existieren befriedigende diagnostische Kriterien in der ICD-10. Dies gilt auch für das RDS. Mehrere ätiologische und deskriptive Diagnosekonzepte werden unkommentiert nebeneinander aufgeführt. Dem deskriptiven Ansatz von ICD-10 entspricht einzig die Klassifikation als somatoforme autonome Funktionsstörung (Ziffer: F45.3), die der Gruppe der somatoformen Störungen zugeordnet ist. In Forschung und Praxis werden FGS nach den weitaus differenzierteren sogenannten „Rom-Kriterien" in der überarbeiteten dritten Fassung diagnostiziert (Drossman et al., 2006). Folgende Hauptgruppen der FGS können unterschieden werden:

Tabelle 3: Hauptgruppen der FGS
Funktionelle Störungen des Ösophagus z.B. • Funktionelles Sodbrennen • Funktioneller ösophagealer Thoraxschmerz • Funktionelle Dysphagie • Globusgefühl
Funktionelle gastroduodenale Störungen z.B. • Funktionelle Dyspepsie • Aerophagia • Cyclic Vomiting Syndrome
Funktionelle Störungen des Dünn- und Dickdarms z.B. • Reizdarmsyndrom • Funktioneller Meteorismus • Obstipation • Funktionelle Diarrhoe
Funktionelles abdominelles Schmerzsyndrom
Funktionelle Störungen der Gallenblase und der Gallenwege
Funktionelle anorektale Störungen z.B. • Funktionelle Stuhlinkontinenz • Proctalgie und Proctalgia fugax

Tabelle 4: Diagnostische Kriterien (Rom III-Kriterien) für das Reizdarmsyndrom (Drossmann et al., 2006)
(I) Für mindestens 3 Tage pro Monat während der vergangenen 3 Monate rezidivierende abdominelle Schmerzen oder abdominelles Unwohlsein in Assoziation mit mindestens 2 der folgenden Faktoren: 1. Besserung mit der Defäkation 2. Beginn der Beschwerden in Assoziation mit einer Änderung der Stuhlfrequenz 3. Beginn der Beschwerden in Assoziation mit einer Änderung der Stuhlkonsistenz.
(II) Symptome, die darüber hinaus die Diagnose Reizdarmsyndrom stützen: 1. Abnorme Veränderung der Stuhlfrequenz (< 3 Stuhlgänge pro Woche oder > 3 Stuhlgänge pro Tag), 2. Abnorme Veränderung der Stuhlkonsistenz (hart/klumpig oder breiig/wässrig), 3. Mühsame Stuhlentleerung mit starkem Pressen, 4. Gesteigerter Stuhldrang, 5. Gefühl der inkompletten Stuhlentleerung, 6. Peranaler Schleimabgang, 7. Blähungen oder Gefühl der abdominellen Distension

Abgesehen vom körperlichen Befund können bei CED insbesondere im Anfangsstadium dieselben oder ähnliche Beschwerden auftreten wie bei FGS (vgl. HAUPTMERKMALE). Daher ist bei der Diagnostik von FGS ein Ausschluss organischer Erkrankungen immer unerlässlich.

Diagnostik und Differenzialdiagnostik chronisch-entzündlicher Darmerkrankungen

Die Diagnose einer CED wird in erster Linie anhand des typischen endoskopischen Bildes bei der Darmspiegelung und der Untersuchung der hierbei gewonnen Gewebsproben (Histologie) gestellt.

Abbildung 1: Entstehung und Aufrechterhaltung gastrointestinaler Symptome

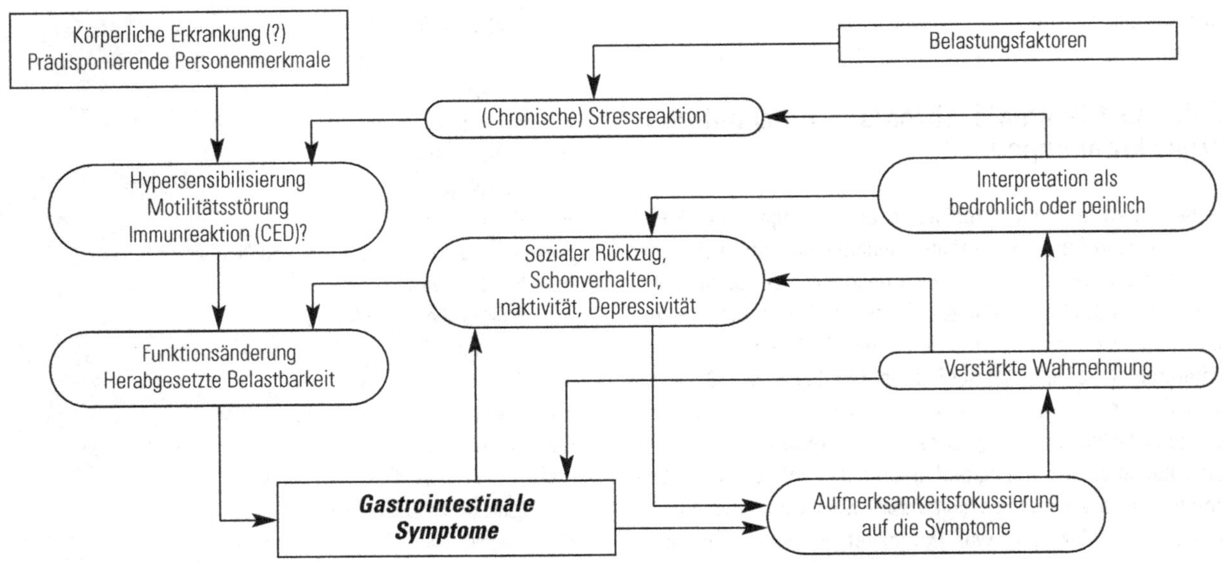

Ergänzend können sonographische, röntgenologische und Laborbefunde herangezogen werden um Aktivität und Ausdehnung der Erkrankung zu beurteilen.

Störungsmodell des RDS

Das in Abbildung 1 dargestellte Störungsmodell umfasst verschiedene Faktoren, die an der Entstehung und Aufrechterhaltung des RDS beteiligt sind. Es lassen sich vier ineinander greifende Regelkreise unterscheiden:

1. Das Zusammenwirken von Symptomatik und (chronischer) Stressreaktion
2. Emotionale Reaktion und assoziierte physiologische Prozesse
3. Aufmerksamkeitsfokussierung und verstärkte Wahrnehmung (somatosensorische Verstärkung)
4. Schonverhalten und körperliche Funktionsänderung

Unter den Entstehungsfaktoren nimmt das Konzept der viszeralen Überempfindlichkeit eine Sonderstellung ein, da es als einziges ausreichend belegt ist. Demnach weisen RDS-Patienten eine herabgesetzte lokale Schmerzschwelle im Darm auf, die zu den charakteristischen Symptomen führt. Diese Hypersensibilität kann z.B. durch eine vorausgehende bakterielle Erkrankung erworben sein (Gwee et al., 1996). Prospektive Studien zeigen, dass das Reizdarmsyndrom sehr häufig nach bakteriellen Infekten auftritt und es kann recht gut belegt werden, dass eine Aktivierung des Immunsystems mit dem Reizdarmsyndrom assoziiert ist. Dabei prädisponieren psychische Faktoren für die persisitierende Aktivierung des Immunsystems und damit auch das fortgesetzte Auftreten der Beschwerden (Schwille-Kiuntke et al., 2011). Die dargestellten Abläufe können teilweise auch auf CED übertragen werden, bei denen die Symptomatik häufig funktionelle Komponenten mit einschließt. Ergebnis des dargestellten Prozesses sind psychische Folgeerscheinungen wie Depressivität, hypochondrische oder soziale Ängste, körperliche Funktionsänderungen und eine stetige Chronifizierung der Symptomatik.

3 Praxis der Behandlung von funktionellen gastrointestinalen Störungen

In der psychotherapeutischen Praxis können FGS leicht übersehen werden, obwohl sie sehr häufig sind. Gründe dafür sind vor allem das Fehlen adäquater diagnostischer Kategorien in ICD-10 und DSM-5, eine zu enge Fokussierung auf psychische Problembereiche sowie Schamgefühle bzw. die Weigerung der Betroffenen, über Beschwerden im Darmbereich zu sprechen. FGS- und CED-Patienten werden häufig ausschließlich im Rahmen der ärztlichen Primärversorgung diagnostisch untersucht und behandelt, und kommen nur dann mit der psychotherapeutisch-psychosomatischen Versorgung in Berührung, wenn sie sich aktiv um weiterführende Behandlungsalternativen bemühen oder begleitende psychische Störungen auftreten. Psychotherapeutischen Maßnahmen wird seitens der Betroffenen häufig mit großer Skepsis begegnet, da die Störung als organisch bedingtes Geschehen verstanden wird, das ausschließlich mit medizinischen Maßnahmen behandelt werden kann. Unverzichtbare Grundlage für die Psychotherapie ist daher, dass den Patienten ein plausibles und leicht nachvollziehbares Modell für die Entstehung und Aufrechterhaltung ihrer Beschwerden vermittelt wird, aus dem die Bedeutung psychischer Faktoren ersichtlich wird. Ebenfalls grundlegend ist zu Therapiebeginn die Differenzierung von körperlichen Symptomen und Phänomenen auf der kognitiven, emotionalen und Verhaltensebene sowie die Verdeutlichung der wechselseitigen Beeinflussung dieser Ebenen. Weiterhin sollte darauf hingewiesen werden, dass psychische Faktoren nicht automatisch mit psychischen Störungen oder Konflikten gleichzusetzen sind, da viele Patienten großen Wert darauf legen, nicht als psychisch gestört zu gelten. Als relativ neutrales Beispiel kann der – auch wissenschaftlich belegte – Einfluss von Stress auf die Beschwerden angeführt werden. Ausgehend von dem in Abb.1 dargestellten Störungsmodell lassen sich für die Behandlung mehrere übergeordnete Zielsetzungen ableiten:

4

Tabelle 5: Behandlungsziele bei gastrointestinalen Erkrankungen
1. Vermittlung störungsrelevanter Informationen und eines adäquaten Erklärungsmodells für die Symptomatik
2. Erlernen von Maßnahmen zur Stressbewältigung sowie Identifikation und Reduktion relevanter Stressoren
3. Unterbrechung der Aufmerksamkeitsfokussierung auf die Beschwerden
4. Reduktion von Inaktivität und inadäquatem Schonverhalten
5. Modifikation dysfunktionaler Kognitionen in Bezug auf Ursachen und Konsequenzen der Symptomatik
6. Behandlung psychischer Begleit- und Folgeerscheinungen (z.B. Depressivität, Ängste

Für die Behandlung eignet sich ein strukturiertes Gruppenprogramm. Dieses Vorgehen hat den Vorteil, dass die Patienten Erfahrungen hinsichtlich ihrer im sozialen Kontakt oft verschwiegenen Beschwerden austauschen und ihre jeweiligen eigenen Lösungsansätze in die Gruppe einbringen können. Für Patienten mit deutlich ausgeprägter psychischer Komorbidität und spezifischen psychosozialen Belastungsfaktoren ist eine Psychotherapie im Einzelsetting (ggf. kombiniert mit einem strukturierten Gruppenprogramm) erforderlich. Die folgenden Elemente können im Rahmen eines verhaltensmedizinischen psychoedukativen Gruppenprogramms als Abfolge von Bausteinen eingesetzt werden und lassen sich, in leicht modifizierter Form, auch im Einzelsetting anwenden, wobei das Vorgehen verstärkt an einer individuellen Verhaltens- und Bedingungsanalyse ausgerichtet wird:

Tabelle 6: Bausteine für die Behandlung
1. Kontinuierliche Beobachtung der Symptomatik: Symptomtagebuch
2. Biofeedback-Therapie
3. Informationen und Übungen zur Modifikation des subjektiven Krankheitsmodells
4. Abbau von inadäquatem Schon- und Vermeidungsverhalten
5. Informationen und Übungen zu Stress und dessen Zusammenhang mit den Beschwerden (z.B. Stressprovokationsübung, körperliche Merkmale der Stressreaktion, Maßnahmen gegen Stress)
6. Progressive Muskelentspannung
7. Informationen und Übungen zur Bedeutung von Aufmerksamkeitsprozessen
8. Informationen und Übungen zur Modifikation dysfunktionaler Kognitionen
9. Formulierung von Zielen und Rückfallprophylaxe

Die zentralen Bausteine der Behandlung werden im Folgenden genauer beschrieben (Hauser et al., 2014).

4 Kontinuierliche Beobachtung der Symptomatik: Symptomtagebuch

Das Symptomtagebuch hat zwei für das Behandlungsprogramm entscheidende Funktionen. Es dient einerseits dazu, Schwankungen, längerfristige Tendenzen und Muster in der Symptomatik sowie mögliche Auslöser zu identifizieren. Andererseits ist das Symptomprotokoll ein wichtiges Hilfsmittel, um die Wahrnehmung (v.a. vegetativer) körperlicher Prozesse zu verbessern. Es sollte darauf geachtet werden, dass die Patienten die Symptomatik regelmäßig während der gesamten Behandlung protokollieren. Nach einer ausführlichen Erläuterung zu Behandlungsbeginn sollten in den ersten Sitzungen offene Fragen und Verständnisprobleme bei der Bearbeitung des Protokolls geklärt werden. In jeder Sitzung sollte ein Teil der Zeit für die Besprechung aufgewendet werden, da sich der Nutzen des Protokolls und die gesamte Bandbreite daraus ableitbarer Beobachtungen den Patienten meist erst durch entsprechendes Nachfragen seitens des Therapeuten erschließt.

Merkmale, deren kontinuierliche Beobachtung für die Behandlung gastrointestinaler Erkrankungen sinnvoll ist, sind:

1. Art der Symptome
2. Stärke gastrointestinaler Symptome (in %)
3. Beeinträchtigung durch die Symptome (in %)
4. Allgemeines Befinden/Stimmung (in %)
5. Schlafqualität (in %)
6. Auslöser für Symptom- und Befindlichkeits -verschlimmerungen/-verbesserungen

Beispiel 1: Die folgenden Fragen können als Leitfaden für die Besprechung dienen:

- Welche Erfahrungen und Beobachtungen haben Sie bei der Bearbeitung der Symptomprotokolle gemacht? (Welche Schwierigkeiten traten auf? Was hat sich verändert? Wie erklären Sie sich diese Veränderungen?)
- Wie hat sich die Symptomstärke entwickelt? (Zeigt sich eine bestimmte Tendenz? Wie veränderlich sind die Symptome?)
- Wie sehr waren Sie durch die Symptome beeinträchtigt? (Wie stark stimmen Symptomstärke und Beeinträchtigung überein?)
- Welche Zusammenhänge zeigen sich mit dem allgemeinen Befinden und dem Schlaf?
- Welche Ereignisse (und Nahrungsmittel) haben Ihre Symptome oder die erlebte Beeinträchtigung beeinflusst.
- Inwieweit entsprechen die beobachteten Veränderungen Ihren Erwartungen an die Behandlung?

5 Modifikation inadäquater Kausalattributionen und Biofeedback-Therapie

Viele Patienten mit FGS haben im Verlauf der Zeit sehr einseitige und beschränkte Vorstellungen bezüglich der Ursachen ihrer Symptome (= Kausalattributionen) entwickelt. Häufig besteht die Überzeugung, unter einer nicht diagnostizierten körperlichen Erkrankung zu leiden, die ausschließlich medikamentös oder operativ behandelbar ist. Psychische Faktoren werden meist übersehen oder ignoriert. Wichtig ist daher die Vermittlung eines plausiblen Erklärungsmodells für die Entstehung der Symptome. Dabei kommt der viszeralen Hyperalgesie-Hypothese ein besonderer Stellenwert zu, da sich an ihr sowohl beteiligte körperliche Auslöser und Funktionsänderungen, als auch der Einfluss psychischer Faktoren nachvollziehbar darstellen lassen. In der Biofeedbacktherapie von gastrointestinalen Erkrankungen (außer Stuhl-Inkontinenz) kommt dem psychophysiologischen Training spezifischer Körperfunktionen nur eine untergeordnete Bedeutung zu. Dagegen kann Biofeedback sehr effektiv als Instrument zur Informationsvermittlung über körperliche Abläufe und zur Demonstration von psychophysischen Zusammenhängen genutzt werden. Ebenso kann die Auswirkung von psychosozialen Stressoren auf den Körper auf sehr einfache und plausible Weise verdeutlicht werden. Ein subjektives Krankheitsmodell, in dem psychische Faktoren bislang vom Patienten ignoriert wurden, kann dadurch anschaulich überprüft und hinterfragt werden, und lässt sich häufig in sehr viel kürzerer Zeit modifizieren, als dies durch ausschließlich verbale Interventionen möglich wäre. Eine weitere wichtige Funktion ist das Training der Interozeptionsfähigkeit hinsichtlich Anspannung und Entspannung.

Beispiel 2: Schrittweises Vorgehen bei der Biofeedback-Therapie:

1. Erläuterung der Biofeedback-Methode, Messfühler und Bedeutung der abgeleiteten Parameter (z.B. Elektromyogramm – EMG, Elektrodermale Aktivität – EDA, periphere Temperatur)
2. Leistungsstressor (z.B. von 700 in 7er-Schritten rückwärts zählen); Besprechen der Parameterveränderungen und ihrer Bedeutung in Bezug auf körperliche und psychische Prozesse
3. Entspannungsübung (progressive Muskelentspannung)
4. Sozialer Stressor (genauer Bericht über den letzten familiären/beruflichen Konflikt)
5. Übung zur Aufmerksamkeitsumlenkung

Vor jedem Behandlungsschritt sollte eine ca. 5 Minuten dauernde Baselinemessung erfolgen, nachfolgend eine ausführliche Besprechung. Für die aufgeführten Behandlungselemente sind ca. 4 Sitzungen einzuplanen

6 Informationen und Übungen zur Bedeutung von Aufmerksamkeitsprozessen

Die Wirkung von Aufmerksamkeitsfokussierung und -umlenkung sollte zunächst durch eine Übung demonstriert werden. Die Aufmerksamkeit wird dabei nacheinander auf unterschiedliche Sinnesmodalitäten gerichtet (z.B. Wahrnehmung von Geräuschen innerhalb und außerhalb des Raumes), wobei zwischenzeitlich der Fokus auch auf die körperlichen Symptome hingelenkt und schließlich wieder davon weggelenkt wird. Die Erfahrungen der Patienten werden im Hinblick auf den Umgang mit gastrointestinalen Symptomen besprochen und durch weitere Informationen zu Aufmerksamkeitsprozessen (z.B. Auswirkungen einer ständigen Fokussierung auf die Beschwerden) ergänzt. Schließlich sollten konkrete Maßnahmen und Techniken zur Aufmerksamkeitsumlenkung vermittelt werden, z.B. positive Aktivitäten, bewusstes Genießen, Sport, soziale Kontakte.

7 Informationen und Übungen zur Modifikation dysfunktionaler Kognitionen

Zunächst wird eine ausführliche Exploration dysfunktionaler Kognitionen durchgeführt. Dazu können einleitend sowohl allgemeine als auch beschwerdebezogene Standardsituationen bearbeitet werden, an denen sich auch die emotionalen Auswirkungen verschiedener Denkweisen demonstrieren lassen (z.B.: „Sie hören nachts um 3 Uhr in der Wohnung ein ungewöhnliches Geräusch. Welche Gedanken gehen Ihnen in so einem Moment als Erstes durch den Kopf?" oder: „Sie sehen sich im Fernsehen ein Gesundheitsmagazin zum Thema ‚Früherkennung von Darmkrebs' an. Währenddessen spüren Sie, wie sich Ihre Beschwerden verstärken. Welche Gedanken gehen Ihnen in spontan durch den Kopf?")

Beispiel 3: Gruppen-Übung zu beschwerdebezogenen Gedanken:

Der Therapeut (Th) gibt den Patienten (Pat) als Arbeitsblatt (oder am Flip-Chart) folgende Situation vor: *Sie wollen um 19 Uhr ins Theater. Zwei Stunden zuvor setzen plötzlich Bauchkrämpfe ein.*

Pat 1: Ich muss die Vorstellung platzen lassen. Meine Beschwerden hindern mich aber auch wirklich an jeder Freude. Bald bin ich zu gar nichts mehr zu gebrauchen.

Pat 2: Wie peinlich, jetzt muss ich schon wieder absagen! Ich sollte sowas von vornherein nicht mehr planen, es klappt ja sowieso nicht.

Th: Würden Sie alle so denken?

Pat 3: Naja, ich würde mir vielleicht denken: besser jetzt als nachher im Theater. Jetzt bleib ich halt zu Hause und mache das Beste daraus.

Pat 4: Mein Gedanke wäre: So ein blöder Mist, aber es ist ja noch ein wenig Zeit, erst mal ruhig abwarten. Beim vorletzten Mal hat es dann doch noch geklappt, und ich kann ja nicht nur noch zu Hause sitzen.

Th: Das heißt also, auch mit Blick auf die Beschwerden können sich sehr unterschiedliche Gedanken einstellen, entweder sehr belastende oder eher entlastende. Das ist gerade deshalb besonders wichtig, weil belas-

4

tende Gedanken mit unangenehmen Gefühlen – wie Angst – verbunden sind und sich auch körperlich in Form von übermäßiger Anspannung äußern, was letztlich wiederum einen ungünstigen Einfluss auf die Beschwerden haben kann. Daher werden wir uns in den nächsten Sitzungen sehr ausführlich mit der gedanklichen Ebene befassen und damit, wie man sie positiv beeinflussen kann.

Danach wird mit der ausführlichen Exploration dysfunktionaler beschwerdebezogener Kognitionen fortgefahren, die schrittweise auch auf andere Bereiche ausgedehnt wird. Dabei ist darauf zu achten, dass die Patienten Kognitionen, Emotionen, Verhaltensweisen und körperliche Abläufe sorgfältig trennen. Häufig kommt es bei gastroenterologischen Patienten auch vor, dass sie zwar entlastende Alternativgedanken benennen können, nicht jedoch zuvor ablaufende automatische negative Gedanken, so dass die in der jeweiligen Situation auftretende emotionale Belastung unerklärlich erscheint. Lernziel ist daher, automatische negative Gedanken möglichst umfassend zu identifizieren und als Aussagesatz auszuformulieren.

Beispiel 4: Exploration automatischer negativer Gedanken:

Th: Wann haben Sie zuletzt eine Situation erlebt, in der Ihre Beschwerden besonders belastend für Sie waren?

Pat: Am Mittwoch, als ich in der Stadt war und gemerkt habe, dass es gleich wieder losgeht mit dem Durchfall.

Th: Was ist Ihnen in dieser Situation spontan durch den Kopf gegangen?

Pat: Naja, ich hab halt die totale Panik gekriegt.

Th: Sie hatten ein Gefühl der Panik. – Was haben Sie denn in diesem Augenblick gedacht?

Pat: Ich habe gedacht, dass in der Nähe bestimmt ein Kaufhaus mit einer öffentlichen Toilette ist?

Th: War das der Gedanke, der Sie so sehr in Panik versetzt hat?

Pat: Nein, eigentlich nicht ... eher, ob ich es bis dahin noch schaffe!

Th: Können Sie diesen Gedanken auch als Aussage formulieren: Ich habe gedacht, dass ...

Pat: ... dass ich es wohl nicht mehr bis dahin schaffen werde und das entsetzlich peinlich wird, mitten in der Stadt!

Die Ergebnisse werden ergänzt durch Informationen zu Auswirkungen dysfunktionaler Kognitionen und Beispiele zu typischen Merkmalen wie Übergeneralisierung, Katastrophisieren etc. Danach wird das Vorgehen zur Formulierung adäquaterer Gedanken erläutert und geübt. Das Vorgehen zur Überprüfung und Modifikation von belastenden Gedanken kann anhand des folgenden Schemas vermittelt werden (Tab. 7).

Die Überprüfung dysfunktionaler Kognitionen wird schrittweise erweitert bis zur kompletten Analyse problematischer Situationen sowie der emotionalen, verhaltensbezogenen und kognitiven Reaktionen der Patienten, möglicher Alternativ-Gedanken und der jeweiligen Konsequenzen.

Tabelle 7: Vorgehen zur Überprüfung und Modifikation von belastenden Gedanken
1. Wie lautet der belastende Gedanke?
2. Welche Belege oder Indizien sprechen für die Richtigkeit dieses Gedankens?
3. Welche Belege oder Indizien sprechen dafür, dass dieser Gedanke falsch oder übertrieben ist?
4. Wenn Sie diesen Gedanken einem engen Freund oder Verwandten erzählen würden, was würde dieser Ihnen vermutlich entgegnen?
5. Wenn ein Freund oder Verwandter einen derartigen Gedanken Ihnen gegenüber äußern würde, was würden Sie ihm entgegnen?
6. Wenn Sie alle diese Überlegungen zusammennehmen, welche weniger belastenden Gedanken lassen sich dann formulieren?

8 Behandlung von CED

Die CED sind nicht wie früher angenommen psychogene, „klassische psychosomatische" Erkrankungen, sondern finden ihre Ursache in noch nicht gänzlich geklärten immunologischen Prozessen. Insofern unterscheiden sich die Therapieziele deutlich von denen bei den FGS. Während dort eine wesentliche Besserung der Symptomatik realistisch ist, wird Psychotherapie keinen wesentlichen Einfluss auf die Schwere der Erkrankung nehmen können. Allerdings stellt der schubweise Verlauf mit häufig schweren Exazerbationen hohe Anforderungen an die psychische Kompensationsfähigkeit der Betroffenen. Diejenigen, die auf die Erkrankung depressiv reagieren, benötigen entsprechende Hilfe. Patientenschulung sollte grundsätzlich die Psychotherapie ergänzen, da der informierte Patient weit besser mit seiner Erkrankung leben kann. Es gibt darüber hinaus deutliche interindividuelle Unterschiede im Grade der Beeinflussung der Krankheitssymptome durch äußere Ereignisse und deren kognitive Verarbeitung. Je mehr dies eine Rolle spielt, desto mehr kommen auch die Behandlungsansätze zum Tragen, die bei den FGS vorgestellt wurden.

9 Frequently Asked Questions (FAQ)

1. *Welche gesundheitlichen und psychosozialen Folgen haben FGS- und CED-Betroffene zu befürchten?*

→ Bei FGS-Betroffenen ist das Risiko, eine strukturell-biochemisch bedingte Magen- oder Darm-Erkrankung zu entwickeln, nicht erhöht. Allerdings können bei Patienten mit übermäßig ausgeprägtem Inanspruchnahmeverhalten vermehrt gravierende iatrogene Gesundheitsschäden (z.B. durch Verletzungen des Darms bei der Coloskopie) auftreten. Die psychosozialen Folgen reichen von psychischen Störungen (z.B. dysthyme Störung) über soziale Isolation bis zu beruflichen Konsequenzen (Fehlzeiten, Entlassung, Berufsunfähigkeit). Bei den CED stehen die gravierenden körperlichen Folgen – Notwendigkeit ständiger ärztlicher Betreuung, wiederholte Operationen, erhöhtes Karzinomrisiko (bei Colitis ulcerosa), häufige und nicht selten gravierende Nebenwirkungen der notwendigen Medikation und ohne ausreichende Therapie verringerte Lebenserwartung – im

Mittelpunkt. Die psychosozialen Folgen sind mit denen von FGS vergleichbar.

2. *Welche Behandlungsziele werden in der psychotherapeutischen Behandlung von FGS und CED verfolgt?*

→ Ziel in der Therapie von FGS ist die Veränderung auslösender und aufrechterhaltender Faktoren (Stress, körperliche Anspannung, Schonverhalten, dysfunktionale Kognitionen), die kontinuierliche und anhaltende Verringerung gastrointestinaler Symptome und die Bewältigung begleitender psychischer Störungen und Störungsfolgen (Depression, Rückzug).

Bei den CED steht in der Regel die bessere Krankheitsbewältigung und die Behandlung einer depressiven Begleitsymptomatik im Vordergrund.

3. *Welche und wie viele medizinische Maßnahmen sind bei FGS sinnvoll?*

→ Innerhalb der vergangenen Monate muss eine adäquate internistische Abklärung der Symptome zum Ausschluss strukturell-biochemischer Ursachen erfolgt sein. Darüber hinaus sollte mit den Patienten eine am medizinisch Notwendigen orientierte, niedrige Frequenz von Arztbesuchen vereinbart werden, die in festen Abständen (z.B. alle 2 Jahre) eine erneute differenzialdiagnostische Abklärung umfasst. Dies gilt speziell für Patienten mit übermäßigem Inanspruchnahmeverhalten und hypochondrischen Befürchtungen, vereinzelt aber auch für Patienten, die Arztbesuche generell vermeiden und daher keine adäquate medizinische Diagnostik und Behandlung erhalten. Medikamente haben keinen heilenden Effekt und sollten nur bei deutlicher Wirksamkeit und geringen Nebenwirkungen zur Dauerbehandlung oder aber bei akuten Symptomverschlimmerungen eingesetzt werden.

4. *Welche Rolle spielt die Ernährung bei FGS und wie ist in der Therapie damit zu verfahren?*

→ Eine Ernährungsanamnese zu Beginn der Therapie ist generell sinnvoll, wobei insbesondere auf eine vielseitige und gesunde Ernährung zu achten ist. Die spezifischen Nahrungsmittelunverträglichkeiten variieren allerdings je nach Patient und können am besten über das Symptomprotokoll (Identifikation von Auslösern für Symptomverschlimmerungen) erfasst werden. Ungünstig ist das von vielen Patienten praktizierte Einhalten extrem einseitiger Diäten (z.B. Zwieback, Haferschleim) über längere Zeiträume, das in der Therapie im Sinne eines inadäquaten Schonverhaltens hinterfragt werden sollte.

4

10 Prüfungsfragen

1. Wie lassen sich FGS einerseits von anderen somatoformen Störungen und andererseits von den CED abgrenzen?
2. Welches sind typische Symptome, die auf eine FGS bzw. auf eine CED hinweisen?
3. Wie ist die Prognose von FGS, MC und CU?
4. Wie lässt sich das Inanspruchnahmeverhalten von RDS-Betroffenen charakterisieren und welche psychische Komorbidität lässt sich ermitteln?
5. Welche Faktoren und Prozesse sind an der Entstehung und Aufrechterhaltung von FGS und CED beteiligt? (Frühere bakterielle Erkrankung, genetische Faktoren, Immunreaktion, chronische Stressreaktion und Hypersensibilisierung, Aufmerksamkeitsfokussierung und somatosensorische Verstärkung, Schonverhalten und körperliche Funktionsänderung)
6. Welche Interventionen kommen in der kognitiven Verhaltenstherapie von gastrointestinalen Erkrankungen zur Anwendung?
7. Wie hängt (chronischer) Stress mit FGS und CED zusammen?
8. Auf welche Weise kann Patienten der Zusammenhang zwischen kognitiver, emotionaler und Verhaltensebene sowie ihren körperlichen Symptomen verständlich gemacht werden?
9. Welche Funktionen kann Biofeedback in der psychotherapeutischen Behandlung von FGS und CED haben? (Demonstration von psychophysischen Zusammenhängen, Informationsvermittlung, Überprüfung des Krankheitsmodells, Training der Interozeptionsfähigkeit)

11 Literatur

a) zitierte Literatur

- Bernstein CN, Singh S, Graff LA, Walker JR, Miller N, Cheang M: A prospective population-based study of triggers of symptomatic flares in IBD. Am J Gastroenterol 2010 Sep;105(9):1994-2002.
- Cuntz U: Chronisch Entzündliche Darmerkrankungen. In: Rief W, Henningsen P, editors. Psychosomatik und Verhaltensmedizin.Stuttgart: Schattauer; 2015. p. 632-44.
- Drossman DA, Dumitrascu DL: Rome III: New standard for functional gastrointestinal disorders. J Gastrointestin Liver Dis 2006 Sep;15(3):237-41.
- Gwee KA, Graham JC, McKendrick MW, Collins SM, Marshall JS, Walters SJ, et al: Psychometric scores and persistence of irritable bowel after infectious diarrhoea [see comments]. Lancet 1996;347(8995):150-3.
- Hauser G, Pletikosic S, Tkalcic M: Cognitive behavioral approach to understanding irritable bowel syndrome. World J Gastroenterol 2014 Jun 14;20(22):6744-58.
- Kurina LM, Goldacre MJ, Yeates D, Gill LE: Depression and anxiety in people with inflammatory bowel disease. J Epidemiol Community Health 2001 Oct;55(10):716-20.
- Layer P, Andresen V, Pehl C, Allescher H, Bischoff SC, Classen M, et al: S3-Leitlinie Reizdarmsyndrom: Definition, Pathophysiologie, Diagnostik und Therapie. Gemeinsame Leitlinie der Deutschen Gesellschaft für Verdauungsund Stoffwechselkrankheiten (DGVS) und der Deutschen Gesellschaft für Neurogastroenterologie und Motilität (DGNM). Z Gastroenterol 2011 Feb;49(2):237-93.
- Rampton D: Does stress influence inflammatory bowel disease? The clinical data. Dig Dis 2009;27 Suppl 1:76-9. doi: 10.1159/000268124. Epub;%2010 Mar 4.:76-9.
- Schwille-Kiuntke J, Frick JS, Zanger P, Enck P: Post-infectious irritable bowel syndrome--a review of the literature. Z Gastroenterol 2011 Aug;49(8):997-1003.
- Walker JR, Graff LA, Dutz JP, Bernstein CN: Psychiatric disorders in patients with immune-mediated inflammatory diseases: prevalence, association with disease activity, and overall patient well-being. J Rheumatol Suppl 2011 Nov;88:31-5. doi: 10.3899/jrheum.110900.:31-5.

b) weiterführende Literatur:

- Drossman DA, Li Z, Andruzzi E, Temple RD, Talley NJ, Thompson WG, Whitehead WE, Janssens J, Funch-Jensen P, Corazziari E, Richter JE, Koch GG: U.S. householder survey of functional gastrointestinal disorders. Prevalence, sociodemography, and health impact. Dig Dis Sci 1993;9:1569-1580.
- Enck P, Schäfer R: Psychosoziale Faktoren beim Morbus Crohn. Z Gastroenterol 1996;34:708-713.
- Feiereis H, Jantschek G: Morbus Crohn. In: Uexküll T von (Hrsg.): Psychosomatische Medizin. München: Urban & Schwarzenberg, 1996.
- Hotz J, Enck P, Goebell H, Heymann-Mönnikes I, Holtmann G, Layer P: Konsensusbericht Reizdarmsyndrom. Definition, Diagnosesicherung, Pathophysiologie und Therapiemöglichkeiten. Konsensus der Deutschen Gesellschaft für Verdauungs- und Stoffwechselkrankheiten. Z Gastroenterol 1999;37:685-700.
- Leibing E, Kraul A, Bergter W, Rüger U: Das „Irritable-Bowel-Syndrome" (Colon irritabile). Z Psychosom Med 1998;44:163-197.

4

4.10 Psychische Störungen bei Patienten mit medizinischen Krankheitsfaktoren

4.10.5 HNO-Erkrankungen

CHRISTIAN HAERKÖTTER UND WOLFGANG HILLER

1 Einleitung

Im folgenden Text soll hauptsächlich auf die drei Erkrankungen bzw. Symptome auf dem Gebiet der HNO-Heilkunde eingegangen werden, mit denen Psychotherapeuten in ihrer alltäglichen Arbeit am häufigsten konfrontiert werden: Tinnitus, Hörsturz und Morbus Menière. Diesen ist gemeinsam, dass entweder diagnostizierbare organische Grunderkrankungen oder zumindest Hypothesen über einen ursächlichen pathophysiologischen Prozess vorliegen. Der Schwerpunkt soll dabei gemäß seiner Häufigkeit und therapeutischen Bedeutung auf dem chronischen Tinnitus liegen.
Weiterhin kann man zwei andere, für die psychotherapeutische Arbeit relevante Gruppen von Störungen auf diesem Gebiet nennen. Zunächst eine Reihe von Beschwerden, die aufgrund ihres rein funktionellen Charakters als somatoforme Störungen gesehen und behandelt werden. Dazu gehören etwa das Globusgefühl („Kloß im Hals"), Räusperzwang, verschiedene Parästhesien im HNO-Bereich sowie vor allem die funktionelle Aphonie (Sprachstörungen bei funktionsfähigen Sprachorganen), die psychogene Hörstörung und der psychogene Schwindel.
Eine weitere Gruppe kann man in Einschränkungen der Kommunikationsfähigkeit sehen, wie sie sich aus Stimm- und Sprachstörungen oder hochgradigen, mitunter progredienten Schwerhörigkeiten ergeben. Die Therapie oder Kompensation dieser Störungen ist zwar vorrangig das Arbeitsgebiet anderer Gesundheitsberufe (Phoniater, Logopäden, Hörgeräteakustiker), eine psychotherapeutische Begleitung der Bewältigung dieser Behinderungen oder ihrer Folgen kann aber in manchen Fällen sinnvoll sein, wird allerdings hauptsächlich im Rahmen spezieller stationärer Angebote realisiert.

2 Tinnitus

2.1 Theoretische Inhalte und Kenntnisse

2.1.1 Hauptmerkmale

> **!** **Merke:** Als Ohrgeräusch oder Tinnitus wird jede Wahrnehmung akustischer Signale bezeichnet, die nicht auf entsprechende externe Schallquellen zurückzuführen ist.

Tinnitus ist dabei keine eigenständige Erkrankung, sondern kann als Symptom verschiedener Störungen im akustischen System entstehen. In der überwiegenden Anzahl der Fälle kommt es jedoch nicht zur Diagnose einer ursächlichen Erkrankung. Die wahrgenommenen Geräusche können sehr unterschiedlicher Natur sein (Rauschen, Klingeln, Brausen, Hämmern ...), es überwiegen hochfrequente Pfeifgeräusche. Wahrgenommen wird Tinnitus auf einem oder beiden Ohren, nicht selten auch mitten im Kopf. Tinnitus als vorübergehendes Phänomen ist häufig, in seiner chronischen Form kann er mit schweren Beeinträchtigungen der Lebensqualität und des psychischen Wohlbefindens einhergehen. Nur selten ist Tinnitus auf wirklich gefährliche körperliche Erkrankungen zurückzuführen.

Vom in den meisten Fällen vorliegenden subjektiven Tinnitus abzugrenzen ist der seltene „objektive Tinnitus". Bei diesem ist die Geräuschwahrnehmung auf tatsächliche Schallquellen im Körper zurückzuführen, die auch von außen hörbar sind oder hörbar gemacht werden können (z. B. rhythmisches Klopfen bei Stenosen der Halsschlagader).

2.1.2 Epidemiologie

Sichere Angaben zur Epidemiologie des Tinnitus in der Bundesrepublik Deutschland ergab eine im Auftrag der Deutschen Tinnitus Liga DTL e.V. durchgeführte repräsentative Telefonumfrage (Pilgramm et al., 1999). Etwa ein Viertel der Bevölkerung im Alter von über 10 Jahren hatte demnach jemals Ohrgeräusche (24,9%), bei 13% hielten sie 5 Minuten oder länger an. Die Punktprävalenz wird mit 3,9% angegeben.

> **!** **Merke:** 2,7 Millionen (3,5%) Menschen in Deutschland haben Ohrgeräusche länger als einen Monat, nach den Daten der DTL sind diese Personen als chronische Tinnituspatienten anzusehen.
> 1,5 Millionen (1,99%) sind durch ihr Ohrgeräusch mittelschwer bis zur Unerträglichkeit beeinträchtigt.
> 250.000 (0,33%) kommen jährlich nach Abzug der durchschnittlichen Sterberate und Erfolgstherapie als chronische Tinnituspatienten dazu (Inzidenz).

Zusammenhänge der Tinnitussymptomatik mit Geschlecht und anderen soziodemografischen Faktoren liegen nicht vor. Häufiger berichtete Korrelationen zwischen Lebensalter und Auftretenswahrscheinlichkeit eines Ohrgeräusches sind durch den Einfluss von Lärm- und Altersschwerhörigkeiten zu erklären.

4

2.1.3 Onset und Verlauf

Ohrgeräusche können plötzlich oder schleichend entstehen, nicht in allen Fällen ist der Zeitpunkt der ersten Wahrnehmung unbedingt mit der Entstehung gleichzusetzen. In den meisten Fällen kommt es innerhalb kurzer Zeit durch Spontanremission oder akutmedizinische Maßnahmen zum völligen Verschwinden des Geräusches. Bleibt die Symptomatik jedoch länger als 6 Monate bestehen, wird vom chronischen Tinnitus gesprochen. Auch in diesen chronischen Fällen ist der weitere Verlauf in der Regel positiv, die anfängliche Beunruhigung weicht zunehmender Gewöhnung und Toleranz gegenüber dem Ohrgeräusch. Dieses kann zwar noch wahrgenommen werden, wird aber nicht mehr als Belästigung empfunden. In einigen Fällen jedoch gelingt diese Habituation nicht, das Geräusch wird als Störfaktor in der Kommunikation mit anderen und in eigenen Ruhephasen erlebt und mit ihm verbundene (Krankheits-)Ängste verstärken sich. Es resultieren ernsthafte Einschränkungen des individuellen Wohlbefindens und der Lebensqualität. Man spricht vom „komplexen" oder „dekompensierten chronischen Tinnitus".

> **!** **Merke:** Chronifizierungs- oder besser Dekompensationsrisiken sind eingeschränktes Hörvermögen, vorheriges Vorliegen von depressiver oder Angst-Symptomatik und hohe subjektive Bedeutung des Ohrgeräusches für den Betroffenen.

2.1.4 Klinische Merkmale

Eine früher vermutete „Tinnituspersönlichkeit" im Sinne einer Prädisposition aufgrund von Persönlichkeitseigenschaften konnte nicht belegt werden. Dekompensierte Tinnituspatienten scheinen verstärkt hypochondrische Tendenzen aufzuweisen, allgemein klagen Tinnituspatienten über mehr verschiedene körperliche Symptome als andere HNO-Patienten.

Hohe Komorbiditätsraten werden bei Tinnituspatienten besonders für depressive Störungen und Angststörungen berichtet. Es kann dabei nur bedingt von echten Sekundärsymptomatiken die Rede sein, da bei einem Teil der Patienten Auffälligkeiten schon vor Auftreten des Ohrgeräusches bestanden.

Beklagt wird von den betroffenen Patienten vor allem der permanente Charakter der Geräusche. Die ständigen „Störgeräusche" behindern sie in der Kommunikation, beim Hören und schränken die Konzentrationsfähigkeit empfindlich ein. Es resultieren private und berufliche Probleme. Auf der emotionalen Ebene stellen sich Hoffnungslosigkeit, Frustration, mitunter depressive Verstimmungen, ängstliche, aber auch gereizte und aggressive Reaktionen ein. Die Patienten fühlen sich angespannt und unfähig, ihre Aufmerksamkeit vom Ohrgeräusch abzulenken. Begleitende somatische Beschwerden sind vor allem Schlafstörungen, aber auch Spannungskopfschmerzen, Magenschmerzen und Schwindelsymptomatiken. Mitunter werden Folgen übermäßiger Medikamenteneinnahme berichtet, wobei die Medikamente gegen den Tinnitus direkt oder gegen die Folgeproblematiken (z. B. die Schlafstörungen) gerichtet sein können.

Häufige Begleiterscheinung eines Ohrgeräusches ist die sogenannte Hyperakusis, eine Überempfindlichkeit gegenüber allen Geräuschen oberhalb eines bestimmten Lautstärkepegels. Die Hyperakusis wird von der sogenannten „Phonophobie" unterschieden, einer panikartigen, mit ausgeprägter Vermeidung einhergehenden Reaktion auf bestimmte, oft als gesundheitsschädlich angesehene Geräusche hin. Beide Arten der Überempfindlichkeit sind nicht organisch im Sinne einer erhöhten Vulnerabilität des Hörorgans.

2.1.5 Diagnostik und Differenzialdiagnostik

Die medizinische Diagnostik beim akuten Tinnitus beschränkt sich in der Regel auf den Ausschluss einiger banaler (Ohrenschmalzpfropf, Tubenkatarrh ...) sowie natürlich der wenigen potentiell gefährlichen Ursachen, insbesondere des Akustikusneurinoms (ein gutartiger Tumor am Hörnerv, der sich durch einseitige Schwerhörigkeit und Tinnitus bemerkbar machen kann). Weiterhin werden ggf. Einflüsse der Halswirbelsäule und des Kiefergelenks abgeklärt.

Um sich aus psychologischer Sicht einen Überblick über den Grad der Belastung und die individuelle Gewichtung der resultierenden Einschränkungen zu verschaffen, sollten verschiedene Instrumente zum Einsatz kommen. Ratsam erscheint ein schrittweiser Einsatz, so können sich weitere Schritte als überflüssig erweisen, wenn das im Fragebogen berichtete Belastungsniveau niedrig ist.

> **!** **Merke:** Fremd- und Selbstbeurteilungsverfahren bei Tinnitus
> - Fragebögen, z. B. Tinnitus-Fragebogen (Goebel und Hiller, 1998)
> - Interviews, z. B. Strukturiertes Tinnitus-Interview (Goebel und Hiller, 2001)
> - Tinnitus-Tagebücher mit visuellen Analogskalen (wie z. B. in Kröner-Herwig, Jäger und Goebel, 2010)

Angesichts der berichteten Komorbiditäten kann neben diesen störungsspezifischen Instrumenten natürlich nicht auf die gängigen diagnostischen Instrumente gemäß ICD-10 bzw. DSM-V verzichtet werden. Von psychotherapeutischer Seite wird die Tinnitussymptomatik nach ICD-10 unter F 54 (psychische Faktoren und Verhaltenseinflüsse bei andernorts klassifizierten Krankheiten) eingestuft.

2.1.6 Störungsmodell

Aus medizinischer Sicht werden beim akuten Tinnitus analog zum Hörsturz in der Regel Ursachen auf cochleärer Ebene angenommen, meist im Sinne einer Mangelversorgung und daraus folgender Fehlfunktion der Haarzellen. Akutmedizinische Maßnahmen zielen dementsprechend hauptsächlich auf eine verbesserte Durchblutung bzw. Sauerstoffversorgung des Innenohres ab. Die Zweckmäßigkeit und der Erfolg dieser Maßnahmen gerade unter Berücksichtigung der Spontanremissionsrate sind umstritten. Zusammenhänge zwischen medizinisch-somatischen Faktoren wie bestimmten Tinnitus-Ursachen oder Charakteristiken des Geräusches auf der einen und dem individuellen Belastungsgrad auf der anderen Seite fehlen.

> **!** **Wichtig:** Das neurophysiologische Modell nach Jastreboff (1999)

4

Abbildung 1: Das neurophysiologische Modell nach Jastreboff (1999)

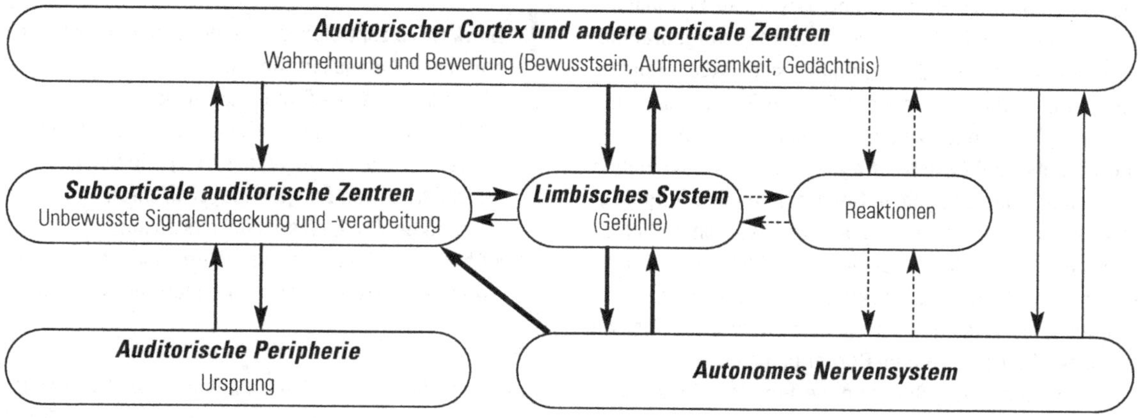

Schon lange ist bekannt, dass (ähnlich wie beim Schmerz) auch bei einer angenommenen peripheren akuten Verursachung eines Ohrgeräusches zentrale Prozesse im Laufe der Chronifizierung immer wichtiger werden. Auf die dabei anzunehmenden psychischen Prozesse ging zuerst Hallam (1987) ein. Erst das neurophysiologische Modell von Jastreboff (1999) verband jedoch medizinische und psychologische Aspekte in einer Darstellung. Es ist darüber hinaus in der Lage, einige interessante und bis dato rätselhafte Befunde zum Tinnitus zu erklären (ein Beispiel dafür ist das sogenannte „Heller-Bergman-Experiment“: beim Großteil aller Menschen ohne Tinnitus lässt sich ein solcher auslösen, wenn man sie eine gewisse Zeit in einer schalltoten Kammer isoliert). Ungeachtet der Tatsache, dass Umsetzung und Evaluation der von Jastreboff und Hazell aus diesem Modell abgeleitete Tinnitus-Retraining-Therapie (TRT) auch kontrovers diskutiert werden, kann das Modell als anerkannt gelten. Als mögliche Tinnitus-Ursache gilt nach diesem Modell jede (periphere) Irritation innerhalb des Hörsystems. Diese Irritation stimuliert alle beteiligten Hirnzentren zu vermehrter Aktivität (z. B. um das Defizit einer Schwerhörigkeit oder den mangelnden Signaleingang in der schalltoten Kammer auszugleichen). Durch diese Aktivitätssteigerung können Teile des „Grundrauschens“ auf dem Hörnerv bzw. in den schallverarbeitenden Hirnzentren hörbar werden. Die Hyperaktivität der beteiligten Zentren manifestiert sich für die Betroffenen als Tinnitus und/oder Hyperakusis. Das neurophysiologische Modell macht nun auch eine Unterscheidung von gelungener und misslungener Tinnitusverarbeitung möglich. Der einmal entstandene oder besser wahrgenommene Tinnitus sollte im Laufe der Zeit eigentlich von den vorhandenen effektiven Filtermechanismen unseres Gehirns weitgehend ausgeblendet werden, da er weder wichtig noch neu ist. Dieser Habituation der Wahrnehmung entgegenwirken können jedoch zunächst inadäquate Bewertungen des Ohrgeräusches als gefährlich, bedrohlich oder generell bedeutsam. Diese Bewertungen können zu intensiven emotionalen und autonomen Reaktionen führen, die gerade in der Akutphase schnell auf den „Reiz Tinnitus“ hin konditioniert werden.

2.2 Umsetzung in die klinische Praxis

Als Indikationen für eine psychotherapeutische Behandlung bei chronischem Tinnitus sind zunächst natürlich die HNO-ärztliche Abklärung, eine schwerwiegende Beeinträchtigung durch die Symptomatik und der Ausschluss anderer, primär behandlungsbedürftiger Störungen zu nennen. Immer sollte aber auch eine ausreichende Therapiebereitschaft sichergestellt werden, was praktisch vor allem bedeutet, dass der Patient mit dem Therapieziel „Psychologische Bewältigung statt medizinischer Heilung“ einverstanden sein muss.
Unter dem allgemeinen Therapieziel der Habituation muss zunächst der Abbau oder die Modifikation der emotionalen und autonomen Reaktionen auf den Tinnitus hin verstanden werden (Habituation der Reaktion). Gelingt diese, wird auf Dauer das Ohrgeräusch immer seltener oder als leiser wahrgenommen (Habituation der Wahrnehmung), dies wird in der TRT durch die dort praktizierte Geräuschtherapie unterstützt. In der Forschung zur Psychotherapie bei chronischem Tinnitus haben sich Kombinationen von kognitiv-verhaltenstherapeutischen Programmen mit Entspannungsverfahren (siehe z. B. das Manual von Kröner-Herwig, Jäger und Göbel, 2010) als erfolgreich herausgestellt. Fasst man deren wichtigste Elemente zusammen und erweitert diese um einige Punkte, die der Ansatz der TRT (siehe z. B. Hesse und Laubert, 2001) beisteuert, ergeben sich folgende Schwerpunkte für die klinische Praxis:

- Das neurophysiologische Modell nach Jastreboff eignet sich ideal zur **Erarbeitung eines Störungsmodells.** Aufgrund der somatischen Fixierung vieler Tinnituspatienten sollte diese Erarbeitung möglichst vor anderen therapeutischen Schritten erfolgen. Neben der anschaulichen Erläuterung und dem direkten Bezug des Modells auf die individuelle Symptomatik ist auch die Ableitung von Verhaltensimplikationen wichtig. Zentral ist die Direktive „Stille vermeiden“. Den Patienten muss deutlich werden, dass das Gehör als Sinnesorgan ausreichend stimuliert werden muss, nicht übermäßig geschont werden darf, um seine regulativen Funktionen zu erhalten. Eine Anreicherung der akustischen Umgebung durch diverse Schallquellen ist also wünschenswert, bei Vorliegen einer Schwerhörigkeit folgt daraus die Notwendigkeit der Hörgeräteversorgung.

- Auch zum **Abbau von Ängsten und fehlerhaften Krankheitsmodellen** über Tinnitus, Hörsturz und verwandte Phänomene ist die Edukation wichtig. Häufig von Patienten vorgebrachte, nicht korrekte Annahmen über Tinnitus sind etwa „Tinnitus (Hörsturz) ist ein Infarkt im Innenohr", „Der Tinnitus schädigt mein Gehör", „Der Tinnitus wird immer lauter werden".
- **Veränderung dysfunktionaler Kognitionen:** Es sind häufig typische dysfunktionale kognitive Bewertungen des Ohrgeräusches („Das Ohrgeräusch wird immer lauter werden, bis ich es nicht mehr aushalte", „Wenn das Ohrgeräusch bleibt, kann ich nie mehr arbeiten"), die gerade in kritischen Situationen zu entsprechenden emotionalen Konsequenzen führen und einen angemessenen Umgang mit dem Ohrgeräusch und eine erfolgreiche Bewältigung der Situation verhindern. Diese sind anhand von Beispielsituationen sorgfältig zu explorieren und nach Möglichkeit zu modifizieren. Vorbedingung ist die Erarbeitung eines von den Patienten akzeptierten Störungsbildes, aus welchem klar hervorgeht, dass ungeachtet der individuell verschiedenen akuten Auslöser des Ohrgeräusches gleiche Mechanismen bei dessen Verarbeitung greifen.
- Erlernen von **Entspannungsverfahren:** Empfehlenswert sind hier alle Varianten der progressiven Muskelentspannung (PMR). Einzelne Patienten machen auch mit anderen Verfahren (AT, Meditation) gute Erfahrungen, ein Vorteil der PMR scheint jedoch in der aktiven Bewegung zu liegen, wodurch gerade in der Anfangsphase den Patienten die Lenkung der Aufmerksamkeit weg vom Tinnitus leichter möglich ist.
- Training der **Aufmerksamkeitslenkung:** Tinnituspatienten sind häufig auf das Hören als dominanten Sinneskanal und das Ohrgeräusch als wichtigstes Signal fixiert. Durch geeignete Übungen kann ihnen zum einen vermittelt werden, dass sie ihre Aufmerksamkeit gezielt auf andere Sinnesgebiete (Riechen, Schmecken, Fühlen, Sehen) lenken und diese Fähigkeit trainieren können. Zum anderen können ihnen Höreindrücke außerhalb des Tinnitus vermittelt und so die Prinzipien der Signalverarbeitung im Hörsystem, wie sie in der Edukation theoretisch zur Sprache kamen, praktisch veranschaulicht werden („Hörtraining").
- **Abbau des Rückzugs- und Vermeidungsverhaltens:** Nicht zuletzt aus der Befürchtung heraus, ihr Gehör schädigen zu können, ziehen sich viele Tinnituspatienten aus ihrem beruflichen und privaten Umfeld zurück bzw. vermeiden bestimmte Aktivitäten gezielt (Konzerte, größere Versammlungen ...). Bei der Änderung dieses nicht sinnvollen Schonverhaltens ist den Patienten eine langfristige Perspektive bzw. schrittweise Strategie zu vermitteln: Gerade bei den Tinnitus begleitender Hyperakusis wird die Konfrontation mit lauten Umgebungen zunächst als nicht angenehm erlebt, hier ist eine schrittweise Annäherung und langsames „Trainieren" der Gehörs für diese Situationen notwendig.
- **Analyse funktionaler Beziehungen zum Tinnitus:** Das erwähnte Schonverhalten führt natürlich auch zu Vorteilen für die Betroffenen, zur Befreiung von unliebsamen Tätigkeiten oder Aktivitäten. Um den Einfluss des Ohrgeräusches zurückzudrängen, ist eine Analyse dieser funktionalen Beziehungen zum Tinnitus unbedingt notwendig, wird aber nur dann fruchtbar sein, wenn alternative Lösungswege erarbeitet werden (so muss etwa der „Partymuffel" lernen, seine Unlust offen zu artikulieren oder Kompromisse einzugehen, statt die Ohrgeräusche oder die Geräuschempfindlichkeit vorzuschieben, um eine Einladung auszuschlagen).

> **!** **Merke:** Die zentralen Inhalte der Psychotherapie bei chronisch komplexem Tinnitus
> - Erarbeitung eines Störungsmodells
> - Abbau von Ängsten und fehlerhaften Krankheitsmodellen
> - Veränderung dysfunktionaler Kognitionen
> - Vermittlung von Entspannungsverfahren
> - Trainieren der Aufmerksamkeitslenkung
> - Abbau des Rückzugs- und Vermeidungsverhaltens
> - Analyse funktionaler Beziehungen zum Tinnitus

Praktisch können alle diese Punkte sowohl in der Einzel- als auch in der Gruppentherapie umgesetzt werden. Die Gruppentherapie hat ökonomische Vorteile und bietet die Möglichkeit zum Austausch der Patienten untereinander. Mitunter können aber Themen, die nicht direkt in Zusammenhang mit dem Tinnitus stehen, besser in einer begleitenden Einzeltherapie bearbeitet werden.

3 Hörsturz

> **!** **Merke:** Von einem Hörsturz spricht man bei plötzlich einsetzender Hörminderung typischerweise auf einem Ohr.

Von den Betroffenen wird das Hören als „plötzlich dumpf" oder „wie durch Watte" beschrieben. Begleitet wird ein Hörsturz häufig von Ohrgeräuschen (60-90%), von Druckgefühl im Ohr (50%) und von Schwindelsymptomatiken (30-40%). Es werden jährliche Inzidenzraten von 0,02% angegeben. Nach einem ersten Hörsturz kann die Prognose als günstig gelten, da zum einen Rezidivraten von lediglich maximal 9% berichtet werden und zum anderen nur bei 10-20% eine bleibende Hörminderung zu erwarten ist. Die Zahl der Spontanremissionen liegt hoch (ca. 70%). Aus medizinischer Sicht entsprechen sich Hörsturz und akuter Tinnitus weitgehend in Differenzialdiagnostik, ätiologischen Annahmen und akutmedizinischen Maßnahmen.

Nicht selten entsteht ein Hörsturz in einer Phase großer Belastung oder aber aus der Ruhe direkt nach einer solchen Phase heraus. Subjektiv wird das plötzliche Geschehen als dramatisch erlebt, es wird von den Patienten häufig als erstes Erleben der eigenen Leistungsgrenze gedeutet. Dazu passt, dass die meisten Hörstürze im Alter zwischen 30 und 60 Jahren auftreten. Psychotherapeutische Hilfe suchen nur wenige Patienten wegen eines Hörsturzes. Dementsprechend liegen keine Therapieprogramme und allgemein nur wenig Studien zum Thema vor. Wichtigster Ansatzpunkt sind hier die von den Patienten typischerweise berichteten Belastungsfaktoren im privaten und beruflichen Umfeld.

Wie beim Tinnitus sollte die Therapie durch einige edukative Einheiten eröffnet werden, die vor allem dem Abbau der Angst vor vermeintlichen gefährlichen Grunderkrankungen und vor wiederholten Hörstürzen dienen. So wird der Hörsturz oft fälschlich als „Infarkt im Ohr" bezeichnet, einige Patienten kommen so zu der Überzeugung, sie hätten ein erhöhtes Risiko für einen Herzinfarkt oder Schlaganfall. Die eigentlich psychotherapeutischen Sitzungen sollten sich auf die Stressbewältigung konzentrieren, ergänzt durch Entspannungsverfahren.

4 Morbus Menière

> **!** **Merke:** den Morbus Menière kennzeichnet die typische Symptomtrias:
> • Drehschwindel- oder Schwankschwindelanfälle mit Übelkeit und Erbrechen,
> • einseitiges Ohrgeräusch, Druck und Völlegefühl im Ohr und
> • einseitige Schwerhörigkeit.

Das Syndrom verläuft in Schüben, wobei die Anfälle Minuten bis Stunden dauern und sich nach mehreren Tagen oder Wochen wiederholen. Die zunächst nur im Anfall auftretenden Symptome Tinnitus und Schwerhörigkeit bleiben nach wiederholten Anfällen bestehen, die Schwerhörigkeit in progredienter Form, so dass es bei nicht behandeltem oder therapieresistentem Morbus Menière im Laufe der Zeit zur Taubheit auf dem betroffenen Ohr kommen kann. In diesem Fall kommt die gesamte Symptomatik mit „Ausbrennen" des cochleären und vestibulären Systems zum Erliegen, häufig mit Ausnahme des Tinnitus. Betroffen ist fast immer nur ein Ohr. Der Hörverlust beginnt im Gegensatz zu anderen Schwerhörigkeiten im Tieftonbereich, analog sind die wahrgenommenen Ohrgeräusche auch eher von tieffrequenter Art (oft als Rauschen, Brummen oder Brausen beschrieben). Epidemiologisch werden Prävalenzen von maximal 0,1% geschätzt.

Als Ursache des Morbus Menière wird eine Zunahme der Endolymphe in Cochlea und Gleichgewichtsorgan angenommen („Hydrops"), also ein Anschwellen des Systems, welches starke Irritationen bzw. Beschädigungen der Sinneszellen zur Folge hat. Ähnliche Vorgänge kommen auch in abgeschwächter Form vor („Hydrops-Schwerhörigkeit"), ohne dass es zum Vollbild des Morbus Menière kommen muss. Die medizinische Therapie konzentriert sich dementsprechend auf die Regulierung des Flüssigkeitshaushalts im Innenohr (Diät, Diuretika...), bei anhaltenden starken Beschwerden stehen auch einige invasive Methoden zur Verfügung. Eine Bestimmung des Erfolgs einzelner therapeutischer Maßnahmen wird durch die Unkalkulierbarkeit der Anfälle erschwert.

In der Reaktion der Betroffenen auf die Erkrankung stehen Ängste vor weiteren unvermuteten Anfällen, einem Fortschreiten der Symptomatik und den praktischen Folgen (Verlust der Fahrtüchtigkeit, Gefahr der Berufsunfähigkeit) im Vordergrund. Dabei beeinflussen sich die Grundsymptomatik (einschließlich organisch bedingtem Schwindel) auf der einen und die Angst und die psychogenen Schwindelanteile auf der anderen Seite gegenseitig.

Zum Morbus Menière liegen einige psychosomatisch orientierte Darstellungen wie die von Schaaf (2012) vor. Im psychotherapeutischen Kontakt mit Morbus Menière-Betroffenen sollte zunächst ein klares Störungsmodell vermittelt werden. Ferner sind Maßnahmen zur Angstbewältigung sowie zur Bewältigung der mit der Störung verbundenen Stressfaktoren angezeigt. Besonderes Augenmerk sollte dabei auf dem schubartigen Verlauf der Krankheit liegen. Ein wichtiges Therapieelement ist die Stärkung des Gleichgewichtssinnes insgesamt zur besseren Kompensation der Schwindelsymptomatik. Geeignet sind hier viele Übungen („Schwindeltraining"), wie sie in der entsprechenden Literatur geschildert werden. Aus dieser Perspektive ist auch ein allzu ausgeprägtes Schonverhalten kritisch zu hinterfragen.

5 Frequently Asked Questions (FAQ)

1. *Was antworte ich auf die Frage, ob ein Ohrgeräusch jemals wieder verschwindet?*

→ Wenn das Ohrgeräusch länger als 6 Monate vorliegt, ist ein „Verschwinden" unwahrscheinlich, realistisch ist eine weitgehende Gewöhnung, so dass es kaum noch wahrgenommen wird.

2. *Kann ich einem Patienten wirklich davon abraten, Gehörschutz zu benutzen, auch wenn sein Gehör doch so empfindlich ist?*

→ Grundsätzlich kann ein Tinnitus-Betroffener seinem Gehör das Gleiche zumuten wie jeder andere. Aus den genannten Gründen sollte er dies auf längere Sicht auch tun.

3. *Was mache ich, wenn ein Tinnitus-Betroffener nach über 12 Monaten noch akutmedizinisch (z.B. mit durchblutungsfördernden Mitteln) behandelt wird?*

→ Grundsätzlich auf Kompetenz des Arztes verweisen, aber anregen, dass der Patient dieses Thema beim Arzt zur Sprache bringt, auch auf Widerspruch zwischen Medikamenten und Bewältigungsorientierung hinweisen. Anbieten, selbst Kontakt zum Arzt aufzunehmen.

4. *Kann ich jemanden, der erst seit 4 Wochen unter Tinnitus leidet, zur Therapie annehmen?*

→ Bei starkem Leidensdruck kann dies im Sinne einer Krisenintervention sinnvoll sein. Zu beachten ist jedoch der Widerspruch zwischen den Zielen medizinischer Maßnahmen und psychologischer Bewältigung sowie (vor allem in Gruppen!) die mögliche rasche Besserung der Symptomatik.

5. *Welche Hilfe außerhalb der Therapie kann ich vermitteln?*

→ Die Deutsche Tinnitus Liga DTL in Wuppertal unterhält in jeder größeren Stadt eine Selbsthilfegruppe, hier sind auch die Menière-Betroffenen richtig. Hilfreich in der psychotherapeutischen Arbeit sind außerdem Kontakte zu Ohrenärzten, Orthopäden, Zahnärzten und Hörgeräteakustikern, die sich mit Tinnitus gut auskennen.

6 Prüfungsfragen

1. Ist Tinnitus eine eigenständige Krankheit?
2. Welche Faktoren verhindern die gelungene Kompensation eines chronischen Ohrgeräusches?
3. Zwischen welchen psychischen Erkrankungen und chronischem Tinnitus sind hohe Komorbiditätsraten bekannt?

4. Skizzieren Sie ein Tinnitusmodell, wie sie es einem Patienten erklären würden.
5. Was ist ein Hörsturz?
6. Welche Symptome liegen beim Morbus Menière vor und welchen Verlauf kann die Erkrankung nehmen?

7 Literatur

a) zitierte Literatur

- Goebel G, Hiller W: Tinnitus-Fragebogen (TF). Göttingen: Hogrefe, 1998
- Goebel G & Hiller W: STI Strukturiertes Tinnitus-Interview. Göttingen: Hogrefe, 2001
- Hallam RS: Psychological approaches to the evaluation and management of tinnitus distress. In: Hazell J (ed.): Tinnitus. Edinburgh: Churchill Livingstone, 1987, 156-175
- Hesse G (Hrsg.): Retraining und Tinnitustherapie. Stuttgart: Thieme, 2000
- Hesse G & Laubert A: Tinnitus-Retraining-Therapie. Indikation und Behandlungsziele. HNO 2001: 49:764-779
- Hiller W, Goebel G, Schindelmann U: Systematische Fremdbeurteilung von Patienten mit chronischem Tinnitus (Strukturiertes Tinnitus-Interview). Diagnostica 2000;46:93-102
- Jastreboff PJ: The neurophysiological model of tinnitus and hyperacusis. In: Hazell J (ed.): Proceedings of the sixth international tinnitus seminar. London: The Tinnitus and Hyperacusis Centre, 1999
- Kröner-Herwig B, Jäger B & Goebel G: Tinnitus: Kognitiv-verhaltenstherapeutisches Behandlungsmanual. Weinheim: Beltz, 2010
- Pilgramm M, Rychlik R, Lebisch H, Siedentop H, Goebel G, Kirchhoff D: Tinnitus in der Bundesrepublik Deutschland – eine repräsentative epidemiologische Studie. HNO aktuell 1999, 7:261-265
- Schaaf H: Morbus Menière: Schwindel – Hörverlust – Tinnitus – eine psychosomatisch orientierte Darstellung. Berlin: Springer, 2012

b) weiterführende Literatur

- Hesse G: Tinnitus. Stuttgart: Thieme, 2008 (Zu medizinischen Aspekten des Tinnitus)
- Hellbrück J & Ellermeier W: Hören. Physiologie, Psychologie und Pathologie. Göttingen: Hogrefe, 2004 (Zum Hören allgemein)
- Kröner-Herwig B, Jäger B & Goebel G: Tinnitus: Kognitiv-verhaltenstherapeutisches Behandlungsmanual. Weinheim: Beltz, 2010 (Exemplarisches strukturiertes Therapiemanual)
- Hesse G & Schaaf H: Manual der Hörtherapie: Schwerhörigkeit, Tinnitus und Hyperakusis. Stuttgart: Thieme, 2012 (Therapiemanual mit stärkerem Akzent auf Hören und Hörtherapie sowie Schwerhörigkeit)
- Biesinger E: Tinnitus – endlich Ruhe im Ohr. Stuttgart: TRIAS, 2012 (Selbsthilfebuch)
- Schaaf H & Hesse G: Tinnitus : Leiden und Chance. München: Profil, 2008 (Selbsthilfebuch)

4.10 Psychische Störungen bei Patienten mit medizinischen Krankheitsfaktoren

4.10.6 Gynäkologische Fragestellungen in der Verhaltensmedizin und Psychotherapie

ULRIKE EHLERT

1 Einleitung

Psychisches Erleben und daraus resultierendes Verhalten werden von einer Vielzahl von persönlichen Faktoren und Umweltbedingungen beeinflusst. Sowohl Männer als auch Frauen durchlaufen in ihrer individuellen Biografie charakteristische Phasen, die sich auf ihre sexuelle Reifung, Reproduktionsfähigkeit und Alterungsprozesse beziehen. Insbesondere für Frauen stellt die Zeit der Gebärfähigkeit einen bedeutsamen Lebensabschnitt dar, da Schwangerschaften, Geburten und die nachfolgende Zeit mit Kindern zu gravierenden Veränderungen des persönlichen Lebenskonzeptes führen können. Auch die Menopause ist durch das letztmalige Auftreten der Menstruation ein markantes Ereignis, da nach westlicher Kulturauffassung das nachfolgende Klimakterium ein deutlicher Hinweis auf das beginnende Altern ist. Die Besonderheiten der skizzierten Lebensabschnitte bestimmen je nach Lebensauffassung und psychosozialem Kontext in unterschiedlichem Ausmaß die individuelle Biografie von Frauen und können einerseits zu einem erfüllten Leben, anderseits zu sozialen, materiellen oder psychischen Problemen beitragen.

! **Merke:** Im Rahmen von psychodiagnostischen Prozessen, Beratungsgesprächen und psychotherapeutischen Interventionen bei Frauen sollten die spezifisch weiblichen Lebensabschnitte mit ihren Besonderheiten nicht aus dem Auge verloren werden. Nicht selten trägt die Berücksichtigung gynäkologischer oder geburtshilflicher Aspekte zur Erklärung individueller Schwierigkeiten oder psychischer Störungen bei.

2 Theoretische Inhalte und Kenntnisse

Das komplexe Gebiet der Gynäkologie und Geburtshilfe lässt sich für psychodiagnostische und psychotherapeutische Fragestellungen entsprechend der in Abbildung 1 genannten Lebensabschnitte und der damit in Zusammenhang stehenden Störungsbilder bzw. Krankheiten gliedern.

In Abhängigkeit von der Art gynäkologisch-geburtshilflicher Interventionen variiert die Höhe der Prävalenz psychischer Störungen zwischen 10% (Frauen, die gynäkologische oder geburtshilfliche Vorsorgeuntersuchungen in Anspruch nehmen) und

Abbildung 1: Lebensabschnitte der Frau und damit in Zusammenhang stehende gynäkologische und geburtshilfliche Störungsbilder bzw. Krankheiten

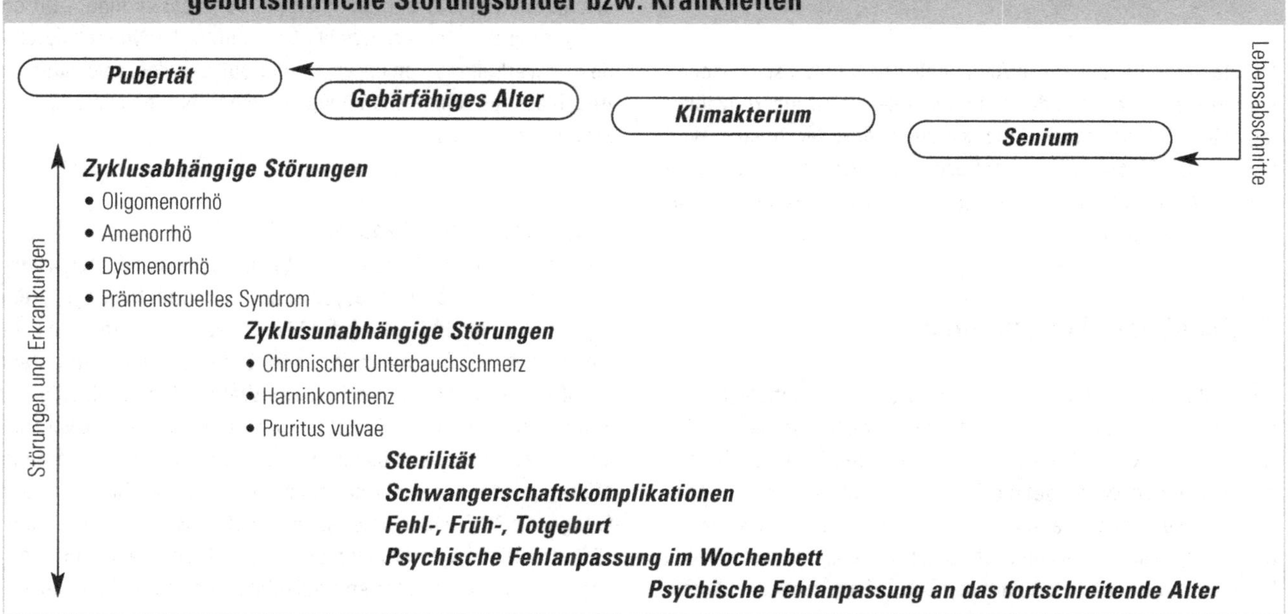

30% (Frauen, die sich aus kurativen Gründen in gynäkologische oder geburtshilfliche Behandlung begeben). Bei Patientinnen, die sich einer gynäkologischen oder geburtshilflichen Behandlung unterziehen, scheint somit ein hoher psychotherapeutischer Behandlungsbedarf zu bestehen. Es ist allerdings zu unterscheiden, ob es sich um Patientinnen handelt, bei denen aufgrund der medizinischen Diagnostik organische Ursachen der geburtshilflichen oder gynäkologischen Beschwerden ausgeschlossen sind (funktionelle Störungen), oder ob es sich um Patientinnen mit einer medizinischen Grunderkrankung handelt (z. B. gynäkologisches Karzinom), in deren Folge psychische Fehlanpassungen auftreten. Während bei der erstgenannten Gruppe psychotherapeutische Diagnostik und Interventionen krankheitsaufklärende und -beseitigende Funktionen besitzen, haben sie bei der zweiten Gruppe supportiven Charakter.
Bei der Gruppe von Patientinnen mit organischen Grunderkrankungen besteht die psychologische Diagnostik primär in der Erfassung und Beurteilung des psychischen Befindens und der Lebensbedingungen der jeweiligen Frau, um das Ausmaß der psychischen Beeinträchtigung infolge der Erkrankung aufzuklären. Die psychotherapeutische Mitbehandlung beinhaltet eine Vermittlung von Informationen über psychische Aspekte der jeweiligen Grunderkrankung und der Erarbeitung von Bewältigungsstrategien für den Umgang mit den Krankheitsfolgen. Bei Patientinnen mit funktionellen Störungen dient die Diagnostik der Erfassung und Beurteilung auslösender und aufrechterhaltender Bedingungen der Erkrankung. Im Verlauf der psychotherapeutischen Intervention soll im ersten Schritt Einsicht in den Zusammenhang zwischen psychischen Bedingungen und körperlichen Beschwerden erreicht werden, und in einem zweiten Schritt sollen krankheitsfördernde Verhaltensweisen und Umweltgegebenheiten modifiziert werden.

> **!** **Merke:** Psychische Störungen treten bei circa 10-30% aller gynäkologisch-geburtshilflichen Patientinnen auf. Es ist dabei zu unterscheiden, ob es sich um körperliche Beschwerden ohne organische gynäkologisch-geburtshilfliche Ursache handelt oder ob eine gynäkologisch-geburtshilfliche Erkrankung vorliegt, in deren Verlauf eine psychische Fehlanpassung auftritt.

4

Im folgenden werden die in Abbildung 1 genannten spezifischen Lebensabschnitte bzw. die damit assoziierten Gruppen gynäkologischer Erkrankungen kurz skizziert; darüber hinaus wird jeweils eine Einordnung in diagnostische Klassifikationssysteme vorgenommen und es werden psychotherapeutische Behandlungsansätze genannt.

Zyklusabhängige Störungen

Zyklusabhängige Störungen beziehen sich auf Auffälligkeiten, die sich durch Besonderheiten der hormonellen Steuerung des weiblichen Zyklus erklären lassen. Es werden folgende Phasen des weiblichen Zyklus definiert: Die Follikelphase (präovulatorische Phase), die Ovulation, die Lutealphase einschließlich der prämenstruellen Phase und die Menstruation. Die hormonellen Veränderungen, die den Ablauf des Zyklus bestimmen, sind hoch komplex und werden von verschiedenen Rückmeldekreisläufen zwischen Gehirn und Sexualorganen gesteuert (ausführlich in Ehlert und von Känel, 2010). Grundsätzlich lässt sich festhalten, dass das Gonadotropin-Releasing-Hormon (GnRH) im Hypothalamus episodisch freigesetzt wird und über das Pfortadersystem die Hypophyse erreicht. Dort führt es zu einer Sekretion des Luteinisierenden Hormons (LH) und des Follikelstimulierenden Hormons (FSH). LH und FSH werden auch als Gonadotropine bezeichnet, die die Freisetzung von Östrogen und Progesteron in den Ovarien bewirken. Diese Sexualhormone nehmen via Rückmeldekreislauf wiederum Einfluss auf die Steuerung der o.g. Hormone im Gehirn. In der ersten Zyklushälfte kommt es kurz vor der Ovulation zu einem deutlichen Östrogenanstieg, in der zweiten Zyklushälfte wird in hohem Maß Progesteron freigesetzt. Hormone, die unter Stresseinfluss freigesetzt werden, z.B. Corticotropin-Releasing Hormon (CRH) oder Cortisol, können einen ungünstigen Einfluss auf das Zusammenspiel der Sexualhormone und ihre Releasinghormone nehmen. So ist beispielsweise bekannt, dass das CRH direkt und indirekt hemmenden Einfluss auf die Hypothalamus-Hypophysen-Gonaden-Achse nehmen kann. Weiterhin wurde sowohl tier- als auch humanexperimentell belegt, dass körperliche Mangelzustände, wie beispielsweise Unterernährung, den weiblichen Zyklus negativ beeinflussen. Die Anorexia nervosa ist hierfür das gravierendste Störungsbild, das u.a. durch eine Amenorrhö (Anovulation und Ausbleiben der Menstruation) charakterisiert ist. Zyklusstörungen müssen sich jedoch nicht in jedem Fall so drastisch zeigen; vielmehr handelt es sich um Dysfunktionen, die sich auf einem Kontinuum anordnen lassen; in ihrer leichtesten Form lassen sich die Dysfunktionen durch den so genannten Lutealphasendefekt (Progesteronmangel) charakterisieren, der sich u.a. in einem verlängerten Zyklus (Oligomenorrhö) äußert. Bei etwas ausgeprägteren Störungen der Hormonsekretion kommt es zu einer Anovulation (fehlender Eisprung, jedoch bestehenden Menstruation), die gravierendste Störung ist die Amenorrhö.
Im Zusammenhang mit psychischen Störungen kann die Amenorrhö bei der Anorexia nervosa ein Krankheitsmerkmal sein. Eine unregelmäßige Menstruation kann ein Symptom der Somatischen Belastungsstörung nach DSM-IV sein.
Eine psychotherapeutische Behandlung von Zyklusstörungen erfolgt indirekt z.B. bei der Therapie von Essstörungen. Durch Steigerung des Körpergewichts bzw. durch die Normalisierung des Essverhaltens kommt es im Verlauf der Therapie oder im Anschluss an die Behandlung zu einer Normalisierung des Zyklusgeschehens.

Prämenstruelles Syndrom

Das Prämenstruelle Syndrom (PMS) umfasst einen Komplex typischer somatischer und psychischer Beeinträchtigungen, die regelmäßig 7 bis 10 Tage vor der Menstruation auftreten. Die Prävalenz des PMS variiert je nach Untersuchung sehr stark (25-80% aller gebärfähigen Frauen). Während die Mehrzahl der Frauen prämenstruelle Symptome als körperlich und psychisch kaum beeinträchtigend beschreibt, berichten 2-10% gravierende Missempfindungen in der prämenstruellen Phase. Circa 70% der Frauen mit PMS leiden unter schmerzhaften Brustschwellungen, 45% zeigen Gewichtszunahmen aufgrund extrazellulärer Wasserretention, bei 30% treten Kopfschmerzen auf und bei nahezu

allen Frauen kommt es zu psychischen Veränderungen wie Reizbarkeit, Nervosität, Ruhelosigkeit, Leistungsabfall, Affektlabilität bis hin zur Depression (Late Luteal Phase Dysphoric Disorder).
Psychodiagnostische Befunde verweisen beim Vergleich von symptomfreien Frauen mit Frauen, die unter stark ausgeprägtem PMS leiden, auf erhöhte Neurotizismuswerte und auf eine generell erhöhte Körperselbstaufmerksamkeit sowie auf ein ungünstigeres psychisches Befinden während des gesamten Menstruationszyklus, das sich vor der Menstruation noch deutlich verschlechtert.
Im DSM-5 ist das PMS keine eigenständige Diagnose, jedoch kann das PMS bei einer vorherrschend depressiven Symptomatik als Prämenstruelle Dysphorische Störung und im ICD 10 als rezidivierende kurze depressive Störung mit der Zweitkodierung „andere näher bezeichnete Umstände im Zusammenhang mit den weiblichen Geschlechtsorganen und dem Menstruationszyklus" klassifiziert werden.

Bislang wird die psychotherapeutische Behandlung pragmatisch entsprechend der jeweils vorherrschenden Symptome ausgewählt. So ist es sinnvoll, Patientinnen mit einer ausgeprägten Schmerzsymptomatik mit einem kognitiv-verhaltenstherapeutischen Schmerzbewältigungstraining zu behandeln, während bei Patientinnen mit einer depressiven Verstimmung oder Frauen mit einem inadäquaten Ärgerausdruck entsprechende symptomorientierte Behandlungsansätze gewählt werden sollten.

> ! **Merke:** Vom prämenstruellen Syndrom ist nur zu sprechen, wenn sich psychische Symptome nachweislich auf die Zeit vor der Menstruation beschränken (7 bis 10 Tage). Die psychotherapeutische Behandlung sollte sich an der vorherrschenden Symptomatik orientieren.

Dysmenorrhö

Mit dem Begriff Dysmenorrhö wird eine stark schmerzhafte Regelblutung beschrieben. Die Schmerzen beginnen meist einige Stunden vor dem Einsetzen der Periodenblutung, nehmen an Intensität zu und klingen innerhalb von zwei bis drei Tagen ab. Die Schmerzsymptomatik tritt krampfartig oder ziehend auf und geht häufig mit somatischen und psychischen Beschwerden wie Kopfschmerzen, Übelkeit, Erbrechen, Rückenschmerzen, Schwindel, innerer Unruhe und depressiver Gestimmtheit einher. Angaben zur Prävalenz variieren je nach Autor und untersuchtem Frauenkollektiv zwischen 10 und 15%. Ähnlich dem PMS handelt es sich bei der Dysmenorrhö um eine graduelle Symptomatik. Bei einem nicht unerheblichen Anteil betroffener Mädchen oder Frauen führt die Schmerzsymptomatik am ersten Tag der Periode zu einem Fernbleiben vom Schulunterricht bzw. dem Arbeitsplatz.
Die Ursachen der Dysmenorrhö können organisch oder funktionell sein. Psychodiagnostische Untersuchungen ergaben deutliche Hinweise auf eine erhöhte Körperselbstaufmerksamkeit der betroffenen Frauen. Auch zeigen viele der Frauen ein antizipatives Schonverhalten, indem mit dem Einsetzen der Periode die alltäglichen Verpflichtungen eingeschränkt oder aufgegeben werden.
Gemäß ICD-10 wird die psychogene Dysmenorrhö (nach dem Ausschluss einer Dysparneurie und Frigidität) unter (a) andere somatoforme Störungen und (b) andere sexuelle Funktionsstörungen, nicht verursacht durch eine organische Störung oder Erkrankung, klassifiziert.
Eine Reduktion dysmenorrhoischer Beschwerden kann durch den Einsatz von verhaltenstherapeutischen Standardmethoden wie Entspannungsverfahren oder Aktivitätsaufbau erreicht werden. Zudem scheint körperliche Aktivierung ebenfalls zu einer Beschwerdereduktion zu führen. Im Vorfeld einer psychotherapeutischen Behandlung von Patientinnen mit Dysmenorrhö ist es jedoch notwendig, den Frauen zu verdeutlichen, dass es Alternativen zur Einnahme von schmerzreduzierenden Medikamenten gibt (Erzeugung einer Psychotherapiemotivation). Der präventive Einsatz verhaltenstherapeutischer Methoden, wie beispielsweise Psychoedukation, hat sich bei jungen Mädchen vor der Menarche als sehr wirksam erwiesen.

> ! **Merke:** Bei dysmenorrhöischen Beschwerden sollte die psychotherapeutische Intervention auf eine Psychoedukation und eine körperliche Aktivierung abzielen.

Zyklusunabhängige Beschwerden

Chronische Unterbauchbeschwerden

Chronische Unterbauchbeschwerden (CUBB) sind zyklusunabhängige Schmerzen, die über mindestens sechs Monate hinweg bestehen. Die Prävalenzrate der Störung liegt bei Frauen im reproduktionsfähigen Alter bei bis zu 40%, wobei circa 10% aller ambulanten gynäkologischen Konsultationen und nahezu 20% aller Laparoskopien (Bauchspiegelungen) auf CUBB entfallen. Leitsymptom der Störung sind drückende, ziehende oder stechende Schmerzen im Unterbauch, im Lendenwirbelbereich oder bis in die Extremitäten ausstrahlend, wobei die Schmerzen plötzlich oder permanent mit wechselnder Intensität auftreten können. CUBB können von verschiedenen weiteren Beschwerden wie Kopfschmerzen, Müdigkeit, Durchblutungsstörungen, Obstipation, Fluor, Dysurie, Mastopathie, Dyspareunie oder Anorgasmie begleitet werden. Darüber hinaus treten CUBB häufig mit weiteren funktionellen Beschwerden wie dem Colon irritabile oder dem chronischen Erschöpfungssyndrom auf.
Die häufigsten gynäkologischen Ursachen der CUBB sind Adhäsionen (Verwachsungen im Bauchraum), Endometriose (Wucherungen der Gebärmutterschleimhaut) oder Infektionen, wobei die Prävalenzraten für die genannten Ursachen der CUBB stark variieren. In verschiedenen Untersuchungen fand sich bei bis zu 90% der laparoskopierten Patienten keine organische Ursache der Beschwerden.
Untersuchungen zur Psychopathologie der CUBB verweisen auf eine ausgeprägte Hypochondrie, Hysterie, Angstsymptomatik und Depression, ein starkes Somatisierungsverhalten sowie ungünstige Einstellungen zu Partnerschaft und Sexualität. In verschiedenen Untersuchungen zeigte sich, dass bei nahezu allen Frauen mit CUBB chronische und/oder traumatische Lebenserfahrungen vorliegen. In einer Studie unserer Arbeitsgruppe berichten zwei Drittel der untersuchten Frauen mit CUBB, dass sie in der Kindheit oder dem Erwachsenenalter sexuell oder körperlich missbraucht wurden. Diese Frauen zeigen charakteristische endokrine Veränderungen der Hypothala-

mus-Hypophysen-Nebennierenrinden-Achse, die sich durch zu niedrige Cortisolspiegel und eine Überempfindlichkeit des Rückmeldekreislaufes dieser Achse an das Gehirn beschreiben lassen. Diese endokrinen Auffälligkeiten erklären insofern die Schmerzsymptomatik, als ein zu niedriger Cortisolspiegel zu einer verstärkten Freisetzung von körpereigenen Schmerzbotenstoffen (Prostaglandinen) führt, die besonders im Unterbauch wirksam sein können. Erste Hinweise auf eine Beeinflussbarkeit dieser hormonellen Auffälligkeiten ergeben sich aus einschlägigen Psychotherapiestudien.
Gemäss ICD-10 sind CUBB als eine „anhaltende somatoforme Schmerzstörung" (F45.4) zu diagnostizieren. Nach DSM-5 kann ggf. eine Somatische Belastungsstörung (F45.1) mit überwiegendem Schmerz vorliegen.
Die psychotherapeutische Intervention ist zum einen auf eine Veränderung des Schmerzverhaltens, zum anderen auf eine Verarbeitung der traumatischen Erlebnisse bzw. ein verändertes Copingverhalten im Umgang mit chronischen Stressoren auszurichten.

! **Merke:** Chronische Unterbauchschmerzen können mit einer Vielzahl unterschiedlicher körperlicher Beschwerden und Schmerzsyndrome einhergehen. Die Differenzialdiagnostik zwischen funktionellen gastrointestinalen Störungen und chronischen Unterbauchbeschwerden stellt sich häufig als schwierig dar. Liegen traumatische Erfahrungen vor, so sollte eine gezielte Diagnostik zur Abklärung einer posttraumatischen Belastungsstörung erfolgen. Zur Erzeugung von Psychotherapiemotivation sind die komplexen Zusammenhänge zwischen Stressoren und darauf folgend körperliche Reaktionen zu erläutern. Die weitere Therapie orientiert sich an der jeweiligen Differenzialdiagnose (z. B. somatoforme Schmerzstörung, posttraumatischen Belastungsstörung).

Harninkontinenz

Ein unwillkürlicher Urinabgang bei unwiderstehlichem Harndrang kann unterschiedlichste urogenitale Ursachen haben. Es ist bekannt, dass bei circa einem Drittel aller älteren Frauen ein unwillkürlicher Harnabgang mit mehr oder minder starker Frequenz auftritt. Entsprechend der medizinischen Unterteilung in verschiedene Formen von Harninkontinenz scheinen bei der sog. Dranginkontinenz psychische Faktoren an der Krankheitsentstehung beteiligt zu sein. Als bisher einziger konsistenter psychodiagnostischer Befund wurde in verschiedenen Untersuchungen eine erhöhte Somatisierungsneigung bei den betroffenen Frauen beschrieben.
Eine diagnostische Zuordnung erfolgt in der ICD-10 unter der Kategorie „somatoforme autonome Funktionsstörung des urogenitalen Systems".
Verhaltenstherapeutische Behandlungsmöglichkeiten der Dranginkontinenz zielen auf eine Veränderung der Uriniergewohnheiten ab. Es lässt sich ein Übungsprogramm zur Modifikation des Urinierverhaltens (Bladder Drill) von Biofeedbackmethoden unterscheiden. Beim Bladder-Drill-Training wird mit der Patientin ein Zeitplan erstellt, um feste Termine für die Toilettenbenutzung zu definieren (z.B. morgens nach dem Aufstehen, danach jede halbe Stunde). Stellt sich unter dieser Bedingung Kontinenz ein, so werden die Zeitabstände zwischen den einzelnen Toilettengängen verlängert und an die individuellen Lebensgewohnheiten der Patientin angepasst. Der Einsatz von Biofeedback erfolgt im Rahmen der Zystometrie (Messverfahren zur Bestimmung der Harnblasenkapazität). Der Patientin werden per Monitor der Detrusordruck, die elektromyographische Aktivität und ggf. der Urethradruck bei Blasenfüllung gezeigt. Die Patientin lernt im Verlauf der jeweiligen Füllung die Blasenkontraktionen und den Detrusordruck zu verringern. Die Wirksamkeit beider Behandlungsverfahren hängt in einem besonders hohen Ausmaß von der Compliance der Patientin ab. In der Praktikabilität ist das Bladder-Drill-Training dem Biofeebackverfahren deutlich überlegen.

Pruritus vulvae

Pruritus vulvae bedeutet Juckreiz im Bereich des äußeren Genitals. Die Ätiologie des Pruritus ist vielfältig, die Auswirkungen des Juckreizes sind jedoch nahezu gleich, da die Beschwerden durch Kratzverhalten häufig in einen Dauerschmerz übergehen. Mit einer verhaltensmedizinischen Diagnostik wird weniger auf eine Erklärung der Verursachung als vielmehr auf die Erklärung der Aufrechterhaltung der Symptomatik abgezielt: Kratzverhalten im Genitalbereich verursacht kurzfristig eine Symptomlinderung, mittelfristig entstehen durch die Hautläsionen jedoch neue Infektionsherde wodurch neuer Juckreiz und letztendlich starke Schmerzen mit chronischen Infektionen entstehen können.
Verhaltensanalysen aus unserer Arbeit mit gynäkologischen Patientinnen ergaben, dass bei einigen Frauen mit Pruritus vulvae ohne aktuelles organisches Korrelat das Kratzverhalten erstmals infolge einer Infektion auftrat; nach Beseitigung der organischen Ursache durch eine medizinische Therapie wurde an den vormals betroffenen Stellen der Vulva jedoch weiterhin gekratzt. Dieses Verhalten trat besonders nach belastenden Ereignissen auf, wie z. B. nach Auseinandersetzungen mit dem Partner oder nach Belastungssituationen im Alltag.
Gemäß ICD-10 ist psychogenes Jucken der Kategorie „andere somatoforme Störungen" zuzuordnen.
Die psychotherapeutische Intervention gestaltet sich wie folgt: Nach Erhebung einer Baseline (Beurteilung der Juckintensität, Registrierung des Kratzverhaltens, stichwortartige Beschreibung der aktuellen und der vorangegangenen Situation) werden die Erhebungsprotokolle auf Gemeinsamkeiten der Auslösesituationen des Problemverhaltens überprüft. Die Besprechung der Analyseergebnisse soll eine Sensibilisierung der Patientin bewirken, ihr Verhalten in den betreffenden Situationen zu kontrollieren. Für Situationen, in denen die Frauen ein subjektiv kaum zu bezwingendes Kratzbedürfnis schildern, wird der Patientin nahe gelegt, auf ein Kratzen mit den Fingern zu verzichten und stattdessen ein kaltes, feuchtes Tuch auf die betreffenden Stellen der Vulva zu drücken. In Abhängigkeit von der Compliance der Patientin ist ein Rückgang der Hautläsionen und des Kratzverhaltens bereits nach einer Woche der Intervention zu beobachten.

! **Merke:** Harninkontinenz und Pruritus vulvae lassen sich hocheffektiv mit verhaltenstherapeutischen Standardmethoden behandeln.

Klimakterium

Das Klimakterium (Wechseljahre) gilt als der Übergangszeitraum zwischen Gebärfähigkeit und Senium (ab dem 65. Lebensjahr) und setzt mit der Menopause ein. Die Menopause ist die letzte spontane Regelblutung nach der mindestens ein Jahr lang keine weitere Menstruation mehr erfolgt (Durchschnittsalter circa 51 Jahre). Mit dem Klimakterium geht eine Reihe von hormonellen Veränderungen einher, die insbesondere durch einen deutlichen Abfall der Östrogen- und Progesteronproduktion und eine Zunahme der Gonadotropine charakterisiert sind. Nach Facchinetti et al. (1992) lassen sich die verschiedenen körperlichen Veränderungen und Beschwerden, die mit dem Klimakterium assoziiert sind, entsprechend der Auflistung in Tabelle 1 beschreiben.

Tabelle 1: Klassifikation klimakterischer Symptome (nach Facchinetti et al., 1992)

Symptome aufgrund des Östrogenmangels	*Symptome aufgrund des fortschreitenden Alters*	*Symptome, die möglicherweise durch Östrogenmangel bedingt sind*
Hitzewallungen	Rückenschmerzen	Migräne
Schweißausbrüche	Parästhesien	Schwindel
Vaginale Trockenheit	Depression	Häufiges Wasserlassen
Spannungskopfschmerz	Kognitive Störungen	Reizbarkeit
Inkontinenz	Libidoverlust	Interessenlosigkeit
		Geringes Selbstvertrauen
		Schlafstörungen
		Konzentrationsmangel
		Appetitsteigerung, Übergewicht

Primärsymptom des Klimakteriums sind Hitzewallungen. Davon sind circa 85% aller Frauen betroffen. Häufig gehen die Hitzewallungen mit Schweißausbrüchen einher. Subjektiv wird die Hitzewallung als ein plötzlich einsetzendes Gefühl der Wärme in Gesicht und Nacken empfunden, das auf Rücken und Brust übergreift. Diese Empfindung hält mehrere Minuten an und wird häufig von einer sichtbaren Hautrötung der betroffenen Bezirke und von Schweißausbrüchen begleitet. Diese physiologischen Vorgänge werden als unangenehm empfunden und können mit Benommenheit, Schwindelgefühl, Kopfschmerzen und Herzklopfen einhergehen. Postmenopausale Frauen wachen aufgrund von Hitzewallungen nachts circa dreimal häufiger auf als prämenopausale Frauen. Die Folge mehrmaligen nächtlichen Erwachens kann ein chronischer Schlafentzug sein, der subjektiv empfundener Erschöpfung, Reizbarkeit und negativer Stimmung Vorschub leisten kann. Atrophische Veränderungen der Vagina infolge des Östrogenmangels führen zu Schrumpfungen und Trockenheit der Scheide. Die gesamte Mikrobiologie der Vagina verändert sich, wodurch Infektionen (Vaginitis) leichter auftreten können. Diese körperlichen Veränderungen können in mangelnder sexueller Appetenz, Störungen der sexuellen Erregung oder Dysparneurie resultieren. Regelmäßiger Geschlechtsverkehr scheint mit einer geringeren Scheidenatrophie einherzugehen. Allerdings ist aus verschiedenen Untersuchungen bekannt, dass die sexuelle Aktivität klimakterischer Frauen weniger vom Ausmaß ihrer Libido beeinflusst wird, als auf den Mangel eines adäquaten Partners zurückzuführen ist (z. B. aufgrund von Krankheit, Scheidung oder Tod des Partners).
In einer Studie an mehr als 2500 Frauen wurde nachgewiesen, dass es keine Depression des Klimakteriums gibt (Avis et al., 1994). Eine Depression in der Zeit des Klimakteriums scheint nur gehäuft bei Frauen aufzutreten, die bereits früher in ihrer Biografie eine depressive Phase erlebt hatten oder bei denen aktuell eine gravierende Partnerschaftsproblematik bestand. Auch zeigte sich kein Zusammenhang zwischen der Höhe der Östrogenspiegel und dem Ausmaß an Depressivität.
Es findet sich keine spezifische Erwähnung des Klimakteriums bzw. der damit assoziierten Symptome in internationelen Klassifikationssystemen psychischer Störungen. Sexuelle Probleme oder depressive Symptome werden eigenständig, ohne Erwähnung des Klimakteriums, klassifiziert.
Verhaltenstherapeutische Maßnahmen für die gezielte Therapie klimakterischer Beschwerden existieren für die Behandlung von Hitzewallungen. Einerseits kann ein Temperatur-Biofeedback entsprechend der Behandlung von Patienten mit Morbus Raynaud eingesetzt werden, andererseits scheinen Entspannungsverfahren und Autosuggestionstechniken mit „kühlen" Imaginationen sowie Kontingenzverstärkung durch den Partner Erfolg versprechend zu sein.
Psychotherapeutische Interventionen sind bei Frauen im Klimakterium besonders dann notwendig, wenn ein ausgeprägtes Somatisierungsverhalten mit oder ohne depressive Gestimmtheit vorliegt oder die Frauen unter Sexualstörungen leiden. Weiterhin sollte Psychotherapie angeboten werden, wenn Lebensumstände reaktiv zu Depressionen führen oder Patientinnen psychisch dekompensieren, da sie sich nicht der Lage sehen, ihr Leben im höheren Alter aktiv zu planen. Präventiv kann für die Planung eines sinnerfüllten Lebens im dritten Lebensabschnitt der Einsatz von Vorbereitungsseminaren auf das Älterwerden sinnvoll sein.

! **Merke:** Das Klimakterium ist ein wichtiger Lebensabschnitt von Frauen und ist keine Krankheit! Psychotherapeutische Interventionen können sinnvoll sein, wenn Frauen einzelne körperliche Symptome des Klimakteriums als Beschwerden erleben und/oder wenn sich aus den veränderten Lebensumständen des mittleren Erwachsenenalters besondere psychische Belastungen ergeben.

3 Umsetzung in die klinische Praxis

Die vorangegangenen Ausführungen beziehen sich auf die wichtigsten gynäkologischen Fragestellungen, mit denen Psychotherapeutinnen und Psychotherapeuten im beruflichen Alltag konfrontiert werden können. Grundsätzlich gilt, dass „frauenspezifische" Fragestellungen sehr häufig direkt oder indirekt in der Psychotherapie eine Rolle spielen. Aus diesem Grund sind die Besonderheiten der weiblichen Entwicklung über die gesamte Lebensspanne hinweg zu berücksichtigen. Allerdings zeigen die meisten Menschen eine natürliche Scham, intime Dinge wie sexuelle Probleme, Missbrauchserfahrungen oder einen subjektiv erlebten Attraktivitätsverlust aufgrund des fortschreitenden Alters dem Therapeuten bzw. der Therapeutin mitzuteilen. Wie oben ausgeführt, ist es jedoch bei bestimmten Störungsbildern für den therapeutischen Prozess entscheidend, derartige Inhalte zu explorieren und die potenzielle Bedeutsamkeit für das individuelle Störungsmodell herauszuarbeiten. Aus diesem Grund ist es besonders wichtig, einerseits ein vertrauensvolles Verhältnis zu der jeweiligen Patientin aufzubauen und andererseits in einer vorurteilsfreien Atmosphäre über diese intimen Angelegenheiten sprechen zu können. Die Therapeutin bzw. der Therapeut hat Modellfunktion. Sind sie entspannt und können professionell ohne eigene Scham mit der Patientin über die mit gynäkologischen Fragestellungen zusammenhängenden Inhalte sprechen bzw. diese explorieren, so steigt die Wahrscheinlichkeit, dass die Patientin von subjektiv stark belastenden Inhalten sprechen kann, ohne sich dafür unentwegt schämen zu müssen.

Häufig kann es sinnvoll und notwendig sein, der Patientin gezielte Informationen über weibliche Körperfunktionen zu vermitteln oder aber auch stressabhängige Veränderungen anhand der o.g. hormonellen Dysregulationen aufzuzeigen. Gerade die Strategie der „Medizinisierung" eines psychologischen Zustandes kann die Therapiecompliance der Patientin sehr positiv beeinflussen. Liegt eine entsprechende Therapiebereitschaft der Patientin vor, werden zur Behandlung spezifischer Symptome kognitiv-verhaltenstherapeutische Standardmethoden, wie beispielsweise Strategien zur Schmerzbewältigung oder zum Abbau depressiver Gestimmtheit, eingesetzt.

4 Frequently Asked Questions (FAQ)

1. *In welcher Reihenfolge behandle ich komplexe Störungsbilder (z.B. chronische Unterbauchschmerzen bei gleichzeitig bestehender posttraumatischer Belastungsstörung infolge langjähriger Inzesterfahrungen)?*

→ Erster Schritt: Ausführliche Exploration und Testdiagnostik (z.B. Erfassung weiterer Krankheitssymptome, Ausmaß irrationaler Kognitionen im Zusammenhang mit der/den traumatischen Erfahrung(en), sexuelle Probleme).
Zweiter Schritt: Erarbeitung eines Erklärungsmodells für die körperlichen Beschwerden unter Berücksichtigung der traumatischen Erfahrungen. Verdeutlichung der Komplexität und der Bedeutung der Traumatisierungen.
Dritter Schritt: Gemeinsame Erstellung einer Hierarchie der therapeutischen Ziele und Erläuterung der dafür notwendigen therapeutischen Maßnahmen (z. B. Strategien zur Schmerzbewältigung, Reexposition, Bearbeitung aktueller Einschränkungen infolge (a) der Schmerzsymptomatik und (b) der Symptome der posttraumatischen Belastungsstörung).
Vierter Schritt: Konsequente Bearbeitung der definierten Problembereiche und wiederholte Kontrolle der Zielerreichung.

2. *Was mache ich, wenn ich feststelle, dass eine Patientin aufgrund mangelnder Kenntnisse über ihren eigenen Körper eine ausgeprägte Somatisierungsneigung zeigt?*

→ Entscheidend ist die Berücksichtigung des subjektiven Krankheitsmodells. Mangelnde Kenntnisse über den eigenen Körper können in Form einer Psychoedukation behoben werden. Hilfreich sind zur weiteren Arbeit Broschüren und Handbücher über den weiblichen Körper, die an die Patientin für die häusliche Lektüre abgeben werden können.

3. *Inwieweit muss ich den behandelnden Gynäkologen bzw. die behandelnde Gynäkologin in die psychotherapeutische Behandlung mit einbeziehen?*

→ Sobald sich Fragen über primär medizinische Inhalte, wie beispielsweise die Notwendigkeit hormoneller Untersuchungen (z.B. bei Zyklusstörungen), ergeben oder die Patientin Zweifel an dem Sinn bestimmter medizinischer Behandlungsmaßnahmen äußert (z.B. Hormonersatztherapie im Klimakterium), sollte nach Rücksprache mit der Patientin Kontakt zu dem medizinischen Behandler bzw. der Behandlerin aufgenommen werden. Unter Umständen ist ein Gespräch zu dritt sinnvoll.

5 Prüfungsfragen

1. Beschreiben Sie die charakteristischen Phasen des menstruellen Zyklus!
2. Welcher gynäkologische Zustand ist mit der Anorexia nervosa assoziiert?
3. Beschreiben Sie eine verhaltenstherapeutische Behandlungsmethode der Dranginkontinenz!
4. Gibt es eine diagnostische Einordnung des prämenstruellen Syndroms in den gängigen Klassifikationssystemen psychischer Störungen?
5. Inwiefern unterscheidet sich die depressive Gestimmtheit der späten Lutealphase von einer Major Depression?
6. Mit welchen Faktoren sind chronische Unterbauchbeschwerden häufig assoziiert?
7. Gibt es eine Klimakteriumsdepression?
8. Kennen Sie verhaltenstherapeutische Strategien zum Umgang mit klimakterischen Hitzewallungen?

6 Literatur

a) zitierte Literatur

- Avis NE, Brambilla D, McKonlay SM, Vass K : A longitudinal analysis of the association between menopause and depression. Results from the Massachusetts Women's Health Study. Ann Epidemiol 1994 ;4:214-220
- Ehlert U & von Känel, R (Eds.): Psychoendokrinologie und Psychoimmunologie. Heidelberg: Springer, 2010
- Facchinetti F, Demyttenaere K, Fioroni L, Neri I, Genazzani AR: Psychosomatic disorders related to gynecology. Psychother Psychosom 1992;58:137-154

b) weiterführende Literatur

- Amann G, Wipplinger R (Hrsg.): Sexueller Mißbrauch. 3. Aufl.Tübingen: dgvt-Verlag, 2005
- Ehlert U, Hanker J: Gynäkologie. In: Flor H, Hahlweg K, Birbaumer N (Hrsg.): Enzyklopädie der Psychologie. Themenbereich D, Serie II Klinische Psychologie. Band 4: Verhaltensmedizin: Spezifische Störungen und Interventionen. Göttingen: Hogrefe, 2001, 435-514
- Ehlert U, Kienzle S: Kognitive Verhaltenstherapie bei körperlichen Erkrankungen. In: Hautzinger M (Hrsg.): Kognitive Verhaltenstherapie bei psychischen Störungen. 2. Aufl. Weinheim: Psychologie Verlags-Union, 2000, 515-542
- Franke A, Kämmerer A (Hrsg.): Klinische Psychologie der Frau – ein Lehrbuch. Göttingen: Hogrefe, 2001
- La Marca-Ghaemmaghami, P: Gynäkologie und Geburtshilfe. In: Ehlert, U (Hrsg.). Verhaltensmedizin. Heidelberg: Springer, 2015

4

4.11 Persönlichkeitsstörungen

Babette Renneberg und Thomas Fydrich

1 Einleitung

Nahezu alle im DSM-5 und in der ICD-10 genannten Kriterien für die Diagnostik von Persönlichkeitsstörungen beziehen sich auf Erlebens- und Verhaltensweisen von Menschen in der Interaktion mit anderen. Mit gutem Grund können die unter diesen Rubriken beschriebenen psychischen Probleme daher als interpersonelle Interaktionsstörungen betrachtet werden. Zwischenmenschliche Interaktionen werden von unterschiedlichen Motiven der Handelnden gesteuert, wobei diese Motive jeweils von der individuellen Lebensgeschichte, der Sicht der eigenen Person und der Interpretation von Ereignissen und Handlungen anderer abhängig sind. Grundlegend für das Verständnis von Patientinnen und Patienten, die die Kriterien für die Diagnose einer oder mehrerer Persönlichkeitsstörungen erfüllen, ist daher, dass in diesen Fällen nicht die Person selbst (im engeren Sinne des Begriffs „Persönlichkeitsstörung") gestört ist, sondern vielmehr eine komplexe Störung des zwischenmenschlichen Beziehungsverhaltens und -erlebens vorliegt (vgl. z.B. Fiedler, 2007; Fiedler und Herpertz, 2016; Sachse, 2013). Dies bedeutet, dass jeweils individuelle, ggf. für einzelne Störungen charakteristische kognitive Erlebens- und Interpretationsmuster vorliegen, die mit (meist dysfunktionalen) Verhaltensweisen einhergehen. Diese Erlebens- und Verhaltensweisen führen entweder bei der Person selbst oder aber in deren sozialem Umfeld zu bedeutsamen Leid oder zu wesentlichen Einschränkungen. Das hier dargestellte Verständnis von Persönlichkeitsstörungen ermöglicht es, auf der Grundlage eines kognitiven und verhaltenstheoretisch fundierten Störungsmodells psychotherapeutische Interventionen zu planen und durchzuführen, bei denen die Kernmotive des interaktionellen Verhaltens sowohl in der therapeutischen Beziehung als auch im Alltag der Patientinnen und Patienten berücksichtigt werden. Damit erscheinen Persönlichkeitsstörungen nicht als unabänderliche, bloß schrullige oder gar böswillige Eigenarten der betroffenen Personen, sondern die damit verbundenen Erlebens- und Verhaltensweisen sollten als besondere Muster der Interpretation zwischenmenschlicher Beziehungen und dazugehörender Interaktionen betrachtet werden.

Die Entwicklung der Motive, die dem entsprechenden Erleben und Verhalten zugrunde liegen, kann auf die individuelle Lebensgeschichte, ggf. auch auf eine biologisch bedingte Vulnerabilität zurückgeführt werden. Damit können die Erlebens- und Verhaltensweisen als nachvollziehbare, verstehbare und für die Person sinnhafte, im weiteren Lebensverlauf aber häufig untaugliche und dysfunktionale Coping- oder Selbsthilfeversuche der Gestaltung des eigenen Lebens und der interpersonellen Beziehungen aufgefasst werden.
Interpersonelle Konzepte für psychische Störungen wurden in den fünfziger Jahren entwickelt und vor allem von Benjamin (2003) auf den Bereich der Persönlichkeitsstörungen übertragen. Im deutschsprachigen Raum ist dieser Ansatz explizit in einer Reihe von Publikationen zu finden, der Persönlichkeitsstörungen als „komplexe Störungen des zwischenmenschlichen Beziehungsverhaltens" betrachtet (Fiedler, 2007; Sachse, 2013; Schmitz et al., 2002). Im vorliegenden Beitrag wird vor allem auf diese Ansätze und besonders auf das kognitive Störungsmodell von Beck und Mitarbeitern (Beck et al., 1999) Bezug genommen. Auch in schematherapeutischen Ansätzen stehen interpersonelle Probleme der Betroffenen im Mittelpunkt (Young, Klosko und Weishaar, 2005; Jacob und Arntz, 2015).
In diesem Artikel werden zunächst die Hauptmerkmale der Persönlichkeitsstörungen beschrieben und Angaben zur Diagnostik, Differenzialdiagnostik, Prävalenz und Verlauf referiert. Als allgemeines, auf alle Persönlichkeitsstörungen übertragbares Störungsmodell wird das Motivorientierte Indikations- und Interventionsmodell (MIIM; Fydrich, 2001a) vorgestellt. Das Konzept der Dialektischen Verhaltenstherapie von Linehan (1996a) für die Entstehung, den Verlauf sowie für die Intervention bei der Borderline-Persönlichkeitsstörung wird exemplarisch erläutert, da hierfür ein konkretes Behandlungsmanual verfügbar ist und die Behandlungserfolge empirisch gut belegt sind (Bohus und Wolf-Arehult, 2013; DGPPN, 2009; Stoffers et al., 2012).

2 Theoretische Inhalte und Kenntnisse

2.1 Hauptmerkmale von Persönlichkeitsstörungen

Nach den Bestimmungsmerkmalen des von der Weltgesundheitsorganisation herausgegebenen fünften Kapitels der ICD-10 sowie dem Diagnostischen und Statistischen Manual Psychischer Störungen in der fünften Auflage (DSM-5) sind Persönlichkeitsstörungen definiert als lang anhaltende Zustandsbilder sowie tief verwurzelte und daher weitgehend stabile Verhaltens- und Erlebnismuster, die Ausdruck des charakteristischen, individuellen Lebensstils, des Verhältnisses zu anderen Menschen und der Einstellungen zur eigenen Person sind. Dazugehörige individuelle Merkmale des Erlebens und Verhaltens zeigen sich als unflexible Reaktionen auf unterschiedliche persönliche und soziale Lebenslagen. Im Vergleich zur Mehrheit weichen die Erlebens- und Verhaltensweisen der Personen in den Bereichen Wahrnehmung, Denken, Affekt und Beziehungen zu anderen deutlich von „normalem" Verhalten ab. Persönlichkeitsstörungen gelten vornehmlich als ich-synton. Das bedeutet, dass die devianten Muster des Erlebens und Verhaltens aus der Eigenperspektive als zur eigenen Person passend und damit als zu sich selbst gehörend und (meist) weder als störend noch als abweichend erlebt werden. Als ich-dyston, also nicht zur eigenen Person gehörig und störend, werden demgegenüber eher die Symptomstörungen (z.B. affektive oder phobische Störungen) erlebt. Der Übergang zwischen Ich-Syntonie und Ich-Dystonie ist dabei jedoch fließend. Viele der Persönlichkeitsstörungen haben zumindest in Hinblick auf einzelne Symptome oder Kriterien auch deutlich ich-dystonen Charakter (Beispiel: die Selbstunsicherheit bei der ängstlich vermeidenden Persönlichkeitsstörung oder das Empfinden innerer Leere bei der Borderline-Persönlichkeitsstörung). Ebenso gibt es wesentliche Anteile von ich-syntonen Erlebens- und Verhaltensweisen bei den Symptomstörungen (Beispiel: Wahnvorstellungen bei Schizophrenien oder zwanghaftes Verhalten bei Essstörungen).

Die einzelnen Persönlichkeitsstörungen werden im Folgenden kurz mit ihren Hauptmerkmalen charakterisiert. Dabei wird der Einteilung in drei Gruppen (Cluster) von Persönlichkeitsstörungen, wie sie im DSM vorgeschlagen wird, gefolgt: Cluster A wird als „sonderbar und exzentrisch" bezeichnet und umfasst die paranoide, die schizoide und die schizotype Persönlichkeitsstörung. Gruppe B, das „dramatische, emotionale, launische" Cluster, umfasst die histrionische, narzisstische, antisoziale und Borderline-Persönlichkeitsstörung. Im Cluster C, dem „ängstlichen Cluster", werden die selbstunsichere, dependente und zwanghafte Persönlichkeitsstörung zusammengefasst.

4

Hauptgruppe A (sonderbar, exzentrisch)

Paranoide Persönlichkeitsstörung (PS). Hauptmerkmal ist ein durchgängig vorhandenes Muster von Misstrauen und die Neigung, auch neutrale oder positiv intendierte Verhaltensweisen anderer als feindselig, verletzend oder kränkend zu interpretieren.

Schizoide PS. Hauptmerkmal der schizoiden PS ist ein Mangel an emotionaler Reaktivität – in positiver wie in negativer Richtung. Die Personen pflegen intentional einen sozial sehr isolierten Lebensstil. Damit ist eine interpersonelle und emotionale Distanzierung von anderen charakteristisch. Die Personen leben häufig sehr zurückgezogen und empfinden Situationen, in denen sie mit vielen anderen Menschen zu tun haben, als eher belastend.

Schizotypische PS. Personen mit schizotypischen Merkmalen haben charakteristischerweise oft exzentrische Ideen, außergewöhnliche Wahrnehmungen oder Vorhersehungen (sechster Sinn) und glauben an Übersinnliches. Sie fühlen sich in sozialen Situationen oft unbehaglich und fremd. Es ist eine gewisse Ähnlichkeit mit einzelnen Symptomen der Schizophrenie erkennbar, was auch durch die Zuordnung dieser Diagnose zur Kategorie F2 in der ICD-10 nahe gelegt wird.

Hauptgruppe B (dramatisch, emotional, launisch)

Dissoziale oder antisoziale PS. Charakteristisch ist eine Reihe von Verhaltensweisen, die exklusiv auf die Befriedigung eigener Bedürfnisse ausgerichtet sind. Dabei wird häufig gegen Regeln und Gesetze verstoßen; die Personen haben kein Schuldempfinden und zeigen keine Reue. Das Verhalten ist oft sehr impulsiv und geht mit einer geringen Frustrationstoleranz sowie mit der Unfähigkeit einher, vorausschauend und verantwortungsvoll zu planen und zu handeln. Die Personen empfinden wenig oder gar keine Angst. Häufig findet sich eine lange Geschichte von Konflikten mit Erziehenden und dem Gesetz. Bereits vor dem Alter von 14 Jahren wurden bedeutsame problematische Verhaltensweisen (z.B. Schlägereien, Diebstahl) beobachtet.

Borderline-PS. Personen mit einer Borderline-Persönlichkeitsstörung zeigen ein tief greifendes Muster von Instabilität in zwischenmenschlichen Beziehungen, im Selbstbild und in der Affektivität. Sie sind häufig sehr impulsiv. Charakteristisch sind zudem extreme Schwankungen in den Gefühlen, den Wertvorstellungen und im Selbstbild. Die impulsiven Handlungen zeigen sich meist in verschiedenen Bereichen (Drogen, Alkohol, Sexualität, risikoreiches Autofahren). Klinisch auffällige Merkmale sind häufig selbstverletzendes Verhalten und suizidale Handlungen.

Histrionische PS. Häufig finden sich eine übertriebene Emotionalität und ein übermäßiges Verlangen nach Aufmerksamkeit und Bestätigung. Die Betroffenen brauchen und suchen ständig nach Anerkennung und Lob. Auch das Äußere (Kleidung, Auftreten) ist häufig auffallend. Im zwischenmenschlichen Verhalten stellen sie sich oft mit ihren Berichten und Darstellungen eigener Erlebnisse und Emotionen in den Vordergrund und dramatisieren oder übertreiben. Dabei erscheinen sie anderen jedoch häufig oberflächlich.

Narzisstische PS. Personen mit narzisstischer PS sehen sich selbst als großartig und sind der Überzeugung, etwas Besonderes zu sein. Damit einher geht oft ein Mangel an Einfühlungsvermögen für die Interessen und Motive anderer. Betroffene können sehr schlecht mit Kritik umgehen. Sie haben eine ausgeprägte Anspruchshaltung etwa in dem Sinne, dass sie es als besondere Person verdienen, in besonderer Weise beachtet und behandelt zu werden. Die narzisstische PS hat besonders starke ich-syntone Anteile.

Hauptgruppe C (ängstlich)

Ängstlich vermeidende (selbstunsichere) Persönlichkeitsstörung. Hauptmerkmal ist eine große Selbstunsicherheit, die zur Vermeidung vieler sozialer Situationen oder zu Vermeidungsverhalten in sozialen Situationen führt. Betroffene Personen halten sich für sozial ungeschickt, unattraktiv und dumm. Auch in nahen persönlichen Beziehungen verhalten sie sich meist gehemmt und sehr zurückhaltend. Die selbstunsichere PS kann als besonders schwere Form der sozialen Angststörung betrachtet werden.

Dependente PS. Charakteristisches Merkmal ist die Unfähigkeit, eigenständig, d.h. ohne Nachfragen und Rückversicherung durch nahe Bezugspersonen, Entscheidungen zu treffen. Die Personen verhalten sich oft unterwürfig. Sie richten sich auch bei Alltäglichkeiten nach anderen und scheuen Konflikte und Auseinandersetzungen. Auch bestehen oft große Ängste, Bezugspersonen zu verlieren, und für die Betroffenen ist es unvorstellbar, allein zu leben.

Zwanghafte PS. Ein Muster an Rigidität und Perfektionismus ist das Kern-Charakteristikum für Personen mit zwanghafter PS. Es werden hohe Ansprüche an die eigene Leistung gestellt, und eine übertriebene Gewissenhaftigkeit sowie die Unfähigkeit, Aufgaben an andere zu delegieren, kann beobachtet werden. Die Personen beschäftigen sich häufig mit dem Erstellen akribischer Listen, sie verlieren sich in Details, so dass Aufgaben häufig nicht fertig gestellt werden. Auch hinsichtlich moralischer Werte haben diese Personen strenge und rigide Anschauungen.

Im DSM 5 ist auch die Diagnose einer **nicht näher bezeichneten Persönlichkeitsstörung** beschrieben. Diese Kategorie ist vorgesehen, wenn die allgemeinen Kriterien für eine PS erfüllt sind und Persönlichkeitsmerkmale verschiedener PS vorliegen, die Kriterien einer spezifischen Persönlichkeitsstörung jedoch nicht erfüllt sind. Oder die allgemeinen Kriterien sind erfüllt, die in Frage kommende Form ist jedoch nicht in der DSM-5 Klassifikation enthalten (z.B. passiv-aggressive PS; vgl. DSM-5, S. 884).

2.2 Epidemiologie

Epidemiologische Studien zur Auftretenshäufigkeit von Persönlichkeitsstörungen in der Allgemeinbevölkerung weisen zusammenfassend auf Prävalenzraten in der Größenordnung zwischen fünf und 13 Prozent hin (Torgersen, 2009). Torgersen kommt in dieser Übersichtsarbeit zu dem Schluss, dass von einer Punktprävalenzrate von etwa 10 % von allen Persönlichkeitsstörungen auszugehen ist. Dabei ist zu beachten, dass fast alle vorliegenden Studien aus dem US-Amerikanischen Bereich stammen und häufig in Großstädten erhoben wurden. Häufiger wurden in den Untersuchungen auch die so genannten G-Kriterien (siehe 2.4) nicht beachtet, sodass die Prävalenz von Persönlichkeitsstörungen in der Allgemeinbevölkerung eher überschätzt sein dürfte.
In klinischen Stichproben ist erwartungsgemäß sehr viel häufiger als in der Allgemeinbevölkerung mit dem Auftreten von (meist ko-prävalenten) Persönlichkeitsstörungen zu rechnen. Zusammenfassend weisen hier die Studien auf Prävalenzraten zwischen 15 % und 60 % hin. Dabei finden sich Persönlichkeitsstörungen als Ko-Diagnose häufiger bei lang andauernden psychischen Störungen im Bereich der affektiven Störungen, der Angststörungen und Essstörungen; weniger häufig bei Personen mit somatoformen Störungen. In klinischen Stichproben finden sich am häufigsten Persönlichkeitsstörungen des ängstlichen Clusters, insbesondere die ängstlich-vermeidende PS (vgl. Fydrich et al., 1996; Weinbrecht et al., 2016).
Persönlichkeitsstörungen treten bei Frauen und Männern etwa gleich häufig auf; jedoch bestehen Unterschiede bei den einzelnen Persönlichkeitsstörungen. Histrionische und die Borderline-Persönlichkeitsstörung werden im klinischen Kontext deutlich mehr bei Frauen festgestellt, während antisoziale und narzisstische Persönlichkeitsstörungen öfter bei Männern diagnostiziert werden (vgl. zusammenfassend Fiedler und Herpertz, 2016).

2.3 Beginn und Verlauf

Für alle Persönlichkeitsstörungen gilt per Definitionen, dass sie schon in der Adoleszenz oder im frühen Erwachsenenalter beginnen und es sich damit um lang andauernde Verhaltens- und Erlebensweisen handelt. Das bedeutet, dass von einem chronischen Verlauf über viele Jahre hinweg ausgegangen werden muss. Bei einigen Persönlichkeitsstörungen kann festgestellt werden, dass die typischen Probleme und Charakteristiken mit zunehmendem Alter eher abnehmen. So wird beispielsweise bei der Borderline-Persönlichkeitsstörung (BPS) die Intensität der emotionalen Schwankungen und der Grad der Impulsivität mit dem Alter geringer. Dieses Muster zeigte sich auch in einer großen Studie zum Verlauf von Persönlichkeitsstörungen (Gunderson et al., 2011). Über 10 Jahre hinweg zeigten sich hohe Remissionsraten bei Patienten mit einer BPS, die zu Beginn der Studie Behandlung suchten, bei gleichzeitig bestehenden hohen funktionalen Einschränkungen im Berufs- und Sozialleben. Diese Ergebnisse weisen auch darauf hin, dass Persönlichkeitsstörungen inzwischen besser behandelt werden können (vgl. auch DGPPN, 2009).

2.4 Diagnostik und Differenzialdiagnostik

2.4.1 Kategoriale Diagnostik von Persönlichkeitsstörungen

Bei der klassifikatorisch-kategorialen Diagnostik von Persönlichkeitsstörungen (Diagnosestellung) wird oft übersehen, dass nicht nur eine gewisse Anzahl der jeweiligen Merkmale für eine Störung erfüllt sein muss, sondern dass auch eine Reihe wichtiger Grundkriterien (G-Kriterien nach ICD-10) zu prüfen ist. Eine Persönlichkeitsstörung kann danach nur diagnostiziert werden, wenn

1. mindestens zwei der folgenden Bereiche betroffen sind: Kognition (Wahrnehmung, Einstellungen, Interpretationen), Affektivität, Impulskontrolle und Bedürfnisbefriedigung: Beziehungsgestaltung (G1),
2. das Verhalten in einem breiten Spektrum sozialer und persönlicher Situationen zum Ausdruck kommt und dabei unflexibel, unangepasst und unzweckmäßig ist (G2),
3. das entsprechende Verhalten zu persönlichem Leidensdruck und/oder zu nachteiligem Einfluss auf die soziale Umwelt führt (G3),
4. die Abweichung stabil und von langer Dauer ist und seit später Kindheit oder Adoleszenz besteht (G4),
5. die Merkmale nicht die Folge einer anderen psychischen Störung oder durch deren Vorliegen erklärbar sind (G5) und zudem
6. die Merkmale nicht Folge einer organischen Erkrankung sind (G6).

Die Diagnostik von Persönlichkeitsstörungen sollte nicht allein auf der Basis eines klinisch-diagnostischen Interviews gefällt werden. Es sollten vielmehr mehrere Informationsquellen berücksichtigt werden wie Verhaltensbeobachtungen, Selbsteinschätzungen der Betroffenen sowie Berichte von Angehörigen oder Bekannten und Akteninformationen.

Tabelle 1: Persönlichkeitsstörungen nach ICD-10 und DSM-IV

ICD-10 Kodierung	*ICD-10*	*DSM-5*
F60.0	paranoide PS	paranoide PS
F60.1	schizoide PS	schizoide PS
F60.2	dissoziale PS	antisoziale PS
F60.3	emotional instabile PS	Borderline PS
F60.30	- impulsiver Typ	(intermittierende explosible Störung – nicht PS)
F60.31	- Borderline-Typ	Borderline-PS
F60.4	histrionische PS	histrionische PS
F60.5	anankastische (zwanghafte) PS	zwanghafte PS
F60.6	ängstliche (vermeidende) PS	vermeidend-selbstunsichere PS
F60.7	abhängige PS	dependente PS
F60.8	sonstige spezifische PS	
F60.80	- narzisstische PS	narzisstische PS
F60.81	- passiv-aggressive PS	nicht näher bezeichnete PS[1]
F60.9	nicht näher bezeichnete PS	nicht näher bezeichnete PS
	schizotype Störung[2]	schizotype PS

Anmerkung: [1] im DSM im Anhang vorgeschlagen;
[2] in der ICD-10 unter F21 kodiert.

Zwischen den Klassifikationssystemen ICD-10 und DSM-5 gibt es einige Unterschiede in der diagnostischen Einordnung und Beschreibung von Persönlichkeitsstörungen (s. Tabelle 1). So werden nach der ICD-10 acht (bzw. mit Unterkategorien 11), im DSM-5 jedoch zehn spezifiziert. In der ICD-10 werden unter F62.0 und F62.1 zusätzlich die Kategorien der Persönlichkeitsänderungen aufgeführt. Diese können entweder nach Extrembelastungen (F62.0) oder nach psychischen Erkrankungen (F62.1) auftreten. Die Persönlichkeitsänderungen unterscheiden sich von den Persönlichkeitsstörungen hinsichtlich des Beginns und des Verlaufs. Persönlichkeitsstörungen beginnen – wie oben erwähnt – in der Adoleszenz oder dem frühen Erwachsenenalter und werden nicht sekundär als Folge einer anderen psychischen Erkrankung, Verletzung des Gehirns, schwerer oder lang andauernder Belastungen oder extremer Deprivation erworben, wie es bei den Persönlichkeitsänderungen der Fall ist.

Bei der Erstellung des DSM-5 waren die Persönlichkeitsstörungen eine der am meisten diskutierten und wissenschaftlich umstrittenen diagnostischen Kategorien. Schließlich einigte sich die Kommission darauf, die so gut wie unveränderten Kriterien des DSM IV in Teil II des neuen DSM beizubehalten. In Teil III („In Entwicklung befindliche Instrumente und Modelle") wird ein neues Modell für die Diagnostik der PS vorgestellt, in dem statt der kategorialen Diagnostik von Persönlichkeitsstörungen eine dimensionale Erfassung von Persönlichkeitszügen und die Beachtung des Persönlichkeitsfunktionsniveaus (Kriterium A) vorgeschlagen wird. Die Skala zur Erfassung des Funktionsniveaus (SEFP; DSM-5, S.1065 ff.) ermöglicht die Einschätzung der Funktionsbeeinträchtigung der Person (0 = keine Beeinträchtigung bis zu 4 = extreme Beeinträchtigung des Funktionsniveaus). Das Funktionsniveau wird hinsichtlich der Dimensionen Identität, Selbststeuerung, Empathie und Nähe eingeschätzt.
Die problematischen Persönlichkeitsmerkmale (Kriterium B) umfassen die fünf Domänen (a) negative Affektivität (versus emotionale Stabilität), (b) Verschlossenheit (versus Extraversion), (c) Antagonismus (versus Verträglichkeit), (d) Enthemmtheit (vs. Gewissenhaftigkeit) und (e) Psychotizismus (versus Adäquatheit). In diesem „Hybridmodell" mit sowohl kategorialen als auch dimensionalen Konzept werden sechs spezifische Diagnosen von Persönlichkeitsstörungen genannt: Antisoziale PS, Vermeidend-selbstunsichere PS, Borderline PS, Narzisstische PS, Zwanghafte PS und Schizotypische PS. Für diese Störungen werden neu formulierten A Kriterien (Funktionsniveau) sowie die B Kriterien (problematische Persönlichkeitsmerkmale) in Teil III des DSM-5 beschrieben (S. 1049 ff.)

Am Beispiel der vermeidend-selbstunsicheren Persönlichkeitsstörung werden diese zusammenfassend dargestellt:

A. Mittelgradige oder stärkere Beeinträchtigung im Funktionsniveau, die sich durch typische Schwierigkeiten in mindestens 2 der folgenden Bereiche niederschlägt:

1. **Identität**: geringes Selbstwertgefühl, verbunden mit der Selbsteinschätzung, sozial unbeholfen, persönlich unattraktiv oder unterlegen zu sein, ausgeprägte Gefühle von Scham.
2. **Selbststeuerung**: unrealistische Erwartungen an sich selbst, Abneigung eigene Ziele zu verfolgen, persönliche Risiken auf sich zu nehmen, neue Unternehmungen in Angriff zu nehmen, wenn diese zwischenmenschliche Kontakte mit sich bringen.
3. **Empathie**: starke Beschäftigung mit und Empfindlichkeit gegenüber Kritik und Abweisung, verzerrte Annahme von anderen negativ gesehen zu werden.
4. **Nähe**: Abneigung sich mit Menschen einzulassen, sofern man sich nicht sicher ist, gemocht zu werden, eingeschränkter Austausch in nahen Beziehungen aus Angst beschämt oder lächerlich gemacht zu werden.

B. Vorliegen von mindestens 3 Persönlichkeitsmerkmalen, eins davon ist (1) Ängstlichkeit:

1. Ängstlichkeit
2. Sozialer Rückzug
3. Anhedonie
4. Vermeidung von Nähe

Verfahren zur kategorialen Diagnostik von Persönlichkeitsstörungen

Beim klinischen Verdacht auf eine Persönlichkeitsstörung sollte ein halbstrukturiertes klinisches Interview wie das International Personality Disorder Examination (IPDE; Mombour et al., 1996) oder das Strukturierte Klinische Interview zur Diagnostik von Persönlichkeitsstörungen (SKID-II, Fydrich et al., 1997) durchgeführt werden.
Das Strukturierte Klinische Interview für DSM-Persönlichkeitsstörungen (SKID-II; erstellt auf der Basis des DSM-IV) ist ein Verfahren zur Diagnostik der auf Achse II sowie im Anhang des DSM IV aufgeführten Persönlichkeitsstörungen. Es ist ein zweistufiges Verfahren, bestehend aus einem Fragebogen, dessen Items die Kriterien des DSM repräsentieren und dem nachfolgenden Interview. Zunächst wird der Fragebogen als Screening-Verfahren von den Probanden bearbeitet. Im nachfolgend durchgeführten Interview werden zur klinischen Überprüfung

lediglich diejenigen Kriterien überprüft werden, für die im Fragebogen eine „ja"-Antwort angekreuzt wurde. Durch dieses zweistufige Verfahren wird eine vergleichsweise geringe Durchführungszeit erreicht. Liegen keine „ja"-Antworten vor oder in zu geringer Anzahl, damit die Kriterien für eine Persönlichkeitsstörung erfüllt werden können, so ist das anschließende Interview nicht notwendig. Es kann auch komplett ohne den vorherigen Einsatz des Fragebogens durchgeführt werden. Dieses Vorgehen hat den Vorteil, dass ein umfassendes diagnostisches Bild über die Persönlichkeitsmerkmale bzw. -störungen gewonnen wird. In jedem Fall sollte das SKID-II immer nach der Diagnose der klinischen Symptomstörungen erfolgen, da es zur Voraussetzung der Diagnostik von Persönlichkeitsstörungen gehört, über derzeit vorliegende Symptomstörungen informiert zu sein. Beispielsweise kann eine depressive Störung den Selbstbericht der betreffenden Person über ihre Persönlichkeitseigenschaften deutlich beeinflussen. Je nach untersuchter Klientel und der Anzahl der „ja"-Antworten dauert das SKID-II-Interview zwischen wenigen Minuten und etwa ein bis 1,5 Stunden.

Die SKID Fragebogen-Items sind sehr allgemein formuliert, sodass damit eine hohe Zustimmungsrate erreicht wird (hohe Sensitivität). Daher kann der SKID-II-Fragebogen allein nicht zur kategorialen Diagnostik von Persönlichkeitsstörungen eingesetzt werden. Zur zuverlässigen Diagnostik müssen die klinische Bedeutsamkeit der einzelnen Items mit „ja"-Antworten zu den entsprechenden Fragen des Interviews und die jeweiligen diagnostischen Kriterien überprüft werden. Fragebogen und Interview sind nur nach gründlicher Einarbeitung und einem Training einzusetzen.

Die deutsche Version des International Personality Disorder Examination (IPDE; Mombour et al., 1996) ist – wie das SKID-II ein halb strukturiertes Interview. Auch hier gibt es die Möglichkeit, zunächst einen Screening-Fragebogen vorzugeben. Im Unterschied zum SKID gruppieren sich die Fragen im Interview nicht um die einzelnen Diagnosen, sondern um die Themenbereiche Arbeit, Selbst, interpersonelle Beziehungen, Affekte, Realitätsprüfung und Impulskontrolle. Auch für dieses Verfahren gilt, dass es im Rahmen eines Trainings erlernt werden muss. Die Dauer der Durchführung variiert zwischen einer und drei Stunden.

Auch die Internationalen Diagnose-Checklisten für DSM-IV/ICD-10-Persönlichkeitsstörungen (IDCL-P; Bronisch et al., 1995) können für die kategoriale Diagnostik eingesetzt werden. In der IDCL werden alle für die Diagnosestellung relevanten Kriterien aufgeführt. Dem Untersuchenden bleibt es überlassen, in welcher Weise er die nötigen Informationen erhebt. Die Durchführungszeit ist in der Regel geringer als beim SKID oder IPDE. Es werden jedoch nur die Diagnosen geprüft, für die schon auf der Basis von Vorinformationen ein Verdacht besteht (konfirmatorische Diagnostik).

2.4.2 Dimensionale (merkmalsorientierte) Diagnostik von Persönlichkeitsstilen und Persönlichkeitsstörungen

Bei der merkmalsorientierten Konzeptualisierung von Persönlichkeitsstörungen geht es nicht primär um die Feststellung, ob eine Person im Sinne ihrer dominanten Erlebens- und Verhaltensweisen gestört oder nicht gestört ist und – gegebenenfalls – welche Störung jemand „hat". Im Mittelpunkt der dimensionalen Diagnostik steht vielmehr die Frage nach dem Grad der Ausprägung von Merkmalen, die bei starker Präsenz für die Betroffenen und/oder die Umwelt dysfunktional und leidbringend sein können. Das dimensionale Konzept fußt auf den Traditionen der Differenziellen und Persönlichkeitspsychologie: Merkmale, Eigenschaften, Einstellungen und Verhaltensweisen werden so diagnostiziert, dass eine Aussage über den Ausprägungsgrad getroffen werden kann. Auf der Basis dieser Überlegungen wurden einige diagnostische Verfahren entwickelt, die sich inhaltlich an den Kategorien der ICD-10 oder des DSM-5 orientieren, methodisch jedoch dem dimensionalen Ansatz folgen.

Dimensionale Persönlichkeitsfaktoren, die ergänzend zur kategorialen Diagnostik zu erheben sind, können auf der Grundlage von Selbstbeurteilungsinstrumenten reliabel und valide beschrieben werden. Zur dimensionalen Erfassung eignet sich beispielsweise der Fragebogen Assessment of DSM-IV Personality Disorders mit 94 Items (deutsch: ADP-IV Fragebogen; Doering et al., 2007: *https://www.meduniwien.ac.at/hp/psychoanalyse/forschung/diagnostik-downloads/diagnostik-von-persoenlichkeitsstoerungen/*).

Das auch in deutscher Sprache vorliegende Inventar „Dimensional Assessment of Personality Pathology-Basic Questionnaire (DAPP-BQ) ist ein international etablierter, reliabler und valider Selbstbeurteilungsfragebogen zur dimensionalen Erfassung pathologischer Persönlichkeitsausprägungen. Die Erfassung der Persönlichkeit basiert in diesem Inventar auf 290 Items, mit denen 18 Persönlichkeitsdimensionen erfasst werden (Livesley et al., 1998; Pukrop et al., 2001).

Mit dem Persönlichkeits-Stil- und Störungs-Inventar (PSSI; Kuhl & Kazén, 1997) kann die relative Ausprägung von Persönlichkeitsstilen quantifiziert werden, die als nicht-pathologische Entsprechungen der in DSM-IV und ICD-10 beschriebenen Persönlichkeitsstörungen gelten. Mit dem 140 Items umfassenden Fragebogen werden auch nicht-pathologische Entsprechungen der Persönlichkeitsstörungen berücksichtigt, d.h., es wird eine Einschätzung von Persönlichkeitsstilen oder Eigenschaften erhoben, die auch eine ressourcenorientierte Sichtweise ermöglicht. Einschränkend sei erwähnt, dass das Inventar in klinischen Gruppen oft nicht differenziert.

Für die Sektion III des DSM-5 wurde das „Personality Inventory for DSM-5" entwickelt (PID-5). Neben einer Langform mit 220 Items, die eher für den Einsatz im Forschungskontext geeignet ist, existiert eine Kurzform mit 25 Items, die gut im klinischen Alltag eingesetzt werden kann. Eine deutsche Version wurde von Zimmermann et al. (2014) erstellt. (Langform unter *http://www.hogrefe.de/fileadmin/user_upload/hogrefe_de/DSM-5_Online-Material/PID-5.pdf*, Kurzform unter *http://www.hogrefe.de/fileadmin/user-upload/hogrefe_de/Downloads/DSM-5-Online-Material/PID-5-BF.pdf*).

Die Auswertung des SKID-II (siehe oben) ermöglicht sowohl für den Screening-Fragebogen als auch für das Interview die Angaben von dimensionalen Werten für die 12 im DSM-IV aufgeführten Persönlichkeitsstörungen.

Auf der Grundlage der unten skizzierten kognitiven Theorie der Persönlichkeitsstörungen wurde von der Arbeitsgruppe um Beck für neun der im DSM aufgeführten Persönlichkeitsstörungen ein Fragebogen entwickelt, der mit insgesamt 63 Items, die nach dem kognitiven Modell spezifischen und vorherrschenden Einstellungen und Haltungen erfasst: das Beck-Inventar zu kognitiven Schemata (B-IKS; Beck et al., 1999; Fydrich, 2002). Die schizoide und die schizotype Persönlichkeitsstörung wurden dabei zu einer Skala zusammengefasst; eine Skala für die Erfassung von Merkmalen der Borderline-Persönlichkeitsstörung liegt für dieses Inventar nicht vor. Auf vergleichbarer theoretischer Grundlage wurden von Renneberg et al., (2005) der „Fragebogen zu Gedanken und Gefühlen" (FGG) entwickelt, der spezifische kognitive Grundannahmen bei Patientinnen mit Borderline-Symptomatik erfasst. Es liegt eine reliable und valide Kurzfassung des FGG (14 Items) vor, die als Screening Instrument für die BPS geeignet ist (Renneberg und Seehausen, 2010). Allen in diesem Abschnitt genannten diagnostischen Verfahren ist gemeinsam, dass sie auch nicht-pathologische Entsprechungen der Persönlichkeitsstörungen im Sinne von Persönlichkeitsstilen erfassen. Hierdurch wird eine Diagnostik umgesetzt, in der die (möglicherweise extremen) Persönlichkeitsmerkmale als Stile des Erlebens und Verhaltens verstanden werden. Entsprechend dieser Sichtweise wurden in der folgenden Tabelle den Bezeichnungen der zehn Persönlichkeitsstörungen nach ICD-10 entsprechende (positive) Attribute gegenübergestellt, die bei solchen Personen auftreten können (vgl. Fydrich, 2001a; Kuhl und Kazén, 1997; Oldham und Morris, 2010).

Tabelle 2: Mögliche Attribute für Personen mit Persönlichkeitsstilen nach DSM Kategorien

Persönlichkeitsstörung	*Persönlichkeitsstil*
paranoid	vorsichtig, wachsam
schizoid	zurückhaltend, selbstgenügsam
schizotyp	ahnungsvoll, sensibel
borderline	sprunghaft, spontan, impulsiv, kreativ
narzisstisch	ehrgeizig, besonders, selbstbewusst
histrionisch	begeisterungsfähig, extrovertiert, emotional präsent
antisozial	abenteuerlich, selbstbestimmt, fordernd
selbstunsicher	sensibel, selbstkritisch, zurückhaltend
dependent	anhänglich, loyal, treu
zwanghaft	gewissenhaft, rechtschaffend

4

! **Merke:** Persönlichkeitsstörungen können als interpersonelle Interaktionsstörungen betrachtet werden. Die entsprechenden Merkmale des Erlebens und Verhaltens betroffener Personen sind danach Versuche, die zwischenmenschlichen Anforderungen ihres Lebens zu bewältigen. Die Prävalenz von Persönlichkeitsstörungen in der Allgemeinbevölkerung kann mit etwa 5 % angenommen werden. In klinischen Populationen liegt sie zwischen 10 und 60 %. Wichtig ist die Unterscheidung von kategorialer und dimensionaler Diagnostik von Persönlichkeitsstörungen bzw. entsprechenden Persönlichkeitsmerkmalen. Verfahren zur kategorialen Diagnostik von Persönlichkeitsstörungen sind das SKID-II, die IPDE sowie die IDCL-P. Die dimensionale Diagnostik kann mit dem SKID-II-Fragebogen, über den dimensionalen Score des SKID-II oder mit den Fragebögen B-IKS oder PSSI erfasst werden.

2.5 Kognitiv-verhaltenstherapeutische Störungsmodelle

2.5.1 Motivorientiertes Indikations- und Interventionsmodell (MIIM)

Das MIIM geht in Anlehnung an die bei Beck und Mitarbeitern (1999) erarbeiteten Prinzipien der kognitiven Therapie von Personen mit Persönlichkeitsstörungen von drei Grundannahmen aus (vgl. Beck et al., 1999; Fydrich, 2001a).

1. Personen mit stark ausgeprägten Merkmalen von Persönlichkeitsstörungen haben auf der Grundlage ihrer Lebenserfahrungen kognitive Schemata entwickelt, die ihre Art und Weise, wie sie sich selbst und die Welt um sie herum erleben, prägen. Diese Schemata können in dem Sinne als dysfunktional betrachtet werden, wie sie für die Personen selbst oder für ihre Interaktionen mit anderen hinderlich oder störend sind.

2. Die kognitiven Schemata können als eine Art „Filter" (oder Grundeinstellungen) verstanden werden, durch den Menschen ihre Umwelt wahrnehmen, verstehen und auf der Grundlage dieser Wahrnehmungen und deren Interpretationen das eigene Verhalten steuern und ausrichten. Die „Filter" stehen in engem Zusammenhang mit den handlungsleitenden Kernmotiven, die ebenfalls das Erleben und Handeln der Personen beeinflussen.

3. Das Erleben zwischenmenschlicher Interaktionen und die entsprechenden Motive haben somit handlungsleitende Funktion und können das (interpersonelle) Verhalten erklären. Handeln und Verhalten werden danach durch zwei Bereiche kognitiver Schemata sowie durch damit im Zusammenhang stehende (interaktionelle) Motive bestimmt. Diese drei wesentlichen Aspekte sind:
   a) das Selbstbild (Schema)
   b) das Bild über andere Menschen (Schema)
   c) Kernmotive für (interpersonelles) Verhalten.

Die in diesen Punkten theoretisch angenommenen Zusammenhänge werden in Abbildung 1 schematisch verdeutlicht.

Kognitive Interpretationsmuster und handlungsleitende Motive spielen nicht nur bei der Gestaltung interpersoneller Beziehungen im Alltag eine bedeutsame Rolle und tragen ggf. zu Konflikten bei, sondern sie sind im Kontext der Psychotherapie natür-

Abbildung 1: Handlungsleitende Schemata, Motive und interpersonelles Verhalten

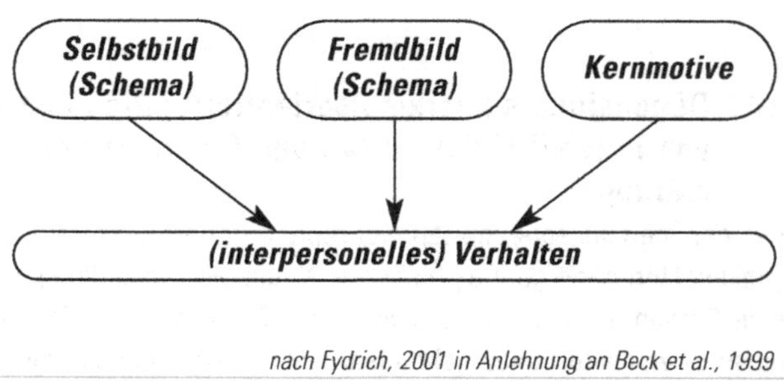

nach Fydrich, 2001 in Anlehnung an Beck et al., 1999

lich auch Hintergrund der Erwartungen der Patientinnen und Patienten. Damit bestimmen sie wesentlich auch die Therapeut-Klient-Interaktion. Für die Behandlung von Personen mit stark ausgeprägten Persönlichkeitseigenschaften ist es daher wichtig, neben Kenntnissen über die „Indexstörung" (Symptomstörung) und ihrer Behandlung (Problem, das Anlass für die Aufnahme der Behandlung ist), besonders auch Kenntnisse über die spezifischen kognitiven Muster und interaktionellen Motive zu haben, damit diese bei der Gestaltung und Planung der Therapie berücksichtigt werden können.

Das vorgeschlagene Motivorientierte Indikations- und Interventionsmodell (MIIM) erlaubt es, zentrale Motive des (interaktionellen) Verhaltens von solchen Patientinnen und Patienten zu erkennen, die ggf. Kriterien einer oder mehrerer Persönlichkeitsstörungen erfüllen.

Für die Therapieplanung ist es von besonderer Bedeutung, wie die spezifische Behandlung der Indexstörung, gegebenenfalls die Behandlung von Aspekten einer Persönlichkeitsstörung und die Gestaltung der therapeutischen Interaktion aufeinander abgestimmt werden. Das MIIM gibt auch hierzu Hilfestellungen. Wie dies konkret berücksichtigt werden kann, wird im Rahmen eines Fallbeispiels über die psychotherapeutische Behandlung eines Patienten mit einer spezifischen Phobie, der zusätzlich die Kriterien für die Diagnose einer paranoiden Persönlichkeitsstörung erfüllte, exemplarisch dargestellt (siehe Abschnitt 3.1).

Kognitive Schemata und Kernmotive für Personen mit Merkmalen von Persönlichkeitsstörungen

In Tabelle 3 werden – entsprechend des in Abbildung 1 dargestellten kognitiven Modells der Handlungsregulierung – für die im DSM aufgeführten Persönlichkeitsstörungen (inklusive der im Anhang des DSM-IV genannten negativistischen oder passiv-aggressiven PS) und depressiven PS in prototypischer Weise die zentralen Kognitionen (Selbstsicht, Sicht der anderen), die handlungsleitenden Kernmotive sowie Verhaltensweisen in Stichworten charakterisiert.

Für die **Indikationsstellung** und die Therapieplanung von Personen mit extremen (dysfunktionalen) Persönlichkeitsmerkmalen oder mit Persönlichkeitsstörungen sind zwei Aspekte von zentraler Bedeutung:

- der Anlass für die Aufnahme der Therapie und damit der Therapieauftrag
- der auf der Basis der motivorientierten kognitiven Diagnostik zu erwartende Interaktionsstil

Da die Persönlichkeitsmerkmale von Personen mit den meisten Persönlichkeitsstörungen von ihrem Charakter eher ich-synton sind, ist der Anlass für die Aufnahme einer Psychotherapie meist durch eine Störung mit Symptomcharakter gegeben (Indexstörung). Andere Gründe für die Aufnahme einer Psychotherapie können im Bereich beruflicher oder finanzieller Probleme, Partnerschaftsproblemen oder Konflikten mit dem Gesetz liegen. Auch ist es möglich, dass diesen Personen von anderen eine psychotherapeutische Behandlung nahe gelegt wurde.

Bei einigen Personen mit Persönlichkeitsstörungen kann die Motivation, eine psychotherapeutische Behandlung aufzusuchen, jedoch durch einzelne Probleme bedingt sein, die direkt zu den Bestimmungsmerkmalen der Persönlichkeitsstörung gehören. Merkmale solcher Persönlichkeitsstörungen können daher als eher ich-dyston bezeichnet werden.

Im Rahmen des Motivorientierten Indikations- und Interventionsmodells (MIIM) wird daher vorgeschlagen, in Abhängigkeit vom Grad der Ich-Syntonität bzw. Ich-Dystonität des jeweiligen Persönlichkeitsstils den Fokus der Intervention entweder

- primär auf die Indexstörung allein (bei stark ich-syntonem Charakter der Persönlichkeitsmerkmale und Motive und unter Berücksichtigung der zu erwartenden Interaktionsmuster für die Gestaltung der Therapeut-Klient-Beziehung)

oder

- auf die Symptomatik der Indexstörung und der Persönlichkeitsstörung (bei ich-dystonem Charakter der Persönlichkeitsmerkmale und Motive)

zu richten.

Tabelle 3: Schemata und Kernmotive bei unterschiedlichen Persönlichkeitsstilen (in Anlehnung an Fydrich, 2001a – in Anlehnung an Beck et al., 1999)

Persönlichkeitsstil	Selbstbild (Schemata)	Bild über andere (Schemata)	Kernmotive	Handeln – Verhalten
paranoid	- gerecht - rechtschaffen - schuldlos - verletzbar - benachteiligt	- einmischend - auf eigene Vorteile bedacht - falsch - heimtückisch	- Verletzung durch andere vermeiden - Benachteiligung und Ausnutzung vermeiden	- Wachsamkeit - Misstrauen - Nähe vermeiden - andere beschuldigen - „Gegenangriffe" - nachtragend sein
schizoid	- selbständig - selbstgenügsam - unabhängig - rational - Einzelgänger	- aufdringlich - distanzlos - zu emotional	- in Ruhe gelassen werden - ungestört sein - für sich sein	- Abstand halten, Kontakte meiden - sich zurückziehen - isoliert leben - sich selbst beschäftigen
schizotypisch	- ahnungsvoll - tiefgründig - sensibel - empfindsam - gutherzig	- leichtfertig - oberflächlich - unecht, falsch - ahnungslos	- Verletzungen vermeiden - gegen die (gefährliche) Welt gewappnet sein - tieferen Sinn oder Wahrhaftigkeit suchen	- Vorsicht - Argwohn - Distanz halten - eigentümliches Verhalten

Fortsetzung Tabelle 3: Schemata und Kernmotive bei unterschiedlichen Persönlichkeitsstilen (in Anlehnung an Fydrich, 2001a – in Anlehnung an Beck et al., 1999

Persönlichkeitsstil	***Selbstbild (Schemata)***	***Bild über andere (Schemata)***	***Kernmotive***	***Handeln – Verhalten***
dissozial	- stark - berechtigt - besonders - autonom - über dem Gesetz stehend - unverletzlich - abenteuerlich	- verletzbar - schwach - „Abschaum" - „Dummköpfe" - rechtlos - ausnutzbar	- Suche nach positiven Gefühlen! - Hol dir, was du kriegen kannst! - Sichere dein Überleben	- fordern - Risiken eingehen - betrügen - manipulieren
Borderline	- wechselhaft - autonom u. dennoch abhängig - spontan - verletzlich - kompliziert - wertlos - nicht liebenswert	- unzuverlässig - kümmern sich nicht genug - ausnutzend - auf eigene Vorteile bedacht - verletzend, aber auch stützend - absolut notwendig - lebensrettend	- Leere vermeiden - emotionalen Schmerz vermeiden - absolute Anerkennung und unbedingte Akzeptanz suchen	- Hilfe suchen - Ansprüche stellen - Nähe suchen - Nähe vermeiden/sich verschließen - Abstand halten - Impulsivität (z.B. Selbstverletzungen, Suizidversuche, Wutausbrüche)
histrionisch	- schillernd - besonders - bezaubernd - eindrücklich - unsicher	- verführbar - zu beeindrucken - Bewunderer - potenziell bestätigend - Sicherheit gebend	- Bestätigung und Aufmerksamkeit suchen - Besonderheit zeigen und spontan ausdrücken - im Mittelpunkt sein - eigene Werte zeigen	- theatralisch auftreten - im Vordergrund sein - charmant - Emotionen deutlich zeigen - nicht im „Schatten" stehen
narzisstisch	- außergewöhnlich - einzigartig - selbstbewusst - evtl. auch selbstunsicher - (sonder-)berechtigt - überlegen - benachteiligt	- minderwertig - Diener - Bewunderer - potentiell gefährlich für den eigenen Status	- Hol dir die berechtigte Bewunderung und die besondere Behandlung, die du verdienst! - keinesfalls Schwäche zeigen	- prahlen - konkurrieren - manipulieren - intrigieren - andere ausnutzen - sich in den Mittelpunkt stellen
selbstunsicher	- verletzbar - selbstkritisch - sozial ungeschickt - minderwertig - unfähig	- kritisch - demütigend - überlegen - kompetent	- eigene Unfähigkeit und Schwäche verstecken - dazu gehören wollen, dabei sein	- Zurückhaltung - Vermeidung sozialer Interaktionen - Schweigen - Selbstkritik
dependent	- anhänglich - loyal - treu - schwach - unsicher bei Entscheidungen - allein, hilflos	- stark - fürsorglich - helfend - wissend - kompetent	- unbedingt andere verfügbar haben - Fehler vermeiden	- andere fest binden - mit Lob überschütten - sich unterordnen - sich aufopfern - dankbar sein - ständig nachfragen
zwanghaft	- verantwortungsbewusst - genau - pflichtbewusst - sorgfältig - kompetent	- nachlässig - unfähig - zügellos - machen Fehler	- Kontrolle behalten - alles sollte perfekt sein - absolute Verlässlichkeit	- Regeln genau beachten - kontrollieren - bewerten - (andere) kritisieren, strafen - hohe Ansprüche stellen (an sich selbst und andere)

Wichtig ist dabei die Unterscheidung zwischen dem Anlass für die Aufnahme der Psychotherapie (zentrale Therapiemotivation) und den im MIIM als zentral erachteten interpersonellen Kernmotiven. Die Therapiemotivation wird in erster Linie von den ich-dystonen Anteilen der Indexstörung oder – falls vorhanden – den ich-dystonen Anteilen der Persönlichkeitsstörung bestimmt. Die Kernmotive für interpersonelles Handeln hingegen sind als solche ich-synton und haben im psychotherapeutischen Prozess eine besondere Relevanz für die Erwartungen an die Therapeut-Klient-Interaktionen und die Gestaltung der therapeutischen Arbeitsbeziehung.

Das Konzept der Motivorientierung und der komplementären Beziehungsgestaltung

Ähnliche Konzepte finden sich bei den Autoren der Berner Arbeitsgruppe (v.a. Caspar und Grawe) im Zusammenhang mit der so genannten Plananalyse (Analyse der Ziele, Motive, Pläne und Regel; z. B. Caspar, 1996; Grawe, 1992) sowie bei Sachse im Kontext der Ausführungen zur klärungsorientierten Psychotherapie (z.B. Sachse, Sachse und Fasbender, 2011). Zentrale Vorschläge zur therapeutischen Beziehungsgestaltung gehen dabei ganz allgemein (also auch bei der Behandlung von Patientinnen und Patienten ohne Persönlichkeitsstörungen) davon aus, dass es zentrale Motive in der Interaktion mit anderen (und damit auch dem Behandler) gibt. Sachse listet in diesem Zusammenhang die sechs Motive Anerkennung, Wichtigkeit, Verlässlichkeit, Solidarität, Autonomie und Grenzen/Territorialität. Sowohl bei Sachse als auch bei Caspar und Grawe wird betont, dass interaktionelle Motive bei Individuen unterschiedlich stark ausgeprägt sind und dass es bei der Gestaltung der therapeutischen Arbeitsbeziehung wichtig ist, diese Motive zu erkennen und in der Therapie zu „bedienen" oder auch zu „füttern". Eine komplementäre Beziehungsgestaltung bedeutet, dass die Therapeutin bzw. der Therapeut sich komplementär zur Bedürfnis- und Motivstruktur des Patienten oder der Patientin verhält, diese Bedürfnisse und Motive berücksichtigt und so weit wie therapeutisch möglich und sinnvoll validiert und befriedigt.

> **!** **Merke**: Das Motivorientierte Indikations- und Interventionsmodell für Persönlichkeitsstörungen (MIIM) geht davon aus, dass interpersonelles Handeln durch die Sicht der eigenen Person, die Sicht anderer Personen sowie durch Kernmotive interpersonellen Handelns erklärt werden kann. Die Auswahl der Behandlungsziele richtet sich primär nach der Behandlungsmotivation bzw. nach dem Behandlungsauftrag, der in der Regel durch die Symptomstörung bestimmt ist. Einzelne Merkmale von Persönlichkeitsstörungen können jedoch ebenfalls direktes Ziel für intendierte Veränderungen sein. Die (meist ich-syntonen) Motive der Personen mit Interaktionsstörungen haben eine besondere Bedeutung für die Therapeut-Klient-Beziehung. Von therapeutischer Seite muss dies beim Aufbau und der Gestaltung der therapeutischen Arbeitsbeziehung berücksichtigt werden. Das entsprechende therapeutische Vorgehen wird auch als „komplementäre Beziehungsgestaltung" bezeichnet.

2.5.2 Das biosoziale Modell der Borderline-Persönlichkeitsstörung

Innerhalb des biosozialen Störungsmodells der Borderline-Persönlichkeitsstörung (Lieb et al., 2004; Linehan, 1996a) wird angenommen, dass die typischen Verhaltensmuster von Patientinnen und Patienten mit BPS im Wesentlichen als Störung der Regulierung starker Emotionen betrachtet werden können. Die Verhaltens- und Erlebensweisen sind entweder ein Versuch, intensive Gefühle zu regulieren, oder sie sind Folge einer emotionalen Dysregulation. Emotionale Fehlregulationen werden als Folge vielfältiger emotionaler Verletzungen in Kombination mit ausgeprägten Schwierigkeiten der Modulation emotionaler Reaktionen beschrieben. Dabei erschweren drei Komponenten der emotionalen Vulnerabilität und damit zusammenhängenden Verhaltensweisen die Emotionsregulation:

- eine hohe Sensitivität und Sensibilität für emotionale Reize,
- sehr intensive emotionale Reaktionen,
- ein nur langsamer Rückgang der emotionalen Reaktion zu einem Basisniveau.

Linehan führt die Komplikationen im Erleben von Emotionen und Schwierigkeiten im Umgang mit ihnen einerseits auf biologische Prädispositionen und andererseits auf spezifische Lernerfahrungen in einer dysfunktionalen Lernumgebung zurück. Eine Reihe von Studien gibt Hinweise auf biologische Auffälligkeiten bei Personen mit BPS. In erster Linie wurden bisher Abnormalitäten des serotonergen Systems, des EEG, des Schlafes und des noradrenergen Systems untersucht. Es wird davon ausgegangen, dass einerseits biologische Faktoren die Grundlage für ein leicht erregbares Temperament liefern, zusätzlich können aber auch schwere Traumata, Misshandlungen und emotionale Vernachlässigung zu dauerhaften neurochemischen und auch strukturellen Veränderungen führen (Koenigsberg und Siever, 2011; Lieb et al., 2004). Genetische Faktoren, im Sinne veränderter Genabschnitte, sind nach bisherigen Befunden dagegen für die Ätiologie der Borderline-Störung selbst nicht eindeutig nachgewiesen. Hinweise auf eine genetische Komponente für Impulsivität und Aggression liegen jedoch vor (Koenigsberg und Siever, 2011).

Bei der Ätiologie der BPS sind aus psychologischer Sicht vor allem Merkmale der familiären Umgebung relevant. Hierzu gehören frühe Trennungen und Verluste, physischer und sexueller Missbrauch, Vernachlässigung und gestörtes Verhalten der primären Bezugspersonen, psychische Störungen der Angehörigen sowie insgesamt ungünstige Erziehungs- und Sozialisationsbedingungen. Eine besondere ätiologische Bedeutung hat das Vorkommen von physischem, v.a. aber sexuellem Missbrauch in Kindheit und Adoleszenz. Von stationär aufgenommenen Borderline-Patientinnen berichten zwischen 40% und 80% über Missbrauchserfahrungen, während in klinischen Gruppen mit anderen psychischen Störungen ohne Borderline-Diagnose nur etwa 20% bis 35% der Patientinnen von solchen Erfahrungen betroffen sind. Interpersonelle Traumata können als ein entscheidender Faktor für die Entstehung einer BPS angesehen werden, der auch mit dem Schweregrad der späteren Borderline-Symptomatik assoziiert zu sein scheint.

Neben Traumatisierungen wird ein ungünstiger Erziehungsstil der Eltern oder Erziehungsberechtigten als weiterer Risikofaktor genannt (v.a. so genannte invalidierende Umfelder, s.u.). Hierbei kann eine ungünstige Wechselwirkung mit Aspekten des Temperaments (z.B. leichte Erregbarkeit eines Kindes) eine wesentliche Rolle spielen: Falls Eltern selbst Schwierigkeiten haben, klare Grenzen zu setzen und sich interaktiv inkonsistent verhalten und diese Verhaltensweisen mit den emotional heftigen Reaktionen des Kindes zusammentreffen, kann ein schwer kontrollierbares „Hochschaukeln" emotionaler Prozesse eine Folge davon sein. Unter Umständen führt dies dazu, dass Kinder oder Heranwachsende in möglichst dramatischer Form auf sich aufmerksam machen, um Zuneigung und Nähe zu erhalten. Dieses Verhalten kann im Sinne einer momentan notwendigen Bewältigungsstrategie verstanden werden (Renneberg, 2001).

Linehan beschreibt die für die Entwicklung der Borderline-Störung charakteristische soziale Umgebung als „invalidierendes Umfeld". Gemeint ist damit, dass Bezugspersonen häufig unberechenbar, unangemessen und in extremer sowie wechselnder und nicht konsistenter Art und Weise auf den Ausdruck persönlicher Erfahrungen reagieren. Die persönlichen Erfahrungen des Kindes werden dabei also nicht „validiert", d.h. als Erfahrungen „verstanden" und als solche akzeptiert, sondern im Gegenteil oft bestraft oder trivialisiert. Konsequenzen dieser Erfahrungen sind, dass das Kind nicht lernt, emotionale Erregung zu benennen und angemessen selbst zu regulieren, Stress zu tolerieren und den eigenen Reaktionen und deren Interpretationen zu trauen.

Als Beispiel für kulturelle Faktoren, die die Entstehung einer Borderline-Symptomatik begünstigen, können Modelle gleichaltriger Kinder oder Heranwachsender gesehen werden. Hierbei können beispielsweise Fernsehsendungen oder Filme eine wichtige Rolle spielen, insbesondere wenn dort in hoher Dichte emotional aufwühlende Ereignisse und dramatische Verhaltensweisen (z.B. Selbstverletzungen) gezeigt werden. Auch das Verhalten von Freunden und Freundinnen in Peergroups kann eine wichtige Modellfunktion für ungünstige Verhaltensweisen wie Drogenkonsum, impulsives Verhalten und Art und Ausdruck von Emotionen haben. Die zuletzt genannten Faktoren tragen möglicherweise nicht direkt zur Entstehung der BPS bei, sie können jedoch bestehende ungünstige Denk- und Verhaltensmuster verstärken und damit das Risiko für die Entwicklung der Störung erhöhen.

4

> **!** **Merke:** Das biosoziale Störungsmodell der BPS geht bei der Ätiologie der Störung einerseits von biologischen Vulnerabilitätsfaktoren für physiologische Erregbarkeit aus, andererseits spielen Traumata sowie lernpsychologische Faktoren in der lebensgeschichtlichen Entwicklung eine bedeutsame Rolle. Biologische Veränderungen können jedoch auch Folge von Traumata und lang anhaltenden Belastungen sein.

3 Umsetzung in die klinische Praxis

3.1 Intervention nach dem Modell des MIIM

In Hinblick auf die psychotherapeutische Behandlung wird nach dem MIIM versucht, die dysfunktionalen Anteile des Erlebens und Verhaltens bei Personen mit Persönlichkeitsstörungen, die als ich-dyston erlebt werden, herauszuarbeiten, sodass die betreffende Person die Chance und die Möglichkeit einer Änderung sehen und für Änderungen motiviert werden kann. Die Therapieplanung und -durchführung muss dabei jedoch vor dem Hintergrund erfolgen, dass das Hauptmotiv der Behandlungsaufnahme (in der Regel die Symptomstörung) zentraler Fokus der Intervention bleibt. Dies soll anhand eines Fallbeispiels erläutert werden (vgl. Fydrich, 2001b).

Beispiel:

Herr Meister (Name geändert) kam in die Psychotherapeutische Hochschulambulanz eines Psychologischen Instituts mit einer einfach erscheinenden Brückenphobie. In den ersten Stunden wurde vornehmlich die „Indexstörung" (also die Phobie) exploriert sowie eine Anamnese der Lebensgeschichte mit dem Schwerpunkt auf dem Bereich der Ängste erhoben. Auffällig bei der Interaktion mit dem Therapeuten war ein deutliches Misstrauen vom ersten Kontakt an. Herr Meister zeigte sich sehr verschlossen, versicherte sich wiederholt, dass der Therapeut zur Verschwiegenheit verpflichtet ist und äußerte Zweifel an der Kompetenz des Therapeuten („Sie sind ja noch recht jung"). Andererseits trat er sehr fordernd auf und seine Interaktionen waren durch Impulsivität und (verbale) Aggressivität gekennzeichnet. Herr Meister hatte ein starkes Verlangen nach Sicherheit in der Therapie, ausgedrückt durch seinen Wunsch nach zielgerichteter, kurzer und kompetenter Behandlung der phobischen Störung und der wiederholt eingeforderten Versicherung der Verschwiegenheit des Therapeuten.

Der therapeutische Umgang mit diesen auffälligen interaktionellen Faktoren umfasste seitens des Therapeuten:

Spiegelung der Ängstlichkeit und des Gefühls, bedroht zu sein und hintergangen zu werden, etwa mit folgender Haltung (basierend auf schon erhobenen Informationen):

„Sie haben in Ihrem Leben sehr häufig erleben müssen, dass Sie hintergangen und von anderen ausgenutzt wurden. Daher kann ich es gut nachvollziehen, dass Sie in den verschiedensten Lebenslagen in hohem Maße vorsichtig und aufmerksam sind, um sich selbst zu schützen. Ihre Vorsicht mir und meiner Arbeit gegenüber ist – bezogen auf Ihre aktuelle Lebenssituation und auf unsere Arbeit hier in der Therapie – daher nur allzu schlüssig. Ich stehe dabei in einem gewissen Dilemma. Ich weiß zwar, dass ich solche Ängste wie Ihre stark einschränkende Angst vor Brücken schon einige Male erfolgreich behandelt habe. Es kann jedoch dennoch sein, dass Sie sich hinsichtlich meiner Verschwiegenheit aber auch meiner therapeutischen Kenntnisse und Erfahrungen bei mir nicht sicher genug fühlen. Ich kann Ihnen nur versichern, dass ich es nach bestem Wissen und Gewissen versuche; würde aber verstehen, dass Sie sich nach einem Therapeuten umsehen, bei dem Sie mehr Sicherheit finden."

Basierend auf dem Motivorientierten Indikations- und Interventionsmodell geht diese Art der Intervention und Gesprächsführung davon aus, dass es für Personen mit – wie in diesem Falle – erkennbaren paranoiden Erlebens- und Denkweisen sehr bedeutsam ist, die Kontrolle über die Interaktionen mit anderen nicht zu verlieren. Dadurch werden Befürchtungen verringert, von anderen verletzt oder benachteiligt zu werden. Dies gilt auch für die therapeutische Arbeitsbeziehung. Hieraus resultiert als notwendige und hilfreiche therapeutische Haltung, den

Patienten entsprechend umfangreich die Kontrolle anzubieten bzw. sogar zu „verschreiben".
Den Zweifeln an der Loyalität des Therapeuten sowie an seiner Kompetenz begegnete der Therapeut mit der folgenden Haltung:

„Es ist für Sie verständlicherweise sehr wichtig, dass Sie besonders aufmerksam hinsichtlich meiner Person, meiner Kompetenz und auch meiner Vertrauenswürdigkeit sind. In diesem Zusammenhang kann ich gut verstehen, dass Sie mehr Sicherheit brauchen, als ich Ihnen in dieser kurzen Zeit, in der wir uns jetzt kennen, geben kann. Die verbalen Versicherungen meinerseits können für Sie nur ein Anhaltspunkt sein. Ob ich mich tatsächlich danach richte und daran halte, können Sie erst nach einiger Zeit wissen. Das heißt, die Entwicklung von einem sicheren Gefühl für unsere Zusammenarbeit braucht einige Zeit. Ich weiß nicht, ob Sie jetzt schon zusagen können, die dafür notwendige Geduld aufzubringen. Ich schlage vor, dass wir am Ende jeder Sitzung kurz darüber sprechen, ob die Sitzung für Sie in Ordnung war und ob wir mit unserer Arbeit Ihrer Meinung nach dem Ziel, die Angst loszuwerden, näher gekommen sind. Auch können wir darüber sprechen, wie sicher Sie in der Sitzung waren, dass wir mit der Arbeit weiterkommen. Ich werde Ihnen weiterhin alle aus meiner Sicht notwendigen therapeutischen Schritte so gut es geht erläutern, und ich möchte, dass Sie mit großer Wachsamkeit darauf achten, dass wir nicht auf falsche Gleise kommen."

Der Therapeut nimmt in dieser Phase Bezug auf die Skepsis, das Misstrauen und Distanz des Patienten. Dabei werden die zentralen Motive, nämlich die Kontrolle zu behalten, möglichst wenig Persönliches zu berichten und zielgerichtet in der Therapie die Phobie anzugehen, aufgegriffen und teilweise sogar „verschrieben". Dabei ist es für jemanden, bei dem Kontrolle ein wichtiges interpersonelles Motiv darstellt, besonders bedeutsam, die Schritte in der Therapie sehr transparent zu halten und fortlaufend über die therapeutischen Schritte und deren Begründung zu informieren. Im Folgenden wird ein konkretes Beispiel für die Interventionen mit dem Patienten beschrieben:

Beispiel:
Von Herrn Meister wurde eine Einkaufssituation als typisch geschildert, in der er sich beobachtet fühlte und der Verkäufer mit einem Kunden flüsterte – dabei meinte er das Wort „Verrückter" gehört zu haben, und er bezog es auf sich selbst. Nach dem motivorientierten Ansatz könnte die therapeutische Interaktion wie folgt sein:
Therapeut: Dies war ja tatsächlich eine sehr unangenehme Situation. Einfach so nebenbei zu hören, dass man als Verrückter bezeichnet wird und dass zusätzlich sehr persönliche Dinge von Fremden im eigenen Beisein besprochen werden! Das ist eine sehr verletzende Art, mit anderen umzugehen, zumal mit einem Kunden! Haben Sie eine Idee, welches Interesse der Verkäufer und sein Kunde haben könnten, Ihnen weh zu tun und Sie so zu verletzen?
Patient: Nein, keine Ahnung. Den Verkäufer kannte ich auch nicht. Aber wie es so ist – Sie kennen das ja –, die Menschen freuen sich am Leid und an den Problemen anderer. Es ist vielleicht reine Schadenfreude und das passiert mir sehr häufig.
Therapeut: Ich glaube, es ist wichtig, dass wir uns diese Situation noch etwas genauer ansehen, denn Sie erleben solches ja wirklich recht häufig. Vielleicht gibt es eine Möglichkeit, dagegen etwas zu tun. Können Sie sich genauer erinnern, wie der Wortlaut dessen war, was die beiden über Sie gesagt haben?
Patient: Nein, den Wortlaut weiß ich nicht mehr, aber ich bin mir sicher, dass es etwas Negatives war.
Therapeut: O.K., lassen wir das für diesen Moment mal dabei. Für zukünftige Situationen scheint es mir wichtig, dass Sie Ihre Antennen weit aufspannen, um solche Verletzungen, die von anderen ausgehen, genau mitzubekommen. Wahrscheinlich haben Sie sich nach dem Besuch vorgenommen, nicht mehr diesen Laden zu betreten, ist das richtig?
Patient: Ja, sicherlich.
Therapeut: Das ist auch logisch und sinnvoll. Mit Leuten, die schlecht über einen reden, will man keine Geschäfte machen. Da diese Situation aber sehr beispielhaft dafür ist, was Sie – vor allem in letzter Zeit – oft erleben, will ich Ihnen eine therapeutische Aufgabe vorschlagen. Ich möchte, dass Sie in den nächsten Tagen erneut in das Geschäft gehen und genau aufpassen, ob und ggf. in welcher Weise so etwas noch einmal passiert. Dabei möchte ich, dass Sie besonders aufmerksam und wachsam sind, was die anderen tun oder sagen und wie sie es sagen. Am besten wäre es, wenn Sie so genau hinhören, als wären Sie ein Mikrofon mit einem Tonbandgerät. Wir haben gute Erfahrungen damit gemacht, dass sich Patientinnen und Patienten die Ergebnisse solcher Beobachtungen nach den entsprechenden Begegnungen genau notieren.

Herr Meister wurde dazu angeleitet, möglichst täglich ein Kurzprotokoll darüber zu führen, wie stark er sich von anderen beobachtet und „durchschaut" fühlte. Dabei wurde eine einfache Ratingskala mit den Ankern „überhaupt nicht beobachtet = 0" bis „sehr stark beobachtet und durchschaut = 100" eingesetzt. Diese Form der Intervention hat zwei Ziele. Zum einen wird die skeptische ggf. paranoide Haltung zunächst als gegeben akzeptiert und durch diese Form der Beobachtungsaufgabe „validiert", was bedeutet, dass die skeptische Haltung des Patienten bestätigt wird. Die Intervention ist kongruent mit dem System des Erlebens und Handelns des Patienten und mit seiner paranoiden Haltung. Die Beobachtungsaufgabe beinhaltet weiterhin, dass die vom Patienten regelmäßig, aber nicht systematisch eingesetzten (Schutz-) Handlungen nun im Rahmen der therapeutischen Beobachtungsaufgabe gezielt eingesetzt werden. Hierdurch wird erreicht, dass mit hoher Wahrscheinlichkeit eine Variation der Wahrnehmung, negativ oder gar bösartig beobachtet zu werden, dokumentiert wird. Es wird dadurch für den Patienten möglich, Kontingenzen der (paranoiden) Wahrnehmung zu erkennen – oder anders formuliert – die Abhängigkeit seiner eigenen paranoiden Wahrnehmungen und Interpretationen von situativen Bedingungen einerseits und von eigenen Stimmungen oder Befindlichkeiten andererseits festzustellen. Hierdurch ergibt sich „wie von selbst" eine Relativierung seiner für die Interaktion mit anderen ungünstigen Haltung und Handlungen.
In den folgenden Sitzungen wurde diese Aufgabe beibehalten und jeweils die Ergebnisse der Beobachtungsaufzeichnungen besprochen. Erwartungsgemäß wurde deutlich, dass der Grad, in dem sich Herr Meister von anderen beobachtet und negativ beurteilt oder hintergangen fühlte, in Abhängigkeit von eigenen

Stimmungen und in Abhängigkeit von äußeren Bedingungen deutlich variierte. Beispielsweise änderte sich sein Eindruck darüber, wie er sich von einer jüngeren Kollegin negativ und argwöhnisch beobachtet fühlte, sehr deutlich zwischen 95 (=sehr stark beobachtet und "durchschaut") an einem Tag bis zu 15 an einem anderen – und dies, ohne dass Herr Meister dies auf konkrete Verhaltensweisen der Kollegin zurückführen konnte. Die Beobachtungsaufgabe half, die „Relativität" der von ihm selbst so erlebten Feindseligkeit der Mitmenschen erlebnisnah zu demonstrieren. Interessant war, dass die Inhalte der Beobachtungsaufgabe immer weniger wichtig für ihn waren und er mehr und mehr auf „normale" bzw. alltägliche Interaktionen – auch solche mit neutralem oder gar positivem Inhalt – achten konnte. Am stärksten wurde dies deutlich, als er in einer Therapiestunde davon berichtete, dass ihn die erwähnte Kollegin beim Grüßen freundlich angelächelt hatte. Diese Beobachtung ist besonders bemerkenswert, weil Herr Meister mit seiner argwöhnischen und eher feindseligen Haltung anderen gegenüber kaum in der Lage zu sein schien, bei anderen neutrale oder gar positive Handlungen wahrnehmen zu können.

Im Zusammenhang mit der Behandlung der Brückenphobie war Herr Meister zunehmend bereit, sich zunächst auf kleinere Konfrontationsübungen einzulassen. Diese hatten einerseits zum Ziel, ihn bei vorbereitenden Übungen (hohe Außentreppe am Therapiegebäude, kleinere Bahnbrücke in der Nähe der Praxis) mit dem Vorgehen bei dieser Art der verhaltensorientierten Intervention vertraut zu machen. Aus seiner Sicht war und blieb es notwendig, die Kontrolle über den Therapieprozess zu behalten, den Therapeuten konstant in seiner „Professionalität" und seiner Ehrlichkeit zu „prüfen", um dadurch größere Sicherheit und damit auch Vertrauen in die vorgeschlagene Konfrontationsbehandlung zu gewinnen. Die weitere Therapie der Brückenphobie war sehr erfolgreich. Die Stundenfrequenz konnte nach der 25. Sitzung deutlich erniedrigt werden; die Therapie wurde mit der 30. Sitzung abgeschlossen.

Zusammenfassung der wichtigsten therapeutischen Schritte bei der Behandlung von Personen mit ausgeprägten paranoiden Haltungen und Verhaltensweisen:

Beim Aufbau der therapeutischen Arbeitsbeziehung steht – neben der Klärung des therapeutischen Auftrags, der Exploration der Indexproblematik und der Lebensgeschichte – in besonderer Weise die Motivstruktur des Patienten, seine Sichtweise und die Art, zwischenmenschliche Interaktionen zu gestalten, im Vordergrund. Hierbei ist bei Personen mit paranoiden Haltungen bedeutsam, dass das hohe Maß an Kontrollbedürfnis bei gleichzeitig hohem Maß an Vorsicht und Skepsis anderen gegenüber „gewürdigt" wird. Ebenso wie beim Kontakt zu anderen Menschen ist der Therapeut aus der Sicht einer Person mit paranoiden Schemata zunächst jemand, der möglicherweise böswillig oder zumindest in inkompetenter Weise mit ihm arbeitet. Es ist günstig, von therapeutischer Seite diese Haltung zu erwarten, und es ist dabei wichtig, entsprechende Handlungen oder Äußerungen des Patienten nicht als feindselig und auf die Person des Therapeuten gerichtet zu betrachten. Zur Professionalität des therapeutischen Handelns gehört hier, eventuelles Schweigen, Angriffe oder vage Beschreibungen, aber auch das Nichteingehen auf Themenbereiche nicht als aggressiven oder passiven „Widerstand" zu interpretieren. Hilfreich war die Sicht, dass diese Erlebens- und Verhaltensweisen eine – aus der Lebensgeschichte des Patienten verstehbare, für die betroffene Person sogar notwendige, Maßnahme betrachtet wurde, die aus der Sicht des Patienten eine interpersonelle „Copingstrategie" darstellt. Diese hat ihm bisher – aus seiner Sicht – hinreichend Schutz vor Benachteiligung und Verletzung geboten.

> **!** **Merke:** Bei der Therapieplanung für die Behandlung von Personen mit Persönlichkeitsstörungen gilt besonders:
> (1) Der Fokus der Behandlung liegt beim primären Auftrag der Patienten, der sich in der Regel auf die (ich-dystone) Indexstörung bezieht.
> (2) Interaktionelle Motive – sowohl bezüglich der Therapeut-Klient-Beziehung als auch hinsichtlich des interpersonellen Verhaltens – müssen berücksichtigt werden.
> Die beste Chance, trotz schwieriger interpersoneller Verhaltensweisen bei Personen mit Persönlichkeitsstörungen eine arbeitsfähige therapeutische Interaktion zu ermöglichen, liegt darin, die interpersonellen Motive von Patienten als geworden und gegeben zu akzeptieren und den Fokus der Behandlung primär auf die vom Patienten vorgegebenen Zielvorgaben zu lenken.

Um eine angemessene, auf die Person und ihre Problematik bezogene Therapie planen und durchführen zu können und die dazu notwendige Arbeitsbeziehung aufzubauen, hat daher in der Ausbildung in Psychologischer Psychotherapie neben dem Erwerb von (1) Störungswissen und (2) Interventionswissen besonders auch (3) das Interaktionswissen einen sehr hohen Stellenwert.

3.2 Schematherapie

Als Weiterentwicklung der kognitiv-behavioralen Ansätze versteht sich die Schematherapie, die ursprünglich als störungsübergreifender Therapieansatz entwickelt wurde. In der Schematherapie werden dysfunktionale maladaptive Schemata (Lebensthemen) identifiziert und bearbeitet. Eine zweite Annahme ist die der unterschiedlichen Schemamodi (Eltern-, Kind- und Bewältigungsmodi). Schemamodi sind momentane Zustände, die aus Kognitionen, Emotionen und Verhaltensweisen bestehen, welche aus unbefriedigten Grundbedürfnissen entstanden sind und sich als Coping Stil entwickelten. Die Schematherapie wurde für die Persönlichkeitsstörungen weiterentwickelt und in einer großen Studie mit über 300 Patienten mit einer Diagnose des ängstlichen Clusters (Bamelis et al., 2014) hinsichtlich ihrer Wirksamkeit überprüft.

3.3 Dialektisch-behaviorale Therapie (DBT) der Borderline-Persönlichkeitsstörung

Psychodynamische und kognitiv-verhaltenstherapeutische Konzepte für die Behandlung von Personen mit Borderline-Persönlichkeitsstörung haben sich in den letzten Jahren deutlich angenähert. So wird beispielsweise auch aus psychodynamischer Sicht ein sehr strukturiertes Vorgehen vorgeschlagen, das klare Absprachen und Verträge enthält. In der Verhaltenstherapie rückt dagegen die Bedeutung der therapeutischen Beziehung

bei der Therapieplanung und -durchführung viel stärker in den Mittelpunkt. Auch wird von einer deutlich längeren Therapiedauer als bei anderen psychischen Störungen ausgegangen.
Ein sowohl im stationären als auch ambulanten Setting bekannt gewordenes Therapiekonzept für die Behandlung von Personen mit Borderline-Persönlichkeitsstörung wurde von Marsha Linehan entwickelt: Die so genannte dialektische kognitive Verhaltenstherapie (DBT, Linehan, 1996 a und b). Das Fertigkeiten- oder Skillstraining in diesem umfassenden Therapiekonzept wurde inzwischen in der deutschen Version überarbeitet und aktualisiert (Bohus und Wolf-Arehult, 2013). Der Begriff der Dialektik umfasst eine Sicht und Interpretation der Realität und der Ereignisse, in der auch deutliche Widersprüche integriert bzw. integrierbar sind („polare Integration"). Zusätzlich versteht Linehan darunter auch eine Methode des therapeutischen Dialogs und eine Interpretation der therapeutischen Beziehung. Widersprüchliche Aussagen, Erlebens- und Verhaltensweisen schließen sich keinesfalls gegenseitig aus: Beispielsweise kann die Aussage „Ich liebe und ich hasse dich" für eine Patientin deren Empfindungen und Einstellungen einer Person gegenüber absolut korrekt widerspiegeln. Dialektik als Teil einer therapeutischen Methode kann als Verstehens- und Handlungsweise begriffen werden, mit der Gegensätze integriert werden können.
In der DBT werden unterschiedliche therapeutische Settings kombiniert: Einzeltherapie, Telefonkontakte, Gruppentraining (Skillstraining) sowie Supervision der Therapeutinnen. Optimalerweise werden damit die Patientinnen und Patienten von einem Team behandelt, wobei jeweils die Einzeltherapeutin die Hauptverantwortung trägt und die Koordination der Maßnahmen übernimmt.
Bei der Ausbildung nach dem Modell der DBT wird besonderer Wert auf die Förderung der therapeutischen Grundhaltung gelegt, die – trotz der Schwere der Symptomatik und den zu erwartenden umfangreichen Komplikationen in der Therapie – von einer klaren Motivation der Patientinnen und Patienten ausgeht, sich zu ändern. Weiterhin wird betont, dass der Therapeut bzw. die Therapeutin bedingungslos Advokat bzw. Advokatin der Patientin ist und konsequent auf dessen Seite steht.
Allgemeines, aber zentrales Ziel der therapeutischen Interventionen ist ein konstruktiver und adaptiver Umgang mit therapiegefährdendem Verhalten (z.B. Non-Compliance; suizidales und anderes selbstschädigendes Verhalten), der Aufbau und die Beibehaltung einer tragfähigen therapeutischen Beziehung. Dazu wird eine Hierarchie der Therapieziele zu Grunde gelegt (DGPPN; 2009). Im Umgang mit dem Patienten oder der Patientin hat das Herstellen und Halten einer Balance zwischen Akzeptanz des aktuellen Verhaltens der Patientin einerseits bei gleichzeitigem Ziel der Veränderung von problematischen Verhaltensweisen andererseits eine große Bedeutung. Dabei ist die bedingungslose Akzeptanz der aktuellen Befindlichkeit des Patienten Voraussetzung für die Veränderung. Eine Validierung, das heißt Bestätigung der Äußerung persönlicher Erfahrungen, ist dabei eine zentrale und fortlaufende therapeutische Aufgabe. Dazu ist die Therapeutin bestrebt, die in den Aussagen der Patientinnen aus deren Sicht „gültigen" bzw. „validen" Anteile herauszufinden und diese zurückzumelden, ggf. zu korrigieren.
Das konkrete therapeutische Vorgehen im Rahmen der DBT beinhaltet verschiedene Elemente aus kognitiven Verhaltenstherapien, z.B. Verhaltensanalyse, Problemlösetraining und Exposition. Weiterhin ist die Informationsvermittlung über die Störung ein zentraler Bestandteil der Behandlung.
Ein weiteres therapeutisches Prinzip ist die Transparenz. Ein klares Regelsystem, in dem z. B. auch ein Therapievertrag enthalten ist, wird zu Beginn der Therapie mit der Patientin besprochen. Wichtig daran ist, dass therapiegefährdende oder -störende Verhaltensweisen (seitens der Patientin aber auch seitens der Therapeutin) angesprochen und klare Vereinbarungen getroffen werden.
Ein Beispiel hierfür ist die Absprache, dass Patienten keinesfalls unter Drogen- oder Alkoholeinfluss zu Sitzungen kommen können. Ein weiteres Beispiel für eine vertragliche Regelung ist, dass im Falle der Verletzung eines Alkoholabstinenzgebots eine Therapiesitzung ausfällt.

Ein Beispiel für die Formulierung einer therapeutischen Vereinbarung:

Therapeutin: Es ist wichtig, dass Sie mir sagen, wenn Sie Schwierigkeiten mit meinem Verhalten haben, ebenso wie ich Ihnen sagen werde, wenn es etwas gibt, was Sie getan oder gesagt haben, mit dem ich Schwierigkeiten habe. Das heißt, dass wir beide darauf achten, dass unsere gemeinsame Arbeit nicht gefährdet wird."

In noch größerem Maß als in anderen Therapien wird damit eine Aufforderung zur Reflexion und ggf. Kritik am therapeutischen Vorgehen gegeben. Das setzt auf therapeutischer Seite die Bereitschaft voraus, solche Kritik zu erwarten und damit konstruktiv umzugehen.
Die Ziele der DBT sollen im Einzelfall und in Absprache mit den Patientinnen und Patienten nach Dringlichkeit geordnet werden. Im Regelfall ist aber ebenso zu erwarten, dass diese immer wieder mit großer Flexibilität an den Therapieverlauf angepasst werden müssen. Da etwa 75% der Betroffenen sich selbst verletzen und suizidales Verhalten zeigen, sind die dringlichsten Therapieziele

- Reduzierung suizidaler Verhaltensweisen,
- Verminderung von therapiegefährdenden Verhaltensweisen,
- Verringerung von Verhaltensweisen, welche die Lebensqualität einschränken,
- Ersetzen fehlangepasster Verhaltensmuster durch adäquate zwischenmenschliche Verhaltensweisen, emotionale Regulation und Toleranz für Belastungen.

Telefonkontakte werden vereinbart, um den Transfer der besprochenen und erarbeiteten Fertigkeiten und Lösungsversuche auf den Alltag der Patienten zu erleichtern. Sie sind zudem möglich, um in Krisensituationen z. B. Selbstverletzungen oder parasuizidales Verhalten zu verhindern. Telefongespräche in solchen kritischen Situationen helfen, statt selbstschädigender Verhaltensweisen vorher besprochene oder eingeübte alternative Verhaltensweisen zur Krisenbewältigung einzusetzen. Während der Telefonberatungen geht es um die konkrete Umsetzung förderlicher Aktivitäten und nicht um Analyse der Ursachen einer Krise. Beispielsweise kann exzessiver Alkoholgenuss ersetzt werden durch ein Telefonat der Patientin mit einer Freundin oder durch das Hören lauter Musik oder der Besuch bei einem Bekannten.
Das Skillstraining, das im Idealfall in der Gruppe durchgeführt wird, hat zum Ziel, den dysfunktionalen Umgang mit eigenen

Gefühlen zu reduzieren und die Toleranz für Belastungen sowie die interpersonelle soziale Kompetenz zu erhöhen. Es werden Informationen vermittelt und in Rollenspielen geübt, in angemessener Weise Forderungen abzulehnen oder eigene Bedürfnisse zu äußern.

Die Module des Skillstrainings umfassen:

(1) *Innere Achtsamkeit.* Ziel ist, die Parallelität von Gedanken und Einstellungen (Verstand) und Gefühle zu prüfen und ggf. herzustellen. Diese Fertigkeiten sind die Grundlage für therapeutisch initiierte Emotionsregulation.

(2) *Zwischenmenschliche Fähigkeiten.* Durch konkrete Interaktionsanalysen, Zielformulierungen und zielorientierte Rollenspiele wird die Fähigkeit zum Führen von befriedigenden Beziehungen zu anderen und zur Reduzierung und Lösung von interpersonellen Konflikten gefördert.

(3) *Bewusster Umgang mit Gefühlen.* Bewusster Umgang mit Gefühlen. Allgemein werden die Funktion und die Sinnhaftigkeit von Emotionen besprochen und diskutiert. Es werden Fähigkeiten vermittelt, die individuell zur Regulation von Stimmungsschwankungen geeignet sind. Dabei wird in ersten Schritten geübt, Gefühle zu beschreiben und die dazugehörenden auslösenden Situationen zu identifizieren. Besondere Beachtung gilt den Gefühlen Liebe, Freude, Ärger, Wut, Schuld, Traurigkeit, Angst und Scham. Im Trainingsmanual finden sich detailliert ausgearbeitete Arbeits- und Informationsblätter zum Kennenlernen von und zum bewussten Umgang mit Gefühlen.

(4) *Erhöhung der Stresstoleranz.* Erhöhung der Stresstoleranz. Ziel dieses Moduls ist das Kennenlernen und die Antizipation von (meist interpersonellen) Belastungssituationen und den dazugehörenden individuellen Stressreaktionen. Durch unterschiedliche Übungen werden kognitive und verhaltensbezogene Aspekte erarbeitet, die die Belastungsreaktion abpuffern oder die Stress- und Frustrationstoleranz erhöhen.

Das dialektisch-verhaltenstherapeutische Vorgehen wird bei Bedarf durch sozialtherapeutische Unterstützung (beispielsweise bei der Arbeitssuche) ergänzt. Ebenso kann eine psychopharmakologische Behandlung indiziert sein (vgl. Bohus, 2002; DGPPN, 2009).

4

Empirische Überprüfung

Ergebnisse kontrollierter Untersuchungen belegen die Wirksamkeit der dialektischen Verhaltenstherapie. Eine Metanalyse kommt zu dem Schluss, dass für die DBT als psychotherapeutische Methode die meisten Studien zur Wirksamkeit vorliegen (Stoffers et al., 2012). Im Vergleich zu Kontrollgruppen, die eine herkömmliche Behandlung erhielten, zeigten die Patientinnen in der dialektischen Verhaltenstherapie nach einem Jahr deutlich weniger selbstverletzendes Verhalten und weniger Therapieabbrüche, sie benötigten weniger stationäre Aufenthalte und waren insgesamt besser sozial integriert. Weiterhin berichteten die Patientinnen der dialektischen Verhaltenstherapie im Vergleich zur Kontrollgruppe ein geringeres Maß an Ärger. Auch in Deutschland gibt es eine Reihe empirischer Nachweise über die Wirksamkeit der DBT (z.B. Stiglmayr et al., 2014).

Zusätzlich gibt es auch Belege für die Wirksamkeit schematherapeutischer Ansätze in der Behandlung der BPS (Giesen-Bloo et al., 2006) und kompakter Gruppenprogramme wie STEPPS (Stoffers et al., 2012).

> **!** **Merke:** Wesentliche Bedingungen und Prinzipien für kognitiv-verhaltenstherapeutische Interventionen bei Personen mit Persönlichkeitsstörungen sind:
> - besondere Bedeutung der therapeutischen Arbeitsbeziehung/interaktionelle Motive
> - Situations- und Verhaltensbezogenheit der Interventionen
> - Identifikation dysfunktionaler Gedanken und Verhaltensweisen
> - funktionale Bedingungsanalyse der persönlichkeitsspezifischen (dysfunktionalen) Erlebens- und Verhaltensweisen ist möglich und notwendig
> - Durchführung von Verhaltensexperimenten und therapeutischen Aufgaben, z.B. Beobachtung der eigenen Verhaltensweisen und Reaktionen; Beobachtung der Verhaltensweisen und Reaktionen von anderen
> - Manipulation des Aufmerksamkeitsfokus
> - Experimentieren mit alternativen Kognitionen
> - Therapieziele gemeinsam herausarbeiten, formulieren und in (möglichst schriftlichen) Therapieverträgen festhalten
> - Therapieverträge konsequent einhalten, aber dennoch Therapieziele im gegenseitigen Einvernehmen flexibel anpassen
> - aversive Affekte bei bestimmten therapeutischen Aufgaben antizipieren, ansprechen und „normalisieren" (entpathologisieren)
> - erhöhte Toleranz gegenüber eigenen aversiven Affekten erreichen und erhalten
> - kleine Schritte
> - Geduld bezüglich Dauer und Fortschritt in der Therapie
> - Toleranz und Flexibilität bzgl. Möglichkeiten und Therapiezielen
> - Probleme mit Compliance erwarten
> - auf Seiten der Therapeuten und Therapeutinnen: eigene emotionale Reaktionen wahrnehmen und Verwundbarkeiten kennen; eigene Ressourcen nutzen, z.B. Supervision oder Intervision

4 Frequently Asked Questions (FAQ)

1. *Wie erkenne ich, dass jemand eine Persönlichkeitsstörung hat?*

→ Hinweise im interaktionellen Verhalten beachten (Bsp. Misstrauen von Herrn Meister; Probleme mit Compliance, auffällige Verhaltensweisen, die die Interaktion schwierig machen); ggf. Selbsteinschätzungsinventare zum Screening einsetzen, diagnostische Abklärung mittels geeigneter Verfahren (SKID, ICDL Checklisten), Beachtung der G-Kriterien ist unbedingt notwendig.

2. *Kann jemand mit einer Symptomstörung (z.B. einer Angststörung), der zusätzlich eine Persönlichkeitsstörung hat, von der symptomorientierten Therapie profitieren?*

→ Befunde zeigen, dass sowohl im ambulanten als auch im stationären Setting klare Erfolge bei der psychotherapeutischen Behandlung von Personen mit (zusätzlicher) Persönlichkeitsstörung erzielt werden können. Einige Ergebnisse weisen darauf hin, dass die Therapie jedoch länger dauert.

3. *Kann ich eigentlich Patienten ablehnen, die mir sehr unsympathisch sind?*

→ Es ist wichtig, dass Therapeuten die eigenen Grenzen der Belastbarkeit kennen. Bei deutlich empfundener Aversivität von Patienten gehört es besonders im ambulanten Bereich zum professionellen Umgang, dass in diesem Falle Patienten weitervermittelt werden.

4. *Was sollten Therapieverträge beinhalten?*

→ Therapieverträge sollten klare Vereinbarungen über die Ziele der Therapie, individuelle Aufgaben und Verhaltensweisen sowie die Abmachungen über Konsequenzen bei Nicht-Einhalten von Abmachungen enthalten. Ebenso ist es hilfreich, in den Vertrag zu erwartende Probleme und Schwierigkeiten als Informationen aufzunehmen. Verträge können bei bestimmten Anlässen und Zieladaptationen im Verlauf der Therapie neu aufgestellt, ergänzt oder verändert werden

5. *Gibt es im Rahmen der DBT keinen Missbrauch der Patienten hinsichtlich der (übermäßigen) Nutzung von Telefonkontakten außerhalb von Sitzungen?*

→ Sinn und Nutzen der Telefongespräche können mündlich oder auch schriftlich festgehalten werden. Zum Inhalt der Vereinbarungen gehört dann meist, dass diese Telefonkontakte kurze Hilfestellungen sind, um akute Krisensituationen zu überstehen. Bei Überschreitungen von Grenzen kann und soll dies thematisiert und zum Inhalt einer neuen Abmachung werden.

6. *Ich habe in meiner Praxis nicht die Möglichkeit, alle Module der DBT anzubieten. Ist es sinnvoll, lediglich Teile der DBT umzusetzen?*

→ Auch bei zeitlich limitierten Möglichkeiten (z.B. in Rehabilitationskliniken) oder bei aus sonstigen Gründen reduzierten Möglichkeiten ist eine Umsetzung der Grundprinzipien oder einzelner konkreter Module der DBT möglich und sinnvoll. So können viele Unterlagen und Module des Fertigkeitentrainings auch in der Einzeltherapie umgesetzt werden.

5 Prüfungsfragen

1. Welche Persönlichkeitsstörungen gehören zum ängstlichen Cluster?
2. Wie häufig kommen Persönlichkeitsstörungen in klinischen und nicht-klinischen Populationen vor?
3. Welche diagnostischen Instrumente gibt es für die kategoriale und die dimensionale Bestimmung von Persönlichkeitsstörungen bzw. Merkmalen von Persönlichkeitsstörungen?
4. Nennen Sie die G-Kriterien für die Diagnostik von Persönlichkeitsstörungen!
5. Wodurch ist eine günstige therapeutische Haltung gekennzeichnet?
6. Welche Modelle zur Entstehung von Persönlichkeitsstörungen kennen Sie?
7. Geben Sie Beispiele für verhaltenstherapeutische Interventionen bei einer Person mit Depression und paranoider Persönlichkeitsstörung!
8. Mit welchen Problemen muss man bei einer Person mit Persönlichkeitsstörung in der Therapie rechnen?
9. Welche Interaktionsmotive liegen bei Personen mit narzisstischer Persönlichkeitsstörung vor?
10. Welche Rolle spielt die funktionale Analyse bei der Behandlung von Personen mit Persönlichkeitsstörungen?
11. Was ist eine ich-syntone psychische Störung?

6 Literatur

a) zitierte Literatur

- Bamelis LL, Evers SM, Spinhoven P, Arntz A: Results of a multicenter randomized controlled trial of the clinical effectiveness of schema therapy for personality disorders. Am J Psychiatry 2014; 171(3):305-22
- Beck AT, Freeman A et al.: Kognitive Therapie der Persönlichkeitsstörungen. 4. Aufl. Weinheim: Psychologie Verlags Union, 1999
- Benjamin, LS: Interpersonal Diagnosis and Treatment of Personality Disorders, Second Edition (Diagnosis and Treatment of Mental Disorders). New York: Guilford, 2003
- Bohus M: Borderline-Störung. Göttingen: Hogrefe, 2002
- Bohus, M, Wolf-Arehult, M: Interaktives Skillstraining für Borderline-Patienten. Stuttgart, Schattauer, 2013
- Bronisch T, Hiller W, Mombour W, Zaudig M: Internationale Diagnosen Checklisten für Persönlichkeitsstörungen IDCL-P. Bern: Huber, 1995
- Caspar, F: Beziehungen und Probleme verstehen. Eine Einführung in die psychotherapeutische Plananalyse. 2. Auflage. Bern: Huber, 1996
- Deutsche Gesellschaft für Psychiatrie, Psychotherapie und Nervenheilkunde (Hrsg): Behandlungsleitlinie Persönlichkeitsstörungen. Reihe: S2-Praxisleitlinien in Psychiatrie und Psychotherapie, Bd 1. Heidelberg, Steinkopff, 2009
- Doering, S, Renn, D, Höfer, S, Rumpold, G, Smrekar, U, Janecke, N, & Schüßler, G: Validierung der deutschen Version des Fragebogens zur Erfassung von DSM-IV Persönlichkeitsstörungen (ADP-IV). Zeitschrift für Psychosomatische Medizin und Psychotherapie 2007; 53(2):111-128
- Fiedler P: Persönlichkeitsstörungen. 6. Aufl. Weinheim: Beltz, 2007
- Fiedler P & Herpertz S: Persönlichkeitsstörungen. 7. Aufl.. Weinheim: Beltz, 2016.
- Fydrich T, Schmitz B, Dietrich G, Heinicke S, König J: Prävalenz und Komorbidität von Persönlichkeitsstörungen. In: Schmitz B, Fydrich T, Limbacher K (Hrsg.): Persönlichkeitsstörungen: Diagnostik und Psychotherapie. Weinheim: Psychologie Verlags Union, 1996, 56-91
- Fydrich T, Renneberg B, Schmitz B, Wittchen HU: SKID-II – Strukturiertes Klinisches Interview für DSM-IV Achse II: Persönlichkeitsstörungen. Göttingen: Hogrefe, 1997
- Fydrich T: Motivorientiertes Indikations- und Interventionsmodell für die kognitive Verhaltenstherapie bei Persönlichkeitsstörungen (MIIM). Psychotherapie 2001a; 6(2):247-255
- Fydrich T: Paranoide Persönlichkeit: Kognitiv-behaviorales Störungsmodell und Falldarstellung. Psychotherapie 2001b; 6(2):256-267
- Fydrich T: Beck-Inventar zu kognitiven Schemata (B-IKS). In: Brähler E, Schumacher J, Strauß B (Hrsg.): Diagnostische Verfahren in der Psychotherapie. Göttingen: Hogrefe, 2002, 51-55

- Giesen-Bloo J, van Dyck R, Spinhoven P, et al. Outpatient Psychotherapy for Borderline Personality Disorder: Randomized Trial of Schema-Focused Therapy vs Transference-Focused Psychotherapy. Arch Gen Psychiatry 2006; 63(6):649-658
- Grawe, K: Komplementäre Beziehungsgestaltung zur Herstellung einer guten therapeutischen Beziehung. In J Margraf & J Brengelmann (Hrsg.): Die Therapeut-Klient-Beziehung in der Verhaltenstherapie. München: Röttger, 1992, 215-244
- Gunderson, JG, Stout, RL, McGlashan, TH, Shea, T, Morey, LC, Grilo, CM, Zanarini, Mary C, Yen, S, Markowitz, JC, Sanislow, C, Ansell, E, Pinto, A, Skodol, AE: Ten-Year Course of Borderline Personality Disorder. Psychopathology and Function From the Collaborative Longitudinal Personality Disorders Study. Arch Gen Psychiatry 2011; 68(8):827-83
- Jacob, G, Arntz, A: Schematherapie in der Praxis: Weinheim. Psychologie Verlagsunion, 2015
- Koenigsberg HW, Siever LJ: Die Neurobiologie der Borderline-Persönlichkeitsstörung. In: Kernberg OF, Dulz B, Sachsse U (Hrsg.): Handbuch der Borderline-Störungen. 2. Aufl. Stuttgart: Schattauer, 2011, 86-92
- Kuhl J, Kazén M: Persönlichkeits-Stil- und Störungs-Inventar (PSSI). Göttingen: Hogrefe, 1997
- Lieb, K, Zanarini, MC, Schmahl, C, Linehan, MM, & Bohus, M: Borderline personality disorder. The Lancet 2004; 364(9432):453-461
- Linehan MM: Dialektisch-Behaviorale Therapie der Borderline Persönlichkeitsstörung. München: CIP-Medien, 1996a
- Linehan MM: Trainingsmanual zur Dialektisch-Behavioralen Therapie der Borderline-Persönlichkeitsstörung. München: CIP-Medien, 1996b
- Livesley, WJ, Jang, KL, & Vernon, PA: Phenotypic and genetic structure of traits delineating personality disorder. Archives of general psychiatry 1998; 55(10), 941-948
- Mombour W, Zaudig M, Berger P, Gutierrez K, Berner W, Berger K, Cranach M v, Giglhuber O, Bose M v: International Personality Disorder Examination (IPDE), ICD-10 Modul von A.W. Loranger. Bern: Hans Huber, 1996
- Oldham, JM, Morris, LB: Ihr Persönlichkeitsportrait. Eschborn: Klotz, 2010.
- Pukrop, R, Gentil, I, Steinbring, I, & Steinmeyer, E: Factorial structure of the German version of the dimensional assessment of personality pathology-basic nonclinical samples. Journal of Personality Disorders 2001;15(5):450
- Renneberg B: Borderline-Persönlichkeitsstörung. In: Kämmerer A, Franke A: Klinische Psychologie der Frau – Ein Lehrbuch. Göttingen: Hogrefe, 2001
- Renneberg, B, Schmidt-Rathjens, C, Hippin, R, Backenstrass, M & Fydrich, T: Cognitive characteristics of patients with borderline personality disorder: Development and validation of a self-report inventory.Journal of Behavior Therapy and Experimental Psychiatry, 2005;36:173-182.
- Renneberg, B & Seehausen, A: Fragebogen zu Gedanken und Gefühlen (FGG): Ein Screening Instrument für Borderline-spezifisches Denken. Zeitschrift für Klinische Psychologie und Psychotherapie, 2010;39 (3), 170-178.
- Sachse R: Persönlichkeitsstörungen: Leitfaden für die psychologische Psychotherapie. Hogrefe, 2013
- Sachse, R., Sachse, M. & Fasbender, J: Klärungsorientierte Psychotherapie von Persönlichkeitsstörungen. Göttingen: Hogrefe, 2011.
- Schmitz B, Schuhler P, Handke-Raubach A, Jung A: Kognitive Verhaltenstherapie bei Persönlichkeitsstörungen und unflexiblen Persönlichkeitsstilen. Lengerich: Pabst-Science Publishers, 2002
- Stiglmayr, C, Stecher-Mohr, J, Wagner, T, Mei,ner, J, Spretz, D, Steffens, C, Roepke, S, Fydrich, T, Salbach-Andrae, H, Schulze, J, Renneberg, B: Effectiveness of dialectic behavioral therapy in routine outpatient care: the Berlin Borderline Study. Borderline Personality Disorder And Emotion Dysregulation, 2014 doi:10.1186/2051-6673-1-20
- Stoffers, JM, Völlm, BA, Rücker, G, Timmer, A, Huband, N, & Lieb, K: Psychological therapies for people with borderline personality disorder. Cochrane Database Syst Rev 2012; 8(2)
- Torgersen S. The nature (and nurture) of personality disorders. Scand J Psychol. 2009; 50(6):624-32
- Weinbrecht A, Schulze I, Boettcher J, Renneberg B: Avoidant Personality Disorder: A Current Review, Current Psychiatry reports 2016; 18:29. https:doi.org/10.1007/s11920-016-0665-6
- Zimmermann, J, Altenstein, D, Krieger, T, Grosse Holtforth, M, Pretsch, J, Alexopoulos, J et al: The structure and correlates of self-reported DSM-5 maladaptive personality traits: Findings from two German-speaking samples. Journal of Personality Disorders, 2014;28(4),518–540. http://doi.org/10.1521/pedi_2014_28_130

b) weiterführende Literatur

- Beck AT, Freeman A et al.: Kognitive Therapie der Persönlichkeitsstörungen. 4. Aufl. Weinheim: Psychologie Verlags Union, 1999
- Bohus M: Borderline-Störung. Göttingen: Hogrefe, 2002
- Fiedler P: Persönlichkeitsstörungen. 6. Aufl. Weinheim: Beltz, 2007
- Linehan MM: Dialektisch-Behaviorale Therapie der Borderline Persönlichkeitsstörung. München: CIP-Medien, 1996a
- Linehan MM: Trainingsmanual zur Dialektisch-Behavioralen Therapie der Borderline-Persönlichkeitsstörung. München: CIP-Medien, 1996b
- Schmitz B, Schuhler P, Handke-Raubach A, Jung A: Kognitive Verhaltenstherapie bei Persönlichkeitsstörungen und unflexiblen Persönlichkeitsstilen. Lengerich: Pabst-Science Publishers, 2002
- Young JE, Klosko JS, Weishaar ME: Schematherapie. Paderborn: Junfermann, 2005

4.12 Andere psychotherapeutisch relevante Störungsbilder

4.12.1 Schlafstörungen

ANAM FREIERMUTH UND DIETER RIEMANN

1 Einleitung

In der modernen Schlafmedizin werden heute mehr als 80 verschiedene Schlafstörungen differenziert. Epidemiologischen Untersuchungen zufolge stellen jedoch die insomnischen Beschwerden, also Ein- und/oder Durchschlafstörungen bzw. frühmorgendliches Erwachen die häufigste schlafmedizinisch relevante Beschwerde überhaupt dar. Symptome einer Insomnie sind nicht spezifisch für eine bestimmte psychische oder organische Erkrankung, d. h. Ein- und/oder Durchschlafstörungen können komorbid mit (fast) jeder anderen Erkrankung auftreten. Insomnische Beschwerden können aber auch als eigenständiges Störungsbild vorliegen, als so genannte nichtorganische Insomnie (ICD-10, Dilling, Mombour und Schmidt, 1999) bzw. Insomnische Störung (DSM-5, APA, 2013).

In der primärärztlichen Versorgung werden Schlafbeschwerden in erster Linie mit Hypnotika, insbesondere Benzodiazepinen, behandelt. Diese therapeutische Strategie ist jedoch insofern insuffizient, als letztlich dadurch kein dauerhafter Erfolg erzielt wird. Untersuchungen zufolge konnte gezeigt werden, dass viele Patienten unter Dauermedikation (> 4 Wochen) über keine deutliche Besserung ihres Schlafs mehr berichten. Doch gerade im Hinblick auf die Risiken des Langzeitgebrauchs von Hypnotika und der damit inadäquaten Behandlung von Schlafstörungen stellen nicht-pharmakologische Therapieansätze eine extrem wichtige Alternative zur medikamentösen Behandlung dar.
Für die Behandlung von Schlafstörungen besteht ein breites, bisher noch wenig in Anspruch genommenes Angebot von psychotherapeutischen Methoden. Sie stammen aus unterschiedlichen therapeutischen Richtungen und stützen sich auf die verschiedenen Annahmen, die in Bezug auf die Ätiologie von Schlafstörungen formuliert worden sind.

Im vorliegenden Kapitel soll neben der Vermittlung theoretischer Aspekte die praxisnahe Beschreibung einzelner kognitiv-verhaltenstherapeutischer Therapieelemente als Leitfaden bei der Behandlung dieses Störungsbildes dienen.

2 Theoretische Inhalte und Kenntnisse

Hauptmerkmale

Hauptmerkmal der nichtorganischen Insomnie ist ein gestörter Schlaf, dessen Andauern nicht direkt mit einer anderen psychischen Störung oder einer organischen Erkrankung in Zusammenhang steht. Unter Insomnie im eigentlichen Sinne des Wortes ist komplette Schlaflosigkeit zu verstehen. Im klinischen Sprachgebrauch werden darunter Ein- und Durchschlafstörungen, frühmorgendliches Erwachen, unerholsamer Schlaf und damit assoziierte Beeinträchtigungen der Tagesbefindlichkeit (Leistungs- und Konzentrationsstörungen, erhöhte Tagesmüdigkeit) verstanden. Nächtliches Wachliegen kann von kognitiver Überaktivität mit Problemgrübeln, Gedankenkreisen, pausenlos einschießenden und dabei thematisch wechselnden Gedankenbildern sowie Verarbeitungs- und Planungsgedanken begleitet sein, Inhalte der vergangenen und kommenden Tage betreffend. Eine emotionale Beteiligung zeigt sich überwiegend in Ärger und Verzweiflung über den gestörten Schlaf, Angst oder Niedergeschlagenheit.

Epidemiologie

Insomnien stellen eines der häufigsten Gesundheitsprobleme der Allgemeinbevölkerung in westlichen Industrienationen dar. Epidemiologische Studien ergaben, dass ca. 10 % der Bevölkerung von chronischen insomnischen Beschwerden betroffen sind (Ohayon, 1996, 2002). Davon leiden ungefähr 25-30 % an einer nichtorganischen Insomnie.
Im Rahmen einer eigenen Studie in Mannheim (Hohagen et al., 1993) wurden insgesamt 2512 Patienten im Alter von 18-65 Jahren erfasst, die ihren Hausarzt wegen eines Gesundheitsproblems konsultierten. Patienten, die zu diesem Zeitpunkt an einer mittelschweren bis schweren Insomnie litten, wurden 4 Monate später nochmals befragt.
Es fanden sich u. a. folgende Ergebnisse:
- Ausgeprägte Schlafstörungen sind ein häufiges Problem in der allgemeinärztlichen Praxis. Etwas mehr als 20 % aller Patienten, die ihren Hausarzt konsultierten, leiden unter ausgeprägten Schlafstörungen, die bei ca. mehr als 75 % der Patienten bereits über ein Jahr andauern.
- Es besteht eine deutliche Alterszunahme in der Häufigkeit von Schlafstörungen.
- Frauen sind häufiger betroffen als Männer.

- Es besteht eine hohe Komorbidität von Schlafstörungen mit chronischen körperlichen und psychischen Störungen (insbesondere Depressionen).

Verlauf

Epidemiologische Studien zeigen, dass Insomnien häufig chronisch verlaufen. In einer Freiburg/Göttinger Hausarztstudie (Backhaus et al., 1998) bestätigte sich das Ergebnis der Mannheimer Allgemeinarztstudie, nach der mehr als 75 % der Insomniepatienten bereits ein Jahr und länger unter ihrer Insomnie litten. Im Rahmen einer eigenen retrospektiven Untersuchung an 100 Insomnie-Patienten zeigte sich außerdem, dass die Betroffenen im Mittel bereits eine Erkrankungsdauer von ca. 10 Jahren aufwiesen, bis sie erstmalig die Schlafambulanz aufsuchten (Al-Shajlawi, 2007). Das durchschnittliche Ersterkrankungsalter dieser Stichprobe lag bei ca. 32 Jahren.

Es besteht inzwischen Konsens darüber, dass eine chronische Insomnie mit einer reduzierten Lebensqualität und einer eingeschränkten psychosozialen Funktionsfähigkeit im privaten und beruflichen Bereich assoziiert ist (NIH-State of the Art-Konferenz, 2005). Des Weiteren geht eine chronifizierte Insomnie mit einer erhöhten Tagesmüdigkeit, mit kognitiven Einschränkungen, Stimmungsschwankungen, körperlichen Beschwerden sowie einer erhöhten Inanspruchnahme medizinischer Leistungen einher (Walsh und Engelhardt, 1999; Katz und McHorney, 2002; Léger et al., 2002). Über diese augenscheinlichen Folgen der Insomnie hinaus wurden in den letzten Jahren empirische Befunde publiziert, nach denen das Vorliegen einer chronischen Insomnie ein erhöhtes Risiko für psychische Erkrankungen darstellt, insbesondere für Depressionen sowie Substanzmissbrauch und -abhängigkeit (Breslau et al., 1996; Riemann und Voderholzer, 2003; Baglioni et al., 2011). Eine möglichst frühzeitige und adäquate Therapie der Insomnie stellt vermutlich auch eine Maßnahme zur Prävention vor späteren psychiatrischen Komplikationen dar.

4

> Eine Insomnie bezeichnet gestörten Schlaf, der weder auf eine organische noch psychische Ursache zurückzuführen ist und neben der Störung des Nachtschlafes mit deutlichen Tagesbeeinträchtigungen einhergeht. Insomnien stellen in westlichen Industrienationen ein sehr häufiges Gesundheitsproblem dar; es zeigt sich eine deutliche Alterszunahme, wobei Frauen häufiger betroffen sind als Männer. Der Verlauf einer Insomnie ist – sofern unbehandelt – häufig chronisch und kann das Risiko an einer psychischen Störung (Depression) oder Substanzabhängigkeit zu erkranken, deutlich erhöhen.

Diagnostik, Differenzialdiagnostik und Klassifikation

Der Hauptgegenstand dieses Kapitels ist jene Insomnieform, die weder auf eine organische noch eine psychiatrische Ursache oder der Wirkung einer Substanz zurückzuführen ist. Im Internationalen Klassifikationssystem ICD-10 wird diese als „nichtorganische Insomnie" klassifiziert. Das DSM-5 benennt diese Störung als „insomnische Störung" und gibt damit die bisherige Dichotomie „primäre" vs. „sekundäre Insomnie" auf. Die diagnostischen Kriterien sind in den beiden Klassifikationssystemen relativ ähnlich angegeben. Beide Systeme stellen die Forderung nach dem Vorliegen einer Einschlaf- und/oder Durchschlafstörung. Die ICD-10 verlangt für die Diagnose eine Erkrankungsdauer von mindestens einem Monat (DSM-5: mindestens drei Monate), negative Auswirkungen auf die Tagesbefindlichkeit und den Ausschluss von organischen oder psychischen Erkrankungen als Ursache der Schlafstörung. Die ICD-10 fordert zusätzlich eine starke kognitive Beschäftigung der Patienten mit der Insomnie und eine Frequenz der insomnischen Beschwerden von mindestens dreimal in der Woche.
Als weiteres detaillierter ausgearbeitetes Klassifikationssystem für Schlafstörungen steht die ICSD-3 (International Classification of Sleep Disorders; American Academy of Sleep Medicine, 2014) und für Insomnien die so genannten Research Diagnostic Criteria (RDC = Forschungskriterien) zur Verfügung (Edinger et al., 2004; s. Kasten 1). Beide Systeme erlauben die Diagnose verschiedener Subtypen von Insomnien und machen differenzierte Vorgaben bezüglich der diagnostischen Kriterien. Eine ausführliche und kritische Auseinandersetzung bzgl. der gängigen Klassifikationssysteme findet sich bei Riemann, Morin und Reynolds (2011) bzw. Riemann et al. (2014).

Kasten 1: Research Diagnostic Criteria für nichtorganische Insomnien
A. Die betroffene Person berichtet ein oder mehrere der folgenden schlafbezogenen Symptome: • Einschlafschwierigkeiten • Durchschlafschwierigkeiten • Frühmorgendliches Erwachen • Der Schlaf ist chronisch unerholsam oder von schlechter Qualität
B. Die oben genannte Schlafbeeinträchtigung tritt auf, obwohl eine adäquate Möglichkeit und entsprechende adäquate Umstände für Schlaf bestehen.
C. Mindestens eine der folgenden Formen von Tagesbeeinträchtigung – verursacht durch die nächtliche Schlafschwierigkeit – wird berichtet: • Fatigue/Müdigkeit • Aufmerksamkeits-, Konzentrations- oder Gedächtnisbeeinträchtigung • Soziale, berufliche Dysfunktion oder schlechte Leistungen in der Schule • Stimmungsbeeinträchtigung/Irritabilität • Tagesschläfrigkeit • Reduktion von Motivation, Energie, Initiative • Erhöhtes Risiko für Irrtümer/Unfälle bei der Arbeit oder im Straßenverkehr • Anspannung, Kopfschmerzen, gastrointestinale Symptome in Abhängigkeit vom Schlafverlust • Sorgen und Betroffenheit über den Schlaf

Die *Differentialdiagnostik* der Insomnien ist ursachenorientiert und dient dazu, das Beschwerdebild Schlaflosigkeit bestimmten, möglicherweise ursächlichen Faktoren zuzuordnen (s. hierzu Pollmächer et al., 2014). Vorrangig zu nennen sind hier psychische Störungen, organische Erkrankungen, die Einnahme psychoaktiver Substanzen sowie psychophysiologische Faktoren, die den meisten nichtorganischen Insomnien zugrunde liegen.

> **!** **Merke:** Vor Einleitung der Behandlung einer Insomnie gilt es, dem diagnostischen Prozess – insbesondere der Erfassung organischer bzw. psychischer Störungen – einen hohen Stellenwert einzuräumen.

• Insomnien bei psychischen Störungen

Die meisten psychischen Störungen, insbesondere die Depression, können zu massiven Beeinträchtigungen des Schlafs führen. Aber auch andere Formen affektiver Erkrankungen, Schizophrenien, Angststörungen, demenzielle Erkrankungen, Essstörungen, Alkoholismus und die Borderline-Störung können zu Beeinträchtigungen der Schlafkontinuität (d. h. zu Ein- und Durchschlafstörungen) bzw. frühmorgendlichem Erwachen führen. Zudem kann es im Rahmen dieser Erkrankungen häufig zu massiven Beeinträchtigungen des Tiefschlafs bzw. der REM (= rapid eye movement)-Schlaf-Regulation kommen. Eine ausführliche Exploration im Hinblick auf psychische Störungen ist daher unumgänglich. Eine wichtige, in diesem Zusammenhang häufig diskutierte Frage ist, ob nicht nur Insomnien als Folge bzw. Symptome einer depressiven Erkrankung auftreten, sondern auch ein umgekehrter Zusammenhang möglich ist. Einen Überblick über mehrere Studien zu diesem Aspekt geben Riemann und Berger (1998), Riemann und Voderholzer (2003), Taylor et al. (2007), Manber et al. (2008) sowie Baglioni et al. (2011).

• Insomnien bei organischen Störungen

Eine Beeinträchtigung des Schlafs durch organische Erkrankungen ist auf mehreren Ebenen vorstellbar. Einerseits können organische Grunderkrankungen zu einer Veränderung der Schlafregulation führen. Bei Patienten mit Niereninsuffizienz kann es z. B. zu einer gehäuften Anzahl nächtlicher periodischer Beinbewegungen kommen, die ihrerseits den Schlaf deutlich beeinträchtigen können. Andererseits führen mit den Erkrankungen einhergehende Ängste oder Sorgen zu einer psychologischen Folge der Grunderkrankung und massiven Störung des Nachtschlafs. Zudem beeinflussen viele aufgrund der organischen Erkrankung verschriebene Medikamente ihrerseits den Schlaf (s. u.). Die wichtigsten Krankheitsbilder, die die Schlafqualität deutlich stören können, sind:

- Endokrinologische Erkrankungen
- Chronischer Schmerz
- Chronische Nierenerkrankungen
- Herz-Kreislauf-Erkrankungen
- Epilepsien
- Polyneuropathien
- Maligne Erkrankungen und chronische Infektionen

• Substanzinduzierte Erkrankungen

Symptome einer Insomnie können als Nebenwirkung vieler zentral wirksamer Substanzen auftreten. Hierbei handelt es sich oftmals nicht nur um ärztlich verordnete Medikamente zur Behandlung einer Grunderkrankung, sondern auch um die gängigen Suchtmittel wie Alkohol und Drogen (s. hierzu auch Riemann und Nissen, 2011). Folgende zentralnervös wirksame Substanzen können als Nebenwirkung Schlafbeschwerden auslösen:

- Hypnotika (Benzodiazepine) → Rebound-Insomnie/Hangover
- Antihypertensiva (β-Blocker), Asthma-Medikamente (Theophyllin, β-Sympathikomimetika)
- Hormonpräparate (z. B. Thyroxin, Steroide)
- Antibiotika
- Nootropika (Piracetam)
- Diuretika
- Antriebssteigernde Antidepressiva (MAO-Hemmer, Serotonin-Reuptake-Hemmer)
- Alkohol, Drogen
- Stimulierende Substanzen (Koffein sowie synthetische Substanzen, z. B. Amphetamine)

Abbildung 1: Modell zur Genese und Aufrechterhaltung nichtorganischer Insomnien

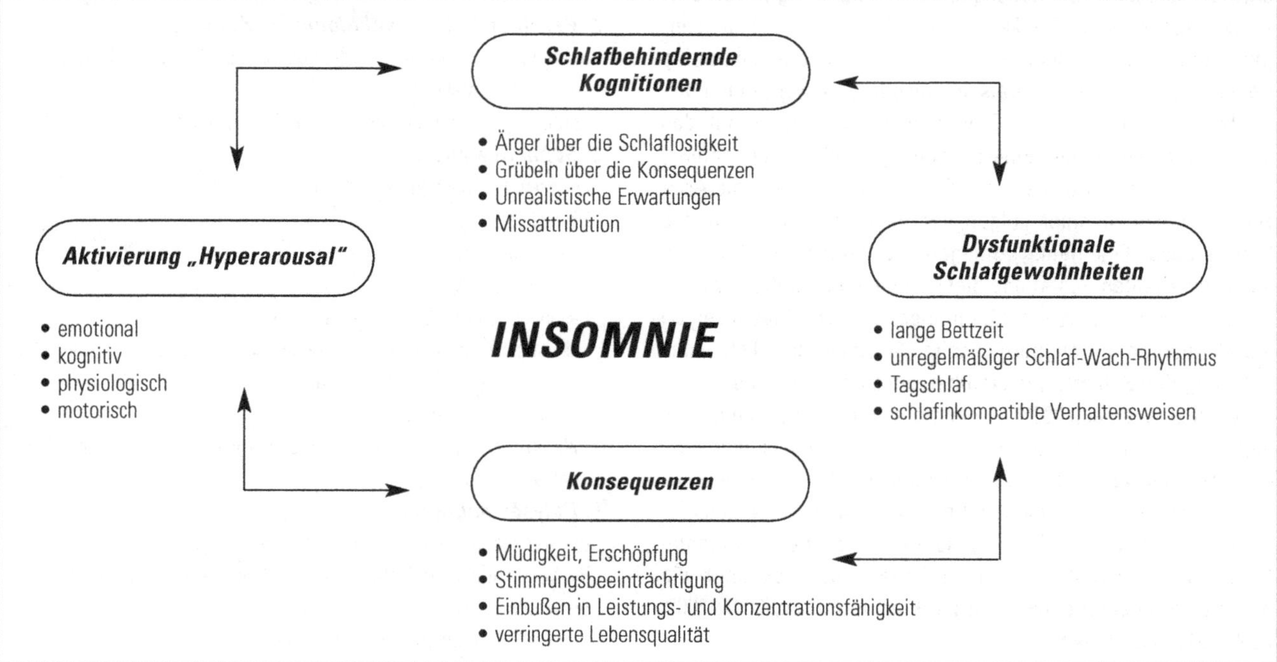

Um die Diagnose einer nichtorganischen Insomnie bzw. Insomnischen Störung zu stellen, muss eine organische bzw. psychische Störung sowie die Einnahme zentral wirksamer Substanzen und/oder eine Substanzabhängigkeit als mögliche Ursache ausgeschlossen werden. Die Diagnose ist jedoch keine reine Ausschlussdiagnostik; einer nichtorganischen Insomnie bzw. Insomnischen Störung liegt meist ein spezifisches psychophysiologisches Bedingungsgefüge zugrunde, das positiv bestätigt werden muss.

Störungsmodell

Mögliche Faktoren, die einen gestörten Schlaf verursachen bzw. aufrechterhalten können (wie z.B. ein erhöhtes physiologisches Aktivierungsniveau, Lernvorgänge bzw. Konditionierungsprozesse, dysfunktionale Verhaltensweisen sowie fehlende oder falsche Informationen über Schlaf und Schlafhygiene, Persönlichkeitsfaktoren und kognitive Faktoren), wurden in den letzten Jahrzehnten von verschiedenen Autoren in komplexen Modellen zu Genese und Aufrechterhaltung von Insomnien integriert. Das zentrale Element vieler gängiger Modelle für die nichtorganische Insomnie ist die Annahme eines Hyperarousals, d.h. einer Übererregung, die sich auf verschiedenen Ebenen (emotional, kognitiv, motorisch oder physiologisch) äußern kann (s. hierzu Riemann et al., 2010, 2011, 2012). Morin (1993) hat ein Modell formuliert, in dem Insomnie als Folge bzw. in Interaktion stehend mit vier verschiedenen Problembereichen interpretiert wird (s. Abb. 1).
Baglioni und Mitarbeiter haben ein erweitertes Insomnie-Modell aufgestellt, das prädisponierende, auslösende und aufrechterhaltende Faktoren umfasst (s. bei Riemann et al., 2014).
Viele Patienten zeigen vor allem nachts eine ausgeprägte kognitive Hyperaktivität (Nicht-abschalten-können). Inhaltlich beziehen sich die oft negativ getönten Gedanken häufig auf belastende oder nur unzureichend bewältigte Tagesereignisse oder direkt auf den Schlafvorgang bzw. die Schwierigkeit zu schlafen. Die Angst vor der Schlaflosigkeit und die erwarteten daraus resultierenden Konsequenzen können sogar der ausschlaggebende kognitive Faktor sein. So liegen bei Insomniepatienten häufig dysfunktionale und schlafinkompatible Kognitionen vor, wie zum Beispiel ausgeprägte Sorgen um den Schlaf und unrealistische Erwartungen im Hinblick auf das eigene Schlafverhalten. Eine ausgeprägte Selbstbeobachtung, der starke innere Druck einschlafen zu müssen sowie die Antizipation unangenehmer Folgen der Insomnie verstärken das Hyperarousal. Eine häufig vorliegende Differenz zwischen dem subjektiv erlebten Schlaf und diesbezüglichen (häufig unrealistischen) Erwartungen, verstärken diesen Effekt. Zudem zeigen viele Patienten mit nichtorganischer Insomnie eine Fehlwahrnehmung des Schlafs, d.h. sie überschätzen nächtliche Wachzeiten (Feige et al., 2008) und unterschätzen die Länge des eigenen Schlafs. Als Korrelate des Hyperarousals und dem Beweis einer neurobiologischen Grundlage der Insomnie wurden in neueren empirischen Untersuchungen an Insomniepatienten im Vergleich zu gesunden Probanden folgende Ergebnisse ermittelt (ein ausführlicher Überblick über die genauen Studienergebnisse ist bei Riemann et al., 2007, 2008, 2009, 2015 einzusehen):

- Patienten weisen eine erhöhte nächtliche Cortisolausschüttung auf.
- Bei chronischen nichtorganischen Insomnien zeigen sich Veränderungen von Parametern des Immunsystems (Erhöhung des Interleukin-6).
- Das Schlaf-EEG der Patienten weist eine erhöhte spektrale Leistung im Bereich schneller Frequenzen (Beta-Band) auf.
- Mittels PET konnte bei Patienten ein erhöhter cerebraler Glukosemetabolismus im Schlaf nachgewiesen werden.
- Im MRT wiesen chronische Insomnie-Patienten eine signifikante Reduktion ihres hippokampalen Volumens auf.

Zur Erklärung der Genese einer nichtorganischen Insomnie werden verschiedene „Problembereiche" herangezogen: Kognitionen, Emotionen, physiologische Aktivierung (Hyperarousal), Tagesbeeinträchtigungen sowie dysfunktionale Schlafgewohnheiten. Häufig können nicht alle der genannten Faktoren bei einem schlafgestörten Patienten simultan festgemacht werden. Zusammenfassend ist jedoch davon auszugehen, dass in der Regel mehrere der Komponenten aus dem vorgeschlagenen Modell bei fast jedem Patienten mit einer nichtorganischen Insomnie eine Rolle spielen. Durch eine genaue Verhaltensanalyse kann geprüft werden, inwiefern beim individuellen Patienten die unterschiedlichen Faktoren eine Rolle bei der Aufrechterhaltung und Entstehung einer Insomnie spielen.

Kasten 2: Überblick über das diagnostische Vorgehen bei Insomnien

1. Körperliche Anamnese/Diagnostik
- Frühere und jetzige körperliche Erkrankungen
- Medikamente, Alkohol, Nikotin, Drogen
- Labor (z.B. Schilddrüsenparameter: TSH, T3, T4)
- EEG/EKG/ggf. Computertomographie des Schädels (z.B. bei Verdacht auf Epilepsie)

2. Psychiatrische/psychologische Anamnese
- Jetzige bzw. frühere neurotische bzw. psychotische Erkrankungen
- Persönlichkeitsfaktoren
- Konflikte (z.B. am Arbeitsplatz, in der Partnerschaft)

3. Schlafanamnese
- Interview-Leitfaden (nach DSM-III-R)
- Fragebögen
- Schlaftagebuch
- Tagesbefindlichkeit
- Besondere Ereignisse/äußere Faktoren
- Fremdanamnese: periodische Beinbewegungen/Atempausen/Schnarchen
- Vorgeschichte der Schlafstörungen
- Kindheit/Familienanamnese

4. Aktometrie (nichtinvasiver Bewegungsmesser, der am Handgelenk getragen wird)

5. Polysomnographie
- Bei Verdacht auf ein Schlafapnoe-Syndrom
- Bei Verdacht auf ein Restless-legs-Syndrom/nächtliche periodische Beinbewegungen
- Chronische therapierefraktäre Insomnie

4

3 Umsetzung in die klinische Praxis

Diagnostik und Indikation

Vor Beginn der Behandlung einer Insomnie ist eine basale körperliche Anamnese und Diagnostik notwendig. Kasten 2 gibt einen Überblick über den diagnostischen Prozess bei Insomnien. Für den Psychotherapeuten steht die Schlafanamnese im Kernpunkt der Diagnostik. In diesem Rahmen kommen strukturierte Interviews, Schlaffragebögen und Schlaftagebücher zum Einsatz. Tabelle 1 gibt einen Überblick über die im deutschsprachigen Raum verfügbaren Fragebögen und Interviewinstrumente.
Ein unverzichtbares Element in der Diagnostik und Therapieverlaufsmessung von Insomnien sind Schlaftagebücher [s. z. B. Schlaftagebücher der Deutschen Gesellschaft für Schlafforschung und Schlafmedizin (DGSM): www.dgsm.de]. Eine wichtige Funktion dieses diagnostischen Instruments besteht in der regelmäßigen Protokollierung des Schlaf-Wach-Rhythmus. Hierdurch können die vom Patienten oftmals generalisierten negativen Urteile über den eigenen Schlaf relativiert werden. Das Schlaftagebuch schärft zudem durch das gleichzeitige Protokollieren von Tagesereignissen den Blick der Patienten für Zusammenhänge zwischen dem Verhalten während des Tages und dem Schlaf.
Die differenzierteste Methode zur Beschreibung und Erfassung von Schlaf und Schlafstörungen ist die Polysomnographie im Schlaflabor. Allerdings kommt dieses relativ teure und aufwändige Verfahren erst dann zum Einsatz, wenn verschiedene pharmakologische und verhaltenstherapeutische Verfahren nicht erfolgreich waren. Die ausführliche Abklärung im Schlaflabor mit Zusatzuntersuchungen und bildgebenden Verfahren ermöglicht ggf. wichtige Aufschlüsse über das Vorliegen organischer Ursachen. Obgleich die polysomnographischen Auffälligkeiten bei Insomnie-Patienten meist eher geringfügig sind, konnten Baglioni und Mitarbeiter (2013) in einer Meta-Analyse zu polysomnographischen Untersuchungen an Patienten mit einer Insomnie im Vergleich zu gesunden Personen neben einer Unterbrechung der Schlafkontinuität eine signifikante Reduktion des REM- und Tiefschlafs ermitteln.

> **!** **Merke:** Vor Beginn der Behandlung einer Insomnie sind eine körperliche Anamnese und Untersuchung sowie die Erfassung psychischer Störungen indiziert. Kernpunkt der Schlafanamnese bilden strukturierte Interviews und Schlaffragebögen. Als unverzichtbar haben sich sowohl in der Diagnostik als auch in der Therapieverlaufsmessung Schlaftagebücher erwiesen.

Behandlung von Schlafstörungen

• Medikamentöse Behandlung

Bei chronischen Insomnien stellt es eher die Ausnahme dar, dass ein Patient, der zum Psychotherapeuten in Behandlung kommt, keinerlei Erfahrung mit Medikamenten hat. Gerade oftmals wegen ihrer Medikamentenerfahrung sind Insomnie-Patienten zu einer nicht-medikamentösen Behandlung bereit. Sehr häufig ist es gerade die Unfähigkeit eigenständig Hypnotika abzusetzen, die den Patienten entsprechende Hilfe aufsuchen lässt. Für den Behandler ist es daher unabdingbar, ein ausführliches Basiswissen über die Schlafphysiologie, die Schlafmedizin sowie die zur Zeit am häufigsten verordneten schlaffördernden Medikamente und deren Wirkungen und Nebenwirkungen zu haben (ein ausführlicher Überblick findet sich bei Riemann et al., 2004; Riemann und Nissen, 2012 sowie Nissen et al., 2014).

Im Rahmen einer Insomniebehandlung stellt sich nicht selten die Frage nach einer Kombination von nicht-medikamentösen und medikamentösen Behandlungsstrategien. Hier sollte auf jeden Fall eine klare Linie im Hinblick auf die Einnahme von Medikamenten vereinbart werden. Da die verhaltenstherapeutischen Maßnahmen hohe Anforderungen an die Motivation der Patienten stellen und erst nach einer gewissen Latenz wirksam wer-

Tabelle 1: Diagnostische Intrumente zur Erfassung von Schlafstörungen

Verfahren	*Zielsetzung*	*Kurzbeschreibung*
„Strukturiertes Interview für Schlafstörungen nach DSM-III-R **(SIS-D)**; (Schramm et al., 1991, 1993)	Diagnose von Schlafstörungen nach DSM-III-R	Strukturiertes Interview, Dauer ca. 30-45 Minuten
SLEEP-EVAL (Ohayon et al., 1997)	Diagnose von Schlafstörungen nach DSM/ICSD	Strukturiertes Interview, Dauer ca. 60-120 Minuten, bisher nur auf englisch erhältlich
Schlaffragebogen B (**SF-B**); (Görtelmeyer, 2005)	Erfassung von Schlafstörungen durch Erhebung von Angaben zum Schlaf und zur Tagesbefindlichkeit der letzten 2 Wochen	Fragebogen zur Selbsteinschätzung mit 28 Fragen; Dauer 5-10 Minuten. Fünf relevante Subskalen mit Werten 1-5
Pittsburgher Schlafqualitätsindex (**PSQI**); (Buysse et al., 1989; dt. Version Spiegelhalder, Backhaus und Riemann, 2011)	Erfassung von Schlafstörungen inkl. Fremdanamnese innerhalb der letzten 2 bzw. 4 Wochen	Fragebogen zur Selbsteinschätzung, Dauer 5-10 Minuten. Subskalen mit Gesamtscore 0-21
Schlaffragebogen A (**SF-A**); (Görtelmeyer, 2005)	Spezifische Erfassung des Schlafs der vorhergehenden Nacht und der Befindlichkeit des Vortages	Schlaffragebogen mit 22 Fragen; Dauer ca. 3-5 Minuten; Wertebereich 1-5, 5 Subskalen
Visuelle Analogskalen abends/morgens (**VIS-A/VIS-M**) ; (Ott et al., 1986)	Erfassung der Schlafqualität einer oder mehrerer Nächte	Visuelle Analogskalen (0-100) zu verschiedenen Aspekten der Schlafqualität
Abend- und Morgenprotokolle (Hoffmann et al., 1997; Liendl und Hoffmann, 1999)	Schlaftagebuch zur Diagnostik und Therapieverlaufsmessung	Praktisches Schlaftagebuch für Zeiträume ab 7 Tagen

den, ist es wichtig die Patienten auf Probleme beim Absetzen eines Medikaments vorzubereiten. Die Bezugnahme auf die begleitende Medikamenteneinnahme ist essentiell für jede Insomniebehandlung. Nach eigenen Erfahrungen fällt die Reduktion von Hypnotika überdies um so leichter, je besser die Patienten mit den kognitiv-verhaltenstherapeutischen Methoden vertraut sind.

! **Merke:** Im Zentrum der Frage nach einer Kombinationsbehandlung oder ausschließlich nichtmedikamentöser Behandlung steht die Motivation der Patienten.

Zur nichtmedikamentösen Behandlung der nichtorganischen Insomnie stehen eine Reihe gut evaluierter Therapieverfahren zur Verfügung. Hierzu gehören Verfahren zur körperlichen und gedanklichen Entspannung, Stimuluskontrolle, Schlafrestriktion, Schlafedukation, Paradoxe Intention und kognitive Methoden wie Gedankenstopp und Kognitives Umstrukturieren. Ansatzpunkte der Therapie der nichtorganischen Insomnie sind die verschiedenen aufrechterhaltenden Faktoren, die im dargestellten Störungsmodell formuliert worden sind. Im Folgenden soll eine kurze Darstellung der einzelnen Interventionsmöglichkeiten unter Hinzunahme einer Begründung ihres Einsatzes erfolgen.

• Verhaltenstherapeutische Methoden

Zu den verhaltenstherapeutischen Interventionen zählen Entspannungsübungen sowie spezifische verhaltenstherapeutische Techniken wie die Stimuluskontrolle und Schlafrestriktion.

Entspannungsmethoden, vor allem das autogene Training und die progressive Muskelentspannung (s. z. B. Means et al., 2000), haben sich in vielen Untersuchungen bewährt, da sie erhöhtes physiologisches, kognitives und emotionales Arousal reduzieren. Damit das Ausüben eines solchen Verfahrens zu einem dauerhaften Erfolg führt, ist ein konsequentes und regelmäßiges Üben erforderlich. Zudem sollte der Patient für eine ruhige, ungestörte Umgebung ohne Störungsquellen sorgen und das Verfahren in den ersten Wochen noch nicht im Bett durchführen, um zu vermeiden, dass zu erwartende initiale Misserfolge die Compliance abschwächen.

4

Der eigentliche Wirkungsmechanismus der progressiven Muskelentspannung liegt vermutlich im Durchbrechen unangenehmer, wachhaltender Grübelkreisläufe. Daher liegt es nahe, die körperliche Entspannung mit einem Verfahren zur gedanklichen Entspannung zu kombinieren. Hierzu wird die Vorstellung angenehmer Bilder (Ruhebilder und Phantasiereisen) eingeübt. Bei einem Ruhebild soll sich der Patient eine für ihn persönlich angenehme Situation vorstellen. Ein leichter Zugang findet sich oftmals über Urlaubserinnerungen. Häufige Bilder sind z. B. Strandszenen oder schöne Ausblicke bei Bergwandertouren.
Vor der Aufnahme von Entspannungsübungen sollten Patienten jedoch darüber aufgeklärt werden, dass im Gegensatz zur Pharmakokinetik eines Hypnotikums kein sofortiger Wirkungseintritt zu erwarten ist.

! **Merke:** Das konsequente und regelmäßige Einüben des Entspannungstrainings unter Zuhilfenahme von Ruhebildern und Phantasiereisen dient dazu, einen für schlafgestörte Patienten typischen Teufelskreis von innerer Anspannung, dem Verlust der willentlichen Kontrolle über den Schlaf und dem Gefühl der Hilflosigkeit zu durchbrechen.

Die **Stimuluskontrolle** und die **Schlafrestriktion** dienen dazu einen adäquaten Schlaf-Wach-Rhythmus für den Patienten zu entwickeln. Die von Bootzin entwickelte Methode der Stimuluskontrolle basiert auf der Annahme, dass bei schlafgestörten Menschen das Bett seine Stimulusqualität als Auslöser für das Verhalten Schlaf verloren hat (s. hierzu Bootzin, Epstein und Wood, 1991). Um die ursprüngliche Assoziation wiederherzustellen, werden folgende Strategien empfohlen (s. Kasten 3):

Kasten 3: Schlaf-Wach-Rhythmus-Strukturierung durch Stimuluskontrolle
1. Nur bei ausgeprägter Müdigkeit zu Bett gehen.
2.Das Bett nur zum Schlafen verwenden. Keine Aktivitäten im Bett wie Fernsehen, Lesen, Essen oder Ähnliches, sondern das Bett nur zum Schlafen benutzen (Ausnahme: sexuelle Aktivitäten).
3. Keine langen Wachphasen im Bett. Wenn das Einschlafen längere Zeit nicht gelingt bzw. wenn längere nächtliche Wachphasen auftreten, das Bett verlassen und einer angenehmen Tätigkeit nachgehen, z. B. im Wohnzimmer Musik hören oder Lesen. Erst bei Müdigkeit wieder zurück ins Bett gehen.
4. Wenn nach Befolgen der 3. Regel das Einschlafen immer noch nicht gelingt, diese Regel einmal oder mehrfach wiederholen.
5. Morgens jeweils regelmäßig um die gleiche Zeit aufstehen (Wecker stellen), unabhängig von der Dauer des Nachtschlafes. Auch am Wochenende!
6. Keine Nickerchen am Tag wie Mittagsschlaf oder abends vor dem Fernseher!

Die Stimuluskontrolle ist ein Therapieverfahren, dass vom Patienten oft gravierende Verhaltensänderungen abverlangt, deren Auswirkungen jedoch meist erst nach einigen Wochen spürbar werden. Hierauf sind die Patienten hinzuweisen und dazu zu motivieren, auch die kurzfristige Nebenwirkung der Therapie – weniger Schlaf, mehr Müdigkeit – in Kauf zu nehmen. Patienten sollten darüber aufgeklärt werden, dass eine Veränderung des Schlaf-Wach-Rhythmus einer Gewöhnungszeit bedarf und die Maßnahme nur dann wirksam werden kann, wenn sie über mehrere Wochen konsequent durchgehalten wird.
Bei konsequenter Befolgung dieser Verhaltensregeln hat sich die Stimuluskontrolle in vielen Untersuchungen als sehr effektiv erwiesen, obgleich umstritten ist, ob der postulierte Wirkmechanismus der Methode (Rekonditionierung der Stimulus-Reaktionsverbindung „Bett = Schlaf") die Wirkungsweise der Therapie erklärt. Möglicherweise bewirkt dieses Verfahren vor allem durch Schlafdeprivation eine Erhöhung des Schlafdrucks, was zu einem besseren Durchschlafen führt. Diese Beobachtungen führten zu der Annahme, dass durch Schlafdeprivation insomnische Beschwerden vermindert werden könnten. Bei der Methode der Schlafrestriktion wird daher die im

Bett verbrachte Zeit restriktiv verkürzt. Hierzu muss der Patient zunächst für zwei Wochen ein Schlaftagebuch führen, in dem er seine Bettzeiten protokolliert und die Einschlafzeit, Aufwachfrequenz und Gesamtschlafdauer einschätzt. Anhand dieser Daten errechnet der Therapeut die Schlafeffizienz (Prozentanteil der geschlafenen Zeit an der Bettzeit). Schätzt der Patient seine Schlafzeit z. B. auf 5 Stunden, wird die Bettzeit auf 5 Stunden begrenzt. Lag er vorher 9 Stunden im Bett (z. B. von 22:00 Uhr bis 7:00 Uhr), wird die Bettzeit nun um 4 Stunden verkürzt (z. B. von 0:30 Uhr auf 5:30 Uhr). Liegt dann die Schlafeffizienz im Mittel über 5 Tage bei 90 % oder darüber, wird die Bettzeit um eine Viertelstunde ausgedehnt, also z. B. von 0:30 - 5:30 Uhr auf 0:15 - 5:30 Uhr. Liegt die Schlafeffizienz zwischen 90-85 % bleibt die vorhergehende Bettzeit bestehen; sinkt die Schlafeffizienz unter 85 %, wird die Bettzeit um eine Viertelstunde verkürzt. Auch wenn zur Berechnung nur die jeweils letzten 5 Tage herangezogen werden, gilt als Zusatzregel, dass Verkürzungen der Bettzeit nicht innerhalb der ersten 10 Tage der Therapie und nicht innerhalb von 10 Tagen nach einer Veränderung der Bettzeiten vorgenommen werden. Insgesamt ist die Therapie auf 8 Wochen angelegt. Die Patienten müssen bei dieser Therapieform als Nebenwirkung eine zeitweilig erhöhte Tagesmüdigkeit und die damit einhergehenden Konsequenzen wie verminderte Konzentration in Kauf nehmen. Auch dieses Verfahren hat sich bei konsequenter Durchführung als effektiv erwiesen, es hat jedoch wie die Stimuluskontrolle den Nachteil, dass es vor allem von älteren Patienten häufig nicht akzeptiert bzw. als zu mühselig erlebt wird. Es empfiehlt sich daher für ältere Patienten eine abgeschwächte Form der Schlafrestriktion, z. B. eine Verminderung der Bettzeit von 10 auf sieben Stunden anstatt von 10 auf fünf Stunden.

Psychoedukation (Schlafhygiene)

Zur Insomnietherapie gehört die Vermittlung einiger grundlegender Informationen über den Schlaf und die Schlafstörungen. Die Aufklärung über den Schlaf soll helfen, Erwartungen, Standards und Mythen, denen Patienten häufig unterliegen, mit wissenschaftlich gesicherter Information zu entkräften. Hierzu zählen z. B. Aussagen wie „der Schlaf vor Mitternacht ist der gesündeste". Der Therapeut sollte sich ein Basiswissen über den Schlaf angeeignet haben, um entsprechende Fragen der Patienten beantworten und falsche Vorstellungen korrigieren zu können. Die Vermittlung der so genannten „schlafhygienischen Regeln", die auf das Schlafverhalten der Patienten abzielen, gehören als Basisbaustein zu jeder Therapie der nichtorganischen Insomnie. Eine Aufstellung dieser Regeln findet sich in Kasten 4. Häufige Argumente für das Nicht-Befolgen dieser Regeln sind singuläre Erfahrungen der Patienten, dass es Nächte gibt, in denen es trotz Einhalten der Regeln zu keiner Besserung des Schlafs gekommen ist. Der Patient sollte hier ermutigt werden mit dem Therapeuten eine Zeit (z. B. 3 Wochen) festzulegen, in der er auf das schlafstörende Verhalten (z. B. abendlichen Kaffeekonsum) verzichtet und erst anschließend diese Maßnahme bewertet.

> **!** **Merke:** Die Vermittlung der schlafhygienischen Regeln dient u. a. dem Durchbrechen falscher Erwartungen und Vorstellungen bezüglich des Schlafs. Es ist daher unabdingbar, dass sich der Therapeut zur Vermittlung dieser Regeln ein Basiswissen über Schlaf aneignet.

Kasten 4: Schlafhygienische Regeln
1. Nach dem Mittagessen keine koffeinhaltigen Getränke (Kaffee, Schwarztee, Cola) mehr trinken. Koffein hat stimulierende Wirkung und kann somit den Schlaf beeinträchtigen.
2. Vermeiden von Alkohol! Alkohol keinesfalls als Schlafmittel einsetzen. Alkohol kann das Einschlafen zwar beschleunigen, unterdrückt aber Tief- und REM-Schlaf. Nach Alkoholgenuss wird der Schlaf gegen Morgen oftmals oberflächlich und durch Wachperioden unterbrochen.
3. Verzicht auf Appetitzügler!
4. Keine schweren Mahlzeiten am Abend!
5. Regelmäßige körperliche Aktivität! Diese wirkt sich günstig auf den Schlaf aus (erhöhte Tiefschlafanteile). Jedoch keine extreme körperliche Aktivität in den Abendstunden.
6. Allmähliche Verringerung geistiger und körperlicher Anstrengung vor dem Zubettgehen: keine anstrengenden körperlichen oder geistigen Tätigkeiten direkt vor dem Schlafengehen, sondern den Tag ruhig ausklingen lassen.
7. Ein persönliches Einschlafritual kann den Schlaf fördern! Z. B ein regelmäßiger Spaziergang vor dem Zubettgehen, Entspannungsmusik oder Ähnliches.
8. Das Schlafzimmer sollte eine angenehme Atmosphäre haben; richtige Temperatur, gut abgedunkelt, keine Lärmquellen.
9. In der Nacht nicht auf den Wecker schauen. Das häufige Kontrollieren der Zeit in der Nacht kann eine Schlafstörung konditionieren. Durch das Wegdrehen des Weckers sollen Gewöhnungsprozesse und sich selbst erfüllende Prophezeiungen sowie erhöhter Leistungsdruck durchbrochen werden, um die Gelassenheit in der Nacht zu fördern.

Kognitive Techniken

Schlafbehindernde Gedanken gehören zu den stärksten aufrechterhaltenden Faktoren für eine Insomnie. Kann der Patient nachts nicht von akuten Problemen abschalten, sollte das Bett sowie das Schlafzimmer verlassen werden und in einem anderen Zimmer darüber nachgedacht werden. Hierzu kann man sich in einen bestimmten *„Gedankenstuhl"* im Wohnzimmer setzen. Es ist wichtig, dass man sich hierzu ein anderes als das Schlafzimmer aussucht, um eine Trennung von Schlafumgebung und Grübeln zu erleichtern. Stellt der Therapeut fest, dass der Patient entweder tagsüber versucht anstehende Entscheidungen zu umgehen oder sich dabei im Kreise dreht, kann die Technik des *Problemlösens* eingesetzt werden. Ein Beispiel für ein Problemlösetraining findet sich z.B. bei Liebeck (2008).

Mit der Technik des *Gedankenstopps* werden Patienten instruiert Grübelprozesse durch ein gedachtes oder laut ausgesprochenes „Stopp" zu unterbrechen. Anschließend versuchen die Patienten unangenehme aversive Gedanken durch angenehme Bilder (Ruhebilder) bzw. Phantasiereisen zu ersetzen. Durch das Durchbrechen des Grübelns und das Lenken der Aufmerksamkeit auf etwas Angenehmes gelingt das Einschlafen bzw. das Wiedereinschlafen in der Nacht leichter. Auch diese Technik muss über einige Zeit geübt werden, bis es gelingt, das über Jahre antrainierte Grübeln im Bett wieder zu „verlernen".

Eine weitere kognitive Technik ist das *Umstrukturieren* dysfunktionaler Kognitionen. Da negative schlafbezogene Gedanken bzw. die gedankliche Konzentration auf den Schlaf eine wichtige Rolle bei der Aufrechterhaltung einer nichtorganischen Insomnie spielen, ist es sinnvoll, diese Methode in die Therapie einzubeziehen. Falsche Annahmen über die Ursachen und Konsequenzen der Insomnie, Katastrophisierung, Kontrollverlust und Hilflosigkeit gegenüber dem Schlaf können hierdurch verändert werden. Durch die Methode des Entkatastrophisierens und das Suchen nach *konstruktiven Alternativen* für negative schlafbezogene Gedanken sollen die Patienten wieder eine gelassenere Haltung gegenüber ihrem Schlaf bekommen und vorhandene Hilflosigkeitsgefühle abbauen. Hierzu können auch die Informationen zu Schlaf und Schlafstörungen, die die Patienten im Laufe der Therapie erhalten haben, beitragen. Beispiele für häufig vorkommende schlafbezogene negative bzw. katastrophisierende Gedanken und Erwartungen und mögliche konstruktive Alternativen finden sich in Kasten 5.

Der Einsatz der *Paradoxen Intention* nach Frankl (1975) beruht auf dem Prinzip der Symptomverschreibung. In vielen Untersuchungen konnte gezeigt werden, dass viele schlafgestörte Patienten ihren Schlaf regelrecht erzwingen wollen. Jedoch führt die Unmöglichkeit, Schlaf willentlich herbeizuführen zu Frustrationen, verstärkt zudem das Arousal und hält damit Schlafstörungen weiter aufrecht. Bei der Methode der Paradoxen Intention wird anstelle des üblichen Versuchs, das Einschlafen zu erzwingen, der Patient instruiert ins Bett zu gehen und die Augen so lange wie möglich offen zu halten bzw. wach zu bleiben. Durch diese Technik wird das sonst übliche Grübeln unterbrochen und das Einschlafen erleichtert.

! Merke:

- Nächtliches Grübeln gehört zu den stärksten aufrechterhaltenden Faktoren einer Insomnie.
- Ziel der Techniken des „Gedankenstuhls" bzw. „Gedankenstopps" ist ein Durchbrechen dieser schlafbehindernden Grübelkreisläufe.
- Zur kognitiven Umstrukturierung dienen die Methoden des Realitätstestens, der Reattribuierungen sowie des Entkatastrophisierens unter Zuhilfenahme konstruktiver Alternativen.
- Die Paradoxe Intention soll den Teufelskreis der Erwartungsangst vor der Schlaflosigkeit durchbrechen helfen.

Kombinationsprogramme

Als besonders wirkungsvoll haben sich, wie in den letzten Jahren durch Metaanalysen bestätigt werden konnte, kognitiv-verhaltenstherapeutische Gruppenprogramme erwiesen. Diese Programme umfassen in der Regel die Psychoedukation, Entspannungstechniken, kognitive Techniken sowie spezifische verhaltenstherapeutische Techniken wie die Stimuluskontrolle oder Schlafrestriktion. Inzwischen stehen mehrere Manuale für Kombinationstherapien zur Verfügung (Riemann & Backhaus, 1996; Perlis et al., 2005; Spiegelhalder et al., 2011).

Backhaus und Riemann (1996) haben aufbauend auf den im Störungsmodell dargestellten aufrechterhaltenden Faktoren eine störungsspezifische Kurzzeittherapie konzipiert. Dieses halbstandardisierte Therapiekonzept umfasst sechs Sitzungen und beschränkt sich auf schlafbezogene Maßnahmen (s. Kasten 6). Um den Selbstmanagement-Charakter der Therapie zu verstärken, arbeiten die Patienten zusätzlich mit einem Selbsthilfemanual (Backhaus und Riemann, 1996). Dies ermöglicht den Patienten, sich mit den verschiedenen Therapieelementen zu Hause noch einmal vertiefend auseinanderzusetzen. Weiterhin ist es auch für die Rückfallprävention gedacht: Selbst nach erfolgreicher Therapie kann es wieder zu schlechten Nächten kommen (ähnlich wie bei gesunden Schläfern); mit dem Selbsthilfemanual können sich die Patienten schnell wieder die für sie erfolgreichen Therapiestrategien in Erinnerung rufen. Wichtig ist, die Patienten auf die Möglichkeit von wiederkehrenden schlechten Nächten aufmerksam zu machen. Im Sinne einer Rückfallprävention sollten die Patienten darauf hingewiesen werden, dass sie im Rahmen der Therapie Methoden erlernt haben, um in einem solchen Fall wirksam gegensteuern zu können und nicht wieder in den Teufelskreislauf von Schlafstörung, willentlicher Anstrengung zu schlafen und Hilflosigkeit zu geraten. Bewährt haben sich in der Praxis auch Katamnese-Sitzungen (z. B. drei Monate nach Abschluss der Therapie). Viele Patienten sind im Hinblick auf einen solchen Termin motivierter, die erlernten Therapiemethoden wie Entspannungstraining und Bettzeitverkürzung weiterzuführen.

Bisherige Studienergebnisse zeigen, dass rein störungsspezifisch ausgerichtete, kurz gehaltene Kombinationstherapien wie das oben dargestellte Therapieprogramm sehr effektiv sind.

Kasten 5: Negative schlafbezogene Gedanken und Erwartungen und konstruktive Alternativen

Negative Gedanken und Erwartungen	***Konstruktive Alternative***
„Acht Stunden Schlaf braucht der Mensch."	„Die Spannbreite der benötigten Schlafdauer ist individuell sehr unterschiedlich. Zudem gibt es bei jedem auch individuelle Schwankungen; auch gute Schläfer haben schlechte Nächte."
„Wenn ich nicht genug oder ausreichend tief schlafe, bin ich morgen nicht leistungsfähig."	„Meine Leistungsfähigkeit ist nicht nur vom Schlaf, sondern auch von anderen Faktoren abhängig; es war schon öfter so, dass ich auch nach einer schlechten Nacht einiges geleistet habe."
„Jetzt muss ich aber doch endlich einschlafen, andere haben doch auch keine Probleme mit dem Schlaf, das kann einen ja richtig wütend machen ..."	„Sich über die Schlaflosigkeit zu ärgern, macht es auch nicht besser, der Ärger ist im Grunde noch stressiger als eine Nacht mit weniger Schlaf."
„Jetzt liege ich schon eine Stunde hier wach herum: Das wird wohl eine miserable Nacht werden."	„Ich bleibe jetzt ruhig liegen, entspanne mich und genieße die Nacht. Der Schlaf wird schon kommen."
„Die Schlaflosigkeit macht mich verrückt, ich weiß nicht mehr, was ich noch tun soll."	Es gibt gute und schlechte Nächte, jetzt warte ich mal ab, entspanne mich und denke an mein Ruhebild. Auch eine schlechte Nacht ist keine Katastrophe."

Kasten 6: Therapieprogramm nach Backhaus und Riemann (1996)

Entspannung I
Körperliche Entspannung: Progressive Muskelentspannung
Entspannung II
Gedankliche Entspannung: Ruhebild, Phantasiereisen
Regeln für einen gesunden Schlaf
Informationen zu Schlaf und Schlafstörungen, Schlaf-Wach-Rhythmus-Strukturierung, Stimuluskontrolle, Schlafhygiene
Kognitive Kontrolle I
Erkennen kognitiver Kreisläufe und sich selbst erfüllender Prophezeiungen, Umgang mit schlafbehindernden Gedanken und Erwartungen: Gedankenstuhl, Gedankenstopp
Kognitive Kontrolle II
Kognitives Umstrukturieren dysfunktionaler Gedanken
Abschlusssitzung
Zusammenfassende Analyse aufrechterhaltender Bedingungen und entsprechender Gegenmaßnahmen Prävention: Umgang mit zukünftigen Phasen von Schlaflosigkeit

Edinger et al. (2007) konnten z. B. herausarbeiten, dass vier zweiwöchentliche Sitzungen die „optimale Dosis" einer kognitiv-behavioralen Intervention zur Behandlung von Durchschlafstörungen darstellen. Umfangreichere Therapieprogramme, die auch unspezifische Therapieelemente mit einbeziehen (z. B. den Aufbau sozialer Kompetenz) weisen keine höhere Effizienz auf. Espie et al. (2007) fanden zudem heraus, dass auch von geschultem und supervidiertem Pflegepersonal kognitiv-verhaltenstherapeutische Interventionen effektiv angeleitet werden können. Langzeitkatamnesen von bis zu drei Jahren konnten eine persistierende Effektivität der Kombinationstherapien belegen (Backhaus et al., 2001). Bei der von den Autoren Backhaus und Riemann evaluierten störungsspezifischen Kurzzeittherapie (1996) erwiesen sich die Therapieeffekte über einen Zeitraum von durchschnittlich 34,8 Monaten nach Beendigung der Therapie als weitgehend stabil.

Zur kognitiv-verhaltenstherapeutischen Insomnie-Behandlung liegen mehrere Metaanalysen vor, die eine klare Überlegenheit gegenüber Placebointervention und einen langfristigen Effekt (≥ 6 Monate) belegen (Morin et al., 1994; Murtagh und Greenwood, 1995; Pallesen et al., 1998). Zwei weiteren Metaanalysen zufolge (Montgomery und Dennis, 2004; Irwin et al., 2006) sind kognitiv-behaviorale Interventionen auch bei älteren Schlafgestörten wirksam, insbesondere im Hinblick auf Durchschlafprobleme.

Studien, in denen der Vergleich zwischen kognitiver Verhaltenstherapie und medikamentöser Therapie angestellt wurde (Morin et al., 1999; Jacobs et al., 2004), zeigen übereinstimmend, dass beide Therapieformen mittelfristig (nach vier Wochen Therapie) gleichwertig sind. In einer Metaanalyse (Smith et al., 2002), in der Studien mit kognitiver Verhaltenstherapie mit pharmakotherapeutischen Studien verglichen wurden, konnte gezeigt werden, dass die Effektstärken für beide therapeutische Strategien vergleichbar sind. Allerdings zeigte sich auch in den meisten Fällen, dass die kognitive Verhaltenstherapie der Pharmakotherapie langfristig überlegen ist (s. hierzu Riemann und Perlis, 2009). Zu neueren Behandlungselementen der Insomnie-Therapie zählen u. a. auch Biofeedback, Achtsamkeitsübungen oder das „Intensive Sleep Retraining" (näheres hierzu findet sich bei Hirscher et al., 2012).

Resümee

Ein- und/oder Durchschlafstörungen bzw. frühmorgendliches Erwachen und damit assoziierte Beeinträchtigung der Tagesbefindlichkeit sind in westlichen Industrienationen weit verbreitet. Zur Behandlung von nichtorganischen Insomnien stehen sowohl medikamentöse als auch psychotherapeutische Ansätze zur Verfügung. Das Repertoire der psychotherapeutischen Verfahren stützt sich in erster Linie auf verhaltenstherapeutische Techniken, deren Wirksamkeit kurz- und langfristig gut belegt ist (s. hierzu z. B. Quaseem et al., 2016). Bei den pharmakologischen Behandlungsverfahren dominieren Hypnotika. Ihre Kurzzeiteffektivität ist zwar gut belegt, jedoch ist ihre Anwendung mit Risiken (z. B. Abhängigkeit) verbunden, so dass ihr Einsatz auf kurze Zeit begrenzt sein sollte sollte (s. hierzu Wilt et al., 2016). Weitere ausführliche Informationen zur Diagnostik sowie psychotherapeutischen und pharmakologischen Behandlung von Insomnien finden sich bei Riemann, Baum, Cohrs et al. (2017) sowie Riemann, Baglioni, Bassetti et al. (2017).

4 Frequently Asked Questions (FAQ)

1. *Ist eine Kombination aus medikamentösen und nicht-medikamentösen Therapieverfahren sinnvoll bzw. möglich?*

→ Eine medikamentöse Behandlung einer nichtorganischen Insomnie muss in jedem Fall mit Bestandteilen der nicht-medikamentösen Therapie kombiniert werden. Beratung, die Vermittlung einfacher Entspannungsmethoden und schlafhygienischer Regeln sollten bei jedem schlafgestörten Patienten durchgeführt werden, auch wenn eine pharmakologische Behandlung unumgänglich scheint. Da die Psychotherapie hohe Anforderungen an die Motivation des Patienten stellt, kann eine intermittierende Medikamenteneinnahme die Bereitschaft zur Mitarbeit schwächen. Der Patient erlebt, dass er mit Medikamenten seinen Schlaf – zumindest kurzfristig – mühelos beeinflussen kann. Bei der gleichzeitigen Durchführung nicht-medikamentöser Maßnahmen ist daher eine konsequente durchgehende Medikation vorzuziehen. Später kann ein langsamer Absetzversuch unternommen werden.

2. *Was gilt es vor dem Absetzen eines Schlafmittels zu beachten?*

→ Bei abruptem oder zu schnellem Absetzen kann es zu einer sog. Rebound- oder Absetzinsomnie kommen. Dies kann durch ein allmähliches Ausschleichen des Medikaments gelindert werden. In jedem Fall sollte der Patient vor dem Absetzen über die Effekte einer solchen Maßnahme informiert werden, um einen vorzeitigen Rückfall, d.h. die erneute Einnahme des Schlafmittels, zu verhindern.

3. *Was ist zu tun, wenn es nach Ablauf des 6-wöchigen Kurzzeittherapie-Programms noch zu keinem deutlichen Therapieerfolg gekommen ist?*

→ Der Patient sollte motiviert werden, die einzelnen Methoden weiterhin regelmäßig anzuwenden, da ein deutlicher Erfolg der angewandten Maßnahmen sich in der Regel erst nach einiger Zeit einstellt. Kommt es trotz dauerhafter regelmäßiger Anwendung kognitiv-verhaltenstherapeutischer Methoden zu keiner Besserung der Schlafstörungen, sollte eine ausführliche Abklärung im Schlaflabor erfolgen.

5 Prüfungsfragen

1. Wie lauten die Diagnosekriterien einer insomnischen Störung nach DSM-5?
2. Im Rahmen welcher Erkrankungen können ebenfalls Schlafstörungen auftreten? Was gilt es daher differenzialdiagnostisch zu beachten?
3. Welche Faktoren können laut Störungsmodell eine insomnische Störung bedingen?
4. Welche psychometrischen Instrumente sind im diagnostischen Prozess unverzichtbar? Welcher spezielle Nutzen liegt jedem einzelnen Instrument zugrunde?
5. Welchen Effekt haben die einzelnen kognitiv-verhaltenstherapeutischen Behandlungsmethoden?
6. Wie lauten die Regeln zur Stimuluskontrolle?
7. Wie lauten die schlafhygienischen Regeln?

6 Literatur

- American Academy of Sleep Medicine (AASM): International Classification of Sleep Disorders, 3rd edition (ICSD-3). Darien, IL 2014.
- Al-Shajlawi A: Psychobiologische Untersuchungen bei Patienten mit Nichtorganischer Insomnie. Dissertation, Universität Freiburg, 2007.
- American Psychiatric Association (ed.): Diagnostic and Statistical Manual of Mental Disorders 5th edition (DSM-5). Washington D. C.: APA, 2013.
- Backhaus J, Hohagen F, Voderholzer U, Riemann D: Long-term effectiveness of a short-term cognitive behavioural group treatment for primary insomnia. Eur Arch Psychiatry Clin Neurosci 2001; 251: 35-41.
- Backhaus J, Müller-Popkes K, Hajak G, Voderholzer U, Berger M, Riemann D, Hohagen, F: Prevalence, diagnosis and treatment of insomnia in general practice. J of Sleep Res 1998; 7, Supplement 2: 13.
- Backhaus J, Riemann D: Schlafstörungen bewältigen. Informationen und Anleitungen zur Selbsthilfe. Weinheim: Beltz PVU, 1996.
- Baglioni C, Battagliese G, Feige B, Spiegelhalder K, Nissen C, Voderholzer U, Lombardo C, Riemann D: Insomnia as a predictor of depression: a meta-analytic evaluation of longitudinal epidemiological studies. J Affect Disord 2011; 135: 10-9.
- Baglioni C, Regen W, Teghen A, Spiegelhalder K, Feige B, Nissen C, Riemann D. Sleep changes in the disorder of insomnia: A meta-analysis of polysomnographic studies. Sleep Med Rev 2013; 195-213.
- Bootzin RR, Epstein D, Wood JM: Stimulus control instructions. In Hauri PJ (Hrsg.): Case studies in insomnia. New York: Plenum Medical Book Company 1991, 19-28.
- Breslau N, Roth T, Rosenthal L, Andreski P: Sleep disturbance and psychiatric disorders: a longitudinal epidemiological study of young adults. Biol Psychiatry 1996; 39: 411-418.
- Buysse DJ, Reynolds CF, Monte TH, Berman SR, Kupfer DJ: The Pittsburgh Sleep Quality Index: A new instrument for psychiatric practice and research. Psychiatry Res 1989; 28: 193-213.
- Dilling H, Mombour W, Schmidt MH: Internationale Klassifikation psychischer Störungen, Kapitel V (2. Aufl.). Bern: Huber, 1999.
- Edinger JD, Bonnet MH, Bootzin RR, Doghramji K, Dorsey CM, Espie CA, Jamieson AO, McCall WV, Morin CM, Stepanski EJ: Derivation of research diagnostic criteria for insomnia: Report of an American Academy of Sleep Medicine work group. Sleep 2004; 27 (8): 1567-1596.
- Edinger JD, Wohlgemuth WK, Radtke RA, Coffman CJ, Carney CE: Dose response effects of cognitive-behavioral insomnia therapy: A randomized clinical trial. Sleep 2007; 30(2): 203-212.
- Espie CA, MacMahon KMA, Kelly HL, Broomfield NM, Douglas NJ, Engleman HM, McKinstry B, Morin CM, Walker A, Wilson P: Randomized clinical effectiveness trial of nurse-administered small-group cognitive behavior therapy for persistent insomnia in general practice. Sleep 2007; 30 (5): 574-584.
- Feige B, Al-Shajlawi A, Nissen, C, Voderholzer U, Hornyak M, Spiegelhalder K, Kloepfer C, Perlis M, Riemann, D: Does REM-sleep contribute to subjective wake time in primary insomnia? A comparison of polysomnographic and subjective sleep in 100 patients. J Sleep Res 2008; 17: 180-190.
- Frankl VE: Paradoxical Intention and dereflection. Psychotherapy 1975; 12: 226-237.
- Görtelmeyer R: Schlaffragebogen SF-A und SF-B. In CIPS: Internationale Skalen für Psychiatrie (5. Auflage). Weinheim: Beltz PVU, 2005.
- Hirscher V, Baglioni C, Unbehaun T, Spiegelhalder K, Nissen C, Riemann D: Psychologische Behandlung bei Schlafstörungen. Verhaltenstherapie 2012; 22: 237-245.
- Hoffmann RM, Müller T, Hajak G, Cassel W: Abend-Morgenprotokolle in Schlafforschung und Schlafmedizin – Ein Standardinstrument für den deutschsprachigen Raum. Somnologie 1997; 1: 103-109.
- Hohagen F, Rink K, Schramm E, Riemann D, Weyerer S, Berger M: Prevalence and treatment of insomnia in general practice. A longitudinal study. Eur Arch Psychiatry Clin Neurosci 1993; 242: 329-336.
- Irwin MR, Cole JC, Nicassio PM: Comparative meta-analysis of behavioural interventions for insomnia and their efficacy in middle-aged adults and in older adults 55+ years of age. Health Psychol 2006; 25: 3-14.
- Jacobs GD, Pace-Schott EF, Stickgold R, Otto MW: Cognitive behavior therapy and pharmacotherapy for insomnia: Arch Intern Med 2004; 164: 1888-1896.
- Katz DA, McHorney CA: The relationship between insomnia and health-related quality of life in patients with chronic illness. J of Fam Pract 2002; 51: 229-235.
- Léger D, Guilleminault C, Bader G, Levy E, Paillard M: Medical and socio-professional impact of insomnia. Sleep 2002; 25: 625-629.
- Liebeck H: Problemlösetraining. In: Linden M, Hautzinger M (Hrsg.): Verhaltenstherapiemanual. 6. Auflage. Berlin: Springer 2008, 244-249.
- Liendl S, Hoffmann RM: Compliance-Probleme bei der Bearbeitung von Abend-Morgenprotokollen – Entwicklung einer Kurzversion der Standardprotokolle der DGSM. Somnologie 1999; 3: 73-77.
- Manber R, Edinger JD, Gress JL, San Pedro-Salcedo MG, Kuo TF, Kalista T: Cognitive behavioral therapy for insomnia enhances depression outcome in patients with comorbid major depressive disorder and inomnia. Sleep 2008; 31 (4): 489-495.
- Means MK, Lichstein KL, Epperson MT, Johnson CT: Relaxation therapy for insomnia: nighttime and daytime effects. Beh Res Ther 2000; 38: 665-678
- Montgomery P, Dennis J: A systematic review of non-pharmacological therapies for sleep problems in later life. Sleep Med Rev 2004; 8: 47-62.
- Morin CM: Insomnia – Psychological assessment and management. New York: Guilford Press, 1993.

- Morin CM, Culbert JP, Schwartz SM: Nonpharmacological interventions for insomnia: a meta-analysis of treatment efficacy. Am J Psychiatry 1994; 151: 1172-80.
- Morin CM, Hauri PJ, Espie CA, Spielman AJ, Buysse DJ, Bootzin RR: Nonpharmacological treatment of chronic insomnia. Sleep 1999; 22: 1134-1156.
- Murtagh DR, Greenwood KM: Identifying effective psychological treatments for insomnia: a meta-analysis. J Consult Clin Psychol 1995; 63: 79-89.
- (NIH) National Institutes of health state of the science conference statement. Manifestations and management of chronic insomnia in adults. Sleep 2005; 28: 1049-1057.
- Nissen C, Frase L, Hajak G, Wetter TC: Hypnotika – Stand der Forschung. Nervenarzt 2014;1: 67-76.
- Ohayon MM: Epidemiological study on insomnia in the general population. Sleep 1996; 19 (3): 7-15.
- Ohayon, MM: Epidemiology of insomnia: what we know and what we still need to learn. Sleep Med Rev 2002; 6: 97-111.
- Ohayon MM, Guilleminault C, Paiva T, Priest RG, Rapaport DM, Sagales T, Smime S, Zulley J: An international study on sleep disorders in the general population: Methodological aspects of the use of the SLEEP-EVAL system. Sleep 1997; 20: 1086-1092.
- Ott H, Oswald I, Fichte K, Sastre-Hernandez M: Visuelle Analogskalen zur Erfassung von Schlafqualität. In CIPS: Internationale Skalen für Psychiatrie (5. Auflage). Weinheim: Beltz PVU, 1986.
- Pallesen S, Nordhus ICH, Kvale G: Nonpharmacological interventions for insomnia in older adults: A meta-analyis of treatment efficacy. Psychotherapy: Theory, Research, Practice, Training 1998; 35: 472-482.
- Perlis ML, Jungquist C, Smith MT, Posner D: Cognitive behavioral treatment of insomnia – A session by session guide. New York: Springer, 2005.
- Pollmächer T, Wetter TC, Happe S, Richter K, Acker J, Riemann D: Schlafmedizinische Differenzialdiagnostik in Psychiatrie und Psychotherapie. Nervenarzt 2014;1: 57-66.
- Qaseem A, Kansagara D, Forciea MA, Cooke M, Denberg TD: Management of chronic insomnia disorder in adults: A Clinical practice guideline from the American College of Physicians. Ann Intern Med 2016 Jul 19; 165 (2): 125-133.
- Riemann D, Baglioni C, Bassetti C, Bjorvatn B, Dolenc Groselj L, Ellis JG, Espie CA, Garcia-Borreguero D, Gjerstad M, Goncalves M, Hertenstein E, Jansson-Fröjmark M, Jennum PJ, Leger D, Nissen C, Parrino L, Paunio T, Pvernagie D, Verbraecken J, Weeß HG, Wichniak A, Zavalko I, Arnardottir ES, Deleanu OC, Strazisar B, Zoetmulder M, Spiegelhalder K: European guideline for the diagnosis and treatment of insomnia. J Sleep Res 2017; 26: 675-700.
- Riemann D, Baglioni C, Feige B, Spiegelhalder K: Insomnien – Stand der Forschung. Der Nervenarzt 2014; 85: 43-49.
- Riemann D, Backhaus J (Hrsg.): Behandlung von Schlafstörungen. Ein psychologisches Gruppenprogramm. Weinheim: Beltz/Psychologie Verlags Union, 1996.
- Riemann D, Baum E, Cohrs S, Crönlein T, Hajak G, Hertenstein E, Klose P, Langhorst J, Mayer G, Nissen C, Pollmächer T, Rabstein S, Schlarb A, Sitter H, Weeß HG, Wetter T, Spiegelhalder K: S3-Leitlinie Nicht-erholsamer Schlaf/Schlafstörungen. Kapitel „Insomnie bei Erwachsenen" (AWMF-Registernummer 063-003), Update 2016. Somnologie 2017; 21: 2-44.
- Riemann D, Berger M: Sleep disorders and mental disorders. Curr Opin Psychiatry 1998; 11: 327-331.
- Riemann D, Hornyak M, Al-Shajlawi A, Voderholzer U: Schlafstörungen. In: Berger M (Hrsg.): Psychische Erkrankungen. Klinik und Therapie (S. 815-848). München: Elsevier, 2004.
- Riemann D, Kloepfer C, Berger M: Functional and structural brain alterations in insomnia: implications for pathophysiology. Eur J Neurosci 2009; 29: 1-7.
- Riemann D, Morin CM, Reynolds CF: Das Kapitel Schlafstörungen im DSM-V – ein Zwischenbericht. Z Psychiatr Psychol Psychother 2011; 59 (4): 275-280.
- Riemann D, Nissen C: Substanzinduzierte Schlafstörungen und Schlafmittelmissbrauch. Bundesgesundheitsbl. 2011; 54: 1325-1331.
- Riemann D, Nissen C: Sleep and psychotropic drugs. In: Morin CM, Espie CA (Hrsg.): The Oxford handbook of sleep and sleep disorders 2012: Chapter 10
- Riemann D, Nissen C, Palagini L, Otte A, Perlis ML, Spiegelhalder K: The neurobiology, investigation and treatment of chronic insomnia. Lancet Neurol 2015; 14: 547-558.
- Riemann D, Perlis LM: The treatments of chronic insomnia: A review of benzodiazepine receptor agonists and psychological and behavioral therapies. Sleep Med Rev 2009; 13: 205-214.
- Riemann D, Spiegelhalder K, Espie C, Perlis M: Psychotherapie bei Schlafstörungen. In: Herpertz SC, Caspar F, Mundt C (Hrsg.): Störungsorientierte Psychotherapie (S. 561-575). München: Elsevier, 2008.
- Riemann D, Spiegelhalder K, Espie C, Pollmächer T, Léger D, Bassetti C, van Someren E: Cronic insomnia: Clinical research challenges – An agenda. Pharmacopsychiatry 2011; 44: 1-14.
- Riemann D, Spiegelhalder K, Nissen C, Hirscher V, Baglioni C, Feige B: REM sleep instability – a new pathway for insomnia? Pharmacopsychiatry 2012; 45: 167-176.
- Riemann D, Spiegelhalder K, Voderholzer U, Kaufmann R, Seer N, Klöpfer C, Hornyak M, Berger M, Espie C, Perlis M: Primäre Insomnien: Neue Aspekte der Diagnostik und Differentialdiagnostik, Ätiologie und Pathophysiologie sowie Psychotherapie. Somnologie 2007; 11: 57-71.
- Riemann D, Spiegelhalder K, Feige B, Voderholzer U, Berger M, Perlis M, Nissen C: The hyperarousal model of insomnia: A review of the concept and its evidence. Sleep Med Rev 2010; 14: 19-31.
- Riemann D, Voderholzer U: Primary insomnia: a risk factor to develop depression? J Affect Disord 2003; 76: 255-259.
- Schramm E, Hohagen F, Grasshoff U, Berger M: Strukturiertes Interview für Schlafstörungen nach DSM-III-R (SIS-D). Weinheim: Beltz PVU, 1991
- Schramm E, Hohagen F, Grasshoff U, Riemann D, Hajak G, Weeß HG, Berger M: Test-retest reliability and validity of the structured interview for sleep disorders according to DSM-III-R. Am J Psychiatry 1993; 150 (6): 867-872.
- Smith MT, Perlis ML, Park A, Smith MS, Pennington J, Giles DE, Buysse DJ: Comparative meta-analysis of pharmacotherapy and behavior therapy for persistent insomnia. Am J Psychiatry 2002; 159: 5-11.
- Spiegelhalder K, Backhaus J, Riemann D: Schlafstörungen. Fortschritte der Psychotherapie. Band 7, 2. überarb. Aufl. Göttingen: Hogrefe, 2011.
- Taylor DJ, Lichstein KL, Weinstock J, Sanford S, Temple JR: A pilot study of cognitive-behavioral therapy of insomnia in people with mild depression. Behavior Therapy 2007; 38: 49-57.
- Walsh JK, Engelhardt CL: The direct economic costs of insomnia in the United States for 1995. Sleep 1999; 22: 386-393.
- Wilt TJ, MacDonald R, Brasure M, Olson CM, Carlyle M, Fuchs E, Khawaja IS, Diem S, Koffel E, Quellett J, Butler M, Kane RL: Pharmacological treatment of insomnia disorder: An evidence report for a clinical practice guideline by the American College of Physicians. Ann Intern Med 2016 Jul 19; 165 (2): 103-112.

4.12 Andere psychotherapeutisch relevante Störungsbilder

4.12.2 Aufmerksamkeitsdefizit-/Hyperaktivitätsstörung (ADHS) im Erwachsenenalter

ELISABETH NYBERG UND ROLF-DIETER STIEGLITZ

1 Einleitung

Die Aufmerksamkeitsdefizit-/Hyperaktivitätsstörung (ADHS) mit den Kernbereichen Unaufmerksamkeit, Hyperaktivität und Impulsivität ist zwischenzeitlich auch eine im Erwachsenenbereich anerkannte Störung, deren Validität durch eine Vielzahl von Studien belegt ist (vgl. z. B. Barkley, 2010). Die Voraussetzung für eine Diagnose im Erwachsenenalter ist der hinreichende Nachweis des Beginns der Symptomatik in der Kindheit und Jugendzeit, wie es in der ICD-10 und im DSM-5 gefordert wird. Bis vor kurzem existierte eine Vielzahl unterschiedlicher Abkürzungen zur Bezeichnung der Erkrankung wie ADD (= Attention Deficit Disorder) oder ADHD (= Attention Deficit Hyperactivity Disorder) als die englischsprachigen, im Deutschen benutzte Abkürzungen oder die Entsprechungen waren ADS (= Aufmerksamkeits-Defizit-Syndrom), ADHS (Aufmerksamkeitsdefizit-/Hyperaktivitätsstörung), HKS (= hyperkinetische Störung) oder auch z. T. noch POS (= Psychoorganisches Syndrom). Letzeres findet noch heute in der schweizerischen Gesetzgebung Anwendung, wird jedoch weiter gefasst als das ADHS. Im deutschsprachigen Bereich etabliert hat sich heute die Abkürzung ADHS als Oberbegriff für die verschiedenen Facetten der Störung, d.h. egal welche Symptomatik auch immer im Vordergrund steht (z. B. eher Unaufmerksamkeit oder eher Hyperaktivität bzw. beides).

2 Theoretische Inhalte und Kenntnisse

2.1 Hauptmerkmale

Zentrales Kennzeichen der ADHS ist zunächst einmal, wie im **Kindes- und Jugendalter**, die sog. **klassische „Trias"**: Aufmerksamkeitsdefizite, (motorische) Hyperaktivität und Impulsivität. So zeigt sich die Unaufmerksamkeit z.B. in Abwesenheit im Unterricht, die Hyperaktivität z. B. durch das Nicht-Stillsitzen im Unterricht und die Impulsivität z. B. in Wutausbrüchen oder aggressivem Verhalten. Im **Erwachsenenalter** manifestiert sich die Symptomatik vielgestaltiger. Es kommen weitere Bereiche hinzu wie chronische innere Unruhe, Vergesslichkeit oder Stimmungsschwankungen. Auch die Kernsymptomatik erfährt meist eine Modifikation, wenn sie im Erwachsenenalter bestehen bleibt. Jedoch wesentliche Symptome sind auch dann in irgendeiner Form wiederzufinden. Probleme im Bereich der Aufmerksamkeit können vielfältig und in Abhängigkeit von den Anforderungen sehr unterschiedlich sein. Ein Student kann z. B. Vorlesungen nicht folgen, ein Büroangestellter hat Probleme bei monotonen Tätigkeiten oder lässt sich schnell von Kollegen ablenken. Probleme im Bereich der Hyperaktivität können sich z. B. im Fusswippen oder dem Trommeln mit Fingern äussern. Die Impulsivität kann sich dagegen in vorschnellen Entscheidungen oder auch in sehr umgrenzten Bereichen wie unnötiges Kaufen von Sachen zeigen. Nicht nur die Symptomatik, sondern auch die Folgen sind vielgestaltiger als beim Kind oder Jugendlichen. Sie äußern sich auf unterschiedlichen Ebenen (vgl. Abschnitt 2.4.3). Ebenfalls zu beachten ist das Risiko der Entwicklung einer weiteren psychischen Störung, wenn die ADHS nicht erkannt und behandelt wird bzw. das unabhängige Bestehen einer weiteren psychischen Störung (Komorbidität; vgl. Abschnitt 2.4.1).

Kasten 1: Hauptsymptome der ADHS im Erwachsenenalter

Primär	**Sekundär**
• Aufmerksamkeitsdefizite	• chronische innere Unruhe
• (motorische) Hyperaktivität	• Vergesslichkeit
• Impulsivität	• Stimmungsschwankungen

2.2 Prävalenz

Die ADHS gehört zu den weltweit häufigsten psychischen Störungen im Erwachsenenalter. In einer Studie der WHO (= Weltgesundheitsorganisation) konnte dies belegt werden. Bezogen auf 10 Länder (Alter 18-44 Jahre) ergab sich eine konservative Schätzung von 3.4 %. Die Prozentanteile variierten jedoch deutlich zwischen 1.2 %-7.3 % (Fayaad et al., 2007). Die Prävalenzrate liegt nach aktuellen Studien in Deutschland zwischen 3.1 und 4.7 % (de Zwaan et al., 2012).

Im klinischen Alltag von besonderer Bedeutung ist die hohe Dunkelziffer, da viele Patienten nicht erkannt werden. Eine Vielzahl derjenigen, die sich im Erwachsenenalter zu einer Abklärung anmelden, sind zuvor niemals abgeklärt worden. ADHS wird oft unterdiagnostiziert mit weitreichenden Konsequenzen für das Leben der Betroffenen. Sie suchen oft wegen im Vordergrund stehender komorbider Störungen (z.B. Depressionen) Hilfe, was ebenfalls dazu beiträgt, eine ADHS zu übersehen.

2.3 Beginn und Verlauf

Bis vor einigen Jahren herrschte noch die überwiegende Meinung, dass ADHS im Kindesalter beginnt (erste Symptome nach ICD-10 und DSM-IV bis zum 7. Lebensjahr; DSM-5 bis zum 12. Lebensjahr), sich dann aber auswächst und es daher ADHS im Erwachsenenalter nicht geben kann. Aus verschiedenen Studien ist jedoch mittlerweile bekannt, dass sich das Krankheitsbild bei ca. 50 % tatsächlich wie oft vermutet auswächst, während bei den anderen 50 % das Störungsbild jedoch mehr oder weniger stark vorhanden bleibt (einige Schätzungen reichen sogar bis 70 %). Allgemein akzeptiert ist zwischenzeitlich, dass sich die Kernsymptomatik in Abhängigkeit vom Lebensalter unterschiedlich manifestiert (Barkley, 2010). Das ADHS im Erwachsenenalter zeichnet sich durch einen unterschiedlichen Verlauf der Symptomcluster aus (Stahl, 2008). Die Aufmerksamkeitsstörungen persistieren eher, die Hyperaktivität und Impulsivität bilden sich eher zurück (mögliche Erklärung für die Aussage „wächst sich aus"). Ein grosses Problem besteht darin, dass oft beim **Übergang vom Kindes- und Jugendalter in das Erwachsenenalter** Patienten "verloren" gehen. So belegen einige Studien, dass viele Patienten, die auch im Erwachsenenalter noch Symptome der ADHS aufweisen, nicht mehr behandelt werden, weil davon ausgegangen wurde, dass es die Symptomatik im Erwachsenenalter nicht mehr gibt, ohne dies jedoch vorher überprüft zu haben. Das Absetzen der Medikation erfolgt somit oft zu einem Zeitpunkt, der für die soziale wie berufliche Entwicklung von großer Bedeutung ist. In diese Zeit fallen z. B. Beginn der Ausbildung oder etwas später der Beginn des Studiums bzw. im sozialen Bereich erste Partnerschaften.

2.4 Klinische Merkmale

2.4.1 Komorbidität

Die Lebenszeitprävalenz von komorbiden Störungen bei Erwachsenen mit ADHS wird bis auf 80 % geschätzt (z. B. Klassen et al., 2010). Dabei sind affektive (bis zu 31 %), Angst- (bis zu 47 %), Substanz- (bis zu 33 %) und Persönlichkeitsstörungen (bis zu 64 %) sehr häufig (Klassen et al., 2010). Diese Störungen sind auch unter differenzialdiagnostischen Gesichtspunkten von großer Bedeutung, bedingt durch z.T. sich überlappenden Symptomen. Die Erfassung komorbider Störungen ist insofern von Bedeutung, da dann spezielle Behandlungsoptionen zu beachten sind (z. B. Depressionen, Angststörungen, Störungen durch psychotrope Substanzen; Paslakis et al., 2013).

4

2.4.2 Biologische Faktoren

Zahlreiche Studien konnten mittlerweile belegen, dass die Prädisposition zur ADHS in einem sehr hohen Ausmaß vererbt ist (z. B. Stahl, 2008; Barkley, 2010). Damit bestehen bestimmte neurobiologische Voraussetzungen, auf deren Boden die typischen Symptome der ADHS entstehen und aufrechterhalten werden können. Bis zum heutigen Tag ist kein rein umweltbedingter ursächlicher Faktor der ADHS mit Sicherheit nachgewiesen. Trotz des klaren Zusammenhangs des familiär gehäuften Auftretens von ADHS finden sich dennoch Unterschiede in der Stärke und Art der Ausprägung der Symptome und hinsichtlich des Verlaufs der Störung.

Die heutigen Erkenntnisse über die biochemischen und hirnstrukturellen Ursachen der ADHS gehen unter anderem auf die Erkenntnisse zurück, die man aus der Wirkung verschiedener Medikamente auf typische ADHS-Symptome ermittelt hat. Hinsichtlich möglicher pathogenetischer Mechanismen werden Funktionsbeeinträchtigungen in verschiedenen Transmittersystemen diskutiert (dopaminerges, noradrenerges, eventuell auch seretonerges). Die neuronalen Botenstoffe scheinen bei ADHS bei verschiedenen kognitiven Leistungen wie der Planung von Aufgaben und bei der Ausführung von eigenen Entscheidungen eine wichtige Rolle zu spielen. Es geht dabei um Funktionen wie z. B. der selektiven Aufmerksamkeit, dem Arbeitsgedächtnis, der Aufrechterhaltung von Fokus und Konzentration oder der Kontrolle von Impulsen.

2.4.3 Psychosoziale Beeinträchtigungen

ADHS kann **vielfältige Beeinträchtigungen** und Folgen in unterschiedlichen Lebensbereichen haben: im sozialen Bereich, in Ausbildung und Arbeit, erhöhtes Risiko für (Verkehrs-)Unfälle, erhöhtes Risiko für Kriminalität, Risikofaktor für die Entwicklung weiterer, komorbider Störungen, große gesundheitsökonomische/volkswirtschaftliche Kosten.

Kasten 2: Psychosoziale Beeinträchtigungen

Auf der **sozialen Ebene** kann es z. B. zu Partnerschaftskonflikten bis hin zu Beziehungsabbrüchen kommen bzw. Scheidungen. Diese Auswirkungen im sozialen Bereich ergeben sich aufgrund der Symptomatik, speziell z. B. der Impulsivität sind oft Folgen erkennbar, wie Streit, andere vor den Kopf stoßen oder Dinge zusagen, die man später nicht einhalten kann.

Auf der **beruflichen Ebene** kann sich die Problematik z. B. durch das Nichterreichen von Zielen bei vorhandenen Möglichkeiten bzgl. Begabungen zeigen. Konflikte am Arbeitsplatz können entstehen, wenn Routine und Disziplin erwartet werden. Oft kommt es auch zu Abbrüchen in der Ausbildung, zu häufigen Arbeitsplatzwechseln bis hin zur Arbeitslosigkeit. Auch konnte in verschiedenen Studien gezeigt werden, dass mehr Abwesenheiten/Fehlzeiten nachgewiesen werden konnten, Patienten geringere Arbeitsleistungen zeigten, mehr Krankheitstage aufwiesen und ein erhöhtes Risiko hatten, einen Unfall oder eine Verletzung zu erleiden.

Verschiedene Studien weisen auch auf **Probleme im Straßenverkehr** hin (bes. jugendliche Verkehrsteilnehmer. So zeigten sich u. a. eine höhere Wahrscheinlichkeit, einen Unfall zu erleiden, mehr Verkehrsunfälle in der Vergangenheit, häufiger Geschwindigkeitsüberschreitungen und mehr Führerscheinentzüge (vgl. z. B. Gräfe et al., 2013).

Ebenfalls belegt ist ein erhöhtes Risiko für **Kriminalität**, besonders bei Jugendlichen, unbehandelten Personen (vgl. auch Barkley, 2010).

2.5 Diagnostik und Differenzialdiagnostik

2.5.1 Allgemeine Aspekte

Einer richtigen und vor allem rechtzeitigen Diagnosestellung kommt eine wichtige Funktion zu, zumal zwischenzeitlich eine Reihe effektiver Behandlungsansätze existieren (vgl. Eich-Höchli et al., 2015 sowie Hoxhaj und Philipsen, 2015).Die Anlässe für eine Abklärung sind vielfältig und resultieren meist aus den mit der Störung assoziierten Folgen und Beeinträchtigungen. Patienten, die zu einer Abklärung kommen, beginnen oft ein Gespräch mit Aussagen wie „Ich habe ein schon lange andauerndes Gefühl, irgendetwas stimmt mit mir nicht, weiß aber nicht, was es ist", „... das Leben geht irgendwie an mir vorbei", „Ich bekomme irgendwie mein Leben nicht geregelt" oder „irgendwie bin ich immer schon anders als die anderen". Der Diagnostiker hat dann die Aufgabe, diese Einschätzungen im Hinblick auf eine mögliche ADHS-Diagnose zu „objektivieren".

Hierbei gilt es verschiedene Aspekte zu berücksichtigen, vor allem geht es um die Beantwortung von **vier zentralen Fragen**:

- Lässt sich nachweisen, dass die ADHS-Symptome schon in der **frühen Kindheit vorhanden** waren, welche, zumindest ab Mitte der Schuljahre, zu substanziellen und chronischen Beeinträchtigungen in verschiedenen Bereichen geführt haben?
- Existieren zuverlässige Belege, dass die ADHS-Symptome dem Patienten gegenwärtig wesentliche und beständige **Beeinträchtigungen in verschiedenen Bereichen** verursachen?
- Gibt es andere Störungen, welche das klinische Bild besser erklären als die ADHS?
- Weisen Patienten, welche die Kriterien für eine ADHS erfüllen, weitere **psychische Störungen (= Komorbidität)** auf?

Bei erwachsenen Patienten, die zu einer Abklärung kommen, können sich **spezielle Probleme bei der Abklärung** ergeben:

- Nachweis, dass die Störung bereits im Kindesalter vorgelegen haben muss (Problem in Spezialsprechstunden: bis 90 % niemals vorher diagnostiziert).
- Komorbide Störungen (z. B. Depression) überdecken die ADHS-Symptomatik.
- Eventuell können körperliche Störungen die Symptome bedingen (z. B. Über- oder Unterfunktion der Schilddrüse, Mangelernährung, Diabetes oder Herzprobleme).

2.5.2 Diagnostischer Prozess

Der **diagnostische Prozess** besteht aus verschiedenen Schritten (vgl. Abbildung 1 sowie Stieglitz und Rösler, 2006, 2015). Oft beginnt der diagnostische Prozess bereits mit einem "Selbst-Screening" durch den Patienten. So finden sich z. B. im Internet viele kurze Fragebögen, deren Ergebnisse als ein Hinweis interpretiert werden können, eine differenzierte Untersuchung einzuleiten. Mit den Ergebnissen derartiger Fragebögen kommen Patienten oft bereits in die Sprechstunde. Hat der Arzt oder Psychologe selbst den Verdacht auf das Vorliegen einer ADHS, können zunächst sog. **Screeningverfahren** hilfreich eingesetzt werden. Das bekannteste Screeninginstrument ist die Adult ADHD **Self-Report Scale (ASRS)** der WHO (Buchli-Kammermann et al., 2011). Bei einem auffälligen Wert sollten diese Patienten dann näher abgeklärt werden.

Der **erste konkrete Schritt** in einer Abklärung stellt die **Anamneseerhebung sowie die Erhebung der Krankengeschichte** (u.a. bisherige Behandlung, Depressivität und Suizidalität, Angst, Alkohol und Drogen) dar. Besonders relevant ist dabei auch die Abklärung von eventuellen Komorbiditäten, die dann möglichst mit standardisierten Verfahren genauer untersucht werden sollten. Eine internistische und neurologische Untersuchung ist empfehlenswert (Abb. 1).

Besonders wichtig sind Informationen zur Entwicklungsgeschichte (u. a. Probleme in Schwangerschaft und bei Geburt, Entwicklungsverzögerungen, Probleme als Kind), zur **schulischen Entwicklung** (u. a. Disziplin- und Verhaltensprobleme, Probleme bei den Hausaufgaben, allgemeine Probleme während der Schulzeit), zum **beruflichen Werdegang** (u. a. Ausbildung und bisherige Stellen, aktuelle und frühere Probleme bei der Arbeit) und die **medizinische Anamnese** (u. a. aktuelle und frühere körperliche Erkrankungen, aktuelle Medikation).

In einem **zweiten Schritt** kommen meist **diagnostische Hilfsmittel** zum Einsatz. Diese liegen mittlerweile in einer Vielzahl auch auf Deutsch vor. Diese können bei einer Reihe von Fragen hilfreich eingesetzt werden (vgl. Abschnitt 2.5.3). Bezüglich des konkreten diagnostischen Vorgehens sind zwei verschiedene Wege möglich. Liegt bereits eine gesicherte Diagnose im Kindesalter vor, gilt es in einem ersten Schritt abzuklären, inwieweit die diagnostischen Kriterien auch aktuell noch vorhanden sind. Wenn dies zutrifft, gilt es den Schweregrad zu bestimmten. Dies ist insofern wichtig, da ADHS sich in unterschiedlichen Graden der Symptomatik manifestieren kann. So gibt es Patienten, bei denen die Symptomatik weniger stark ausgeprägt ist als bei anderen, d.h. auch das Ausmaß der dadurch bedingten Beeinträchtigung sehr unterschiedlich sein kann.

Der häufigere Fall besteht jedoch darin, dass im Kindes- und Jugendalter keine Diagnose gestellt worden ist. Hier stellt sich die Situation schwieriger dar, da versucht werden muss, anhand von möglichst vielen Informationen **retrospektiv** die Diagnose zu stellen. Auch hier gilt es, bei Bestätigung des Verdachts auf das Vorliegen der Störung im Erwachsenenalter, den Schweregrad zu bestimmen. Lässt sich der Verdacht nicht bestätigen, so gilt es zu überprüfen, ob andere Störungen die Symptomatik besser erklären können (vgl. auch Abschnitt 2.5.2). Auch leichtere Formen der Störung gilt es hierbei jedoch nicht aus den Augen zu verlieren.

Neben dem allgemeinen Problem der Anwendung der für den Kinder- und Jugendbereich entwickelten diagnostischen Kriterien auf die Erwachsenen in der ICD-10 und dem DSM-IV (im DSM-5 adaptiert), sind eine Reihe von Problemen und Schwierigkeiten zu beachten, die die Diagnosestellung erschweren können:

- Mangelnde Motivation (z. B. Patient wird durch Partner geschickt = fremdmotiviert)
- Keine Fremdbeurteilung möglich (z. B. Patient will es nicht, Personen sind nicht verfügbar)
- Mangelnde Introspektionsfähigkeit (z. B. Patient kann nur unzureichend Probleme beschreiben)
- Probleme bei der Erinnerung an Kindheit (z. B. Patient hat nur vage oder keine Erinnerungen)
- Keine Zeugnisse vorhanden bzw. unzureichende Angaben (z. B. nur Noten)

Versucht man bezüglich der Diagnosestellung ein Fazit, so kann man folgendes festhalten:

> **!** Die Diagnose einer ADHS im Erwachsenenalter ist letztendlich eine **klinische Diagnose**, d.h. sie ist nicht zu stellen mittels apparativer Verfahren oder allgemeiner testpsychologischer bzw. neuropsychologischer Verfahren.
> Sie basiert auf einer umfassenden Anamnese, ergänzt um psychometrische Verfahren (Interviews, Selbst- und Fremdbeurteilungsverfahren) und der Nutzung aller weiter verfügbaren Informationen (z.B. Zeugnisse).

Hinzuweisen ist darauf, dass der skizzierte Weg zur Diagnosenstellung natürlich alleine für die **Therapieplanung** nicht ausreicht, ebenso wenig für eine differenzierte Beschreibung der Gesamtsituation des Patienten. Hierzu sind differenzierte und weiterführende Untersuchungen notwendig, wie sie in Stieglitz und Rösler (2006, 2015) skizziert sind (u.a. syndromale Beschreibung, Quantifizierung des Schweregrades, Erfassung des Ausmaßes der Beeinträchtigungen) sowie ggf. der Einsatz therapiespezifischer Verfahren.

Abbildung 1: Diagnostischer Prozess beim ADHS (modifiziert nach Stieglitz & Rösler, 2015)

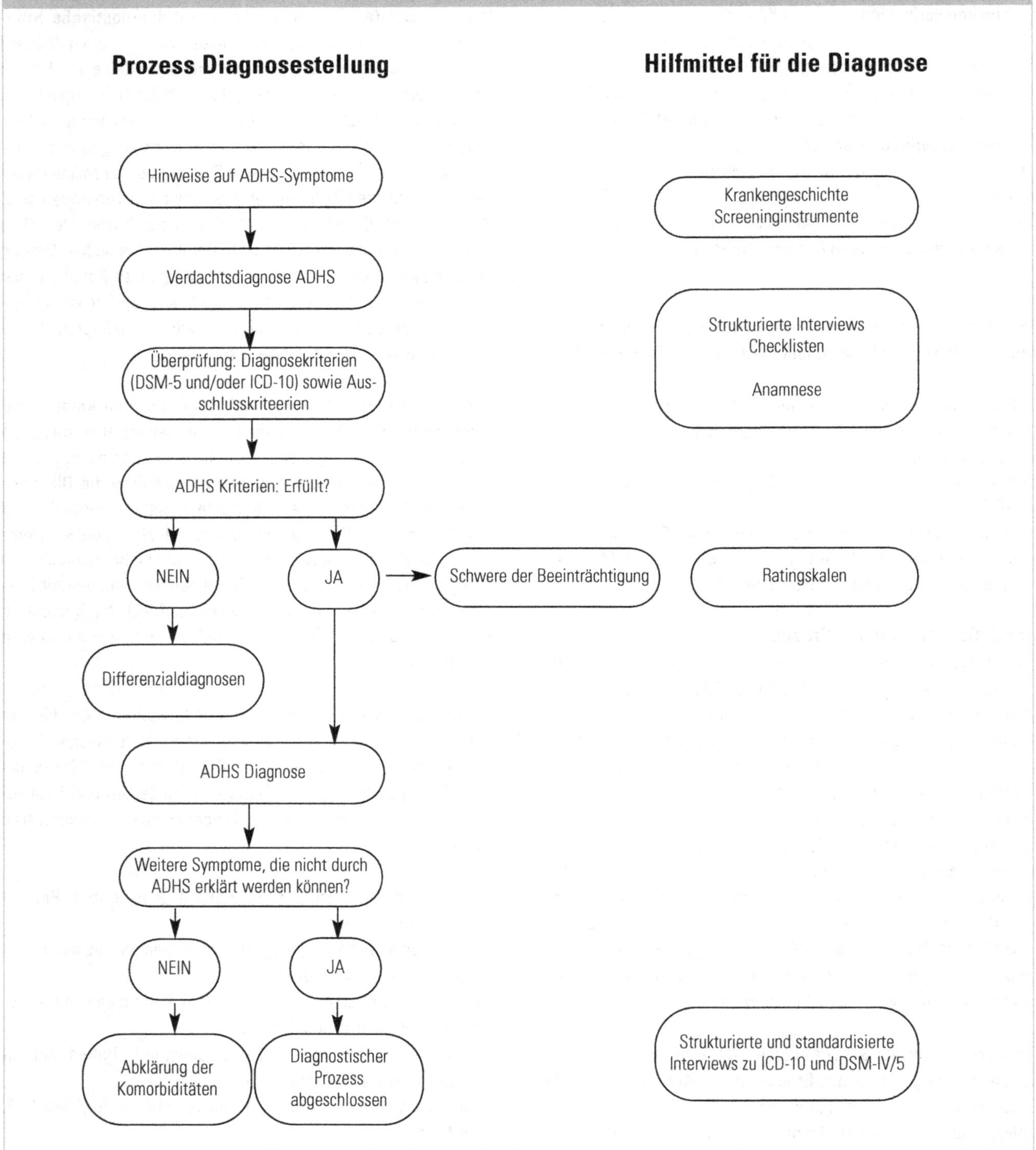

Tabelle 1: Diagnostische Kriterien nach ICD-10 und DSM-IV/5 (verkürzt)

Bereiche	**Kriterien (verkürzt)**
Unaufmerksamkeit	• Vergessen von Details/Flüchtigkeitsfehler • Schwierigkeiten, Aufmerksamkeit aufrechtzuerhalten • Nicht richtig zuhören können • Aufgaben nicht fertig machen/nicht erfüllen • Schwierigkeiten, Aufgaben zu organisieren • Vermeidung länger andauernder geistiger Aktivitäten • Dinge verlieren • Leicht ablenkbar • Vergesslich bei Alltagsaktivitäten
Hyperaktivität und Impulsivität	• Zappeln mit Händen und Füßen • Aufstehen, wenn es nicht angemessen ist • Überaktiv/innere Unruhe • Schwierigkeiten, sich ruhig und leise zu beschäftigen • „auf dem Sprung", angetrieben sein, motorisch unruhig • Zu viel reden, mit Antworten herausplatzen • Anderen ins Wort fallen • Schwierigkeiten, zu warten • Andere unterbrechen/stören
Zeitlicher Verlauf	• Beginn vor dem 7. Lebensjahr (ICD-10, DSM-IV) bzw. 12. Lebensjahr (DSM-5) • Symptome verlaufen chronisch, d. h. seit Erstmanifestation immer vorhanden (leichte Schwankungen möglich)

2.5.3 Diagnostische Kriterien nach ICD-10 und DSM-5

Eine ADHS spiegelt sich in den Symptombereichen Unaufmerksamkeit, Impulsivität und Hyperaktivität wider. In Tabelle 1 finden sich die gekürzten Kriterien der ICD-10 und des DSM-5. In beiden Systemen gibt es keine expliziten Diagnosen nur für den Erwachsenenbereich. Im DSM-5 wurde jedoch versucht, die diagnostischen Kriterien im Hinblick auf den Erwachsenenbereich anzupassen.

In der ICD-10 findet sich eine Unterteilung in die einfache Aktivitäts- und Aufmerksamkeitsstörung (F90.0), die hyperkinetische Störung mit Störung des Sozialverhaltens (F90.1), andere hyperkinetische Störungen (F90.8 oder F 90.9) sowie die Aufmerksamkeitsstörung ohne Hyperaktivität (F98.8). Bei der ADHS werden im DSM-5 gegenüber dem DSM-IV nicht mehr explizit Subtypen vorgegeben, sondern nur noch 3 sog. „specifier" anhand des vorherrschenden Bildes: das gemischte Erscheinungsbild, das vorwiegend unaufmerksame Erscheinungsbild und das vorwiegend hyperaktiv-impulsive Erscheinungsbild.

2.5.4 Differenzialdiagnostische Überlegungen

Von der Phänomenologie her handelt es sich bei den diagnostischen Kriterien der ADHS oft um Symptome, die auch bei anderen Störungen als diagnostischen Kriterien erscheinen bzw. als häufige Begleitphänomene auftreten können. So stellen z.B. Konzentrationsschwierigkeiten ein diagnostisches Kriterium der manischen und depressiven Episode dar, sind jedoch gleichermaßen bei vielen psychischen Störungen auch beobachtbar (z.B. Schizophrenie). Es stellen sich daher Fragen von Differenzialdiagnosen. Zudem weist die ADHS eine hohe Komorbidität zu einer Reihe anderer Störungen auf (s.o.). Somit sind sowohl differenzialdiagnostische Überlegungen (u.a. affektive Störungen, Angststörungen, Persönlichkeitsstörungen (speziell Borderline Persönlichkeitsstörungen) und Störungen durch psychotrope Substanzen; vgl. auch Stieglitz et al., 2016). wie gleichermaßen die Beachtung der Komorbidität im diagnostischen Prozess von großer Bedeutung.

2.5.5 Untersuchungsverfahren

Innerhalb des diagnostischen Prozesses kommt dem Einsatz von Instrumenten zunehmend eine wichtige Funktion zu (Rösler et al., 2008 sowie Stieglitz und Rösler, 2006, 2015), von denen viele auch auf Deutsch verfügbar sind.

Die Diagnostik der ADHS im Erwachsenenalter unterscheidet sich im Vergleich zu anderen psychischen Störungen in einer Reihe von Punkten. Dies betrifft zunächst die **diagnostischen Kriterien**, die keine psychopathologische Symptomatik i.e.S. wie z.B. bei schizophrenen Störungen in Form von Wahn oder Denkstörungen umfasst. Die meisten der in den Kriterien abgebildeten Symptome manifestieren sich auf der Verhaltensebene (z.B. Ablenkbarkeit, viel reden) bzw. sind der subjektiven Wahrnehmung und Bewertung zugänglich (z.B. schwer warten können, innere Unruhe). Eine weitere Besonderheit stellt der **frühe Beginn** der Störung dar, ähnlich wie bei den Persönlichkeitsstörungen. Speziell die differenzierte Erfassung der frühkindlichen Entwicklung und der Schulzeit ist wichtig. Wenn möglich, sollte eine Befragung der Eltern oder die Einbeziehung von Schulzeugnissen erfolgen (vgl. auch Stieglitz und Rösler, 2006). Die bereits erwähnten hohen **Komorbiditätsraten** erfordern zudem eine systematische Diagnostik weiterer Störungen, wozu eine Reihe bewährter Verfahren in Form von meist strukturierten Interviews vorliegt (z.B. SKID-I und -II; M.I.N.I; vgl. auch Stieglitz et al., 2012). Eine Reihe häufiger komorbider Störungen sind jedoch auch unter differenzialdiagnostischen Überlegungen von Bedeutung (s.o.).

Seit der ersten Übersicht zu Instrumenten im deutschsprachigen Bereich von Stieglitz und Rösler (2006) sind eine Reihe neuer Verfahren erschienen, wie sie in Tabelle 2 aufgelistet sind (Stieglitz und Rösler, 2015).

Für alle Verfahren liegen z.T. umfangreiche **psychometrische Überprüfungen** vor, bezogen auf die Reliabilität (u.a. Innere Konsistenz, Retest-Reliabilität, Interrater-Reliabilität; vgl. Stieglitz und Rösler, 2006, 2015).
Versucht man den **Anwendungsbereich** der Verfahren zu skizzieren, so kann man neben Unterschieden auch Gemeinsamkeiten erkennen. Explizit zum **Screening** eignen sich IDA und KATE, die beide den international weit verbreiteten ASRS (s.o.) enthalten. Auch im ADHS-E und in der CAARS gibt es entsprechende Screeningverfahren, für letztere auch in einer Fremdbeurteilungsversion.

Explizit zur **Diagnosestellung** eignen sich IDA und die ADHS-CL aus dem HASE. Jedoch auch die anderen Verfahren können ihren Beitrag dazu leisten, vor allem wenn Normen oder Cut-off-Werte existieren. Die Verfahren orientieren sich dabei am DSM-IV. Im HASE wird zudem mit dem WRI eine Diagnosestellung nach den Wender'schen-Kriterien angeboten, die eine andere Konzeptualisierung der Störung darstellt (neben den 3 Kernbereichen zusätzlich Temperament, Affektive Labilität, Emotionale Überreagibilität sowie Desorganisation).

Zur **Quantifizierung der Symptomatik** bieten alle Verfahren Skalen an.

2.6 Störungsmodell

Zur Erklärung und Entstehung der ADHS im Erwachsenenalter gibt es keine allgemein akzeptierten und alle Facetten der Störung erklärende Modelle. Es lassen sich entwicklungspsychologische, neurobiologische und psychotherapeutische Modelle unterscheiden (vgl. im Überblick Nyberg et al., 2013).

Entwicklungspsychologische Modelle fokussieren vor allem auf die biologischen Komponenten (u.a. Genetik) und Risikofaktoren (z.B. Probleme in der Schwangerschaft) und betonen die Lebenszeitperspektive als relevante Dimensionen für die Erkrankung.

Neurobiologische Modelle fokussieren primär auf die biologische Verankerung, betonen die hohe genetische Determiniertheit, charakteristische funktionelle Hirnauffälligkeiten und vor

Tabelle 2: Deutschsprachige Verfahren zur ADHS-Diagnostik: Übersicht

Verfahren	*Abk.*	*Autoren*	*Aufbau*	*Kennzeichen*
Homburger ADHS-Skalen für Erwachsene	HASE	Rösler, Retz-Junginger, Retz & Stieglitz	• Wender Utah Rating Skala (WURS-K; 25 Items) • Wender-Reimherr-Interview (WRI; 33 Items) • ADHS-Selbstbeurteilungsbogen (ADHS-SB; 22 Items) • Diagnostische Checkliste zur ADHS (ADHS-CL; 22 Items) • Checkliste komorbider Störungen (22 Items)	Selbst- und Fremdbeurteilungsverfahren, Interview, dimensionale (Cut-Off-Werte bzw. Normen) und kategoriale Auswertungen
ADHS-Screening für Erwachsene	ADHS-E	Schmidt und Petermann	• Kernscreening (ADHS-E; 25 Items) • Fragebogen Langform (ADHS-LE; 65 Items) • Substanzmittelscreening (15 Items)	Selbstbeurteilungsverfahren, Screening, dimensionale Auswertung (Normen)
Integrierte Diagnose für ADHS im Erwachsenenalter	IDA	Retz, Retz-Junginger und Rösler	• Screening Test ASRS V1.1 (6 Items) • Interview nach DSM-IV (mit Diagnosenalgorithmus; 18 Fragen nach DSM-IV)	Interview, kategoriale Auswertung
Kölner ADHS-Test für Erwachsene	KATE	Lauth und Minsel	• Allgemeiner Erfassungsbogen (6 Items) • Verhaltensmerkmale der ADHS nach DSM-IV-TR (18 Items) • Selbstbeurteilung von Hinweisen auf ADHS (6 Items) • Fragebogen zu den „Exekutiven Funktionen" nach Barkley et al. (39 Items) • Fragebogen zum Funktionsniveau (10 Items)	Selbst- und Fremdbeurteilungsverfahren, Screening, dimensionale Auswertung (Cut-Off-Werte bzw. Normen)
Conners Skalen zur Aufmerksamkeit und Verhalten für Erwachsene	CAARS	Christiansen, Hirsch, Abdel-Hamid und Kiss	• CAARS Langversion: Selbstbeurteilung (CAARS-L SB; 66 Items) • CAARS Langversion: Fremdbeurteilung (CAARS-L FB; 66 Items) • CAARS Kurzversion: Selbstbeurteilung (CAARS-K SB; 26 Items) • CAARS Kurzversion: Fremdbeurteilung (CAARS-K FB; 26 Items) • CAARS Screening-Version: Selbstbeurteilung (CAARS-S SB; 30 Items) • CAARS Screening-Version: Fremdbeurteilung (CAARS-S FB; 30 Items)	Selbst- und Fremdbeurteilungsverfahren, dimensionale Auswertung (Normen)

Nähere Angaben zu den Verfahren in Stieglitz & Rösler (2006, 2015)

S: Selbstbeurteilungsverfahren, F: Fremdbeurteilungsverfahren, I: Interview

Abbildung 2: Kognitiv-behaviorales Modell der Funktionsstörungen eines ADHS im Erwachsenenalter (modifiziert nach Safren et al., 2009)

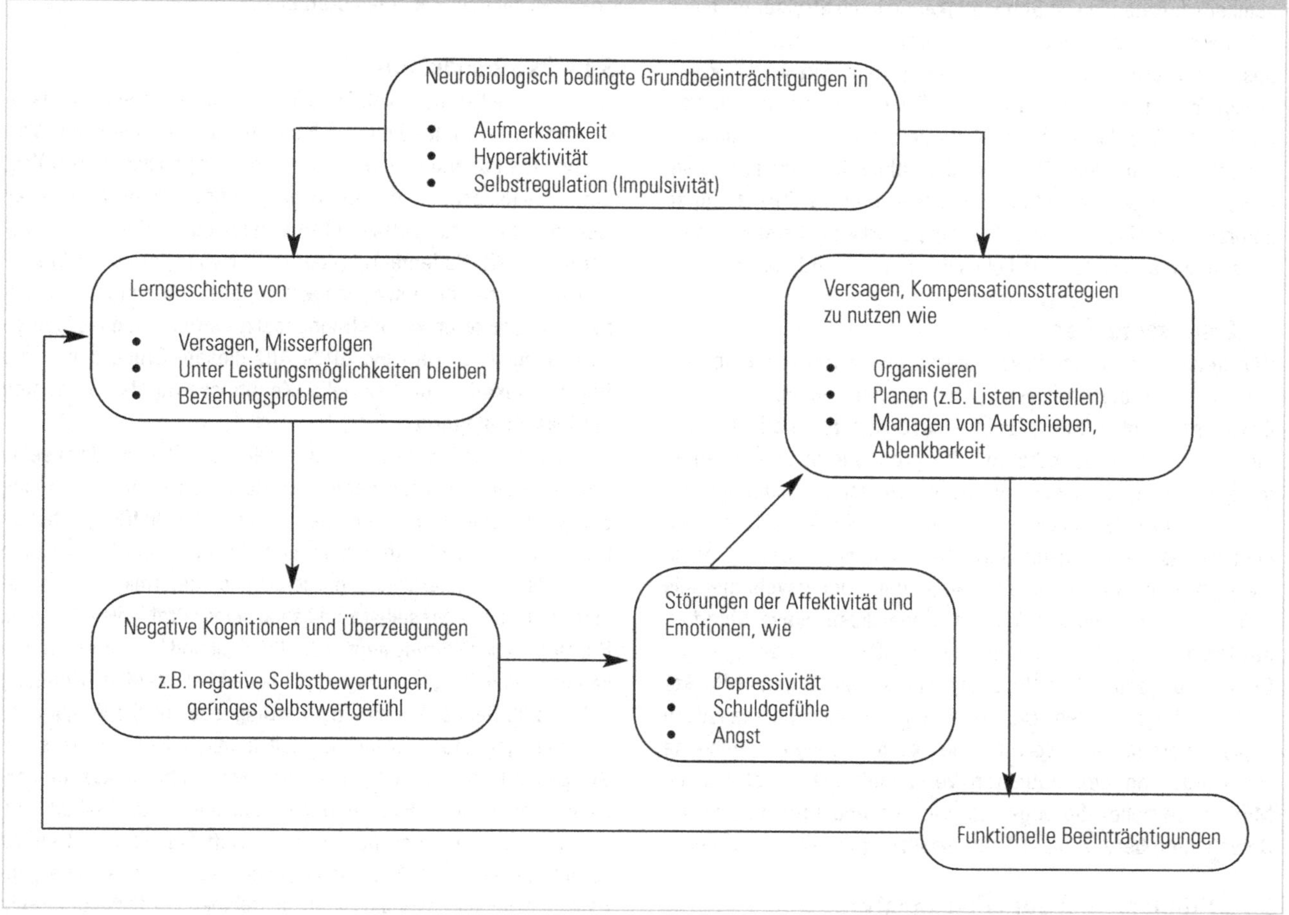

allem spezifische Transmitterauffälligkeiten (Dopamin, Noradrenalin), was in Hinblick auf die psychopharmakologische Behandlung von großer Bedeutung ist.

Psychologische Modelle fokussieren vor allem auf die im Erwachsenenalter erkennbaren Symptome und die daraus resultierenden Auffälligkeiten und Beeinträchtigungen. Eines der ersten und bekanntesten Modelle wurde von Safren et al. (2009) vorgestellt (vgl. Abbildung 2).

Das Modell geht von neuropsychiatrischen Beeinträchtigungen aus (u. a. Aufmerksamkeit, Selbstregulation), die bereits in der Kindheit vorhanden sind und die Patienten daran hindern, effektive Bewältigungsstrategien zu entwickeln (z. B. Organisation, Planung und Erledigung von Aufgaben). Dies führt dann zu Beeinträchtigungen in verschiedenen Lebensbereichen durch immer wieder auftretende Misserfolge. Die Betroffenen bleiben oft hinter den eigenen Erwartungen und Möglichkeiten zurück, erleben Misserfolge und/oder bekommen negative Rückmeldungen. Die sich daraus entwickelnden dysfunktionalen Kognitionen können zur Aktivierung von Grundannahmen führen, die sich in Stimmungsschwankungen, Niedergeschlagenheit, Ärger oder Vermeidungsverhalten zeigen können. Die in einer Art „Teufelskreis" laufenden Prozesse können dann auch zur Entwicklung komorbider Störungen führen.

3 Umsetzung in die klinische Praxis

Die Behandlung der ADHS im Erwachsenenalter ist multimodal und besteht zum einen aus der Pharmakotherapie und zum anderen aus psychotherapeutischen Interventionen. Im Unterschied zu Angsterkrankungen ist z. B. die pharmakologische Behandlung der ADHS Methode 1. Wahl, speziell in Bezug auf Stimulanzien (vor allem Methylphenidat; vgl. im Detail z. B. Eich-Höchli et al., 2015). Psychotherapie (kognitiv-behavioraler Ausrichtung) wird z. B. in den NICE-Guidlines (NICE, 2013) dann empfohlen, wenn

- der Patient keine Medikation möchte,
- die Medikation nur eine partielle oder keine Wirksamkeit erzielt hat,
- der Patient Schwierigkeiten hat, die Diagnose ADHS zu akzeptieren oder Schwierigkeiten in der Medikamenten-compliance hat,
- nach Rückbildung der Symptome weiterhin funktionelle Beeinträchtigungen bestehen.

3.1 Eckpfeiler der Behandlung

Besondere Bedeutung kommen bei der Psychotherapie der ADHS folgende Elemente zu: Zielvereinbarungen, Hausaufgaben, Problem- und Verhaltensanalysen und Psychoedukation.

3.1.1 Zielvereinbarungen

Da ADHS-Patienten aufgrund ihrer Symptomatik (v.a. Aufmerksamkeitsdefiziten) meist Schwierigkeiten beim Strukturieren und Prioritäten setzen haben, ist es notwendig, sowohl für die gesamte Therapie als auch für jede einzelne Sitzung konkrete, realistische und positiv formulierte Zielvereinbarungen zu treffen. In aller Regel ist es sinnvoll, die Vereinbarungen für die Therapiestunde auf dem Flipchart schriftlich festzuhalten. Beim Abschweifen des Patienten vom Thema kann der Therapeut so sofort auf die Themen, die auf dem Flipchart aufgelistet sind, verweisen und so wieder zum Fokus der Sitzung zurückkehren.

3.1.2 Hausaufgaben

Wie auch sonst in der Psychotherapie sind Hausaufgaben ein wichtiger Therapiebaustein in der Behandlung der ADHS im Erwachsenenalter. Die Hausaufgaben sollen dem Patienten helfen, das in der Psychotherapie Besprochene in den Alltag zu transferieren und so neue Verhaltensroutinen aufzubauen. Da man bei der ADHS von einer neurobiologischen Auffälligkeit ausgeht, ist das Trainieren von Verhaltensroutinen notwendig, damit diese im Alltag auch ohne eine langandauernde Psychotherapie aufrechterhalten werden können. Ohne diese aktive Mitarbeit des Patienten wird die Behandlung der ADHS nicht gelingen.
Bei der Festlegung von Hausaufgaben sollten folgende Punkte berücksichtigt werden: Die Hausaufgaben müssen realistisch geplant werden, damit sowohl eine Überforderung als auch eine Unterforderung des Patienten vermieden wird. Notwendige Materialien sollen bereitgestellt werden und Probleme in der Bewältigung bereits in der Therapiesitzung antizipiert werden.

3.1.3 Problem- und Verhaltensanalyse

Ausgangspunkt der Anwendung der unter 3.2 beschriebenen Interventionen ist eine ausführliche Verhaltensanalyse. Hier werden die konkreten Auslöser des Problemverhaltens identifiziert und gleichzeitig Faktoren, die zur Aufrechterhaltung des Problems beitragen, festgehalten. Das Erlernen einer Problem- und Verhaltensanalyse wird von den Patienten als sehr hilfreich erlebt, da sie erfahren, dass ihr problematisches Verhalten (z.B. impulsives Verhalten) nicht erst an dem sog. „point of no return" oder kurz vorher auftritt, sondern dass im Vorfeld mehrere kleinere Stressoren vorhanden sind. Da der „point of no return" mit sich bringt, dass es kein Zurück mehr aus der problematischen Situation gibt, ist es notwendig, anhand von genauen Verhaltensanalysen diese verschiedenen vorausgehenden Stressoren zu identifizieren, um so rechtzeitig das problematische Verhalten zu stoppen und einen anderen Weg einzuschlagen. Bei der Erstellung der Verhaltensanalyse hat es sich bewährt, mit der Beschreibung des Problemverhaltens zu beginnen und von diesem ausgehend nach den auslösenden Bedingungen und Konsequenzen zu suchen. Zusätzlich zur reinen Problemanalyse werden Lösungs- und Präventionsanalysen mit dem Patienten erarbeitet.

Tabelle 3: Wichtige Bereiche der Psychoedukation bei ADHS im Erwachsenenalter

- Symptomatik
- Diagnostik
- Komorbidität
- Ursachen und Verlauf
- Behandlungsmöglichkeiten und Selbsthilfestrategien
- Vermittlung von Hoffnung und Optimismus
- Motivationsaufbau für die Behandlung
- Aspekte der allgemeinen Lebensführung (vgl. Abschnitt 3.3.1)

3.1.4 Psychoedukation

Die Psychoedukation (vgl. Tabelle 3) stellt heute ein Standardelement in der Behandlung von psychischen Störungen dar. Verglichen mit Patienten anderer Störungsgruppen kommen ADHS-Patienten meist gut informiert in die Psychotherapie. Viele haben sich bereits ausführlich im Internet oder durch Patientenratgeber informiert. Patientenratgeber (z.B. Nyberg et al., 2013) können im Rahmen der Psychoedukation, aber auch ergänzend zur Psychotherapie oft hilfreich eingesetzt werden, ebenso Selbsthilfebücher (z.B. Barkley, 2012). Aus diesem Grund soll in der Psychoedukation der aktuelle Kenntnisstand des Patienten berücksichtigt werden.
Im Rahmen der Psychoedukation erfährt der Patient, dass seine Probleme einen Namen haben und dass es sich meist um eine genetisch bedingte Störung, die mit speziellen Auffälligkeiten im Hirnstoffwechsel einhergeht, handelt. Das heißt, der Patient kann nichts dafür, dass er diese neurobiologisch determinierte Problematik hat, kann aber selbst zur Lösung seiner Probleme beitragen. Der Beginn der Störung liegt in der Kindheit und kann durch Medikamente und Psychotherapie gut behandelt werden (Hoffnung vermitteln). Bei der Vermittlung der Diagnose soll die Vergangenheit neu gedeutet werden. Es soll deutlich werden, dass die Symptome keine charakterliche oder moralische Schwäche darstellen und nicht die Folge geringer Intelligenz oder Faulheit sind, sondern auf eine neurobiologische Auffälligkeit des Gehirns zurückzuführen sind. Auch sollte betont werden, dass eine gute Psychohygiene notwendig ist, um im Rahmen der Psychotherapie eine befriedigende Symptomreduktion zu erreichen. Dazu gehören vor allem eine regelmässige und ausgewogene Ernährung, Sport, Einhalten von Schlafzeiten sowie Tagesstruktur (s.a. 3.3.1).

3.2 Kognitiv-behaviorale Interventionen bei ausgewählten Problembereichen

Die mit einer ADHS assoziierten Symptome und Problembereiche sind sehr vielfältig, so dass im Folgenden nur auf die besonders relevanten Bereiche eingegangen wird (vgl. auch Stieglitz et al., 2012; Safren et al., 2009).

3.2.1 Aufmerksamkeitsstörungen

Die Aufmerksamkeitsstörung stellt ein Hauptmerkmal der ADHS dar. Allerdings sind die Hinweise für die psychotherapeutische Behandlung von Aufmerksamkeitsstörungen in der Literatur sehr spärlich vorhanden. Die im Folgenden beschriebenen Strategien zur Steigerung der Aufmerksamkeit haben sich bei der Behandlung unserer Patienten als hilfreich gezeigt und sind in der Tabelle 4 zusammengefasst.

Tabelle 4: Strategien zur Verbesserung der Aufmerksamkeit

- Ermitteln der Aufmerksamkeitsspanne
- Hinauszögern des Moments der Ablenkung
- Pausen effektiv einsetzen
- Umgebung verändern
- Achtsamkeitstraining

4

Ermitteln der Aufmerksamkeitsspanne: Je nach Aufgabe und Interesse kann die Aufmerksamkeitsspanne des Patienten sehr variieren. Aus diesem Grund ist es sinnvoll, dass der Patient für die jeweiligen Aufgaben seine individuelle Aufmerksamkeitsspanne ermittelt. Dazu wird der Patient angeleitet, anhand einer Stoppuhr zu messen, wie lange er aufmerksam und konzentriert an der jeweiligen Aufgabe arbeiten kann. Wenn die Aufmerksamkeitsspanne für eine bestimmte Aufgabe bei z. B. zehn Minuten liegt, soll der Patient zunächst nicht länger als zehn Minuten an dieser Aufgabe bleiben und nach zehn Minuten eine kurze Pause einlegen. Die zu bewältigende Aufgabe wird anschließend in mehrere kleinere Aufgaben geteilt, so dass die jeweilige Teilaufgabe für die vorhandene Aufmerksamkeitsspanne passend ist. Mit der Zeit kann der Patient in kleinen Schritten die Zeit, die er an dieser Aufgabe arbeitet, verlängern und dadurch seine Aufmerksamkeit steigern. Es ist von großer Bedeutung, dass der Patient sich auch tatsächlich an die ermittelte Zeitspanne hält, damit er die Erfolge für sich verbuchen kann.

Hinauszögern des Moments der Ablenkung: Viele Patienten werden durch neue Ideen, die ihnen plötzlich durch den Kopf schießen, von ihrer gerade zu erledigende Aufgabe abgelenkt. Aus der Angst heraus, diese neue Idee zu vergessen, gehen viele Patienten dieser Idee sofort nach. Dadurch wird die zu erledigende Aufgabe unterbrochen bzw. nicht weitergeführt. Es hat sich hier als hilfreich erwiesen, z. B. ein Notizbuch am Arbeitsplatz liegen zu haben, um sofort die neuen Ideen festhalten zu können. Wenn die gerade zu erledigenden Aufgabe fertiggestellt ist, kann dieser neuen Idee nachgegangen werden. Dabei können Selbstinstruktionen wie z. B. „darum werde ich mich später kümmern" oder „dies ist keine Aufgabe mit sehr hoher Priorität" hilfreich sein. Eine Selbstverbalisation soll sehr persönlich sein und auf die aktuelle Situation des Patienten abgestimmt sein.

Pausen effektiver einsätzen: Menschen mit einer ADHS haben Schwierigkeiten, sinnvolle Pausen einzusetzen. Häufig gehen sie davon aus, dass sie, wenn sie einmal an einer Aufgabe dran sind, solange dran bleiben müssen, wie nur möglich. Eine häufige Aussage dabei ist: „ich weiß ja nicht, wann ich es wieder schaffe, daran weiter zu arbeiten". Dabei übersehen sie, dass sie sich durch stundenlanges Arbeiten ohne Pausen so verausgaben, dass sie anschliessend völlig erschöpft sind und der nächste Tag meist zum Ausruhen gebraucht wird. Aus diesem Grund ist es wichtig, dem Patienten die Notwendigkeit von Pausen zu vermitteln und ihn auch anzuleiten „hilfreiche" Pausen einzulegen. Eine Pause mit Bewegung ist in aller Regel hilfreicher als das Surfen oder Spielen im Internet.

Umgebung verändern: Das Ziel besteht darin, die Umgebung so zu verändern, dass möglichst wenig Ablenkung am Arbeitsplatz vorhanden ist. Ausgangspunkt für diese Arbeit ist die genaue Ermittlung der Distraktoren. Solche Distraktoren können beim Arbeiten am PC das eingeschaltete Internet sein oder das Handy am Schreibtisch. Es können aber auch innere Distraktoren wie Hunger oder Müdigkeit sein, die daran verhindern, aufmerksam an einer Aufgabe zu bleiben. Für jede zu erledigende Aufgabe soll der Arbeitsplatz mit Bedacht ausgesucht werden, damit dieser möglichst wenig äußere Ablenkung bietet. Dies kann z. B. sein, dass der Schreibtisch mit Blick ins Zimmer aufgestellt wird und nicht mit Blick auf den Garten oder die Straße, da die Aussicht zu viel Ablenkung bieten könnte. Für viele Patienten hat es sich als hilfreich erwiesen, ein Alarmsignal zu einer bestimmten Uhrzeit (z. B. 11.00 Uhr) zu stellen, das sie daran erinnert, zu überprüfen, ob sie tatsächlich das tun, was sie zu diesem Zeitpunkt tun wollten. Auch ein roter Klebepunkt an Gegenständen mit hohem Ablenkungscharakter (z. B. Handy, Kühlschrank etc.) ist hilfreich bei der Selbstüberprüfung. So soll der rote Klebepunkt den Patienten daran erinnern, sich die Frage zu stellen: „mache ich gerade das, was ich mir vorgenommen hatte?" Wenn der Patient feststellt, dass er nicht mehr an der ursprünglichen Aufgabe arbeitet, soll er sich angewöhnen, rasch wieder zurückzukehren, ohne dies zu selbstkritisch als Versagen zu bewerten.

Achtsamkeitstraining: Auch für Patienten mit ADHS hat es sich als hilfreich erwiesen, sich in Achtsamkeit zu trainieren. In der Achtsamkeit wird die Fähigkeit trainiert, sich durch eine nichtbewertende Haltung dem momentanen Erleben hinzugeben. Achtsamkeit wird durch die Praxis der Meditation vermittelt. Ein Achtsamkeitstraining führt zu einer Verbesserung von Aufmerksamkeitsprozessen und der Emotionsregulation und beeinflusst so wichtige Bereiche der ADHS im Erwachsenenalter. Für ein solches Training kommen sowohl die einfacheren Übungen aus dem Dialektisch Behavioralen Behandlungskonzept von Marsha Linehan, die spezifisch für Borderlinestörungen entwickelt wurden, als auch die anspruchsvolleren Achtsamkeitsübungen wie z. B. der Bodyscan von Jon Kabat-Zinn in Frage.

Selbstbelohnung: Die Fertigstellung einer Aufgabe sollte mit einer Selbstbelohnung einhergehen (z. B. sich einen Wunsch erfüllen), um so die Rate funktionaler Verhaltensweisen zu steigern. Viele ADHS-Patienten vergleichen sich mit anderen Menschen, die keine Schwierigkeiten mit der Aufmerksamkeit haben und wollen häufig nicht anerkennen, dass eine für sie schwierige Aufgabe, wenn diese beendet ist, eine Selbstbelohnung wert ist.

3.2.2 Überaktivität und Rastlosigkeit

Ein weiteres Hauptmerkmal der ADHS ist die Überaktivität bzw. Rastlosigkeit, letztere vom Patienten oft auch als innere Unruhe beschrieben. Als hilfreich hat sich eine genaue Planung der Freizeit und das Aussuchen einer geeigneten Arbeitsstelle bzw. letztendlich die Berufswahl erwiesen.

Freizeit: Die Freizeit sollte aktiv gestaltet werden und möglichst viele Aktivitäten, die Bewegung erlauben, beinhalten. So sind sportliche Aktivitäten für viele Patienten sehr hilfreich und führen zu einer Reduktion der inneren Angespanntheit und zu einer Verbesserung der Aufmerksamkeit. Viele Betroffene fühlen sich nur dann wohl, wenn sie sich körperlich betätigen. Sehr rastlose Patienten, die Schwierigkeiten haben, still zu sitzen, sollten ihre Freizeit so gestalten, dass sie sich bei ihren Aktivitäten bewegen können. So kann es sinnvoll sein, statt ins Kino zu gehen, zuhause mit Freunden einen Film zu schauen, da dadurch Aufstehen und Sichbewegen möglich ist. Neben Sport können auch Entspannungstechniken, Atemtechniken, Yoga und Meditation hilfreich sein. Für jeden Patienten sollte ein individuelles Programm zusammengestellt werden, welches seine persönlichen Vorlieben berücksichtigt.

Arbeitsplatz: Bei der Berufswahl und der Suche nach einer Arbeitsstelle sollte darauf geachtet werden, dass es sich um einen Beruf bzw. eine Arbeitsstelle handelt, an der Bewegung erlaubt ist. Eine berufliche Tätigkeit, die kaum Bewegung erlaubt, ist in aller Regel eher ungünstig. Der Arbeitsplatz sollte regelmäßige Pausen zur Auflockerung erlauben. Auch ist eine abwechslungsreiche Tätigkeit einer monotonen vorzuziehen, auch wenn die Entlohnung u.U. geringer ausfällt.

3.2.3 Desorganisation

In der Literatur gibt es sehr viele Hinweise für den Bereich Organisation und es liegen zahlreiche Selbsthilfe-Ratgeber vor. In der Tabelle 5 sind die wichtigsten Strategien zum Abbau von Chaos und Verbesserung der Organisation zusammengefasst und werden im Folgenden beschrieben.

Tabelle 5: Strategien zum Abbau von Chaos
• Mindmapping
• Prioritäten setzen
• Salamitaktik
• To-do-Listen
• Zeitplanbuch
• Ablagesystem für Post und andere Unterlagen

Mindmapping: Das Ziel des Mindmappings ist es, einen Überblick über Teilaufgaben, Mittel und Wege beim Erledigen von Aufgaben zu bekommen. Auch soll das Mindmapping dabei helfen, Prioritäten bei konkurrierenden Aufgaben zu setzen. Diese sog. Gedankenkarte wird gemeinsam mit dem Patienten entweder auf einem DIN A4 Blatt oder auf dem Flipchart erstellt, die einen Zusammenhang zwischen dem Hauptthema (sich z.B. auf eine Prüfung vorzubereiten), mehrere Unterthemen (z.B. Literatur zu besorgen) und naheliegenden Handlungsschritten (z.B. in die Bibliothek zu gehen) aufzeichnet. Auch beim Erstellen eines Tagesplanes hat sich das Mindmapping als hilfreich erwiesen.

Prioritäten setzen: Vielen ADHS-Patienten fällt es schwer, wenn mehrere Aufgaben anstehen, Prioritäten zu setzen. Zur Verbesserung ihrer Organisation müssen die Patienten lernen, Aufgaben nach ihrer Dringlichkeit und ihrer Wichtigkeit für das Erreichen eines Ziels zu analysieren. Beim Erstellen von Prioritätenlisten hat es sich als hilfreich erwiesen, Aufgaben in A-, B- und C- Aufgaben zu erteilen. Dabei sind A-Aufgaben solche, die grösste Dringlichkeit und Wichtigkeiten haben. Bei B-Aufgaben handelt es sich um Aufgaben, die weniger wichtig und von mittlerer Bedeutung sind und bei den C- Aufgaben handelt es sich um Aufgaben, die von geringster Bedeutung sind und irgendwann mal erledigt werden können. Auch hier bedarf es ein regelrechtes Training für die Patienten, damit sie lernen, Aufgaben zu priorisieren und die dringliche A-Aufgabe (z. B. für eine Prüfung lernen) zunächst in Angriff zu nehmen und sich nicht einer C-Aufgabe (z. B. Putzen) zu widmen. Durch die häufig vorhandenen Beeinträchtigungen des Arbeitsgedächtnisses und der Exekutivfunktionen bei ADHS im Erwachsenenalter ist es notwendig, dass der Therapeut darauf achtet, dass der Patient nicht überfordert ist und genügend Raum zum Üben erhält.

Salamitaktik: Salamitaktik wird in der kognitiven Verhaltenstherapie eine Technik genannt, die eingesetzt wird, um mit als überwältigend erscheinenden Aufgaben umgehen zu können. Im ersten Schritt wird die zu erledigende Aufgabe genau definiert und das Ziel festgelegt. Nach dem die Aufgabe und das Ziel konkretisiert worden sind, werden die Schritte, die zur Lösung notwendig sind, festgehalten. Der Ausdruck „Salamitaktik" soll darauf hinweisen, dass wir eine Salami nicht als Ganzes essen, sondern Scheibe für Scheibe. Durch diese Metapher sollen Patienten ermutigt werden, auch Aufgaben, die wie eine große Salami erscheinen, Scheibchen für Scheibchen in Angriff zu nehmen.

To-do-Listen: Eine To-do-Liste ist eine einfachere Variante der Prioritätenliste und kann eingesetzt werden, um die organisatorischen Fähigkeiten des Patienten zu schulen und ihm dabei zu helfen, Kontrolle über seinen Alltag zu gewinnen. In der To-do-Liste werden die zu erledigenden Aufgaben schriftlich eingetragen und gleichzeitig notiert, in welchem Zeitraum diese Aufgaben erledigt werden sollen. Es sollten ebenfalls positive Aktivitäten in eine solche Liste eingetragen werden, damit die Motivation zur Führung der Liste und Erledigung der Aufgaben erhalten bleibt. Auch das tägliche Abhaken erledigter Aufgaben wirkt motivierend und selbstverstärkend für den Patienten.

Zeitplanbuch: Alle Patienten mit Schwierigkeiten in der Organisation, sollen ermuntert werden ein Zeitplanbuch zu führen. Je nach Vorlieben des Patienten kann es ein Zeitplanbuch in Papierform oder in elektronischer Form sein. Dieses Zeitplanbuch sollte ständig mitgeführt werden und alle anfallenden Termine sofort eingetragen werden, so dass keine Erinnerungszettel mehr notwendig sind.

Ablagesystem für Post und andere Unterlagen: In aller Regel ist es notwendig, mit dem Patienten ganz konkret an einem Ablagesystem (in Papierform oder elektronisch) zu arbeiten. Eventuell ist auch ein Hausbesuch sinnvoll, um sich einen genaueren Überblick über die Situation vor Ort zu verschaffen. Vielen Patienten fehlen die basalen Strukturen für ein Ablagesystem (z.B. notwendiges Material). Wenn ein solches System etabliert ist, sollte ein festes Zeitfenster pro Woche zum Abarbeiten der Ablage festgehalten werden. Viele Patienten streben ein perfektes System an und verwerfen alle nicht ins Detail ausgearbeiteten Systeme. Der Patient soll ermuntert werden, mit irgendeiner Form eines Ablagesystems zu beginnen, das im Laufe der Zeit den eigenen Bedürfnissen weiter angepasst werden kann. Ziel ist nicht das Streben nach Perfektion.

3.2.4 Prokrastinieren (Aufschieben, Hinauszögern)

Für die meisten Patienten stellt das Aufschieben von zu erledigenden Aufgaben ein großes Problem dar. Es gibt verschiedene Gründe, die den Patienten dazu bringen, Dinge aufzuschieben. In der Tabelle 6 sind von Patienten häufig genannte Gründe aufgeführt.

Da ein Verständnis für die Funktionalität des Aufschiebens vor der Umsetzung notwendig ist, sollen die in der Tabelle 6 aufgeführten Gründe mit dem Patienten besprochen werden, um festzustellen, welche bei ihm persönlich von Bedeutung sind. In einem weiteren Schritt werden die Konsequenzen und Folgen des Aufschiebens

Tabelle 6: Häufig genannte Gründe für das Aufschieben

- Streben nach Perfektionismus bzw. die Angst vor Abwertung bei einem nicht perfekten Ergebnis
- nur unter Zeitdruck arbeiten zu können
- die Aufgabe wird als ein nicht bewältigbarer Berg erlebt
- der Patient hat Schwierigkeiten damit, den Anfang zu finden bzw. herauszufinden, an welchem Punkt er beginnen kann
- eine Aufgabe ist unattraktiv und erfordert Anstrengung
- es ist nicht ausreichend Zeit da, um die Aufgabe komplett zu erledigen und dann lohnt es sich nicht zu beginnen
- Schwierigkeiten, einen passenden Zeitpunkt zum Starten zu finden
- nicht in der richtigen Stimmung sein
- durch Aufschieben muss keine Entscheidung getroffen werden

Tabelle 7: Häufig berichtete Konsequenzen des Aufschiebens

- Stress und Anspannung
- das Risiko Abgabetermine/Deadlines usw. zu verpassen
- schlechtes Gewissen und Schuldgefühle
- das Ergebnis ist nicht so gut, wie es sein könnte
- durch das Aufschieben wird das Problem schwieriger zu lösen, was zu weiteren Aufschüben führt

ausgearbeitet. Die am Häufigsten von Patienten berichteten Konsequenzen sind in der Tabelle 7 zusammengefasst.

Da das Aufschieben ein sehr hartnäckiges Problem darstellt, müssen wir davon ausgehen, dass v.a. die kurzfristigen Konsequenzen für den Patienten sehr verstärkungsintensiv sind. Vor der Aufgabe wird das Aufschieben kurzfristig durch die Entlastung verstärkt, die sofort durch den Beschluss Aufzuschieben eintritt (Abbildung 2; helle Kurve). Der Patient hat die Möglichkeit, sich mit etwas Schönem zu beschäftigen und die zu erledigenden Aufgabe tritt in den Hintergrund. Nach der häufig in letzter Sekunde erledigten Aufgabe kommt es zu einer maximalen Entlastung, wenn die Aufgabe unter grossem Zeitdruck doch erledigt und abgeschlossen wurde. Meist hat der Patient dann das Gefühl, sich wirklich belohnen zu dürfen, da die Aufgabe letztendlich doch rechtzeitig fertig gestellt wurde. Die Aufgabe des Therapeuten ist es, dem Patienten mit den negativen Konsequenzen des Aufschiebens zu konfrontieren. Dies kann anhand eines Vierfelder-Schemas geschehen. Anhand des Vierfelder-Schemas werden mit dem Patienten die Vor- und Nachteile des Aufschiebens, die kurz- und langfristig auftreten, ausgearbeitet. Bevor mit der Arbeit an Strategien zur Reduktion des Aufschiebens begonnen wird, muss der Patient sich sicher sein, dass er sein Aufschiebeverhalten tatsächlich verändern will. Das hartnäckige Problem des Aufschiebens lässt sich nur dann reduzieren, wenn der Patient sich nahezu zu 100% für eine Veränderung entschieden hat (in Angriff nehmen statt Aufschieben) und auch bereit ist, auf die verstärkungsintensiven Momente zu verzichten. Ein rechtzeitiger Beginn einer anstehenden Aufgabe und das stete Arbeiten daran geht mit weniger kurzfristiger Verstärkung einher (Abbildung 3; dunkle Kurve). Bei der Entscheidung für die frühzeitige, stressfreiere Erledigung sollte immer die Leitfrage für den Patienten sein: „Wie wichtig ist mir die Erledigung dieser Aufgabe und wie viel Prozent meiner Energie bin ich bereit zu investieren?" Wenn der Patient die Entscheidung getroffen hat, die Aufgabe in Angriff zu nehmen, wird ein Handlungsplan erstellt und einzelne Teilschritte werden definiert. Die Unterteilung der anstehenden Aufgabe ist wichtig, damit die Fertigstellung, zumindest eines Teils, schnell erreicht ist und eine positive Konsequenz spürbar wird. Anschließend können die Strategien, die bereits bei Desorganisation und Aufmerksamkeitsstörungen beschrieben wurden, zur Bearbeitung der Aufgabe eingesetzt werden. Auch hier darf die Belohnung für eine erfolgreich abgeschlossene Aufgabe nicht vergessen werden.

Abbildung 3: Beispiel für Prokastination – Hausarbeit schreiben

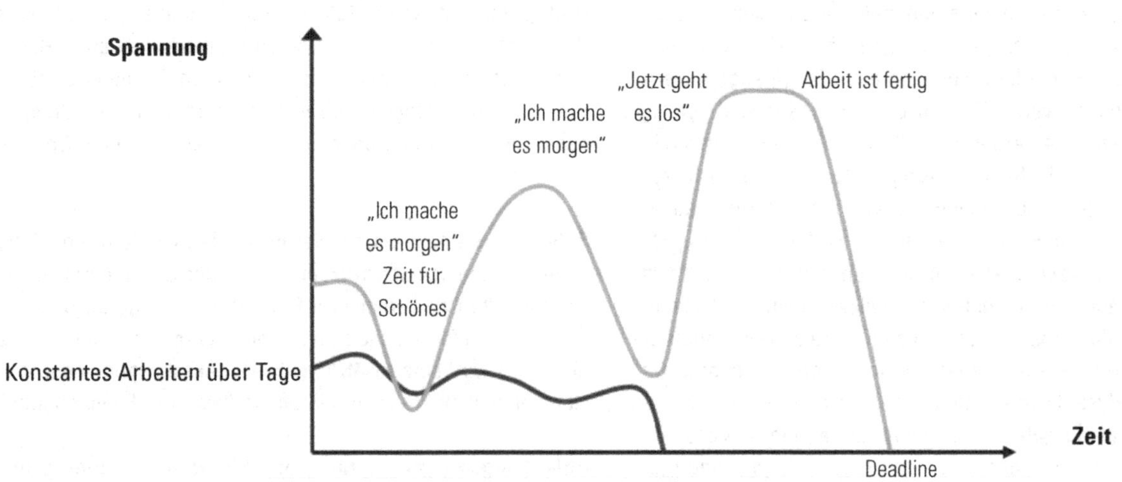

4

Tabelle 8: Beispiele für impulsives Verhalten bei ADHS im Erwachsenenalter
• Blind sein für die Konsequenzen • Schwierigkeiten, die Konsequenzen vor der Handlung zu antizipieren • Schwierigkeiten, zu warten • Den „kürzeren" Weg nehmen: z. B. mangelnde Sorgfalt bei Aufgaben und dadurch bedingt eine geringere Qualität • Schwierigkeiten, eine Aufgabe sorgfältig zu erledigen • Forderndes Verhalten: der Patient erscheint fordernd und egozentrisch, wenn jemand anders den Zugang zu etwas Gewolltem verhindert (z. B. das letzte Brot beim Bäcker kaufen) • Abrupte Bewegungen: z. B. plötzliches Aufstehen • Rücksichtslosigkeit und Sorglosigkeit: z. B. im Straßenverkehr, beim Einkaufen, bei Aktivitäten, bei der Suche nach Aufregung • Schnelle Schlussfolgerungen: Entscheidungen werden auch mit wenigen Informationen getroffen. Es findet keine Planung, keine Prüfung von Alternativen statt

Wir unterscheiden insgesamt **sechs Typen von Aufschiebern**. Am häufigsten sind der vermeidende Typus und der hedonistische Typus. Der Vermeider schützt sich vor einer vermeintlich unangenehmen Situation, in dem er Stressiges (z. B. für eine Prüfung lernen oder ein unangenehmes Gespräch führen) vor sich her schiebt. Der Hedonist zieht Schönes vor (z. B. ins Kino gehen statt für die Prüfung zu lernen) und bezeichnet sich manchmal als faul und unmotiviert. Weitere Varianten sind: der unstrukturierte Typus, der Schwierigkeiten hat, Prioritäten zu setzen und seine Zeit einzuteilen, der Selbstzweifel-Typus, der Angst vor dem Versagen hat, der Beziehungs-Typus, der sich durch Aufschieben von ihm übertragenen Aufgaben von Anderen abgrenzt und der Alles-oder-nichts-Typus, der zu viele Aufgaben übernimmt und ein Teil dieser Aufgaben bis zur völligen Erschöpfung erledigt und den Rest verschiebt.

3.2.5 Impulsivität

Das Ziel in der Behandlung der Impulsivität ist, vor allem die „Hitze" aus der Situation herauszunehmen und herauszufinden, was die „Zündschnur" für den Patienten länger macht. In der Tabelle 8 befindet sich eine beispielhafte Aufstellung impulsiven Verhaltens.

Impulsives Verhalten tritt häufiger unter Zeitdruck auf. Wenn mehr Zeit für eine Entscheidung vorhanden ist, wird weniger impulsiv gehandelt. Daraus erfolgt für die Psychotherapie, dass das Erlernen von Zeitmanagement und Techniken, die dabei helfen, inne zu halten und nachzudenken eine hohe Priorität haben. Darüber hinaus scheinen Menschen, die zur Impulsivität neigen, Schwierigkeiten zu haben, eine unmittelbare Bedürfnisbefriedigung (Belohnung) hinauszögern zu können. Sie ziehen eine kurzfristige, weniger wertvolle Belohnung einer langfristigen, wertvolleren Belohnung vor. Z. B. wird eine kurzfristig und zufällig zustande gekommene Verabredung für das Kino dem notwendigen Lernen für eine Prüfung vorgezogen. Auch dieses Verhalten bringt Implikationen für die Psychotherapie mit sich. Dies bedeutet, dass Patienten im Rahmen der Therapie erlernen sollen, größere Aufgaben in Teilaufgaben zu zerlegen (Salamitaktik), damit das Ziel und damit die Belohnung schneller erreicht wird. Nachdem mit dem Patienten die wichtigsten Bereiche, in denen er impulsiv reagiert, ausgearbeitet wurden, werden anhand der Verhaltensanalyse diese Bereiche genauer angesehen. Bei der **Verhaltensanalyse** geht es vor allem darum, die Auslöser für impulsives Verhalten zu definieren und zusätzlich stressinduzierende Faktoren (wie z. B. Lärm, Anwesenheit bestimmter Personen, Hektik, Alkoholkonsum etc.) zu ermitteln. Nach der ausführlichen Verhaltensanalyse wird dem Patienten das sogenannte Ampelsystem in Anlehnung an das Verkehrsampelsystem erläutert. Der grüne Bereich, d.h. die Ampel ist auf grün geschaltet, bedeutet, dass alles in Ordnung ist und dass kaum Gefahr droht, impulsiv zu handeln. Der gelbe Bereich stellt den Übergang zu einem möglicherweise problematischen Bereich dar. Hier geht es darum, die drohende Gefahr zu erkennen und Strategien einzusetzen, um wieder in den grünen Bereich zukommen. Der rote Bereich bedeutet Alarm. Hier muss der Patient entgegensteuern und seinen „Notfallkoffer" hervorholen. In aller Regel hilft an diesem Punkt nur ein Time-out und Rückzug aus der Situation. Für alle drei Bereiche ist es wichtig, dass der Patient seine dazu gehörigen Körperempfindungen, Kognitionen und Gefühle kennt. In der Tabelle 9 sind hilfreiche Strategien im Umgang mit Impulsivität zusammengefasst und einige im Folgenden genauer beschrieben.

Tabelle 9: Hilfreiche Strategien in Umgang mit der Impulsivität
• Verhaltens- und Lösungsanalysen durchführen • Anspannung rasch erkennen und adäquat damit umgehen („Ampelsystem") • Ablenkungstechniken für „rote Situationen" • Dialog mit sich selbst führen • Selbstinstruktionstraining

Dialog mit sich selbst führen und Situationen neu beurteilen: Hier geht es darum, sich darin zu trainieren, einen Dialog mit sich selbst in einer bereits gelb getönten Situation zu führen. Hier können Strategien hilfreich sein wie sich laut „Stopp" zu sagen oder sich laut oder leise zu sagen „vor dem Sprechen nachdenken".

Selbstinstruktionstraining: Bei dieser Technik lernt der Patient angemessene Selbstinstruktionen zu finden und dadurch impulsives Verhalten zu verhindern. Er lernt, einen inneren Dialog mit sich selbst zu führen und so Aufgaben Schritt für Schritt durchzuführen. Es wird eine zusätzliche Feedbackschleife eingebaut und einen doppelten Check durchgeführt, bevor der Patient handelt.

Ablenkungstechniken für „rote Situationen": Hier geht es darum, die Toleranz für Hochstresssituationen zu steigern und diese ohne impulsives Verhalten zu überstehen. Hilfreiche Strategien können z. B. sein, die Aufmerksamkeit nach außen zu lenken und somit den Fokus von sich selbst abzuwenden, mit dem Handy zu spielen oder Rechenaufgaben im Kopf zu lösen.

Impulsives Verhalten wird kurzfristig negativ verstärkt und ist dadurch sehr löschungsresistent. Es erfordert, wie beim Aufschieben, einen deutlichen Leidensdruck des Patienten und Zustimmung zu einer Veränderung, bevor eine Verhaltensänderung stattfinden wird.

3.3 Ergänzende Behandlungsansätze

Häufig finden sich bei neu definierten Störungsbildern, neben der Standardbehandlung, vielfältige alternative bzw. ergänzende Behandlungsansätze. Im Folgenden werden auf die häufigsten Ansätze hingewiesen. Eine ausführliche Schilderung findet sich bei Stieglitz et al. (2012). Eine empirische Evidenz ist bisher jedoch noch nicht vorhanden, auch wenn viele Patienten diese Alternativmethoden oft als hilfreich erleben.

3.3.1 Allgemeine Lebensführung

Bei ADHS im Erwachsenenalter werden bei der allgemeinen Lebensführung vor allem Aspekte der **Ernährung** diskutiert. Entscheidender als irgendeine Form von Diät ist die Ausgewogenheit der zu sich genommenen Ernährung im Sinne einer normalen Ernährung. Dies bedeutet, dass der Patient regelmäßig isst und weder zu viel noch zu wenig Nahrung zu sich nimmt.

Da viele ADHS-Patienten **Raucher** sind, ist es sinnvoll, die Bedeutung einer Raucherentwöhnung bzw. die Teilnahme an einem Raucherentwöhnungsprogramm mit dem Patienten zu diskutieren.

Auch eine regelmäßige körperliche Betätigung ist wichtig und hilft dabei, die Aufmerksamkeit zu verbessern und die Hyperaktivität sowie Impulsivität zu reduzieren. Ausreichender Schlaf ist ebenfalls wichtig.

Diese Themen sollten mit dem Patienten im Rahmen der Psychoedukation ausführlich erörtert werden und ihm Informationen zu diesen Bereichen vermittelt werden.

3.3.2 Weitere ergänzende Behandlungsoptionen

Hierunter fassen wir Behandlungsmöglichkeiten zusammen, die unspezifisch den allgemeinen Gesundheitszustand beeinflussen können (z.B. Homöopathie). Deshalb ist indirekt auch ein positiver Effekt auf verschiedene ADHS-Symptome zu erwarten, obwohl die Wirksamkeit dieser Therapien aus wissenschaftlicher Sicht nicht belegt ist. Die alleinige Anwendung komplementärmedizinischer Maßnahmen ist zur Behandlung einer ADHS nicht geeignet.

3.3.3 Neurofeedback

Vor allem in der Behandlung von Kindern und Jugendlichen wird seit einigen Jahren der Einsatz von Neurofeedback als Alternative bzw. Ergänzung zu einer psychopharmakologischen Behandlung diskutiert. In letzter Zeit wird Neurofeedback auch bei Erwachsenen eingesetzt. Im Rahmen eines Neurofeedback-Trainings lernen Patienten ihre Gehirnströme (gemessen über Elektroden ähnlich wie beim EEG) bewusst zu beeinflussen. Auf Zeichen hin besteht die Aufgabe darin, EEG-Signale zu verändern, was über einen Monitor zurückgemeldet wird. Bei Kindern gibt es erste empirische Hinweise für die Wirksamkeit. Bei Erwachsenen stehen solche Studien noch aus. Aufgrund der Studienlage bei Kindern kann von einem vorsichtigen Optimismus bezüglich der Wirksamkeit des Neurofeedbacks als Ergänzung ausgegangen werden.

3.3.4 Coaching

Coaching wird im Bereich der Behandlung von ADHS bei Erwachsenen häufig diskutiert (vgl. z. B. D'Amelio, 2009) und viele Patienten fragen auch danach. Es gibt eine Reihe von Überschneidungen mit der kognitiven Verhaltenstherapie und die genaue Abgrenzung fällt dadurch manchmal schwer. Gerade für ADHS-Betroffene gibt es eine Reihe von mehr oder minder seriösen Coachingangeboten. Coaching kann ein sinnvoller Ansatz bei leichter beeinträchtigten Patienten sein. Wenn die Symptomatik sehr stark ausgeprägt ist, ist davon auszugehen, dass ein Coaching nicht alleinig ausreichend ist. Auch muss bei der Auswahl eines Coachs genau darauf geachtet werden, dass dieser auch für die Aufgabe qualifiziert ist. Da Coaching kein geschützter Begriff ist, kann sich im Prinzip jeder als Coach zur Verfügung stellen.

3.3.5 Einbezug wichtiger Bezugspersonen in die Behandlung

Es ist sinnvoll, wichtige Bezugspersonen in die Behandlung mit einzubeziehen und diese ausführlich über das Störungsbild ADHS zu informieren. Da viele Bezugspersonen die Symptomatik und die Auswirkungen auf den Alltag häufig als Faulheit und Undiszipliniertheit verstehen, sollen die Bezugspersonen durch die Psychoedukation ein besseres Verständnis für die im Zusammenhang mit der ADHS stehenden Problematik bekommen. Insgesamt ist es wichtig, dass die ADHS für den Patienten nicht zu einer Ausrede wird, etwas nicht erledigen zu müssen („ich habe ADHS und bin deshalb unpünktlich"). Auch die Bezugspersonen müssen sehen, dass manche Abläufe im Alltag durch die ADHS-Symptomatik erschwert sind und dürfen diese dem Patienten nicht vorwerfen. Allerdings muss der von ADHS Betroffene alles dafür tun, seine Symptomatik in den Griff zu bekommen, um so den Alltag in der Familie reibungsloser zu gestalten. Diese Bemühungen müssen von den Bezugspersonen gesehen und wertgeschätzt werden.

3.4 Wirksamkeit/Erfolgsaussichten

Wirksamkeitsstudien zu einer kognitiv-behavioralen Behandlung der ADHS im Erwachsenenalter haben in den letzten 10 bis 15 Jahren deutliche Hinweise für den Erfolg einer solchen Behandlung geliefert. Zwischenzeitlich liegt eine Vielzahl von Studien vor. So konnte z. B. Safren et al. (2010) in einer randomisierten und kontrollierten Studie mit 86 medizierten Patienten (Methylphenidat) mit Restsymptomen eine deutliche Überlegenheit einer kognitiv-verhaltenstherapeutischen Behandlung gegenüber einem Entspannungstraining mit psychoedukativen Elementen nachweisen. Die Behandlung fand im Einzelsetting statt. In der Behandlungsbedingung zeigte sich eine Responsrate von 53 % vs. 23 % in der Vergleichsgruppe hinsichtlich des allgemeinen Funktionsniveaus und 67 % vs. 33 % im Hinblick auf die Verbesserung der ADHS-Symptomatik. Einen aktuellen

Überblick zu 16 Psychotherapiestudien geben Hoxhaj & Philipsen (2015). Danach zeigen die Behandlungsprogramme insgesamt positive Effekte hinsichtlich des Schweregrades der zugrunde liegenden ADHS-Symptomatik sowie der damit verbundenen Symptome Depressivität und Ängstlichkeit. Sowohl nicht medizierte Patienten, als auch Patienten, die nach einer medikamentösen Behandlung noch Residualsymptome aufwiesen, profitierten von der psychotherapeutischen Behandlung.

4 Frequently Asked Questions (FAQ)

1. *Gibt es apparative Verfahren (z.B. fMRI), aus deren Ergebnisse eine Diagnose abgeleitet werden kann?*

→ Bis zum heutigen Tag gibt es keine apparativen Verfahren, die eine sichere Diagnose ermöglichen. Eine umfassende Anamnese sowie die Anwendung von psychometrischen Verfahren stellen die Hauptinformationsquellen dar.

2. *Kann man aus den Ergebnissen einer neuropsychologischen Untersuchung eine ADHS-Diagnose ableiten?*

→ Auch neuropsychologische Verfahren können nur ergänzende Informationen liefern (z.B. im Hinblick auf spezielle betroffene Bereiche oder den Schwergrad der Störung in einzelnen Funktionsbereichen).

3. *Ist eine psychotherapeutische Behandlung sinnvoll, wenn die biologische Determiniertheit so groß ist?*

→ Ja, was jedoch im Einzelfall entschieden werden muss. Nicht alle Pateinten respondieren hinreichend auf eine psychopharmakologische Behandlung mit Stimulantien.

4. *Ist eine Medikation mit Methylphenidat für eine erfolgreiche Psychotherapie notwendig?*

→ Es ist keine notwendige Voraussetzung, aber sie erleichtert die Psychotherapie bzw. einige Symptome verschwinden bzw. werden unter einer Pharmakotherapie deutlich besser.

5. *Kann man auch ohne Medikamente behandeln?*

→ Ja, aber nur wenn keine Response auf eine Medikation erfolgt ist bzw. Patienten eine solche ablehnen.

6. *Muss man lebenslang Medikamente nehmen?*

→ Hierzu liegen bisher noch keine Studien vor. Empfohlen wird, frühestens nach einem Jahr Behandlung unter ärztlicher Anleitung ein Absetzversuch zu machen.

7. *Wann sollte man mit einer Psychotherapie beginnen?*

→ Hierzu gibt es keine festen Regeln. Empfohlen wird zunächst die medikamentöse Einstellung abzuwarten und dann erst zu entschieden, ob zusätzlich eine Psychotherapie notwendig und sinnvoll ist.

8. *Reicht tatsächlich eine wenige Monate dauernde Psychotherapie für eine anhaltende Verbesserung der Symptomatik aus?*

→ Bisherige Studien weisen darauf hin, dass die meist zeitlich limitierten Psychotherapien wirksam sind. Im Einzelfall muss jedoch jeweils entschieden werden, on dies ausreicht.

9. *Patienten, die in Psychotherapie kommen, kennen häufig alle in den Manualen beschriebenen Strategien. Was kann ich diesen Patienten noch anbieten?*

→ Hier gilt es mit dem Pateinten zu klären, welche bisher als hilfreich angesehen werde oder ob es bei der Realisierung Schwierigkeiten gegeben hat, die sich oft durch die ADHS-Symptomatik zeigt (z.B. mangelndes Durchhaltevermögen).

10. *Wie sollte man therapeutisch vorgehen, wenn eine komorbide Störung (z.B. Depression) vorliegt?*

→ Hier sollte unbedingt zunächst die komorbide Störung behandelt werden (z.B. mit AD)

5 Prüfungsfragen

1. Nennen Sie die Kernsymptome der ADHS.
2. Nennen Sie Merkmale, die beim erwachsenen ADHS-Patienten zusätzlich auftreten können?
3. Wie ist der Verlauf der klassischen ADHS-Symptomatik von Kindheit/Jugendzeit bis ins Erwachsenenalter?
4. Welche Faktoren spielen bei der Entstehung und Entwicklung der ADHS eine Rolle?
5. Welche diagnostischen Verfahren(nsgruppen) können bei der Diagnostik zum Einsatz kommen?
6. Welche Aspekte der Anamnese sind bei ADHS-Patienten von besonderer Bedeutung?
7. Welche Elemente beinhaltet die Psychoedukation der ADHS?
8. Welche psychologischen Möglichkeiten haben wir in der Behandlung der Aufmerksamkeitsstörung?
9. Welche Berufe bzw. Arbeitsstellen sind bei ADHS zu präferieren?
10. Welche aufrechterhaltende Faktoren sind bei der Prokrastination vorhanden und wie können diese in der Psychotherapie berücksichtigt werden?
11. Wie ist die Vorgehensweise bei der Behandlung der Impulsivität?
12. Welche ergänzenden Behandlungsverfahren zur kognitiv-behavioralen Therapie sind vorhanden?
13. Welche Rolle spielen wichtige Bezugspersonen in der Behandlung der ADHS?

6 Literatur

a) zitierte Literatur

- Barkley RA: Attention deficit hyperactivity disorder in adults. Boston: Jones and Bartlett, 2010
- Barkley RA: Das große Handbuch für Erwachsene mit ADHS. Bern: Huber, 2012
- Buchli-Kammermann J, Corbisiero S, Stieglitz RD: Screening der Aufmerksamkeits-/Hyperaktivitätsstörung (ADHS) im Erwachsenenalter: Validierung der deutschen Version der ASRS-v1.1. Klinische Diagnostik und Evaluation 2011; 4: 219-234
- D'Amelio R: Coaching. In D'Amelio R, Retz W, Philipsen A, Rösler M (Hrsg.): Psychoedukation und Coaching. ADHS im Erwachsenenalter (S. 129-14). München: Urban & Fischer, 2009
- de Zwaan M, Gruss B, Müller A, Graap H, Martin A, Glaesmer H, . . .Philipsen A: The estimated prevalence and correlates of adult ADHD in a German community sample. European Archives of Psychiatry Clinical Neuroscience 2012; 262: 79-86
- Eich-Höchli D, Seyfritz E, Eich P: Pharmakotherapie der ADHS: Eine Bestandsaufnahme. Zeitschrift für Psychiatrie, Psychologie und Psychotherapie 2015; 63: 15-24

4

- Fayyad J, De Graff R, Kessler A, Alonso J, Angermeyer M, Demyttenaere K, . . . Zaslavsky AM: Cross-national prevalence and correlates of adult attention-deficit hyperactivity disorder. British Journal of Psychiatry 2007; 190: 402–409
- Hoxhaj E, Philipsen A: Psychotherapie bei DHS im Erwachsenenalter: Eine Bestandsaufnahme. Zeitschrift für Psychiatrie, Psychologie und Psychotherapie 2015; 63: 25-31
- Klassen LJ, Katzman MA, Chokka P: Adult ADHD and its comorbidities, with a focus on bipolar disorder. Journal of Affective Disorders 2010; 124: 1-8
- Gräfe B, Corbisiero S, Dittmann V, Stieglitz RD: Auffälliges Fahrverhalten bei Erwachsenen mit ADHS. Zeitschrift für Verkehrssicherheit 2013; 59: 231-238
- NICE: National Clinical Practice Guide Line 72: Attention deficit hyperactivity disorder: Diagnosis and management of ADHD in children, adolescents and adults. 2013
- Nyberg E, Hofecker-Fallahpour M, Stieglitz RD: Ratgeber ADHS im Erwachsenenalter. Göttingen: Hogrefe, 2013
- Paslakis G, Schredl M, Alm B, Sobanksi, E: Aufmerksamkeits-/Hyperaktivitätsstörung bei Erwachsenen mit assoziierter Symptomatik und komorbiden psychiatrischen Erkrankungen: Diagnostik und medikamentöse Behandlung. Fortschr. Neurol Psychiatr 2013; 81: 444–451
- Rösler M, Retz-Junginger P, Retz W, Stieglitz RD: HASE. Homburger ADHS-Skalen für Erwachsene. Göttingen: Hogrefe, 2008
- Safren SA, Perlman CA, Sprich S, Otto MW: Kognitive Verhaltenstherapie der ADHS im Erwachsenenalter. Berlin: Medizinisch Wissenschaftliche Verlagsgesellschaft, 2009
- Safren SA, Sprich S, Mimiage MJ, et al.: Cognitive behavioral therapy vs relaxation with educational support for medication treated adults with ADHD and persistent symptoms: a randomized controlled trail. JAMA 2010; 304: 875 -880.
- Stahl SS M: Stahl's essential psychopharmacology (3rd edition). Cambridge: Cambridge University Press, 2010
- Stieglitz RD, Nyberg E, Hofecker-Fallahpour M: ADHS im Erwachsenenalter. Göttingen: Hogrefe, 2012
- Stieglitz RD, Rösler M: Diagnostik der Aufmerksamkeitsdefizit-/Hyperaktivitätsstörung (ADHS) im Erwachsenenalter. Zeitschrift für Psychiatrie, Psychologie und Psychotherapie 2006;54:87-98
- Stieglitz RD, Rösler M: Diagnostik der ADHS im Erwachsenenalter: Eine Bestandsaufnahme. Zeitschrift für Psychiatrie, Psychologie und Psychotherapie 2015; 63: 7-13

b) weiterführende Literatur

- Barkley RA: Attention-deficit hyperactivity disorder. A handbook for diagnosis and treatment (4th edition). New York: Guilford, 2014
- Barkley RA: Attention deficit hyperactivity disorder in adults. Sudburry, Massachusetts: Jones and Bartlett, 2010
- Barkley RA, Murphy KR, Fischer M (Hrsg.): ADHD in adults. What does the science say. New York: Guilford, 2008
- Freitag CM, Retz W (Hrsg): ADHS und komorbide Erkrankungen. Stuttgart: Kohlhammer, 2007
- Krause J, Krause KH: ADHS im Erwachsenenalter (4. Auflage). Stuttgart: Schattauer, 2014
- Rösler M, von Gontard A, Retz W, Freitag CM (Hrsg): Diagnose und Therapie der ADHS. Stuttgart: Kohlhammer, 2010
- Rösler M, Retz W, von Gontard A, Paulus F (Hrsg): Soziale Folgen der ADHS. Stuttgart: Kohlhammer, 2014

5 Therapie in besonderen Settings und mit besonderen Patientengruppen

5.1 Krisenintervention

Rolf Leibbrand und Wolfgang Hiller

1 Einleitung

Der Begriff Krise wird im Kontext der Psychotherapie und Psychiatrie auf eine ganze Reihe akuter Verlaufszustände angewandt und umfasst Aspekte wie Suizidalität, Selbst- und Fremdaggressivität bzw. -gefährdung, Substanz-Intoxikation, akute Psychosen und Bewusstseinsstörungen. Nach Misek-Schneider und Schneider (2002) werden unter Krisen Ereignisse oder Lebenssituationen verstanden, die aufgrund äußerer Belastungsfaktoren oder subjektiver Interpretationen als bedrohlich erlebt werden und deren kognitive, emotionale und handlungsbezogene Anforderungen die Bewältigungsfähigkeiten der jeweiligen Person übersteigen. Gekennzeichnet sind Krisen durch einen phasenhaften Verlauf, der mit einer Schockreaktion und dem Versagen gewohnter Problemlösestrategien beginnt, gefolgt ist von der vergeblichen Mobilisierung zusätzlicher Ressourcen, psychischer Labilisierung und Symptomentstehung und mit dem Abklingen der Krise endet. Derartige Notfallsituationen erfordern meist unverzügliches therapeutisches Handeln, um schwerwiegende Folgen für die Betroffenen und ihre Umgebung zu verhindern. Speziell im Kontext der Psychotherapie schließt Krisenintervention im weiteren Sinn auch Interventionen in Bezug auf therapiegefährdende, impulsive und potenziell selbstschädigende Verhaltensweisen mit ein, aus denen sich die vorstehend genannten akuten Notfallsituationen als unmittelbare oder längerfristige Konsequenz ergeben können. Solche Situationen stellen besondere Anforderungen inhaltlicher, formaler und emotionaler Art an die Person und Qualifikation von Psychotherapeuten. Diese reichen von der Kenntnis der rechtlichen Rahmenbedingungen psychotherapeutischer Heilbehandlungen über die adäquate Einschätzung des Gefährdungspotenzials spezifischer psychischer Verlaufszustände, ein fundiertes Fach- und Erfahrungswissen zu Interventionsmethoden und deren praktischer Anwendung bis hin zu einer ausreichenden Selbstregulation und rationaler Handlungsorientierung in außergewöhnlichen Belastungssituationen.

> **!** **Merke:** Krisensituationen erfordern unverzügliches, nicht jedoch übereiltes Handeln, das wichtige Informationen über die Entstehung der Krise, das Gefährdungspotenzial, Handlungsoptionen und Rahmenbedingungen berücksichtigt.

Im Unterschied zu spezifischen Störungsbildern und Therapieverfahren existiert zur Krisenintervention nur vergleichsweise wenig systematische Literatur. Vorrangig befasst sich diese mit dem in der psychotherapeutischen Praxis häufigsten und relevantesten Thema „Suizidalität". Während zu Epidemiologie, Verlauf und Risikofaktoren inzwischen eine umfangreiche Datenlage existiert, leiten sich psychotherapeutische Interventionen zur Suizidprävention weitgehend aus der klinischen Beobachtung und Konzeptbildung ab. Der entsprechende Experten-Konsens zum sachgemäßen Umgang mit suizidalem Verhalten findet seinen Niederschlag in den Leitlinien verschiedener Fachgesellschaften zu Suizidalität bei Kindern und Jugendlichen sowie Erwachsenen, beispielsweise der Deutschen Gesellschaft für Suizidprävention – DGS oder der International Association for Suicide Prevention – IASP. Zwar sind Suizidpräventionsprogramme wiederholt auch wissenschaftlich evaluiert worden. Allerdings sind entsprechende Ansätze in hohem Maß setting- und störungsabhängig und beziehen sich auf eine im zeitlichen Verlauf sehr variable Symptomatik. Sie lassen sich daher nicht ohne weiteres zu einem standardisierten Vorgehen verallgemeinern.
Über Suizidalität hinausgehende Hinweise zum Umgang mit Krisensituationen finden sich fast ausschließlich in Handbüchern und Überblicksdarstellungen zu psychiatrischen Notfallsituationen. Diese enthalten Hinweise zu Setting-Fragen, Risikoabschätzung, diagnostischen und medikamentösen Maßnahmen sowie juristischen und ethischen Rahmenbedingungen, jedoch weniger zu psychotherapeutischen Interventionen.
Im Folgenden wird zunächst eine Übersicht zu theoretischen Grundlagen und Krisentypen im Zusammenhang mit verschiedenen psychischen Störungsbildern gegeben, bevor im zweiten Abschnitt auf psychotherapeutische Interventionen eingegangen wird. In der klinischen Praxis kommt sowohl der Häufigkeit von Suizidalität als auch dem Ausmaß möglicher Konsequenzen eine zentrale Bedeutung zu. Erkenntnisse und Interventionen im Zusammenhang mit Suizidalität bilden daher den Schwerpunkt der folgenden Darstellung.

2 Theoretische Inhalte und Kenntnisse

Krisensituationen, die unmittelbares therapeutisches Handeln oder die Einbeziehung geeigneter Akutinstitutionen erforderlich machen, können sich grundsätzlich bei jedem psychischen Störungsbild entwickeln. Insbesondere suizidale Krisen beschränken sich nicht auf einzelne Störungsbilder. Allerdings weisen bestimmte psychische Symptome, die zu Krisensituationen führen, wie z. B. impulsives und selbstschädigendes Verhalten, einen engen Bezug zu einzelnen Störungsbildern auf oder sind ein Teil von deren Definition. Daneben sind die ICD-10-Diagnosen der akuten und posttraumatischen Belastungsstörung sowie mit Einschränkungen der Anpassungsstörung eng mit Krisen assoziiert. Im Folgenden wird ein Überblick über verschiedene Krisensituationen und ihre Zusammenhänge mit einzelnen Störungsbildern und Störungsgruppen gegeben.

2.1 Suizidalität

Die Gesamtzahl der Suizidtoten in Deutschland in den vergangenen Jahren liegt, mit leicht fallender Tendenz, bei etwa 10000 bis 12000 jährlich (2011: 10144) (vgl. Felber und Winiecki, 2013) wobei Männer annähernd dreimal so häufig betroffen sind wie Frauen. Die Zahl der Suizide in Deutschland ist damit deutlich höher als die der Verkehrstoten (2011: ca. 4000). In den jüngeren Altersgruppen ist Suizid nach dem Tod durch Verkehrsunfall die zweithäufigste Todesursache. Hinzu kommt vermutlich eine hohe Dunkelziffer durch nicht erkannte Suizide, wie z. B. Vergiftungen, Haushalts- oder Verkehrsunfälle. Die Suizidgefährdung nimmt mit steigendem Alter sowohl für Männer als auch für Frauen deutlich zu. Dabei hat sich der Anteil alter Menschen an den Suiziden insgesamt in den letzten Jahren überproportional erhöht, bei den Frauen noch deutlicher als bei den Männern. So wird fast jeder zweite Suizid einer Frau heute von einer Frau über 60 Jahre begangen. Bei den tatsächlich ausgeführten Suiziden überwiegen in allen Altersgruppen so genannte harte Methoden. Mehr als 50 % der männlichen und etwa 40 % der weiblichen Suizidtoten sterben durch Erhängen, bei Kindern und Jugendlichen liegen die entsprechenden Raten noch deutlich höher (vgl. zusammenfassend Bronisch, 2000; Wolfersdorf, 2000).

Suizidalität kann grundsätzlich bei allen psychischen Störungen auftreten, weist aber eine enge Beziehung zu bestimmten Störungsbildern auf. In den beiden Klassifikationssystemen für psychische Störungen ICD-10 (WHO, 1999) und DSM-5 (APA, 2013) ist Suizidalität explizit als diagnostisches Kriterium für eine depressive Episode aufgeführt; suizidale Tendenzen und Handlungen sind zudem in DSM-5 Bestandteil der Kriterien der Borderline-Persönlichkeitsstörung. Eine besondere Schwierigkeit besteht bei der Borderline-Persönlichkeitsstörung darin, dass Suizidalität im Kontext einer häufig stark fluktuierenden Symptomatik mit ausgeprägter Impulsivität und Instabilität auftritt und daher vorab wenig einschätzbar ist.

Bei affektiven Störungen wird die Rate tatsächlicher Suizide im Krankheitsverlauf je nach Schweregrad und Behandlungssetting mit 4 bis 18 % angegeben. Für Suizidgedanken und -versuche dürfte die Rate um ein Mehrfaches höher liegen. Der Anteil der Suizide, die im Zusammenhang mit einer Depression stehen, wird mit 40 bis 70 % aller vollendeten Suizide beziffert (Bronisch und Hegerl, 2011; Wolfersdorf, 2000).

Besonders betroffen sind außerdem Patienten mit Alkohol- und Substanzabhängigkeit, Störungen aus dem schizophrenen Formenkreis – diese weisen einen Anteil von 40 bis 60% der Suizide in Psychiatrischen Kliniken auf – sowie Essstörungen (vor allem Anorexia nervosa). Bei den Persönlichkeitsstörungen ist neben der Borderline- auch die antisoziale verstärkt betroffen (vgl. Tab. 2).

> **!** **Merke:** Besonders suizidgefährdet sind Patienten mit affektiven Störungen, Abhängigkeitserkrankungen, schizophrenen Psychosen und Persönlichkeitsstörungen.

2.1.1 Einschätzung des Gefährdungspotenzials bei Suizidalität

Die Abschätzung des Gefährdungspotenzials bei Suizidalität erfordert einen komplexen Urteilsprozess, bei dem die zur Verfügung stehenden Vorinformationen über Patienten, deren Verhalten und subjektive Bewertungen sorgfältig geprüft und in Beziehung gesetzt werden müssen. Zwar existieren auch Fragebögen zur Suizidalität; die auf diesem Wege gewonnenen Daten sind aber von der Offenheit des Patienten in Bezug auf suizidale Tendenzen stark abhängig und sollten daher nur ergänzend eingesetzt werden.

In den vergangenen Jahrzehnten ist, hauptsächlich auf der Basis klinischer Beobachtung sowie epidemiologischer Studien, eine Reihe von Faktoren benannt worden, die heute weitgehend übereinstimmend zur Risikoabschätzung herangezogen werden. Ringel formulierte bereits in den 50er Jahren teilweise bis heute gebräuchliche Kriterien für das so genannte *präsuizidale Syndrom*, das einen mit hoher Wahrscheinlichkeit bevorstehenden Suizidversuch ankündigt (vgl. Sonneck, 2000).

Tabelle 1: Präsuizidales Syndrom
1. (Wahrgenommene) Einengung
• situativ, dynamisch, zwischenmenschlich, auf Werte bezogen
• in Verbindung mit kritischen Lebensereignissen, eigenem Fehlverhalten oder mangelnden Fähigkeiten
• affektiv auf depressive Stimmung und Angst reduziert
2. Gegen die eigene Person gerichtete (gehemmte) Aggressivität und Frustration
3. Suizidphantasien

Darüber hinaus ist heute eine Reihe weiterer Kriterien zur Abschätzung der Suizidgefahr gebräuchlich, die sich aus epidemiologischen Untersuchungen und klinischer Beobachtung ableiten lassen. Die relevanten Merkmale lassen sich in die folgenden Bereiche unterteilen:

- Soziodemographische Merkmale, Lebensumstände und Familie
- Psychopathologie
- Psychische Störungen mit besonderem Suizidrisiko
- Suizidalität und Qualität früherer Suizidversuche
- Potenziell selbstschädigendes Verhalten mit möglicher Todesfolge (latente Suizidalität)

Stellt sich bei einem Patienten die Frage nach dem Ausmaß der Suizidgefährdung, so sollte jeder der genannten Bereiche überprüft und, ausgehend von Art und Ausmaß der einzelnen Risikofaktoren, eine Gesamteinschätzung vorgenommen werden.

Tabelle 2: Risikomerkmale von Patienten (vgl. Bronisch und Hegerl, 2011; Teismann und Dorrmann, 2014

Soziodemographische Merkmale, Lebensumstände und Familie
- Männliches Geschlecht (Verhältnis: Männer – Frauen ca. 3 : 1)
- Ältere Personen
- Trennung, Scheidung, Tod des Lebenspartners
- Arbeitslosigkeit (neu eingetreten)
- Allein lebend
- Vereinsamung und fehlende Bezugspersonen (Alte und Vereinsamte bis zu 500fach erhöhtes Risiko)
- Chronische oder chronisch progrediente körperliche Erkrankung (teilweise 100- bis zu 400fach erhöhtes Risiko)
- Suizidalität in der Familie
- Suizid im sozialen Umfeld (Modelle, Anleitungen zum Suizid)
- Generell stationär behandelte psychiatrische Patienten
- Niedriger sozioökonomischer Status

Psychopathologie
- Ausgeprägte Hilf- und Hoffnungslosigkeit
- Selbstvorwürfe und Versagensgefühle
- Sozialer Rückzug
- Agitiertheit und Ruhelosigkeit
- Weglauf- und Fluchtimpulse
- Erschöpfung, Ruhe- und Todeswünsche
- Andauernde Schlafstörungen
- Impulsivität
- Aggressivität und Feindseligkeit
- Kognitive Einengung auf Negatives
- Fehlende Lebensperspektive

Psychische Störungen mit besonderem Suizidrisiko
- Depressive und bipolare affektive Störungen (Suizidrate ca. 4 %, bei wegen dieser Erkrankung stationär behandelten Patienten bis zu 18 %).
- Alkohol- und Substanzabhängigkeit (Suizidrate etwa 5-10% bei Alkoholabhängigkeit, bei Drogenabhängigkeit ca. 5- bis 50fach gegenüber Allgemeinbevölkerung erhöht)
- Schizophrenie (Suizidrate 5% bis möglicherweise > 15% langfristig)
- Bestimmte Persönlichkeitsstörungen (v.a. Borderline: Suizidrate ca. 8-10 %, antisoziale)
- Essstörungen (20fach erhöhtes Risiko bei Anorexia nervosa)

Suizidalität und Qualität früherer Suizidversuche
- Suizidideen oder -pläne
- Ankündigung eines Suizids
- Ein oder mehrere bereits erfolgte Suizidversuche (Suizidrate zwischen 7 und 22 %)
- Treffen von Vorbereitungen (z.B. Tabletten oder Schusswaffe besorgt)
- Ordnung persönlicher Angelegenheiten (z.B. Testament, Abschiedsbrief, Verschenken persönlicher Gegenstände)
- Verwendung einer gewaltsamen (harten) Methode mit hoher Wahrscheinlichkeit eines tödlichen Ausgangs
- Folgen der gewählten Methode bekannt
- Vorkehrungen gegen Entdeckung des Suizidversuchs

Potenziell selbstschädigendes Verhalten mit möglicher Todesfolge
- Rücksichtsloses Autofahren
- Ausführen gefährlicher Tätigkeiten unter Substanzeinfluss
- Risikosportarten
- Vorgeschichte häufiger Unfälle (z.B. beim Autofahren)
- Fahrlässiger Umgang mit chronischen körperlichen Erkrankungen (Diabetes, Hypertonie)
- Übermäßiger Konsum von Drogen, Nikotin und Alkohol

2.1.2 Protektive Faktoren bei Suizidalität

Neben den o.g. Risikofaktoren existieren protektive Faktoren, die ein Hinweis auf ein vermindertes Suizidrisiko sein können. Insbesondere ist die Kenntnis dieser Faktoren auch ein wichtiger Ausgangspunkt für Interventionen zur Suizidprävention. Im Einzelfall ist allerdings sehr genau zu prüfen, welchen Stellenwert diese günstigen Merkmale im Vergleich zu den Risikomerkmalen und im subjektiven Erleben der Patienten haben.

Tabelle 3: Protektive Faktoren bei Suizidalität (vgl. Sonneck, 2000; Wolfersdorf, 2000)

- Soziale Bindungen (Familie, Partner)
- Intakte Lebensziele und Zukunftsperspektiven
- Einstellungen und Werthaltungen (z.B. christlicher Glaube, Suizid als Sünde)

! **Merke:** Das Suizidrisiko ergibt sich aus dem Verhältnis von Gefährdungsfaktoren zu protektiven Faktoren.

2.2 Agitiertes und emotional dekompensiertes Verhalten

Erregungszustände sind besonders in stationär-psychiatrischen Settings häufig, können aber auch im Verlauf ambulanter Therapien auftreten, insbesondere im Zusammenhang mit zusätzlichen psychosozialen Belastungsfaktoren, Verhaltensänderungen und schwierigen Situationen in der Therapie. Sie sind gekennzeichnet durch Steigerung von Antrieb und Psychomotorik, Enthemmung, Kontrollverlust und aggressive Durchbrüche. Diese stehen teilweise in Verbindung mit eingetrübtem oder verändertem Bewusstsein und führen vielfach zu ausgeprägter Fremdgefährdung. Störungsbilder, bei denen in besonderem Maße mit Erregungszuständen zu rechnen ist, sind mono- und bipolare affektive Störungen (manische Episode, agitierte Depression), schizophrene Erkrankungen, substanzinduzierte Störungen (Intoxikation), (hirn-)organische psychische Störungen, internistische Erkrankungen (z.B. Hyperthyreose) sowie akute und posttraumatische Belastungsstörungen.

2.3 Bewusstseinsstörungen

Bewusstseinsstörungen treten im Zusammenhang mit verschiedenen körperlichen Erkrankungen und Substanzintoxikationen auf. Unterschieden werden quantitative und qualitative Bewusstseinsstörungen. Im ersten Fall liegt eine Verminderung des normalen Wachbewusstseins vor. Je nach Ausmaß wird diese als Benommenheit, Somnolenz, Sopor oder Koma bezeichnet. Im zweiten Fall liegt ein verändertes Bewusstsein vor, z.B. im Rahmen eines Delirs. Dieses kann sich in Dämmerzuständen äußern, während derer der Patient zwar handlungsfähig bleibt, jedoch verminderter Steuerungs- und/oder Urteilsfähigkeit unterliegt.
Besteht bei einem Patienten der Verdacht einer Bewusstseinsstörung, so muss deren Ursache, sofern nicht deutlich ersichtlich, unbedingt durch weiterführende internistische und psychologische Maßnahmen geklärt werden, um Selbst- oder Fremdgefährdung auszuschließen oder rechtzeitig zu verhindern.

> ! **Merke:** Bewusstseinsstörungen müssen psychologisch und medizinisch ausreichend abgeklärt werden, um eine Entscheidung über weitere erforderliche Behandlungsmaßnahmen treffen zu können.

2.4 Impulsivität und Selbstverletzung

Impulsive, potenziell selbstschädigende Verhaltensweisen treten bei einer ganzen Reihe psychischer Störungen auf. Dazu zählen u.a. Störungen durch psychotrope Substanzen, Störungen des Sozialverhaltens, dissoziale, narzisstische und histrionische Persönlichkeitsstörung. Bei manischen Zuständen und der emotional instabilen (Borderline-)Persönlichkeitsstörung sind Impulsivität und eingeschränkte Impulskontrolle ein wichtiges Kennzeichen, das wesentlich zu den häufig gravierenden persönlichen und psychosozialen Folgen dieser Störungen beiträgt. Weitere spezifische Formen impulsiver Verhaltensweisen sind im Kapitel *Abnorme Gewohnheiten und Störungen der Impulskontrolle* in ICD-10 als Hauptmerkmale der jeweiligen Kategorie aufgeführt. Zu diesen zählen pathologisches Spielen, Pyromanie, Kleptomanie und Trichotillomanie; DSM-5 definiert zudem eine intermittierende explosible Störung, die durch umschriebene Episoden aggressiver Impulsdurchbrüche gekennzeichnet ist.
Selbstverletzende Verhaltensweisen sind vorwiegend mit der emotional instabilen (Borderline-)-Persönlichkeitsstörung assoziiert, treten aber auch bei anderen Störungen auf (z.B. Ausreißen der Haare bei Trichotillomanie). Die selbst zugefügten Verletzungen reichen von harmlosen oberflächlichen Verletzungen (z.B. Kratz- und Schürfwunden) über entstellende oder schmerzhafte Selbstbeschädigungen (z.B. Ausreißen von Fingernägeln) bis hin zu gravierender Selbstverletzung mit Gefahr für Leib und Leben (z.B. tief gehende, stark blutende Schnittwunden).

2.4.1 Einschätzung des Gefährdungspotenzials bei emotional dekompensierten, impulsiven und selbstschädigenden Verhaltensweisen

Die Gefahrenabschätzung bei emotional dekompensiertem Verhalten ist in vielen Fällen erschwert durch die mangelnde Mitwirkungsbereitschaft und -fähigkeit seitens der Patienten. Zunächst sollte daher festgestellt werden, ob beim Patienten Bereitschaft zu einem Gespräch über seinen Zustand besteht. Ist dies der Fall, so sollte zunächst das aktuelle psychische Zustandsbild (z.B. subjektive Stimmungslage, Denk-, Wahrnehmungs- und Orientierungsstörungen, Antrieb) und dessen mögliche psychosoziale Auslöser sorgfältig exploriert werden. Besonders sollte darauf geachtet werden, ob irgendwelche sichtbaren Verletzungen oder Einstichstellen (z.B. durch Spritzen) vorhanden sind, die auf eine Intoxikation oder Selbstverletzungen hinweisen. Weiterhin sollten sonstige körperliche Veränderungen und Symptome, z.B. Pupillenerweiterung, Schwitzen, Zittern, aufmerksam beobachtet und ggf. weiterführende medizinisch-diagnostische Maßnahmen eingeleitet werden. Bestehen Zweifel hinsichtlich des körperlichen Zustandes oder der Bewusstseinslage des Patienten, so ist in jedem Fall ein Arzt hinzuzuziehen. Falls von Selbst- oder Fremdgefährdung auszugehen ist, sollte eine sofortige Zwangseinweisung veranlasst werden (vgl. zum Vorgehen Abschnitt 5). Besteht seitens des Patienten Kooperationsbereitschaft und Einsicht bezüglich seines Zustandes, so sollten klare und verbindliche Vereinbarungen zum Verhalten in zukünftigen ähnlichen Situationen getroffen werden, wobei sichergestellt sein muss, dass der Patient über die notwendigen Fähigkeiten der Selbstkontrolle verfügt.

> ! **Merke:** Bei emotional dekompensiertem Verhalten sollte die Bereitschaft und Fähigkeit des Patienten zu einem Gespräch überprüft und sorgfältig auf äußerliche Anzeichen von selbstschädigendem Verhalten und Bewusstseinsveränderungen geachtet werden.

3 Umsetzung in die klinische Praxis

Im Unterschied zum sonstigen Vorgehen in der Psychotherapie, das vorrangig auf die Veränderung problematischer Personmerkmale ausgerichtet ist, besteht die primäre Zielsetzung bei der Krisenintervention darin, eine emotionale Entlastung des Patienten herbeizuführen und eine anhaltende Selbst- oder Fremdgefährdung zu vermeiden. Erst mit Abklingen der Krise können gezielte, längerfristig angelegte therapeutische Interventionen erfolgen.

> ! **Merke:** Bei der Krisenintervention steht nicht die Veränderung, sondern die emotionale Entlastung im Vordergrund.

3.1 Interventionen bei Suizidalität

Im Folgenden sind die wesentlichen Ansatzpunkte zum psychotherapeutischen Vorgehen bei Suizidalität zusammengefasst.

Eine ausführlichere und weiterführende Darstellung möglicher Vorgehensweisen und Interventionsschritte findet sich z.B. bei Dorrmann (2006).

3.1.1 Beziehungsangebot und direktes Ansprechen der Suizidalität

Der Aufbau einer vertrauensvollen Beziehung ist eine grundlegende Voraussetzung jeder Therapie. Prinzipien und Methoden des Beziehungsaufbaus sind an anderer Stelle hinreichend beschrieben. Therapeuten sollten sich zunächst offen und einfühlsam in Bezug auf die Sichtweise von suizidalen Patienten zeigen, ohne diese unter wahrgenommenem Zeitdruck unmittelbar von der Unsinnigkeit eines Suizids überzeugen zu wollen. Beiläufig erwähnte suizidale Absichten oder andere Hinweise auf Suizidalität sollten allerdings auf jeden Fall direkt angesprochen und eingehend exploriert werden, wobei auch die zuvor dargestellten Risikofaktoren (Tab. 2) berücksichtigt werden sollten. Eine Vermeidung des Themas Suizid aus falsch verstandener Rücksichtnahme oder aufgrund eigener Schwierigkeiten im Umgang mit Suizidalität kann zu einer unbemerkten Eskalation der Situation mit weitaus gravierenderen Folgen führen.

3.1.2 Engmaschige Begleitung und Tagesstrukturierung

Bestehen bei Patienten suizidale Tendenzen, so erfordern diese ein erhöhtes Maß an Einbindung und Fürsorge. Ein ständig verfügbares Unterstützungsangebot, wie z.B. durch das therapeutische Stationspersonal in stationären Einrichtungen, oder kurzfristig verfügbare Hilfsangebote, z.B. in Form einer erhöhten und berechenbaren Kontaktdichte in ambulanten Behandlungssettings, sind grundsätzliche Präventivmaßnahmen. Insbesondere bei suizidalen Tendenzen in Verbindung mit impulsivem, schlecht vorhersehbarem Verhalten sollten Unterstützungsmöglichkeiten durch Psychotherapeuten oder Pflegepersonal jederzeit zugänglich und unter klar geregelten Bedingungen abrufbar sein. Persönliche Bezugspersonen, zu denen eine enge Bindung besteht, sollten gerade im ambulanten Setting ebenfalls mit einbezogen werden.

Eine weitere wichtige Maßnahme zur Herstellung eines verlässlichen Rahmens ist eine detaillierte und vorab festgelegte Tagesstrukturierung, die am momentanen Zustand des Patienten orientiert ist. Entsprechend sollten Aktivitäten wie Einkaufen, Spaziergänge, Körperpflege ebenso wie Erholungs- und Rückzugszeiten genau geplant werden, um Passivität und gedankliche Einengung auf die Suizidproblematik zu verhindern.

3.1.3 Verträge und Selbstverpflichtungen (Contract management)

Als eine weit verbreitete, allerdings teilweise umstrittene, Maßnahme im Umgang mit Suizidalität werden vielfach Verträge und Selbstverpflichtungen von Patienten eingesetzt, um die Verbindlichkeit antisuizidaler Vereinbarungen zu erhöhen und verlässliche Regeln für Krisensituationen zu etablieren. Entscheidend ist dabei nicht ein Verbot suizidaler Handlungen, über das sich ein Patient jederzeit hinwegsetzen könnte; vielmehr ist beabsichtigt, dass suizidale Tendenzen als kontrollierbar erlebt werden und eine gedankliche Einengung auf Suizidphantasien unterbleibt. Als besonders wichtig erweist sich dies bei sehr stimmungslabilen Patienten, die sich wiederholten unerwarteten Suizidimpulsen im Zusammenhang mit Gefühlen von Leere und Sinnlosigkeit ausgesetzt fühlen. Dagegen ist in Hinblick auf Verträge und Selbstverpflichtungen größte Vorsicht geboten, wenn der Entschluss, nicht mehr leben zu wollen, deutlich im Vordergrund steht. Dies ist allerdings bei den wenigsten Patienten der Fall und Ausgangspunkt für weitergehende Schutzmaßnahmen (Psychiatrie-Einweisung; Beaufsichtigung, Einschränkung der Bewegungsfreiheit). Lebensverträge können in solchen Fällen dennoch als flankierende Maßnahme eingesetzt werden und im Einzelfall eine zusätzliche Unterstützung bewirken.

Für den Umgang mit Verträgen haben sich einige Regeln in der klinischen Praxis als hilfreich erwiesen. Grundsätzlich sollten bei der Suizidprävention sowohl in ausreichendem Umfang strukturierende Maßnahmen als auch ein möglichst hohes Maß an Selbstkontrolle des Patienten angestrebt werden. Entsprechend reicht das Spektrum möglicher Vereinbarungen vom einfachen mündlichen Versprechen, auf suizidale Handlungen zu verzichten, über schriftliche Lebensverträge zwischen Therapeut und Patient bis hin zur Vereinbarung zusätzlicher Unterstützungsmaßnahmen bei akuter Gefährdung. So kann beispielsweise vereinbart werden, dass ein Patient, der sich nicht mehr in der Lage fühlt, seine Selbstverpflichtung einzuhalten, bestimmte Ressourcen nutzt (z.B. eine nahe stehende Person anruft, positive Selbstinstruktionen formuliert) oder innerhalb einer bestimmten Frist (z.B. innerhalb von 24 Stunden) einen Gesprächstermin beim Therapeuten erhält. Bei schriftlichen Lebensverträgen sollte darauf geachtet werden, dass der Patient nicht einen vorformulierten Standard-Text, sondern eine individuell getroffene Vereinbarung unterschreibt. Diese sollte neben der konkreten Formulierung des Verzichts auf suizidale oder selbstschädigende Handlungen auch eine überschaubare Geltungsdauer festlegen, mit der ein Sicherheit vermittelnder zeitlicher Orientierungsrahmen geschaffen wird. Die Verbindlichkeit kann weiter verstärkt werden, indem die Vereinbarung vom Patienten selbst in eigenen Worten handschriftlich zu Papier gebracht wird. Ist in dem Vertrag eine Verpflichtung des Therapeuten enthalten (z.B. Verfügbarkeit innerhalb bestimmter Zeiträume), so sollte auch dieser die Vereinbarung unterzeichnen. Ein Beispiel für einen Lebensvertrag ist in Beispiel 1 dargestellt:

> ***Beispiel 1: Lebensvertrag***
> Ich verspreche, mich bis zum Abschluss der stationären Therapie nicht selbst zu verletzen und nichts zu unternehmen, was mein eigenes Leben in Gefahr bringen könnte. Wenn meine Gedanken vermehrt um den Tod kreisen oder ich das Gefühl habe, nicht mehr weiterleben zu können, werde ich mich umgehend an das Stationspersonal wenden und um ein unterstützendes Gespräch bitten.

3.1.4 Zeitperspektive erarbeiten und verändern

Kennzeichnend für das Auftreten einer akuten suizidalen Krise ist der unmittelbare Handlungsdruck, dem Therapeuten in dieser Situation unterliegen. Eine über den Augenblick hinausreichende Zeitperspektive zur Entwicklung eines tragfähigen Lösungskonzeptes und seiner schrittweisen Umsetzung erscheint nicht nur dem Patienten, sondern häufig auch dem Therapeuten nicht verfügbar. In einer solchen Situation besteht die Versuchung, den Patienten unmittelbar von der Unsinnigkeit eines Suizids überzeugen und von seinem Vorhaben abbringen zu wollen. Ein entsprechendes Vorgehen hat allerdings im Allgemeinen keine nachhaltige Wirkung und birgt die Gefahr, dass Patienten sich nur scheinbar überzeugen lassen, innerlich aber distanzieren. Wesentlich ist vielmehr, zunächst Zeit zu gewinnen und somit eine verlässliche Zeitperspektive für weiterführende Interventionen zu erhalten. Eine mögliche Intervention besteht darin, die Entscheidungsbasis für die Suizidabsichten des Patienten zu hinterfragen, und einen zeitlichen Aufschub zu vereinbaren, während dem der Patient Pro- und Kontra-Argumente für einen Suizid schriftlich sammelt und abwägt. Ebenso kann vereinbart werden, dass der Patient alle Aufgaben und Erledigungen aufschreibt, die er vor seinem Tod noch abschließen will, und diese schrittweise umsetzt. Speziell bei Patienten mit ausgeprägtem Pflichtbewusstsein besteht eine wirkungsvolle Intervention in der Vereinbarung, sich vor dem beabsichtigten Suizid noch einmal all diejenigen positiven Aktivitäten und Genüsse zu erlauben, die sie sich bislang mit Rücksicht auf vermeintliche soziale Normen verboten haben (z. B. sich „egoistisch verhalten", teure Kleider kaufen etc.). Gleichzeitig bewirken derartige Maßnahmen einen unmittelbaren Einstieg in den therapeutischen Prozess, indem sie Aktivierung, Verstärkeraufbau und rationale Entscheidungsfindung einleiten. Die begrenzte Zeitperspektive der Vereinbarung schließt zudem die subjektive Sicherheit mit ein, sich nicht dauerhaft festlegen zu müssen, sondern nach Ablauf der vereinbarten Frist erneut über das eigene Weiterleben entscheiden zu können. Dadurch wird der Druck, unmittelbar zu handeln, dem sich suizidale Patienten häufig ausgesetzt fühlen, entscheidend vermindert.

3.1.5 Kognitive Interventionen

Suizidalität ist fast ausnahmslos mit dysfunktionalen Kognitionen verbunden, die zur Wahrnehmung eingeschränkter Handlungsmöglichkeiten und einer gedanklichen Einengung auf die Selbsttötungsabsichten führen (vgl. Tab. 1). Die Identifikation und kritische Überprüfung dieser kognitiven Fehler ist ein zentrales Instrument zur Überwindung einer suizidalen Krise. Ein wichtiger Ansatzpunkt ist zunächst einmal das genaue Erfragen der Suizidabsichten, ihrer Ursachen aus Sicht des Patienten und damit zusammenhängender automatischer Gedanken im Sinne einer kontrollierten Informationsverarbeitung. Verzerrte Sichtweisen und Denkfehler sollten durch geeignetes Hinterfragen herausgearbeitet und damit einer Überprüfung zugänglich gemacht werden. Dazu existiert eine Reihe kognitiver Standardtechniken, die in Tabelle 4 aufgeführt sind.

Eine wirkungsvolle Intervention besteht darin, den Patienten sich in die Rolle eines unsichtbaren Beobachters hineinversetzen und die Ereignisse nach seinem Tod detailliert beschreiben zu lassen. Dies kann z. B. durch die Instruktionen und Fragen in Beispiel 2 angeleitet werden.

Beispiel 2: Konfrontation mit den Folgen eines Suizids

Stellen Sie sich vor, Sie führen Ihr Vorhaben, sich das Leben zu nehmen, wirklich aus und können als unsichtbarer Beobachter an den Ereignissen danach teilnehmen – wie wird das sein? ...

- Wie wird man Sie finden?
- Wer wird sich um Ihre Beerdigung kümmern?
- Wer wird bei der Beerdigung anwesend sein? – Wer nicht?
- Wie wird Ihr Grab aussehen?
- Welche Musik wird bei der Beerdigung gespielt werden?
- Wie viele Trauergäste werden anwesend sein?
- Wer wird um Sie weinen? – Wer nicht?
- Wer wird nach einigen Jahren noch an Sie denken?
- Wer wird in zwanzig Jahren wissen, was für ein Mensch Sie waren?

Viele Patienten haben sich über die konkreten Umstände eines Suizids noch keine genauen Gedanken gemacht, sondern wünschen sich einfach nur ihre Ruhe oder überbetonen einen bestimmten Aspekt, z. B. sich an anderen zu rächen. Die Konfrontation mit den konkreten Folgen eines Suizids bewirkt in vielen Fällen eine Distanzierung von suizidalen Tendenzen.

Die in Tabelle 4 eingesetzten Techniken eignen sich auch, um ungeklärte Fragen und Widersprüche in der Begründung der Patienten für einen Suizid herauszuarbeiten. Dies kann dazu genutzt werden, eine Vereinbarung über einen zeitlichen Aufschub des Suizids zu treffen, bis die offenen Fragen und Widersprüche abschließend geklärt sind. Eine entsprechende Intervention ist in Beispiel 3 dargestellt.

Tabelle 4: Techniken kontrollierter Informationsverarbeitung

- Fragen in einer Form stellen, die der Klient so noch nicht gehört hat
- Mit Fragen die Neuverarbeitung von Informationen hervorrufen (z.B. durch Vergleichen, Kontrastieren)
- Beharrlich nach Details fragen
- Bewertungen vornehmen lassen
- Zusammenfassen lassen, Regeln ableiten und Analogien bilden lassen
- Phantasien (z.B. Fee-Frage, Zeitprojektion)
- Übertreibungen/Provokationen (Schwarzmalen)
- Konfrontation mit Widersprüchen
- Entkatastrophisieren (Zu-Ende-Denken negativer Konsequenzen)
- Perspektivwechsel (den Klienten sich in andere Personen/ Sichtweisen/ Situationen hineinversetzen lassen)

Beispiel 3: Konfrontation mit Widersprüchen

Einerseits sagen Sie, dass Sie schon alles versucht haben; andererseits haben Sie mir vorhin gesagt, dass Sie Ihren Partner noch gar nicht gefragt haben, wie er dieses Problem beurteilt ..., insgesamt erscheint mir ihre Begründung an diesem Punkt nicht ganz schlüssig. Angenommen Sie irren sich da ...; angenommen der Entschluss, sich das Leben zu nehmen, beruht auf einer falschen Annahme ...; dann hätten Sie keine Möglichkeit mehr, diesen Irrtum rückgängig zu machen. Daher sollten Sie sich schon 100 % sicher sein und alle anderen Möglichkeiten ausgeschöpft haben, bevor Sie etwas unternehmen, das Sie keinesfalls mehr rückgängig machen können. Ich schlage Ihnen deshalb vor, dass wir eine Vereinbarung treffen ... [Lebensvertrag]

Besteht beim Patienten die Bereitschaft, sich auf eine derartige Vereinbarung einzulassen, sollten sich weitere Standardmethoden der kognitiven Therapie, wie die systematische Identifikation und Modifikation automatischer negativer (speziell: suizidbezogener) Gedanken anschließen.

3.1.6 Notfallpläne

Eine unerlässliche Maßnahme im Umgang mit suizidalen Patienten im Anschluss an eine akute suizidale Krise ist die Erstellung von Notfallplänen für den Fall erneut auftretender suizidaler Tendenzen. Dazu sollten mit dem Patienten konkrete Handlungsanweisungen erarbeitet und von diesem auch schriftlich fixiert werden, die einen unmittelbaren und niederschwelligen Rückgriff auf die vorhandenen Ressourcen ermöglichen. So kann z.B. vereinbart werden, dass Patienten beim Auftreten suizidaler Gedanken sofort eine bestimmte (festgelegte) Bezugsperson A anrufen oder, falls Person A nicht verfügbar ist, Person B. Weiterhin sollten hilfreiche ablenkende Aktivitäten vereinbart und Kriterien für ihre Anwendung festgelegt werden (z.B. Spazierengehen bei auftretender innerer Unruhe). Schließlich sollten Verfügbarkeit und Zugangswege zu professionellen Hilfsangeboten geklärt und das Vorgehen im Detail besprochen werden (z.B. Aufsuchen einer psychiatrischen Akutinstitution, Anruf beim ambulanten Psychotherapeuten, Stationspersonal um ein stützendes Gespräch bitten)

3.1.7 Zwangseinweisung

Bestehen trotz entsprechender Maßnahmen zur Krisenintervention weiterhin Hinweise auf akute Suizidalität, so hat der Therapeut die Verpflichtung, eine Zwangseinweisung in eine dafür vorgesehene Akutinstitution zu veranlassen (zum praktischen Ablauf vgl. Abschnitt 5). Dies trifft insbesondere dann zu, wenn Patienten auf entsprechende Nachfrage keine Zusicherung geben, suizidale Handlungen zumindest bis zum nächsten Kontakt mit dem Therapeuten zu unterlassen, oder einen Suizidversuch andeuten. Bei latent suizidalen Patienten oder anderen Hinweisen auf Suizidalität muss das Gefährdungspotenzial durch genaues Nachfragen geklärt und ggf. weiterführende Maßnahmen eingeleitet werden. In jedem Fall ist eine präzise und sorgfältige Dokumentation getroffener Vereinbarungen, Aussagen und Verhaltensweisen des Patienten im Zusammenhang mit Suizidalität unbedingt erforderlich. Sie kann im Falle eines juristischen Verfahrens als Beweismittel herangezogen werden.

3.1.8 Selbsterfahrung des Therapeuten im Umgang mit dysfunktionalen Kognitionen

Ein wesentlicher Aspekt beim Umgang mit Suizidalität sind eigene Einstellungen und Überzeugungen von Psychotherapeuten, die zu Verunsicherung, übereiltem Handeln und unzureichender Exploration relevanter Informationen führen. In akuten Krisensituationen kann dies schwerwiegende Konsequenzen wie die Fehleinschätzung oder Negierung des Gefährdungspotenzials und die Unterlassung notwendiger Maßnahmen nach sich ziehen. Auch dysfunktionale Therapeutenkognitionen (z.B. Ich darf mir im Umgang mit Suizidalität keine Fehler erlauben; Wenn der Patient nach meiner Intervention einen Suizidversuch unternimmt, habe ich versagt) laufen oft automatisch ab und sollten daher Gegenstand kritischer Selbstreflexion im Rahmen von Therapieausbildungen und Selbsterfahrung sein. Einige Beispiele sind in Tabelle 5 zusammengefasst.

Dorrmann (2006) hat ein Prozessmodell vorgestellt, mit welchem er eine zeitliche Abfolge zentraler psychotherapeutischer Kriseninterventionsschritte beschreibt.

Tabelle 5: Prozessmodell für die Krisenintervention bei suizidalen Patienten (Dorrmann, 2006)
1. Beziehung herstellen
2. Risikoabschätzung
3. Zeit gewinnen – Reflexion anregen (Ambivalenz fördern, kognitive Dissonanz anregen)
4. Selbstkontrolle fördern (Notfallplan, Antisuizidvertrag)
5. Konfrontation
6. Setting bestimmen (stationäre vs. ambulante Weiterbehandlung)

3.2 Interventionen bei emotional dekompensiertem Verhalten, Impulsivität und Selbstverletzung

Entscheidend für die Wahl der Interventionsmaßnahmen ist das Ausmaß der Selbstkontrolle, über die der Patient verfügt. Bei ausgeprägten Erregungszuständen und schwerwiegenden impulsiven Verhaltensweisen sollte zunächst überprüft werden, inwieweit von einer Selbst- oder Fremdgefährdung auszugehen ist, und ggf. sind Sicherheitsmaßnahmen (z.B. Hinzuziehen weiterer Personen, Verständigung der Polizei) einzuleiten. Außerdem sollte der Patient gegen äußere Reize so weit wie möglich abgeschirmt werden, indem er z.B. in einen ruhigen Raum gebracht und von anderen Personen (auch Angehörigen) getrennt wird. Sofern es möglich ist, sollte in einem Gespräch der aktuelle Zustand des Patienten genau exploriert und das weitere Vorgehen besprochen werden (vgl. Laux und Berzewski, 2011).

Bei geringer Selbstkontrolle ist eine psychiatrische Akutbehandlung unter engmaschiger Begleitung und Aufsicht erforderlich. Ist von einer ausreichenden Selbstkontrolle zumindest über einen kurzen Zeitraum (z.B. bis zum nächsten Tag oder über mehrere Tage hinweg) und einer entsprechenden Zuverlässigkeit des Patienten auszugehen, kann eine Behandlung in einem offenen Setting auf der Grundlage eindeutig definierter Rahmenbedingungen erfolgen. Dabei sollte in jedem Fall auf Verträge und Selbstverpflichtungen (vgl. Abschnitt 3.1.3) zurückgegriffen werden, klare Vorbedingungen und Regeln für die Behandlung definiert sowie Konsequenzen und Sanktionsmechanismen bei Nichteinhaltung von Vereinbarungen geklärt werden (Tab. 6).

Tabelle 6: Maßnahmen bei emotional dekompensiertem Verhalten
• Überprüfung/Abschätzung der Selbst- und Fremdgefährdung
• Maßnahmen zum Schutz vor Selbst- und Fremdgefährdung (z.B. Hinzuziehen von Kollegen, Entwaffnung)
• Abschirmung gegen äußere Reize
• Genaue Exploration Kooperationsfähigkeit und -bereitschaft des Patienten
• Vereinbarung klarer Behandlungsregeln und Sanktionsmechanismen

5

4 Medikamentöse Behandlung

Bei akuten Zuständen von Suizidalität, dekompensiertem Verhalten oder Selbstschädigung in Verbindung mit ausgeprägter Selbst- bzw. Fremdgefährdung ist eine Behandlung mit Psychopharmaka zwingend erforderlich. Die am häufigsten eingesetzten Substanzgruppen sind Sedativa zur unmittelbaren Beruhigung des Patienten (Benzodiazepine) sowie insbesondere Neuroleptika, aber auch Antidepressiva mit jeweils zeitverzögert einsetzender Wirkung (zur detaillierten Darstellung geeigneter Präparate bei bestimmten Störungs- und Notfallarten vgl. Laux und Berzewski, 2011). Die Unterlassung einer indizierten medikamentösen Intervention ist ein eindeutiger Behandlungsfehler, der gravierende rechtliche Konsequenzen nach sich ziehen kann. Eikmeier und Gastpar, (2002) erwähnen allerdings einschränkend, dass die größte Gefahr in einer psychiatrischen Notfallsituation darin bestehe, dass sich der Arzt durch eine emotional belastende Situation zu einer übereilten Psychopharmakagabe verleiten lässt, ohne zuvor die Ursachen ausreichend zu klären. Eine sorgfältige Prüfung von Nutzen und Risiken des Medikamenteneinsatzes ist daher gerade in prekären Situationen unbedingt erforderlich. In stationären Akutinstitutionen, Psychosomatischen Kliniken und Reha-Einrichtungen wird die medikamentöse Behandlung durch die zuständigen Ärzte durchgeführt. In der ambulanten psychotherapeutischen Behandlung sollten bei ersten Anzeichen einer Krise oder akuten Zustandsverschlechterung die Möglichkeiten einer medikamentösen Begleitbehandlung mit Psychopharmaka durch einen niedergelassenen spezialisierten Facharzt mit dem Patienten eingehend besprochen werden. Da vielfach starke Skepsis gegenüber der Einnahme derartiger Medikamente besteht, ist eine umfassende sachliche Aufklärung über verschiedene Substanzklassen und ihre Wirkungsweise unerlässlich. Auch psychologische Psychotherapeuten sollten dementsprechend über ein fundiertes Basiswissen verfügen. Bei der Information sollte besonders betont werden, dass es sich bei der medikamentösen Begleitbehandlung um eine temporäre, unterstützende und in den Kontext der Psychotherapie integrierte Maßnahme handelt, die zudem einer krisenhaften Zuspitzung vorbeugen kann. Ziel ist es, Patienten zum Aufsuchen eines geeigneten Facharztes (für Psychiatrie oder Nervenheilkunde) zu motivieren, der in gegenseitiger Absprache mit dem Psychotherapeuten die medikamentöse Behandlung durchführt und spezifischere Fragen dazu mit dem Patienten klären kann. Ist der Patient nicht bereit, eine begleitende ärztliche Behandlung in Anspruch zu nehmen, sollten alternative Behandlungsmaßnahmen (z.B. stationäre Intensivbehandlung in einer Psychiatrischen oder Psychosomatischen Klinik) besprochen und mögliche Konsequenzen (z.B. eine Verschlechterung der Stimmungslage; Weiterführung der Therapie im ambulanten Setting unmöglich oder unverantwortbar) aufgezeigt werden. Die pharmakologische Begleitbehandlung sollte sowohl vom Psychotherapeuten als auch vom Patienten als eine Möglichkeit zur frühzeitigen Verhinderung oder Abmilderung einer ernsthaften krisenhaften Entwicklung verstanden werden, die in vielen Fällen eine nachfolgende Akutintervention unter Einschluss freiheitsentziehender Maßnahmen erst gar nicht erforderlich werden lässt.

Ist dennoch eine medikamentöse Behandlung gegen den Willen des Patienten erforderlich (z.B. bei starken Erregungszuständen), so sollte diese in Anwesenheit mehrerer Pflegepersonen geschehen, das Vorgehen zur Verabreichung des Medikamentes geklärt sein und während des gesamten Vorganges verbaler Kontakt in Bezug auf die durchgeführten Maßnahmen gehalten werden (Eikmeier und Gastpar, 2002).

> **!** **Merke:** Pharmakotherapeutische Behandlung sollte erst nach genauer Exploration der Ursachen einer Krise und nicht übereilt erfolgen. Die Unterlassung einer indizierten medikamentösen Behandlung ist allerdings als schwerwiegender Behandlungsfehler zu werten.

5 Inhaltliche und formale Fragen der psychiatrischen Zwangseinweisung

Wenn die zur Verfügung stehenden psychotherapeutischen Maßnahmen zur Krisenintervention ohne ausreichende Wirkung bleiben und weiterhin akute Selbst- oder Fremdgefährdung vorliegt, ist die Einweisung in eine für derartige Fälle vorgesehene Akutinstitution erforderlich. Die formalen Bedingungen für eine Zwangseinweisung sind in den, innerhalb der Bundesrahmengesetzgebung weitgehend gleichlautenden, Landes-Unterbringungsgesetzen geregelt.

In Artikel 1, Abs. 1 des Bayrischen Landesunterbringungsgesetzes heißt es beispielsweise dazu: „Wer psychisch krank oder infolge Geistesschwäche oder Sucht psychisch gestört ist und dadurch in erheblichem Maß die öffentliche Sicherheit oder Ordnung gefährdet, kann gegen oder ohne seinen Willen in einem psychiatrischen Krankenhaus oder sonst in geeigneter Weise untergebracht werden. [...] Die Unterbringung [ist] insbesondere auch dann zulässig, wenn jemand sein Leben oder in besonderem Maße seine Gesundheit gefährdet. Die Unterbringung darf nur angeordnet werden, wenn die Gefährdung nicht durch weniger einschneidende Mittel [...] abgewendet werden kann."

In Artikel 10 ist die „sofortige vorläufige Unterbringung" geregelt. Sie unterliegt strengen Auflagen zum Schutz der Persönlichkeitsrechte der Betroffenen, die unter anderem vorschreiben, dass die Einlieferung durch die Polizei erfolgen muss (Abs. 2), der Leiter der Einrichtung die sofortige Untersuchung zu veranlassen hat (Abs. 5) und bis zum Ablauf des folgenden Tages eine gerichtliche Entscheidung über des zwangsweisen Aufenthalt in der Einrichtung zu erfolgen hat (Art. 6).

Für die psychotherapeutische Praxis bedeutet dies, dass bei akuter Selbst- oder Fremdgefährdung unbedingt eine sofortige psychiatrische Einweisung zu veranlassen ist. Dazu sollte zunächst versucht werden, den Patienten am Verlassen des Behandlungsortes zu hindern, jedoch nicht gewaltsam festzuhalten. Weiterhin müssen unverzüglich die Polizei und der ärztliche Notdienst bzw. der Dienstarzt der nächstgelegenen Psychiatrie verständigt werden. Bei Auskünften gegenüber der Polizei zu Person, Aufenthaltsort und Absichten des Patienten unterliegt der Therapeut in einer solchen Situation nicht der Schweigepflicht, da die Gefährdung von Menschenleben vorrangig ist. Prinzipiell unterscheidet sich das Vorgehen in der ambulanten Praxis nicht von dem in stationären Einrichtungen, wie z. B.

psychosomatischen Fachkliniken. Allerdings ist die stationäre Behandlung mit einer engmaschigeren Betreuung einerseits und erweiterten Möglichkeiten zur Krisenintervention (z.B. Gabe von Medikamenten) andererseits verbunden, so dass weiterführende psychotherapeutische Behandlungsmöglichkeiten bei gleichzeitigem Schutz des Patienten gegeben sind.

> **!** **Merke:** Lässt sich eine Selbst- oder Fremdgefährdung nach Ausschöpfung aller sonstigen verfügbaren Maßnahmen nicht ausschließen, so ist eine sofortige vorläufige Unterbringung erforderlich. Diese erfolgt ausschließlich durch Polizei und ärztlichen Notdienst.

6 Frequently Asked Questions (FAQ)

1. *Welche Rechtfertigung besteht für Psychotherapeuten, einen Suizid unter allen Umständen zu verhindern?*

→ Suizidalität schließt immer kognitive Fehlbewertungen mit ein, die zur Wahrnehmung eingeengter persönlicher Möglichkeiten und einer vorrangigen Befassung mit Gefühlen der Angst und Niedergeschlagenheit führen (vgl. Tab. 1: Präsuizidales Syndrom). Hinzu kommen weitere psychopathologische Merkmale, die zu suizidalen Tendenzen beitragen. Suizidalität beruht also auf einer grundlegenden Fehlinterpretation der eigenen Situation und ist meist Ausdruck einer psychischen Störung. Bei einer Veränderung der entsprechenden inadäquaten Kognitionen und psychischen Symptome ist daher auch vom Wegfall der subjektiven Beweggründe des Patienten für einen Suizid auszugehen.

2. *Wann sollte bei Selbst- oder Fremdgefährdung eine medikamentöse Behandlung in Betracht gezogen werden?*

→ Grundsätzlich müssen bei akuter Selbst- oder Fremdgefährdung die Möglichkeiten einer medikamentösen Behandlung ausgeschöpft werden, bevor weitergehende freiheitsentziehende Maßnahmen (z.B. Fixierung) eingesetzt werden. Bei latenter Gefährdung oder akuter Verschlechterung des psychischen Befindens sollten die Möglichkeiten einer medikamentösen Unterstützung mit dem Patienten besprochen und eine begleitende ärztliche Behandlung vereinbart werden. Außerdem sollte dem Patienten verdeutlicht werden, dass eine medikamentöse Behandlung zwar unangenehme Nebenwirkungen mit sich bringen kann, jedoch in vielen Fällen sehr viel schwerwiegendere Konsequenzen für das persönliche Befinden verhindern kann. Daneben ist der Einsatz von Psychopharmaka sinnvoll, wenn deren Einsatz die Voraussetzungen für die psychotherapeutische Behandlung (z.B. Konzentrationsvermögen) verbessert oder diese erst ermöglicht und von Patienten als hilfreich bewertet wird.

3. *Wie muss sich ein Therapeut verhalten, wenn ein Patient deutliche suizidale Absichten erkennen lässt, jedoch trotz wiederholten Nachfragens und Klärung möglicher Konsequenzen keine Zusicherung gibt, auf suizidale Handlungen zu verzichten?*

→ Erforderlich ist die Benachrichtigung der Polizei und des diensthabenden Arztes der zuständigen Akutinstitution (Psychiatrie) bzw. des ärztlichen Notdienstes; es sollte versucht werden, den Patienten – ohne Gewaltanwendung – zum Verbleib am Behandlungsort bis zum Eintreffen der Polizei zu bewegen. Falls der Patient nicht mehr anwesend ist, sollten Angaben zum möglichen Aufenthaltsort und Zustand des Patienten gegenüber der Polizei gemacht werden (Schweigepflicht besteht in dieser Situation nicht!)

7 Prüfungsfragen

1. Bei welchen Störungsbildern muss von einer besonderen Suizidgefährdung ausgegangen werden?
2. Bei welchen Störungsbildern treten vorwiegend emotional dekompensierte Verhaltensweisen und eingeschränkte Impulskontrolle auf?
3. Wie lässt sich die Suizidgefährdung eines Patienten abschätzen?
4. Welche Interventionen sind bei Suizidalität angezeigt und in welcher Reihenfolge sollten diese erfolgen?
5. Wie ist der Stellenwert von Verträgen und Selbstverpflichtungen von Patienten zu bewerten und wann sollten diese eingesetzt werden?
6. Welche unmittelbaren Maßnahmen sind bei emotional dekompensiertem Verhalten (Erregungszuständen) erforderlich?
7. Unter welchen Umständen muss der Therapeut eine sofortige Zwangseinweisung veranlassen?
8. Wie ist eine medikamentöse Begleitbehandlung zu bewerten, unter welchen Umständen muss Sie erfolgen und unter welchen Umständen unterlassen werden?

8 Literatur

a) zitierte Literatur

- Bronisch T, Hegerl, U: Suizidalität. In Möller H-J, Laux G, Kapfhammer H-P (Hrsg.) Psychiatrie, Psychosomatik und Psychotherapie. 4. Aufl. Berlin: Springer, 2011, 1469-1501
- Dilling H, Freyberger HJ: Taschenführer zur ICD-10-Klassifikation psychischer Störungen. 7. Aufl.. Bern: Huber, 2013
- Dorrmann W: Suizid – Therapeutische Interventionen bei Selbsttötungsabsichten. Stuttgart: Klett-Cotta, 2006
- Eikmeier G, Gastpar M: Psychopharmakologische Notfalltherapie. In: Freyberger HJ, Schneider W, Stieglitz R-D (Hrsg.): Kompendium Psychiatrie, Psychotherapie, Psychosomatische Medizin. 11. Aufl. Basel: Karger, 2002
- Falkai P, Wittchen H-U (Hrsg.): DSM-5 Diagnostisches und Statistisches Manual Psychischer Störungen. Göttingen: Hogrefe, 2014
- Felber W, Winiecki P: Suizidstatistik – aktuelle ausgewählte statistisch-epidemiologische Daten zu Deutschland und Osteuropa mit Kommentaren. www.suizidprophylaxe.de/suizidstatistik.pdf
- Laux G, Berzewski H: Krisenintervention. In Möller H-J, Laux G, Kapfhammer H-P (Hrsg.): Psychiatrie, Psychosomatik und Psychotherapie. 4. Aufl. Berlin: Springer, 2011, 1529-1561
- Misek-Schneider K, Schneider W: Kurzpsychotherapie und Krisenintervention. In: Freyberger HJ, Schneider W, Stieglitz R-D (Hrsg.): Kompendium Psychiatrie, Psychotherapie, Psychosomatische Medizin. 11. Aufl. Basel: Karger, 2002

- Wolfersdorf M: Suizidalität. In: Berger M (Hrsg.): Psychiatrie und Psychotherapie. Jena: Urban & Fischer, 2000, 890-904

b) weiterführende Literatur

- Teismann T, Dorrmann W: Fortschritte der Psychotherapie, Bd. 54, Suizidalität. Göttingen: Hogrefe, 2014
- Sonneck G: Krisenintervention und Suizidverhütung. Wien: Facultas, 2000

c) Allgemein folgende Fachzeitschriften:

- Suizidprophylaxe. Theorie und Praxis. Mitteilungen der Deutschen Gesellschaft für Suizidprävention (DGS). Erscheint viermal pro Jahr, Regensburg: S. Roderer
- Crisis. The journal of CRISIS intervention and suicide prevention. Leiden, Niederlande: Hogrefe und Huber Verlag
- Archives of Suicide Research. Niederlande: Kluwer Academic Publishers. Suicide und Life-threatening behavior. New York: Guilford Press

d) Quellen im Internet:

- www.suizidprophylaxe.de (Homepage der Deutschen Gesellschaft für Suizidprävention – DGS)
- www.med.uio.no/iasp (Homepage der International Association for Suicide Prevention – IASP)

5.2 Therapie mit Paaren

Kurt Hahlweg

1 Einleitung

Das deutsche Gesundheitswesen, und somit auch die Therapeutenausbildung, orientiert sich an der Einzelperson. Diagnose und Therapie von psychischen Störungen einzelner Individuen stehen im Mittelpunkt und werden von Sozialversicherungsträgern bezahlt. Paarberatung und -therapie zählen nicht zum Leistungskatalog der gesetzlichen Krankenkassen. „Zur Ausübung von Psychotherapie gehören nicht psychologische Tätigkeiten, die die Aufarbeitung und Überwindung sozialer Konflikte oder sonstiger Zwecke außerhalb der Heilkunde zum Gegenstand haben" (PsychTh §1 Abs. 3). Nur sehr vereinzelt übernehmen Krankenkassen und Beihilfestellen den Einbezug von Partnern oder Familienangehörigen in die Therapie des einzelnen Patienten. Eine Ausnahme stellt die Behandlung von Kindern und Jugendlichen dar, bei der ein Einbezug von Sozialpersonen möglich ist. Praktisch tätige Psychotherapeuten werden aber immer wieder erkennen, dass auch bei der Behandlung von psychischen Störungen von Erwachsenen die Qualität der Beziehung zum (Ehe-)Partner und zu Familienangehörigen eine große Rolle spielen kann. Problematische Beziehungen stellen häufig eine Rückfallgefährdung dar oder werden von Patienten als Grund für ihr schlechtes Befinden (z. B. bei Depressionen) angegeben und sind Auslöser zum Aufsuchen der Therapie.

Um bei Paar- und Familienproblemen Hilfe leisten zu können, haben sich in Deutschland spezielle Institutionen, die Beratungsstellen für Paare und Familien und die Erziehungsberatungsstellen, etabliert. Meist sind hier Kirchen und staatliche Stellen Kostenträger, so dass von Hilfesuchenden häufig gar kein oder nur ein geringer Beitrag zur Beratung zu zahlen ist. Ein Manko in diesen Einrichtungen ist aber, dass sie nur Beratung, nicht aber Therapie anbieten dürfen und häufig die dort tätigen Personen auch unterschiedliche und eingeschränkte Ausbildungen haben und dadurch nicht in der Lage sind, vorliegende psychischen Störungen – neben der Paar-/Familienproblematik – zu diagnostizieren oder zu behandeln.
Deshalb ist es – trotz der oben erwähnten Einschränkungen der therapeutischen Möglichkeiten durch die Restriktionen der Sozialversicherungsträger – für psychologische Psychotherapeuten notwendig, Kenntnisse in Diagnostik und Therapie von Beziehungsstörungen zu haben und diese ggf. auch als kurze Interventionen im Rahmen der Behandlung eines Patienten mit durchzuführen. Obwohl die Krankenkassen Ehe-/Paartherapie nicht explizit bezahlen, besteht die Möglichkeit, für kurze Interventionen den Partner mit einzubeziehen und über das bewilligte Stundenkontingent des Patienten abzurechnen, derzeit im Verhältnis vier Einzelsitzungen zu einer Paar-/Familiensitzung.

Dieses Kapitel versucht, folgende Fragen zu beantworten:

- Warum sollten Psychotherapeuten Erfahrung in Paartherapie haben?
- Können wir Scheidung und partnerschaftliche Unzufriedenheit vorhersagen?
- Welche theoretischen Annahmen liegen kognitiv-verhaltenstherapeutischer Paartherapie zu Grunde?
- Wie sieht die Praxis der kognitiv-verhaltenstherapeutischen Paartherapie aus?
- Wie wirksam ist das Vorgehen?
- Kann Paartherapie auch erfolgreich bei Depression eingesetzt werden?

2 Warum sollten Psychotherapeuten Erfahrung in Paartherapie haben?

Die Folgen von Unzufriedenheit mit der partnerschaftlichen Situation, von Trennung und Scheidung und von chronischen Partnerschaftskonflikten werden im psychotherapeutischen Alltag immer wieder deutlich, sei es bei den Hilfe suchenden Patienten selbst oder bei deren Kindern. Der Anteil von Patienten, bei denen Beziehungsprobleme ein (Mit-)Grund für das Aufsuchen der psychotherapeutischen Praxis ist, wird steigen. Dies zeigen die epidemiologischen Daten und die Konsequenzen von chronischen Partnerkonflikten und Scheidung (Literatur siehe Hahlweg, Baucom, Grawe und Snyder, 2010).

Epidemiologie: Unzufriedenheit mit der Partnerschaft und Scheidung

Die Zufriedenheit mit der Beziehung nimmt in den ersten 10 Ehejahren kontinuierlich ab, die Prävalenz von „Risikoehen" liegt bei ca. 15%, bei den 11 bis 15 Jahre Verheirateten eher bei ca. 30%. Die Scheidungsrate ist in der Bundesrepublik Deutschland seit den 60er Jahren kontinuierlich gestiegen; prozentual werden die meisten Ehen im fünften Jahr geschieden. Man schätzt, dass ca. jede dritte, in Großstädten jede zweite, der heute geschlossenen Ehen geschieden werden wird. Rund 56% der Scheidungen betreffen Paare mit Kindern, so dass eine zunehmende Zahl von minderjährigen Kindern von Scheidung betroffen sind. Von den Geschiedenen heiraten 75% wieder, davon drei Viertel innerhalb von drei Jahren. Leider scheinen Partner nichts zu lernen, ist doch die Scheidungsrate bei diesen Paaren noch höher als die Rate bei Erstverheirateten. Kinder geschiedener Eltern haben in der Bundesrepublik ein ca. 3-fach erhöhtes Risiko, selbst geschieden zu werden: das Scheidungsrisiko wird somit sozial „vererbt".

Auswirkungen von Scheidung

Ehescheidung ist eines der am meisten belastenden Ereignisse im menschlichen Leben, Geschiedene und getrennt Lebende sind als ambulante und stationäre psychiatrische Patienten ungefähr sechsmal stärker vertreten als verheiratete Personen und damit deutlich überrepräsentiert. In dieser Gruppe findet sich auch eine höhere Inzidenzrate für somatische und klinisch relevante Depressionserkrankungen. Kinder aus Scheidungsfamilien zeigen im Vergleich zu Kindern aus intakten Familien höhere Raten an externalisierenden und internalisierenden Verhaltensstörungen, schulischen Problemen, Disziplinschwierigkeiten, Beziehungsproblemen mit Gleichaltrigen und eine schlechtere somatische Gesundheit. Scheidung hat nicht nur einen unmittelbaren Effekt auf die Kinder. Erwachsene, die als Kinder die Scheidung ihrer Eltern erlebt haben, suchen häufiger psychologische Behandlungseinrichtungen auf und weisen eine geringere Ehequalität und -stabilität auf.

Auswirkungen chronischer Partnerschaftskonflikte

Die Daten zu Scheidung und Scheidungsfolgen sind nicht so zu interpretieren, dass Scheidung generell vermieden werden sollte. Eine Familie, die durch chronische Partnerschaftskonflikte gekennzeichnet ist, kann häufig sogar stärkere Auswirkungen auf die psychische und physische Gesundheit der Familienmitglieder haben. Nicht erst die Scheidung als solche, sondern bereits die längerfristigen Konflikte und die familiäre Zerrüttung im Vorfeld der Trennung oder Scheidung sind positiv mit Verhaltensauffälligkeiten und einer psychischen Vulnerabilisierung der Kinder korreliert. Das Ausmaß der Beeinträchtigung der Kinder hängt dabei vom Schweregrad der partnerschaftlichen Auseinandersetzungen ab, so dass Kinder, die häufigeren, intensiveren und offenen statt verdeckten Konflikten ausgesetzt sind, stärkere Anpassungsprobleme aufweisen (Cummings und Davis, 2010). Eine Scheidung kann, wenn eine Beziehungsverbesserung nicht zu erreichen ist, ein „Ende des Schreckens" bedeuten statt eines „Schreckens ohne Ende".

Gewalt gegen Partner und Kinder

Die Art und Qualität der partnerschaftlichen Beziehungen hat Einfluss auf die psychische und somatische Befindlichkeit aller Familienangehörigen. So steigt z. B. bei Frauen, die ihre Beziehung als unbefriedigend erleben, das Risiko an einer Depression zu erkranken, um 50%. Bei Paaren in Ehetherapie hatten 43% der Partnerinnen und 29% der Partner eine klinisch signifikant erhöhte Depressionssymptomatik (Klann und Hahlweg, 1994). Partnerschaftskonflikte sind häufig Ursache des Problemtrinkens, prädiktiv für schlechtere Ergebnisse der Alkoholbehandlung und stellen ein erhöhtes Risiko für einen Rückfall nach erreichter Abstinenz dar. Es wird geschätzt, dass ca. 50% aller Selbstmordversuche auf interpersonelle Konflikte zurückzuführen sind. Die größte empirische Evidenz für den Einfluss der Partnerschaftsqualität auf das psychische Befinden liegt jedoch bei der Vorhersage von Rückfällen nach einer Remission von schizophrenen oder depressiven Störungen vor (Ergebnisse der „Expressed Emotion"-Forschung, s. Hahlweg und Baucom, 2008). So haben schizophrene Patienten, die nach erfolgreicher Remission in ein ungünstiges Partnerschafts- und Familienklima (gekennzeichnet durch Kritik, feindselige Bemerkungen und emotionales Überengagement) zurückkehren, eine 2,5-fach höhere Rückfallrate als schizophrene Patienten, die eine zufriedenstellende Partnerschaft haben. Bei depressiven Patientinnen ist die Rückfallrate um das Sechsfache erhöht.

! **Merke:** Chronische Paarkonflikte und Scheidung sind korreliert mit
- höherer Prävalenz körperlicher Gewalt gegen Partner und Kinder
- höherer Prävalenz psychischer Störungen (z. B. Depression)
- höherem Ausmaß an akuten und chronischen Infektionen
- höherem Rückfallrisiko (z. B. bei Schizophrenie und Depression)
- höherer Prävalenz von internalisierenden und externalisierenden Störungen bei den Kindern

3 Können wir Scheidung und partnerschaftliche Zufriedenheit vorhersagen? Zu den Determinanten der Ehequalität

Es erscheint nicht möglich, das Konzept intimer Beziehungen eindeutig zu definieren. Daher werden im Folgenden die Begriffe „Intime Beziehung", „Ehe" und „Partnerschaft" synonym gebraucht. Ein grundlegendes Problem stellt die Bestimmung eines reliablen und validen Kriteriums für Ehequalität dar. Objektive Kriterien gibt es nicht, in der Literatur wurde daher eine Vielzahl von Konzepten benutzt, z.B. Eheglück, -anpassung, -zufriedenheit oder -erfolg. Da die Tests zur Erfassung dieser subjektiven Konzepte hoch miteinander korrelieren, verwendet man in jüngster Zeit die Begriffe Ehequalität und Eheerfolg synonym. Im deutschen Sprachraum hat sich zur Erfassung der Partnerschaftsqualität der Partnerschaftsfragebogen (PFB) bewährt. Der in sieben Sprachen vorliegende PFB (Hahlweg, 2016) besteht aus 30 Items, die sich drei Skalen mit je zehn Items zuordnen lassen [Streitverhalten (S), Zärtlichkeit (Z) und Gemeinsamkeit/Kommunikation (G/K)]. Ein PFB-Gesamtwert $\leq$ 53 Rohwertpunkten weist auf eine niedrige/gestörte Beziehungsqualität hin. Inzwischen wurde auch eine Kurzform mit 10 Items publiziert (Hahlweg, 2016), die sich sehr gut für ein Screening eignet. Für die PFB-Formen liegen repräsentative Normen vor.

Einfacher als Ehequalität ist Ehestabilität zu definieren, da hierbei nur formale Aspekte (Scheidung, Trennung) eine Rolle spielen. Ehequalität und -stabilität sind miteinander korreliert, aber nicht identisch. Zwar sind die meisten Partner unglücklich, deren Ehe in Scheidung endet, aber längst nicht alle unglücklichen Ehen enden in Scheidung.

In einer Metaanalyse von 115 prospektiven Longitudinalstudien mit ca. 45.000 Paaren versuchten Karney und Bradbury (1995) eine Zusammenschau der Ergebnisse, um diese in ein Modell für Gelingen oder Scheitern einer Paarbeziehung einfließen zu lassen. Die meisten der vielen untersuchten Variablen erklären nur wenig von der Varianz des Eheerfolgs. Dies gilt ganz besonders für sozioökonomische Variablen wie Alter, Altersdifferenz, Status, Schulbildung und auch für individuelle Variablen wie die Charakteristik der Persönlichkeit. Die klarsten Zusammenhänge zeigten sich in den Studien, die gezielt die Transaktionen von Paaren untersuchten (vgl. Hahlweg, 2018). Aus den Befunden wird deutlich, dass der Grad der Ehequalität in hohem Ausmaß von den Kommunikations- und Problemlösefertigkeiten der Partner abhängt. Die Untersuchung der Hypothese, ob Homogenität der Partner mit partnerschaftlicher Zufriedenheit korreliert ist, erbrachte widersprüchliche Befunde. Es gibt jedoch fast keine Hinweise darauf, dass Unähnlichkeit mit Zufriedenheit zusammenhängt.

> **!** **Merke:**
> - Sozioökonomische Variablen sagen schlecht bis gar nicht die Stabilität von partnerschaftlicher Zufriedenheit vorher.
> - Persönlichkeitsvariablen sagen nur in geringem Maße die Stabilität von partnerschaftlicher Zufriedenheit vorher.
> - Die Art und Weise von direkt zu beobachtenden Interaktionen zwischen Paaren sagen einigermaßen zufrieden stellend Stabilität von partnerschaftlicher Zufriedenheit vorher.

Von möglichen Paarinteraktionen ist am besten das verbale und nonverbale Verhalten bei Paaren untersucht worden. Meist wurden in diesen Studien Paare, die sich entweder als in ihrer Beziehung glücklich einschätzten und solche, die Unzufriedenheit und Unglück angaben, gebeten, im Videolabor über einen derzeit aktuellen Konflikt zu diskutieren. Diese videografierten Gespräche wurden dann mit Hilfe von geeigneten Beobachtungsverfahren ausgewertet (Hahlweg, 2018).

> **!** **Merke:** Partner mit hoher Beziehungsqualität sprechen während eines Konfliktes häufiger mit warmer, zärtlicher Stimme, halten häufiger Blickkontakt und lächeln häufiger. Sie sprechen häufiger über ihre eigenen Gedanken, Gefühle, Wünsche und Bedürfnisse und vermitteln dem Partner häufiger, dass sie ihn und seine Äußerungen akzeptieren.
> Dagegen sprechen Partner mit geringer Beziehungsqualität häufiger mit scharfer, kalter, aggressiver und lauter Stimme, wenden sich häufiger vom Partner ab, rechtfertigen sich und kritisierten ihn häufiger.

Auch bei sequenzanalytischer Auswertung der Gespräche zeigten sich deutliche Unterschiede in den Kommunikationsmustern, speziell im Bereich negativer Eskalation. Hierbei geht es um das Verhalten in Gesprächsabschnitten, in denen sich die Partner gegenseitig kritisieren, beschuldigen, Vorwürfe machen, drohen oder den Vorschlägen des anderen nicht zustimmen. Paaren mit hoher Beziehungsqualität gelang es, solche Eskalationen nach kurzer Zeit abzukühlen und zu unterbrechen.

> **!** **Merke:** Hervorstechendstes Merkmal von Paaren mit niedriger Beziehungsqualität ist ihre Unfähigkeit, sich aus negativen Interaktionszirkeln zu lösen. In der Paartherapie müssen somit den Partnern Fähigkeiten vermittelt werden, diese Eskalationen zu stoppen oder nicht aufkommen zu lassen.

4 Theoretische Inhalte

Wie nicht anders zu erwarten, gehen die einzelnen Therapieschulen von unterschiedlichen Modellen aus, die Gelingen oder Scheitern einer befriedigenden Beziehung/Ehe erklären können. Der kleinste gemeinsame Nenner der wichtigsten Therapieschulen –Tiefenpsychologie, Psychoanalyse und Verhaltenstherapie – scheint zu sein, dass alle drei davon ausgehen, dass eine Paarbeziehung oder eine Familienbeziehung nicht statisch ist, sondern „offene Systeme" (Kreische, 2000) darstellen, die durch Einwirkungen von außen (Einwirkungen des sozialen Umfeldes) und von innen (Persönlichkeitsentwicklung) Veränderungen im Verlaufe der Zeit unterliegen. Wie die Anpassungen an die Veränderungen erfolgen, entscheidet dann über die Stabilität der Zufriedenheit in den Beziehungen.

Zur lerntheoretischen Erklärung des Erfolges oder Misserfolges einer Partnerschaft werden vor allem Annahmen aus der sozial-kognitiven Lerntheorie und der sozialen Austauschtheorie herangezogen. In der Beziehung hat jeder Partner bestimmte Vorstellungen davon, wie der andere ihm z. B. Zuneigung, Achtung oder Sorge zeigen sollte. Eine „ideale" Beziehung in dem Sinne, dass sich die Vorstellungen und Verhaltensweisen beider Partner stets decken, ist jedoch kaum zu erwarten. In weniger idealen Beziehungen werden die Partner daher versuchen, ihren Partner zu ändern, damit er ihren Vorstellungen besser entspricht. Es gibt viele Ursachen für den Wunsch nach Verhaltensänderungen:

Externe Gründe. Änderungen im sozialen Umfeld des Paares, z. B. Geburt eines Kindes, Arbeitslosigkeit, Umzug mit Verlust des sozialen Netzwerkes.
Enttäuschte Erwartungen. Die Gründe dafür sind vielfältig, u. a. verdeckt die anfängliche Idealisierungstendenz die subjektiv empfundenen Schwächen des Partners; Harmonisierungstendenzen führen zu Beginn der Partnerschaft zum Vermeiden von Auseinandersetzungen bei schon erkannten Differenzen; Erwartungen und Bedürfnisse können oder werden zu Beginn nicht klar artikuliert (z. B. Bedürfnis nach körperlicher Nähe: Ein Partner braucht viel, der andere weniger Zärtlichkeit oder Sexualität. Sozialverhalten: Ein Partner möchte häufig soziale Kontakte, der andere seltener).
Tägliche Kleinigkeiten. Verhaltensweisen des Partners, die für sich allein nicht störend wirken, jedoch durch die Häufigkeit ihres Auftretens für den Partner aversiv werden und nicht mehr tolerierbar erscheinen (z. B. bestimmte Gesten, Redensarten, Unordnung).

4.1 Der Zwangsprozess

Um Änderungen herbeizuführen, setzen die Partner Belohnungen und Bestrafungen ein. Annahme ist nun, dass Paare in Beziehungen mit niedriger Qualität sich ineffektiver Methoden zur Verhaltensänderung bedienen. Positive Kontrolle zur Verhaltensänderung durch Belohnung angemessenen Verhaltens wird nur selten eingesetzt. Zentrale Annahme des *„Zwangsprozesses"* (Patterson und Reid, 1970) ist, dass aversive Maßnahmen zur Durchsetzung eigener Interessen zwar kurzfristig erfolgreich sind, langfristig aber zur reziproken Gegensteuerung und damit zu negativen Teufelskreisen führen.

Zwangsprozess

Der Zwangsprozesses beginnt, wenn Person A wünscht, Person B möge sich verändern, diese jedoch ihr Verhalten beibehält. Meist wird über das Problem diskutiert und der andere gebeten, sich doch zu ändern. Lenkt B ein und ändert sich langfristig, wird kein Konflikt entstehen.

Häufig verspricht B zwar eine Änderung, hält sich aber nur kurze Zeit daran. A wird dann versuchen, sich mit Bestrafung durchzusetzen, eine Bitte z.B. mit Kritisieren, Nörgeln, Drohen, Schreien oder Weinen koppeln oder aber positive Verstärker entziehen, sich z.B. sexuell verweigern.

A verhält sich so lange negativ und wechselt erst dann wieder zum Positiven, wenn B einlenkt (B wird also negativ verstärkt). Dieses Einlenken verstärkt aber A in ihrem aversiven Verhalten positiv, d.h., sie wird auch in Zukunft wahrscheinlich eine solche negative Strategie zur Durchsetzung ihrer Interessen anwenden. Nach den Prinzipien des Modelllernens und der Reziprozitätsannahme (in sozialen Systemen wird Belohnung mit Belohnung, Bestrafung mit Bestrafung vergolten) wird auch Person B in Zukunft häufiger zu solchen Zwangsmitteln greifen, wenn sie sich gegenüber A durchsetzen möchte.

Ein Merkmal aversiver Kontrolle ist nun, dass dadurch keine dauerhaften Verhaltensänderungen hervorgerufen werden und der Konflikt erneut aufbrechen wird. So entstehen mit der Zeit immer mehr ungelöste Konflikte, und die Partner verstricken sich bei ihren untauglichen Lösungsversuchen in immer aversiveren Zirkeln, da nach gewisser Zeit bei beiden eine Habituation an die Strafreize eintritt. Die aversiven Maßnahmen müssen somit in ihrer Intensität anwachsen, um noch Wirkung zu erzielen.

Begleitet wird diese negative Spirale durch eine reziproke Reduktion der positiven Interaktion in der Beziehung, die durch Gewöhnungsprozesse, die bei jedem Paar zu erwarten sind, noch beschleunigt wird. Damit schwindet die gegenseitige Anziehung und alternative Partner werden möglicherweise attraktiver. Die Partnerschaft wird vom Einzelnen nicht mehr als ausgewogen erlebt (Vertrauensverlust), und folglich verfahren beide nicht mehr nach dem Prinzip des „Gebens" und „Nehmens".

Die Ergebnisse einer Reihe von Studien stützen die wesentlichen Annahmen (Karney und Bradbury, 1995), so dass die auf dieser Basis entwickelten verhaltenstherapeutischen Maßnahmen empirisch gut fundiert erscheinen.

! **Merke:** Mangelnde Kommunikations- und Problemlösefertigkeiten beider Partner sind aus lerntheoretischer Sicht vor allem verantwortlich für das Scheitern einer Partnerschaft. Verschlechtert sich eine Beziehung, so ist die „Schuld" nicht beim Einzelnen zu suchen, sondern in der Unfähigkeit zur Konfliktlösung.

4.2 Gottmans Theorie ehelicher Stabilität

Während der Zwangsprozess die Verschlechterung einer Beziehung auf mikroanalytischer Ebene beschreibt, beleuchtet Gottman (1994) diesen Prozess von einer Makroperspektive aus. Kernstück seines Modells ist die Balancetheorie, die eine wechselseitige Abhängigkeit von Kommunikation bzw. Interaktion, Wahrnehmung und psychophysiologischem Geschehen postuliert.

Balance-Theorie

Gottman nimmt an, dass die Erfahrungen, die Partner in Form von Interaktionen miteinander machen, in ihrer Summe als deutlich vorteilhaft oder günstig erlebt werden müssen. Aus Beobachtungsstudien an glücklichen bzw. unglücklichen Paaren schloss er auf ein günstiges 5:1-Verhältnis: Fünf positive Interaktionen wiegen eine negative auf. Subjektiv betrachtet muss man folglich deutlich mehr Zuneigung als Ablehnung durch seinen Partner erfahren. Entscheidend ist, dass Gottman kein absolutes Maß für positive Interaktion annimmt, sondern von einem Verhältnismaß ausgeht. So kann es Paare geben, die wenig miteinander interagieren, jedoch aufgrund des eingehaltenen Verhältnisses von positiver zu negativer Kommunikation glücklich und dauerhaft miteinander leben. Es erklärt auch, warum es glückliche Paare geben kann, die heftig streiten, sich jedoch gemäß dem Verhältnis von 5:1 voller Zuneigung wieder versöhnen. Beide Paartypen können langfristig glücklich und stabil sein. Gottmans Annahmen gleichen in diesem Punkt einem Beziehungskonto, auf das zuerst eingezahlt werden muss, bevor abgehoben werden kann.

Unter dem Aspekt der *Wahrnehmung* versteht Gottman die kognitiven Einstellungen und Erwartungen, mit denen ein Partner dem anderen begegnet und seine Handlungen bewertet. Dabei fungiert die Wahrnehmung wie ein Filter, der die Aufmerksamkeit lenkt und hypothesengemäß die Realität konstruiert. Der beschriebenen Annahme liegt ein dichotomes Konzept zugrunde: Der Partner wird als positiv und wohlwollend eingestuft oder als bedrohlich erlebt. Im Verlauf einer Beziehung kann die positive Wahrnehmung wie ein Kippschalter umschlagen. Das System wird hier als wenig differenziert angenommen. Gottman zufolge kippt eine Grundeinstellung wie „Ich fühle mich in der Beziehung wohl" relativ plötzlich in eine Position wie „Ich leide in meiner Beziehung" um. Von einem relativ genau definierbarem Zeitpunkt an hat man eine andere Sicht der Dinge. Das Fass ist übergelaufen.

Der dritte wichtige Aspekt ist die *psychophysiologische Reaktion* des Partners auf den anderen. Zu Beginn einer Partnerschaft geht eine angenehm stimulierende Wirkung vom Partner aus. Körperlich reagiert das vegetative Nervensystem mit Wohlgefühl auf den anderen. Spekuliert wird, dass es möglicherweise zu einer Kopplung von hormoneller Ausschüttung und Anblick oder Gedanke an den Partner kommt (zur Übersicht siehe Miketta und Tebel-Nagy, 1996). Er oder sie „tut gut". Letztlich stellt der Partner einen Auslöser für Entspannung dar. Ist dies nicht der Fall, kann der andere als aversiv erlebt werden. Körperliche Spannungszustände, die vom Partner ausgelöst werden, sind unangenehmer Stress, gehen mit einer körperlichen Kampf-Flucht-Reaktion einher, deren Spannung kurzfristig reduziert werden muss.

Da Partnerschaften meist glücklich beginnen, kann man davon ausgehen, dass sich die Partner zu diesem Zeitpunkt in einem Zustand der Balance befinden. Man interagiert deutlich positiv miteinander (Kommunikation), beide betrachten die Gegenwart des anderen durch die „rosa Brille" (Wahrnehmung), die Augen funkeln beim Anblick des anderen, Wohlbefinden breitet sich aus (Physiologie).

Kommt es auf lange Sicht zu einem dauerhaften Unterschreiten des Verhältnisses von fünf positiven Interaktionen zu einer negativen, kippt die Wahrnehmung und man spürt körperlichen Widerwillen. Eine Spirale von Kampf und/oder Rückzug setzt ein. Dabei wirkt die anfängliche Balance kurzzeitig wie ein Puffer: Es dauert einige Zeit, bis das gesamte System ins Schwanken kommt. Ist das Gleichgewicht so stark aus den Fugen geraten, dass Interaktion, Wahrnehmung und Physiologie ungünstig sind, kommt es bei den Partnern zu Unmut und weiteren negativen Attributionen: Der Partner wird zum Schuldigen für alles, was passiert.

Um dem Stress zu entgehen, muss man sich *distanzieren* oder *isolieren*. Zudem wird nicht nur die Gegenwart und Zukunft als negativ betrachtet, sondern auch die gemeinsame *Beziehungsgeschichte* in einem anderen Licht gesehen. Positive Aspekte und gemeinsame, freudige Ereignisse werden schlechter erinnert. Die Vergangenheit kann regelrecht uminterpretiert werden, und aus dem ehemals umworbenen Traummann wird ein Zufallsprodukt naiver Kinderei. Die letzte Stufe dieses Prozesses ist die *Trennung* bzw. *Scheidung*.

Gottman (1994) führt korrelative Belege an, um einzelne Hypothesen des Balance-Modells zu belegen. Jedoch kann es im wissenschaftlichen Sinne nicht als abgesichert gelten, sondern muss als Arbeitsmodell verstanden werden. In der praktischen Tätigkeit ist es jedoch hilfreich für die Erklärung von Beziehungsproblemen, kann diagnostischer Wegweiser und Indikationsgrundlage für bestimmte Interventionen sein.

5 Kognitiv-Verhaltenstherapeutische Paartherapie (KVPT)

Im Vergleich zur Individualtherapie gibt es bei der Paartherapie eine Reihe von besonderen ethischen Problemen. Die Therapeutin[1] muss u.a. die Schweigepflicht beiden Partnern gegenüber berücksichtigen, d.h., die Informationen, die sie von einem erhält, darf sie nicht ohne dessen ausdrückliche Einwilligung in den Sitzungen ansprechen. Sie muss sich als Advokat beider Partner verstehen und sich nicht nur einem verpflichtet fühlen, daher darf die Verbesserung des einen nicht auf Kosten des anderen gehen.

Ziele kognitiv-verhaltenstherapeutischer Paartherapie (KVPT) sind die Unterbrechung des Zwangsprozesses und der Wiederaufbau einer positiven Reziprozität zwischen den Partnern. Komponenten der KVPT sind (Reziprozitätstraining; Schindler et al., 2018):

- Verhaltensanalyse und -diagnostik partnerschaftlicher Interaktion
- Maßnahmen zur Steigerung positiver Reziprozität
- Kommunikations- und Problemlösetraining
- Kognitive Interventionen zur Veränderung von ungünstigen Attributionen und unrealistischen Erwartungen
- Maßnahmen zur Krisenbewältigung

Die Dauer beträgt ca. 15 Sitzungen, die zuerst wöchentlich, später in längeren Abständen (Erleichterung der Generalisierung des neu Gelernten auf die häusliche Umgebung) abgehalten werden. Im Folgenden sollen diese grundlegenden KVPT-Komponenten an Hand eines für den deutschen Sprachraum überprüften Therapieprogrammes dargestellt werden. Für dieses so genannte „Reziprozitätstraining" liegt ein ausführlicher Therapieleitfaden vor (Schindler et al., 2018), außerdem ein therapiebegleitendes „Handbuch für Paare" (Schindler et al., 2017).

5.1 Diagnostikphase

Ziele der ca. vier Sitzungen umfassenden Diagnostikphase sind:
- Einblick in die Lebens- und Partnerschaftsgeschichte erhalten
- Die jeweiligen Beziehungskonzepte transparent werden lassen
- Die Problembereiche des Paares erfassen
- Differenzialdiagnostische Probleme abklären
- Ressourcen des Paares herausarbeiten
- Therapieplanung
- Therapieevaluation vorbereiten

Ziele des *Erstgespräches* sind, die Eignung des Paares für eine Paartherapie abzuklären, der Therapeutin einen Einblick in die Problemlage zu geben, beide Partner für die Therapie zu motivieren und ihnen Informationen über das weitere Vorgehen zu vermitteln. Zur Vorbereitung der Interviews dienen die folgenden diagnostischen Instrumente (Hahlweg, 2016), die die Partner unabhängig voneinander nach dem Erstgespräch beantworten sollen:

1. Anamnese: *Fragen zur Lebensgeschichte und Partnerschaft FLP.* Mit diesem Fragebogen werden sozioökonomische, differenzialdiagnostische und partnerschaftliche Daten erfasst, außerdem das Verhalten in Konfliktsituationen und im sexuellen Bereich.
2. *Problemliste PL.* In diesem Fragebogen sind 23 Problembereiche aufgeführt, in denen Konflikte bestehen können. Die Partner sollen angeben, ob sie diese aggressiv austragen oder eine Auseinandersetzung vermeiden.

---

[1] *Da Psychotherapie überwiegend von Frauen ausgeübt wird, wird im Folgenden die weibliche Form benutzt.*

5

3. *Partnerschaftsfragebogen PFB.* Dieser Fragebogen hat 30 Items und erfasst die Negativität des Streitverhaltens, das Ausmaß der Zärtlichkeit und die Güte der partnerschaftlichen Kommunikation. Dieses Instrument eignet sich besonders zur Therapiekontrolle und zur Prädiktion, da Partner mit niedrigen Werten in den Skalen Zärtlichkeit und Kommunikation eine eher ungünstige Prognose haben. Weitere Instrumente für Diagnostik, Therapieplanung und -kontrolle siehe Klann, Hahlweg und Heinrichs (2003) und Richter, Brähler und Ernst (2015).

In den nächsten beiden Sitzungen können verhaltensanalytisch-diagnostische Einzelinterviews mit jedem Partner geführt werden. Ziel ist die genauere Analyse der wichtigsten Konfliktbereiche, und zwar hinsichtlich der verhaltensmäßigen, affektiven und kognitiven Aspekte, die dabei für den Einzelnen bedeutsam sind. Die Therapeutin hat damit die Möglichkeit, die Partner als Einzelpersonen näher kennen zu lernen, außerdem können diese angstfreier und ungehemmter über ihre persönliche Sichtweise der Schwierigkeiten sprechen. Zum Abschluss sollten die spezifischen, individuellen Therapieziele formuliert werden.
Alternativ zu den Einzelinterviews kann das Paar-Interview zur Beziehungsgeschichte PIB (siehe Schindler et al., 2018) durchgeführt werden. Ziele des PIB, das mit beiden Partnern geführt wird und zwischen 45 und 90 Minuten dauert, ist zum einen die Erfassung der Beziehungsgeschichte: Wie hat das Paar sich kennen gelernt? Wie kam es zum Heiratsentschluss? Erinnerungen an die Hochzeit und die erste Zeit der Ehe. Zum anderen die Erfassung der Beziehungsentwicklung: Welche guten und schlechten Zeiten gab es? Wie wurden schlechte Zeiten bewältigt? Wie ist die Ehe-Philosophie des Paares? Das PIB ist zum einen von großem klinischen Wert, da es in komprimierter Form wesentliche Hintergrundinformationen liefert. Zum anderen steigert es oft die Therapiemotivation: Die Partner nehmen im Allgemeinen gern an dem Interview teil, da häufig positive Aspekte der Beziehung angesprochen werden, während sonst in der Anfangsphase der Therapie negative Bereiche im Vordergrund stehen.
In der vierten Sitzung werden die Ergebnisse der Diagnostik besprochen und das Paar wird gebeten, zur genaueren Analyse der Interaktionsmuster ein Problem zu diskutieren, das auf Video aufgezeichnet wird. Anschließend werden die Therapieziele spezifiziert. Das Paar verpflichtet sich, für weitere 10 Sitzungen an der Therapie teilzunehmen. Für diese Zeit wird angenommen, dass die Partner zusammenbleiben wollen. Eine Entscheidung über eine Trennung sollte erst danach erfolgen.

5.2 Steigerung der positiven Reziprozität

Wichtig ist, die Partner für die noch vorhandenen positiven Aspekte der Partnerschaft zu sensibilisieren. Dies erfolgt schon in der Diagnostikphase während der Interviews, gezielt aber im Anschluss daran durch bestimmte Übungen während der Therapiesitzungen und anhand von Hausaufgaben. Die erste zielt auf eine gegenseitige Wahrnehmungsverbesserung ab („Den anderen dabei erwischen, wie er mir etwas Gutes tut"). Zwischen zwei Therapiesitzungen sollen sich die Partner an jeweils einem Tag beobachten und aufschreiben, welche Verhaltensweisen des anderen ihnen gut tun. Wichtig sind affektive Reaktionen (streicheln, anlächeln, loben); instrumentelle (etwas Gutes kochen, einkaufen gehen, staubsaugen) sollten nicht überwiegen. In der nächsten Sitzung berichten die Partner über ihre Vorlieben und erhalten bis zum Therapieende regelmäßig die Hausaufgabe, „Verwöhnungstage" abzuhalten. Jeder Partner wählt dazu einen Tag oder Abend aus, an dem er den anderen verwöhnen will, ihm besondere Zuneigung und Aufmerksamkeit entgegenbringt. Jeweils zu Beginn jeder Sitzung berichten die Partner dann über den Verlauf der Verwöhnungstage. Klagt das Paar über Langeweile und unternimmt es in der Freizeit wenig, können entsprechende Aktivitäten in die Verwöhnungstage eingebaut werden.

5.3 Kommunikationstraining

Offene partnerschaftliche Kommunikation ist nicht nur die Grundlage für effektives Problemlösen, sondern auch die Basis für eine gute affektive Beziehung. Voraussetzung für ein gutes Verständnis ist, dass beide Partner bereit sind, offen über sich selbst zu sprechen, und dass sie versuchen, dem anderen ihre Empfindungen und Überlegungen, gerade wenn sie negative Gefühle haben, möglichst eindeutig mitzuteilen. Im Kommunikationstraining werden den Partnern dazu bestimmte Sprecher- und Zuhörerregeln vermittelt, die auf folgenden Überlegungen beruhen: Die Form, in der der **Sprecher** etwas ausdrückt, bestimmt, ob der Zuhörer den Inhalt erfassen kann, den der Sprecher ihm vermitteln möchte (Inhaltsaspekt). Äußert der Sprecher z. B. einen Vorwurf, wird der Zuhörer sich wahrscheinlich rechtfertigen oder seinerseits mit einem Gegenvorwurf reagieren („Du kannst auch nicht mit dem Geld umgehen") oder sich zurückziehen und das Gespräch abbrechen. Spricht er dagegen von sich und von seinen Empfindungen, ermöglicht er es dem Zuhörer, positiv darauf einzugehen. Die Form der Mitteilung hat somit auch einen Steuerungsaspekt, d. h., sie bestimmt, wie der Partner reagieren wird.

Regeln der Sprecherrolle (sich öffnen):
- *Ich-Gebrauch* (von den eigenen Gefühlen und Wünschen sprechen. Du-Äußerungen arten leicht in Vorwürfe und Anklagen aus)
- *konkrete Situationen ansprechen* (Verallgemeinerungen wie „nie", „immer" werden vermieden, da sie Widerspruch beim anderen hervorrufen)
- *konkretes Verhalten ansprechen* (Beschreibung von konkretem Verhalten in konkreten Situationen verhindert das Zuschreiben von negativen Partnereigenschaften wie „typisch", „faul", „unfähig", „immer langweilig", „nie aktiv")
- *beim Thema bleiben* (vom Hier und Jetzt sprechen, dies verhindert Abgleiten des Gespräches auf längst vergangene Ereignisse: „Und du, wie hast du damals die Kinder missachtet!?")

Kommunikation ist wechselseitig. Genauso wichtig wie die direkte Mitteilung ist die Reaktion des **Zuhörers** darauf. Bei

5

einem offenen Gespräch müssen sich direkte Äußerungen und positives Eingehen ergänzen, sonst besteht die Gefahr, dass beide Partner nur wechselseitig Aussagen gegenüberstellen und keiner dem anderen zuhört.

Regeln der Zuhörerrolle
- *aufnehmend zuhören* (dem anderen nonverbal zeigen, dass man zuhört; Blickkontakt halten, sich zuwenden)
- *zusammenfassen* (die Äußerungen des Partners möglichst in eigenen Worten zurückmelden, um deutlich zu machen, dass man ihn verstanden hat)
- *offene Fragen stellen* (äußert der Sprecher seine Gefühle nur indirekt, soll nachgefragt werden)
- *loben* (insbesondere für offene Kommunikation)

Diese Kommunikationsregeln werden mit den Partnern in gestufter Form eingeübt, wobei zuerst neutrale, nicht Konflikt auslösende Themen besprochen werden. Der Umgang mit negativen Gefühlen wird an Hand von Rollenspielen trainiert, da es für die Partner meist noch zu schwierig ist, eigene Probleme anzusprechen und sich gleichzeitig an die Regeln zu halten. Die *Therapeutin* ist beim Training wie auch während der gesamten Therapie sehr aktiv und greift ein, wenn die Partner die Regeln verletzen. Wichtig ist die klare Instruktion der Partner über Ziele und Aufgaben jedes Einzelnen beim Rollenspiel. Während des Gespräches versucht die Therapeutin leitend oder verstärkend einzugreifen, indem sie z. B. Alternativen souffliert („Sie sind ziemlich resigniert"), wenn der Sprecher dies nicht klar ausdrückt), kontingent verstärkt, möglichst ohne Unterbrechung des Gesprächs die Körperhaltung oder den Blickkontakt korrigiert und kurze Instruktionen gibt („Jetzt zusammenfassen"). Gelegentlich sollte unterbrochen werden (Schnitt), um therapeutische Rückmeldung zu geben oder um modellhaft dem Paar Alternativen aufzuzeigen. Zum Abschluss sollte eine zusammenfassende Rückmeldung über den Gesamtablauf gegeben werden. Diese Phase dauert je nach kommunikativer Kompetenz des Paares 2 bis 4 Sitzungen.

5.4 Problemlösetraining

Konflikte, d.h. Gegensätzlichkeiten oder Antagonismen in Bezug auf Vorstellungen, Wünsche oder Handlungen der Partner, sind in einer langfristigen Beziehung wohl unvermeidlich. Partnern in nicht erfolgreichen Beziehungen gelingt die beiderseits befriedigende Bewältigung solcher Konflikte aufgrund des „Zwangsprozesses" nur selten. Zur effektiveren Problemlösung erscheint es günstig, dem Paar eine klare Struktur an die Hand zu geben. Das vier Schritte umfassende *Konfliktgespräch* stellt solch einen „roten Faden" dar.

1. *Herausarbeiten der Gedanken/Gefühle beim Problem.* Beide Partner beschreiben wechselseitig, was sie stört und womit sie unzufrieden sind. Ziel ist, eine einheitliche Definition des Problems zu erarbeiten, wobei die Partner die erlernten Kommunikationsfertigkeiten einsetzen sollen. Das Herausarbeiten der (negativen) Gefühle stellt den wesentlichen Schritt beim Problemlösen dar, da ohne ausreichende Klärung der individuellen Gefühle und Einstellungen keine befriedigenden Lösungen erreicht werden können. Oft gelingt in dieser Phase schon eine Einstellungsänderung, wenn die Partner erfahren, aus welchen Motiven der andere gehandelt hat, und eine Änderung erscheint nicht mehr so drängend (z.B. war der Mann beim Essen sehr schweigsam, weil er seit längerem große Probleme am Arbeitsplatz hatte, und nicht, weil er kein Interesse mehr an ihr hatte, wie die Frau vermutete). Wichtiges Ergebnis kann auch sein, dass jeder Partner seinen eigenen Anteil am Zustandekommen des Problems anerkennt, also eine einseitige Schuldzuweisung entfällt und die Bereitschaft steigt, sich selbst zu ändern.
2. *Herausarbeiten der Bedürfnisse und Wünsche.* Die negativen Gefühle der Partner (Ärger, Unzufriedenheit, Hoffnungslosigkeit) entstehen durch die Nichtverwirklichung ihrer Bedürfnisse. Die genaue Kenntnis der jeweiligen Wunschvorstellungen ist daher Voraussetzung für eine befriedigende Lösung. Jeder soll äußern, was ihm als „Ideal" vorschwebt; ob die Wünsche tatsächlich realisierbar sind oder nicht, spielt in dieser Phase keine Rolle.
3. *Spezifizieren von Änderungswünschen.* Da die Wunschvorstellungen meist sehr global angesprochen werden, sollen sie nun konkret beschreiben, welches Verhalten sie sich vom anderen wünschen. Zur Präzisierung können die W-Fragen (was, wann, wie, wo, mit wem, wie oft?) benutzt werden. Die Sammlung von Änderungswünschen geschieht in Form eines Brainstormings, d.h., alle Ideen werden ohne Diskussion erst einmal aufgeschrieben, egal, wie absurd sie auch auf den ersten Blick erscheinen mögen.
4. *Gemeinsame Absprachen.* Jeder Änderungswunsch wird anschließend in bezug auf Vor- und Nachteile diskutiert. Ziel ist, dass sich beide zu einer Reihe von Änderungen bereit erklären, wobei auf die Ausgewogenheit zu achten ist, d.h., beide Partner sollten in etwa gleich viel zur Konfliktlösung beitragen. Die getroffenen Abmachungen sollten sehr detailliert ausgearbeitet und schriftlich fixiert werden, damit jedem Partner klar ist, welche Verpflichtungen er eingeht. Manchmal empfiehlt es sich, die Partner explizit einen Vertrag schließen zu lassen, in dem auch Sanktionen bei Nichterfüllung aufgenommen sind. Die Abmachungen sollen dann bis zur nächsten Therapiesitzung in die Realität umgesetzt werden, in der auch die Überprüfung und gegebenenfalls eine Revision der Abmachungen erfolgen kann, wenn sich bei der Ausführung Schwierigkeiten ergeben haben.

Die Themen für die Konfliktgespräche, die die Partner etwa von der 7./8. Sitzung an bis zum Therapieende führen, wurden in der Diagnostikphase erarbeitet. Das erste Konfliktgespräch wird über ein Thema geführt, das für beide von untergeordneter Bedeutung ist und deshalb mit großer Wahrscheinlichkeit erfolgreich abgeschlossen werden kann. Im Verlauf der Therapie werden dann nacheinander die noch ausstehenden Probleme angegangen. Darüber hinaus sollen die Partner auch zu Hause üben und so eigenständig Problemlösekompetenzen erwerben. Es wird nicht in allen Fällen gelingen, für die Konflikte Lösungen zu finden. Mit Hilfe der Struktur kann aber zumindest erreicht werden, dass die Partner ihre Gegensätzlichkeiten bewusster erfahren und besser abwägen können, ob es nicht möglich ist, die Unvereinbarkeit zu akzeptieren oder ob die Beziehung aufgelöst werden sollte.

5.5 Kognitive Interventionen

Partner beurteilen ihre Handlungen nicht von einem „objektiven" Standpunkt aus, sondern interpretieren sie subjektiv. Die Art und Weise, wie Paare über ihre Beziehung und ihr Verhalten denken, wird in den bisher geschilderten Therapiekomponenten, insbesondere beim Problemlösen, mehr oder weniger mit einbezogen nach der Philosophie, dass Verhalten, Kognitionen und Emotionen wechselseitig zusammenhängen und Einstellungsänderungen am wirksamsten durch Verhaltensänderungen zu erreichen seien. Es gibt jedoch Fälle, wo die Paare zwar ihr negatives Verhalten ändern, aber trotzdem weiterhin negativ über ihren Partner denken und diese Interventionen somit keine Beziehungsverbesserung erbringen. Bei anderen Paaren ist es sehr schwer, die Partner überhaupt zu einer Veränderung zu bewegen, wenn sie solch negative Einstellungen und Gedanken über ihren Partner und ihre Beziehung hegen. In diesen Fällen kann versucht werden, Kognitionen *direkt* zu verändern. Vor allem für drei Bereiche dysfunktionaler partnerschaftlicher Attributionen und Denkstile wurden kognitive Interventionen entwickelt (Weusthoff, Schröder und Hahlweg, 2011):

1. *Attributionen.* Partner geben häufig sehr vereinfachende, oft verzerrte Erklärungen für ihre Beziehungsprobleme. Besonders deutlich wird dies bei der Tendenz, dem anderen die Schuld für die Probleme zuzuweisen. Die Partner attribuieren dabei so, als gingen diese auf interne Persönlichkeitsmerkmale des Partners zurück, die stabil bleiben und globaler Natur sind („Seine ständige Unpünktlichkeit ist schrecklich, Zeit wird für ihn nie eine Rolle spielen!"). Externe, spezifische und variable Ursachen werden nicht zur Erklärung herangezogen („Vielleicht ist er heute im Stau stecken geblieben, so unpünktlich ist er normalerweise nicht"). Für negative Ereignisse ist demnach der Partner, für positive nur man selbst oder externe Gründe verantwortlich. Eine solche Sichtweise schränkt den Handlungsspielraum der Partner erheblich ein, fördert Inflexibilität und vermindert die Bereitschaft zur eigenen Änderung.
2. *Vorhersage zukünftigen Verhaltens.* Manche Partner sind überzeugt, dass eine eigene Änderung das Partnerverhalten unmöglich beeinflussen wird („Es hat doch alles keinen Zweck, sie wird sich nicht ändern. Was ich schon alles versucht habe!"). Diese Art des negativistischen Denkens wirkt meist als selbsterfüllende Prophezeiung.
3. *Irrationale, extreme Erwartungen.* Viele Partner haben unrealistische Erwartungen an die Ehe. Ein weit verbreiteter Glaube bei unglücklichen Paaren ist z.B., dass der andere fähig sein sollte, die eigenen Gedanken zu lesen oder zu wissen, was man wünscht, ein anderer, dass Uneinigkeit schädlich sei. Auch irrationale individuelle Überzeugungen können sich negativ auf die Partnerschaft auswirken, z.B. die Meinung, dass man immer perfekt oder in jeder Hinsicht anerkannt sein müsse.
4. *Rationale Umstrukturierung.* Zur Veränderung ungünstiger Attributionen wird häufig versucht, diese in rationaler Weise umzustrukturieren. Wird während eines Konfliktgespräches deutlich, dass ein Partner negative Attributionen dem anderen gegenüber hat, z.B. Vermutungen in Form von „Gedankenlesen" äußert („Du hast doch kein Interesse an den Kindern"), kann der Therapeut direkt intervenieren und auf die (funktionale) Bedeutung von Interpretationen und deren Subjektivität hinweisen. Als Verhaltensalternative bietet sich dann an, *direkt* nach den Gedanken/Gefühlen des Partners zu fragen. Das Ziel ist, die Person dazu zu bringen, die automatisch angenommene Zuverlässigkeit ihrer Interpretation in Frage zu stellen.
5. *Logische Analyse.* Um irrationale Einstellungen zu verändern, wird die Einstellung deutlich herausgearbeitet, dann der Partner gebeten, alles Positive und Negative aufzuführen, die diese irrationale Erwartung mit sich bringt. Nach Abwägen der Vor- und Nachteile soll sich der Klient entscheiden, ob er die Erwartung aufrechterhalten will oder nicht. Wählt er Letzteres, muss überlegt werden, wie die kognitive Umstrukturierung durch Verhaltensänderungen gestützt werden kann.
6. *Krisenmanagement.* Konflikte und negative Eskalationen werden in einer Beziehung trotz erfolgreicher Therapie erneut auftreten. Die wesentlichen Therapiekomponenten Kommunikations- und Problemlösetraining zielen vor allem darauf ab, einem Streit vorzubeugen; die Regeln sind aber während eines Streites nur mit Mühe anzuwenden, da gerade dann Selbstkontrolle und rationaleres Handeln schwer fällt. Zum „Krisenmanagement" werden den Paaren daher Maßnahmen der kognitiven Umstrukturierung vermittelt, mit denen einem Streit vorgebeugt, die Eskalation gedämpft oder nach einem Streit eine Versöhnung schneller herbeigeführt werden können (s. Schindler et al., 2018).

5.6 Bereicherung der Sexualität

Paare, die unzufrieden mit ihrer Beziehung sind, erleben meistens auch die Sexualität als wenig erfüllend oder sogar sehr belastend, da die Partner umso weniger körperliche Nähe suchen, je weniger Zusammengehörigkeit sie erleben. Außerdem ist Sexualität immer noch ein Bereich, der mit vielen Tabus behaftet ist. Viele Paare gehen davon aus, sie müssten sich hier ohne Worte verstehen – eine Fehlannahme, die sich insbesondere in unzufriedenen Beziehungen oder bei spezifischen Belastungen eines oder beider Partner sehr negativ auf die gemeinsam erlebte Sexualität auswirken kann. Gerade weil es vielen Paaren schwer fällt, offen über Sexualität zu reden, ist es wichtig, dass der Therapeut ein gutes Modell für den Umgang mit diesem Thema darstellt. Dies beinhaltet, dass er sich selbst offen und konkret über Sexualität äußert. Die hier angesprochenen Spannungen und Unzufriedenheiten im sexuellen Bereich haben meist nicht die Qualität einer sexuellen Funktionsstörung. Für diese sind weiterführende, spezifische Interventionen notwendig (Gromus, 2002; Kockott und Fahrner, 2000). Ziel dieses Therapieabschnittes ist, Hemmungen, Leistungsdruck und Informationsdefizite abzubauen und Zärtlichkeit, Erotik und Kommunikation zu fördern. Eine Interventionsstrategie, die in diesem Therapiekomplex sinnvoll zum Einsatz kommen kann, ist das Sensualitätstraining („Sensate Focus"), mit dessen Hilfe das Paar Leistungsängste ab- und lustbetonte körperliche Nähe aufbauen lernt. Das Training beinhaltet einzelne Streichelübungen, die hierarchisch aufeinander aufgebaut sind.

5.7 Paartherapie bei Patienten mit depressiven Störungen

Die Bedeutung interpersoneller Faktoren für Entstehung, Aufrechterhaltung und Verlauf depressiver Störungen erscheint beträchtlich. So treten depressive Phasen verstärkt nach negativen Lebensereignissen auf, insbesondere nach Partnerverlust oder nach Beendigung einer engen Beziehung. Man schätzt, dass ca. 50 % aller Suizidversuche auf interpersonelle Konflikte zurückzuführen sind. Vor allem bei Frauen geht dem Auftreten einer depressiven Episode eine erhöhte Rate von partnerschaftlichen Auseinandersetzungen voraus. Niedrige Partnerschaftsqualität erhöht das Risiko deutlich, an einer depressiven Störung zu erkranken und über viele Studien hinweg zeigen sich konstante Zusammenhänge zwischen Partnerschaftsqualität und Depression in Höhe von ca. $r = -0.40$ (Hahlweg und Baucom, 2008). Eine Verbesserung der Partnerschaftsqualität korreliert dagegen mit der Reduktion von Rückfallrisiko und depressiver Symptomatik, während eine geringe Partnerschaftsqualität einen Rückfall nach erfolgreicher Depressionsbehandlung vorhersagt.

Kognitiv-verhaltenstherapeutische Paartherapie ist grundsätzlich indiziert bei Patienten mit den Diagnosen Depressive Episode (F32), rezidivierende Depressive Episode (F33) und Dysthymie (F34.1) und entspricht größtenteils dem üblichen KVPT-Vorgehen mit einigen Spezifika (s. Hahlweg und Baucom, 2008).

Bisher sind mehrere Studien durchgeführt worden, in denen die Effektivität von KVPT in der Akutbehandlung Depressiver mit geringer Partnerschaftsqualität gezeigt werden konnten (Bodenmann, 2009).

Exemplarisch soll die Studie von Beach, Sandeen und O'Leary (1990) dargestellt werden, in der 60 Paare untersucht wurden, die ihre Ehe als unbefriedigend einschätzten. Die Frauen hatten eine depressive oder dysthyme Störung. Die Patientinnen wurden nach Zufall drei Bedingungen zugewiesen: individuelle kognitive Verhaltenstherapie (KV), verhaltenstherapeutische Ehetherapie (VET) mit ihrem Partner oder Wartelistenkontrollgruppe (WKG). Die Therapien dauerten je 15 Sitzungen. Nach der Therapie zeigte sich bei den behandelten Patientinnen eine deutliche Reduktion der selbstberichteten depressiven Symptomatik (BDI, ES = 1,3) im Vergleich zu den Patientinnen in der Kontrollgruppe. Diese Verbesserungen blieben stabil bei der 1-Jahres-Nachkontrolle. Bezüglich der Ehequalität erwies sich nur die Ehetherapie als effektiv, diese Verbesserung blieb stabil über den Nachkontrollzeitraum (ES = 1.4), während sich unter kognitiver Therapie (ES = -0.25) und in der Wartelistenkontrollgruppe keine Verbesserungen zeigten.

6 *Paartherapie: Wirksamkeit in kontrollierten Studien*

Aus den Übersichten von Hahlweg et al. (2010) und Snyder, Castellani und Whiseman (2006) wird deutlich, dass viele der bislang praktizierten Paartherapie- und Beratungsformen bis heute kaum oder gar nicht empirisch abgesichert sind. Kognitiv-verhaltenstherapeutische Paartherapien (KVPT) sind dagegen sehr umfangreich untersucht worden. Mehrere Meta-Analysen zeigten Effektstärken zwischen ES = 0.50 bis 0.95, je nachdem, ob unpublizierte Studien mit einbezogen wurden oder nicht. Insgesamt kann davon ausgegangen werden, dass sich unter Berücksichtigung der klinischen Signifikanz nach KVPT 40-50% der Paare erheblich und ca. 30% nur leicht und kurzfristig verbessern werden. Etwa 15% der Paare lösen die Beziehung anschließend durch Scheidung oder Trennung auf, wobei schwer zu bestimmen ist, ob dieses Ergebnis als Erfolg oder Misserfolg zu werten ist. Analysen des Kommunikations- und Problemlöseverhaltens zeigten, dass die Paare die vermittelten Regeln annahmen und nach der Therapie im Vergleich zur Kontrollgruppe deutlich verbesserte Kommunikationsmuster aufwiesen (Schindler et al., 2018).

Eine vielversprechende Alternative zur Behandlung von Partnerschaftsproblemen ist die Bereitstellung **präventiver Interventionen** solange das Paar noch glücklich ist oder sich in einem frühen Konfliktstadium befindet. Basierend auf den oben beschriebenen Ergebnissen aus der Risiko- und Schutzfaktorenforschung ist es das Ziel vieler Präventionsangebote, die Häufigkeit negativer Kommunikation während Konfliktdiskussionen zu verringern und die Positivität zu erhöhen, um eine Problemlösung zu erleichtern (für einen Überblick über verschiedene Programme siehe Job et al., 2014). Da Partnerschaftskonflikte einen wichtigen Bestandteil des Zusammenseins darstellen, geht es nicht darum diese zu verhindern, sondern vielmehr die Kompetenzen des Paares für den Umgang mit zukünftigen Konflikten zu steigern. In der Bundesrepublik Deutschland ist vor allem das EPL – Ein Partnerschaftliches Lernprogramm (Job et al., 2014) verbreitet, bei dem Paare anhand der oben beschriebenen Sprecher- und Zuhörer-Regeln lernen, Gefühle offen anzusprechen, Erwartungen verständlich auszudrücken, einander zuzuhören und zu verstehen. Ein weiteres Programm ist *Paarlife (ehemals Freiburger Stresspräventionstraining für Paare;* Bodenmann, 2013), das neben einer Förderung der partnerschaftlichen Kommunikation und Problemlösung zum Ziel hat, das dyadische Coping der Partner zu verbessern.

Diese Programme können sowohl in der Gruppe als auch mit einem Paar einzeln in sechs 2 bis 2.5 Stunden umfassenden wöchentlichen Sitzungen oder an einem Wochenende (Freitagabend bzw. Samstag bis Sonntagnachmittag) durchgeführt werden. Die Gruppengrößen variieren zwischen drei bis acht Paaren mit einem Trainer je zwei Paare. Die theoretischen Inhalte erarbeiten die Paare in der Großgruppe, um die vermittelten Fertigkeiten anschließend in separaten Räumen gemeinsam mit einem Trainer einzuüben.

In der Regel berichten Paare nach der Teilnahme über eine hohe Zufriedenheit mit dem Programm. In einer Metaanalyse von Hawkins et al. (2008) wurde die Wirksamkeit von Präventionsprogrammen auf die Partnerschaftsqualität und die Kommunikation von Paaren in über 117 Studien untersucht. Für randomisiert-kontrollierte Studien fanden sich niedrige bis mittlere Effektstärken zwischen $d = .30$ und $d = .44$.

Bei Präventionsprogrammen ist vor allem die Langzeiteffektivität von großem Interesse. Leider gibt es hier nur sehr wenige Studien. Thurmaier et al. (1999) konnten in einer 5-Jahres Follow-up-Studie an Paaren, die am EPL im Sinne einer Ehevorbereitung teilgenommen hatten, zeigen, dass die EPL-Paare mehr positive und weniger negative Kommunikation aufwiesen als die jeweiligen Kontrollpaare, die keine Intervention erhielten. Darüber hinaus wiesen die EPL-Paare eine geringere Scheidungsrate auf (4 % vs. 24 %). In einer weiteren kontrollierten und randomisierten Studie an länger verheirateten Paaren, von denen 70 % unzufrieden mit ihrer Beziehung waren, zeigte sich in einem 11-Jahres Follow-up, dass die EPL-Paare eine Scheidungsrate von 26 % aufwiesen, im Unterschied zu 56 % in der Vergleichsgruppe, die die Teilnahme am EPL aus verschiedenen Gründen abgelehnt hatten (Hahlweg und Richter, 2010).

Für den Einsatz im Rahmen einer überwiegend individuell ausgerichteten Psychotherapie bietet es sich an, nur Komponenten dieser präventiven Interventionen zu verwenden. Wird die Beziehung z. B. als „eher unglücklich" (PFB, Item 31) eingeschätzt oder liegt der Gesamtwert des PFB unterhalb von < 53, könnte es sinnvoll sein, zuerst mit Maßnahmen zur Steigerung der positiven Reziprozität zu beginnen, gefolgt von Übungen zur Verbesserung der Kommunikations- und Problemlösefähigkeit und der dyadischen Stressbewältigung. Diese Interventionen kommen sowohl bei den präventiven Ansätzen als auch bei der Paartherapie in vergleichbarer Form zum Einsatz.

7 Frequently Asked Questions (FAQ)

1. *Sollte Ehetherapie nicht von einem weiblich/männlichen Therapeutenteam durchgeführt werden?*

→ In der besten aller Welten wäre dies oft günstig. Dagegen sprechen folgende Gründe: Die Wirksamkeit ist nicht besser als bei einer einzelnen Therapeutin. Es ist doppelt so teuer. Beide Therapeuten müssen sich gut verstehen, sonst artet die Paartherapie leicht in eine Therapeutentherapie aus.

2. *Wie vermeide ich es, mit einem Partner eine Koalition einzugehen?*

→ Werden Sie sich über Ihre eigenen Einstellungen und Erwartungen hinsichtlich Ihrer Idealpartnerschaft klar. Zeichnen Sie Ihre Therapiesitzungen auf Video auf, so haben Sie die Chance, nach der Sitzung Situationen zu analysieren, in denen Sie von Ihrer Neutralität abgewichen sind. Suchen Sie Intervision/Supervision bei unbefriedigend verlaufender Therapie.

3. *Ich stelle während einer Einzeltherapie fest, dass die Einbindung des Partners wichtig wäre.*

→ Fragen Sie Ihre Patientin um Erlaubnis, den Partner einzubinden. Die Patientin soll ihren Partner für ein unverbindliches gemeinsames Gespräch mitbringen. Sprechen Sie dann mit beiden über die häusliche Situation und bieten an, dem Paar bei der Bewältigung von Problemen, die im Zusammenhang mit der Störung der Patientin eventuell aufgetreten sind, zu helfen. Labeln Sie dies nicht als „Paartherapie", sondern als Hilfe bei der Bewältigung einer gemeinsamen schweren Lebenssituation.

4. *Was tun, wenn ein Partner ständig von Trennung spricht?*

→ Versuchen Sie eine Vereinbarung zu treffen, dass es beide Partner für eine begrenzte Zeit (2 – 3 Monate) noch einmal versuchen wollen, die Partnerschaft zu verbessern. Sollte dies nach Ablauf der Frist nicht gelungen sein, könnte die gemeinsame Arbeit dazu beigetragen haben, die Trennung weniger schmerzvoll zu vollziehen.

8 Prüfungsfragen

1. Welche psychischen Störungen sind mit Partnerschaftsproblemen korreliert?
2. Ist physische Gewalt in Partnerschaften häufig?
3. Welche Auswirkungen hat eine chronisch konflikthafte Beziehung auf die Kinder?
4. Welche spezifischen diagnostischen Instrumente für Paartherapie kennen Sie?
5. Was bedeutet der „Zwangsprozess"?
6. Schildern Sie Gottmans Balance-Theorie!
7. Welche Komponenten umfasst Verhaltenstherapeutische Paartherapie KVPT?
8. Wie wirksam ist KVPT?
9. Korreliert geringe Partnerschaftsqualität mit dem Verlauf psychischer Störungen?
10. Welche ethischen Regeln sind bei Paartherapie zu beachten?

9 Literatur

- Beach SRH, Sandeen EE, O'Lean KD: Depression and marriage, New York: Guilford Press, 1990
- Bodenmann G: Depression und Partnerschaft. Hintergründe und Hilfen. Bern: Huber, 2009
- Bodenmann G: Lehrbuch Klinische Paar- und Familienpsychologie. Bern: Huber, 2013
- Cummings EM, Davies P: Marital conflict and children. An emotional security perspective. New York: Guilford, 2010
- Gottman JM: What predicts divorce? The relationship between marital processes and marital outcomes. Hillsdale, NJ: Lawrence Erlbaum,1994
- Gromus B: Sexualstörungen der Frau. Fortschritte der Psychotherapie, Bd 16. Göttingen: Hogrefe, 2002
- Hahlweg K: Fragebogen zur Partnerschaftsdiagnostik (FPD): Partnerschaftsfragebogen PFB, Partnerschaftsfragebogen Kurzform PFB-K, Problemliste PL und Fragebogen zur Lebensgeschichte und Partnerschaft (FLP) 2., neu normierte und erweiterte Auflage. Göttingen: Hogrefe, 2016
- Hahlweg K: Paartherapie. In: Margraf J (Hrsg.): Lehrbuch der Verhaltenstherapie. 4. Auflage. Heidelberg: Springer, 2018
- Hahlweg K, Baucom, DH: Partnerschaft und psychische Störung. Fortschritte der Psychotherapie, Bd. 32. Göttingen: Hogrefe, 2008
- Hahlweg K, Baucom DH, Grawe-Gerber M, Snyder DK: Strengthening couples and families: Dissemination of interventions for the treatment and prevention of couple distress. In: Hahlweg K, Grawe-Gerber M, Baucom DH (Hrsg.): Enhancing couples: The shape of couple therapy to come. Göttingen: Hogrefe, 2010, 3-30
- Hahlweg, K, Richter, D: Prevention of marital instability and couple distress: Results of an 11-year longitudinal follow-up study. Behaviour Research and Therapy 2010; 48: 377-383. doi:10.1016/j.brat.2009.12.010
- Hawkins AJ, Blanchard VL, Baldwin SA,Fawcett EB: Does marriage and relationship education work? A meta-analytic study. Journal of Consulting and Clinical Psychology, 2008; 76: 723-734
- Job A-K, Heinrichs N, Engl J, Thurmaier F, Hahlweg K: Das Kommunikationstraining „Ein Partnerschaftliches Lernprogramm EPL" für Paare – Überblick über den Praxis- und Forschungsstand. Report Psychologie, 2014; 39: 56-66

- Karney BH, Bradbury TN: The longitudinal course of marital quality and stability: A review of theory, method and research. Psychological Bulletin 1995; 11: 3-43
- Klann N, Hahlweg K: Beratungsbegleitende Forschung. Evaluation von Vorgehensweisen in der Ehe-, Familien- und Lebensberatung und ihre spezifischen Auswirkungen, Stuttgart: Kohlhammer, 1994
- Klann N, Hahlweg K, Heinrichs N: Diagnostische Materialien für die Ehe-, Familien- und Lebensberatung. 2. vollständig veränderte Aufl. Göttingen: Hogrefe, 2003
- Kockott G, Fahrner EV: Sexualstörungen des Mannes. Fortschritte der Psychotherapie, Bd 9. Göttingen: Hogrefe, 2000
- Kreische B: Psychoanalytische Paartherapie. In: Kaiser P (Hrsg.): Partnerschaft und Paartherapie. Göttingen: Hogrefe, 2000, 257-270
- Miketta G, Tebel-Nagy C: Liebe und Sex. Über die Biochemie leidenschaftlicher Gefühle, Stuttgart: Trias, 1996
- Patterson GR, Reid JB: Reciprocity and coercion: Two facets of social system. In: Neuringer C, Michael JL (Hrsg.): Behavior modification in clinical psychology, New York; Appleton, 1970, 133-177
- Richter D, Brähler E, Ernst (Hrsg.): Diagnostische Verfahren für Beratung und Therapie von Paaren und Familien. Göttingen: Hogrefe, 2015
- Snyder DK, Castellani AM, Whisman MA: Current status and future directions in couple therapy. Annual Review of Psychology, 2006; 57: 317-344
- Schindler L, Hahlweg K, Revenstorf D: Partnerschaftsprobleme: So gelingt Ihre Beziehung. Handbuch für Paare. 5. überarbeitete Auflage. Heidelberg: Springer, 2017
- Schindler L, Hahlweg K, Revenstorf D: Partnerschaftsprobleme: Diagnose und Therapie. Handbuch für den Therapeuten. 3., neubearbeitete Aufl. Berlin, Heidelberg, New York: Springer, 2018
- Shadish WR, Montgomery L, Wilson P, Wilson MB, Bright I, Ükwumabua T: Effects of family and marital psychotherapies: A meta-analysis. J Consult Clin Psychol, 1993; 61: 992-1002
- Thurmaier F, Engl J, Hahlweg K: Eheglück auf Dauer? Methodik, Inhalte und Effektivität eines präventiven Paarkommunikationstrainings. Ergebnisse nach 5 Jahren. Zeitschrift für Klinische Psychologie, 1999; 28: 64-62
- Weusthoff S, Schröder B, Hahlweg K: Partnerschaftsstörungen. Kognitive Verhaltenstherapie bei Partnerschaftsproblemen. In: Hautzinger M (Hrsg): Kognitive Verhaltenstherapie bei psychischen Erkrankungen. München: Beltz PVU, 2011, 267-281

5.3 Gruppentherapie

Valerija Sipos und Ulrich Schweiger

1 Einleitung

Gruppentherapie ist ein wichtiges Setting in der Behandlung von psychisch kranken Menschen. Effektivitätsstudien zeigen, dass die Wirksamkeit der Behandlung in Gruppen mit der Wirksamkeit einzeltherapeutischer Behandlung vergleichbar ist. Patienten profitieren von dem Austausch mit anderen Menschen, die ebenfalls an einer psychischen Störung leiden. Gruppentherapeutische Konzepte bieten besonders im störungsspezifischen Bereich hochentwickelte, effektive und manualisierte Behandlungen.

Die verschiedenen Modelle der Gruppentherapie unterscheiden sich im Hinblick auf folgende Merkmale: Rolle des Therapeuten, Zuordnung zu einzelnen Verfahren, Bedeutung der Gruppendynamik, Ausrichtung auf Fertigkeitendefizite, Organisation der Gruppe (z. B. offene oder geschlossene Gruppe) und Zusammensetzung der Gruppenteilnehmer (homogen oder heterogen in Bezug auf die behandelte Störung). In der Praxis ist häufig eine unreflektierte Vermischung der verschiedenen Modelle zu beobachten. Diese Situation geht vermutlich darauf zurück, das gruppentherapeutische Kompetenzen durch Lernen am Modell weitergegeben werden oder dass die Konzepte nicht ausreichend in ihrer Modelltreue reflektiert werden. Modelltreue, die nicht zur zwanghaften Unflexibilität werden darf, ist für das Gelingen von Gruppentherapie nützlich.

Die verschiedenen Modelle der Gruppentherapie unterscheiden sich im Hinblick auf

- Rolle des Therapeuten
- Zuordnung zu einzelnen Verfahren
- Ausrichtung auf Fertigkeitendefizite
- Bedeutung der Gruppendynamik
- Organisation der Gruppe
- Zusammensetzung der Gruppenteilnehmer

Dieser Artikel möchte dazu beitragen, Schwierigkeiten der Gruppentherapeuten in der praktischen Durchführung ihrer Gruppen zu vermindern. Eine ausführliche Darstellung aller Modelle der Gruppentherapie und der konzeptuellen Weiterentwicklungen würde den Rahmen dieses Beitrages sprengen. Wir verweisen auf die umfassenden Arbeiten von (Fiedler, 2005; Sipos und Schweiger, 2013; Söchting, 2014)

2 Theoretische Inhalte

2.1 Modelle der zieloffenen Gruppentherapie

2.1.1 Konfliktorientierte, beziehungsorientierte und interaktionsorientierte Gruppen

Psychoanalytische, tiefenpsychologische, interpersonelle und interaktionelle Gruppen sowie gesprächstherapeutische Gruppen werden mit dem Ziel durchgeführt, problematische Beziehungen durch Gruppendynamik zu verändern. Entwicklung und Reflexion der Gruppendynamik sowie Interaktionsschwierigkeiten der Gruppenteilnehmer stehen im Mittelpunkt der in der Gruppe bearbeiteten Prozesse. Die Gruppe wird als „sozialer Mikrokosmos" betrachtet, in dem die Alltagsschwierigkeiten der einzelnen Patienten auch in dem Gruppensetting aktualisieren. Die Gruppe wird als ein Abbild der zwischenmenschlichen Beziehung des Patienten aus seiner realen Umwelt verstanden.

! **Merke:** Bei tiefenpsychologischen, interpersonellen, interaktionellen Gruppen und gesprächstherapeutischen Gruppen stehen Entwicklung und Reflexion der Gruppendynamik und Interaktionsschwierigkeiten der Gruppenteilnehmer im Mittelpunkt der Gruppenarbeit.

Die Frequenz der Gruppensitzungen variiert zwischen ein und fünfmal pro Woche. Die Teilnahme an der Gruppentherapie kann bis zu mehreren Jahren dauern. Der Therapeut hat eine zurückhaltende Rolle, er unterstützt die kritische Reflexion und deutet den Gruppenprozess. Insbesondere der Beginn der Gruppenentwicklung führt dabei häufig zu Frustrationen bei den Gruppenteilnehmern. Aus der „Bedürfnis – Frustration" resultierenden Gruppenkonflikte sind therapeutisch intendiert. Es ist modellkonform anzunehmen, dass diese Konflikte der Gruppe helfen können, die nötige Dynamik zu entwickeln, sich zu strukturieren und Zusammenhalt zu entwickeln. Die Intention ist, die Patienten erst problematische interpersonelle Interaktionen erleben zu lassen, sie dann zu Selbstreflexion anzuregen und anschließend in einer gemeinsamen Analyse mit der Gruppe langfristige, bewusste Kontrolle und Veränderung des Beziehungsverhaltens zu ermöglichen.

> **!** **Merke:** In tiefenpsychologischen Gruppen hat der Therapeut eine zurückhaltende Rolle. Gruppenkonflikte sind intendiert und bewirken therapeutische Veränderungsprozesse. Bevorzugte Inhalte der Kommunikation in der Gruppe sind gegenwärtige und vergangene Lebenssituationen, die Beziehungen innerhalb und außerhalb der Gruppe sowie Fantasien und Träume.

Bevorzugte Inhalte der Kommunikation in der Gruppe sind gegenwärtige und vergangene Lebenssituationen, die Beziehungen innerhalb und außerhalb der Gruppe sowie Fantasien und Träume. Angenommene und teilweise belegte Wirkfaktoren sind Gruppenkohäsion, Übertragungsprozesse, Katharsis und Realitätsüberprüfung. Der tatsächliche Wert der Betonung des gruppendynamischen Prozesses ist umstritten, besonders schwer gestörte Patienten können durch diese Form der Gruppentherapie eine Verschlechterung ihres Zustandes erleiden (Bednar, Kaul, Bergin und Garfield, 1994; Lieberman, Yalom und Miles, 1973). Die nach diesem Modell angebotenen Gruppen sind in der Regel nicht indikationsspezifisch, sondern richtigen sich allgemein an Patienten mit neurotischen Störungen, Menschen in Konfliktsituationen oder Lebenskrisen. Wichtige Ausnahmen sind Gruppen nach dem Konzept der interpersonellen Psychotherapie (IPT) für depressive Patienten (Wilfley, MacKenzie, Wlech, Ayres und Weissman, 2000) und psychodynamische Gruppen für Patienten mit Borderline-Persönlichkeitsstörung (Bateman und Fonagy, 2006).

> In psychoanalytischen tiefenpsychologischen, interpersonellen, interaktionellen Gruppen sowie gesprächstherapeutischen Gruppen stehen Entwicklung und Reflexion der Gruppendynamik und Interaktionsschwierigkeiten der Gruppenteilnehmer im Mittelpunkt der in der Gruppe bearbeiteten Prozesse.

> In psychoanalytischen und tiefenpsychologischen Gruppen hat der Therapeut eine zurückhaltende Rolle.
> Konflikte unter den Gruppenmitgliedern sind intendiert und bewirken therapeutische Veränderungsprozesse.

> Bevorzugte Inhalte der Kommunikation bei konfliktorientierten Gruppen sind gegenwärtige und vergangene Lebenssituation, die Beziehungen innerhalb und außerhalb der Gruppe und Fantasien und Träume.

2.1.2 Einzelfallorientierte Gruppen

Einzelfallorientierte verhaltenstherapeutische Gruppen, gestalttherapeutische Gruppen, und Psychodrama gehören zu den einzelfallorientierten Modellen. Diese Gruppen sind zentriert auf den einzelnen Patienten (Protagonist), seine Probleme und Fertigkeitendefizite. Einzelfallorientiert bedeutet, dass für eine befristete Zeit ein Gruppenmitglied im Mittelpunkt der therapeutischen Aufmerksamkeit steht. In dieser Phase geht es um die spezifische Bearbeitung der von diesem Patienten vorgetragenen Probleme oder Situationen. Die Aufgabe der übrigen Gruppenmitglieder besteht in der auftragsorientierten Unterstützung des Protagonisten. Gruppendynamik und die interaktionellen Probleme der Gesamtgruppe spielen eine untergeordnete Rolle. Die Kommunikation ist ziel- und problemorientiert. Bearbeitet werden überwiegend die Probleme der Patienten, die sie außerhalb der Therapiesituation erleben. Der Therapeut übernimmt eine aktive und steuernde Aufgabe indem er den Protagonisten unterstützt und gleichzeitig die Gruppe so lenkt, dass die Ziele des Protagonisten erreichbar werden. Die Mitpatienten profitieren durch die Anwendung von Fertigkeiten und Lernen am Modell.

> **!** **Merke:** Einzelfallorientierte Gruppen:
> - sind zentriert auf den einzelnen Patienten und den Aufbau von erwünschten Fertigkeiten;
> - ein Gruppenmitglied steht auf Zeit im Mittelpunkt der therapeutischen Aufmerksamkeit;
> - bearbeitet werden überwiegend Probleme, die außerhalb der Gruppe angesiedelt sind.

2.2 Verhaltenstherapeutische Gruppen

In den vergangenen Jahrzehnten hat die Verhaltenstherapie ihren Einfluss auf die Fortentwicklung der Psychotherapie deutlich behauptet. In diesem Zeitraum sind wichtige gruppentherapeutische Konzepte entstanden, die in der Praxis ihre Effektivität gezeigt haben. Ausgehend von dem Problemlösemodell, dessen Grundzüge von D'Zurilla und Goldfried in den 1970ern beschrieben wurde (D'Zurilla und Nezu, 2010), entstanden erste Konzepte für verhaltenstherapeutische Gruppen (Rose, 1977). Der Ursprung der „störungsspezifischen Konzepte" lässt sich mit den multimodalen Gruppenkonzepten von Lazarus in Verbindung bringen (Lazarus, 1995).

2.2.1 Präventive Gruppen

Ziele der Präventivgruppen sind es durch Informationsvermittlung und Training Gesundheit zu erhalten (Primärprävention), bekannte Krankheiten rechtzeitig zu erkennen und vorzubeugen (Sekundärprävention) und Rückfälle nach der Behandlung einer bestehenden Krankheit (Tertiärprävention) zu vermeiden. Informationsvermittlung und Verhaltenstraining sind Maßnahmen mit hoher Wirksamkeit, so dass Präventivgruppen eine ähnliche Effektivität aufweisen, wie störungsspezifische Gruppen. Durch Informationsvermittlung kann die Anzahl der Therapieabbrüche verringert, und eine Verbesserung der eigenverantwortlichen Teilnahme der Patienten an therapeutischen Maßnahmen erreicht werden.

> **!** **Merke:** Ziele der Präventivgruppen sind durch Informationsvermittlung und Training
> - Gesundheit zu erhalten,
> - Krankheiten rechtzeitig zu erkennen und vorzubeugen
> - Rückfälle nach der Behandlung einer Krankheit zu vermeiden.

Typische Präventivgruppen in der Tertiärprävention bestehen in manualisierter Form für Erkrankungen wie Asthma, Herz-Kreislauf-Erkrankungen, Diabetes mellitus, Neurodermitis, Sprechstörungen, Tumorerkrankungen, Epilepsie. Gruppen der Primärprävention betreiben Gesundheitsaufklärungen zur Bewältigung spezieller Lebensphasen (wie Schwangerschaft, Elternschaft, Alter) und zur Gesundheitsvorsorge durch Entspannungstechniken oder Ernährungsschulung. Gruppen der Sekundärprävention beugen der Entstehung bekannter Erkrankungen vor. Beispiele sind Nichtrauchertraining oder AIDS-Prävention durch Aufklärung über sexuelles Risikoverhalten für Risikogruppen. Auch hier liegen manualisierte Gruppenkonzepte vor. Sie werden zum einen nach ihrer Zielgruppe (Alter, Geschlecht, Beruf), zum anderen nach ihrer inhaltlichen Ausrichtung unterschieden.

2.2.2 Störungsspezifische Gruppentherapien

Die Entwicklung von störungsspezifischen Gruppentherapien zählt zu den wichtigsten Weiterentwicklungen innerhalb der Verhaltenstherapie in den vergangenen Jahrzehnten. Heute bestehen zu fast allen im DSM-5 bzw. ICD 10 klassifizierten psychischen Störungen spezifische gruppentherapeutische Behandlungsmethoden: Angst- und Zwangsstörungen, Depressiven Störungen, Schizophrenie, Abhängigkeitserkrankungen, Persönlichkeitsstörungen, Essstörungen, somatoforme Störungen (auch chronischer Schmerz und Tinnitus), Schlafstörungen. Störungsspezifische Gruppentherapie ist die Methode der Wahl, überall dort, wo eine ausreichende Anzahl an Patienten mit ähnlichen Symptomen oder Fertigkeitendefiziten zusammenkommt.

> **!** **Merke:** Merkmale von störungsspezifischen Behandlungskonzepten sind:
> - Manualisierung (Festlegung der Algorithmen des therapeutischen Vorgehens und der Inhalte der Therapiestunden)
> - Orientierung am Störungswissen
> - Evidenzbasierung

Typische störungsspezifische Gruppen sind diagnostisch homogen, das heißt die Teilnehmer leiden an einer Störung aus derselben Störungsgruppe. Sie richten sich an Männer und Frauen. Die störungsspezifischen Behandlungsmethoden sind manualisiert, damit besteht eine Festlegung der Algorithmen des therapeutischen Vorgehens und der Inhalte der Therapiesitzungen. Die Behandlungskonzepte sind auf der Grundlage des jeweiligen vorhandenen Störungswissens und Wissens über charakteristische Fertigkeitendefizite aufgebaut und verfolgen ein dem entsprechendes Behandlungsziel. Die eingesetzten Behandlungsprinzipien sind ebenfalls auf das Störungsbild abgestimmt. Die Grundkonzeption der verschiedenen manualisierten Gruppen ist ähnlich, indem sie folgende Bausteine beinhalten: Generelle Informationsvermittlung über die jeweilige Störung, Erstellen einer individuellen Verhaltens- oder Problemanalyse, Zieldefinition, Vermittlung von Modellen über die Entstehung und Aufrechterhaltung der Störung, Verhaltensbeobachtung (z. B. durch Tagebücher), Verhaltensmodifikation (durch Exposition, Aktivitätenaufbau, Soziales Kompetenztraining usw.), Hausaufgaben und Rückfallprophylaxe.

Kognitive Umstrukturierung als Behandlungstechnik ist in den Methoden, die in der zweiten Welle der Verhaltenstherapie konzipiert wurden verankert. Methoden, die in der dritten Welle der Verhaltenstherapie konzipiert wurden, gehen von einem Fertigkeitendefizit-Modell aus und bedienen sich Techniken wie zum Beispiel: Emotionsregulation, Achtsamkeit, Stresstoleranz, Training interpersoneller Fertigkeiten oder metakognitive Interventionen.

2.2.3 Einzelfallorientierte verhaltenstherapeutische Gruppe

Einzelfallorientierte verhaltenstherapeutische Gruppen werden im ambulanten und im stationärem Behandlungssetting angeboten. Typischerweise sind diese Gruppen transdiagnostisch (verschiedene Störungsbilder), gemischt bezüglich Geschlecht und Alter und auf individuelle Ziele der Patienten ausgerichtet. Sie sind offen (oder halb offen), weil kontinuierlich neue Patienten in die Gruppe aufgenommen und bisherige Gruppenmitglieder entlassen werden. Die Therapeuten, die die Gruppen leiten sind nicht zwangsläufig auch die zuständigen Einzeltherapeuten.
Diese Gruppen werden nach einem „Eine-Sitzung-Konzept" durchgeführt, das bedeutet, dass jede Therapiesitzung so geplant wird, dass das Ziel des Patienten in der Sitzung, vor der Abschlussrunde erreicht werden kann.

Der Einsatz von therapeutischen Techniken erfolgt problem- und zielorientiert. Im Vergleich zu einer manualisierten, störungsspezifischen Gruppentherapie ist die Komplexität dieser Gruppen höher, sie stellen an die Fertigkeiten der Therapeuten in der Leitung der Gruppe höhere Ansprüche und bringen mehr Risiken für mögliche Therapeutenfehler mit sich.

> **!** **Merke:** Einzelfallorientierte verhaltenstherapeutische Gruppen sind
> - auf die Zielerreichung des Protagonisten ausgerichtet
> - Transdiagnostisch
> - gemischt und offen
> - therapeutische Techniken und Strategien werden problem- und zielorientiert eingesetzt
> - werden nach einem „Eine-Sitzung-Konzept" durchgeführt

2.3 Instrumentelle Gruppenbedingungen

2.3.1 Offenheit und Vertrauen

Offenheit und Vertrauen sind Bedingungen, die sehr eng zusammengehören und in der Praxis schwer unterschieden werden können. Genau genommen bezieht sich Vertrauen auf die gesamte Gruppe und zeichnet sich dadurch aus, dass die Gruppe in der Lage ist, auch belastende Themen zu bearbeiten. Offenheit bezieht sich stärker auf den einzelnen Teilnehmer und zeichnet sich dadurch aus, dass dieser in der Lage ist, ein eigenes Thema einzubringen. Er vertraut dabei den anderen, dass diese fürsorglich und unterstützend mit ihm umgehen werden. Ob in einer Gruppe ausreichend Offenheit und Vertrauen herrscht, kann daran erkannt werden, in wie weit tabuisierte oder schambesetzte Themen (z. B. sexuelle Themen, traumatische Erlebnisse) vorgebracht werden. Wenn sich eine Gruppe nur oberflächlichen Themen zuwendet oder die Teilnehmer nicht bereit sind, als Protagonist in der Sitzung zu arbeiten, sind diese instrumentellen Gruppenbedingungen noch nicht ausreichend etabliert.

! **Merke:** Vertrauen zeigt sich durch die Fähigkeit der Gruppe, belastende Themen zu bearbeiten. Offenheit zeigt sich durch die Bereitschaft des einzelnen Teilnehmers, eigene Themen einzubringen.

2.3.2 Kohäsion und Akzeptanz

Kohäsion und Akzeptanz ergänzen sich gegenseitig in der Gruppe. Kohäsion bezeichnet das Zusammengehörigkeitsgefühl der Gruppe und zeichnet sich durch die Einstellung „Wir sitzen im selben Boot" aus. Gruppen mit ausreichender Kohäsion achten z. B. darauf, dass alle Gruppenmitglieder anwesend sind, sie wissen wenn jemand fehlt, sie unterstützen sich in der Therapiesitzung und auch außerhalb gegenseitig. Akzeptanz bedeutet, dass der einzelne Gruppenteilnehmer auch dann zur Gruppe gehört, wenn er sich durch Besonderheiten auszeichnet, oder sich der Gruppenmeinung nicht anschließt, sondern Autonomie beansprucht. Kohäsion und Akzeptanz können in Konkurrenz zueinander treten. Eine Gruppe mit sehr ausgeprägter Kohäsion, kann Schwierigkeiten mit der Integration von Gruppenmitgliedern haben, wenn sich diese nicht allen Regeln und Meinungen anschließen. Ein charakteristisches Problem ist dann die schwierige Eingliederung von besonders kranken Patienten oder neuen Gruppenteilnehmern in vorher gut funktionsfähigen Gruppen.

! **Merke:** Kohäsion bezeichnet das Zusammengehörigkeitsgefühl der Gruppe. Akzeptanz bezeichnet die Fähigkeit der Gruppe, Einzelne auch dann zu integrieren, wenn sie durch Besonderheiten auffallen oder Autonomie beanspruchen.

2.3.3 Kooperative Arbeitshaltung

Die kooperative Arbeitshaltung beinhaltet zum einen Minimalbedingungen, die von jedem Gruppenteilnehmer erwartet werden. Dazu gehört pünktliches Erscheinen, respektvolle Beachtung sozialer Regeln (z. B. Verzicht auf Beleidigungen oder absichtliche Störungen). Zum andern zeigt sich eine kooperative Arbeitshaltung durch Aufmerksamkeit in der Gruppe, aktive Beteiligung und die Durchführung von Hausaufgaben.

! **Merke:** Kooperative Arbeitshaltung zeigt sich durch:
- Beachtung sozialer Regeln
- Aufmerksamkeit in der Gruppe
- aktive Beteiligung
- Durchführung von Hausaufgaben

Wenn wir die einzelnen instrumentellen Gruppenbedingungen betrachten, so wird deutlich, welche ausgeprägte Bedeutung diese für die gruppentherapeutische Arbeit haben. Dennoch ist es nicht ratsam, das Ziel zu verfolgen, „viel von allem" zu haben. Es wurde bereits ersichtlich, dass z. B. zu viel Gruppenkohäsion die Akzeptanz der Einzelnen erschweren kann. Das Ziel ist, Offenheit, Vertrauen, Kohäsion, Akzeptanz und eine kooperative Arbeitshaltung in ausgewogenem Maße in der Gruppe zu etablieren.

! **Merke:** Kohäsion und Akzeptanz können in Konkurrenz zueinander treten.

Das Vorgehen bei der Etablierung der instrumentellen Gruppenbedingungen unterscheidet sich nach der Art der Gruppe. In einzelfallorientierten Gruppen hängt die Zusammenarbeit besonders stark von Offenheit und Vertrauen ab. Wenn die Teilnehmer nicht offen genug sind oder den anderen Gruppenteilnehmern nicht vertrauen, werden sie sich an der Therapie nicht ausreichen beteiligen und keine eigenen Themen einbringen. Zusammengehörigkeitsgefühl und Akzeptanz kann sich dagegen auch erst im Verlauf der gemeinsamen therapeutischen Arbeit festigen oder durch Gruppenregeln vorgegeben werden. Kooperative Arbeitshaltung kann als erste Bedingung von Gruppen eingefordert werden. Alle instrumentellen Gruppenbedingungen werden durch Gruppenregeln gesichert.
In störungsspezifischen, mit Manualen arbeitenden Gruppen, sind Zusammengehörigkeitsgefühl und Akzeptanz von hoher Bedeutung. Natürlich ist auch in diesen Gruppen die therapeutische Arbeit von Offenheit und Vertrauen abhängig. Sehr hoch ausgeprägte Offenheit und Vertrauen unter den Gruppenteilnehmern kann jedoch die Zielerreichung behindern. Diese Problematik kennen Kollegen, die mit störungsspezifischen manualisierten Gruppenkonzepten arbeiten. Weniger Vertrauen und Offenheit fördernde Maßnahmen und mehr Techniken, die das pädagogische Vorgehen stützen, sind in solchen Situationen hilfreich. Das Ziel des manualisierten Vorgehens besteht in der Erarbeitung oder Bearbeitung festgelegter Themen, die für jede Sitzung vorgegeben sind.

! **Merke:** In einzelfallorientierten Gruppen sind Offenheit und Vertrauen besonders wichtig. In störungsspezifischen Gruppen sind Zusammengehörigkeitsgefühl und Akzeptanz von besonderer Bedeutung.

2.4 Wirkfaktoren in der Gruppentherapie

In Tabelle 1 werden relevante Wirkfaktoren in der Gruppentherapie benannt.

Tabelle 1: Wirkfaktoren in der Gruppentherapie

Offenheit ***Vertrauen*** ***Kohäsion*** ***Akzeptanz***	Die instrumentellen Gruppenbedingungen Offenheit, Vertrauen, Kohäsion und Akzeptanz sind auch Wirkfaktoren der Gruppentherapie. Sie tragen bei den Teilnehmern zu Veränderungen in Verhalten, emotionalem Erleben und Bewertungsprozessen bei.
Interpersonelles Lernen	Gruppen bieten die Möglichkeit, die soziale Kompetenz zu schulen, ohne die Risiken einzugehen, die mit Lernen durch Versuch und Irrtum in der häuslichen oder beruflichen Umgebung verbunden sind. Rückmeldungen über die Wirkung von Verhalten sind durch festgelegte Regeln zum Feedback von besonderer Wirksamkeit. Stufenweiser Verhaltensaufbau und Lernen am Modell der Mitpatienten oder des Therapeuten sind wichtige Mechanismen.

Fortsetzung Tabelle 1: Wirkfaktoren in der Gruppentherapie	
Emotionsmanagement	Gruppen geben ihren Mitgliedern die Möglichkeit, in einer geschützten Umgebung bisher vermiedene, schambesetzte, tabuisierte Erlebnisse, Gedanken oder Gefühle zu offenbaren. Das Ausbleiben von negativem Feedback und die Akzeptanz der Gruppe kann mit einem extremen Gefühl von Erleichterung (Katharsis) verbunden sein.
Handlungsorientierung	Das Vorbild von Mitpatienten, die in ihrem Heilungsprozess weiter fortgeschritten sind, ist von außerordentlicher Bedeutung für die Entstehung von Handlungsorientierung im Laufe einer Gruppentherapie. Auch diagnostisch homogene Gruppen zeichnen sich meist durch unterschiedliche Krankheitsschwere, Behandlungsfortschritte und durch verschiedene bereits vorhandene Bewältigungsstrategien für psychische Störungen aus.
Realitätsüberprüfung	Feedback und soziale Unterstützung durch die Gruppenmitglieder sind eine große Hilfe bei der Veränderung von Bewertungsprozessen. Das Auffinden und Überprüfen alternativer Bewertungen (im ABC-B'C'- Modell) ist in der Gruppe häufig einfacher als in der Einzeltherapie.
Universalität des Leidens	Isolation deprimiert und entmutigt Menschen mit einer psychischen Störung. Zu erfahren, dass auch viele andere Menschen ähnliche Probleme haben, reduziert Scham und Resignation.
Experte in eigener Sache	Ähnlich wie Therapeuten erlernen Patienten Einsicht in Krankheitsmechanismen am besten anhand von Fallbeispielen. Dabei ist die eigene Situation aufgrund der fehlenden Distanz weniger günstig als das Beispiel von Mitpatienten. Die erworbene Expertise stellt eine wichtige Grundlage für Selbstmanagement (Kanfer et al., 1996) und Empowerment (Hayes et al., 1999) dar.
Erwerb von Fertigkeiten	Gruppen unterstützen den konkreten Erwerb von Fertigkeiten durch Lernen am Modell, gegenseitige Hilfestellung und Erfahrungsaustausch. Aus diesem Grund ist der Einsatz von verhaltenstherapeutischen Methoden besonders wirkungsvoll. Beispiele sind Rollenspiele, gemeinsame Verhaltensanalysen, Aktivitätenaufbau und Tagesstrukturierung, Erwerb von spannungsreduzierenden Maßnahmen (Skills), gemeinsames Essen in Gruppen für Patienten mit Essstörung, gemeinsame Auswertung von Verhaltensprotokollen.

Die instrumentellen Gruppenbedingungen Offenheit, Vertrauen, Kohäsion, Akzeptanz und kooperative Arbeitshaltung sind auch Wirkfaktoren der Gruppentherapie. Sie tragen bei den Teilnehmern zu Veränderungen in Verhalten, emotionalem Erleben und Bewertungsprozessen bei. Im Folgenden werden weitere relevante Wirkfaktoren benannt.

2.4.1 Interpersonelles Lernen

Gruppen bieten die Möglichkeit, die soziale Kompetenz zu schulen, ohne die Risiken einzugehen, die mit Lernen durch Versuch und Irrtum in der häuslichen oder beruflichen Umgebung verbunden sind. Rückmeldungen über die Wirkung von Verhalten sind durch festgelegte Regeln zum Feedback von besonderer Wirksamkeit. Stufenweiser Verhaltensaufbau und Lernen am Modell der Mitpatienten oder des Therapeuten sind wichtige Mechanismen.

2.4.2 Emotionsmanagement

Gruppen geben ihren Mitgliedern die Möglichkeit, in einer geschützten Umgebung bisher vermiedene, schambesetzte, tabuisierte Erlebnisse, Gedanken oder Gefühle zu offenbaren. Das Ausbleiben von negativem Feedback und die Akzeptanz der Gruppe können mit einem extremen Gefühl von Erleichterung (Katharsis) verbunden sein. Die Gruppe bietet auch die Möglichkeit, Therapietechniken des Emotionsmanagements wie entgegengesetztes Handeln in der Interaktion zu üben.

2.4.3 Handlungsorientierung – Hoffnung

Das Vorbild von Mitpatienten, die in ihrem Heilungsprozess weiter fortgeschritten sind, ist von außerordentlicher Bedeutung für die Entstehung von Handlungsorientierung im Laufe einer Gruppentherapie. Auch diagnostisch homogene Gruppen zeichnen sich meist durch unterschiedliche Krankheitsschwere, Behandlungsfortschritt und durch verschiedene bereits vorhandene Bewältigungsstrategien für psychische Störungen aus.

2.4.4 Realitätsüberprüfung

Feedback und soziale Unterstützung durch die Gruppenmitglieder sind eine große Hilfe bei der Entwicklung der Fertigkeit, interpersonelle Situationen achtsam und zutreffend zu beschreiben, den Fokus auf die wichtigen Aspekte gegenwärtiger Interaktionen zu setzen und wahrgenommene Realität von Sorgen- und Grübelprozessen abzutrennen.

2.4.5 Universalität des Leidens

Isolation deprimiert und entmutigt Menschen mit einer psychischen Störung. Zu erfahren, dass auch viele andere Menschen ähnliche Probleme haben, reduziert Scham und Resignation.

2.4.6 Experte in eigener Sache – Einsicht

Ähnlich wie Therapeuten erlernen Patienten Einsicht in Krankheitsmechanismen am besten an Hand von Fallbeispielen. Dabei ist die eigene Situation aufgrund der fehlenden Distanz weniger günstig als das Beispiel von Mitpatienten. Die erworbene Expertise stellt eine wichtige Grundlage für Selbstmanagement und Empowerment dar.

2.4.7 Erwerb von Fertigkeiten

Gruppen unterstützen den konkreten Erwerb von Fertigkeiten durch Lernen am Modell, gegenseitige Hilfestellung und Erfahrungsaustausch. Aus diesem Grund ist der Einsatz von verhaltenstherapeutischen Techniken besonders wirkungsvoll. Beispiele sind Rollenspiele, gemeinsames Durchführen von Verhaltensanalysen, Aktivitätenaufbau und Tagesstrukturierung, Erwerb von spannungsreduzierenden Maßnahmen, Emotionsmanagement, soziale Kompetenz, kognitive und metakognitive Fertigkeiten, gemeinsames Essen in Gruppen für Patienten mit Essstörung, gemeinsame Auswertung von Verhaltensprotokollen.

3 Umsetzung in der Praxis

3.1 Herstellen instrumenteller Gruppenbedingungen in einzelfallorientierten Gruppen

Wenn mehrere Menschen zusammenkommen, die sich untereinander noch nicht kennen und das Ziel haben, zukünftig intime Themen miteinander zu bearbeiten, Themen, die sie möglicherweise noch nie jemandem erzählt haben, dann ist der Aufbau von günstigen Rahmenbedingungen mit ausreichendem Vertrauen, Offenheit, Zusammengehörigkeit und einer kooperativen Arbeitshaltung erforderlich. In der ersten Therapiestunde werden diese Bedingungen aufgebaut.

Die Interventionen in dieser Aufbauphase der Gruppe sind grundsätzlich auf Angstreduktion ausgerichtet: Zuerst werden die Gruppenteilnehmer begrüßt. Der Therapeut stellt sich vor, indem er seinen Namen nennt, seine Berufszugehörigkeit und etwas zu seiner Qualifikation als Gruppentherapeut sagt. Kollegen, die noch wenig Erfahrung mit Gruppenleitung haben, können sich etablieren, indem sie sich auf ihre Funktion als verantwortliche Leiter der Gruppe beziehen. Weitere Strategien zur Etablierung als Gruppenleiter sind: konsequentes Ausfüllen der Therapeutenrolle (Ansprache der Gruppe mit „Sie", Verzicht auf das Einbringen eigener Probleme, regelndes und strukturierendes Eingreifen in den Therapieprozess, Anwendung und Anleitung von therapeutischen Techniken u.s.w.). Die eigene Etablierung als Gruppentherapeut ist notwendig, um den Patienten die Sicherheit zu vermitteln, bei einem „Experten" in Behandlung zu sein. Zu lange und ausführliche Etablierungsversuche mit dem Aufzählen aller Qualifikationen und private Angaben zur eigenen Person sind dagegen kontraproduktiv.

> **!** **Merke:** Interventionen in der Aufbauphase der verhaltenstherapeutischen Gruppenarbeit sind auf Angstreduktion ausgerichtet. Ziel ist, in der Gruppe Sicherheit herzustellen.

Anschließend werden alle Teilnehmer gebeten, sich mit Namen vorzustellen und einige Sätze über sich zu sagen. Der Therapeut informiert die Teilnehmer über die formalen Rahmenbedingungen der Zusammenarbeit, über Häufigkeit und Dauer der Therapiestunden und über die Notwendigkeit, dass alle Teilnehmer pünktlich und regelmäßig in die Gruppentherapie kommen. Im folgenden Schritt bittet der Therapeut alle Teilnehmer der Gruppe, sich dazu zu äußern, welche Wünsche sie an die gemeinsame Arbeit haben: „Was brauchen Sie, damit wir miteinander möglichst effektiv arbeiten können?" Wenn jeder Gruppenteilnehmer sich zu dieser Frage geäußert hat, fragt der Therapeut im nächsten Schritt nach den Befürchtungen: „Was glauben Sie, sollte hier unter gar keinen Umständen passieren?" Die Frage „Was kann jeder Einzelne von Ihnen dazu beitragen, dass wir eine gut funktionierende Gruppe werden?" dient der Förderung der Selbstverpflichtung der Gruppe zur Zusammenarbeit.

Viele Therapeuten benutzen zur Herstellung der instrumentellen Gruppenbedingungen in der ersten Therapiesitzung die Strategie, die Patienten auf Kleingruppen aufzuteilen oder sie zu bitten, sich als Paare zusammen zu finden und sich gegenseitig zu interviewen. Diese Strategien eignen sich als Einstiegsübung in die gruppentherapeutische Arbeit, da sie zunächst durch die Verkleinerung der Gruppe angstreduzierend wirken. Wenn sich der Therapeut für diese Strategien entscheidet, sollte der Zeitpunkt der Aufteilung gut gewählt sein. Eine zu frühe Aufteilung der Gruppe kann die Entstehung des Zusammengehörigkeits- und Sicherheitsgefühl erschweren. Gegenseitiges Vorstellen in der Großgruppe im Anschluss an das Paarinterview ist ungünstig. Dabei kann eine für die Anfangsphase der Gruppe verfrühte Expositionsübung mit der Offenlegung intimster Problembereiche entstehen. Das würde Angst erzeugen.

Nach dem ersten Kennenlernen der Gruppenteilnehmer, fördert der Therapeut die Selbstöffnung. Er befragt die Patienten nach ihren individuellen Themen, die sie in die Gruppe geführt haben. Hier können die Patienten erste Erfahrungen mit Offenheit, Vertrauen, Zusammengehörigkeit und Akzeptanz entwickeln.
Zum Abschluss der ersten Gruppentherapiesitzung bittet der Therapeut die Patienten, konkrete Regeln für ihre Zusammenarbeit zu formulieren. Dabei greift er die Wünsche der Patienten auf, die sie bereits zu Beginn formuliert haben. Anschließend werden die Gruppenregeln schriftlich festgehalten und allen Gruppenmitgliedern zugänglich gemacht. Besonders für offene Gruppen ist es eine Erleichterung bei der Integration von neuen Patienten, wenn die Gruppenregeln im Gruppenraum ausgehängt sind.

3.2 Gruppenregeln

Gruppentherapie ist für viele Patienten wie der Besuch in einem fremden Land mit unbekannten Verhaltensregeln. Eine Aufklärung über die Gewohnheiten und Abläufe, die innerhalb der Gruppe herrschen, ist notwendig, um Ängste zu minimieren, Sicherheit aufzubauen und unerwünschte Vorkommnisse zu vermeiden.

3.2.1 Funktion der Gruppenregeln

Nachdem über die Etablierung der instrumentellen Gruppenbedingungen eine arbeitsfähige Gruppe aufgebaut wurde, tragen die Gruppenregeln dazu bei, diese Bedingungen langfristig zu erhalten. Durch sie wissen die Gruppenmitglieder, welches Verhalten angemessen und welches unerwünscht ist. Das wiederum gibt den Patienten Sicherheit im Umgang miteinander und im Umgang mit dem Therapeuten. Es bestehen explizite Gruppenregeln, die offen ausgesprochen werden und für jeden Teilnehmer der Gruppe (auch Therapeuten, Co-Therapeuten oder Praktikanten) bindend sind. Bewährte, explizite Gruppenregeln betreffen die Einhaltung der Schweigepflicht, Pünktlichkeit, Regeln zu Kommunikation und Rückmeldungen, den Umgang mit starker emotionaler Betroffenheit oder Umgang mit Paarbildung. (Tab. 2).

Tabelle 2: Explizite Gruppenregeln
Einhaltung der Schweigepflicht
Umgang mit starker emotionaler Betroffenheit
Regeln zu Kommunikation und Rückmeldungen
Umgang mit Paarbildung
Pünktlichkeit

Implizite Gruppenregeln, die nicht ausgesprochen sind, können aber dennoch Abläufe mitbestimmen. Implizite Gruppenregeln beinhalten Gewohnheiten, die in einer Gruppe vorhanden sind oder sich herausbilden. Ein Beispiel ist es, einem weinenden Mitpatienten ein Taschentuch anzubieten. Formale Abläufe der Gruppe wie die Einteilung der Zeit in Eröffnungsrunde, Problembearbeitung und Abschlussrunde können sowohl durch explizite wie implizite Regeln bestimmt sein.

3.2.2 Anpassung der Gruppenregeln an die jeweilige Zielgruppe

Jede Gruppe sollte spezifisch die Regeln erhalten, die zur Regelung der Abläufe notwendig sind. Zu viele Regeln können zur Behinderung der therapeutischen Arbeit führen. Gruppen, die tendenziell ängstlich und unsicher sind, brauchen andere Regeln als Gruppen, die zu impulsivem Verhalten neigen. Aus diesem Grund sollte der Therapeut zu erst bedenken, mit welcher Gruppe er arbeiten wird, damit die Gruppenregeln auf antizipierte problematische Verhaltensweisen der Gruppenmitglieder ausgerichtet sind. Die Gruppenregel, *„sich gegenseitig ausreden lassen"*, ist in einer ängstlich unsicheren Gruppe nicht nur überflüssig, sondern auch eine Behinderung. Dagegen kann sie in einer Gruppe mit Jugendlichen oder Menschen mit Neigung zu impulsivem Verhalten sehr nützlich sein. Die Vereinbarung zur Einhaltung der Schweigepflicht ist für jede Gruppe zweckmäßig und geradezu unumgänglich. Eine Regelung des Umgangs mit starken Gefühlen ist ebenfalls für jede Gruppe notwendig. In einer ängstlichen Gruppe ist die Regel *„Gefühle sind erlaubt"* sinnvoll. In ängstlichen Gruppen zeigt sich oft die Schwierigkeit, dass Patienten Blockaden erleben, wenn sie merken, dass es ihnen zum Weinen ist. Es empfiehlt sich, in diesen Gruppe eine Regel zu etablieren, die Weinen ausdrücklich erlaubt. In Gruppen mit Neigung zu Gewalt, hoher Anspannung oder impulsivem Verhalten sind Regeln notwendig, die Verhaltensexzesse regeln.

Beispiele:

„Andere körperlich oder verbal anzugreifen ist nicht erlaubt!" – „Bei hoher Anspannung werden spannungsreduzierende Methoden (z. B. Cool-Pack, Igelball, Therapieinhalte mitschreiben) eingesetzt." – „Wenn die Spannungsregulation in der Gruppe nicht ausreicht, darf die Gruppe für kurze Zeit verlassen werden. Ziel ist, außerhalb des Gruppenraumes die Spannung zu reduzieren."

Wichtig ist dabei zu beachten, dass bis zum Beginn der Abschlussrunde die Patienten alle wieder in dem Gruppenraum sein müssen, damit die Sitzung gemeinsam beendet werden kann. Durch diese Regeln wird das selbstverantwortliche Handeln der Patienten gefördert, und das Rauslaufen aus der Gruppe unter Anspannung, das für die Gruppe sehr störend ist, wird eingeschränkt.

! **Merke:** Jede Gruppe sollte die Regeln erhalten, die sie spezifisch braucht. Zu viele Regeln können die therapeutische Arbeit behindern.

3.2.3 Erstellen und Weitergabe der Gruppenregeln

In einzelfallorientierten Gruppen werden die Gruppenregeln in der ersten gemeinsamen Therapiesitzung festgelegt. Dieses findet in engem Zusammenhang mit der Etablierung der instrumentellen Gruppenbedingungen statt. Nachdem Befürchtungen und Erwartungen der Patienten bekannt sind, entwickelt die Gruppe notwendige „Umgangsformen" miteinander, die als Gruppenregeln festgehalten werden. Der Therapeut achtet zunächst darauf, dass die Bedürfnisse der einzelnen Teilnehmer ausreichend berücksichtigt werden, und ergänzt anschließend die Gruppenregeln, wenn seines Erachtens noch wichtige Aspekte fehlen. Das schriftliche Festhalten der Gruppenregeln ist sinnvoll, damit sich die Patienten langfristig an die Vereinbarungen erinnern. In offenen, einzelfallorientierten Gruppen werden regelmäßig neue Patienten aufgenommen. Die Eingliederung der neuen Patienten in eine bereits laufende Gruppe kann eine Schwierigkeit darstellen. Hilfreich ist ein gewisses „Ritual" in der Gruppe nach dem neue Patienten mit den Gruppenregeln bekannt gemacht werden.

Beispiel:

Der Therapeut eröffnet die Therapiestunde mit der Begrüßung des neuen Patienten und bittet ihn, sich der Gruppe kurz vorzustellen. Anschließend bittet er die Gruppe, dem neuen Gruppenmitglied zu erklären, wie die Gruppe miteinander arbeitet und welche Regeln es in der Gruppe gibt.

Dabei entsteht ein erster Kontakt zu den neuen Patienten, die Wiederholung der Gruppenregeln ist auch für ältere Patienten eine Erinnerung. Patienten finden so auch eigene Formulierungen und betonen die Regeln, die aus ihrer Sicht von besonderer Wichtigkeit sind. Wenn wichtige Regeln vergessen wurden, kann der Therapeut diese noch ergänzen. In einzelfallorientierten Gruppen sollte der Therapeut davon Abstand nehmen, neuen Patienten die Gruppenregeln zu Beginn ihrer ersten Therapiesitzung persönlich mitzuteilen. Dieses Vorgehen sollte ausschließlich für präventive oder störungsspezifische Gruppen vorbehalten bleiben.

! **Merke:** In einzelfallorientierten Gruppen werden die Gruppenregeln in der ersten gemeinsamen Therapiesitzung festgelegt.

3.3 Durchführung einer zieloffenen verhaltenstherapeutischen Gruppe

Um den Patienten ein höheres Maß an Sicherheit zu geben, sollten die Therapiesitzungen gleichbleibende Abläufe beinhalten, höchstmögliche Transparenz bieten und ein zielorientiertes, überprüfbares Vorgehen zeigen.

! Merke: Jede Therapiestunde gliedert sich in eine Eröffnungsrunde, eine Bearbeitungsphase und in eine Abschlussrunde.

3.3.1 Eröffnungsrunde

Ziel der Eröffnungsrunde ist, den Protagonisten fest zu legen, der in der anschließenden Bearbeitungsphase mit seinem Thema im Mittelpunkt stehen wird. Darüber hinaus erhält der Therapeut und die Mitpatienten Information darüber, mit welchen Themen sich die Patienten beschäftigen. Die Eröffnungsrunde beinhaltet zwei Teile: die Themensammlung und die Themenauswahl. Jeder Patient beteiligt sich an der Eröffnungsrunde. Es ist zeitsparend, wenn es reihum geht. Der Therapeut kann bestimmen, wer beginnt. Aber er kann auch die Gruppe fragen, wer beginnen möchte. Die zweite Alternative ist nur für Gruppen geeignet in denen es ausreichen Patienten gibt, die über die Fertigkeit verfügen, dann tatsächlich den Anfang zu machen. In Gruppen mit überwiegend zurückhaltenden Patienten kann eine offene Frage in die Gruppe Angst steigernd sein. Der Therapeut kann sagen:

Beispiel:
„Wir beginnen mit der Eröffnungsrunde, in der jeder von Ihnen sagen kann, was ihn im Moment beschäftigt und ob er sein Thema anschließend vertiefen möchte."

Die Dauer der Eröffnungsrunde sollte je nach Gruppengröße fünf bis acht Minuten nicht überschreiten. Bei längeren Eröffnungsrunden können Patienten, die zuletzt an die Reihe kommen, unruhig werden, ihr Anliegen vergessen oder den Anliegen anderer Patienten automatisch Priorität einräumen. Die Interventionen der Therapeuten während der Eröffnungsrunde sollten sehr kurz sein und sich ausschließlich darauf richten, ob der Patient sein Thema anschließend vertiefen möchte.

Beispiel:
„Möchten Sie anschließend Ihr Thema bearbeiten? Möchten Sie sich für dieses Thema anschließend mehr Zeit nehmen? Kann die Gruppe Sie bei diesem Problem heute unterstützen?"

Wenn alle Patienten in der Eröffnungsrunde benannt haben, was sie beschäftigt, welche Themen für sie von Bedeutung sind und ob sie als Protagonisten ihr Anliegen bearbeiten möchten, dann geht es um die Bestimmung des Protagonisten. In geübten Gruppen können zwei Themen in einer Therapiesitzung bearbeitet werden. Wenn mehr als zwei Patienten ihr Anliegen in der Sitzung bearbeiten möchten, ist dies als Zeichen einer gut funktionierenden Gruppe zu werten. Themenvielfalt und der Wunsch, die Therapiezeit für sich zu nutzten, ist im Sinne aller Beteiligten. Für die Festlegung des Protagonisten wendet sich der Therapeut an die Patienten, die in dieser Sitzung gerne ihr Thema bearbeiten möchten. Er bittet sie zu entscheiden wer sein Thema heute bearbeiten wird.

Beispiel:
„Herr Meier, Frau Müller, Frau Schneider und Herr Jung würden heute gerne ihr Thema mit der Hilfe der Gruppe bearbeiten. Könnten Sie entscheiden, wie wir vorgehen werden? Wir können in der Regel zwei Themen bearbeiten."

Erfahrungsgemäß ist dieser Entscheidungsprozess ohne Schwierigkeiten. Die Patienten achten von sich aus darauf, dass jedes Gruppenmitglied zu seinem Recht kommt. Sie merken sich, wenn jemand in den letzten Sitzungen zurückgetreten ist, um Mitpatienten Raum zu geben. Sie achten darauf, wenn Themen wegen emotionaler Dringlichkeit oder aus zeitlichen Gründen (z.B. weil der Patient kurz vor der Entlassung ist) nicht aufgeschoben werden können. Es entsteht ein kurzer Meinungsaustausch unter den beteiligten Patienten und nach wenigen Minuten kann die Bearbeitung des ersten Anliegens beginnen. Nur in Ausnahmefällen sollte der Therapeuten diesen Entscheidungsprozess beeinflussen. In diesem Fall ist es wichtig, die Gründe für die Lenkung des Entscheidungsprozesses in der Gruppe offen zu legen und die Gruppe um Zustimmung zu bitten. Wenn die Reihenfolge der Protagonisten festgelegt ist, wird die Gruppe gefragt, ob sie mit dieser Reihenfolge einverstanden ist. In der Regel geben alle Gruppenmitglieder ihre Zustimmung. Wenn Unstimmigkeiten entstehen, dann sollten diese erst beseitigt werden, um die spätere therapeutische Arbeit nicht zu belasten. Dieses Vorgehen wird angewandt um die Aufmerksamkeit und Selbstverpflichtung zur Mitarbeit aller Patienten zu sichern.

3.3.2 Bearbeitungsphase

Die Bearbeitungsphase ist an das Problemlösemodell adaptiert und beginnt mit der Festlegung des Ziels und der Techniken, die zur Zielerreichung eingesetzt werde. Dazu setzt sich der Therapeut neben den Protagonisten Der Therapeut sagt: „Wenn wir uns jetzt ihrem Thema zuwenden, könnten Sie mir erst sagen, was für Sie am Ende der Sitzung ein gutes Ergebnis wäre." Wenn Therapeuten direkt nach dem Ziel fragen, dann sind manche Patienten mit der Antwort überfordert. Ziel kann so durchdacht und rational für manche Patienten klingen, dass sie keine Antwort geben können. Wenn die Therapeuten nach einem Ergebnis fragen, dann ist es für Patienten leichter ihre erwünschten Ziele zu benennen. Tatsächlich erreichbare Ziele können mit der Unterstützung des Therapeuten formuliert werden. In dieser Phase sollten Therapeuten großzügige Unterstützung leisten und den Patienten Vorschläge machen, wenn diese keine eigenen Ideen haben. Eine gute Strategie ist, dem Patienten jeweils zwei Alternativen zu nennen, damit er die Auswahl treffen kann. Nach der Zielformulierung bestimmen Therapeut und Patient die Techniken zur Zielerreichung. Auch hier ist der Therapeut durch Vorschläge unterstützend. Zunächst fragt er den Patienten: „Haben Sie eine Idee, wie wir dieses Ziel gemeinsam erreichen können, wie kann die Gruppe Sie unterstützen?" An dieser Stelle werden die Patienten so weit Techniken benennen können, wie sie bereits in der Gruppe Techniken kennengelernt haben. Wenn die Gruppe bisher nur mit der Technik Rückmeldung gearbeitet hat, dann werden die Patienten sich eine Rückmeldung von den Mitpatienten wünschen und zwar unabhängig davon, ob diese Technik Ziel führen ist oder nicht. Dann liegt es an den Therapeuten ihren Gruppen weitere Techniken zu zeigen.

Für verhaltenstherapeutische Gruppen gilt, dass die Vermittlung von Fertigkeiten im Mittelpunk der therapeutischen Arbeit steht. Das bedeutet, dass jede Technik, die mit der Einübung von neuen Fertigkeiten verbunden ist, für die Gruppentherapie sehr gut geeignet ist. Techniken dagegen, die hohe kognitive Fertigkeiten

voraussetzen, die sich durch viel Gespräch auszeichnen oder das Merken vieler Inhalte erfordern, können eine Überforderung für die Patienten sein. Solche Techniken erfüllen auch weniger die Kriterien einer verhaltenstherapeutischen Gruppe.
Während der Abstimmung des Ziels und der Technik arbeiten Protagonist und Therapeut zusammen ohne die Beteiligung der Gruppe. Im Sinne des einzelfallorientierten Vorgehens ist es wichtig, dem Protagonisten ausreichend Raum zu geben, sein Anliegen, Ziel und die Mittel zur Zielerreichung individuell zu bestimmen. Gleichzeitig ist darauf zu achten, dass der Protagonist nicht in die Situation kommt, nur als Informationslieferant von den übrigen Gruppenmitgliedern ausgefragt zu werden. Nach der Zielbestimmung und der Festlegung der Technik, sollte zügig die Bearbeitung durchgeführt werden. Die Festlegung des Ziels und der Techniken kann folgendermaßen stattfinden:

Beispiel:
„Wenn wir uns jetzt Ihrem Thema Angst vor einem Rückfall zuwenden, was müssten wir am Ende unserer Zusammenarbeit erreicht haben, welches Ergebnis würden Sie sich wünschen?" Wenn der Patient kein Ziel formulieren kann: „Könnte es ein Ziel für Sie sein, die möglichen Risiken eines Rückfalls besser beurteilen zu können, oder geht es mehr darum, konkrete Verhaltensweisen zu erarbeiten, die Sie in Risikosituationen einsetzen können?"

Über den Weg der Vorgabe verschiedener Alternativen können Patienten besser beurteilen, welches Ziel sie erreichen möchten. Die transparente Zielabsprache erhöht die Effektivität der Gruppenarbeit. Sie wird überschaubarer und strukturierter für die Gruppenteilnehmer. Zur Bestimmung der Technik fragt der Therapeut:

Beispiel:
„Haben Sie schon eine Idee, wie wir dieses Ziel erreichen können?", „Was könnte ein guter Weg sein, um dieses Ziel zu erreichen?", „Wie kann die Gruppe Sie darin unterstützen, dieses Ziel zu erreichen?"

Wenn der Patient keine eigenen Vorstellungen hat, ist es die Aufgabe des Therapeuten Vorschläge zu machen. In diesem Fall bewährt es sich ebenfalls, mehrere Alternativen anzubieten, damit der Patient den gewünschten Weg aussuchen kann. Für den Therapeuten ist es hilfreich, an dieser Stelle seine Aufmerksamkeit auf die Fertigkeitendefizite des Patienten zu lenken. Was muss der Patient lernen, damit er die genannte Situation erfolgreich bewältigen kann? Bei der Mittelanalyse können alle dem Therapeuten bekannten, Strategien und Technik eingesetzt werden unter der Voraussetzung, dass sie tatsächlich zielführend sind. Von hoher Wichtigkeit sind Techniken, die Patienten in eigenständiger Problemlösung, Einübung von Verhaltensfertigkeiten, Entscheidungsfindung oder beim Ausgleichen von anderen Verhaltensdefiziten unterstützen. Gruppentherapien gewinnen an Lebendigkeit, wenn die Techniken zur Zielerreichung möglichst viele Mitpatienten in der Bearbeitungsphase aktivieren. Therapiesitzungen, in denen zum überwiegenden Teil nur Gespräche stattfinden, laufen Gefahr, für Patienten langweilig zu werden oder sie können die Konzentrationsfähigkeit Einzelner überfordern und dadurch die Entstehung von schwierigen Gruppensituationen begünstigen. Rollenspiele, Verhaltensproben, Verhaltensanalysen, Skulpturarbeit, Erstellen von Pro-Contra-Listen, Kleingruppenarbeit, Arbeit mit leeren Stühlen und weitere Techniken binden die gesamte Gruppe in die Bearbeitungsphase ein und erhalten die Konzentration der Gruppe aufrecht. Zur Verbesserung der Transparenz können Ziel und Mittel zur Zielerreichung auf der Flipchart festgehalten werden.

Nachdem das Ziel der Sitzung und Techniken zur Zielerreichung festgelegt sind, beginnt zügig die Umsetzung. Während der Bearbeitung steht der Protagonist im Mittelpunkt der Gruppe. Die Mitarbeit der ganzen Gruppe ist gefragt. Patienten, die nicht durch aktive Rollen in die Bearbeitung eingebunden sind, sollten Beobachtungsaufgaben erhalten. Während der Bearbeitungsphase kommen auf den Therapeuten, neben der Unterstützung des Protagonisten zwei weitere Aufgaben zu. Er muss darauf achten, dass das Ziel des Protagonisten, kontinuierlich verfolgt wird und dafür sorgen, dass kein anderes Gruppenmitglied in den Mittelpunkt der Gruppe rückt. Die Bearbeitungsphase endet mit dem Erreichen des vorher festgelegten Ziels. Der Therapeut überprüft, inwieweit das Ziel erreicht wurde, indem er den Protagonisten bittet zu beurteilen, ob sein Ziel erreicht wurde oder nicht. Sollte das Ziel nicht erreicht worden sein, bittet der Therapeut den Patienten um die Zusammenfassung eines Zwischenergebnisses. Wenn der Protagonist ein Feedback wünscht, kann er das von den Mitpatienten erhalten. Diese Technik dient der Wiedereingliederung des Protagonisten in die Gruppe. Wenn in der Sitzung zwei Themen bearbeitet werden, dann kann jetzt eine kurze Pause gemacht werden, oft jedoch ist die Gruppe auch in der Lage, sofort in die Bearbeitung des zweiten Themas zu gehen.

3.3.3 Abschlussrunde

Die Gruppentherapie endet immer mit der Abschlussrunde, an der sich alle Patienten beteiligen. Eine günstige Frage für die Abschlussrunde ist: *„Was war für mich heute am wichtigsten?"* Damit sind die Patienten aufgefordert, ihre individuellen positiven Erfahrungen noch einmal zusammenfassend zu benennen. Die Beiträge der Patienten in der Abschlussrunde werden durch den Therapeuten nicht mehr kommentiert.

Tabelle 3: Struktur der zieloffenen verhaltenstherapeutischen Gruppe

Eröffnungsrunde	mit Beteiligung aller Patienten, dient als Orientierungsphase, in welcher der Fokuspatient und der Therapeut das Ziel für die Bearbeitungsphase definieren und die Vorgehensweise zur Zielerreichung festlegen („Fahrplan")
Bearbeitungsphase	mit Fokuspatient im Mittelpunkt und Unterstützung durch die Gesamtgruppe
Abschlussrunde	mit Beteiligung aller Patienten

3.4 Typische Schwierigkeiten bei der Durchführung einer zieloffenen Gruppe

3.4.1 Blitzlicht

Eine traditionelle Form der Eröffnung einer Gruppentherapiesitzung ist das „Blitzlicht". Dabei sollen alle Patienten sagen, wie es ihnen geht. Diese Form der Eröffnungsrunde kann in einer einzelfallorientierten Gruppe bereits das erste Glied einer Kette von nachfolgenden Schwierigkeiten sein. Therapeuten können mit hoher Wahrscheinlichkeit davon ausgehen, dass es ihren Patienten schlecht geht (warum sollten sie sonst eine psychotherapeutische Behandlung in Anspruch nehmen?). Die Eröffnungsrunde sieht dann häufig so aus, dass es dem ersten Patienten schlecht geht, dem zweiten nicht besser und so weiter bis die Runde zu Ende ist. Die Aufforderung an die Patienten, am Anfang der Therapiesitzung die eigene Befindlichkeit in den Mittelpunkt zu stellen, trägt dazu bei, dass die Zusammenarbeit mit einer ungünstigen emotionalen Tönung beginnt, der Übergang in die Bearbeitungsphase wird erschwert und der Fokus auf den Erwerb von Fertigkeiten geht verloren. Patienten, die über Erfolge berichten könnten oder neu erworbenen Fertigkeiten darstellen würden, erhalten keinen ausreichenden Raum. Die therapeutische Arbeit und gemeinsame Anstrengungen der Gruppe, die zur Problembewältigung führen, werden nicht ausreichend beachtet. Das Prinzip „Hoffnung vermitteln", das zu einen der wichtigsten Wirkfaktoren der Gruppentherapie zählt, wird nicht genutzt. Im Gegenteil, die Sitzung kann in eine gemeinsame „Klagerunde" abgleiten.

> **!** **Merke:** Die Aufforderung, am Anfang der Therapiesitzung die eigene Befindlichkeit in den Mittelpunkt zu stellen, ist nicht in Übereinstimmung mit dem Ziel der Vermittlung von Fertigkeiten.

3.4.2 Aufwärmübungen

Eine weitere traditionelle Variante der Eröffnung ist der Einsatz verschiedener spielerischer Übungen, die zu Beginn der Therapiesitzung mit dem Ziel der Angstreduktion oder Aktivierung eingesetzt werden. Beispiele sind gemeinsames Klatschen oder Vertrauensübungen (Die Patienten werden in Zweiergruppen eingeteilt. Ein Patient schließt die Augen und wird von dem Anderen herumgeführt). Auch dieser Einstieg kann gewisse Schwierigkeiten mit sich bringen. Je nach Art der Übung kann der Anschein entstehen, als sei Gruppentherapie eine Art „Spieltherapie". Manche Patienten fühlen sich dadurch nicht ernst genommen und können den Sinn der Übungen nicht nachzuvollziehen. Dadurch ist ein Transfer in den Alltag dieser Patienten behindert. Die Übungen verbrauchen kostbare Therapiezeit, denn für die Anleitung, Durchführung und Nachbesprechung der Übung braucht die Gruppe zehn bis zwanzig Minuten. In dieser Zeit hat der Therapeut noch keine Information erhalten, mit der er anschließend weiterarbeiten kann und der Gewinn auf der Patientenseite ist fraglich. Der Effekt der Angstreduktion ist nicht in jedem Fall zutreffend. Für viele Patienten sind diese Übungen schambesetzt und peinlich. Sie eignen sich eher als Expositionsübung als zur Angstreduktion.

> **!** **Merke:** Bei Übungen kann der Anschein entstehen, als sei Gruppentherapie eine Art „Spieltherapie". Übungen können Scham in der Gruppe steigern.

3.4.3 Kurzinterventionen während der Eröffnungsrunde

Empathische Kurzinterventionen, signalisieren den Patienten die Zugewandtheit des Therapeuten, tragen gleichzeitig aber dazu bei, dass sich die Eröffnungsrunde verlängert. Auch ein weiteres Problem entsteht aus den Kurzinterventionen: Da die Therapeuten bereits in der Eröffnungsrunde auf die Anliegen der Patienten eingegangen sind, sinkt das Bedürfnis nach einer weiteren Bearbeitung. So stehen diese Kollegen vor dem Problem, dass nach der Eröffnungsrunde niemand als Protagonist in der Bearbeitungsphase die Therapiezeit nutzen möchte.

> **!** **Merke:** Kurzinterventionen während der Eröffnungsrunde verlängern die erforderliche Zeit und vermindern die Bereitschaft, Themen für die Bearbeitungsphase anzumelden.

3.4.4 Zielveränderung während der Bearbeitungsphase

Gelegentlich kann die Situation entstehen, dass der Protagonist von seinem ursprünglich vereinbarten Ziel abrückt, indem er während der Bearbeitung feststellt, dass ihm ein anderes Ziel noch wichtiger ist. In diesem Fall sollte der Therapeut auf diese Veränderung hinweisen, einen Schnitt machen und im Sinne der Transparenz mit dem Protagonisten entscheiden, ob ein neues Ziel angesteuert wird oder die Bearbeitung an dieser Stelle beendet wird und zu einem anderen Zeitpunkt eine neue Bearbeitung stattfindet.

3.4.5 Starke emotionale Betroffenheit bei Mitpatienten, während der Protagonist sein Thema bearbeitet

Während der Bearbeitung eines Themas kann sich ein anderes Gruppenmitglied stark angesprochen fühlen und emotional sehr intensiv reagieren. Dabei steht der Therapeut vor dem Problem, dass er einerseits den Protagonisten nicht vernachlässigen soll, aber auch die starke emotionale Betroffenheit des anderen Patienten nicht übersehen darf. Wenn er sich dazu entscheiden würde, nun zum Thema des zweiten Patienten überzugehen, läuft er Gefahr, so die Möglichkeit zum Quereinstieg in die Bearbeitung eines Themas (ohne die Themenauswahl in der Eröffnungsrunde) zu ermöglichen. An dieser Stelle sollte der Therapeut deshalb um eine kurze Unterbrechung der Arbeit mit dem Protagonisten bitten und sich an den zweiten Patienten wenden, um zu verdeutlichen, dass er seine Not wahrgenommen hat. Er kann zum Beispiel fragen:

Beispiel:

„Herr Meier, ich sehe, das Thema von Frau Müller macht Sie sehr betroffen. Was können wir im Augenblick tun, damit Sie der Arbeit von Frau Müller wieder folgen können?" oder „Herr Meier, ich sehe, das Thema von Frau Müller macht Sie sehr betroffen. Ist es in Ordnung, wenn wir hier zu Ende machen und ich Sie anschließend frage, was bei Ihnen passiert?"

Der Therapeut kann den emotional betroffenen Mitpatienten später bitten, in einer der nächsten Therapiestunden sein Anliegen genauer zu bearbeiten. Nach dieser kurzen Unterbrechung erhält der Protagonist wieder die Aufmerksamkeit der Gruppe und des Therapeuten.

3.4.6 Der Protagonist ist mit dem Ergebnis der Bearbeitung seines Themas nicht zufrieden

Wenn das festgelegte Ziel in der Bearbeitungsphase nicht erreicht wurde oder der Protagonist unzufrieden ist, kann es daran liegen, dass ein unangemessenes Ziel festgelegt wurde. In diesem Fall ist es nicht ratsam, erneut in eine Bearbeitungsphase zu gehen. Es ist angemessen, den Protagonisten mit in die Verantwortung zu nehmen, zumal vorher mit ihm das Ziel abgestimmt wurde. Der Therapeut kann den Protagonisten fragen:

Beispiel:

„Haben Sie eine Idee, wo wir uns geirrt haben? Könnten Sie an dieser Stelle ein Zwischenergebnis benennen? Könnten Sie sich vorstellen, in einer der nächsten Sitzungen dieses Thema mit einem neuen Ziel zu bearbeiten?"

Therapeuten sollten an dieser Stelle jedoch darauf achten, dass sie die gemeinsame Arbeit nicht nachträglich abwerten und sich nicht rechtfertigen.

3.4.7 Vom Protagonisten nicht gewünschte Rückmeldung aus der Gruppe nach der Bearbeitungsphase

Der Fokuspatient kann von seiner Arbeit erschöpft sein und keine weiteren Rückmeldungen mehr aus der Gruppe wünschen. Die Gruppe dagegen ist am Ende der Bearbeitungsphase in der Situation, über längere Zeit zugehört zu haben, und wünscht sich jetzt, auch die eigene Betroffenheit zu thematisieren. Der Therapeut kann in diesem Fall die Gruppe auffordern, die Rückmeldungen direkt an ihn zu richten.

Beispiel:

„Herr Meier hat intensiv gearbeitet und kann momentan keine weitere Rückmeldungen aufnehmen. Ich möchte Sie bitten, alles was Sie noch gerne sagen möchten, direkt mir zu sagen. Was war für Sie persönlich von Bedeutung an der vorhergehenden Gruppenarbeit?"

Der Therapeut hat die Aufgabe darauf zu achten, dass der Protagonist vor weiteren Rückmeldungen geschützt wird, er kann mit diesem Vorgehen aber auch sicherstellen, dass die anderen Gruppenteilnehmer über ihre persönliche Betroffenheit sprechen können. Wenn jemand aus der Gruppe dennoch zu dem Protagonisten spricht, sollte er von dem Therapeuten mit der Bitte unterbrochen werden, sich nur an den Therapeuten zu wenden. Rückmeldungen an den Protagonisten können auch aufgeschrieben werden. Er kann sie dann mitnehmen und später lesen.

3.5 Durchführung einer störungsspezifischen Gruppe am Beispiel der Dialektisch-Behavioralen Therapie (DBT)

Störungsspezifische Verhaltenstherapie in der Gruppe ist auf Grund der manualisierten Behandlungskonzepte mit vielen Vorteilen verbunden. Patienten profitieren von der qualifizierten, störungsspezifischen, wissenschaftlich auf dem neuesten Stand befindlichen Behandlung. Die Wirkfaktoren des Settings Gruppe ergänzen die Einzeltherapie. Therapeutenfehler werden durch das festgelegte Vorgehen eingeschränkt. Therapeuten gewinnen Sicherheit im Umgang mit Gruppen. Ökonomische Gründe sprechen ebenfalls für die Gruppentherapie.

Tabelle 4: Beispiele manualisierter störungsspezifischer Gruppen und Präventivgruppen

Panikstörung mit Agoraphobie	Schmidt-Traub, 2000
Soziale Phobie	Stangier, 2009
Zwangsstörung	Oelkers, Hautzinger und Bleibel, 2007
Alkoholabhängigkeit	Kienast, Lindenmeyer, Löb, Löber und Heinz, 2007
Essstörungen	Legenbauer und Vocks, 2013; Sipos und Schweiger, 2012
Depression	Hautzinger, 2013; Klein und Beltz, 2014
Schizophrenie	Roder, Brenner und Kienzle, 2008
Somatische Belastungsstörungen, Schmerz	Rief und Hiller, 2010
Borderline-Persönlichkeitsstörung	Linehan, 2014
Vermeidende Persönlichkeitsstörung,	Alsleben und Hand, 2013; Hinsch und Pfingsten, 2007
Soziale Phobie	Ullrich de Muynck, 1998
Schlafstörungen	Müller und Paterok, 2015

Die Darstellung der Durchführung verschiedener Modelle störungsspezifischer Verhaltenstherapie in Gruppen würde den Rahmen dieses Artikels sprengen. Wir beschränken uns hier auf die Darstellung der dialektisch-behavioralen Therapie (DBT) zur Behandlung der Borderline-Persönlichkeitsstörung (BPS) nach Marsha Linehan (2014). Die DBT basiert auf einer Kombination von Einzeltherapie und Gruppentherapie. Sie ist kognitiv orientiert, verhaltensorientiert, auf den Erwerb von Fertigkeiten ausgerichtet und achtet auf ein Gleichgewicht zwischen Akzeptanz und Veränderung. Die Gruppentherapie hat einen psychoedukativen Schwerpunkt. Sie erfordert von den durchführenden Therapeuten eine aktiv anleitende und strukturierende Rolle. Die Therapie ist in vier Hauptmodule eingeteilt:

3.5.1 Achtsamkeit

Diese Fertigkeiten sind psychologische Varianten von Meditationsübungen. Es geht darum, Gedanken und Emotionen als innere Ereignisse zu begreifen, die nur eine lockere Verbindung zur äußeren Realität haben können. Eine wichtige Komponente ist das Erlernen der Möglichkeit des „Nicht-Reagierens" auf innere (oder äußere) Ereignisse. Achtsamkeitsübungen schulen die Fertigkeit, Wahrnehmungen zu beschreiben ohne sie zu bewerten.

3.5.2 Zwischenmenschliche Fähigkeiten

Dieses Modul zielt auf die Verbesserung der sozialen Kompetenz. Besondere Betonung wird auf das Herausarbeiten von Handlungszielen, Selbstachtung und die Orientierung an Beziehungen gelegt. Im Gegensatz zum konventionellen sozialen Kompetenztraining wird auch verdecktem Verhalten (störenden Gedanken und Gefühlen) besondere Beachtung geschenkt und geeignete Selbstinstruktionen entwickelt.

3.5.3 Bewusster Umgang mit Emotionen

Dieses Modul unterstützt die Patienten dabei, Emotionen zu identifizieren und zu benennen. Typischen Auslöser, emotionsleitenden Gedanken und aus Emotionen abgeleitete Handlungstendenzen werden herausgearbeitet und so das Verständnis von Emotionen gefördert. Die Nützlichkeit von "negativen" Emotionen für die Selbststeuerung wird psychoedukativ vermittelt. Die Therapeuten leiten Emotionsveränderung durch das Prinzip des entgegengesetzten Handelns an. Entgegengesetztes Handeln bedeutet, entgegen der Richtung des emotionsgetriebenen Verhaltens zu Handeln, beispielsweise trotz Scham Kontakt zu anderen Menschen zu suchen.

3.5.4 Stresstoleranz

In diesem Modul werden Fertigkeiten vermittelt, die geeignet sind, innere Anspannung zu reduzieren, ohne selbstschädigend zu sein. Die Intensität der Anspannung wird bei der Auswahl der Fertigkeiten besonders berücksichtigt.

Im Originalformat findet eine Gruppensitzung pro Woche mit einer Dauer von 150 Minuten über ein Jahr hinweg mit ambulanten Patienten statt. Die Gruppe wird von zwei Therapeuten geleitet. In Deutschland ist dieses Format für intensive stationäre Behandlung in verschiedenen Kliniken adaptiert worden. Hier werden meist drei Sitzungen pro Woche mit einer Dauer von 100 Minuten angeboten. Pro Modul stehen festgelegte Zeiträume zur Verfügung (je nach stationärer Einrichtung zwischen 2 und 4 Wochen). Techniken in der Gruppe sind: Erarbeitung von Wissen anhand von Handouts und Flipcharts, Gruppendiskussion, Selbstbeobachtungsaufgaben, Rollenspiele, Verhaltensexperimente und weitere praktische Übungen.

Ziele der Eröffnungsrunde in der DBT Gruppensitzung sind, die Fortschritte bei den Hausaufgaben zu erfassen und persönliche Anliegen innerhalb des vorgegebenen Moduls zu benennen. Wichtige Erfahrungen und Übungsversuche, die Patienten mit den Themen und Ergebnissen der vergangenen Therapiesitzungen gemacht haben, können berichtet werden. In der Bearbeitungsphase werden die im Modul vorgegebenen Elemente vermittelt und eingeübt. Diese können zusätzlich durch Anliegen der Patienten individualisiert und ausgestaltet werden. Zum Abschluss der Gruppe werden Ergebnisse der Sitzung nochmals zusammengefasst (*„Was war heute für mich am wichtigsten?"*). Während der Gruppensitzung können auch Entspannungsübungen, Visualisierungen, Meditation und Atemübungen eingesetzt werden.

3.6 Typische Schwierigkeiten bei der Durchführung einer störungsspezifischen Gruppe

3.6.1 Mangelnde Berücksichtigung der komorbiden Erkrankungen

Der Einsatz der manualisierten, störungsspezifischen Konzepte funktioniert am besten bei Patienten mit Symptomausprägung im mittleren Schweregrad. Komorbide Erkrankungen werden in Manualen meist nicht berücksichtigt. Gerade in stationären Einrichtungen, in denen störungsspezifische Gruppen überwiegend eingesetzt werden, treffen wir aber Patienten mit hoher Komorbidität an. Diese Patienten sprengen häufig den Rahmen der vorgegebenen störungsspezifischen Manuale. Lösungsmöglichkeiten bestehen in einer sorgfältigen Auswahl der in die Gruppe aufgenommenen Patienten oder in der Anpassung der Manuale an die Komorbidität. Wichtig ist es zu vermeiden, dass die gesamte Gruppe in ihren therapeutischen Fortschritten behindert wird.

3.6.2 Geringe Flexibilität bei individuellen Anliegen

Die konkrete manualisierte Vorgabe der Inhalte der einzelnen Therapiesitzungen lässt kaum Spielraum für die Bearbeitung individueller Anliegen der Gruppenteilnehmer. Therapeuten befinden sich von daher immer in dem Spannungsfeld, einerseits zum Aufbau der instrumentellen Gruppenbedingungen mit individuellen Anliegen zu arbeiten, andererseits diese einzugrenzen, um den Vorgaben des Manuals zu folgen. Bezüglich der instrumentellen Gruppenbedingungen sollten Therapeuten aus diesem Grund weniger die Selbstöffnung der Patenten, als viel mehr die kooperative Arbeitshaltung und die Gruppenkohäsion fördern.

4 Frequently Asked Questions (FAQ)

1. *Was kann ich tun bei schwierigen Gruppensituationen, z.B. wenn die Gruppe schweigt?*

→ Überprüfe, ob die instrumentellen Gruppenbedingungen ausreichend etabliert sind!
→ Überprüfe, ob die Teilnehmer die Gruppenregeln verstanden haben und einhalten!
→ Vermeide Kurzinterventionen in der Eröffnungsrunde!
→ Sorge für Entlastung nach belastenden Episoden oder Themen in der Gruppe!
→ Vermeide Vermischung von verschiedenen Gruppentherapiemodellen!
→ Nimm Supervision in Anspruch!

2. *Wie kann ich die Gruppenmitglieder während der Arbeit des Protagonisten mit einbinden?*

→ Durch Beobachtungsaufgaben
→ Übernahme von unterstützenden Rollen oder Modellen
→ Durch Mitwirkung bei verhaltenstherapeutischen Techniken (z.B. Verhaltensanalyse, Rollenspiele)
→ Zielorientiertes strukturiertes Feedback
→ Weise auf die Bedeutung des Lernens am Modell hin!

3. *Was kann ich tun, um zu verhindern, dass Patienten aus der Gruppe laufen?*
→ Etabliere Regeln zum Umgang mit hoher emotionaler Anspannung!
→ Ermögliche kurze Auszeiten zur Spannungsreduktion!
→ Vermeide das Verlassen der Gruppe zu belohnen (z. B. durch Trösten, hinterher laufen)!
→ Setze die Schwelle für das Verlassen der Gruppe hoch (z.B. durch Information über die Auswirkungen auf die Mitpatienten und Gruppenablauf)!
→ Bitte den Patienten in der nächsten Sitzung sein Verhalten zu erklären!
4. *Wie gehe ich mit Außenseitern in der Gruppe um?*
→ Zeige dich solidarisch mit den Außenseitern, damit sie integriert werden können und fordere im nächsten Schritt ihre Mitarbeit ein!
→ Fördere Selbstöffnung des Außenseiters gegenüber der Gruppe!
→ Fördere Akzeptanz der Gruppe gegenüber dem Außenseiter!

5 Prüfungsfragen

1. Welche Modelle der Gruppentherapie gibt es?
2. Welche instrumentellen Gruppenbedingungen kennen Sie?
3. Was sind Wirkfaktoren der Gruppentherapie?
4. Welche unterschiedliche Bedeutung hat Gruppendynamik in einer interaktionsorientierten Gruppe im Vergleich zu einer zieloffenen VT-Gruppe?
5. Für welche Indikationen werden manualisierte störungsspezifische Gruppenkonzepte angeboten?
6. Für welche Zielgruppen werden präventive Gruppenkonzepte angeboten?
7. Welche Voraussetzungen sind zum Aufbau einer störungsspezifischen Gruppe notwendig?

6 Literatur

a) zitierte Literatur

- Alsleben, H., & Hand, I. (2013). Soziales Kompetenztraining: Leitfaden für die Einzel- und Gruppentherapie bei Sozialer Phobie. Heidelberg: Springer.
- Bateman, A., & Fonagy, P. (2006). Mentalization-based Treatment for Borderline Personality Disorder: A Practical Guide. Oxford: Oxford University Press.
- Bednar, R. L., Kaul, T., Bergin, A. E., & Garfield, S. L. (1994). Experiential group research. In Handbook of psychotherapy and behavior change (pp. 631-63). New York: Wiley.
- D'Zurilla, T. J., & Nezu, A. M. (2010). Problem-solving therapy. In K. S. Dobson (Ed.), Handbook of cognitive behavioral therapies (pp. 197-225). New York: Guilford.
- Fiedler, P. (2005). Verhaltenstherapie in Gruppen: Psychologische Psychotherapie in der Praxis. Weinheim: Beltz.
- Hautzinger, M. (2013). Kognitive Verhaltenstherapie bei Depressionen. Weinheim: Beltz.
- Hinsch, R., & Pfingsten, U. (2007). Gruppentraining sozialer Kompetenzen (GSK). Weinheim: Beltz.
- Kienast, T., Lindenmeyer, J., Löb, M., Löber, S., & Heinz, A. (2007). Alkoholabhängigkeit. Ein Leitfaden zur Gruppentherapie. Stuttgart: Kohlhammer.
- Klein, J. P., & Beltz, M. (2014). Psychotherapie chronischer Depression. Praxisleitfaden CBASP. Göttingen: Hogrefe.
- Lazarus, A. A. (1995). Praxis der Multimodalen Therapie. T?bingen: DGVT-Verlag.
- Legenbauer, T., & Vocks, S. (2013). Manual der kognitiven Verhaltenstherapie bei Anorexie und Bulimie. Heidelberg: Springer.
- Lieberman, M. A., Yalom, I. D., & Miles, M. B. (1973). Encounter groups: first facts. New York: Basic Books.
- Linehan, M. M. (2014). DBT skills training manual. New York: Guilford.
- Müller, T., & Paterok, B. (2015). Schlaftraining: Ein Therapiemanual zur Behandlung von Schlafstörungen. Göttingen: Hogrefe.
- Oelkers, C., Hautzinger, M., & Bleibel, M. (2007). Zwangsstörungen: Ein kognitiv-verhaltenstherapeutisches Behandlungsmanual. Weinheim: Beltz.
- Rief, W., & Hiller, W. (2010). Somatisierungsstörung. Göttingen: Hogrefe.
- Roder, V., Brenner, H. D., & Kienzle, N. (2008). Integriertes Psychologisches Therapieprogramm bei schizophren Erkrankten IPT. Weinheim: Beltz.
- Rose, S. D. (1977). Group therapy. A behavioral approach. Englewood Cliffs: Prentice-Hall.
- Schmidt-Traub, S. (2014). Panikstörung und Agoraphobie. Ein Therapiemanual. Göttingen: Hogrefe.
- Sipos, V., & Schweiger, U. (2012). Therapie der Essstörung durch Emotionsregulation. Stuttgart: Kohlhammer.
- Sipos, V., & Schweiger, U. (2013). Gruppentherapie: Ein Handbuch für die ambulante und stationäre verhaltenstherapeutische Praxis. Stuttgart: Kohlhammer.
- Söchting, I. (2014). Cognitive behavioral group therapy. Challenges and Opportunities. Chichester: Wiley Blackwell.
- Stangier, U. (2009). Soziale Phobien: Ein kognitiv-verhaltenstherapeutisches Behandlungsmanual. Weinheim: Beltz.
- Strauß, B., & Mattke, D. (2012). Gruppenpsychotherapie: Lehrbuch für die Praxis. Heidelberg: Springer.
- Wilfley, D. E., MacKenzie, K. R., Wlech, R. R., Ayres, V. E., & Weissman, M. M. (2000). Interpersonal psychotherapy for group. New York: Basic Books.
- Yalom, I. D. (2010). Theorie und Praxis der Gruppenpsychotherapie. Stuttgart: Klett-Cotta.

b) weiterführende Literatur

Verhaltenstherapeutisch

- Fiedler, P. (2005). Verhaltenstherapie in Gruppen: Psychologische Psychotherapie in der Praxis. Weinheim: Beltz
- Sipos, V., & Schweiger, U. (2013). Gruppentherapie: Ein Handbuch für die ambulante und stationäre verhaltenstherapeutische Praxis. Stuttgart: Kohlhammer.
- Söchting, I. (2014). Cognitive behavioral group therapy. Challenges and Opportunities. Chichester: Wiley Blackwell.

Psychodynamisch

- Yalom, I. D. (2010). Theorie und Praxis der Gruppenpsychotherapie. Stuttgart: Klett-Cotta.
- Strauß, B., & Mattke, D. (2012). Gruppenpsychotherapie: Lehrbuch für die Praxis. Heidelberg: Springer.

6 Anhang

6.1 Autorenverzeichnis

Dr. Heike Anderson-Schmidt M.A, M.Sc., PhD
Psychologin
Klinik für Psychiatrie und Psychotherapie, Universitätsmedizin Göttingen
Von-Siebold-Str. 5, D-37075 Göttingen
heike.anderson.schmidt@gmail.com

Dipl.-Psych. Nicole Aufdermauer
Psychologische Psychotherapeutin
Praxis für Psychotherapie
Bauerstr. 5, D-80796 München
nicole.aufdermauer@web.de

Dipl.-Psych. Dr. rer. nat. Gaby Bleichhardt
Psychologische Psychotherapeutin
Psychotherapie-Ambulanz Marburg, AG Klinische Psychologie und Psychotherapie, Philipps-Universität Marburg
Gutenbergstr. 18, D-35032 Marburg
gaby.bleichhardt@uni-marburg.de

Prof. em. Dipl.-Psych. Dr. phil. Franz Caspar
Ehemaliger Leiter Klinische Psychologie und Psychotherapie, Universität Bern
Fabrikstr. 8, CH-3012 Bern
Psychotherapeutische Praxis, Bern, Schweiz
caspar@psy.unibe.ch

Prof. Dipl.-Psych. Dr. med. Ulrich Cuntz
Facharzt für Innere Medizin und Psychotherapeutische Medizin, Chefarzt der Medizinisch-psychosomatischen Klinik Roseneck
Am Roseneck 6, D-83209 Prien am Chiemsee
ucuntz@schoen-kliniken.de

Prof. Dr. med. Janine Diehl-Schmidt
Fachärztin für Psychiatrie und Psychotherapie
Leiterin des Zentrums für Kognitive Störungen,
Psychiatrische Klinik und Poliklinik der Technischen Universität München
Ismaninger Str. 22, D-81675 München
janine.diehl@mri.tum.de

Prof. Dipl.-Psych. Dr. rer. nat. Ulrike Ehlert
Psychologische Psychotherapeutin
Leiterin der Abteilung Klinische Psychologie und Psychotherapie, Universität Zürich
Binzmühlestr. 14, CH-8050 Zürich
u.ehlert@psychologie.uzh.ch

Prof. Dipl.-Psych. Dr. med. Manfred Fichter
Facharzt für Nervenheilkunde, Facharzt für Psychiatrie und Psychotherapie, Facharzt für Psychosomatische Medizin und Psychotherapie
Schön Klinik Roseneck
Am Roseneck 6, D-83209 Prien
mfichter@schoen-kliniken.de

Dr. phil. Dipl.-Psych. Anam Freiermuth
Psychologische Psychotherapeutin, Kinder- und Jugendlichenpsychotherapeutin
Praxis für Psychotherapie
Im Pardiel 16, FL-9494 Schaan, Fürstentum Liechtenstein
anam_freiermuth@hotmail.com

Prof. Dr. med. Harald J. Freyberger († 2018)
Ehemaliger Direktor der Klinik und Poliklinik für Psychiatrie und Psychotherapie der Universität Greifswald am Klinikum Stralsund

Prof. Dipl.-Psych. Dr. rer. nat. Thomas Fydrich
Psychologischer Psychotherapeut
Universitätsprofessor em., Institut für Psychologie, Psychotherapie und Somatopsychologie, Humboldt-Universität zu Berlin
Unter den Linden 6, D-10099 Berlin
Leiter ZPHU – Zentrum für Psychotherapie am Institut für Psychologie der Humboldt-Universität zu Berlin
Klosterstr. 64, 10179 Berlin
fydrich@hu-berlin.de

Dipl.-Psych. Dr. Christian Haerkötter
Hörgeräteakustikermeister, H&B Hörtechnik
Moritzstr. 46, D-65185 Wiesbaden
hae@zweiohren.de

Prof. Dipl.-Psych. Dr. phil. habil. Kurt Hahlweg
Psychologischer Psychotherapeut
Universitätsprofessor em., Institut für Psychologie, Abteilung für Klinische Psychologie, Psychotherapie und Diagnostik, TU Braunschweig
Humboldtstr. 33, D-38106 Braunschweig
k.hahlweg@tu-bs.de

Prof. Dipl.-Psych. Dr. phil. Martin Hautzinger
Psychologischer Psychotherapeut
Fachbereich Psychologie, Klinische Psychologie und Psychotherapie, Universität Tübingen
Schleichstr. 4, D-72076 Tübingen
hautzinger@uni-tuebingen.de

Prof. Dipl.-Psych. Dr. rer. nat. Wolfgang Hiller
Psychologischer Psychotherapeut
Leiter der Abteilung Klinische Psychologie
Psychologisches Institut, Universität Mainz
Wallstr. 3, D-55122 Mainz
hiller@uni-mainz.de

Prof. Dipl.-Psych. Dr. phil. Jürgen Hoyer
Psychologischer Psychotherapeut
Professur für Behaviorale Psychotherapie, Leiter der Institutsambulanz und Tagesklinik und des Aufbaustudienganges Psychologische Psychotherapie an der Technische Universität Dresden
Hohe Str. 53, D-01187 Dresden
juergen.hoyer@tu-dresden.de

Prof. Dr. rer. nat. Dipl.-Psych. Frank Jacobi
Psychologischer Psychotherapeut
Professur für Klinische Psychologie und Psychotherapie (Schwerpunkt Verhaltenstherapie), Psychologische Hochschule Berlin
Am Köllnischen Park 2, D-10179 Berlin
f.jacobi@phb.de

Dipl.-Psych. Dr. phil. Joachim Korb
Psychologischer Psychotherapeut, DRK Schmerz-Zentrum, Tagesklinik
Auf der Steig 14-16, D-55131 Mainz
joachim.korb@drk-schmerz-zentrum.de

Prof. Dr. med. Kai G. Kahl
Facharzt für Psychiatrie und Psychotherapie, Facharzt für Psychosomatische Medizin und Psychotherapie
Geschäftsführender Oberarzt der Klinik für Psychiatrie, Sozialpsychiatrie und Psychotherapie, Ärztlicher Leiter des Ausbildungsinstituts für Verhaltenstherapie und Verhaltensmedizin (AVVM), Medizinische Hochschule Hannover
Carl-Neuberg-Str. 1, D-30625 Hannover
karl.kai@mh-hannover.de

Dipl.-Psych. Dr. phil. Heinrich Küfner
Psychologischer Psychotherapeut
Institut für Therapieforschung (IFT)
Parzivalstr. 25, D-80804 München
kuefner@ift.de

Prof. Dr. med. Alexander Kurz
Facharzt für Psychiatrie
Zentrum für Kognitive Störungen, Psychiatrische Klinik und Poliklinik der Technischen Universität München
Ismaninger Str. 22, D-81675 München
alexander.kurz@mri.tum.de

Dipl.-Psych. Dr. phil. Angelika Lakatos-Witt
Psychologische Psychotherapeutin
Lehrstuhl für Klinische Psychologie und Psychotherapie, Universität Bamberg
Pfeuferstr. 16, D-96047 Bamberg
angelika.lakatos@uni-bamberg.de

Dipl.-Psych. Dr. phil. Rolf Leibbrand
Psychologischer Psychotherapeut
Psychotherapeutische Praxis
Theresienstr. 11, D-01097 Dresden
rolf.leibbrand@web.de

PD Dr. Max Leibetseder
Psychotherapeut, Klinischer und Gesundheitspsychologe, Lehre und Supervision für Verhaltenstherapie, Land Salzburg
Buchholzhofstr. 5, A-5020 Salzburg, Austria
max.leibetseder@salzburg.gv.at

Prof. Dipl.-Psych. Dr. rer. nat. Eric Leibing
Psychologischer Psychotherapeut
Leitender Psychologe der Klinik für Psychosomatische Medizin und Psychotherapie, Universitätsmedizin Göttingen, Leiter der Psychotherapeutischen Ambulanz für Studierende (PAS) und der Psychotherapeutischen Sprechstunde für Mitarbeiterinnen und Mitarbeiter der Universität Göttingen
Humboldtallee 38, D-37073 Göttingen
eleibin@gwdg.de

Prof. Dipl.-Psych. Dr. phil. Bernd Leplow
Psychologischer Psychotherapeut
Geschäftsführender Direktor des Instituts für Psychologie, Martin-Luther-Universität
Emil-Abderhalden-Str. 26-27, D-06108 Halle/Saale
bernd.leplow@psych.uni-halle.de

Prof. Dipl.-Psych. Dr. med. Michael Linden
Arzt für Neurologie und Psychiatrie, Facharzt für Psychosomatische Medizin und Psychotherapie, Psychologischer Psychotherapeut
Institut für Verhaltenstherapie Berlin (IVB)
Hohenzollerndamm 125/126, D-14199 Berlin
linden@ivb_Berlin.de

Prof. Dipl.-Psych. Dr. rer. nat. Johannes Lindenmeyer
Psychologischer Psychotherapeut
Direktor der salus klinik Lindow
Strasse nach Gühlen 10, D-16835 Lindow
lindenmeyer@salus-lindow.de

Prof. Dipl.-Psych. Dr. Jürgen Margraf
Psychologischer Psychotherapeut
Lehrstuhl Klinische Psychologie und Psychotherapie, Ruhr-Universität Bochum, Leiter des Forschungs- und Behandlungszentrums für psychische Gesundheit
Bochumer Fenster 3/ 01, Massenbergstraße 9-13, D-44787 Bochum
juergen.margraf@ruhr-uni-bochum.de

Prof. Dipl.-Psych. Dr. rer. nat. Alexandra Martin
Psychologische Psychotherapeutin
Leiterin der Universitätsambulanz für Psychotherapie, Lehrstuhlinhaberin für Klinische Psychologie und Psychotherapie an der Fakultät für Human- und Sozialwissenschaften der Bergischen Universität Wuppertal
Max-Horkheimer-Str. 20, D-42119 Wuppertal
martin@uni-wuppertal.de

Prof. Dr. mult. Thomas Meyer
Facharzt für Innere Medizin/Kardiologie, Facharzt für Pharmakologie und Toxikologie, Dipl.-Soziologe, Dipl.-Biochemiker
Prof. für Molekulare Psychokardiologie, Leiter Labor für Molekulare Psychokardiologie, Klinik für Psychosomatische Medizin und Psychotherapie, Universitätsmedizin Göttingen
Waldweg 33, D-37075 Göttingen
thomas.meyer@med.uni-goettingen.de

Dipl.-Psych. Dr. rer. nat. Paul Nilges
Psychologischer Psychotherapeut
Johannes Gutenberg-Unversität, Klinische Psychologie, Weiterbildungsstudiengang Psychologische Psychotherapie
Lanzelhohl 22, D-55128 Mainz
nilges@uni-mainz.de

Dipl.-Psych. Dr. phil. Elisabeth Nyberg
Psychologische Psychotherapeutin
Leitende Psychologin Abteilung Psychodiagnostik und Begutachtungen (ZDK)
Kornhausgasse 7, CH-4051 Basel
elisabeth.nyberg@upk.ch

Dipl.-Psych. Kerstin Paetow
Psychologische Psychotherapeutin, Klinische Neuropsychologin
Praxis für Psychotherapie und Klinische Neuropsychologie
Holtenauer Str. 93, D-24105 Kiel
info@psychothrapie-paetow.de

Prof. Dipl.-Psych. Dr. rer. nat. Babette Renneberg
Psychologische Psychotherapeutin
Lehrstuhl Klinische Psychologie und Psychotherapie, Freie Universität Berlin
Habelschwerdter Allee 45, D-14195 Berlin
b.renneberg@fu-berlin.de

Prof. Dr. rer. soc. Dipl.-Psych. Dieter Riemann
Psychologischer Psychotherapeut
Leiter der Abteilung Klinische Psychologie und Psychophysiologie/Schlafmedizin, Abteilung für Psychiatrie und Psychotherapie, Universitätsklinik Freiburg
Hauptstr. 5, D-79104 Freiburg im Breisgau
dieter.riemann@uniklinik-freiburg.de

Dr. Viktoria Ritter
Psychologische Psychotherapeutin
Klinische Psychologie und Psychotherapie, Institut für Psychologie, J. W. Goethe-Universität
Varrentrappstr. 40-42, D-60486 Frankfurt am Main
ritter@psych.uni.frankfurt.de

Prof. Dr. med. Heinz Rüddel
Facharzt für Psychosomatische Medizin und Psychotherapie
Facharzt für Innere Medizin
Rheingrafenstr. 48, D-55543 Bad Kreuznach

Dipl.-Psych. Dr. phil. Annette Schaub
Psychologische Psychotherapeutin
Leitende Psychologin der Klinik und Poliklinik für Psychiatrie und Psychotherapie, Sektion Psychosomatische Medizin und Psychotherapie, Ludwig-Maximilians-Universität München
Nussbaumstraße 7, D-80336 München
annette.schaub@med.uni-muenchen.de

Dipl.-Psych. Dr. phil. Katarina Schmelzer
Psychologische Psychotherapeutin
Praxis für Psychotherapie
Tuchergartenstr. 4, D-90409 Nürnberg
info@dr-katarina-schmelzer.de

Dipl.-Psych. Dr. phil. Dieter Schmelzer
Psychologischer Psychotherapeut
Praxis für Psychotherapie
Kühnertsgasse 24, D-90402 Nürnberg
info@dr-schmelzer.de

Prof. Dipl.-Psych. Dr. rer. nat. Jennifer Schmidt
Psychologin
Professorin für Angewandt Psychologie, HSD Hochschule Döpfner
Waidmarkt 3 und 9, D-50676 Köln
j.schmidt@hs-doepfer.de

Prof. Dipl.-Psych. Dr. rer. nat. Silvia Schneider
Psychologische Psychotherapeutin, Kinder- und Jugendlichenpsychotherapeutin
Lehrstuhl Klinische Kinder- und Jugendpsychologie, Fakultät für Psychologie, Ruhr-Universität Bochum
Bochumer Fenster 3/14, Massenbergstraße 9-13, D-44787 Bochum
silvia.schneider@ruhr-uni-bochum.de

Prof. Dr. med. Ulrich Schweiger
Facharzt für Psychiatrie und Psychotherapie, Facharzt für Psychosomatische Medizin und Psychotherapie
Stellvertretender Direktor der Klinik für Psychiatrie und Psychotherapie, Universitätsklinikum Schleswig-Holstein, Campus Lübeck
Ratzeburger Allee 160, D-23538 Lübeck
ulrich.schweiger@uksh.de

Dipl.-Psych. Dr. phil. Judith Siegl
Psychologische Psychotherapeutin
Ausbildungsleitung CIP Bamberg
Fleischstr. 17, D-96047 Bamberg
siegl@cip-bamberg.de

Dr. med. Jörg Signerski-Krieger
Facharzt für Psychiatrie und Psychotherapie
Leiter des Kompetenzzentrums für seelische Gesundheit Psychiatrie und Psychotherapie im St. Josef-Hospital
Mülheimer Str. 83, D-46045 Oberhausen
Joerg.Signerski-Krieger@kk-ob.de

Dipl.-Psych. Dr. phil. Valerija Sipos
Psychologische Psychotherapeutin
Leitende Klinische Psychologin der Klinik für Psychiatrie und Psychotherapie, Universitätsklinikum Schleswig-Holstein, Campus Lübeck
Ratzeburger Allee 160, D-23538 Lübeck
sipos.v@psychiatry.uni-luebeck.de

Dr. med. Carsten Spitzer
Facharzt für Psychiatrie und Psychotherapie
Direktor der Klinik für Psychosomatik und Psychotherapeutische Medizin der Universitätsmedizin Rostock
Gehlsheimer Straße 20, D-18147 Rostock
Carsten.Spitzer@med.uni-rostock.de

Prof. Dr. Ulrich Stangier
Psychologischer Psychotherapeut
Leiter der Abteilung Klinische Psychologie und Psychotherapie, Institut für Psychologie, J. W. Goethe-Universität
Varrentrappstr. 40-42, D-60486 Frankfurt am Main
stangier@psych.uni-frankfurt.de

PD Dipl.-Psych. Dr. rer. nat. Regina Steil
Psychologische Psychotherapeutin
Klinische Psychologie und Psychotherapie, Institut für Psychologie, Wissenschaftliche Geschäftsführerin der Verhaltenstherapieambulanz, J. W. Goethe-Universität
Varrentrappstr. 40-42, D-60486 Frankfurt am Main
steil@psych.uni-frankfurt.de

Prof. Dipl.-Psych. Dr. R. D. Stieglitz
Psychologischer Psychotherapeut
Emeritus Klinische Psychologie und Psychiatrie, Universität Basel
Missionsstr. 60/62, CH-4055 Basel
rdstieglitz@unibas.ch

Prof. Dr. med. Dr. phil. Dipl.-Psych. Serge K. D. Sulz
Kathol. Universität Eichstätt-Ingolstadt, Facharzt für Psychiatrie und Psychotherapie, Facharzt für Psychosomatische Medizin und Psychotherapie, Psychologischer Psychotherapeut, Kinder- und Jugendlichenpsychotherapeut
Nymphenburger Str. 155, D-80634 München
serge.sulz@ku.de, www.serge-sulz.de

Dipl.-Psych. Sascha Wendler
Psychologischer Psychotherapeut
CIP Bamberg, Fleischstr. 17, D-96047 Bamberg
wendler@cip-bamberg.de

Dr. rer. biol. hum. Dipl.-Psych. Lotta Winter
Psychologische Psychotherapeutin
Wissenschaftliche Mitarbeiterin und Fachbereichsleitung Psychotherapie an der Ambulanzzentrum der MHH GmbH,
Klinik für Psychiatrie, Sozialpsychiatrie und Psychotherapie, Medizinische Hochschule Hannover
Carl-Neuberg-Str. 1, D-30625 Hannover
Winter.Lotta@mh-hannover.de

Prof. Dr. rer. nat. Dipl.-Psych. Armin Zlomuzica
Psychologischer Psychotherapeut
Juniorprofessor Clinical and Behavioral Neuroscience, FBZ Forschungs- und Behandlungszentrum für psychische Gesundheit, Ruhr-Universität Bochum
Bochumer Fenster 3/03, Massenbergstr. 9-13, D-44787 Bochum
armin.zlomuzica@rub.de

6.2 Sachverzeichnis

A

B

F

I

J

K

L

M

N

O

P

Q

R

S

T

U

V

W

Z

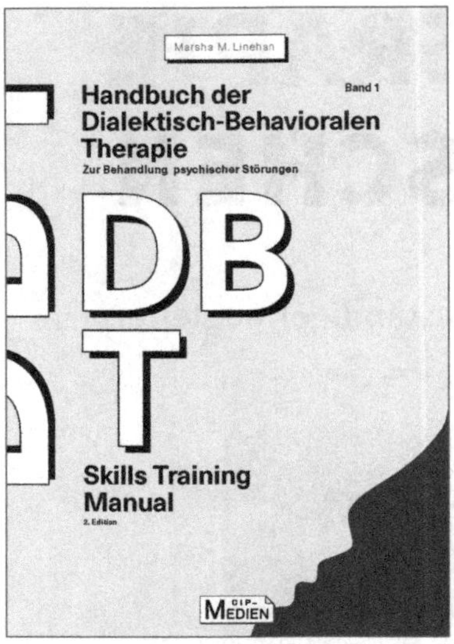

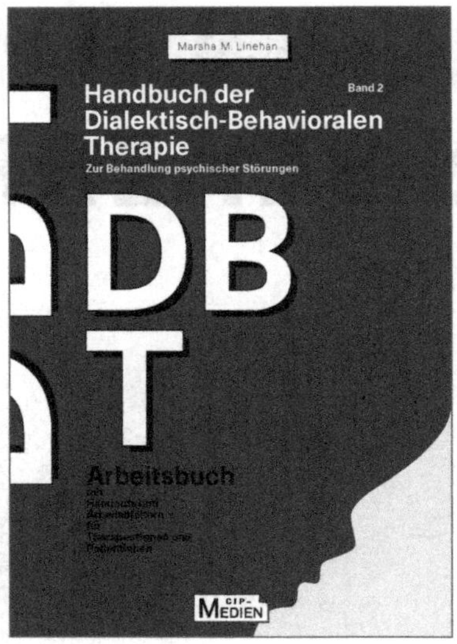

Aus dem TRAININGSMANUAL ist ein vollständiges Lehrbuch und Praxis-Handbuch geworden, das alles enthält, was benötigt wird, um wirksame Psychotherapie zu machen – zusätzlich zu störungsspezifischen Interventionen.

Die große Meisterin der Psychotherapie MARSHA LINEHAN nimmt im zweiten Band den noch nicht so erfahrenen und sicheren PsychotherapeutInnen an die Hand und begleitet ihn bei den schwierigen Passagen der Psychotherapie, die sich bald zuhauf einstellen.

Aber auch wir erfahrene PsychotherapeutInnen lernen von ihr so viel, dass sich sagen lässt: Das DBT-HANDBUCH gehört in jede psychotherapeutische Praxis und Klinik.

Marsha Linehan

DBT-HANDBUCH der Dialektisch-Behavioralen Therapie – Zur Behandlung psychischer Störungen

BAND 1: DBT Skills Training Manual

ISBN 978-3-86294-035-6
Hardcover DIN A4 | 500 S. | 74,– €

BAND 2: Arbeitsbuch

ISBN 978-3-86294-036-3
Spiralbuch DIN A4 | 420 S. | 68,– €

BAND 1 und 2 im Paket

DBT-HANDBUCH (beide Bände)
ISBN 978-3-86294-037-0 | 128,– €

Kurzzeittherapie ist eine Kunst, wenn sie erreichen soll, dass der Patient anschließend keine weitere Therapie mehr braucht. Sie wird effektiv, wenn strategisch vorgegangen wird – nachdem ein tiefes und recht umfassendes Verständnis des Menschen zu einer stimmigen Fallkonzeption geführt hat.

GUTE KURZZEITTHERAPIE in 12 plus 12 Stunden

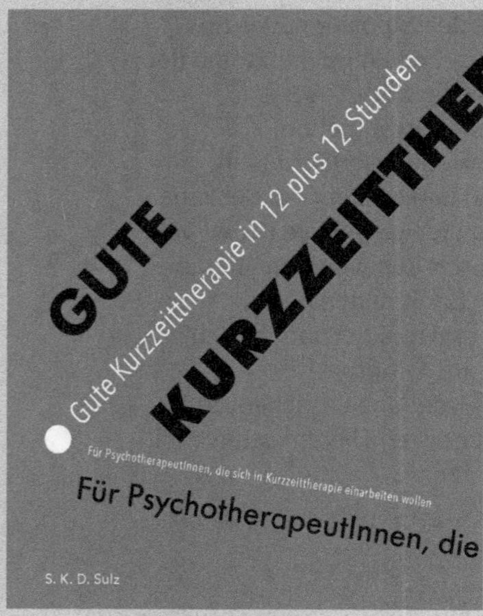

Für PsychotherapeutInnen, die sich in Kurzzeittherapie einarbeiten wollen

Die Strategie wirksamer Kurzzeittherapie

- gründet auf einem tiefen Verständnis des Patienten,
- entspringt einem ganzheitlichen integrativen Menschenbild,
- konzipiert klar den Therapiefall,
- ist in der Anwendung auf den individuellen Menschen bezogen,
- geht einerseits empathisch mit dessen emotionalem Erleben mit,
- fordert ihn andererseits zu neuen Wagnissen heraus,
- die ihm die Erfahrung vermitteln, dass er einer sein darf und kann,
- der sein Leben und seine Beziehungen selbstbestimmt auf eine neue Weise angeht.

ISBN 978-3-86294-048-6 | Broschur 21 x 25 cm | 332 S. | 49,– €

CIP-MEDIEN im Psychosozial-Verlag

Psychosozial-Verlag · Walltorstr. 10 · 35390 Gießen · Tel. 0641-969978-18 · Fax 0641-969978-19
bestellung@psychosozial-verlag.de · www.psychosozial-verlag.de